Transnasal Endoscopic Skull Base and Brain Surgery

Surgical Anatomy and its Applications

经鼻内镜
颅底与脑外科手术学

手术解剖与临床应用

原著第 2 版

主　编　［巴西］Aldo C. Stamm

副主编　［巴西］João Mangussi-Gomes

主　审　宋志斌　邱书奇

主　译　汤文龙　刘庆国　王龙

译　者（按姓氏笔画排序）

丁新民　卜　博　马驰原　王　龙　王　芳　王　泷　王　巍　王向东

王旭辉　王宏勤　王明辉　王春红　王晓龙　韦　峰　左可军　石照辉

曲彦明　乔晋晟　任冬冬　刘　永　刘　军　刘　浩　刘文超　刘庆国

刘雪松　关宏鹏　米　良　汤文龙　孙　宇　孙希才　苏燕东　杜传超

杜进涛　李旭光　李杰恩　李茗初　李慎杰　李耀华　肖金凤　肖新如

吴　雷　邱前辉　何嘉源　沈李奎　张　珂　张文举　张刚利　张红波

张洪钿　陈　心　陈　刚　陈　罡　陈立华　陈李清　陈来照　陈钢钢

陈晓红　苗　旺　苑　锋　林　鹏　林曾萍　周　全　周培志　孟庆国

赵　宇[1]　赵　宇[2]　赵　澎　赵九洲　赵天智　胡　滨　钟时勋　昝　昕

姚晓辉　袁雅生　莫梦燕　徐　涛　郭　庚　郭　毅　唐寅达　涂　伟

黄　艳　常　玮　常　鑫　隋海晶　彭利艳　程高鹏　曾宪海　曾镇罡

蔡沁明　衡立君

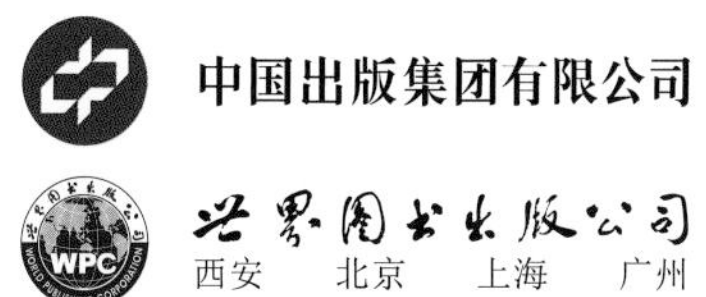

中国出版集团有限公司

世界图书出版公司

西安　北京　上海　广州

图书在版编目（CIP）数据

经鼻内镜颅底与脑外科手术学：手术解剖与临床应用：原著第 2 版 /（巴西）奥尔多 · C. 施塔姆（Aldo C. Stamm）主编；汤文龙，刘庆国，王龙主译 .—西安：世界图书出版西安有限公司，2023.5

书名原文：Transnasal Endoscopic Skull Base and Brain Surgery: Surgical Anatomy and its Applications

ISBN 978-7-5192-9764-0

Ⅰ . ①经… Ⅱ . ①奥… ②汤… ③刘… ④王… Ⅲ . ①内窥镜—应用—颅底—外科手术 Ⅳ . ① R651.1

中国国家版本馆 CIP 数据核字（2023）第 077590 号

Original title（原书名）: Transnasal Endoscopic Skull Base and Brain Surgery: Surgical Anatomy and its Applications,2/e

By（主编）Aldo C. Stamm, Associate Editor（副主编）João Mangussi-Gomes

封面、封底图片引自原著正文第 7 章（P_{82}），第 23 章（P_{221}），第 26 章（P_{257}），第 27 章（P_{270}）

书　　名	**经鼻内镜颅底与脑外科手术学：手术解剖与临床应用（原著第 2 版）** JINGBI NEIJING LUDI YU NAOWAIKE SHOUSHUXUE: SHOUSHU JIEPOU YU LINCHUANG YINGYONG
主　　编	［巴西］Aldo C. Stamm
主　　译	汤文龙　刘庆国　王　龙
责任编辑	杨　菲
装帧设计	新纪元文化传播
出版发行	**世界图书出版西安有限公司**
地　　址	陕西省西安市雁塔区曲江新区汇新路 355 号大厦国际中心 B 座
邮　　编	710061
电　　话	029-87214941　029-87233647（市场营销部） 029-87234767（总编室）
网　　址	http://www.wpcxa.com
邮　　箱	xast@wpcxa.com
经　　销	新华书店
印　　刷	西安雁展印务有限责任公司
开　　本	889mm × 1194mm　1/16
印　　张	46.5
字　　数	1250 千字
版次印次	2023 年 5 月第 1 版　2023 年 5 月第 1 次印刷
版权登记	25-2022-139
国际书号	ISBN 978-7-5192-9764-0
定　　价	498.00 元

医学投稿　xastyx@163.com ‖ 029-87279745　029-87285296

谨将本书第 2 版献给我的家人：我的妻子 Dagmar，我的孩子 Raquel 和 Guilherme，我的孙辈 Pedro、Helena 和 Luísa，我的女婿 Leonardo，还有我的儿媳 Liana。感谢他们多年来对我的支持。感谢先父 Arno，还有年事已高仍奋斗不息的母亲 Ada。

致 谢
Acknowledgments

本书的出版是所有人共同努力和无私奉献的结果。首先，我要感谢所有的作者和合作者，感谢他们的努力和奉献，是他们使项目得以顺利实施。我要感谢 Thieme 公司的工作人员，特别是 Timothy Hiscock 先生，赋予我们完成本书的信心和勇气。同时感谢 J. Owen Zurhellen 先生和 Mary Wilson 女士源源不断的帮助和指导。

感谢伟大导师 Wolgang Draf 和 Albert Rhoton Jr. 教授，以及他们身边的同事，感谢他们在这段旅程中的所有教导和持续鼓励。

感谢 Eduardo A. Vellutini 博士，他是颅底手术的优秀合作伙伴，无论光景好坏，总是鼓励这类手术的发展和改进，促进其一次次超越早期标准。

特别的感谢送给一位伟大的朋友，本书的副主编 João Mangussi-Gomes 博士，感谢他坚持不懈地致力于本书各个章节的撰写和修订，使其更具吸引力和教育性。

还要感谢 Leonardo Balsalobre 博士和 Marcos Queiroz Gomes 博士，感谢他们对所有接受此类手术的患者的关爱与奉献，感谢我的同事和住院医师，感谢他们对我们的患者持续的帮助和随访。

最后，向我的家人致以最深切的感谢，感谢他们在这 30 多年里对我致力于这一复杂而困难的医学分支领域而给予的支持、耐心和鼓励。

原著主编

Aldo C. Stamm, MD, PhD
Director, São Paulo ENT Center
Co-Director, São Paulo Skull Base Center
Complexo Hospitalar Edmundo Vasconcelos
São Paulo, Brazil

原著副主编

João Mangussi-Gomes, MD, MSc
São Paulo ENT Center
São Paulo Skull Base Center
Complexo Hospitalar Edmundo Vasconcelos
São Paulo, Brazil

郑重声明

由于医学是不断更新并拓展的领域，因此相关实践操作、治疗方法及药物都有可能会改变，希望读者可审查书中提及的器械制造商所提供的信息资料及相关手术的适应证和禁忌证。作者、编辑、出版者或经销商不对书中的错误或疏漏以及应用其中信息产生的任何后果负责，关于出版物的内容不作任何明确或暗示的保证。作者、编辑、出版者和经销商不就由本出版物所造成的人身或财产损害承担任何责任。

Contributors
共同作者

Ahmed Salama Abdelmeguid, MD, PhD
Lecturer of Otolaryngology–Head and Neck Surgery
Department of Otolaryngology–Head and Neck Surgery
Faculty of Medicine
Mansoura University
Mansoura, Egypt

Julio Abucham, MD, PhD
Associate Professor of Endocrinology
Chief of Neuroendocrine Unit
Escola Paulista de Medicina-Unifesp
São Paulo, Brazil

Luiz Carlos de Alencastro, MD, PhD
Neurosurgeon
Mãe de Deus Hospital
Moinhos de Vento Hospital
Porto Alegre, Brazil

Luiz Felipe U. de Alencastro, MD
Head, Neurosurgery Department
Mãe de Deus Hospital
Neurosurgeon
Moinhos de Vento Hospital
Porto Alegre, Brazil

Joao Paulo Almeida, MD
Clinical Fellow, Skull Base Surgery
Division of Neurosurgery
Toronto Western Hospital
University of Toronto
Toronto, Ontario, Canada

João Tiago Alves-Belo, MD
Attending Neurosurgeon, Department of Neurosurgery
Hospital Felício Rocho and Rede Mater Dei de Saúde
Belo Horizonte, Brazil

Vijay K. Anand, MD, FACS
Clinical Professor of Otolaryngology–Head and Neck Surgery
New York Presbyterian Hospital Weill-Cornell Medical Center
New York, New York

Paulina Andrade Lozano, MD
Department of Otorhinolaryngology
University Autonomous of Aguascalientes
Aguascalientes, Mexico

Leonardo Balsalobre, MD, PhD
São Paulo ENT Center
São Paulo Skull Base Center
Complexo Hospitalar Edmundo Vasconcelos
São Paulo, Brazil

Catherine Banks, MD
Department of Rhinology and Skull Base
Prince of Wales and Sydney Eye Hospital
Sydney, Australia

Luis Bassagaisteguy, MD
Catedra of Otolaryngology–Head and Neck Surgery
National University of Rosario
Hospital Provincial del Contenario
Rosario, Argentina

Paolo Battaglia, MD
Division of Otorhinolaryngology
Head and Neck Surgery & Forensic Dissection Research Center (HNS & FDRC)
Department of Biotechnology and Life Sciences
University of Insubria–Varese
ASST Sette Laghi, Ospedale di Circolo e Fondazione Macchi
Varese, Italy

André Beer-Furlan, MD
Department of Neurological Surgery
Rush University Medical Center
Chicago, Illinois

Anne-Laure Bernat, MD
Department of Neurosurgery
Hôpital Lariboisière
Paris, France

Benjamin S. Bleier, MD, FACS, FARS
Director, Endoscopic Skull Base Surgery
Co-Director, Center for Thyroid Eye Disease and Orbital Surgery
Associate Professor
Department of Otolaryngology
Massachusetts Eye and Ear Infirmary
Harvard Medical School
Boston, Massachusetts

Schahrazed Bouazza, MD
Department of Neurosurgery
Hôpital Lariboisière
Paris, France

Damien Bresson, MD, PhD
Professor
Department of Neurosurgery
Hôpital Henri Mondor, Assistance Publique-Hôpitaux de Paris
Créteil, France

Hans Rudolf Briner, MD
Center for Otorhinolaryngology–Head and Neck Surgery
Klinik Hirslanden Zürich
Zürich, Switzerland

Roger S. Brock, MD
DFV Neuro
São Paulo, Brazil

Marcello D. Bronstein, MD, PhD
Professor of Endocrinology
Chief, Neuroendocrine Unit
Division of Endocrinology and Metabolism
Hospital das Clinicas
University of Sao Paulo
São Paulo, Brazil

Raúl Omar Cadena Torrero, MD
Otorhinolaryngology
University Autonomous National of México, UNAM
Veracruz, Mexico

Alvaro Campero, MD, PhD
Chairman, Department of Neurosurgery
Hospital Padilla
Associate Professor, Facultad de Medicina
Universidad Nacional de Tucumán
Tucumán, Argentina

Alberto Carlos Capel Cardoso, MD, PhD
DFVNeuro
São Paulo, Brazil

Paolo Cappabianca, MD
Professor and Chairman
Division of Neurosurgery
Head, Department of Neurosciences, Reproductive & Odontostomatological Sciences
Università degli Studi di Napoli Federico II
Naples, Italy

Guilherme Cardinali Barreiro, MD, PhD
Complex Reconstructions and Microsurgery Group
Plastic Surgery Department
University of Campinas
Campinas, Brazil

Ricardo L. Carrau, MD
Professor and Lynne Shepard Jones Chair in Head

and Neck Oncology
Director, Comprehensive Skull Base Surgery Program
Departments of Otolaryngology–Head and Neck Surgery, Neurological Surgery, and Speech and Hearing Sciences
The Ohio State University
Columbus, Ohio

Paolo Castelnuovo, MD, FACS, FRCS(Ed)
Division of Otorhinolaryngology
Head and Neck Surgery & Forensic Dissection Research Center (HNS & FDRC)
Department of Biotechnology and Life Sciences
University of Insubria–Varese
ASST Sette Laghi, Ospedale di Circolo e Fondazione Macchi
Varese, Italy

Luigi Maria Cavallo, MD, PhD
Associate Professor
Division of Neurosurgery
Universita' degli Studi di Napoli Federico II
Naples, Italy

Srikant S. Chakravarthi, MD, MSc
Fellow, Department of Neurosurgery
Aurora Neuroscience Innovation Institute
Aurora St. Luke's Medical Center
Milwaukee, Wisconsin

María Chávez Méndez, MD
Department of Otorhinolaryngology
Endoscopic Paranasal Sinus & Skull Base Surgery, Médica Santé
University Valle of México & University Autonomous National of México, UNAM
Veracruz, Mexico

Garret W. Choby, MD
Assistant Professor
Vice-Chair of Quality
Department of Otorhinolaryngology-Head and Neck Surgery
Mayo Clinic
Rochester, Minnesota

Salomon C. Cohen, MD
Clinical Fellow
Department of Neurosurgery
Mayo Clinic
Rochester, Minnesota

Camila S. Dassi, MD
Rhinology
Auckland City Hospital
Auckland, New Zealand
São Paulo Skull Base Center
Complexo Hospitalar Edmundo Vasconcelos
São Paulo, Brazil

Matteo G. De Notaris, MD, PhD
Neurosurgery Operative Unit
Department of Neuroscience, "G. Rummo" Hospital
Benevento, Italy

Onkar Deshmukh, MS
Director, Asian Centre for Ear, Nose, and Throat
Indore, India

Chris Rataphol Dhepnorrarat, MBBS, FRACS
Consultant Surgeon and Head of Department
Sir Charles Gairdner Hospital, Nedlands, Western Australia
Senior Clinical Lecturer
University of Western Australia
Perth, Australia

Ian F. Dunn, MD, FACS
Chair, Department of Neurosurgery
University of Oklahoma
Oklahoma City, Oklahoma

Jean Anderson Eloy, MD, FACS, FARS
Professor and Vice Chairman
Department of Otolaryngology–Head and Neck Surgery
Director, Rhinology and Sinus Surgery

Co-Director, Endoscopic Skull Base Surgery Program
Director, Otolaryngology Research
Director, Rhinology, Sinus, and Endoscopic Skull Base Surgery Fellowship Program
Professor of Neurological Surgery
Professor of Ophthalmology and Visual Science
Neurological Institute of New Jersey
Rutgers New Jersey Medical School
Newark, New Jersey

Ehab El Refaee, MD, MDNS
Associate Professor of Neurosurgery
Cairo University
Cairo, Egypt
Academic Coordinator and Clinical Fellow
University Medicine Greifswald
Greifswald, Germany

Felice Esposito, MD, PhD
Associate Professor of Neurosurgery
University of Messina
Messina, Italy

Isabella Esposito, MD
Division of Neurosurgery
Istituti Ospedalieri di Cremona
Cremona, Italy

Mãrio de Barros Faria, MD
Head of Neurosurgical Department
Hospital de Pronto Socorro
Porto Alegre, Brazil

Juan C. Fernandez-Miranda, MD, FACS
Professor of Neurosurgery, Medicine and by courtesy Otolaryngology–Head and Neck Surgery
Surgical Director of Brain Tumor, Skull Base, and Pituitary Centers
Stanford University Medical Center
Stanford, California

Giorgio Frank, MD
Director
Center of Surgery for Pituitary Tumors
Neurosurgeon
Bellaria Hospital
Bologna, Italy

Sébastien Froelich, MD, PhD
Head, Department of Neurosurgery
Hôpital Lariboisière, Assistance Publique-Hôpitaux de Paris
Paris, France

Melanie Brown Fukui, MD
Director of Neuroradiology
Aurora Neuroscience Innovation Institute
Aurora St. Luke's Medical Center
Milwaukee, Wisconsin

Paul A. Gardner, MD
Professor, Departments of Neurological Surgery and Otolaryngology
Co-Director, Center for Cranial Base Surgery
University of Pittsburgh
Pittsburgh, Pennsylvania

Luis Miguel Garza Talamas, MD
Rhinology and Endoscopic Paranasal Sinus & Skull Base Surgery Module
Centro Médico Nacional del Noreste
Institute of Otolaryngology
Hospital Zambrano Hellion, Tecnológico de Monterrey, San Pedro Garza García
Monterrey, Mexico

André F. Gentil, MD, PhD
Neurosurgeon
Hospital Israelita Albert Einstein
São Paulo, Brazil

Luma Ghalib, MD, FACE
Assistant Professor–Clinical
Division of Endocrinology
The Ohio State University
Columbus, Ohio

Gunjan Goel, MD
Department of Neurosurgery
University of California San Diego Medical Center
San Diego, California

Marcos de Queiroz Teles Gomes, MD
São Paulo Skull Base Center
DFV Neuro–Neurology & Neurosurgery Group
São Paulo, Brazil

Lior Gonen, MD
Neurosurgeon
Department of Neurosurgery
Shaare Zedek Medical Center
Jerusalem, Israel

Gustavo Hadad, MD
Cátedra de Otorrinolaringologia, Cátedra de Anatomia
Museo de Anatomia y Ciencias Morfológicas
Facultad de Medicina de la Universidad Nactional de Rosario
Provincial del Centanrio Hospital
Rosario, Argentina

Rainer G. Haetinger, MD, PhD
Department of Radiology
Hospital Beneficencia Portuguesa São Paulo
Department of Anatomy
Institute of Biologic Sciences
University of São Paulo
São Paulo, Brazil

Shunya Hanakita, MD, PhD
Department of Neurosurgery
Hôpital Lariboisière
Paris, France

Ehab Y. Hanna, MD, FACS
Professor and Vice Chairman
Director of Skull Base Surgery
Department of Head and Neck Surgery
Medical Director, Head and Neck Center
University of Texas M.D. Anderson Cancer Center
Houston, Texas

Douglas A. Hardesty, MD
Assistant Professor of Neurological Surgery
The Ohio State University
Columbus, Ohio

Richard J. Harvey, MD, PhD, FRACS
Program Head and Professor
Rhinology and Skull Base Research Group
University of New South Wales & Macquarie University
Sydney, Australia

Philippe Herman, MD, PhD
Head, ENT Department–Skull Base Center
Hôpital Lariboisière, Assistance Publique-Hôpitaux de Paris
Paris, France

Alfredo José Herrera Vivas, MD
Director of Rhinology and Endoscopic Sinus and Skull Base Division
Hospital Universitario San Ignacio
Assistant Professor
Pontificia Universidad Javeriana
Bogotá, Colombia

Reid Hoshide, MD, MPH
Centre for Minimally Invasive Neurosurgery
Sydney, Australia

David J. Howard, MRCSLRCP, MBBS, FRCS, FRCS(Ed)
Professor of Head and Neck Oncology and Honorary Consultant Surgeon
Imperial College NHS Trust Hospitals
Honorary Senior Lecturer
UCL Ear Institute and Honorary Consultant Surgeon UCLH Trust Hospital
London, England, United Kingdom

Wayne D. Hsueh, MD
Assistant Professor

Department of Otolaryngology–Head and Neck Surgery
Rutgers New Jersey Medical School
Newark, New Jersey

Peter H. Hwang, MD
Professor and Chief
Division of Rhinology and Endoscopic Skull Base Surgery
Department of Otolaryngology–Head and Neck Surgery
Stanford University School of Medicine
Stanford, California

Kohei Inoue, MD
Department of Neurosurgery
Faculty of Medicine
Saga University
Saga, Japan

Enrique Iturriaga Casanova, MD
Principal Director, Caracas Skull Base Institute
Caracas Medical Center
Caracas, Venezuela

Narayanan Janakiram, MD
Director
Department of Otorhinolaryngology
Royal Pearl Hospital
Trichy, India

Jonathan E. Jennings, MD
Neuroradiologist
Chairman, Department of Radiology
Director, Functional Neuroimaging
Aurora St. Luke's Medical Center
Milwaukee, Wisconsin

Apostolos Karligkiotis, MD
Division of Otorhinolaryngology
Head and Neck Surgery & Forensic Dissection Research Center (HNS & FDRC)
Department of Biotechnology and Life Sciences
University of Insubria–Varese
ASST Sette Laghi, Ospedale di Circolo e Fondazione Macchi Varese, Italy

Amin B. Kassam, MD
Chief Scientific Strategist, Aurora Advocate Health Care
Vice President, Aurora Neuroscience Innovation Institute
Chairman, Department of Neurosurgery
Aurora St. Luke's Medical Center
Milwaukee, Wisconsin

Daniel F. Kelly, MD
Director, Pacific Neuroscience Institute
Professor of Neurosurgery, John Wayne Cancer Institute
Providence Saint John's Health Center
Santa Monica, California

David W. Kennedy, MD, FACS, FRCSI
Professor of Otorhinolaryngology–Head and Neck Surgery
University of Pennsylvania Perelman School of Medicine
Philadelphia, Pennsylvania

Tyler J. Kenning, MD, FAANS
Director, Pituitary and Cranial Base Surgery
Department of Neurosurgery
Albany Medical Center
Albany, New York

Nadim Khoueir, MD
ENT Department-Skull Base Center
Hôpital Lariboisière, Assistance Publique-Hôpitaux de Paris
Paris, France
ENT Department
Hotel Dieu de France University Hospital
Saint Joseph University, Faculty of Medicine
Beirut, Lebanon

Suat Kilic, BA
Department of Otolaryngology–Head and Neck

Surgery
Rutgers New Jersey Medical School
Newark, New Jersey

Lawrence S. Kirschner, MD, PhD
Professor of Medicine
Division of Endocrinology, Diabetes, and Metabolism
Department of Internal Medicine
Department of Cancer Biology and Genetics
The Ohio State University
Columbus, Ohio

Cristine Klatt-Cromwell, MD
Assistant Professor of Otolaryngology–Head and Neck Surgery
Rhinology and Anterior Skull Base Surgery
Washington University in St. Louis
St. Louis, Missouri

Luiz Paulo Kowalski, MD, PhD
Professor and Chief, Head and Neck Oncology
Department of Otorhinolaryngology and Head & Neck Surgery
A.C. Camargo Cancer Center
São Paulo, Brazil

Varun R. Kshettry, MD
Skull Base & Cerebrovascular Surgery
Assistant Professor of Neurosurgery
Department of Neurosurgery
Cleveland Clinic
Cleveland, Ohio

Moujahed Labidi, MD, FRCSC
Department of Neurosurgery
Hôpital Lariboisière
Paris, France

Alessia Lambertoni, MD
Division of Otorhinolaryngology–Head and Neck Surgery
University of Insubria–Varese
ASST Sette Laghi Ospedale di Circolo e Fondazione Macchi
Varese, Italy

Davide Lancini, MD
Department of Otorhinolaryngology–Head and Neck Surgery
University of Brescia
Brescia, Italy

Edward R. Laws Jr., MD, FACS
Professor of Neurosurgery
Harvard Medical School
Director, Pituitary/Neuroendocrine Center
Brigham & Women's Hospital
Boston, Massachusetts

Stefan Lieber, MD
Department of Neurological Surgery
Microsurgical Neuroanatomy Lab of the Center for Cranial Base Surgery
University of Pittsburgh Medical Center
Pittsburgh, Pennsylvania

Renan Bezerra Lira, MD, PhD
Attending Surgeon, Department of Head and Neck Surgery
Vice Coordinator of Robotic Surgery
AC Camargo Cancer Center
São Paulo, Brazil

James K. Liu, MD, FACS, FAANS
Professor of Neurological Surgery
Director, Cerebrovascular/Skull Base & Pituitary Surgery
Departments of Neurological Surgery and Otolaryngology-Head and Neck Surgery
Rutgers Neurological Institute of New Jersey
Rutgers University-New Jersey Medical School
RWJ Barnabas Health
Newark, New Jersey

Brian C. Lobo, MD
Assistant Professor

Advanced Rhinology and Endoscopic Skull Base Surgery
University of Florida
Gainesville, Florida

Davide Locatelli, MD
Director, Neurosurgery Center
Ospedale di Circolo e Fondazione Macchi
Professor of Neurosurgery
University of Insubria
Varese, Italy

Ademir Lodetti, MD
Neurosurgeon
Mãe de Deus Hospital
Moinhos de Vento Hospital
Porto Alegre, Brazil

Paula Angélica Lorenzon Silveira, MD
Department of Otorhinolaryngology and Head & Neck Surgery
A.C. Camargo Cancer Center
São Paulo, Brazil

Darlene E. Lubbe, MD
Associate Professor
Division of Otolaryngology
University of Cape Town
Cape Town, South Africa

Valerie J. Lund, MBBS, FRCS, FRCSEd, ACS(Hon), CBE
Professor Emeritus of Rhinology
University College London
Honorary Consultant ENT Surgeon
Royal National Throat Nose and Ear Hospital
London, England, UK

Luis Fernando Macías-Valle, MD, FARS
Assistant Professor
Rhinology and Endoscopic Skull Base Surgery
Department of Otolaryngology
Hospital Español de México
La Salle University
Mexico City, Mexico

João Mangussi-Gomes, MD, MSc
São Paulo ENT Center
São Paulo Skull Base Center
Complexo Hospitalar Edmundo Vasconcelos
São Paulo, Brazil

Felipe Marconato, MD
Advanced Medicine Center
Hospital Sírio Libanês
São Paulo, Brazil

Carolina Martins, MD, PhD
Neurosurgeon
Director of Research and Education
Hospital Metropolitano Oeste Pelópidas Silveira–IMIP/SES/SUS
Professor, Department of Neuropsychiatry
Federal University of Pernambuco-UFPE
Recife, Brazil

Davide Mattavelli, MD
Assistant Professor
Unit of Otorhinolaryngology–Head and Neck Surgery
Department of Surgical Specialties, Radiological Sciences, and Public Health
University of Brescia
Brescia, Italy

Diego Mazzatenta, MD
Professor of Neurosurgery
Department of Biomedical and Neuromotor Sciences
University of Bologna
Bologna, Italy

Nelson Mizumoto, MD
Department of Anesthesiology
University of São Paulo
São Paulo, Brazil

Kris S. Moe, MD, FACS
Professor and Chief
Division of Facial Plastic and Reconstructive Surgery
Departments of Otolaryngology and Neurological Surgery
University of Washington School of Medicine
Seattle, Washington

Alejandro Monroy-Sosa, MD
MD Monroy
Huixquilucan, Mexico

Alaa S. Montaser, MD
Research Fellow
Neurosurgery Department
Ohio State University
Columbus, Ohio
Assistant Lecturer
Neurosurgery Department
Ain Shams University
Cairo, Egypt

Sarina K. Müller, MD
Department of Otorhinolaryngology–Head and Neck Surgery
Friedrich-Alexander University Erlangen-Nürnberg (FAU)
Erlangen, Germany

Miguel Mural, MD
Department of Neurosurgery
Hospital Nacional Prof. A. Posadas
El Palomar, Argentina
Hospital El Cruce
Florencio Varela, Argentina

Edinson Najera, MD
Department of Neurosurgery
Hospital Universitari Joan XXIII
Tarragona, Catalonia, Spain
Former Research Fellow in Neuroanatomy
University of Pittsburgh Center for Cranial Base Surgery
Pittsburgh, Pennsylvania

Marcio Nakanishi, MD, PhD
Associate Researcher, Faculty of Medicine
University of Brasília
Departments of Otorhinolaryngology and Head and Neck Surgery and Neurosurgery
University Hospital of Brasília
Director, Department of Otorhinolaryngology
Hospital Santa Luzia Rede D'Or
Brasília, Brazil

Tsuguhisa Nakayama, MD, PhD
Clinical Associate
Department of Otorhinolaryngology
The Jikei University School of Medicine
Tokyo, Japan

Prepageran Narayanan, MBBS, MS(ORL-HNS), FRCS
Professor and Consultant ENT
University of Malaya
Kuala Lumpur, Malaysia

Yoshihiro Natori, MD, PhD
Associate Professor of Neurosurgery
Kyushu University
Director of Neurosurgery
Iizuka Hospital
Fukuoka, Japan

Piero Nicolai, MD
Professor and Chairman
Department of Otorhinolaryngology–Head and Neck Surgery
University of Brescia
Brescia, Italy

Maximiliano Nuñez, MD
Neurosurgeon in Skull Base
Permanent Staff, Hospital El Cruce

Buenos Aires, Argentina

Gretchen M. Oakley, MD
Assistant Professor
Division of Otolaryngology–Head and Neck Surgery
University of Utah
Salt Lake City, Utah

Matheus Fernandes de Oliveira, MD, PhD
DFV Neuro
São Paulo, Brazil

Sacit B. Omay, MD
Assistant Professor
Department of Neurosurgery
Yale University School of Medicine
New Haven, Connecticut

Shigeyuki Osawa, MD
Department of Neurosurgery
Osawa Neurological Clinic
Iwate, Japan

Javier Andrés Ospina, MD
Fundación Santa Fe de Bogotá
Instituto Nacional de Cancerología
Bogotá, Colombia

Nobuyoshi Otori, MD
Department of Otorhinolaryngology
Jikei University School of Medicine
Tokyo, Japan

Ticiana Paes, MD, MsC
Erasmus University Medical Center
Rotterdam, The Netherlands

James N. Palmer, MD
Professor
Department of Otorhinolaryngology–Head and Neck Surgery
University of Pennsylvania
Philadelphia, Pennsylvania

Arjun K. Parasher, MD
Assistant Professor, Rhinology and Skull Base Surgery
Department of Otolaryngology–Head and Neck Surgery
University of South Florida
Tampa, Florida

Ernesto Pasquini, MD
ENT Department
Sant'Orsola-Malpighi University Hospital
Bologna, Italy

Maria Peris-Celda, MD, PhD
Assistant Professor of Neurosurgery
Director, Professor Rhoton North-East Anatomy Laboratory
Albany Medical Center
Albany, New York
Adjunct Assistant Professor
Department of Neurosurgery
Mayo Clinic
Rochester, Minnesota

Michael J. Pfisterer, MD
Department of Otolaryngology–Head and Neck Surgery
Rutgers New Jersey Medical School
Newark, New Jersey

Giacomo Pietrobon, MD
Division of Otorhinolaryngology
Ospedale di Circolo e Fondazione Macchi
Varese, Italy

Carlos D. Pinheiro-Neto, MD, PhD
Associate Professor of Otolaryngology and Neurosurgery
Albany Medical College
Director of Cranial Base Surgery
Department of Surgery
Albany Medical Center
Albany, New York

Fabio Pozzi, MD, PhD
Consultant, Department of Neurosurgery
ASST Sette Laghi-Ospedale di Circolo

Varese, Italy

Daniel M. Prevedello, MD, FACS
Professor
Director, Skull Base and Pituitary Center
James Cancer Center
The Ohio State University Wexner Medical Center
Columbus, Ohio

Vittorio Rampinelli, MD
Unit of Otorhinolaryngology–Head and Neck Surgery
University of Brescia, Italy

Pablo F. Recinos, MD
Associate Professor of Neurological Surgery
Cleveland Clinic Lerner College of Medicine of Case Western Reserve University
Section Head, Skull Base Surgery
Rose Ella Burkhardt Brain Tumor & Neuro-Oncology Center
Cleveland Clinic
Cleveland, Ohio

Albert L. Rhoton Jr., MD
R. D. Keene Family Professor and Chairman Emeritus
Department of Neurosurgery
University of Florida College of Medicine
Gainesville, Florida

Charles A. Riley, MD
Departments of Otolaryngology and Neurological Surgery and Neuroscience
Weill Cornell Medical College–New York Presbyterian Hospital
New York, New York

Juan Carlos Rodriguez, MD, MBA
Associate Medical Director, Caracas Skull Base Institute
Centro Médico Docente la Trinidad
Caracas, Venezuela

Richard A. Rovin, MD
Aurora Neuroscience Innovation Institute
Milwaukee, Wisconsin

Raymond Sacks, MD, FCS(SA)ORL, FRACS, FARS
Professor and Head of Otolaryngology–Head and Neck Surgery Macquarie University
Clinical Professor and Head of Otolaryngology–Head and Neck Surgery
University of Sydney
Sydney, Australia

Juan Eugenio Salas-Galicia, MD
Department of Otorhinolaryngology
Endoscopic Paranasal Sinus & Skull Base Surgery, Médica Santé
University Valle of México & University Autonomous National of México, UNAM
Veracruz, Mexico

Henry W. S. Schroeder, MD, PhD
Professor and Chairman
Department of Neurosurgery
University Medicine Greifswald
Greifswald, Germany

Theodore A. Schuman, MD
Assistant Professor
Rhinology & Skull Base Surgery
Dept. of Otolaryngology–Head and Neck Surgery
Virginia Commonwealth University
Richmond, Virginia

Theodore H. Schwartz, MD, FACS
David and Ursel Barnes Professor of Minimally Invasive Neurosurgery
Director, Anterior Skull Base and Pituitary Surgery
Director, Epilepsy Research Laboratory
Departments of Neurological Surgery, Otolaryngology, and Neuroscience
Weill Cornell Medicine
New York, New York

Tiago F. Scopel, MD
Department of Otorhinolaryngology
University Hospital of Mato Grosso do Sul
Federal University of Mato Grosso do Sul
Campo Grande, Brazil

Vibhav Sekhsaria, MD
Director of ENT
Family ENT Allergy and Asthma Care Center
Rockville, Maryland

Brent A. Senior, MD, FACS, FARS
Nat and Sheila Harris Distinguished Professor of Otolaryngology
Professor of Neurosurgery
Chief, Division of Rhinology, Allergy, and Endoscopic Skull Base Surgery
University of North Carolina
Chapel Hill, North Carolina

Dharambir S. Sethi, MBBS, FRCSEd (Edinburgh), FAMS (Singapore)
Adjunct Associate Professor
NUS-Duke Graduate Medical School
Senior Consultant ENT Surgeon
Novena ENT–Head & Neck Surgery Centre
Singapore

Shilpee Bhatia Sharma, MD
Consultant
Department of Otorhinolaryngology
Royal Pearl Hospital
Trichy, India

Daniel B. Simmen, MD
Professor and Lecturer in Rhinology
University of Zürich
Center for Rhinology, Skull Base Surgery, and Facial Plastic Surgery
The Hirslanden Clinic
Zürich, Switzerland

Raj Sindwani, MD, FACS, FRCS(C)
Vice Chairman and Section Head of Rhinology
Head and Neck Institute
Vice Chair of Enterprise Surgical Operations
Co-Director, Minimally Invasive Pituitary and Skull Base Surgery Program
Department of Neurosurgery
Neurological Institute
Cleveland Clinic
Cleveland, Ohio

Rahuram Sivasubramaniam, MBBS, FRACS
Rhinology and Anterior Skull Base Surgeon
Department of ENT Surgery
Westmead Hospital
Sydney, Australia

Carl H. Snyderman, MD, MBA
Professor, Departments of Otolaryngology and Neurological Surgery
Co-Director, Center for Cranial Base Surgery
University of Pittsburgh
Pittsburgh, Pennsylvania

Domenico Solari, MD, PhD
Assistant Professor
Division of Neurosurgery
Universita' degli Studi di Napoli Federico II
Naples, Italy

Christian P. Soneru, MD
Rhinology and Endoscopic Skull Base Surgery
Weill Cornell Medical Center
New York, New York

Aldo C. Stamm, MD, PhD
Director, São Paulo ENT Center
Co-Director, São Paulo Skull Base Center
Complexo Hospitalar Edmundo Vasconcelos
São Paulo, Brazil

Abtin Tabaee, MD
Associate Professor
Department of Otolaryngology–Head and Neck Surgery
Weill Cornell Medicine-New York Presbyterian Hospital

New York, New York

Ing Ping Tang, MD, MS(ORL-HNS), FRCS
Professor and Consultant ENT
University Malaysia Sarawak & Sarawak General Hospital
Kuching, Sarawak, Malaysia

Helder Tedeschi, MD, PhD
Head, Division of Neurosurgery
University of Campinas
São Paulo, Brazil

Charles Teo, MBBS, FRACS
Centre for Minimally Invasive Neurosurgery
Sydney, Australia

Brian D. Thorp, MD
Assistant Professor
Department of Otolaryngology–Head and Neck Surgery
University of North Carolina
Chapel Hill, North Carolina

Alexandre B. Todeschini, MD
Department of Neurological Surgery
Wexner Medical Center
The Ohio State University College of Medicine
Columbus, Ohio

Ronaldo Nunes Toledo, MD, PhD
Department of Otorhinolaryngology and Head and Neck Surgery
A. C. Camargo Cancer Center
São Paulo, Brazil

Huy Q. Truong, MD
Department of Neurosurgery
Albany Medical College
Albany, New York

Manfred Tschabitscher, MD, PhD
Professor of Anatomy and Physiopathology
Department of Clinical and Experimental Sciences
University of Brescia
Brescia, Italy

Mario Turri-Zanoni, MD
Consultant in Otorhinolaryngology and Skull Base Surgery
University of Insubria–Varese
ASST Sette Laghi Ospedale di Circolo e Fondazione Macchi
Varese, Italy

Rowan Valentine, FRACS, MBBS, PhD
Department of Otolaryngology–Head and Neck Surgery
University of Adelaide
Adelaide, Australia

Eduardo de Arnaldo S. Vellutini, MD
Director, DFV Neuro
Co-Director, São Paulo Skull Base Center
Hospital Alemão Oswaldo Cruz
São Paulo, Brazil

Benjamin Verillaud, MD, PhD
Assistant Professor
ENT Department–Skull Base Center
Hôpital Lariboisière, Assistance Publique-Hôpitaux de Paris
Paris, France

Eric W. Wang, MD
Associate Professor, Departments of Otolaryngology, Neurological Surgery, and Ophthalmology
Director of Education, Center for Cranial Base Surgery
University of Pittsburgh
Pittsburgh, Pennsylvania

Jian Wang, MD, PhD
Department of Neurosurgery/Neuro-Oncology
Sun Yat-Sen University Cancer Center
Guangzhou, China

Wei-Hsin Wang, MD
Attending Neurosurgeon
Department of Neurosurgery
Taipei Veterans General Hospital
Taipei, Taiwan, China

Kentaro Watanabe, MD
Department of Neurosurgery
Tokyo Jikei University Medical Center
Tokyo, Japan

Troy D. Woodard, MD, FACS
Section Head of Rhinology, Head and Neck Institute
Minimally Invasive Pituitary and Skull Base Surgery Program
Department of Neurosurgery, Neurological Institute
Cleveland Clinic
Cleveland, Ohio

Alan D. Workman, MD, MTR
Massachusetts Eye and Ear Infirmary
Harvard Medical School
Boston, Massachusetts

Peter-John Wormald, MD, FRACS, FCS(SA), FRCS, MBChB
Chairman, Otolaryngology–Head and Neck Surgery
Professor of Skull Base Surgery
University of Adelaide
Adelaide, Australia

Carolina Wuesthoff, MD
Toronto, Ontario, Canada

Kiyoshi Yanagi, MD
Department of Otorhinolaryngology
Jikei University School of Medicine
Tokyo, Japan

Alexandre Yasuda, MD, PhD
Neurosurgeon
Hospital Israelita Albert Einstein
São Paulo, Brazil
Research Fellow
University of Florida
Gainesville, Florida

Adam M. Zanation, MD, FACS
Harold C. Pillsbury Distinguished Professor
Departments of Otolaryngology–Head and Neck Surgery and Neurosurgery
University of North Carolina
Chapel Hill, North Carolina

Jacopo Zocchi, MD
Division of Otorhinolaryngology–Head and Neck Surgery
University of Insubria–Varese
ASST Sette Laghi Ospedale di Circolo e Fondazione Macchi
Varese, Italy

Matteo Zoli, MD
Center of Pituitary and Endoscopic Skull Base Surgery
Department of Neurosurgery
IRCCS Istituto delle Scienze Neurologiche di Bologna
Bologna, Italy

Main Translators

主译简介

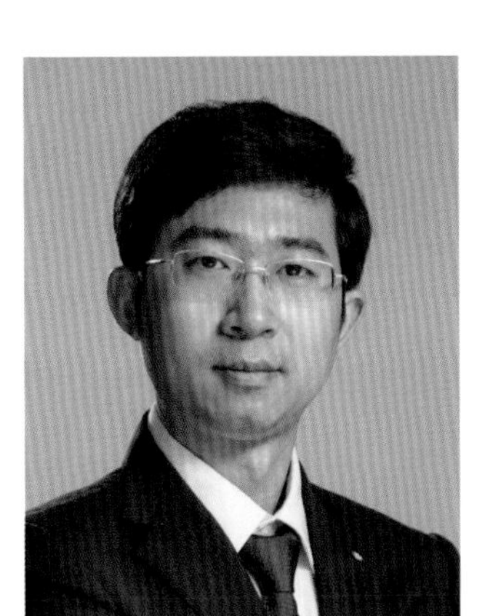

汤文龙，医学硕士，硕士研究生导师，长治医学院附属和平医院神经外科医生、颅底外科研究所副所长，深圳市耳鼻咽喉研究所解剖研究室主任。意大利皮亚琴察 Gruppo Otologico 颅底中心访问学者，师从国际著名耳科及颅底外科专家 Mario Sanna 教授。任中国解剖学会耳鼻咽喉头颈外科学分会常委，中国解剖学会神经外科学分会常委，海峡两岸医药卫生交流协会神经外科专委会颅底外科学组委员，山西省医师协会神经外科分会委员，中国医药教育协会神经外科专委会委员，中国中西医结合学会耳鼻咽喉专委会委员。

主编《侧颅底显微外科解剖图谱》（2015 年，人民卫生出版社），*The Temporal Bone：Anatomical Dissection and Surgical Approaches*（2018 年，德国 Thieme 公司），《颞骨与侧颅底手术径路图谱》（2020 年，人民卫生出版社）；主译英文著作《颞骨解剖与手术径路》（2020 年，世界图书出版西安有限公司），《颞骨与侧颅底显微外科手术中面神经的处理》（2020 年，世界图书出版西安有限公司）；发表 SCI 收录及核心期刊论文 8 篇。举办国家级和省级继续教育学习班 6 期。先后主持粤港澳大湾区等基础研究课题 3 项。参与国家自然科学基金联合研究项目 1 项。从事颅脑及颅底临床应用解剖与临床应用研究 10 余年，擅长听神经瘤、垂体瘤等颅底疾病的治疗。入选 2018 年首批“三晋英才”支持计划青年优秀人才，荣获第 19 届“山西青年五四奖章”。

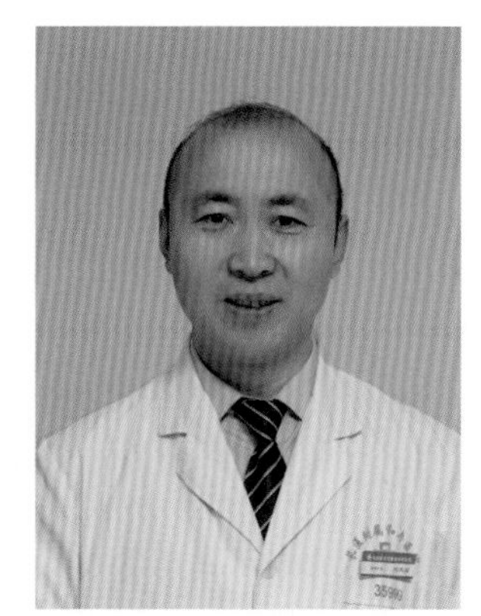

刘庆国，医学博士，硕士研究生导师，副主任医师，长治医学院附属和平医院神经外科主任、颅底外科研究所所长。1996 年于天津医科大学取得医学学士学位，2009 年于天津医科大学取得神经外科博士研究生学位。2019 年赴英国伦敦国王大学医院（King's College Hospital）神经外科研修。

任山西省医学会神经外科专委会常务委员，山西省医师协会神经外科医师分会常务委员，山西省医师协会创伤外科医师分会常务理事，中国医师协会长治市神经外科分会总干事，长治市医疗质量控制中心神经外科质量控制部常务委员。主要从事脑血管疾病的循证医学研究。擅长脑血管疾病外科治疗、脑和脊髓肿瘤外科治疗、三叉神经痛和面肌痉挛的显微血管减压治疗，以及颅脑损伤综合治疗。

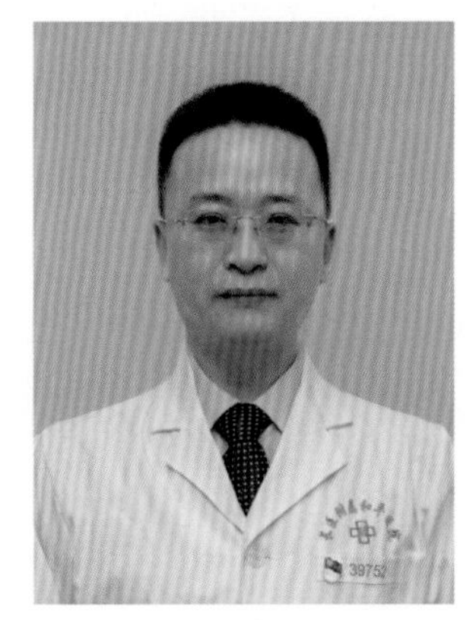

王龙，医学博士，副教授，硕士研究生导师，副主任医师，长治医学院附属和平医院党委委员、副院长，颅底外科研究所副所长。负责公共卫生工作、医保工作、科研工作、学科建设工作、继续教育工作、护理工作、经济运行工作、重点实验室工作、医技学科工作。2000 年于长治医学院取得医学学士学位，2008 年于中南大学附属湘雅二院取得硕士研究生学位，2015 年于华中科技大学附属同济医院取得博士研究生学位。2017 年赴意大利皮亚琴察 Gruppo Otologico 颅底中心研修。

擅长重型颅脑损伤的综合治疗、神经系统肿瘤的外科治疗、脑血管疾病的外科治疗。参编、参译教材及专著 5 部，发表相关专业学术论文 10 余篇。先后荣获“山西省五一劳动奖章”“山西省首届好医师”“山西省敬业奉献好人”“山西省担当作为先进个人”。

Translators

译者名单

（按姓氏笔画排序）

丁新民　山西白求恩医院神经外科
卜　博　中国人民解放军总医院神经外科医学部
马驰原　东部战区总医院神经外科
王　龙　长治医学院附属和平医院神经外科
王　芳　长治医学院附属和平医院内分泌科
王　泷　首都医科大学三博脑科医院神经外科
王　巍　天津市第一中心医院耳鼻咽喉头颈外科
王向东　长治医学院附属和济医院神经外科
王旭辉　上海交通大学医学院附属新华医院神经外科
王宏勤　山西医科大学第一医院神经外科
王明辉　天津市第四中心医院耳鼻咽喉头颈外科
王春红　山西省人民医院神经外科
王晓龙　山西白求恩医院神经外科
韦　峰　北京大学第三医院骨科
左可军　中山大学附属第一医院耳鼻咽喉头颈外科
石照辉　中山大学附属第三医院耳鼻咽喉头颈外科
曲彦明　首都医科大学三博脑科医院神经外科
乔晋晟　长治医学院附属和平医院神经外科
任冬冬　复旦大学附属眼耳鼻喉科医院耳鼻咽喉头颈外科
刘　永　南京脑科医院神经外科
刘　军　中国人民解放军总医院耳鼻咽喉头颈外科医学部
刘　浩　四川大学华西医院神经外科
刘文超　南方医科大学珠江医院神经外科
刘庆国　长治医学院附属和平医院神经外科
刘雪松　四川大学华西医院神经外科
关宏鹏　上海交通大学医学院附属新华医院神经外科
米　良　天津医科大学总医院神经外科
汤文龙　长治医学院附属和平医院神经外科

孙　宇　华中科技大学同济医学院附属协和医院耳鼻咽喉头颈外科
孙希才　复旦大学附属眼耳鼻喉科医院耳鼻咽喉头颈外科
苏燕东　海军军医大学附属第一医院神经外科
杜传超　北京大学第三医院骨科
杜进涛　四川大学华西医院耳鼻咽喉头颈外科
李旭光　长治医学院附属和平医院神经外科
李杰恩　广西医科大学第一附属医院耳鼻咽喉头颈外科
李茗初　首都医科大学宣武医院神经外科
李慎杰　西南医科大学附属医院神经外科
李耀华　天津医科大学总医院神经外科
肖金凤　长治市人民医院内分泌科
肖新如　首都医科大学宣武医院神经外科
吴　雷　南昌大学第二附属医院神经外科
邱前辉　广东省人民医院耳鼻咽喉头颈外科
何嘉源　长治医学院附属和平医院神经外科
沈李奎　上海交通大学医学院附属苏州九龙医院神经外科
张　珂　北京大学第三医院耳鼻咽喉头颈外科
张文举　山西医科大学第一医院神经外科
张刚利　山西省人民医院神经外科
张红波　珠海市人民医院神经外科
张洪钿　中国人民解放军总医院神经外科医学部
陈　心　天津医科大学总医院神经外科
陈　刚　珠海市人民医院神经外科
陈　罡　苏州大学附属第一医院神经外科
陈立华　四川省人民医院神经外科
陈李清　深圳市第二人民医院耳鼻咽喉头颈外科
陈来照　山西医科大学第二医院神经外科
陈钢钢　山西医科大学第一医院耳鼻咽喉头颈外科
陈晓红　首都医科大学附属北京同仁医院耳鼻咽喉头颈外科
苗　旺　山西医科大学第一医院神经外科
苑　锋　东部战区总医院神经外科
林　鹏　天津市第一中心医院耳鼻咽喉头颈外科
林曾萍　深圳市龙岗区耳鼻咽喉医院耳鼻咽喉头颈外科
周　全　广西医科大学第一附属医院神经外科
周培志　四川大学华西医院神经外科
孟庆国　深圳市第二人民医院耳鼻咽喉头颈外科
赵　宇[1]　中日友好医院耳鼻咽喉头颈外科
赵　宇[2]　四川大学华西医院耳鼻咽喉头颈外科

赵　澎　首都医科大学附属北京天坛医院神经外科
赵九洲　深圳市龙岗区耳鼻咽喉医院耳鼻咽喉头颈外科
赵天智　空军军医大学唐都医院神经外科
胡　滨　长治医学院附属和平医院神经外科
钟时勋　重庆医科大学附属第一医院耳鼻咽喉头颈外科
昝　昕　四川大学华西医院神经外科
姚晓辉　山西省人民医院神经外科
袁雅生　复旦大学附属眼耳鼻喉科医院耳鼻咽喉头颈外科
莫梦燕　长治医学院附属和平医院神经外科
徐　涛　上海长征医院神经外科
郭　庚　山西医科大学第一医院神经外科
郭　毅　清华大学附属北京清华长庚医院神经外科
唐寅达　上海交通大学医学院附属新华医院神经外科
涂　伟　南昌大学第二附属医院神经外科
黄　艳　广东省人民医院耳鼻咽喉头颈外科
常　玮　长治医学院附属和平医院耳鼻咽喉头颈外科
常　鑫　山西白求恩医院麻醉科
隋海晶　北京大学第一医院耳鼻咽喉头颈外科
彭利艳　华中科技大学同济医学院附属同济医院耳鼻咽喉头颈外科
程高鹏　长治医学院附属和平医院神经外科
曾宪海　深圳市龙岗区耳鼻咽喉医院耳鼻咽喉头颈外科
曾镇罡　北京大学第一医院耳鼻咽喉头颈外科
蔡沁明　南方医科大学珠江医院耳鼻咽喉头颈外科
衡立君　空军军医大学唐都医院神经外科

Translators' Foreword

译 序

经鼻内镜手术的历史最早可追溯至古埃及，古埃及人在制作木乃伊时便已知道通过鼻腔掏空脑组织而不使面部容貌受到破坏的方法。20 世纪初，通过鼻和蝶骨的类似路径已经提出，作为治疗鞍区病变的手术径路，这使得在大多数情况下不需要更具侵入性的开颅手术。但由于当时没有合适的器械设备，经鼻入路的发展一度停滞。自 20 世纪 90 年代开始，得益于内镜和相关设备的出现，内镜下经鼻蝶入路切除垂体腺瘤逐渐普及，内镜颅底外科技术以其显示清晰、操作安全、恢复快的优势，迅速被广大颅底外科医生所接受。同时，随着内镜器械、设备的快速更新，手术理念、技巧的不断成熟，内镜颅底外科获得了快速的发展，治疗的病种和范围不断扩大，基本覆盖了颅底的各个区域。

经鼻内镜颅底外科入路经过人体天然腔道，与传统的颅底外科理念不谋而合，都是在无需牵拉脑组织的情况下，充分暴露并最大限度地切除病变，避免了很多显微镜下手术径路的局限性。它不仅提供了手术暴露所需的广角视野和图像放大，而且术中可以随内镜移动而呈现独有的动态观察优势。经鼻内镜颅底外科已获得越来越多的颅底外科医生的重视，必将成为未来颅底外科发展的趋势。

我们有幸承担了由巴西圣保罗颅底中心的 Aldo Stamm 教授主编的著作《经鼻内镜颅底与脑外科手术学：手术解剖与临床应用》（第 2 版）的翻译工作。Stamm 教授是全球著名的内镜外科专家之一，为内镜颅底外科的发展做出了大量开拓性的工作。本书以神经外科和耳鼻喉科的交叉合作为基础，以内镜经鼻颅底外科技术为重点，书中各章节由世界各地该领域经验丰富的专业团队撰写，涵盖了内镜颅脑解剖学、影像学、麻醉学、围手术期处理、内分泌学、颅底重建以及经鼻内镜入路到达矢状面和冠状面所有颅底区域手术入路的基础知识和最新进展。

同时，全书在每一章节还增加了相应的手术解剖图片，着重强调了经鼻内镜下颅底解剖与其临床手术应用之间的关联。Stamm 教授与本书部分作者曾在显微神经外科解剖实验室花费大量的时间进行了细致严谨的颅底解剖研究工作，使得本书的很多章节展现出大量精美绝伦的内镜颅底解剖图片，为我们开展此项工作提供了有益的参考。

为了高效、出色地完成这本大师呕心沥血的经典著作的翻译工作，我们有幸邀请到了全国神经外科、耳鼻咽喉头颈外科领域 90 位在鼻内镜手术方面颇有造诣的中青年专家共同翻译。我们在翻译校对 Stamm 教授的著作中，逐字逐句反复推敲，力求如实呈现出原著的精髓所在。在整个翻译过程中，我们深刻地体会到 Stamm 教授严谨的治学态度和追求完美的品格。

近年来国内的内镜颅底外科手术取得了长足的进步，涌现出一批致力于内镜手术发展的充满朝气与活力的中青年医生团队，但不得不承认我们与国际先进水平还有差距，尤其是在多学科团队协作方面还有不足。我们希望通过将该著作引进并翻译分享给国内的广大同仁，对我国内镜颅底与脑外科手术的发展有所帮助。

本书可以作为年轻神经外科医生和耳鼻喉科医生初涉内镜颅底手术的实用参考书。希望这部译著能够帮助指导年轻医生日常工作并建立起学科内和多学科间的联系。由于译者水平有限，译著中难免会有不当之处，而未能达到原著的完美程度，敬请广大同仁批评指正。

汤文龙　刘庆国　王　龙

Foreword

原 序

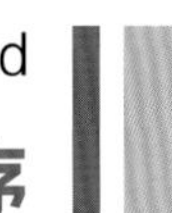

约 20 年前，内镜颅底外科和内镜经颅外科这两个学科从起步起就有了长足的发展，现在这两个专业都包含了大量的外科病例。这种"微创手术"的理念已经发展壮大。然而，正确的术语应该是"微创入路手术"，因为通过一个小开口，可以获得广泛的手术操作空间。与其他颅底和经颅入路类似，此类手术偶尔也会产生严重的并发症，在一些患者中，由于操作径路狭窄，可能难以处理。我们应用于此类手术的内镜、显示系统和手术器械均处于起步阶段，仍在发展中。机器人和人工智能技术的应用将在未来对这一领域产生巨大影响。与其他类型的手术一样，内镜下手术需要对解剖结构，尤其是内镜下观察到的解剖结构，有深刻的理解。在许多情况下，神经导航非常有用。对于希望进入这一外科领域的年轻外科医生而言，与精通这些技术的外科医生一起观察和学习是必不可少的。

Aldo Stamm 教授是目前鼻内镜手术和颅底外科领域国际公认的专家。他在这一领域做了重要的开创性工作，并且与神经外科和其他学科共同合作以实现患者的最佳预后。在本书中，他巧妙地组建了一个国际化合作团队，分别介绍了内镜颅底与颅脑手术的不同方面。本书分为 14 个部分，可读性很强。内镜手术的各个方面，包括器械、解剖学、手术技术和潜在的并发症等，均得到了很好的描述。我强烈推荐这本书给任何希望从事这一领域的外科医生。衷心感谢 Stamm 教授和本书的其他作者为我们提供了宝贵的知识。

Laligam N. Sekhar, MD, FACS, FAANS
教授，副主席
华盛顿大学 Harborview 医学中心
神经外科颅底和脑血管外科主任
西雅图

Preface

前言

本次第 2 版是先前第 1 版的扩展和延伸，因为近年来，经鼻内镜颅底与脑外科手术的新技术和改进经历了飞速的发展。本书囊括了更多的新主题，旨在服务更多的临床机构。更符合人体工程学和更精细的手术器械（如双极电凝系统、特殊钳子和剪刀）及新型止血材料的发展，使得对影响人体这一复杂区域的病变进行更安全、有效的治疗成为可能。

第 2 版的聚焦重点是从鼻内镜观察颅底解剖与其外科应用之间的相关性。为了实现这一目标，我们邀请了来自世界各地的顶级专家，使本书具有多中心、多学科的特点，因为它涉及许多医学专业，特别是神经外科学、耳鼻咽喉科学、头颈外科学、神经内分泌学、重症医学、神经麻醉学等。因此，我们的同仁将能够看到不同团队在颅底和脑经鼻内镜手术领域的重要经验。

本书每一章都包含摘要和内容要点，这有助于提前说明本章中最重要的内容。

祝大家阅读愉快！

Aldo C. Stamm, MD, PhD

Contents

目 录

第Ⅰ部分　经鼻内镜下颅底与脑外科手术原则

第Ⅱ部分　经鼻内镜下颅底与脑手术中鼻窦的处理

第Ⅲ部分　经鼻内镜下手术入路至眶及视神经

第Ⅳ部分　经鼻内镜下经筛入路

第Ⅴ部分　经鼻内镜下经蝶骨平台 / 鞍结节入路

第Ⅵ部分　经鼻内镜下鞍区及鞍旁手术入路

第XI部分　经鼻内镜下颅颈交界区手术

第XII部分　儿童经鼻内镜下颅底与脑手术

第VIII部分　腹侧颅底脑脊液漏与脑膜脑膨出

第 XIV 部分　经鼻内镜下颅底与脑手术的术后并发症

第 I 部分

经鼻内镜下颅底与脑外科手术原则

I

第 1 章 | 颅底的骨性解剖

Carolina Martins, Alvaro Campero, Alexandre Yasuda, Luiz Felipe U. de Alencastro, Shigeyuki Osawa, Albert L. Rhoton Jr.

摘　要

本章回顾前、中、后颅底的骨性结构。根据一系列干性颅骨的照片，这些解剖结构可以通过逐步拆卸颅底骨质来进行阐明。这种方法可以介绍每一颅窝相对应的颅外和颅内区域划分的概念，以及相关的手术理念，如颅底中央和侧方径路的形成。

关键词

颅底，颅底解剖，骨学，内镜颅底手术

内容要点

· 每部分颅底区域包括中间（中线）部分和两侧部分。

· 中线部分相继排列为一个通道，外侧部分由颅底中线部分向外延伸。

· 在颅底内侧面，中线区域的手术通道从前向后依次为：①筛骨区域；②蝶骨平台；③蝶鞍；④斜坡；⑤颅颈交界区。

· 在颅底外面，中线区域的手术通道由以下 3 部分组成：①鼻腔；②蝶窦；③咽部。通过这些结构进行手术操作可以到达相应的颅内区域。

· 在颅底中线的手术通道中，前、中、后颅底由蝶骨体紧密相连。

1.1　引　言

了解颅底的骨性解剖是颅底外科手术的基础，这有助于局部准确定位，并设计到达颅底特定区域的手术入路。本章对前、中、后颅底的骨性结构进行概述。

1.2　大体解剖

颅骨分为脑颅和面颅。脑颅又分为颅盖骨和颅底骨。前者是脑颅的穹隆样上部，包括额骨、顶骨和枕骨鳞部及蝶骨大翼；后者由枕骨、颞骨、筛骨和额骨与中间的蝶骨相连而成。

颅底有内、外两面。内侧面朝向大脑并自然地分成前、中、后窝（图 1.1），外侧面（图 1.2）朝向鼻腔、鼻窦、眶、咽、颞下窝、翼腭窝、咽旁间隙和岩骨下间隙。

在颅底内侧面，前、中颅窝的界限为蝶骨嵴，其内侧与视交叉沟相连；中、后颅窝的界限为岩骨嵴及与之相连的鞍背和后床突（图 1.3）。

在颅底外侧面，前、中颅窝被一条横线分隔，上部穿过翼上颌裂和翼腭窝，下部延伸至上颌骨的牙槽突的后界；内侧为犁骨和蝶骨的连接处。中、后颅窝的两侧以犁骨与蝶骨连接处、破裂孔、颈动脉管、颈静脉孔、茎突和乳突尖为界（图 1.4）。

前、中、后颅底的每个区域各有一个中心部分和两个外侧部分。中心部分相继排列形成中线通道，从前至后：颅内面依次为筛骨、蝶骨平台、蝶鞍、斜坡和颅颈交界区；颅外面依次为鼻腔、蝶窦和咽部。

在中线通道上，前、中、后颅底通过蝶骨体紧密相连。

1.3　前颅底解剖

前颅底内侧面由额骨、筛骨和蝶骨连接而成

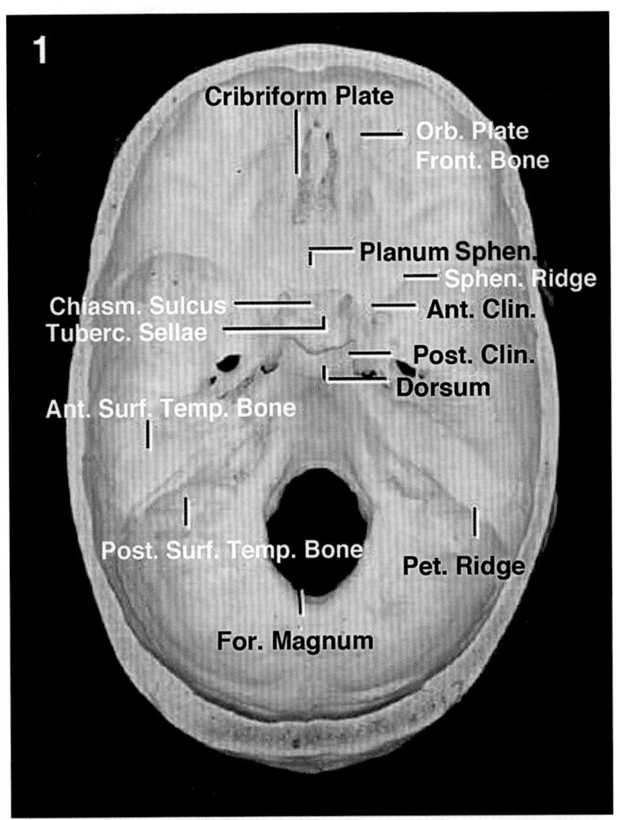

图 1.1　颅底内面观：前颅底的上面由额骨构成，同时构成了眶顶；筛骨龛于额骨之间，为筛板所在位置，蝶骨小翼和蝶骨体前部形成前颅窝后部。中颅底上部由蝶骨大翼和蝶骨体构成前部，颞骨上面构成中颅窝后部。颅底后部由颞骨和枕骨构成。Cribriform Plate：筛板；Orb. Plate. Front. Bone：额骨眶板；Planum. Sphen.：蝶骨平台；Sphen Ridge：蝶骨嵴；Ant.Clin.：前床突；Post. Clin：后床突；Dorsum：鞍背；Pet. Ridge：岩骨嵴；For. Magnum：枕骨大孔；Chiasm. Sulcus：视交叉沟；Tuberc. Sellae：鞍结节；Ant. Surf. Temp. Bone：颞骨前面；Post. Surf. Temp. Bone：颞骨后面

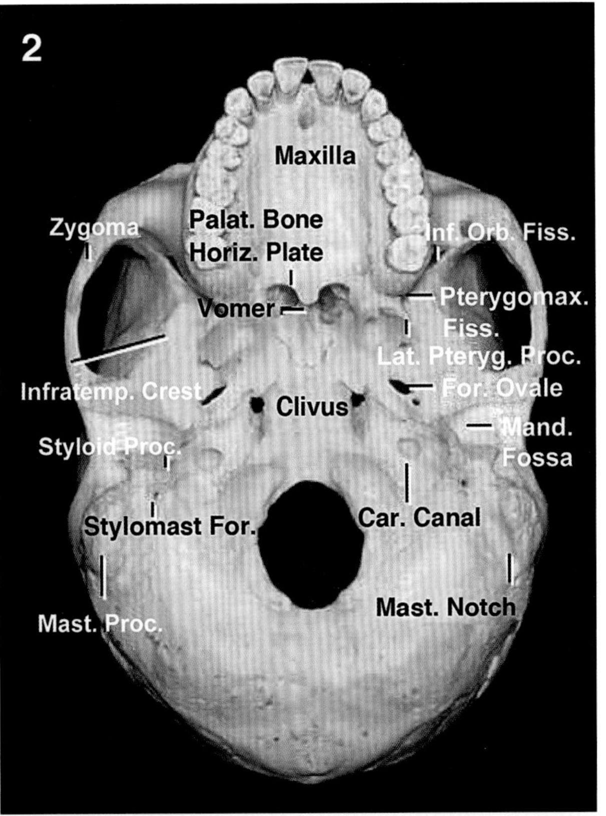

图 1.2　颅底外面观：主要由上颌骨、额骨、腭骨、蝶骨、颞骨、枕骨和犁骨构成。上颌骨、眶和鼻腔位于前颅底下方。硬腭前部由上颌骨构成，后部由腭骨构成。犁骨附着于蝶骨体下部并构成鼻中隔后部。颧弓前部由颧骨构成，后部由颞骨鳞部构成。下颌窝位于中颅窝后部之下。颞下窝位于蝶骨大翼下方，其前界为颞下嵴。Maxilla：上颌骨；Inf. Orb. Fiss：眶下裂；Pterygomax. Fiss.：翼上颌裂；Lat. Pteryg. Proc.：翼外板；For. Ovale：卵圆孔；Mand. Fossa：下颌窝；Car. Canal：颈动脉管；Mast. Notch：乳突切迹；Mast. Proc：乳突；Stylomast. For：茎乳孔；Styloid.Proc：茎突；Clivus：斜坡；Vomer：犁骨；Zygoma：额骨；Palat. Bone Horiz. Plate：腭骨水平板；Infratemp. Crest：颞下嵴

（图 1.5）。前颅底外侧的大部分由额骨眶板构成，形成眶顶，支撑前颅窝硬脑膜和额叶眶回。两侧眶板之间的缺口由筛骨的颅内面所充填，并构成筛板和鸡冠。鸡冠为大脑镰的附着点，而筛板支撑嗅球并有嗅丝穿过。前颅窝后部由外侧的蝶骨小翼和内侧的蝶骨体形成。因此，前颅窝的内侧由三块骨组成，而外侧仅由覆盖眶顶和视神经管的两块颅骨，即额骨眶板和蝶骨小翼组成。

前颅底外侧面观：可见其位于眶和上颌窦的上方，内侧与蝶窦和筛窦相对应，位于鼻腔上方（图 1.6）。

前颅窝的外侧面最后部与蝶骨有关，而中间和前 1/3 与筛骨有关。

犁骨和筛骨的垂直板构成骨性鼻中隔，并连接于蝶嵴及蝶嘴上，沿中线将鼻腔一分为二，而筛骨外侧板将鼻腔与眶部分开（图 1.7，图 1.8）。

这个区域内有骨孔和骨沟连接颅腔内外，并

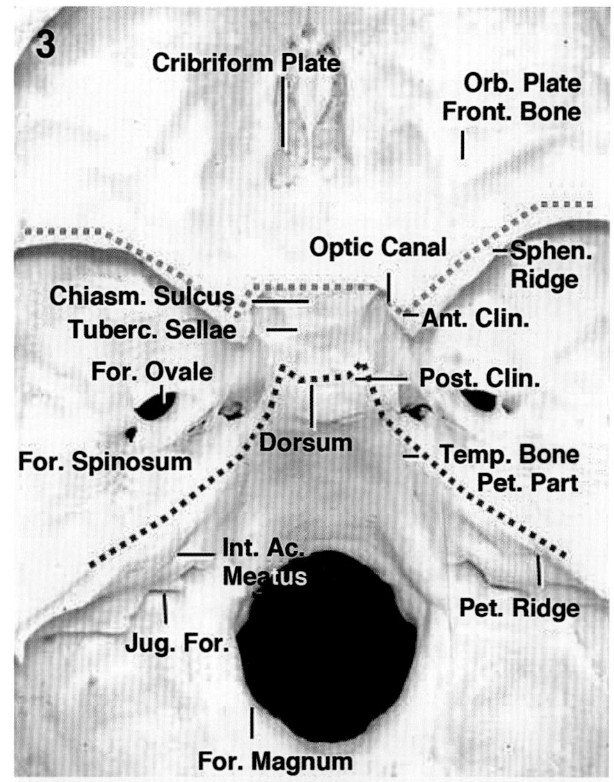

图 1.3 颅底内面观：前、中颅窝以蝶骨嵴为界，内侧与视交叉沟相连（浅蓝色点线），中、后颅窝以岩骨嵴、鞍背和后床突为界（深蓝色点线）。Cribriform Plate：筛板；Orb. Plate. Front. Bone：额骨眶板；Sphen. Ridge：蝶骨嵴；Ant. Clin：前床突；Post. Clin：后床突；Temp. Bone Pet. Part：颞骨岩部；Pet. Ridge：岩骨嵴；For. Magnum：枕骨大孔；Jug. For：颈静脉孔；Int. Ac. Meatus：内听道；Dorsum：鞍背；For. Spinosum：棘孔；For. Ovale：卵圆孔；Chiasm. Sulcus：视交叉沟；Tuberc. Sellae：鞍结节；Optic Canal：视神经管

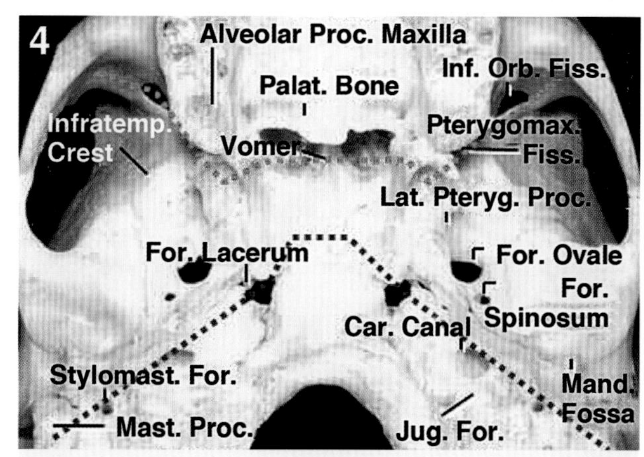

图 1.4 颅底外面观：前、中颅窝被一横线分隔，上方为翼上颌裂和翼腭窝的延长线，下部为上颌骨牙槽突后缘，内侧对应于犁骨与蝶骨体连接处（浅蓝色点线所示）。中、后颅窝底被一通过犁蝶骨连接处后界、破裂孔、颈动脉管、颈静脉孔、棘突和乳突尖的横行线分隔（深蓝色点线）。Alveolar Proc. Maxilla：上颌骨牙槽突；Inf. Orb. Fiss：眶下裂；Pterygomax. Fiss：翼上颌裂；Lat. Pteryg. Proc：翼外板；For. Ovale：卵圆孔；For. Spinosum：棘孔；Mand. Fossa：下颌窝；Jug. For：颈静脉孔；Mast. Proc：乳突；Stylomast. For.：茎乳孔；Car. Canal：颈动脉管；For. Lacerum：破裂孔；Infratemp. Crest：颞下嵴；Vomer：犁骨；Palat. Bone：腭骨

有神经血管结构通过。位于前颅底中线的盲孔有导静脉通过；筛板有嗅丝穿过；位于眶上缘的眶上沟有三叉神经第一支的额神经通过；前、后筛管沿着由筛骨和额骨构成的骨缝走行，其内分别有筛前动脉、筛后动脉和神经通过；位于蝶骨大、小翼之间的眶上裂，有眼上静脉、三叉神经第一支、动眼神经、滑车神经和展神经通过；位于前床突前、后根之间的视神经管，有视神经和眼动脉穿过。

1.4 中颅底解剖

中颅窝的颅内面由蝶骨和颞骨构成。蝶骨和颞骨间的边界并不清晰，只有以位于棘孔后外侧、蝶骨后部隆起处的蝶骨棘为标志物时方可循该点找到蝶岩缝和蝶鳞缝（图 1.9）。

中颅底分为内侧部和外侧部，内侧部由蝶骨体构成，外侧部由蝶骨大翼、小翼及颞骨岩部和鳞部组成。中颅窝内侧部为蝶鞍，外侧的大部分为颞窝，在每一侧的内、外侧之间为鞍旁区域。鞍旁区域可能是颅底最小的区域，但其中却包含了密集的血管和神经结构，海绵窦也位于该区。

中颅窝主要由蝶骨体和蝶骨大、小翼构成。在外侧，蝶骨小翼构成蝶骨嵴；在内侧，蝶骨小翼通过前根连于蝶骨体，两者构成视神经管的顶壁，并与蝶骨平台相延续。蝶骨平台中间有一浅的骨嵴——蝶骨隆凸，为骨化中心融合部残迹。

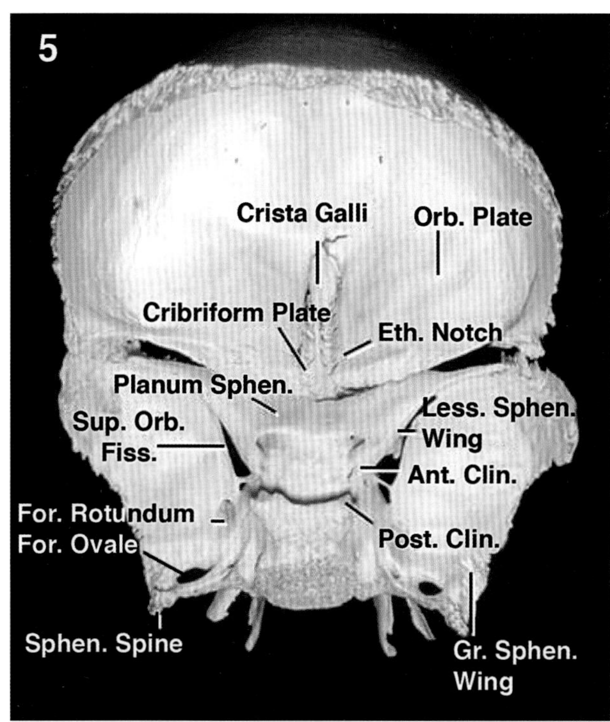

图 1.5 额骨、筛骨和蝶骨共同构成前颅窝，前颅底又分为内侧部和外侧部。内侧部覆盖鼻腔上部和蝶窦，其前部由筛骨鸡冠和筛板构成，后部由蝶骨平台构成；前颅底外侧部覆盖眶和视神经管，由额骨和蝶骨小翼构成，蝶骨小翼向内与前床突融为一体，并向后指向中颅窝。Crista Galli：鸡冠；Orb.Plate：眶板；Eth. Notch：筛切迹；Less. Sphen.Wing：蝶骨小翼；Ant. Clin：前床突；Post. Clin.：后床突；Gr. Sphen. Wing：蝶骨大翼；Sphen Spine：蝶骨棘；For. Rotundum：圆孔；For. Ovale：卵圆孔；Sup. Orb. Fiss：眶上裂；Planum. Sphen.：蝶骨平台；Cribriform Plate：筛板

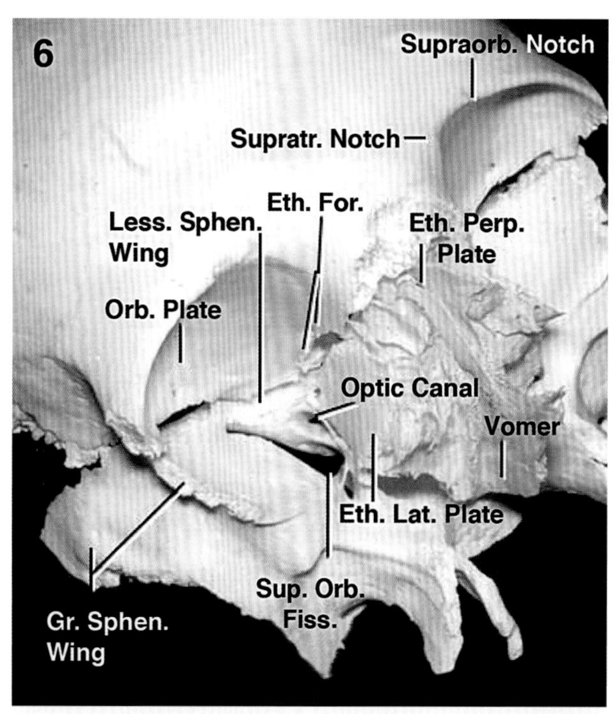

图 1.6 颅底外面观：前颅底分为内侧部和外侧部，内侧部对应其下的筛骨、蝶窦和鼻腔，外侧部对应于眶和上颌骨。筛骨形成颅底外侧面的前中 2/3，蝶骨体构成内侧部的后 1/3。筛骨垂直板和犁骨共同构成鼻中隔，而筛骨外侧板构成眶内侧壁。外侧板分隔鼻腔外侧壁与眶部。眶内上壁沿额筛缝有两个主要的骨孔，即筛前孔、筛后孔，有筛动脉和神经走行；眶上和滑车上切迹或孔走行同名动脉和神经；视神经管内走行有视神经和眼动脉。眶上裂位于视神经管外侧蝶骨大、小翼之间，有动眼神经、滑车神经、眼神经、展神经、脑膜返动脉，以及眼上、下静脉走行其中。Supratr. Notch：滑车上切迹；Supraorb. Notch：眶上切迹；Eth. Perp. Plate：筛骨垂直板；Optic Canal：视神经管；Vomer：犁骨；Eth. Lat. Plate：筛骨外侧板；Sup. Orb. Fiss.：眶上裂；Gr. Sphen. Wing：蝶骨大翼；Orb. Plate：眶板；Less. Sphen. Wing：蝶骨小翼；Eth. For：筛孔

前床突的后根，也称为视柱，将上方视神经管与下方的眶上裂分开。视交叉沟位于蝶骨平台后部，视交叉沟的每一侧均为视神经管的颅内开口。视交叉沟与后方的蝶鞍腔被鞍结节分隔。蝶鞍的后界为鞍背和后床突，为中、后颅窝在内侧部的分界线（图 1.10）。

蝶骨大翼构成颞窝，向前构成眶上裂的外侧界。眶上裂借一骨桥（即上颌柱）与圆孔相隔，圆孔有三叉神经上颌支通过。蝶骨大翼的最大骨孔为卵圆孔，有三叉神经第三支穿过，在多数情况下伴有副脑膜动脉通过。卵圆孔的外侧有棘孔，脑膜中动脉从其中穿过。偶尔在卵圆孔的内侧会有一骨孔，即蝶导静脉孔，也称 Vesalius 孔，有静脉通过该孔将翼静脉丛和海绵窦相连，有时可见副脑膜动脉通过。在蝶骨大翼和蝶骨体连接处有一蝶骨骨突，称为小舌。当颈内动脉离开颞骨岩部内的颈动脉管时，蝶骨小舌会将其包绕，使其固定在相应位置并沿蝶骨两侧的颈动脉沟走行。颈内动脉的前部紧贴于视柱，并与前床突紧密相邻。岩舌韧带附着于蝶骨小舌上，并作为颈内动

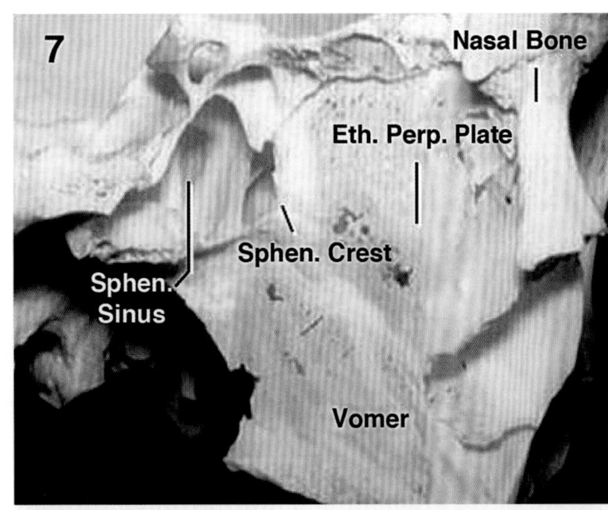

图 1.7 骨性鼻中隔由筛骨垂直板和附着于蝶骨嵴的犁骨连接而成。Nasal Bone：鼻骨；Eth. Perp. Plate：筛骨垂直板；Sphen. Crest：蝶骨嵴；Vomer：犁骨；Sphen. Sinus：蝶窦

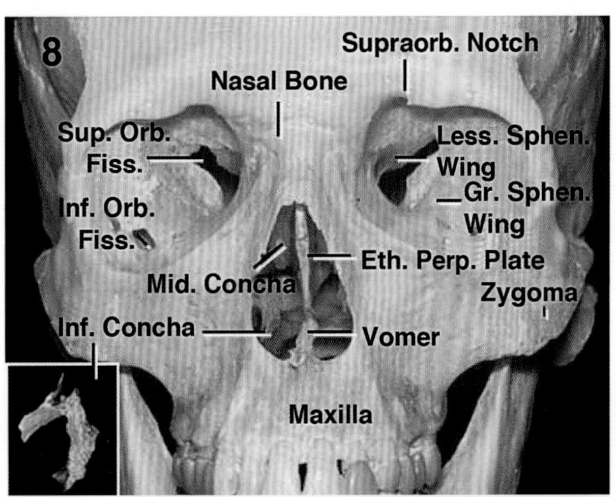

图 1.8 颅骨前面观：眶缘由额骨、颧骨和上颌骨构成。鼻骨嵌于前鼻孔上方的两侧上颌骨之间。鼻腔位于上方的筛骨和下方的上颌骨、腭骨和蝶骨翼突之间。鼻腔的顶为额骨和筛骨，底为上颌骨和腭骨。鼻中隔构成鼻腔的内侧壁。鼻甲位于鼻腔的外侧壁。下鼻甲（如图中图）为一独立骨，中、上鼻甲为筛骨的一部分。Nasal Bone：鼻骨；Supraorb. Notch：眶上切迹；Les Sphen.Wing：蝶骨小翼；Gr. Sphen. Wing：蝶骨大翼；Eth. Perp. Plate：筛骨垂直板；Zygoma：颧骨；Vomer：犁骨；Maxilla：上颌骨；lnf. Concha：下鼻甲；Mid. Concha：中鼻甲；Sup. Orb. Fiss：眶上裂；Inf. Orb. Fiss 眶下裂

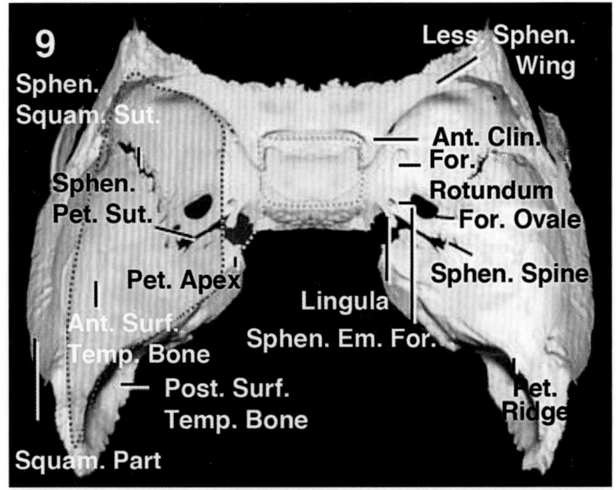

图 1.9 中颅底颅内面由蝶骨和颞骨构成，可分为 3 个区域：内侧部和蝶骨体构成的鞍区（蓝色区）；颞窝构成的外侧部（粉色区）；中间区及蝶骨体和蝶骨大翼之间的过渡区，也称鞍旁区（黄色区）。岩尖组成后方的一少部分。蝶骨大翼构成中颅窝颅内面的大部，颞骨鳞部和岩部共同构成此面。Les. Sphen. Wing：蝶骨小翼；Ant. Clin：前床突；For. Rotundum：圆孔；For. Ovale：卵圆孔；Sphen Spine：蝶骨嵴；Lingula：蝶骨小舌；Pet. Ridge：岩骨嵴；Squam. Part：鳞部；Post. Surf. Temp. Bone：颞骨后面；Ant. Surf. Temp. Bone：颞骨前面；Pet. Apex：岩尖；Sphen. Pet. Sut 蝶岩缝；Sphen. Squam. Sut.：蝶鳞缝；Sphen. Em. For：蝶导静脉孔

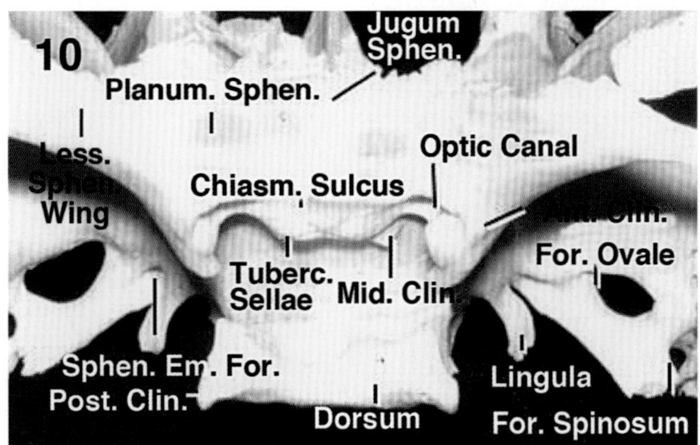

图 1.10 放大观，中颅窝内侧部由蝶骨体构成。Planum Sphen：蝶骨平台；Jugum Sphen：蝶轭；Optic Canal：视神经管；Ant. Clin：前床突；For. Ovale：卵圆孔；Lingula：蝶骨小舌；For. Spinosum：棘孔；Dorsum：鞍背；Post. Clin：后床突；Sphen. Em. For：蝶导静脉孔；Tuberc. Sellae：鞍结节；Less Sphen. Wing：蝶骨小翼；Chiasm. Sulcus：视交叉沟；Mid. Clin：中床突

脉岩段与海绵窦段垂直部的分界（图1.11）。

颞骨岩部和鳞部的颅内面也参与构成颅中窝（图1.12，图1.13）。在该区域岩浅大神经沿面神经裂孔走行，内侧为鼓膜张肌，外侧为颈内动脉管。三叉神经压迹容纳三叉神经节，位于岩尖的外侧、颈动脉管上方开口的后上方。

中颅底的颅外面也分为内侧部和外侧部（图1.14，图1.15）。内侧部由蝶骨体和枕骨基底部的上部组成，对应于蝶窦和鼻咽部。外侧部由蝶骨大翼和翼外板、颞骨的岩部、鼓部、鳞部和茎突部以及颧骨、腭骨、上颌骨组成。中颅底的内、外侧部之间的中间区域与蝶骨翼板之间的区域相对应。该区域位于每侧海绵窦的下方，从前方的翼腭窝延伸至后方的翼窝。翼腭窝位于前方的上颌窦后壁和后方的翼突、内侧的腭骨及上方的蝶骨体之间。翼腭窝向外通过翼上颌裂与颞下窝相通，向内通过蝶腭孔与鼻腔相通。圆孔（其内有上颌神经通过）和翼管（其内有翼管神经通过）均开口于由蝶骨翼突构成的翼腭窝的后壁。腭鞘

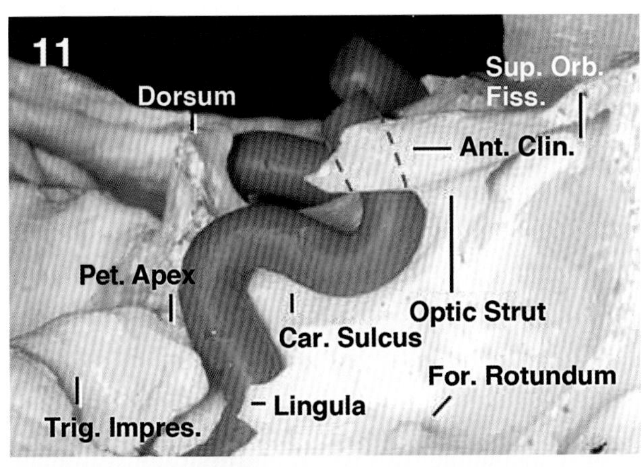

图1.11 鞍旁侧面观：可见颈内动脉的岩段、海绵窦段和床突上段。海绵窦位于蝶骨体的两侧。颈动脉沟为蝶骨体两侧的浅沟，其内有颈内动脉海绵窦段走行，海绵窦内侧壁将颈内动脉海绵窦段与颈动脉沟隔开。颈动脉沟起于鞍背下外侧的颈动脉管颅内开口处，于鞍底蝶骨体外侧转而向前，然后向上终于前床突内侧。Dorsum：鞍背；Sup. Orb. Fiss：眶上裂；Ant. Clin：前床突；Optic Strut：视柱；For. Rotundum：圆孔；Lingula：蝶骨小舌；Trig. Impres：三叉神经压迹；Car. Sulcus：颈动脉沟；Pe. Apex：岩尖

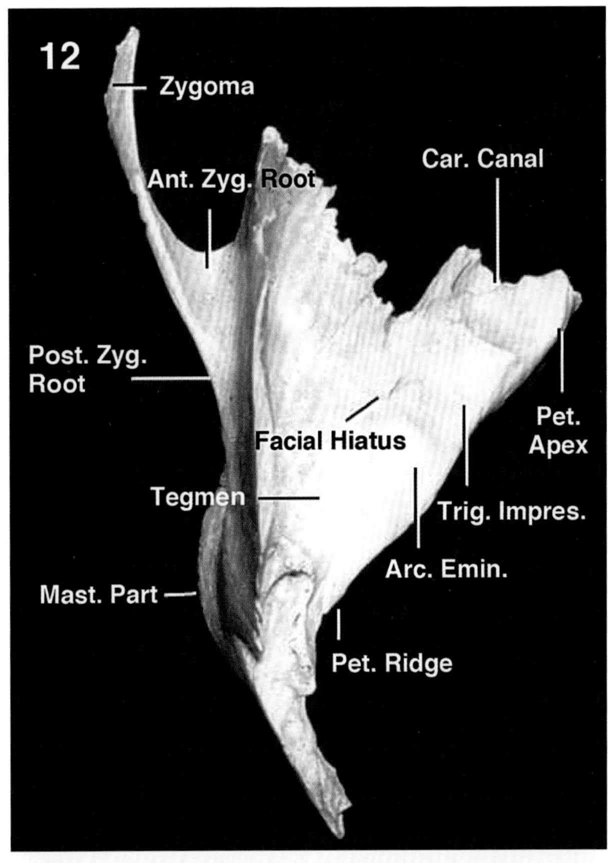

图1.12 岩骨的上表面有容纳岩大神经和岩小神经走行的浅沟。岩小神经起于鼓室丛，通过面神经裂孔前的鼓室小管，与出面神经裂孔的岩浅大神经平行向前内走行。颈动脉管向内上延伸，为颈内动脉和交感神经从提供通道并到达海绵窦。三叉神经后根、半月神经节和Meckel囊位于中颅窝岩骨上的三叉神经压迹处。弓状隆起为半规管的位置。内听道位于弓状隆起内侧60°的中颅窝底及弓状隆起和岩浅大神经的角平分线处。岩尖位于内听道内侧，其内无重要结构。鼓室盖为一薄层骨板，从弓状隆起向外延伸，乳突气房、鼓室和鼓膜张肌的顶均为薄层骨板。从上方打开鼓室盖可见锤骨头、砧骨、面神经鼓室段和上、外半规管。Car. Canal：颈动脉管；Pet. Apex：岩尖；Facial Hiatus：面神经裂孔；Trig. Impres：三叉神经压迹；Arc. Emin：弓状隆起；Pet. Ridge：岩骨嵴；Mast. Part：乳突部；Tegmen：鼓室盖；Post. Zyg. Root：颧弓后根；Ant. Zyg. Root：颧弓前根；Zygoma：颧骨

管和腭大、小管也开口于翼腭窝，其内分别走行咽神经和动脉及腭大、小动脉。翼腭窝前方为眶下裂，其内有眶部肌肉通过。

与颅内面颞窝相对应的中颅窝外侧部，包括

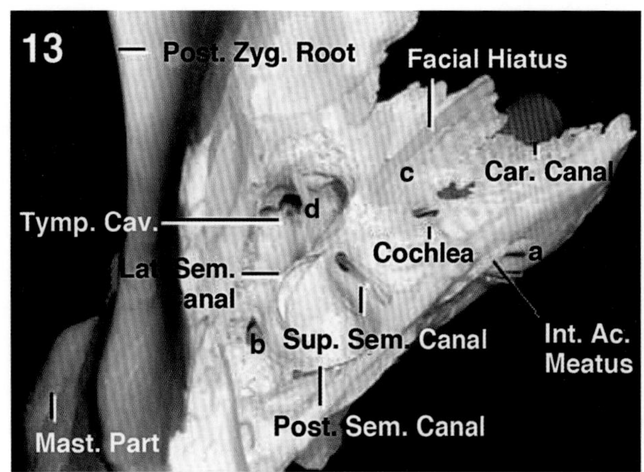

图 1.13　磨除颞骨前面暴露颞骨内部结构。颈内动脉以红色表示，面神经以黄色表示，蜗神经以黑色表示，前庭神经以绿色表示。弓状隆起大约代表前半规管的位置，但二者的关系在其前端差异最大，它们的主轴出现偏移。面神经从脑干发出到其发出周围支可分为六段：脑池段、内听道段（a）、迷路段、鼓室段、乳突段（b）和颅外段。迷路段位于颞骨岩部、前内侧耳蜗和后外侧半规管之间，起于内听道底止于膝状神经节，岩浅大神经从面神经的膝状神经节水平发出，于该处面神经转向后外侧并沿鼓室内侧面走行，即所谓的鼓室段。鼓室段走行于上方的外半规管和下方的前庭窗之间，当面神经到达外半规管中点的下方时转而垂直向下，经过颞骨岩部，终于茎乳孔，此即面神经第三段，也称乳突段或垂直段。面神经在进入颞骨内发出岩浅大神经（c）和鼓索（d）。鼓索起于面神经乳突段，向上经过鼓室顶壁，从鼓室小管外口出鼓室腔。岩浅大神经从面神经裂孔发出，位于中颅窝硬脑膜下，到达蝶岩沟，及颈内动脉前外侧的上方时与颈动脉交感神经结合形成翼管神经进入翼管。耳蜗位于中颅窝底的下方，面神经迷路段和岩浅大神经的夹角处，膝状神经节的内侧，内听道底的前方，颈内动脉岩段外侧膝的后上方。Post. Zyg. Root：颧弓后根；Facial Hiatus：面神经裂孔；Car. Canal：颈动脉管；Cochlea：耳蜗；Int. Ac. Meatus：内听道；Post. Sem. Canal：后半规管；Sup. Sem. Canal：前半规管；Lat. Sem. Canal：外半规管；Tymp. Cav.：鼓室；Mast. Part：乳突部

颞下窝、下颌窝和咽旁间隙（图 1.16）。颞下窝的前界为上颌骨的后外侧面和颞下嵴（将颞下窝与上外侧的颞窝相隔）。颞下窝的前内侧界为翼外板，外侧界为下颌支，后界为颞骨鼓部和茎突。翼上颌裂、眶下裂、牙槽管、棘孔、卵圆孔和蝶

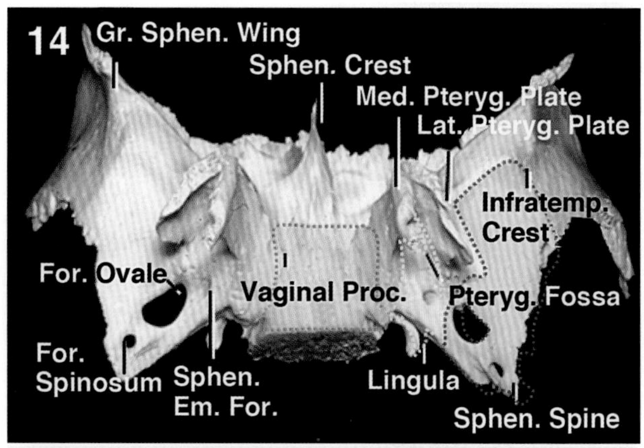

图 1.14　中颅窝底的颅外面也可分为内侧部（蓝色区）、中间部（黄色区）和外侧部（粉色区）。Gr. Sphen. Wing：蝶骨大翼；Sphen. Crest：蝶嵴；Lat. Pteryg. Plate：翼外板；Med. Pteryg. Plate：翼内板；Infratemp. Crest：颞下嵴；Pteryg. Fossa：翼窝；Sphen Spine：蝶骨棘；Lingula：蝶骨小舌；Sphen. Em. For.：蝶导静脉孔；For. Spinosum：棘孔；For. Ovale：卵圆孔；Vaginal Proc：鞘突

导静脉孔均开口于颞下窝。下颌窝容纳下颌骨髁突，其顶被鳞鼓裂分为前部和后部，鼓索穿过该裂。

咽旁间隙位于内侧的咽壁、外侧的翼内肌和腮腺筋膜及后部的包裹茎突舌肌、茎突咽肌和茎突舌骨肌的茎突筋膜之间。咽旁间隙被茎突膈膜分为茎突前部和茎突后部。咽旁间隙的茎突后部也称为岩骨下间隙，位于茎突筋膜的后部、岩骨的下方和乳突的内侧。该区域有颈静脉孔和颈动脉管将颅外沟通。颈静脉孔容纳颈静脉球和岩下窦末端，咽升动脉分支、舌咽神经、迷走神经和副神经通过该孔。颈动脉管位于颈静脉孔的前部和外耳道的内侧。咽升动脉的颈动脉支、交感神经和颈内动脉通过该管。

1.5　后颅底解剖

后颅窝由蝶骨、颞骨和枕骨连接而成（图 1.17），大部分由枕骨构成。枕骨由鳞部、髁部和基底部构成。基底部与蝶骨融合构成斜坡，其外侧通过岩斜裂与颞骨相连。枕骨鳞部构成后颅窝后界，并有三个角：上角占据了两顶骨之间沿

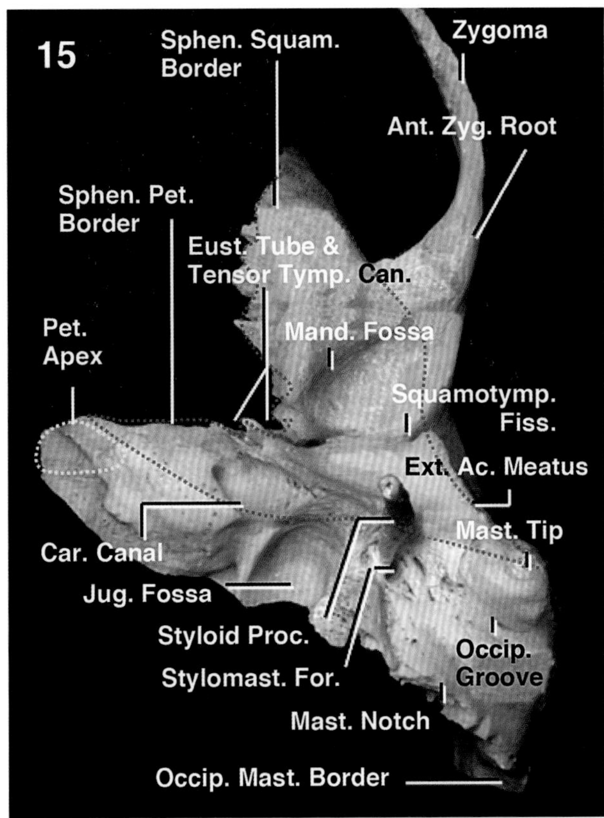

图 1.15 颞骨外面观：颞骨可分为鳞部、岩部、乳突部、鼓部和茎突部。鼓部和鳞部构成下颌窝的顶，位于茎突部的前方，乳突部位于后外侧，其上有放射状的枕动脉沟和乳突切迹。岩部位于茎突部的内侧。Zygoma：颧骨；Ant. Zyg. Root：颧弓前根；Mand. Fossa：下颌窝；Squamotymp. Fiss：鳞鼓裂；Ext. Ac. Meatus：外耳道；Mast. Tip：乳突尖；Occip. Groove：枕动脉沟；Mast. Notch：乳突切迹；Occip. Mast. Border：枕乳突界；Styloid. Proe：茎突；Jug. Fossa：颈静脉窝；Car. Canal：颈动脉管；Pet. Apex：岩尖；Sphen.Pet.Border：蝶岩交界；Eust. Tube & Tenser Tymp. Can.：咽鼓管和鼓膜张肌半管；Stylomast. For：茎乳孔；Sphen. Squam. Border：蝶鳞交界

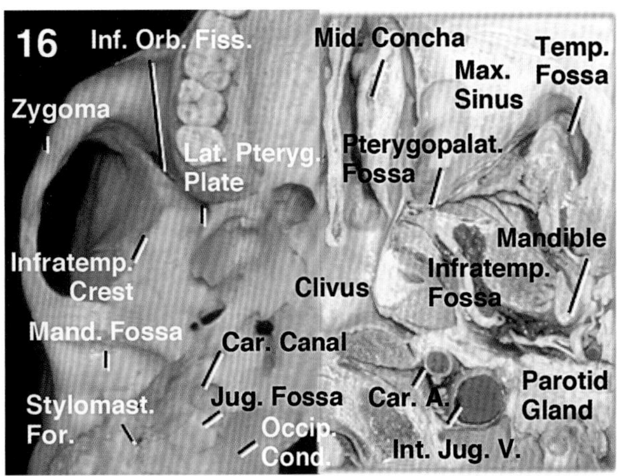

图 1.16 中颅窝外面观：右侧可见不同间隙的组成部分，左侧可见这些间隙的骨性边界。中颅窝底颅外面的外侧部对应颞窝（包括颞下窝）、下颌窝和咽旁间隙。翼腭窝位于前方下颌骨和后方蝶骨翼突之间，内侧为腭骨，上方为蝶骨。翼腭窝向内通过蝶腭孔开口于鼻腔，向外通过翼上颌裂开口于颞下窝。咽旁间隙被茎突隔膜分为茎突前间隙和茎突后间隙。茎突前间隙为充满脂肪的狭腔，其将颞下窝与内侧的咽旁间隙隔开，咽鼓管位于咽旁间隙的内侧。Mid. Concha：中鼻甲；Max. Sinus：上颌窦；Temp. Fossa：颞窝；Pterygopalat. Fossa：翼腭窝；Mand. Fossa：下颌窝；Infratemp. Fossa：颞下窝；Parotid Gland：腮腺；Int. Jug. V：颈内静脉；Car. A.：颈内动脉；Occip. Cond：枕髁；Jug. Fossa：颈静脉窝；Stylomast. For：茎乳孔；Mand. Fossa：下颌窝；Car. Canal：颈动脉管；Clivus：斜坡；Infratemp. Crest：颞下嵴；Lat. Pteryg. Proc：翼外板；Zygoma：颧骨；Inf. Orb. Fiss：眶下裂

人字缝形成的缺口；成对的外侧角为人字缝的最外侧端，且是横窦的终点。在星点处与枕乳缝和顶乳缝相连。枕髁为枕骨鳞部和基底部之间的骨桥（图 1.18，图 1.19）。

后颅窝颅内面可分为内侧部和外侧部，内侧部由蝶骨和枕骨基底部融合而成。枕骨基底部的颅内面从两侧向中间呈凹面，且有容纳岩下窦的骨沟。枕骨髁部为四边形骨板即颈静脉突所构成，其前缘为颈静脉切迹。舌下神经管颅内开口的正上方有两个位于颅内面的圆形骨性隆起，称为颈静脉结节。后组脑神经在进入颈静脉孔前紧贴颈静脉结节表面走行，有时在颈静脉结节上可形成一些浅沟。

后颅窝颅内面的外侧部由乳突、颞骨岩部的后面、枕骨髁部和基底部构成。颞骨的后面从内侧的岩尖延伸至外侧的乙状窦沟（图 1.20）。在该区域内耳道、弓状下窝和前庭导水管与乙状窦有一薄层骨板分隔。内耳道位于颈静脉窝和颈静脉球的上方。内耳道的后唇与半规管总脚关系密切，在手术磨除内耳道后缘时具有重要意义。面

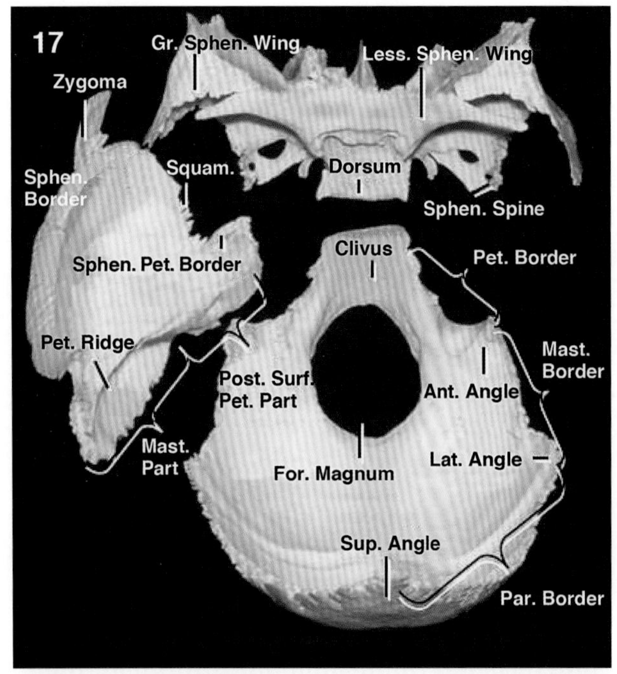

图 1.17 后颅底由蝶骨、颞骨和枕骨构成。后颅窝可分为内侧部和外侧部。内侧部为蝶骨和枕骨基底部通过蝶斜软骨融合而成。外侧部通过颞骨乳突部和岩部与枕骨的髁部和基底部结合而成。枕骨是后颅窝的主要构成部分，可分为三部分，即基底部、髁部和鳞部； 三条边界：岩骨、乳突和顶骨界； 三个角： 成对的前角和外侧角，不成对的上角。前角为颞骨和枕骨不同部分相结合的标记：在前角的内侧，枕骨的岩骨界和颞骨的岩部相结合形成岩斜裂，颞骨的颈静脉窝和枕骨的颈静脉切迹相结合形成颈静脉孔。在前角的外侧，枕骨的乳突界和颞骨的乳突相结合形成枕乳缝。在上角和外侧角之间的枕骨顶界与顶骨相结合形成人字缝。Gr. Sphen. Wing：蝶骨大翼； Less. Spher. Wing：蝶骨小翼； Sphen Spine：蝶骨棘； Zygoma：颧骨； Dorsum：鞍背； Pet. Border：岩骨界； Mast. Border：乳突界； Par. Border：顶骨界； Clivus：斜坡； Ant. Angle：前角； Lat. Angle：外侧角； Sup. Angle：上角； For. Magnum：枕骨大孔； Post. Surf. Pet. Part：岩骨后面界； Mast. Part：乳突界； Pet. Ridge：岩骨嵴； Sphen. Pet. Border：蝶岩交界； Sphen. Border：蝶骨界； Squam.：鳞骨

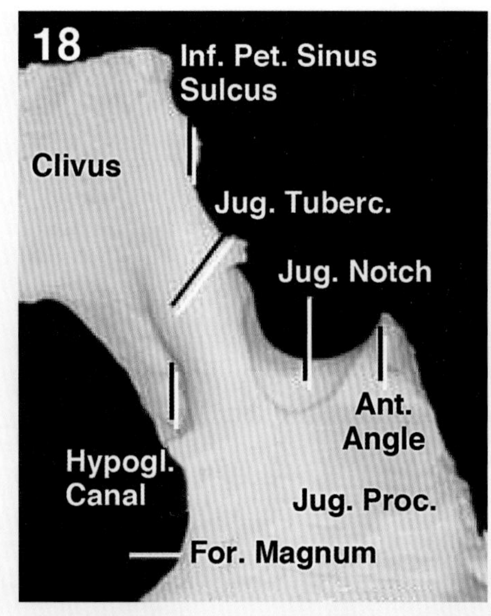

图 1.18 枕骨髁部和基底部的颅内上面观。髁部可视为基底部和鳞部之间的桥梁。基底部呈凹面，并有骨性凹沟容纳岩下窦。岩下窦连接海绵窦和颈静脉孔的内侧部。在外面，同样有一骨沟容纳岩下静脉。髁部呈四方形骨板。颈静脉突前界为枕骨的颈静脉切迹和前角，在颅内面颈静脉切迹的内侧为颈静脉结节，为一骨性隆起，与后组脑神经走行关系密切。Jug. Tuberc：颈静脉结节；Jug. Notch：颈静脉切迹； Ant. Angle 前角； Jug. Proc.：颈静脉突； For. Magnum：枕骨大孔； Hypogl. Canal：舌下神经管； Clivus 斜坡； Inf. Pet. Sinus Sulcus：岩下窦沟

听束和小脑前下动脉的迷路支走行于内耳道内。在乙状窦前入路或乙状窦前后联合入路进行乳突操作时，充分理解迷路、乙状窦、颈静脉球和 Trautmann 三角的硬脑膜解剖结构具有重要意义。

枕骨基底部和髁部与颞骨的不同区域相结合。枕骨基底部与颞骨岩尖相连，颈静脉切迹与颈静脉窝相连。在颈静脉切迹的外侧，颞骨乳突部与枕骨相连。在骨连接处，颈静脉窝和颈静脉切迹相连构成颈静脉孔；斜坡和岩尖相连构成岩斜裂（图 1.21）。在颈静脉孔的外侧，位于颈静脉突四边形骨板上的枕骨前角与颈静脉窝外侧的骨相连构成枕乳缝，并使乳突与枕骨鳞部相衔接。在后颅窝的外侧部，顶骨与枕骨（在外侧角的上方）和乳突相结合分别构成人字缝和顶乳缝。枕乳缝、人字缝和顶乳缝三缝的交点为星点（图 1.22），是横窦和乙状窦移行处的重要标志。

枕髁在枕大孔两侧，位于枕骨髁部的颅外面（图 1.23，图 1.24）。颅底点为枕大孔前弓的最前点，枕后点为枕大孔后弓的最后点。如果前者位于 12 点钟位置，后者位于 6 点钟位置，则两侧

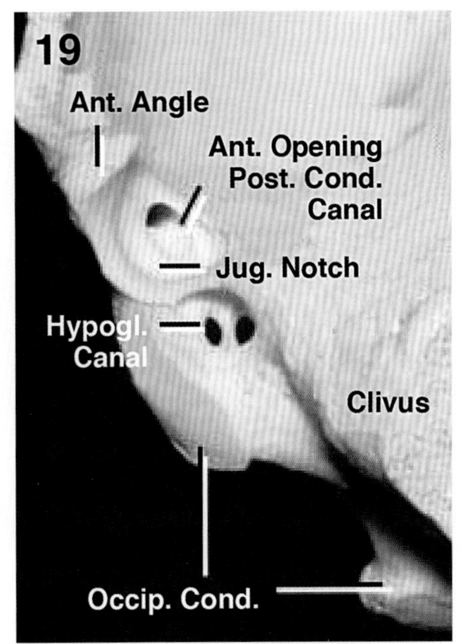

图 1.19　枕骨髁部外面观：颈静脉切迹位于舌下神经管和枕骨髁的上外方，其后壁有髁后管开口，其内有连接椎静脉丛和乙状窦的导静脉。舌下神经管可被纤维或骨性间隔所分隔。Ant. Angle：前角；Ant. Opening Post. Cond. Canal：髁后管前开口；Jug. Notch：颈静脉切迹；Clivus：斜坡；Hypogl. Canal：舌下神经管；Occip. Cond：枕髁

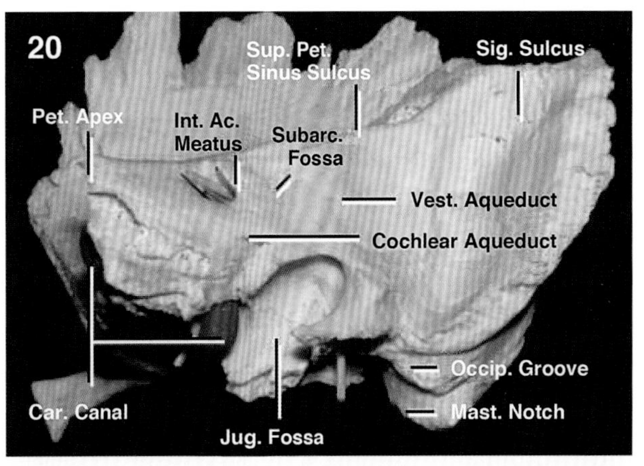

图 1.20　颞骨后面构成后颅窝的前外侧界，从内侧的岩尖直到外侧的乙状窦沟，从上方的岩上窦沟和岩骨嵴到下方的岩下窦沟和颈静脉窝。通过内听道的神经用彩色探针表示：黄色的面神经位于前上方，黑色的蜗神经位于前下方；前庭神经位于后外侧，颈内动脉岩段（红色）代表颈动脉管外口所在位置。Sup. Pet. Sinus Sulcus：岩上窦沟；Sig. Sulcus：乙状窦沟；Vest. Aqueduct：前庭导水管；Cochlea. Aqueduct：蜗导水管；Mast. Notch：乳突切迹；Jug. Fossa：颈静脉窝；Occip. Groove：枕动脉沟；Car. Canal：颈动脉管；Int. Ac. Meatus：内听道；Pet. Apex：岩尖；Subarc. Fossa：弓状下窝

枕髁分别位于 1~3 点钟和 9~11 点钟的位置。向后枕髁的顶点为髁上窝，髁后管的后开口也位于此，管内有连接椎静脉丛和颈静脉丛的髁后静脉通过。髁前静脉也称为舌下静脉，该静脉穿过舌下神经管，该管有时被纤维或骨性组织分隔。

后颅窝的前界可认为由斜坡、颞骨后面及两侧的枕骨髁部构成，后界大部由枕骨鳞部构成。

后颅窝前界由斜坡、颞骨后面和两侧枕骨髁部颅内外面构成，它是颅底腹侧面的一部分，内镜下可通过蝶窦、鼻咽部和相邻结构到达。

枕骨鳞部的颅外面构成颅底背侧的大部，可通过枕下入路或其扩大入路到达，其标志为四对横嵴和一个由枕外隆凸向下而成的纵嵴（图 1.24）。最上项线为枕后最上的横行骨嵴，枕帽状腱膜附着其上。上项线为最明显的一条线，由内向外分别有斜方肌、头夹肌和胸锁乳突肌附着。上项线横部紧邻枕外隆凸，外侧邻近乳突，呈弓形走行，与乳突导静脉孔相关。上项线的横部为横窦颅外的解剖标志，为幕上、下的交界处。枕外嵴从枕外隆凸垂直向下发出，接近后正中线，为项韧带附着处。从枕外嵴的中点向两侧发出弓形成对的骨嵴，为下项线，恰位于枕大孔后缘的上方。每侧的下项线为上斜肌、头后大直肌和头后小直肌的附着点。

枕骨通过凸面的枕髁与呈凹面的寰椎侧块相关节而位于颈椎之上。

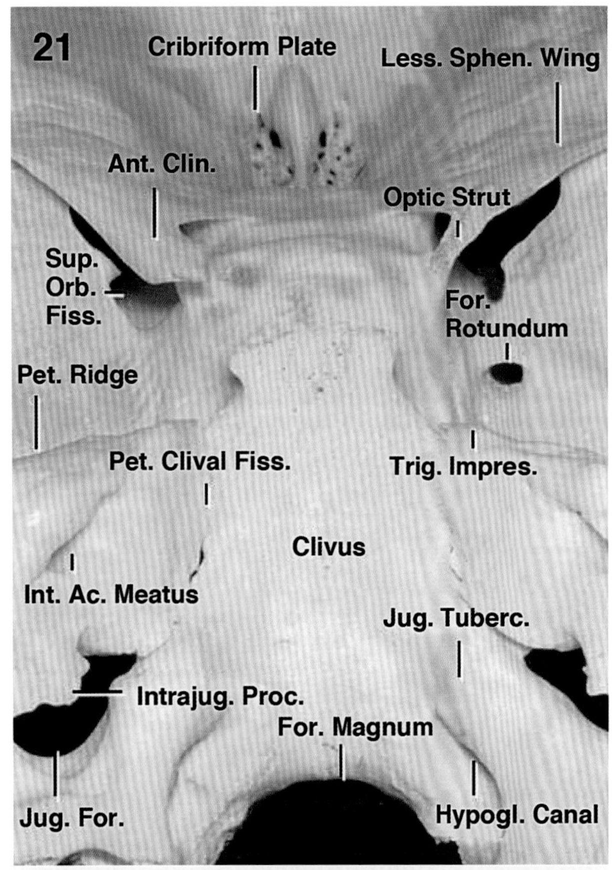

图 1.21 岩斜区。枕骨基底部和颞骨岩部相连构成岩斜裂。枕骨的颈静脉切迹和颞骨的颈静脉窝相结合构成颈静脉孔。颞骨和枕骨的颈内突相对将颈静脉孔分为岩部和乙状部。颞骨的颈内突通常更为明显。Cribrifrom Plate：筛板；Less. Sphen. Wing：蝶骨小翼；Optic Strut：视柱；For. Rotundum：圆孔；Trig. Impres.：三叉神经压迹；Jug. Tuberc.：颈静脉结节；Hypogl. Canal：舌下神经管；For. Magnum：枕骨大孔；lntrajug. Proc.：颈内突；Jug. For：颈静脉孔；lnt. Ac. Meatus：内听道；Clivus 斜坡；Sup. Orb. Fiss.：眶上裂；Ant.Clin：前床突；Pet. Ridge：岩骨嵴；Pet. Clival. Fiss：岩斜裂

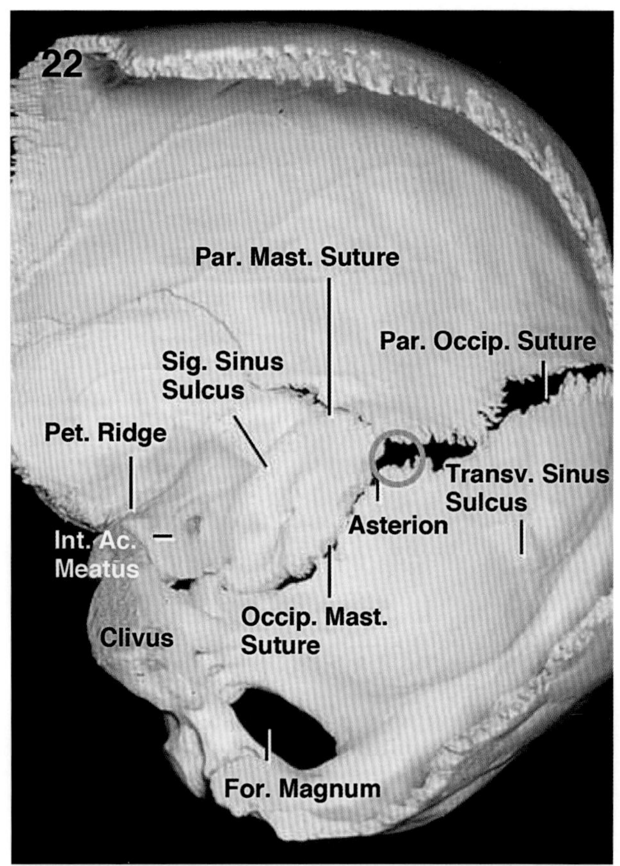

图 1.22 右侧颞、顶、枕骨的结合。在颈静脉孔的外侧，枕骨的乳突界和颞骨的乳突相连构成枕乳缝。顶骨通过顶乳缝与颞骨的乳突相连，枕骨的顶界和顶骨通过人字缝连接。枕乳缝、顶乳缝和人字缝三线交点称为星点。Asterion 与枕骨的外侧角相对应，也是后颅窝最外侧横窦和乙状窦移行的标志。Par. Mast. Suture：顶乳缝；Par. Occip. Suture：顶枕缝；Transv. Sinus Sulcus 横窦沟；For. Magnum 枕骨大孔；Occip. Mast. Suture 枕乳缝；Clivus 斜坡；Asterion：星点；Int. Ac. Meatus：内听道；Pet. Ridge：岩骨嵴；Sig. Sinus Sulcus：乙状窦沟

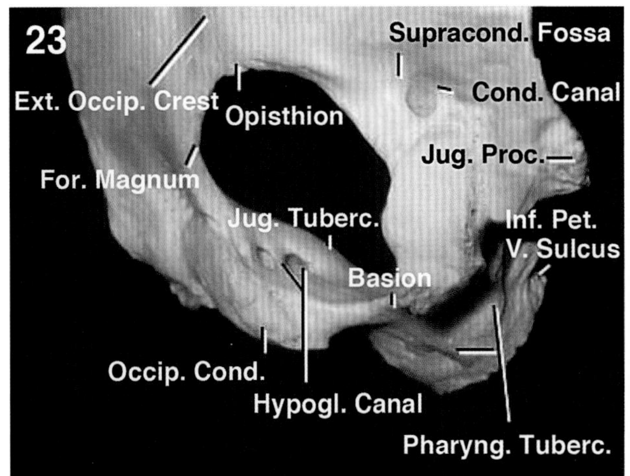

图 1.23 枕骨围成枕骨大孔。枕骨分为枕大孔后方的鳞部、枕大孔前方的基底部和枕大孔外侧成对的髁部。枕大孔的最前部称为基底。枕大孔的最后部称为枕后点。Supracond. Fossa：髁上窝；Cond. Canal：髁导静脉孔；Jug. Proc：颈静脉突；Inf. Pet. V. Sulcus：岩下静脉沟；Pharynx. Tuberc：咽结节；Hypogl. Canal：舌下神经管；Occip. Cond：枕髁；Basion：颅底点；Jug. Tuberc.：颈静脉结节；For. Magnum：枕大孔；Ext. Occip. Crest：枕外嵴；Opisthion：枕后点

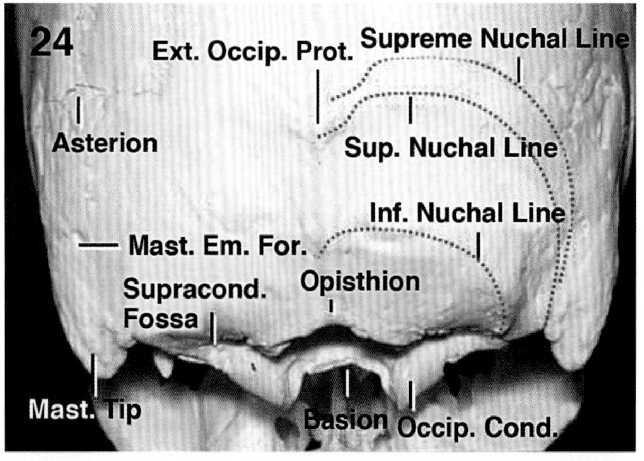

图 1.24 枕骨鳞部外面观。枕骨鳞部构成背侧颅底的大部，有成对的 3 条横嵴和 1 条起于枕外隆凸的纵行向下的纵嵴：最上方的为最上项线，为枕部帽状腱膜附着处；在最上项线下方为上项线，此线通常最为明显，在上项线从内侧到外侧分别有斜方肌、头夹肌和胸锁乳突肌附着，上项线在接近枕外隆凸处呈横行，在接近乳突的外侧呈弓形，并与乳突导静脉关系密切，上项线的横部为颅外横窦的标志，也为幕上下的分界。枕外嵴为枕外隆凸垂直向下延伸的骨嵴，接近后正中线，为项韧带的附着处。从枕外嵴的中点向两侧可见弓形的骨嵴，为下项线，位于枕大孔后缘的上方，每侧下项线为上斜肌、头后大直肌和头后小直肌的附着处。Ext. Occip. Prot. ：枕外隆突；Supreme Nuchal Line：最上项线；Sup. Nuchal Line：上项线；Inf. Nuchal Line：下项线；Opisthion：枕后点；Occip. Cond：枕髁；Basion：颅底点；Mast. Tip：乳突尖；Supracond. Fossa：髁上窝；Mast. Em. For.：乳突导静脉孔；Asterion：星点

（汤文龙 译，汤文龙 校）

参考文献

[1] Rhoton AL, Jr. The posterior cranial fossa: Microsurgical anatomy and surgical approaches. Neurosurgery. 2000; 47(3) Suppl:S1 - S297

[2] Rhoton AL, Jr. The supratentorial cranial space. Microsurgical anatomy and surgical approaches. Neurosurgery. 2002; 51(4) Suppl:S1 - S410

第 2 章 | 鼻腔、鼻窦及颅底解剖

Carolina Martins, Luiz Felipe U. de Alencastro, Alberto Carlos Capel Cardoso, Alvaro Campero, Alexandre Yasuda, Jian Wang, Luiz Carlos de Alencastro, Albert L. Rhoton Jr.

摘　要

本章回顾了鼻腔及其邻近结构的解剖学特征，包括骨性结构重建和暴露其内的血管和神经结构。重点介绍了每一窦壁上的结构，以及它们是如何结合并沿着颅底形成各种手术通道的。

关键词

鼻窦解剖，筛窦，额窦，上颌窦，蝶窦

内容要点

· 鼻腔是到达前颅窝底、眶部、翼腭窝和颞下窝以及额窦、上颌窦、筛窦和蝶窦的天然路径。

· 通过邻近的腔隙如上颌窦、蝶窦和咽部可以到达鞍区、海绵窦、岩骨、斜坡、中颅窝和后颅窝、颅颈交界、咽旁间隙和岩骨下间隙。

2.1 引　言

鼻腔是鼻孔和后鼻孔之间的腔隙，被鼻中隔从中线分开。其向下达上腭，向上达筛板下面，位于口腔的顶部、咽部的前面。位于鼻甲内侧、鼻中隔外侧的腔隙是总鼻道，以每个鼻甲的下缘分为上鼻道、中鼻道和下鼻道（图 2.1 至图 2.4）。

以手术角度来看，鼻腔可以连通几个附近的腔隙。可以从鼻腔上部到达的间隙，从前到后依次为：额窦、筛窦和前颅底的中央、蝶窦和鞍区。从侧方，鼻腔可以在中鼻道水平分开。从此水平上，鼻腔可以到达眶部及眶内容；向下，有两条通路到筛窦。在后鼻孔水平，鼻腔的侧方包括翼腭窝和颞下窝。

鼻腔附近的某些腔隙可以视为鼻腔的放大，因为通过这些腔隙操作时，可以到达其他的区域。特别是上颌窦、蝶窦和咽部。经上颌窦可以到达颞下窝、翼腭窝和眶部。通过蝶窦可以到达前颅窝，

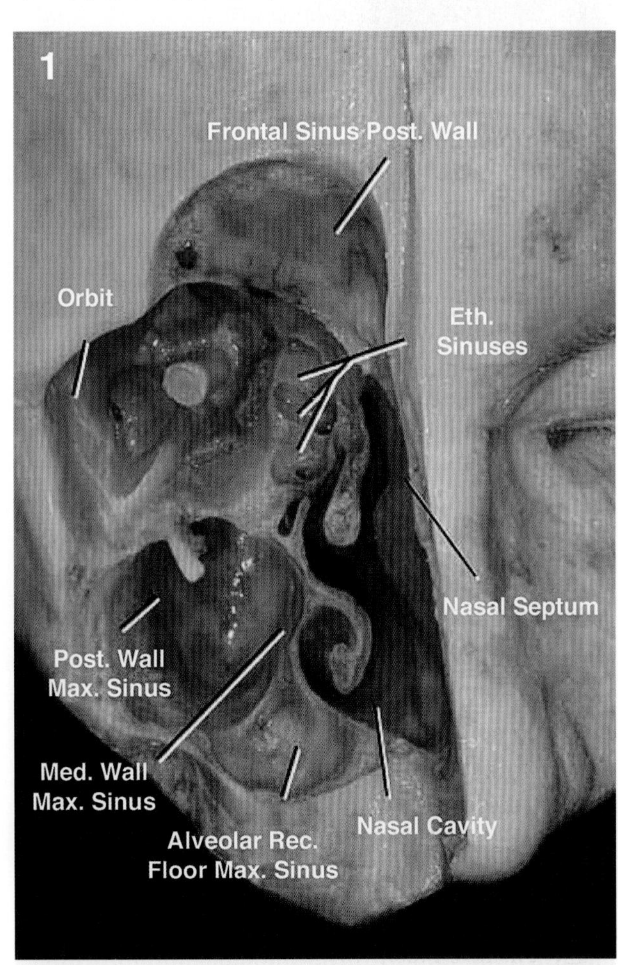

图 2.1　解剖右侧面部以显露鼻腔和周围邻近的解剖关系。Frontal Sinus Post.Wall：额窦后壁；Eth. Sinuses：筛窦；Nasal Septum：鼻中隔；Nasal Cavity：鼻腔；Alveolar Rec：牙槽隐窝；Floor Max. Sinus：上颌窦底壁；Med. Wall Max. Sinus：上颌窦内侧壁；Post. Wall Max. Sinus：上颌窦后壁；Orbit：眶

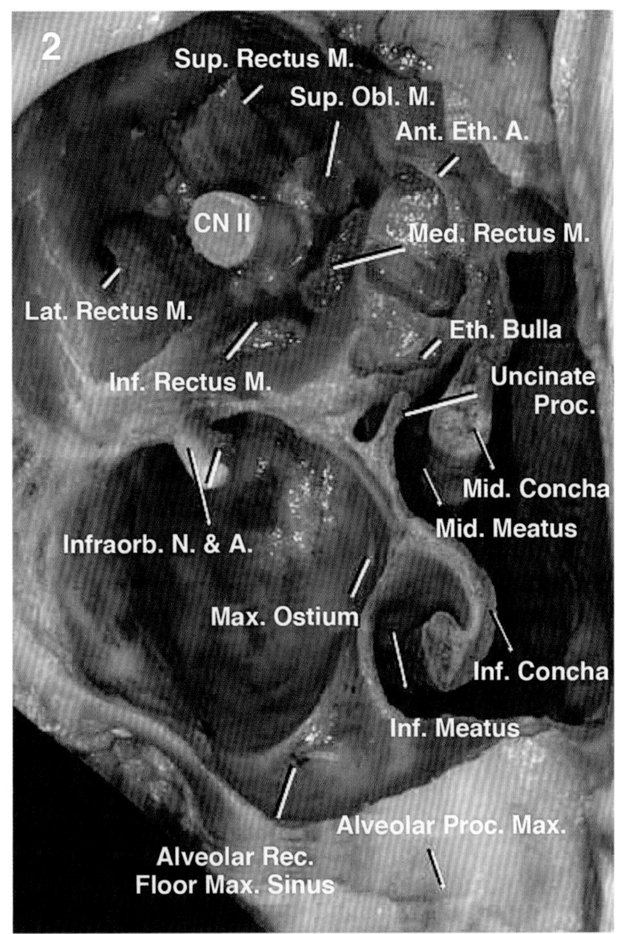

图 2.2 图 2.1 的放大观。鼻甲内侧、鼻中隔外侧的腔隙为总鼻道，以每个鼻甲的下缘分为上鼻道、中鼻道和下鼻道。眼外肌向后附着于 Zinn 环，将眶部分为眶内区和眶外区。作为最重要的眶内结构，视神经常用来辅助定位这一区域的病变。上颌窦是上颌骨内一个金字塔形空腔。其顶端向侧方延伸至额突。其基底构成鼻腔的侧壁，位于中鼻道水平以下，可见上颌窦开口。底部为上颌骨的牙槽突。牙槽管内的牙槽神经沿后上到达臼齿及窦的后壁。顶部把窦和眶顶分开，在眶下管内走行眶下神经及血管。窦的前壁构成上颌骨体的前表面，正对着口腔前庭，在此图中已经去除。钩突是一弯曲的结构，从筛骨的眶板投射到上颌窦内壁。Sup. Rectus M.：上直肌；Sup. Obl. M.：上斜肌；Ant. Eth. A.：筛前动脉；Med. Rectus M.：内直肌；Eth. Bulla：筛泡；Uncinate Proc.：钩突；Mid. Concha：中鼻甲；Mid. Meatus：中鼻道；Inf. Concha：下鼻甲；Inf. Meatus：下鼻道；Alveolar Proc. Max：上颌骨牙槽突；Floor Max. Sinus：上颌窦底壁；Alveolar Rec.：牙槽隐窝；Max. Ostium：上颌窦口；Infraorb. N. & A.：眶下神经和动脉；Inf. Rectus M.：下直肌；Lat. Rectus M.：外直肌；CN Ⅱ：视神经

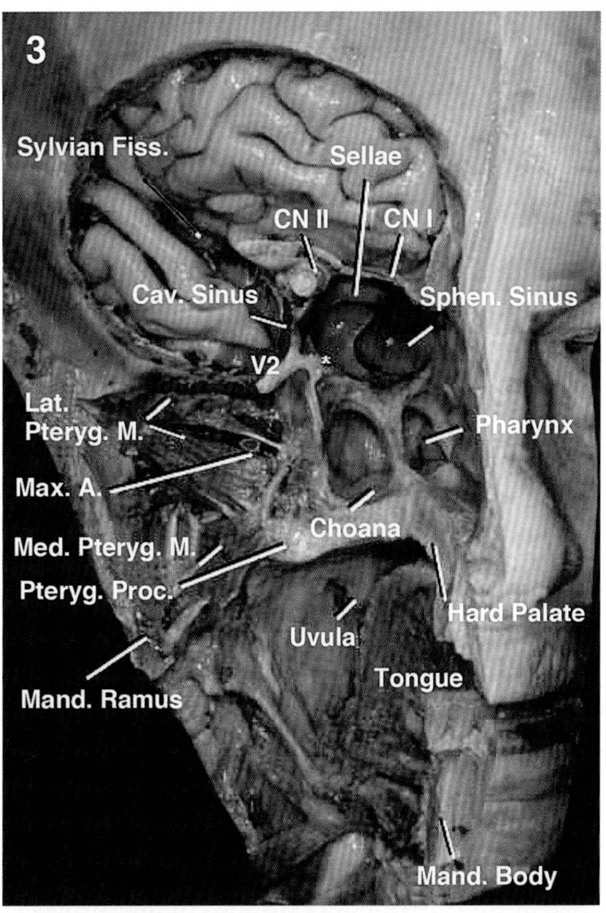

图 2.3 此解剖显示鼻腔的后界。眶已经被切除至眶尖，上颌窦各壁、鼻中隔及眶板的一部分被切除。容纳翼腭神经节的翼腭窝（*）、颞下窝及相关的上颌窦后壁已被暴露出来。蝶窦也被打开。暴露前颅窝及中颅窝，切除部分舌、下颌体及下颌支。在后鼻孔水平鼻腔的侧方包括翼腭窝和颞下窝。鼻腔附近的腔隙可视为鼻腔的放大，因为通过这些腔隙操作时，可以到达其他的区域。特别是上颌窦、蝶窦和咽部。上颌窦可以到达颞下窝、翼腭窝和眶部。通过蝶窦有可能探及前颅窝、海绵窦、颞骨岩部和中、后颅窝，还有熟知的到达鞍区的入路。通过鼻咽部可探及下斜坡和枕骨大孔区，颅颈交界区和咽旁间隙，以及岩下区。Sellae：蝶鞍；Sphen. Sinus：蝶窦；Pharynx：咽；Hard Palate：硬腭；Choana：后鼻孔；Tongue：舌；Mand. Body：下颌体；Mand. Ramus：下颌支；Uvula：悬雍垂；Pteryg. Proc.：翼突；Med. Pteryg. M.：翼内肌；Cav. Sinus：海绵窦；Sylvian Fiss.：外侧裂；Max. A.：上颌动脉；Lat. Pteryg. M.：翼外肌；CN Ⅰ：嗅神经；CN Ⅱ：视神经；V2：三叉神经第二支（上颌神经）

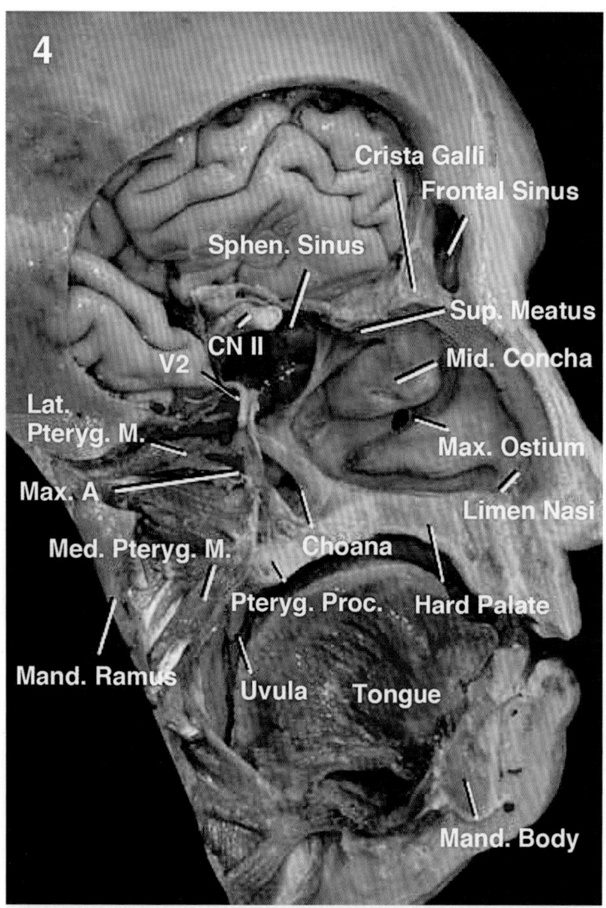

图 2.4 此图为左侧鼻腔的侧面观。固有鼻腔从鼻阈至后鼻孔。鼻甲沿外侧壁突出从而分隔出上、中、下鼻道。额窦、前组筛窦和上颌窦在中鼻道开口。Sphen. Sinus：蝶窦；Crista Galli：鸡冠；Frontal Sinus：额窦；Sup. Meatus：上鼻道；Mid. Concha：中鼻甲；Max. Ostium：上颌窦口；Limen Nasi：鼻阈；Choana：后鼻孔；Hard Palate：硬腭；Uvula：悬雍垂；Tongue：舌；Mand. Body：下颌体；Pteryg. Proc.：翼突；Mand. Ramus：下颌支；Med. Pteryg. M.：翼内肌；Max. A.：上颌动脉；Lat. Pteryg. M.：翼外肌；V2：三叉神经第二支（上颌神经）；CN Ⅱ：视神经

海绵窦、颞骨岩部和中后颅窝，还有人们熟知的到达鞍区的入路。通过鼻咽部可到达下斜坡和枕骨大孔区、颅颈交界处、咽旁间隙以及岩骨下间隙。

2.2 鼻腔的解剖

鼻腔有一个前庭，从鼻孔到鼻阈并与外鼻相连。前庭的后部为固有鼻腔，从鼻阈和梨状孔到后鼻孔（图 2.4）。

梨状孔是鼻腔前部的骨性开口。由鼻骨和上颌骨上方的额突以及上颌骨下外侧方的牙槽突构成（图 2.5，图 2.6）。前鼻棘在梨状孔的下缘，两侧上颌骨的汇合点。在鼻中隔软骨的游离缘上方，与鼻小柱相结合。成人梨状孔上部的平均宽度为 16mm；其宽度为 24mm；深度为 29mm。外鼻的软骨沿梨状孔的边缘分布，界定了鼻的前方开口——鼻孔。

后鼻孔是鼻腔的后界，连通固有鼻腔和鼻咽（图 2.3，图 2.4）。作为鼻腔的门户，每个后鼻孔的上界是蝶嘴，上侧方是腭骨的蝶突，侧方是翼内板和腭骨垂直板。后鼻孔的下外侧角平滑，由腭骨垂直板和水平板的交汇点构成。后鼻孔的上内侧为犁骨翼，内侧为骨性鼻中隔，由蝶嘴和犁骨与蝶嵴相连处构成。后鼻孔的下内侧在鼻嵴水平为腭骨水平板的鼻面（图 2.7，图 2.8）。后鼻棘是腭骨水平板鼻面上鼻嵴最后点的中线突起。成人的后鼻孔平均高度为 25.5mm，宽度为 13.5mm。

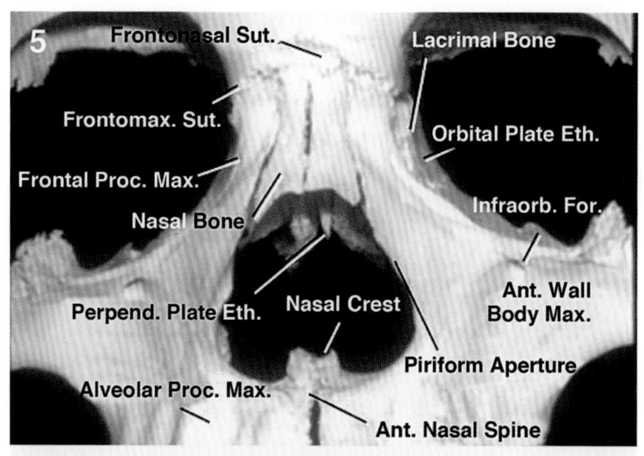

图 2.5 梨状孔是鼻腔前部的骨性开口。由鼻骨和上颌骨上方的额突以及上颌骨下侧方的牙槽突构成。鼻骨在上方于鼻额缝处与额骨相连，在侧方于鼻上颌缝处与上颌骨额突相连。前鼻棘在梨状孔下缘，两侧上颌骨的交点处。Lacrimal Bone：泪骨；Orbital Plate Eth.：筛骨眶板；Infraorb. For.：眶下孔；Ant. Wall Body Max.：上颌骨前壁；Piriform Aperture：梨状孔；Ant. Nasal Spine：前鼻棘；Alveolar Proc. Max.：上颌骨牙槽突；Perpend. Plate Eth.：筛骨垂直板；Nasal Crest：鼻嵴；Nasal Bone：鼻骨；Frontal Proc. Max.：上颌骨额突；Frontomax. Sut.：额上颌缝；Frontonasal Sut.：额鼻缝

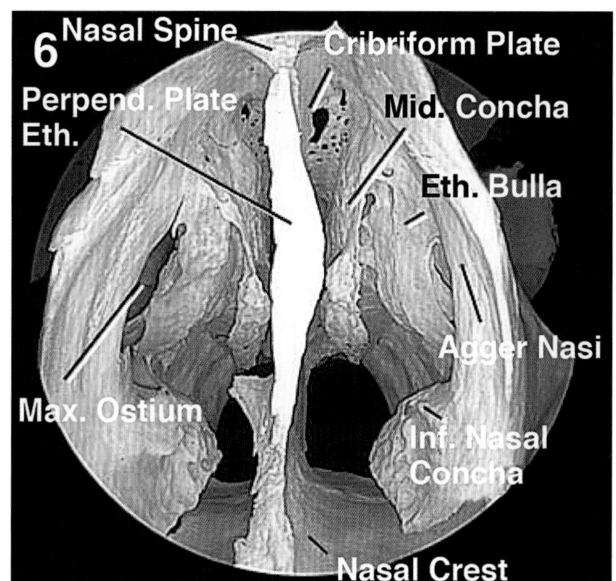

图 2.6　干性颅骨标本。鼻腔的内镜观。额骨的鼻棘向前下生长。通过筛骨垂直板，额骨棘支撑着其上方的鼻骨。Cribriform Plate：筛板；Mid. Concha：中鼻甲；Eth. Bulla：筛泡；Inf. Nasal Concha：下鼻甲；Nasal Crest：鼻嵴；Max. Ostium：上颌窦口；Perpend. Plate Eth.：筛骨垂直板；Nasal Spine：鼻嵴；Agger Nasi：鼻丘

鼻腔的外侧壁由鼻骨、上颌骨、泪骨、筛骨、腭骨、下鼻甲和蝶骨组成（图 2.9 至图 2.20）。

鼻骨构成了小部分前方区域鼻腔外侧壁。上颌骨提供了其额突的内面和体部的鼻面，此处为下鼻甲附着。泪骨通过其内侧面或鼻面构成鼻泪管，并与上颌骨、筛骨和下鼻甲相连。筛骨的内侧板构成鼻腔上部的外侧壁。在内板和外板（也叫筛骨纸样板或眶纸板）之间是由筛窦气房形成的筛骨迷路或侧块。会有 2 个或 3 个筛甲突向鼻腔。

腭骨垂直板的鼻面构成鼻腔的外侧壁。鼻面有两个水平嵴：筛嵴和鼻甲嵴。筛嵴是上嵴，与筛骨的中鼻甲相连接。鼻甲嵴是垂直板鼻面的最下嵴，和上颌骨的筛嵴一起提供了下鼻甲的附着处。筛嵴和鼻甲嵴之间的凹面构成部分中鼻道。同样，鼻甲嵴下方的浅凹槽构成鼻腔的下鼻道。垂直板附着于蝶骨翼板和上颌骨鼻面的后内侧缘之间。垂直板上端被一条沟分成两个突起。最前面的突起是腭骨的眶突。与上颌骨、筛骨和蝶骨相连，围住一个与筛窦后气房或蝶窦相通的气房。

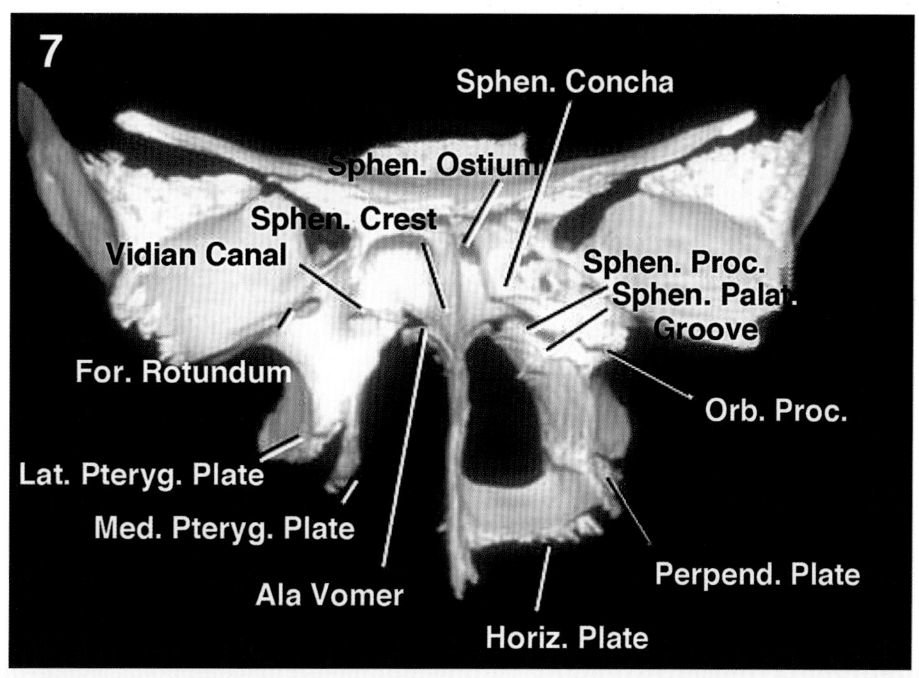

图 2.7　后鼻孔由蝶骨、犁骨和腭骨拼接而成。Sphen. Ostium：蝶窦开口；Sphen. Concha：蝶甲；Sphen. Poc：蝶突；Sphen. Palat. Groove：蝶腭沟；Orb. Proc.：眶突；Perpend. Plate：垂直板；Horiz. Plate：水平板；Ala. Vomer：犁骨翼；Med. Pteryg. Plate：翼内板；Lat. Pteryg. Plate：翼外板；For. Rotundum：圆孔；Vidian Canal：翼管；Sphen. Crest：蝶骨嵴

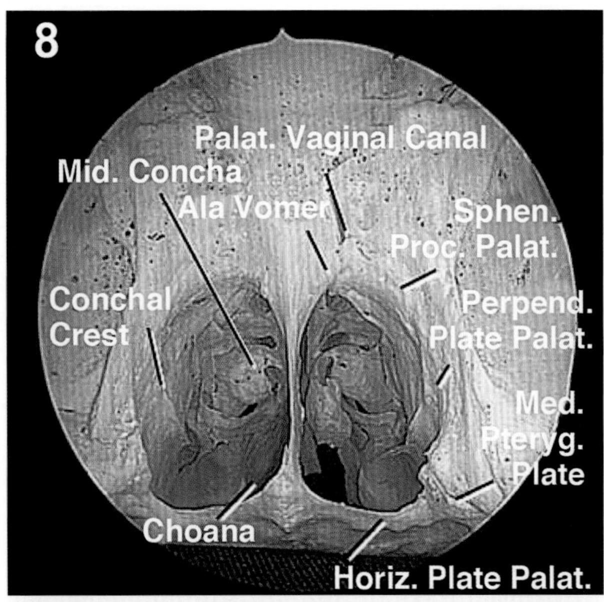

图 2.8　干性颅骨标本。内镜下后鼻孔的后面观。Palat. Vaginal Canal：腭鞘管；Sphen. Proc. Palat.：腭骨蝶突；Perpend. Plate Palat.：腭骨垂直板；Med. Pteryg. Plate：翼内板；Choana：后鼻孔；Horiz Plate Palat：腭骨水平板；Conchal Crest：鼻甲嵴；Mid. Concha：中鼻甲；Ala. Vomer：犁骨翼

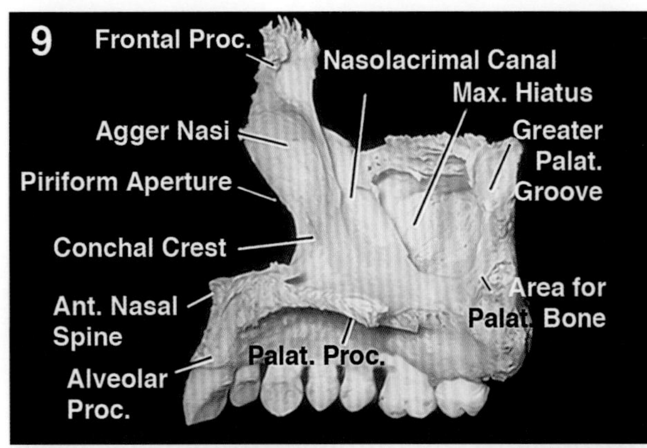

图 2.9　上颌骨的鼻腔面可代表大部分鼻腔外侧壁。可看到上颌窦裂孔，为上颌骨鼻腔面的后上部一大开口，通至上颌窦。在此裂孔的下方，鼻面与下鼻道连接。在裂孔后面，是腭骨垂直板的粗糙表面。此处，腭大沟变成一个由腭骨构成的管道。在裂孔的前部，有一深沟构成了鼻泪管。裂孔的开口被邻近的骨缩小：上方有筛骨的钩突和泪道的降部；下方有下鼻甲的上颌突，后方有腭骨垂直板。鼻丘位于裂孔的前部，是一与中鼻甲前部相邻的骨性隆起。Nasolacrimal Canal：鼻泪管；Max. Hiatus：上颌窦裂孔；Greater. Palat. Groove：腭大沟；Area for Palat Bone：与腭骨相连区域；Palat. Proc.：腭突；Alveolar Proc.：牙槽突；Ant. Nasal Spine：前鼻嵴；Conchal Crest：鼻甲嵴；Piriform Aperture：梨状孔；Agger Nasi：鼻丘；Frontal Proc.：额突

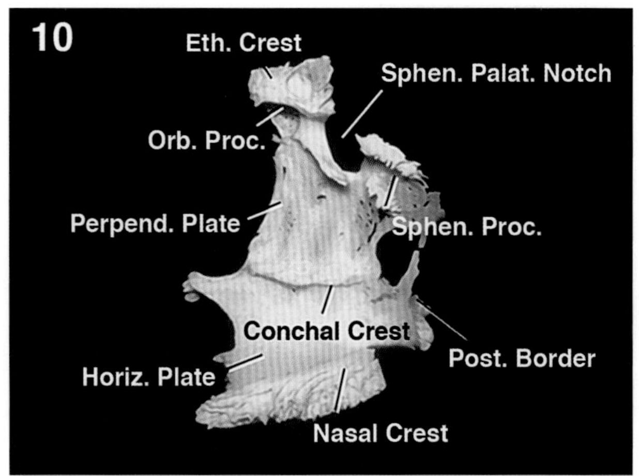

图 2.10　腭骨的鼻腔面。腭骨位于鼻腔的后部，上颌骨与蝶骨翼突之间。包括水平板和垂直板。垂直板的鼻面有两个嵴：上部是筛嵴，进入筛骨的中鼻甲，而鼻甲嵴进入下鼻甲的后部。垂直板的上缘有两个突起：眶突和蝶突，由一条深沟——蝶腭切迹——分开。眶突内含一个气房。有 3 个关节面和 2 个非关节面。向前与上颌骨相连，向后与蝶甲相连，内侧与筛骨相连。上部的非关节面是眶顶的一部分，而侧面的非关节面正对着翼腭窝。蝶突朝向内侧，其上表面与蝶甲和翼内板根部相连。蝶突的内侧面连接犁骨翼。蝶腭切迹通过与相对应的蝶骨相连接而形成一骨孔，此孔连接鼻腔至翼腭窝，蝶腭血管和后上鼻神经从此通过。垂直板的后缘一直在蝶突之上，与翼内板相连。Sphen. Palat Notch：蝶腭切迹；Sphen. Proc.：蝶突；Post. Border：后缘；Horiz. Plate：水平板；Nasal Crest：鼻嵴；Conchal Crest：鼻甲嵴；Perpend. Plate：垂直板；Orb. Proc：眶突；Eth. Crest：筛嵴

最后方的突起轻微向内侧偏斜，是蝶突。通过其后上表面，蝶突与翼内板和蝶甲的下面相接。其内侧边界与犁骨翼相接，帮助界定后鼻孔的上界。这两个突起之间是蝶腭切迹。由于蝶骨的位置，这个沟移行到蝶腭孔，蝶腭血管和后上鼻神经从此通过。非常重要的是，腭骨垂直板的前部向前越过上颌骨牙槽突的上颌窦裂孔的后界，构成上颌窦内侧壁的后部。蝶骨的蝶甲最外侧部和翼内板一起构成后鼻孔的外缘。

鼻腔底部的前段由上颌骨和腭骨水平板的后 1/4 构成（图 2.11）。

鼻腔的上部称为额下间隙、嗅裂或鼻隆凸，对其解剖的认识对于前颅窝的入路，包括经筛入

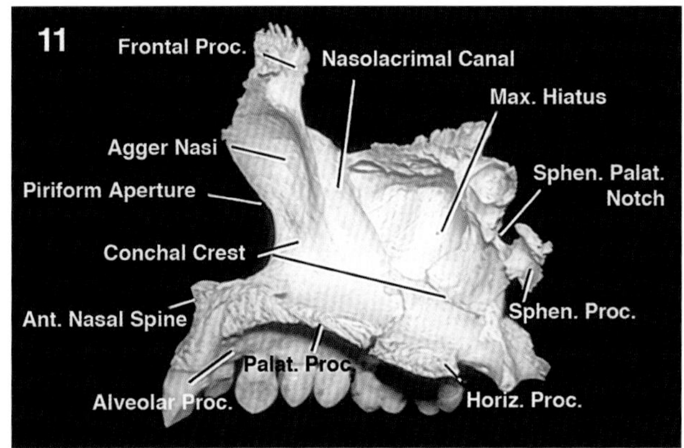

图 2.11　上颌骨与腭骨已融合。两侧的腭骨水平板的鼻面向中线弯曲构成了鼻腔底壁的后部。其内缘形成鼻嵴与犁骨相接，与上颌骨的鼻嵴连接。腭骨垂直板的前缘与上颌窦裂孔的后缘重叠。上颌骨的鼻甲嵴向前，腭骨的鼻甲嵴向后，一起与下鼻甲相接。Frontal Proc.：额突；Nasolacrimal Canal：鼻泪管；Max. Hiatus：上颌窦裂孔；Sphen. Palat. Notch：蝶腭切迹；Sphen. Proc. 蝶突；Horiz. Proc.：水平突；Palat. Proc：腭突；Alveilar Proc.：牙槽突；Ant. Nasal Spine：前鼻嵴；Concha Crest：鼻甲嵴；Piriform Aperture：梨状孔；Agger Nasi：鼻丘

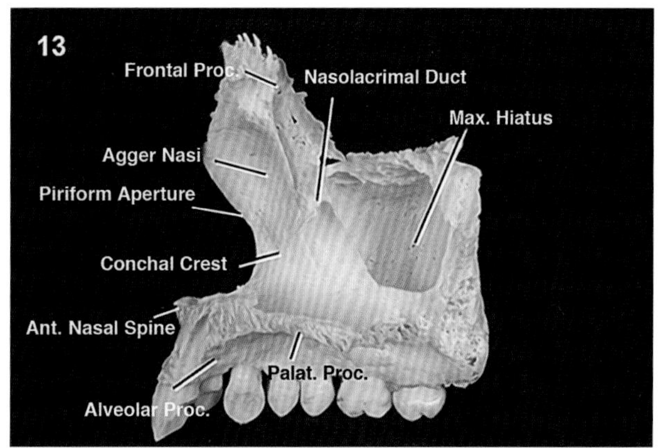

图 2.13　上颌骨与泪骨已融合。鼻泪管有 2/3 在筛骨中走行，其余的 1/3 由泪骨的降部和下鼻甲的泪突构成。鼻泪管沿下鼻道开口。Frontal Proc.：额突；Nasolacrimal Duct：鼻泪管；Max. Hiatus：上颌窦裂孔；Palat Proc.：腭突：Alveolar Proc. 牙槽突；Ant. Nasal Spine：前鼻嵴：Conchal Crest：鼻甲嵴：Piriform Aperture：梨状孔；Agger Nasi：鼻丘

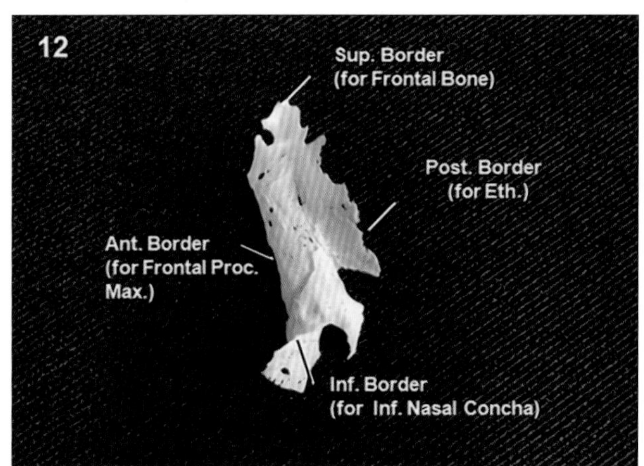

图 2.12　泪骨的鼻面构成了鼻腔内中鼻道的一部分。其上部和后部与筛骨相接构成部分前筛气房。其前缘与上颌骨额突相接。Sup. Border（for Frontal Bone）：上缘（额骨）；Post. Border（for Eth.）：后缘（筛骨）；Ant. Border（for Frontal Proc. Max.）：前缘（上颌骨额突）；Inf. Border（for Inf. Nasal Concha）：下缘（下鼻甲）

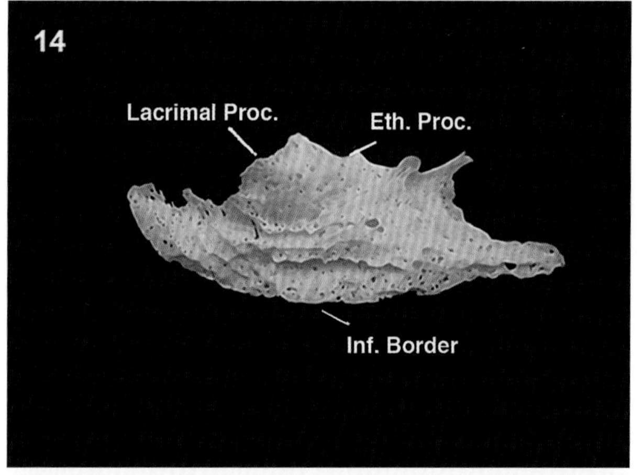

图 2.14　下鼻甲的内侧面。此面是个凸面，有很多孔及沟槽供血管通过。其上缘可以分成 3 部分。前部与上颌骨的鼻甲嵴相连；后部与腭骨的鼻甲嵴相连；中部有 3 个突起：泪突、筛突和上颌突。泪突与泪骨的降部和上颌骨鼻泪管的边缘相连，参与构成鼻泪管。筛突与筛骨的钩突相接，上颌突构成上颌窦内壁的一部分。Lacrimal Proc.：泪突；Eth. Proc.：筛突；Inf. Border：下缘

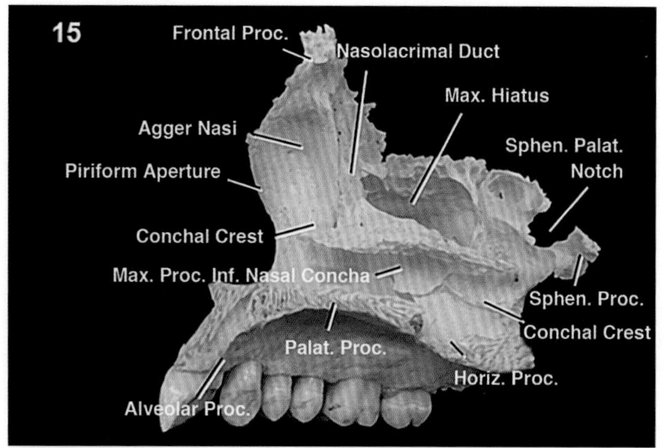

图 2.15 上颌骨、腭骨、泪骨和下鼻甲已融合。在上颌窦裂孔下面的部分上颌骨体、下鼻甲的上颌突和鼻甲嵴下方部分腭骨垂直板共同构成下鼻道。上颌窦裂孔的开口被下鼻甲泪突的降部和上颌突以及后方的腭骨垂直板缩小。Frontal Proc.：额突；Nasolacnima Duct：鼻泪管；Max. Hiatus：上颌窦裂孔；Sphen. Palat. Notch：蝶腭切迹；Sphen. Proc.：蝶突；Conchal Crest：鼻甲嵴；Horiz. Proc.：水平突；Palat. Proc.：腭突；Alveolar Proc.：牙槽突；Piriform Aperture：梨状孔；Agger Nasi：鼻丘；Max. Proc. Inf. Nasal Concha 下鼻甲上颌突

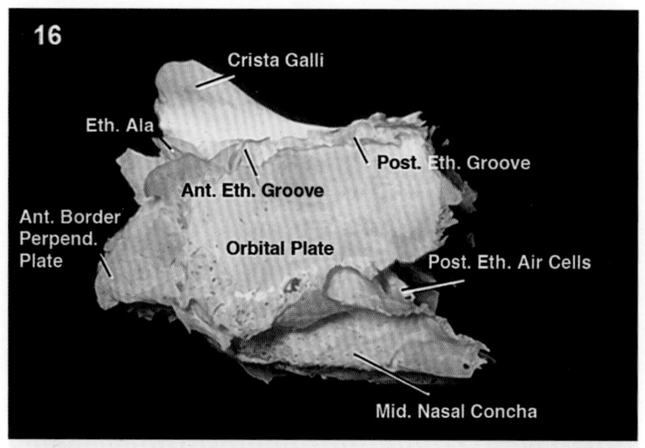

图 2.16 筛骨的侧面观。鸡冠是一个从筛板向上的厚的突起。其后缘与大脑镰相连。其前缘与额骨通过筛骨翼相连。垂直板的前部与额骨的鼻棘和鼻骨嵴相连。筛骨的眶板是外侧的垂直板，作为筛窦气房的边界，构成眶的内壁且覆盖中组、后组筛房。眶板前方的气房被泪骨和上颌骨额突覆盖。筛骨迷路的后面有较大的开放的气房被蝶甲和腭骨眶突覆盖。Eth. Ala：筛骨翼；Crista Galli：鸡冠；Ant. Eth. Groove：筛前沟；Post. Eth. Groove：筛后沟；Post. Eth. Air Cells：筛后气房；Mid. Nasal Concha：中鼻甲；Orbital Plate：眶板；Ant. Border Perpend Plate：垂直板前缘

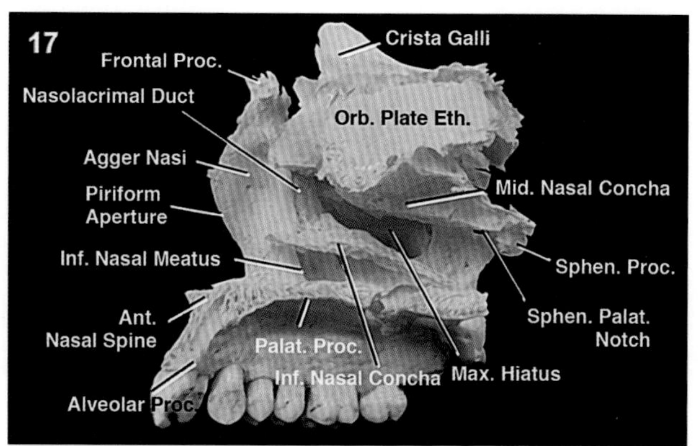

图 2.17 筛骨已经融合参与构成鼻腔的侧壁。其沿着腭骨垂直板的筛嵴，并通过钩突与上颌骨、泪骨和下鼻甲连接，进一步缩小了上颌窦裂孔。注意中鼻甲的走行是在蝶腭切迹水平。此解剖位置可容纳蝶腭血管沿鼻腔侧壁供应鼻中隔黏膜瓣。Crista Galli：鸡冠；Orb. Plate. Eth：筛骨眶板；Mid. Nasal Concha 中鼻甲；Sphen. Proc：蝶突；Sphen. Palat Notch：蝶腭切迹；Max. Hiatus：上颌窦裂孔；Inf. Nasal Concha：下鼻甲；Palat. Proc.：腭突；Ant. Nasal Spine：前鼻嵴；Piriform Aperture：梨状孔；Agger Nasi：鼻丘；Frontal Proc.：额突；Nasolacrimal Duct：鼻泪管；Alveolar Proc.：牙槽突；Inf. Nasal Meatus：下鼻道

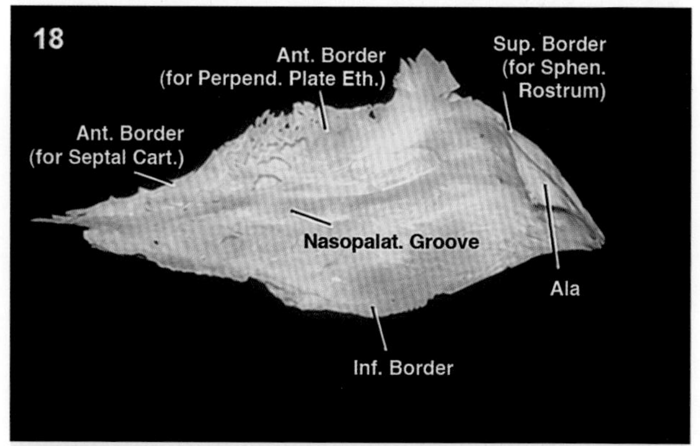

图 2.18 犁骨的左侧面观。此薄骨构成了鼻中隔的后下部。鼻腭沟为一深沟容纳鼻腭神经和血管。上缘有一个深沟被蝶翼包围，与蝶甲、腭骨的蝶突和翼内板相连，构成每个后鼻孔的上缘。其下缘与上颌骨和腭骨的鼻嵴相连。犁骨前缘与筛骨的垂直板和鼻中隔软骨相接。Ant. Border（for Perpend. Plate Eth.）：前缘（筛骨垂直板）；Sup. Border（for Sphen. Rostrum）：上缘（蝶嘴）；Ala：翼部；Inf. Border：下缘；Nasopalat. Groove：鼻腭沟；Ant. Border（for Septal Cart.）：前界（鼻中隔软骨）

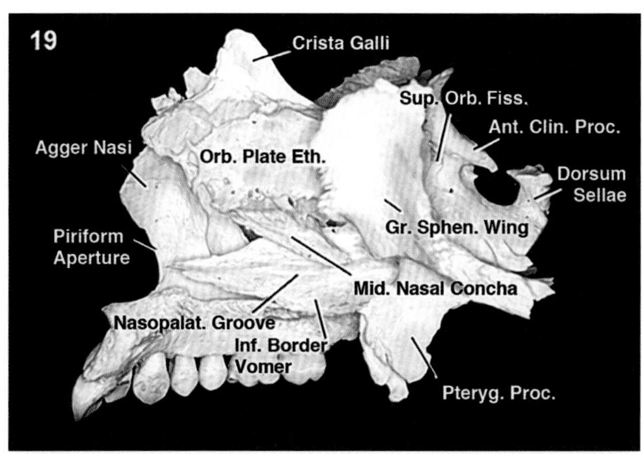

图 2.19　犁骨在筛骨垂直板下方。向下与筛骨鼻嵴和腭骨相连。向后，犁骨和筛骨沿蝶嘴走行。Crista Galli：鸡冠；Ant. Clin. Proc.：前床突；Dorsum Sellae：鞍背；Sup. Orb. Fiss.：眶上裂；Gr. Sphen. Wing：蝶骨大翼；Mid. Nasal Concha：中鼻甲；Pteryg. Proc.：翼突；Vomer：犁骨；Inf. Border：下缘；Nasopalat. Groove：鼻腭沟；Piriform Aperture：梨状孔；Agger Nasi：鼻丘；Orb. Plate Eth.：筛骨眶板

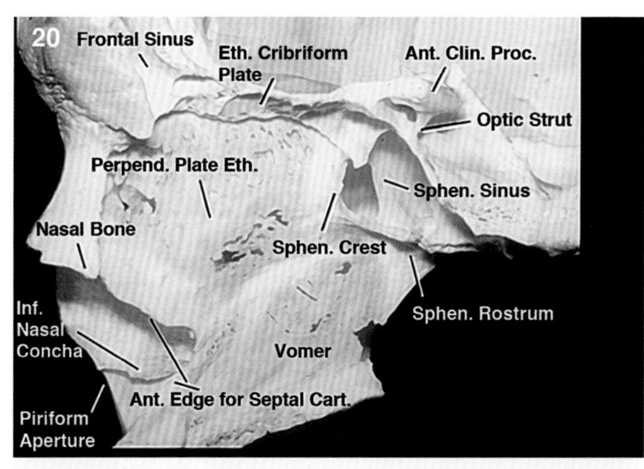

图 2.20　已将左侧的筛骨迷路和蝶甲去除，以暴露由蝶嵴构成的骨性鼻中隔、筛骨垂直板和犁骨。Eth. Cribriform Plate：筛骨筛板；Ant. Clin. Proc.：前床突；Optic Strut：视柱；Sphen. Sinus：蝶窦；Sphen. Crest：蝶嵴；Sphen. Rostrum：蝶嘴；Vomer：犁骨；Piriform Aperture：梨状孔；Inf. Nasal Concha：下鼻甲；Nasal Bone：鼻骨；Perpend. Plate Eth.：筛骨垂直板；Frontal Sinus：额窦；Ant. Edge for Septal Cart.：鼻中隔软骨前缘

路或经平台入路非常重要。额下间隙有前、中、后三部分，分别命名为鼻段、筛段和蝶段（图 2.21 至图 2.24）。鼻腔的高度从梨状孔到鼻段的后部逐渐增加。筛段最高，其后到后鼻孔逐渐下降。额骨鼻棘和鼻骨构成鼻部的顶部。成人额窦后壁和筛板前缘之间的距离是 12.7mm[1]。筛段有筛骨和筛孔。筛板在颅内段的平均长度是 20.8mm，而其颅外段表面正对着鼻腔的平均长度是 24.7mm。蝶筛隐窝在后段上。蝶骨平台向上到鞍结节的平均长度是 20.9mm[1]。

鼻中隔在鼻小柱处有一膜部，一覆盖鼻中隔软骨的软骨部，以及一个由筛骨垂直板和犁骨构成的骨性部，其向后上附着于蝶嵴和蝶嘴。鼻中隔的骨和软骨被一层骨膜和软骨膜覆盖，其上有鼻腔及鼻前庭的黏膜下层和黏膜。鼻中隔及其黏膜的厚度为 5~13mm。鼻中隔的表面积为 30~35cm。鼻中隔偏曲并不是很罕见，常向左偏曲。当鼻中隔偏曲时，中鼻甲在偏曲侧将出现补偿性生长。较罕见的情况下，鼻中隔可发生气化。可

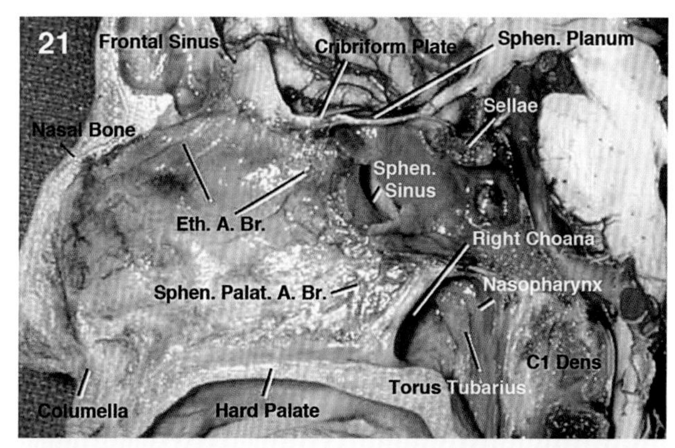

图 2.21　右侧从中线到最外侧逐步解剖鼻腔。鼻中隔在鼻小柱有一膜部，软骨部分覆盖着鼻中隔软骨，骨性部分在最后。鼻中隔的骨和软骨被一层骨膜和软骨膜覆盖，其上有鼻腔及鼻前庭的黏膜下层和黏膜。鼻中隔及其黏膜的厚度为 5~13mm。鼻中隔黏膜的血液供应主要来自筛前动脉和筛后动脉的分支，以及蝶腭动脉的中隔支。Frontal. Sinus：额窦；Cribriform Plate：筛板；Sphen. Planum：蝶骨平台；Sellae：蝶鞍；Right Choana：右后鼻孔；Nasopharynx：鼻咽；Torus Tubarius：咽鼓管圆枕；Columella：鼻小柱；Hard Palate：硬腭；Sphen. Sinus：蝶窦；Nasal Bone：鼻骨；Eth. A. Br.：筛动脉分支；Sphen. Palat. A. Br.：蝶腭动脉分支；C1：寰椎；Dens：枢椎齿突

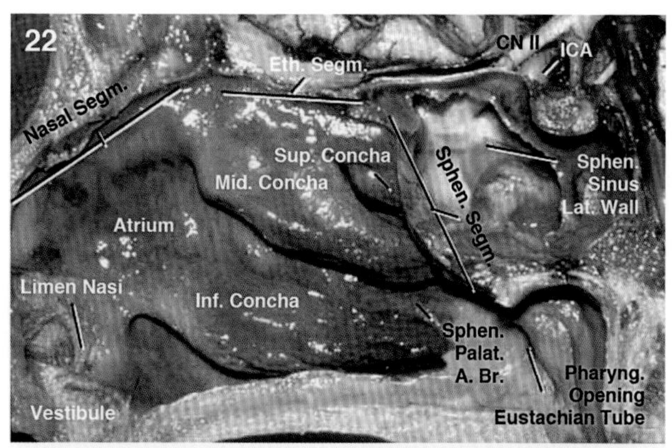

图 2.22 已去除鼻中隔。鼻腔的上部称为额下间隙，有前、中、后三部分，分别命名为鼻段、筛段和蝶段。鼻腔的高度从梨状孔到鼻段的后部逐渐增加。筛段最高，其后到后鼻孔逐渐下降。额骨的鼻棘和鼻骨构成鼻部的顶部。鼻阈是鼻腔侧壁的突起，鼻软骨之间重叠形成，是鼻前庭和固有鼻腔的移行处。在表面，鼻与鼻翼沟相通。鼻前庭的内壁由鼻中隔、鼻小柱构成。Eth. Segm.：筛段；Sphen. Sinus Lat. Wall：蝶窦外侧壁；Pharyng. Opening Eustachian Tube：咽鼓管咽口；Sphen. Palat. A. Br.：蝶腭动脉；Inf. Concha：下鼻甲；Mid. Concha：中鼻甲；Sup. Concha：上鼻甲；Nasal Segm.：鼻段；Atrium：鼻中庭；Vestibule：鼻前庭；Sphen. Segm.：蝶段；Limen Nasi：鼻阈；ICA：颈内动脉；CN Ⅱ：视神经

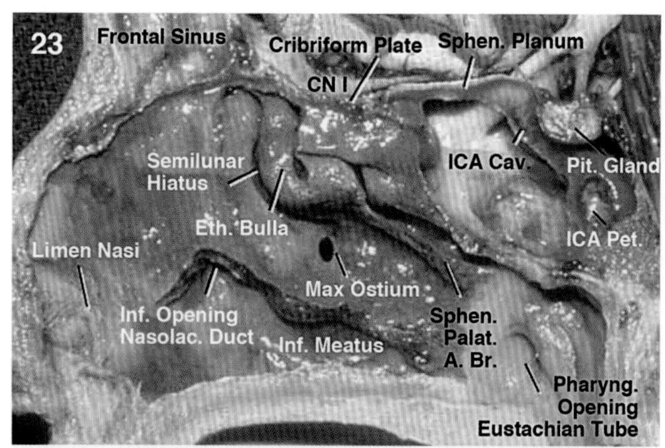

图 2.23 中鼻甲和下鼻甲已经被切除，暴露相应的鼻道。中鼻道的上界是中鼻甲，下界是下鼻甲，侧面是中鼻甲表面。额窦、前、中筛窦气房和上颌窦在此鼻道开口。中鼻甲是筛骨的一部分，在筛板的侧界与颅底相连。在侧后方，与鼻腔的侧壁通过鼻甲嵴相连。蝶腭孔与中鼻甲的后方相邻。筛骨的钩突较薄，弯曲的骨质从中鼻甲的中段向后下突出。其向上与上颌骨，向下与下鼻甲连接。此突为鼻丘的延续，内下方为半月裂孔，位于筛泡的下方，筛泡为一圆形的膨大，由中鼻道的侧壁内的筛房构成。由于钩突及其邻近骨质的连接的变化，在上颌窦内侧壁经常会出现缺损（鼻囟）。当这些缺损没有黏膜覆盖时，就形成了上颌窦副口，通常在主口的后下方。筛漏斗是位于筛泡前方中鼻道内的隐窝。额窦的引流通道、前上筛窦气房、泪骨、鼻丘、额窦和鼻骨气房开口于筛漏斗。下鼻道是在前中 1/3 处最深的部位，鼻泪管的下方开口位于此处。在上鼻甲之上，蝶窦开口位于蝶筛隐窝内。Frontal Sinus：额窦；Cribriform Plate：筛板；Sphen. Planum：蝶骨平台；Pit. Gland：垂体；ICA Pet.：岩段颈内动脉；ICA Cav.：ICA 海绵窦段颈内动脉；Pharyng. Opening Eustachian Tube：咽鼓管咽口；Sphen. Palat. A. Br.：蝶腭动脉；Inf. Meats：下鼻道；Max. Ostium：上颌窦口；Inf. Opening Nasolac. Duct：鼻泪管下端开口；Limen Nasi：鼻阈；Eth. Bulla：筛泡；Semilunar Hiatus：半月裂；CN Ⅰ：嗅神经

伴随着鸡冠气化至额窦或蝶窦。很多鼻中隔黏膜瓣可以用来修补颅底的缺损（图 2.25 至图 2.30）。成功制作一个中隔黏膜瓣依赖于对鼻腔血管解剖的深刻理解。

蝶腭动脉是供应鼻黏膜的主要血管。此动脉从上颌动脉发出，起自翼腭窝，在近端分叉或在翼腭窝发出分支到鼻腔后外侧、鼻中隔、翼管和腭降动脉。腭降动脉发出分支至鼻腔侧壁，终末支为腭大动脉和腭小动脉。在鼻甲上血管经常嵌入深沟中（图 2.14），有时形成一个骨桥。筛前、筛后动脉供应鼻中隔、鼻腔外侧壁和鼻腔上部。一些动脉沿鼻腔和鼻中隔黏膜存在交通，包括蝶腭动脉、筛动脉和面动脉的分支。

引流鼻腔和鼻窦的静脉是传播这个区域疾病的重要途径。主要的静脉从黏膜密集的静脉网发出，与动脉伴行。蝶腭静脉引流到翼静脉丛；筛静脉引流到眶静脉、前颅窝静脉和上矢状窦。外鼻静脉丛引流至鼻孔，面静脉的分支，而腭大静脉向腭静脉引流。

2.3 鼻窦的解剖

2.3.1 筛 窦

筛窦气房通常分为前组、中组和后组（图 2.31

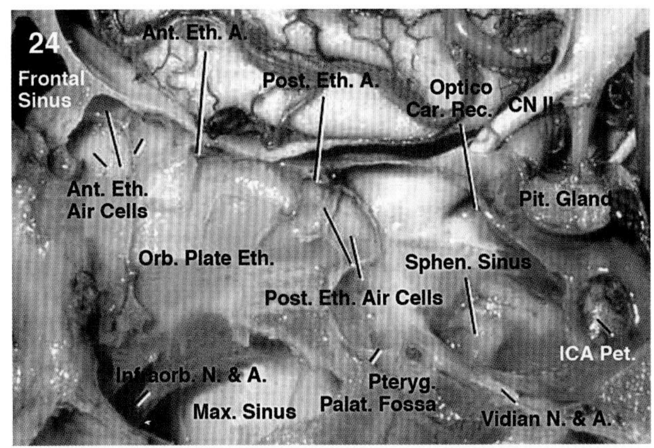

图 2.24　筛骨迷路已经被去除，暴露鼻腔的侧壁，将眶板从眶部分离。前后筛管内有筛动脉和静脉走行。筛前管大约在视神经管和鼻根之间中点。约于鼻根后 24mm 和筛后管前 12~14mm。后组筛房向蝶窦前壁膨大。翼管沿蝶窦底部走行。其内有翼神经和翼血管。沿翼管向后达颈内动脉岩段。Ant. Eth. A.：筛前动脉；Post. Eth. A.：筛后动脉；Optico. Car. Rec.：视神经 – 颈内动脉隐窝；Pit. Gland：垂体；Sphen. Sinus：蝶窦；ICA. Pet.：岩段颈内动脉；Vidian N. & A：翼管神经和动脉；Petryg. Palat. Fossa：翼腭窝；Max. Sinus：上颌窦；Infraorb. N. & A.：眶下神经和动脉；Post. Eth. Air. Cells：后组筛房；Ant. Eth. Air. Cell：前组筛房；Frontal Sinus：额窦；Orb. Plate Eth.：筛骨眶板；CN Ⅱ：视神经

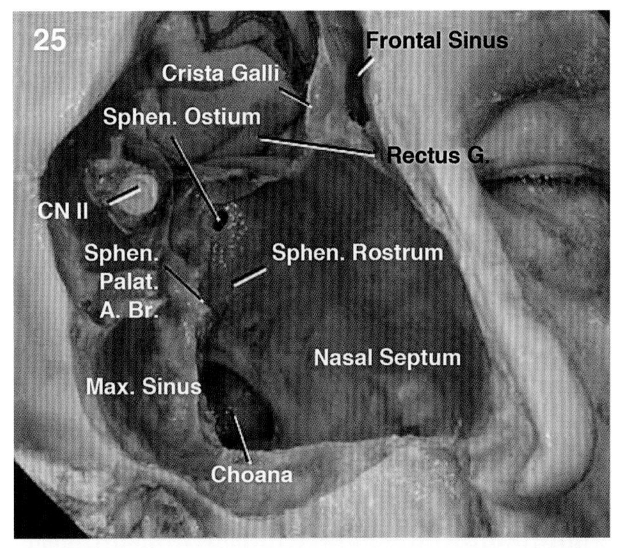

图 2.25　有数种带蒂黏膜瓣可以取自鼻甲、腭骨和鼻中隔区域的黏骨膜和黏软骨膜，用来修补颅底缺损。在术中可以使用显微手术和内镜来分离带蒂鼻中隔黏膜瓣。在此解剖图中，已经去除了筛骨迷路、眶内容和上颌窦壁以更好地显露鼻中隔。Crista Galli：鸡冠；Frontal Sinus：额窦；Rectus. G.：直回；Sphen. Rostrum：蝶嘴；Nasal Septum：鼻中隔；Max. Sinus：上颌窦；Choana：后鼻孔；Sphen. Palat. A. Br.：蝶腭动脉；Sphen. Ostium：蝶窦开口；CN Ⅱ：视神经

至图 2.34）。前组气房可突入鼻丘，朝向鼻骨和泪骨（鼻骨气房和泪骨气房，筛泪隐窝，或终末气房），或额窦腔（额泡），并通过筛漏斗在中鼻道开口。中组气房在多数标本中气化成筛泡。后上筛房可长入蝶骨体部并有不同的发育程度（Onodi 气房）。后上筛窦气房在 25% 的病例中环绕视神经管并可达蝶鞍前壁。筛窦由筛动脉的分支和蝶腭动脉的后外侧分支供应。

2.3.2　额　窦

额窦由额隐窝或额气房延伸至额骨形成。因此，可认为其来自筛漏斗。额窦自婴儿期开始发育，在青春期达到高峰，通常在男性更发达。

通常额窦腔通过一开口或漏斗通向半月裂孔的前部。在 1/3 的病例中，额窦通向裂孔的外侧，通常开口在裂孔的前部。额窦的气化是多变的。额窦可能发育不全，甚至是双侧，或几乎完全占

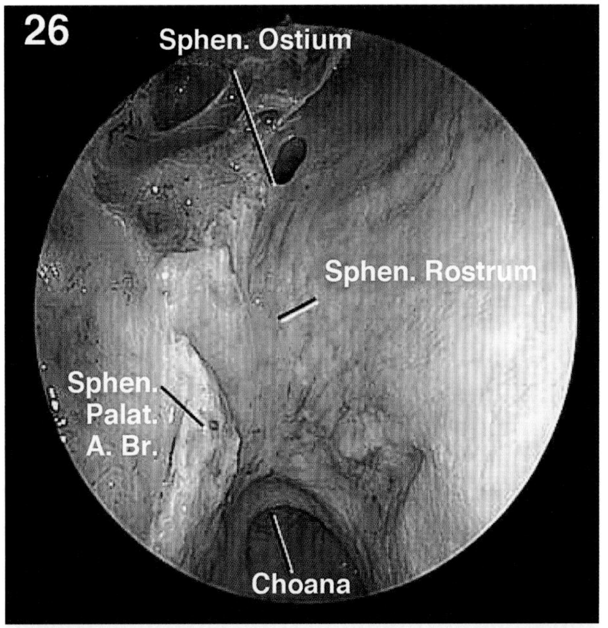

图 2.26　使用内镜观察，只有将下鼻甲和中鼻甲骨折后才能看清从筛板到鼻腔底部的鼻中隔。Sphen. Ostium：蝶窦口；Sphen. Rostrum：蝶嘴；Choana：后鼻孔；Sphen. Palat. A. Br.：蝶腭动脉

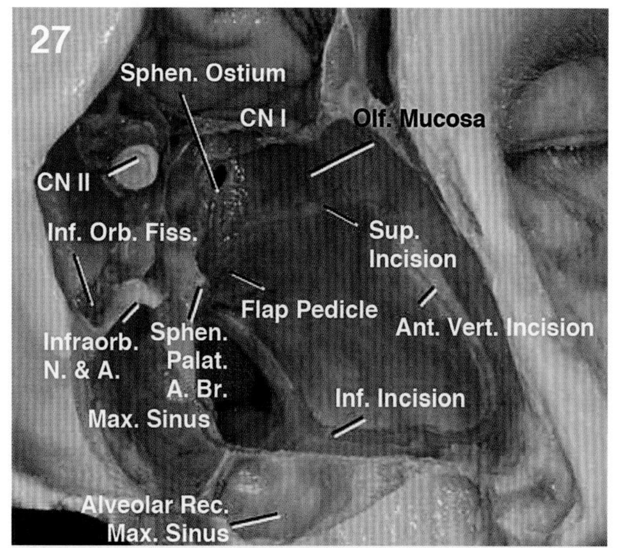

图 2.27 制作鼻中隔黏膜瓣，上部的切口应平行于筛板，并位于中隔顶部下 2cm，以保留嗅区黏膜。下部的切口应平行于鼻嵴，通过前部的垂直切口与上部切口相连。Sphen. Ostium：蝶窦口；Olf. Mucosa：嗅区黏膜；Sup. Incision：上部切口；Ant. Vert. Incision：前部垂直切口；Inf. Incision：下部切口；Alveolar Rec. Max. Sinus：上颌窦牙槽隐窝；Max. Sinus：上颌窦；Infraorb. N. & A.：眶下神经和动脉；Sphen. Palat. A. Br.：蝶腭动脉；Flap Pedicle：黏膜瓣的蒂；Inf. Orb. Fiss.：眶下裂；CN Ⅰ：嗅神经；CN Ⅱ：视神经

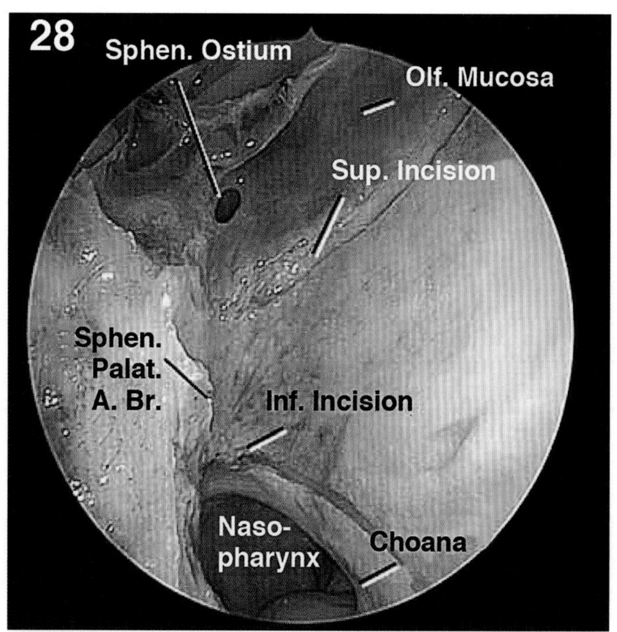

图 2.28 内镜下向后方进行观察，上部的切口应沿蝶嘴向侧方倾斜，靠近开口，而下部切口要紧贴鼻中隔的后缘和后鼻孔的上缘，低于蝶窦的底壁，以保护后侧方的神经血管蒂通过蝶腭管。所有切口都应在掀起黏膜瓣前完成。Sphen. Ostium：蝶窦口；Olf. Mucosa：嗅区黏膜；Sup. Incision：上部切口；lnf. Incision：下部切口；Choana：后鼻孔；Nasopharynx：鼻咽；Sphen. Palat. A. Br.：蝶腭动脉

据额骨鳞部和额骨眶部。如果额窦眶部严重气化，眶底通常就会是双层的。在一些病例中，嗅窝的前缘可突入额窦中，将导致在额窦手术中可能会意外打开前颅底。额窦的血供来自大脑镰前动脉、眶上动脉和滑车上动脉。

2.3.3 上颌窦

上颌窦是上颌骨体内一个锥形空腔。上颌窦的各壁分别与眶（顶），牙槽骨（底）、面骨（前）和颞下面（后）相对应（图 2.2，图 2.3）。其顶部向侧方至颧突与颧隐窝。其基底是鼻腔的侧壁，在中鼻甲之下，可见上颌窦裂孔（图 2.32）。此裂孔被下鼻甲和筛骨的钩突部分封闭（图 2.2，图 2.17），构成开口和不同变化的鼻囟，蝶腭动脉的后外侧分支通过开口供应上颌窦（图 2.24，图 2.25）。内侧壁可见泪前隐窝，其向前延伸至鼻泪管。

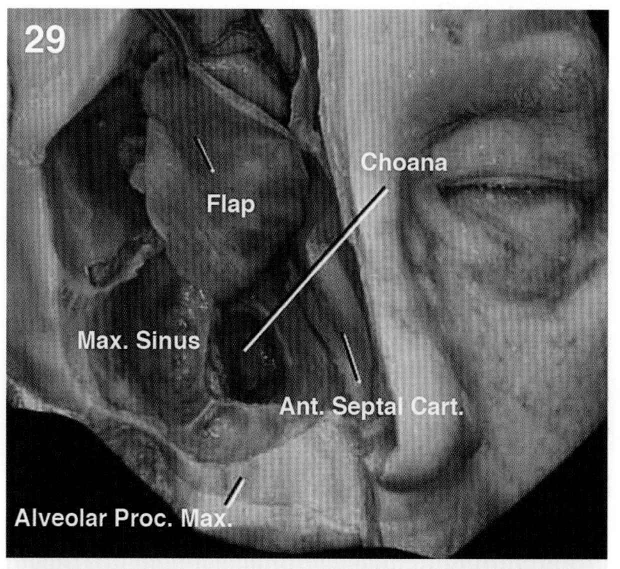

图 2.29 从前方掀起中隔黏膜瓣。黏膜瓣的长度和宽度都可以根据需要进行调整，包括延长下部切口到鼻腔的底部，在一些病例中，可以取双侧黏膜瓣。Choana：后鼻孔；Max. Sinus：上颌窦；Flap：黏膜瓣；Alveolar Proc. Max.：上颌窦牙槽突；Ant. Septal Cart.：前鼻中隔软骨

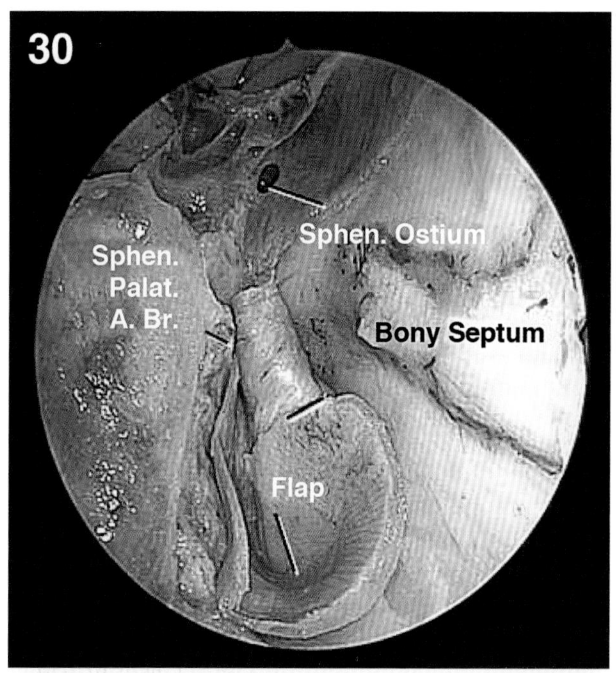

图 2.30 一旦取下，可以将黏膜瓣置于鼻咽部直到使用。Sphen. Ostium：蝶窦口；Flap：黏膜瓣；Sphen. Palat. A. Br.：蝶腭动脉；Bony Septum：骨性鼻中隔

牙槽管内有上牙槽神经后支到达磨牙并可突出于上颌窦后壁表面。上牙槽后动脉参与供应上颌骨和上颌窦黏膜，有 2~3 个分支穿过上颌窦后壁。

窦的顶壁可见眶下管，内容眶下神经和血管（图 2.2，图 2.24，图 2.32）。眶下血管参与上颌窦的血供。眶下隐窝可向前突并环绕眶下管。

上颌窦的底壁由牙槽突构成，并且随着年龄增长可向下平行或低于鼻底水平（图 2.34）。窦的底壁越低，就越接近牙槽和牙根，其可能穿过窦底。窦底部可见牙槽骨或前隐窝（图 2.1）和腭隐窝。腭隐窝可向前至硬腭，偶尔距离正中矢状面数毫米。

上颌窦的前壁构成上颌骨体的前面并对着口腔前庭（图 2.5）。上颌窦可以被间隔不完全分开。由蝶腭动脉、眶下动脉和上牙槽后动脉供应。

在每一侧鼻腔，上颌窦扩展了其解剖自然通道的概念（图 2.31 至图 2.33），可作为内镜手术到达眶内容物、翼腭窝和颞下窝，以及海绵窦的通道。

2.3.4 蝶 窦

在成年标本中，蝶窦将海绵窦、颈内动脉海绵窦段和视神经、眼外的神经以及三叉神经分隔开来。另外，还将垂体与鼻腔分隔开来（图 2.35 至图 2.48）。

刚出生时，蝶窦是蝶骨体内的一个微小腔隙，主要在青春期发育而成。早期向后发展至鞍旁区域，随即向蝶鞍的下方和后方发展，在青春期发育完全。根据气化程度的不同，蝶窦可分为三种类型：甲介型、鞍前型和全鞍型。甲介型是在蝶鞍下的实体的骨质，没有空腔，或没有从蝶甲进一步发育，此型在 12 岁以前最常见。鞍前型发生率为 11%~24%，此型包含一个空腔，但没有进一步向后发育超过到达鞍壁的垂直面。全鞍型蝶

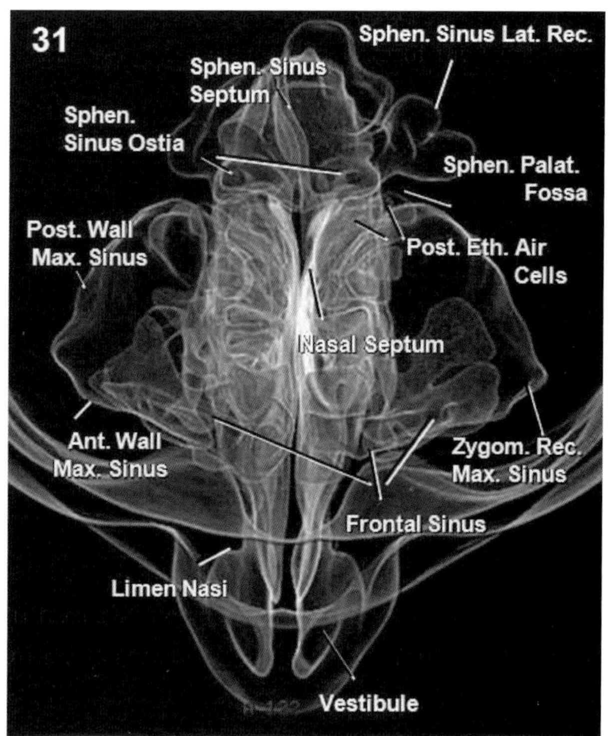

图 2.31 鼻腔和邻近结构的虚拟 3D 影像重建。上面观。Sphen. Sinus Ostia：蝶窦口；Sphen. Sinus Septum：蝶窦中隔；Sphen. Sinus Lat. Rec.：蝶窦外侧隐窝；Sphen. Palat. Fossa：蝶腭窝；Post. Eth. Air Cells：后组筛房；Nasal Septum：鼻中隔；Zygom. Rec. Max. Sinus：上颌窦颧隐窝；Frontal Sinus：额窦；Limen Nasi：鼻阈；Vestibule：鼻前庭；Ant. Wall Max. Sinus：上颌窦前壁；Post. Wall Max. Sinus：上颌窦后壁

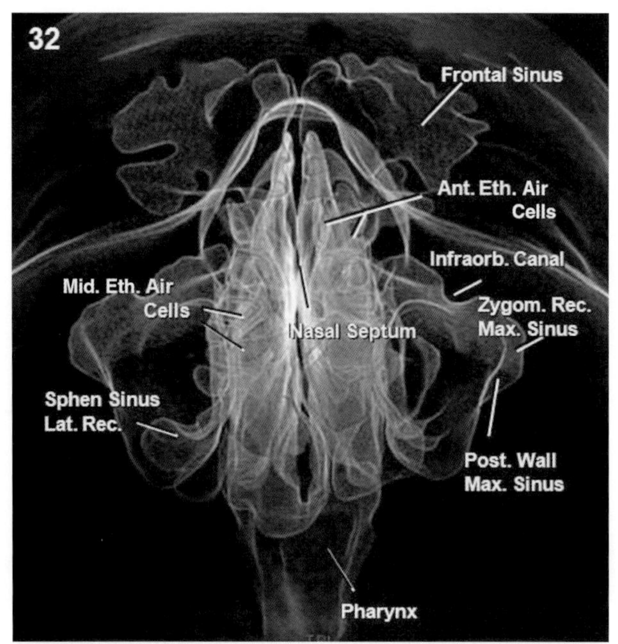

图 2.32 下面观。Frontal Sinus：额窦；Ant. Eth. Air. Cells：前组筛房；Infraorb. Canal：眶下管；Zygom. Rec. Max. Sinus：上颌窦颧隐窝；Post. Wall Max. Sinus：上颌窦后壁；Pharynx：咽；Sphen. Sinus Lat. Rec.：蝶窦外侧隐窝；Nasal Septum：鼻中隔；Mid. Eth. Air. Cells：中组筛房

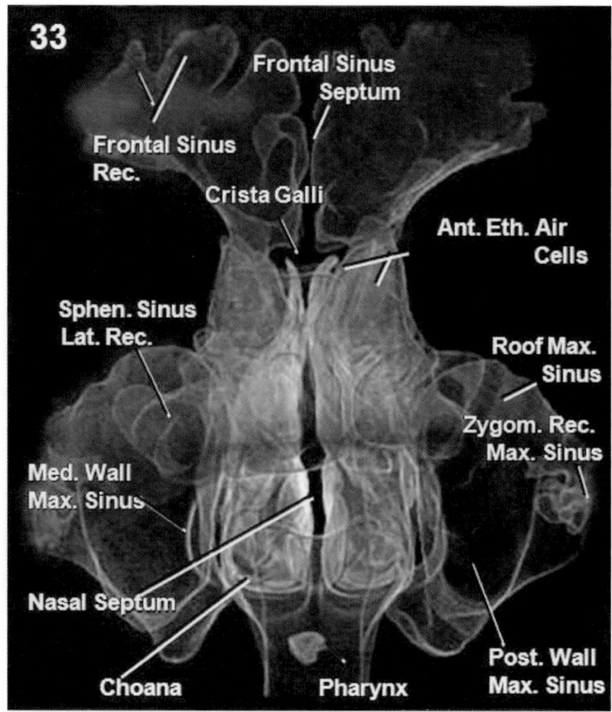

图 2.33 后面观。Crista Galli：鸡冠；Frontal Sinus Rec.：额窦隐窝；Frontal Sinus Septum：额窦中隔；Ant. Eth. Air. Cell：筛骨前气房；Roof Max. Sinus：上颌窦顶壁；Zygom. Rec. Max. Sinus：上颌窦颧隐窝；Post. Wall Max. Sinus：上颌窦后壁；Pharynx：咽；Choana：后鼻孔；Nasal Septum：鼻中隔；Med. Wall Max. Sinus：上窦内侧壁；Sphen. Sinus Lat. Rec.：蝶窦外侧隐窝

窦最常见，发生率为 76%~86%，它有个空腔，位于蝶鞍下方的蝶骨体内，向后一直到达斜坡。

蝶窦的广泛气化可以产生一些腔隙，它们在手术中有助于辨认窦壁上邻近的结构，甚至能为特殊部位的手术提供入路。蝶窦的隐窝分为前、外、后三组。

当蝶窦向侧方扩大时，它可能接近视神经管，有时甚至可以包绕部分的视神经管构成视神经上、下隐窝。视神经下隐窝位于视神经和颈内动脉之间，沿视柱和前床突延伸，又称视神经－颈内动脉隐窝（图 2.24）。该隐窝特别有助于术中定位蝶窦内的颈内动脉，其上缘是颈内动脉上环的定位标志，下缘是颈内动脉下环的标志，这两部分之间的颈内动脉为床突段颈内动脉。外侧隐窝沿蝶骨大翼扩展，通常在三叉神经上颌支下方，岩段颈内动脉的侧方。随着年龄的增长，蝶窦会随着窦壁骨质吸收变薄而逐渐扩大。蝶窦壁骨质出现裂隙并不罕见，使黏膜直接贴附于硬脑膜上。

当蝶窦进一步向下扩大时，窦的底部会低于翼管水平（见第 32 章，图 32.7）。在这种情况下，翼管会明显突出或裸露于鞍底（图 2.41 至图 2.48）。蝶窦也会突入到翼突的根部形成翼突隐窝。

当蝶窦的气化向后朝着斜坡方向发展时，会突入鞍背（后上隐窝）（图 2.37，图 2.38）或向枕骨基底部（后下隐窝）突入一直到枕基点。

蝶窦向前方可延伸为中隔隐窝（蝶犁泡）和上、下筛窦隐窝。蝶窦前部的气化可使其壁与上颌窦的后部相连（图 2.31，图 2.35，图 2.44）。

蝶窦腔很少是对称的，常被一些偏离中心的小隔分开。甚至蝶窦被一个大隔分开时（占 48%），它也常常偏向一边。旁正中的蝶窦分隔与蝶窦外侧壁上的颈内动脉隆凸相连也不罕见（图 2.43，图 2.44）。

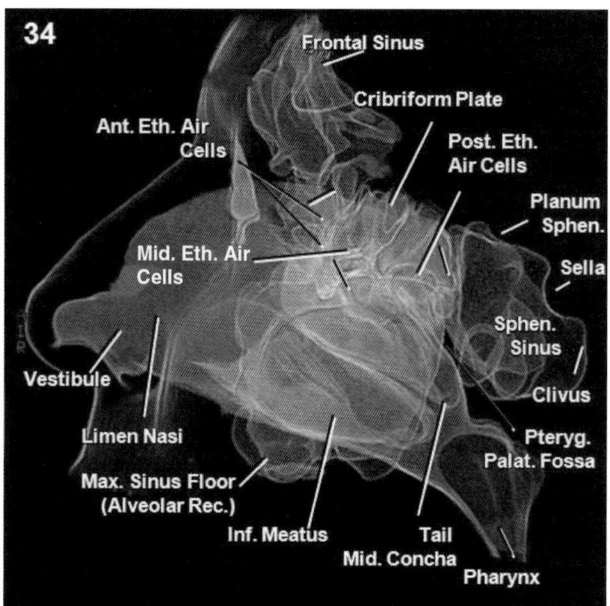

图 2.34　侧面观。筛窦气房一般分为前、中、后三组。额窦在额骨内外板之间。额窦的前壁的厚度是后壁的2倍。窦腔的底部一般会向鼻根下延伸一点。额窦一般是不对称的，由不完全的分隔产生多个相通的气腔。上颌窦是一位于上颌骨体内的锥形空腔。其各壁与眶（顶）、牙槽骨（底）、面骨（前）和上颌骨的下（后）相对应。其顶部向侧方至额突和额骨隐窝。底部的前部可向下延伸至牙槽隐窝。锥形腔的底部是窦的内壁，与鼻腔的侧壁相连，并可见上颌窦裂孔。在鼻腔的每一侧，上颌窦扩展了其解剖的自然通道概念，可作为内镜手术到达眶内容物、翼腭窝和颞下窝，以及同侧或对侧海绵窦的通道。蝶窦的前壁面对的是蝶筛隐窝和筛窦的后气房，下壁是鼻咽的顶部；两个侧壁正对着海绵窦、眶尖和窝；顶部构成大部分蝶骨平台，而后壁分成上部（蝶鞍）和下部（斜坡）。鼻咽是后鼻孔后面、蝶窦底部的下面和翼板之间的一个腔隙。其后壁由下斜坡、枕大孔前缘和颈椎1~2结合构成。Frontal Sinus：额窦；Cribriform Plate：筛板；Post. Eth. Air Cells：筛骨后气房；Planum Sphen.：蝶骨平台；Sella：蝶鞍；Clivus：斜坡；Pteryg. Palat. Fossa：翼腭窝；Pharynx：咽；Tail Mid. Concha：中鼻甲尾部；Inf. Concha：下鼻甲；Max. Sinus Floor（Alveolar Rec.）：上颌窦底（牙槽隐窝）；Limen Nasi：鼻阈；Vestibule：前庭；Sphen. Sinus：蝶窦；Ant. Eth. Air. Cells：前组筛房；Mid. Eth. Air. Cells：中组筛房

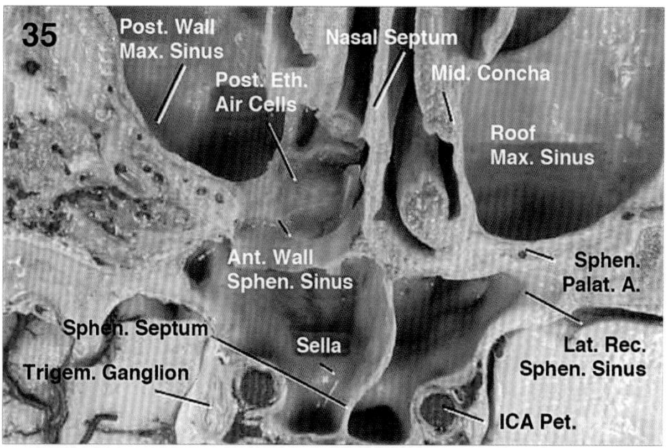

图 2.35　鼻腔及蝶窦水平斜轴位观。此图从下到上显露上颌窦顶壁和蝶窦以及在中鼻甲上方的鼻腔。已去除右侧的中、上鼻甲的后部以显露蝶窦前壁。在此标本中，蝶窦中隔是一个单的S形结构，将窦分成两个腔隙。Post. Wall Max. Sinus：上颌窦后壁；Nasal Septum：鼻中隔；Mid. Concha：中鼻甲；Roof Max. Sinus：上颌窦顶壁；Sphen. Palat. A.：蝶腭动脉；Lat. Rec. Sphen. Sinus：蝶窦外侧隐窝；Pet. ICA：岩段颈内动脉；Sella：蝶鞍；Trigem. Ganglion 三叉神经节；Sphen. Septum：蝶窦中隔；Ant. Wall Sphen. Sinus：蝶窦前壁；Post. Eth. Air Cell：后组筛房

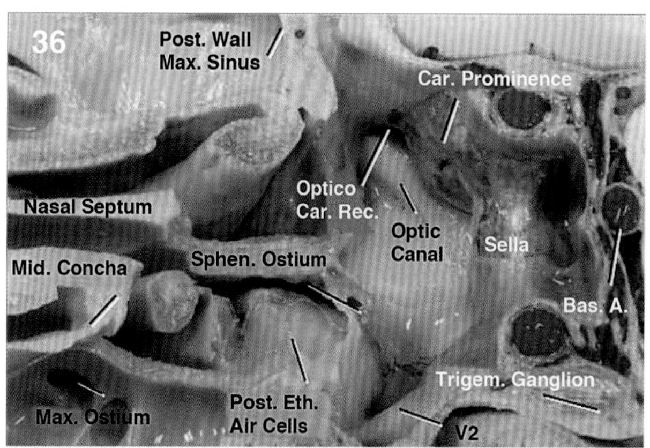

图 2.36　观察标本的上部。已去除鼻中隔后部、蝶窦中隔、鞍底表面以及蝶窦外侧壁上部的骨质。Post. Wall Max. Sinus：上颌窦后壁；Car. Prominence：颈内动脉隆凸；Sella：蝶鞍；Bas. A.：基底动脉；Trigem. Ganglion：三叉神经节；Post. Eth. Air Cells：筛骨后气房；Max. Ostium：上颌窦口；Mid. Concha：中鼻甲；Sphen. Ostium：蝶窦口；Nasal Septum：鼻中隔；Optic Canal：视神经管；Optico. Car. Rec.：视神经－颈内动脉隐窝；V2：三叉神经第二支（上颌神经）

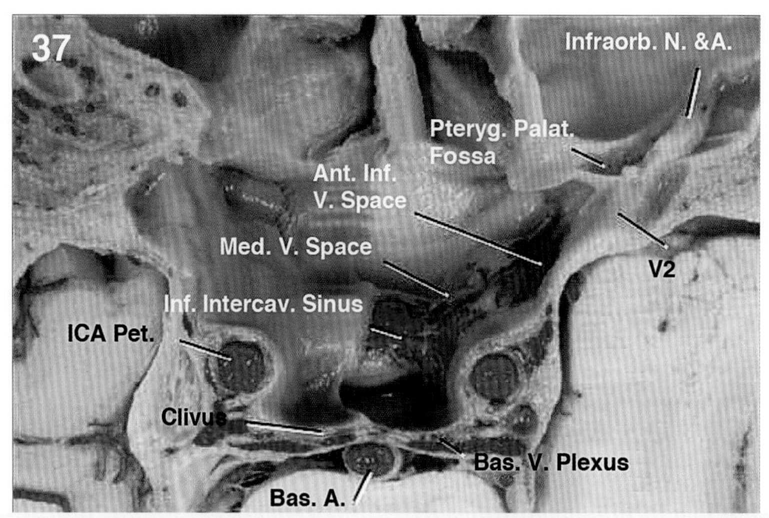

图 2.37　已去除蝶鞍左半侧和蝶窦侧壁的硬脑膜，暴露海绵间窦下部和海绵窦内侧和前下静脉腔隙。在海绵窦之间穿过蝶鞍的连接可位于从蝶鞍前后壁之间的任意一点上，包括鞍膈，也可以全部缺如。两侧海绵窦间最大、最恒定的连接是基底静脉丛，从后向鞍背和上斜坡走行，连接两侧海绵窦的后部。沿海绵窦外侧壁暴露三叉神经上颌支。在翼腭窝中，上颌支发出神经节支至翼腭神经节。上颌支最大的分支发自眶下神经，其走行于上颌窦顶壁内的眶下管。Infraorb. N. & A.：眶下神经和动脉； Pteryg. Palat. Fossa：翼腭窝； Ant. Inf. V. Space：三叉神经前下间隙； Med. V. Space：三叉神经内侧间隙；Inf. Intercav. Sinus：下海绵间窦； ICA Pet.：岩段颈内动脉；Clivus：斜坡； Bas. V. Plexus：基底静脉丛；Bas. A.：基底动脉；V2：三叉神经第二支

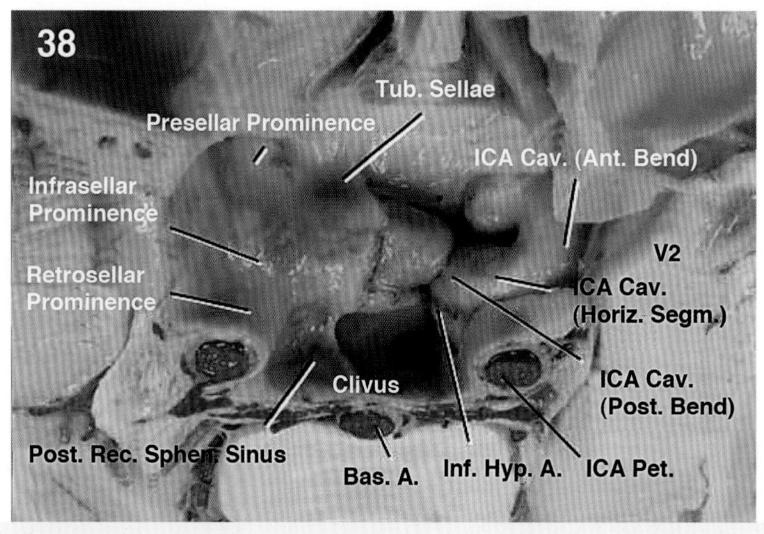

图 2.38　去除硬脑膜和静脉结构，暴露颈内动脉和垂体之间的关系。颈内动脉隆凸的鞍下段位于鞍底以下，包括颈内动脉海绵窦段水平部。鞍前段位于海绵窦前壁的两侧，最常用于识别蝶窦内的颈内动脉隆凸，其中包含了颈内动脉前曲段和床突段。分隔颈内动脉和蝶窦腔之间的骨质在鞍结节下方的鞍前部是最薄的。鞍后段位于蝶窦的后外侧，在鞍背区域，气化向侧方扩展。鞍后段包括颈内动脉岩段远端和海绵窦段近端之间的过渡部分，在岩舌韧带外侧与之融合。颈内动脉海绵段的后膝部发出垂体下动脉，沿内侧向神经垂体和硬脑膜走行，越过鞍底后部，和对侧的同名动脉吻合。Tub. Sellae：鞍结节； ICA Cav.（Ant. Bend）：颈内动脉海绵窦段（前曲段）： ICA Cav.（Horiz. Segm.）：颈内动脉海绵窦段（水平部）； ICA Cav.（Post. Bend）：ICA 海绵窦段（后曲段）； ICA Pet.：岩段颈内动脉； Clivus：斜坡； Inf. Hyp. A.：垂体下动脉；Bas. A.：基底动脉； Post. Rec. Sphen. Sinus：蝶窦后隐窝； Presellar Prominence：鞍前隆起； Infrasellar Prominence：鞍下隆起；Retrosellar Prominence：鞍后隆起

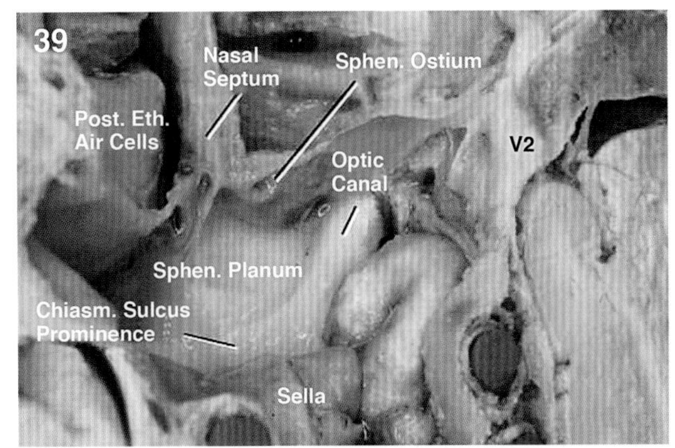

图 2.39 蝶窦的顶壁从前壁延伸至视神经管水平。其中包括蝶骨平台、视交叉沟和鞍结节，其下方是蝶鞍。蝶鞍占据了蝶窦后壁的上部。顶部的前外侧被筛窦后气房占据，其环绕视神经管并连接蝶鞍前壁。Sphen. Ostium：蝶窦口；Nasal Septum：鼻中隔；Optic Canal：视神经管；Sella：蝶鞍；Chiasm. Sulcus Prominence：视交叉沟隆起；Sphen. Planum：蝶骨平台；Post. Eth. Air Cells：后组筛房；V2：三叉神经第二支

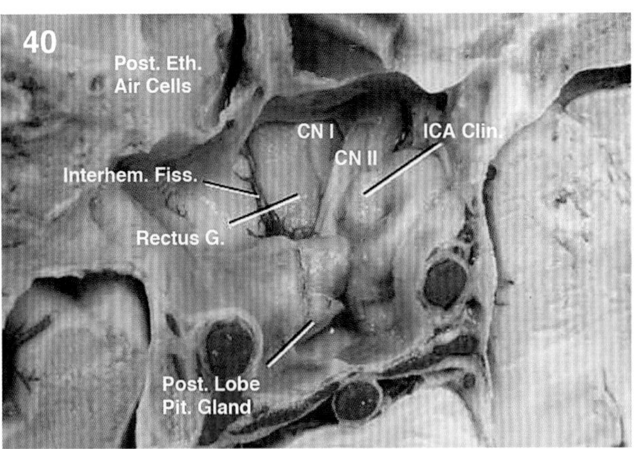

图 2.40 经蝶骨平台暴露半球间裂、直回后部和嗅沟、嗅神经，包括大脑基底面的内侧。通过此区域的操作也可到达切迹区域，包括视交叉池、终板池。Post. Eth. Air Cells：后组筛房；ICA Clin.：床突段颈内动脉；Post. Lobe Pit. Gland：垂体后叶；Rectus G.：直回；Interhem. Fiss.：半球间裂；CN Ⅰ：嗅神经；CN Ⅱ：视神经

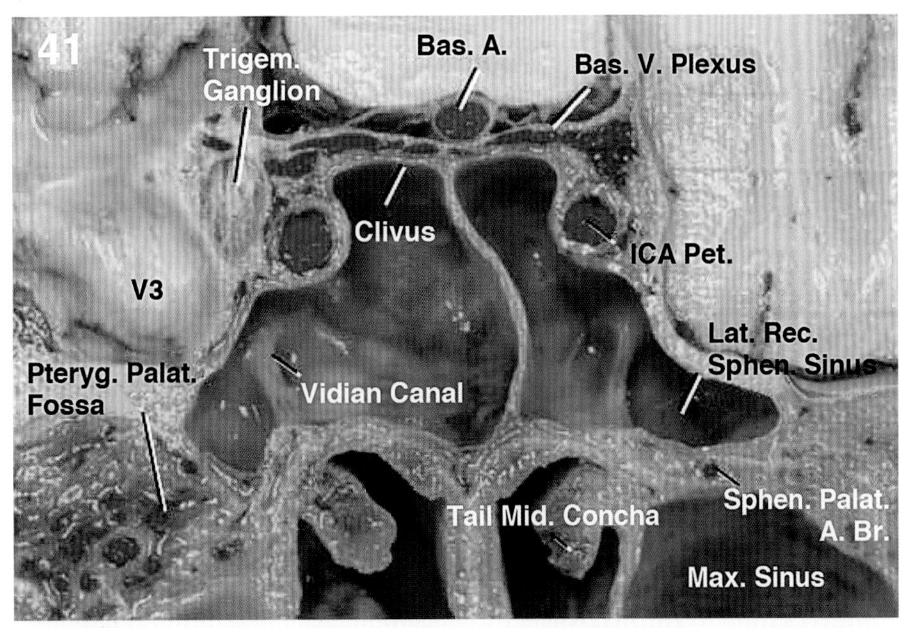

图 2.41 显露标本的下部。此轴位断面暴露蝶窦的底壁和鼻腔的中鼻甲水平。蝶窦的气化使得窦的底壁低于翼管水平，使这些结构突出底部。自翼腭窝向后沿翼管走行，可以引导术者暴露颈内动脉鞍后段和岩段前膝部。在左侧，外侧隐窝向前扩展导致蝶窦和上颌窦壁之间仅被翼腭窝内容物分开。蝶窦后壁的后部或斜坡部也可在此发现。后壁的斜坡部从窦底部延伸至鞍区并从一侧岩段颈内动脉到另一侧。沿后壁的斜坡部磨除，可暴露斜坡硬脑膜和基底静脉丛。在此区域的手术可接近脑桥前部的结构、延前池上部以及小脑脑桥池内侧部和小脑延髓池。Trigem. Ganglion：三叉神经节；Bas. A.：基底动脉；Bas. V. Plexus：基底静脉丛；ICA Pet.：岩段颈内动脉；Lat. Rec. Sphen. Sinus：蝶窦外侧隐窝；Sphen. Palat. A. Br.：蝶腭动脉；Max. Sinus：上颌窦；Vidian Canal：翼管；Pleryg. Palat. Fossa：翼腭窝；Clivus：斜坡；Tail Mid. Concha：中鼻甲尾部；V3：三叉神经第三支（下颌神经）

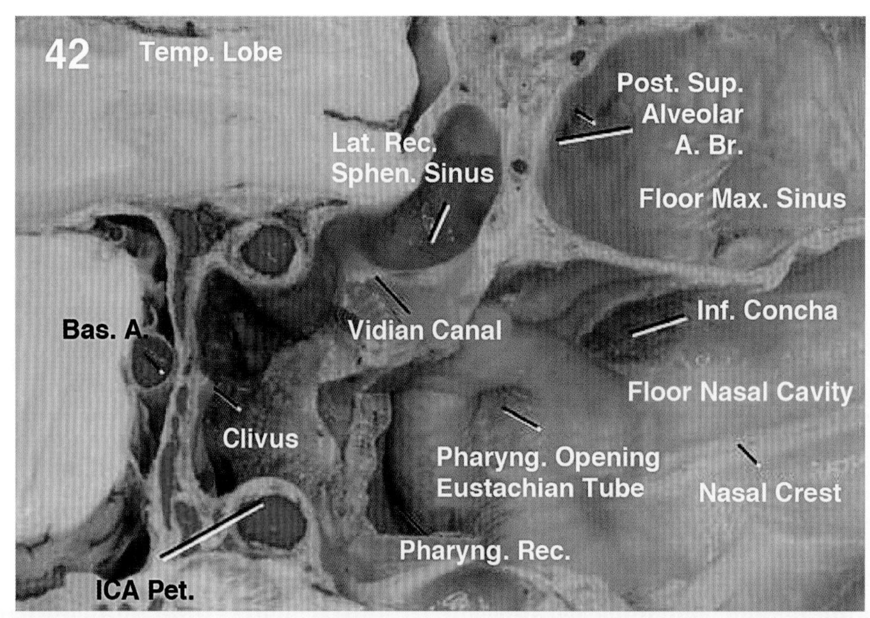

图 2.42　磨除蝶窦的底壁，使窦腔与鼻咽部相通。可清晰显示下斜坡和颅颈交界区。鼻咽的侧壁可见咽鼓管咽口和咽隐窝。咽隐窝是定位颈内动脉颈段的解剖标志。上牙槽后动脉是上颌动脉翼腭段的分支，参与上颌窦骨质和黏膜的血液供应。Temp. Lobe：颞叶；Lat. Rec. Sphen. Sinus.：蝶窦外侧隐窝；Post. Sup. Alveolor A. Br.：上牙槽后动脉；Floor Max. Sinus：上颌窦底壁；Inf. Concha：下鼻甲；Floor Nasal Cavity：鼻腔底壁；Nasal Crest：鼻嵴；ICA Pet.：岩段颈内动脉；Pharyng. Rec. 咽隐窝；Clivus：斜坡；Vidian Canal：翼管；Pharyng. Opening Eustachian Tube：咽鼓管咽口；Bas. A.：基底动脉

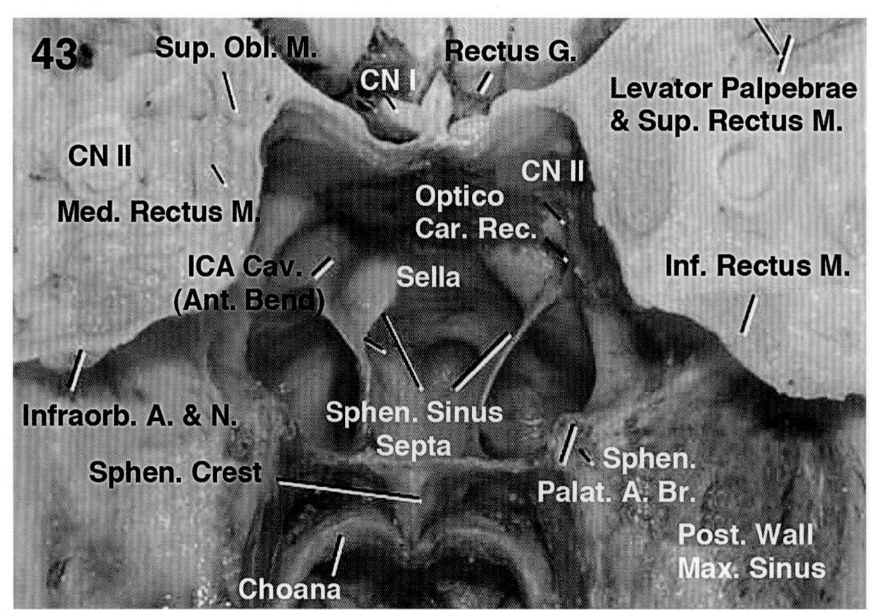

图 2.43　在另一个标本中，上颌窦后壁水平的冠状切面。蝶窦的前壁被去除，暴露多个间隔。蝶窦内的分隔向上紧贴颈内动脉隆凸是不常见的，在手术中去除时需十分小心。Sup. Obl. M.：上斜肌；Rectus G.：直回；Levator Palpebrae & Sup. Rectus M.：上睑提肌和上直肌；Inf. Rectus M.：下直肌；Sphen. Palat. A. Br.：蝶腭动脉；Post. Wall Max. Sinus：上颌窦后壁；Sphen. Sinus Septa：蝶窦间隔；Choana：后鼻孔；Sphen. Crest：蝶嵴；Infraorb. A. & N.：眶下动脉和神经；Med. Rectus M.：内直肌；ICA Cav.（Ant. Bend）：颈内动脉海绵窦段（前曲）；Sella：蝶鞍；Optico. Car. Rec：视神经－颈内动脉隐窝；CN Ⅰ：嗅神经；CN Ⅱ：视神经

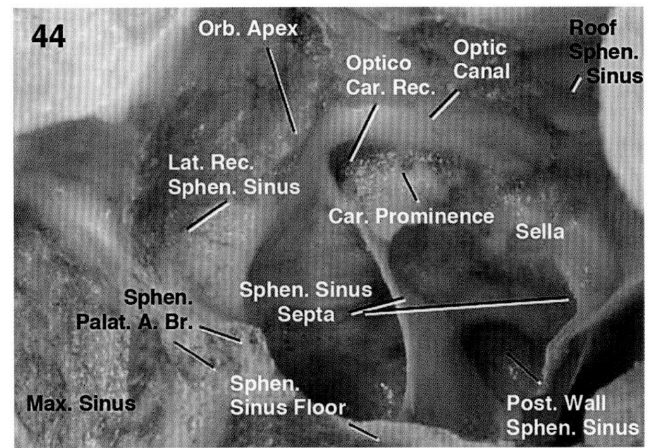

图 2.44　观察海绵窦外侧壁。视神经 – 颈内动脉隐窝清晰可见。该隐窝沿着视柱和前床突延伸，有 3 个面，向上对着视神经管，向下对着眶上裂，向后对着颈内动脉床突段。在蝶窦前壁的下外侧部，蝶腭动脉发出鼻中隔分支，沿蝶嘴到鼻中隔后部。Optico. Car. Rec. 视神经 – 颈内动脉隐窝；Optic Canal：视神经管；Sphen. Sinus Septa：蝶窦中隔；Sella：蝶鞍；Roof Sphen. Sinus：蝶窦顶壁；Post. Wall Sphen. Sinus：蝶窦后壁；Sphen. Sinus Floor：蝶窦底壁；Max. Sinus：上颌窦；Sphen. Palat. A. Br.：蝶腭动脉；Lat. Rec. Sphen. Sinus：蝶窦外侧隐窝；Orb. Apex：眶尖；Car. Prominence：颈内动脉隆凸

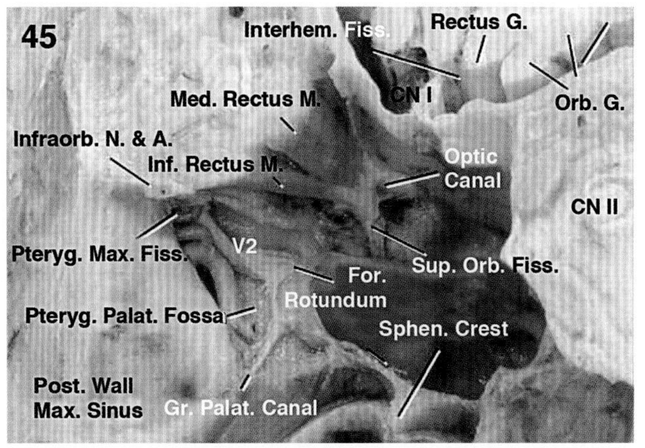

图 2.45　暴露并解剖翼腭窝，沿蝶窦外侧壁去除海绵窦表面的骨质。翼腭窝是一个小的锥形空间，位于眶尖下方。通过蝶腭孔与鼻腔相连，通过眶下裂内侧与眶相通，通过翼上颌裂与颞下窝相通。除了眶下孔、翼上颌裂和蝶腭裂，还有几个其他的骨孔沿着蝶窦壁开口，包括圆孔、翼管和腭大管。Med. Rectus M.：内直肌；Interhem. Fiss.：半球间裂；Optic Canal：视神经管；Rectus G.：直回；Sup. Orb. Fiss.：眶上裂；Sphen. Crest：蝶嵴；Post. Wall Max. Sinus：上颌窦后侧壁；Pteryg. Palat. Fossa：翼腭窝；Infraorb. N. & A.：眶下动脉和神经；Inf. Rectus M.：下直肌；For. Rotundun：圆孔；Gr. Palat. Canal：腭大管；Orb. G.：眶回；Pteryg. Max. Fiss.：翼上颌裂；V2：三叉神经第二支；CN Ⅰ：嗅神经；CN Ⅱ：视神经

蝶窦有一个前壁、一个底部、两个侧壁、一个顶和一个后壁。蝶窦前壁由蝶甲、蝶窦开口、蝶嘴组成，又称蝶嵴（图 2.7，图 2.35）。蝶嵴附着在由犁骨和筛骨垂直板构成的骨性鼻中隔上（图 2.20）。前壁被斜向分成外侧部分和内侧部分。外侧部由蝶甲和筛后气房组成。内侧部正对着蝶筛隐窝。靠近窦的顶部，蝶窦沿着前壁的内侧部开口。蝶窦开口的大小、形状和位置变异很大，通常两侧开口的上缘和下缘也不一致。

三叉神经、颈内动脉和视神经管可沿外侧壁突出，造成该区域内这些结构具有潜在损伤的可能，导致失明、眼外肌麻痹或面部麻木（图 2.36，图 2.44 至图 2.46）。

颈动脉沟在蝶窦内产生一个隆凸，该隆凸在气化最显著的窦内最突出。颈内动脉隆凸可以分成三部分：鞍后段、鞍下段和鞍前段（图 2.38 至图 2.40）。鞍后段位于蝶窦的后外侧部，向外侧气化至鞍背。鞍后段由颈内动脉岩段远端和海绵窦段近端的移行部组成，并在其外侧与岩舌韧带相结合。颈内动脉岩段远端包含岩段的第二段或前膝段和前垂直段，无论伴或不伴近端的海绵窦段，均可称为斜坡旁段、三叉神经段或破裂孔段。颈内动脉岩段的前膝部位于破裂孔的纤维软骨之上，其外侧面位于岩骨尖和蝶骨舌突之间的硬脑膜外腔内。前膝部与远端的前垂直段相延续，平均延续 5.6mm，且理论上终止于岩舌韧带的上缘。无论是外侧观或内侧观，岩舌韧带都是一个重要的标志。通过中颅窝观察，该韧带的位置接近于上颌神经向后延续到三叉神经节上缘的这条线。沿蝶窦的外侧壁从内侧进行分离时，在展神经越过颈内动脉外侧面的交叉处，岩舌韧带位于展神经下缘的正下方。由海绵窦向外延伸的静脉丛，位于覆盖在颈内动脉管远端的骨膜内，绕颈内动

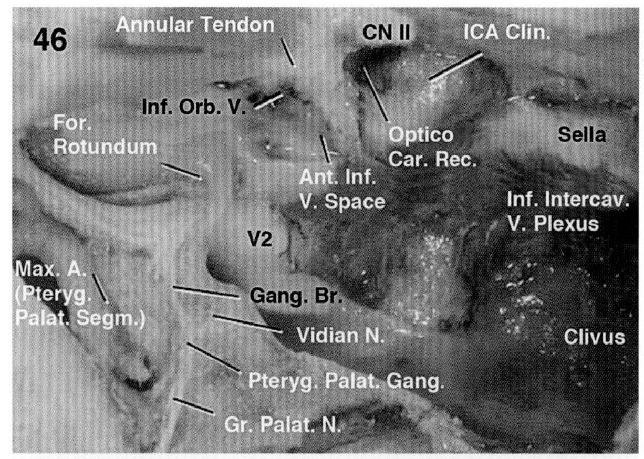

图 2.46 放大观。上颌支的上缘为海绵窦下界的标志。上颌支通过圆孔出颅，到翼腭窝的后部。上颌神经经过翼腭窝的上部向翼腭神经节发出神经节支。从此处神经向上外侧走行到上颌骨后面的上部。上颌神经发出颧弓支和上牙槽神经后支，最后进眶下管在上颌窦顶部和眶底成为眶下神经。眶下神经沿上颌窦的前部走行于面部。翼腭神经节位于上颌动脉翼腭段的后面，上颌神经和蝶腭管之间。交感和副交感根通过翼神经进入神经节，翼管神经为颈动脉神经和岩大神经的复合神经纤维。腭大管由上颌骨和腭骨垂直板共同构成。腭大神经、血管以及腭小神经、血管在其内走行直达后鼻腔和腭骨。Annular Tendon：总腱环；For. Rotundum：圆孔；Vidian. N：翼管神经；Pteryg. Palat. Gang.：翼腭神经节；Gr. Palat. N.：腭大神经；Clivus：斜坡；ICA Clin.：床突段颈内动脉；Sella：蝶鞍；Inf. Intercav. V. Plexus：下海绵间窦静脉丛；Optico. Car.Rec：视神经 - 颈内动脉隐窝；Max. A.（Pteryg. Palat. Segm.）：上颌动脉（翼腭段）；Ant. Inf. V. Space：三叉神经前下间隙；Inf. Orb. V.：眶下静脉；Gang. Br.：神经节支

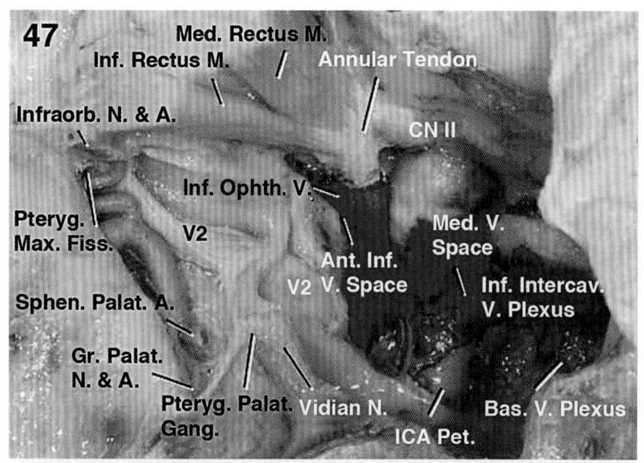

图 2.47 沿海绵窦外侧壁附着的硬脑膜和骨质已去除，暴露海绵窦周围和内部的静脉腔隙。海绵窦的静脉腔隙根据其与颈内动脉海绵窦段的关系分别命名为后上、内侧和前下静脉腔隙。前下静脉腔隙接受眼下静脉的引流，此静脉在总腱环下方或其内部走行。Med. Rectus M.：内直肌；lnf. Rectus M.：下直肌；Infraorb. N. & A.：眶下神经和动脉；ICA Pet.：岩段颈内动脉；Annular Tendon：总腱环；Inf. Ophth. V.：眼下静脉；Med. V. Space：内侧静脉腔隙；Bas. V. Plexus：基底静脉丛；Vidian. N.：翼管神经；Pteryg. Pala. Gang.：翼腭神经节；Gr. Palat N. & A.：腭大神经和动脉；Sphen. Palat. A.：蝶腭动脉；Pteryg. Max. Fiss.：翼上颌裂；Ant. Inf. V. Space：前下静脉腔隙；Inf. Intercav. V. Plexus：下海绵间窦静脉丛；V2：三叉神经第二支（上颌神经）

脉前下面延伸至颈内动脉管内，在三叉神经下方走行直至颈内动脉岩段的第一膝或后垂直段。鞍下段位于鞍底下方包括颈内动脉海绵窦段的水平部。鞍前段位于蝶窦前壁旁，最常用来确认蝶窦内的颈内动脉相关的隆凸。

颈内动脉隆凸的三个部分连接起来形成的匍行的凸起是颈内动脉全长的标志（图 2.39，图 2.48，图 2.49）。Fuji 等认为，分隔颈内动脉和蝶窦的骨质在颈内动脉隆凸的鞍后段和鞍前段较薄，在鞍结节正下方的鞍前部最薄。颈内动脉隆凸鞍前段除了是蝶窦内覆盖颈内动脉最薄弱的区域以外，它还是双侧颈内动脉越过中线最接近的地方，最近处只有 8.5mm。

三叉神经上颌支在蝶鞍下方沿蝶窦外侧壁形成隆起。该隆起的平均长度为 10.9mm（图 2.46）。当存在外侧隐窝时，上颌支尤为明显。在蝶窦外侧壁过度气化时，下颌支也可能非常明显。眼支及眶上裂其他内容物可视为外侧壁上部的宽阔隆起。由于该隆起的上缘与视神经 - 颈内动脉隐窝的下缘相对，通过定位视神经 - 颈内动脉隐窝有助于确认上述结构（图 2.44 至图 2.47）。

蝶窦外侧壁上的海绵窦隆起从下方的颈内动脉隆凸鞍下段（该段正对上颌支上缘）向上跨越至蝶窦后上部的视神经管隆起（图 2.45，图 2.46）。视神经管内容视神经和眼动脉，并向前下与眶耳

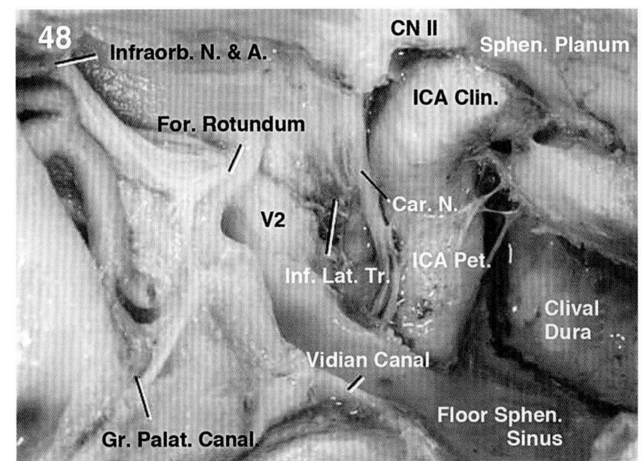

图 2.48　已去除静脉结构。颈动脉神经为交感神经节的一个分支，在岩段颈内动脉膝部附近发出两个分支：一个大的前上干，一个小一些的后下干。前干发出岩深神经，与岩大神经共同构成翼管神经并发出小分支在眶上裂水平至展神经和三叉神经。Infraorb. N. & A.：眶下神经和动脉；ICA Clin.：床突段颈内动脉；Sphen. Planum.：蝶骨平台；For. Rotundum：圆孔；ICA Pet.：岩段颈内动脉；Car. N.：颈动脉神经；Clival Dura：斜坡硬脑膜；Vidian Canal：翼管；Floor Sphen. Sinus：蝶窦底壁；Gr. Palat. Canal：腭大管；Inf. Lat. Tr.：下外侧干；CN Ⅱ：视神经；V2：三叉神经第二支

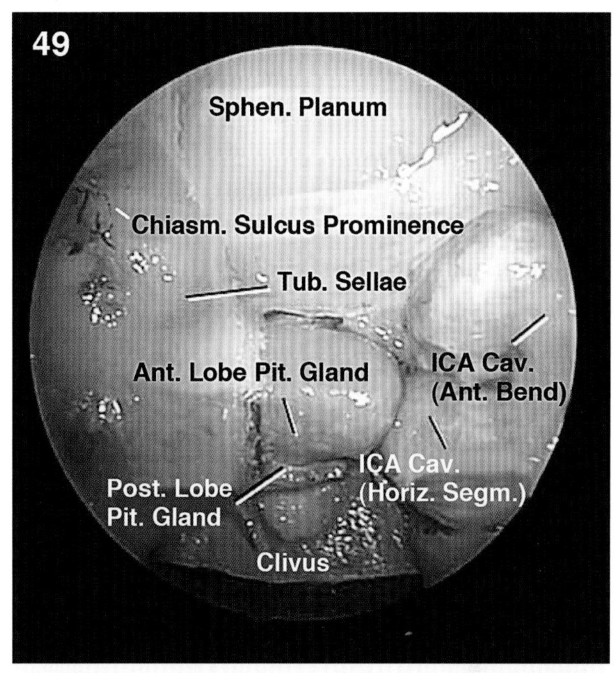

图 2.49　内镜下蝶窦解剖。蝶窦腔可被认为是一个由鼻腔构成的放大的天然路径。通过此腔隙的操作可到达很多其他解剖位置。蝶窦侧壁和蝶窦后壁的蝶鞍部分的内镜显露可见第 32 章。Sphen. Planum：蝶骨平台；Chiasm. Sulcus Prominence：视交叉沟隆起；Tub. Sellae：鞍结节；Ant. Lobe Pit. Gland：垂体前叶；ICA Cav.（Ant.Bend）：颈内动脉海绵窦段（前曲）；ICA Cav.（Horiz. Segm.）：颈内动脉海绵窦段（水平段）；Clivus：斜坡；Post. Lobe Pit. Gland：垂体后叶

线成 15° 角。

蝶窦的顶壁从前壁向视神经管水平延伸。其由蝶骨平台、视交叉沟的隆起和鞍结节组成。在鞍结节的下方为蝶鞍，位于蝶窦后壁的上部（图 2.34，图 2.39）。顶壁的前外侧部被筛后气房所占据，其环绕视神经管至蝶鞍前壁。两侧颈动脉管在蝶骨平台处的平均距离为 14mm。开放蝶骨平台有可能接近前颅窝的后内侧部和切迹间隙，包括视交叉和终板池（图 2.40，图 2.49 至图 2.51）。

蝶窦的底壁以翼管的突起为标志（图 2.41，图 2.42）。术者循着翼管的走行向后可从翼腭窝到达颈内动脉蝶鞍后段和岩段膝部的前部。颈内动脉岩段的远端为颈内动脉发出分支的最常见部位，其出现率多达 70%，其分支包括翼管支和骨膜支。这些分支通常发自颈内动脉的下面或前下面。翼管动脉从起点沿颈内动脉前壁向内侧走行至翼管后开口的平均距离为 11mm。翼管位于蝶骨的翼突基底部，恰在蝶窦底部的下方和颈内动脉岩段前膝部的下外侧。翼管支的平均直径为 0.5mm，其所有分支在翼腭窝或翼管内与上颌支形成吻合。

蝶窦的后壁可分为上方的蝶鞍部和下方的斜坡部。在蝶鞍部，其侧方界限为鞍前段和鞍下段颈内动脉隆凸。在斜坡部，其侧方界限为鞍后段颈内动脉隆凸。蝶窦的深度是指从蝶窦开口到蝶鞍最近部位的距离，长为 9~23mm。后壁的骨质在蝶鞍前壁处最薄，介于 0.1~0.7mm。通常在经蝶入路到达蝶鞍的过程中，能够做到通过切除蝶窦后壁的蝶鞍部骨质来完成对蝶鞍的硬脑膜和海绵间窦的暴露（图 2.36 至图 2.38）。磨除蝶窦后壁的斜坡部骨质可暴露斜坡的硬脑膜和基底静脉丛

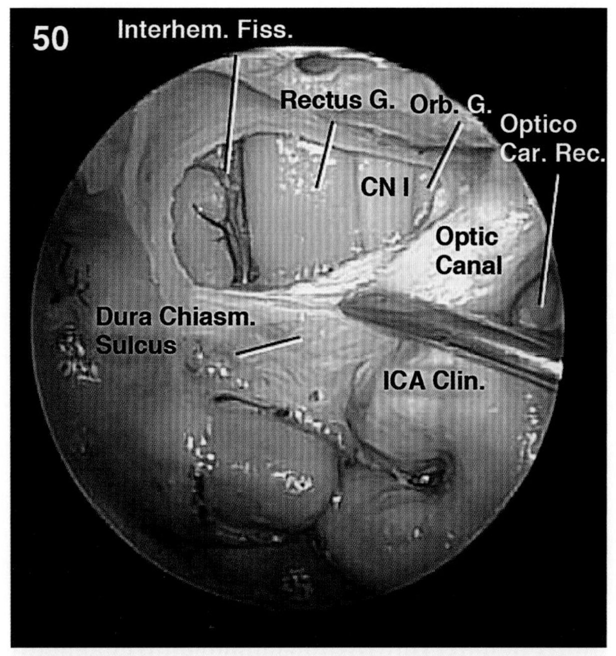

图 2.50 蝶窦的顶壁从前壁扩展至视神经管水平。其包括蝶骨平台、视交叉沟隆起和鞍结节，其下为蝶窦后壁上部的蝶鞍腔。在蝶骨平台和视交叉沟之间的移行有不同的层次（可见剥离子的尖端）。其轮廓由覆盖此区域的硬脑膜形成。Interhem. Fiss.：半球间裂；Rectus G.：直回；ICA Clin.：床突段颈内动脉；Optic Canal：视神经管；Optico Car. Rec.：视神经－颈内动脉隐窝；Dura Chiasm. Sulcus：视交叉沟硬脑膜；Orb. G.：眶回；CN Ⅰ：嗅神经

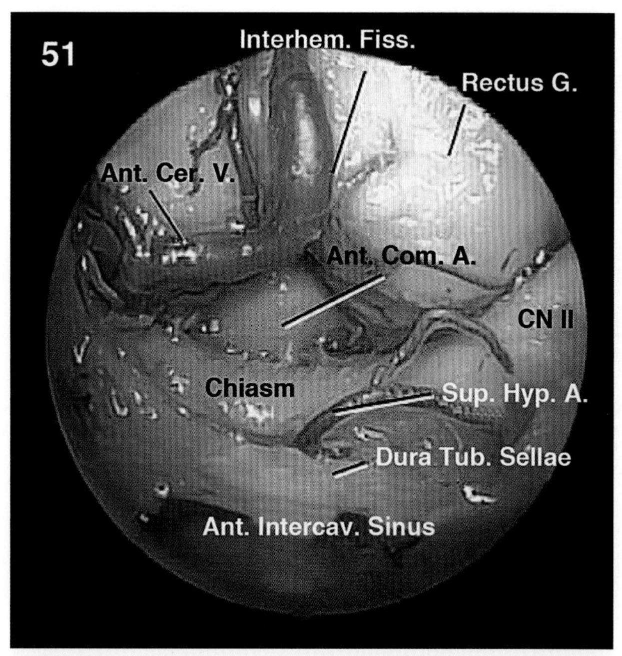

图 2.51 经蝶骨平台打开硬脑膜以便进入前颅底的后内侧。此区域与小脑基底面的后部有关，可见直回、嗅沟和眶回。嗅神经贴近嗅沟。经平台入路亦利于暴露小脑幕切迹的前方。在此区域的中心，视交叉分开了两个主要的脑池结构。在视交叉下方为视交叉池，上方为终板池的中点。Interhem. Fiss.：半球间裂：Chiasm：视交叉；Ant. Intercav. Sinus：前海绵间窦；Rectus G.：直回；Ant. Com. A.：前交通动脉；CN Ⅱ：视神经；Sup. Hyp. A.：垂体上动脉；Dura Tub. Sellae：鞍结节硬脑膜；Ant. Cer. V.：大脑前静脉

（图 2.42）。通过该区域的手术可接近桥前池和延髓前池上部的结构以及脑桥小脑角池和小脑延髓池的内侧部（图 2.52 至图 2.54）。

在通过蝶窦和到达蝶窦的手术入路中，有两个距离非常重要：从鼻棘点到蝶窦开口的距离和蝶窦开口到垂体窝前壁的距离。鼻棘点到蝶窦开口的平均距离在婴儿期是 27.5mm，在成人是 61.5mm，而蝶窦开口到垂体窝前壁的平均距离在成人是 14.6mm。这些距离代表手术器械通过经鼻入路手术的路径和工作长度。

蝶窦的血供来自蝶腭动脉。鞍区的血供还接受来自被膜动脉和垂体下动脉的供应。

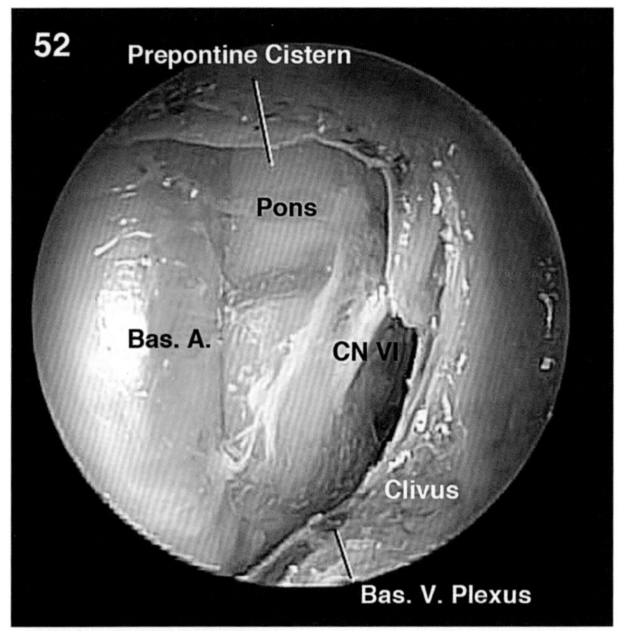

图 2.52　蝶窦的后壁被分为鞍上部分和斜坡下部分。斜坡部从鞍底到蝶窦的底部，其位于鼻咽腔的顶部。从后壁的斜坡部打开可暴露斜坡的硬脑膜，其包括基底静脉丛——海绵窦间最恒定的联系。通过此区域术者可以看到桥前池，其位于两侧展神经内侧的前脑桥蛛网膜之间。此脑池容纳基底动脉干和小脑前下动脉的起始部。Prepontine Cistern：桥前池；Pons：脑桥；Bas. A.：基底动脉；Bas. V. Plexus 基底静脉丛；Clivus：斜坡；CN Ⅵ：展神经

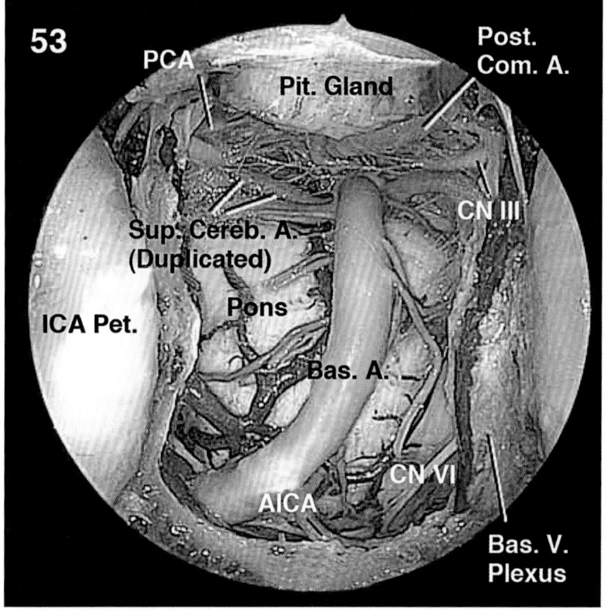

图 2.53　当去除了鞍背，此入路可以向上扩展到脚间池。脚间池位于两侧动眼神经之间。容纳基底动脉尖和大脑后动脉起始部。被 Liliequist 膜的下叶（中脑膜）从桥前池分开。小脑上动脉在脚间池和桥前池之间发出，在此标本中右侧可见。此入路也可通过去除蝶窦的底部并经咽后壁操作向下扩展。这样就能进入延髓前池和颅颈交界处。Pi. Gland：垂体；Post. Com. A.：后交通动脉；Pons：脑桥；ICA Pet.：岩段颈内动脉；Bas. A.：基底动脉；Bas. V. Plexus：基底静脉丛；Sup. Cereb. A.（Duplicated）：小脑上动脉（双干型）；PCA：大脑后动脉；AICA：小脑前下动脉

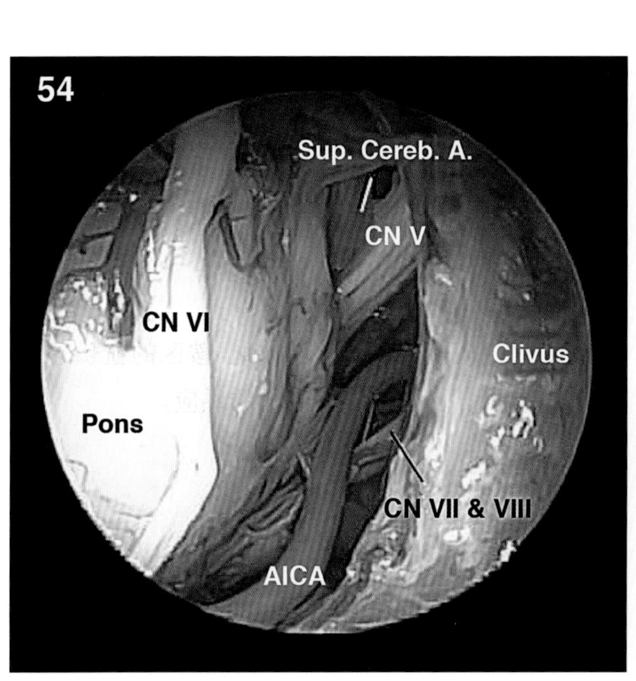

图 2.54　向侧方解剖，越过展神经和桥前池蛛网膜，可到达小脑脑桥池的内侧。此脑池内有第Ⅴ、Ⅵ、Ⅶ、Ⅷ脑神经和小脑上动脉、小脑前下动脉的部分分支。其位于小脑延髓池的顶部，容纳小脑后下动脉和后组脑神经。Sup. Cereb. A.：小脑上动脉；Pons：脑桥；Clivus：斜坡；AICA：小脑前下动脉；CN Ⅴ：三叉神经；CN Ⅵ：展神经；CN Ⅶ & Ⅷ：面神经和前庭蜗神经

（汤文龙　译，汤文龙　校）

参考文献

[1] Lang J. Anatomy of the Nose, Nasal Cavity and Paranasal Sinuses. New York,NY: Thieme Medical Publishers; 1989

[2] Fujii K, Chambers SM, Rhoton AL, Jr. Neurovascular relationships of the sphenoid sinus. A microsurgical study. J Neurosurg 1979;50(1):31 – 39

[3] Osawa S, Rhoton AL, Jr, Tanriover N, Shimizu S, Fujii K. Microsurgical anatomy and surgical exposure of the petrous segment of the internal carotid artery. Neurosurgery 2008;63(4) Suppl 2:210 – 238, discussion 239

[4] Rhoton AL, Jr. The posterior cranial fossa: Microsurgical anatomy and surgical approaches. Neurosurgery 2006;47(3) Suppl:S1 – S297

[5] Paullus WS, Pait TG, Rhoton AI, Jr. Microsurgical exposure of the petrous portion of the carotid artery. J Neurosurg 1977;47(5):713 – 726

第3章 | 鼻内镜下鼻窦颅底手术的三维重建

Rainer G. Haetinger

摘　要

影像学检查是颅底诊断和术前评估的重要工具。了解鼻腔和鼻窦的正常解剖，以及所有解剖变异的知识，对于避免手术并发症是必不可少的。这些变异应始终由放射科医生描述并由外科医生识别。许多累及颅底的病变需要同时进行CT和MRI检查。冠状面和矢状面成像对于中线病变是必不可少的，因为它们提供了关于病变深度的最佳视角。CT和MRI是很好的方法，但根据怀疑的类型，其中一种方法会更准确。例如，与海绵窦相关的病变最好通过MRI进行评估。青少年血管纤维瘤最好通过计算机体层血管成像（CTA）进行评估，包括大肿瘤的两阶段采集。然而，当怀疑海绵窦受侵犯时，MRI是一种重要的辅助手段。与颈内动脉相邻的肿瘤应在术前通过血管造影和闭塞试验进行评估。我们也展示了一些脑脊液瘘的病例，我们认为CT脑池造影仍然是研究它们的"金标准"成像方法。

关键词

放射学，颅底，鼻窦，鼻腔，肿瘤

内容要点

·本章的目的是阐述不同类型的与颅底相关的肿瘤，包括：

·炎症性疾病和息肉，以及黏液囊肿。

·良性（内翻性乳头状瘤、脑膜瘤、神经鞘瘤）和恶性肿瘤（癌、腺样囊性癌、软骨肉瘤等），典型和非典型病灶。

·血管病变，发生在颅底以下，向上生长。

·原发性前颅底病变，可经鼻内镜手术治疗。

·脑脊液（CSF）漏最好通过CT脑池造影证实。

·每一个诊断都与最佳诊断方法及其在所有情况下的发现有关。

3.1　引　言

高质量成像在择期手术中的作用对于安全的手术方法和成功的结果至关重要。详细的解剖显示是外科医生对骨性病变与血管关系的必要指导。多层计算机断层扫描（MSCT）和容积计算机断层扫描（VCT）提供了非常可靠的解剖全景图，因为它们的薄层（小于1mm）具有各向同性像素和高速采集（每秒数百张图像），使得血管研究的质量更高。在本章中，这些类型的计算机断层扫描包括在"CT"的参考文献中。

一个特别的和非常有用的工具是CTA，它是通过注射造影剂进行的，然后用容积再现（VR）进行后处理见图3.1、最大强度投影（MIP）和多平面重建（MPR）软件。该方法是显示肿瘤血管分布、血管结构与骨的关系及骨完整性的最佳选择[1]。

另一方面，高场强磁共振成像具有1.5T和3T的场强以及提高成像质量和区分组织和结构的能力，主要是在大脑中。具有更高场强（4~9T）的设备仍不能普遍用于医疗用途。磁共振血管成像（MRA）也是一种优秀且广泛使用的方法，并且可以使用或不使用对比剂（优选使用对比剂）执行，并且使用与CTA相同的软件进行后处理。在这种方法中，骨结构是不可见的，并且有一个非常清晰的血管视图，包括那些在椎

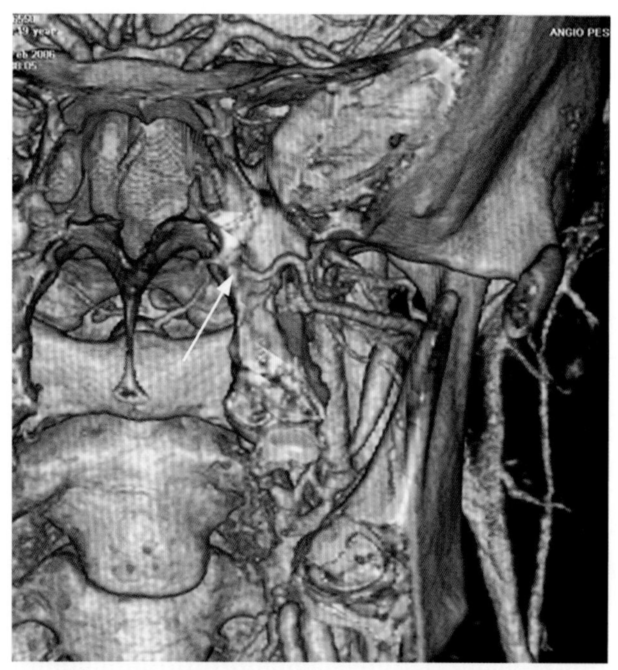

图 3.1 三维体绘制 CTA 重建（不包括面部前部）。这个后处理的三维重建很好地显示了翼腭窝和左上颌动脉到达翼腭孔的区域（箭头）。这个方案保留了骨质，因此很容易识别翼突、眶上、下裂和蝶窦

管内以及颅骨和脊柱骨孔中的血管。CT 脑池造影被认为是研究脑脊液瘘的放射学“金标准”。

本章介绍了使用 CT 和（或）MRI，可能适用于内镜手术病变的例子。

3.2 鼻窦及颅底的评估

对鼻腔、鼻窦和颅底的评估主要通过 CT 进行[2]，CT 提供以下基本信息：

·鼻窦通气程度及眶壁内侧和筛板的完整性。

·窦间隔的位置。

·前颅底血管的位置（CTA 能更好地显示）。

·筛凹与筛板的关系。

·解剖变异的存在，如 Onodi 气房、蝶窦基底扩张、前床突气化、眶上筛房、眶内侧壁缺损（眶脂肪组织向筛窦迷路突出），蝶窦外侧壁缺损[3]。

·靠近颈内动脉、视神经和海绵窦的颅底是否存在骨质缺损及缺损范围。

对于颅底病变，MRI 显示如下：

·复发性颅底肿瘤。

·肿瘤的轴内或轴外起源。

·位于缺损或破坏的骨质附近的组织类型。

·颅底靠近颈内动脉、视神经和海绵窦的骨质裂开的存在和程度。

·大脑的侵犯或外部压迫。

·累及颈内动脉、海绵窦、椎基底系统或硬脑膜窦。

·手术入路的潜在主要危险的解剖区域，如海绵窦、Meckel 囊、视神经、颈内动脉、椎基底动脉系统和颈静脉孔。

·病变与邻近脑神经的关系。

·瘢痕组织和重建移植物的存在。

另外一个评估颅内外血管的工具是 MRA，这是一种无创的方法，对那些有碘造影剂禁忌证的患者非常有用，例如过敏或肾衰竭。必须记住的是，在肾衰竭的情况下，也应避免使用顺磁性药物。最近的医学文献报道了许多由于顺磁性药物导致肾衰竭而导致的肾源性系统性纤维化的病例。

数字减影血管造影（DSA）不适用于大多数情况，但在高危手术中，主要累及动脉，它显示了重要的血管，并证实了 Willis 环的功能完整性。在某些情况下，它表明需要对血管畸形或血管肿瘤进行术前血管内栓塞。

3.3 重要的解剖及解剖变异

要得到正确的诊断，就必须确定病变的解剖起源；否则可能会导致各种错误诊断的出现以及手术并发症发生率高。因此，放射科医生和外科医生必须对颅底和面部的复杂解剖结构有广泛的了解。他们必须熟悉轴面、冠状面、矢状面和斜面。三维重建是有帮助的，但首先必须评估解剖结构，并根据二维重建（如 MPR）确定病变位置。同样重要的是要观察血管和神经从其原有的位置，由病变或解剖变异引起的错位。

关于这一区域的解剖有大量的医学文献。因此，本章将集中讨论一些与颅底经鼻入路相关的深入的专题。

后组筛窦或蝶窦的解剖变异（如 Onodi 气房、

前床突和翼突的气化）可能增加视神经、颈内动脉[4]、上颌神经和翼管神经以及后颅窝内前部结构受损的风险，在非常薄或缺损的斜坡后面（蝶窦基底扩张）。筛凹的变异可能会增加内镜辅助手术中前颅窝损伤的风险，正如 Keros 在 1962 年所分类[5]，并在专业文献中多次提及。确定和描述每例患者的眶上筛房、鼻丘气房、额泡以及钩突的前端和上端的附着处也非常重要。

匈牙利鼻科学教授 Adolph Onodi 在他的原著中描述了不同类型的 Onodi 气房[6]。目前使用的最重要的类型是与视神经管相连的最后面的筛窦气房，它通常向后、向上或向外扩张至蝶窦（图 3.2）。这种扩张也导致后组筛窦和颈内动脉之间的接触，这通常只与蝶窦有关。对于进入后组筛窦和蝶骨区的手术入路，了解这种变异对于避免并发症以及设计最佳手术入路至关重要（另见下文前颅窝轴外病变一节中的脑膜瘤，以及下文前颅窝脑膜瘤一节中的具体示例）。

蝶窦基底部扩张导致蝶窦向后延伸至鞍背，与蝶骨平台呈 90° 角，伴有薄斜坡（图 3.3）。基底动脉扩张是外科手术的重要特征。在鼻内镜手术中使用内镜方法可能会发生并发症，其中基底部扩张的形式是关键的，即斜坡厚度小于 2mm，在一系列 750 例 CT 检查和 50 例干颅中的发生率为 45%，Haetinger 等在 2006 年报道了骨折、眩晕、蝶窦过度气化患者的头后部疼痛、呕吐和脓肿[7]。

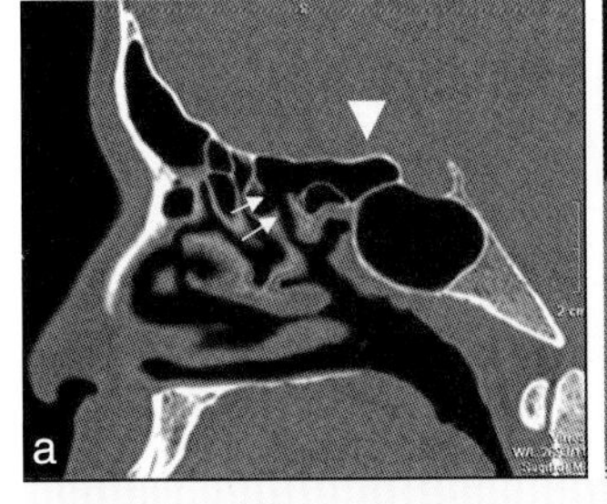

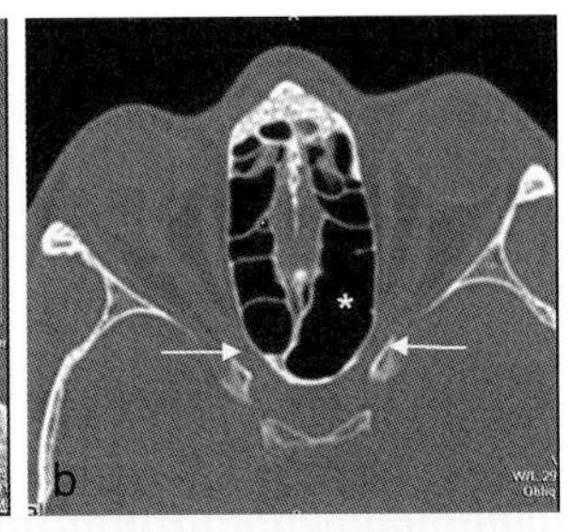

图 3.2　Onodi 气房（a）矢状位多平面重建（MPR）的多层 CT 图像显示典型的 Onodi 气房，其特征是后筛气房向后延伸并高于蝶窦（箭头头），到达蝶鞍前壁，并清楚显示其引流至上鼻道（小箭头）。b. 视神经管水平的轴位平面图（箭头），显示左侧视神经管和同侧 Onodi 气房之间的连续性（星号）

蝶窦炎继发基底动脉血管炎伴脑桥缺血性梗死、自发性脑脊液漏的近期报道（图 3.4）以及颈内动脉的频繁暴露，支持了蝶窦基底扩张导致的斜坡变薄的危险因素[8-12]。此外，在颅底骨折的病例中，

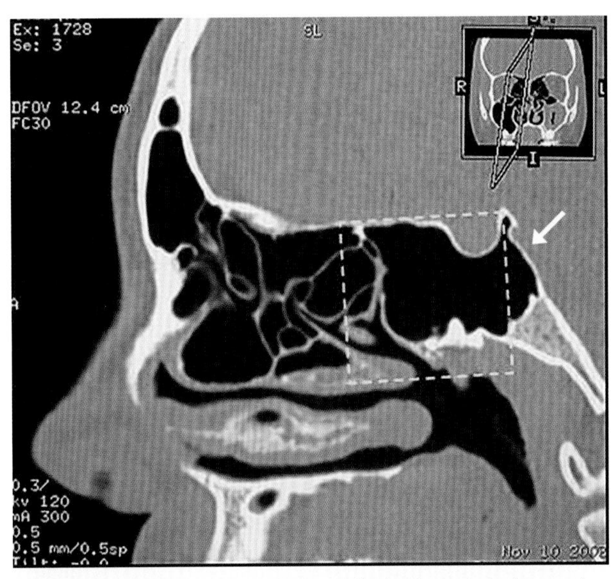

图 3.3　蝶窦基底扩张。矢状位多平面重建（MPR）MPR 多层螺旋 CT 成像显示蝶骨平台与鞍背成 90° 角（正方形虚线框），蝶窦向后延伸，斜坡变薄（箭头）

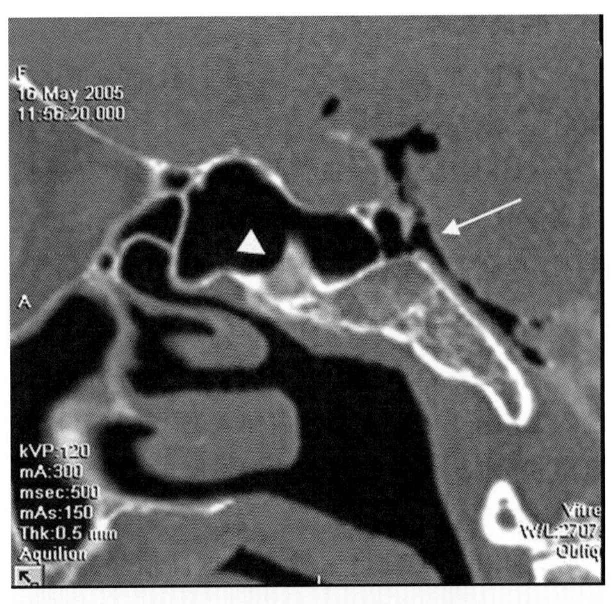

图 3.4　蝶窦基底扩张所致斜坡自发性脑脊液漏。CT 脑池造影显示斜坡缺损患者脑脊液漏所致的气颅（箭头）。蝶窦内也有脑脊液和造影剂，毗邻窦内隔（箭头头）

薄斜坡是一个潜在的薄弱区域，并且容易发生外伤性脑脊液漏。

3.4 影像学特征性表现

下面列出了与鼻腔、鼻窦和颅底最相关的病变及其最具特征性的影像学表现。

3.4.1 鼻腔和鼻窦病变

孤立性息肉和囊肿

· CT：肿块清晰，低至中密度，少见周围黏膜增强，无中央增强。

· MRI：T1 加权成像（T1WI）中等信号，T2 加权成像（T2WI）高信号，黏膜仅轻度增强，T1WI 增强后无中心增强[13]。

鼻息肉

· CT：边界清楚的息肉样肿块，低至中等密度，周边不规则增强，无中心强化；在炎症进展期，骨重建是一个常见的发现。

· MRI：T1WI 呈中等信号或混合信号，T2WI 呈高信号或混合信号（慢性分泌物呈中心低信号），增强后 T1WI 周围不规则强化。

黏液囊肿

· CT：鼻窦充盈，骨壁重塑变薄，高密度（高蛋白），无造影剂强化。

· MRI：T1WI 呈低信号，T2WI 多为黏膜周围高信号，中心低信号，增强 T1WI 无强化；在早期，以高含水量为主，在 T2WI 有弥漫性高信号。

内翻性乳头状瘤

·CT: 鼻腔内软组织肿块，通常起源于外侧壁，伸入上颌窦，或在上颌窦内伸入鼻腔，伴有骨质重塑和侵蚀；有一个可变的增强模式，但它通常是异质的。

· MRI：T1WI 呈中等或轻度高信号，T2WI 呈不均匀高信号，T1WI 呈不规则强化肿块；皮质骨侵蚀可以看到，但这方面 CT 评价得更好一些。

鳞状细胞癌

鳞状细胞癌起源于鼻咽黏膜间隙，在后壁和外侧壁形成肿块。当临床症状出现时，肿瘤通常很大，并且经常侵犯颅底。延伸到椎前间隙和咽旁间隙，以及后鼻腔和口咽，也是传播的模式。淋巴结转移很常见。

· CT：软组织肿块性骨质破坏，注射造影剂后不规则强化，多浸润斜坡、翼突、椎前间隙；矢状位和冠状位 MPR 图像对诊断非常重要。

· MRI：T1WI 等信号，T2WI 稍高信号，在增强 T1WI 上使用增强功能。必须获得脂肪抑制（脂肪饱和）的增强序列。神经周围和血管周围的扩散最好用这些序列来评价。最终侵犯海绵窦最好在冠状面上进行评估。

腺样囊性癌（柱状瘤，腺癌）

这种癌症是一种侵袭性恶性肿瘤，起源于浆膜腺体或表面上皮。它可能起源于鼻窦、硬腭、腮腺和下颌下腺。神经周围扩散是常见的和非常危险的，主要通过翼腭窝、眶上、下裂和海绵窦。

·CT: 不规则浸润性肿块，伴有骨重塑和破坏，静脉注射碘化造影剂后不均匀强化。

· MRI：混合信号，T1WI 可见高信号出血灶，T2WI 见不规则高信号，增强 T1WI 见不规则强化；在增强系列中使用脂肪抑制是必要的。

嗅神经母细胞瘤

肿瘤起源于上鼻腔的嗅黏膜，位于筛板处。

· CT：引起筛板重塑或破坏的肿块，通常伴有不均匀强化，有时伴有囊性变性或坏死。

· MRI：T1WI 呈低或中等信号，T2WI 呈高或混合信号，注入钆造影剂后增强不均匀。

非霍奇金淋巴瘤

· CT：鼻腔或鼻窦分叶状软组织肿块，骨质重塑或破坏，有颅内侵犯的可能；通常在注射碘化造影剂后有一个中度和弥漫性的增强。

· MRI：T1WI 和 T2WI 均为中等信号，在 T1WI 相具有扩散和增强功能。

3.4.2 前颅窝轴外病变

脑膜瘤

· CT：轴外界限清楚的肿块，通常高密度

（75%），有时等密度（25%），在应用静脉注射造影剂后有均匀、强烈和弥漫性增强；约 25% 有钙化，骨质增生和骨皮质不规则是常见的表现。

· MRI：T1WI 呈中等信号，T2WI 呈可变信号，有时呈放射状，多数病例经钆增强后呈均匀强化。

· 在前颅窝，5%~10% 发生在嗅沟，10%~20% 发生在蝶骨平台[14]。

· 也有不典型和恶性脑膜瘤，有坏死区域，颅内外肿块之间有骨质破坏，并有明显的局灶周围水肿。

颅咽管瘤

· CT：常见肿瘤钙化；囊实混合性肿块伴实性成分及囊壁强化。

· MRI：根据囊性内容物的不同，T1WI 表现为低信号到高信号；囊实混合，囊壁强化；T2WI 和液体抑制反转恢复序列（FLAIR）显示实性成分信号不均匀，囊肿高信号；钙化在 T2WI 上呈低信号。

额筛部脑膜脑膨出

· CT：骨畸形，额骨上移位，鼻骨下移位，鸡冠裂或缺失，筛板及额骨缺失或不全；大脑中有一个不均匀的肿块。

· MRI：T1WI 和 T2WI 显示软组织肿块与灰质呈等信号，通过骨缺损突出，钆增强后无异常强化（但在炎症或感染的情况下可见到强化）。

脑膜膨出

· CT：骨畸形与脑膜组织脑膨出相似，但脑脊液密度低。

· MRI：膨出组织内有脑脊液信号，T1WI 低信号，T2WI 高信号，无脑实质信号。

转移瘤

· CT：邻近软组织的骨质破坏或渗透行为，通常在静脉注射造影剂后增强。

· MRI：非增强图像呈中等信号，钆增强后不均匀增强；T2WI 通常呈高信号。应始终考虑实体侵犯性病变的鉴别诊断。

动脉瘤

· CT：轴外病变呈圆形或椭圆形，增强前稍密，注射造影剂后管腔高度强化；可能有也可能没有周围钙化。

· MRI：T1WI 低（“流空”）或不均匀信号，T2WI 低信号；有时，信号强度是混合或层叠的。

3.4.3　中颅窝轴外病变

脑膜瘤

· CT：轴外界限清楚的肿块，通常高密度（75%），有时低密度（25%），静脉注射造影剂后有均匀、强烈和弥漫性增强；约 25% 有钙化，骨质增生和骨皮质不规则是常见的表现。

· MRI：T1WI 呈中等信号，T2WI 呈可变信号，有时呈放射状，多数病例在钆增强后呈均匀强化；脑膜瘤“斑块”被认为是无蒂、增厚、增强硬脑膜。

· T2* 梯度回波（GRE）非常有助于观察钙化。

· “脑膜尾征”是这类肿瘤中常见的一种表现（约 80% 的病例）。

神经鞘瘤

当神经鞘瘤影响从三叉神经（Ⅴ3）发出的下颌支，实性肿块使卵圆孔扩大，其下有咀嚼间隙，上有中颅窝。咀嚼肌萎缩比较常见。

· CT：静脉造影前与肌肉结节或肿块等密度，注射造影剂后使用，但要适度增强。可见骨重塑，尤其是卵圆孔处。也可能有小囊肿和出血成分。

· MRI：T1WI 呈中、低信号，T2WI 呈可变信号不同的增强方式，从均质到异质，也取决于囊肿和出血灶的存在。

动脉瘤

· CT：轴外病变呈圆形或椭圆形，增强前稍密，注射造影剂后管腔高度强化；可能有也可能没有周围钙化。

· MRI：未闭动脉瘤内有“流空”或不均匀信号；部分血栓形成的动脉瘤在 T1WI 上通常有混合性或层状血栓，取决于其年龄。T2WI 显示动脉瘤呈低信号。未闭管腔可在增强T1WI上增强。

转移瘤

· CT：邻近软组织的骨质破坏或渗透行为，通常在静脉注射造影剂后增强。

· MRI：非增强图像呈中等信号，注射钆强剂后呈不均匀增强；T2WI通常呈高信号。应始终考虑实体侵犯性病变的鉴别诊断。

3.4.4 后颅窝轴外病变

脊索瘤

脊索瘤通常局限于斜坡（颅内时）。

· CT：骨部侵蚀和弥漫性增强；肿瘤也可延伸到颅中窝。

· MRI：T2WI强超信号，T1WI，低信号，在T1WI上弥漫性增强。

软骨肉瘤

· 软骨肉瘤通常位于岩枕裂中线外。

· CT：骨质侵蚀，形态不规则，以及不规则或弥漫性增强。

· MRI：T2WI 高信号，T1WI 低信号，在T1WI上不规则或弥漫性增强。

脑膜瘤

· CT：轴外界限清楚的肿块，通常高密度（75%），有时低密度（25%），静脉注射造影剂后有均匀、强烈、弥漫性增强；约25%有钙化，骨质增生和骨皮质不规则是常见的表现。

· MRI：T1WI呈中等信号，T2WI呈可变信号，有时呈放射状，多数病例在钆增强后呈均匀强化；脑膜瘤"斑块"被认为是无蒂，增厚，增强硬脑膜。

· "硬脑膜尾"是一个非常常见的发现在这个肿瘤（约80%的情况）。

· T2*GRE对发现钙化非常有帮助。

转移瘤

· CT：邻近软组织的骨质破坏或渗透行为，通常在静脉注射造影剂后增强。

· MRI：非增强图像呈中等信号，钆增强后不均匀强化；T2WI通常高信号。应始终考虑实体侵犯性病变的鉴别诊断。

动脉瘤

· CT：轴外病变呈圆形或椭圆形，增强前稍密，注射造影剂后管腔高度强化；可能有也可能没有周围钙化。

· MRI：T1WI低（"流空"）或不均匀信号，T2WI低信号；有时信号强度是混合或分层的。

3.4.5 常见的颅底病变

以下小节提供了涉及颅底的典型病变的示例，描述用于诊断和存档的不同工具，讨论一些技术方面的并提出需要考虑的鉴别诊断中的关键问题。

青少年鼻咽血管纤维瘤

青少年鼻咽血管纤维瘤通常是在放射学检查前做出的临床诊断。青春期男孩是典型的高危人群，通常表现为鼻塞和鼻出血。成像的目的是确定病变的边界；影像学也被用来评估复发或残留的病灶。CT和MRI是确诊的重要工具。在MRI上，考虑到血管化程度高，T2WI显示病变与脑白质相比呈高信号，并伴有多个与较大血管相关的流空点。这些发现类似于"盐和胡椒"的外观。增强的T1WI显示了整个病变并界定了涉及的解剖分区。CT对显示骨的重塑或破坏很重要，通常浸润翼腭窝，有时也浸润颅底和蝶窦或上颌窦。位置几乎总是与蝶腭孔和上颌动脉有关。CTA是一种非常有用的方法，可用于规划手术入路，以及暴露与病变相关的所有重要血管结构和沿病变通路。我们认为CTA是评价鼻咽血管纤维瘤的首选方法。从技术角度看，较大的肿瘤应采用两阶段采集，即先是动脉期，然后是静脉期，显示整个肿瘤的边界（图3.5）。确定海绵窦是否有侵犯也很重要，MRI可以更好地诊断海绵窦受侵程度。

前颅窝脑膜瘤

10%~20%的脑膜瘤发生在蝶骨平台。图3.6显示了1例与两个特殊发现相关的病例：双侧Onodi气房作为解剖变异的存在和这些气房的过度气化。文献描述了鼻窦过度气化与脑膜瘤以及蛛网膜囊肿或特发性发现之间的关系。在这种特殊情况下，鼻内镜手术可能会涉及这些Onodi气房，因为它们正好位于肿瘤的中心。CT和MRI都显示

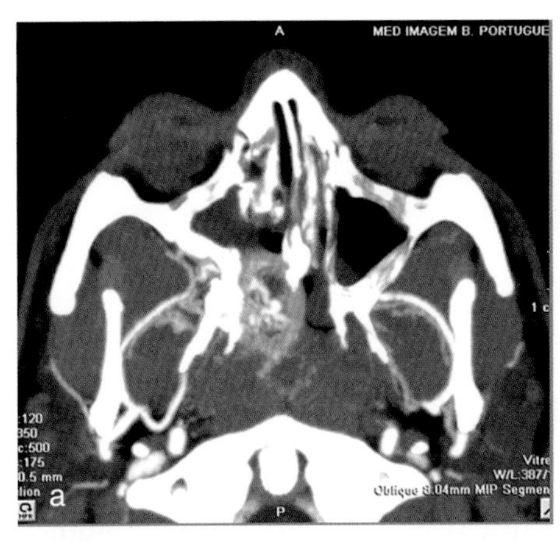

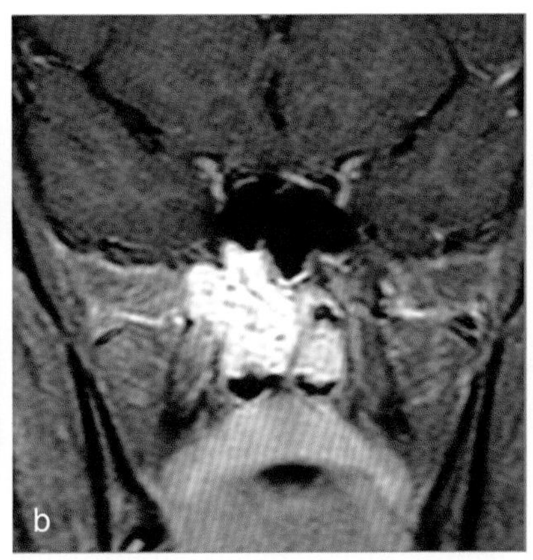

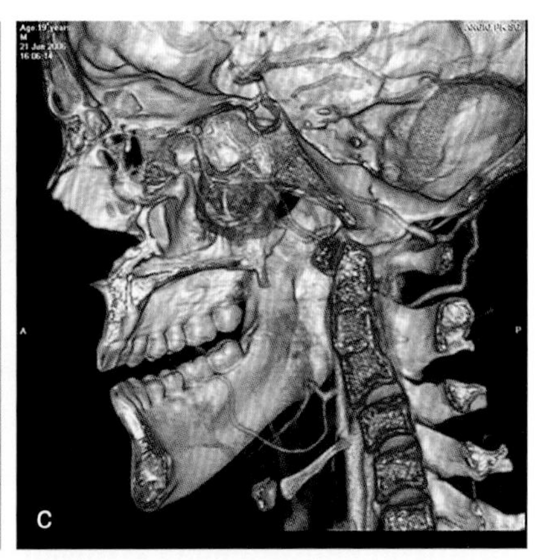

图 3.5　鼻咽血管纤维瘤（复发）。a. 最大强度投影（MIP）CTA 显示鼻咽、后鼻孔及翼腭窝富血管化的肿瘤。病变中心可见病理性迂曲血管及其与右上颌动脉的关系。这一侧也有术后状态。b.T1WI 钆增强后的 MRI 在冠状面显示肿瘤的扩展，没有颅内受累。c. 带有立体绘制技术的侧视图中的三维重建为外科医生提供了非常有用的解剖关系视图

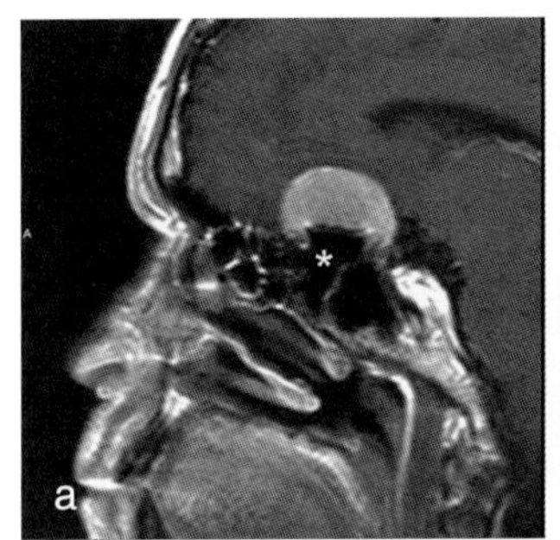

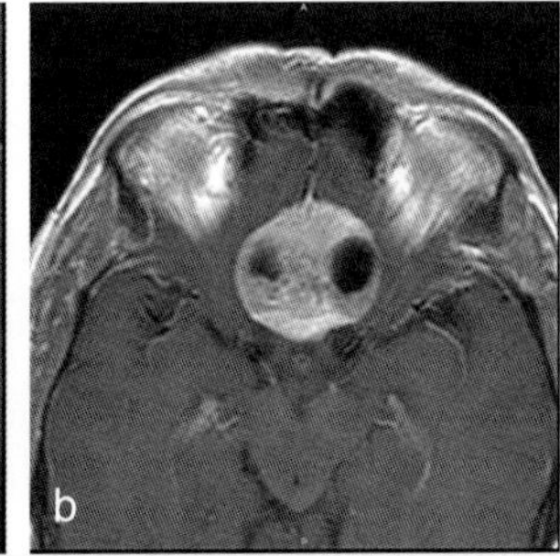

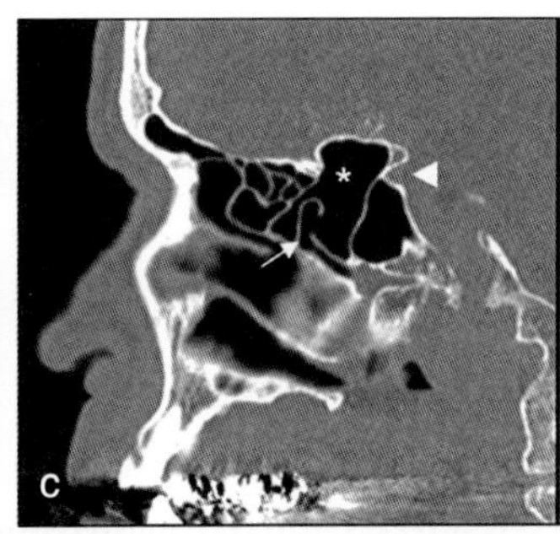

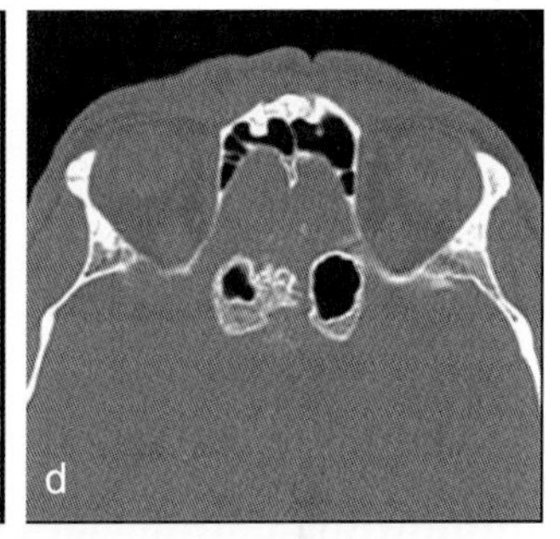

图 3.6　蝶骨平台脑膜瘤伴蝶窦扩大。矢状面（a）和轴面（b）的 T1WI 钆增强后的 MRI 显示一个位于扩大的后组筛窦上方的实性肿块，伴有颅骨延伸（星号）。CT 矢状位（c）和轴位（d）多平面重建（MPR）图像清楚显示典型的双侧 Onodi 气房（星号），表现为与脑膜瘤相关的过度气化。矢状面是显示后组筛房引流（小箭头）和 Onodi 气房与视神经管（箭头头）之间关系的最佳方法。脑膜瘤内的钙化也可以在 CT 图像上看到。最好从下方暴露这一病灶

一个轴外边界清楚的肿块，静脉注射造影剂后，具有均匀、强烈和弥漫性的特征。约 25% 有钙化，骨质增生和骨皮质不规则是常见的表现。MRI 有时显示出一种日光征。本章讨论此例脑膜瘤，仅在两个平面上进行 T1WI 增强扫描，并在 CT 上对骨结构进行窗口扫描，以显示病灶与手术入路解剖方面的结合。

斜坡脊索瘤

脊索瘤通常是一个界限清楚的多分叶状肿块，它可以发生在原始脊索路径的任何地方。约 1/3 发生在颅底的蝶枕联合软骨周围。

这种肿瘤通常位于中线，呈局部侵袭性，95% 的病例伴有骨质破坏。因此，在它的基质中有许多骨碎片。CT 显示一个混合密度的肿块，可能包含一些代表黏液样物质的低衰减区域。

重点需记住，在 MRA 或 CTA 检查中，约 80% 的肿瘤表现为肿瘤包裹和血管移位。T2WI 显示典型的高信号，T1WI 显示一些小的高信号病灶，代表出血或黏液样物质。增强后 T1WI 显示中度或高度增强，以及一些低强度的非增强区，代表坏死或黏液物质（图 3.7）。这些肿瘤通常靠近或直接接触颈内动脉。在术前评估中，应进行血管造影检查和试验闭塞。

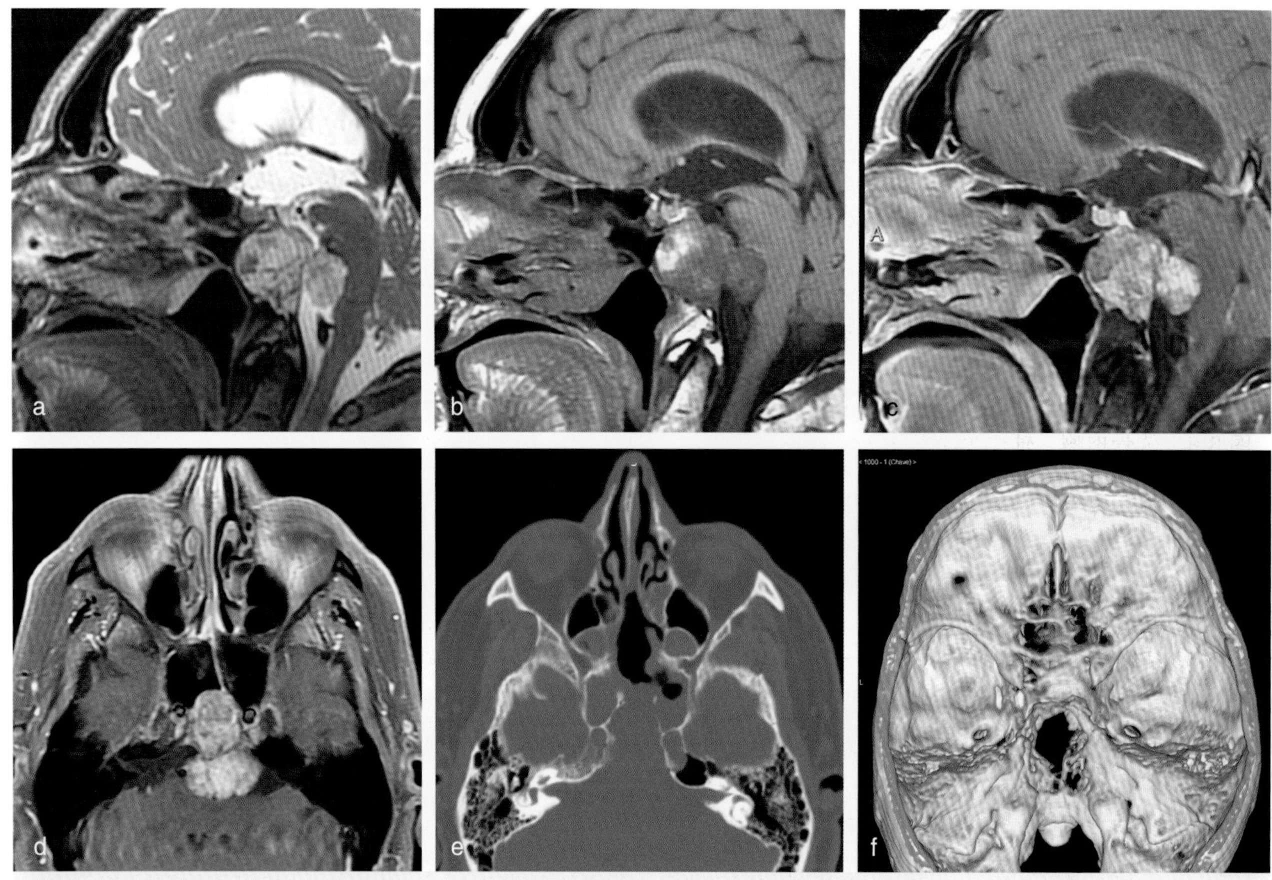

图 3.7 斜坡脊索瘤。a. 矢状位 T2WI MRI 显示鞍背高信号病灶，扩展至蝶窦和桥前池。b. 在 T1WI 上，病变信号不均匀，主要与脑组织呈等信号。矢状面（c）和轴面（d）上的钆增强后的 T1WI 显示不规则强化。轴面（e）和三维重建（f）的 CT 图像清楚地显示了鞍背的骨质破坏（图片由巴西圣保罗 Leonardo Furtado Freitas, MD 提供）

软骨肉瘤

软骨肉瘤是一种软骨样恶性肿瘤，2/3 位于岩枕裂，其次为基底蝶骨前部。软骨样钙化很常见。在 CT 上，增强可能是弥散的或不规则，骨质破坏是其行为的一部分。当进行 CTA 时，可能需要在颅底进行第二次（静脉）采集，因为它的总增强可能相对缓慢。MRI 上 T1WI 表现为低至中等信号，T2WI 表现为特征性高信号（有时可见钙化引起的低信号灶），增强 T1WI 表现为不规则强化（图 3.8）。当进行 MRA 时，静脉相非常重要，原因与 CTA 相同。这些肿瘤也常常靠近或直接接触颈内动脉。术前评估应进行血管造影检查和闭塞试验。

颅咽管瘤

颅咽管瘤起源于颅咽管的残余，通常发生在第三脑室底至垂体。发病高峰出现在 10~14 岁和 60~70 岁。主要有两种类型：硬纤维瘤（小儿）和乳头状（成人）。影像学表现取决于囊肿的内容物。T1WI 信号强度随囊肿内容物的不同而变化，并可因蛋白质、血液制品或胆固醇（典型的硬皮病型）而出现高信号。在乳头状病变中，实性成分在 T1WI 上呈等信号。

囊肿壁周围强化是典型的，也是固体成分的异质性增强。外周钙化非常常见，发生在 90% 的儿童和 70% 的成人。

T2 信号在实体和囊性成分中都很高，但根据液体的含量而变化。钙化在 T2WI 上呈低信号（图 3.9）。

鞍下颅咽管瘤

极少见的颅咽管瘤是与鞍下位置的颅咽管有关，并影响蝶骨 [15]。

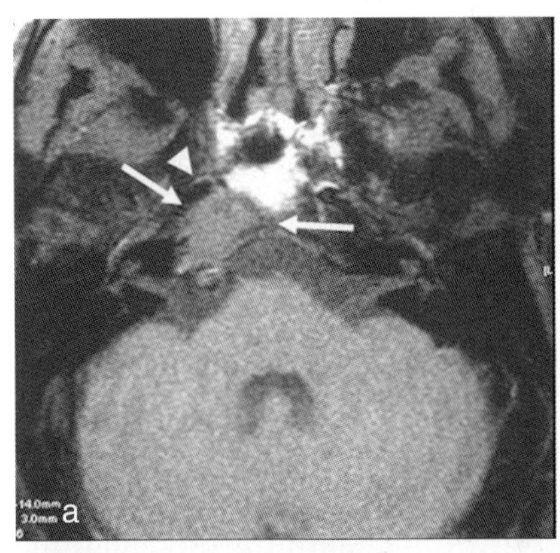
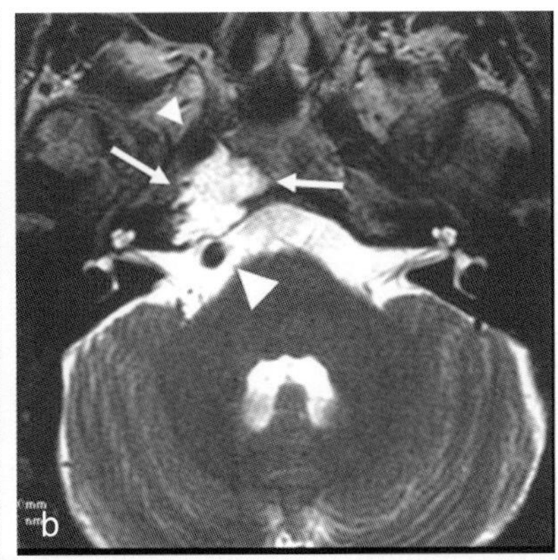
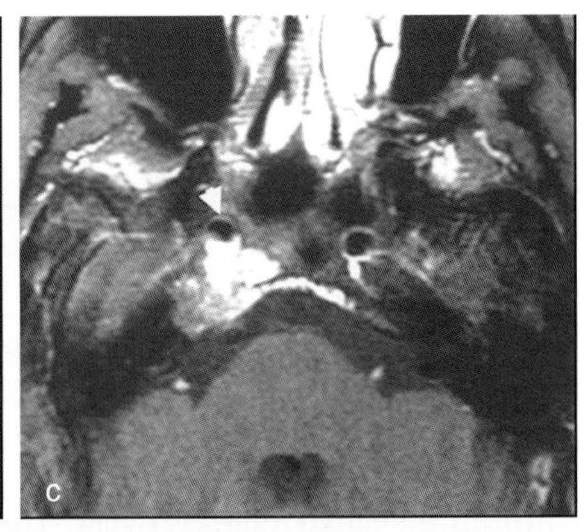

图 3.8　软骨肉瘤。轴位 T1WI（a）显示浸润性病变，信号强度中等，T2WI（b）显示特征性高信号（箭头），与基底动脉关系密切（大箭头头），钆增强后（c）显示不规则强化。注意肿瘤引起的右侧颈内动脉移位（小箭头头）

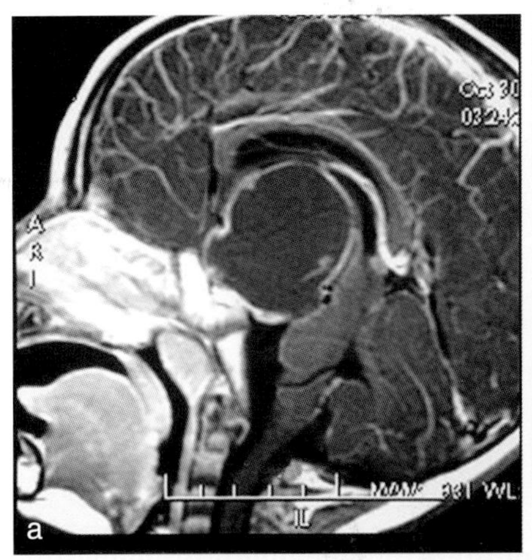
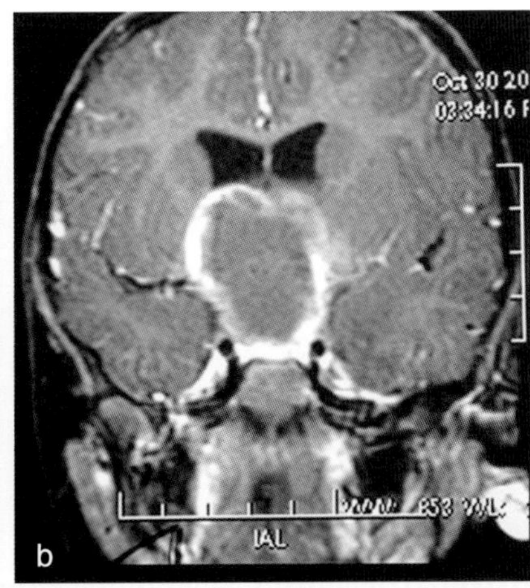
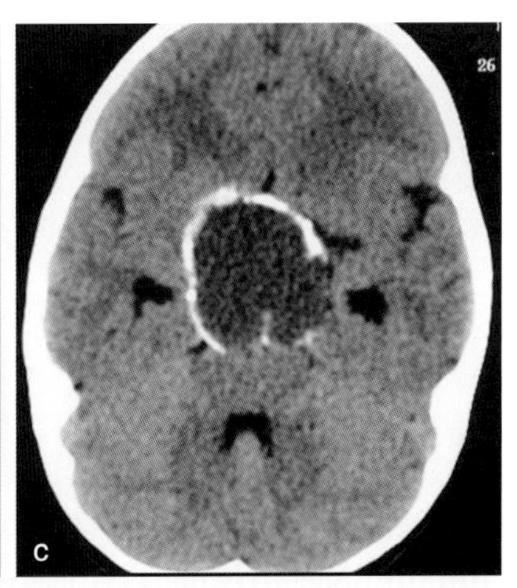

图 3.9　颅咽管瘤。矢状面（a）和冠状面（b）上的 T1WI 钆增强后的 MRI 显示鞍上中线处有一个大的囊性肿块，内部低信号，周围增强（c）。软组织开窗的 CT 轴位图像显示非常典型的周边钙化，以及囊性病变的低密度内容物。侧脑室颞角也有轻微扩大

病变可为实性、囊性或混合性。囊性成分包括胆固醇、脂肪和变性血红蛋白（图 3.10）。手术时液体的典型特征就像机油。主要的 MRI 序列包括 T2WI，其频谱不均匀，可能出现液体 - 液体平面。在 T1WI 上，液体呈均匀高信号，钆增强后只有固体成分增强。由于囊性病变发生在蝶窦的同一部位，CT 检查可能与黏液囊肿或胆固醇囊肿混淆。MRI 可以区分每种流体成分的特征。

垂体大腺瘤

垂体大腺瘤起源于腺垂体，最常见的表现是鞍内和鞍上的实体瘤，看起来像雪人或数字 8。垂体大腺瘤一般大于 1cm，当大于 4cm 时称为巨腺瘤。在 CT 上，病灶在静脉注射造影剂前与大脑灰质等密度，注射后出现弥漫性增强。海绵窦内颈内动脉移位是常见的。MRI 平扫 T1WI 显示肿瘤与灰质呈等信号，在 T1WI 上弥漫性增强。在 T2WI 上，病灶与灰质呈等信号（图 3.11）。

出血性囊性腺瘤

垂体囊性腺瘤可能有出血，对于垂体大腺瘤与实体的鉴别有重要意义。由于出血，未增强 T1WI 上囊性肿瘤呈高强度，由于液体含量的增加，T2WI 上也可见囊肿的高强度。在增强型 T1WI 上，

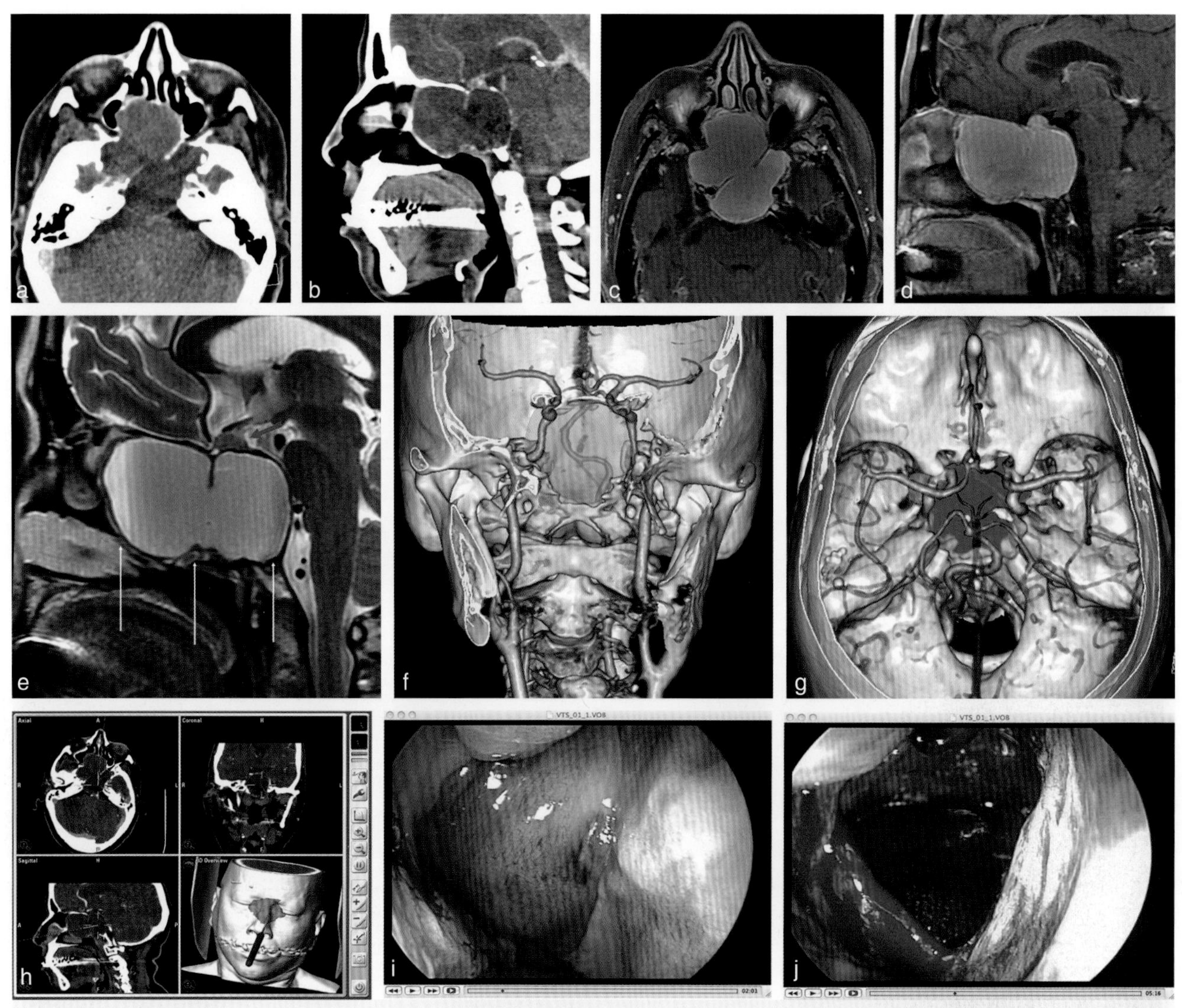

图 3.10 鞍下颅咽管瘤。CT 显示一个广泛的“囊性”病变扩张蝶骨，低密度，未增强，在轴向（a）和矢状面（b），这可能被误解为黏液囊肿。另一方面，MRI 显示轴位（c）和矢状位（d）上 T1WI 液体含量高信号且均匀，无强化。诊断的关键序列是矢状位 T2WI，显示不同信号强度的液体 - 液体平面（e 上的小箭头），确认颅咽管瘤的假设，排除黏液囊肿。CTA 三维重建有助于显示颅咽管瘤（半透明蓝色区域）与颈内动脉的关系（f，g）。腺垂体脱离颅骨，如 d 和 e 所示（红色箭头）。经鼻内镜图像引导入路（h，i），囊性肿瘤被袋状化。图示颅咽管瘤已开放，内部呈现典型的机油征（j）

只有外围边缘增强。比较图 3.11 与图 3.12 可见差异。

脑脊液漏

脑脊液漏可能是自发性的或继发于创伤、肿瘤（尤其是垂体）、先天性异常或手术（并发症）。最常见的部位是筛板和筛凹。在某些病例中，蝶窦内有瘘管，特别是在蝶窦基底部扩张的斜坡和翼状突气化的顶部，发现骨质变薄或裂开的部位并不少见。成像的金标准仍然是 CT 脑池造影，使用以下技术：

· 蛛网膜下腔注射非离子碘化造影剂。

· 患者头低位小于 1min。

· 在两鼻腔中使用棉片，如果出现瘘管，将用脑脊液和造影剂湿润。

· 患者俯卧位。

· 整个面部的体积采集（包括棉塞）。

· 必要时，在患者处于仰卧位的情况下进行第二次采集。

· 轴面、冠状面和矢状面重建（图 3.13）。

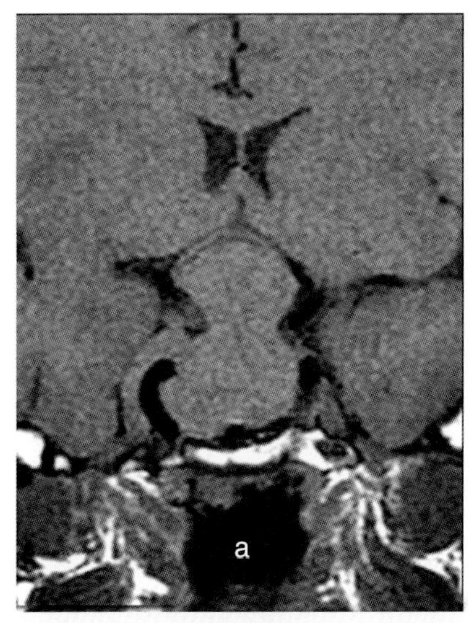

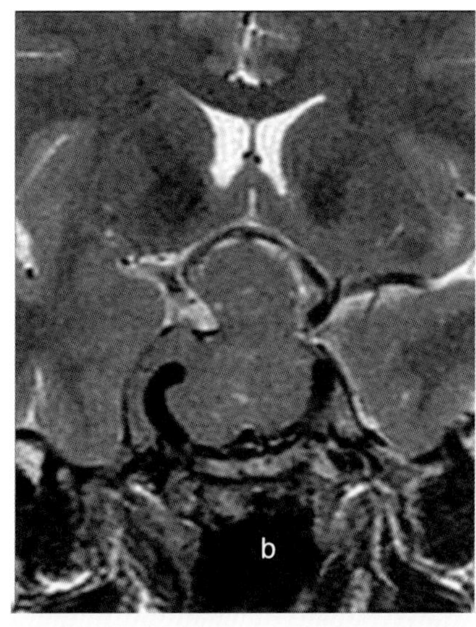

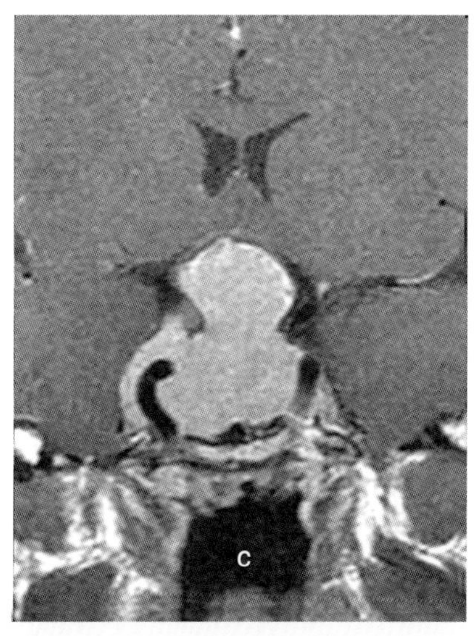

图 3.11　垂体大腺瘤。冠状位 MRI T1WI（a）、T2WI（b）和增强 T1WI（c）显示蝶鞍内及上方有一个雪人形均质实体瘤，使颈内动脉向外侧移位，视交叉向颅侧移位。在 T1WI 和 T2WI 上，肿瘤与脑实质呈等信号，增强呈弥散均匀信号

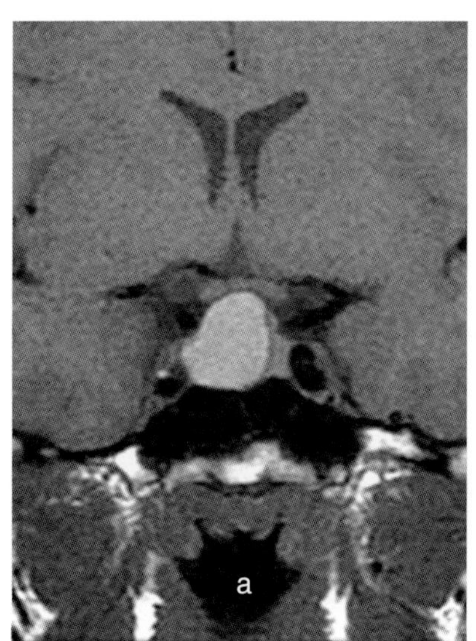

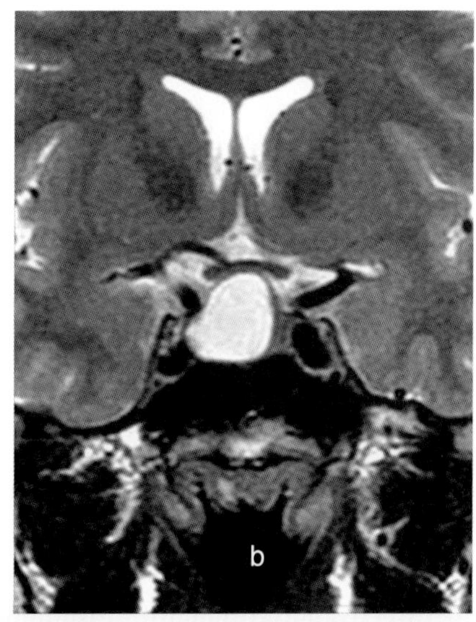

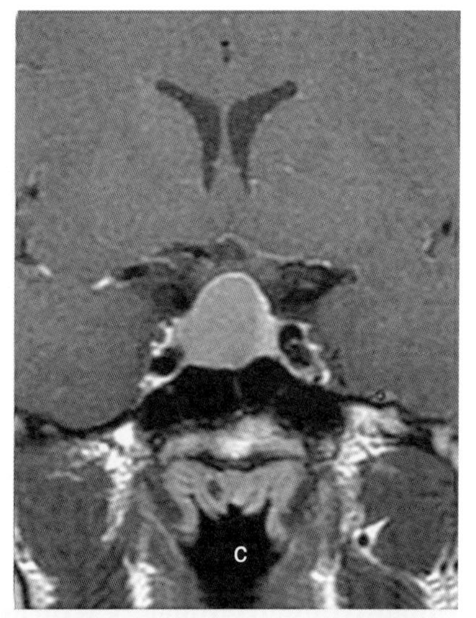

图 3.12　出血性囊腺瘤。冠状位 MRI T1WI（a）、T2WI（b）和 T1WI 钆增强后的（c）显示与实性垂体大腺瘤不同的信号（另见图 3.11）。注意未增强的 T1WI 和 T2WI 上肿瘤内部的高信号，表现为出血性内容，注射钆造影剂后只有很薄的周边强化，显示病变的囊性起源（图片由 Leonardo L. de Macedo, MD 提供）

颅底广泛骨折可造成不止一处脑脊液漏，骨折引起的骨缺损不一定对应于瘘管。这表明 CT 脑池造影仍是研究脑脊液漏的金标准，显示了大范围骨折内的特殊路径。示例如图 3.14 所示。

动脉瘤

Willis 环是动脉瘤最常发生的部位（90% 以上的病例）；大多数发生在前交通动脉。CTA 和 MRA 都是很好的诊断方法。MRA 不能显示骨质，CTA 可以记录有无骨质。CTA 显示血管腔和动脉瘤明显增强，后处理采用 MIP 和 VR 方案（图 3.15）。

MRI 上 T1WI 表现为低（流空）或不均匀信号，T2WI 表现为低信号。有时，信号强度是混合或层叠的。MRA 是用 3D-TOF（三维时间飞跃）

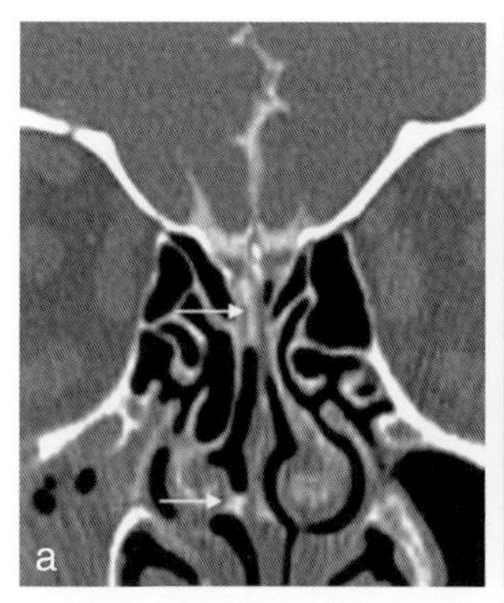

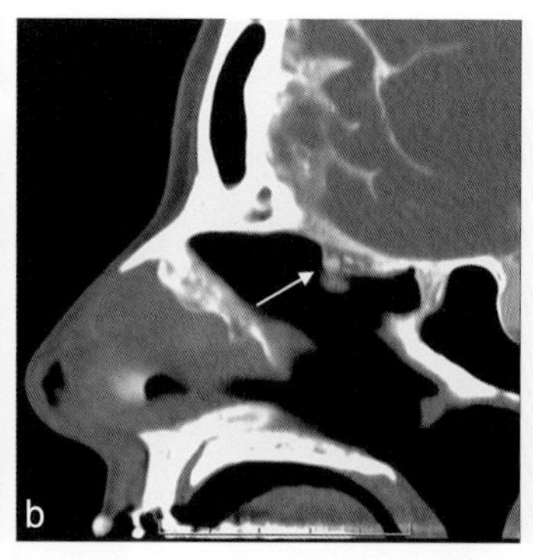

图 3.13 筛板自发性脑脊液漏。a. 冠状面 CT 脑池造影显示脑脊液与鞘内碘造影剂混合通过右侧筛板（箭头）。b. 多平面重建（MPR）获得的矢状面能更好地显示脑脊液漏的确切位置（箭头）

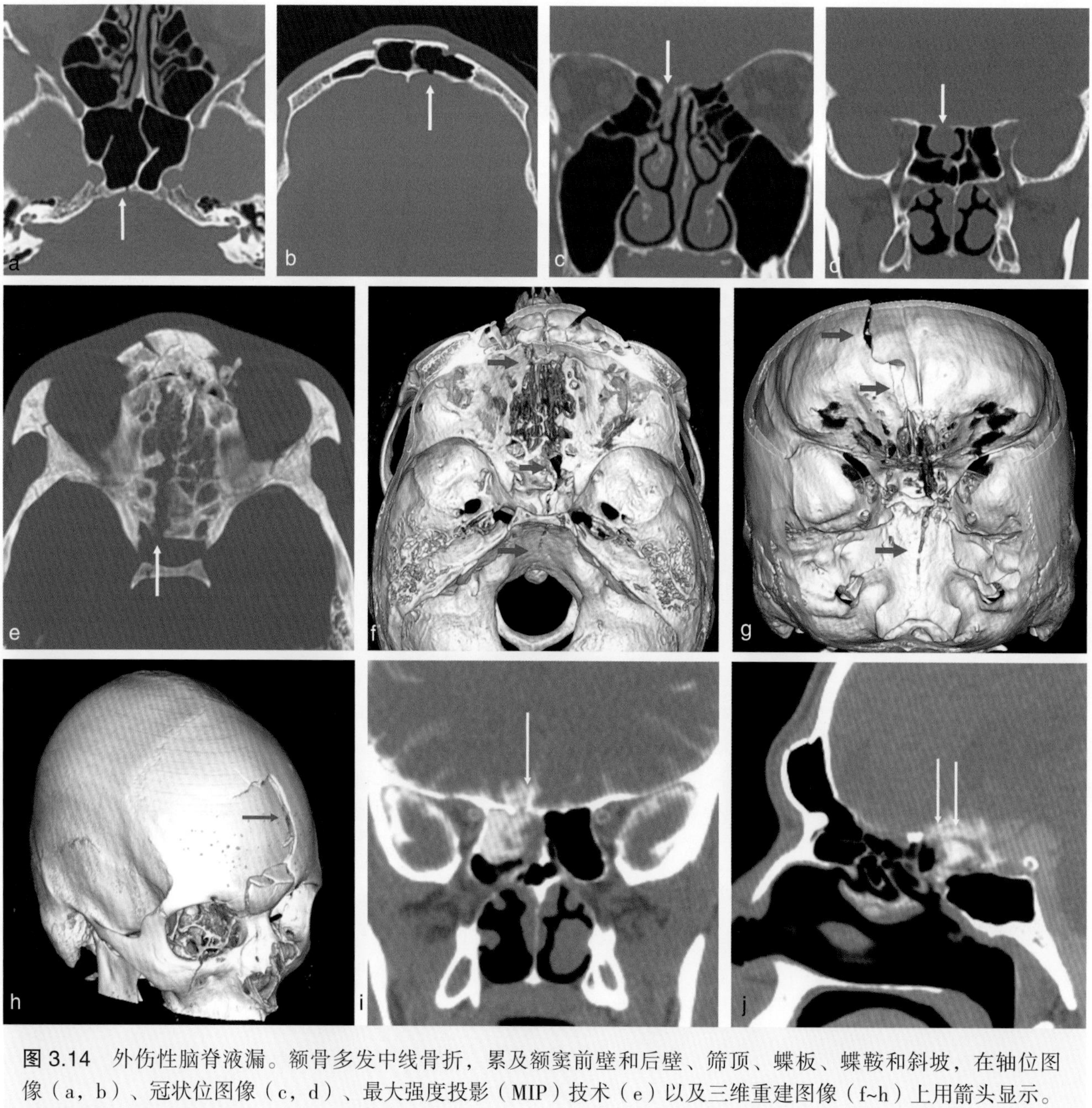

图 3.14 外伤性脑脊液漏。额骨多发中线骨折，累及额窦前壁和后壁、筛顶、蝶板、蝶鞍和斜坡，在轴位图像（a，b）、冠状位图像（c，d）、最大强度投影（MIP）技术（e）以及三维重建图像（f~h）上用箭头显示。脑脊液漏仅位于蝶骨平台，与 Onodi 气房（i，j）有关

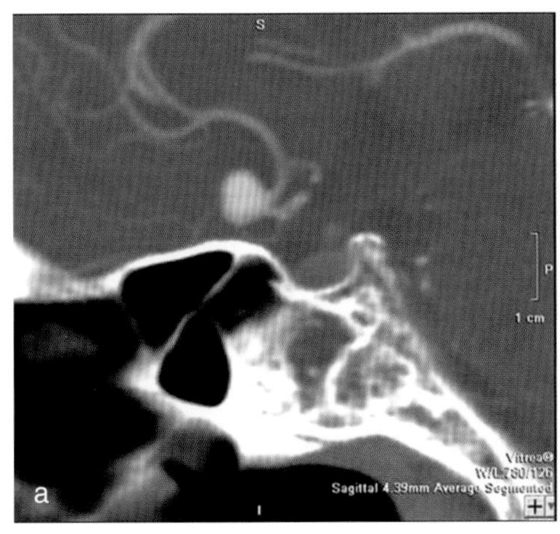
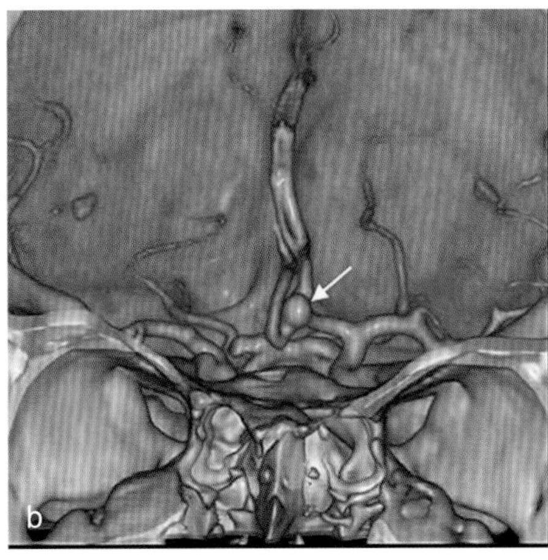

图3.15　前交通动脉瘤。应用最大强度投影（MIP）技术在矢状面行 CTA（a）和正面视图三维容积重建（b），有助于对动脉瘤进行精确评估

技术进行的，GRE 序列可根据流动的血液中的不饱和自旋与固定组织的预饱和自旋之间的差异提供明亮的血管图像（静脉注射造影剂可获得更好的结果）。

（隋海晶　译，陈晓红　校）

参考文献

[1] Aygun N, Zinreich JS. Imaging of the skull base. In: Anand VK, Schwartz TH, eds. Practical Endoscopic Skull Base Surgery. San Diego, CA: Plural Publishing; 2007:25-43

[2] Stamm AC, Flávio J, Harvey RJ. Revision endoscopic skull-base surgery. In: Kountakis SE, Jacobs J, Gosepath J, eds. Revision Sinus Surgery. New York, NY: Springer; 2008:289-300

[3] Haetinger RG. Imaging of the nose and paranasal sinuses. In: Stamm AC, Draf W, eds. Micro-Endoscopic Surgery of the Paranasal Sinuses and the Skull Base. Berlin: Springer; 2000:53-81

[4] Earwaker J. Anatomic variants in sinonasal CT. Radiographics. 1993; 13 (2):381-415

[5] Keros P. ber die Praktische Bedeutung der Niveauunterschiede der Lamina Cribrosa des Ethmoids [About the practical significance of the different levels of the cribriformplate of the ethmoid]. Z Laryngol Rhinol Otol. 1962; 41:808-813

[6] Ónodi A. Der Sehnerv und die Nebennasenhöhlen der Nase [The Optic Nerve and the Paranasal Sinuses]. Vienna and Leipzig: Alfred Hölder Verlag; 1907:6–34, 42-69

[7] Haetinger RG, Navarro JA, Liberti EA. Basilar expansion of the human sphenoi-dal sinus: an integrated anatomical and computerized tomography study. Eur Radiol. 2006; 16(9):2092-2099

[8] Sorimachi T, Kamada K, Ozawa T, Takeuchi S. Basilar artery vasculitis secon-dary to sphenoid sinusitis-case report. Neurol Med Chir (Tokyo). 2001; 41(9):454-457

[9] Jenkins HA, Calcaterra TC. Spontaneous cerebrospinal rhinorrhea from the sphenoid sinus. Trans Sect Otolaryngol Am Acad Ophthalmol Otolaryngol. 1977; 84(5):ORL916-ORL918

[10] Coiteiro D, Távora L, Antunes JL. Spontaneous cerebrospinal fluid fistula through the clivus: report of two cases. Neurosurgery. 1995; 37(4): 826-828

[11] Stamm AC, Freire LAS. Cerebrospinal fluid rhinorrhea: transnasal micro-endoscopic surgery. In: Stamm AC, Draf W, eds. Micro-Endoscopic Surgery of the Paranasal Sinuses and the Skull Base. Berlin: Springer; 2000: 451-463

[12] Jho HD, Carrau RL, McLaughlin MR, Somaza SC. Endoscopic transsphenoidal resection of a large chordoma in the posterior fossa. Acta Neurochir (Wien). 1997; 139(4):343-347, discussion 347-348

[13] Harnsberger HR. Diagnostic Imaging: Head and Neck. Salt Lake City, UT: Amirsys; 2005

[14] Osborn AG. Diagnostic Imaging: Brain. Salt Lake City, UT: Amirsys; 2004

[15] Haetinger RG, Paes AJO Jr. Nose and Paranasal Sinuses-Part I [Nariz e Seios Paranasais-Parte I]. Rio de Janeiro: Elsevier; 2017:133-180

第 4 章 鼻内镜在颅底疾病患者术前评估中的作用

Juan Eugenio Salas-Galicia, Luis Miguel Garza Talamas, Paulina Andrade Lozano, Raúl Omar Cadena Torrero, María Chávez Méndez

摘 要

内镜检查所提供的图像是耳鼻咽喉领域的一个强有力的诊断工具，特别适用于评估鼻、鼻窦和颅底区域。大多数的鼻窦疾病为鼻源性，与窦口鼻道复合体和蝶筛隐窝这两个基本区域有关。诊断性鼻和颅底内镜检查适用于慢性鼻塞、面部疼痛或头痛、持续性鼻漏、鼻出血、溢泪、慢性咽炎或喉炎、鼻咽部疾病、慢性或复发性中耳炎、嗅觉减退或丧失、脑脊液漏、鼻腔肿瘤、颅底肿瘤、鼻内镜手术及经鼻开颅术的术后随访。在鼻内镜下需要观察和记录以作为内镜下经鼻开颅术术前评估的区域包括：鼻咽部、蝶筛隐窝、嗅裂和蝶腭区。如发现一个巨大的单侧颅底肿瘤，应在影像学检查的基础上，进行系统的术前鼻内镜检查，以确定是否存在肿瘤经常伴发的鼻窦感染或炎症性疾病，以尽可能减少围手术期并发症。恶性肿瘤术前评估包括临床病史、影像学检查、术前内镜评估及活检（如有组织病理学检查指征）。必须谨记，鼻窦和颅底是人体中组织学差异最大的区域，因此对这些患者进行内镜和影像学随访极其重要。

关键词

颅底肿瘤，术前评估，鼻窦肿瘤，设备，内镜辅助手术

内容要点

· 鼻窦和颅底肿瘤发病增多，需要早期诊断，鼻内镜在术前评估中起到重要作用。

· 内镜辅助下经鼻颅内手术的术前评估必须包括临床病史、完整的体格检查、影像学检查和诊断性鼻内镜检查及活检（如有指征）。

· 鼻内镜和 CT 血管造影是鼻窦和颅底疾病诊断的金标准。

· 鼻内镜检查和影像学检查应尽量在手术前一天进行，尤其是使用影像导航系统时。

· 系统的术前鼻内镜检查在可能的情况下均应进行，即使是在体积大的肿瘤中，用以评估黏膜、分泌物和解剖变异的特征，以及鼻中隔黏膜瓣修补颅底缺损的可能性。

· 对于成人，推荐使用硬质内镜：2.7mm（30°、45°、70°），如可能可使用 4mm（45°、70°）。软质内镜适用于鼻腔狭窄患者及儿童患者。

· 在医生检查室使用高清摄像机进行系统的鼻内镜评估，可为外科医生提供不同疾病的训练，并为获得内镜颅底手术中不可或缺的技能和能力提供机会。

· 在计算机数据库中记录鼻内镜评估结果是非常重要的，尤其是对于既往曾经做过手术的患者。

· 鼻内镜鼻腔评估的其他应用包括活检、接触性黏膜内镜检查和荧光素检测脑脊液漏。

· 为了我们自己以及患者的利益，必须使用可负担的最佳技术进行内镜检查以得到准确的结果。

· 颅底肿瘤的早期诊断对于避免开颅或联合手术入路、采取经鼻内镜下颅底手术至关重要。

4.1 引 言

正如人们所说：一图胜千言。鼻内镜检查提供的图像是耳鼻咽喉头颈外科和神经外科领域

的一个强有力的诊断工具，尤其是在对于鼻、鼻窦和颅底区域的评估中。1901年，Hirschmann首次使用经改良的膀胱镜进行鼻内镜检查，之后不久，Reichert、Valentine、Sargnon和Zaufal于1902年至1908年将其应用于小型外科手术。由于Hopkin的圆柱透镜的引入，内镜在诊断和外科治疗中的应用在20世纪60年代后期得到极大发展，这种仪器在直视和图像记录方面的诊断和手术能力因此得以提高。Messerklinger首次进行了对鼻腔外侧壁的系统性探查，并用他丰富的临床经验证实了大多数鼻窦疾病都是鼻源性的，并发现这些疾病通常与他称之为窦口鼻道复合体和蝶筛隐窝的两个基本区域有关。他的研究使得鼻窦的解剖结构和生理学知识相较之前更为精确[1-2]。

4.2 考 量

4.2.1 适应证

诊断性鼻和颅底内镜检查适用于以下情况：

· 慢性鼻塞。

· 复发性或慢性鼻窦炎。

· 主要与过往鼻窦手术相关的面部神经痛或头痛。

· 持续性鼻漏。

· 鼻出血。

· 溢泪。

· 慢性咽炎或喉炎。

· 鼻咽部疾病。

· 慢性或复发性中耳炎。

· 嗅觉缺失或嗅觉减退。

· 脑脊液漏（拓扑诊断）。

· 鼻窦肿瘤。

· 颅底肿瘤。

· 鼻窦肿瘤和颅底肿瘤活检（如有适应证）。

· 鼻内镜手术和经鼻颅内手术的术后随访[3-6]。

对具有单侧进行性鼻塞（80%~90%）伴有单侧鼻漏和鼻出血（45%~60%）的临床三联征表现的患者应排除是否患有鼻腔、鼻窦或颅底肿瘤。头痛（25%）可继发于鼻窦阻塞，或咽鼓管受压引起的表现为传导性听力损失的分泌性中耳炎。随着肿瘤扩展到鼻窦，与嗅觉障碍有关的慢性鼻窦炎和面部或脸颊肿胀开始出现，并可表现为嗅觉减退和嗅觉障碍（10%~18%）[7]。

4.2.2 禁忌证

在局部麻醉下进行的硬质鼻内镜检查的禁忌证通常包括：不能配合的儿童、对检查感到恐惧的成年人和精神病患者。对于这些患者，表面麻醉下的柔性内镜检查耐受性良好，很少需要全身麻醉[8-9]。

4.2.3 危险因素

一般而言，对于老年患者和有哮喘、过敏、心脏病、面部疼痛病史的患者，以及对富血管性肿瘤且其大小使内镜难以插入鼻腔的患者，应非常小心地进行鼻内镜检查[8-9]。

4.2.4 并发症

鼻内镜检查的并发症非常少见，可由血管收缩剂和局部麻醉剂引起，有时会引起心动过速、过敏和高血压。其他并发症与操作本身有关，包括黏膜损伤、鼻出血、迷走神经反射、鼻面神经痛和哮喘发作。在综合考虑上述禁忌证和危险因素以及这些可能的并发症后，鼻内镜检查作为术前评估，是一种安全有效、诊断价值高的方法[2-3,5-6,8]。

4.2.5 一般设备

内镜：2.7mm，4mm；30°，45°，70°。软质纤维鼻咽内镜，直径3~3.5mm。

光源：氙灯300W（是检查室和外科手术用的最佳光源）或K. Storz 300W LED SCB光源；其他80~175W的LED光源仅用于检查室[10]。

光纤电缆或流体：图像记录推荐使用直径为10.5~2.5mm的光纤电缆；每2年必须更换一次[10]。

相机：高清三晶片，Karl Storz高清摄像系统：作者认为这种相机在图像方面最适合诊断和手术使用。Stryker 1488高清三晶片相机和Olympus全高清3CCD也是不错的选择[12]。主流的相机还包括：

Ultra HD 4K、Arthrex 和 Olympus 相机[12-13]。

监视器：需注意监视器和摄像机的分辨率必须一致。

推荐设备：LED 广角高清、全高清或 4K 超高清医疗监视器，23~27 英寸。K. Storz 和 NDS（分辨率 1920~1200）[10]，Sony（1980~1080）[14]。Arthrex 是第一家生产 Synergy UHD4 4K 系统（分辨率 4000~2000，10 位）的医疗公司，这是目前市场上最先进的视频技术[13]。

文件记录：医用高清录像机，全高清：K. Storz AIDA HD。Stryker SDC Ultra。索尼 HVO550MD HD。Medicapture USB300 数字捕获和 TEAC UR4MD（UR-4MD）高清医学影像记录仪，配有 3.5 LCD 显示器和 500GB 硬盘，这是作者的选择（图 4.1）[10-11,14-16]。

4.2.6 计算机硬件配置

电脑：Intel 双核或四核处理器 / 芯片组 Intel 主板 /DDR3 或 DDR4 内存，建议使用 8.0Gb/S-ATA- Ⅲ硬盘驱动器，600MBps，7200rpm，建议 500.0Gb 或 S-ATA- Ⅲ固态驱动器，600MBps，512.0Gb/ 全高清或支持 4K 的 PCI Express 16x 显卡，1.0Gb DDR3 或 DDR4 微型 /LED 显示器 20 英寸宽屏幕，带数字输入（DVI 或 HDMI）/DVD 或蓝光写入驱动器 / 多存储闪存卡读卡器 /PS2 或 USB 键盘 /PS2 或 USB 激光鼠标 / 不间断电源系统，至少是总功耗的两倍。

建议使用镜像磁盘阵列（Raid-1）对硬盘驱动器硬件故障进行冗余数据保护。苹果 Macintosh：Intel 双核或四核处理器，8GB 内存，512GB 固态硬盘；Express 18x 超级硬盘；Intel 或 NVIDIA 主板芯片组。24 英寸苹果显示器。

4.2.7 计算机软件配置

电脑：Windows 10 专业版。使用 Pinnacle studio 15 或更高版本的捕获和编辑软件。Macintosh：Mac OS Sierra 操作系统，带有 Final Cut Pro Edition 软件。Mac 平台的一大优势是可与 OsiriX MD 兼容，后者可能是市场上最佳的图像查看器 DICOM，可以创建断层摄影和磁共振研究的 3D 重建；此外，还有一个 iOS iPhone 和 iPad 版本，即 OsiriX HD。

这些医疗、电子、计算机和软件设备数据均为作者建议，供希望获得该设备用于其实践的临床医生参考。临床医生应在他们的日常实践中选择一个满足需求的系统，建议使用所能负担得起的最先进技术（图 4.2）。

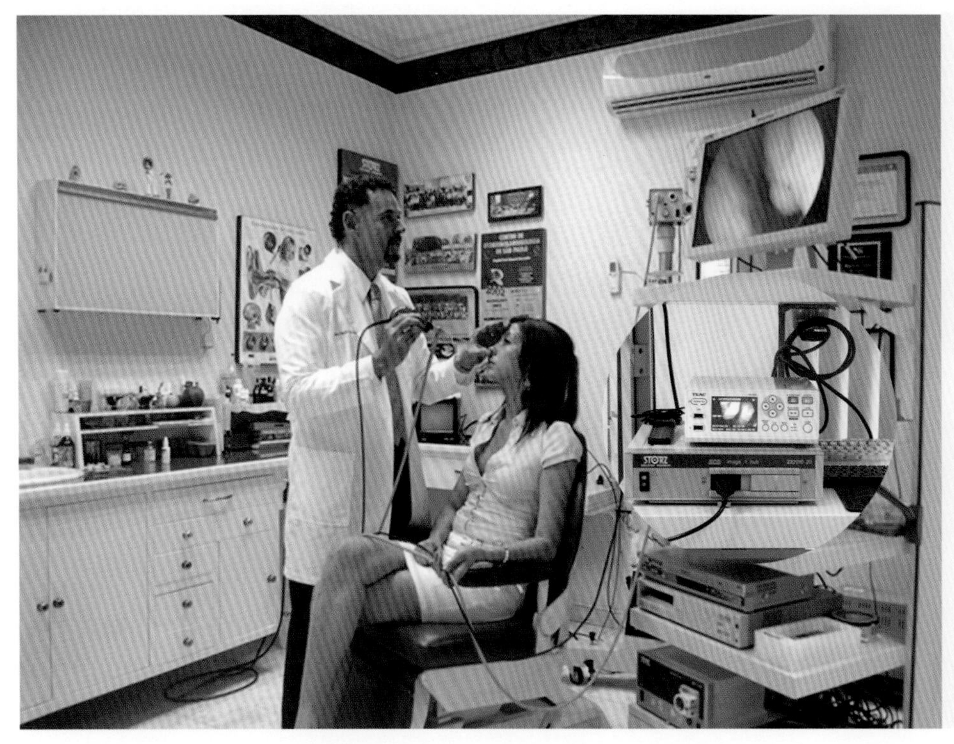

图 4.1 鼻内镜评估

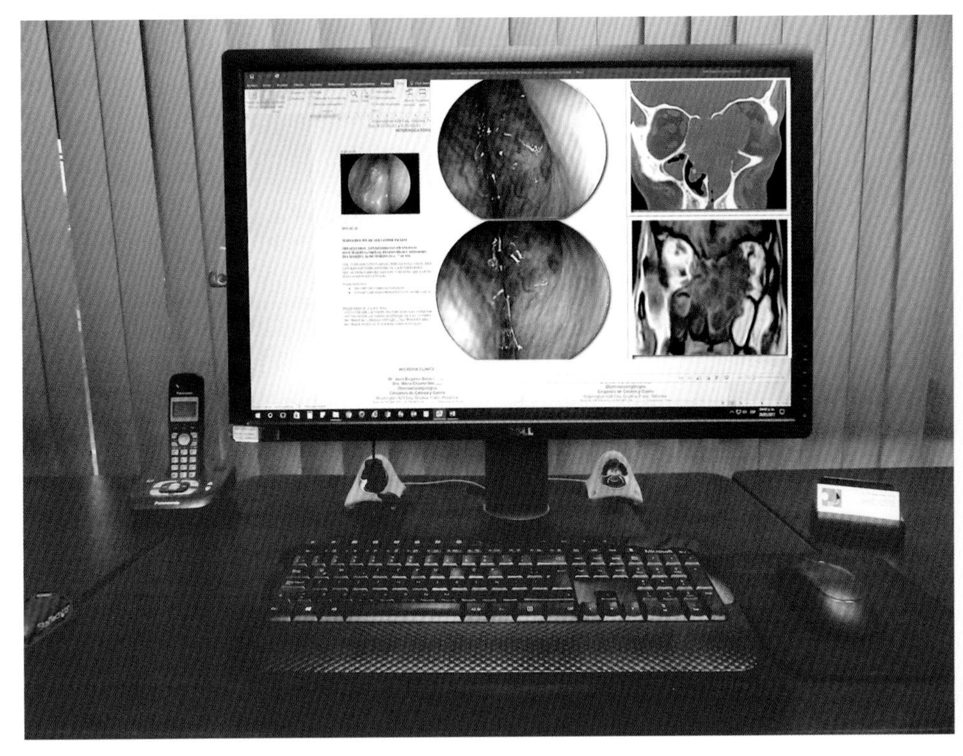

图 4.2 电脑设备：选择一个适合你的特殊需要和日常操作的系统

4.3 鼻内镜在颅底疾病患者术前评估中的应用

4.3.1 未使用药物的鼻内镜或基线鼻内镜检查

除了鼻内镜检查外，还可以使用一些功能性测试来评估鼻腔，包括主动前鼻鼻阻力测量和鼻声反射测量（图 4.3），嗅觉检测和黏液纤毛清除率。注意避免使用刺激性物质，以免影响鼻黏膜。诊断性鼻内镜检查在传统的前鼻镜检查后进行，患者呈坐位或卧位（图 4.1）。

评估在没有任何麻醉剂或血管收缩药物的情况下进行。使用 2.7mm、30° 的内镜评估鼻腔（可提供更宽的前视图），将内镜的顶端缓慢小心地

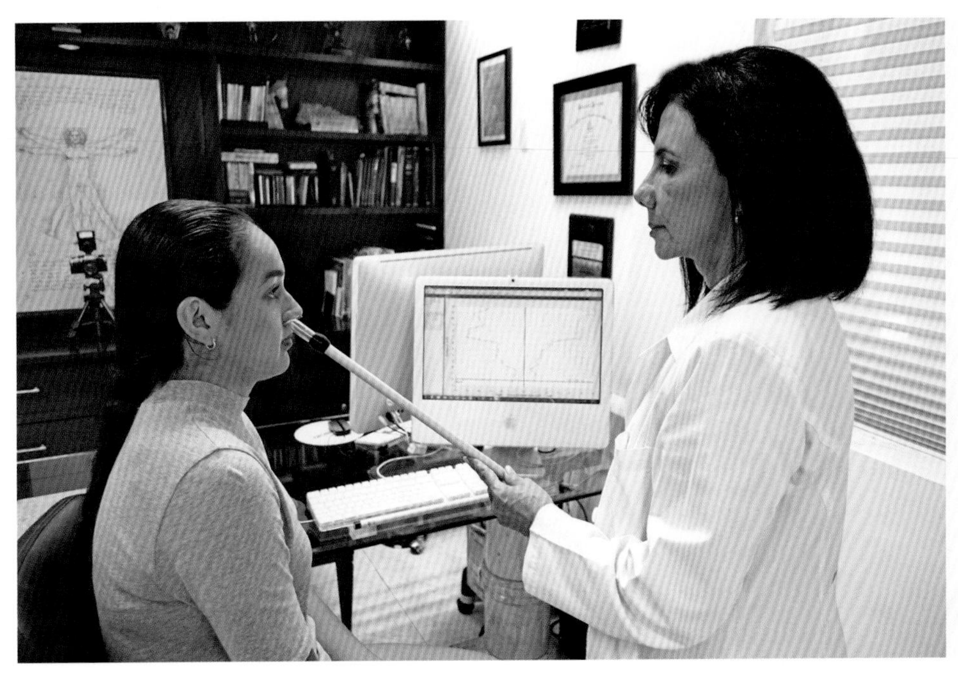

图 4.3 鼻功能试验（鼻测量）

送入鼻前庭和鼻瓣区，以避免对患者造成任何不适，同时不接触鼻中隔和鼻腔外侧壁。尽可能完整地显示两个鼻腔，评估黏膜、黏液、鼻分泌物的特征及解剖变异。如使用直径更大的4mm内镜则更难完成此操作。在这一阶段，吸引收集装置（Juhn-Tym-Tap，Medtronic；中耳液体吸引器）可在内镜引导下获取培养，或者也可使用价格更低廉的尿道拭子完成。

4.3.2 使用药物的诊断性鼻内镜检查

在完成鼻内镜检查后，使用1%羟甲唑啉和4%利多卡因喷雾来进行鼻腔收缩和麻醉，10min后进行鼻功能测试。有时需要加强中鼻道、蝶筛隐窝、嗅区或接触内镜可能引起干扰或疼痛的狭窄区域的麻醉和血管收缩。建议使用4mm、30°的内镜开始内镜检查，以便看到鼻腔全景。如果空间有限，则建议使用2.7mm、30°或45°的内镜。鼻内镜检查是在以下3个步骤中系统地进行的（图4.4，图4.5）。

第一步：鼻前庭、鼻瓣膜区、鼻咽部、下鼻道

首先向鼻孔内送入内镜，直接观察鼻前庭和鼻瓣区；以鼻中隔和下鼻甲为解剖学标志，小心地将其滑入鼻腔底部。在通往鼻咽部的过程中，检查中鼻甲及下鼻甲直至下鼻甲的末端和咽鼓管。然后将内镜旋转90°以显示同侧咽鼓管，要求患者吞咽，评估动态变化（图4.6）。此时，可以检查咽鼓管圆枕和咽隐窝。将内镜回到旋转前的状态，向对侧咽鼓管旋转90°（图4.7），观察后鼻孔和鼻咽部上部，观察是否有腺样体组织或颅颊囊的存在。然后撤出内镜并转到下鼻道，定位鼻泪管的终点处的Hasner瓣，并可通过轻轻按压眼内眦将其扩大（如在这一水平有病变，可观察到眼泪、黏液或脓性物质流出）。

第二步：蝶筛隐窝，上鼻道，嗅裂后部

重新通过下鼻甲和中鼻甲间送入内镜，朝向蝶筛隐窝和上鼻道。在血管收缩和麻醉良好的情况下，可以看到蝶窦的自然开口，最后观察嗅裂后部（特别是针对嗅、味觉障碍或怀疑脑脊液漏和颅底肿瘤的患者）（图4.8）。

第三步：中鼻道、窦口鼻道复合体和嗅区前部

内镜绕中鼻甲的尾部并从中鼻甲下方穿过。向外撤出内镜过程中，可看到中鼻道、钩突、半月裂、

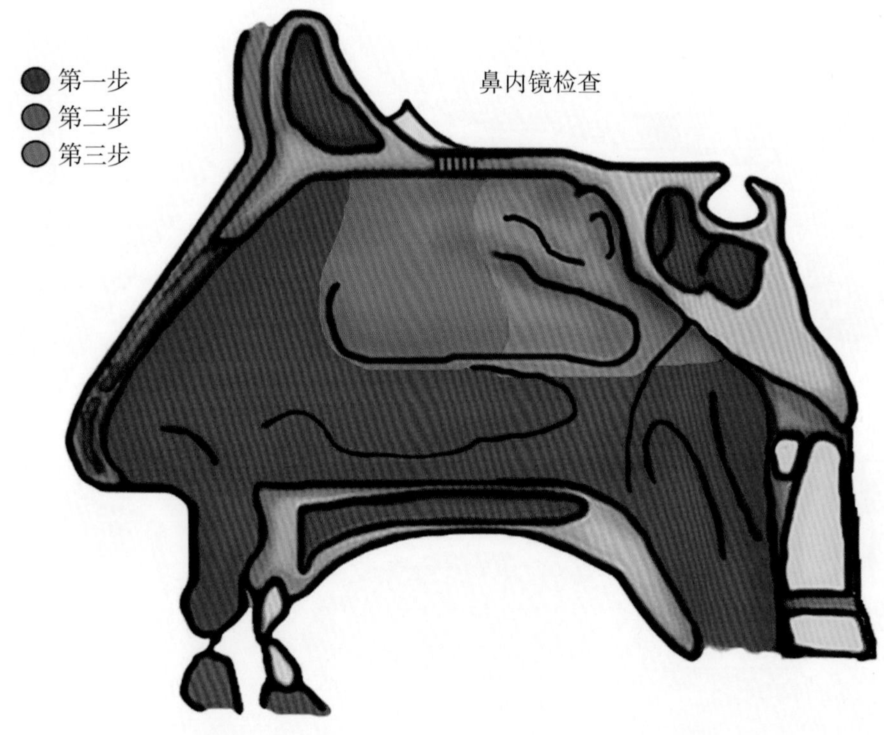

图4.4 系统性鼻内镜检查：三步

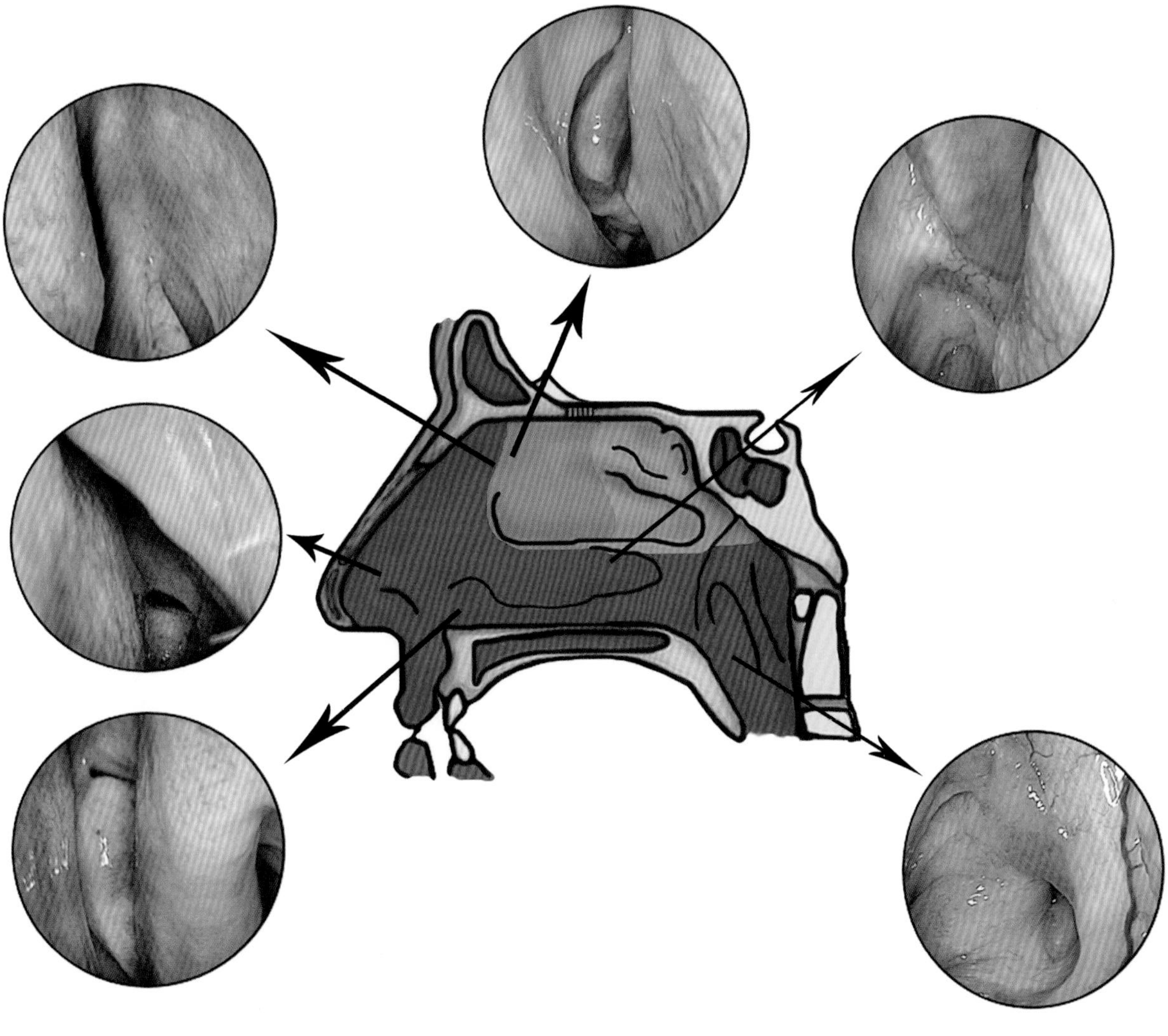

图 4.5　系统性内镜检查鼻腔的内镜图像

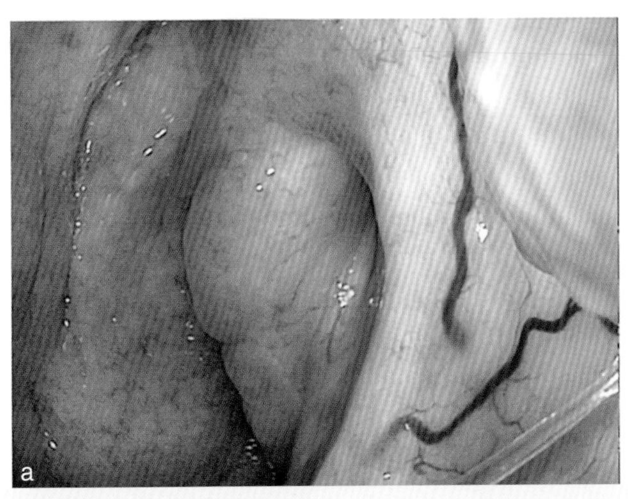

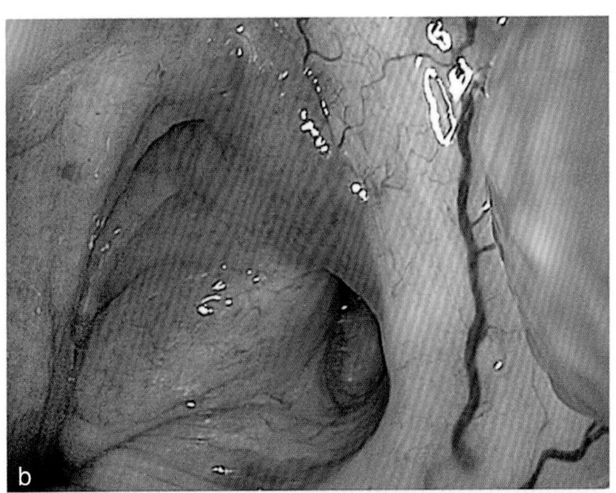

图 4.6　咽鼓管的动态活动。a. 关闭。b. 开放

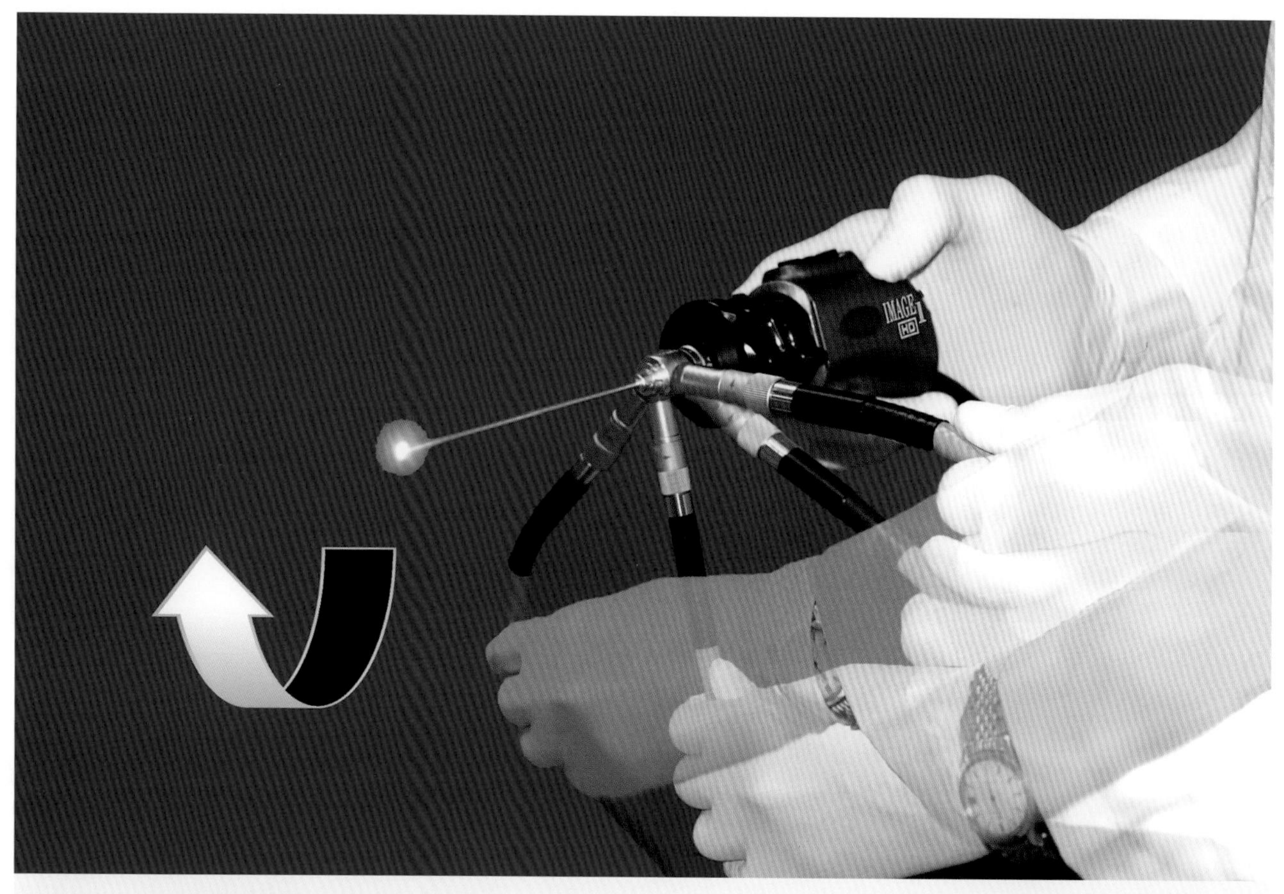

图 4.7　通过角度镜获取鼻腔外侧壁图像

上颌窦副口，偶尔可见上颌窦自然口、筛泡和额隐窝。有时使用中隔剥离子可在不骨折中鼻甲的情况下外移中鼻甲，从而更好地显示窦口鼻道复合体。必要时可进行涂片和培养。最后，从中鼻道撤出内镜并重新送入以评估嗅裂前部。建议使用 2.7mm、30° 或 45° 的内镜（图 4.9）[2–4,6,8,17–18]。

三个步骤的示意图如下。

第一步：前庭→鼻瓣区→下鼻甲→后鼻孔→鼻咽后壁和上壁→旋转 90°，咽鼓管咽口→咽隐窝→向对侧旋转 180°→对侧咽鼓管和咽隐窝→撤回内镜后翻转→下鼻道→鼻泪管。

第二步：重新送入内镜→后鼻孔上缘→蝶筛隐窝→上鼻甲和最上鼻甲→蝶窦口→嗅裂（后方）。

第三步：内镜进入中鼻道→移动中鼻甲，不要骨折中鼻甲→蝶腭区→钩突→半月裂→上颌窦自然口或上颌窦副窦口→筛漏斗→筛泡→额隐窝→撤出内镜→嗅裂（前方）。

内镜下经鼻颅内手术的术前评估所需的鼻内镜下显示和记录的区域（图 4.4，图 4.8）如下。

· 第一步：鼻咽→经斜坡 / 经枢椎齿状突 / 颅颈交界处手术入路。

· 第二步：蝶筛隐窝→经蝶骨平台 / 鞍区和鞍旁手术入路。

· 第三步：嗅裂→经筛窦入路 / 额窦切开术（Draf Ⅲ）蝶腭区→手术入路：血管蒂 – 鼻中隔黏膜瓣（鼻后外侧动脉）。

当发现一个巨大的单侧颅底肿瘤时，在影像学检查（CT、MRI、血管造影）以外，应进行系统化的术前鼻内镜检查，以确定鼻窦感染或通常与肿瘤相关的炎症性疾病，为患者提供最大限度的术前治疗，尽可能减少围手术期并发症，并准备黏膜，以获得健康、血管丰富、尺寸最佳的鼻中隔黏膜瓣来重建硬脑膜或颅底缺损。需要强调术后延长随访（内镜及影像学检查的重要性）[7–9,17–18]。

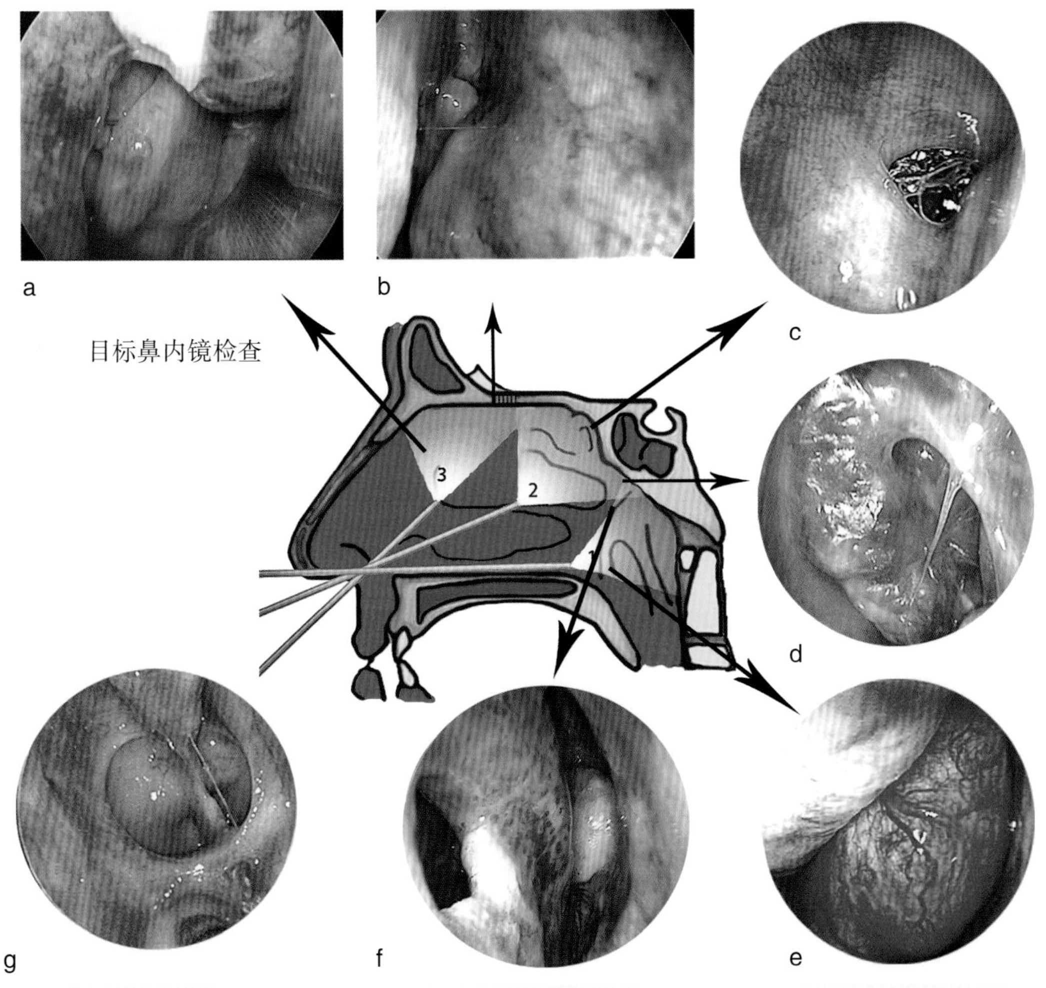

图4.8　颅底病变的三步目标鼻内镜检查，采用高清摄像机和300W 氙气光源。使用4mm、30° 内镜（可变焦）。a. 嗅神经母细胞瘤Ⅱ级（Stamm-Kennedy），伴有脑脊液漏。b. 筛板前脑膜膨出伴间歇性脑脊液漏。使用2.7mm、30° 内镜（无变焦）。c. 在进行瓦尔萨尔瓦动作时蝶窦开口处脑脊液漏出。d. 经放射治疗后在蝶筛隐窝处的小细胞神经内分泌肿瘤。e. 蝶腭区血管纤维瘤；使用 4mm、30° 内镜（无变焦）。f. 感染性和药物滥用造成的鼻 - 鼻窦炎伴间隔穿孔和生物膜。g. 术后 1 年的蝶筛隐窝处血管外皮细胞瘤的内镜控制

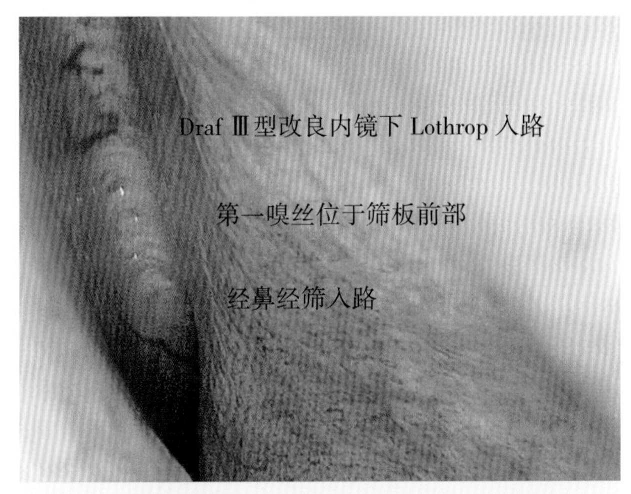

图4.9　筛板前的第一嗅丝是一个重要的手术标志，可作为 Draf Ⅲ和经筛入路的参考

4.4　内镜辅助操作

4.4.1　活　检

当需要进行活检时，必须从内镜的下方和前方引入外科器械。器械在内镜前方缓慢移动，以确保它们在监视器上的可视性。如果内镜阻碍了手术器械在鼻腔内的移动，将内镜向鼻腔外侧移动。这项操作是一个发展和提高外科医生处理内镜和手术器械技能和能力的理想机会，对于进行内镜手术防止创伤必不可少[7,18]。

恶性肿瘤的术前意向性评估包括临床病史、影像学检查、术前内镜评估以及活检（如需组织

病理学检查）。然后，可以对肿瘤病理进行分类及分期，以进行肿瘤学多学科评估，从而为病例选择特定的内科/外科治疗，此外还可以确定患者的预后。

必须谨记的是，鼻窦和颅底是人体中组织学差异最大的区域[7]。

4.4.2 上颌窦内镜检查

上颌窦内镜检查的适应证有：疑似恶性肿瘤、霉菌病、囊肿、息肉或有症状的黏液囊肿病例，以及抽吸浓分泌物、培养物和异物[3,6,9]。经尖牙窝入路适用于9岁以上的患者：经下鼻道入路适用于9岁及以下儿童[3]。

4.4.3 荧光素和蓝光滤光片定位脑脊液漏

脑脊液漏诊断的主要目的是确认或排除脑脊液的存在，并确定脑脊液漏的确切位置[19]。存在水样、盐水样、单侧或双侧流涕（鼻漏）时应怀疑脑脊液漏，有时这是主要和唯一的症状[20]。头痛、自主神经症状和脑膜刺激征的证据也可存在[20–21]。要排除手术、创伤或先天畸形造成的脑脊液鼻漏。在自发性漏中，我们观察到一个典型的表型特征，体现为“五F”[22]：

（1）女性（Female）。

（2）肥胖（Fat）。

（3）40岁左右（Forty years old）。

（4）身高5英尺（约1.5m）（Five feet tall）。

（5）表情惊恐（Frightened face）。

实验室检查包括脑脊液常规、脑脊液生化和B2转铁蛋白和B示踪物的鉴定：在大多数发展中国家，后两项研究不可使用或价格十分昂贵。细胞化学、内镜和影像学检查很容易明确高流量漏的诊断，然而，对于小的、间歇性的、流量很低的漏，B2转铁蛋白和B示踪物被认为是诊断的金标准[23]。在这些病例中，作者认为围手术期内镜评估并鞘内注射荧光素钠是进行最准确诊断的主要工具[24]。

高流量漏的术前内镜评估在检查室进行，在局部麻醉下，使用2.7mm、30°或45°的角度镜进行系统的内镜检查，并着重观察筛板、筛顶、蝶筛隐窝和蝶窦口[20,24]。如需要，要求患者进行瓦尔萨尔瓦动作使脑脊液流出[1]。对于间歇性低流量小瘘管，建议在手术室进行检查，出于明确诊断的目的，采用局部麻醉加镇静，如进行治疗性操作则需在全身麻醉下进行。

荧光素的稀释方法有两种：第一种是使用高密度溶液：密度为1.005的患者自己的脑脊液；另一种是使用低密度溶液：密度为1.001的重蒸水[7]。制备形式如下：①高密度溶液：10mL患者脑脊液+0.1~0.2mL 10%荧光素钠（10~20mg）；②低密度溶液：10mL重蒸水+0.1~0.2mL 10%荧光素钠（10~20mg）。详情见表4.1。鞘内荧光素的最大剂量应为50mg[25–26]。

稀释液的密度决定了荧光素到达颅腔的速度[26–28]。这取决于鞘内注射的溶液的密度与脑脊液的密度的关系：溶液的密度越低，则到达脑池的速度越快，而无需将患者置于头低脚高位。因此，

表4.1 鞘内荧光素应用所使用的各种稀释液的密度和特性

稀释液	密度	与CSF相比（高/低密度）	特点
CSF	1.004		
双蒸水+荧光素10mg	1.001	低密度	理想选择，应用于高流量脑脊液漏后，几乎立即出现在手术区域
无菌水+荧光素10mg	1.003	低密度	良好选择，在使用后数分钟内出现在手术区域
脑脊液+荧光素10mg	1.005	低密度	头低脚高体位下，60~90min出现在手术区域
生理盐水+荧光素10mg	1.006	低密度	头低脚高体位下，60~90min出现在手术区域，在脉络膜绒毛被快速吸收

双蒸水密度最低，因此它可以立即出现在颅腔，不需要将患者置于头低脚高体位。CSF: 脑脊液

在术前评估中使用低密度的荧光素溶液可以更快、更精确、更安全地定位瘘管[24-28]。

当影像学检查不能显示病变部位时，进行术前内镜下荧光素检测(可使用/不使用蓝光过滤器)(图4.10)[24,29]。鞘内注射10%荧光素钠溶液后，术前内镜评估可确定脑脊液漏的位置和颅底缺损的确切位置[21,29]。有时，脑脊液漏位于中耳，通过咽鼓管可看到渗漏[29]。

方法如下：用25号×90mm（3.5英寸）Whitacre笔尖式腰穿针行鞘内腰椎穿刺，获得10mL脑脊液，并以同样的途径回注0.1~0.2mL的10%荧光素(高密度溶液)。将患者置于头低脚高位30~60min，以便于荧光素分布[20,27]。如果使用低密度溶液，则直接通过腰椎穿刺注射稀释液，无需使用头低脚高位。随后，进行鼻内镜检查，寻找黄绿色液体[27,29]，如果没有发现瘘管的位置，则建议使用蓝光过滤器[11]，以提高荧光素的可视性。在这种情况下，即使是极少量的脑脊液痕迹也会显示为亮黄色/绿色。根据我们的经验，瓦尔萨尔瓦动作对检测少量脑脊液是有效。鞘内注射荧光素的浓度正确是非常重要的，高浓度的荧光素会引起脑膜刺激（大于50mg）[24,26,28]。所有这些操作通常在手术室进行。内镜随访至少要4~5年（图4.11）。

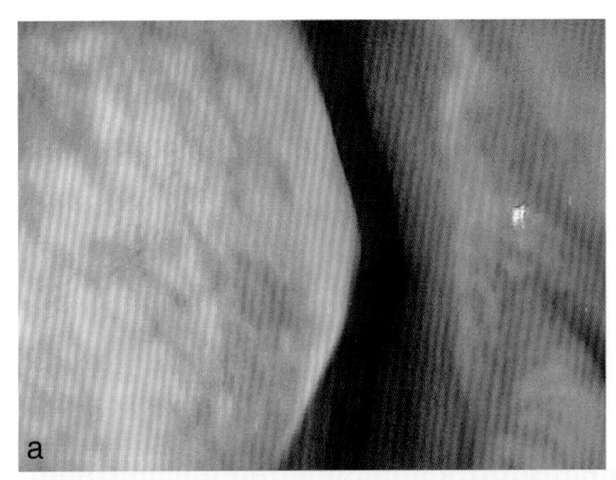

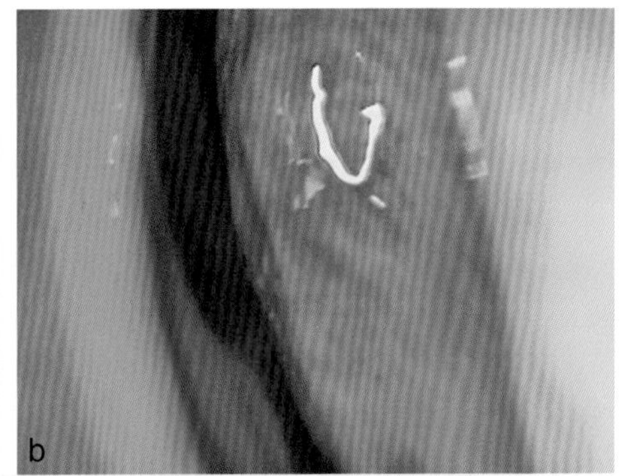

图4.10 鼻腔内鞘内注射荧光素钠的观察。a. 无滤光器。b. 蓝光过滤器

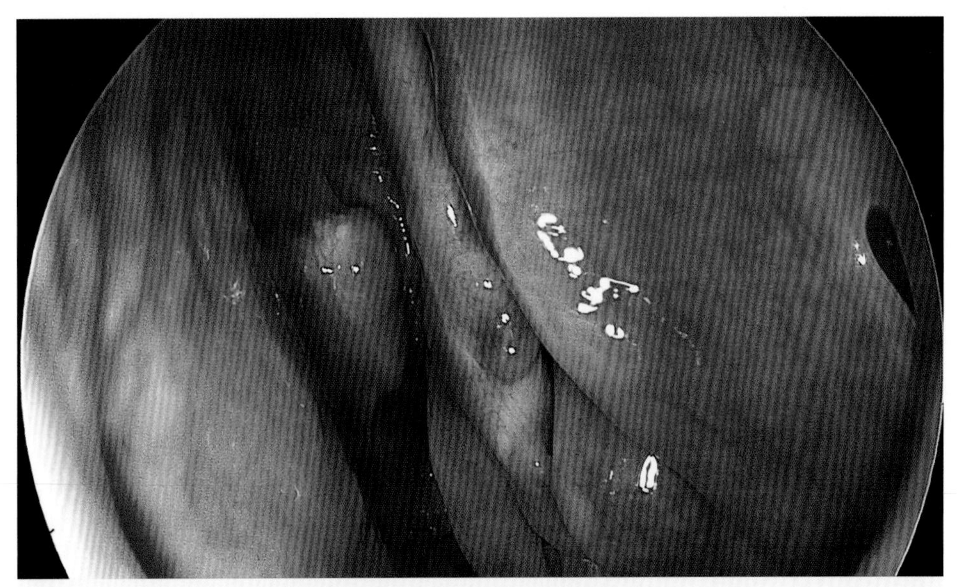

图4.11 术后2年：游离中鼻甲黏膜瓣封堵脑脊液漏

4.4.4 接触式内镜

接触式内镜检查鼻黏膜对鼻腔鼻窦及颅底疾病的评估具有重要的术前和围手术期诊断价值，但是仍需要更多的研究、系统化、培训和经验，才能成为一个标准的围手术期评估[30]。我们使用4mm、0° 内镜，高清摄像头在最大变焦下，在不染色的情况下进行接触式内镜检查（图 4.12）。

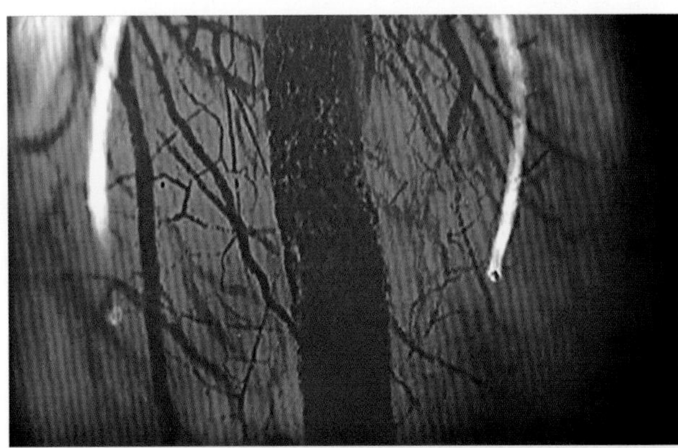

图 4.12 炎症性息肉的直接接触式内镜检查；红细胞循环被带有最大变焦的高清摄像机的 4mm、0° 内镜观测到

4.5 结 论

常规诊断性鼻内镜检查作为颅底手术的术前评估至关重要。这项技能也是精进操作内镜和手术器械所需技能的一个机会，同时是内镜外科医生训练的必需要求。在计算机数据库的患者档案中准确记录鼻内镜检查结果尤为重要，这些数据在法医学问题上具有重要价值，尤其是有关既往手术的案例。此外，鼻内镜评估黏膜的特征，鼻中隔和蝶腭动脉区的解剖变异，这对于获取鼻中隔黏膜瓣十分重要（用于重建颅底或封堵偶尔会出现的硬脑膜缺损）。

最后，我们想向读者推荐 Fausto López Infante 教授关于图像的格言："眼睛看不见大脑所不知道的东西。"

（任冬冬 译，汤文龙 校）

参考文献

[1] Kaluskar SK, Patil NP. Office Nasal Endoscopy in the Evaluation of Chronic Sinus Disease. Tuttlingen: Endo-Press, 2002

[2] Pownell PH, Minoli JJ, Rohrich RJ. Diagnostic nasal endoscopy. Plast Reconstr Surg, 1997, 99(5):1451–1458

[3] Stammberger H. Functional Endoscopic Sinus Surgery. Endoscopic and Radiologic Diagnosis. Philadelphia, PA: B. C. Decker,1991:145–271

[4] Behrbohm H, Kaschke O. Nasal Endoscopy. Tuttlingen: Universitätsklinikum Charité Berlin. Hals-Nasen-Ohrenklinik,1990

[5] Kennedy D. Pathogenesis of Chronic Rhinosinusitis. Penn International Rhinology Course. Advances in Management of Sino-nasal Disease (conference). Univ. Pennsylvania, 2005

[6] Salas JE, Chávez M, Cadena O. Evaluación endoscópica de las patologías nasosinusales // Stamm A, ed. Rhinology. Sao Paulo: Komedi,2002:28–33

[7] Lund VJ, Stammberger H, Nicolai P, et al. European Rhinologic Society Advisory Board on Endoscopic Techniques in the Management of Nose, Paranasal Sinus and Skull Base Tumours. European position paper on endoscopic management of tumours of the nose, paranasal sinuses and skull base. Rhinol Suppl,2010, 22:1–143

[8] Salas JE, Cadena RO, Chavez M. Nasal endoscopy in the preoperative assessment // Stamm AC, eds. Transnasal Endoscopic Skull Base and Brain Surgery: Tips and Pearls. New York, NY: Thieme, 2011:48–55

[9] Simmen D, Jones N. An endoscopic tour: endoscopic examination. Anatomical variations, and specific conditions//Manual of Endoscopic Sinus Surgery: and Its Extended Applications. Stuttgart: Thieme, 2005:106–120

[10] https://www.karlstorz.com/bd/en/index.htm?target=. Accessed February 28, 2017

[11] http://www.stryker.com/en-us/glp/index.htm =. Accessed February 28, 2017

[12] http://medical.olympusamerica.com/products/VISERA-4K-UHD-System#5. Accessed February 28, 2017

[13] https://www.arthrex.com/resources/video/t0zPJCdwp0-z7gFMUOw1nA/synergyuhd4-4k-system. Accessed February 28, 2017

[14] https://pro.sony.com/bbsc/ssr/mkt-medical/. Accessed February 28, 2017

[15] https://www.medicapture.com/

[16] http://teacmv.jp/en/products/ur-4md/

[17] Castelnovo P. Diagnostic endoscopy//Endoscopic Cadaver Dissection of the Nose and Paranasal Sinuses. Tuttlingen: Endo-Press, 2004: 8-13

[18] Stammberger H. Technique of diagnostic nasal endoscopy // F.E.S.S. Endoscopic Diagnosis and Surgery of the Paranasal Sinuses and Anterior Skull Base. Tuttlingen: Braun-Druck GmbH, 2002: 8–18

[19] Bernal-Sprekelsen M, Rioja E, Enseñat J, et al.

Management of anterior skull base defect depending on its size and location. BioMed Res Int, 2014, 2014:346873

[20] Psaltis AJ, Schlosser RJ, Banks CA, et al. A systematic review of the endoscopic repair of cerebrospinal fluid leaks. Otolaryngol Head Neck Surg, 2012, 147(2):196–203

[21] Javadi SA, Samimi H, Naderi F, et al. The use of low-dose intrathecal fluorescein in endoscopic repair of cerebrospinal fluid rhinorrhea. Arch Iran Med, 2013,16(5):264–266

[22] Andrade-Lozano P, Salas-Galicia JE, Rodríguez-Briseño RA, et al. Cirugía endoscópica transnasal de base de cráneo: algoritmo para el cierre de fístulas de líquido cefalorraquídeo. An Orl Mex, 2017, 62(1):1–10

[23] Mathias T, Levy J, Fatakia A, et al. Contemporary approach to the diagnosis and management of cerebrospinal fluid rhinorrhea. Ochsner J,2016, 16 (2):136–142

[24] Felisati G, Bianchi A, Lozza P, et al. Italian multicentre study on intrathecal fluorescein for craniosinusal fistulae. Acta Otorhinolaryngol Ital, 2008, 28(4):159–163

[25] Guimarães RE, Stamm AE, Giannetti AV, et al. Chemical and cytological analysis of cerebral spinal fluid after intrathecal injection of hypodense fluorescein. Rev Bras Otorrinolaringol (Engl Ed), 2015, 81(5):549–553

[26] Guimarães R, Becker H. A new technique for the use of intrathecal fluorescein in the repair of cerebrospinal fluid rhinorrhea using a hypodense diluent. Rev Laryngol Otol Rhinol (Bord),2001, 122(3):191–193

[27] Andrade LP, Salas GJE, Zavala VMA, et al. Hypodense sodium fluorescein for diagnosis and skull base cerebrospinal fluid leak repair. Paper presented at: XXXVIII Congreso Nacional Fesormex Puerto Vallarta; 2016; Puerto Vallarta, Jalisco, México

[28] Demarco RC, Tamashiro E, Valera FC, et al. Use of a hypodense sodium fluorescein solution for the endoscopic repair of rhinogenic cerebrospinal fluid fistulae. Am J Rhinol, 2007, 21(2):184–186

[29] Singh NP, Roberts DN. An inexpensive blue filter for fluorescein-assisted repair of cerebrospinal fluid rhinorrhea. Laryngoscope, 2014, 124(5):1103–1105

[30] Andrea M, Dias O. Contact endoscopy of nasal mucosa // Storz The World Endoscopy. Tuttlingen, Germany: Sinuscopy/Rhinoscopy/Postrhinoscopy, 2004:210

第 5 章 | 经鼻手术入路治疗颅底疾病

Eduardo de Arnaldo S. Vellutini, Marcos de Queiroz Teles Gomes, Matheus Fernandes de Oliveira, Leonardo Balsalobre, João Mangussi-Gomes, Aldo C. Stamm

摘　要

在本章，我们将讨论经鼻内镜下显露颅底的方法步骤和每个特定入路的关键点。理想的手术暴露方式取决于将要治疗的病变类型及其病理特征，诸如体积、部位和病变类型。双鼻孔内镜下经鼻入路 / 鼻中隔入路是我们团队推荐的技术方式，原因是该入路可提供广泛的术野暴露，显著减少了术后脑脊液漏的发生率。其他可供选择的入路方式可用于特定部位病变，包括扩大的经鞍结节 – 蝶骨平台入路，经斜坡入路，经筛入路，经上颌 / 翼突入路等。

关键词

经鼻入路，经蝶，内镜，颅底手术

内容要点

· 经鼻内镜下手术入路的鼻腔阶段操作可能会损伤鼻部结构，由此导致患者生活质量下降。

· 最合适的手术入路应遵循个体化原则，包括部位、大小、病变复杂程度，特别是考虑后续重建修复的时候。

· 直接经鼻手术入路是处理大多数轻微、明确的脑脊液漏或眶减压术的首选方法。

· 双鼻孔入路 / 内镜下经鼻中隔入路是处理腹侧病变、集中于中线颅底病变最合适的方式。这种术式可以使术者进行双手操作，以减少对鼻中隔的操作以及由此导致的穿孔。此外，可以制作带血管蒂的鼻中隔黏膜瓣，用于颅底的重建。

· 经蝶鞍入路最常用于垂体腺瘤切除的手术入路。

· 扩大经鞍结节 – 平台入路是切除中线颅底硬脑膜下肿瘤理想的术式，这种肿瘤临床表现为向前侵犯至蝶骨平台或鞍上区域。

· 岩尖入路最适合用于胆固醇肉芽肿的引流以及位于外侧的软骨肉瘤。

· 经斜坡入路，无论是经蝶窦（上斜坡和中斜坡），还是经鼻咽部（下斜坡），适用于中线的硬脑膜下或硬脑膜外斜坡的病变。

· 经筛入路适用于前颅窝良性（脑膜瘤）或恶性病变（嗅母细胞瘤）。

· 经上颌 – 翼突入路适用于切除位于偏（中线）外侧肿瘤，特别是侵入海绵窦的病变。这一入路可完全暴露颈内动脉前垂直段。

5.1　引　言

经鼻内镜下颅底手术已被证实可用于处理上至筛板、下至斜坡及枢椎的颅底病变，其并发症发生率和死亡率均较低 [1–2]。内镜下手术入路对于大多数颅底病变而言，通常需要开放蝶窦，它位于全组鼻窦的最后方。不论是显微镜下还是内镜下（开放），既往有许多不同的开放蝶窦的术式被相继提出。相继有学者提出了许多手术入路选择的方式，从唇下入路到经口入路和全内镜下经鼻入路 [1–10]。

当今经鼻内镜下手术入路旨在避免最严重的神经并发症（血管、神经损伤，脑脊液漏，脑膜炎）以及鼻腔阶段操作的预后。虽不会危及生命，但是诸如鼻出血、鼻中隔穿孔、感染、鼻塞等鼻部并发症通常会影响患者的生活质量 [1–8]。

尽管在不同的人体部位存在多种类型的病变，

鼻内镜入路作为手术方式的一部分，应根据病变的部位、大小、复杂程度、是否需要颅底修复等情况采取个体化原则进行选择。若既定的颅底手术并不复杂，通常只需要一位术者完成即可，并且在大多数情况下推荐创伤性低的术式。反之，如果病例复杂，通常需要两人四手技术。在这种情况下，手术方式通常创伤性大，产生鼻部并发症和后遗症的概率较大[1-10]。

对患者解剖结构的精确认知需要依靠术前和术中各类影像学检查进行辅助，在决定最佳手术方式时极为重要。CT 和 MRI 在辨识蝶窦形态学方面发挥着重要作用，确认其与颈内动脉、视神经、海绵窦和 Onodi 气房的解剖关系，决定病变或肿瘤的精确位置，以及其与相邻的其他重要解剖结构（包括鼻窦、颅底和筛动脉）的关系[3-10]。

本章描述内镜手术的主要内容和目前常用的手术入路。每一个颅底手术入路将在具体的章节中详细描述。

5.2　外科技术总论

患者仰卧位，手术床头上抬 30°，头微过伸。经鼻内镜下颅底手术在全身麻醉下进行，安全地降低血压，维持动脉压大概至 70mmHg[9-19]。

棉条在 1∶2000 的肾上腺素溶液中浸泡后，填入鼻腔，主要置于手术入路区域，在手术开始之前填塞 10min 左右。当手术入路需要跨过鼻中隔，我们通常用利多卡因和 1∶2000 的肾上腺素溶液浸润鼻中隔黏膜。当术区包含翼腭窝、颞下窝和蝶窦区域，我们通常把腰穿麻醉针头掰弯 25°，将 2mL 左右上述混合溶液对翼腭窝进行浸润麻醉。如有必要，术中可以用肾上腺素浸泡过的棉条进行止血操作。如果术中需要影像导航，可在头部固定 Mayfield 头架用来校准[9-21]。

5.3　器械准备

大部分颅底外科手术通常是由内镜搭配高分辨率内镜摄像头和影像记录系统完成的。内镜镜头通常使用 0° 镜和 45° 角度镜。0°、5mm 广角硬质内镜通常可以应用于该类手术，以扩大视野提高亮度（Karl Storz）[9-21]。

尽管可以使用传统的外科手术器械，但专门设计的显微内镜器械更加合适此类手术。这些器械更长更细，头部通常带有角度，这样不会遮挡术野，从而提供充分的术区暴露。配备长手柄的高速手术钻头格外重要，通常使用金刚砂钻头[10-18]。

小于 2mm 的钻头更容易损伤重要组织结构，出于安全考虑通常使用大于 5mm 的钻头。应使用头端圆钝的吸引器管，以避免损伤组织并减少不必要的黏膜出血，同时吸引器应具有可塑性，可以更好地配合两人四手的手术技术。我们推荐使用微型 Kerrison 咬骨钳以去除小而锐利的骨片，如毗邻眶内侧壁和视神经管的筛窦气房骨片。单极或双极电凝有助于术者进行术区止血。源自筛前或筛后动脉分支的出血可用双极电凝安全止血。请勿尝试用电凝来控制来自基底静脉丛的出血。使用止血剂，如纤维素胶水（Tissucol）和流体明胶（Spongostan, Floseal, Surgiflo），或使用金刚砂钻把开放的小静脉窦骨管磨闭止血通常有效[10-21]。

微型刨削器起初是为了去除软组织而设计的，其标志着经鼻内镜手术的重要突破。目前，这些器械具有多功能（吸引、切割和冲洗），能更精准地切除病变组织，避免了黏膜的损伤。配合持续冲洗，实现更好的视野及术中更少的失血。这一系统通过刀头或磨钻尖端作为探针实现术中导航，因为它可以记录器械的位置。超声吸引有时会发挥作用，特别是切除硬脑膜内肿瘤的时候。在处理邻近脑组织、血管神经时需格外小心[10-21]。

三维导航技术通过术前准备的螺旋 CT 和 MRI 影像资料中模拟个体的解剖结构图像，可以对术野中解剖结构的定位提供重要信息。该技术安全准确，特别是在遇到少见的解剖结构变异、处理复发病变和正常组织边界或者处理毗邻颈内动脉或视神经的蝶窦隐窝和额隐窝时。这套系统使我们能够阅读 CT、MRI 或合成图像，极大地提高了术者识别不同病变在颅内颅外范围的能力[10-21]。

5.4 经鼻内镜到达颅底的路径

5.4.1 经鼻直接（单侧）入路

适应证

该入路通常适用于无须广泛暴露或需要颅底重建的一般病变。通常适用于单侧、轻微、（漏口）位于蝶窦或筛窦的脑脊液漏，或者需要单侧眶减压的患者 [9-19]。

手术技巧

手术通常由单侧鼻孔进入，如果因为鼻中隔偏曲导致鼻道过窄，致使内镜及操作器械活动受限，宜先完成鼻中隔成形术。确认中鼻甲、上鼻甲、鼻中隔后部区域、后鼻孔弓，用窦口探针确认蝶窦开口。蝶窦开口位于后鼻孔弓的上方，介于鼻中隔和上鼻甲之间。为了更方便地进入后组筛房和蝶窦，上鼻甲可以去除。此外，中鼻甲的后部也可以切除 [1-10]。

确认蝶窦入口后，如果病变位于蝶窦内，自蝶窦入口处开放蝶窦前壁。蝶窦切开术小心地向下扩大，避免损伤鼻后中隔动脉分支。如果双侧蝶窦均需要开放，蝶窦前壁、蝶嘴、蝶窦内间隔均需要切除。这种外科路径主要适用于单侧病变的治疗。优势在于直达蝶窦，保留了鼻腔的正常解剖结构和生理功能。劣势是不能同时进行双侧鼻孔操作 [1-10]。

5.4.2 双鼻孔入路

双鼻孔入路通常适用于切除中线鞍区肿瘤，特别是垂体腺瘤 [9-19]。

在鞍区手术中引进内镜技术，手术入路不断创新，使得手术的效率和安全性得到极大提升。为了弥补手术方式的局限性，经双鼻－中隔内镜入路得以发明。该入路实现了四手技术，旨在增加手术安全性、控制术中出血、根除肿瘤。术后疗效得到提高，同时也保留了鼻腔功能。本质上来说，这种入路联合了两种既往的手术入路：一侧经鼻中隔和经鼻对侧入路 [1-10]。

由于一侧的鼻中隔黏膜完整保留（经鼻中隔切除侧），术后鼻中隔黏膜后部不会遗留穿孔的问题。在对侧制备鼻中隔黏膜瓣，黏膜窗位于鼻中隔后部，允许术者于该侧鼻腔进行手术。鼻中隔黏膜瓣暂时保留于鼻咽部或上颌窦内，用于术后颅底重建。

5.5 经鼻入路到达颅底

对不同病变，依据病变的类型、部位、扩散情况，选取最好的入路方式。经鼻内镜入路直接暴露颅底最主要的方式是暴露蝶窦，这是手术的关键。对于大多数病例，我们使用双侧经鼻中隔 / 经鼻入路技术。具体指征及手术技巧等细节详见第 15 章。目前，有如下几种可行的入路方式 [9-19]。

5.5.1 经蝶窦入路

经蝶鞍入路

广泛切除蝶窦前壁骨质以方便确认位于蝶窦后壁的所有解剖结构。去除蝶窦中隔后，可以广泛磨除鞍底骨质（图 5.1）。

去除蝶鞍骨质后，应小心勿损伤上、下海绵间窦和外侧的颈内动脉。经蝶鞍入路最常见的适应证是垂体腺瘤的切除。此径路可帮助术者切除侵犯海绵窦内侧或后上的肿瘤 [9-19]。

经鞍结节 / 蝶骨平台入路

经鞍结节 / 蝶骨平台入路是经蝶鞍入路的向前上方向的扩展。特别适用于需要广泛暴露、位于鞍部边界的中线硬脑膜内肿瘤，特别是扩展到鞍上区域的肿瘤（图 5.2）。最常见的适应证是鞍结节脑膜瘤、颅咽管瘤、垂体大腺瘤 [12-21]。

继续呈弓形切除自鞍底至蝶鞍结节和蝶骨平台的骨质。切除的前界根据肿瘤扩散至前部的区域来确定。对于位于视交叉沟或第三脑室的肿瘤，切除鞍结节通常足够。如果肿瘤侵犯视神经管外侧，宜谨慎操作避免误伤视神经 [12-21]。

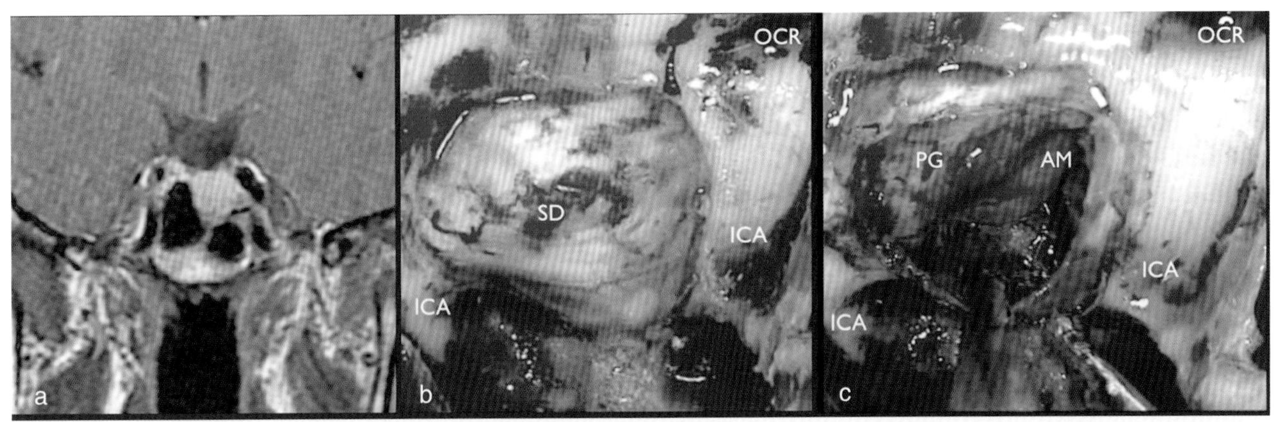

图 5.1 a. 垂体腺瘤向下侵犯至蝶窦。b. 经蝶暴露鞍底硬脑膜。c. 肿瘤切除术后观。AM：蛛网膜；ICA：颈内动脉；OCR：视神经 – 颈内动脉隐窝；PG：垂体

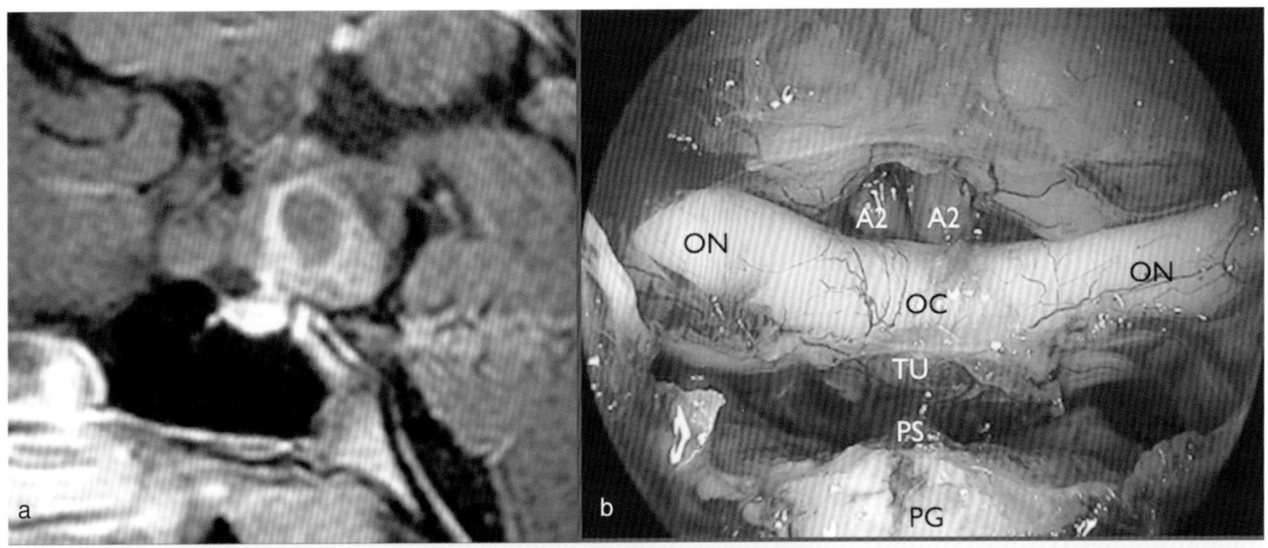

图 5.2 a. 视交叉后型颅咽管瘤。b. 经蝶骨平台入路手术观。A2：大脑前动脉 A2 段；OC：视交叉；ON：视神经；PG：垂体；PS：垂体柄；TU：肿瘤

在鞍区打开硬脑膜，电凝并切断上海绵间窦之后，可进一步向前暴露蝶骨平台，两侧受视神经所限制 [13–19]。

硬脑膜内切除旨在定位床突旁段颈内动脉、大脑前动脉（A1 段和 A2 段）、前交通动脉和 Heubner 回返动脉。此外，视神经、视交叉、垂体都应该被清晰地辨识 [12–21]。

岩　尖

经岩尖入路主要适用于活检、引流或者肿瘤的手术切除。特别适用于胆固醇肉芽肿 [9–19] 和软骨肉瘤的手术切除。

斜坡和两侧的颈内动脉垂直段是确认岩尖的解剖标志。通常在这些解剖结构之间完成引流和肿瘤的切除。第Ⅵ对脑神经（展神经）是与之相关的神经结构（图 5.3）。

经斜坡

经斜坡内镜手术治疗中上斜坡肿瘤通常包括经蝶窦入路。对于下斜坡肿瘤，经咽入路更为合适（图 5.4）。

使用金刚砂钻磨除骨质辅之以微型 Kerrison 咬骨钳。斜坡切除的上界为鞍底，下界是枕骨大孔，外侧观上界为第Ⅵ对脑神经及颈内动脉，下

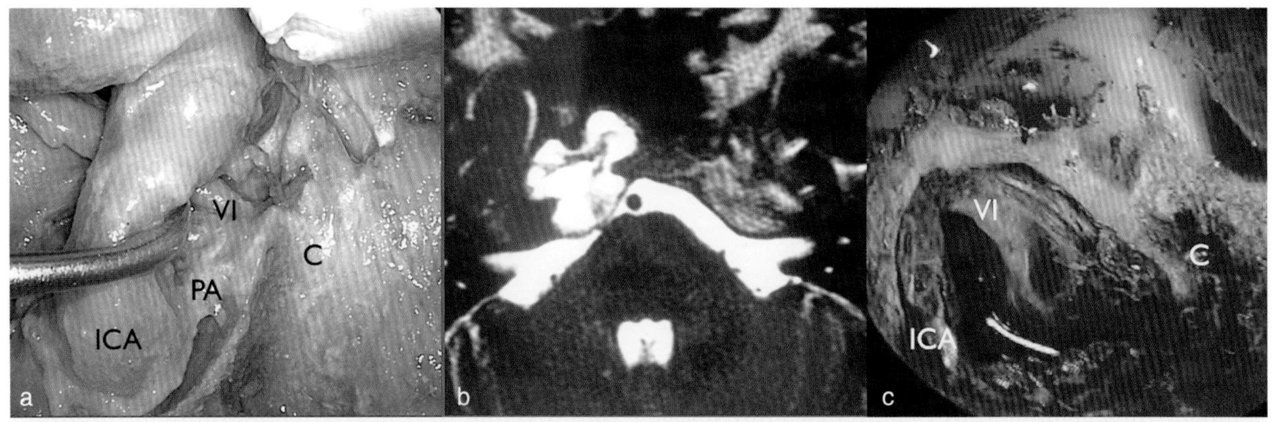

图 5.3　a. 解剖分离：将颈内动脉（ICA）推向外侧暴露岩尖（PA）和第Ⅵ对脑神经（Ⅵ），位于斜坡（C）外侧。b. MRI 显示胆固醇肉芽肿位于右侧岩尖。c. 手术观：胆固醇肉芽肿引流术后观，引流区介于斜坡（C）和颈内动脉（ICA）之间，暴露第Ⅵ对脑神经（Ⅵ）的走行

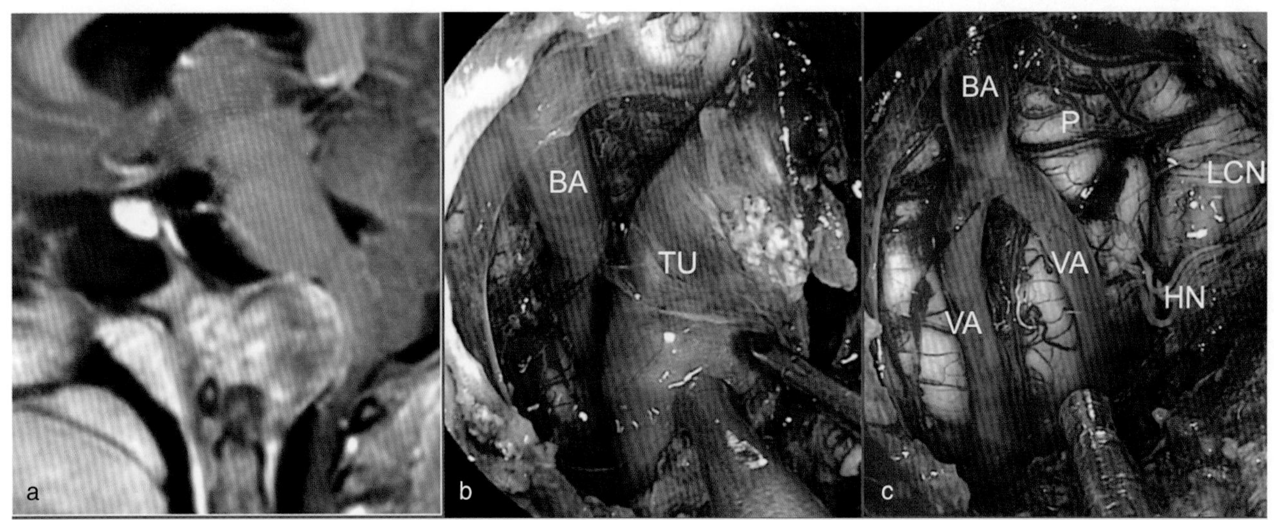

图 5.4　a. MRI 显示低位斜坡脊索瘤。b. 手术观：经鼻 – 鼻咽入路示自基底动脉（BA）表面分离肿瘤（TU）。c. 手术观，全切肿瘤后示椎动脉（VA）、基底动脉（BA）、后组脑神经（LCN）及舌下神经（HN）的走行

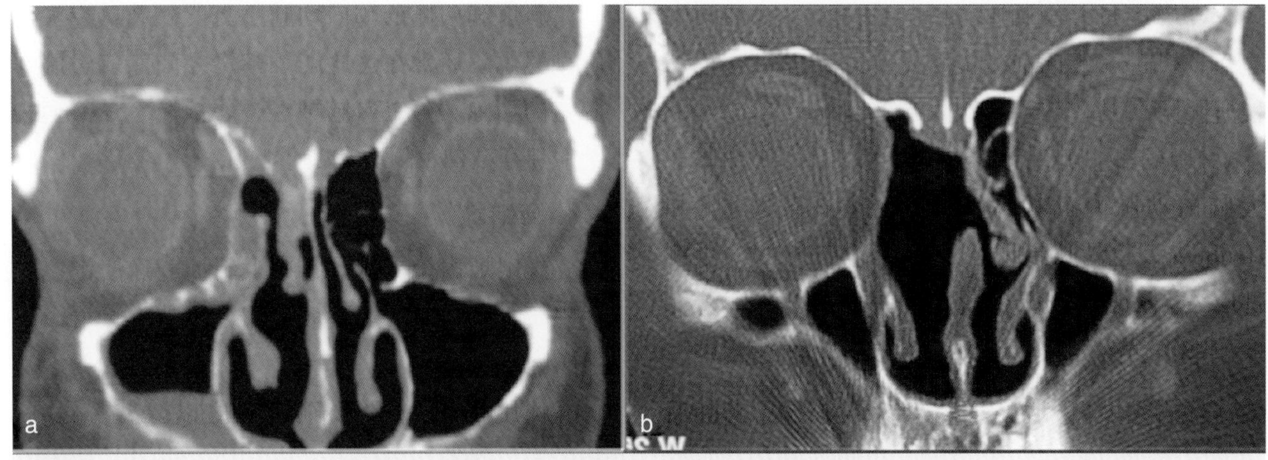

图 5.5　a. 28 岁女性，罹患右侧嗅母细胞瘤。b. 术后 CT 示单侧经筛入路完整切除肿瘤

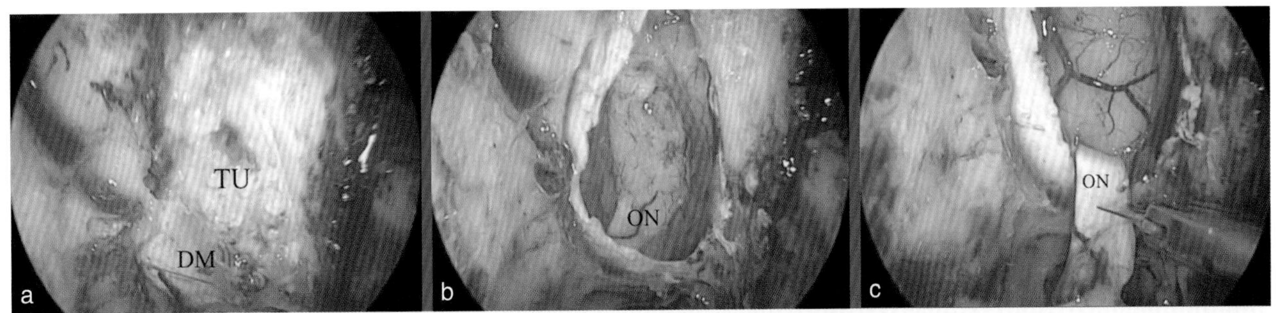

图 5.6　图 5.5 同一例患者的手术观。a. 单侧经筛入路示肿瘤（TU）和正常的前颅窝（DM）硬脑膜。b. 切除肿瘤和硬脑膜后，嗅神经（ON）疑似被肿瘤侵犯。c. 在嗅神经上获取肿瘤组织安全边界

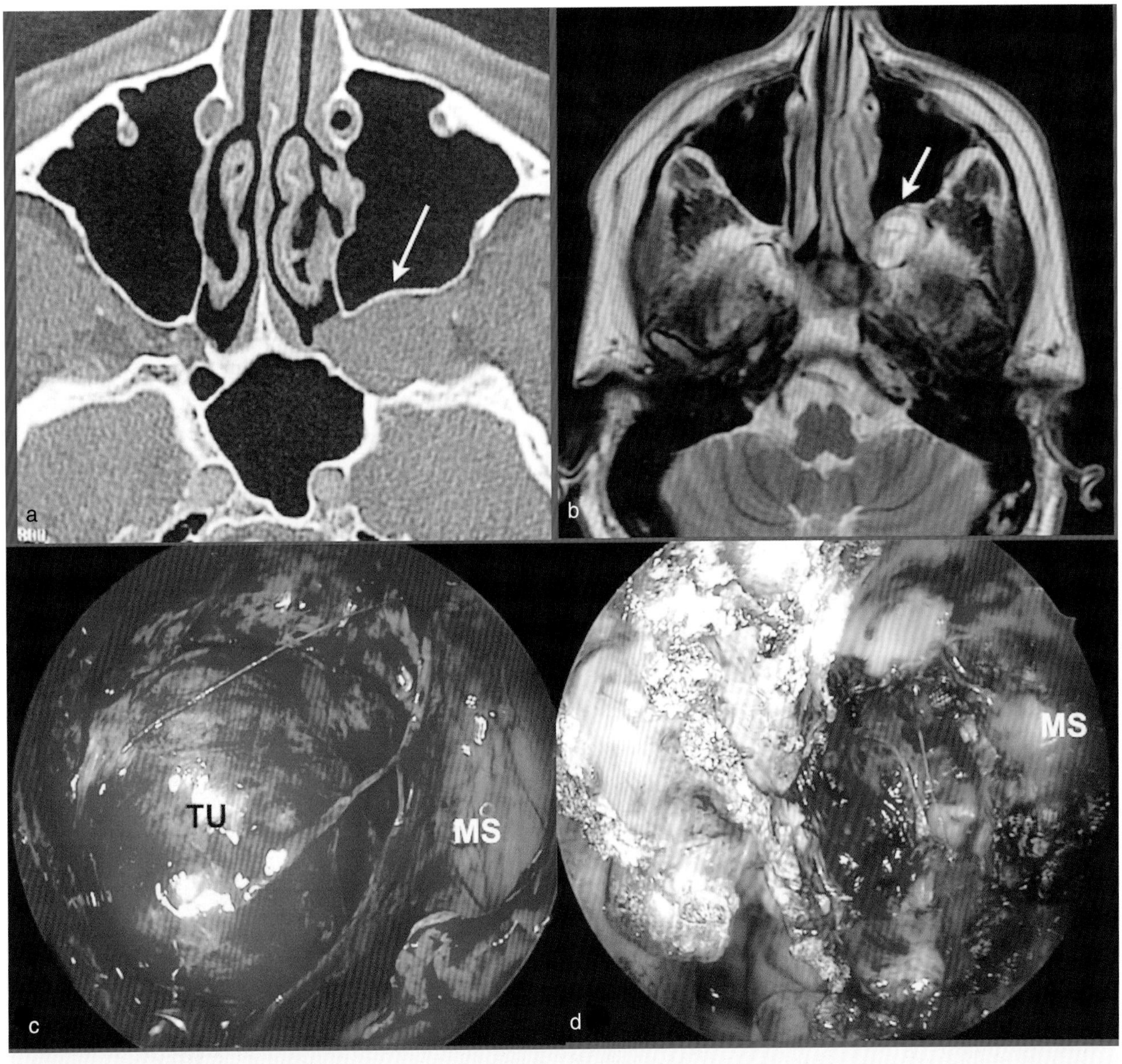

图 5.7　a. CT 示施万细胞瘤位于左侧翼腭窝。b. 同一切面的 MRI 观。c. 手术观示经鼻经上颌入路到达翼腭窝区域的肿瘤（TU）。MS：上颌窦。d. 同一视角肿瘤切除后观

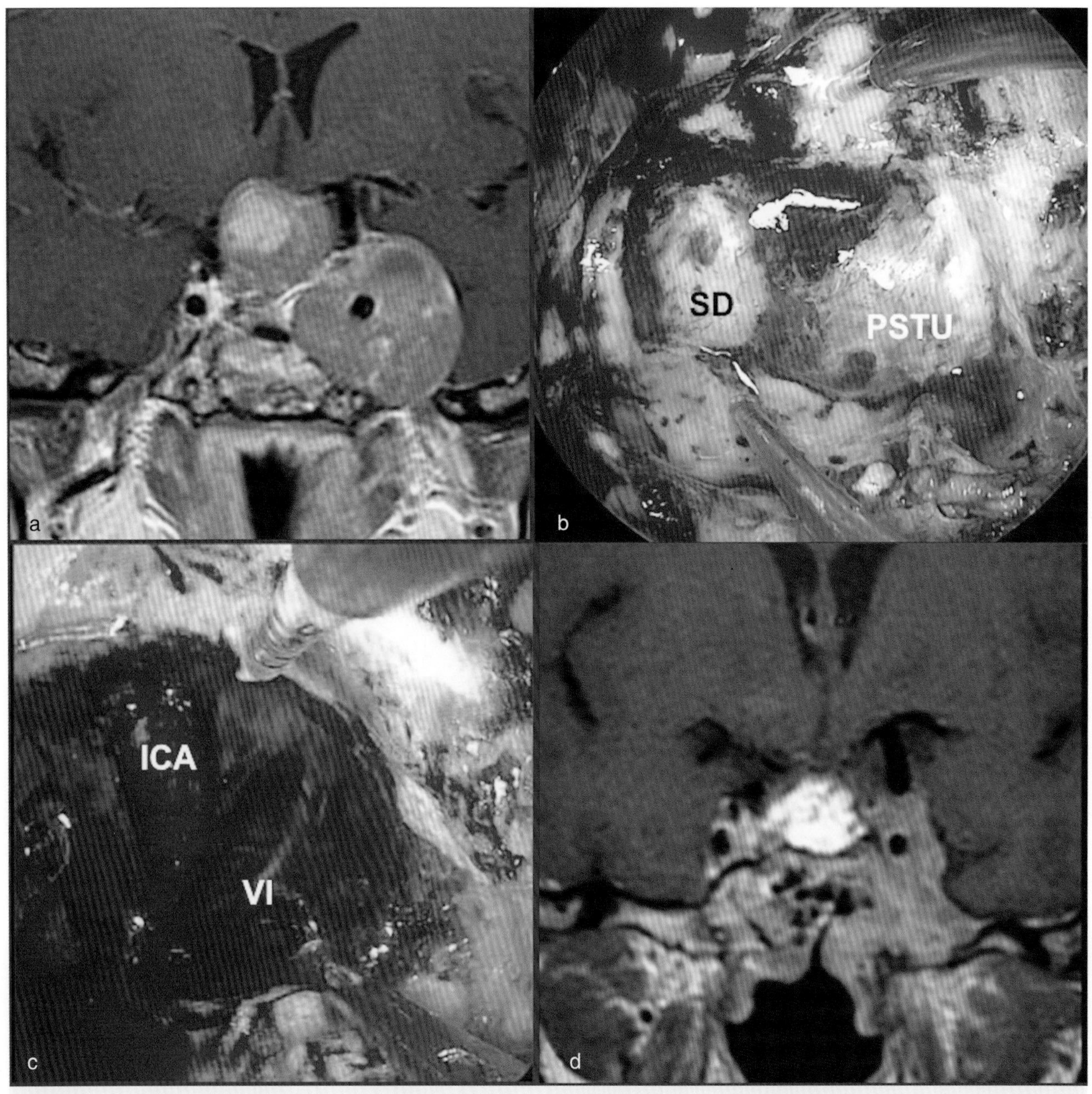

图 5.8　a. 患者垂体腺瘤侵犯左侧海绵窦。b. 手术观：经翼突入路暴露鞍底硬脑膜和鞍旁肿瘤（PSTU）。c. 完全切除肿瘤后，颈内动脉（ICA）和第Ⅵ对脑神经（Ⅵ）得以确认。d. 术后 MRI 示肿瘤全切

界是舌咽神经和颈静脉孔。这种暴露方法适用于中线颅底硬脑膜外肿瘤 [9-19]。

5.5.2　经筛入路

单侧经筛入路

单侧经筛入路旨在去除单侧筛板，保留鸡冠。手术始于广泛的上颌窦开放，中鼻甲去除后进行蝶筛开放切除，眶纸板也应切除以暴露眶骨膜 [13-19]。

当切除筛顶时应小心，切勿损伤筛前、筛后动脉（图 5.5，图 5.6）。

双侧经筛入路

当需要双侧入路时，一般是需要处理侵犯硬脑膜内的病变。手术过程如前述方式于双侧实施。进行该手术时，有必要使用 Draf Ⅲ技术进行额窦引流术 [12-21]。

5.5.3 经上颌窦、经翼突 / 颞下窝入路

经翼突和颞下窝入路是经上颌窦入路的扩展，可以有效切除向颈内动脉外侧扩展的肿瘤。大多数病例是垂体腺瘤向外扩展至海绵窦，脊索瘤和软骨肉瘤以及恶性肿瘤侵犯颞下窝 [12–21]。

此术式包括鼻内镜下双侧入路，同时一起切除同侧中鼻甲、筛泡和钩突，开放上颌窦内侧壁，在一些病例中内镜上颌骨切除也会涉及（图 5.7）。蝶窦前壁的开放毗邻蝶腭孔（图 5.8）。因为术中常会电凝鼻中隔动脉和鼻后外侧动脉，可以在对侧制备鼻中隔瓣 [12–21]。

术中需要去除大量骨质，术者需辨识位于上颌窦顶壁的眶下神经，向近端追踪至海绵窦下部。海绵窦内的神经常位于三叉神经第二支的上方。翼管神经位于蝶窦底壁，位置比较重要，是颈内动脉前部进入破裂孔区的解剖标志。

5.5.4 颅颈交界区

内镜下显露颅颈交界区较为困难，因为此区域解剖和生理结构复杂。总体而言，下界是鼻腭线，止于第二颈椎椎体水平，外侧界限为颈内动脉及颈静脉孔 [13–19]。

在磨除犁骨至硬腭区域后可暴露颅颈交界区，切开鼻咽黏膜，向外侧拨开颈长肌、头长肌，辨认下斜坡尾部，去除寰枕筋膜 [15–21]。

（石照辉 译，汤文龙 校）

参考文献

[1] Harvey RJ, Nogueira JF, Schlosser RJ, et al. Closure of large skull base defects after endoscopic transnasal craniotomy. Clinical article. J Neurosurg,2009,111(2):371–379

[2] Doglietto F, Prevedello DM, Jane JA , et al. Brief history of endoscopic transsphenoidal surgery–from Philipp Bozzini to the First World Congress of Endoscopic Skull Base Surgery. Neurosurg Focus,2005,19(6):E3

[3] Laws ER, Jr, Barkhoudarian G. The transition from microscopic to endoscopic transsphenoidal surgery: the experience at Brigham and Women's Hospital. World Neurosurg, 2014,82(6) Suppl:S152–S154

[4] Stamm AM. Transnasal endoscopy-assisted skull base surgery. Ann Otol Rhinol Laryngol Suppl, 2006,196:45–53

[5] Cavallo LM, Prevedello DM, Solari D, et al. Extended endoscopic endonasal transsphenoidal approach for residual or recurrent craniopharyngiomas. J Neurosurg, 2009,111(3):578–589

[6] de Divitiis E, Esposito F, Cappabianca P, et al. Endoscopic transnasal resection of anterior cranial fossa meningiomas. Neurosurg Focus, 2008, 25(6):E8

[7] Nogueira JF , Jr, Stamm AC, Vellutini E, et al. Endoscopic management of congenital meningo-encephalocele with nasal flaps. Int J Pediatr Otorhinolaryngol, 2009, 73(1):133-137

[8] Stamm AC, Pignatari SS, Vellutini E. Transnasal endoscopic surgical approaches to the clivus. Otolaryngol Clin North Am, 2006, 39(3):639–656, xi

[9] Stamm AC, Vellutini E, Harvey RJ, et al. Endoscopic transnasal craniotomy and the resection of craniopharyngioma. Laryngoscope, 2008, 118(7):1142–1148

[10] Hadad G, Bassagasteguy L, Carrau RL, et al. A novel reconstructive technique after endoscopic expanded endonasal approaches: vascular pedicle nasoseptal flap. Laryngoscope, 2006, 116(10):1882–1886

[11] Stamm AC, Pignatari S, Vellutini E, et al. A novel approach allowing binostril work to the sphenoid sinus. Otolaryngol Head Neck Surg, 2008, 138(4):531–532

[12] Zanation AM, Snyderman CH, Carrau RL, et al. Minimally invasive endoscopic pericranial flap: a new method for endonasal skull base reconstruction. Laryngoscope, 2009, 119(1):13-18

[13] Osawa S, Rhoton AL , Jr, Seker A, et al. Microsurgical and endoscopic anatomy of the vidian canal. Neurosurgery, 2009, 64(5) Suppl 2:385–411, discussion 411–412

[14] Beer-Furlan A, Balsalobre L, Vellutini EdeA, et al. Endoscopic endonasal management of cerebrospinal fluid rhinorrhea after anterior clinoidectomy for aneurysm surgery: changing the paradigm of complication management. Arq Neuropsiquiatr, 2016,74(7):580–586

[15] Mangussi-Gomes J, Beer-Furlan A, Balsalobre L, et al. Endoscopic endonasal management of skull base chordomas: surgical technique, nuances, and pitfalls. Otolaryngol Clin North Am, 2016, 49(1):167–182

[16] Beer-Furlan A, Balsalobre L, Vellutini EA, et al. Endoscopic endonasal approach in skull base chondrosarcoma associated with Maffucci syndrome: case series and literature review.World Neurosurg, 2016, 85:365.e7–365.e15

[17] Fujimoto Y, Balsalobre L, Santos FP, et al. Endoscopic comkbined"transseptal/transnasal" approach for pituitary adenoma: reconstruction of skull base using pedicled nasoseptal flap in 91 consecutive cases. Arq Neuropsiquiatr, 2015, 73(7):611–615

[18] Beer-Furlan A, Vellutini EA, Balsalobre L, et al.

Endoscopic endonasal approach to ventral posterior fossa meningiomas: from case selection to surgical management. Neurosurg Clin N Am, 2015, 26(3):413–426

[19] Vellutini EdeA, Beer-Furlan A, Stamm AC. Endoscopic transsellar approach to pituitary adenomas with cavernous sinus invasion: is this just a matter of lateral extension? Pituitary, 2016, 19(3):342–343

[20] Vellutini EdeA, Balsalobre L, Hermann DR, et al. The endoscopic endonasal approach for extradural and intradural clivus lesions. World Neurosurg,2014,82(6) Suppl:S106–S115

[21] Stamm AC, Vellutini E, Balsalobre L. Craniopharyngioma. Otolaryngol Clin North Am,2011, 44(4):937–952, viii

第6章 经鼻内镜下颅底与脑外科手术的麻醉

Nelson Mizumoto

摘 要

即使颅内压升高，麻醉医师也应保持足够的脑灌注压。平均动脉压和不同手术入路患者头部的位置通常决定脑灌注。应考虑肿瘤的特点，如血供、周围水肿、与邻近结构的关系、激素分泌、下丘脑—垂体神经轴受压等。这些改变可影响心血管、肺、骨骼肌和电解质功能，以及影响麻醉药的作用。某些颅内区域如脑神经、脑桥和延髓的手术操作可引起心律失常、心率过速、低血压/高血压、意识水平下降或呼吸中枢抑制。因此，对心功能、血流动力学、肺通气、血氧合和脑功能（双谱指数）进行良好的监测至关重要。考虑到麻醉药物对脑代谢率和脑血流变化的影响，我们讨论了静脉空气栓塞及其治疗方法。

关键词

麻醉，内镜神经外科，神经内分泌激素，脑肿瘤，静脉空气栓塞

内容要点

· 麻醉技术的选择取决于肿瘤的特征，如血供、周围水肿或激素的分泌。

· 肿瘤的位置及其与邻近神经血管结构的关系提示可能发生并发症。

· 已存在的心血管、呼吸系统、肾脏或运动系统疾病应指导使用最佳麻醉药。

· 良好的血流动力学监测和肺通气对预防和治疗术中并发症至关重要。

· 麻醉师必须熟悉中枢神经系统（CNS）的生理病理机制及其与麻醉药的相互作用，以便与手术团队的行动同步。

· 激素分泌肿瘤或压迫下丘脑—垂体神经轴的大肿瘤可引起神经内分泌改变，引起泛垂体功能减退事件，影响心血管、肺、骨骼肌和电解质功能。

· 对中枢神经结构进行手术操作可触发心律失常。

· 当手术野位于比右心房高的位置时，手术部位静脉血管病变可能导致静脉空气栓塞。

· 虽然保持不发生体动对手术是必要的，但必要的肌肉松弛剂的剂量并不总是与患者的体重相关。

· 短效和中效麻醉剂结合的术后镇痛效果优于给予一种短期的单独麻醉

· 如果存在脑脊液（CSF）漏的风险，则必须在拔出气管导管和恢复意识期间防止呛咳。胸内的压力和颅内压升高会增加脑脊液通过颅底缺损的风险。

6.1 引 言

手术设备和专业技术的进步使得经鼻内镜切除颅底肿瘤成为可能，并降低了发病率。然而，颅底肿瘤通常与重要血管、下丘脑—垂体轴、脑神经、脑桥和延髓密切相关。因此，这类肿瘤的手术操作可在很大程度上影响心律、心率[1]、动脉血压[2]、意识水平、呼吸参数和电解质平衡。此外，它可能与血管病变和静脉空气栓塞（VAE）的风险有关。

6.2 术中监测

6.2.1 心电图

低血容量、表面麻醉、刺激脑血管活性中心和使用血管活性药物（例如局部肾上腺素或浸润溶液）可能导致心动过速。另一方面，如果麻醉深度过深或刺激血管中枢后可发生心动过缓。此外，由于代谢、水电解质、已有的心脏病，以及血管活性药物的刺激或手术对大脑特定区域（如脑神经、脑干和颈动脉窦）的操作，也可能产生早搏[3]。

6.2.2 中心静脉压

中心静脉压（CVP）有助于容量置换。然而，控制性机械通气增加了CVP值，而背侧抬高降低了CVP值。在这种情况下，CVP估计血容量的准确性降低。中心静脉置管有助于诊断VAE，因为CVP突然增加，气泡阻碍右心腔和肺动脉循环的血液流动。中心静脉置管还通过允许位于上腔静脉和右心房的气泡的吸入来帮助VAE的治疗[4]。

6.2.3 平均动脉压

平均动脉压（MAP）反映脑灌注压（CPP），CPP是MAP减去颅内压（ICP）的结果。因为在每一个垂直高度1.30cm，有1mmHg的血压[5]，MAP传感器必须固定在手术台上，与心脏齐平，使手术台面垂直位置的变化不会影响测量。该图谱实时提供了血管内容量状态、麻醉深度、VAE出现情况、血管加压或药物作用，以及任何由于对脑中心的外部刺激而引起的低血压或高血压的变化。

6.2.4 脉搏血氧饱和度

脉搏血氧饱和度（SaO_2）有助于诊断支气管选择性插管、肺不张、因中心静脉置管或复位而发生的意外气胸减少肺灌注。SaO_2曲线的形态有助于评估患者的血管内容量。

6.2.5 呼气末二氧化碳（$ETCO_2$）

如果需要低碳酸血症来减少脑血容量和颅内压，$ETCO_2$有助于控制肺通气。它检测到VAE的发生导致$ETCO_2$浓度突然减少。因为空气泡块通过肺泡毛细血管的血液流动和气体交换二氧化碳和氧气[4]。$ETCO_2$曲线的形态也表明其他条件如血容量减少，低血压，神经肌肉阻滞效果降低，气道阻塞，肺顺应性降低，心功能不全。

6.2.6 气道压力

气道压力可表明肺顺应性降低、气道或通气回路阻塞、通气回路断开以及需要给予肌肉松弛剂。

6.2.7 双频指数

由于双谱指数（BIS）值是通过测定脑电波活动获得的，因此它可以更精确地评价麻醉深度。心血管改变的患者对伤害性刺激的反应，如吸入麻醉或使用β受体阻滞剂时，BIS可以更好地评估麻醉深度[6]。

6.2.8 多普勒监测

多普勒监测可以发现空气气泡在心脏内发生VAE。

6.2.9 去极化肌松剂监测

可以评估肌肉松弛剂的用量，以保持患者在手术中不发生体动。

6.2.10 利 尿

尿量的测量有助于早期诊断尿崩性糖尿病，这是由于对下丘脑—垂体神经轴的操作引起的病变。

6.2.11 血气分析

进行血气分析以评估电解质状态、酸碱平衡、贫血和凝血状况的变化。

6.3 了解脑病理生理及脑肿瘤

麻醉师必须了解以下内容：①肿瘤的病理性质、位置及其与邻近组织的关系；②肿瘤对ICP及其结果的影响，包括CPP（MAP减去ICP）；③脑血流的自动调节。因此，麻醉方案包括随着脑代谢率（CMR）的降低而降低ICP，以及维持足够的CPP。为了降低ICP，我们可以采取以下措施：①通过降低CMR或诱导低碳酸血症，通过收缩大脑小动脉来减少脑血容量；②通过抬高床头改善颅内静脉血的回流。

动脉压必须保持在正常值范围之内。在生理条件下，CBF受一种自动调节机制控制，尽管动脉压会发生变化，但CBF始终保持在50~150mmHg的范围内[7]。这种自动调节机制依赖于动脉壁的压力梯度（如CPP）。当灌注压降低到50mmHg以下时，组织出现灌注下降，导致脑缺血。相反，当灌注压高于150mmHg时，血管反应性开始失效，脑血容量增加，颅内压升高。CBF的自动调节可被系统性病理条件改变，如存在高血压[7-9]，或在脑血管舒张药物（吸入麻醉剂、硝普钠）的作用下[9-10]，或由于现有的颅内病理（脑肿胀、肿瘤或出血）。

血气值与CBF的关系如下：当PaO_2低于60mmHg时，大脑动脉就会因缺氧而扩张，通过血液流向大脑来维持氧气的输送[11]。然而，如果MAP降低到接近30mmHg，那么这种大脑反射就无法维持氧气传递到神经元。然而，通过诱导低碳酸血症来降低脑血容量和颅内压，当$PaCO_2$值低于25mmHg时，会导致缺血血管在大脑中血管活力被保留的区域收缩[12]。由于CPP等于MAP和ICP之间的差值，ICP的增加和（或）MAP的减少导致CPP的降低；如果低于40mmHg，就会对大脑造成损害。

6.4　肿瘤特征决定麻醉的选择

肿瘤的特征可以帮助决定如何进行麻醉。血供丰富的肿瘤，如血管瘤，或肿瘤周围存在中到大管径的血管，表明在肿瘤切除过程中可能发生急性血红蛋白下降。这种动脉或静脉丛的病变可引起广泛的出血，难以控制。在这种情况下，应立即提供血液制品，在出血的情况下，除了减少麻醉剂和血管舒张药引起低血压的药物以减少动脉出血外，还应进行大静脉导管置入术。但是，血流量的减少可能导致脑缺血，如前文所述。

一些通过局部血管舒张引起动脉性低血压的药物（如硝普钠和吸入麻醉剂）也可导致脑血管舒张程度较低，或者更大程度上，取决于所用药物的剂量和当时的血压。因此，应考虑到颅内血容量的增加可能随着ICP的增加而发生。在极端情况下，当颅内动脉损伤后动脉出血难以控制时，可在颈部水平压迫颈动脉以减少出血，便于手术视野的可视性止血。在静脉引流系统（静脉窦）的病变中，VAE具有心肺反应和潜在的静脉栓塞风险。

6.4.1　颅底肿瘤所处的位置

鞍区肿瘤靠近脑垂体和下丘脑形成的神经轴[13-14]，可引起尿崩症和垂体功能减退，从而引起内分泌变化。这些变化通过增加利尿以及改变对麻药的敏感性引起低血容量。当下丘脑核周围介质的渗透量增加时[17]，脑室旁和视上垂体核产生血管升压素和抗利尿激素（ADH）[15-16]。ADH增加远端肾血管的通透性并促进水的再吸收。因此，抗利尿激素还具有血管加压作用，因为它增强了小动脉平滑肌纤维的抵抗力。

6.4.2　手术过程中下丘脑—垂体神经轴损伤

手术过程中，下丘脑—垂体神经轴的损伤会减少抗利尿激素的产生或释放，这可能导致尿崩症，导致肾脏自由水的损失，引发低血容量、高钠血症、高渗性血液浓度和代谢性酸中毒[16,18]。

6.4.3　肿瘤的临床病理特点

库欣病

垂体前叶微腺瘤分泌异常高的促肾上腺皮质激素（ACTH），增加肾上腺皮质醇水平，引起多种身体变化。血管脆性使静脉和动脉通路具有挑战性。高血压和心动过速影响麻醉深度的评估[19]。使用β受体阻滞剂治疗高血压和心动过速是有益的，因为它们减少了对大量麻醉剂的需要。糖皮质激素引起的骨吸收导致骨质疏松症，需要小心处理患者，以防止骨折。醛固酮增多症和低钾碱中毒可引起心律失常，这使得对下丘脑附近区域因手术引起的心律失常的诊断困难[20]。肌肉蛋白转化为葡萄糖可以减少肌肉质量以及保证不发生体动所必需的非去极化肌肉松弛剂的剂量。高血糖必须治疗以防止高血糖昏迷，这可能使恢复意识变得困难。

肢端肥大症

肢端肥大症通常与垂体腺瘤有关，是由肿瘤过度分泌生长激素（GH）引起的。因此造成的下颌、口腔和舌头的肥大会妨碍气管插管时的喉镜置入。肌肉质量的增加需要更高剂量的非去极化肌松药。在辅助通气时，肺容积增大需要更大的容积流量。心脏也会增大，这将导致间质纤维化和浸润性淋巴核心肌炎，增加心搏骤停的风险[21]，从而使手术更具挑战性。需要更高的心排血量来灌注增大的器官和肌肉。然而，尽管心脏处于超极化状态，但其收缩性受到影响，并可能导致心搏骤停。相关的高血糖是由过高的 GH 介导的，诱导对胰岛素活性的抵抗。肢端肥大症患者在拔管前必须完全苏醒，因为脑抑制、麻醉药的残留作用会导致通气下降，因舌体肥大阻塞呼吸通路，影响呼吸。

催乳素瘤

产生催乳素的垂体肿瘤患者使用多巴胺激动剂药物（如溴隐亭）治疗可能出现多巴胺样心血管效应，如麻醉期间低血压和心律失常[22]。

垂体肿瘤或鞍区肿瘤

无论这些肿瘤是否为产生激素的肿瘤，它们甚至会随着体积的增加而压缩下丘脑—垂体神经轴，从而导致泛垂体功能减退[23]。促肾上腺皮质激素、生长激素和促甲状腺激素合成的影响使患者对麻醉药和心血管抑制剂更加敏感，使麻醉深度难以评估。再次强调，BIS 监测是非常有用的。手术切除垂体由于肾上腺功能不全伴促肾上腺皮质激素分泌减少，导致术后即刻低血压。下丘脑神经轴病变可引起尿崩症[24]，导致游离水分通过肾脏流失，血浆钠含量增加，导致高钠血症。利尿可达到 15~20mL/（kg·h），使患者血压降低，容易发生低血压。血浆中钠含量增加到 155~160mmol/L，血浆渗透量增加到 310~315mmol/L。

尿崩症假说一经证实，必须立即给予加压素以预防肾损伤。肿瘤周围的水肿表明该区域血脑屏障的完整性丧失，血管、动脉反应性可能降低，提示使用麻醉药可降低代谢率并引起脑血管收缩。在脑血管反应性脑区，静脉麻醉药可以降低神经元代谢，引起血管收缩。

脑膜瘤和血管瘤

在带血管蒂的肿瘤，如脑膜瘤和血管瘤，适度低血压可减少手术出血；然而，低血压的程度不应损害 CBF，特别是颅内高压的情况下。高血压显著增加了肿瘤内部及其周围的出血，因为在这些异常区域，由于动脉自动调节的减少，血管收缩对动脉压力的增加没有反应。

位于后颅窝区域的肿瘤需要更注意维持心血管和呼吸的稳定。对位于脑干和颈动脉窦[25]的呼吸和心血管中枢的手术操作引起呼吸和心血管模式的改变，导致心动过缓、心动过速、早搏和心脏停搏[26,27]。上行网状激活系统（ARAS）负责保持机警性，也可能被破坏。对脑神经的损伤导致口咽和气管的敏感性和稳定性丧失：舌咽（Ⅸ）和舌下（Ⅻ）神经、咽部和舌的感觉神经和运动神经、迷走神经（Ⅹ）、喉、咽、气管的感觉神经和支气管运动神经。后组脑神经病变使术后吞咽困难，口腔内液体吸入肺部。对神经的操作也可引起心律失常[26-27]。手术入路会损伤静脉或静脉窦[28]，在静脉负压的情况下，会将气泡吸入静脉系统，导致 VAE 的出现。

6.5 静脉空气栓塞（VAE）

肿瘤靠近静脉窦可能引起静脉损伤和 VAE。上腔静脉中的气泡会增加 CVP，一旦进入心腔，就会增加右心房的压力，阻碍血液通过右心室流出。通过肺泡毛细血管的气泡也会阻碍血液流动。因此，引起低血压和心动过速。肺灌注减少和损害肺泡内的气体交换，导致 $ETCO_2$ 和动脉血氧饱和度下降。心脏多普勒检测心脏腔内的气泡。对 VAE 的预防包括防止负平衡和使用 6~8cmH_2O 的 PEEP，虽然利用这个并不能完全防止空气进入开放静脉。治疗包括增加吸入氧气（FiO_2）的比例，从中心静脉吸入气泡，将孔口置于上腔静脉和右心房。如有必要，可以将晶体溶液迅速灌注到颈静脉，颈静脉可被压缩以防止新空气进入静脉系统。应避免过度压迫颈动脉，因为这可能会减少颈内动脉的流量。如果低血压持续存在，应使用血管加压药来预防脑缺血。如有必要，减少患者压疮的倾向性。在手术结束时，应进行胸部 X 线和 CT 检查以指导术后处理。

6.6　手术引起的心律失常和血压变化

由于下丘脑或脑干的手术操作而出现的心律失常和动脉压变化，需要麻醉医生立即发出警告，以减少对中枢神经系统的有害刺激，因为刺激越强，心血管病变就越严重。在这种情况下，增加麻醉深度可以减少心律失常和血压变化。然而，刺激仍在继续，尽管对心血管束的影响减弱，但中枢神经系统可能出现更严重的损伤。由于手术对脑干和颈动脉窦的操作，动脉压的剧烈变化可能预示着患者在觉醒时呼吸模式的演变，因为呼吸中心与颈动脉窦心血管中心邻近。

对颈动脉窦的过度操作可能会影响意识的恢复，因为负责觉醒的 ARAS 就位于这个区域。

当肿瘤压迫脑神经时，必须进行气管插管，以避免肺部感染，因为舌咽神经（Ⅸ）和迷走神经（Ⅹ）负责喉部、咽部和气管的敏感性以及支气管的运动性。这些神经功能障碍降低了对口咽道任何物质的敏感性，引起吞咽困难，从而促进内容物吸入气管和支气管。

对动眼神经（Ⅲ）的过度操作会导致瞳孔扩大，干扰神经系统评估。在这种情况下，为了对意识程度和运动活动进行评估，提前苏醒是必要的。

6.7　经鼻入路的围手术期管理

麻醉前，重要的是检查可能存在的动眼肌病变。必须使用配方中不含阿托品的乳霜或凝胶保护眼睛，以避免术后影响神经系统评估。

气管插管探头应正确定位并固定好，防止术中或手术操作经鼻通路时意外拔管。例如单肺插管通过血管内通道。必须通过听诊检查通气情况，口腔内必须放置牙垫，以防止血液或血清进入口咽区并吸入到气管和支气管。

肾上腺素浸润手术切口的软组织以减少术中出血；但是肾上腺素过多会导致高血压、心动过速和早搏。应增加短效麻醉剂的输入以抵消这些心血管改变，如有必要，应增加 β 受体阻滞剂和降血压药。

对于颅底手术而言，患者不发生体动是最重要的，因为大脑结构复杂，可能涉及手术野，也可能在手术野附近。因此，麻醉的深度和肌松剂的用量必须根据患者的生理和临床特点适当调整。

6.7.1　经鼻入路患者的体位

有利于脑静脉回流和降低 ICP 的体位如下：

· 由于静脉系统的脑段没有瓣膜，头部必须在心房上方，以便于重力下的静脉回流。

· 经鼻入路的最佳位置是仰卧位，大约 20° 倾斜并过伸颈部。

· 避免颈部屈曲或旋转，防止颈内静脉受压。

· 仔细检查和消除颈部任何形式的外部压迫是很重要的。

· 避免血管内输注量过大和胸膜腔内压升高，防止 CVP 升高。

· 术野较好地暴露于心脏上方位置，可减少局部出血。然而，由于手术野高于心脏，任何静脉系统的开放都可能导致 VAE 的产生。头部每高出心脏 13cm，CPP 就相应降低 10mmHg。因此，为了减少出血，必须考虑手术视野与心脏之间的距离。

· 当需要用移植物修补脑脊液漏时，弯曲腿的位置和右大腿的内旋必须小心谨慎，特别是对于库欣病患者和骨质疏松患者，注意预防病理性骨折。

6.8　麻醉药物的作用

麻醉应充分维持 CPP，例如，颅内压不应升高，全身动脉压不应随着麻醉的诱导和维持或患者的体位而降低。考虑到ICP是多种因素的结果，如肿瘤体积、瘤周水肿，以及脑脊液因肿瘤阻塞引流而出现脑积水。因此，神经影像学和神经图像有助于推断大脑的状况以及是否存在颅内压升高。与吸入麻醉药相比，阿片类药物能更好地维持CPP和脑血管反应性[29]，而吸入麻醉药能引起周围血管和脑血管舒张[30]。然而，阿片类药物需要与具有催眠和镇静作用的麻醉剂复合应用。因此，应考虑辅助麻醉对血流动力学稳定性、ICP和脑灌注的影响。与异氟醚和七氟醚相比，异丙酚的 $DAVO_2$ 更高[31]。与丙泊酚比较，七氟醚唤醒时间和认知功能无显著差异[32–33]。

与异氟醚、地氟醚或七氟醚相比，异丙酚的使用能更好地维持CPP，而不会增加ICP，因为它不会像吸入麻醉药那样增加脑血容量[31]。因此，在脑肿瘤引起颅内压升高的情况下，最好选择异丙酚[31,34–35]。异氟醚、地氟醚、七氟醚可降低脑代谢，但由于它们具有浓度依赖性的脑血管舒张作用，使CBF与代谢率的关系解耦合，而异丙酚则维持这种关系不变[31]。在正常的ICP条件下，异氟烷、地氟烷或七氟烷为手术提供了可接受的条件[36]。在高浓度下，地氟醚对大脑的舒张作用最大，导致ICP显著增加，而七氟醚的舒张作用最低（地氟醚>异氟烷>七氟醚）[31]。在高浓度下，七氟醚和地氟醚对二氧化碳保持反应性；然而，七氟醚可以维持对血压的反应性（自我调节），而地氟醚则开始失效[37]。因此，由于七氟醚保持了脑血管反应性，所以在不使用丙泊酚时[34]，它是最好的选择，尽管地氟醚比七氟醚更容易觉醒[38]并更好地恢复认知功能[39]。异氟醚和地氟醚在CPP、ICP和 $DAVO_2$ 上无显著差异[40]。

儿童由于ICP的增加，使用七氟烷和地氟醚、异氟烷会减少CPP，是因为血压的下降和ICP的增加[41]。注意减少灌注压的主要办法是血压的下降，这是增加ICP的3~4倍[41]。

在坐位和有VAE危险的情况下，一些作者建议使用静脉麻醉药，因为气泡到达肺部微循环较少，从而减少动脉栓塞的发生[42–43]。吸入麻醉剂是血管扩张剂，可增加肺循环中气泡达到更大程度的可能性。吸入麻醉剂浓度越高，肺循环的扩展越大[42–43]。一些作者认为，与戊巴比妥相比，氟烷在肺循环中的空气栓塞程度相同，但当氧化二氮（N_2O）添加到氟烷中，它会增加肺中的气泡，有利于气泡进入动脉循环[44]。氧化二氮（分配系数0.46）在血液中的可溶性是氮（分配系数0.013）的34~35倍[45]。当氧化二氮取代氮气时，这种更大的扩散使得气泡膨胀成为可能[46]。当麻醉浓度增加时，空气通过肺从静脉到动脉侧的转运会更大。虽然氧化二氮会使已经进入循环的气泡膨胀，但使用氧化二氮本身似乎不会增加开放静脉系统中空气栓塞的发生率[48–49]。

6.9 术后护理

为了帮助修补颅底缺损，可能需要在术后置入腰大池引流管。麻醉师是进行腰椎穿刺和插入导管最专业的人员，因为他熟悉这些程序。此外，术中脑脊液经颅底缺损流失可能导致低血压，从而使蛛网膜下腔穿刺时定位困难。

在拔管过程中必须防止呛咳，而且必须在患者恢复意识后立即进行。

（常鑫　译，程高鹏　校）

参考文献

[1] Schaller B. Trigemino-cardiac reflex during transsphenoidal surgery for pituitary adenomas. Clin Neurol Neurosurg, 2005, 107(6):468–474

[2] Bauer DF, Youkilis A, Schenck C, et al. The falcine trigeminocardiac reflex: case report and review of the literature. Surg Neurol, 2005, 63(2):143–148

[3] Stober T, Sen S, Anstätt T, et al. Correlation of cardiac arrhythmias with brainstem compression in patients with intracerebral hemorrhage. Stroke,1988, 19(6):688–692

[4] Duke DA, Lynch JJ, Harner SG, et al. Venous air embolism in sitting and supine patients undergoing vestibular schwannoma resection. Neurosurgery, 1998, 42(6):1282–1286, discussion 1286–1287

[5] Enderby GEH. Postural ischaemia and blood-pressure. Lancet, 1954, 266 (6804):185–187

[6] Ali Z, Prabhakar H, Bithal PK, et al. Bispectral index-guided administration of anesthesia for transsphenoidal resection of

pituitary tumors: a comparison of 3 anesthetic techniques. J Neurosurg Anesthesiol, 2009, 21(1): 10–15

[7] Barry DI, Lassen NA. Cerebral blood flow autoregulation in hypertension and effects of antihypertensive drugs. J Hypertens Suppl,1984, 2(3):S519–S526

[8] Barry DI. Cerebral blood flow in hypertension. J Cardiovasc Pharmacol, 1985, 7 Suppl 2:S94–S98

[9] Tietjen CS, Hurn PD, Ulatowski JA, et al. Treatment modalities for hypertensive patients with intracranial pathology: options and risks. Crit Care Med,1996, 24(2):311–322

[10] Strandgaard S, Paulson OB. Cerebral blood flow in untreated and treated hypertension. Neth J Med, 1995, 47(4):180–184

[11] Kogure K, Scheinberg P, Reinmuth OM, et al. Mechanisms of cerebral vasodilatation in hypoxia. J Appl Physiol, 1970, 29(2):223–229

[12] Reivich M. Arterial PCO2 and cerebral hemodynamics. Am J Physiol, 1964, 206(1):25–35

[13] Reichlin S. Regulation of the hypophysiotropic secretions of the brain. Arch Intern Med, 1975, 135(10):1350–1361

[14] Fink G. The development of the releasing factor concept. Clin Endocrinol (Oxf), 1976, 5 Suppl:245S–260S

[15] Harris GW. Neural control of the pituitary gland. I. The neurohypophysis. BMJ, 1951, 2(4731):559–564

[16] Wilson Y, Nag N, Davern P, et al. Visualization of functionally activated circuitry in the brain. Proc Natl Acad Sci U S A, 2002, 99(5):3252–3257

[17] Bourque CW, Ciura S, Trudel E, et al. Neurophysiological characterization of mammalian osmosensitive neurones. Exp Physiol, 2007, 92(3):499–505

[18] Kurschel S, Leber KA, Scarpatetti M, et al. Rare fatal vascular complication of transsphenoidal surgery. Acta Neurochir (Wien), 2005, 147(3):321–325, discussion 325

[19] Torpy DJ, Mullen N, Ilias I, et al. Association of hypertension and hypokalemia with Cushing's syndrome caused by ectopic ACTH secretion: a series of 58 cases. Ann N Y Acad Sci,2002, 970:134–144

[20] Rath GP, Chaturvedi A, Chouhan RS, et al. Transient cardiac asystole in transsphenoidal pituitary surgery: a case report. J Neurosurg Anesthesiol, 2004, 16(4):299–301

[21] Colao A, Marzullo P, Di Somma C, et al. Growth hormone and the heart. Clin Endocrinol (Oxf),2001, 54(2):137–154

[22] Luchsinger A, Velasco M, Urbina A, et al. Comparative effects of dopaminergic agonists on cardiovascular, renal, and renin-angiotensin systems in hypertensive patients. J Clin Pharmacol,1992, 32(1):55–60

[23] Arafah BM, Prunty D, Ybarra J, et al. The dominant role of increased intrasellar pressure in the pathogenesis of hypopituitarism, hyperprolactinemia, and headaches in patients with pituitary adenomas. J Clin Endocrinol Metab, 2000, 85(5):1789–1793

[24] Shah S, Har-El G. Diabetes insipidus after pituitary surgery: incidence after traditional versus endoscopic transsphenoidal approaches. Am J Rhinol,2001, 15(6):377–379

[25] McNealy DE, Plum F. Brainstem dysfunction with supratentorial mass lesion. Arch Neurol,1962, 7(1):10–32

[26] Whitby JD. Electrocardiography during posterior fossa operations. Br J Anaesth, 1963, 35:624–630

[27] Slbin MS, Babinski M, Maroon JC, et al. Anesthetic management of posterior fossa surgery in the sitting position. Acta Anaesthesiol Scand, 1976, 20 (2):117–128

[28] Sakamoto T, Kawaguchi M, Furuya H, et al. Preoperative evaluation for risk of venous air embolism in the sitting position. J Neurosurg Anesthesiol, 1995, 7(2):124–126

[29] Baker KZ, Ostapkovich N, Sisti MB, et al. Intact cerebral blood flow reactivity during remifentanil/nitrous oxide anesthesia. J Neurosurg Anesthesiol, 1997, 9(2):134–140

[30] Marshall WK, Bedford RF, Miller ED. Cardiovascular responses in the seated position–impact of four anesthetic techniques. Anesth Analg, 1983, 62 (7):648–653

[31] Petersen KD, Landsfeldt U, Cold GE, et al. Intracranial pressure and cerebral hemodynamic in patients with cerebral tumors: a randomized prospective study of patients subjected to craniotomy in propofol-fentanyl, isofluranefentanyl, or sevoflurane-fentanyl anesthesia. Anesthesiology, 2003, 98 (2):329–336

[32] Magni G, Baisi F, La Rosa I, et al. No difference in emergence time and early cognitive function between sevoflurane-fentanyl and propofol-remifentanil in patients undergoing craniotomy for supratentorial intracranial surgery. J Neurosurg Anesthesiol, 2005, 17(3):134–138

[33] Lauta E, Abbinante C, Del Gaudio A, et al. Emergence times are similar with sevoflurane and total intravenous anesthesia: results of a multicenter RCT of patients scheduled for elective supratentorial craniotomy. J Neurosurg Anesthesiol, 2010, 22(2):110–118

[34] Engelhard K, Werner C. Inhalational or intravenous anesthetics for craniotomies? Pro inhalational. Curr Opin Anaesthesiol, 2006, 19(5):504–508

[35] Hans P, Bonhomme V. Why we still use intravenous drugs as the basic regimen for neurosurgical anaesthesia. Curr Opin Anaesthesiol, 2006, 19 (5):498–503

[36] Chui J, Mariappan R, Mehta J, et al. Comparison of propofol and volatile agents for maintenance of anesthesia during elective craniotomy procedures: systematic review and meta-analysis. Can J Anaesth, 2014, 61(4):347–356

[37] De Deyne C, Joly LM, Ravussin P. Newer inhalation anaesthetics and neuroanaesthesia: what is the place for sevoflurane or desflurane? [in French]. Ann Fr Anesth Reanim, 2004, 23(4):367–374

[38] Magni G, Rosa IL, Melillo G, et al. A comparison between sevoflurane and desflurane anesthesia in patients undergoing craniotomy for supratentorial intracranial surgery. Anesth Analg, 2009, 109(2):567–571

[39] Bilotta F, Doronzio A, Cuzzone V, et al, PINOCCHIO Study Group. Early postoperative cognitive recovery and gas exchange patterns after balanced anesthesia with sevoflurane or desflurane in overweight and obese patients undergoing craniotomy: a prospective randomized trial. J Neurosurg Anesthesiol, 2009, 21(3):207–213

[40] Fraga M, Rama-Maceiras P, Rodiño S, et al. The effects of isoflurane and desflurane on intracranial pressure, cerebral perfusion pressure, and cerebral arteriovenous oxygen content difference in normocapnic patients with

supratentorial brain tumors. Anesthesiology, 2003, 98(5): 1085–1090
[41] Sponheim S, Skraastad Ø, Helseth E, et al. Effects of 0.5 and 1.0 MAC isoflurane, sevoflurane and desflurane on intracranial and cerebral perfusion pressures in children. Acta Anaesthesiol Scand, 2003, 47(8):932–938
[42] Yahagi N, Furuya H. The effects of halothane and pentobarbital on the threshold of transpulmonary passage of venous air emboli in dogs. Anesthesiology, 1987, 67(6):905–909
[43] Yahagi N, Furuya H, Sai Y, et al. Effect of halothane, fentanyl, and ketamine on the threshold for transpulmonary passage of venous air emboli in dogs. Anesth Analg, 1992, 75(5):720–723
[44] Butler BD, Leiman BC, Katz J. Arterial air embolism of venous origin in dogs: effect of nitrous oxide in combination with halothane and pentobarbitone. Can J Anaesth, 1987, 34(6):570–575
[45] Munson ES. Transfer of nitrous oxide into body air cavities. Br J Anaesth, 1974, 46(3):202–209
[46] Munson ES. Effect of nitrous oxide on the pulmonary circulation during venous air embolism. Anesth Analg, 1971, 50(5):785–793
[47] Katz J, Leiman BC, Butler BD. Effects of inhalation anaesthetics on filtration of venous gas emboli by the pulmonary vasculature. Br J Anaesth, 1988, 61 (2):200–205
[48] Losasso TJ, Muzzi DA, Dietz NM, et al. Fifty percent nitrous oxide does not increase the risk of venous air embolism in neurosurgical patients operated upon in the sitting position. Anesthesiology, 1992, 77(1):21–30
[49] Knüttgen D, Stölzle U, Köning W, et al. Air embolism in the sitting position. Oxygen/nitrogen versus oxygen/laughing gas [in German]. Anaesthesist, 1989, 38(9):490–497

第7章 内镜辅助下的双手操作技术

Daniel B. Simmen, Hans Rudolf Briner

摘　要

目前，内镜下鼻窦手术已成为最常采用的鼻外科手术之一。对于药物治疗反应不佳的慢性鼻－鼻窦炎患者，这可能是一种有效的解决方案。标准技术是内镜外科医生用一只手持镜，而用另一只手进行手术操作。除炎症性疾病外，鼻内镜手术的适应证范围已扩大到包括切除良性和恶性肿瘤。但是，使用传统的“单手操作”技术来进行这些扩展的手术操作变得越来越困难。用一只手很难完成骨质和肿瘤组织的去除以及出血的控制。这些困难越来越多地要求外科医生使用双手进行手术操作。双手技术需要助手来握住并引导内镜，从而使内镜外科医生在操作时可以用两只手，并遵循显微手术原则。手术时间缩短将使患者从中受益，同时外科医生可获得更好的手术视野，从而可以进行更精确的显微外科手术，从而可以减少并发症的发生率。

关键词

内镜手术，标准技术，单手技术，双手技术，双手操作技术，双外科医生技术，鼻窦扩展手术，颅底外科，显微外科原则

内容要点

· 双手技术可使外科医生获得最佳的手术视野。

· 外科医生可以始终将吸引器头保持在手术区域内，并始终保持无血，而另一只手可以持精细器械进行操作。

· 第二位术者负责引导内镜并保持视频监视器上显示的手术区域图像的稳定。

· 该技术结合了内镜技术的优势和显微外科技术所倡导的能够用双手进行操作的关键优势。

· 这种团队合作方式可以提高手术质量。

· 提高了教学效果，因为两位外科医生可以随时互动并互相帮助。

· 双手技术扩大了可切除的良性和恶性肿瘤的范围。

· 可以由神经外科医生或颌面外科医生进行跨学科手术，从而整合每位专家的经验。

7.1　引　言

内镜下鼻窦手术的适应证不断扩大，现在甚至可以通过鼻内镜辅助下进行额窦和前颅底的复杂手术。除了炎症性疾病外，适应证的范围已经扩大到包括良性和恶性肿瘤的切除[1]。然而，使用传统的“单手”技术进行这些扩展手术变得越来越困难。用一只手切除骨质和肿瘤组织以及控制出血尤其困难。这些困难使外科医生越来越有必要双手操作。双手操作技术需要另一名外科医生握住并引导内镜，使内镜外科医生在操作时能够使用双手。使用双手是显微外科技术的优势之一，如耳科和神经外科所示。然而，通过双手操作技术，主刀医生可以自由地使用双手，跨学科的合作非常有益，因为两位外科医生可以根据他们的技能、经验和所涉及的手术步骤的要求进行互动并操作特定的手术部位。

7.2　从基本的鼻内镜手术到扩大的和进阶的颅底手术

内镜辅助的鼻窦手术为慢性鼻－鼻窦炎提供

了一种有效的治疗方法[2]。自从30多年前首次描述内镜辅助的鼻窦手术以来，我们见证了手术技术的惊人进步。更好的内镜、更好的摄像机和改进的手术器械使我们能够通过自然鼻孔观察所有的鼻窦并进行手术[3–4]。内镜手术的适应证不断扩大。今天，甚至鼻腔外侧壁和额窦的复杂手术都可通过内镜辅助下进行；此外，前颅底的特殊手术或经蝶窦和斜坡的颅内手术也可以通过内镜辅助下进行。除了治疗炎症外，适应证的范围也扩大到切除良性和恶性肿瘤。在传统技术中，外科医生一手持内镜，另一只手进行实际手术（图7.1）[4–8]。

这种单手技术在涉及扩大和更复杂的外科手术范围时有其局限性。仅用一只手就很难去除骨质和肿瘤的同时很好地控制出血[9–10]。这些困难使得内镜外科医生在手术时需要双手操作。在这种双手操作技术中，第二位术者握持连接视频摄像头的内镜，从而解放主刀医生的双手，以便他或她能够更有效地处理内镜手术中那些具有挑战性的情况。第二位术者负责引导内镜，并在视频监视器上保持手术区域的图像稳定（图7.2）。

这项技术不同于在显微镜下进行的手术操作。虽然显微镜也允许外科医生用双手操作，但内镜技术能更好地提供所有鼻窦的近距离和动态视图。它还消除了由于血液沾染覆盖内镜或仪器阻塞显微镜光路而导致的光线受阻和整个手术视野受限的问题，由于内镜光源总是“在位”，因此内镜辅助双手操作技术结合了内镜技术的优点和手术显微镜的关键优势，即用双手操作的能力（图7.3）。

内镜辅助双手技术最早由学者May等于1990

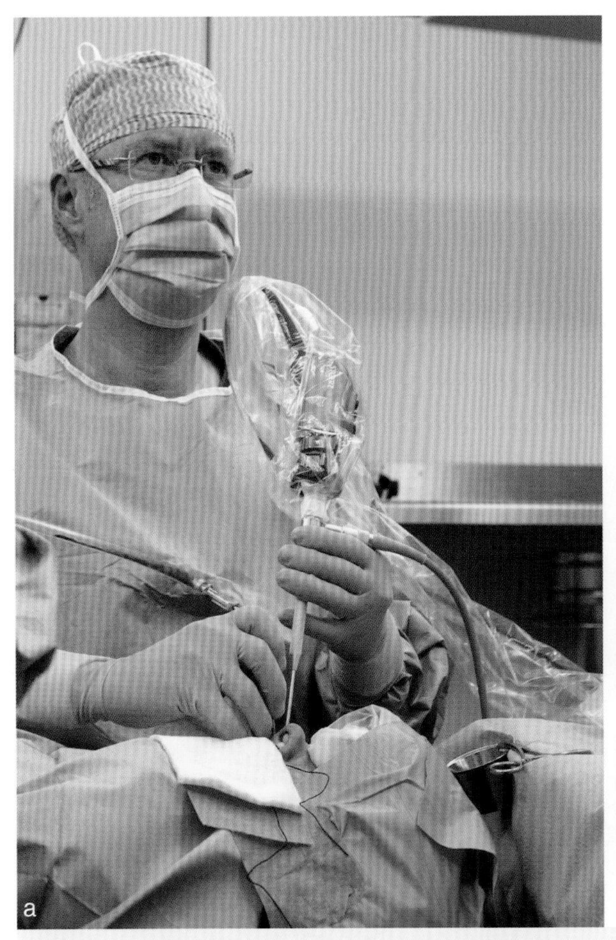

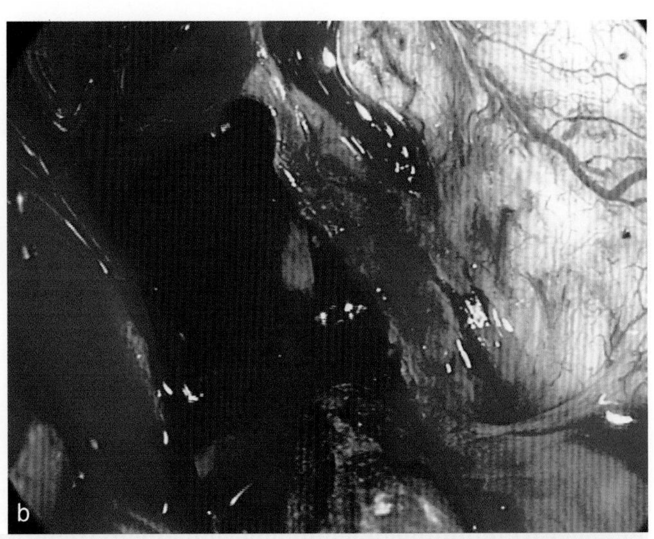

图7.1 传统内镜辅助的鼻窦手术。外科医生用一只手（a）握住内镜，同时用另一只手（b）进行手术操作。术者花费很多时间处理术野出血

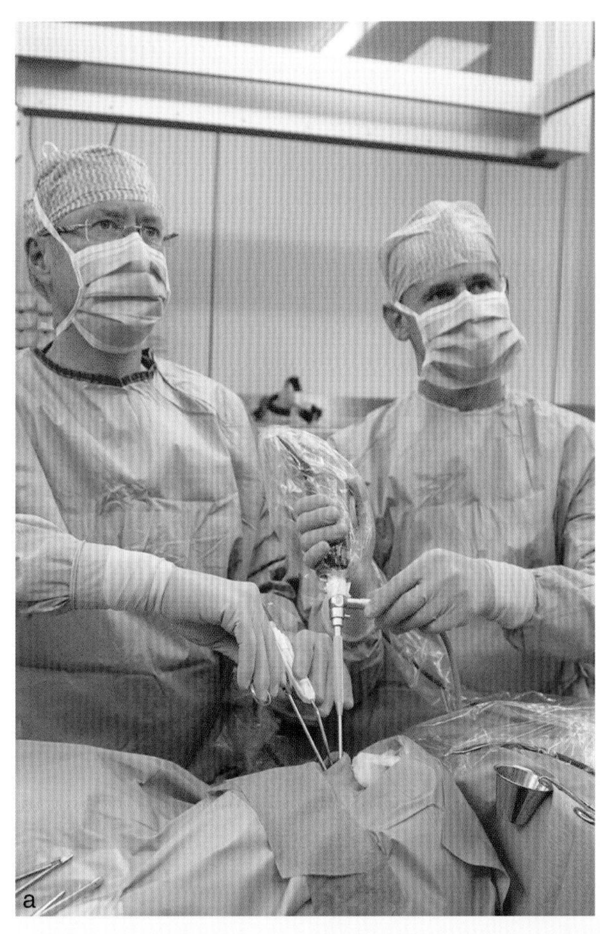

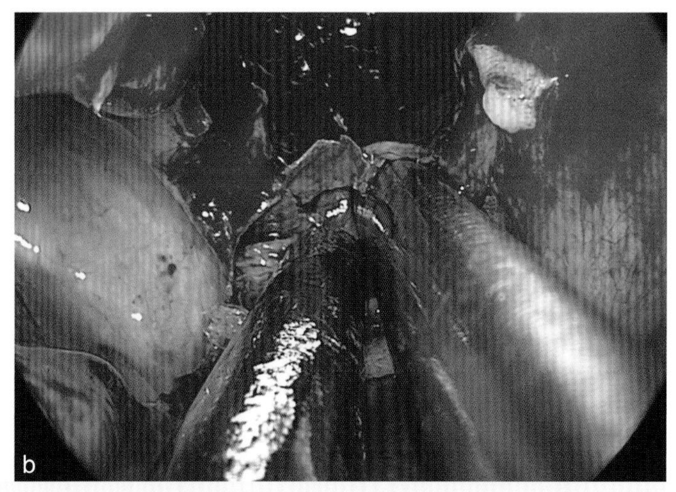

图 7.2　双手操作技术需要第二名术者握持并引导内镜（a），使主刀医生能够遵循显微外科原则进行操作（b）

年提出 [10]。尽管双手操作技术有许多优点，但传统的单手操作技术仍被广泛应用。主要原因是双手操作技术需要一个额外的助手。切割吸引技术和内置吸引通道的器械等技术进步也使得单手操作更为方便。然而，双手操作技术的优点，特别是吸引头的持续存在改善了手术视野的可视性，使得在鼻窦上进行更复杂的手术成为可能，手术更加安全和精准 [11]。这尤其适用于更严重的慢性鼻 – 鼻窦炎伴息肉病患者。双手操作技术也有利于再次手术和肿瘤切除。由于可使用双手并采用显微外科原则进行操作，前颅底手术以及颞下窝入路和内镜入路到达颅内脑组织已成为可能（图 7.4）。

此外，近来的一项研究表明，使用双手操作技术可以缩短手术时间。手术时间越短，成本就越低，这种节省的成本高于双手内镜技术所需的第二位术者所造成的额外“成本” [11]。

7.3　内镜辅助下双手操作技术的优点

7.3.1　双手进行手术操作

在内镜辅助双手操作技术中，第二位术者握持摄像头并引导内镜。图像被传送到视频监视器。主刀医生目视监视器，双手可以自由操作手术器械。这重新建立了大多数外科医生已经熟悉的双手操作手术的感觉，这意味着医生们已经建立的操作技能（例如显微外科原则）可以应用到到鼻内镜手术中去。

摄像头引导外科医生聚焦，使手术器械始终位于视频监视器的中心，并且使移动最小化，这样图像不会太抖动或使主刀医生感到头晕。如果主刀医生在引导摄像头，而第二位医生主要是在使用吸引器，那么使用双手的概念是不可能的。

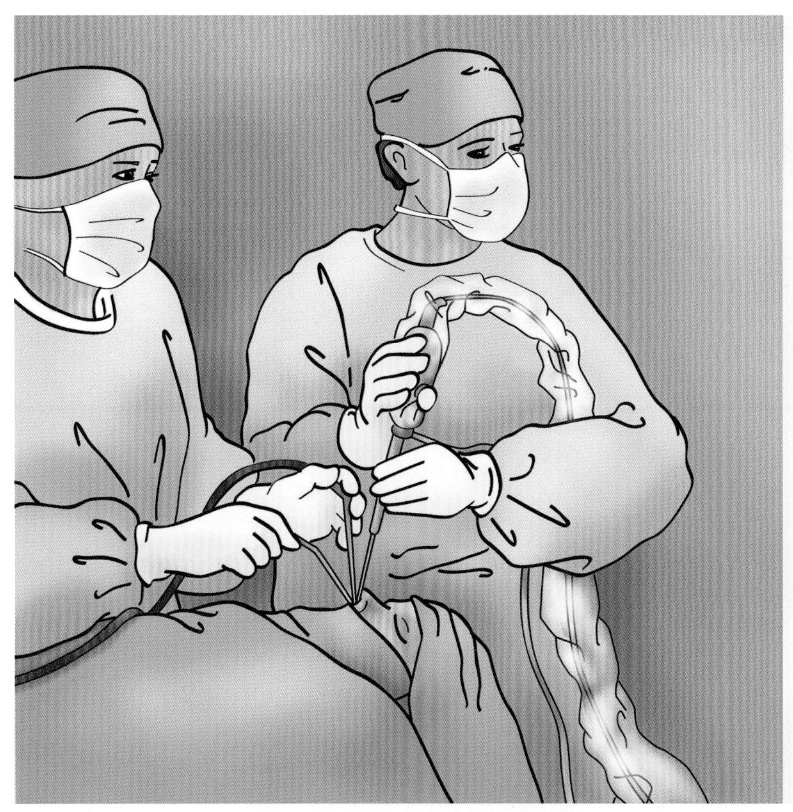

图7.3 第二名术者握住连接视频的内镜，从而解放了主刀医生的双手

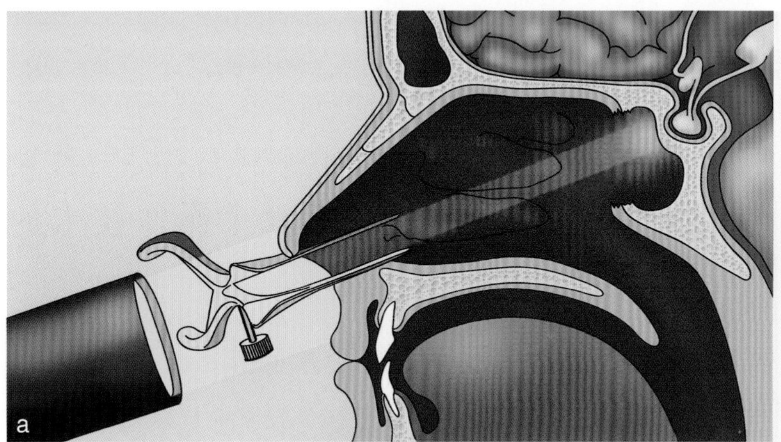

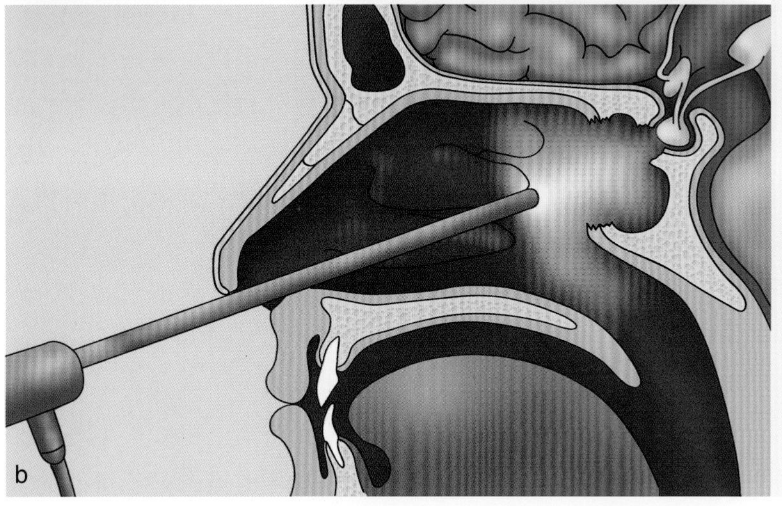

图7.4 a.显微镜下主刀医生用双手操作，但主要缺点是由于鼻孔狭窄和光线遮挡无法获得清晰图像。b.内镜可提供成角度且抵近观察的清晰图像，同时以最佳照明角度观察

因此，当开始这项技术时，主刀医生应该从一开始正确地用双手操作。

7.3.2　吸引头留在手术区：减少频繁更换器械

在鼻窦手术中容易引起较多出血，可能导致主刀医生看不清手术部位。手术部位的清晰显示对解剖定位至关重要，因此应尽快清除渗出的血液。在这种传统的单手操作技术中，主刀医生必须频繁地拔出手术器械，并将其换成吸引器头。频繁的器械更换不仅延长了手术时间，而且增加了内镜远端被弄脏的可能性。通过双手操作技术，主刀医生可以随时将吸引器管放在手术区域，同时另一只手可以自由地切割组织（图 7.5）。

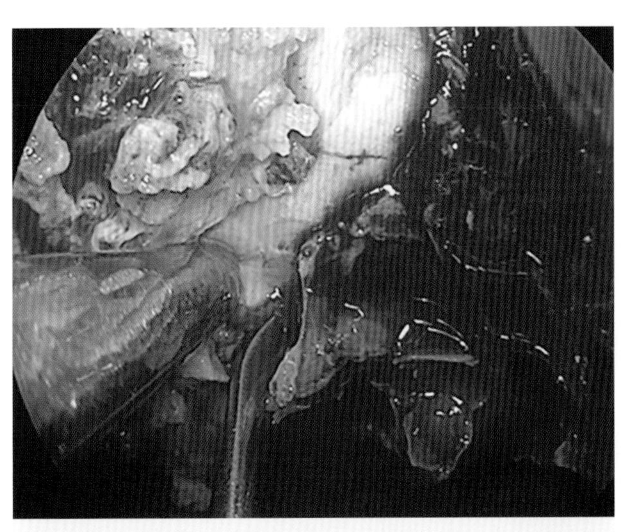

图 7.5　采用双手操作技术，主刀医生可以始终将吸引器头（左手）保持在手术区域内，并精确解剖（图示为颅底肿瘤的解剖）

通过这种方式，手术区域基本上没有血液，从而实现更好的可视化并进行解剖定位，减少器械更换的频率。这就是双手操作比单手操作手术时间短 20% 的主要原因。在手术区域保持吸引器头的能力也有助于用钻头磨除骨质。在磨除骨质过程中，吸引器头可保持冲洗液的持续回流，从而保持术野的清晰视野，减少冲洗液对内镜视野的影响。

7.3.3　理想的术野显露

双手操作技术可提供更好的手术视野，因为另一只手使用第二个器械可以用来牵拉组织。例如，吸引器头可以轻轻地将中鼻甲向内侧推向鼻中隔，这样更容易看到筛窦，简化了手术。在肿瘤切除术中，也可能需要牵拉遮挡其他结构的肿瘤组织，这是暴露肿瘤深部边缘的一个简单但重要的优势（图 7.6）。

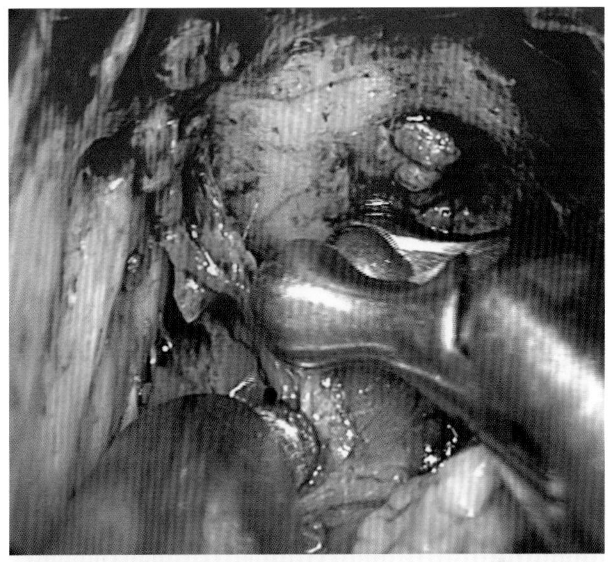

图 7.6　将肿瘤组织从颅底向下压，使其更容易进入周围区域，从而获得更好的手术暴露视野

7.3.4　抓持与切割

双手技术可提高组织操作和切割的精度。例如，主刀医生可以使用吸引器头将组织固定在适当的位置，同时用剪刀将其去除（图 7.7）。与用抓钳牵引切除组织相比，这种精确的切口可以缩小创面，减少术中出血。“持 - 切”技术消除了用抓钳取出过多组织或撕裂黏膜的风险。

7.3.5　团队合作

内镜辅助下双手操作技术需要第二位术者通过控制摄像头位置主动参与手术。这可能是一个优势，“作为一个团队”可以提供了一个动态的研究讨论手术中情况的机会。例如，助手可能会直接注意到关键的解剖结构，否则主刀医生可能会太忙而没注意到。通过提高解剖和概念信息的持续交流和互动，这种团队方法有可能提高手术质量。此外，一个跨学科的团队可以在一次手术中分享肿瘤切除和缺损修复的方法。手术的每一步都是利用参与手术的每一位医生的专业知识进行的（图 7.8）。

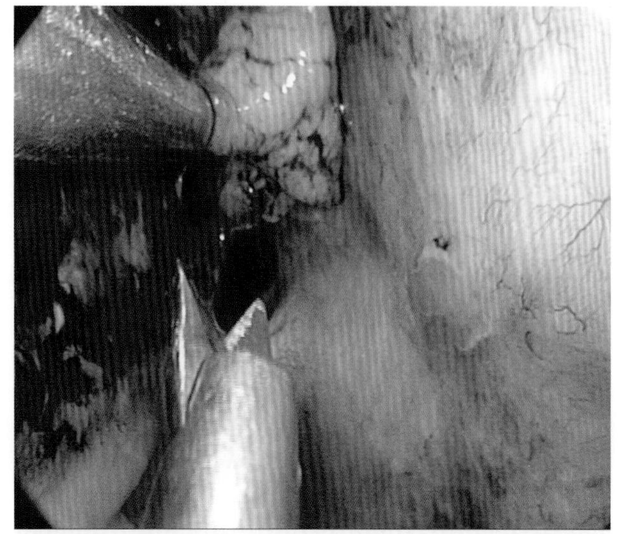

图 7.7　通过同时夹持和切割组织来提高精度

7.3.6 训　练

双手技术是训练的目的。有经验的外科医生可以帮助没有经验的同事，并且可以随时接过手术。这增强了两名外科医生在整个手术过程中始终参与病例的特殊优势（图 7.9）。

7.4 手术室布局与技术

内镜辅助双手操作技术设备的关键部分是连接在内镜上的摄像机。摄像机图像被传输到视频监视器，为主刀医生提供必要的定位。第二名术

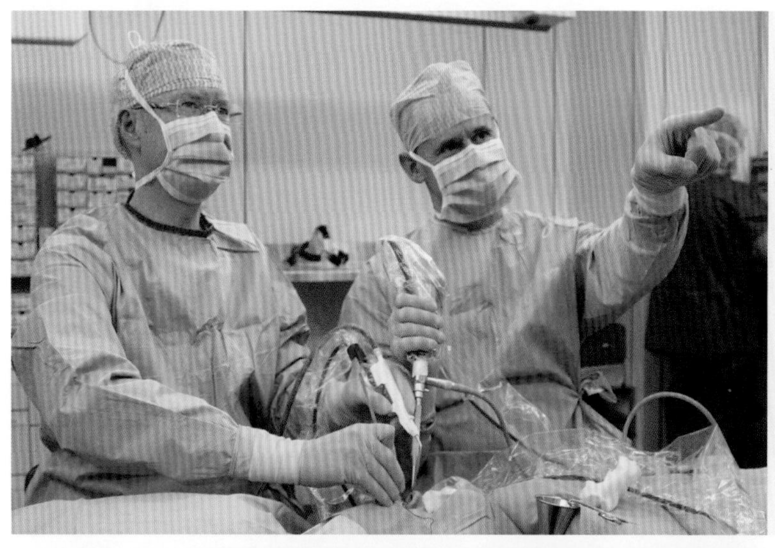

图 7.8　内镜辅助双手操作技术需要第二位术者积极参与手术，并作为团队的一部分讨论术中的情况。

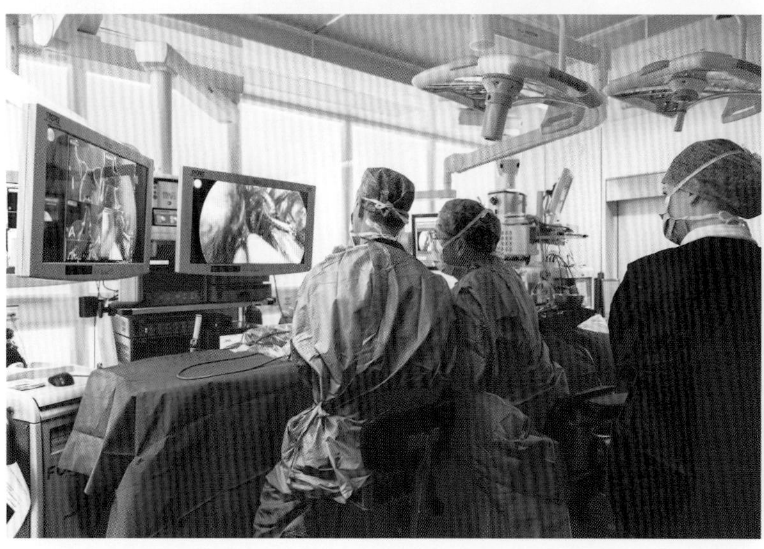

图 7.9　双手操作技术是培训和教学的目的

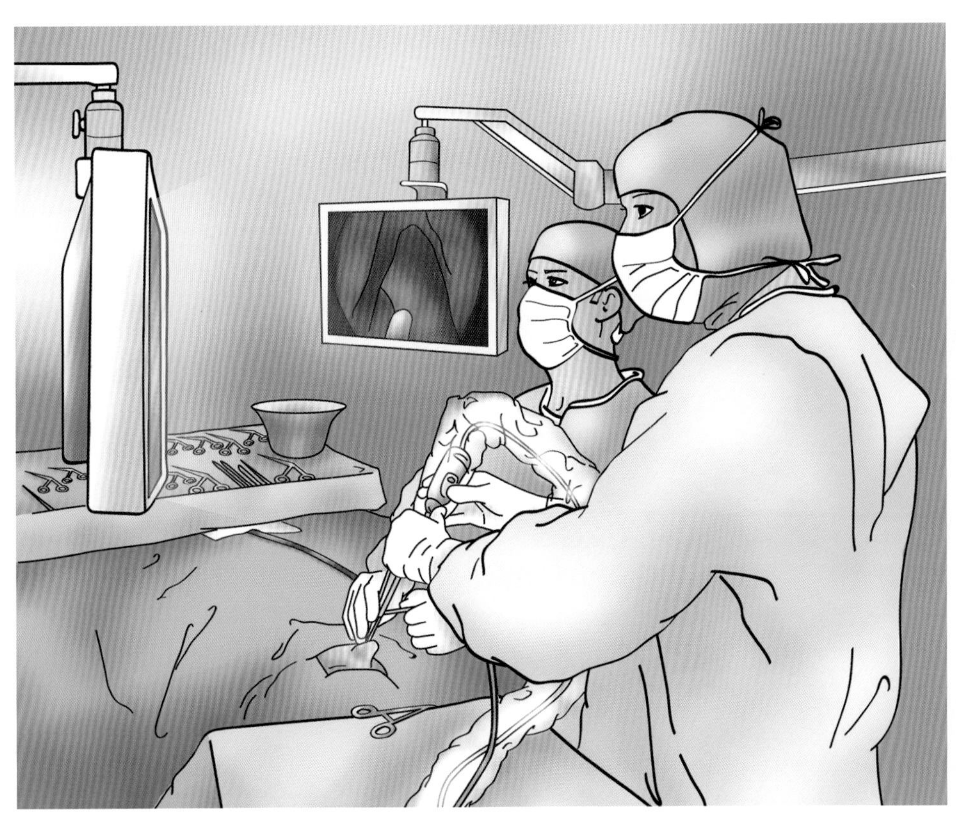

图 7.10　双手辅助技术的手术室布局

者持镜，负责保持手术区域的最佳视图（图 7.10）。将两个任务分开，保持手术区域在摄像机上并执行手术需要两位医生之间的良好沟通。主刀医生给助手指示集中在手术区域的哪一部分。这需要在团队组建初期进行一定程度的培训，经验告诉我们顺利而有效的团队合作可以在短时间内甚至在几分钟内建立起来。

多年经验表明，这项技术医生之间的协调在仅仅几次手术后就如钟表般运转，手术过程中的沟通几乎完全集中在手术本身的细节上，而不是协调问题上。

7.5　手术室布局

手术医生们并排坐着或站着。视频监视器放在另一侧，以便操作员无需转头即可观看。从人体工程学方面考虑这是最好的设置，更容易长时间操作，且颈部不会紧张疲劳（图 7.11）。同样重要的是，这两个医生可自由四处走动，保持活力，而不是挤在一起。因此，不应在患者头部周围放置桌子或其他设备。

护士将手术器械放在靠近视频监视器的桌脚附近，以便在手术过程中随时可以通过。尽可能设置一个额外的视频监视器，以便护士能够更密切地跟踪操作过程，并预测特定仪器的需求。随着现代技术的发展，在这些过程中使用了更多的动力仪器。因此，重要的是要有一个明确的概念，把仪器和电缆放在哪里，使他们彼此远离阻止他们纠缠起来。麻醉设备最好放在手术台的底部，不妨碍手术团队中在台上的刷手护士，不影响放置的手术器械和附加技术设备（视频车、导航装置）。

7.6　实用提示

7.6.1　内镜的人体工程学

操作内镜可以用一只手或两只手握住，这取决于哪只手对第二位术者更舒适。柔性冷光电缆应从手术区域的顶部或侧面取出，以免干扰主刀医生（图 7.12）。这也适用于摄像机的连接电缆。把患者的头放在一个稍微过伸的位置会使内镜检查更容易控制，也会为主刀医生创造一些额外的空间。

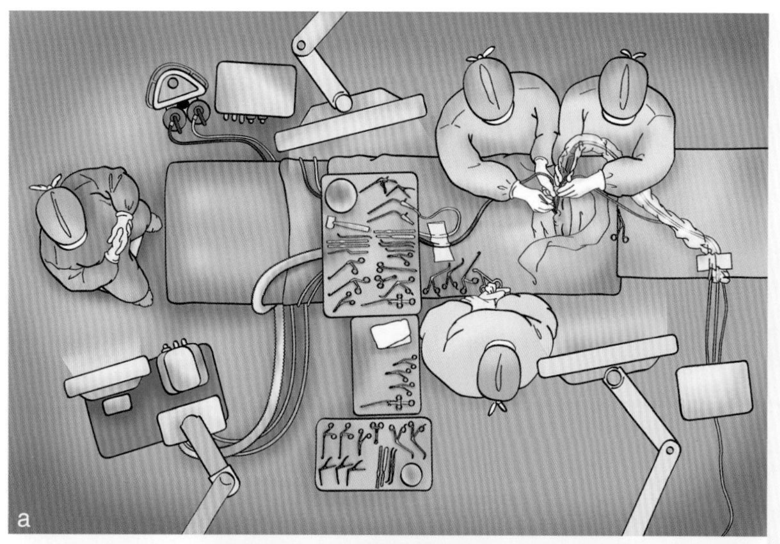

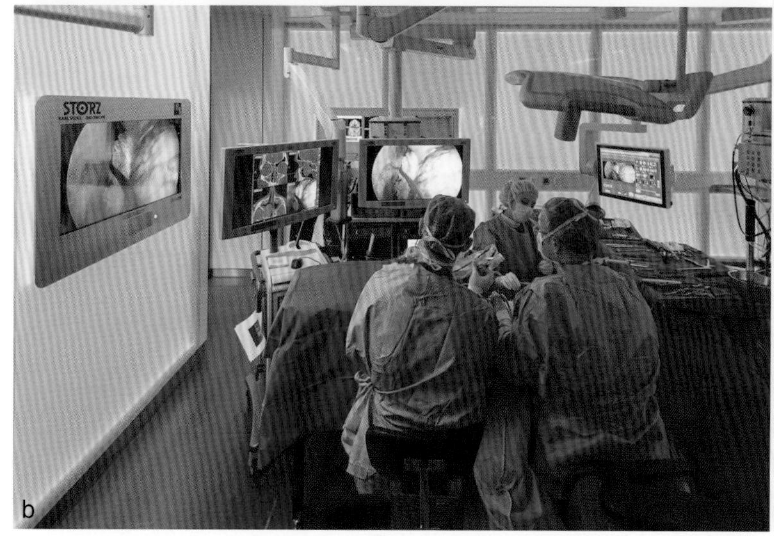

图 7.11 双手辅助技术的手术室布局（a）和术中总体布局情况（b）

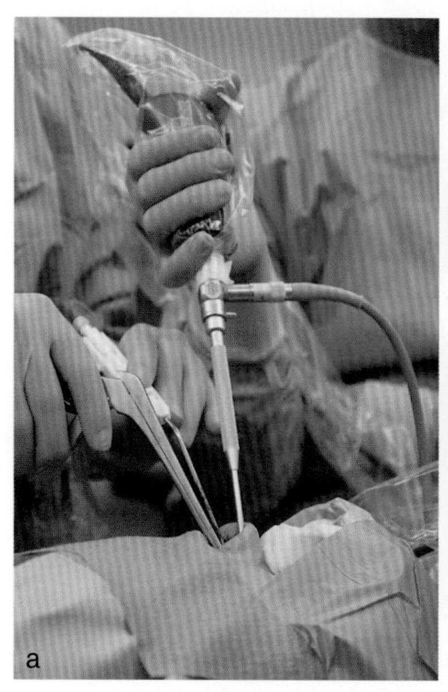

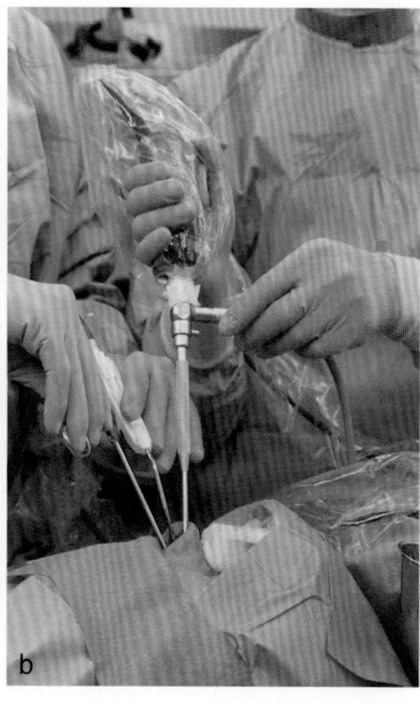

图 7.12 根据人体工程学，用一只手（a）或两只手（b）握持内镜取决于第二位外科医生是否更舒适

7.6.2 在鼻前庭内稳定内镜

内镜的稳定位置对于保持良好的视频图像至关重要。这是通过轻轻地将内镜支撑在鼻前庭的顶部来实现的（图 7.13）。这样，助手可以更精确地引导内镜并消除不稳定的图像。主刀医生可以通过使用这两种器械在鼻前庭区域最窄的点，即鼻阈，轻轻地将组织张开，以便于插入内镜。这也可以防止内镜插入过程镜子的污染。这种“单鼻孔入路”是大多数鼻内镜外科和鼻神经外科手术的主流。如果单鼻孔入路是不合适的，那么双鼻孔入路（见下文）是可以使用的，但它所带来的损伤更大，因为需要切除鼻中隔后部。

两个重要的注意事项是至关重要的，以免对鼻子造成任何损害。首先，应轻轻握住内镜，不要对鼻孔施加太大的压力；其次，如果进行了鼻中隔成形术，则必须谨慎检查软骨是否没有受到足够的破坏，导致软骨嵴的鞍状突起。

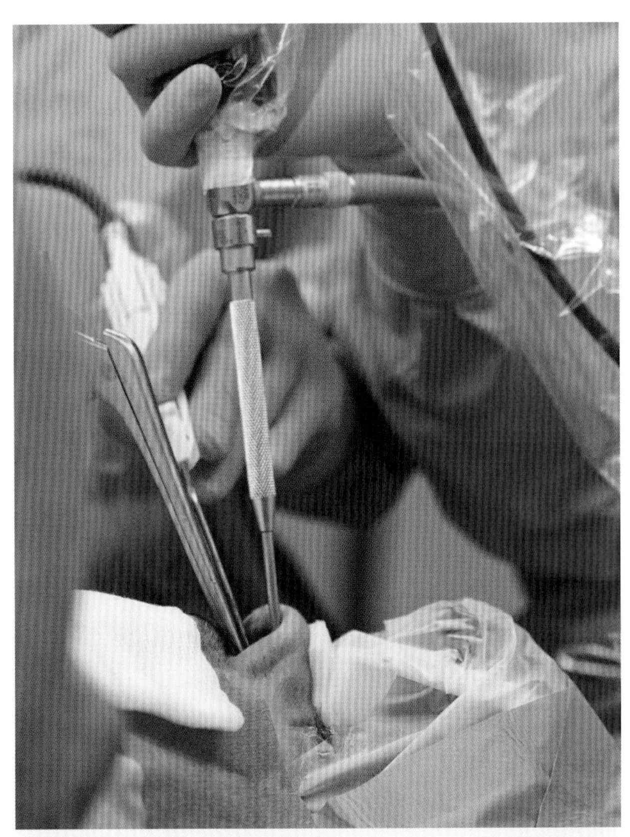

图 7.13 内镜的稳定位置对于良好的图像是必不可少的，同时它在鼻腔的下部留出足够的空间供外科医生通过器械

7.6.3 内镜的清洁

如果内镜的镜头有轻微污渍，通常可以用水冲洗干净。通过沿内镜杆引导冲洗液和用吸引器头清除液体是最容易做到的，这始终在手术视野中。这样就可以清洁镜头，并且可以不耽误操作。如果镜头脏污较重，则应由助手取出并进行机械清洁。为了便于清洁，还可以使用冲洗泵（Karl Storz）不断地将水流过内镜，并保持其清洁，以获得良好的视觉效果。另一种选择是用水浸泡手术野——“潜水手术”——并在手术野中使用大量的水来保持手术野没有血液。这种特殊技术主要用于垂体瘤手术[12]。

7.6.4 抓持与切割

通过双手操作，外科医生可以用一个器械（吸引器头或抓取器）固定目标组织，然后用另一个器械切割。这适用于高精度的手术。它的结果是比用抓具牵拉产生的创面更小，出血也更少。这种技术也减少了切除过多组织的风险（图 7.14）。

7.6.5 结构与组织的牵拉

鼻窦手术的一个困难是解剖通道狭窄。炎性黏膜或肿瘤组织通常会限制外科医生可用的操作空间。采用双手操作技术，一个器械（如吸引器头）可用于组织牵拉。这提高了可视化和手术精度（图 7.15）。根据作者的经验，小心地将中鼻甲向鼻中隔推移也可以使筛窦手术更容易。

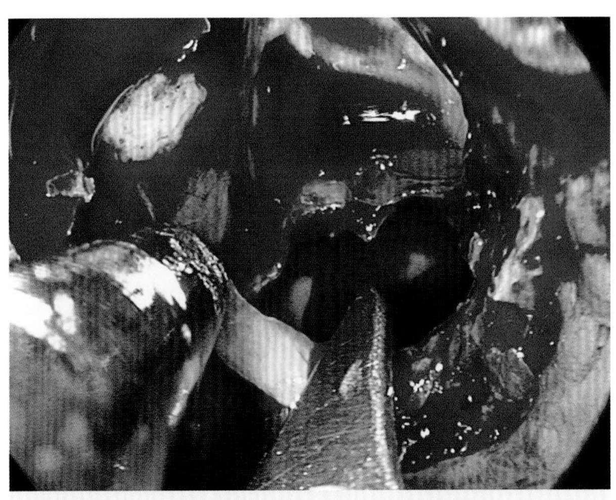

图 7.14 同时夹持和切割导致较小的创面

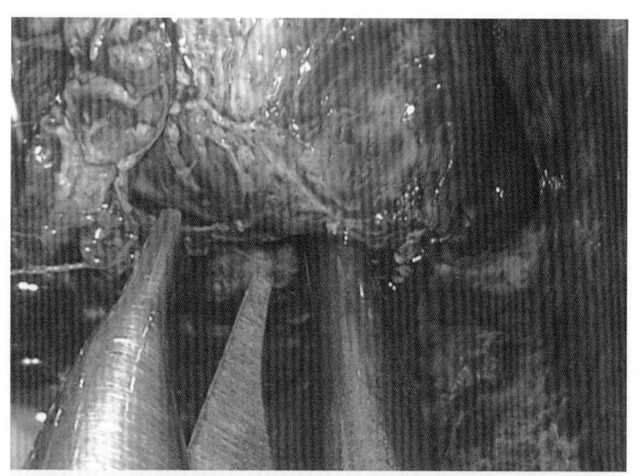

图 7.15 通过吸引收缩组织以提高可视化效果并提高切除肿瘤的手术精度

7.6.6 磨除与吸引

内镜下经常用磨钻去除骨质。采用双手操作技术，吸引器头可留在操作部位，随时待命，以清除术野的冲洗液和骨屑。这提高了视觉效果，减少了镜头的污染。即使是在额窦或蝶窦进行长时间磨除操作也不会有困难。然而，重要的是助手医生要小心地放置内镜，这样镜头就不会被钻头损坏。特别是在扩大颅底手术，往往必须磨除大量的骨质，以便能够进入更深的空间（图 7.16）。

7.6.7 电凝与吸引

严重出血在鼻窦手术中并不少见，尤其是在蝶腭动脉分支附近手术时。这种动脉出血必须通过电凝加以控制。在双手操作技术下，吸引器的尖端始终可用，以防止血液在手术区聚集。出血血管可以用传统的单极或双极电凝精准地烧灼。

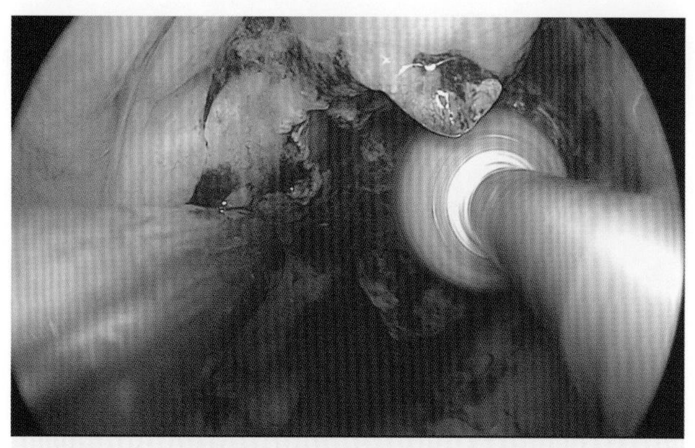

图 7.16 同时用钻磨和吸引器有助于冲洗和清洁术野

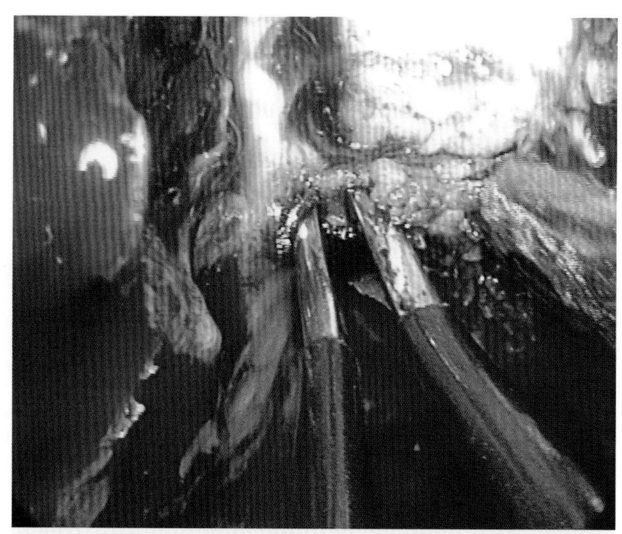

图 7.17 止血和吸引同时控制手术视野，防止血液遮挡视野

这种双手操作技术还消除了带有内置吸引通道的烧灼器械被凝固的血液堵塞的麻烦（图 7.17）。

7.6.8 导航与磨钻

当与导航系统结合使用时，内镜辅助双手操作技术也十分有益。吸引器头也可以作为外科导航的示踪仪器。经验告诉我们吸引器头在手术区域出现的时间最多，这使其成为手术所有阶段的优秀导航传感器（例如，在解剖上具有挑战性的部位钻孔，如额窦和蝶窦）（图 7.18）。对于双手操作技术，电磁导航系统更具动态性，因为两名外科医生可以围绕患者头部工作，并自由移动所有器械。而在光学导航系统中，很难实现光路始终不被遮挡。

7.7 标准单鼻孔入路的改进

随着时间的推移，颅底和鼻神经外科的不同外科团队已经根据他们的所具备的技能和经验进行了相应的改进[13]。首先，后中隔切除术通过切除鼻中隔的后部，可以更多地进入颅底的后份。通过这一具体步骤，一种所谓的双鼻孔方法随着时间的推移而发展起来。这种特殊的改良允许一个鼻孔用于引导内镜，另一个鼻孔留给主刀医生操作器械。这种入路选择是跨学科和更广泛的颅内手术的理想选择。

对于前颅底手术，尤其是额窦手术，双鼻孔

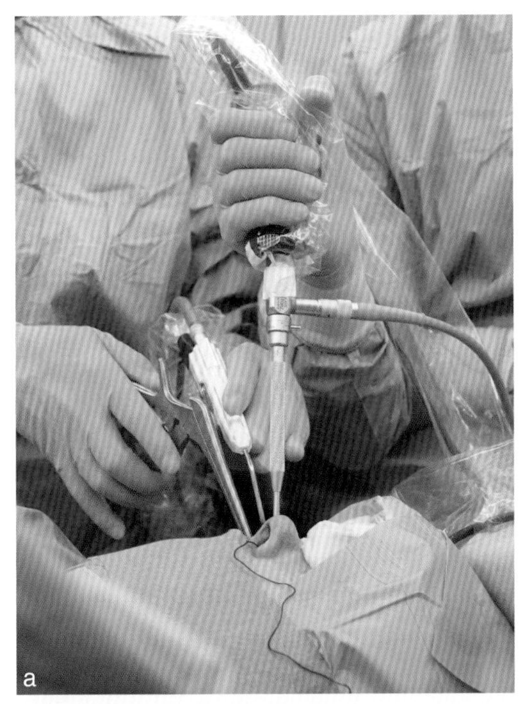

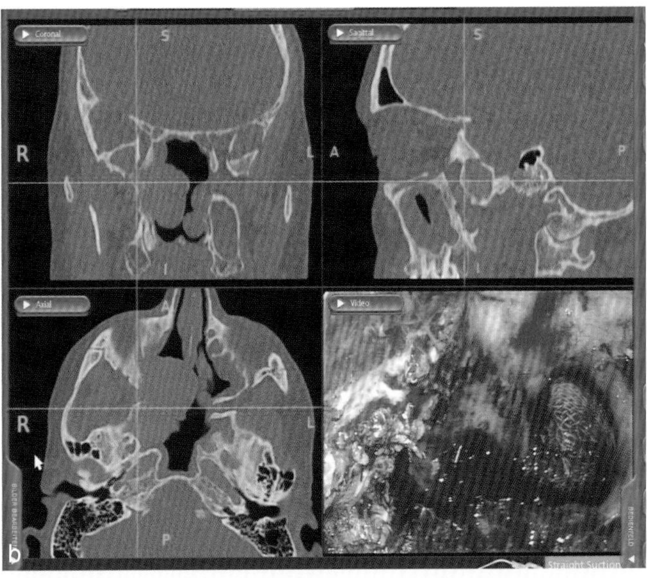

图7.18　使用电磁系统在术者左手（a）中导航和吸引。吸引头可以起到示踪仪（b）的作用，同时保持手术区域没有血液影响视野

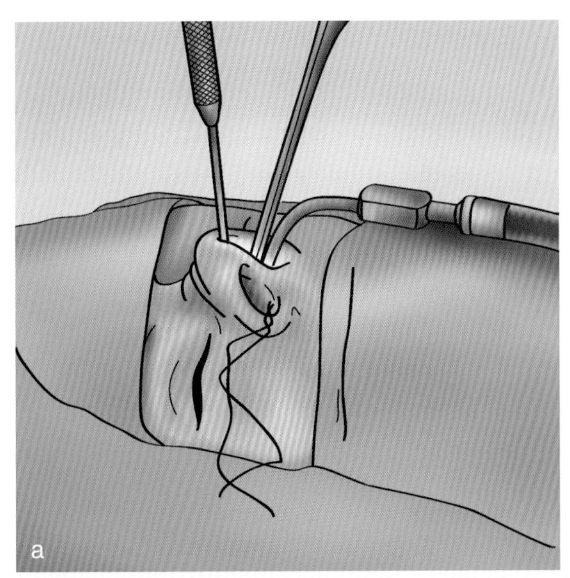

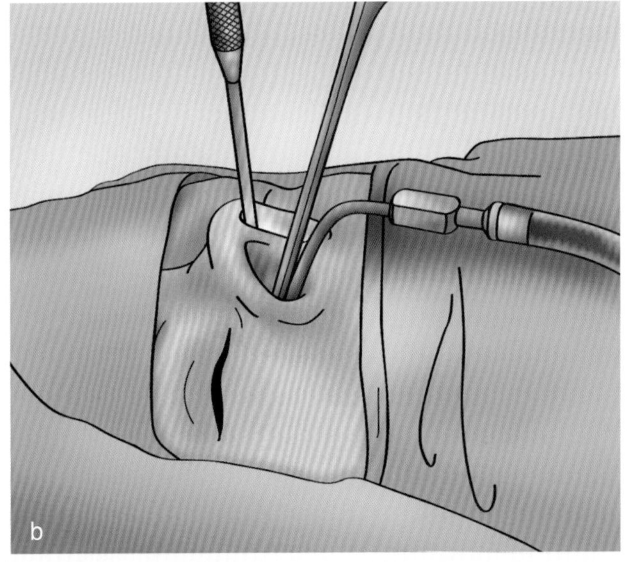

图7.19　为利于不同的手术情况，已经进行了不同的改进。经典的单鼻孔入路（a）和双鼻孔入路（b）可改善后颅底的入路。用这种方法，切除鼻中隔后部获得后颅底的手术通路

入路进行鼻中隔开窗是必不可少的。

这种改进的优点是，扩大的角度，可以获得跨越中线的视野，这是同侧入路无法达到的。

根据所涉及的手术团队的不同，一些机构进行了另一项改进，就是两名外科医生坐在相对的位置上：因此他们都有充分的移动和操作自由，每个外科医生都有自己的显视屏。目标是人体工程学的姿势让两个医生都感到舒适，并且每个外科医生都有最好的位置来查看显视屏和操作器械，以便进行双手操作或引导内镜。双手辅助技术没有一个单一的“唯一”设置；每个团队都必须根据自己的具体需求建立一个团队和设置（图7.19）。

有时，第三位术者也可以参与手术，以特定的技能作出贡献。这主要是在非常复杂的颅底和经鼻脑部手术的病例应用。这是一个动态的过程，将适应新的工具和技术发展，需要一个能够改变的、开放和灵活的团队。

（刘军　译，汤文龙　校）

参考文献

[1] Damm M, Quante G, Jungehuelsing M, et al. Impact of functional endoscopic sinus surgery on symptoms and quality of life in chronic rhinosinusitis. Laryngoscope,2002,112(2):310–315

[2] Hedman J, Kaprio J, Poussa T, et al. Prevalence of asthma, aspirin intolerance, nasal polyposis and chronic obstructive pulmonary disease in a population-based study. Int J Epidemiol, 1999,28(4):717–722

[3] Krouse JH, Christmas DA, Jr. Powered instrumentation in functional endoscopic sinus surgery. II: A comparative study. Ear Nose Throat J, 1996,75 (1):42–44

[4] Simmen D, Jones N. Endoscopic Sinus Surgery and Extended Applications. New York, NY: Thieme Medical Publishers, 2005

[5] Simen D, Jones N. Manual of Endoscopic Sinus and Skull Base Surgery. New York, NY: Thieme Medical Publishers, 2014

[6] Kennedy DW. Functional endoscopic sinus surgery. Technique. Arch Otolaryngol, 1985, 111(10):643–649

[7] Rice DH. Basic surgical techniques and variations of endoscopic sinus surgery. Otolaryngol Clin North Am, 1989, 22(4):713–726

[8] Stammberger H. Endoscopic endonasal surgery–concepts in treatment of recurring rhinosinusitis. Part II. Surgical technique. Otolaryngol Head Neck Surg,1986, 94(2):147–156

[9] Arnholt JL, Mair EAA. A ‘third hand’ for endoscopic skull base surgery. Laryngoscope, 2002,112(12):2244–2249

[10] May M, Hoffmann DF, Sobol SM. Video endoscopic sinus surgery: a twohanded technique. Laryngoscope,1990,100(4):430–432

[11] Briner HR, Simmen D, Jones N. Endoscopic sinus surgery: advantages of the bimanual technique. Am J Rhinol,2005,19(3):269–273

[12] Senior BA, Ebert CS, Bednarski KK, et al. Minimally invasive pituitary surgery. Laryngoscope,2008,118(10):1842–1855

[13] Eördögh M, Briner HR, Simmen D, et al. Endoscopic unilateral transethmoid-paraseptal approach to the central skull base. Laryngoscope Investig Otolaryngol,2017,2(5):281–287

第 8 章 ｜ 提高内镜术野质量的经验与技巧

Brian C. Lobo, Pablo F. Recinos, Varun R. Kshettry, Troy D. Woodard, Raj Sindwani

摘　要

良好的视野在内镜颅底手术中至关重要。开放式手术采用的许多技术都可以转化应用到内镜手术中，但必须强调，保证最佳术野质量的过程始于术前。全面详尽地了解病史和体格检查有助于说明出血风险并考虑进行适当的转诊。详尽的影像学评估可能会发现解剖上存在的困难和变异的血管。与麻醉学团队良好的协作关系也有助于术前优化，以及手术当日麻醉的实施和患者体位的摆放。术中高清成像系统与专用内镜止血设备辅以鼻内镜手术止血技术相结合。这些辅助止血技术包括泡沫止血剂，局部用药和高温冲洗。适当时可以使用介入技术，包括栓塞术，但并非没有风险。

关键词

止血，抗凝，体位，麻醉，内镜，颅底

内容要点

· 详细的病史有助于发现可能导致术中失血增加和鼻窦黏膜组织质量较差的线索。

· 详尽的影像学评估和内镜检查可以发现影响器械抵达颅底和手术视角的鼻窦解剖结构。

· 影像学评估能显示可能导致出血增加和影响器械通过的解剖学变异。

· 应用镜头清洁系统及调节内镜放置的相关设备可减少图像污渍。

· 与麻醉医生团队进行沟通对保障术中适当的灌注压、适当的麻醉类型及患者体位至关重要。

· 高分辨率成像对识别神经血管结构至关重要。

· 手术过程中应用大量温水进行冲洗可以减少血液积聚和光线吸收。

· 为内镜应用而专门设计的装置包括单极、双极、低温消融（coblation）和静脉封闭材料等，为控制动脉和静脉出血提供了有效的手段。

8.1 引　言

保持术野干净是外科手术的基本原则。开放手术的许多要点——包括精细的止血、充分的暴露和冲洗——都可以应用于内镜手术，以提高术野的可视性。这对于充分利用内镜高清晰（HD）可视化技术的优势，并确保在狭窄手术通道内，保持操作的安全性和有效性至关重要。优化可视性有助于识别关键的神经血管结构，减少手术分离时间，利于精心复杂的重建。尽管不能夸大术中考虑因素的重要性，但为手术可视性创造理想条件却始于术前评估。即使对于最有经验的内镜外科医生来说，细微的医学评估和麻醉优化都有帮助。实际上，优化手术可视性和减少出血从术前就开始了，并通过一些技术和技巧的实施一直持续到手术结束。

8.2 术前注意事项

8.2.1 病　史

优化术中可视性从术前患者评估开始。最近的研究表明，超过 80% 有出血倾向的患者仅凭病史和体格检查就可以诊断出来，如果包括基本实验室检查，这一比例可提高到 90% 以上 [1]。因此，术前评估应从现病史、既往史和手术史、过敏史、用药史、个人史和家族史等详尽的病史开始。

通过仔细询问病史可以明确患者合并的高血压、代谢和内分泌异常，以及因子缺乏等疾病。通常情况下，病史采集主要关注鼻出血、广泛瘀伤或出血，但也应考虑创口愈合不良，关节过伸，毛发、皮肤或指甲的变化，便于评估胶原合成障碍或营养缺乏情况。以前发生的术中或术后的出血问题应研究非技术原因。术前应筛查患者是否服用一些影响凝血的药物，如抗血小板药物、抗凝药物和抗炎类药物，并考虑进行调整。随着补充和替代疗法的普及，术前也应特地询问患者是否应用中草药、保健品和顺势疗法。其中一些疗法，特别是药物剂量较高的疗法，实际上会增加出血的风险并影响出血参数[2]。

围手术期停用这些药物的重要性应纳入术前宣教。患者的行为方式、工作或生活环境都可能影响鼻窦健康，使鼻窦黏膜易破裂，导致术中出血增加。因此个人生活史尤其重要。有明确酒精或药物服用史的患者应检查肝功能和凝血功能。对于所有患者进行全血、血小板计数、凝血酶原时间和激活部分凝血酶时间检测以及代谢功能评估是最理想的，而详尽的病史筛查可减少此类检测的必要性。此外，必须牢记，一套完整检测并非总是由各种保险支付。

8.2.2 体格检查

采集完整的临床病史后，体格检查应侧重于明确病史中的一些可疑发现。对患者的全面身体评估应包括体型和体重指数（BMI）。鼻腔内过多的血管翳或颈部活动度差会妨碍内镜和其他仪器进出鼻腔。BMI 严重升高预示麻醉可能存在困难和血压不稳，也会增加体位摆放的难度。

狭窄的鼻孔会影响器械平稳地进出鼻腔，也会增加与另一只手碰撞的机会。鼻前庭结痂提示可能存在细菌定植需要抗生素治疗，鼻中隔穿孔或非常脆弱的黏膜提示可能存在潜在的肉芽肿或自身免疫性疾病。

内镜检查可发现鼻甲肥大、鼻中隔偏曲或凸起，这些都容易增加器械通过时引起黏膜损伤，导致术中出血。非常狭窄的鼻腔可能会影响早期进行中鼻甲切除术或鼻中隔成形术的决定。在手术中大型阻塞性腺样体会阻碍血液、黏液和冲洗液离开鼻咽部，而所有这些液体都会加重术中镜头的污染。

8.2.3 影像学评估

分析术前 CT 和 MRI 可验证体检时发现的结果，有助于预测内镜观察的困难和术中获得充分显露的程度。经翼腭窝和颞下窝的扩大入路，可能需显露并结扎蝶腭或颌内动脉。至前颅窝的扩大入路可能需要结扎低位的筛前和筛后动脉。

因术中眶脂肪可无意中突入鼻腔，严重阻碍视野，增加手术分离时间。因此，检查眼眶内侧壁时应评估眶纸板的完整性。

术中若发现中鼻甲内有甲泡，根据需要可行部分或完全切除（图 8.1）。其他解剖变异，如蝶筛气房或眶上筛房，也需要识别并制定适当的处理预案。

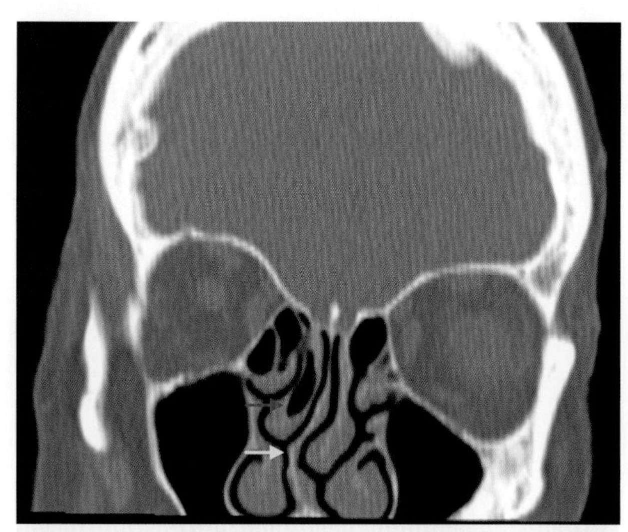

图 8.1 非增强冠状位 CT 示：右侧鼻中隔严重偏曲（黄色箭头）和中鼻甲甲泡（红色箭头）

8.3 术中注意事项

8.3.1 麻醉注意事项

患者术中优化始于麻醉和手术团队之间良好的工作关系，尤其在讨论使用麻醉类型和灌注目标时，这种良好的配合就显得更重要。内镜颅底手术的麻醉方案包括吸入性麻醉、吸入和静脉联合麻醉以及全静脉麻醉（TIVA）。虽然为患者提供最安全的体验是最佳的麻醉方法，但 TIVA 在内镜手术的可视性方面具有明显优势[3-5]。这种优势是由于 TIVA 使平均动脉压（MAP）全程平稳，还是由于其消除吸入性麻醉剂使血管扩张的特性，目前尚不清楚。但值得注意的是，对于 TIVA 和吸入麻醉在影响失血量上是否有明显差异仍存在争议[5-6]。TIVA 的唤醒过程也较温和平稳。然而，这项技术确实需要麻醉团队更实际的操作，且价格可能更昂贵。

精确控制 MAP 对提高内镜的视觉效果至关重要。一些研究表明，较低的 MAP 与减少失血相关[3-4,7]，而其他研究没有找到强有力的证据来证实此结论[8]。因此，使用控制性低血压存在争议。虽然最近的研究并未发现术中轻度低血压会增加卒中的风险[9]，但并不能忽视此对脑和脊髓灌注的影响风险，特别是当操作接近椎基底交界处和上颈椎的频率增加时。一般而言，应保持 MAP 不低于 60mmHg[10]，但高血压患者必须谨慎使用控制性低血压，以避免发生中枢性低灌注。优化这些患者的术前血压对于避免围手术期心血管或神经血管事件的发生至关重要。在内镜手术时，我们将 MAP 控制在 70mmHg，但在硬脑膜内操作时要求患者的血压保持正常。

8.3.2　患者体位

重视患者体位的重要性。在骨骼受压点放置适当的垫子，安全带可防止患者在床面滑动。头高位，即典型的反 Trendelenburg 体位，可以降低术中出血量，改善内镜显示[11-12]。头部抬高尽可能至少 20°[13]。这通常需要使用专门设计的可降低的手术床，便于在这个角度仍然可以让手术团队成员有一个舒适的操作高度。手术床的底座也应该反向，为控制高速仪器和电刀的各种踏板腾出空间。关于体位，有一点需要注意：当使用鞘内荧光素时，通常先将患者置 Trendelenburg 体位（头朝下），利用重力作用使染色剂进入颅内[14-15]。随着手术的进行，再将患者置于正常的反 Trendelenburg 体位（头高位）。

8.3.3　内镜显示设备

自 1992 年报道第一例全内镜下垂体手术以来，科技的发展日新月异[16]。人们利用标清设备开创了大部分内镜颅底手术，而高清摄像机和屏幕系统的出现显著地改善了对神经血管结构的识别[17-18]。3D 内镜可以提高“深度感知和操作功效”[19]，但总体上还没有在颅底内镜手术中得到广泛应用。超高清（4K）摄像机、屏幕和处理器系统的最新发展成果已经应用到医疗内镜设备中，进一步改善了视觉体验。新的 4K 技术平台虽然价格昂贵很多，但具有更大显示屏幕和更高水准的图像清晰度，为手术团队提供了更加“身临其境”的体验（图 8.2）。

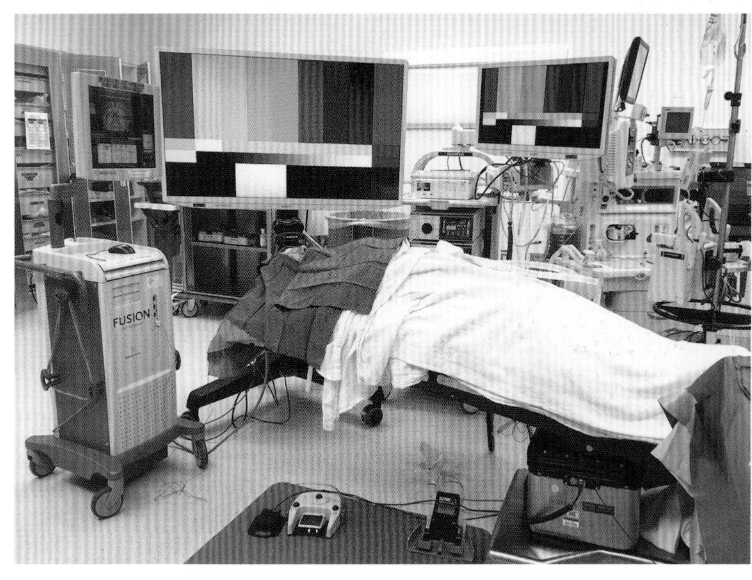

图 8.2　内镜颅底手术的手术室设置。取患者反 Trendelenburg 体位。显示设备是超高清（UHD 或 4K）系统和串联显示器

辅助设备也极大地改善了图像的质量。脚踏控制冲洗鞘和镜头清洗系统减少了人工冲洗和不断取出内镜清洗的必要。它们还具有潜水观察矢状位角度的额外优势[20]。下一代镜头清洗系统反应更灵敏，而且具备对术野进行大量冲水的能力。这项新功能不仅可以清洗镜头尖端，还可以冲洗术野，通过提供最佳术野，真正增强外科医生的视觉效果。其在内镜手术中的重要性将在下面详细进行讨论。

有经验的颅底外科医生也应该很熟练地使用角度内镜。除能很好地观察周围角落外，角度内镜还可以从偏心视角观察术野，术者可以避开内镜用双手进行分离和进出器械，防止两名医生在多手操作时不慎接触或污染（图 8.3）。

8.3.4 术野冲洗

冲洗是大多数外科技术的一个基本部分，对于内镜手术，也同样如此。在内镜颅底手术中，最佳的冲洗效果不仅取决于盐水冲洗的次数和频率，实际上还取决于液体温度。有研究表明 40℃ ~42℃

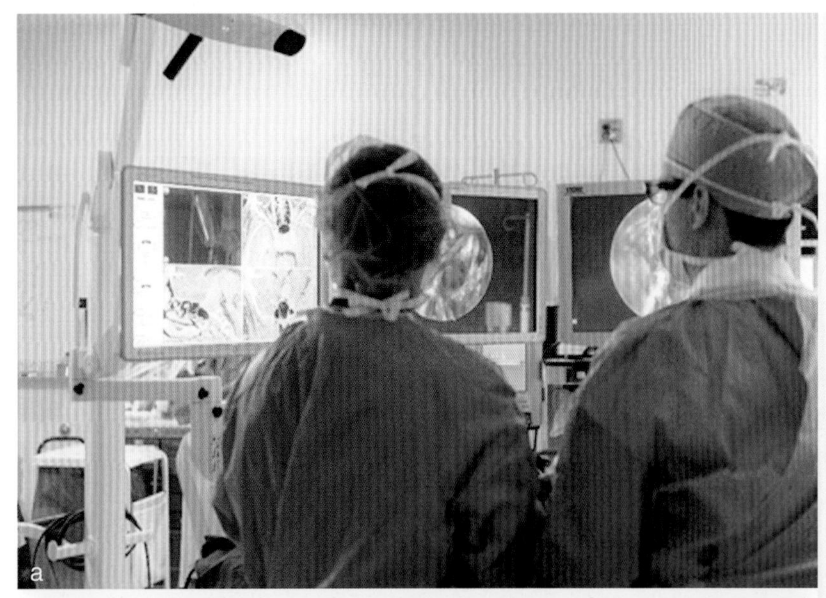

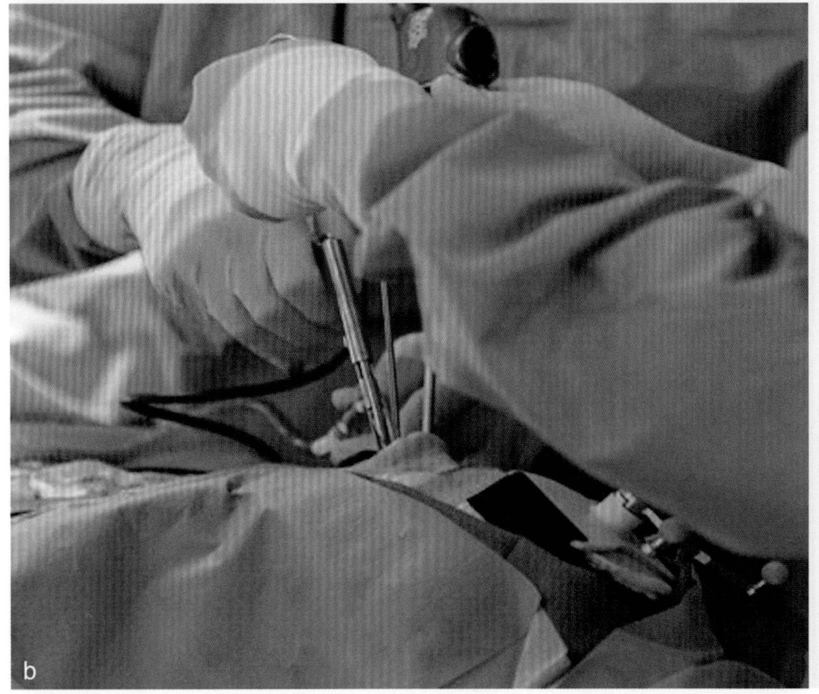

图 8.3 a. 两名医生、四手操作、同时有两个内镜显示屏和一台可视图像引导监视器时医生的位置。b. 两名医生四手操作时手的位置。要获得最佳视野，需要尽力保持仪器和内镜在适当位置

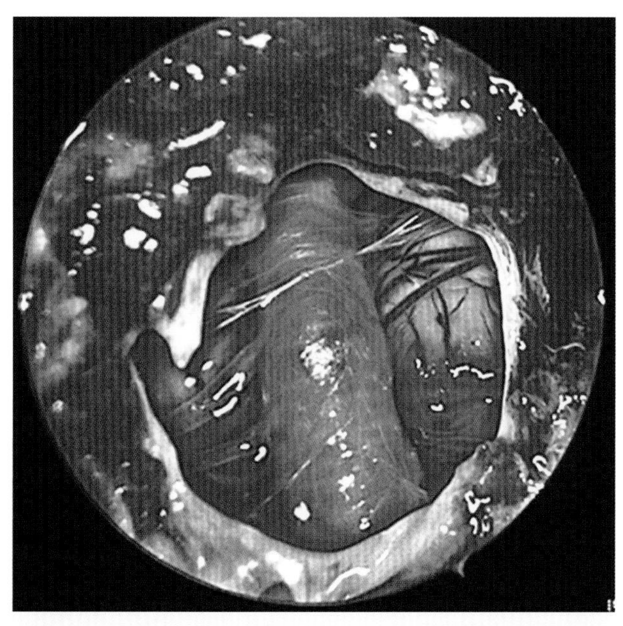

图 8.4　内镜下经斜坡入路显露基底动脉的视野。通过温水定向冲洗完成止血

的冲洗液可以减少黏膜出血，在某些情况下还可以减少颅内出血，因此，液体加热器是手术设备的重要组成部分[21]。虽然热盐水冲洗（49℃）可以减少鼻窦炎和鼻出血[22]，但在接触神经血管结构时应谨慎使用或完全不使用。对一些不能耐受电凝或牺牲的结构，用温水冲洗特别有效，而且不会有明显神经功能障碍（图 8.4）。

值得注意的是，在可能情况下，将球状或活塞式注射器连接在直型或弯曲的冲洗头上进行强力定向冲洗。与盲目地将冲洗液注入鼻腔相比，这种方法清除血液和碎片更具有针对性。温水通过引起组织间质水肿，在管外收缩血管，同时通过刺激凝血因子来增强凝血级联反应共同达到止血目的。

此外，深红色血液会吸收内镜发出的光，因此术野内血块和过多的血液积聚会使内镜下术野显得更暗，不明亮。清除术野血液，可获得理想的视觉效果，因此在无干扰情况下，内镜的明亮光线更容易看清重要结构。

8.3.5　血管收缩

鼻窦腔内黏膜极富血供，因此，任何有助于减少黏膜血流量的措施都会减少颅底内镜手术中内镜和仪器的污染。MAP 降低有助于减少血流量，但鼻窦内镜手术的两种特殊应用对于最大限度地扩大血管收缩是必不可少的。

第一种是保留技术即局部充血减轻剂。羟甲唑啉和去氧肾上腺素这两种药物已经使用了数十年，均可以缩小鼻甲和中隔的膨胀组织。药物可以通过雾化方式或药液浸泡过的脑棉片放至局部起到作用。局部使用浓缩肾上腺素又重新引起了许多颅底外科医生的兴趣。局部使用的浓缩肾上腺素是另一种充血减轻剂。通过浸泡过的棉片递送至局部，即使是未稀释的天然浓度也是安全的（1∶1000）[23]。许多反对者认为局部肾上腺素通过鼻窦黏膜吸收，有导致血压升高和心动过速的风险，但 Gunaratne 等的最新分析并未显示出任何全身效应[24]。在常规局部使用这些药物的一些中心，强烈建议对溶液进行染色（用一滴亚甲基蓝或荧光素），避免意外注射造成任何危险。同时建议一旦进入颅内，不要使用浓缩肾上腺素。

第二种技术是局部麻醉药加肾上腺素，通常使用 1% 利多卡因和 1∶100 000 肾上腺素。通常在内镜下将这种混合液精准地注射在鼻腔外侧壁、鼻中隔和中鼻甲。注意不要直接注入动脉。尽管这项技术已在鼻窦外科手术中使用了数十年，但尚无确凿证据表明使用局部麻醉药混合肾上腺素可减少失血和改善视觉效果[25-26]。

8.3.6　动脉与静脉出血

内镜手术入路在矢状面和冠状面上不断拓展，需要安全可靠地控制动脉和静脉出血。内镜术中遇到动脉出血概率与开放手术一样多，最好通过牺牲一些在手术入路和肿瘤切除过程中遇到的合适血管来控制出血。这需要细致地解剖，可以通过钝头内镜解剖器械来进行辅助。常规用于腹腔镜手术的缝线结扎方法，在鼻腔内镜手术中并不实用。取而代之的是，用内镜辅助器械将手术夹送至动脉周围夹闭动脉，如经翼腭窝或颞下窝侧方入路时夹闭蝶腭动脉或经筛入路夹闭筛前动脉。自首次描述内镜蝶腭动脉结扎术以来，这些技术已取得了相当大的进展[27]，但仍依赖于动脉的

360度游离（图8.5）。必须格外小心避免夹子重叠，并且尽可能在动脉的近端和远端放置多个夹子。

在开放和内镜手术中，单极和双极电凝早已被外科医生所使用。然而，近来外科医生从专为经鼻内镜设计的更符合人体工程学的设备中受益良多。延长的针状和抹刀状电凝棒可实现精准止血，但会产生浓烟，阻挡外科医生的视线，需要使用吸引器吸除。兼具吸引和电凝作用的可塑性单极，具有出色的止血效果同时避免了烟雾干扰的问题，但仍存在单极固有的局限性，即热量和电流的扩散导致相邻结构的损伤。由于电流扩散和存在损害重要的神经血管结构的风险，在颅内和内镜眼眶手术中不宜使用单极电凝，因此在内镜颅底手术中用途有限。

当在热敏感结构附近操作时，双极电凝可以更安全、更精确地止血，但用传统的枪状电凝在鼻腔内深部很难展开。最初尝试解决该问题是通过使用带有铰接接头的单轴手枪式双极。尽管止血更精确，但其刚性固定尖端的设计，一定程度上也限制了其在鼻腔内的使用。可塑性血管封闭器和同心轴抽吸式双极电凝设备是较新的创新技术，可以在角落周围进行精确的烧灼[28]，并且很容易通过鼻孔。这些设备也有不同的长度和直径。另一个重要进步是吸切器，该设备同时具备双极电凝止血功能。吸切器或鼻窦刨削刀已经用于鼻窦外科手术数十年了。但最近使用的双极刀片，外科医生可以从不同角度吸出和剥除组织，也可以使用同一器械进行电凝，从而可以沿颅底进行肿瘤和脑膜脑膨出手术[29-30]。

长期用于耳鼻咽喉科治疗扁桃体腺样体肥大的射频消融技术也已被用于鼻窦内镜手术[31]。借此经验，最近也已开始将其应用于内镜颅底手术（图8.6）。与传统的烧灼术相比，射频消融对相邻组织的热损伤更低，且对组织穿透性低。这种优点可以在切除如青少年鼻咽血管纤维瘤（JNA）等富血管性肿瘤的同时，提供更佳的视觉效果[32]。

通常情况下，术中静脉出血的处理存在一定困难。如果可以识别出血是来自单根血管，可采用主动方法（电凝，夹闭）来止血。然而，在内镜颅底手术中，其静脉出血往往来自静脉丛或静脉窦，例如翼静脉丛和海绵窦。这类出血最好采用局部止血剂处理，最常用的是凝血酶。最初的制剂是从牛身上提取，但由于抗体反应，已转变为从人类身上提取或重组制剂[33]。凝血酶长期用

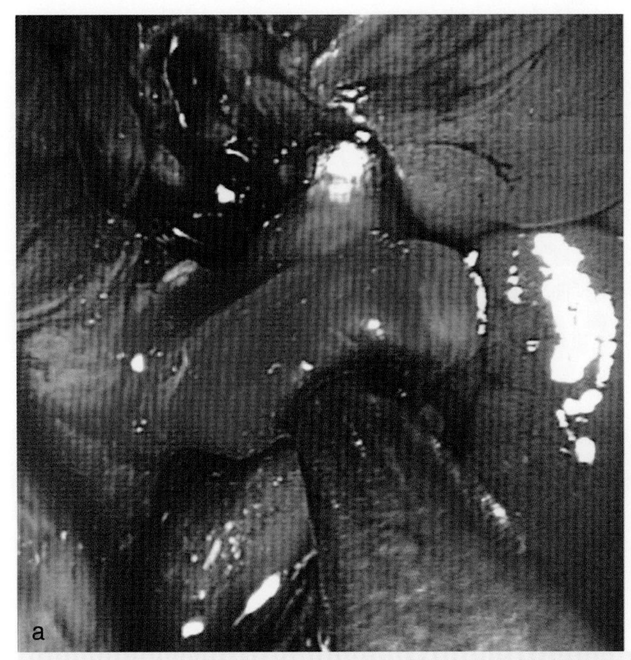

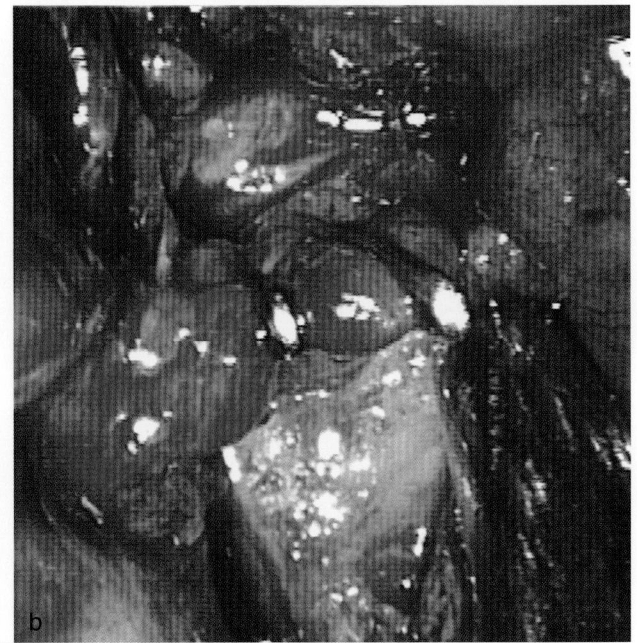

图8.5 a.解剖翼腭窝显露由颌内动脉发出的蝶腭动脉。b.成功夹闭蝶腭动脉

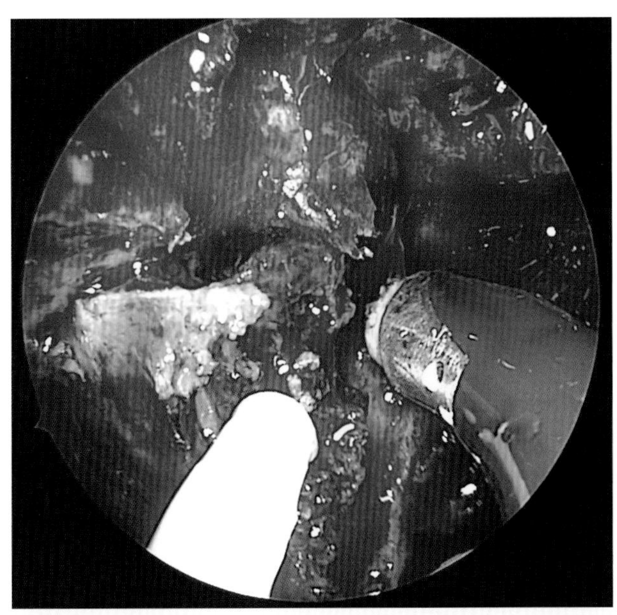

图 8.6　使用消融棒缩小从 Meckel 囊长入翼腭窝的血管性肿瘤体积

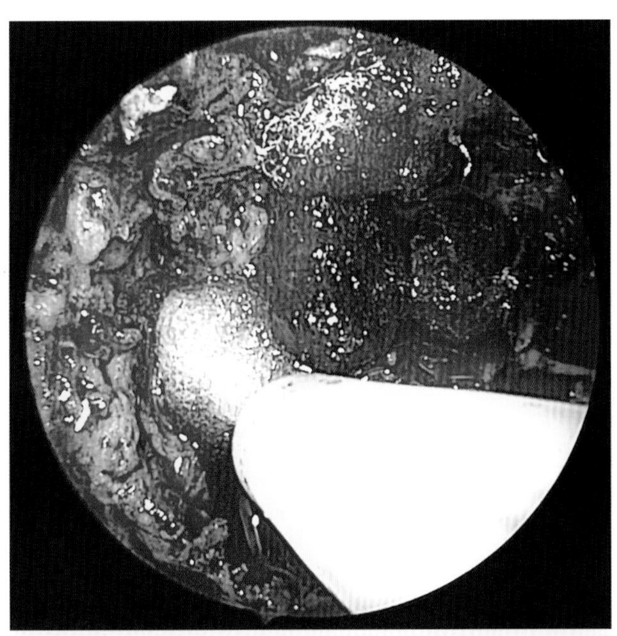

图 8.7　将凝血酶与微粉化明胶颗粒混合物用于中颅底缺损处控制出血，有助于改善最终颅底重建时的术野

于开放式和显微神经外科手术，通常与可吸收性明胶海绵或明胶粉结合使用。最近新型的混合凝血酶和微粉化明胶颗粒的商业制剂也可以使用(图 8.7）。商业化制剂除具有给药器（applicators）可控制止血剂分配的特点外，更重要的是具有延长给药器长度的优点，可到达中央和侧颅底。即使凶猛的海绵状窦性出血也可以通过局部用药和压迫获得很好的控制。

值得注意的是，对于大出血采用双人四手方法更容易处理。额外的双手，非常有利于管理可视化效果和镜面污染，同时可直接放置类棉花或冲水，且更方便、更合理地控制出血。

8.3.7　栓　塞

介入放射学以及神经介入放射学的出现使精准栓塞颈动脉的颈上段部分成为可能。按照惯例，颅底手术中采用栓塞术主要用于富血供管肿瘤(如 JNA）的术前血运重建[34-35]，或在颈动脉损伤的情况下作为控制大出血的手段。可供选择的栓塞剂有很多，包括微颗粒、微球体和液体等剂型，通常建议在手术前 24~48h 内栓塞，以免发生新血管形成的风险。

整体而言，血管内栓塞或直接穿刺方法较安全[34,36-37]，但确实存在引起视网膜中央动脉闭塞的风险[38-40]。此外，上述所列新的凝血技术以及对供血血管的早期控制，在可行的情况下，可以成功切除这些富血供的肿瘤而没有冷冻术或电灼术常发生的失血现象。从而避免可能的额外风险和栓塞的成本。

8.4　结　论

在内镜颅底手术中最佳术野的获得是多因素决定的。良好的术野始于术前准备和术中优化，并辅以适当的手术设备，技术和麻醉。克服经鼻内镜颅底手术中的一些局限性需要团队合作。

（刘永　译，汤文龙　校）

参考文献

[1] Paley L, Zornitzki T, Cohen J, et al. Utility of clinical examination in the diagnosis of emergency department patients admitted to the department of medicine of an academic hospital. Arch Intern Med, 2011,171(15):1394–1396

[2] Stanford University School of Medicine. Medications

and herbs that affect bleeding. Available at: https://med.stanford.edu/content/dam/sm/ohns/documents/SinusCenter/Stanford_Medication_and_Herbs.pdf. Accessed March 2, 2017

[3] Eberhart LH, Folz BJ, Wulf H, Geldner G. Intravenous anesthesia provides optimal surgical conditions during microscopic and endoscopic sinus surgery. Laryngoscope, 2003, 113(8):1369–1373

[4] Wormald PJ, van Renen G, Perks J, et al. The effect of the total intravenous anesthesia compared with inhalational anesthesia on the surgical field during endoscopic sinus surgery. Am J Rhinol,2005, 19(5):514–520

[5] DeConde AS, Thompson CF, Wu EC, et al. Systematic review and meta analysis of total intravenous anesthesia and endoscopic sinus surgery. Int Forum Allergy Rhinol,2013,3(10):848–854

[6] Al-Bar MH, Ruiz JW, Casiano RR. Does total intravenous anesthesia provide significant blood loss reduction compared to inhalational anesthesia during endoscopic sinus surgery? Laryngoscope, 2016, 126(9): 1961–1962

[7] El-Shmaa NS, Ezz HAA, Younes A. The efficacy of labetalol versus nitroglycerin for induction of controlled hypotension during sinus endoscopic surgery. A prospective, double-blind and randomized study. J Clin Anesth,2017, 39:154–158

[8] Boonmak P, Boonmak S, Laopaiboon M. Deliberate hypotension with propofol under anaesthesia for functional endoscopic sinus surgery (FESS). Cochrane Database Syst Rev, 2016,10:CD006623

[9] Hsieh JK, Dalton JE, Yang D, et al. The association between mild intraoperative hypotension and stroke in general surgery patients. Anesth Analg, 2016, 123(4):933–939

[10] Ha TN, van Renen RG, Ludbrook GL, et al. The effect of blood pressure and cardiac output on the quality of the surgical field and middle cerebral artery blood flow during endoscopic sinus surgery. Int Forum Allergy Rhinol, 2016, 6(7):701–709

[11] Ko MT, Chuang KC, Su CY. Multiple analyses of factors related to intraoperative blood loss and the role of reverse Trendelenburg position in endoscopic sinus surgery. Laryngoscope, 2008, 118(9):1687–1691

[12] Hathorn IF, Habib AR, Manji J, et al. Comparing the reverse Trendelenburg and horizontal position for endoscopic sinus surgery: a randomized controlled trial. Otolaryngol Head Neck Surg, 2013, 148(2):308–313

[13] Gan EC, Habib AR, Rajwani A, et al. Five-degree, 10-degree, and 20-degree reverse Trendelenburg position during functional endoscopic sinus surgery: a double-blind randomized controlled trial. Int Forum Allergy Rhinol, 2014, 4 (1):61–68

[14] Prevedello DM. Endoscopic Endonasal Skull Base Surgery, An Issue of Neurosurgery Clinics of North America [E-Book]. Elsevier Health Sciences, 2015

[15] Kountakis SE, Jacobs J, Gosepath J. Revision Sinus Surgery. Heidelberg: Springer, 2008

[16] Jankowski R, Auque J, Simon C, et al. Endoscopic pituitary tumor surgery. Laryngoscope,1992, 102(2):198–202

[17] Conrad J, Philipps M, Oertel J. High-definition imaging in endoscopic transsphenoidal pituitary surgery. Am J Rhinol Allergy. 2011,25(1):e13–e17

[18] Burkhardt BW, Wilmes M, Sharif S,et al. The visualization of the surgical field in tubular assisted spine surgery: Is there a difference between HDendoscopy and microscopy? Clin Neurol Neurosurg, 2017, 158:5–11

[19] Inoue D, Yoshimoto K, Uemura M, et al. Three-dimensional high-definition neuroendoscopic surgery: a controlled comparative laboratory study with two-dimensional endoscopy and clinical application. J Neurol Surg A Cent Eur Neurosurg,2013,74(6):357–365

[20] Locatelli D, Canevari FR, Acchiardi I, et al. The endoscopic diving technique in pituitary and cranial base surgery: technical note. Neurosurgery,2010,66(2):E400–E401, discussion E401

[21] Stokken JK, Halderman A, Recinos PF, et al. Strategies for improving visualization during endoscopic skull base surgery. Otolaryngol Clin North Am, 2016, 49(1):131–140

[22] Gan EC, Alsaleh S, Manji J, et al. Hemostatic effect of hot saline irrigation during functional endoscopic sinus surgery: a randomized controlled trial. Int Forum Allergy Rhinol, 2014, 4(11):877–884

[23] Orlandi RR, Warrier S, Sato S, et al. Concentrated topical epinephrine is safe in endoscopic sinus surgery. Am J Rhinol Allergy, 2010, 24(2):140–142

[24] Gunaratne DA, Barham HP, Christensen JM, et al. Topical concentrated epinephrine (1:1000) does not cause acute cardiovascular changes during endoscopic sinus surgery. Int Forum Allergy Rhinol, 2016,6(2):135–139

[25] Javer AR, Gheriani H, Mechor B, et al. Effect of intraoperative injection of 0.25% bupivacaine with 1:200,000 epinephrine on intraoperative blood loss in FESS. Am J Rhinol Allergy, 2009, 23 (4):437–441

[26] Cohen-Kerem R, Brown S, Villaseñor LV, et al. Epinephrine/lidocaine injection vs. saline during endoscopic sinus surgery. Laryngoscope, 2008,118 (7):1275–1281

[27] Budrovich R, Saetti R. Microscopic and endoscopic ligature of the sphenopalatine artery. Laryngoscope, 1992, 102(12, Pt 1):1391–1394

[28] Bram R, Fiore S, McHugh D, et al. Hemostasis in endoscopic endonasal skull base surgery using the Aquamantys bipolar sealer: Technical note. J Clin Neurosci, 2017,41:81–85

[29] Bruggers S, Sindwani R. Innovations in microdebrider technology and design. Otolaryngol Clin North Am, 2009, 42(5):781–787, viii

[30] Tang D, Lobo BC, D'Anza B, et al. Advances in microdebrider technology: improving functionality and expanding utility. Otolaryngol Clin North Am, 2017, 50(3):589–598

[31] Eloy JA, Walker TJ, Casiano RR, et al. Effect of coblation polypectomy on estimated blood loss in endoscopic sinus surgery. Am J Rhinol Allergy, 2009, 23(5):535–539

[32] Ruiz JW, Saint-Victor S, Tessema B, et al. Coblation assisted endoscopic juvenile nasopharyngeal angiofibroma

resection. Int J Pediatr Otorhinolaryngol, 2012, 76(3):439–442

[33] Lew WK, Weaver FA. Clinical use of topical thrombin as a surgical hemostat. Biologics, 2008, 2(4):593–599

[34] Elhammady MS, Johnson JN, Peterson EC, et al. Preoperative embolization of juvenile nasopharyngeal angiofibromas: transarterial versus direct tumoral puncture. World Neurosurg, 2011,76(3–4):328–334, discussion 263–265

[35] Elhammady MS, Peterson EC, Johnson JN, et al. Preoperative onyx embolization of vascular head and neck tumors by direct puncture. World Neurosurg, 2012, 77(5–6):725–730

[36] Bleier BS, Kennedy DW, et al. Current management of juvenile nasopharyngeal angiofibroma: a tertiary center experience 1999–2007. Am J Rhinol Allergy, 2009, 23(3):328–330

[37] Ballah D, Rabinowitz D, Vossough A, et al. Preoperative angiography and external carotid artery embolization of juvenile nasopharyngeal angiofibromas in a tertiary referral paediatric c entre. Clin Radiol, 2013,68 (11):1097–1106

[38] Ramezani A, Haghighatkhah H, Moghadasi H, et al. A case of central retinal artery occlusion following embolization procedure for juvenile nasopharyngeal angiofibroma. Indian J Ophthalmol,2010, 58 (5):419–421

[39] Trivedi M, Desai RJ, Potdar NA, et al. Vision loss due to central retinal artery occlusion following embolization in a case of a giant juvenile nasopharyngeal angiofibroma. J Craniofac Surg, 2015, 26(5):e451–e453

[40] Casasco A, Houdart E, Biondi A, et al. Major complications of percutaneous embolization of skull-base tumors. AJNR Am J Neuroradiol, 1999, 20(1): 179–181

第 9 章 经鼻内镜入路至颅底与脑：分类与应用

Carl H. Snyderman, Eric W. Wang, Juan C. Fernandez-Miranda, Paul A. Gardner

摘　要

经鼻内镜入路到达腹侧颅底可以根据其在冠状位和矢状位上的不同分为明确的解剖区域，分区时以蝶窦为中心。在冠状面上可进一步以相关的或者邻近的颅窝分为前、中、后入路。颈内动脉（ICA）是一个主要的定位标志。以解剖学为基础的经鼻内镜颅底手术入路可以进行统一报告和结果比较，以便于学习。强调解剖关系的目的是保留功能与避免并发症的发生。模块化的分类系统带来的灵活性可以提供个体化的外科手术入路来切除病变。

关键词

经鼻内镜入路，分类，矢状面，冠状面，解剖

内容要点

· 在矢状面上可分为从额窦到第二颈椎（枢椎）的中线路径，包括经额、经筛、经蝶骨平台 / 鞍结节、经鞍、经斜坡、经齿状突入路。

· 经斜坡入路可进一步分为上、中、下各 1/3。上 1/3 与鞍背相关。中 1/3 与位于两侧斜坡旁段颈内动脉（ICA）之间的蝶骨斜坡隐窝相关。下 1/3 为从破裂孔（蝶窦底）到枕骨大孔。

· 在冠状面上，对应前颅窝、中颅窝和后颅窝，并提供到达眶顶、眶内、海绵窦、Meckel 囊、岩尖、中颅窝、岩下颅底和咽旁间隙的路径。

· 经翼突入路是冠状面上到达中颅窝与后颅窝其他区域的初始步骤。

· 经对侧上颌窦入路提供了到达对侧岩尖以及向深处至岩段颈内动脉的路径。

9.1 引　言

我们处于微创外科手术的时代，许多传统的开颅手术入路已经被内镜下经鼻入路所取代。在颅底外科中，由于神经内镜除了可应用于手术切除垂体瘤之外，还可用来切除其他的良、恶性病变，所以其地位被提高了 [1]。这里有一些新增的数据来支持内镜下经鼻手术治疗绝大多数垂体瘤、颅咽管瘤、脊索瘤、部分嗅沟脑膜瘤和鞍上脑膜瘤、多数鼻腔肿瘤和位于颅颈交界区的中线肿瘤的这一结论 [2-6]。内镜下经鼻手术适用于所有的患者群体，并且对于治疗儿童神经外科疾病的经验正在增长 [7-8]。

内镜下经鼻手术也有很多的限制因素，包括手术团队的经验。解剖方面的限制因素是重要的神经和血管，比如脑神经、颈内动脉、椎基底动脉系统（图 9.1）。一般而言，如果肿瘤位于神经和血管的深部，则应考虑不需要操作血管与神经的替代入路。内镜下经鼻手术的限制仍然在于探索新的应用（如血管

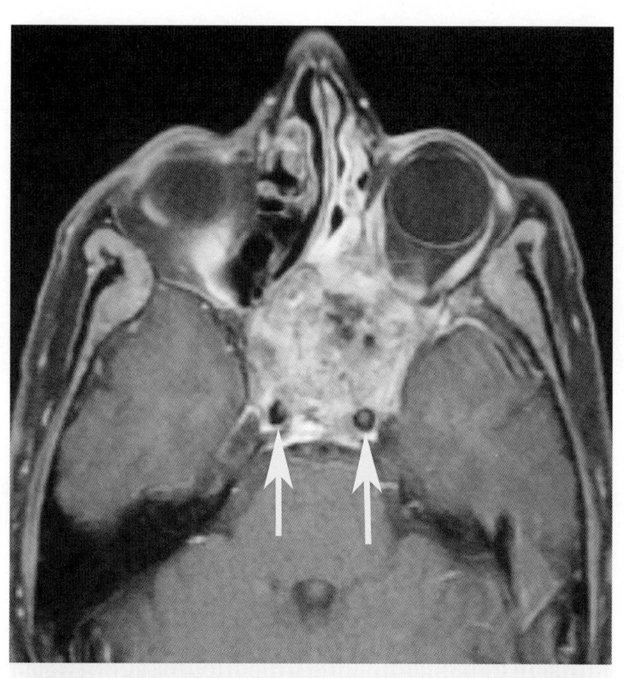

图 9.1　斜坡脊索瘤的轴位 MRI 图像，包裹双侧颈内动脉（箭头）

手术）和引入新的手术径路[9-10]。

经鼻内镜颅底手术开始于垂体手术，并逐渐扩展至颅底周围区域。很明显，蝶窦是到达颅底大部分区域的起点，其内包含许多重要的解剖结构，包括两侧的视神经和颈内动脉（ICA）。从蝶窦向腹侧颅底的手术扩展可以沿冠状面和矢状面的基本方向向四周全面扩展。因此，腹侧颅底可以分为模块化的区域单独或者共同提供处理各种各样的病变的入路。

随着内镜下经鼻手术技术的发展和日益广泛的应用，非常有必要制定一个分类方案，来促进对这些技术的有效教学，制定术前计划，参考文献报道以及完善手术技术。在此，根据我们内镜下经鼻颅底手术的经验来更新我们的分类体系。

9.2　方　法

腹侧颅底根据颅底的关键解剖结构，比如：颈内动脉、海绵窦、视神经以及一些骨性标志可以分为解剖学上的亚单元。分类方法见表9.1。在矢状面上，内镜下经鼻入路可到达的范围为：向前至额窦、向下至第二颈椎、向外侧至鞍旁以及斜坡旁段颈内动脉。将冠状面上的入路细分为前、中、后颅窝是非常有用的。前冠状面从中线跨过眶顶。中冠状面包含海绵窦、岩尖、Meckel囊以及位于岩段颈内动脉水平上方的中颅窝。后冠状面包括颈静脉结节和髁突（二者被舌下神经分隔），沿着岩段颈内动脉下方的岩骨下表面到颈静脉孔，并且包含邻近的颅外结构（咽旁间隙/颞下窝）。

9.3　手术入路

参考表9.1的分类方法，手术入路按照主要的入路进行分类（图9.2）。蝶窦通常作为内镜下经鼻手术的起点，因为蝶窦周围有许多关键的解剖结构：颈内动脉、视神经及视交叉、垂体以及基底动脉。许多患者需要通过多个解剖区域进行手术，而这取决于病灶的侵袭范围以及为了切除肿瘤而需暴露的解剖结构。

表9.1　内镜下经鼻入路到达腹侧颅底的分类方法

矢状平面
· 经额入路
· 经筛入路
· 经蝶骨平台/鞍结节入路（鞍上入路）
· 经鞍入路
· 经斜坡入路
○上部：鞍背
○中部：中斜坡
○下部：枕骨大孔
· 经齿状突入路
冠状平面
· 前部（前颅窝）
○眶上内侧入路
○经眶入路
· 中部（中颅窝）
○经海绵窦内侧入路
○经翼突入路
– 经岩尖内侧入路
– 经对侧上颌窦入路
○岩上入路
– 经Meckel囊
– 经海绵窦外侧入路
· 后部（后颅窝）
○岩下入路（远内侧）
– 经颈静脉结节入路
– 经髁入路
○咽旁间隙/岩下颅底

9.3.1　矢状面

经额入路

经额入路可以到达前颅窝最前端（图9.3）。首先清理双侧额隐窝，通过鼻中隔上部开窗行改良的内镜下Lothrop手术或者Draf Ⅲ入路来建立一个最大的单孔额窦开口。这样可以在向后切开至中鼻甲与颅底附着处时保留嗅觉，避免损伤筛板而导致脑脊液漏。经额入路的常见适应证有：慢性额窦炎、额窦黏液囊肿、纤维骨瘤、鼻腔皮样囊肿。小儿皮

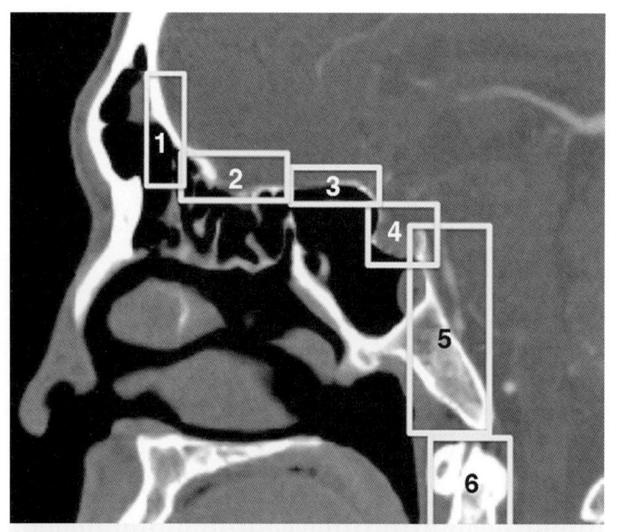

图 9.2 内镜下经鼻手术入路分布。有以下几个分组：1. 经额入路；2. 经筛入路；3. 经蝶骨平台入路；4. 经鞍入路；5. 经斜坡入路；6. 经齿状突入路

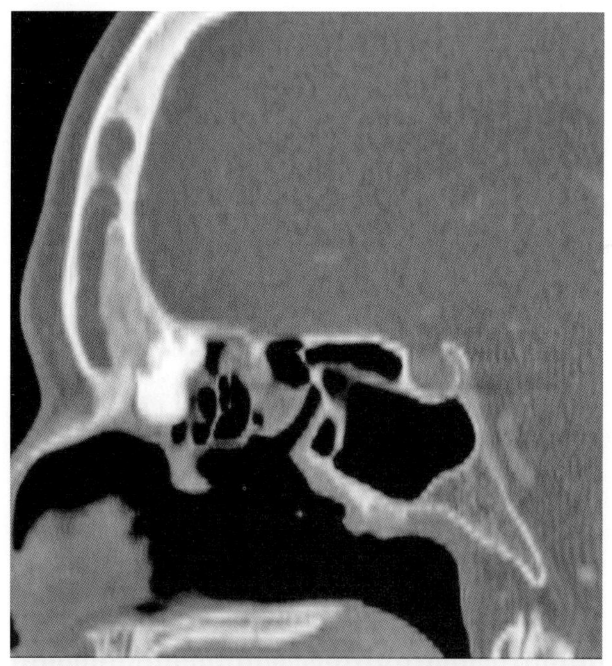

图 9.3 CT 矢状面扫描可见鼻腔皮样囊肿经盲孔侵入颅底。该病例可采用经额入路进行治疗

样囊肿开口于鼻内，应将鼻中隔切除至颅底。窦道周围的骨质需要磨除至硬脑膜水平，直至完全切除囊肿内层的上皮组织。

经筛入路

在鼻腔恶性肿瘤（包括嗅母细胞瘤）和嗅沟脑膜瘤中，筛板通常会被切除（图 9.4）。内镜下经鼻入路到达筛骨需要经过筛窦。该入路最后的手术

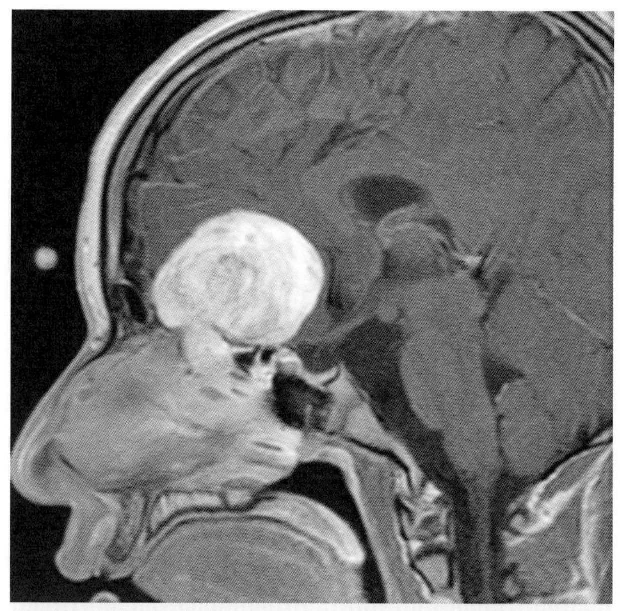

图 9.4 MRI 扫描可见一巨大嗅沟神经鞘瘤，可内镜下经筛入路进行全切

切除与经典的经颌面部入路切除相似 [11-12]。首先，肿瘤的鼻内部分应被推挤至颅底以便确定肿瘤与筛板的附着，并且可采用双极电凝对附着处进行灼烧。行双侧完全蝶筛开放术，Draf Ⅲ入路界定了切除的前界。在筛凹和眶顶交界处，通过电凝烧灼并切断筛前、筛后动脉，使肿瘤进一步去血管化。

肿瘤周围的前颅底骨质需使用金刚砂粗砂钻头磨除变薄以暴露切除肿瘤的边缘：前至额窦后壁，后至蝶骨平台，外侧与眶纸板相邻。将磨薄的骨质折断并剥除可暴露硬脑膜。最后，用磨钻和咬骨钳将鸡冠游离并取出。

外侧沿着眶缘将硬脑膜进行电凝烧灼并纵向切开，注意避免损伤皮层血管。对于像脑膜瘤这样的肿瘤，要进行有效的瘤内减压至大脑镰。将硬脑膜和大脑镰进行电凝烧灼并切除。这样可以将前方的硬脑膜分离，并在中线留下一个肿瘤腔。沿其后缘将后方的硬脑膜切开，可将整个硬脑膜标本切除，以便切除前颅窝的恶性肿瘤。当有指征时，可将嗅球和嗅束与硬脑膜一起从上方的脑表面分离，并在硬脑膜后缘水平切断。脑膜瘤的囊外剥离应从前向后进行，但严重累及大脑前部的病例应除外，在这种情况下，应首先经平台开窗将大脑前动脉 A1 段与前交通动脉解剖出来，以便近端控制。在矢状面，手术造成的缺损从额窦后缘至蝶骨平台；在冠状面

上，缺损位于两侧的眶内侧壁之间。对于一些同侧小肿瘤病例，可在保留对侧嗅觉的情况下行同侧前颅底切除。

经鞍结节 / 平台入路

经平台入路常与经筛或经鞍入路联合应用治疗侵及筛板或者鞍上区域的肿瘤（颅咽管瘤，垂体大腺瘤；图 9.5）[3]。视神经全程和内侧视神经颈 – 内动脉隐窝可以在直视下暴露，在小心磨除蝶骨缘（视交叉沟）时，应使用大量水冲洗以避免对视神经造成热损伤，随后即可暴露下方的硬脑膜。手术切除的前界是后组筛窦和筛板。通常有必要去除位于上海绵间窦上方的鞍结节 / 蝶骨缘。在必要时，还可将上海绵间窦电凝止血并横断来暴露鞍上间隙以便直观地观察到垂体柄和视交叉。

经鞍入路

经鞍入路是进入鞍区的标准手术入路，同时也可应用于到达其他颅底区域（图 9.6）[2]。将蝶鞍表面骨质去除至在任意方向均可暴露海绵窦。覆盖于颈内动脉（ICA）与海绵窦表面的骨质需要去除，以便向侧方移位 ICA。经鞍结节或蝶骨平台入路在海绵窦内侧、颈内动脉后膝和前膝之间进入鞍上间隙可发现垂体瘤。

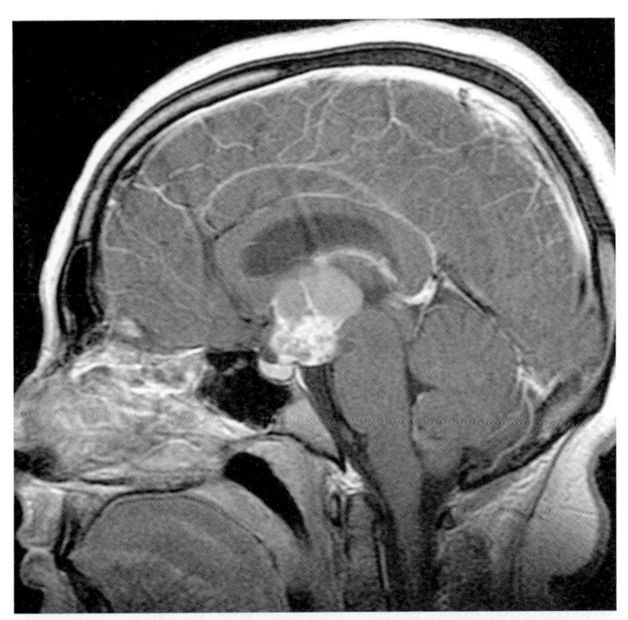

图 9.5　术前 MRI 扫描可见一鞍上肿瘤（颅咽管瘤），可采用经鞍和经蝶骨平台联合入路进行切除。如未累及垂体，可将垂体移位并进行保留

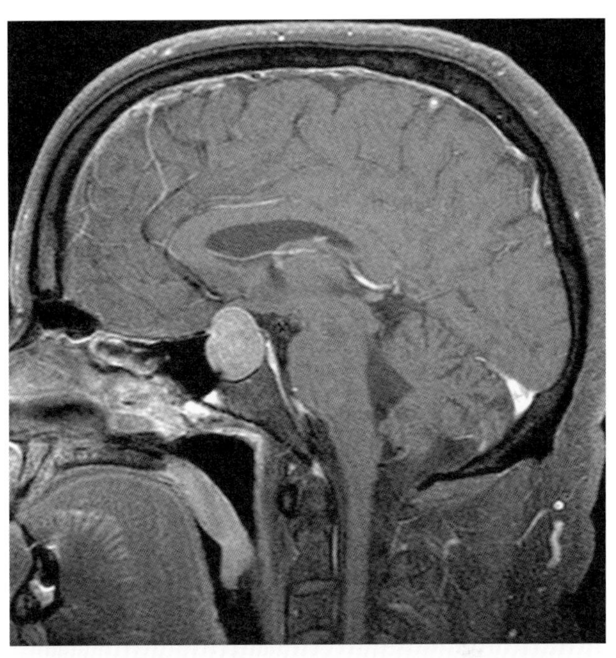

图 9.6　垂体大腺瘤术前 MRI 扫描。主要采用经鞍入路。在某些病例中为进一步暴露鞍上区域可能需要磨除鞍结节

经斜坡入路

斜坡上起自鞍背，下至枕骨大孔。经斜坡入路可分为上、中、下三部分（图 9.7）。上斜坡上起后床突、下至鞍底。中斜坡上起鞍底、下至蝶窦底。下斜坡上起蝶窦底、下至枕骨大孔。经斜坡入路可以直接到达脑干和椎基底动脉系统。该区域的常见肿瘤包括脑膜瘤和脊索瘤[4]。一些较少见的无法经介入治疗或有明显占位效应的动脉瘤可以经斜坡入路行夹闭手术[13]。可以通过行保留功能的垂体移位（垂体移位，上斜坡入路或后床突入路）来到达上斜坡和后床突[14–15]。这种方法可应用于颅咽管瘤、起源于漏斗或者垂体后方的脑膜瘤、脊索瘤、包绕后床突的脑膜瘤。硬脑膜内垂体移位由于其有较高的导致垂体功能紊乱的风险，现已不再使用。取而代之的是小心地将垂体在脑膜层硬脑膜的保护下通过硬脑膜间移位来暴露后床突。可在保留垂体的主要供血动脉 – 垂体上动脉的同时，将垂体向上移位（保证与垂体柄相连）。必要时可去除蝶骨缘 / 鞍结节以便为垂体移位留出空间。

去除中、下 1/3 斜坡时需要首先确认位于斜坡外侧的斜坡旁段颈内动脉的走行[16]。翼管是辨认颈内动脉第二膝（岩段 / 水平段颈内动脉向垂直段

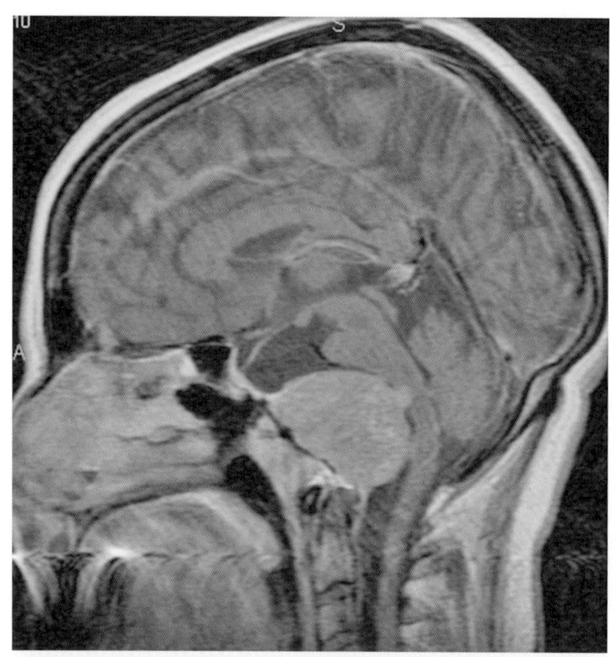

图 9.7　侵犯颅内的斜坡脊索瘤的术前 MRI 扫描。肿瘤紧靠基底动脉并压迫后方的脑干

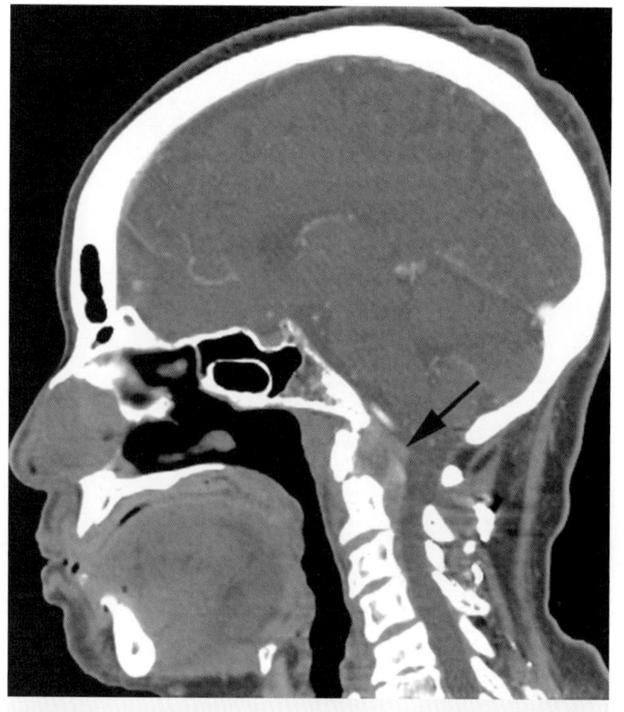

图 9.8　继发于类风湿性退行性改变的脑干受压患者术前 CT 扫描（箭头）。磨除第二颈椎（C2）齿状突以及血管翳解除压迫

/ 斜坡旁段颈内动脉的移行部分）非常有用的定位标志[17]。在气化不良的蝶窦内可沿鞍底向外侧寻找定位斜坡旁段颈内动脉。磨除位于双侧斜坡旁段颈内动脉之间、鞍底水平以下（斜坡隐窝）的骨质。去除蝶窦以下的咽筋膜和斜坡骨质可暴露更大的空间。Dorello 管内的展神经外侧在斜坡旁段颈内动脉水平有被直接损伤或者高温损伤的风险。避免这类损伤的关键就是运用神经电生理监测。

经齿状突入路

经齿状突入路常用于脑干减压术，一般是由于不可逆的颅底内陷和伴有严重血管翳、滑囊囊肿、颈髓连接处骨质压缩的退行性关节炎病变所致（图 9.8）[18-19]。第二颈椎（C2）椎体通常为暴露的下界。切除鼻中隔后部可到达鼻底，可以为双手器械操作提供空间。该入路通常不需要开放蝶窦，但是在磨除斜坡下部时可开放蝶窦来确定颈内动脉（ICA）走行方向以及暴露全程。位于咽鼓管内侧的鼻咽部黏膜可以电凝切断或者沿着其下方的肌肉做一 U 形黏膜瓣并翻向下方。在此处应谨慎注意侧方，因为可能有膨大的咽旁段颈内动脉向内侧走行于咽鼓管深部。

将致密的咽旁筋膜从下方的骨皮质剥离抬起后切除。斜坡骨质需磨除至枕骨大孔下缘。辨认寰椎（C1）前弓并将其磨除，用 Kerrison 咬骨钳向两侧扩大骨窗。过度向侧方磨除骨质会暴露寰枕关节，有增加感染的风险，应该尽量避免。完成上述步骤，可暴露齿状突，磨除齿状突需从齿状突顶部向下磨除，避免离断齿状突颈使游离的齿状突尖附着于致密的尖韧带或者横韧带上。直到观察到血管搏动（意味着减压充分）或者盖膜被切除后（通常没有必要）才可以钝性、锐性或者超声吸引器切除血管翳。

9.3.2　前冠状面

眶上内侧入路

眶上内侧入路（眶上内侧切开术）提供了切除向外侧生长至眶顶的前颅底肿瘤的途径（图 9.9）。该部位最常见的肿瘤为脑膜瘤和纤维骨瘤，也有一部分鼻窦肿瘤也可向外侧侵犯硬脑膜。通过去除眶内侧壁，推移眶骨膜与眶内容物可暴露眶顶中点。接下来行蝶筛切除术，将眶纸板从眶骨膜表面剥离并在颅底水平折断。在颅底眶侧辨认筛前动脉与筛后动脉并电凝切断。掀起眶骨膜直至眶顶。通过双鼻孔入路切除鼻中隔上部有助于到达其外侧。

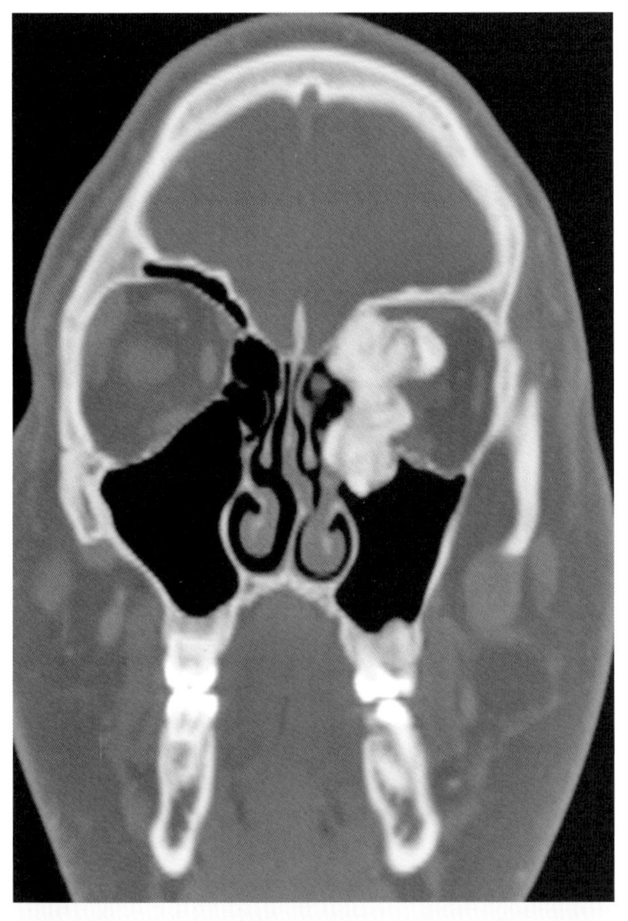

图 9.9　CT 冠状面扫描可见起源于左眶的纤维骨瘤

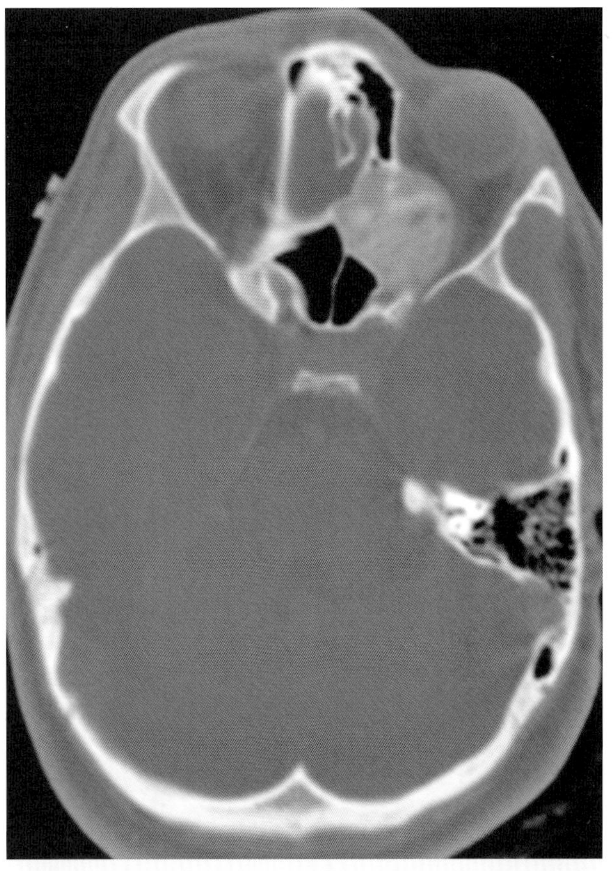

图 9.10　CT 轴位扫描可见起源于左眶上部的纤维骨瘤压迫视神经

经眶入路

经眶入路适用于眶内肿瘤（图 9.10）[20]。切口可位于眶内或眶外。通过蝶筛切除术去除眶纸板。用镰状刀平行于内直肌切开眶骨膜可以避免切断内直肌纤维。眶内切除肿瘤通常在内直肌与下直肌之间进行，以保留眼球运动功能。行此步骤时，神经－眼科医生通过外部的经结膜入路对这些肌肉进行外部牵拉通常对保留眼球运动功能是有帮助的。将眶脂体取出或使用双极电凝灼烧。神经从后向前分布于肌肉深面，在此层面解剖时要非常小心。视神经位于上外侧，视网膜中央动脉走行于视神经的下方。

9.3.3　中冠状面

经海绵窦内侧入路

可经海绵窦的内侧或外侧到达海绵窦段颈内动脉。垂体大腺瘤侵及鞍旁段颈内动脉后方时，可采用经鞍入路直接处理病变。去除海绵窦表面骨质可对海绵窦和颈内动脉减压，可使颈内动脉向外侧移位，并可扩大暴露颈内动脉后方区域。在内侧入路中，海绵窦外侧壁起覆盖并保护脑神经的作用。该入路可以进入海绵窦后部和上部，并且不需要经翼突暴露[21]。

经翼突入路

经翼突入路是进入中冠状平面其他区域的初始步骤（图 9.11）。单独的经翼突入路可以提供暴露蝶窦外侧隐窝的途径，尤其是蝶窦内气腔广泛形成并气化至翼突根部时。该入路可用于治疗蝶窦外侧隐窝脑膜膨出。经翼突入路是定位岩段颈内动脉的第一步，并且可以提供到达岩段颈内动脉上方和下方的腹侧颅底的通道。在中间进行一个大的蝶窦开窗形成通道，并将蝶窦开放。在蝶腭孔找到蝶腭动脉并电凝切断。然后用 Kerrison 咬骨钳咬除菲薄的上颌窦后壁，将翼腭窝内组织从翼骨表面抬起后移向外侧[22]。在蝶窦外侧隐窝下外侧可以确认翼管及其内走行的结构。眶下神经沿眶底走行，从蝶窦外侧隐窝上外侧进入圆孔。用咬骨钳咬除两者之间的剩余骨质充分暴露外侧隐窝，并使能够直观地从颅

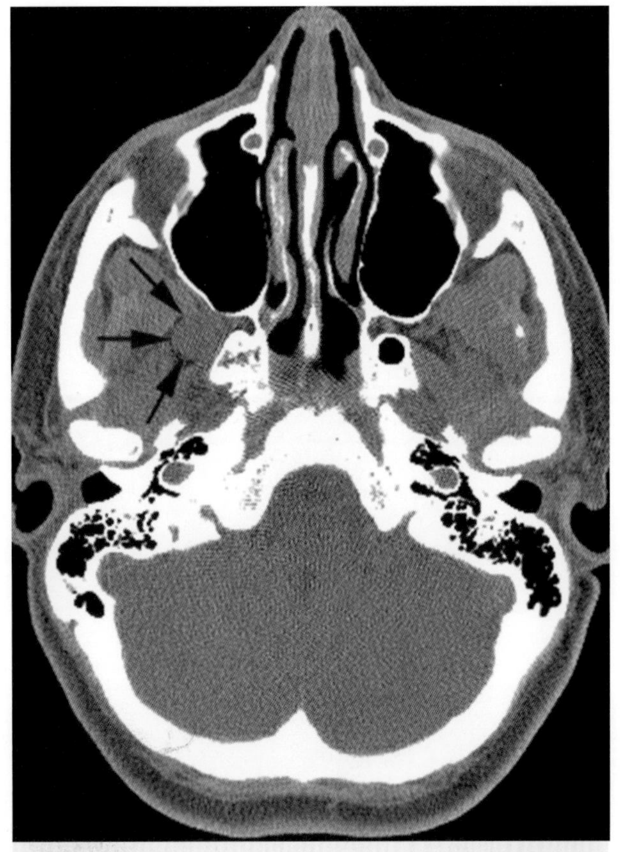

图 9.11　CT 轴位扫描可见位于颞下窝内侧的一圆形病变（箭头）。经上颌窦入路联合经翼突入路对于内镜直视下切除位于翼腭窝外侧的病变而言是必要的

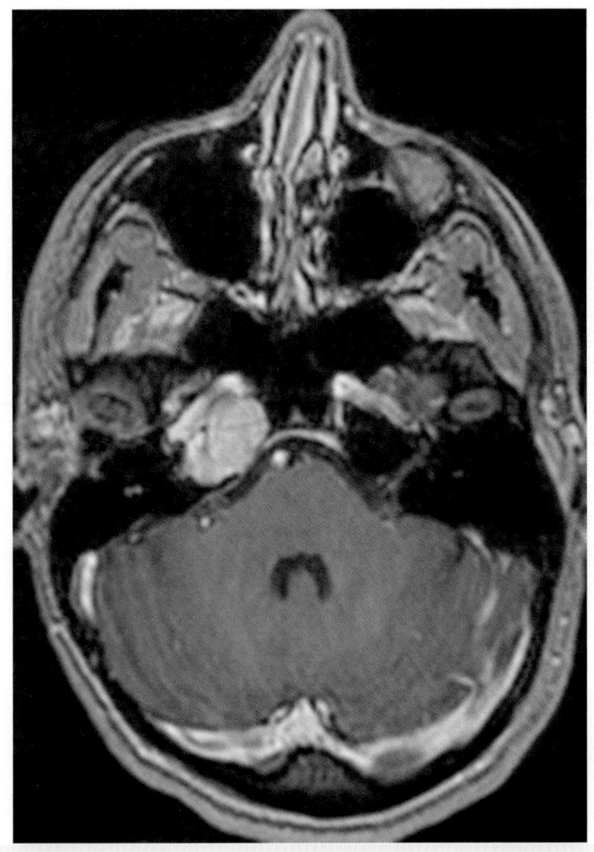

图 9.12　MRI 扫描显示右侧岩尖病变。病变在 TI 呈高信号，提示为胆固醇肉芽肿。内镜下经鼻入路到达岩尖可切除肿瘤

中窝上方观察到外侧隐窝。

岩尖入路

岩尖的广泛病变可通过蝶窦经斜坡旁段颈内动脉后方向内侧扩展来处理（图 9.12）[23]。与大多数经岩尖入路类似，内侧入路也有一个对应的三角。Gardner 三角由上方的展神经、前方的斜坡旁段颈内动脉和下方的岩斜裂构成。该入路的适应证包括向内侧侵袭进入蝶窦的岩尖胆固醇肉芽肿（最常见），部分良性和恶性肿瘤比如脊索瘤、软骨肉瘤和岩斜区脑膜瘤。行蝶窦切开术，明确解剖标志。通常侵入窦内的病变即可暴露。

去除蝶窦底壁及蝶窦间隔后可确认翼管和斜坡旁段颈内动脉。使用磨钻在平行于斜坡旁段颈内动脉的方向上将岩尖骨质磨薄。必要时，将斜坡中部骨质磨薄以扩大岩尖的入口。剩余的覆盖在病变部位的薄层骨质可使用咬骨钳咬除、磨钻小心磨除或者使用超声吸引器去除。然后使用吸引器、取瘤钳或者冲洗的方法切除病变。当病变向内侧侵犯时，需将颈内动脉向侧方移位来扩大暴露术野。在这种情况下，完全的经翼突入路对于识别颈内动脉全程、去除斜坡旁段颈内动脉外侧的蝶骨舌突以及提供额外的操作空间是重要的。

经对侧上颌窦入路

进入岩尖区域被斜坡旁段颈内动脉和岩段颈内动脉水平部所限制。在同侧经岩尖入路的基础上，配合经对侧上颌窦入路，可将入路的角度提高约 25°，这样手术径路与岩段颈内动脉水平部所成的平面平行（图 9.13）[10]。这样减少了对颈内动脉的扰动并且极大地提高切除一些浸润性肿瘤，比如脊索瘤和软骨肉瘤的可能。

经对侧上颌窦前壁切开术（Caldwell-Luc 入路）是在内镜下经鼻入路上颌窦后壁切开术的基础上的扩大。去除蝶嘴和鼻中隔后部可提供进入岩尖区域的通道。然后通过内镜下经另一鼻孔找到上颌窦开

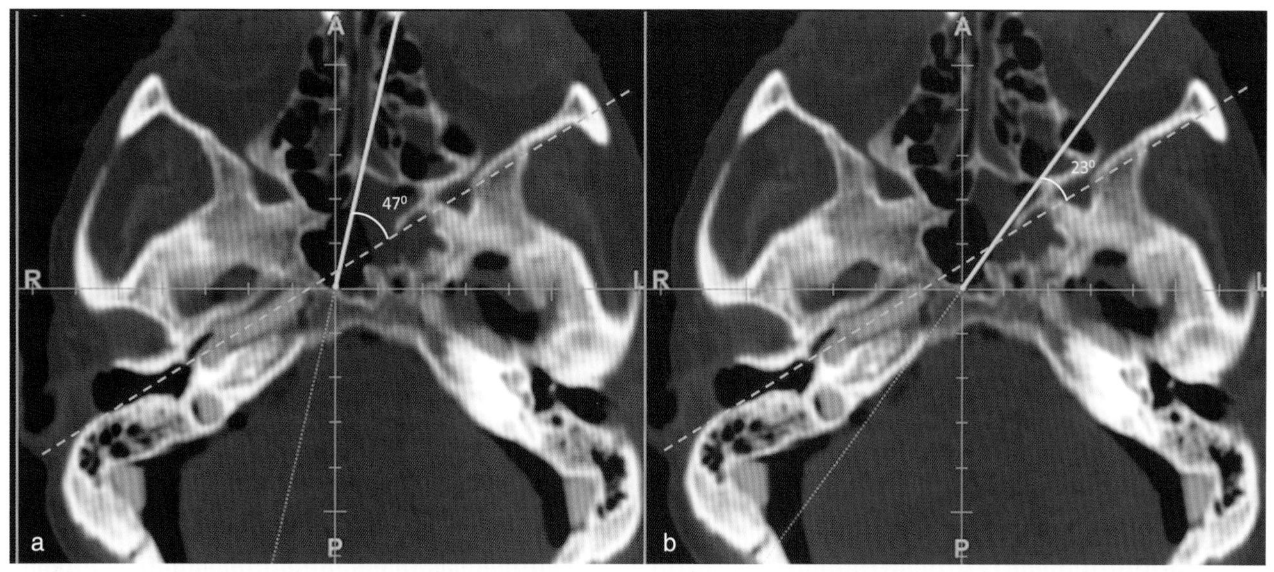

图 9.13　内镜下经鼻入路（a）和经对侧上颌窦入路（b）与岩段颈内动脉长轴所成入路角度的比较。虚线代表岩段颈内动脉的长轴

口并磨除骨质。

岩上入路（Meckel 囊）

颅内肿瘤沿着三叉神经向外扩展或者侵入 Meckel 囊，可以使用岩上入路来切除，之所以称之为岩上入路是因为该入路位于岩段颈内动脉上方（图 9.14）[24]。首先经翼突入路确认颈内动脉（ICA）走行并且充分暴露蝶窦外侧隐窝。三叉神经第二支（Ⅴ2，上颌神经）可在上颌窦顶壁看到，其位于圆孔后方、翼管上外侧。或者也可以从翼突根部开始解剖，向上外侧解剖到达翼管，并继续向上解剖至圆孔。朝着颈内动脉第二膝 / 破裂孔方向小心磨除翼管周围骨质。一旦确认颈内动脉第二膝，即可将翼管神经与上颌神经夹角之间的骨质进一步磨薄。随着翼管神经与上颌神经之间的夹角变小，便逐渐接近 Meckel 囊上方的中颅窝表面。在横断翼管神经并且磨除圆孔下方、蝶骨舌突与破裂孔外侧的骨质后即可暴露 Meckel 囊、圆孔与三叉神经第三支。

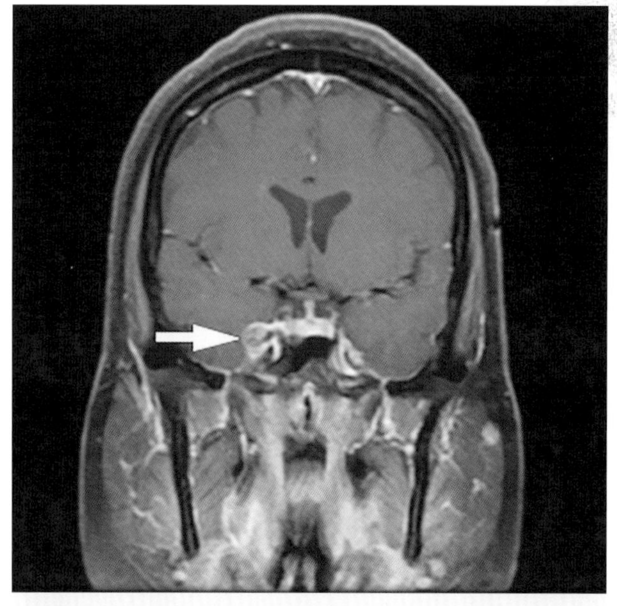

图 9.14　术前 MRI 扫描可见病变位于 Meckel 囊上方、右侧颈内动脉外侧（单箭头所指）。该病变可经内镜下经鼻经岩上入路进行切除

岩上入路（海绵窦外侧）

在如今这一放射治疗时代，海绵窦外侧手术的适应证是有限的。该区域许多肿瘤与脑神经很难分离，切除肿瘤可能会丧失脑神经的功能。当需要时，可以通过岩上入路到达中颅窝来处理海绵窦外侧病变[24]。首先磨除 Meckel 囊与海绵窦上方骨质。沿上颌神经切开硬脑膜，展神经（Ⅵ）位于海绵窦外侧壁的下缘。动眼神经（Ⅲ）、滑车神经（Ⅳ）和眼神经（Ⅴ1）位于展神经（Ⅵ）的上外侧并且当它们进入眶上裂时位于颈内动脉外侧。

9.3.4　后冠状面

岩下入路

当肿瘤侵犯岩尖和颞下颅底时可从岩段颈内动

脉下方手术切除。该入路可能最适合不向内侧侵犯的岩尖或岩斜区病变，此处是位于脑干和斜坡旁段颈内动脉之间的狭小空间，并且蝶窦气化较差。在经翼突入路中，沿着翼突外侧板的曲线向后可到达卵圆孔，该孔内有三叉神经第三支（V3，下颌神经）走行于岩段颈内动脉水平部上方，是颈内动脉颅外段进入颅底非常重要的标志。然后广泛磨除岩段颈内动脉下方骨质，向下到达岩尖或者岩斜交界区。在该入路中牺牲翼管神经是必要的。岩下入路可向外侧扩展就像“远内侧”入路到达颈静脉结节和枕髁内侧一样[25]。

经颈静脉结节入路

颈静脉结节位于破裂孔与髁上沟（头前直肌附着处，舌下神经管的标志）之间。颈静脉结节的骨质经常被脊索瘤、软骨肉瘤和脑膜瘤等侵犯[26]。该部分骨质的磨除被外侧的岩下窦和破裂孔所限制[27]。

经髁入路

在冠状平面的枕骨大孔水平切除的肿瘤多为软骨肉瘤、脊索瘤和脑膜瘤（图 9.15）。首先行经斜坡入路磨除从蝶窦底水平至枕骨大孔的斜坡骨质，确认第一颈椎（C1）椎体环。对于更偏外侧的暴露比如切除咽鼓管内侧部分来说，经翼突入路可能也是必要的。在枕骨大孔外侧进行髁突内侧切除术（经髁入路）时，必须在术中监测舌下神经（Ⅻ）的前提下小心磨除[28]。舌下神经管分隔上方的颈静脉突和下方的枕髁，并且其是向外侧切除肿瘤的一个限制。一个骨性的结节（髁上沟）标志着舌下神经管水平，髁上沟是头长肌在斜坡上的附着处。在不影响颅颈稳定的情况下最多可在内侧磨除枕髁的75%[29]。软骨肉瘤与脊索瘤可延伸至舌下神经管外侧并侵及颈静脉孔。

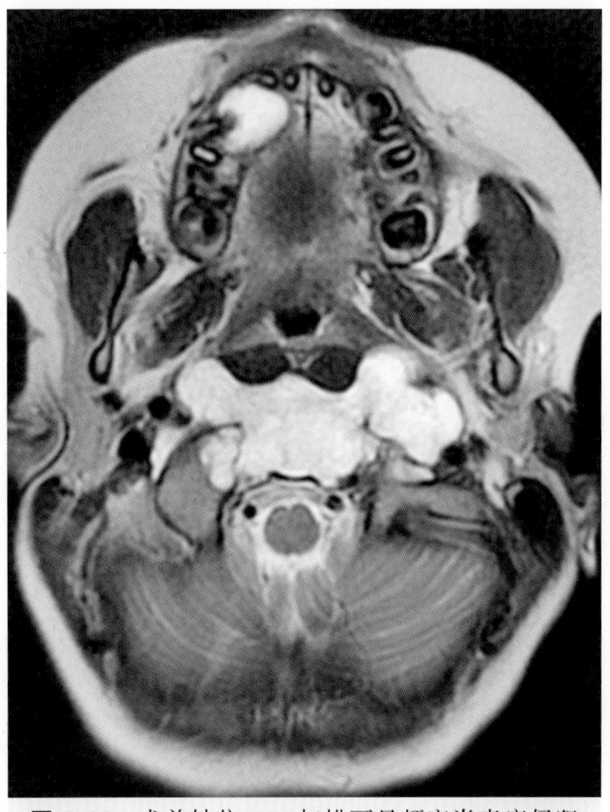

图 9.15　术前轴位 MRI 扫描可见颅底脊索瘤侵犯下斜坡、枕髁以及咽旁间隙。该病变可经内镜下经鼻入路联合后颅窝（经斜坡，经齿状突）入路以及下冠状平面（经髁）入路切除

咽旁间隙 / 颞下颅底入路

内镜下经鼻咽旁间隙入路可以到达翼腭窝外侧与颞骨下方的颅外结构。内镜下上颌窦内侧壁切除术对于向外侧和下方的暴露来说是非常必要的。内镜下梨状孔切除术（Denker 入路）或上颌窦前壁切除术（Caldwell-Luc 入路）可以增加向侧方的暴露。相应地整个上颌窦后壁和外侧壁都可以被去除。切断翼肌与翼突外侧板的附着处，沿着翼突外侧板后缘向后可找到卵圆孔。如果有必要游离咽旁段颈内动脉，可以切除咽鼓管内侧部分，然后沿着咽鼓管软骨部外侧在与颈内动脉紧密连接的地方分离开。然后可以沿着咽旁段颈内动脉内侧或者外侧进行解剖分离。内侧入路可以到达颈静脉孔。内镜下经鼻入路可以在内镜下经颈入路的辅助下对颈内动脉进行控制，以增加其适用范围，并且可以将颈内动脉与肿瘤深部分离[30]。

联合入路

巨大的肿瘤需要手术入路的联合。它们可以像积木一样组合在一起提供处理病变的入路。例如，如图9.16所示的巨大血管纤维瘤，其跨越多个边界，可能需要联合经鞍入路、经蝶骨平台入路、经斜坡入路、经海绵窦入路、经眶入路、经翼突入路、岩上入路以及岩下入路。内镜下经鼻手术的概念框架促进形成切除肿瘤的分步入路。

9.4　讨　论

腹侧颅底解剖复杂，而且包含许多不同的区域，

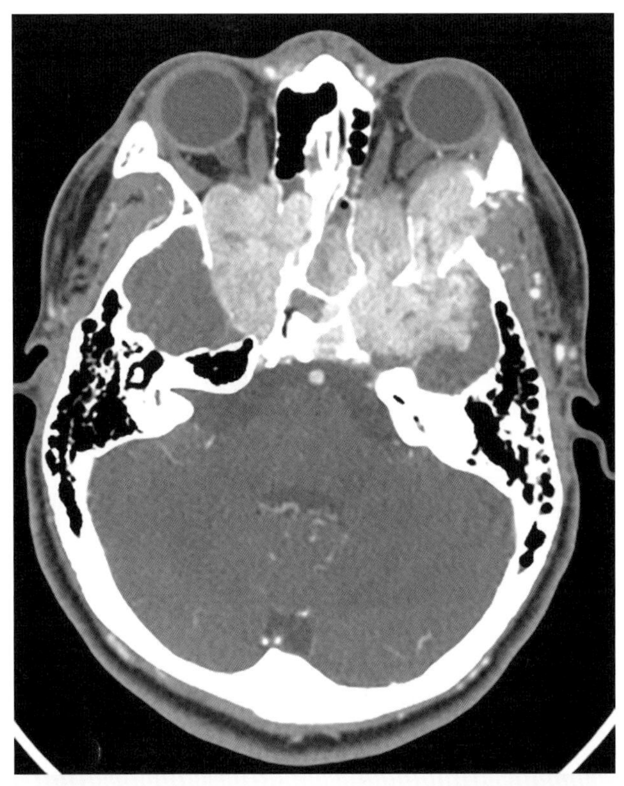

图 9.16　CT 扫描可见巨大血管纤维瘤从双侧眼眶侵犯至中颅窝。该肿瘤累及海绵窦内侧以及颈内动脉外侧

包括前颅底（从额窦到蝶鞍，外侧边界为眶），中颅窝内侧壁和下壁，后颅窝中线颅底（从后床突至枕骨大孔），前颅颈交界，颞下颅底（沿着岩骨下表面从翼突板至颈静脉孔）。腹侧颅底可以分为模块化单元，区分这些区域可以通过骨性标志、特定的神经、血管结构来辨别。由于蝶窦处于冠状平面和矢状平面的中心地位，并且是重要的解剖标志，因此蝶窦是这些手术入路的起点。

对内镜下经鼻手术入路到达腹侧颅底的分类有助于总结我们的思路，并促进对现有入路改进和新入路的发展。本概要基于内镜解剖，较为直观，并且在影像学和手术导航系统上也都是从矢状位和冠状位上以相似的角度来观察。此外，手术区域是模块化的并且也可以组合起来处理扩展的病变。在腹侧颅底最重要的“不可触碰”的区域是颈内动脉。当然这种分类方法也有一些明显的局限性。一些手术入路可以联合更多的入路来处理一些特殊的肿瘤，此外这些手术入路适用于包括儿童患者在内的所有年龄段的患者。

9.5　总　结

该分类方法将腹侧颅底以蝶窦为中心在冠状平面和矢状平面上分为界限清晰的解剖区域。以解剖学为基础的经鼻内镜颅底手术入路可以进行统一报道和结果比较，更利于学习。重视解剖关系有利于保留其功能并避免并发症的发生。该分类体系的模块化方式使外科手术有一定的灵活性并且可以针对疾病进行个体化手术入路设计。

（乔晋晟　译，汤文龙　校）

参考文献

[1] Solares CA, Ong YK, Snyderman CH. Transnasal endoscopic skull base surgery: what are the limits? Curr Opin Otolaryngol Head Neck Surg, 2010, 18(1):1–7

[2] Paluzzi A, Fernandez-Miranda JC, Tonya Stefko S, et al. Endoscopic endonasal approach for pituitary adenomas: a series of 555 patients. Pituitary, 2014, 17(4):307–319

[3] Koutourousiou M, Gardner PA, Fernandez-Miranda JC, et al. Endoscopic endonasal surgery for craniopharyngiomas: surgical outcome in 64 patients. J Neurosurg, 2013, 119(5):1194–1207

[4] Fernandez-Miranda JC, Gardner PA, Snyderman CH, et al. Clival chordomas: A pathological, surgical, and radiotherapeutic review. Head Neck, 2014, 36 (6):892–906

[5] Koutourousiou M, Fernandez-Miranda JC, Stefko ST, et al. Endoscopic endonasal surgery for suprasellar meningiomas: experience with 75 patients. J Neurosurg, 2014, 120(6):1326–1339

[6] Koutourousiou M, Fernandez-Miranda JC, Wang EW, et al. Endoscopic endonasal surgery for olfactory groove meningiomas: outcomes and limitations in 50 patients. Neurosurg Focus, 2014,37(4):E8

[7] Chivukula S, Koutourousiou M, Snyderman CH, et al. Endoscopic endonasal skull base surgery in the pediatric population. J Neurosurg Pediatr, 2013, 11(3):227–241

[8] Rastatter JC, Snyderman CH, Gardner PA, et al. Endoscopic endonasal surgery for sinonasal and skull base lesions in the pediatric population. Otolaryngol Clin North Am, 2015, 48(1):79–99

[9] Vaz-Guimaraes F, GARDNERl PA, Fernandez-Miranda JC, et al. Endoscopic endonasal skull base surgery for vascular lesions: a systematic review of the literature. J Neurosurg Sci, 2016,60(4):503–513

[10] Patel CR, Wang EW, Fernandez-Miranda JC, et al. Contralateral transmaxillary corridor: an augmented endoscopic approach to the petrous apex. J Neurosurg, 2017:1–9

[11] Pinheiro-Neto CD, Fernandez-Miranda JC, Wang EW, et al. Anatomical correlates of endonasal surgery for sinonasal malignancies. Clin Anat, 2012, 25(1):129–134

[12] Gardner PA, Snyderman CH. Endonasal transcribriform approach to the anterior cranial fossa. //Snyderman CH, Gardner PA, eds. Master Techniques in Otolaryngology-Head and Neck Surgery: Skull Base Surgery Volume. Philadelphia, PA: Wolters Kluwer, 2015:123–130

[13] Gardner PA, Vaz-Guimaraes F, Jankowitz B, et al. Endoscopic endonasal clipping of intracranial aneurysms: surgical technique and results. World Neurosurg, 2015, 84(5):1380–1393

[14] Gardner PA, Snyderman CH. Endoscopic endonasal pituitary transposition approach to the superior clivus. In: Snyderman CH, Gardner PA, eds. Master Techniques in Otolaryngology-Head and Neck Surgery: Skull Base Surgery Volume. Philadelphia, PA: Wolters Kluwer, 2015:357–364

[15] Fernandez-Miranda JC, Gardner PA, Rastelli MM, Jr, et al. Endoscopic endonasal transcavernous posterior clinoidectomy with interdural pituitary transposition. J Neurosurg, 2014, 121(1):91–99

[16] Gardner PA, Snyderman CH. Transclival approach to the middle and lower clivus. In: Snyderman CH, Gardner PA, eds. Master Techniques in Otolaryngology-Head and Neck Surgery: Skull Base Surgery Volume. Philadelphia, PA: Wolters Kluwer, 2015:365–372

[17] Vescan AD, Snyderman CH, Carrau RL, et al. Vidian canal: analysis and relationship to the internal carotid artery. Laryngoscope, 2007, 117(8): 1338–1342

[18] Snyderman CH, Gardner PA. Endoscopic endonasal approach to the craniocervical junction and odontoid. In: Snyderman CH, Gardner PA, eds. Master Techniques in Otolaryngology-Head and Neck Surgery: Skull Base Surgery Volume. Philadelphia, PA: Wolters Kluwer, 2015:373–380

[19] Zwagerman NT, Tormenti MJ, Tempel ZJ, et al. Endoscopic endonasal resection of the odontoid process: clinical outcomes in 34 adults. J Neurosurg, 2018,128(3):923–931

[20] Paluzzi A, Gardner PA, Fernandez-Miranda JC, et al. "Round-the-clock" surgical access to the orbit. J Neurol Surg B Skull Base, 2015, 76(1):12–24

[21] Fernandez-Miranda JC, Zwagerman NT, Abhinav K, et al. Cavernous sinus compartments from the endoscopic endonasal approach: anatomical considerations and surgical relevance to adenoma surgery. J Neurosurg, 2018,129(2):430–441

[22] Pinheiro-Neto CD, Fernandez-Miranda JC, Prevedello DM, et al. Transposition of the pterygopalatine fossa during endoscopic endonasal transpterygoid approaches. J Neurol Surg B Skull Base, 2013,74(5):266–270

[23] Paluzzi A, Gardner P, Fernandez-Miranda JC, et al. Endoscopic endonasal approach to cholesterol granulomas of the petrous apex: a series of 17 patients: clinical article. J Neurosurg, 2012, 116(4):792–798

[24] Gardner PA, Snyderman CH. Suprapetrous approach to Meckel's cave and the middle cranial fossa. // Snyderman CH, Gardner PA, eds. Master Techniques in Otolaryngology-Head and Neck Surgery: Skull Base Surgery Volume. Philadelphia, PA: Wolters Kluwer, 2015:277–284

[25] Morera VA, Fernandez-Miranda JC, Prevedello DM, et al. "Far-medial" expanded endonasal approach to the inferior third of the clivus: the transcondylar and transjugular tubercle approaches. Neurosurgery, 2010, 66(6) Suppl Operative:211–219, discussion 219–220

[26] Fernandez-Miranda JC, Morera VA, Snyderman CH, et al. Endoscopic endonasal transclival approach to the jugular tubercle. Neurosurgery, 2012, 71(1) Suppl Operative:146–158, discussion 158–159

[27] Vaz-Guimaraes F, Nakassa ACI, Gardner PA, et al. Endoscopic endonasal approach to the ventral jugular foramen: anatomical basis, technical considerations, and clinical series. Oper Neurosurg (Hagerstown), 2017, 13(4):482–491

[28] Wang WH, Abhinav K, Wang E, et al. Endoscopic endonasal transclival transcondylar approach for foramen magnum meningiomas: surgical anatomy and technical note. Oper Neurosurg (Hagerstown), 2016,12(2):153–162

[29] Kooshkabadi A, Choi PA, Koutourousiou M, et al. Atlanto-occipital instability following endoscopic endonasal approach for lower clival lesions: Experience with 212 cases. Neurosurgery, 2015, 77(6):888–897, discussion 897

[30] Snyderman CH, Gardner PA, Wang EW, et al. Transcervical endoscopic approach for removal of parapharyngeal space masses. Oper Tech Otolaryngol Head Neck Surg, 2014, 25(3):265–263

第 10 章 | 经鼻内镜下颅底与脑手术的术后护理

Garret W. Choby, Peter H. Hwang

摘　要

经鼻内镜颅底手术的术后护理对确保患者最佳手术结果至关重要。通过学习系统规范的术后护理方式能够使医护人员更加注意细节，并且能够及早发现和解决许多潜在的问题从而预防长期不良的后遗症。此外，可以提高患者的舒适感和生活质量。本章对术后护理进行了全面和最新的回顾，并提供了许多建议，以优化经鼻颅底入路后的鼻腔预后。

关键词

颅底手术，术后护理，脑脊液漏，清创术，结痂，鼻中隔黏膜瓣，鼻腔填塞，鼻出血，嗅觉

内容要点

· 最佳的手术效果始于术中的细节，包括止血和填塞材料的选择。

· 颅底内镜手术后的术后护理应集中于监测神经系统并发症、脑脊液漏和内分泌紊乱。

·出院后的长期术后护理应以促进伤口愈合、减少鼻腔痂皮、确保鼻窦引流通畅为目标。

10.1 引　言

内镜颅底手术的术后护理对于确保最佳手术效果十分重要。术后早期护理的重点是在于术后初期可能出现的神经系统、鼻腔和全身系统的诊断和治疗。但是长期的术后护理也不可或缺，包括观察术后愈合情况和防止不良的鼻窦后遗症，包括瘢痕和医源性鼻窦炎。

10.2 术中注意事项

10.2.1 一般术中注意事项

术后护理的一些重要的注意事项在患者离开手术室之前就开始需要关注了。例如，在完成手术的过程中，与麻醉团队沟通是很重要的，以确保麻醉和拔管过程尽可能顺利。避免过度咳嗽或气管“反冲”，有助于最大限度地降低手术重建部位出血或移植物移位的风险。如果在颅底重建后放置腰大池引流脑脊液（CSF），可在拔管时松开引流管，以抵消因反射性咳嗽或紧张引起的颅内压波动。在大多数情况下，应保留手术时放置的 Foley 导尿管，以密切监测术后排尿量。

在复苏室应密切监测患者各项指标，尤其注意神经系统状况。对于接受了更广泛的颅底切除的患者，术后需要继续在重症监护病房观察，以便密切监测神经状态和液体平衡。如遇神经系统症状加重，行紧急头颅 CT 以排除颅内出血或气颅。任何视力的急剧改变都需要重新进行外科检查，以评估血肿的发展或手术部位可能压迫视神经或视交叉的异常。

10.2.2 鼻腔填塞

已经为经鼻内镜手术入路（EEA）的颅底手术详细描述了各种鼻腔填塞的材料和方案，既支撑重建部位的移植物，又促进止血。在修补小的颅底缺损并且没有脑脊液漏的情况下，使用少量的吸收性填塞物或者不填塞均可。填塞材料的成分主要包括吸收性明胶海绵，纤维蛋白胶和聚合水凝胶[1–2]。

然而，在大的颅底缺损伴大量脑脊液漏时，最好使用不可吸收填塞材料来支撑移植物或黏膜瓣。例如，术后几天可在移植物上放置 Foley 导尿管或后鼻孔栓子以促进颅底修复，或者使用不可吸收的海绵。当使用不可吸收海绵时，用一层吸收性明胶海绵将重建部位隔离，以确保不可吸收海绵不会粘附于重建材料，防止术后取出填塞物时重建材料移位。

如果选择不可吸收填塞物，术后应小心取出填塞物，以免破坏手术的修复效果。行内镜下鼻腔清理应推迟数周，直到确定修复部位完全愈合为止。放置不可吸收填塞物的时间因术者而异，从术后最短的 3d 到最长的 14d 不等[1]。

一项关于鼻内镜经蝶手术后生活质量的调查研究发现，术后放置鼻夹和填塞物均与术后较差的生活质量有关[3]。由于发现取出填塞物过程是术后处理中最不舒服的部分，所以我们应尽可能避免内镜手术后进行大量填充，并尽量平衡填塞物的功能需要和患者舒适度。

10.3 术后早期处理

10.3.1 一般术后早期护理方案

在 EEA 手术后确保鼻腔和鼻窦愈合良好，维持正常的鼻腔通气和鼻窦功能至关重要。由于损伤的黏膜需要一个湿润的环境才能达到最佳愈合效果，我们的常规术后护理包括鼻腔湿润，术后第 1 天开始用生理盐水喷鼻，1 周后加生理盐水冲洗，以帮助清除残留的碎屑和痂皮。指导患者避免在术后初期擤鼻，搬运重物和用力。

10.3.2 抗生素与感染性并发症

经鼻内镜颅底手术被归类为清洁–污染手术，因为器械和移植物必须通过鼻腔才能到达手术部位，这可能会导致鼻腔菌群的污染。对于 EEA 手术后的术后抗生素使用没有标准化的建议。然而，对于接受开放颅底手术的患者已经提出了几种抗生素治疗方案。Kraus 及其同事研究了在接受传统（开放）颅底手术的患者中使用标准化抗生素方案的情况。他们的研究包括 211 例患者，其中 90 例接受标准的头孢他啶、甲硝唑和万古霉素治疗，平均 7.7d。与接受其他各种抗生素治疗方案的患者相比，接受该标准治疗方案的患者感染并发症显著减少[4]。既往开放手术的术后脑膜炎发生率为 1.52%~2.7%[5-7]。

关于 EEA，现有数据表明，与开放颅底手术相比，内镜手术可能不会造成严重的术后感染，这可能是由于内镜和非内镜技术之间的定性差异所致[8]。一项对 2005 例接受 EEA（经蝶鞍垂体入路除外）的患者的系统回顾显示，术后脑膜炎的总发生率为 1.8%。在亚组分析中，出现脑脊液漏的比例增加到 13%[6,8]。

因此，EEA 对围手术期抗生素的要求可能与传统开放手术不同。Brown 及其同事研究了内镜颅底手术后预防性抗生素的作用。他们的研究包括 90 例接受垂体瘤、脑囊肿、脑膜瘤和颅咽管瘤治疗的患者。在诱导时给予静脉注射抗生素，术后持续 24~48h，直到患者的鼻腔填塞物被移除。他们的研究中没有颅内感染或脑膜炎病例。然而，21% 的患者在头 3 个月内确实需要额外的门诊抗生素治疗鼻腔或鼻窦感染[9]。

最近发表了一项关于围手术期抗生素在 EEA 患者中的作用的综述。由于脑膜炎发病率较低，且缺乏已发表的高水平文章的证据，该综述无法最终推荐赞成或反对某一特定抗生素方案。该综述还报告了术后鼻窦炎的发生率很低，仅为 0~2%[10]。

在我们的实践中，接受 EEA 手术的患者术前只接受单一剂量的静脉注射抗生素，典型的是头孢唑林。手术后，抗生素的使用根据颅底切除的范围和使用的填塞物的数量而有所不同。手术范围较小的病例，如垂体瘤切除术，术后不应用抗生素，而较大的颅底切除预防性应用 24h 静脉注射抗生素。出院后，我们不建议常规使用延长疗程的口服抗生素。术后发生鼻窦炎的患者，尽可能通过内镜下鼻窦脓性分泌物培养指导治疗。如果使用了不可吸收填塞物，外科医生一般建议患者口服抗生素直到拔除填塞物[11-12]。然而，对鼻腔填塞的患者同时使用抗生素并不能降低中毒性休克综合征或其他填塞相关感染的风险[13]。

10.3.3　脑脊液漏

在 EEA 手术结束时，应使用内镜仔细检查手术部位可能存在的脑脊液漏。有时由于硬脑膜缺损可能被血凝块、组织或鼻腔分泌物所掩盖，手术时很难发现脑脊液漏。在这种情况下可使用鞘内荧光素用于帮助识别和定位隐匿性脑脊液漏。然而，常规放置鞘内荧光素作为术中诊断工具通常是不必要的。

颅底重建是内镜颅底入路的重要组成部分。重建的目标是创造一个不透水的密封环境以避免术后持续性脑脊液漏。尽管关于颅底内镜手术后的重建有许多不同的方法[14-16]，但是大多数外科医生认为带血管蒂的黏膜瓣重建对于修补大型颅底缺损和脑脊液漏更有利[17-20]。使用带血管蒂的黏膜瓣重建修复术中，术后脑脊液漏发生率被限制在 6%[18]。关于重建技术的深入讨论可以在本书的第 66、67 和 68 章中找到。

在术后恢复期评估患者是否存在脑脊液漏是很重要的。一些脑脊液漏的患者可能有明显的鼻漏，诊断比较容易。在更多可疑病例中，收集疑似脑脊液漏患者的鼻腔引流液行血清 β2- 转铁蛋白测定以区分脑脊液和鼻腔分泌物。但是等待诊断结果需要好几天，并不切实际。因此，诊断明确前，脑脊液漏往往基于病史和临床怀疑。床旁内镜检查和（或）影像学检查（CT 伴或不伴脑池造影）可能帮助诊断。如果有高度可疑提示有脑脊液漏的病史，即使客观诊断不明确，也需要再次手术探查。在大多数情况下，患者在术后 24~48h 内会出现脑脊液漏。然而，也要考虑到迟发性脑脊液漏的可能，比如出院后也可能发生。在门诊随访时，应进行临床病史问诊和鼻内镜检查。

当诊断脑脊液漏时，治疗选择包括腰大池引流和二次手术探查。在手术时进行了分层重建的病例，最初可采用腰大池引流，使得小的脑脊液漏自行封闭。如果在 48~72h 的腰大池引流试验后仍有持续漏出，则应进行手术重新探查和重建。

10.3.4　出　血

一般而言，精湛的手术技术，谨慎合理地应用电凝，手术结束时仔细检查术腔，可以充分降低术后出血的风险。应该尽量避免在内镜手术结束时进行大量的填塞，以提高患者的舒适度；告知患者术后可能会出现少量渗出液。

术后发生大出血可能是因为动脉损伤。在蝶窦手术中，蝶腭动脉的鼻后中隔支可能会受到损伤。同样，在前颅底手术中，筛前动脉、筛后动脉也可能受到损伤。若出现动脉痉挛，应防止外科医生错误认为动脉出血已得到控制，痉挛缓解最终会造成术后大出血。

动脉性鼻出血最初可以先进行鼻腔填塞，然后手术探查或血管造影栓塞（限于颈外动脉系统）。对于大多数患者，我们更倾向于选择手术探查和控制出血。如果出血部位可以精准定位，则可通过双极电凝烧灼直接控制出血部位。此外，当其血管回缩入蝶腭孔时或为了控制筛前和筛后动脉，可使用内镜技术结扎蝶腭动脉。在我们的机构中，更倾向于内镜蝶腭动脉结扎，因为它有效且并发症低[21-22]。

假性动脉瘤破裂是术中损伤颈内动脉的严重并发症，会导致严重的术后动脉出血。术中颈动脉损伤是罕见的并发症，其急诊处理将在第 69 章进行讨论[23-24]。即使术中颈动脉损伤得到有效处理，术后仍可能发展为假性动脉瘤，关于该类并发症在术后至 6 周内均有报道[25]。创伤后假性动脉瘤可能术后破裂并引发大出血[26-28]。出现该类情况应先直接压迫出血部位，并使用 Foley 导管或其他形式的鼻腔填塞物暂时填塞止血，直至有效止血方法可以实施。直接进行手术修复通常是不可行的，最佳控制出血的方法是血管造影和血管内栓塞或搭桥术。

10.3.5　内分泌功能障碍

患者在接受鞍旁颅底手术时通常容易出现短暂或永久性的下丘脑—垂体—肾上腺轴的紊乱[29-31]。引起抗利尿激素异常导致水 – 钠平衡的改变。此外，功能性垂体肿瘤患者可能会有特殊的血流动

表 10.1 垂体手术后多尿的鉴别诊断（尿量＞ 3L/d）

病因	特点
尿崩症	高钠血症，尿比重＜ 1.005
术后利尿	血钠正常，尿比重＞ 1.005
糖尿（糖尿病）	血清渗透压升高 / 血糖和尿糖升高

表 10.2 尿崩症（DI）与抗利尿激素分泌失调综合征（SIADH）的特点

	DI	SIADH
典型发病时间	术后 1~2d	术后 1 周
症状	多尿、烦渴	眩晕、谵妄、头痛
血清渗透压	高渗（＞310mOsm / L）	高渗（＞275mOsm/L）
血清钠	增加（＞145mmol/L）	降低（＜135mmol/L）
尿量	高（4~18L）	低
尿渗透压	低渗（＜200mOsm/L）	高渗（＞100mOsm/L）
治疗	支持治疗，补水，高渗盐水	液体限制，高渗盐水

引自 Nemergut 等的数据[31]

力学和内分泌变化，如肢端肥大症、库欣病或甲状腺功能亢进。这些术后状况通常由内分泌科医生或神经内科医生诊治。术后常见内分泌功能障碍总结见表 10.1 和表 10.2。在第 71 章有进行上述情况的诊断和管理的深度讨论。

10.4 术后长期护理

10.4.1 术后长期护理的一般原则

长期的术后护理重点在于识别和预防经鼻入路的不良后遗症，包括长期结痂、瘢痕、嗅觉丧失和重建相关的并发症。术后内镜术腔清理通常于术后 1~2 周开始，目的是清除鼻道和鼻窦内的痂皮。要尽量避免对颅底重建部位及附近的区域进行创伤性清创，以免破坏重建部位的愈合。在之后的随访中，使用内镜检查确保手术部位的良好的愈合和鼻窦窦口不会闭合。

10.4.2 瘢痕与长期结痂

尽管 EEA 术后清创术的临床效果尚未通过标准化的临床试验得到充分论证，但是从关于慢性鼻窦炎的文献中已经证明了慢性鼻窦炎的内镜鼻窦手术（ESS）患者的鼻腔清创的益处，从而推断出 EEA 术后清创的好处。在一项对 ESS 术后早期护理的循证回顾中，推荐常规的鼻腔清创来改善术后患者症状、改进内镜检查和减少术后并发症[32]。此外，几项随机对照研究表明，ESS 术后的内镜处理能明显改善症状[33-35]。

应为内镜颅底外科医生配备充足的器械进行吸引、去除痂皮和松解粘连。在评估术后愈合和鼻道及鼻窦通畅程度的基础上，应进一步安排患者进行一系列内镜检查，并告知患者每次随访都有可能进行清创。如果有脓性分泌物，应进行脓性分泌物培养，并进行适当的抗生素治疗。最近的一项研究报道术后发生鼻窦炎的发生率为 4.5%[36]。

术后结痂是许多患者的一大主诉，尤其是进行了鼻中隔黏膜瓣（NSF）切除时，源于裸露的软骨面积很大。在一项接受 NSF 切除患者的前瞻性队列研究中，黏膜上皮化的平均时间为 89d[37]。在接受辅助放射治疗的患者中，结痂和黏膜上皮化时间延长的情况可能更加严重[14,37-38]。

已介绍了减少供体部位长时间结痂的技术，包括用游离的中鼻甲黏膜移植物覆盖暴露的鼻中隔软骨[38]，或使用颅底嵌入修复时用多余的阔筋膜重新覆盖鼻中隔黏膜缺损区[39]。在长时间结痂的患者中（＞ 3~6 个月），有许多的处理方法可采用，包括系统的鼻腔清理，抗生素局部冲洗，和清除任何潜在的坏死骨或软骨[33,35,40]。尽管有研究称这些方法很有效，但几乎没有公开的证据证明这些方法的有效性。

10.4.3 嗅觉丧失

EEA 术后的嗅觉减退和丧失是术后即刻出现的常见并发症，并且在一些病例中可能是永久性的。当肿瘤直接累及嗅裂区域时，如嗅母细胞瘤或嗅沟脑膜瘤，术后可出现一定程度的嗅觉功能障碍。此外，即使手术剥离并不直接涉及嗅裂，术后水肿、瘢痕或重建技术也可能会干扰嗅觉 [41]。

最近的一项研究对经鼻内镜蝶窦手术并未进行 NSF 切除保留鼻甲的患者的嗅觉结果与一组接受更广泛的鼻甲切除和 NSF 切除的患者进行了比较。主观分析来说，接受了更广泛的切除组在术后 3 个月的嗅觉较差。然而尽管有这一主观发现，但两组在客观测试上并没有差异 [41–42]。在另一项研究中，Kim 等报告无论采用何种手术方式，术后 6 个月经蝶窦 EEA 患者的主观和客观嗅觉整体下降 [43]。

10.4.4　其他与 NSF 供体部位相关的并发症

除了短期结痂和嗅觉损伤外，NSF 可能与其他潜在的术后并发症有关。最近的一项研究显示，NSF 切除的并发症发生率为 27%，常累及供区，包括鼻中隔穿孔、长时间结痂（6 个月）和软骨坏死（图 10.1）[44]。此外，Rowan 等报道了在 EEA 术后出现可见鼻背塌陷的风险 5.8%，与 NSF 和颅底多个亚区切除有关，例如经蝶鞍和经蝶骨平台入路时（图 10.2）[45]。

鼻中隔穿孔的处理包括对无症状患者的观察，

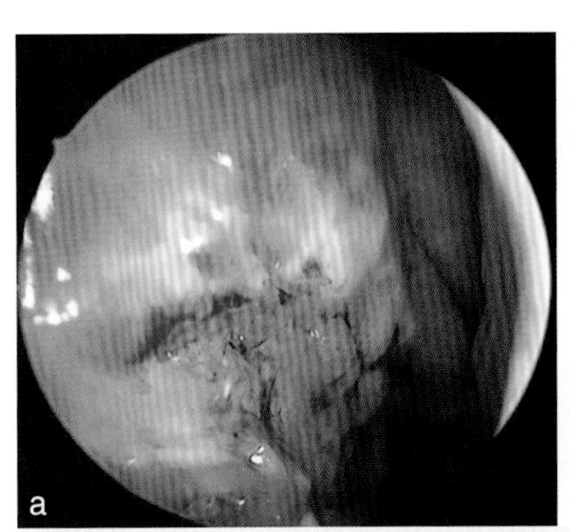

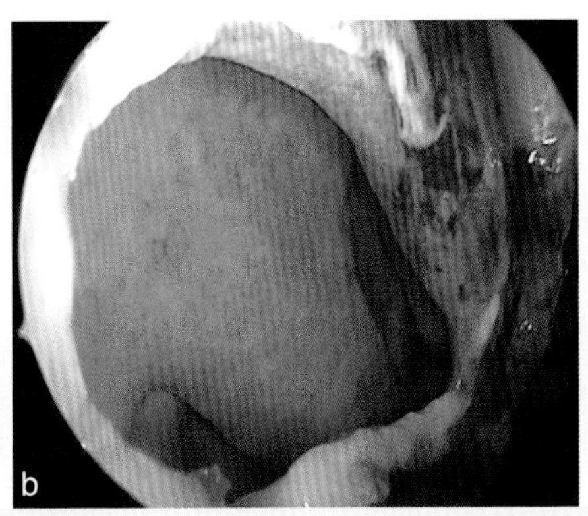

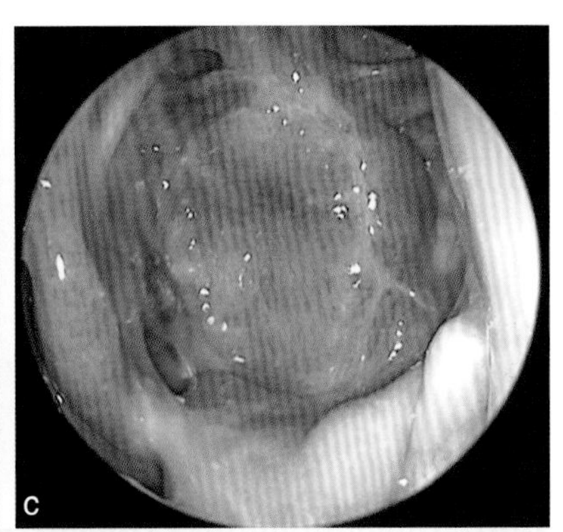

图 10.1　a. 左鼻中隔黏膜瓣（NSF）覆盖区术后结痂和黏膜上皮化。b. NSF 覆盖区术后鼻中隔穿孔。c. 左侧 NSF 覆盖鞍区缺损愈合良好

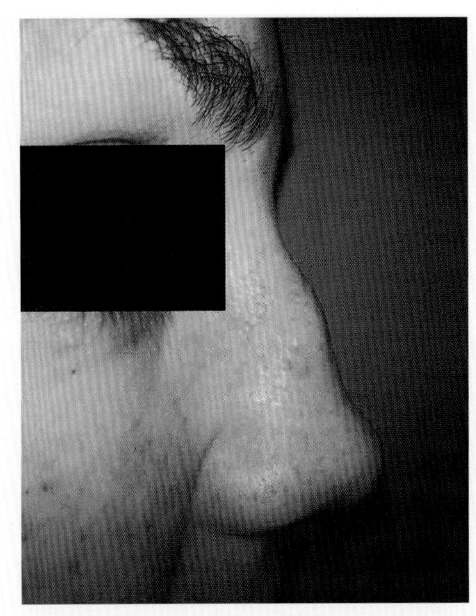

图 10.2　鼻内镜入路术后鼻背塌陷（经许可，引自 Rowan 等 [45]）

黏膜瓣修复手术，放置鼻中隔扣，或用后部鼻中隔切开术修复穿孔 [46–47]。在术前应告知患者这些潜在的并发症，包括鼻外观可能发生的变化。严重的鼻外部畸形可能需要矫正鼻中隔。

10.5　结　论

内镜颅底手术是一个快速发展的领域，术后护理方案也在不断发展。术后最常见的问题包括神经系统并发症、内分泌紊乱、鼻窦并发症和脑脊液漏。术后护理应针对这些类型的问题仔细监测和治疗。

（林曾萍　译，莫梦燕　校）

参考文献

[1] Weber RK, Hosemann W. Comprehensive review on endonasal endoscopic sinus surgery. GMS Curr Top Otorhinolaryngol Head Neck Surg, 2015, 14: Doc08

[2] Hobson CE, Choby GW, Wang EW, et al. Systematic review and meta analysis of middle meatal packing after endoscopic sinus surgery. Am J Rhinol Allergy, 2015,29(2):135–140

[3] Little AS, Kelly D, Milligan J, et al. Predictors of sinonasal quality of life and nasal morbidity after fully endoscopic transsphenoidal surgery. J Neurosurg, 2015, 122(6):1458–1465

[4] Kraus DH, Gonen M, Mener D, et al. A standardized regimen of antibiotics prevents infectious complications in skull base surgery. Laryngoscope, 2005, 115(8):1347–1357

[5] Korinek A-M, Golmard J-L, Elcheick A, et al. Risk factors for neurosurgical site infections after craniotomy: a critical reappraisal of antibiotic prophylaxis on 4,578 patients. Br J Neurosurg,2005, 19(2):155–162

[6] Lai LT, Trooboff S, Morgan MK, et al. The risk of meningitis following expanded endoscopic endonasal skull base surgery: a systematic review. J Neurol Surg B Skull Base, 2014, 75(1):18–26

[7] Korinek A-M, Baugnon T, Golmard J-L, et al. Risk factors for adult nosocomial meningitis after craniotomy: role of antibiotic prophylaxis. Neurosurgery, 2006,59(1):126–133

[8] Horowitz PM, DiNapoli V, Su SY, et al. Complication avoidance in endoscopic skull base surgery. Otolaryngol Clin North Am, 2016, 49(1):227–235

[9] Brown SM, Anand VK, Tabaee A, et al. Role of perioperative antibiotics in endoscopic skull base surgery. Laryngoscope, 2007, 117(9):1528–1532

[10] Rosen SAB, Getz AE, Kingdom T, et al. Systematic review of the effectiveness of perioperative prophylactic antibiotics for skull base surgeries. Am J Rhinol Allergy, 2016, 30(2):e10–e16

[11] Biswas D, Mal RK. Are systemic prophylactic antibiotics indicated with anteri- or nasal packing for spontaneous epistaxis? Acta Otolaryngol, 2009, 129 (2):179–181

[12] Aeumjaturapat S, Supanakorn S, Cutchavaree A. Toxic shock syndrome after anterior-posterior nasal packing. J Med Assoc Thai, 2001,84(3):453–458

[13] Pepper C, Lo S, Toma A. Prospective study of the risk of not using prophylactic antibiotics in nasal packing for epistaxis. J Laryngol Otol, 2012, 126(3):257– 259

[14] Kassam A, Carrau RL, Snyderman CH, et al. Evolution of reconstructive techniques following endoscopic expanded endonasal approaches. Neurosurg Focus, 2005,19(1):E8

[15] Zwagerman NT, Zenonos G, Lieber S, et al. Endoscopic transnasal skull base surgery: pushing the boundaries. J Neurooncol, 2016,130(2):319–330

[16] Tabaee A, Anand VK, Brown SM, et al. Algorithm for reconstruction after endoscopic pituitary and skull base surgery. Laryngoscope, 2007, 117(7):1133–1137

[17] Harvey RJ, Parmar P, Sacks R, et al. Endoscopic skull base reconstruction of large dural defects: a systematic review of published evidence. Laryngoscope,2012, 122(2):452–459

[18] Zanation AM, Carrau RL, Snyderman CH, et al. Nasoseptal flap reconstruction of high flow intraoperative cerebral spinal fluid leaks during endoscopic skull base surgery. Am J Rhinol Allergy,2009, 23(5):518–521

[19] Soudry E, Turner JH, Nayak JV, et al. Endoscopic reconstruction of surgically created skull base defects: a systematic review. Otolaryngol Head Neck Surg, 2014, 150(5):730–738

[20] Choby GW, Mattos JL, Hughes MA, et al. Delayed nasoseptal flaps for endoscopic skull base reconstruction: proof of concept and evaluation of outcomes. Otolaryngol Head Neck Surg, 2015, 152(2):255–259

[21] Dedhia RC, Desai SS, Smith KJ, et al. Cost-effectiveness of endoscopic sphenopalatine artery ligation versus nasal packing as first-line treatment for posterior epistaxis. Int Forum Allergy Rhinol,2013, 3(7):563–566

[22] Leung RM, Smith TL, Rudmik L. Developing a laddered algorithm for the management of intractable epistaxis: a risk analysis. JAMA Otolaryngol Head Neck Surg, 2015, 141(5):405–409

[23] Valentine R, Padhye V, Wormald P-J. Simulation training for vascular emegencies in endoscopic sinus and skull base surgery. Otolaryngol Clin North Am, 2016, 49(3):877–887

[24] Muto J, Carrau RL, Oyama K, et al. Training model for control of an internal carotid artery injury during transsphenoidal surgery. Laryngoscope, 2017, 127(1):38–43

[25] Almefty R, Dunn IF, Aziz-Sultan MA, et al. Delayed carotid pseudoa- neurysms from iatrogenic clival meningeal branches avulsion: recognition and proposed management. World Neurosurg, 2017, 104:736–744

[26] Pepper J-P, Wadhwa AK, Tsai F, et al. Cavernous carotid injury during functional endoscopic sinus surgery: case presentations and guide- lines for optimal management. Am J Rhinol, 2007, 21(1):105–109

[27] AlQahtani A, Castelnuovo P, Nicolai P, et al. Injury of the internal carotid artery during endoscopic skull base surgery: prevention and management protocol. Otolaryngol Clin North Am, 2016,49 (1):237–252

[28] Padhye V, Valentine R, Paramasivan S, et al. Early and late complications of endoscopic hemostatic techniques following different carotid artery injury characteristics. Int Forum Allergy Rhinol, 2014, 4(8):651–657

[29] Woodmansee WW, Carmichael J, Kelly D, et al, AACE Neuroendocrine and Pituitary Scientific Committee. American Association of Clinical Endocri nologists and American College of Endocrinology Disease State Clinical Review: postoperative management following pituitary surgery. Endocr Pract, 2015, 21(7):832–838

[30] Dumont AS, Nemergut EC , II, Jane JAJ , Jr, et al. Postoperative care following pituitary surgery. J

Intensive Care Med, 2005,20(3):127–140

[31] Nemergut EC, Dumont AS, Barry UT, et al. Perioperative management of patients undergoing transsphenoidal pituitary surgery. Anesth Analg, 2005, 101(4):1170–1181

[32] Rudmik L, Soler ZM, Orlandi RR, et al. Early postoperative care following endoscopic sinus surgery: an evidence-based review with recommendations. Int Forum Allergy Rhinol, 2011, 1(6):417–430

[33] Bugten V, Nordgård S, Steinsvåg S. The effects of debridement after endoscopic sinus surgery. Laryngoscope, 2006, 116(11):2037–2043

[34] Kemppainen T, Seppä J, Tuomilehto H, et al. Repeated early debridement does not provide significant symptomatic benefit after ESS. Rhinology, 2008,46(3):238–242

[35] Lee JY, Byun JY. Relationship between the frequency of postoperative debridement and patient discomfort, healing period, surgical outcomes, and compliance after endoscopic sinus surgery. Laryngoscope,2008,118 (10):1868–1872

[36] Shikary T, Andaluz N, Meinzen-Derr J, et al. Operative learning curve after transition to endoscopic transsphenoidal pituitary surgery. World Neurosurg, 2017, 102:608–612

[37] de Almeida JR, Snyderman CH, Gardner PA, et al. Nasal morbidity following endoscopic skull base surgery: a prospective cohort study. Head Neck,2011, 33(4):547–551

[38] Kimple AJ, Leight WD, Wheless SA, et al. Reducing nasal morbidity after skull base reconstruction with the nasoseptal flap: free middle turbinate mucosal grafts. Laryngoscope, 2012,122(9):1920–1924

[39] Zeinalizadeh M, Sadrehosseini SM, Barkhoudarian G, et al. Reconstruction of the denuded nasoseptal flap donor site with a free fascia lata graft: technical note. Eur Arch Otorhinolaryngol. 2016; 273(10):3179–3182

[40] Adappa ND, Wei CC, Palmer JN. Nasal irrigation with or without drugs: the evidence. Curr Opin Otolaryngol Head Neck Surg, 2012,20(1):53–57

[41] Thompson CF, Kern RC, Conley DB. Olfaction in endoscopic sinus and skull base surgery. Otolaryngol Clin North Am, 2015, 48(5):795–804

[42] Alobid I, Enseñat J, Mariño-Sánchez F, et al. Impairment of olfaction and mucociliary clearance after expanded endonasal approach using vascularized septal flap reconstruction for skull base tumors. Neurosurgery, 2013, 72 (4):540–546

[43] Kim B-Y, Kang S-G, Kim SW, et al. Olfactory changes after endoscopic endo- nasal transsphenoidal approach for skull base tumors. Laryngoscope,2014,124(11):2470–2475

[44] Soudry E, Psaltis AJ, Lee KH, et al. Complications associated with the pedicled nasoseptal flap for skull base reconstruction. Laryngoscope,2015,125(1):80–85

[45] Rowan NR, Wang EW, Gardner PA, et al. Nasal deformities following nasoseptal flap reconstruction of skull base defects. J Neurol Surg B Skull Base, 2016, 77(1):14–18

[46] Passali D, Spinosi MC, Salerni L, et al. Surgical treatment of nasal septal perforations: SIR (Italian Society of Rhinology) experts opinion. Acta Otorrinolaringol Esp,2017,68(4):191–196

[47] Dayton S, Chhabra N, Houser S. Endonasal septal perforation repair using pos- terior and inferiorly based mucosal rotation flaps. Am J Otolaryngol,2017,38 (2):179–182

第 11 章 | 内镜下颅底与脑手术的技术进步

Srikant S. Chakravarthi, Melanie Brown Fukui, Alejandro Monroy-Sosa, Lior Gonen, Jonathan E. Jennings, Richard A. Rovin, Amin B. Kassam

摘　要

颅底外科的发展一直是由先进的影像和光学驱动，逐渐从骨质时代发展到血管时代，再到现在的神经时代。技术进步提升了分辨以前无法辨别的解剖结构的能力，可优化手术切除过程。扩大经鼻内镜手术入路（EEA）的发展引发了一场革命，即术中可视化接近全部三个颅窝的颅底部分，该入路由以下一些关键原则和概念引导：①接近，只要可行，即遵循骨质可磨除、血管可推移，但神经不可跨越的原则；②切除，术中进行安全切除，然后辅以先进的放疗及化疗；③重建，开发带血管蒂的鼻中隔黏膜瓣且应用于 EEA 中极大地降低了手术并发症；④手术团队，EEA 手术最好由神经外科、耳鼻喉科医生和神经放射学家组成的多学科团队实施。如今增加了一条新的原则：EEA 手术也能利用影像高级进展如神经网络（脑神经和白质传导束）的可视化。现在通过采用弥散张量成像（DTI/DTT），神经网络可通过更高的分辨率和深度处理，应用在术前路径规划、术中通路导航和术后恢复评估中。本综述展示了在 EEA 手术中整合 DTI 纤维束成像系统的手术算法和技术可行性。我们相信神经导航技术是经鼻内镜下颅底手术的下一步发展方向，尤其辅助外科医生计划手术路径并对入路的每一步以更高的精准度和安全性进行执行。

关键词

扩大经鼻入路，颅底，神经网络，导航，可视化，弥散张量成像，纤维束成像

内容要点

· 无论选用何种手术入路，颅底手术均遵循以下核心原则：①进入，磨除骨质，游离牵开血管，尽最大可能减少经过或破坏神经网络；②切除，随着放射外科和新辅助化疗的出现，目前谨慎保守的切除病变对降低患者并发症尤为重要；③重建，带血管蒂黏膜瓣的引入尤其在 EEA 手术中极大地减少了术后脑脊液漏和其相关并发症；④团队合作手术，在 EEA 手术中包括神经外科医师、耳鼻喉医师和神经放射医师等多学科共同设计手术入路在改善临床预后中至关重要；⑤术前和术中神经网络影像，DTI 纤维束成像现在可以用于手术路径规划、术中显露导航和评估术后恢复。

· 同时注册 CT、计算机体层血管成像（CTA）、MRI 和 3D 渲染的纤维束成像数据现在可以无缝高效地融合到一起，同时显示骨质、血管和神经网络结构，用于术前计划和术中导航。

· 神经网络相对位置的细节知识可提升并调整我们术前和术中的决策能力、更好的选取适当的显露途径以及更安全的执行计划。

· 我们相信 EEA 手术下一代技术发展将会是通过等比缩放的光学影像进行实时神经网络导航。

11.1　引　言

很久以来颅底就是一个很难以达到的部位，在该区域的许多病变均被认为“无法切除”[1-2]。由于不能直视看到病变并处理复杂的解剖关系直接决定了该部位病变无法切除的特性。引用 Jannetta 教授的话：巧手也无法治疗眼睛无法直视的病变

（个人交流）。颅底手术在过去几十年里无论从可操作性还是手术预后来说均取得了难以置信的进展，这直接取决于对于既往无法看到的解剖结构的探索并显露使其术中可见。

过去30年由于影像技术将以前不可视的解剖变为可视，因此驱动颅底外科发生了系统性和可预见性的进化。颅底外科初始时代随着CT的出现揭开错综复杂的颅底骨性结构的面纱而揭幕；这个骨性颅底外科时代出现在20世纪80年代后期和90年代早期。随着进化至复杂骨性结构可被接近并开放显露，并发症主要为血管事件。随之在之后十年引出了颅底外科的第二个时代，即血管重建及血流导向时代。至21世纪初期，由于术前和术中增强可视化技术骨性和血管性并发症被降到了最低，主要的并发症转为神经并发症，尤其是脑神经的并发症。这种进化引出了当前的神经时代和同期的技术进化，其设计目的为使神经功能可视化并保存神经功能。

术前和术中通过单一整合式平台辨认包括颅外的脑神经和脑内白质传导束的神经网络的能力直到现在仍然未能实现。随后我们讨论基于传导束多模态同时显示骨质、血管和神经影像导航颅底手术入路的影响。

强化术前对骨质的可视化与术中加强光学可视化相结合，从可佩戴的放大镜到显微镜再到内镜，导致了神经外科和耳鼻喉专业的快速爆炸式发展，尤其发生在不同团队整合协同发展过程中。在初始的10年内，几乎所有颅窝都可以通过磨除骨质形成骨性通道到达目标区域实现对脑组织最小骚扰的初始目标。从背侧开颅分别进入不同颅窝的手术入路清单冗长并且常常令人迷惑和相互矛盾：①前颅窝：经额颅底入路，颅底额下入路，经面入路和眶上入路；②中颅窝：颞下入路，翼点入路，眶颧入路，颞下耳前颞下窝入路；③后颅窝：经迷路入路，乙状窦后入路和枕下入路，这些是从众多入路中选出来的一些入路。虽然清单冗长，但目的很单一：接近目标，同时最小牵拉神经组织[3–5]。有血管穿行的骨质需要导航、重新规划入路、重建和搭桥等技术，将脑血管经验引入颅底外科成为其后时代的特色。

在21世纪早期，高清（HD）光学技术的快速发展可经鼻窦入路直接导入照明和放大设备到达颅底，即进入了经腹侧骨性通道到达颅底的新时代。导入相对发散的光线（手电筒效应）和图像放大弱化了与显微镜相关的更大范围的入路暴露以导入会聚光线和图像放大(光锥效应)的需要，因此出现了微创颅底外科[6–7]。

这些技术使Carrau和Kassam等手术团队术中可视进入出现了革命性进展，开发出全套腹侧模块化编码进入系统－扩大经鼻内镜手术入路（EEA），该入路现在可以可靠的到达全部3个颅窝[5,8–10]。这些骨性入路现今已成为基于内含血管结构尤其是颈内动脉的入路。骨性和血管性概念的整合使全部基于手术通路的发展为两个平面的模块化分类：颈内动脉之间的矢状面（内侧）和颈内动脉侧方的冠状面（旁正中）[11]。

到21世纪初后期，我们发展出综合骨性和血管性的手术入路架构可从背侧和腹侧达到全部颅底并命名为360° 颅底外科。经腹侧通路极大地降低了精心选择的腹侧颅底病变的入路和切除相关的并发症。在开发出无先例的通向颅底的通路后，与脑脊液漏相关的事件模糊了亚专业分别。在最初十年的后期，开放颅底手术出现血管蒂组织的重建也许是最重要的技术进展。腹侧EEA也经历了同样的技术进化，2006年由Carrau创新性发展出不同的血管蒂黏膜瓣，使得EEA成为一种可行的入路。

11.2 颅底外科的指导原则

无论在背侧开颅入路或者腹侧EEA中，关于手术显露和通路，需尽可能遵从一系列基本原则或宗旨。

- 显露：要尊重自颅底外科衍生出的指导原则，也就是说，脑和神经网络的操作和牵拉应减至最低。这通过遵从3个特定原则来实现。
  - ○磨除骨质。
  - ○牵开血管。

○尽可能不要跨过神经。

· 切除：最初热衷于激进的全切策略现在演变为更趋于保守切除，更多的关注患者神经功能预后，即以患者的生活质量作为指导原则和主要考虑因素。这种策略的改变决定了一系列辅助专业的关键技术进步。

○放射外科的进步。

○新辅助化疗的发展。

· 重建：首要考虑使用带血运组织重建大型颅底缺损。

○血运组织瓣在背侧经颅入路的重建后脑脊液漏发生率为 2%~4%[12-14]。

○腹侧 EEA 使用我们现有的带血管蒂黏膜重建策略取得了相似的比率，脑脊液漏发生率低于 2%[15]。

· 团队手术：结合神经外科医师、耳鼻喉科医师和神经放射医师的多学科入路对获得最佳临床预后是必需的。

这些原则和技术进步极大地降低了整体并发症率。我们在 EEA 手术的第一个十年中单一神经外科医生的整体并发症发生率为 2.6%，该数据我们已发表[8]。需要了解的是在这个病例系列中并发症发生率低是因为手术入路的选择，也就是说，在我们手中获得这个令人惊奇的低并发症率背侧经颅入路和腹侧 EEA 是关键决定因素。以我们当前逾千例 EEA 的经验血管事件发生率极低，仅有两例颈内动脉损伤。主要的并发症都是与神经网络相关。也就是当前的颅底外科的第三个时代：神经网络时代。

11.3 神经网络的整合

我们进一步把涌现出的众多的骨性入路分为了 4 种通路：

· 前内侧。

· 前外侧。

· 外侧。

· 后外侧。

以上的每一个通路都可以分别归为相应脑神经的背侧或腹侧。这种分类方法引出了指导颅底手术的另一个主要技术进步。颅底外科的卓越进步清晰明确地创建了针对术前和术中可视化的范式和绝对需求，目标是保存神经网络，应时刻谨记网络组成不单单是颅外的脑神经，也包括脑内的白质纤维束。现在可以加入颅底外科原则的第五点要素：

· 神经网络的术前和术中影像：当前影像技术在弥散张量成像（DTI），术前手术轨迹计划中交错纵横的白质纤维束和脑神经的细节知识，术中通路的导航和术后功能恢复等方面的进步与带血管组织重建技术一样迫在眉睫。这不仅是经背侧开颅和经腹侧 EEA 的案例，更多的是这些技术已经演变为驱使全部颅底外科关键的决策算法的关键变量。

在过去的十年里，颅底外科最重要的技术进步也许是理念上的进步。颅底手术的可行性在最初的时代一旦被确立起来后，手术的价值便转移到了长期生活质量的测量上。值得重申的是，与追求完全切除作为衡量手术价值的标准不同，保留神经功能和生活质量成为主要的手术结果衡量标准，现在已被公认为对最终患者有重大影响。这种保护脑神经和神经功能的优先次序的转变是目前支撑颅底外科手术的本质。

一个新兴的范式获得了优势，该范式中脑神经与病理的关系成为选择手术入路的主要决定因素：360° 颅底手术的演变。以通路为基础的手术的出现为一个更具有机的结构化的进入整个颅底铺平了道路。我们之前已经描述了到达颅底的 360° 入路，前内侧、前外侧、外侧和后外侧通道是主要的进入通道[16]。我们根据内在解剖标志进一步完善了这些通路：软组织、骨、白质纤维束、脑神经和血管。

脑神经功能丧失已被证明是影响生活质量的最重要和最常见的长期致残并发症[17-19]。保护神经功能的任务从而影响生活质量都指示着一个全新的方向：优化神经网络通常通过避免穿过脑神经平面来促进保护。在过去的十年里，主要是为了在外科手术中明确脑白质病变，以减少脑神经损伤。我们已经成功地将这项技术应用于腹侧内镜颅底手术，以减少神经损伤，最大限度地扩大切除范围，同时认识到周围的关键结构和图像引导。我们将回顾目前颅底和大脑手术的技术进步，特别关注 EEA。

11.4 鼻内镜下颅底手术中整合纤维束显像系统的可行性

在决定手术后，选择合适的进入通路是颅底手术最重要的方面。EEA 对颅底的发展为多种颅底病变提供了安全和微创的途径[1-2]。由于影像学和图像引导技术的进步，对安全达到病变的理解得到了加强，这些技术改进了术前和术中对颅底复杂外科解剖结构的识别。详细的术前成像包括 CT、计算机体层血管成像（CTA）和 MRI，对于描述和确定病理范围及其与关键的骨质、血管和神经结构的关系至关重要，在制定手术计划和导航时必须要有所考虑[3]。

尽管血管结构会影响手术入路，但可以说，脑神经（“脑外 – 外生神经”）和白质纤维束（“脑内 – 内生神经”）是最娇嫩易损伤的。“脑内神经”一词的意思是强调白质束的功能重要性，以便制定外科手术计划。脑白质纤维束的投射、联系和连合纤维对于正常的神经功能和认知功能是至关重要的，正如脑神经有不同功能一样，因此在评估颅底通路时，白质纤维束的保存应与脑神经的保存方式相同。对于在入路过程中的牵拉，这些白质纤维束是脆弱易损伤的。例如，关键的额叶的次级网络，如下额枕束（IFOF）对记忆和认知功能很重要，在治疗嗅沟病变时会存在风险。我们最近发表了一个组织工具或框架，通过创建白质纤维束和图谱来达到皮质下病变[20]，我们相信这个框架对于选择颅底手术的通道至关重要。

尽管 DTI 和图像引导在神经外科中的临床应用越来越引起人们的兴趣，在临床中主要以确定白质纤维束和脑神经尤其是与在皮质下病变有关，达到降低手术死亡率的目的，但 DTI 和神经束成像尚未纳入颅底手术的常规图像指导。这主要是由于：①不能整合多模态成像，特别是 CT 和 CTA；② DTI 与解剖图像的共配准几何精度不高；③缺乏可实时操作的三维（3D）绘制，用于手术轨迹规划；④耗时费力的后处理。

在我们的初步经验中，我们成功地将 3D 纤维束成像、磁共振成像和 CTA 的联合配准应用于图像引导手术，生成了一个术前 3D 规划方案，该方案无缝转移到内镜颅底手术的术中神经导航平台上。该综合手术计划系统提供了白质纤维束造影术的自动后处理 3D 渲染，并允许 3D DTI 融合非 MRI 数据集，包括 CT 和 CTA。

我们首先确定 3D 纤维束成像和 MRI 和 CT 成像序列在 EEA 中的共配准和准确性是否可行。我们成功地将这项成像技术应用于临床。以下是需要考虑的因素：① 3D 纤维束成像的自动生成是否可行？②我们能用 CT、CTA 和 MRI 序列与纤维束成像共配准吗？③配准的准确度是多少？④我们能否反复叠加三维成像（几何拟合）？⑤我们术中能利用数据集进行导航吗？这五个问题的讨论具体如下：

- 自动生成 3D 纤维束成像。整合式计划软件在所有病例中均可自动生成 3D 纤维束渲染图像。在所有病例中我们都可以通过多模式绘制获得精确的三维几何拟合，即分层重建。
- 纤维束成像与 CT 和 MRI 的共配准。EEA 病例中 3D 纤维束成像成功地与 MRI、CT 和 CTA 数据集共同注册。
- 配准精度。由经验丰富的神经放射科医生使用叠加工具在规划工作站上对 MRI、CT 骨算法和 CTA 图像进行视觉评估，在所有病例中都被判定为准确。在任何情况下，都不需要调整结构图像数据集以实现精确的配准。
- 3D 纤维束成像的几何拟合。在少数病例中，三维神经束成像在正交轴上手动移动（< 1mm），以提高结构 MRI 200 数据集上解剖标志点（如脑神经和前连合）的配准精度（未特别跟踪）。一旦完成，所有病例脑神经对神经孔 CT 的保真度均小于 0.25mm。
- 术中 3D 纤维束成像评估。在所有病例中，完整的三维纤维束造影数据集可用于术中导航。

考虑到神经网络的概念，在鼻内颅底手术中，有必要将纤维束成像与 CTA 数据集和 MRI 合并，以改善相关纤维束和脑神经的可视化。在计划过程中，软件可将共配准的 CT、CTA、MRI 和 3D 渲染的纤维束成像数据集生成的图像产生出多模态的序列多层重建影像，结果可详细反应骨、血管、软组织、神经解剖及其内在相互关系。所创建的合并数据集允许查询 3D 显示的颅外神经以及白质纤维束（“内在神经”）与血管和骨质参照物的关系，可供手术通道选择的主要参考。我们提出白质纤维束和脑神经的清晰度越高，可以在术中与固定的骨性标志物对照，实时反复评估，提高人们的认识，促进神经组织保护技术的发展。我们期望得到更有效和自信的切除病灶并减少手术并发症的结果。

图 11.1 示意了我们机构的综合集成成像系统。在图像采集（CT/CTA/MRI）之后，实施一套标准的术前工作流程，由图像质量评估和手术计划组成，包括融合多模式影像和轨迹规划，这些都是基于对皮质和皮质下解剖、血管、脑神经和白质定位的了解。运行前仿真功能是一种附加的安全机制，用于确认以轨道为中心的通路精度。这个工作流程随后被转移到一个集成的，并行的术中系统。工作流程包括一个反复的质量评估，然后是手术共配准，它的功能是为术者进行手术中的实时影像引导，和装配导航的即时、同步的光学机器人平台。这个集成系统的目标是通过创造一个“零足迹”的手术范式，最大限度地减少关键神经结构的手术操作，目标是最大限度地提高术后患者的功能。“零足迹”一词旨在体现通过神经保护方法对患者的功能影响最小的概念，这种方法内在地要求术前可视化和基于与术中执行相关的神经元素的计划。

11.5 DTI 纤维束成像在 EEA 手术中的应用：临床病例

我们已经成功地用 MRI、CT 和 CTA 成像序列显示 3D DTI 纤维束成像，用于 EEA 病例术前计划和术中神经导航引导。这里，我们将介绍两个在 EEA 颅底手术中应用集成成像平台的临床案例。图例中详细地描述了我们的案例术前和术中应用该系统。

11.5.1 临床案例 1：鞍结节脑膜瘤

参见图 11.2。

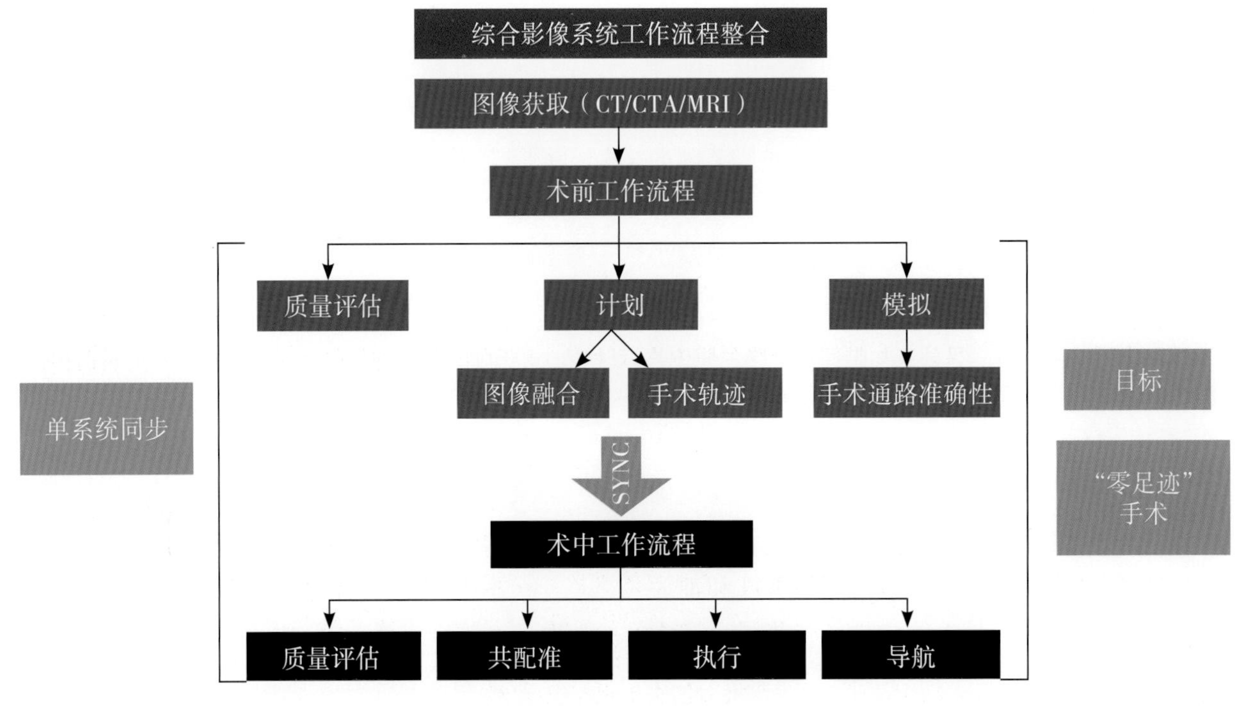

图 11.1 工作流程整合

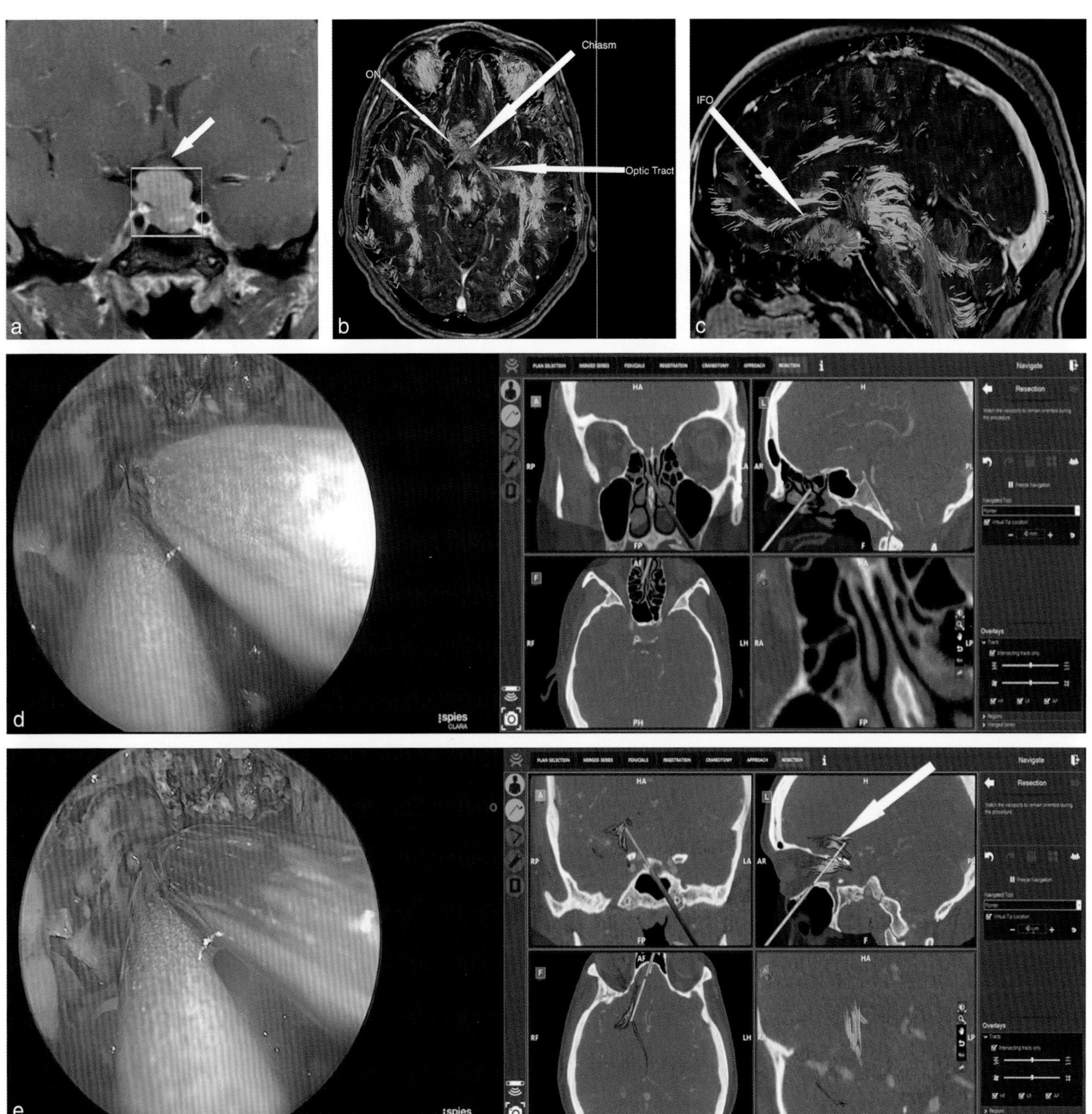

图 11.2　鞍结节性脑膜瘤。一位 46 岁女性，有 6 个月的双颞偏盲病史。a.MRI 和 MR-DTI 显示一鞍结节脑膜瘤，视交叉受压向后上方移位，并延伸至右侧视神经管。肿瘤突向鞍上伴视器向上外侧移位，肿瘤没有扩展至视交叉上方或颈动脉外侧。另外，扣带回和穹隆的腹侧靠近肿瘤。由于肿瘤与视神经的相对位置，决定通过前内侧腹侧 EEA 通道接近肿瘤。暴露范围从颈动脉和视神经 – 颈动脉隐窝（OCR）内侧延伸至筛板后部水平。b. DTI-MR 纤维束成像形成的数据集，无需人工操作，即可在约 15min 内以精确的几何拟合进行无缝融合。将影像数据集制备成图层是关键步骤，然后至关重要的是与视神经、视交叉和视束进行共配准，这就定义了神经网络，使其具有精确的几何拟合。c. 此时导航指示用来同时可视化视神经和 IFOF。IFOF 在界定手术通路时是首要考虑的。从矢状位可以看到，IFOF 位于肿瘤的背侧，这进一步证实了前内侧鼻内通路的合理性。这种成像被转换至整合到一起的神经导航系统，允许融合数据集在预先规划的通路上执行。手术中一旦初步的鼻窦通路阶段完成，这个数据集在术中模拟中就变得非常必要。d. 导航系统被放置在筛窦的水平，接下来，我们将生成骨、血管和神经网络以进行集成和模拟，这使得先前生成的图层重建得以整合。在右侧 OCR 内侧处应用虚拟针尖，定位内生神经网络的相对位置。e. 在这种情况下，IFOF（箭头）现在根据导航系统提供的相对深度感知进行可视化。它位于距离 OCR 内侧约 20 mm 的手术轨迹上。正交视图显示 IFOF 的动态视图和相对位置。神经网络的下一个关键结构是视神经。ON：视神经；IFOF：下额枕束；EEA：扩大经鼻内镜手术入路；MR-DTI：磁共振弥散张量成像

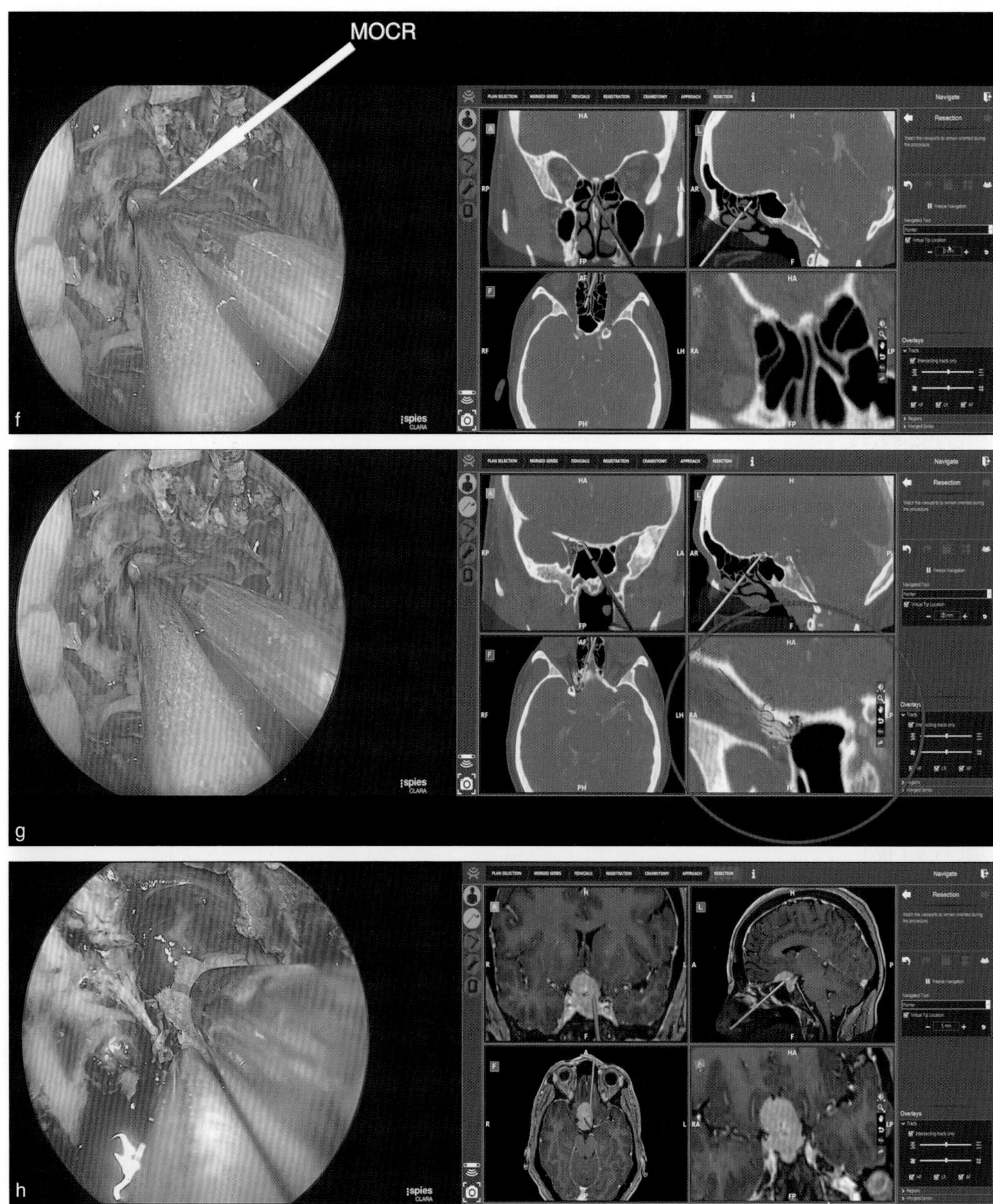

图 11.2（续） f. 位置移回 OCR 内侧，现在整合视神经，通过添加 5~7mm 的偏移量来分析视神经的相对位置。g. 三维透视图可以通过获取“管状”视图来生成，该视图沿视神经管（红圈）并相对于其他直角坐标系平面。在这个视野中，我们现在可以了解视交叉和颈动脉相对位置的精确程度。h. 在此之后肿瘤切除阶段就在鞍上空间进行。同时术中导航显示了与关键骨、血管和神经结构相关的切除范围。MOCR：内侧视神经－颈动脉隐窝

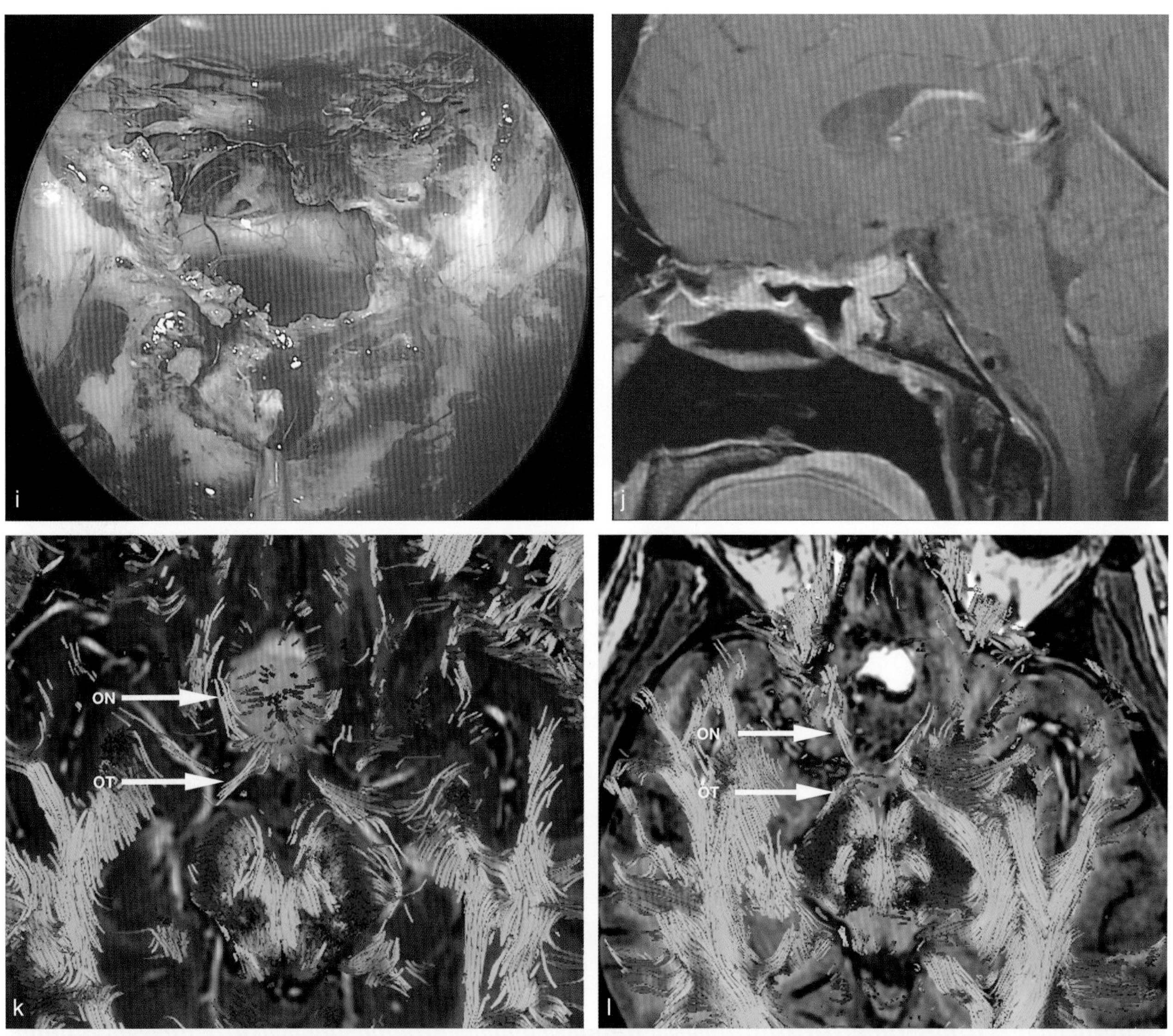

图 11.2（续）　i. 肿瘤切除延伸至嗅神经，Willis 环前部和向后至 Liliequist 膜。我们可见视神经、垂体上动脉和垂体柄切除后的视图。j. 术后 MRI 显示肿瘤全切，黏膜瓣完全覆盖缺损。k. 此外，我们还可以看到视神经和视交叉保存完好。术前（k）和术后（l）MR-DTI 显示视神经（ON）和视束（OT）均保留

11.5.2　临床案例 2：颅咽管瘤

参见图 11.3。

11.5.3　讨　论

颅底外科在过去的几个世纪里有了巨大的发展。入路的设计和开发都是为了安全有效地接近病变并降低患者并发症。近年来，我们越来越认识到保护脑神经和白质纤维束的重要性。神经网络在勾画适当的通路和进入路线中起着至关重要的作用。对于许多颅内颅底病变，尤其是腹侧前内侧 EEA 通路的选择取决于与神经网络的相对位置，尤其是与病变有关的脑神经。为了将这些神经结构可视化，必须有一个能够精确有效地集成多模成像序列的系统，并且能够将这些序列无缝地集成到术中领域中。直到最近，由于前面提到的几个因素，很难建立一套完整的术前计划和术中导航：①能够自动地将 3D 纤维束成像数据集与 CT、CTA 和结构磁共振成像相结合；②能够准确地重叠、配准和规划 3D 纤维束成像与 MR、CTA 和 CT 骨图像；③将我们预先计划好的算法无缝地传输到术中工作站上，这在过去非常耗时。我们在内镜颅底外科手术平台上成功地以高精准度的

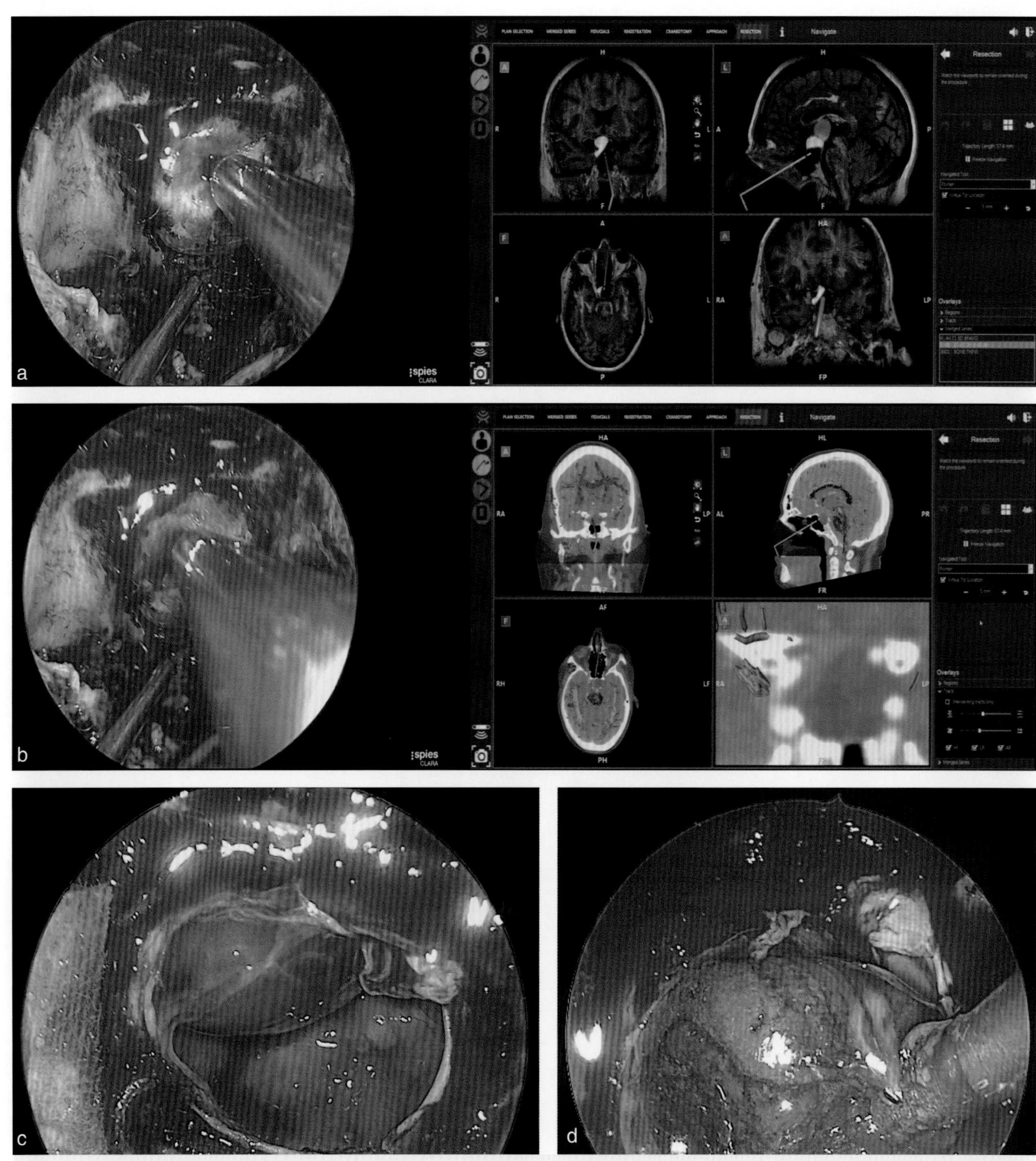

图 11.3 颅咽管瘤。患者是一名 58 岁女性，表现为渐进性视力下降。MRI 显示一个复杂的Ⅱ型经垂体柄颅咽管瘤，肿瘤突至鞍上间隙、漏斗后下丘脑和第三脑室前隐窝，导致向上压迫静脉角和室间孔。DTI 纤维束成像显示穹隆向上移位，前连合向前移位，视交叉前置型视束向前和外侧移位。由于视神经和视束的相对位置关系，故选择腹侧前内侧 EEA 通道。术中，以下述方式进行广泛暴露：①从筛后动脉延伸至斜坡隐窝和椎基底动脉交界处的下表面；②进一步延伸至包括颈内动脉的斜坡旁段；③术野最后的扩展包括筛窦后部切除、鞍结节和蝶骨平台。a. 去除结节基底部，暴露视神经 - 颈动脉隐窝（OCR）内侧。在鞍底水平，术中导航同时提供了脑神经和白质纤维束与肿瘤相关的三维纤维束成像。b. CTA-DTI 显示通过海绵窦的冠状视图，可见展神经，为扩大切除范围提供了一个有价值的工具。c. 此后，在视交叉前池海绵间窦上方打开鞍区硬脑膜。d. 一个非常大的囊性结构被识别并切除

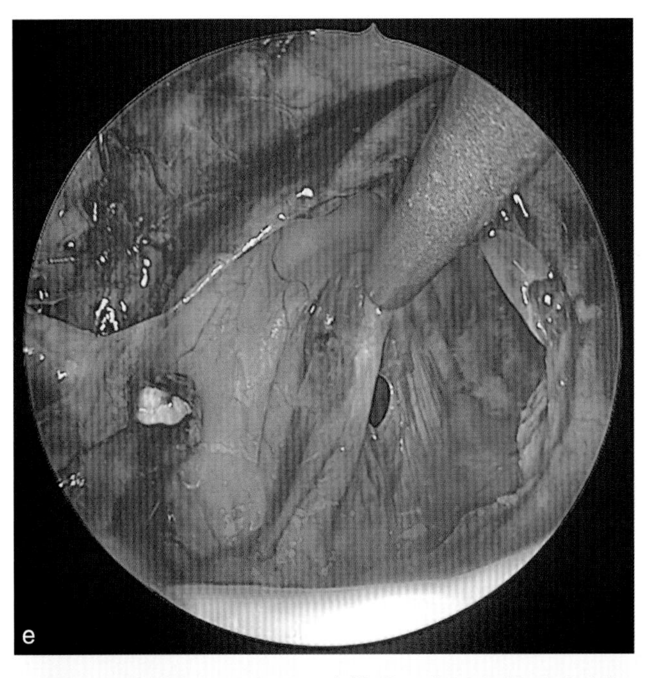

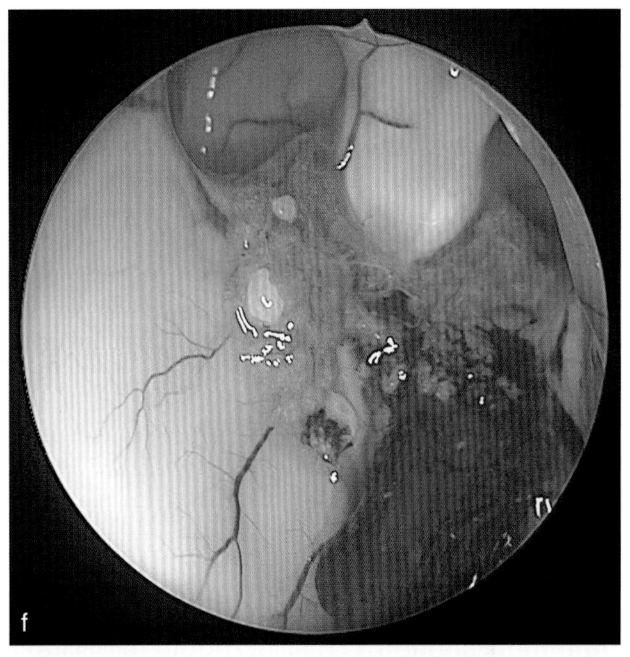

图 11.3（续）　e. 之后，内镜进一步置入邻近下丘脑，在那里发现一小部分残留肿瘤，随后将其切除。f. 完全切除后可见室间孔和脉络丛

植入了一个集成成像系统（BrighttMatter system，Synaptive Medical，Toronto，Canada）。我们在 EEA 手术中使用这个神经导航平台的初步经验中，已经成功地将这个导航平台整合到 EEA 病例中，包括脊索瘤和垂体大腺瘤。整合的纤维束成像数据使我们更关注关键的白质纤维束和脑神经的定位。

图像整合、3D 纤维束成像重叠、详细的术前计划和术中导航有助于进一步改善我们的手术结果，我们相信这个系统的实施允许我们要更清楚地知道选择哪种入路(即背侧入路还是腹侧入路)，所有入路都与脑神经和白质纤维束的相对位置有关，并在术中更好地确定关键结构的位置与病变的关系，以预防损伤，确定更安全的切除方法。

11.6　结　论

我们相信神经导航是下一步鼻内颅底手术技术进步的方向。对于新手外科医生而言，神经导航特别有用，可以更安全、更准确地规划手术的每一步。随着术前和术中神经网络可视化的不断发展，我们确信，通过无极光学成像，实时神经网络成像将取得重大进展。这将有助于 3D 内镜和外视镜等内镜光学技术的发展，这些技术的进展仍处于相当早期。我们坚信只有影像学和影像学发展到一个新的水平，机器人手术和激光辅助手术的发展才能在颅底手术中站稳脚跟。这是颅底外科学发展的故事，与先前引用的 Peter Jannetta 教授预言的一致：巧手也无法治疗眼睛无法直视的病变。

11.7　致　谢

本研究由 Vince Lombardi 癌症基金会授予 Aurora 研究机构的奖项支持。我们要感谢 Nico 公司、Carl Zeiss、Synaptive 医疗公司、Stryker 医疗公司和 Karl Storz 为我们在神经解剖学实验室的研究提供了可能。

（郭毅　译，汤文龙　校）

参考文献

[1] Kriss TC, Kriss VM. History of the operating microscope: from magnifying glass to microneurosurgery.

Neurosurgery,1998, 42(4):899–907, discussion 907–908

[2] Rand RW, Jannetta PJ. Microneurosurgery: application of the binocular surgical microscope in brain tumors, intracranial aneurysms, spinal cord disease, and nerve reconstruction. Clin Neurosurg, 1968, 15:319–342

[3] Di Maio S, Ramanathan D, Garcia-Lopez R, et al. Evolution and future of skull base surgery: the paradigm of skull base meningiomas. World Neurosurg, 2012, 78(3–4):260–275

[4] Sekhar LN, Ramanathan D. Evolution of far lateral and extreme lateral approaches to the skull base.World Neurosurg, 2012, 77(5–6):617–618

[5] Bhatki AM, Carrau RL, Snyderman CH, et al. Endonasal surgery of the ventral skull base—endoscopic transcranial surgery. Oral Maxillofac Surg Clin North Am, 2010, 22(1):157–168

[6] Török P, Kao F-J. Optical Imaging and Microscopy: Techniques and Advanced Systems. Springer Science + Business Media, Germany, 2003

[7] Botcherby EJ, Juskaitis R, Booth MJ, et al. Aberration-free optical refocusing in high numerical aperture microscopy. Opt Lett. 2007: 32(14):2007– 2009

[8] Kassam AB, Prevedello DM, Carrau RL, et al. Endoscopic endonasal skull base surgery: analysis of complications in the authors'initial 800 patients. J Neurosurg, 2011, 114(6):1544–1568

[9] Kassam A, Snyderman CH, Mintz A, et al. Expanded endonasal approach: the rostrocaudal axis. Part I. Crista galli to the sella turcica. Neurosurg Focus, 2005, 19(1):E3

[10] Kassam A, Snyderman CH, Mintz A, et al. Expanded endonasal approach: the rostrocaudal axis. Part II. Posterior clinoids to the foramen magnum. Neurosurg Focus, 2005, 19(1):E4

[11] Labib MA, Prevedello DM, Carrau R, et al. A road map to the internal carotid artery in expanded endoscopic endonasal approaches to the ventral cranial base. Neurosurgery, 2014, 10 Suppl 3:448–471, discussion 471

[12] Giovannetti F, Ruggeri A, Buonaccorsi S, et al. Endoscopic endonasal approaches for cerebrospinal fluid leaks repair. J Craniofac Surg, 2013, 24(2):548–553

[13] Liu JK, Patel J, Goldstein IM, et al. Endoscopic endonasal transclival transodontoid approach for ventral decompression of the craniovertebral junction: operative technique and nuances. Neurosurg Focus, 2015, 38(4): E17

[14] Eloy JA, Kuperan AB, Choudhry OJ, et al. Efficacy of the pedicled nasoseptal flap without cerebrospinal fluid (CSF) diversion for repair of skull base defects: incidence of postoperative CSF leaks. Int Forum Allergy Rhinol, 2012, 2(5):397–401

[15] Kassam AB, Thomas A, Carrau RL, et al. Endoscopic reconstruction of the cranial base using a pedicled nasoseptal flap. Neurosurgery, 2008, 63(1) Suppl 1: ONS44–ONS52, discussion ONS52–ONS53

[16] Kassam AB, Prevedello DM, Carrau RL, et al. The front door to meckel's cave: an anteromedial corridor via expanded endoscopic endonasal approach— technical considerations and clinical series. Neurosurgery, 2009, 64(3) Suppl: ons71–ons82, discussion ons82–ons83

[17] Jun M, Shaobo S, Shuyuan Y, et al. Preoperative visualization of cranial nerves in skull base tumor surgery using diffusion tensor imaging technology. Turk Neurosurg, April 2015. doi:10.5137/1019-5149. JTN.13655-14.1

[18] Chen DQ, Quan J, Guha A, et al. Threedimensional in vivo modeling of vestibular schwannomas and surrounding cranial nerves with diffusion imaging tractography. Neurosurgery, 2011,68 (4):1077–1083

[19] Cauley KA, Filippi CG. Diffusion-tensor imaging of small nerve bundles: cranial nerves, peripheral nerves, distal spinal cord, and lumbar nerve roots—clinical applications. AJR Am J Roentgenol, 2013, 201(2):W326:W335

[20] Jennings JE, Kassam AB, Fukui MB, et al. The surgical white matter chassis: a practical three-dimensional atlas for planning subcortical surgical trajectories. Oper Neurosurg (Hagerstown), 2018, 14(5):469–482. doi:10.1093/ons/opx177

第 II 部分

经鼻内镜下颅底与脑手术中鼻窦的处理

II

第 12 章 经上颌窦径路/上颌窦内侧切除术的手术解剖

Nobuyoshi Otori, Kiyoshi Yanagi, Tsuguhisa Nakayama

摘　要

适当而彻底的上颌窦开放手术使之后的颅底手术变得容易。当病变位于上颌窦后半部时，可用 70° 成角度内镜检查上颌窦腔；然后，弯曲的钳子可通过上颌窦囟门部插入上颌窦，或通过下鼻道打一个小孔插入上颌窦。另一方面，当病变位于上颌窦前半部或术者想要进行侧颅底手术时，从内镜的角度和操作上来讲，上颌骨内侧壁切除术是最便利的。泪前隐窝入路（内镜下改良的上颌骨内侧切除术）使术者能够最大限度地进行侧颅底手术，而对鼻腔的损伤又最小。

关键词

上颌窦，上颌窦内侧切除术，泪前隐窝入路，内镜，黏膜保留，侧颅底

内容要点

· 适当而彻底的上颌窦手术使之后的颅底手术变得容易。

· 咬切钳主要用于鼻窦黏膜的有效保留，防止黏膜损伤，更有利于黏膜愈合过程。

· 理解钩突（第Ⅰ基板）、筛泡（第Ⅱ基板）和中鼻甲基板（第Ⅲ基板）的位置很重要，因为这些结构在手术中是重要的解剖标志。

· 当病变位于上颌窦后半部时，可用 70° 成角度内镜检查上颌窦腔；然后，弯曲的钳子可通过上颌窦囟门部插入上颌窦，或通过下鼻道打一个小孔插入上颌窦。

· 当病变位于上颌窦前半部或当术者想要进行侧颅底手术时，从内镜的角度和操作上来讲，上颌骨内侧壁切除术是最便利的。

· 尖牙窝入路和泪前隐窝入路（内镜下改良的上颌窦内侧壁切除术）也可作为上颌窦手术的其他选择。泪前隐窝入路使术者能够最大限度地进行侧颅底手术，而对鼻腔的损伤最小。

12.1　引　言

内镜下上颌窦手术是内镜下颅底手术的第一步。上颌窦囟门部和窦口打开后可与鼻腔形成一个大的通道。这一操作使之后的颅底手术变得容易。本部分将介绍上颌窦内镜鼻窦手术的解剖和基本技术。

12.2　上颌窦及其周围结构的解剖

上颌窦是一个大而独特的空腔，周围由眼眶、牙槽、颊黏膜、鼻腔和翼腭窝围绕。眶底（上颌窦顶壁）很薄，很容易因受到过大的作用于眼眶的外力而骨折，尤其是在眶下裂处。上颌窦内侧壁的上半部分与中鼻道连通，而内侧壁的下半部分与下鼻道连通（图 12.1）[1–2]。在内侧壁的上半部分有一个无骨质的区域，叫做上颌窦囟门部。在钩突的后端附着处，囟门部分为两类：前囟和后囟。后囟有一个副口，前囟有一个自然口。更确切地说，上颌窦自然口位于钩突和筛泡之间（半月裂孔或筛漏斗的侧壁）（图 12.2）[3]。

上颌窦前壁的中心有些凹陷，叫做尖牙窝。尖牙窝上方有一个眶下孔。上颌窦后壁与翼腭窝相接，上颌动脉和上颌神经位于其中。

额窦、前组筛窦和上颌窦的气流通道称为窦

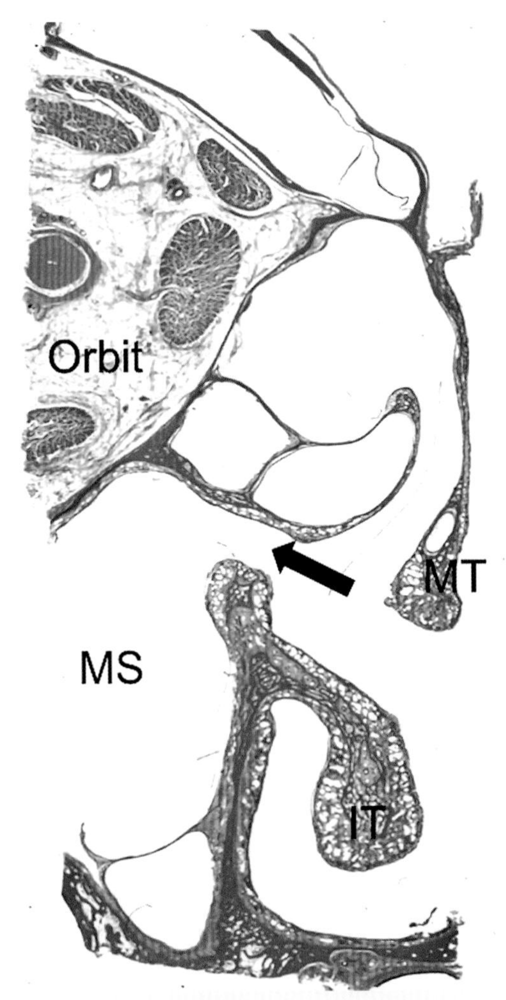

图12.1　窦口鼻道复合体（右侧）。箭头：上颌窦口。Orbit：眶；MS：上颌窦；MT：中鼻甲；IT：下鼻甲

口鼻道复合体或窦口鼻道单元（图12.3）。包括额窦口、鼻额管、上颌窦口、筛漏斗、半月裂和中鼻道[3]。

前组筛窦由钩突（第Ⅰ基板）和筛泡（第Ⅱ基板）组成。前筛窦后方有一个开阔的基板（第Ⅲ基板、又称中鼻甲基板）。当眶下气房气化到上颌窦后上部时，称为Hallar气房[2–3]。

12.3　上颌窦手术所用的器械和咬切钳

仅使用传统的咬切钳并不能很顺利地进行上颌手术操作。除Grunwald咬切钳外，还需准备细咬切钳、弯咬切钳和微型刨削器（图12.4）。这些仪器便于治疗不同部位的病变，确保手术安全、精准。关于吸引管，除传统的吸引管外，还需准备弯的和可塑形吸引管[4]。手术主要使用直径为4mm的0°和70° 硬质内镜，偶尔也使用30° 和45° 的内镜。

咬切钳的选择不仅是安全、精准手术的关键，也是术后取得良好效果的重要因素[5]。钳子的种类很多，但主要用的是咬切钳。对于有效地保留黏膜（图12.5）和防止黏膜损伤，咬切钳是首选[5–6]。咬切钳的咬切点稍微靠内，而杯状钳的切点是钳子的边缘（图12.6）。

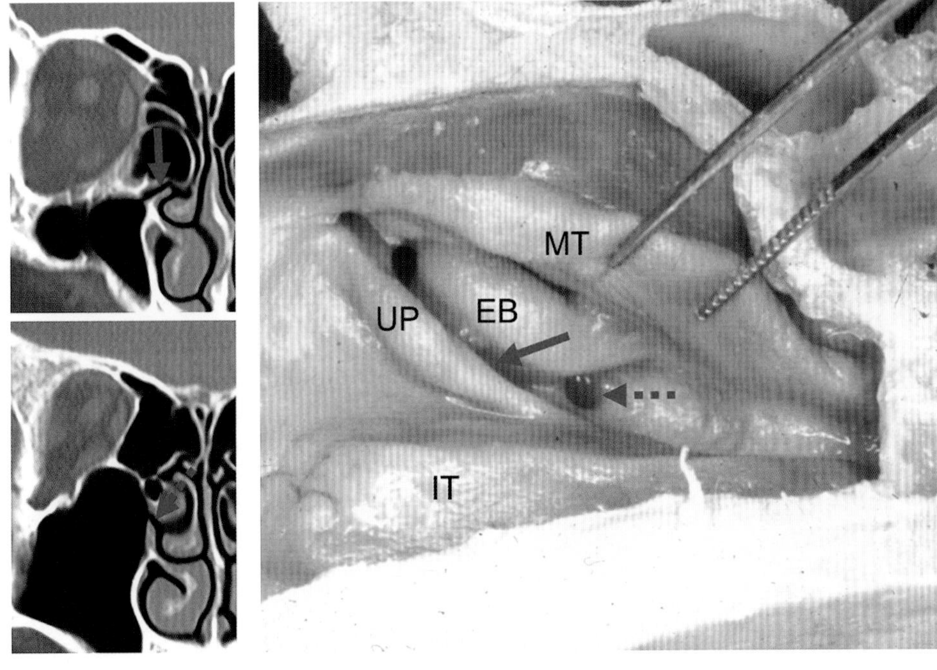

图12.2　上颌窦自然口和副口周围解剖（右侧）。实线箭头：自然口。虚线箭头：囟门部副口。MT：中鼻甲；EB：筛泡；UP：钩突；IT：下鼻甲

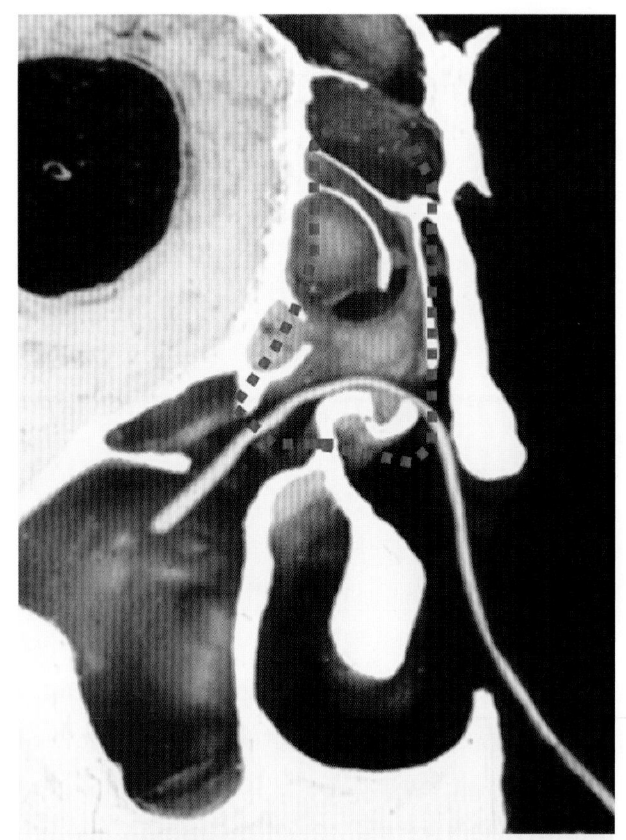

图 12.3 窦口鼻道复合体（右侧）。虚线：窦口鼻道复合体。线：上颌窦通气道

因此，例如，即使术者去除黏膜病变时触碰到黏膜下的眶纸板，眶纸板本身并不会被破坏。然而，如果术者使用杯状钳以同样的方式切除黏膜病变，则存在破坏眶纸板的风险。在形态学上，眼眶和脑与鼻窦之间由一层纸一样薄的骨壁隔开，这些骨隔周遭的一部分会分开（图 12.1）。因此，用杯状钳拉扯黏膜、眶纸板和骨板是非常危险的。在开放上颌窦口时，使用咬切钳是安全操作。

12.4 传统上颌窦手术的外科技巧（窦口开放术）

提前做前组筛窦开放术可使上颌窦手术更好操作，这是由于半月裂孔和眶纸板的位置使得上颌窦手术的定位更容易[4]。理解中鼻甲的位置和变异对于前组筛窦开放术很重要，因为它在手术中是一个解剖标志。一旦确认了中鼻甲，向内侧施压拓宽中鼻道，然后经中鼻道入路开放前组筛窦。对于中鼻甲气化有泡状中鼻甲的患者，切除中鼻甲的外侧壁，便可开放中鼻甲的气房。

如果中鼻甲被完全切除，中隔黏膜会逐渐发生代偿性生长，以填充切除该结构所形成的空间。这种黏膜增生有时会成为鼻漏和鼻后滴漏的原因。但对于鼻腔狭窄（鼻腔上份狭窄）的患者，为避免术后中鼻道粘连（中鼻甲与外侧壁粘连），仅切除中鼻甲前端以确保中鼻道通畅。

下面将详细描述每个步骤。

12.4.1 步骤 1

通过切除钩突和筛泡，可向上、下两个方向广泛开放前筛气房。然后，暴露眶纸板，以便术

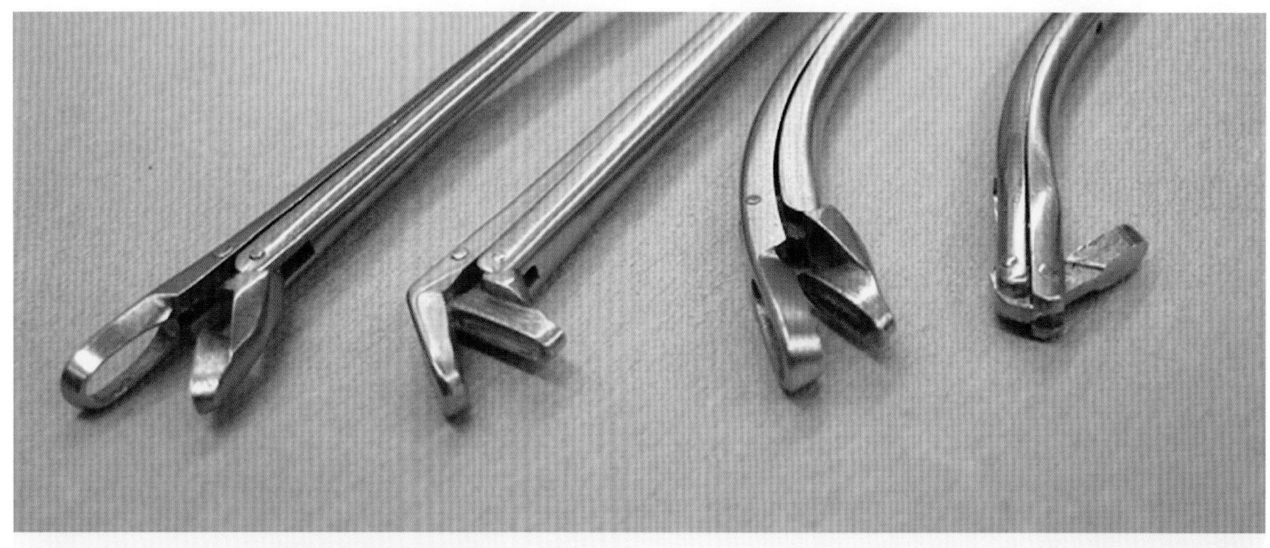

图 12.4 上颌窦手术中使用的各式咬切钳

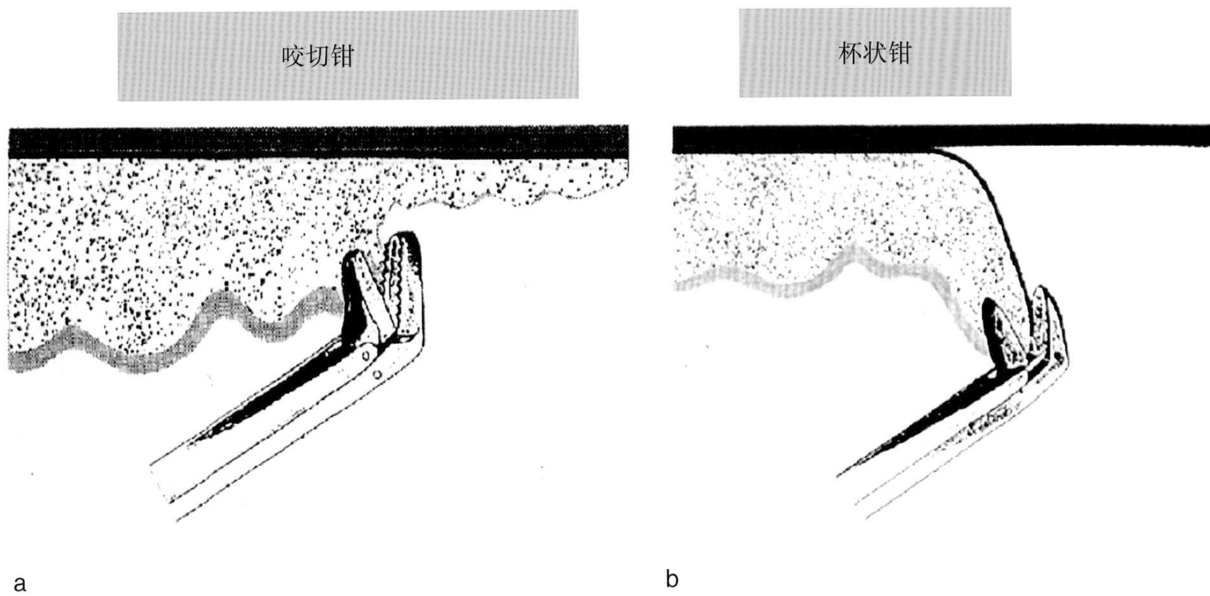

图 12.5 a. 咬切钳可保护黏膜。b. 杯状钳不能保护黏膜

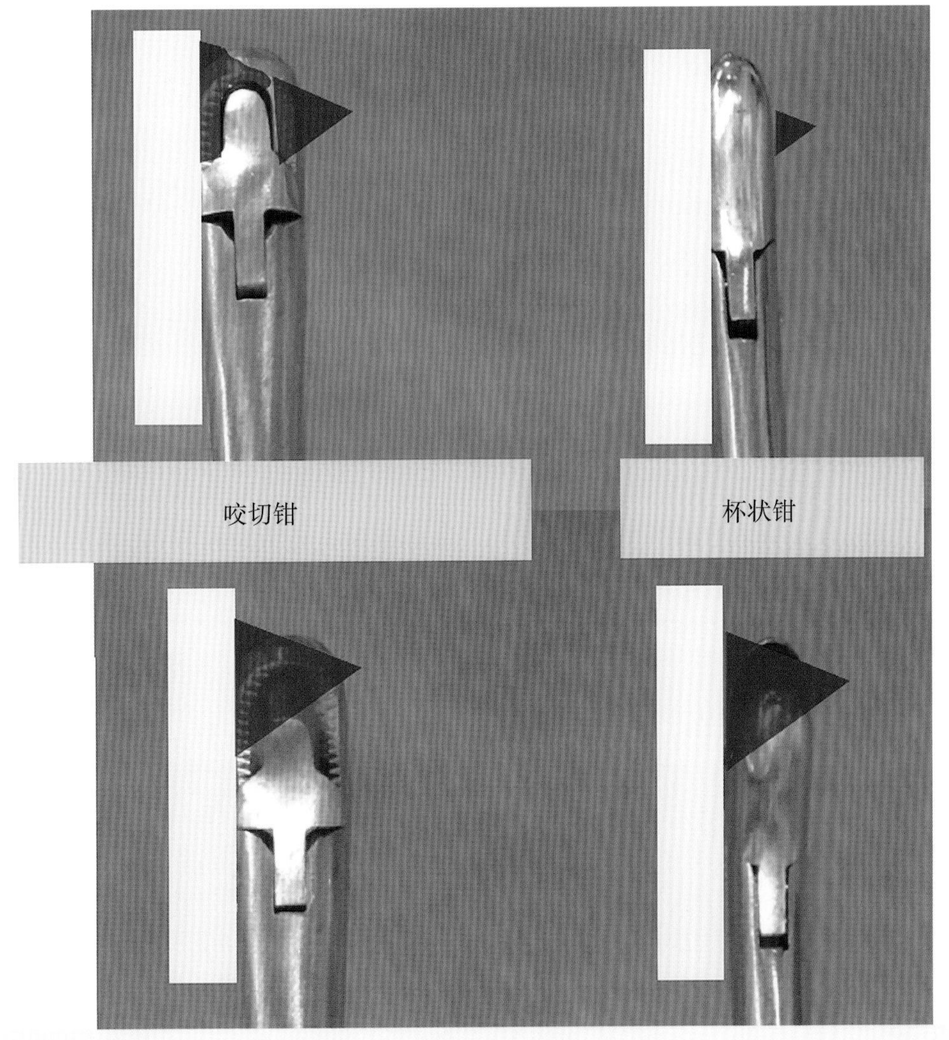

图 12.6 咬切钳与杯状钳的差别在于切点

者识别眼眶内侧壁和筛上颌交界的位置。咬切钳在上外侧方直接朝上。同时，确认薄层骨板后面存在的空间，并且移除该部分。为了避免术后瘢痕的形成，充分切除筛窦中的骨间隔，使它们尽可能平滑，并形成一个大的空腔。筛窦顶壁和外侧壁的黏膜应尽可能保持完好，并且骨面不得外露。这些预防措施可有效实现术后的早期上皮化。行筛窦手术时，必须注意眶纸板。眶纸板损伤最常见，被认为是鼻窦手术的主要并发症[7]。

12.4.2 步骤 2

使用弯曲锋利的分离刀（囟门刀），切开上颌窦的囟门部，建立一个与上颌窦沟通的通道（图 12.7）。用弯曲的咬切钳去除上颌窦囟门部的后半部分，用反咬钳去除前半部分[8]。通过去除骨隔使上颌窦和筛窦之间的过渡区域变得平滑。对于囟门部位于外侧的患者中，必须小心地切开起始囟门部，以免将囟门部推入上颌窦内。在上颌窦囟门部切开后，内镜下确认上颌窦腔很重要。去除上颌窦囟门部，在上颌窦和鼻腔之间开一个尽可能宽的窗口，直到上颌窦顶的内侧部分（=眶底），上颌窦的后壁，以及中鼻甲的外侧附着处完全可见[9]。在这种状态下可以看到蝶腭孔。当蝶腭孔向外侧视野扩大时，翼腭窝也能暴露并可窥见。当术者向后扩大窗口时，必须注意不要损伤蝶腭动脉的分支。此外，术者在用反向咬钳向前扩大上颌窦口时，应注意不要损伤鼻泪管[4]。为了防止鼻泪管损伤，尽管钩突本身应该被完全切除，向前的视角扩大上颌窦口不应超过钩突。

12.4.3 步骤 3

用 70° 或 45° 成角度内镜检查上颌窦腔（图 12.8a）。接着可以看到外侧壁、上颌窦顶后部和上颌窦顶上的眶下神经。随后，术者应识别出在囟门部前上份的上颌窦自然口。通常，在自然口后面有一个隔膜，将其移除以连窦口和囟门部（图 12.8b,c）[3–4,8]。在这种情况下，囟门部变成一个巨大的窗口，弯曲的钳子可以通过这个窗口到达上颌窦后半部的任何地方。

12.4.4 步骤 4

当病变位于上颌窦前半部时，通过下鼻道开窗形成一个操作通道。通过这一通道插入一个弯曲的咬切钳，然后通过 70° 成角度内镜在上颌窦囟门部观察下切除病变（图 12.9）。当病变位于上颌窦前下部时，此入路尤其适用。

12.5 进入上颌窦的其他入路

12.5.1 尖牙窝入路（开窗术）

有时需要从牙龈将导管植入上颌窦[9]。在第一前磨牙上方 2.0~2.5cm 处稍微切开牙龈黏膜。然后暴露骨面，并用切割钻磨孔植入导管，内镜和（或）咬切钳从这里插入。尽管当病变位于上颌窦前部时，此入路很有用，但是此入路也可用于翼腭窝手术。

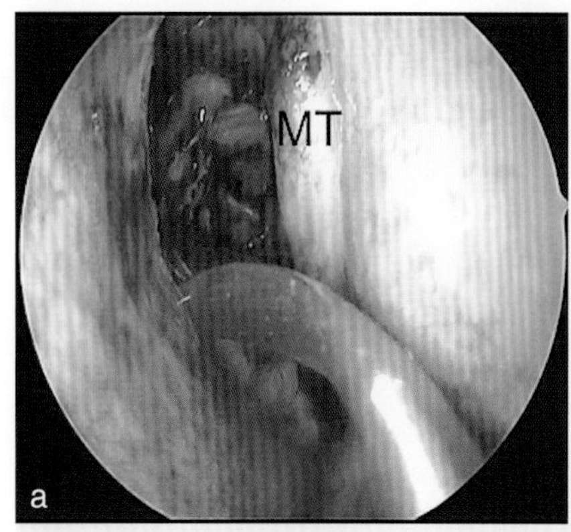

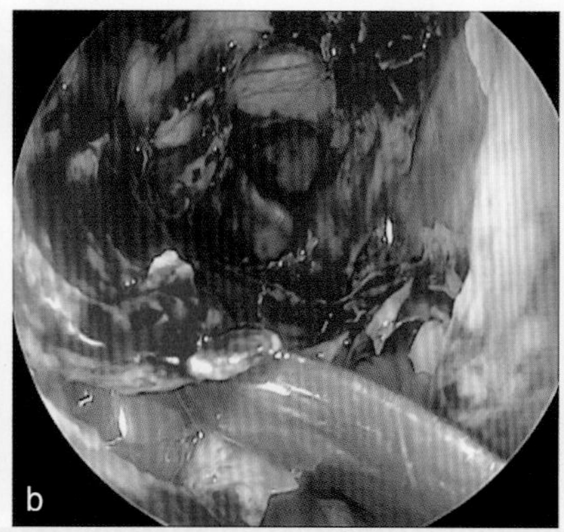

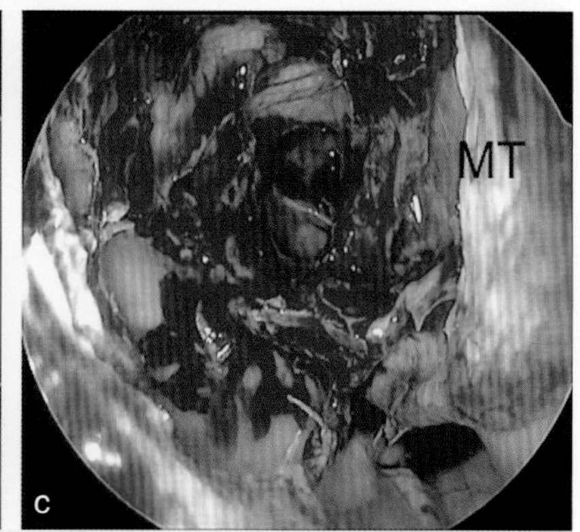

图 12.7 上颌窦手术（右侧）。直视内镜视野下切开上颌窦囟门部（a），并扩大（b）形成一个巨大的沟通通道（c）。MT：中鼻甲

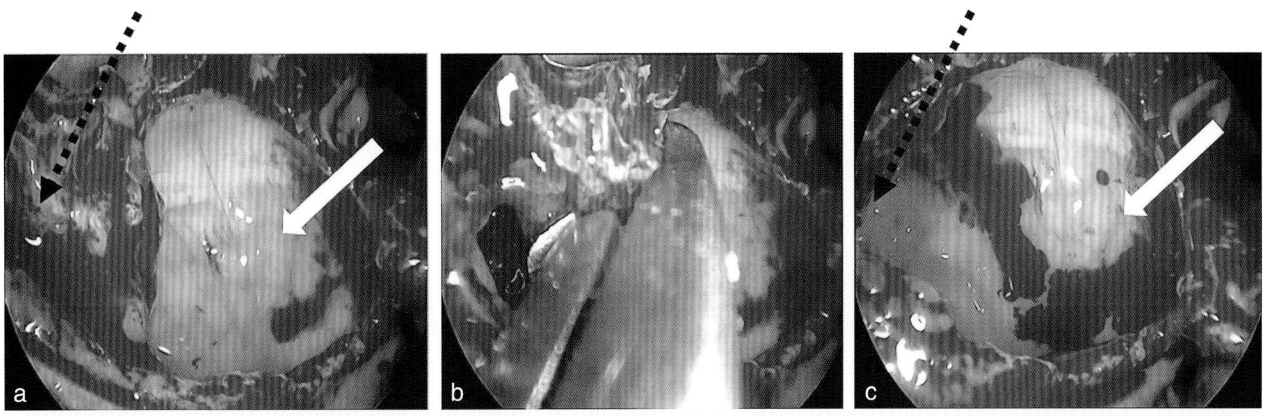

图 12.8　上颌窦手术（右侧）：70° 成角度内镜下的囟门部（a）。去除窦口和囟门部之间的隔膜（b）以连通两者（c）。实线箭头：上颌窦囟门部。虚线箭头：上颌窦口

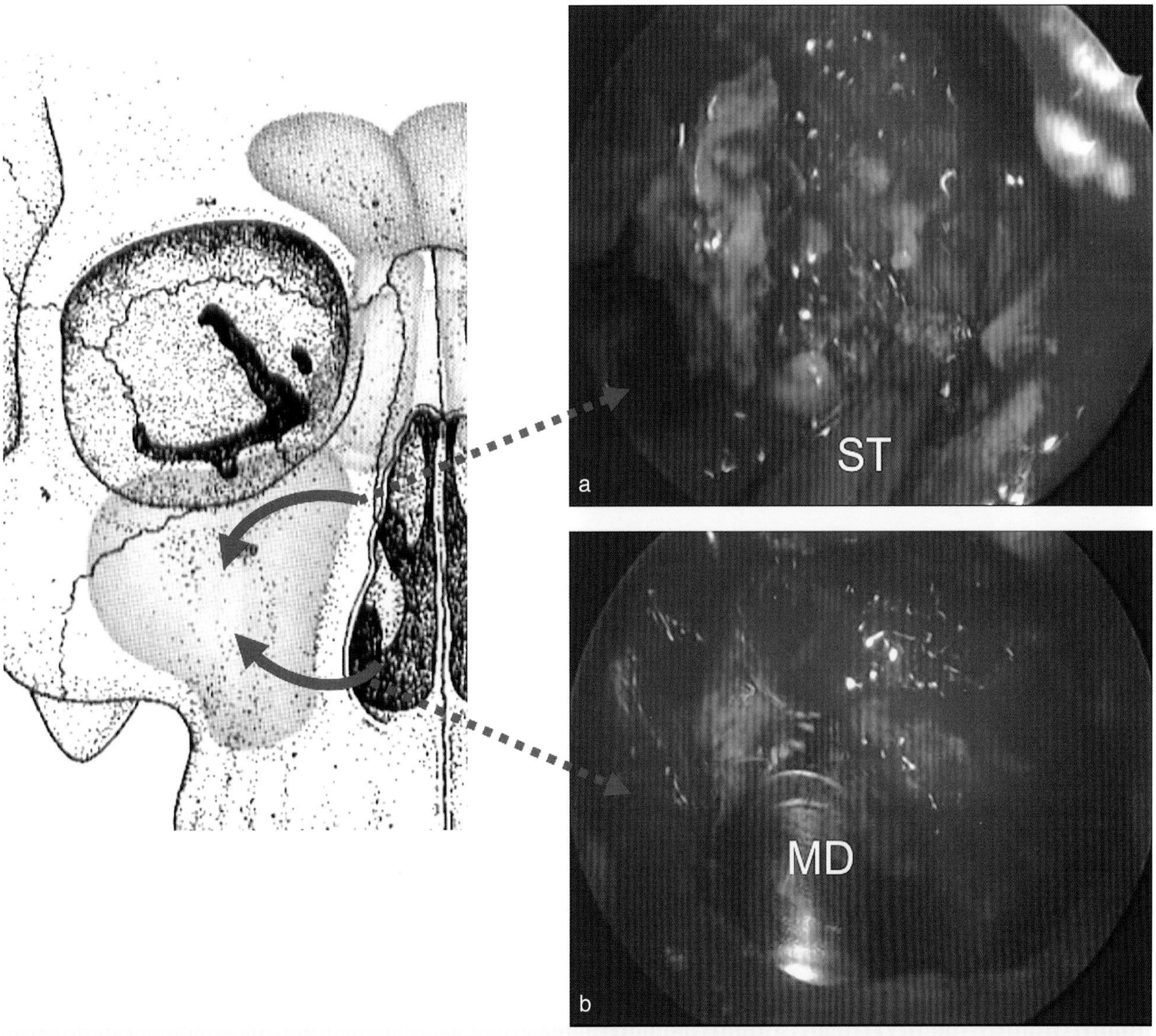

图 12.9　在 70° 成角度内镜（右侧）下，经上颌窦囟门部（a）和下鼻道（b）进行操作。ST：吸引管；MD：显微刨削器

12.5.2 泪前隐窝入路（内镜下改良的上颌窦内侧壁切除术）

上颌窦内侧壁切除术是可以采用的另一个进入上颌窦的入路[10]。该手术方式难度不大，也不复杂。将下鼻甲从其在鼻腔外侧壁的附着处切除。在这一步，鼻泪管也应该锐性切除以免术后泪道阻塞。接着，完全切除上颌窦内侧壁，包括其膜部，以使上颌窦与鼻腔间的间隔消失，成为一个巨大而独特的空腔（图 12.10）。

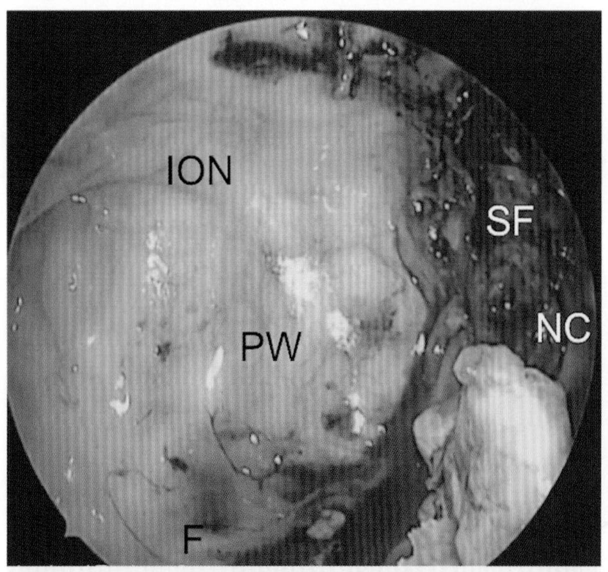

图 12.10 在 0° 内镜视野下的上颌窦内侧壁切除术（右侧）。SF：蝶腭孔；NC：鼻腔；ION：眶下神经；PW：上颌窦后壁；F：上颌窦底壁

几乎所有的操作都可在 0° 内镜下完成。通常不需要用 70° 或 45° 成角度内镜，而且这是这一方法最大的优势。与常规的上颌窦手术相比，该术野中的内镜视野和操控性大幅改善。术者能看到整个上颌窦腔并进行操作。上颌窦内侧壁切除术也便于进行侧颅底手术。然而，对于鼻腔功能而言，这一入路有几个不足之处。尤其是广泛切除下鼻甲后导致鼻腔气流动力学的不正常[11]，最终会引起鼻腔干燥、鼻阻和（或）鼻痂形成。这一扰人的问题就是所谓的空鼻症。

近些年开展了泪前隐窝入路进入上颌窦（内镜下改良的上颌窦内侧壁切除术，EMMM），弥补了上述提到的传统的上颌窦内侧壁切除术的不足[12–14]。EMMM 的观念是保留下鼻甲骨，下鼻甲黏膜和鼻泪管。此外，大部作操作也能在直视内镜下进行。因此，EMMM 能与传统的上颌窦内侧壁切除术一样进入上颌窦（图 12.11）。

下面将详细描述每一个步骤[13–14]。

12.5.3 步骤 1

垂直下鼻甲前端切开黏膜，切开位置在皮肤 - 黏膜交界处后方 1~2mm（图 12.12a）。随后，掀起下鼻甲内侧面黏膜直到上颌窦的囟门部（图

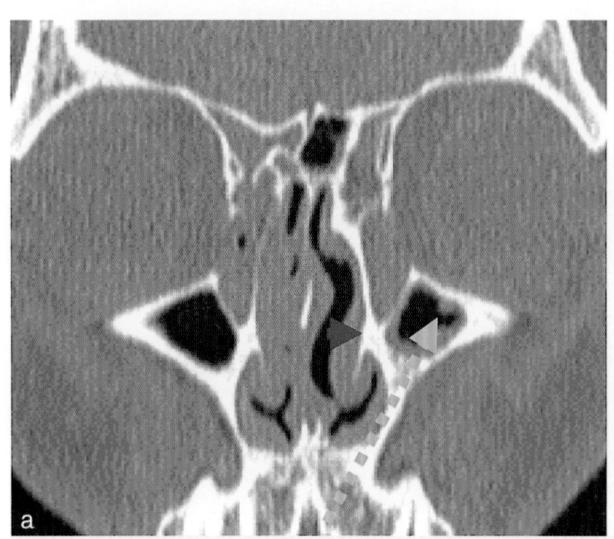

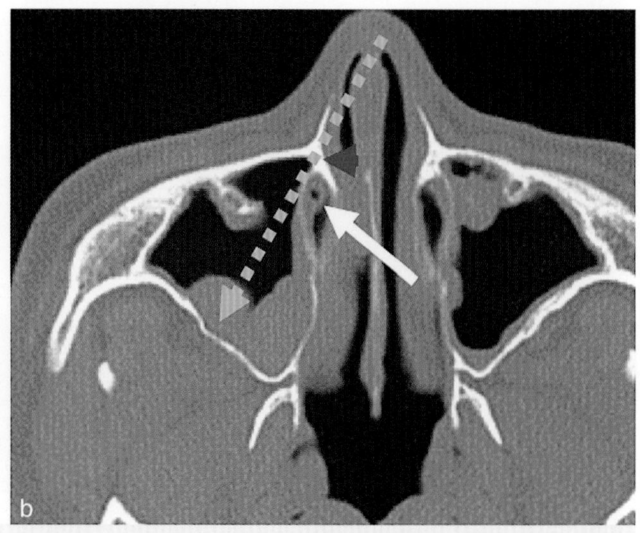

图 12.11 a, b. 泪前隐窝入路进入上颌窦。进入上颌窦的入路（虚线箭头）在鼻甲嵴（箭头头）和鼻泪管（实线箭头）在前方

12.12b），掀起下鼻道外侧壁和顶部的黏膜（图 12.12c）。接着切除鼻甲嵴处黏膜（下鼻甲前外侧附着处黏膜），以暴露鼻甲嵴（图 12.13a）。

12.5.4　步骤 2

用磨钻或骨凿沿鼻甲嵴至鼻泪管处去除下鼻甲的前端附着处（图 12.13b,c）。鼻泪管在前后方向处相对变厚，所以较容易确认。沿着鼻泪管仔细去除其周围的骨质，以便暴露整个鼻泪管，接着将其与下鼻甲一起抬起（图 12.14a）。

12.5.5　步骤 3

去除下鼻道外侧壁（= 上颌窦内侧壁），然后切除上颌窦黏膜（图 12.14b）。接着就可看到上颌窦腔（图 12.14c）。完全去除上颌窦与下鼻道间的骨隔。随后，也去除上颌窦囟门部周围的下鼻甲外侧附着，从而将下鼻道和上颌窦囟门部连接在一起。尽管下鼻甲整体和鼻泪管保留了下来，但内镜直视确保术者能看到并在整个上颌窦内操作。当使用一个 70° 成角度内镜和弯曲的器械时，术者也能看到并在整个上颌窦内操作（图 12.15）。

这一入路对病变位于上颌窦前份时很方便。尤其是，病变位于泪道前外侧份，或病变位于上颌窦底部时，非常方便。这一入路也适用于翼腭窝或侧颅底手术。内镜下改良上颌窦外侧壁切除术（EMMM）后翼腭窝区域的手术视野比传统的上颌窦手术更宽广（图 12.16）。

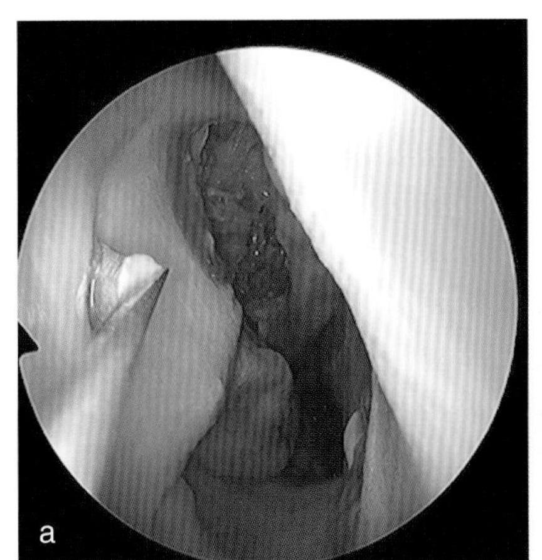

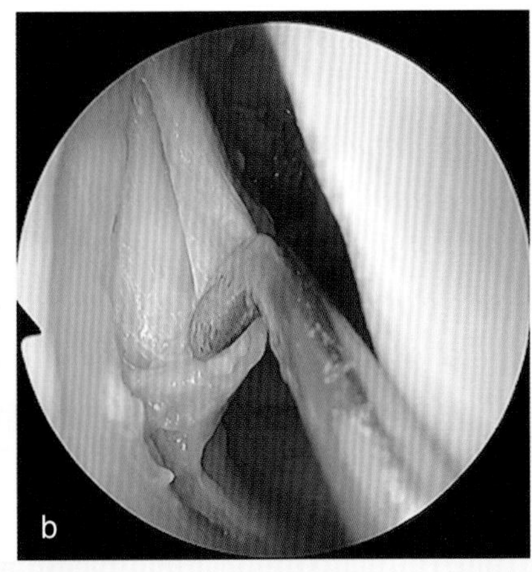

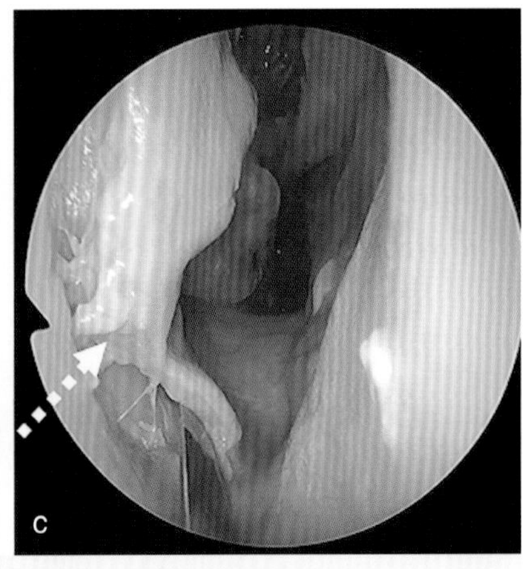

图 12.12　内镜下改良上颌窦内侧壁切除术（右侧）。切开黏膜（a），接着在 0° 内镜直视下掀起下鼻甲（b）和鼻底（c）处黏膜

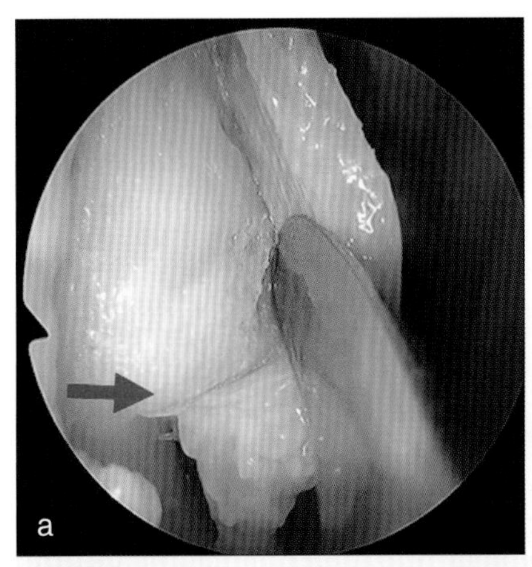

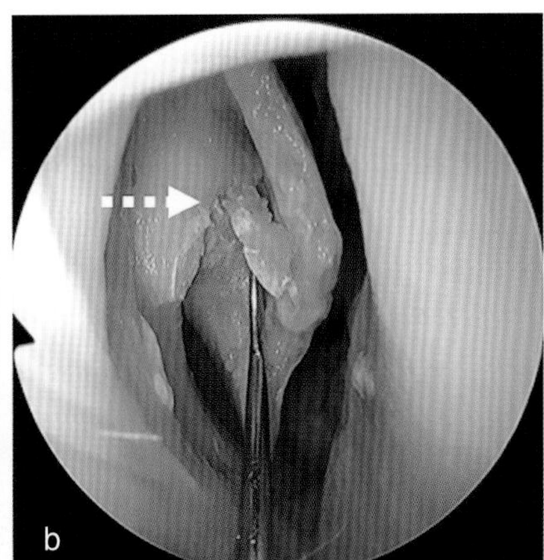

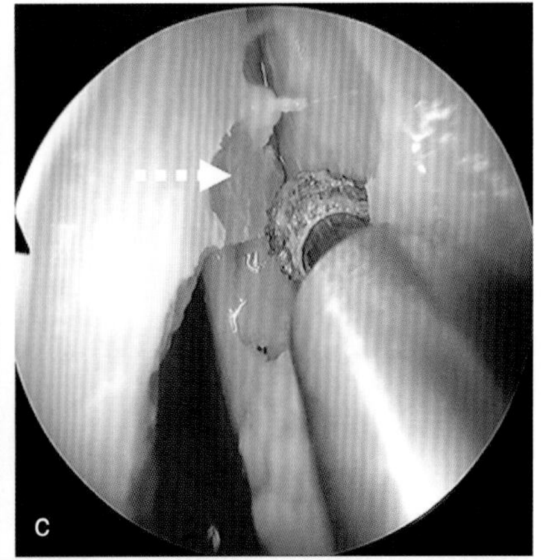

图 12.13　a~c. 内镜下改良上颌窦内侧壁切除术（右侧）。暴露鼻甲嵴（实线箭头），接着在内镜视野下小心去除鼻泪管（虚线箭头）周围的骨质

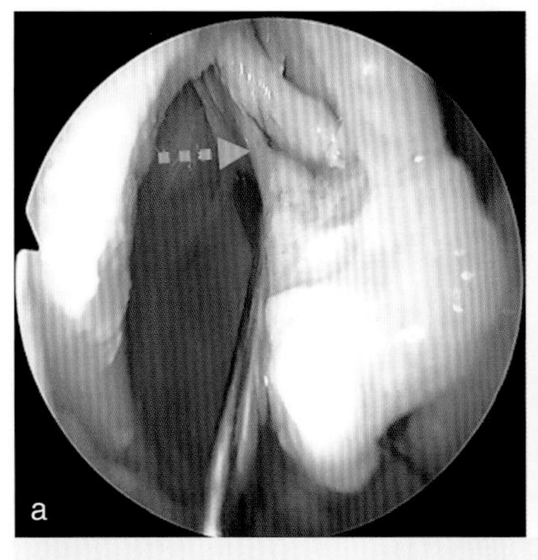
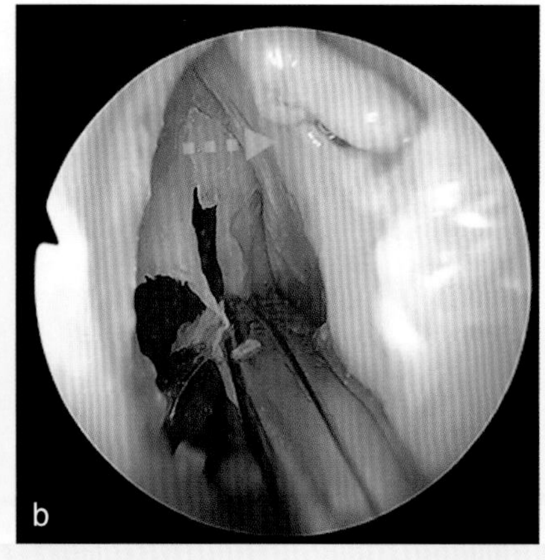
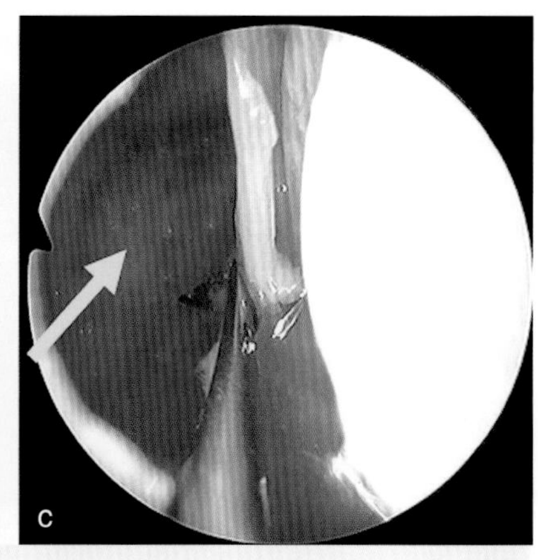

图 12.14 内镜直视下改良上颌窦内侧壁切除术（右侧）。下鼻甲和鼻泪管（虚线箭头）向中线移位（a）。去除下鼻道外侧壁和上颌窦黏膜（b，c），然后上颌窦后壁（实线箭头）在直视内镜下清晰可见

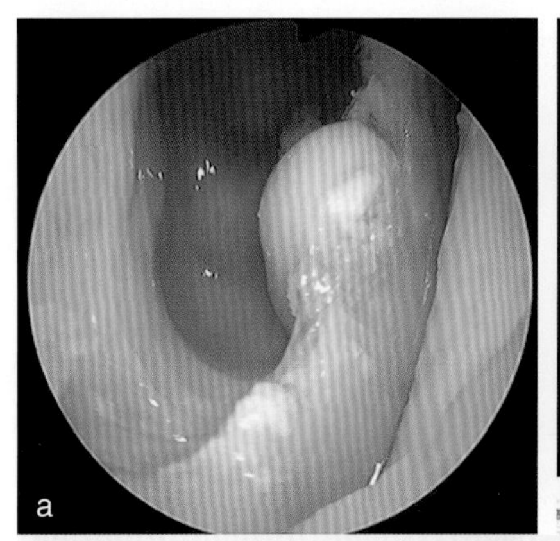
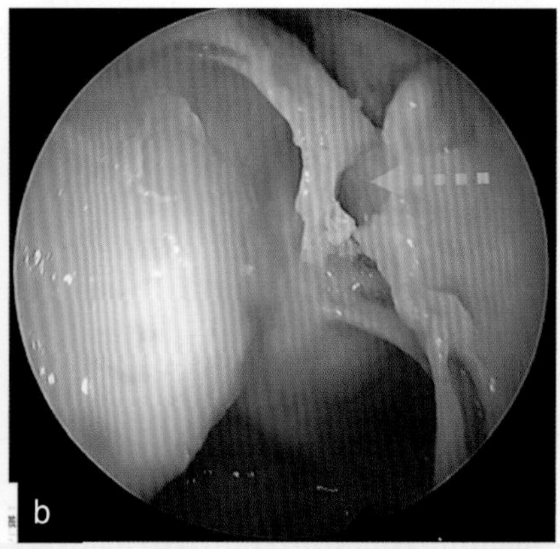
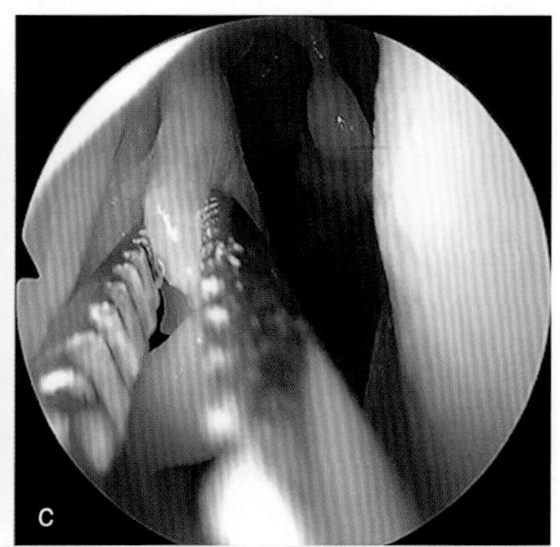

图 12.15 内镜改良上颌窦外侧壁切除术（右侧）。70° 成角度内镜下可看到上颌窦前份的底部（a）和前内侧份（b）的顶部。最后复位的下鼻甲（c）

12.5.6 步骤 4

在去除病变后，将下鼻甲和鼻泪管复位到其起始部位，并缝合固定（图 12.15c）。

12.6 鼻窦黏膜的处理，黏膜保留问题

尽可能避免黏膜的切除。对于可逆的病理改变，保留病变黏膜，通过改善通气和引流可使其恢复正常。对于不可逆的病变，呈现严重的水肿和肥厚的黏膜，用刨削器切除上皮下病变，保留完整黏骨膜（避免裸露骨面，图 12.5）。通过这种方法，保留的上皮下组织中的炎症消退后，健康黏膜上皮便会再生 [5]，从而维持最初的鼻窦腔。

当去除黏膜和骨膜，暴露骨面时，水肿组织首先覆盖裸露的骨面，很快便开始出现瘢痕。在这样的组织中，黏膜上皮的再生被推迟，且需要更长的时间周期让黏膜上皮从周围组织覆盖瘢痕组织。所有黏膜去除后再生的黏膜上皮仅有少量在纤毛细胞，因此其分泌功能也低下。

因此，筛窦和上颌窦的周围轮廓，如筛顶，眶内侧壁，眶顶和上颌窦外侧壁尽可能保留完整 [6]。骨面的薄层结缔组织应该保留，无论如何都不能暴露周围骨边界的骨面。这样的处理有利于黏膜的纤毛上皮化，以及纤毛功能的恢复。

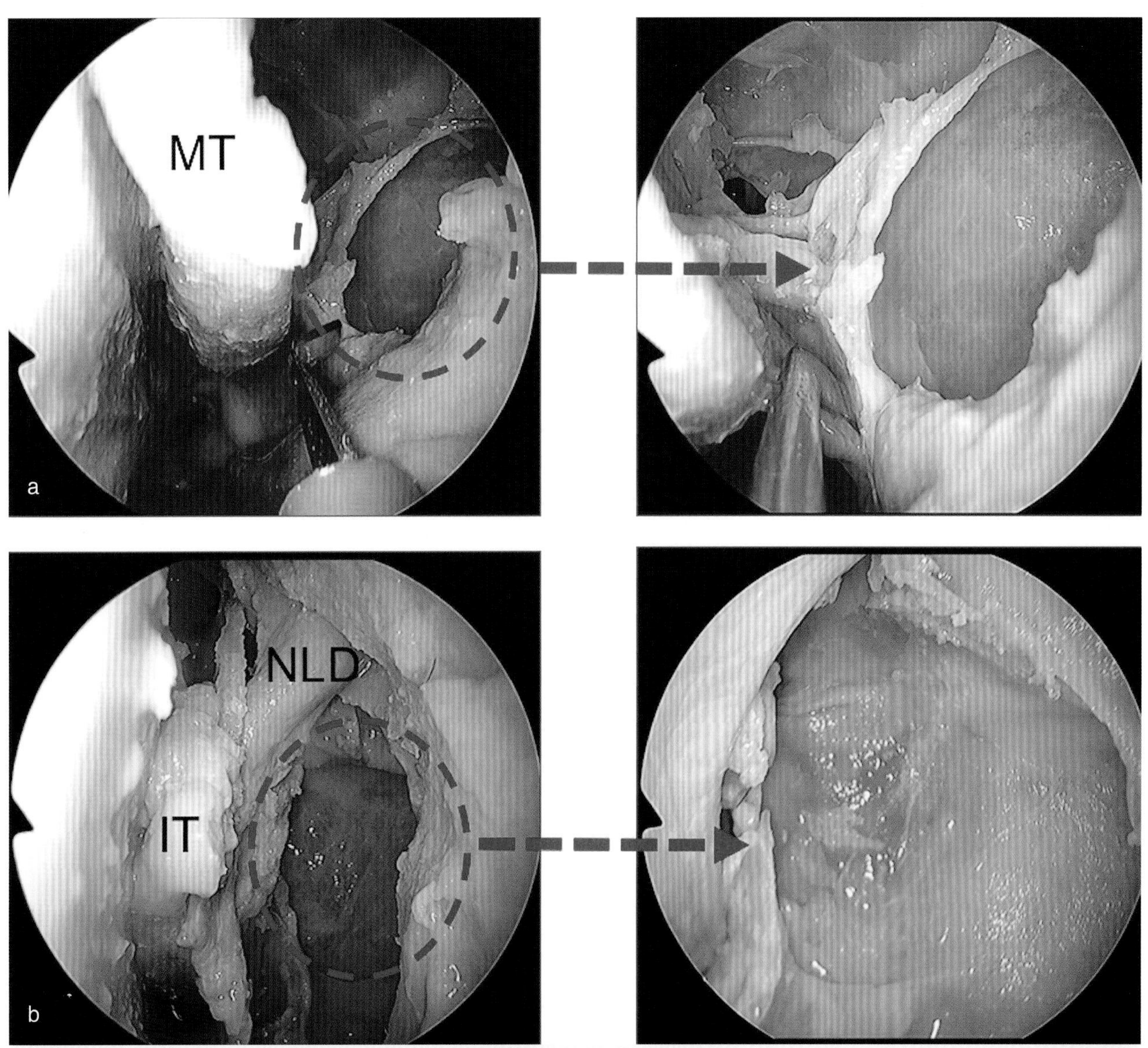

图 12.16 传统上颌窦手术（a）和内镜下改良上颌窦内侧壁切除术（EMMM）（b）中内镜直视下手术视野的差异（左侧）。MT：中鼻甲；IT：下鼻甲；NLD：鼻泪管

（杜进涛 译，赵宇[2] 校）

参考文献

[1] Takahashi K. Vorlaufige Mitteilung uber die Erforsdiung des Luftstromweges in dcr Nase des Menschcn in vivo. Ztschr f Laryngol, 1992, 11:203–208

[2] Takahashi R. Intranasal operation of chronic ethmoiditis// Takahashi R, ed. A Collection of ENT Studies. Tokyo: Department of ORL, Jikei University School of Medicine, 1971:372–389

[3] Ashikawa R, Ohkushi H, Ohmae T. Clinical effects of endonasal sinusectomy with reconstruction of the nasal cavity (Takahashi's method). Rhinology, 1981, 19(2):93–100

[4] Moriyama H, Ozawa M, Honda Y. Technique for endoscopic endonasal sinus surgery. Am J Rhinol, 1991, 5:137–141

[5] Moriyama H, Yanagi K, Ohtori N, et al. Healing process of sinus mucosa after endoscopic sinus surgery. Am J Rhinol, 1996, 10:61–66

[6] Moriyama H, Yanagi K, Ohtori N, et al. Evaluation of endoscopic sinus surgery for chronic sinusitis: post-operative erythromycin therapy. Rhinology,1995, 33(3):166–170

[7] Asaka D, Nakayama T, Hama T, et al. Risk factors for complications of endoscopic sinus surgery for chronic rhinosinusitis. Am J Rhinol Allergy, 2012, 26 (1):61–64

[8] Ohnishi T, Esaki S, Iwasaki M, et al. Endoscopic microsurgery of the ethmoid sinus. Am T Rhinol, 1990,4(4):119–127

[9] Wormald PJ. Uncinectomy and middle meatal antrostomy including canine fossa puncture. Endoscopic Sinus Surgery. New York, NY: Thime Stuttgart, 2007:27–42

[10] Kamel RH. Transnasal endoscopic medial maxillectomy in inverted papilloma. Laryngoscope, 1995,105(8 Pt 1):847–853

[11] Chen XB, Leong SC, Lee HP, et al. Aerodynamic effects of inferior turbinate surgery on nasal airflow—a computational fluid dynamics model. Rhinology, 2010, 48(4):394–400

[12] Nakayama T, Asaka D, Okushi T, et al. Endoscopic medial maxillectomy with preservation of inferior turbinate and nasolacrimal duct. Am J Rhinol Allergy, 2012, 26(5):405–408

[13] Zhou B, Han DM, Cui SJ, et al. Intranasal endoscopic prelacrimal recess approach to maxillary sinus. Chin Med J (Engl), 2013, 126(7): 1276–1280

[14] Nakayama T, Otori N, Asaka D, et al. Endoscopic modified medial maxillectomy for odontogenic cysts and tumours. Rhinology, 2014, 52 (4):376–380

第 13 章 | 筛窦径路

Arjun K. Parasher, David W. Kennedy

摘　要

全筛窦切除术通常是颅底手术的一个重要组成部分，为经眼眶和前颅底切除各类型病变提供了径路。能够快速且创伤很小地进行这部分手术，是很多径路颅底手术完成的重要先决条件。由于解剖结构复杂，术前需要仔细地进行影像学分析，同时理解、掌握关于优化暴露和尽量减少并发症的手术技巧。

关键词

筛窦切除术，筛窦，筛凹，颅底，鼻内镜手术

内容要点

· 通过多层 CT 对相关解剖细节进行梳理并形成概念。

· 局部仔细使用羟甲唑啉或 1 ： 1000 肾上腺素收缩血管。

· 尽量减少鼻腔前部的损伤，以避免内镜前端染血。

· 及早识别眼眶内侧壁并将其作为解剖的关键标志。

· 识别后组筛窦和蝶窦内的颅底结构。

· 探查骨性间隔，用咬切钳将其完全切除，一旦识别颅底结构后，自后向前将其完全移除。

· 切除中鼻甲后，应避免意外损伤上方硬脑膜向下延伸的部分。

· 完成肿瘤切除并重建，同时确保上颌窦、额窦和蝶窦引流通畅。

13.1 引　言

内镜下筛窦切除术是颅底手术中至关重要的步骤，提供了从筛窦颅底接近病变的径路，明确了重要标志，并为复杂的切除和重建操作创造了空间[1–2]。依据前后筛窦的切除程度，筛窦切除术可分为部分切除术或完全切除术[3]。对于颅底病例，常规需要完成全筛窦切除术，通常还需要与蝶窦切除术相结合。本章将回顾筛窦切除术中重要的解剖结构和筛窦径路所需的特殊手术技术。

13.2 筛窦解剖

接近颅底时，特别是菲薄的筛凹和眼眶内壁，增加了脑脊液漏和眼眶损伤等并发症的风险[4]。因此，需要对筛窦的解剖有深入的了解。

前组筛窦，是指中鼻甲基板前方的筛窦气房，中鼻甲基板是中鼻甲附着于鼻腔外侧壁上的部分。前组筛窦包括钩突、鼻丘、筛泡和沿着筛板和眶纸板的筛房（图 13.1）。同时，也可能出现大小不等的筛泡上隐窝，个别情况，筛泡上隐窝向后上方延伸，并挤压中鼻甲基板一直陷入蝶窦，从而使前组筛房成为最后筛房。识别眶内侧壁和上颌窦顶壁是手术成功并预防颅内和眶损伤的关键步骤。

后组筛窦，是指中鼻甲基板后方的筛窦气房。后组筛窦常在蝶窦、眶尖和颅底之间形成一个三角形。一个特殊的后组筛房是蝶筛气房（Onodi 气房）。Onodi 气房常位于蝶窦上方，有时位于蝶窦外侧。这些气房的识别至关重要，因为视神经走行在该气房的上外侧壁。此外，颈内动脉可位于蝶筛气房的外侧或与蝶筛气房和蝶窦的骨性分隔有关，因此要认识到这种变异。

手术前应考虑到筛窦内血管的相关解剖。蝶

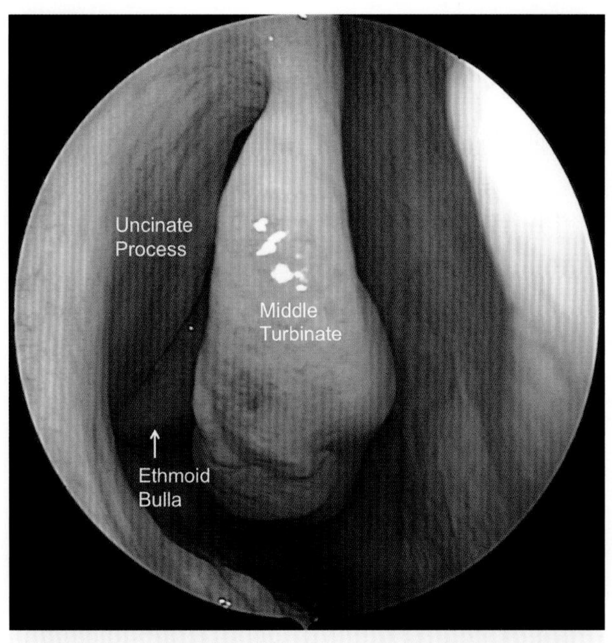

图 13.1　手术前右侧筛窦。中鼻道位于中鼻甲外侧。钩突是手术中遇到的第Ⅰ基板，筛泡是第Ⅱ基板。Uncinate Process：钩突；Middle Turbinate：中鼻甲；Ethmoid Bulla：筛泡

表 13.1　CT 扫描核查列表

解剖部位	影像学特征
既往手术范围	鼻甲切除术 残余分隔 新生骨
颅底	坡度和高度 骨厚度和完整性 筛窦动脉的定位
眶内侧壁	形状和完整性 视神经 漏斗
后组筛窦	垂直高度 Onodi 气房是否存在
蝶窦	气化程度 中隔附着 颈动脉位置和裂缺
额隐窝	大小 气房位置和引流通道

腭动脉通过位于中鼻甲基板末端的蝶腭孔进入鼻腔。如中鼻甲切除术等操作，可能发生大量出血。此血管出血易于采用抽吸电凝或者内镜血管夹来控制，但是该血管损伤会导致后续无法使用蝶腭瓣，因此在颅底手术中通常要小心避免损伤。

筛前、后动脉均起源于颈内动脉系统，很难仅对其进行栓塞而同时又不损伤眼动脉。在必要时，可对这些血管采用双极电凝烧灼处理，在颅底切除术时，也可选择性地进行此操作。筛前动脉位于筛泡前壁上方或稍后方，可以走行在筛窦顶部，或悬垂于颅底骨质内。

制定手术计划前，需要仔细研究 CT 影像。表 13.1 总结了术前核查的解剖关键部位。在开始手术之前，需要对筛窦和在切除过程中可能遇到的解剖结构形成三维立体解剖概念。这一过程可以通过对三平面交互 CT 图像的仔细观察，或采用更简便的方法即在外科导航系统上反复滚动图像来实现。

13.3　器　械

筛窦手术需要使用直的（0°）内镜和角度内镜（30°、45° 和 70°）来仔细观察眶纸板和颅底结构。手术需要用到 J 形刮匙、直的和 45° 的咬切钳、Blakesley 钳、Hajek 钳或 Kerrison 咬骨钳，以及 45° Moriyama 小咬切钳。此外可使用直的和 65° 角的切削钻去除残余黏膜，而无需进行不必要的黏膜剥离。因为希望保存颅底或眼眶的黏膜同时减少撕脱伤，因此与钝性器械相比，更适合采用咬切钳去除骨性分隔 [4-5]。Blakesley 钳可以用来去除松动骨片或窦腔内的骨屑。需要在筛窦手术前完成直 / 弯影像导航吸引器管或探针的注册。对于额隐窝附近的前组筛房和筛前动脉，可采用额窦器械，包括刮匙、前后 / 左右开口的额窦咬切钳，开口向前的咬骨钳。

13.4　手术技巧

13.4.1　步骤 1

仔细收缩血管是使手术视野最大化和损伤最小化的关键。通常可以在局部将含有羟甲唑啉或 1∶1000 肾上腺素的脑棉片小心放入鼻腔并保留 5min，或使用局部浸润注射。

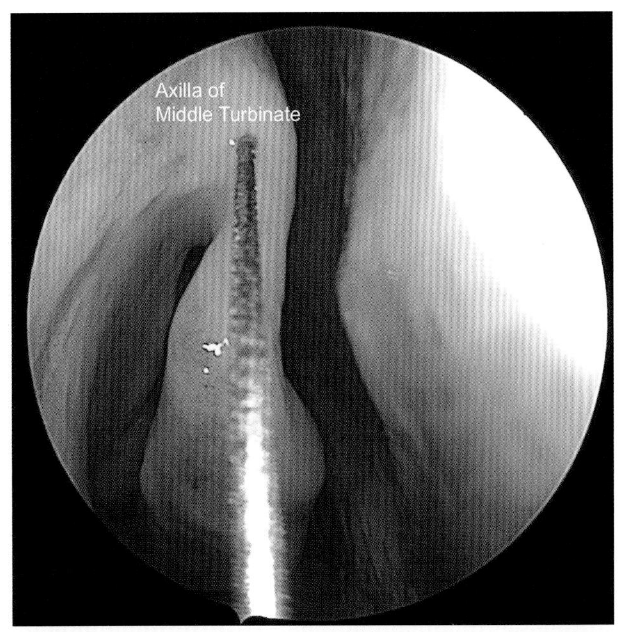

图 13.2 内镜下手术前需浸润的部位之一：中鼻甲腋处（右侧）。Axilla of Middle Turbinate：中鼻甲腋

后者可首先局部使用可卡因进行鼻腔敷贴，然后在中鼻甲腋下注射 1.5mL 1% 利多卡因和 1∶100 000 的肾上腺素（图 13.2）。注射后鼻腔外侧壁和中鼻甲前部可变苍白。

此外，可经口行蝶腭动脉阻滞以减少切除过程中的后方出血。对于蝶腭阻滞，可以使用心形牵开器压舌。腭大孔位于硬腭第二磨牙的内侧。通过孔洞感较易识别。然后，用一根 27 号的针在距针尖 2.5cm 处折以接近 90° 弯曲，将针头插入孔内，直到它穿过距针尖 2.5cm 的弯曲处。仔细回抽后，缓慢注射最多 2mL 的 1% 利多卡因和 1∶100 000 的肾上腺素。在注射过程中要进行多次回抽确认，因为虽然这样可以很好地止血，但也有因血管内注射导致视力下降的报道。

13.4.2 步骤 2

可以将下鼻甲骨折外移，使用 freer 中隔剥离子将中鼻甲后端向内移位，以便进入筛窦腔。如果需要，可以用右弯内镜剪刀切除中鼻甲。由于颅底在后方更低、嗅丝随着硬脑膜的延伸进入鼻甲的上附着处，因此在后部剪除时剪刀向下倾斜是很重要的。中鼻甲残余部分可用带吸引的电凝进行处理。

13.4.3 步骤 3

在 0° 内镜下开始操作，切除钩突，用 J 形刮匙从前方将筛泡的后部和内侧骨折（图 13.3）。下一步，用 45° 咬切钳或直的切削钻开放前组筛窦。在此阶段，去除附着于眶纸板的骨质和对眶内侧壁的识别是非常重要的。眶内侧壁是第一个重要解剖标志（图 13.4）。要牢记，向上方切除时，相比内侧，外侧颅底明显变厚。因此，在暴露眶内侧壁的解剖过程中，颅底是相对安全的。仔细辨别眶内侧壁也可避免意外进入眼眶。

13.4.4 步骤 4

通过中鼻甲基板水平部和垂直部交界处的上方突破中鼻甲。如果解剖结构不清楚，可以先开放上颌窦以识别上颌窦顶壁。用 J 形刮匙在此平面的内侧下方突破中鼻甲基板（图 13.5）。在辨认出蝶窦或后筛的颅底之前，上颌窦顶壁可以作为后筛解剖的一个辅助标志。整个切除过程中，使用上翘咬切钳将眶内侧壁轮廓化是非常重要的。

使用 45° 咬切钳和直切削钻彻底去除后筛的

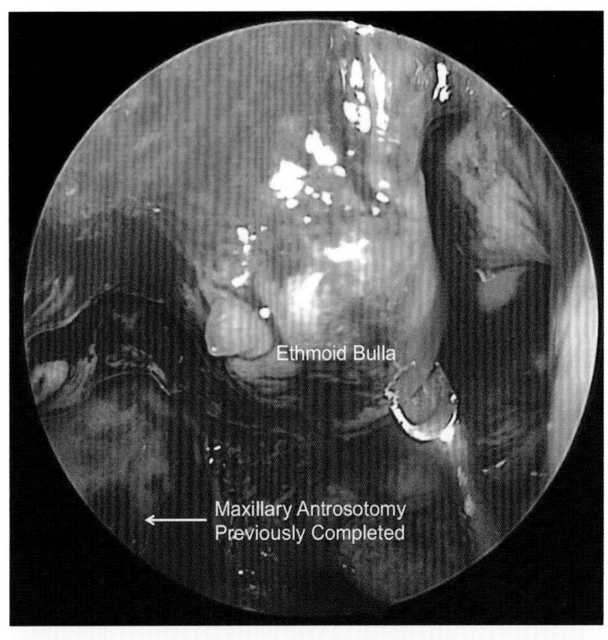

图 13.3 手术内镜筛泡切除术（右侧）。用 J 形刮匙进入筛泡后间隙，将筛泡从后向前刮。Maxillary Antrosotomy Previously Completed：先前已经完成的上颌窦开窗术；Ethmoid Bulla：筛泡

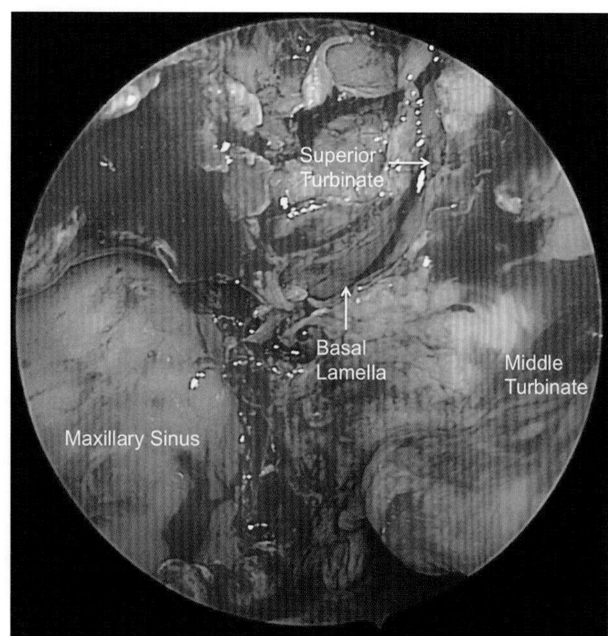

图 13.4　术中内镜观，在切除钩突和筛泡，扩大开放上颌窦后，可以看到中鼻甲基板和上鼻甲。Superior Turbinate：上鼻甲；Basal Lamella：中鼻甲基板；Maxillary Sinus：上颌窦；Middle Turbinate：中鼻甲

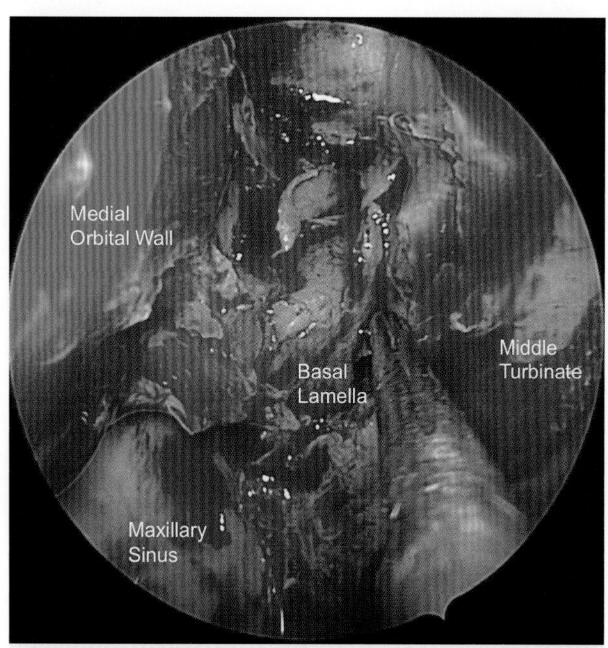

图 13.5　暴露位于外侧的眶壁，用 J 形刮匙切除中鼻甲基板（右侧）。Medial Orbital Wall：眶内侧壁（眶纸板）；Maxillary Sinus：上颌窦；Basal Lamella：中鼻甲基板；Middle Turbinate：中鼻甲

分隔，直到暴露蝶窦前壁。在此过程中，应该注意识别中鼻甲基板后内侧的上鼻甲，其为蝶窦自然口的标志。在切除过程中，必要时可以使用影像导航以验证手术标志。

13.4.5　步骤 5

一旦辨认出颅底，用 45° 咬切钳或 Matsui 钳沿颅底从后向前去除筛窦分隔（图 13.6）。为避免意外进入颅底，在去除分隔前，应用闭合的钳子明确分隔后方是否还有空间，这一点非常重要。随着解剖的推进，可以将 0° 内镜换成 45° 内镜。

13.4.6　步骤 6

到达筛泡后上方或筛泡上气房时，需小心避免损伤筛前动脉。筛前动脉通常位于筛窦穹顶部，颅底变平的区域。如果怀疑筛前动脉嵌在骨隔中，则应从将此分隔向内分离，避免无意中损伤的筛前动脉缩入眼眶。筛前动脉和额隐窝区解剖时可使用 45° 镜以获得最佳视野，有时候也可以用 70° 镜。通过前 / 后开长颈鹿钳、眼镜蛇钳和额窦刮匙去除分隔。

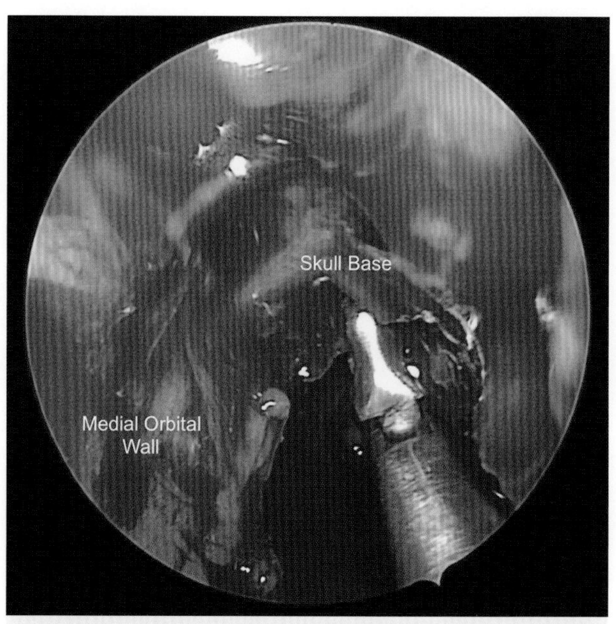

图 13.6　开放筛窦气房后，从后向前暴露上方的颅底（右侧）。Medial Orbital Wall：眶内侧壁（眶纸板）；Skull Base：颅底

表 13.2 筛窦手术成功的关键点

手术步骤	关键点
第一步 止血	进行蝶腭动脉阻滞前要回吸
第二步 鼻甲暴露	为防止保留的中鼻甲不稳，不要切除中鼻甲水平部
第三步 前筛切除术	识别眶纸板以保护眶内侧壁
第四步 后筛切除术	在最初从前向后的切除过程中，为避免损伤颅底，并使用上颌窦顶作为标志保持低位操作
第五步 颅底切除	切除前判断骨隔后方是否有空间
第六步 筛前动脉切除	使用 45° 或 70° 镜

表 13.2 总结了筛窦手术步骤和每一步遇到的挑战。

手术的目的是使颅底完全轮廓化，大多数情况下，包括将中鼻甲切除到颅底平面。在颅底手术中，需要快速、无创伤地进行切除筛窦。在完成切除，进入颅底之前，任何部位的出血都需要用双极电凝仔细止血，以创造一个完全无出血的视野。在行颅底切除前，应确定筛前、后神经血管束，以便后续分离和烧灼。

13.5 结 论

全筛窦切除术通常是颅底手术的一个重要组成部分，为经眼眶和前颅底切除各类型病变提供了径路。由于解剖结构复杂，术前需要仔细地进行影像学分析，同时理解掌握关于优化暴露和尽量减少并发症的手术技巧。

（张珂 译，汤文龙 校）

参考文献

[1] Kennedy DW. Ethmoidectomy//Kennedy DW, ed. Master Techniques in Otolaryngology—Head and Neck Surgery: Rhinology. Philadelphia, PA: Wolters Kluwer,2016:105–113

[2] Otori N, Yanagi K, Moriyama H. Maxillary and ethmoid sinuses and skull base surgery// Stamm AC, ed. Transnasal Endoscopic Skull Base and Brain Surgery: Tips and Pearls. New York, NY: Thieme,2011:109–114

[3] Reed J, Addapa ND, Palmer JN, et al. Partial and complete ethmoidectomy//Palmer JN, Chiu AG, eds. Atlas of Endoscopic Sinus and Skull Base Surgery. Philadelphia, PA: Elselvier, 2013:75–83

[4] Kennedy DW, Ramakrishnan VR. Functional endoscopic sinus surgery: concepts, surgical indications, and techniques. In: Kennedy DW, Hwang PH, eds. Rhinology: Diseases of the Nose, Sinuses and Skull Base. New York, NY: Thieme, 2012:306–336

[5] Saleh H, Nouraei R. Basic surgical techniques in endoscopic sinus surgery//Georgalas C, Fokkens W, eds. Rhinology and Skull Base Surgery. New York, NY: Thieme, 2013:311–325

第 14 章 | 额窦的处理

Luis Femando Macías-Valle, Peter-John Wormald

摘　要

额窦和额骨相当于前颅窝的前界。它的手术处理和清理对于充分暴露腹侧颅底及其周围结构而言非常重要。内镜经鼻入路必须最大化地开放额隐窝，通常采用 Draf Ⅲ或内镜下 Lothrop 手术完成磨削。该技术可以在嗅凹水平精准地勾勒颅底前界。它也有效地暴露了额窦后壁，确认了颅底最前方的范围。对前颅底后部的肿瘤而言，额窦的手术径路取决于肿瘤与蝶骨平台的关系。沿着颅底的位于后方的肿瘤不需要彻底磨削以暴露额窦。尽管新的额窦口的大小取决于患者的解剖结构，但仍应尽可能地扩大额窦口，以避免周围瘢痕化和术后狭窄。

关键词

额窦，额窦磨削，改良 Lothrop 手术，经鼻内镜手术

内容要点

· 在颅底肿瘤切除术中，额窦手术径路的类型与肿瘤的位置和范围有关。

· 位于前颅底的病变需要通过内镜额窦磨削术或 Draf Ⅲ或内镜改良 Lothrop 手术最大限度地暴露额窦。

· 理解额窦引流通道和周围的解剖结构对安全操作至关重要。

· 手术入路中额隐窝 / 窦是一个富有挑战的区域，它向内毗邻筛板，向外邻近眶，向后接近筛前动脉。

· 需要磨除的结构包括鼻中隔上部、额窦底和额窦间隔，以将额窦和鼻腔之间的开口最大化。

· 在磨削额窦的过程中，额窦钻孔术可以帮助指引解剖。

· 随着时间的延长，额窦口可再狭窄约 30%，因此需要尽可能大地开放。

14.1　引　言

内镜入路处理颅底肿瘤需要对腹侧颅底和其周围结构的内镜解剖有充分的理解。前颅底由额骨、筛凹和中间的筛板构成。筛凹向后与蝶骨平台相连。内镜下切除颅底肿瘤的第一步是充分清理整个颅底。这是通过完成双侧蝶筛切除而后暴露额窦来完成的。在颅底肿瘤切除术中，额窦的手术径路取决于病变的位置和范围。设计手术前，手术医生必须回顾术前影像，并在旁矢状平面评估肿瘤的范围。对于位于颅底前方的病变，需要最大限度地暴露额窦和颅底，这就需要额窦磨削术或 Draf Ⅲ或内镜下 Lothrop 手术（图 14.1）。

尽管每例病例都必须是被个体化对待的，但如果认为肿瘤接近筛前动脉区域，就需要磨削额窦。筛前动脉位于额窦口和筛泡基板之间。额窦的磨削允许在嗅凹前方的水平精确地勾勒颅底。位于前颅底后部的病变可在辨认双侧额窦口的情况下切除，无需磨削。如果肿瘤未超过蝶骨平台，则不必辨认额窦口。

14.2　手术解剖

手术入路中额隐窝 / 窦是一个富有挑战的区域，它向内毗邻筛板，向外邻近眶，向后接近筛

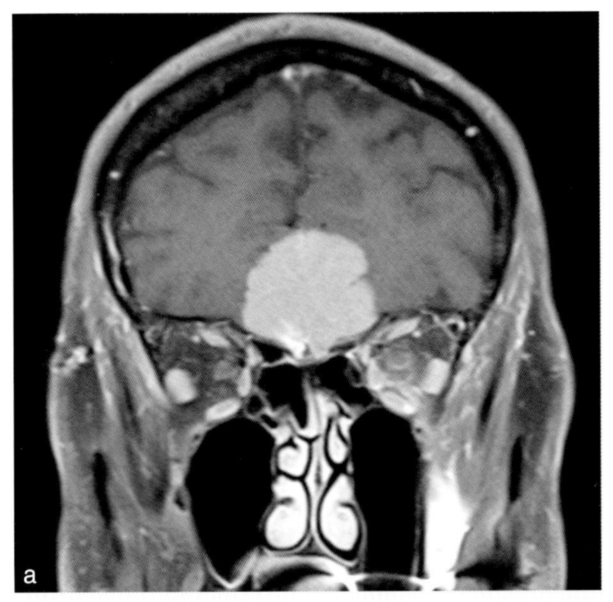

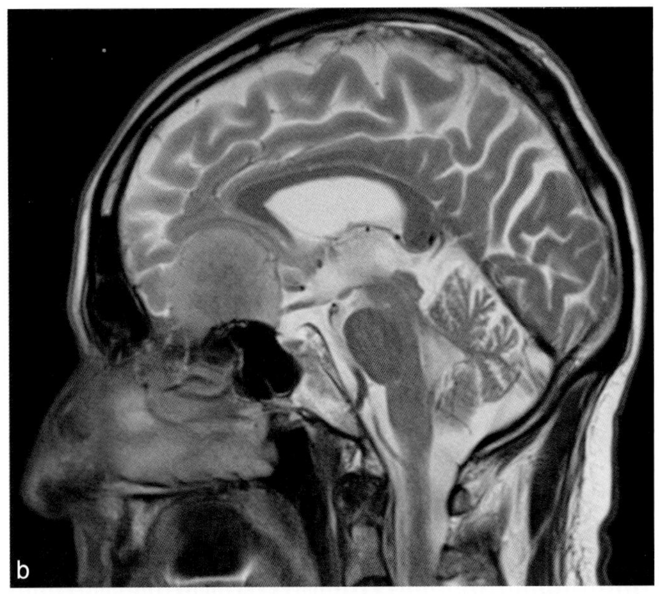

图 14.1　冠状面（a）和旁矢状面（b）MRI 影像，显示了一个到达额窦后壁的巨大脑膜瘤

前动脉。要想到达额窦，手术医生必须首先理解额窦引流通道和周围结构的关系。此外，磨削额窦还必须掌握额隐窝和额窦与上颌骨额突、鼻中隔、中鼻甲、泪囊和嗅凹的关系。上颌骨额突厚实的骨质，又称为额嘴（额嘴主要是由额骨鼻突和鼻骨根部共同形成的。上颌骨额突确实构成了额隐窝的前壁，但额隐窝的前壁不是额嘴，额窦口的前下壁才是额嘴，这里主要包括额骨鼻突、一部分鼻骨根部以及一点上颌骨额突的骨质——译者注），形成了额隐窝的前壁。在中鼻甲前面，这块骨继续覆盖泪囊。眼眶位于中鼻甲腋的后外侧。只要在腋部的前方或上方剥离，眼眶就不会有危险。

磨削时另一个值得关注的区域是嗅凹区域的颅底。为了安全地进行磨削操作，手术医生必须熟练掌握"额 T"的解剖，它是颅底前凸形成的。"额 T"位于中鼻甲在嗅凹前端处附着于颅底的位置，也是嗅神经的穿入点。嗅神经是磨削过程中定位颅底水平的可靠标志。

14.3　额窦磨削手术

额窦磨削手术（也称为 Draf Ⅲ或改良内镜下 Lothdrop 手术）由 Lothrop 在 1914 年 [1] 首先提出，1991 年 [2] 和 1995 年 [3] 分别被 Draf 和 Gross 进行了修订。它切除了包括鼻中隔上部、额窦底和额窦间隔，从而在额窦和鼻腔之间制作了最大限度的开口（图 14.2）。这项技术充分暴露了额窦后壁，并确定了颅底最前端的水平。对于前颅底肿瘤的患者，进行额窦磨削可以勾勒出肿瘤前方的颅底水平。这使得整个颅底都被轮廓化，便于肿瘤的切除。

14.3.1　手术技术

在开始本手术之前，复习相关的 CT 扫描图像

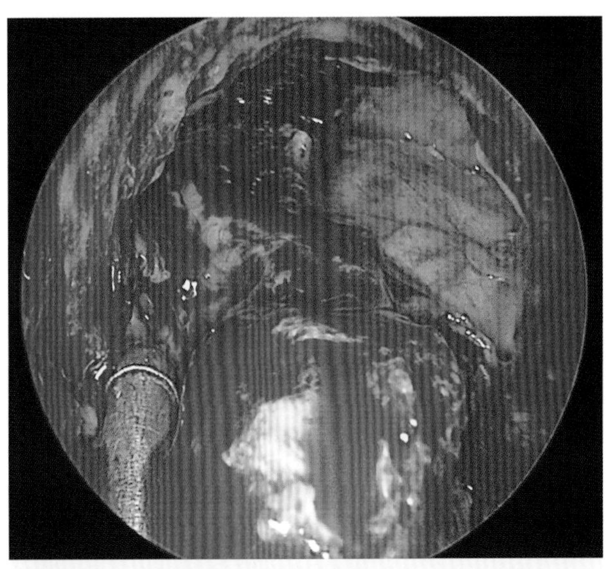

图 14.2　额窦磨削术后的内镜观

以了解额隐窝的解剖和额窦的大小。为了确定额窦的解剖和引流通道，有必要对轴位、冠状位和矢状位的扫描进行回顾。在术中安装并使用影像导航。我们所有的磨削手术和颅底病例都常规使用影像导航。影像导航可以确定第一嗅丝的位置，它标志着嗅凹区域颅底的水平。

手术开始时和大部分过程中都使用0° 内镜。只有在手术后期额嘴已经去除的情况下才更换30° 内镜。在鼻中隔、中鼻甲腋区域和鼻穹隆的位置进行局部麻醉。用微型动力旋切器将位于中鼻甲腋外侧和上方的黏膜去除，直到鼻顶。然后制作 2cm×3cm 的鼻中隔开窗，使器械可以自双侧鼻孔进入，方便操作。鼻中隔开窗的后界是中鼻甲的前缘（图 14.3）。

鼻中隔开窗向上扩展到鼻顶，向下到可使器械从一侧鼻腔轻松到达另一侧的位置。必须使器械可以通过鼻中隔开窗到达对侧中鼻甲腋的下方。向前去除鼻中隔直到双侧的中鼻甲、腋部和上颌骨额突都可以清楚地显示（图 14.4）。

鼻中隔窗一旦建立，就接近额窦了。可以置入额窦微型钻帮助辨别引流通道并引导解剖。这一步骤是内镜鼻窦手术病例的常规步骤，但对于颅底病例则常被省略。在置入微型钻前需要回顾冠状位 CT 扫描图像，以确定额窦向上和向外的气化范围。如果微型钻的置入点高于额窦的气化范围，则可能会引起颅内穿孔。对于大部分患者，可以在眶上缘或眉弓内侧安全置入微型钻。可以在眉弓内侧向对侧画一条假想的水平线来定位进钻点的体表投影。标记该线的中点，沿着水平线向外 1cm 即为预估点（图 14.5）。

此时，进行皮肤局部浸润麻醉，用 15 号刀片切开。切口可以位于现有的皱眉线或眉毛内；但是，应将皮肤拉至与上述标志点对应的位置。用

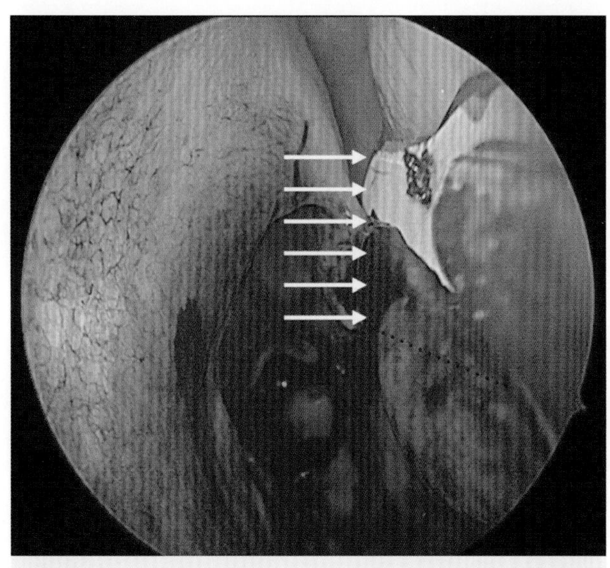

图 14.3 鼻中隔开窗的后缘位于中鼻甲前缘（白色箭头）

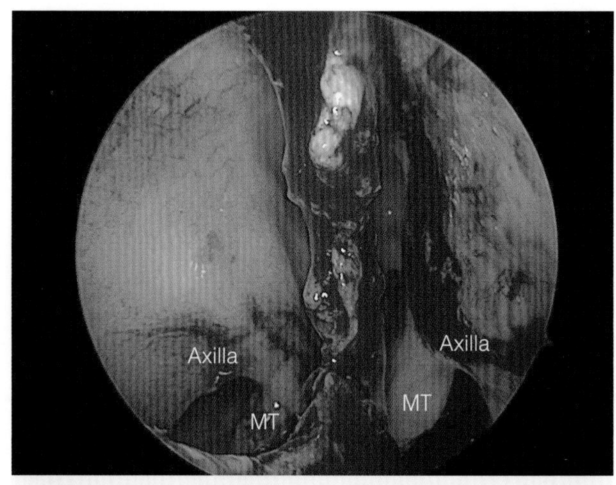

图 14.4 经鼻中隔开窗处观察双侧中鼻甲（MT）腋部（Axilla）

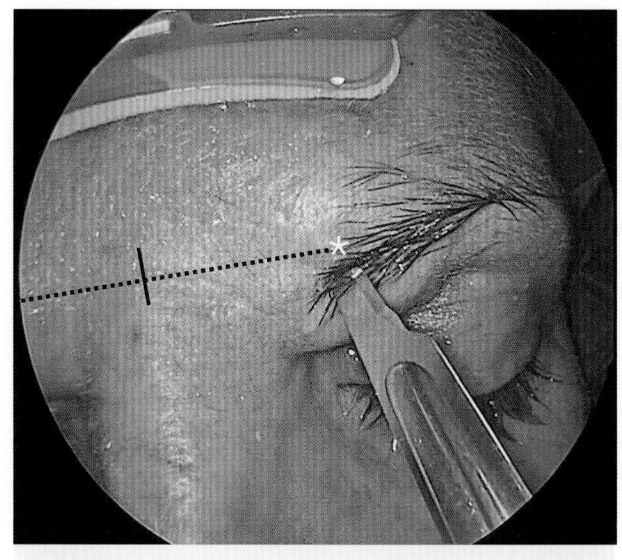

图 14.5 在左右眉弓内侧缘画一条连线，在该线中点外侧 1cm 的位置（白色星号）即为进入微型钻的标志点。如图所示，可以在皱眉线内做切口，但将皮肤拉至上述标志点再切开是很重要的

虹膜剪将切口延长，插入钻头引导器并将其牢牢地固定在骨头上。将钻头置入引导器内，同时轻轻冲水，当钻头接触到骨头时，就来回移动磨骨。这个动作可避免钻头过热导致的皮肤和骨质烧伤。当钻头穿透额窦前壁时，可感觉到钻头落入窦内。将导丝插入窦腔，将额插管旋转至导丝上方并牢固地固定在骨质中，然后将带有荧光素生理盐水的注射器连接于套管上，并通过抽出空气、血液、黏液或脓液来验证钻放到了正确的位置。一旦确认了钻的位置正确，就将荧光素生理盐水冲进鼻腔。可以沿着荧光染色生理盐水创建的通路直接到达额窦腔。此外，在额窦区域钻孔时，经常冲洗荧光素生理盐水，以标记向后解剖分离的范围（颅底）。

一旦确定了额隐窝的引流通道，就用 3.2mm 的切割钻（Medtronic ENT, Jacksonville, FL）去除位于中鼻甲腋上方和外侧的上颌骨额突骨质。为了方便解剖鼻腔外侧壁，可将器械从对侧鼻孔经过鼻中隔穿孔置入（图 14.6）。

向外去除骨质直到暴露小部分皮肤或泪囊。暴露的皮肤标志着解剖的外侧界限。追寻着指向额窦的荧光素染色通路向上、向外解剖。用切割钻磨除额窦底壁。仔细去除额窦口前方的额嘴骨质，在这里不要向内侧解剖，以免损伤颅底（在

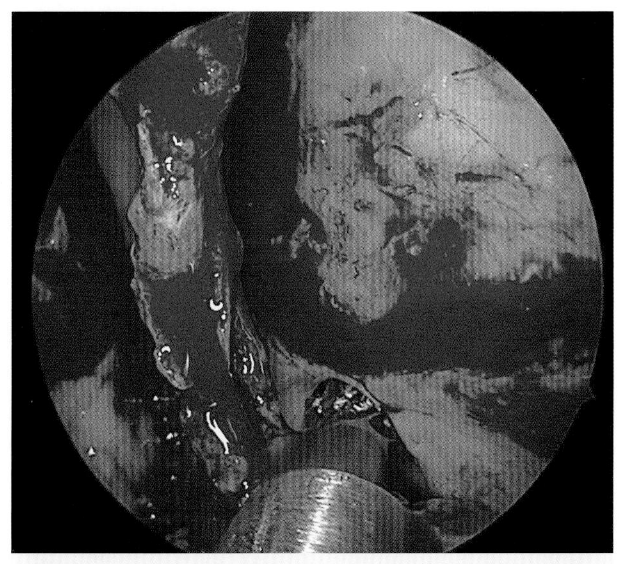

图 14.6 切割钻可以通过中隔窗轻松放置于对侧中鼻甲腋部下方

额窦后壁之前的水平向内磨都是不会损伤颅底的，在额窦口前方向内磨就更不会，这是完成 Draf Ⅲ手术的理论基础——译者注）。大部分的解剖都用 3.2mm 切割钻完成，偶尔会用弯钻以方便去除额窦底和前壁（额嘴）的骨质。一旦进入了一侧的额窦腔，就可以在对侧重复相同的步骤。到目前为止，还没有进行任何内侧的解剖。只有当两边外侧的皮肤暴露，以及额窦底被磨除后，才进行内侧的解剖。在解剖开始前，嗅凹作为前颅底的前界，需要被勾勒出来。用吸引器刮匙（Medtronic ENT）将嗅裂内的黏膜向后推以暴露第一嗅丝。这标志着前颅底的前界，并形成了“额 T”区域。使用影像导航来确认它。

现在可以在颅底向前凸出的前方进行解剖，这样就不会将颅底置于危险之中。用 30° 内镜和 40° 弯切割钻（Medtronic ENT）来完成这一步骤。彻底去除额窦间隔并连接双侧额窦。去除额骨的前部直到额窦与鼻腔之间的移行部光滑且没有任何骨桥。解剖的最后一步是去除前颅底向前凸出的额“T”形区域的骨质。为了完成这一步，用影像导航（轴位）再次准确定位颅底的位置，并通过辨认第一嗅丝确认这一位置。正常情况下，看到的第一个结构是紧邻第一嗅丝的筛前神经。用金刚砂钻（Medtronic ENT）去除嗅凹前方的骨质直到与神经相距 1mm。磨削结束后，便形成了一个卵圆形的窦口。虽然最终的大小取决于患者个人的解剖结构，但仍应尽可能制作最大的开口，以避免周围瘢痕和术后狭窄。粗略估计，额窦口会随着时间推移缩小 30%[4]。

14.4 前颅底肿瘤的手术径路

在前颅底肿瘤病例中，必须清晰暴露从蝶骨平台到额窦范围内的颅底。通过上述的额窦磨削手术和彻底的蝶筛开放即可实现。切除中隔以完全暴露颅底。辨认并电凝筛前和筛后动脉（图 14.7）。切除肿瘤周围的骨质，切断大脑镰在鸡冠上的附着处。此时颅底将向鼻腔内塌陷，切除肿瘤。肿瘤切除后，在额窦后壁和蝶骨平台之间

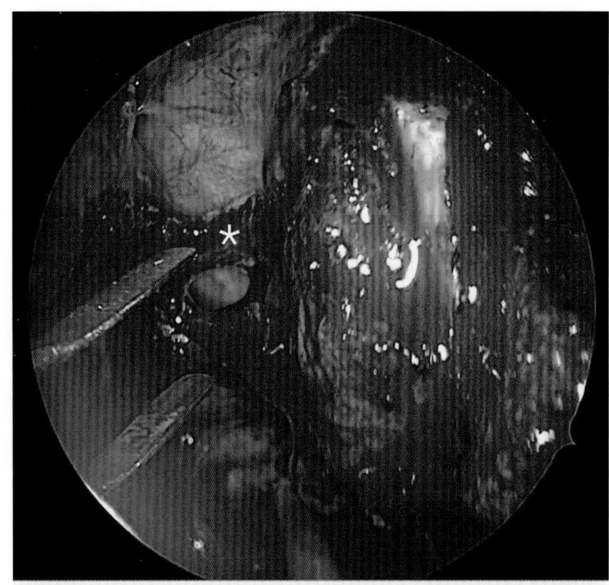

图 14.7　磨削额窦口开放额窦，暴露颅底。图示带吸引功能的双极电凝接近右侧筛前动脉（白色星号）

将形成缺损。测量缺损并获取阔筋膜移植物。用两层阔筋膜，采用上方嵌入和下方衬附的方式，再覆以带蒂的鼻中隔黏膜瓣完成多层关闭技术[5]。第一层阔筋膜嵌于硬脑膜和颅底缺损之间（图14.8）。

为了在前方固定移植物，需要用钻磨出两个小孔，然后将移植物穿过小孔紧紧地拉出来。为了将移植物穿过小孔，可以将线固定于移植物的

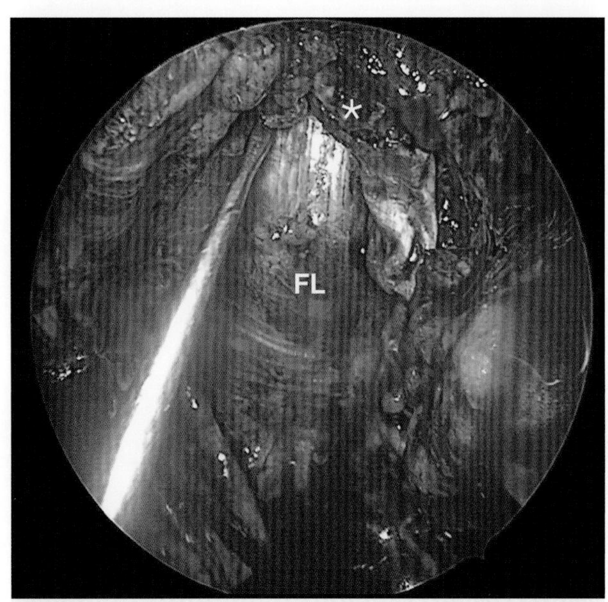

图 14.8　将阔筋膜（FL）嵌入硬脑膜和前颅底缺损之间（白色星号）

边缘，然后用针引导穿过。穿过后将线系好以固定移植物。然后依次放置第二层阔筋膜、带蒂鼻中隔黏膜瓣、纤维蛋白胶、明胶海绵，用碘仿铋石蜡膏（BIPP）纱条行鼻腔填塞。鼻腔填塞物于术后 7~10d 撤出。当颅底在术后愈合后，这种关闭方式可以保持额窦口的通畅。

14.5　前颅底后部肿瘤的手术径路

前颅底后部肿瘤的额窦手术径路取决于肿瘤相对于蝶骨平台的位置。如上所述，位于颅底后部的肿瘤不需要通过磨削以彻底暴露额窦。然而大部分这样的肿瘤都需要开放额窦口以清晰显示颅底周围的区域。即完成额窦开放术。开放额窦之前，完成双侧蝶筛的彻底开放来清晰暴露颅底。而后切除钩突头部完成中鼻甲腋黏膜瓣以暴露鼻丘。鼻丘气房的前壁用 Hajek-Koeffler 咬骨钳去除。在轴位、冠状位和旁矢状位 CT 扫描图像上回顾额窦的引流通道。在不进行额窦磨削的情况下去除额隐窝的气房，并向两边的外侧暴露。切除前颅底后部的肿瘤时，需要对包括额窦口在内的整个颅底进行暴露和清理。保留前组筛窦气房将会影响颅底切除区域的暴露，如果这些气房有残留，额窦狭窄的黏膜引流通道可能会在术后因额窦开口狭窄或闭塞而受损。

去除鼻中隔的后部。切除肿瘤周围的骨质后颅底就会向鼻腔内塌陷。切除肿瘤，用阔筋膜、带蒂鼻中隔黏膜瓣、纤维蛋白胶和可吸收明胶海绵多层重建颅底缺损。没有向前超过蝶骨平台的肿瘤选择的入路会有所区别。鞍上区域的肿瘤向前没有超过蝶骨平台时，不需要解剖额窦。

（赵宇[1]　译，汤文龙　校）

参考文献

[1] Lothrop HA. XIV. Frontal sinus suppuration: The establishment of permanent nasal drainage: the closure of external fistulae: epidermization of sinus. Ann Surg, 1914, 59(6):937–957

[2] Draf W. Endonasal micro-endoscopic frontal sinus surgery, the Fulda concept. Oper Tech Otolaryngol–Head Neck Surg, 1991, 2(4):225–234
[3] Gross WE, Gross CW, Becker D, et al. Modified transnasal endoscopic Lothrop procedure as an alternative to frontal sinus obliteration. Otolaryngol Head Neck Surg, 1995, 113(4):427–434
[4] Tran KN, Beule AG, Singal D, et al. Frontal ostium restenosis after the endoscopic modified Lothrop procedure. Laryngoscope, 2007, 117 (8):1457–1462
[5] Hadad G, Bassagasteguy L, Carrau RL, et al. A novel reconstructive technique after endoscopic expanded endonasal approaches: vascular pedicle nasoseptal flap. Laryngoscope, 2006,116(10):1882–1886

第 15 章 | 蝶窦的处理

João Mangussi-Gomes, João T. Alves-Belo, Tiago F. Scopel, Eduardo de Arnaldo S. Vellutini, Aldo C. Stamm

摘　要

蝶窦被认为是大多数腹侧颅底疾病的“门户”，对蝶窦的适当处理是经鼻内镜检查的关键。经蝶骨可通往蝶鞍、鞍上、鞍旁和斜坡区域。还可经鼻穿过蝶窦到达岩尖、Meckel 囊、眶尖和中颅窝。选择最佳的经蝶窦入路是手术成功与安全的关键，其主要取决于颅底疾病的性质、解剖位置和范围。改良的经鼻中隔入路允许高度保留鼻黏膜，但外侧暴露有限。最常见的手术方式是经双侧鼻腔入路（需切除鼻中隔后部）。经鼻中隔 / 鼻腔联合入路可以最大限度显露蝶窦，完全保留一侧鼻中隔黏膜。而经筛窦入路能很好地暴露整个眼眶，是切除海绵窦和眶尖病变的最佳选择。对于位于蝶窦外侧隐窝、岩尖、Meckel 囊和（或）中颅窝的最外侧病变，应选择经上颌窦 / 翼突入路。

关键词

蝶窦，自然腔道内镜手术，经鼻内镜手术

内容要点

· 从经鼻内镜的角度来看，蝶窦应被视为大多数腹侧颅底疾病的“门户”。

· 经蝶窦入路可进入蝶鞍、鞍上、鞍旁和斜坡区域；岩尖、Meckel 囊、眶尖和中颅窝也可通过蝶窦进入。

· 正确选择最佳的经蝶窦入路是手术成功和安全的关键；其取决于颅底疾病的性质，解剖位置和范围。

· 改良的经鼻中隔入路可高度保留鼻黏膜，但外侧暴露有限。

· 经双侧鼻腔入路是最常用的方法；通常包括鼻中隔后部切除术和“救援瓣”（rescue flap），用于双侧鼻孔的进入以及保护鼻中隔黏膜瓣（NSF）的蒂。

· 经鼻中隔 / 经鼻联合入路可充分暴露蝶窦，并完全保留一侧鼻中隔黏膜；最适合术中脑脊液鼻漏的病例。

· 经筛窦入路能很好地显露整个眼眶，是海绵窦和眶尖病变的最佳入路选择。

· 经上颌窦 / 翼突入路可以更好地暴露外侧区域，用于切除蝶窦外侧隐窝、岩尖、Meckel 囊和（或）颅中窝等位置的病变。

15.1　引　言

蝶窦位置特殊，其位于颅底中央，并与重要的颅内神经血管结构关系密切。从经鼻内镜手术的角度来看，蝶窦应被视为大多数腹侧颅底疾病的“门户”，其妥善处理是经鼻内镜治疗的关键。

15.2　解　剖

蝶骨是脑颅的一块不成对的骨。蝶骨位于颅底中央。枕骨和颞骨位于其后方，筛骨和额骨位于其前方。蝶窦位于蝶骨体内（图 15.1）[1]。

蝶窦的气化、形状和分隔具有高度变异性。根据 Hamid 等的研究，蝶窦根据其气化程度可分为甲介型、鞍前型、鞍型和鞍后型[2]。甲介型气化最差，最为少见，位于蝶鞍下方，呈实心骨质。鞍前型气化至蝶鞍前壁。鞍型最常见，气化可至蝶鞍后缘。在鞍后型中，气化可从蝶鞍部延伸到

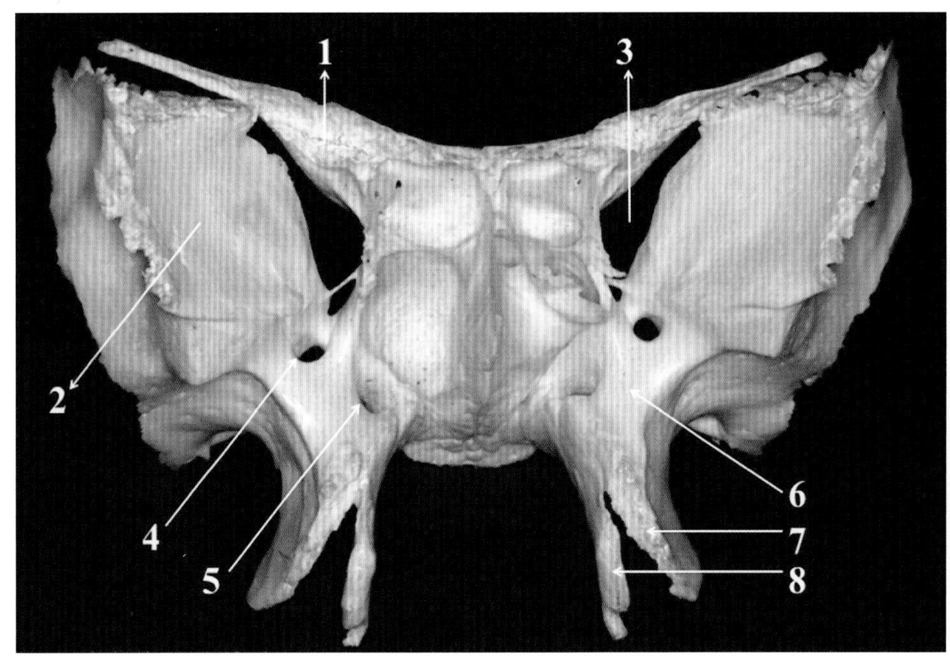

图 15.1　蝶骨前面观。1：小翼；2：大翼；3：眶上裂；4：圆孔；5：翼管；6：翼突根；7：翼外板；8：翼内板

鞍背和后床突[3-4]。

蝶窦内有不对称的窦间骨隔，其中约 1/3 的骨隔直接附着于颈内动脉（ICA）骨壁隆起处。旁矢状面小间隔也可累及骨性颈内动脉或视神经隆起。术前应充分识别窦间隔和旁矢状窦间隔结构，以避免损伤重要结构（图 15.2）[4]。

Onodi 气房也应在术前得到充分识别。这种解剖变异被定义为后组筛窦气房气化进入蝶窦外上侧区域，存在于 30%~60% 的病例中。术中应小心

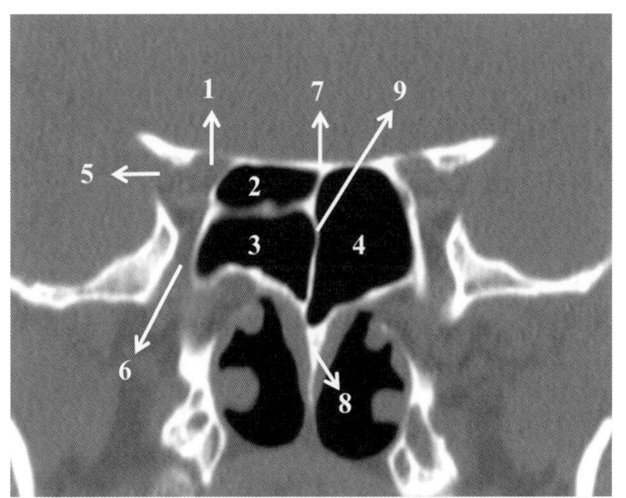

图 15.2　蝶窦（冠状面）CT 扫描图。1：视神经管；2：Onodi 气房；3：右侧蝶窦；4：左侧蝶窦；5：眶上裂；6：眶下裂；7：蝶骨平台；8：犁骨；9：窦间隔

应对，因为视神经和颈内动脉可能在 Onodi 气房内形成隆突，甚至裂开（图 15.2）[5]。

在发育良好的蝶窦中，重要的解剖标志清晰可见（图 15.3）。蝶窦的中央顶壁为蝶鞍，蝶鞍内容垂体。在蝶鞍两侧，有 ICA 的鞍旁段和床突旁段。在此处，颈内动脉环绕中床突，呈典型 C 形。鞍背和后床突形成蝶鞍后界，对应于斜坡上 1/3。蝶鞍下方有斜坡隐窝，与中斜坡相对应。斜坡隐窝的外侧受斜坡旁段颈内动脉限制[6]。

蝶窦顶部为蝶骨平面，外侧为视神经管[7]。鞍结节是位于蝶窦平面与蝶鞍之间的一个压痕样结构。颈内动脉床突旁段和视神经之间常有一个凹陷，位于鞍结节外侧，称为视神经 - 颈内动脉外侧隐窝（LOCR），由视柱气化而成，恰位于视神经进入视神经管的水平[3]。

了解 ICA 的详细解剖结构及其与蝶窦的关系，是经蝶窦手术安全和成功的关键。Tomovic 等发现，在近 30% 的病例中，ICA 可能会突入窦腔内：在这种情况下，确定其节段通常很简单。如果 ICA 未突入窦腔，则 LOCR 可作为识别 ICA 和视神经的解剖学标志[3]。

在鞍结节下方，两侧 ICA 距离最近，左右 ICA 之间的平均距离为 13.9mm（范围：10~17mm）。在蝶鞍前壁水平处，两侧 ICA 距离约 20mm（范围：

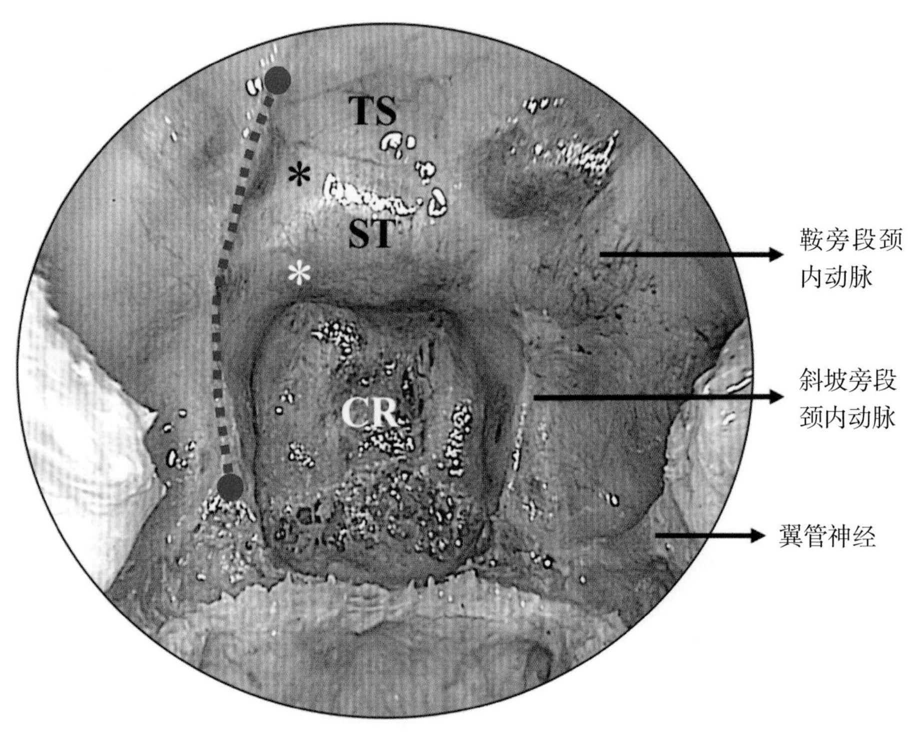

图 15.3　蝶窦内镜图（尸体标本解剖）。TS：鞍结节；ST：蝶鞍；CR：斜坡隐窝；红色虚线：附着于颈内动脉上的窦间隔（已磨除）；黑色星号：上海绵间窦；白色星号：下海绵间窦；ICA：颈内动脉（经 Tiago F. Scopel 许可引用）

13~26.5mm），在斜坡隐窝处，距离为 17.4mm（范围：10.5~26.5mm）[8]。这些距离值变异很大，有时在鞍区水平上，ICA 彼此近到几乎紧贴在一起。此时，称为“亲吻 ICA”（“kissing ICA”）。

蝶窦底壁内容翼管神经，左右各一。翼管神经是岩段和斜坡旁段颈内动脉移行处的重要解剖标志（图 15.3）。位于翼管神经和三叉神经上颌支（V2）之间的蝶窦区域可能向外侧气化，形成一个被称为蝶窦外侧隐窝的空间，存在于约 75% 的病例中，常与颅中窝关系密切（图 15.4）[3,6]。

海绵窦是另一个非常重要的结构，与蝶窦关系密切。类似于一个静脉池，与颅底其他许多静脉通道和支流相通。其位于蝶鞍外侧的鞍旁区。蝶窦外侧壁上的 LOCR 和 V2 压迹水平为海绵窦的上下界。

海绵窦包含重要的神经血管结构，包括 ICA 的海绵窦内段和第Ⅲ脑神经（动眼神经），第Ⅳ脑神经（滑车神经），三叉神经的眼支（V1）以及最内侧的第Ⅵ脑神经（展神经）（图 15.5）。成对的海绵窦由上、下海绵间窦连接（图 15.3）。海绵窦外侧有 Meckel 囊和位于岩尖上表面的三叉神经半月节[9]。

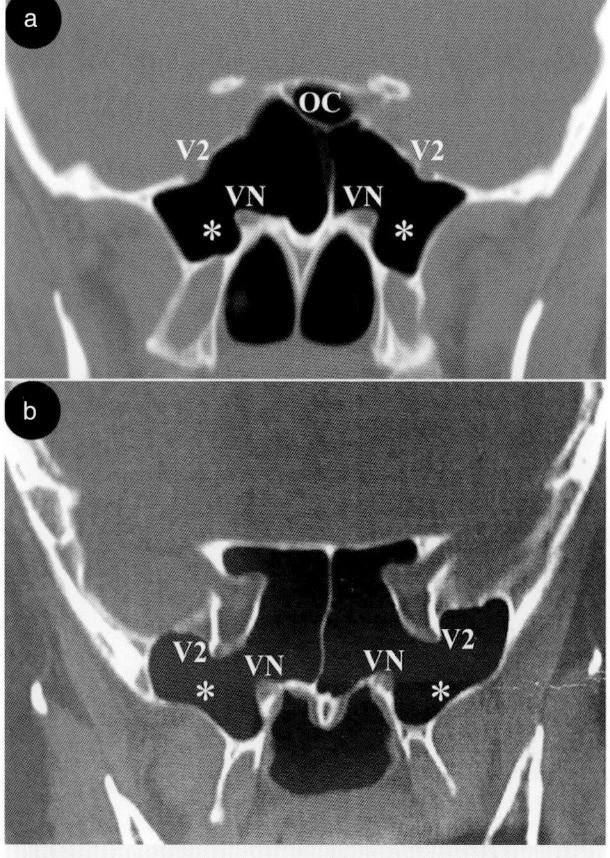

图 15.4　a,b. 不同气化程度的蝶窦 CT 扫描图（冠状切面）。OC：Onodi 气房；V2：三叉神经上颌支；VN：翼管神经；白色星号：蝶窦外侧隐窝（注意其与中颅窝的密切关系）

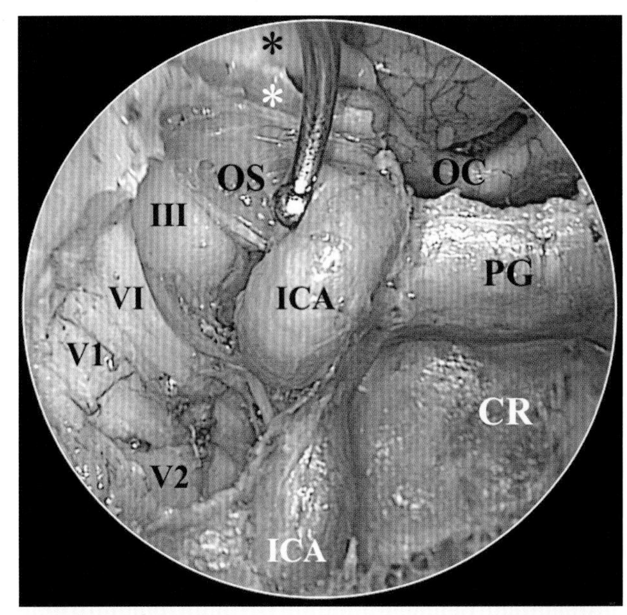

图 15.5　海绵窦及其内容物的内镜观（尸体标本解剖）。ICA：颈内动脉；Ⅲ：动眼神经；Ⅵ：展神经；Ⅴ1：三叉神经眼支；Ⅴ2：三叉神经上颌支；OC：视交叉；PG：垂体；CR：斜坡隐窝；黑色星号：视神经；白色星号：眼动脉；OS：视柱（经 Tiago F. Scopel 许可引用）

15.3　适应证

对于适合经鼻内镜手术的蝶鞍、鞍上、鞍旁和斜坡区域的各种颅底病变，均可采用经蝶窦内镜入路。根据需要，该手术入路还可拓展至海绵窦、岩尖、Meckel 囊、眶尖，中颅窝和颅颈交界处等。

15.4　术前评估

在选择最佳经蝶窦内镜入路之前，详细的术前评估非常关键。最佳手术入路的选择主要取决于颅底疾病的性质，解剖位置和范围，需术前确定。此外，还需提前评估术中脑脊液（CSF）漏的可能性，还有“鼻腔通道”的状态。

患者病历中应至少包括鼻部疾病症状的报告以及鼻部 / 颅底手术和（或）放射治疗的既往病史。鼻腔结构和黏膜的完整性必须通过体格检查和鼻内镜检查来仔细评估。

放射学评估包括 CT 和 MRI，两者信息互补。CT 在评估细微的骨质细节和关键解剖学发现方面表现出色，如蝶窦气化和气化程度；窦间隔和 Onodi 气房的存在、位置和范围；以及蝶窦内颈内动脉和视神经的位置、突起和裂开（图 15.2，图 15.4）。CT 在评估骨质侵蚀和纤维性骨病方面优于 MRI。而 MRI 对于描述软组织的形态和评估其组成方面更有优势。总的来说，在确定颅底疾病的诊断、大小、范围和血管形成方面，MRI 优于 CT[10]。

15.5　经蝶窦内镜入路

经蝶窦内镜入路包括但不限于：

- 改良的经鼻中隔入路。
- 经双侧鼻腔入路。
- 经鼻中隔 – 鼻腔联合入路（CTT）。
- 经筛窦入路。
- 经上颌窦 / 翼突入路。

在某些情况下，视情况而定，可以组合和（或）修改不同的方法。

15.5.1　改良经鼻中隔入路

这是对经典显微经鼻中隔入路的改良入路；在内镜辅助下经双侧鼻孔进行（图 15.6）。该入路的最佳适应证是那些小的垂体肿瘤（如微腺瘤或鞍内 Rathke 囊肿），术中脑脊液漏的可能性很小[11]。

手术开始，先行鼻中隔前部切口，将双侧黏骨膜 / 黏骨膜瓣抬高，暴露并确认蝶骨喙部（嘴部）和自然开口。切除鼻中隔软骨和骨部，但保留了“L 形支柱”——这样可以分别使用两个鼻孔，同时防止鞍鼻畸形。然后用骨凿、Kerrison 咬骨钳或磨钻去除蝶骨喙部。

该入路的优势在于可以同时使用双侧鼻孔，最大限度地保留鼻中隔黏膜瓣（NSF）及蒂，避免双侧鼻腔的创伤，降低术后鼻腔并发症。然而，与其他入路相比，鼻腔通道较窄，蝶窦暴露有限[11]。

15.5.2　双侧经鼻入路

这是目前国际上内镜颅底手术最常用的入路。蝶窦可通过其自然窦口经鼻到达，该自然窦口正好位于上鼻甲内侧，大约在鼻甲上缘上方约 15mm 处[12]。中鼻甲通常需向外侧骨折移位，同时切除上鼻甲的下半部分。必要时一侧或双侧的中鼻甲也可切除，以增强手术器械在鼻内的可操作性。

蝶窦开口可以用球头探针识别和探查。之后使用 Kerrison 咬骨钳从窦口上方和侧面进一步扩大。经双侧鼻腔切除鼻中隔后部和蝶骨喙部（嘴部）后，该入路通道即可建立[13]。为了保留鼻中隔黏膜瓣的血管蒂，应该至少在一侧切取"救援瓣"（图 15.7）[14]。

这种方法简单易行，并且对大多数颅底外科医生而言都很熟悉。在切除鼻中隔后部和中鼻甲后，该入路可以广泛暴露蝶窦及周围区域。其主要缺点是会对鼻黏膜造成一定损害。因此，术后需重点关注鼻腔粘连和长时间存在的鼻痂皮[13]。

15.5.3 经鼻中隔 – 鼻腔联合入路

CTT 由 Stamm 等于 2008 年首次描述，其手术方法总结在下面框中[15]。

内镜经一侧的鼻中隔黏膜切口（经鼻中隔）穿透进入另一侧鼻腔（经鼻），制备鼻中隔黏膜瓣（图 15.8）。决定鼻中隔切口及鼻中隔黏膜瓣制备于哪侧主要依据该侧是否存在鼻中隔偏曲、既往手术史和颅底病变的位置及范围，同时还需预估颅底骨质缺损的大小和位置。

CTT 的优点是提供了极好的暴露，并提高了外科医生在鼻腔内的可操控性。同时还避免了鼻中隔穿孔和常规的鼻甲切除。由于鼻中隔黏膜瓣需常规制备和使用，该方法最适合于那些预计会发生术中脑脊液漏的病例。主要缺点是术后鼻部结痂，但嗅觉得以保留[16]。

CTT 入路

· 鼻中隔用 0.3% 罗哌卡因和 1 ： 100 000 肾上腺素溶液浸润麻醉。

· 在鼻中隔前方做切口切开一侧鼻中隔黏膜，游离掀开双侧黏膜软骨膜 / 黏膜骨膜瓣。

· 切除大部分鼻中隔软骨和骨质，保留 L 形的软骨 / 骨性支撑（所谓的"L – 支撑"），避免鞍鼻畸形。

· 将黏膜瓣向后抬高，完全暴露两侧蝶窦自然口。

· 用单极电凝切取 NSF，并根据预估的颅底缺损的位置、范围和形状来确定黏膜瓣的长度和宽度。

· NSF 可以向后向鼻咽部推移，并在整个手术过程中置于该处；一般不用切除鼻甲。

· 使用 Kerrison 咬骨钳，在蝶窦前壁开放并扩大蝶窦自然窦口，同时切除蝶嘴。

· 使用精细咬切钳和 4~5mm 的金刚砂钻头，小心磨低蝶窦内窦间隔骨质。

15.5.4 经筛窦入路

经筛窦入路到达蝶窦需要切除筛窦气房，并暴露眼眶。其最适用于海绵窦或眶尖附近的病变切除。

通常先将患侧中鼻甲切除，之后切除鼻中隔后部或经对侧鼻中隔入路，形成双侧鼻腔通道。通过钩突切除、上颌窦口开放和筛泡切除，可以正确识别眶底、眶纸板和上颌窦后壁。之后切除中鼻甲基板，明确上鼻甲位置。切除上鼻甲下半部，显露蝶窦口。广泛开放蝶窦口，确认颅底位置。然后根据需要切除残余筛窦气房（图 15.9）[17]。

该入路的优点是形成一个大的空腔，方便外侧暴露。然而，与前面提到的其他方法相比，其在技术上要求更高，也更耗时。如果鼻黏膜不剥脱，术后愈合通常很快，有少量结痂或鼻腔粘连的风险[17]。

15.5.5 经上颌窦 / 翼突入路

经上颌窦 / 翼突入路通常与经筛窦入路联合进行，可进入蝶窦、海绵窦、Meckel 囊、岩尖和颅中窝。还可处理颞下窝和咽旁间隙的病变[18]。

先广泛开放上颌窦口，暴露上颌窦后壁。从腭骨垂直板掀起黏骨膜，找到位于筛嵴后面的蝶腭孔。使用 Kerrison 咬骨钳或刮匙去除上颌窦骨性后壁，仔细解剖翼腭窝内神经血管结构。翼管神经是从内侧到外侧解剖中发现的第一个相关结构。上颌动脉及其分支可通过电凝凝固，注意切

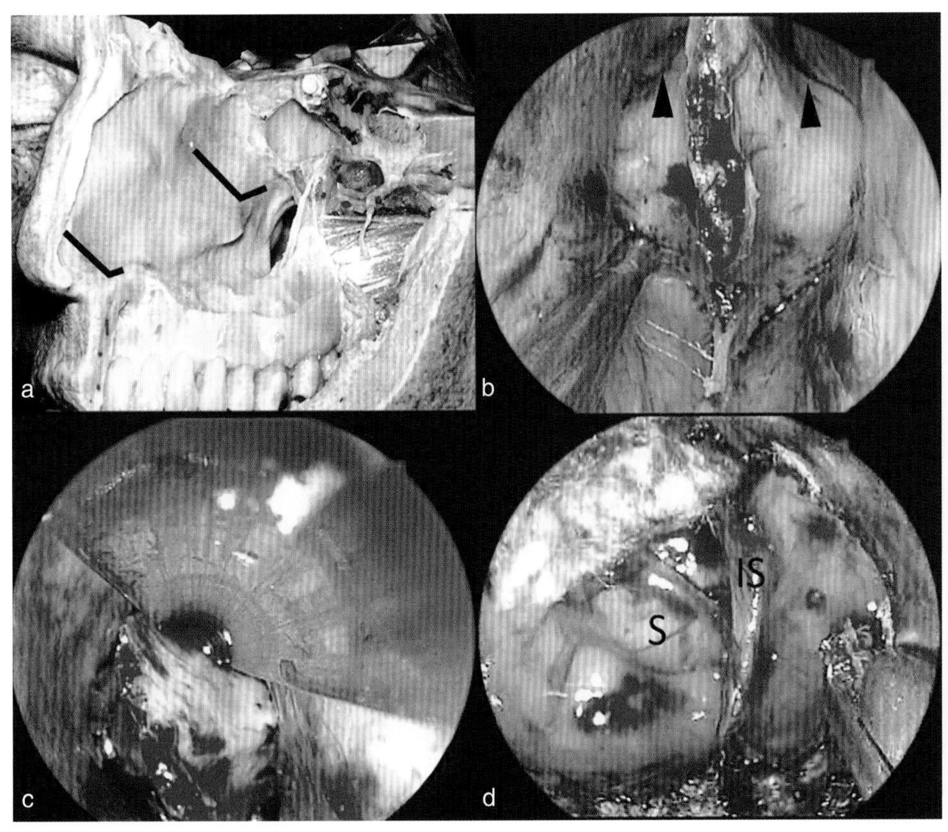

图 15.6　改良的经鼻中隔入路。a. 改良经鼻中隔入路的尸体解剖标本；在前方做鼻中隔贯通切口，并行鼻中隔成形术。b. 从前向后将两侧鼻中隔黏膜从内部撑起，直至蝶嘴（喙部）和蝶窦开口暴露（黑色箭头头）。c. 借助骨凿或金刚砂钻头将蝶骨平台切除。d. 蝶嘴切除后，蝶窦内部即可暴露。S：蝶鞍；IS：窦间隔

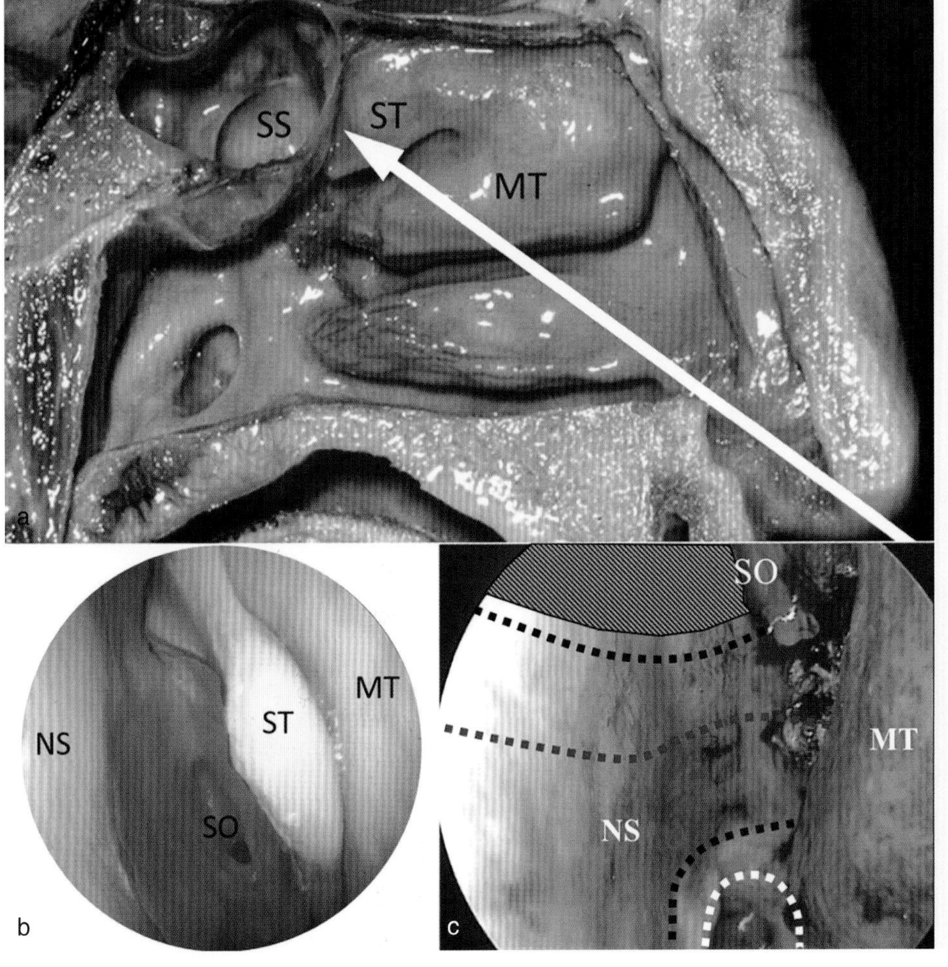

图 15.7　双侧经鼻入路。a. 尸体标本矢状位视图显示直接经鼻入路。SS：蝶窦；ST：上鼻甲；MT：中鼻甲。b. 蝶筛隐窝的尸体解剖内镜图。SO：蝶窦口；NS：鼻中隔。c. 手术内镜观察：蝶窦自然口位于蝶筛隐窝内；中鼻甲通常向外侧骨折外移并保持完整；鼻后中隔动脉（红色虚线）穿过自然开口和后鼻孔穹隆（白色虚线），然后在鼻中隔黏膜内向前走行；强烈建议在进行这种入路时切取“救援瓣”，以保留鼻中隔瓣蒂（即鼻中隔动脉、鼻中隔）（切口用黑色虚线表示）；阴影区代表鼻中隔后部切开区

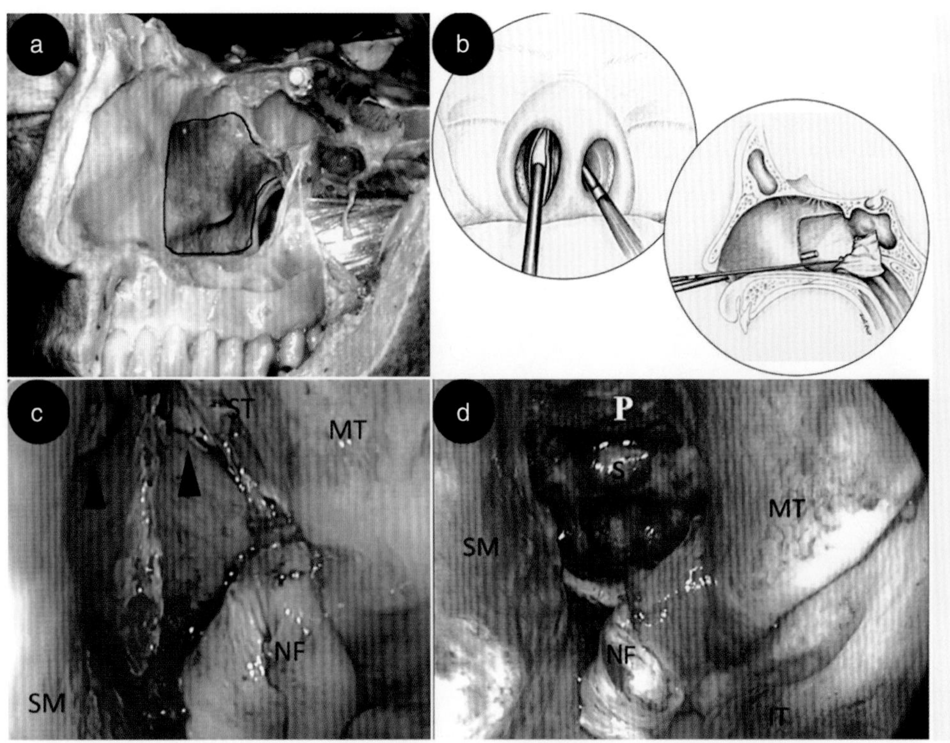

图 15.8 经鼻中隔 - 鼻腔联合入路。a. 左侧鼻中隔黏膜瓣的尸体标本。b. 经鼻中隔 - 鼻腔联合入路的图解。右侧切开鼻中隔黏膜，行鼻中隔成形术，将鼻中隔黏膜向外推，缝合于鼻翼（经鼻中隔侧）；左侧制备鼻中隔黏膜瓣，轻轻置于鼻咽部（经鼻侧）。c. 制备鼻中隔黏膜瓣并显露蝶窦后的鼻内镜手术视图。d. 蝶窦完全开放后的内镜手术视图。箭头头：蝶窦口；ST：上鼻甲；MT：中鼻甲；IT：下鼻甲；SM：鼻中隔黏膜；P：蝶骨平面；NF：鼻中隔黏膜瓣；S：蝶鞍

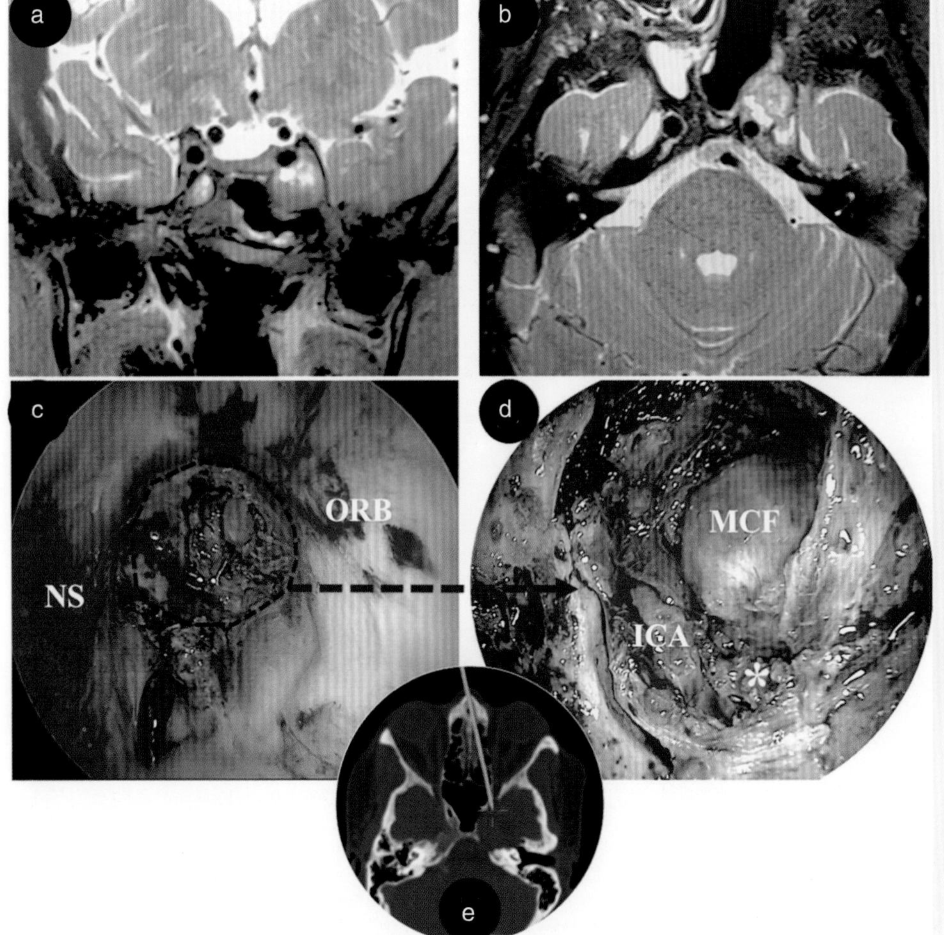

图 15.9 经蝶窦入路病例。1 例 60 岁女性患者，复发性左侧翼管神经鞘瘤（a,b）。术中内镜观（c,d）能很好地显示眼眶和海绵窦区。神经导航图片，经鼻窦入路（e）。NS：鼻中隔；ORB：眼眶；ICA：颈内动脉；MCF：颅中窝；白色星号：肿瘤附着区域

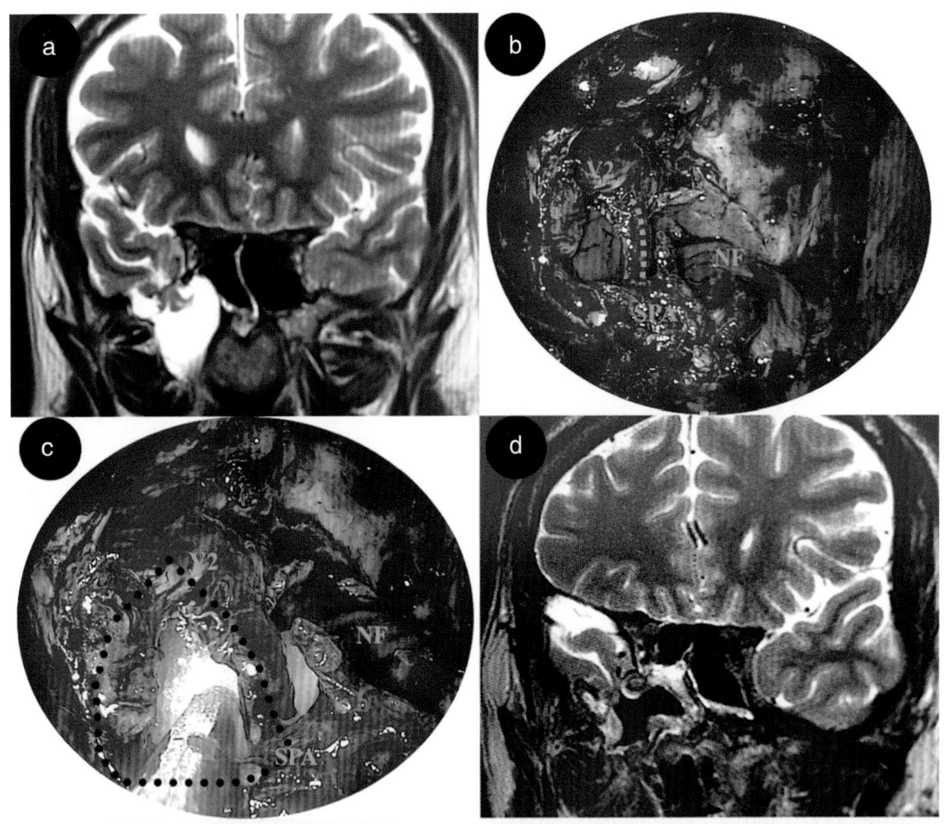

图 15.10　经翼突入路至蝶窦外侧隐窝。a. 病例：1 例 28 岁男性患者，右侧蝶窦外侧隐窝发现脑膜脑膨出（术 MRI，冠状面）。b. 经翼突入路，保留蝶腭动脉和翼腭神经节、三叉神经上颌支之间的神经联系（绿色虚线）。c. 内镜手术视图——通过“翼腭窗”（黑色虚线）在鼻中隔瓣上注射止血泡沫。d. 术后 MRI 显示鼻中隔瓣贴敷于外侧隐窝内。SpA：蝶腭动脉；V2：三叉神经上颌支；NF：鼻中隔黏膜瓣

勿损伤眶下神经和恰在此处出圆孔的三叉神经上颌支。完全暴露后，磨除翼突。翼管神经可作为辨识破裂孔和岩段颈内动脉的解剖标志[18]。

在某些情况下，翼腭窝的神经血管结构必须保留。例如，当使用同侧 NSF 时，蝶腭动脉不能电凝，或需保留翼管神经时。在这种情况下，做一个“翼腭窗”，可直接通过该窗进入蝶窦的外侧隐窝（图 15.10）。

15.6　结　论

蝶窦被认为是大多数腹侧颅底疾病的“门户”。最重要的是要了解该窦的复杂解剖结构及其与周围神经血管结构的关系。正确选择最佳的经蝶内镜入路是保证颅底手术安全性和成功的关键。

（陈钢钢　译，汤文龙　校）

参考文献

[1] Patel CR, Fernandez-Miranda JC, Wang W-H, et al. Skull base anatomy. Otolaryngol Clin North Am,2016, 49(1):9–20

[2] Hamid O, El Fiky L, Hassan O, et al. Anatomic variations of the sphenoid sinus and their impact on trans-sphenoid pituitary surgery. Skull Base,2008,18(1):9–15

[3] Tomovic S, Esmaeili A, Chan NJ, et al. High-resolution computed tomography analysis of variations of the sphenoid sinus. J Neurol Surg B Skull Base, 2013, 74(2):82–90

[4] Wiebracht ND, Zimmer LA. Complex anatomy of the sphenoid sinus: a radiographic study and literature review. J Neurol Surg B Skull Base, 2014,75 (6):378–382

[5] Driben JS, Bolger WE, Robles HA, et al. The reliability of computerized tomographic detection of the Onodi (sphenoethmoid) cell. Am J Rhinol, 1998, 12(2):105–111

[6] Labib MA, Prevedello DM, Carrau R, et al. A road map to the internal carotid artery in expanded endoscopic endonasal approaches to the ventral cranial base. Neurosurgery, 2014, 10 Suppl 3:448–471, discussion 471

[7] Zada G, Agarwalla PK, Mukundan S, Jr, et al. The

neurosurgical anatomy of the sphenoid sinus and sellar floor in endoscopic transsphenoidal surgery. J Neurosurg, 2011, 114(5):1319–1330

[8] Fujii K, Chambers SM, Rhoton AL, Jr. Neurovascular relationships of the sphenoid sinus. A microsurgical study. J Neurosurg, 1979, 50(1):31–39

[9] Yang Y, Zhan G, Liao J, et al. Morphological characteristics of the sphenoid sinus and endoscopic localization of the cavernous sinus. J Craniofac Surg, 2015, 26(6):1983–1987

[10] Policeni BA, Smoker WRK. Imaging of the skull base: anatomy and pathology. Radiol Clin North Am, 2015, 53(1):1–14

[11] Hong SD, Nam D-H, Kong D-S, et al. Endoscopic modified transseptal transsphenoidal approach for maximal preservation of sinonasal quality of life and olfaction.World Neurosurg, 2016, 87:162–169

[12] Göçmez C, Göya C, Hamidi C, et al. Evaluation of the surgical anatomy of sphenoid ostium with 3D computed tomography. Surg Radiol Anat, 2014, 36(8):783–788

[13] Garcia HG, Otten M, Pyfer M, et al. Minimizing septectomy for endoscopic transsphenoidal approaches to the sellar and suprasellar regions: a cadaveric morphometric study. J Neurol Surg B Skull Base, 2016, 77(6):479–484

[14] Rivera-Serrano CM, Snyderman CH, Gardner P, et al. Nasoseptal "rescue" flap: a novel modification of the nasoseptal flap technique for pituitary surgery. Laryngoscope,2011, 121(5):990–993

[15] Stamm AC, Pignatari S, Vellutini E, et al. A novel approach allowing binostril work to the sphenoid sinus. Otolaryngol Head Neck Surg, 2008, 138(4):531–532

[16] Fujimoto Y, Balsalobre L, Santos FP, et al. Endoscopic combine"transseptal/transnasal" approach for pituitary adenoma: reconstruction of skull base using pedicled nasoseptal flap in 91 consecutive cases. Arq Neuropsiquiatr, 2015, 73(7):611–615

[17] Abuzayed B, Tanriover N, Gazioglu N, et al. Endoscopic endonasal approach to the orbital apex and medial orbital wall: anatomic study and clinical applications. J Craniofac Surg, 2009, 20(5):1594–1600

[18] Verillaud B, Bresson D, Sauvaget E, et al. Exposure techniques in endoscopic skull base surgery: posterior septectomy, medial maxillectomy, transmaxillary and transpterygoid approach. Eur Ann Otorhinolaryngol Head Neck Dis,2012,129(5):284–288

第 Ⅲ 部分

经鼻内镜下手术入路至眶及视神经

Ⅲ

第 16 章 | 眼眶及相关结构解剖

Helder Tedeschi, Yoshihiro Natori, Albert L. Rhoton Jr.

摘　要

本章详细地描述了眶部复杂的解剖结构，这对治疗影响眶内容物的各种病变的手术入路非常重要。详细描述了眶部及其相关结构的骨性、神经和血管关系。本文通过描述经内侧，中央和外侧眶额入路、经上颌和经筛窦径路，循序渐进地描述了到达眶部的各种手术入路。

关键词

眶，眶部解剖，眶部入路，眶部肿瘤，手术入路

内容要点

· 术前完善对眶壁的放射学检查，了解骨壁过度增厚等情况，可以帮助选择手术入路。

· 由鼻内接近眶内病变需要移动眼外肌。支配眼球运动的神经穿行于肌肉内表面。因此，尽量避免过度牵拉眼外肌，避免造成不可逆的眼肌麻痹。

· 眶脂体被结缔组织分隔成不同部分。尽管保持脂肪完整是很困难的，但应尽量围绕结缔组织间隔进行分离。

· 眶内脂肪在眶尖附近通常会减少，尽管如此空间仍然较狭窄。

· 对更靠后内侧的病变进行操作时，需特别注意视网膜中央动脉，其通常走行于视神经腹侧面，自眶尖发出后，在穿入视神经前，该动脉会在视神经下方走行一小段距离。

16.1 引　言

内镜开创了治疗颅底疾病的新纪元。由于内镜的使用扩展了微侵袭外科的治疗范围，以前许多被称为手术禁区的部位现在都可以很安全地到达。新的重建技术减少了术后并发症。由于靠近鼻腔和鼻窦，视神经管和眶内、下壁均可以在内镜的辅助下到达。

本章集中描述眶内容物的显微外科解剖，这对到达眶的各种手术入路是非常重要的。

16.2 眼眶的解剖

眼眶是由神经、血管、肌肉、韧带和骨性结构所组成的复杂结钩，开口于面部，通过双眼收集外界信息提供给大脑。

几乎所有构成前、中颅窝的骨都参与眼球壁的构成。眼眶向后与前、中颅窝相通，向下与翼腭窝和颞下窝相通。进出眼眶的神经和血管经过视神经管和眶上裂，其部分被附着眼直肌的总腱环所包绕。

事实上进入眼眶的神经和血管不仅通过骨性管道，而且还通过总腱环，这增加了眼眶尤其是那些累及眶尖病变手术入路选择的复杂性。眼眶手术可以通过面部和结膜从前方入路，也可以经过任何眶壁或从颅内进入。最常使用的神经外科入路是直接通过上壁和外侧壁切除眶尖附近，或累及视神经管、眶上裂及邻近区域的眶内肿瘤[1-3]。内镜技术有时受到鼻窦相关结构，包括视神经管和眶内下壁的限制。

16.3 骨性结构

眶壁由 7 块颅骨组成：额骨、颧骨、蝶骨、泪骨、筛骨、腭骨和上颌骨（图 16.1）。额骨构成眼眶

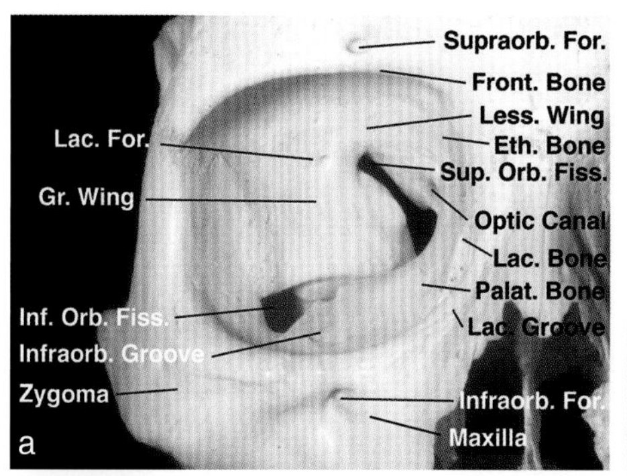

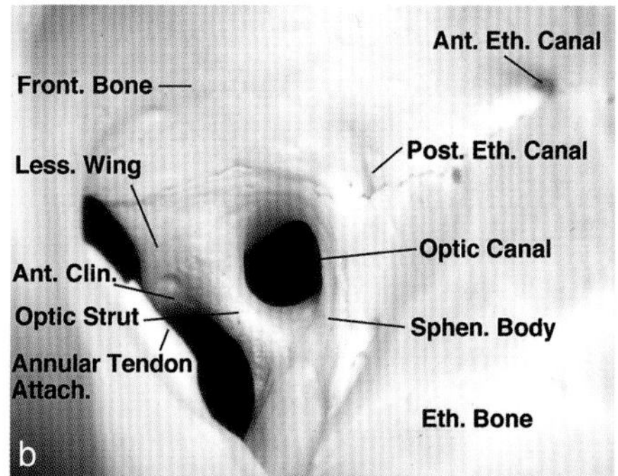

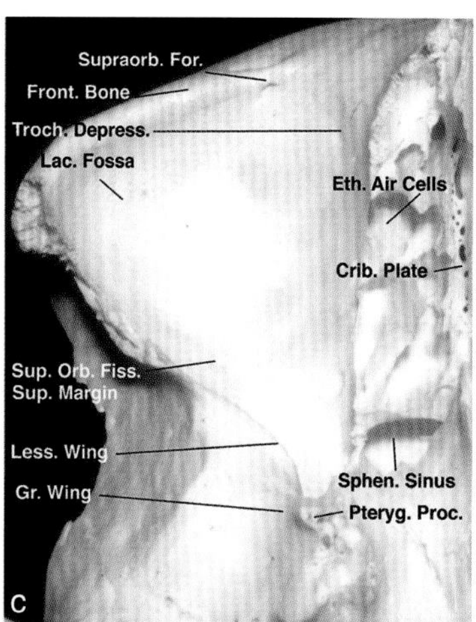

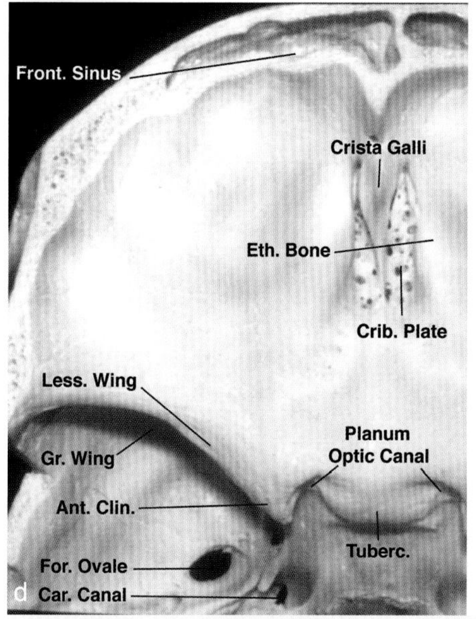

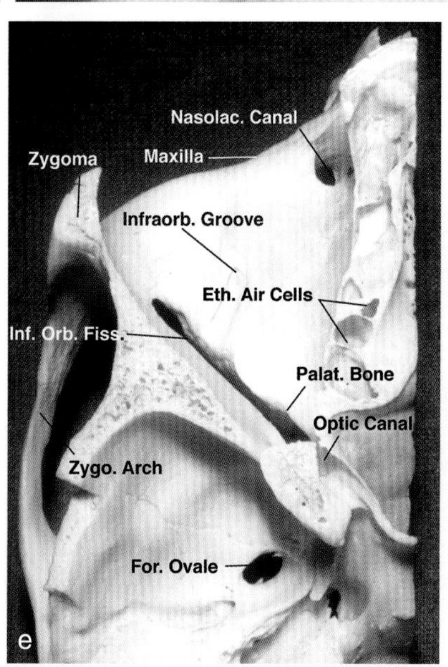

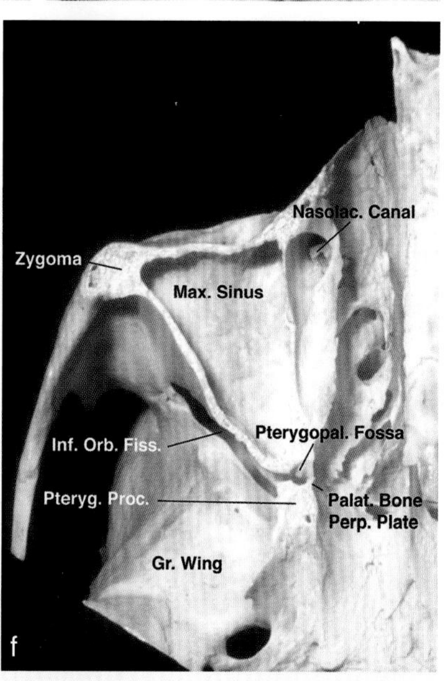

图 16.1　眶的骨性结构关系。a. 右侧眶前面观。b. 右侧视神经管前面观。c. 右侧眶顶下面观。d. 构成眶顶的所有骨质及前颅窝底上面观。e. 右侧眶底的上面观。f. 上颌窦顶壁即眶的底壁的下面观。g. 右侧眶内侧壁的外侧面观。h. 右侧眶外侧壁的外侧面观。i. 右侧视神经管的颅内面观。j. 右侧眶上裂的颅内面观。k. 右侧眶下裂的眶内观。l. 右侧颧面孔的前外侧观。m. 右侧视神经管以及变异的眼动脉孔的前面观

（a）Supraorb. For.：眶上孔；Front. Bone：额骨；Less. Wing：蝶骨小翼；Eth. Bone：筛骨；Sup. Orb. Fiss.：眶上裂；Optic Canal：视神经管；Lac. Bone：泪骨；Palat. Bone：腭骨；Lac. Groove：泪沟；Infraorb. For. 眶下孔；Maxilla：上颌骨；Lac. For. 泪孔；Gr. Wing：蝶骨大翼；Inf. Orb. Fiss.：眶下裂；Infraorb. Groove：眶下沟；Zygoma：颧骨

（b）Front. Bone：额骨；Less. Wing：蝶骨小翼；Ant. Clin.：前床突；Optic Strut：视柱；Annular Tendon Attach.：总腱环附着点；Ant. Eth. Canal：筛前管；Post. Eth. Canal：筛后管；Optic Canal：视神经管；Sphen. Body：蝶骨体；Eth. Bone：筛骨

（c）Supraorb. For.：眶上孔；Front. Bone：额骨；Troch. Depress.：滑车压迹；Lac. Fossa：泪窝；Sup. Orb. Fiss. Sup. Margin: 眶上裂上缘；Less. Wing: 蝶骨小翼；Gr. Wing: 蝶骨大翼；Eth. Air Cells: 筛窦气房；Crib. Plate: 筛板；Sphen. Sinus：蝶窦；Pteryg. Proc.：翼突

（d）Front. Sinus：额窦；Less. Wing：蝶骨小翼；Gr. Wing：蝶骨大翼；Ant. Clin.：前床突；For. Ovale：卵圆孔；Car. Canal：颈动脉管；Crista Galli：鸡冠；Eth. Bone：筛骨；Crib. Plate：筛板；Planum：蝶骨平台；Optic Canal：视神经管；Tuberc. 鞍结节

（e）Zygoma：颧骨；Inf. Orb. Fiss.：眶下裂；Zygo. Arch：颧弓；For. Ovale：卵圆孔；Nasolac. Canal：鼻泪管；Maxilla：上颌骨；Infraorb. Groove：眶下沟；Eth. Air Cells：筛窦气房；Palat. Bone：腭骨；Optic Canal：视神经管

（f）Zygoma：颧骨；Inf. Orb. Fiss.：眶下裂；Pteryg. Proc.：翼突；Gr. Wing：蝶骨大翼；Max. Sinus：上颌窦；Nasolac. Canal：鼻泪管；Pterygopal.Fossa：翼腭窝；Palat. Bone Perp. Plate：腭骨垂直板

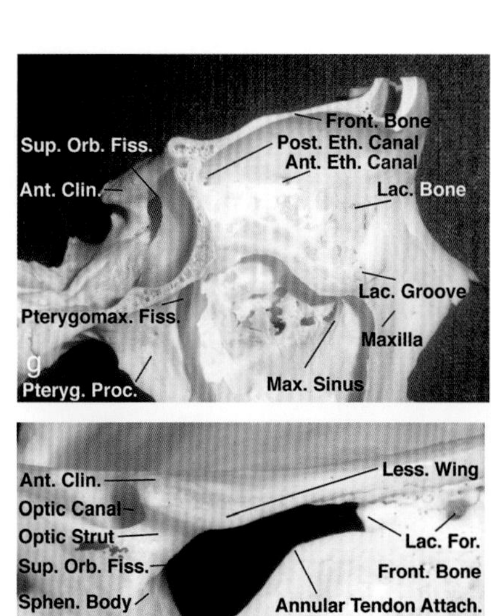

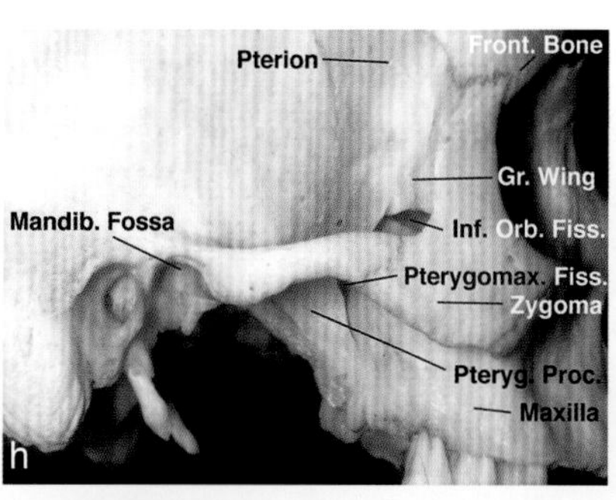

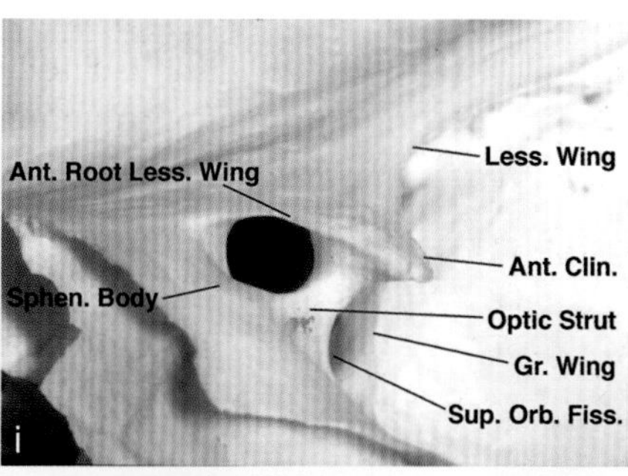

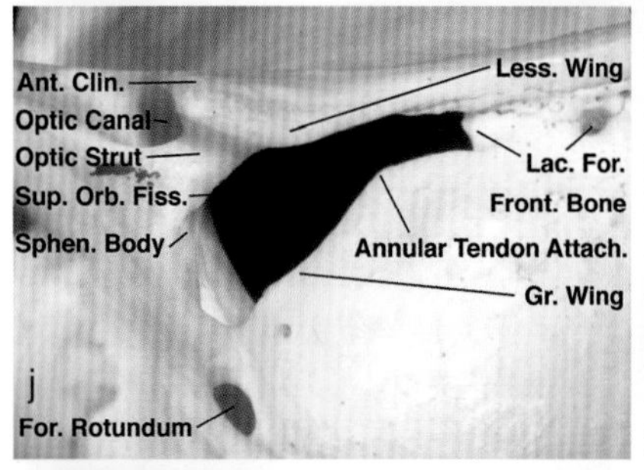

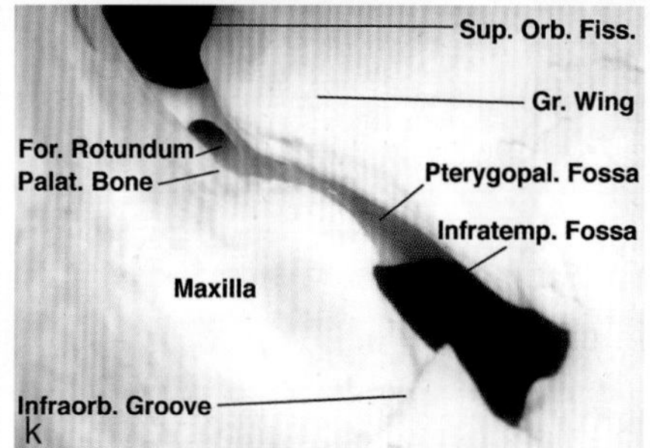

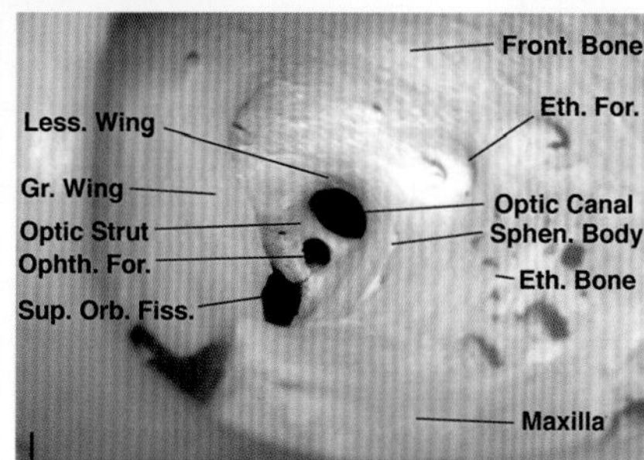

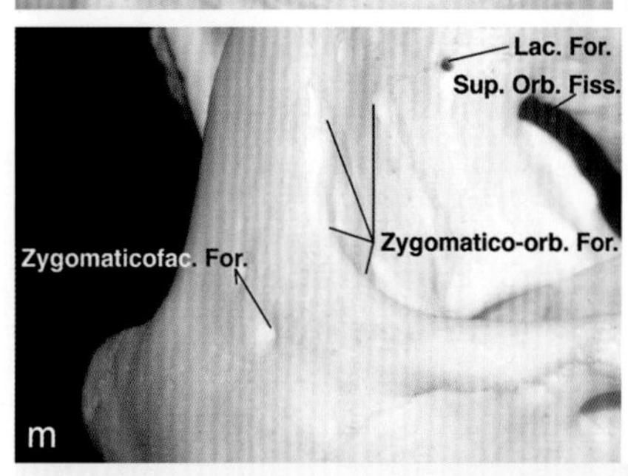

图 16.1（续） （g）Sup. Orb. Fiss.：眶上裂；Ant. Clin.：前床突；Pterygomax. Fiss.：翼上颌裂；Pteryg. Proc.：翼突；Front. Bone：额骨；Ant. Eth. Canal：筛前管；Post. Eth. Canal：筛后管；Lac. Bone：泪骨；Lac. Groove：泪沟；Maxilla：上颌骨；Max. Sinus：上颌窦

（h）Mandib. Fossa：下颌窝；Pterion：翼点；Front. Bone：额骨；Gr. Wing：蝶骨大翼；Inf. Orb. Fiss.：眶下裂；Pterygomax. Fiss.：翼上颌裂；Zygoma：颧骨；Pteryg. Proc.：翼突；Maxilla：上颌骨

（i）Ant. Root Less. Wing：蝶骨小翼前根；Sphen. Body：蝶骨体；Less. Wing：蝶骨小翼；Ant. Clin.：前床突；Optic Strut：视柱；Gr. Wing：蝶骨大翼；Sup. Orb. Fiss.：眶上裂

（j）Ant. Clin.：前床突；Optic Canal：视神经管；Optic Strut：视柱；Sup. Orb. Fiss.：眶上裂；Sphen. Body：蝶骨体；For. Rotundum：圆孔；Less. Wing：蝶骨小翼；Lac. For.：泪孔；Front. Bone：额骨；Sphen. Bone：蝶骨；Annular Tendon Attach：总腱环附着点；Gr. Wing：蝶骨大翼

（k）For. Rotundum：圆孔；Palat. Bone：腭骨；Maxilla：上颌骨；Infraorb. Groove：眶下沟；Sup. Orb. Fiss.：眶上裂；Gr. Wing：蝶骨大翼；Pterygopal. Fossa：翼腭窝；Infratemp. Fossa：颞下窝

（l）Less. Wing：蝶骨小翼；Gr. Wing：蝶骨大翼；Optic Strut：视柱；Ophth. For.：眼动脉孔；Sup. Orb. Fiss.：眶上裂；Front. Bone：额骨；Eth. For.：筛孔；Optic Canal：视神经管；Sphen. Body：蝶骨体；Eth. Bone：筛骨；Maxilla：上颌骨

（m）Zygomaticofac. For.：颧面孔；Lac. For.：泪孔；Sup. Orb. Fiss.：眶上裂；Zygomatico-orb. For.：颧－眶孔

开口上缘，眶上与滑车上神经和血管在眼眶上壁形成的切迹或一个或数个小孔中穿行。眼眶外侧缘大部分由颧骨额突构成，而额骨颧突构成外侧壁的上部。眼眶下缘外侧由颧骨构成，内侧由上颌骨构成。内侧缘上部由额骨构成，下部由上颌骨额突构成。额窦位于眶上缘的内侧。眶顶的前部由额骨眶板构成，而后部由蝶骨小翼构成，同时蝶骨小翼也构成蝶骨嵴的大部（图 16.1，图 16.2）。

蝶骨与筛骨位于两侧眶顶的中间。筛骨位于筛板所在位置，向上突起的鸡冠是大脑镰附着处。额骨向前分为两块骨板，包绕额窦。泪腺窝为泪腺所在的位置，位于眶顶前外侧部的下方。

眶顶前内侧另一个小凹陷为滑车隐窝，是上斜肌滑车的附着处。眶底由上颌骨的眶板、颧骨的眶面和腭骨的眶突组成。眶底很薄，构成上颌窦的顶壁。底部与内侧壁相延续，只在最前方有鼻泪管穿过。眶底的前部与外侧壁相延续，但后部被眶下裂分开。眶下沟有上颌神经的眶下支穿过，从眶下裂向前经过眶底到达眶下管，在眶下缘终于眶下孔。外侧壁主要由蝶骨大翼和颧骨额突构成。蝶骨大翼也构成大部分的中颅窝底和颞下窝的顶壁。向上，眶外侧壁的前部与顶壁相延续，而外侧壁的后部与顶壁被眶上裂分开。

眼动脉的脑膜回返支穿过的泪孔，沿外侧壁的上缘位于眶上裂的前方。颧眶孔位于外侧壁眶内面的前外侧部，有颧面神经和颧颞神经穿过，经额骨外面的颧面孔和颧颞孔穿出，到达颊部和颞部的皮肤。内侧壁从前向后由上颌骨额突、泪骨、筛骨眶板和蝶骨体构成。眶内侧壁菲薄，尤其是将眶内容物和筛窦气房分开的筛骨眶板处。泪囊位于由前方的上颌骨额突和后方的泪骨构成的泪沟内，通过鼻泪管开口于鼻腔。筛前孔与筛后孔内有眼动脉发出的筛前支、筛后支和鼻睫神经穿过，位于眶顶和内侧壁的交界处，经过额筛缝或邻近的额骨沿筛板的外缘开口于前颅窝。

视神经管在眶顶和眶内侧壁交界处开口于眶

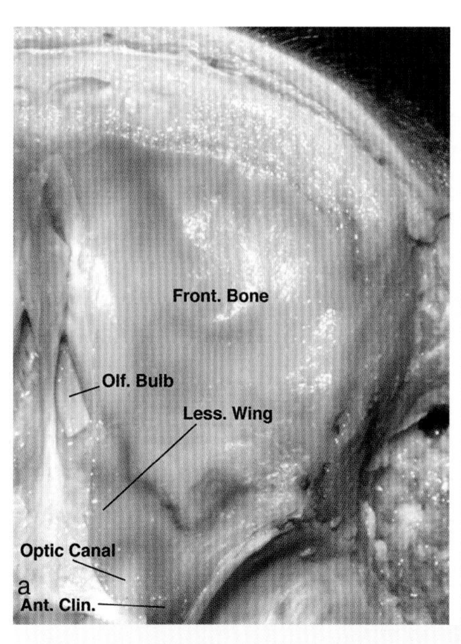

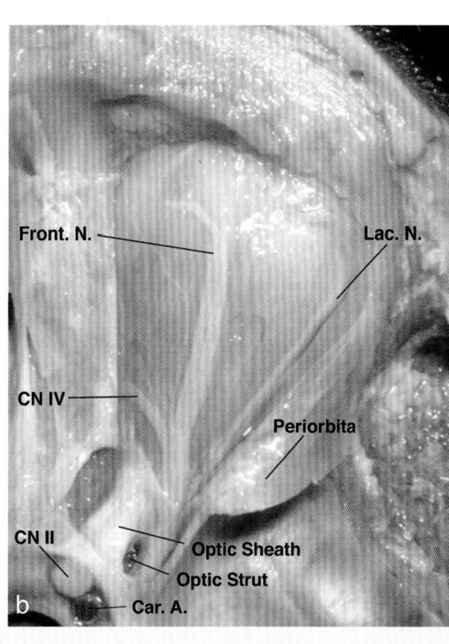

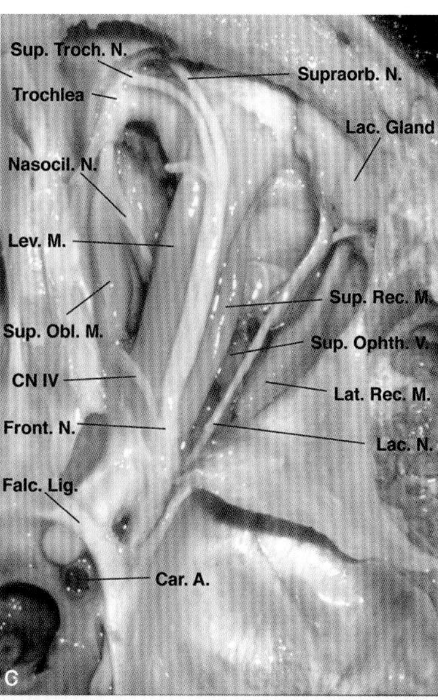

图 16.2　上面观。眶及眶上裂内的神经结构分步解剖。a. 构成眶顶的部分额骨和蝶骨表面的硬脑膜已去除。b. 切除眶和视神经管的顶壁，去除前床突，打开眶骨膜，暴露走行于眶骨膜下脂肪内的滑车神经、额神经、泪腺神经。c. 去除眶脂体。d. 切断并翻开额神经、上睑提肌和上直肌，暴露跨过视神经上方走行的眼上静脉、眼动脉和鼻睫神经。e. 在上、外直肌起点之间的间隙切开总腱环。f. 切除视神经眶部这一段，暴露动眼神经下支的分支，该分支走行于视神经下方并进入内直肌

（a）Front. Bone：额骨；Olf. Bulb：嗅球；Less. Wing：蝶骨小翼；Optic Canal：视神经管；Ant. Clin.：前床突

（b）Front. N.：额神经；Lac. N.：泪腺神经；CN Ⅳ：滑车神经；Periorbita：眶骨膜；CN Ⅱ：视神经；Optic Sheath：视神经鞘；Optic Strut：视柱；Car. A.：颈内动脉

（c）Sup. Troch. N.：滑车上神经；Trochlea：滑车；Nasocil. N.：鼻睫神经；Lev. M.：上睑提肌；Sup. Obl. M.：上斜肌；CN Ⅳ：滑车神经；Front. N.：额神经；Falc. Lig.：镰状韧带；Car. A.：颈内动脉；Supraorb. N.：眶上神经；Lac. Gland：泪腺；Sup. Rec. M.：上直肌；Sup. Ophth. V.：眼上静脉；Lat. Rec. M.：外直肌；Lac. N.：泪腺神经

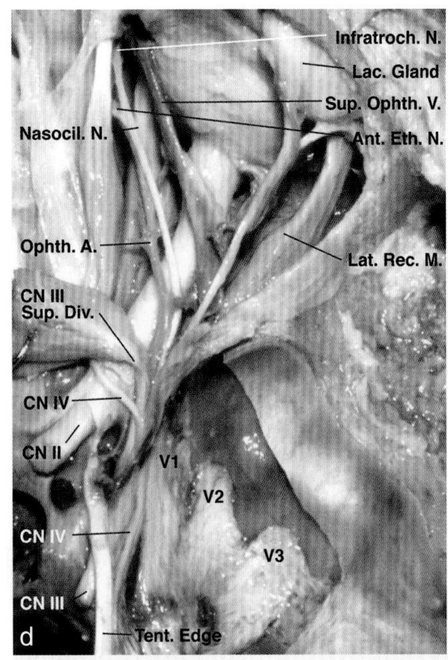

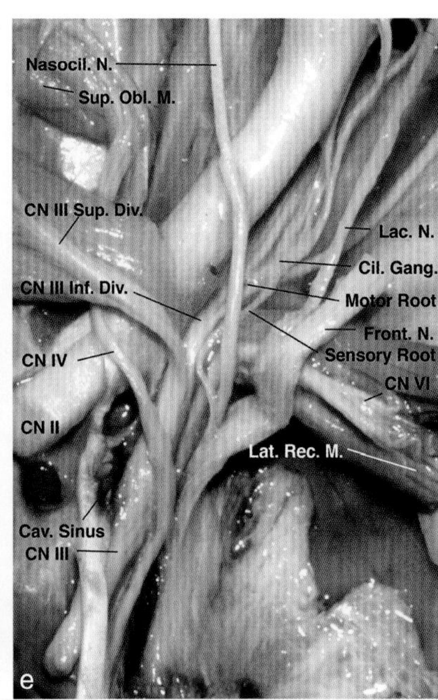

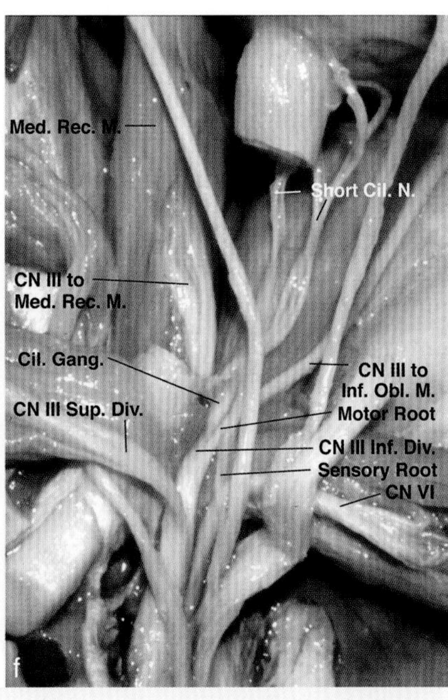

图 16.2（续） （d）Nasocil. N.：鼻睫神经；Ophth. A.：眼动脉；CN Ⅲ Sup. Div.：动眼神经上支；CN Ⅳ：滑车神经；CN Ⅱ：视神经；CN Ⅲ：动眼神经；Tent. Edge：小脑幕缘； Ⅴ 1：眼神经；Ⅴ 2：上颌神经；Ⅴ 3：下颌神经；Infratroch. N.：滑车下神经；Lac. Gland：泪腺；Sup. Ophth. Ⅴ .：眼上静脉；Ant. Eth. N.：筛前神经；Lat. Rec. N.：外直肌

（e）Nasocil. N.：鼻睫神经；Sup. Obl. M. 上斜肌；CN Ⅲ Sup. Div.：动眼神经上支；CN Ⅲ Inf. Div.：动眼神经下支；CN Ⅳ：滑车神经；CN Ⅱ：视神经；Cav. Sinus：海绵窦；CN Ⅲ：动眼神经；Lac. N. 泪腺神经；Cil. Gang.：睫状神经节；Motor Root：运动根；Front. N.：额神经；Sensory Root：感觉根；CN Ⅵ：展神经；Lat. Rec. M.：外直肌

（f）Med. Rec. M.：内直肌；CN Ⅲ to Med. Rec. M.：动眼神经内直肌支；Cil. Gang.：睫状神经节；CN Ⅲ Sup. Div.：动眼神经上支；Short Cil. N. 睫状短神经；CN Ⅲ to Inf. Obl. M.：动眼神经下斜肌支；Motor Root：运动根；CN Ⅲ Inf. Div.：动眼神经下支；Sensory Root：感觉根；CN Ⅵ：展神经

尖的前内侧，位于蝶骨小翼和蝶骨体部交界处，由视柱将其与眶上裂分开，内有视神经与眼动脉通过。视柱是一个骨桥，也称为蝶骨小翼的后支，从前床突底部的下缘延伸到蝶骨体。上、下、内、外直肌发出的总腱环附着于视神经管的上、下、内侧缘。前床突从蝶骨小翼向后突出，进入视神经管和动眼神经入眶上裂之间的间隙。视神经管内端呈椭圆形，内外径略大于上下径，位于前床突和视柱的内侧。

视神经管的内缘由蝶骨体构成，上缘由蝶骨小翼的前支构成，外侧缘由视柱构成，下缘由视柱及其邻近的蝶骨体构成。视柱向外上连接于前床突基底部，向内下连接蝶骨体部。颈内动脉海绵窦段的前曲位于视柱的后方，并经前床突的内侧上行。蝶骨体容纳蝶窦。视交叉沟是位于蝶骨体表面双侧视神经管之间的一条浅沟。鞍结节位于中线处视交叉沟的后缘。颈动脉沟的前部是一条浅沟，代表海绵窦段颈内动脉的走行，位于眶上裂内侧缘的后方，沿视柱后缘和前床突内侧继续向上。

眶上裂的下缘由蝶骨大翼与体部的结合部构成，位于海绵窦下缘和中颅窝底水平。眶上裂下缘与圆孔之间由窄的骨桥分开，称为上颌柱。眶上裂的下端位于眶下裂内侧端的上方，并与其会合。眶下裂为一个狭窄的裂隙，具有长的前、后缘和窄的内、外侧端。长的后缘由蝶骨大翼构成，长的前缘主要由上颌骨眶面构成，只有少部分由腭骨眶突构成。窄的外侧端由颧骨构成，而较窄的内侧端由蝶骨体构成。眶下裂的后内部向下与翼腭窝相通，前外侧部与位于蝶骨大翼下方的颞下窝相通。经过眶下裂的结构包括颧神经、上颌神经的眶下支和颧支，上颌动脉的一些分支，与翼静脉丛相沟通的眼下静脉属支。

眶平滑肌分布于眶下裂的上部。翼上颌裂是位于上颌骨后面和蝶骨翼突前面之间的狭长间隙。翼上颌裂开口于翼腭窝，翼腭窝位于眶下裂的下方，并经眶下裂的内侧部与眶尖相通。圆孔穿过翼突的上部，上颌神经经圆孔到达翼腭窝，并在翼腭窝内发出眶下神经和颧神经，分别走行于眶底和眶外侧壁。翼管神经穿过翼管开口于圆孔的下方。翼腭窝的内侧壁由腭骨垂直板构成。

16.4　眶骨膜、硬脑膜和总腱环

覆盖中颅窝底与海绵窦的硬脑膜在眶上裂处与眶尖的眶骨膜和总腱环融合在一起，总腱环为各眼直肌的起点（图 16.3）。总腱环环绕着视神经管的眶端与邻近的部分眶上裂。汇合在一起形成总腱环的纤维成分包括眶尖的眶骨膜、眶上裂和视神经管的硬脑膜、视神经鞘。总腱环附着于视神经管的上、内、下缘，以及眶上裂外侧缘中部的骨性隆起，隆起位于眶上裂狭窄的外侧部与宽阔的内侧部交界处。总腱环并没有占据整个眶上裂，而是仅占其上内部，即视柱和视神经管的外侧。总腱环的下部，为下直肌起始处，从视柱和视神经孔下方的蝶骨体水平延伸至眶上裂外缘的附着点。

总腱环自蝶骨大翼附着处向上与眶骨膜和硬脑膜在小翼下缘融合。小翼和大翼之间的总腱环将眶上裂狭窄的外侧部与宽阔的内侧部分开，是外直肌起点的位置。总腱环及其向后延伸的结缔组织将眶上裂分为 3 个部分：外侧部、中间部和下部。外侧部非常狭窄，上界为蝶骨小翼，下界为总腱环附着处外侧的蝶骨大翼，内界为总腱环和外直肌的起始部。

眶上裂外侧部有滑车神经、额神经和泪腺神经穿过，这三条神经均走行在总腱环的外面。泪腺神经位于眶上裂的最外侧，额神经位于更内侧，滑车神经则在额神经的上内缘经过眶上裂。眼上静脉也经过该部分，沿泪腺神经和额神经的下方走行，到达海绵窦。眶上裂的中间部称为动眼神经孔，是动眼神经穿过眶上裂的位置。其上界是

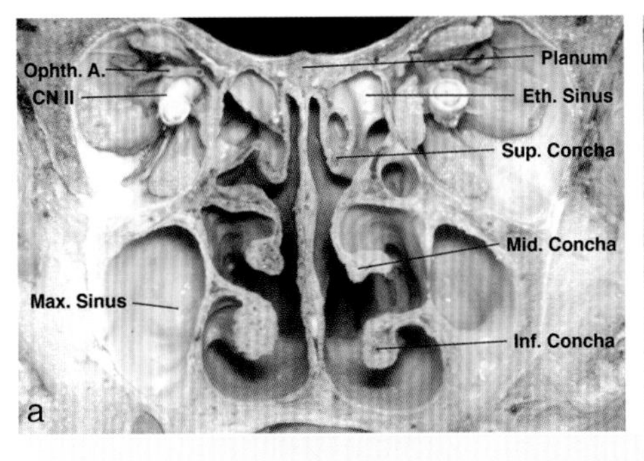

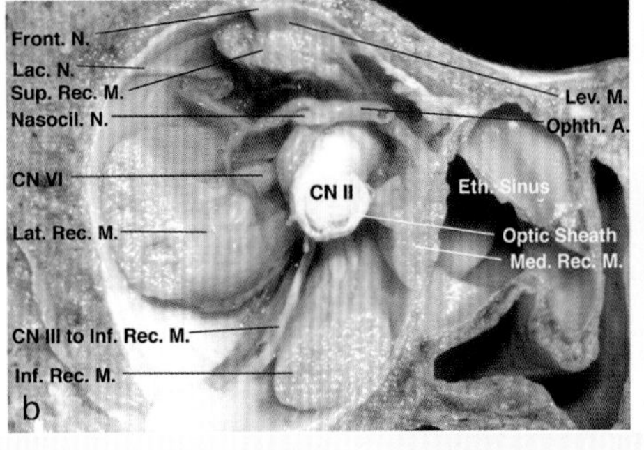

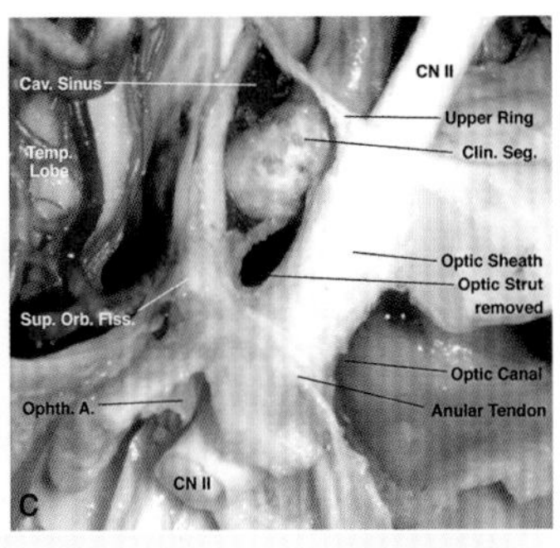

图 16.3　a. 眶尖前方的眶部及颅底冠状切面。b.a 图中右侧眶部结构放大观。c. 前上观，显示眶尖与视柱、视神经管和眶上裂之间的关系。d. 右侧眶尖前方的冠状位切面图。e. 两侧眶部底壁的上面观。上颌窦的顶壁构成了眶的底壁。f. 右侧眶部放大观，显示颧面、颧颞和眶下神经沿眶壁的走行。g. 另一双侧眶部标本前面观。已去除双侧部分眶底骨质暴露出其下方的上颌窦，同时保留眶下神经和颧神经的走行。h. 放大观。去除部分上颌窦后壁，暴露翼腭窝，可见眶下神经和颧神经自上颌神经上发出的位置

（a）Ophth. A.：眼动脉；CN Ⅱ：视神经；Max. Sinus：上颌窦；Planum：蝶骨平台；Eth. Sinus：筛窦；Sup. Concha：上鼻甲；Mid. Concha：中鼻甲；Inf. Concha：下鼻甲

（b）Front. N.：额神经；Lac. N.：泪腺神经；Sup. Rec. M.：上直肌；Nasocil. N.：鼻睫神经；CN Ⅵ：展神经；Lat. Rec. M.：外直肌；CN Ⅲ to Inf. Rec. M.：动眼神经下直肌支；Inf. Rec. M.：下直肌；CN Ⅱ：视神经；Lev. M.：上睑提肌；Ophth. A.：眼动脉；Eth. Sinus：筛窦；Optic Sheath：视神经鞘；Med. Rec. M.：内直肌

（c）Cav. Sinus：海绵窦；Temp. Lobe：颞叶；Sup. Orb. Fiss：眶上裂；Ophth. A.：眼动脉；CN Ⅱ：视神经；Upper Ring：上环；Clin. Seg.：床突段颈内动脉；Optic Sheath：视神经鞘；Optic Strut removed：视柱已去除；Optic Canal：视神经管；Annular Tendon：总腱环

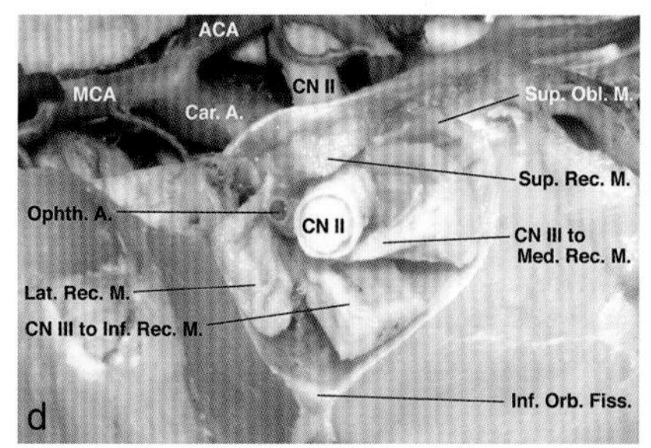

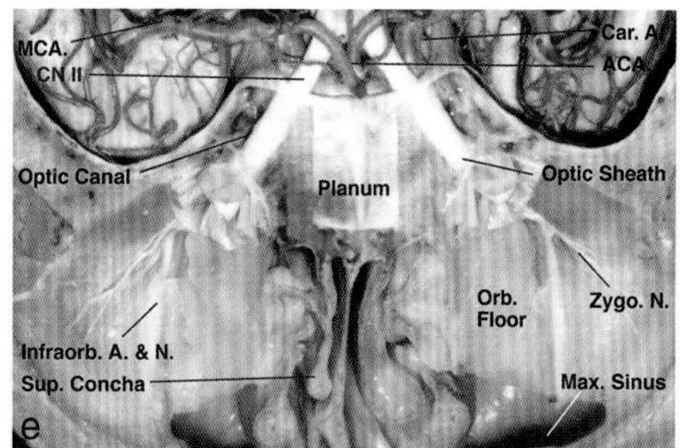

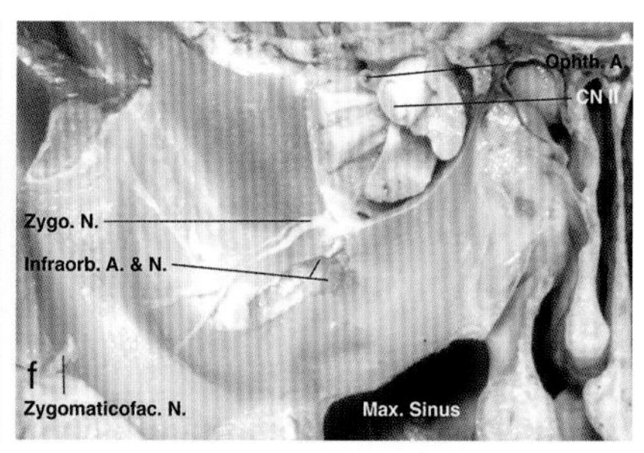

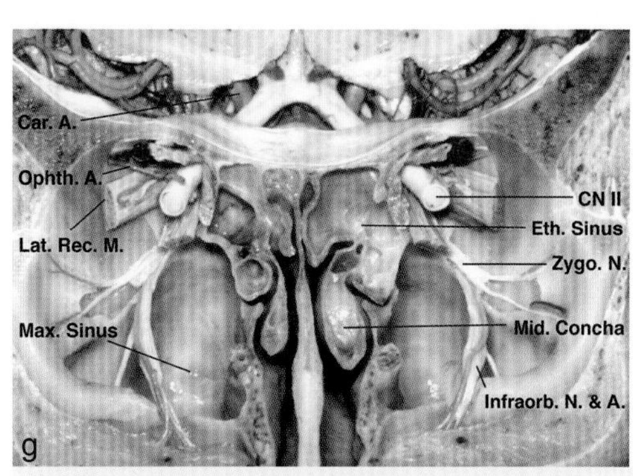

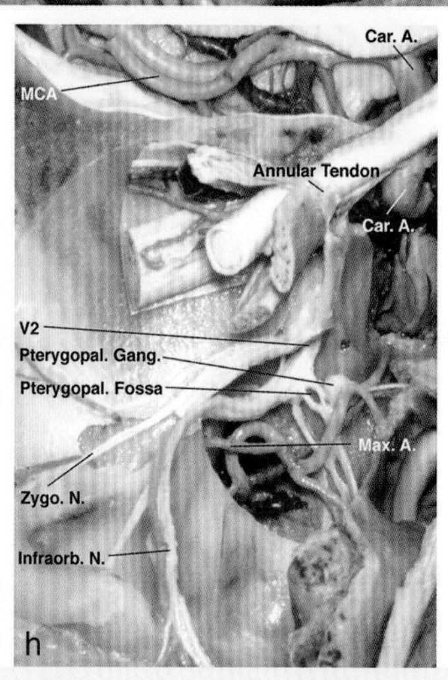

图 16.3（续） （d）ACA：大脑前动脉；MCA：大脑中动脉；Car. A.：颈内动脉；CN Ⅱ：视神经；Ophth. A.：眼动脉；Lat. Rec. M.：外直肌；CN Ⅲ to Inf. Rec. M.：动眼神经下直肌支；Sup. Obl. M.：上斜肌；Sup. Rec. M.：上直肌；CN Ⅲ to Med. Rec. M.：动眼神经内直肌支；Inf. Orb. Fiss.：眶下裂

（e）MCA：大脑中动脉；CN Ⅱ：视神经；Optic Canal：视神经管；Planum：蝶骨平台；Infraorb. A. & N.：眶下动脉、神经；Car. A.：颈内动脉；ACA：大脑前动脉；Optic Sheath：视神经鞘；Orb. Floor：眶底壁；Zygo. N.：颧神经；Max. Sinus：上颌窦

（f）Zygo. N.：颧神经；Infraorb. A. & N.：眶下动脉、神经；Zygomaticofac. N.：颧面神经；Ophth. A.：眼动脉；CN Ⅱ：视神经；Max. Sinus：上颌窦

（g）Car. A.：颈内动脉；Ophth. A.：眼动脉；Lat. Rec. M.：外直肌；Max. Sinus：上颌窦；CN Ⅱ：视神经；Eth. Sinus：筛窦；Zygo. N.：颧神经；Mid. Concha：中鼻甲；Infraorb. N. & A.：眶下动脉、神经

（h）MCA：大脑中动脉；V 2：上颌神经；Pterygopal. Gang：翼腭神经节；Pterygopal. Fossa：翼腭窝；Zygo. N.：颧神经；Infraorb. N.：眶下神经；Car. A.：颈内动脉；Annular Tendon：总腱环；Max. A.：上颌动脉

总腱环和相邻部分的小翼，内侧界为视柱和蝶骨体，外侧界是总腱环和总腱环在眶上裂外侧缘所附着的骨性隆起，下界为蝶骨体和骨性隆起之间的总腱环。下直肌在中间部的下部起源于总腱环。中间部内有动眼神经、鼻睫神经、展神经、睫状神经节的感觉根和交感根穿过。

视神经和眼动脉在动眼神经孔的内侧穿过，附着于视神经管上缘、下缘和内侧的总腱环。自总腱环向后延伸的结缔组织膜将眶上裂中间部和外侧部的神经分开。该结缔组织膜从总腱环发出向后延伸，位于在总腱环外面穿行于外侧部的眼神经额支和穿过中间部及总腱环的鼻睫神经之间。

眶上裂的下部位于总腱环的下方。其下界为蝶骨体与大翼连接处，上界为总腱环，外界为总腱环附着处下方的部分大翼，内侧界为蝶骨体。下直肌在此部的上缘起自总腱环。眶脂体在下直肌的下方向后延伸经过此部裂隙。此部的下缘有分布于眶下裂上缘的眶平滑肌的后部延伸。眶脂体在下直肌和眶平滑肌之间向后走行，位于穿过眶上裂的展神经和鼻睫神经内侧。切除脂肪可以暴露入眶的颈动脉交感丛的细小分支，其中一些分支形成睫状神经节的交感根。

16.5 神经的解剖关系

16.5.1 视神经

视神经分为 4 个部分：球内段、眶内段、管内段和颅内段（图 16.2 至图 16.5）。位于视神经管内的管内段和视神经眶内段均被硬脑膜和蛛网膜所包绕。视神经颅内段周围的蛛网膜下腔向前延伸，并与视神经管段和眶内段周围的蛛网膜下

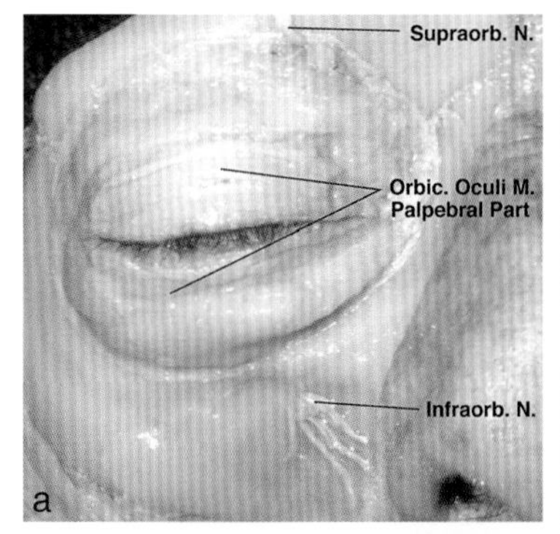

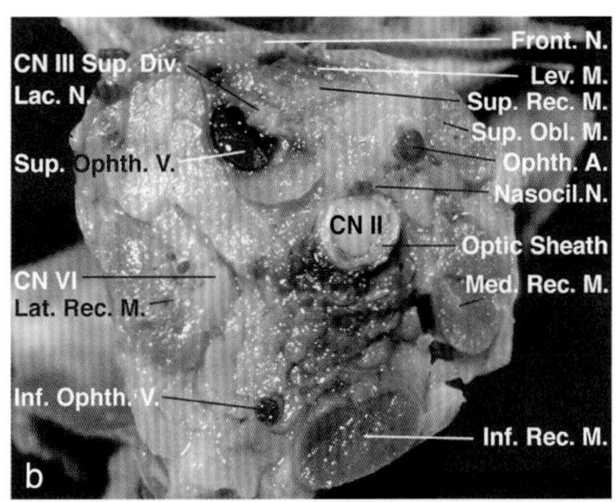

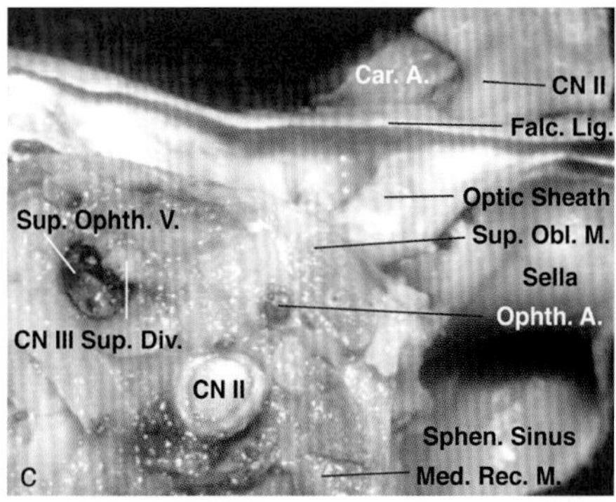

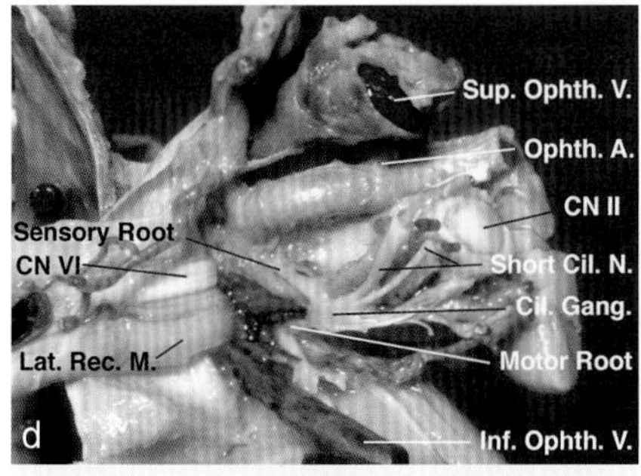

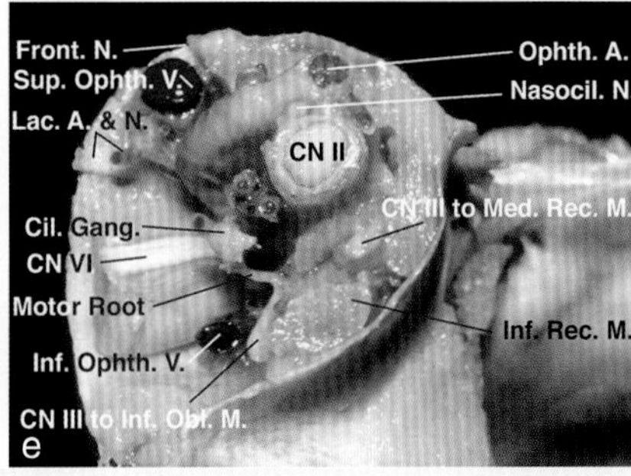

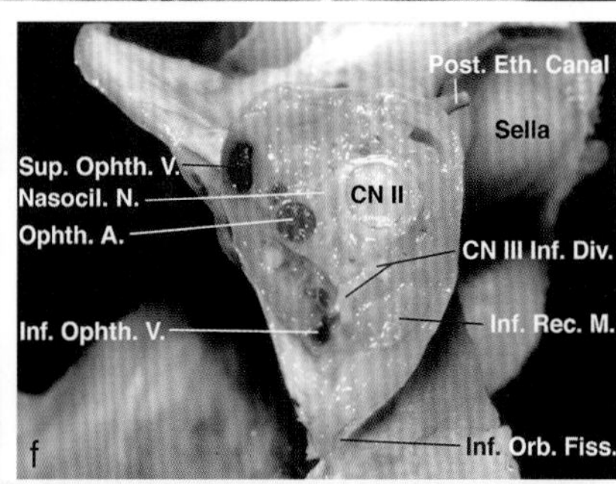

图 16.4 a. 去除眼轮匝肌的眶部，仅保留睑部。从前方逐层深入观察眶部冠状切面的结构。b. 于眼球和下斜肌的后方冠状位切断右侧眶部后的前面观。c. b 图的放大观，显示视神经脑池段和管内段与眶内部分之间的关系。d. 去除眶脂体，并翻开外直肌，暴露位于视神经下外侧的睫状神经节。e. 睫状神经节水平的冠状切面前面观。f. 筛后管水平切面示意图，该位置恰位于眶上裂外侧端的前方。在此水平，眼动脉位于视神经的外侧，鼻睫神经走行于视神经和眼动脉之间。g. 去除眶脂体后的 f 图放大观。在此水平，动眼神经分为上、下两支，上支支配上直肌和上睑提肌，下支支配下直肌、内直肌和下斜肌。h. 眶上裂前方的眶尖切面图

（a）Supraorb. N.：眶上神经；Orbic. Oculi M. Palpebral Part：眼轮匝肌睑部；Infraorb. N.： 眶下神经

（b）CN Ⅲ Sup. Div.：动眼神经上支；Lac. N.：泪腺神经；Sup. Ophth. V.：眼上静脉；CN Ⅵ：展神经；Lat. Rec. M.：外直肌；Inf. Ophth. V.：眼下静脉；CN Ⅱ：视神经；Front. N.：额神经；Lev. M.：上睑提肌；Sup. Rec. M. 上直肌；Sup. Obl. M. 上斜肌；Ophth. A.：眼动脉；Nasocil. N.：鼻睫神经；Optic Sheath：视神经鞘；Med. Rec. M.：内直肌；Inf. Rec. M.： 下直肌

（c）Sup. Ophth. V.：眼上静脉；CN Ⅲ Sup. Div.：动眼神经上支；CN Ⅱ：视神经；Falc. Lig.：镰状韧带；Optic Sheath：视神经鞘；Sup. Obl. M. 上斜肌；Sella：鞍底；Ophth. A.：眼动脉；Sphen. Sinus：蝶窦；Med. Rec. M.：内直肌

（d）Sensory Root：感觉根；CN Ⅵ：展神经；Lat. Rec. M.：外直肌；Sup. Ophth. V.：眼上静脉；Ophth. A.：眼动脉；CN Ⅱ：视神经；Short Cil. N.：睫状短神经；Cil. Gang.：睫状神经节；Motor Root：运动根；Inf. Ophth. V.：眼下静脉

（e）Front. N.：额神经；Sup. Ophth. V.：眼上静脉；Lac. A. & N.：泪腺动脉、神经；Cil. Gang.：睫状神经节；CN Ⅵ：展神经；Motor Root：运动根；Inf. Ophth. V.：眼下静脉；CN Ⅲ to Inf. Obl. M.：动眼神经下斜肌支；Ophth. A.：眼动脉；Nasocil. N.：鼻睫神经；CN Ⅱ：视神经；CN Ⅲ to Med. Rec. M.：动眼神经内直肌支；Inf. Rec. M.：下直肌

（f）Sup. Ophth. V.：眼上静脉；Nasocil. N.：鼻睫神经；Ophth. A.：眼动脉；Inf. Ophth. V.：眼下静脉；CN Ⅱ：视神经；Post. Eth. Canal：筛后管；Sella：鞍底；CN Ⅲ Inf. Div.： 动眼神经下支；Inf. Rec. M.：下直肌；Inf. Orb. Fiss.：眶下裂

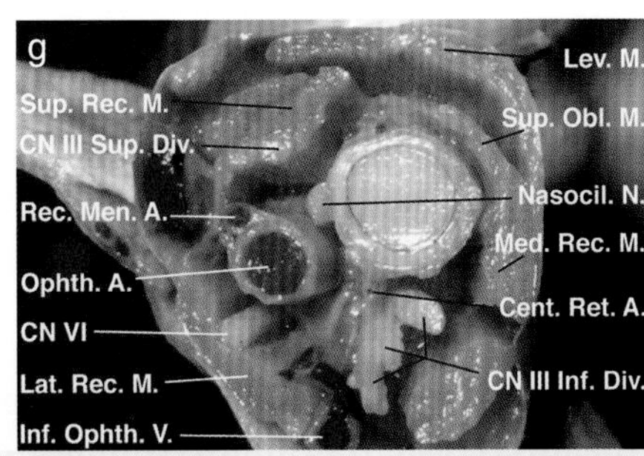

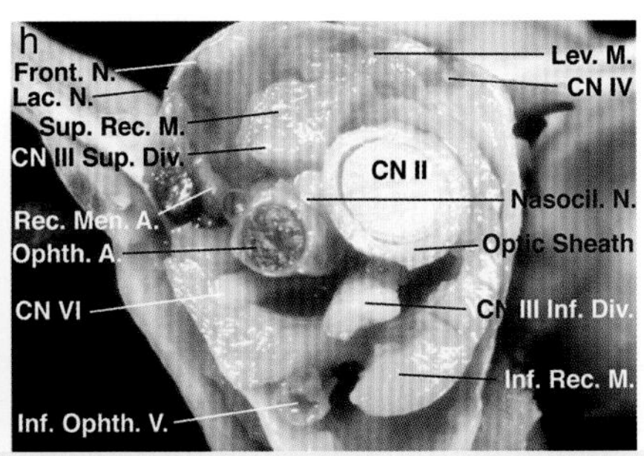

图 16.4（续） （g）Sup. Rec. M.：上直肌；CN Ⅲ Sup. Div.：动眼神经上支；Rec. Men. A.：脑膜回返动脉；Ophth. A.：眼动脉；CN Ⅵ：展神经；Lat. Rec. M.：外直肌；Inf. Ophth. Ⅴ.：眼下静脉；Lev. M.：上睑提肌；Sup. Obl. M.：上斜肌；Nasocil. N.：鼻睫神经；Med. Rec. M.：内直肌；Cent. Ret. A.：视网膜中央动脉；CN Ⅲ Inf. Div.：动眼神经下支

（h）Front. N.：额神经；Lac. N.：泪腺神经；Sup. Rec. M.：上直肌；CN Ⅲ Sup. Div.：动眼神经上支；Rec. Men. A.：脑膜回返动脉；Ophth. A.：眼动脉；CN Ⅵ：展神经；Inf. Ophth. Ⅴ.：眼下静脉；Lev. M.：上睑提肌；CN Ⅳ：滑车神经；CN Ⅱ：视神经；Nasocil. N.：鼻睫神经；Optic Sheath：视神经鞘；CN Ⅲ Inf. Div.：动眼神经下支；Inf. Rec.M.：下直肌

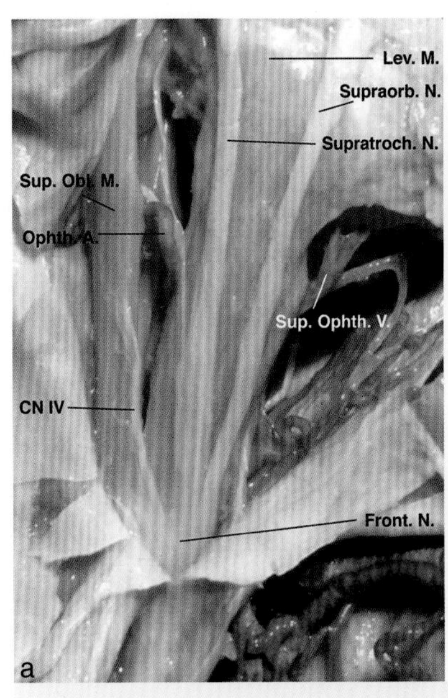

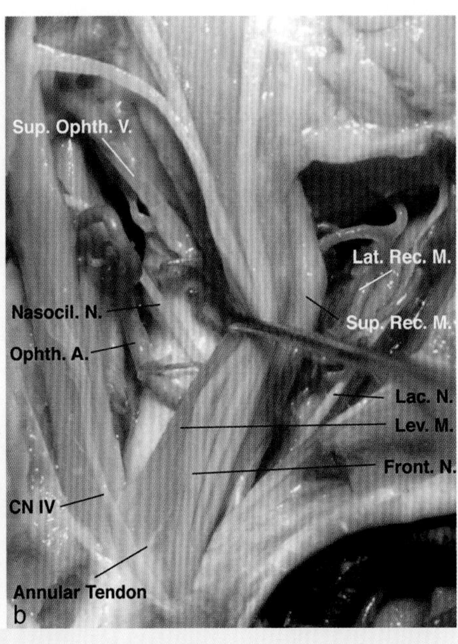

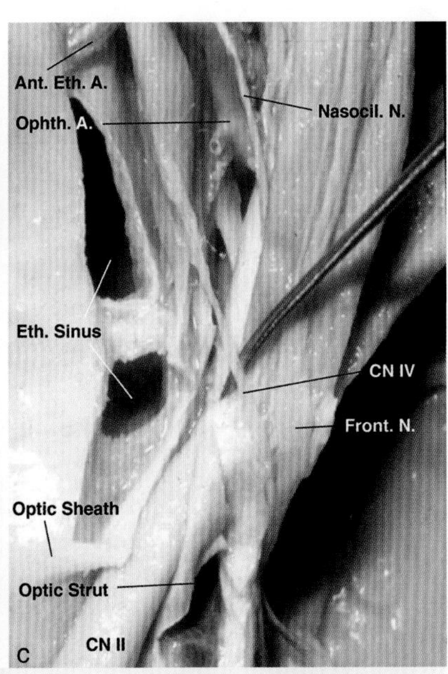

图 16.5 右侧眶部上面观。a. 打开眶骨膜，切除眶脂体，暴露滑车神经、额神经的眶上支和滑车上支，上睑提肌和上斜肌。从内侧暴露视神经：b. 内侧入路通过上斜肌与上睑提肌之间的间隙进入；c. 在上、内直肌之间向后切开总腱环和视神经鞘，暴露视神经的全程。外侧入路到达眶内和眶尖区域：d. 向内侧牵拉上睑提肌、上直肌和眼上静脉。暴露视神经的眶内部分；e. 将眼上静脉牵向外，暴露眶尖深部区域。f. 切除上睑提肌、上直肌、上斜肌，暴露走行于视神经上的眼动脉

（a）Sup. Obl. M.：上斜肌；Ophth. A.：眼动脉；CN Ⅳ：滑车神经；Lev. M.：上睑提肌；Supraorb. N.：眶上神经；Supratroch. N.：滑车上神经；Sup. Ophth. Ⅴ.：眼上静脉；Front. N.：额神经

（b）Sup. Ophth. Ⅴ.：眼上静脉；Nasocil. N.：鼻睫神经；Ophth. A.：眼动脉；CN Ⅳ：滑车神经；Annular Tendon：总腱环；Lat. Rec. M.：外直肌；Sup. Rec. M.：上直肌；Lac. N.：泪腺神经；Lev. M.：上睑提肌；Front. N.：额神经

（c）Ant. Eth. A.：筛前动脉；Ophth. A.：眼动脉；Eth. Sinus：筛窦；Optic Sheath：视神经鞘；Optic Strut：视柱；Nasocil. N.：鼻睫神经；CN Ⅳ：滑车神经；Front. N.：额神经

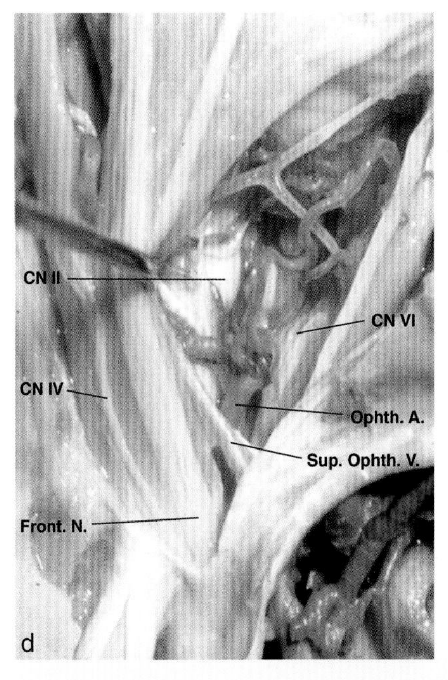

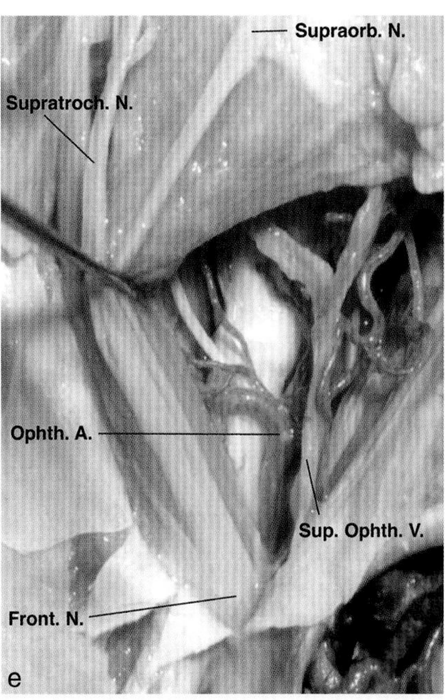

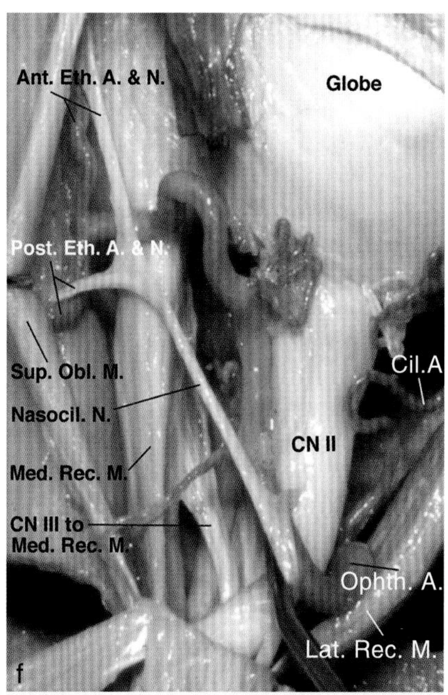

图 16.5（续）　（d）CN Ⅱ：视神经；CN Ⅳ：滑车神经；Front. N.：额神经；CN Ⅵ：展神经；Ophth. A.：眼动脉；Sup. Ophth. Ⅴ.：眼上静脉

（e）Supratroch. N.：滑车上神经；Ophth. A.：眼动脉；Front. N.：额神经；Supraorb. N.：眶上神经；Sup. Ophth. Ⅴ.：眼上静脉

（f）Ant. Eth. A. & N.：筛前动脉、神经；Post. Eth. A. & N.：筛后动脉、神经；Sup. Obl. M.：上斜肌；Nasocil. N.：鼻睫神经；Med. Rec. M.：内直肌；CN Ⅲ to Med. Rec. M.：动眼神经内直肌支；Globe：眼球；CN Ⅱ：视神经；Cil. A.：睫状动脉；Ophth. A.：眼动脉；Lat. Rec. M.：外直肌

腔相沟通。视神经在上睑提肌和上直肌的下方穿过总腱环的内侧部。视神经周围的硬脑膜鞘在视神经管的前端与眶骨膜平缓地融为一体。视神经管在蝶窦上部和蝶鞍的前方沿前床突的内侧形成一骨性隆起。视神经穿过视神经管后，其颅内段直接向后、上和内侧移行为视交叉。

视神经球内段包括视盘，走行于巩膜内。视神经眶内段被眶脂体包绕，呈略弯曲走行。睫状神经及动脉围绕视神经穿入巩膜。眼动脉于视神经的外侧入眶，经视神经上方到达眶内侧。眼上静脉起于眶的前内侧部分，越过视神经上方到达眶尖部。眼动脉和眼上静脉均走行于上直肌与视神经之间。动眼神经发出的支配内直肌的下支于眼动脉和鼻睫神经穿过视神经上方的同一层面越过视神经的下方。

16.5.2　动眼神经、滑车神经和展神经

动眼神经在视柱的外侧穿过眶上裂的内侧部入眶（图 16.2）。在眶上裂后缘，动眼神经在滑车神经和鼻睫神经的内侧分成上、下两支，在眼神经分支的内侧，一支位于另一支的上方经过眶上裂的中间部和动眼神经孔。动眼神经上支在上直肌的总腱环附着处下方入眶，发出分支经视神经的外侧向上到达上直肌和上睑提肌的下方。下支在鼻睫神经和展神经的内侧向下和向内穿过眶上裂。在眶尖部，下支进一步分为 3 个分支：两支直接向前支配下直肌和下斜肌，另一支在视神经的下面向内侧走行支配内直肌。此外，支配下斜肌的分支还发出运动根（副交感根）到睫状神经节。副交感纤维在睫状神经节内形成突触，并发出睫状短神经，穿过巩膜，到达睫状体和虹膜。

滑车神经在海绵窦的外侧壁内位于动眼神经的下方和眼神经的上方，然后在总腱环的外面穿过眶上裂狭窄的外侧部上缘，经额神经和上睑提

肌的上方走向内侧，到达上斜肌。

展神经在海绵窦内经眼神经的内侧向前走行，在鼻睫神经的下方向外穿过眶上裂和总腱环，到达外直肌的内侧面。在眶尖处，鼻睫神经和动眼神经下支位于内侧，展神经转向外侧到达外直肌的内侧面。某些交感神经丛的纤维在海绵窦内到达并与展神经伴行。

16.5.3 三叉神经

三叉神经的眼支是该神经 3 个分支中最小的分支（图 16.2，图 16.5）。在接近形成海绵窦外侧壁下部硬脑膜的内侧面逐渐向上倾斜到达眶上裂。在海绵窦壁内眼支呈扁平状，但在眶上裂则呈椭圆形。在接近眶上裂时，眼支分为泪腺神经、额神经和鼻睫神经。泪腺神经在眶上裂水平恰位于其后方起自眼神经外侧缘，在额神经外侧、眼上静脉上方通过眶上裂的外缘。在进入眶部后，泪腺神经沿上直肌的上缘走行，并接受来自翼腭神经节颧神经的感觉纤维，通过泪腺神经到达泪腺，传导泪腺前方区域的感觉信息。

眼神经在分出泪腺神经后，余支分为额神经和鼻睫神经。额神经穿过眶上裂的外侧部，鼻睫神经位于外直肌总腱环起点的内侧，走行于眶上裂的中间部。眼神经额支起于海绵窦的外侧，于泪腺神经、眼上静脉的内侧、滑车神经的下方穿过眶上裂的外侧部。额神经行经总腱环外面的外上方。在眶内分为眶上神经和滑车上神经。滑车上神经与滑车上动脉经上斜肌滑车的上方向前走行。眶上神经则与眶上动脉位于上睑提肌的上方，它传导来自上眼睑和前额的感觉信息也能携有一些交感纤维到达眼球和瞳孔括约肌。鼻睫神经在海绵窦前部起自眼神经的内侧，位于展神经的上方和外侧。

鼻睫神经和展神经均位于泪腺神经和额神经起源处眼神经的内侧。在眶上裂水平，鼻睫神经缓慢上行至动眼神经下支的外侧，然后在动眼神经两支之间向内走行，在视神经上方到达眶内侧部，并发出筛前、筛后和滑车下神经。睫状神经节的感觉支起自在海绵窦外侧壁或是眶上裂内穿行过程中的鼻睫神经下缘。少数情况下，感觉支发出的位置可向前至眶上裂的前缘。在眶上裂内，它在外侧的展神经和内侧的动眼神经下支之间向前汇入睫状神经节的后缘。感觉支的纤维通过睫状短神经分布到眼球，传导来自眼球和角膜的感觉信息。鼻睫神经还发出睫状长神经，与睫状短神经一起在视神经周围进入巩膜。睫状长神经内有眼球和瞳孔括约肌的交感纤维，也可能传导一些眼球和角膜的感觉信息。

上颌神经通过圆孔到达翼腭窝，在翼腭窝内发出眶下神经、颧神经和翼腭神经节的交通支。眶下神经和颧神经穿过眶下裂，穿行于眶内。眶下神经沿眶底的眶下沟和眶下管到达眶下孔，并发出分支分布于颊部。颧神经穿过眶下裂，恰行于眶外侧壁的内面，并发出颧面神经和颧颞神经。这些分支在眶内面进入颧眶孔，然后经颧面孔和颧颞孔穿出颧骨，分别到达颊部和颞部的皮肤。

16.5.4 睫状神经节

睫状神经节位于视神经的下外侧和外直肌的内侧（图 16.2，图 16.4）。它接受 3 个分支：运动根（副交感）来自动眼神经下支，感觉根来自鼻睫神经，交感根纤维来自环绕颈内动脉的神经丛。交感支纤维有时在眶内与感觉支混合在一起。副交感纤维在睫状神经节内交换神经元。交感纤维起自颈交感神经节，经过睫状神经节但不交换神经元。睫状短神经经睫状神经节到达眼球。

16.5.5 交感神经纤维

交感神经纤维沿颈内动脉表面上行，经过眶上裂内侧部和动眼神经孔，在海绵窦内与展神经和眼神经伴行，也与眼动脉伴行。其中一些交感纤维汇聚成睫状神经节的交感支，作为一个独立分支被眶脂体所包绕，形成交感支的神经纤维沿展神经的内侧缘向上和向前，到达动眼神经下支外侧区域，并经过眶上裂的中间部。某些交感纤维加入眼支，通过起源于鼻睫神经的睫状神经节的感觉支和睫状长神经分布到瞳孔。其他的交感纤维直接穿过眶上裂和眼眶到达眼球。某些颈动脉丛的交感纤维与眼动脉伴行。

16.5.6　翼管神经与翼腭神经节

翼管神经，由来自面神经的岩大神经和颈动脉丛的岩深神经汇合而成，出翼管进入翼腭窝内的翼腭神经节的后方。副交感神经纤维来自岩大神经，交感神经纤维来自岩深神经。交通支通常有两条，起源于下颌神经的下部，向下汇入翼管开口前方的翼腭神经节。副交感神经在神经节中交换神经元，交感神经不交换神经元而穿过神经元。该神经节发出的纤维汇入鼻、鼻腭和腭神经，支配鼻部和腭部腺体的分泌。到达泪腺的分泌纤维起自神经节经过上颌神经汇入颧神经，通过汇入泪腺神经交通支到达泪腺。另外，感觉纤维穿过翼腭神经节到达上颌神经，传导筛窦、蝶窦、鼻腔、鼻中隔、硬腭、咽顶的感觉信号。

16.6　动脉的解剖关系

16.6.1　颈内动脉

颈内动脉海绵窦段的前曲位于眶上裂内侧缘的后方，与视柱的后表面相邻（图 16.3）。沿视柱后缘上行后，颈内动脉沿前床突的内缘向上进入蛛网膜下腔。沿前床突内缘走行的一段颈内动脉为床突段。

16.6.2　眼动脉

眼动脉通常恰好位于海绵窦的上方，起自颈内动脉前曲上方的内侧半（图 16.3 至图 16.6）。眼动脉的起点位于视神经内侧的下方，恰位于视神经管的后方。在视神经管内，眼动脉位于视神经鞘内、视神经的下方，穿过总腱环。眼动脉出视神经管后穿视神经鞘到达眶尖，位于视神经的下外侧。有时眼动脉在视神经管内发出一回返支，

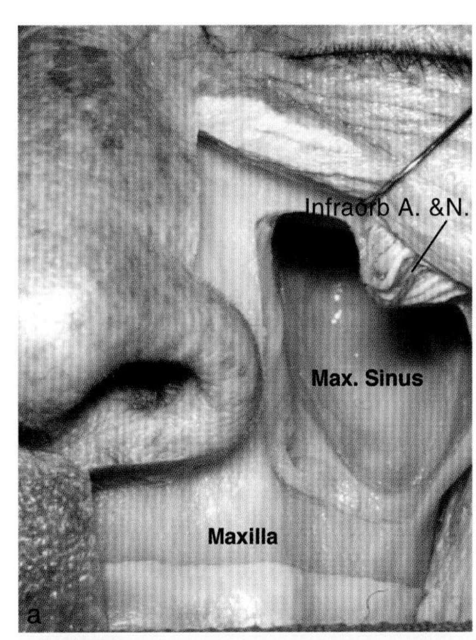

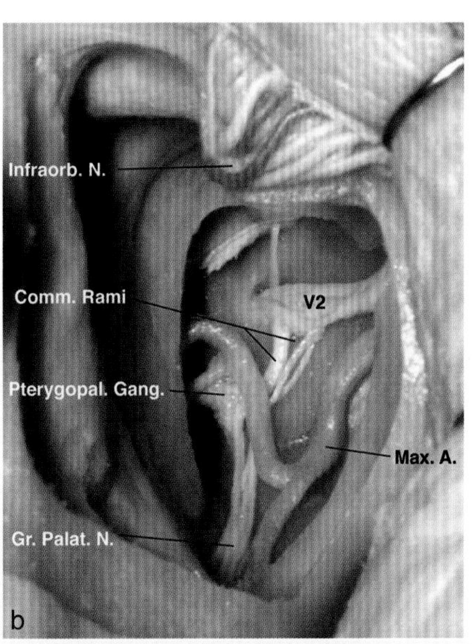

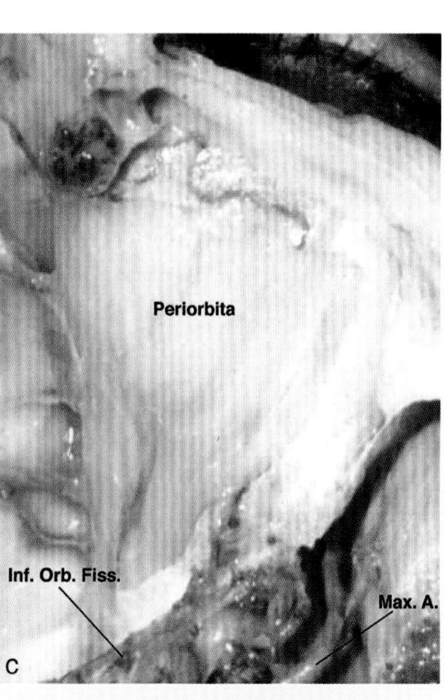

图 16.6　经上颌暴露眶部。a. 这种入路通常采用“脱手套”式切口，其切口位于颊龈交界处，比使用沿鼻缘的切口更好，将上唇和颊部的皮瓣翻向外侧，打开上颌骨前壁，暴露上颌窦。b. 放大观。去除上颌窦后壁，暴露翼腭窝。c. 另一已去除眶底骨壁的眶部下面观，将眶下神经翻向后方以暴露眶骨膜和眶脂体。d. 去除眶脂体，显露内直肌、下直肌和下斜肌。e. 切断下直肌并将其翻向后方。f. 将眼动脉向内侧牵拉，暴露睫状神经节副交感运动根的起始部，运动根起源自动眼神经下支支配下斜肌的分支

（a）Infraorb. A. & N.：眶下动脉、神经；Max. Sinus：上颌窦；Maxilla：上颌骨

（b）Infraorb. N.：眶下神经；Comm. Rami：交通支；Pterygopal. Gang.：翼腭神经节；Gr. Palat. N.：腭大神经；V 2：上颌神经；Max. A.：上颌动脉

（c）Periorbita：眶骨膜；Inf. Orb. Fiss.：眶下裂；Max. A.：上颌动脉

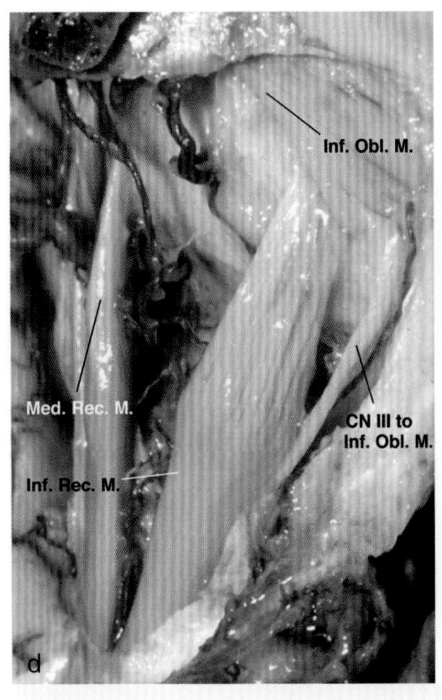

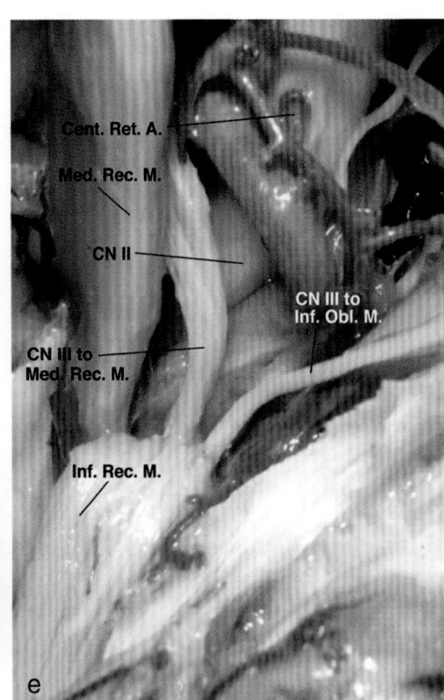

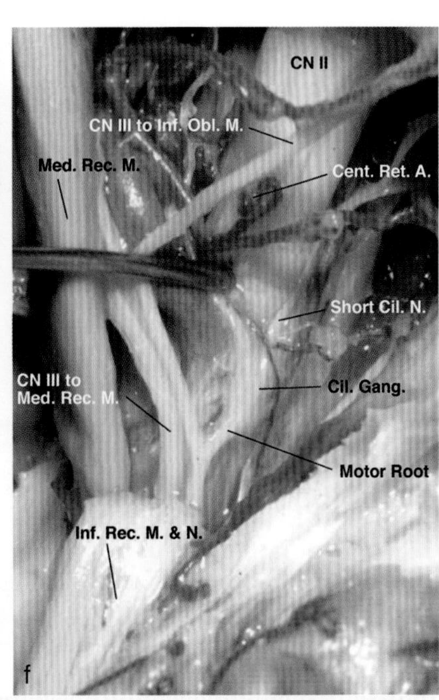

图 16.6（续） （d）Med. Rec. M.：内直肌；Inf. Rec. M.：下直肌；Inf. Obl. M.：下斜肌；CN Ⅲ to Inf. Obl. M.：动眼神经下斜肌支
（e）Cent. Ret. A.：视网膜中央动脉；Med. Rec. M.：内直肌；CN Ⅱ：视神经；CN Ⅲ to Med. Rec. M.：动眼神经内直肌支；Inf. Rec. M.：下直肌；CN Ⅲ to Inf. Obl. M.：动眼神经下斜肌支
（f）CN Ⅲ to Inf. Obl. M.：动眼神经下斜肌支；Med. Rec. M.：内直肌；CN Ⅲ to Med. Rec. M.：动眼神经内直肌支；Inf. Rec. M. & N.：下直肌及动眼神经下直肌支；CN Ⅱ：视神经；Cent. Ret. A.：视网膜中央动脉；Short Cil. N.：睫状短神经；Cil. Gang：睫状神经节；Motor Root：运动根

供应视神经的颅内段。约 8% 的眼动脉自海绵窦内发出，而不是发自蛛网膜下腔[4]。那些起自海绵窦的眼动脉经眶上裂入眶，而不经过视神经管。

部分经眶上裂入眶的眼动脉较大时，另一支较小的或发育不良的眼动脉有可能起自床突上段。并以正常的方式经视神经孔入眶。而另外一些正常大小通过视神经孔入眶的眼动脉，有可能有另一支起自海绵窦的较小动脉穿过眶上裂入眶，供应正常情况下由泪腺动脉所供应的范围。眼动脉也可以起源于两支同样大小的动脉[3]。上支通常起自颈内动脉的床突上段，通过视神经管经视神经的外侧进入眶尖。下支则通常起自海绵窦内的颈内动脉，在外侧的动眼神经、内侧的展神经和眼神经之间经眶上裂入眶。这两支血管分别从视神经的上、下穿过，到达眶内侧部。少数眼动脉起自床突段，通过眶上裂入眶。某些眼动脉经过视柱上的副孔或眼动脉孔入眶（图 16.1m）。少数情况下，眼动脉也可以起自脑膜中动脉的一个分支[5]。

眼动脉在穿过视神经孔和总腱环到达视神经的外侧时，有可能发出一个脑膜回返支，向后通过眶上裂到达硬脑膜。在眶内走行于视神经上方的眼动脉约占 85%，其余走行于视神经的下方。越过视神经后，眼动脉在上斜肌和内直肌之间发出筛前和筛后动脉，分别与筛前和筛后神经一起穿过筛前和筛后孔。眼动脉发出视网膜中央动脉、泪腺动脉、睫状长和短动脉、眶上动脉、睑内侧动脉、滑车下动脉、滑车上动脉和鼻背动脉，另外还有到达眼外肌的肌支和穿过筛孔、泪孔或眶上裂到达硬脑膜的脑膜支。眼动脉的眼睑支、滑车上和下动脉、鼻背动脉、眶上动脉、泪腺动脉供应眼睑、眼周的皮肤和软组织。视网膜中央动脉是眼动脉的第一个分支，也是最细的一个分支，从睫状神经节的内侧发出，穿视神经的下面在硬脑膜鞘内走行很短的距离，到达视神经的中央，向前抵达视网膜。视网膜中央动脉是终末支，没有血管吻合，损伤时会导致失明。

泪腺动脉是最大和最早发出的眼动脉分支之一，与泪腺神经伴行，供应泪腺、眼睑和结膜的外侧部分。泪腺动脉或邻近的眼动脉有时也发出回返支，穿过眶上裂到达硬脑膜，向后穿眶上裂外侧蝶骨大翼上的泪孔供应眶骨膜。眶上动脉起自跨过视神经的眼动脉，与眶上神经一起沿上睑提肌和上直肌的内侧走行。滑车上动脉与滑车上神经相伴行。睫状长和短后动脉起自眼动脉，与睫状长和短神经相伴行，穿过视神经周围的巩膜，供应脉络膜被和睫状突。睫状前动脉起自眼外肌的供血动脉，与眼外肌肌腱一起向前行至眼球的前方，穿巩膜止于虹膜大动脉环。眼动脉的筛前和筛后分支，起自上斜肌的下方，通过筛前和筛后孔，到达筛板附近的硬脑膜，其中前支较大（图 16.2，图 16.5）。

筛前动脉经过筛板的前缘附近。筛后动脉经过筛板后缘附近视神经管眶端前方数毫米。在筛前动脉穿过筛板附近的前颅窝底时，发出大脑镰前动脉，该动脉经上矢状窦壁两层之间穿行供应大脑镰前部。然后筛前和筛后动脉穿过筛板，供应筛窦和额窦的漏斗部、鼻腔前部以及鼻部软骨表面的皮肤。供应眶上裂周围区域的动脉也有可能供应该区城的肿瘤，这些动脉包括脑膜中动脉的前支、眼动脉和泪腺动脉的脑膜回返支、颈内动脉的脑膜支、脑膜垂体干的小脑幕支、下外侧干的前支和颌内动脉的终末支。

16.7 静脉结构关系

海绵窦的静脉腔隙充填眶上裂的后缘，并且有可能沿眶上裂的内侧缘和下缘继续突向前方（图 16.2）。通过眶上裂的静脉回流至海绵窦。侧裂静脉通常回流至蝶骨嵴下方的硬脑膜窦，沿眶上裂外侧缘的颅内面走行，到达海绵窦。沿眶上裂进行暴露时会遇到这些窦。眼上静脉由眶部上内侧的静脉属支汇聚而成，眼下静脉由眶下外侧的静脉属支汇聚而成（图 16.2，图 16.4）。

这些静脉在眶前缘通过面静脉和内眦静脉形成的粗大吻合静脉连在一起。眼下静脉可能会直接汇入海绵窦，但更多的是与眼上静脉汇合成共干，然后再注入海绵窦。眼上静脉起自眶的上内侧部，在上斜肌的外缘向后走行，跨过视神经的上方，到达眶的外侧部。在总腱环的外面穿出上直肌与内直肌头部之间的肌锥，经过眶上裂狭窄的外侧部。在眶上裂处沿总腱环的外侧向下走行，通常在此与眼下静脉汇合成总干，汇入海绵窦的前下部。

在眶尖部，眼上静脉和眼动脉走行于视神经的上外方，静脉位于总腱环的外面，穿过眶上裂狭窄的外侧部，但眼动脉却穿过总腱环和视神经孔。眼上静脉在眶上裂的外侧角被数条纤维索带固定，在静脉周围形成一个“吊床样”结构，阻碍手术中到达眶尖的外侧部。眼下静脉起自眶底和眶外侧壁前部的静脉属支，它引流下直肌和下斜肌、泪腺、眼睑的静脉回流。该静脉与动眼神经的下斜肌分支一起在外直肌和下直肌之间向后内侧走行。通过眶下裂，眼下静脉与翼静脉丛相交通。它在外直肌、下直肌起点和眶之间穿出肌锥，经过总腱环的下方，穿经眶上裂的下部。眼下静脉通常在通过眶上裂时，于总腱环的外侧汇入眼上静脉。汇合后的静脉干向后走行，进入海绵窦的前下部。

16.8 肌肉和肌腱结构

眼轮匝肌环绕眶周，并向颞部和颊部延伸（图 16.7）。可以分为眶部、睑部和泪囊部。眶部是围绕眶的宽带，睑部位于眼的边缘。眶部起自额骨鼻突、上颌骨额突和睑内侧韧带，外侧与枕额肌、皱眉肌相融合，许多眶上肌纤维嵌入眉弓处的皮肤和皮下组织中。睑部起自睑内侧韧带和韧带上下的骨面，有一些纤维位于睫毛后方的眼睑边缘。泪囊部在泪囊的后部附着于泪骨。眶部是眼睑的括约肌，睑部起闭合眼睑的作用，泪囊部在泪液的输送中有着重要的作用。睑板是两片致密纤维组织薄板，位于睑部眼轮匝肌的深部。睑板位于眼睑内，支撑和形成眼睑的外形。上睑提肌的部分纤维附着于上睑板。睑板的内侧端通过纤维带，即内侧韧带附着于泪峭的上部和邻近的泪嵴前方

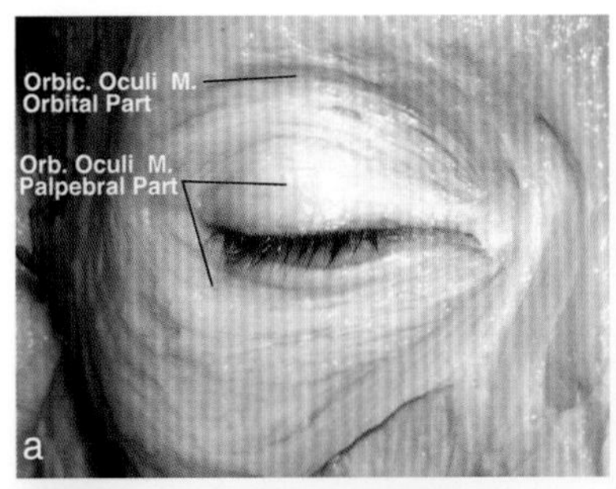

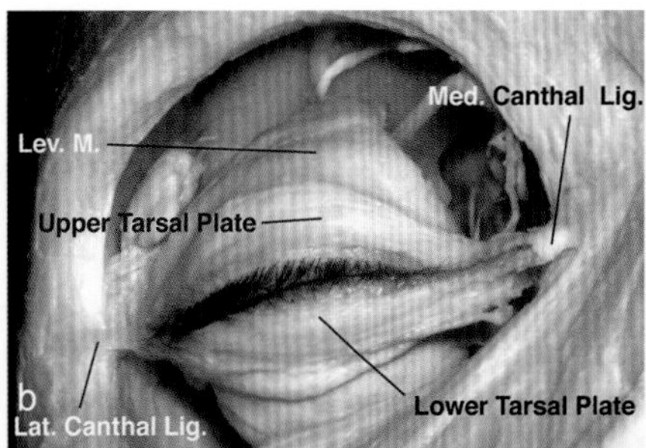

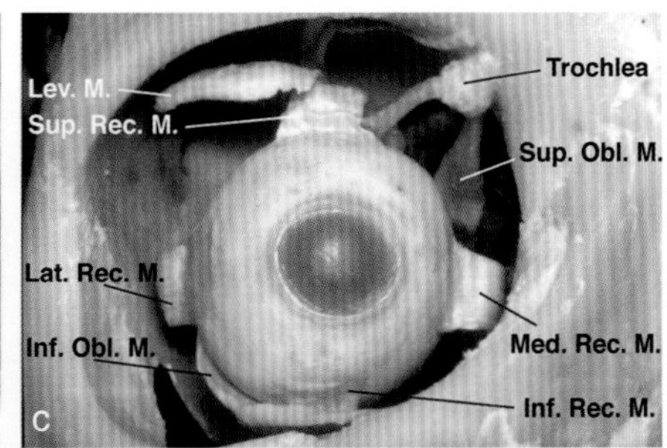

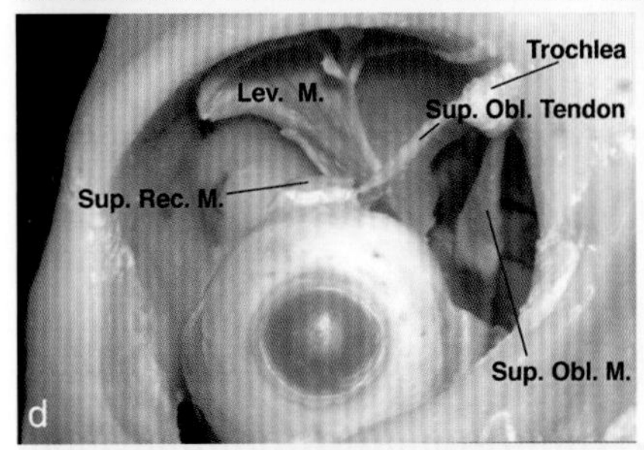

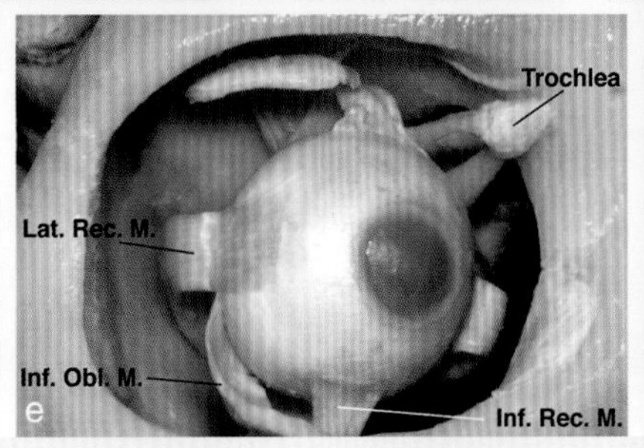

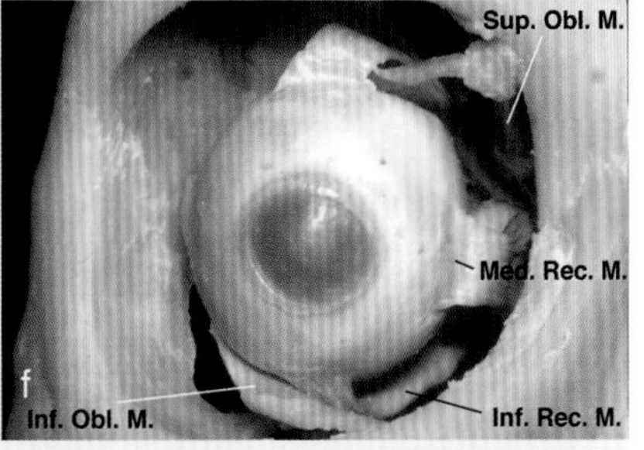

图 16.7 眶部和眼外肌的前面观。a. 切除右侧眶周皮肤暴露眼轮匝肌。b. 切除眼轮匝肌，暴露上、下睑板，睑板是位于眼轮匝肌深部的非常致密的纤维组织薄板。c. 眼球和视神经被四条眼直肌、上睑提肌和两条眼斜肌环绕。d. 将眼球向下压，暴露上直肌在眼球上的附着点，滑车和上斜肌肌腱的远端。e. 使眼球内收，暴露外直肌在眼球的附着点。f. 调整眼球的位置，显示下直肌和下斜肌的关系

（a）Orbic. Oculi M. Orbital Part：眼轮匝肌眶部；Orb. Oculi M. Palpebral Part：眼轮匝肌睑部

（b）Lev. M.：上睑提肌；Upper Tarsal Plate：上睑板；Lat. Canthal Lig.：外眦韧带；Med. Canthal Lig.：内眦韧带；Lower Tarsal Plate：下睑板

（c）Lev. M.：上睑提肌；Sup. Rec. M.：上直肌；Lat. Rec. M.：外直肌；Inf. Obl. M.：下斜肌；Trochlea：滑车；Sup. Obl. M.：上斜肌；Med. Rec. M.：内直肌；Inf. Rec.M.：下直肌

（d）Lev. M.：上睑提肌；Sup. Rec. M.：上直肌；Trochlea：滑车；Sup. Obl. Tendon：上斜肌肌腱；Sup. Obl. M.：上斜肌

（e）Lat. Rec. M.：外直肌；Inf. Obl. M.：下斜肌；Trochlea：滑车；Inf. Rec. M.：下直肌

（f）Inf. Obl. M.：下斜肌；Sup. Obl. M.：上斜肌；Med. Rec. M.：内直肌；Inf. Rec. M.：下直肌

的上颌骨额突。睑板的外侧端通过睑外侧韧带附着于眶缘稍内侧颧骨上的一个结节。

眶隔是附着于眶前缘并沿着眶前缘与眶骨膜相延续的一层膜，它将面部与眶部结构分开。在上眼睑、眶隔与上睑提肌腱膜的浅层融合；在下眼睑，眶隔与睑板的前面融合。内、外侧颊韧带为内、外直肌肌鞘的纤维延伸，分别附着于颧骨和泪骨。韧带限制内、外直肌的运动。总腱环发出的四条直肌，围绕穿过总腱环的神经和血管，形成一个圆锥。总腱环和视神经的硬脑膜鞘与视神经管上方、下方和内侧及眶上裂外侧缘的骨膜相粘连。上直肌起自总腱环，向前到角膜缘后面的巩膜，其附着线轻度倾斜和弯曲。

上斜肌起自视神经管上内侧的蝶骨体表面的眶骨膜，向前走行，止于围绕滑车的肌腱。滑车是附着于额骨滑车窝的一个圆形肌腱。绕过滑车以后其肌腱在上直肌的下方向外和向后走行，在上直肌与外直肌之间止于巩膜。外直肌起自总腱环和邻近部分的蝶骨大翼，以一条垂直线附着于角膜边缘后方的巩膜。下直肌起自总腱环，附着线倾斜，内侧端较外侧端略靠前。下斜肌并不起自眶尖，而是起自鼻泪管稍外侧由上颌骨眶面形成的部分眶底，向外和向后经过下直肌与眶底之间和外直肌与眼球之间，在上直肌与外直肌之间，上斜肌止点附近止于巩膜。内直肌起自总腱环，向前走行，以一条垂直线附着于巩膜。眶平滑肌（Müller 肌）横跨眶下裂的上缘，与眶骨膜、上颌骨骨膜、眶下神经束膜融为一体。

16.9 手术考虑

最早关于眶部病变手术的报道描述的是经眶外侧壁直接入路。经颅入路治疗眶部病变由 Dandy 于 1922 年首次报道[8]。从此以后，经颅内和颅外入路到达眶部病变开始发展起来[9–11]。经颅手术通常应用于眶尖和（或）视神经管，或同时累及眶和邻近颅内区域的肿瘤，如果肿瘤位于眶前 2/3 的眶骨膜内，通常可经颅外入路[8,12–13]。但如果肿瘤位于眶尖部，特别是位于视伸经内侧，通常需要经颅入路[6–7]。经过眶外侧壁，包括外侧壁和眶外侧缘切除的入路通常用于位于眶上、外、下部和外侧眶尖部的肿瘤[7,14–15]。眶内侧壁入路可以用于位置在视神经内侧但并不位于眶尖深部的肿瘤。

经颅入路根据术中是否切开眶缘以暴露眶部病变大致分为两种类型。早期入路通常采用额瓣或额颞瓣，保留眶上缘，在眶上缘的后方打开眶[10,16–22]。根据肿瘤的不同位置可以选择不同的经颅入路。对于位置比较局限的病变，较小的经额入路或额颞入路，切除眶顶和（或）外侧壁，即可充分暴露病变。但对于较大的病变，像眶额或眶颧入路一样将眶缘和骨瓣一起取下，有利于暴露病变。在眶额入路中，只有眶上缘被取下；但在眶颧入路中，眶上缘与眶外缘一起被取下。眶额入路适用于累及视神经管和眶尖的病变；眶颧入路则适用于累及中颅窝或眶上裂的眶部病变。

16.10 手术入路

16.10.1 内侧眶额入路

内侧入路经过牵向内侧的上斜肌和牵向外侧的上睑提肌、上直肌之间的间隙（图 16.5b）。此入路可以暴露眼球和视神经管之间的视神经全程，是到达视神经眶尖部最为直接的手术入路。

以下结构位于视神经的内侧：前方靠近眼球有眼动脉、鼻睫神经和眼上静脉；后方靠近眶尖有滑车神经和筛后动脉。在前、后结构之间没有重要的结构，从而提供了到达视神经的路径。内侧入路适用于视神经内上方的病变或需要暴露眼球与视神经管之间视神经的手术，经常用于处理视神经和视神经鞘的肿瘤。内侧入路不适合位于视神经外侧或累及眶上裂和海绵窦的病变。

16.10.2 中间和外侧眶额入路

在中部入路中，上睑提肌被牵向内侧，上直肌被牵向外侧。在眶额入路中，中部入路应用最少，但该入路是处理视神经眶内段中间部最直接和距离最短的入路（图 16.5）。

外侧入路通过牵向外侧的外直肌和牵向内侧的上直肌与上睑提肌之间到达视神经。外侧入路比内侧和中部入路能提供更宽敞的操作空间，其宽阔的视角允许入路可以经眶额暴露的各个部分进行，是三种眶额入路中在视神经外侧暴露眶尖深部区域最好的。

16.10.3 经上颌入路

经上颌入路经过眶底，通常采用的是颊龈缘的唇下切口，而不是面部切口[23–24]。翻起软组织，暴露上颌骨的前表面（图 16.6，图 16.8）。

该入路不需要离断眶下孔内的眶下神经，但如果切断，可以在关颅时缝合该神经。切开上颌窦的前壁，显露上颌窦顶壁的眶下管。上颌窦顶壁构成眼眶的底部。打开眶底，显露覆盖眶底和眶下动脉、神经的眶骨膜。可能暴露的结构有：下直肌、内直肌、下斜肌、动眼神经下支及其分支、睫状神经节及其分支，还有在视神经周围穿过巩膜的睫状短神经和视网膜中央动脉。该手术入路可用于外伤后的眶底重建，或打开眶底行眶内减压术。

16.10.4 眶内侧和经筛入路

眶内侧切口可以提供接近眶尖后泪骨和筛骨外侧区域，随着切除正对眶的一些筛窦气房和蝶窦，可以暴露视神经管或将其减压（图 16.8）[23–24]。沿着上颌骨额突在眶内侧和鼻之间，眶内侧切口可以延长。除了在内眦韧带处应用骨膜下和眶骨膜下可以扩大暴露，该韧带附着于泪沟前后缘，在

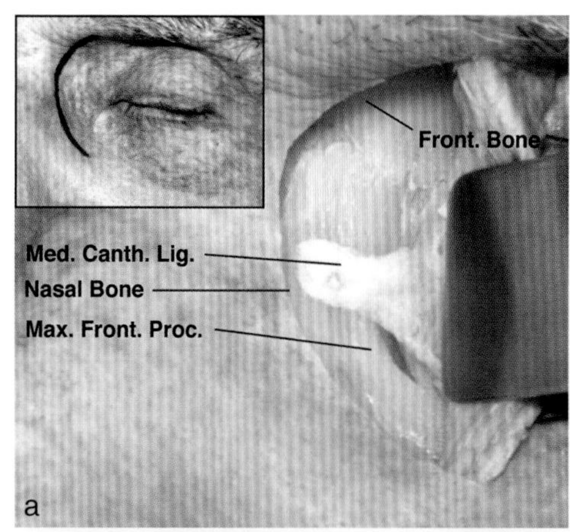

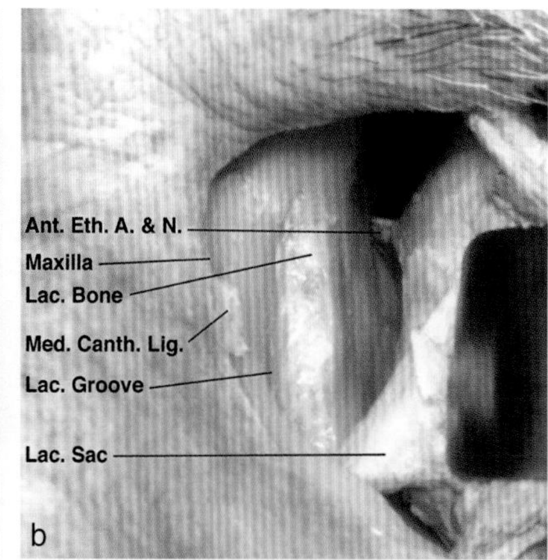

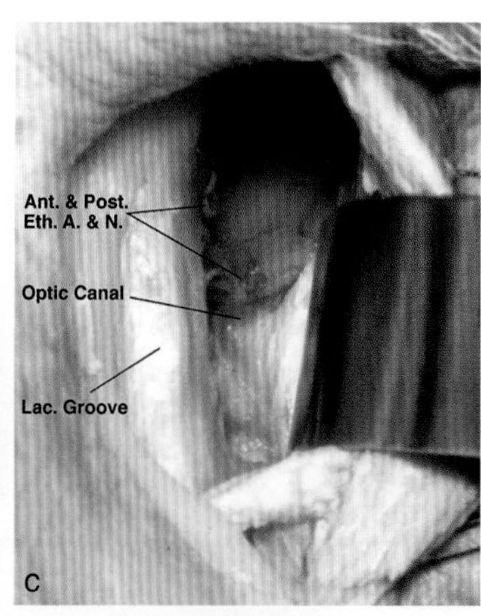

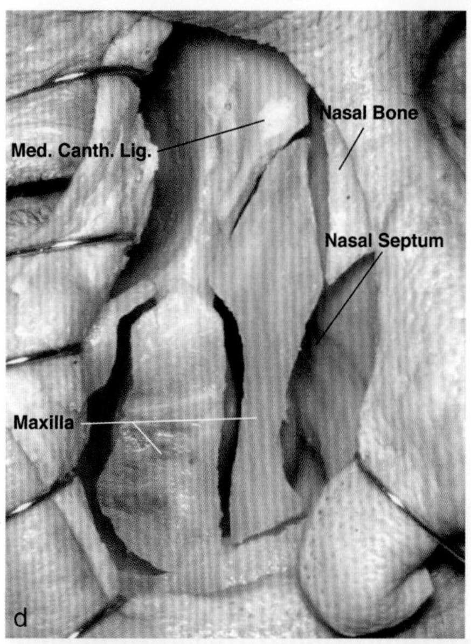

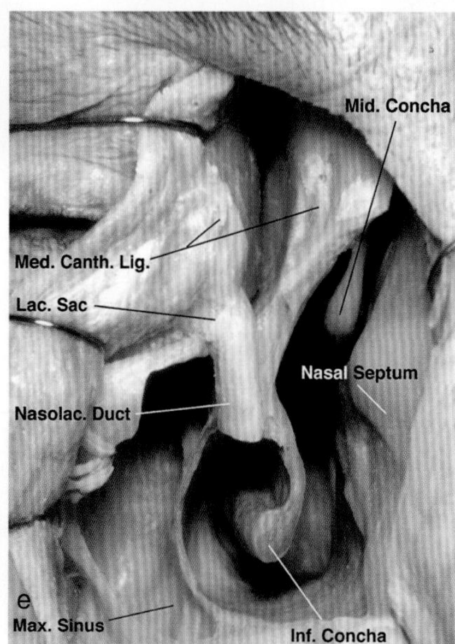

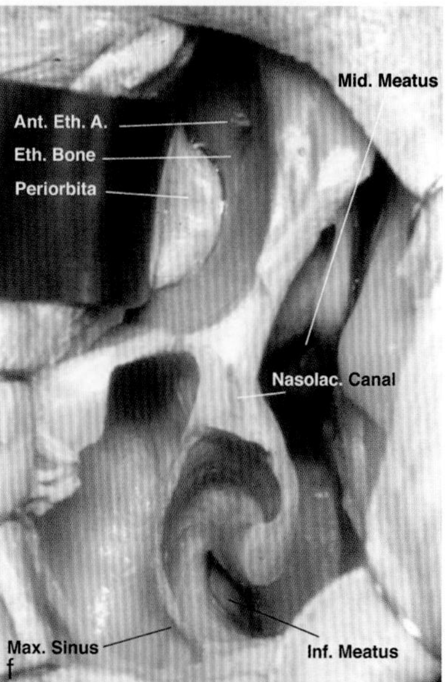

图 16.8 眶内侧入路。眶内侧暴露：a. 插图显示左侧眶内侧切口。该入路可暴露眶内侧壁、筛窦气房。到达视神经管后方水平的蝶窦。剥离上颌骨额突和附近组成眶缘内侧部的额骨表面的眶骨膜，显露睑内侧韧带。若该韧带在术中离断，在手术结束时需重新缝合以维持内眦的平衡。b. 切断睑内侧韧带。韧带的两端需要保护好，以便手术结束时重新缝合，向外侧牵拉泪囊。该入路沿着泪骨和筛骨一直向后到达筛前动脉进入筛前管的水平。泪沟是泪囊所在的位置。由前方的上颌骨和后方的泪骨组成。c. 沿着筛骨、泪骨、额骨一直向后，越过筛前、后动脉进入筛前、后管的位置，到达眶尖和视神经管的前端。可以切除内侧的筛窦气房和邻近的部分蝶窦，暴露视神经管内的视神经。该入路偶尔也应用于视神经管减压。经眶内侧与经上颌骨联合暴露。d. 该入路暴露的不仅包括眶内侧壁，还包括邻近部分的眶底。上颌骨被切成两小块，其中内侧的一块为组成鼻腔前部的上颌骨部分，切除外侧的一块可暴露上颌骨的前部。切断睑内侧韧带，暴露眶内侧壁。e. 切除内侧的一块上颌骨暴露鼻腔、鼻中隔和中、下鼻甲，切除外侧的一块上颌骨可暴露上颌窦、眶底的内侧部分和鼻泪管。鼻泪管沿上颌窦内侧壁走行，在下鼻甲下方开口于下鼻道。f. 向外侧牵拉鼻泪管和泪囊，沿眶内侧壁一直延伸到切断的筛前动脉的后方。骨性鼻泪管的后部也被暴露出来

（a）Med. Canth. Lig.：内眦韧带；Nasal Bone：鼻骨；Max. Front. Proc.：上颌骨额突；Front. Bone：额骨

（b）Ant. Eth. A.& N.：筛前动脉、神经；Maxilla：上颌骨；Lac. Bone：泪骨；Med. Canth. Lig.：内眦韧带；Lac. Groove：泪沟；Lac. Sac：泪囊

（c）Ant. & Post. Eth. A.& N.：筛前和筛后动脉、神经；Optic Canal：视神经管；Lac. Groove：泪沟

（d）Med. Canth. Lig.：内眦韧带；Maxilla：上颌骨；Nasal Bone：鼻骨；Nasal Septum：鼻中隔

（e）Med. Canth. Lig.：内眦韧带；Lac. Sac：泪囊；Nasolac. Duct：鼻泪管；Max. Sinus：上颌窦；Mid. Concha：中鼻甲；Nasal Septum：鼻中隔；Inf. Concha：下鼻甲

（f）Ant. Eth. A.：筛前动脉；Eth. Bone：筛骨；Periorbita：眶骨膜；Max. Sinus：上颌窦；Mid. Concha：中鼻甲；Nasolac. Duct：鼻泪管；Inf. Concha：下鼻甲

此入路中该韧带应该被分离或掀起，但分离后应该保护或复位。泪囊，位于泪沟，一般被掀起。在它们后面，眼动脉、筛前动脉分支穿过眶骨膜进入筛前管。如果需要更靠后的入路，该动脉应该被分离。在暴露过程中，沿着筛骨眶板，筛后动脉进入筛后管。该动脉沿着蝶窦表面走行，能够被分离。视神经管大约在筛后管后 7mm 处。切除部分筛板和邻近蝶窦部分可以暴露视神经管内的视神经。眶内侧切口向下延伸至鼻外侧，可以到达上颌窦前部。在鼻腔周围切除部分上颌窦前壁可以到达内侧眶底。

（汤文龙　译，袁雅生　校）

参考文献

[1] Natori Y, Rhoton AL, Jr. Transcranial approach to the orbit: microsurgical anatomy. J Neurosurg,1994,81(1):78–86

[2] Natori Y, Rhoton AL, Jr. Microsurgical anatomy of the superior orbital fissure. Neurosurgery,1995,36(4):762–775

[3] Rhoton AL Jr, Natori Y. The Orbit and Sellar Region: Microsurgical Anatomy and Operative Approaches. New York, NY: Thieme,1996:3–25

[4] Harris FS, Rhoton AL, Jr. Anatomy of the cavernous sinus. A microsurgical study. J Neurosurg,1976,45(2):169–180

[5] Liu Q, Rhoton AL, Jr. Middle meningeal origin of the ophthalmic artery. Neurosurgery,2001,49(2):401–406, discussion 406–407

[6] Krönlein RU. Zur Pathologie und operativen Behandlung der Dermoidcysten der Orbita. Beitr Klin Chir,1889,4:149–163

[7] Maroon JC, Kennerdell JS. Surgical approaches to the orbit. Indications and techniques. J Neurosurg, 1984, 60(6):1226–1235

[8] Dandy WE. Prechiasmal intracranial tumors of the optic nerves. Am J Ophthalmol,1922,5(3):169–188

[9] Al-Mefty O, Fox JL. Superolateral orbital exposure and reconstruction. Surg Neurol,1985,23(6):609–613

[10] Housepian EM. Surgical treatment of unilateral optic nerve gliomas. J Neurosurg,1969,31(6):604–607

[11] Jane JA, Park TS, Pobereskin LH, et al. The supraorbital approach: technical note. Neurosurgery,1982,11(4):537–542

[12] Hassler W, Eggert HR. Extradural and intradural microsurgical approaches to lesions of the optic canal and the superior orbital fissure. Acta Neurochir (Wien),1985,74(3–4):87–93

[13] Housepian EM. Microsurgical anatomy of the orbital apex and principles of transcranial orbital exploration. Clin Neurosurg,1978,25:556–573

[14] Kelman SE, Heaps R, Wolf A, et al. Optic nerve decompression surgery improves visual function in patients with pseudotumor cerebri. Neurosurgery,1992,30(3):391–395

[15] Niho S, Niho M, Niho K. Decompression of the optic canal by the transethmoidal route and decompression of the superior orbital fissure. Can J Ophthalmol,1970,5(1):22–40

[16] Frazier CH. I. An Approach to the hypophysis through the anterior cranial fossa. Ann Surg,1913,57(2):145–150

[17] Hamby WB. Pterional approach to the orbits for decompression or tumor removal. J Neurosurg,1964,21:15–18

[18] Jackson H. Orbital tumours. Proc R Soc Med,1945,38(10):587–594

[19] Love JG, Benedict WL. Transcranial removal of intraorbital tumors. JAMA,1945,129(12):777–784

[20] MacCarty CS, Brown DN. Orbital tumors in children. Clin Neurosurg,1964,11:76–93

[21] McArthur LL. An aseptic surgical access to the pituitary body and its neighborhood. JAMA,1912,LVIII(26):2009–2011

[22] Naffziger HC. Progressive exophthalmos following thyroidectomy : Its pathology and treatment. Ann Surg,1931,94(4):582–586

[23] Hitotsumatsu T, Rhoton AL, Jr. Unilateral upper and lower subtotal maxillectomy approaches to the cranial base:microsurgical anatomy. Neurosurgery,2000,46(6):1416–1452, discussion 1452–1453

[24] Hitotsumatsu T, Matsushima T, Rhoton AL Jr. Surgical anatomy of the midface and the midline skull base// Spetzler RF, ed. Operative Techniques in Neurosurgery, Vol. 2. Philadelphia, PA: WB Saunders,1999:160–180

第 17 章 | 经鼻内镜下眶及视神经的手术解剖

Paolo Castelnuovo, Apostolos Karligkiotis, Giacomo Pietrobon, Davide Locatelli, Paolo Battaglia, Mario Turri-Zanoni

摘　要

眶内侧间隙位于通过视神经的矢状面的内侧，可以通过经鼻内镜入路进入。暴露眶内容物是通过折断和轻柔地移除整个眶纸板来完成的。一旦眶骨膜被切开移除，锥外脂肪就完全暴露了。移除锥外脂肪组织可以暴露肌层。进一步轻柔地移除锥内脂肪组织可以暴露一些神经血管结构。经鼻内镜入路不仅可以到达眶内空间，还可以暴露眶上裂的内侧部分、眶尖区和视神经。在 Zinn 环（总腱环）处，肌腱（内直肌和下直肌）的反折处可以识别动眼神经的两个主要分支（上支和下支）。在动眼神经的内侧，可以看到视神经，在视神经下方可以看到眼动脉。进一步可以打开视神经管，从总腱环开始切开视神经的硬脑膜鞘，这一过程应尽可能地在视神经管背侧且靠近视神经管顶部的方向进行。这将有助于尽早识别和暴露眼动脉，防止对其造成任何损害。

关键词

经鼻内镜入路，眶，视神经，眼动脉，眶尖，眶上裂，内侧锥内间隙，Zinn 环（总腱环）

内容要点

· 鼻窦和眶内容物之间的密切解剖关系允许经鼻内镜入路到达鼻窦 – 眶界面。

· 通过去除眶纸板和切开眶骨膜，可进入锥外眶腔。

· 开放眼外肌可以通向锥内空间，并暴露视神经行程内侧的神经血管结构。

· 在眶尖处，Zinn 环分隔出了一部分眶上裂，支配眼球运动的神经从此处穿过（动眼神经孔）。

· 一旦骨性视神经管被移除，为了防止眼动脉损伤，切开视神经鞘的过程必须在其内上象限进行。

17.1　引　言

近几十年来，经鼻内镜入路有了相当大的发展。如今，鼻不仅仅是一个目标结构，相反，在大家熟知的“内镜辅助经鼻微创手术”中，它很可能代表了一条天然的、更便于接近深部结构的通道。这些深部结构的代表之一就是眶，特别是眶内侧间隙，该间隙位于通过视神经的矢状面的内侧。最近的几篇论文证实了该技术在处理眶病变方面的可行性和安全性[1–3]，其中最常见的病变是海绵状血管瘤[4]。该入路的主要优点是可以直接接触病变，而不需要采取间接的经面 / 经颅 / 经结膜入路，从而避免了随之而来的对眶内容物的操作及可能的损害。彻底了解眶和眶鼻界面的解剖，对于安全接近该区域是十分必要的。下面的解剖学论述将从经鼻内镜的角度讨论眶的外科解剖学。

17.2　大体解剖

眶是一个（底面呈）四边形的金字塔状的空间，位于鼻的两侧，其容纳有眼球及所有相关的神经血管和肌肉结构。眶的内侧壁由眶纸板组成，上壁由额骨组成，外侧壁由颧骨和蝶骨大翼的一部分组成，下壁由上颌骨和腭骨的眶突组成。它在后方通过视神经管和眶上裂（SOF）与颅中窝（MCF）在眶尖水平相通，在后下方

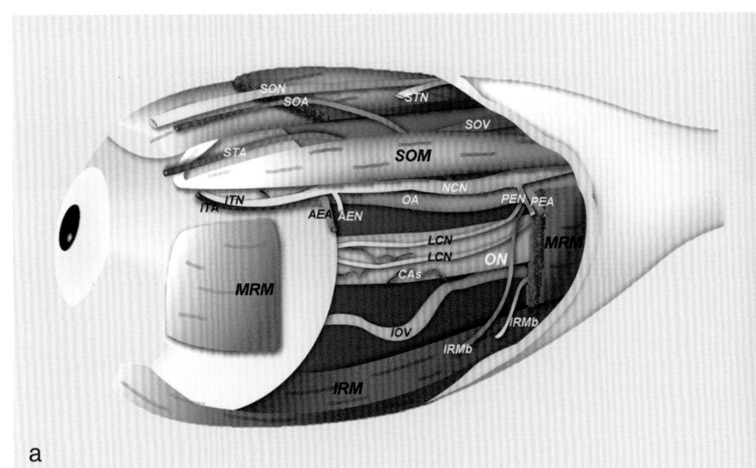

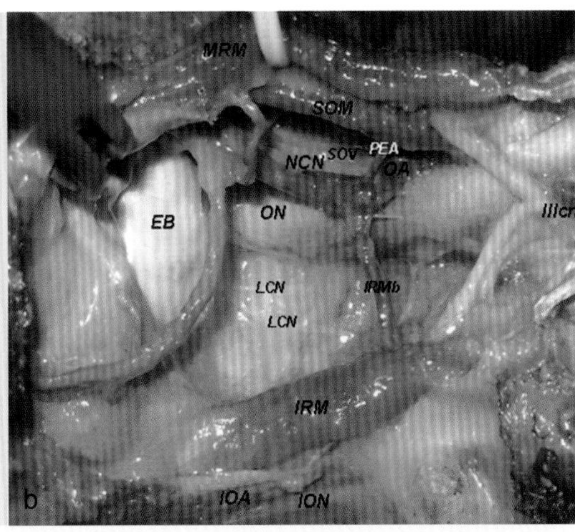

图 17.1　眶的肌肉和神经血管结构的示意图（a）和大体视图（b）。AEA：筛前动脉；AEN：筛前神经；CAS：睫状动脉；EB：眼球；Ⅲ cn：动眼神经；IOA：眶下动脉；IOA：眶下神经；IOV：眼下静脉；IRM：下直肌；IRMb：下直肌分支；ITA：滑车下动脉；ITN：滑车下神经；LCN：睫长神经；MRM：内直肌；NCN：鼻睫神经；OA：眼动脉；ON：视神经；PEA：筛后动脉；PEN：筛后神经；SOA：眶上动脉；SOM：上斜肌；SON：眶上神经；SOV：眼上静脉；STA：滑车上动脉；STN：滑车上神经

通过眶下裂（IOF）与颞下窝相通。视神经管与眶上裂之间由视柱分隔，而眶上裂与圆孔之间由上颌柱分隔。

眶壁上有数个供神经血管结构（如筛神经和动脉、颧神经和脑膜返动脉）穿行的小孔。

眶尖附着有一个圆形纤维环，即所谓的“Zinn环”，它是眼外肌近端的附着点。视神经、动眼神经、展神经（Ⅵ）和三叉神经的眼支（Ⅴ1）与眼动脉一起穿过此环。

眶内的空间可以分为几个不同的部分（图 17.1）。眼球占据了前半部分的空间，而后半部分则被包裹着神经、血管和肌肉的脂肪所充满。视神经基本上位于眶的中轴上，因此可以由它来划分眶内侧间隙和眶外侧间隙。进一步，还可以以眼外肌为界，定义一个位于眼外肌内部的空间，即所谓的锥内空间，以及一个位于眼外肌外部的，由纤维眶骨膜所限制的锥外空间。后者几乎完全被脂肪组织所填满。

学习经鼻内镜入路的外科医生需要熟悉眶内侧壁和眶尖的所有纤维和骨性成分，通晓锥内间隙和锥外间隙的概念，以及眶内侧间隙的神经血管结构。

17.3　经鼻内镜下解剖

17.3.1　眶内间隙

完整的蝶筛窦切除和中鼻道开窗术是到达眶内侧间隙的第一步。在此过程中可以完全显露上颌窦顶壁，即眶底；显露眶下管、眶纸板，即眶的内侧壁；以及位于后组筛窦和蝶窦交界处的骨性眶尖内侧部，此处可以看到视神经管。

筛顶处可见筛前动脉和筛后动脉走行的骨管。筛前动脉由后向前、由外侧向内侧走行，筛后动脉走行几乎水平，由外侧向内侧走行。在某些情况下，可发现筛中动脉（单侧或双侧）。一旦识别出了筛动脉，就有可能沿着它们的侧面找到筛孔。从颅内可以清晰看到，筛孔位于筛骨（眶纸板）和额骨交界处。

暴露眶内容物是通过折断和轻柔地移除整个眶纸板来完成的，眶纸板非常薄（0.2~0.4mm），外侧附着在眶骨膜上（图 17.2a）。在这一步中，保留后者的纤维层可以避免眶脂肪突入术野。由于存在丰富的锥外脂肪组织，为了降低损伤肌肉或神经血管结构的风险，眶骨膜的切口似乎选择较靠前部的切口比较合适。然而，在内镜眶减压术中，靠前部的切口会导致眶内脂肪组织突出入鼻腔，可能会阻碍鼻和眶后部手术的完成。因此，眶骨膜的切口应根据手术目标仔细选择正确的切开点（图 17.2b）。眶骨膜向后在眶尖处增厚，与 Zinn 环融合，进一步向后与颅中窝的硬脑膜融合。

一旦眶骨膜被切开和移除，锥外脂肪组织就完全暴露出来了。如前所述，眶前部脂肪丰富，且有一些纤维隔存在，将锥外脂肪分隔为若干小叶。这些纤维隔与眼外肌和眶骨膜相连，对固定眶内容物有重要意义。因此，在经鼻内镜手术中，应尽可能保留眶内纤维隔，以最大限度地减少脂肪疝，预防术后复视。值得注意的是，当锥外脂肪中的眶内纤维隔得到了保留时，即使切除了眶纸板和眶骨膜，重建眶内壁也不是必需项[5]。

移除锥外脂肪可以暴露肌层，主要是内直肌（MRM），其次是下直肌（IRM）和上斜肌（SOM）。可能还可以看到走行于内直肌和上斜肌之间的筛前动脉；它起源于眼动脉，位于眼球后稍外侧。

进一步轻柔地移除锥内脂肪组织可以暴露一些神经血管结构（图 17.3）。为了增加工作空间，获得更好的视野，可以如 Tomazic 等所述，通过将内直肌临时缝合到鼻中隔上，将内直肌向内侧移位[6]。当内直肌移位后，可以在其内壁的后部看到从动眼神经（脑神经Ⅲ）发出的支配该肌的神经分支[7]。不过，暴露该区域也不一定要将内直肌移位。通过去除骨性眶底，经尖牙窝进入上颌窦，将下直肌移至外侧也是可行的。

由三叉神经分支眼神经所发出的鼻睫神经

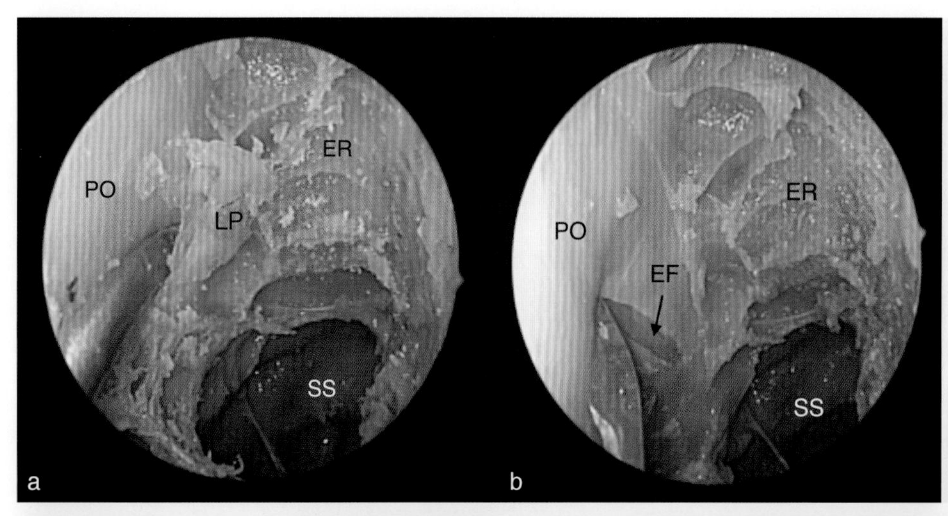

图 17.2 移除眶纸板可以暴露出下面的眶骨膜（a），随后可以切开眶骨膜以暴露锥外脂肪（b）。EF：锥外脂肪；ER：筛顶；LP：眶纸板；PO：眶骨膜；SS：蝶窦

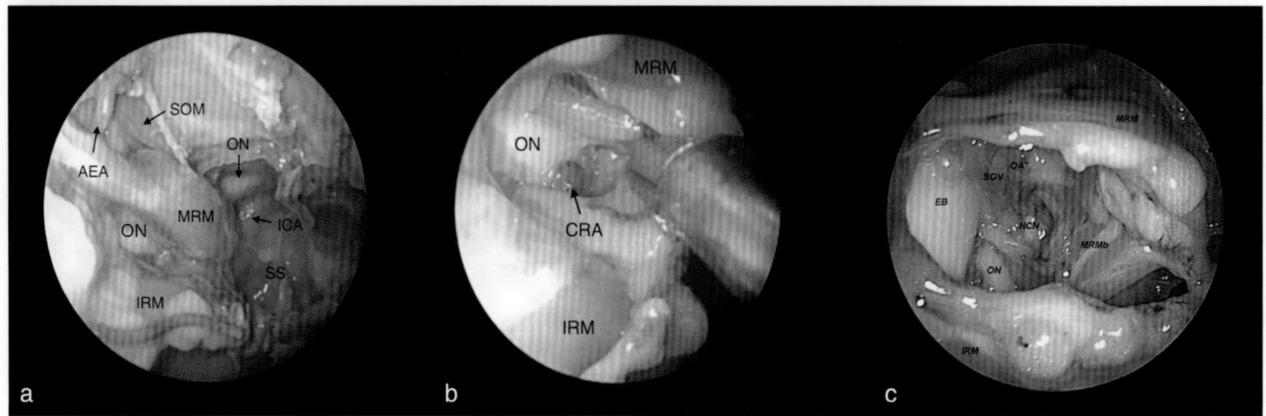

图 17.3 a. 移除锥外脂肪后，内侧肌锥进入视野，由内直肌、下直肌和上斜肌组成；筛前动脉走行于内直肌和上斜肌之间；视神经位于锥内间隙中。b. 内直肌和下直肌均可通过所谓的下窗广泛开放，使视神经和从它的下表面穿行的视网膜中央动脉获得更好的暴露。c. 经鼻内镜下观察内侧锥内间隙和穿经它的神经血管结构。CRA：视网膜中央动脉；EB：眼球；IRM：下直肌；MRM：内直肌；MRMb：动眼神经至内直肌的分支；NCN：鼻睫神经；OA：眼动脉；ON：视神经；SOM：上斜肌；SOV：眼上静脉

（NCN）和筛动脉的主干眼动脉均走行于内侧锥内间隙的上部。鼻睫神经在临近眶上裂处由眼神经发出，穿眶上裂入眶，然后行经 Zinn 环内；它和眼动脉一起斜行越过视神经，然后走行于上直肌和上斜肌下方；鼻睫神经发出的筛（前）神经是筛（神经血管）束的一部分，同时鼻睫神经还发出含有交感神经纤维成分的睫长神经（LCN），其交感神经纤维成分支配瞳孔开大肌。最终，鼻睫神经终止为滑车下神经。

眼动脉通常起自床突上段颈内动脉（ICA）的内侧，通过视神经管进入眶，多数情况走行于视神经的外下方。一旦进入眶，它就会转向外上方，随后由视神经的上方跨越视神经，走行到内侧，进而走行于上斜肌和内直肌之间，发出筛动脉。然而，眼动脉可出现各种变异：例如，眼动脉有可能起源于海绵窦内的颈内动脉（而非床突上段颈内动脉）；有可能出现两支眼动脉（双干型眼动脉）；眼动脉走行过程中与视神经的相对位置可能并不恒定；眼动脉的分支也可能不恒定，尤其是那些与颅中窝硬脑膜（动脉）相吻合的分支[8-9]。

眼动脉在终止于滑车上动脉和鼻背动脉之前，除筛动脉外，还发出若干分支（视网膜中央动脉、睫状长动脉和睫状短动脉、眶上动脉、脑膜回返动脉、泪腺动脉、内侧眼睑动脉和肌支）。通过经鼻内镜锥内的入路，可以识别出视网膜中央动脉，它通常是眼动脉的第一个也是最细的分支，从睫状神经节内侧发出，穿过视神经的下表面或内侧表面。睫状动脉及其围绕视神经周围的血管网有时也可见，特别是在远端靠近眼球的部位。通过鼻道看不到眼动脉的其他分支，因为它们走行在眶内的上方或外侧。

在完全切除脂肪组织后，视神经可以被辨认出来，它是一个走行在眶中央的粉红色的扭曲结构，与前面提到的动脉血管密切接触。视神经是经鼻内镜入路手术的外侧边界，任何试图切除位于其更外侧的病变都需要移动和处理视神经，这可能会导致永久性的视力丧失。

在靠近眼动脉和鼻睫神经的位置，可以辨认出眼上静脉（SOV），它是眶内最大和最重要的静脉。它通常起源于眶上静脉和内眦静脉在眶内上部的交汇处，在上直肌下方由内向外穿过视神经，最后在总腱环外穿过眶上裂汇入海绵窦。眼下静脉（IOV）较不恒定，较难辨认。它由眶底前部及眶外侧壁前部的属支汇聚而成，靠近下直肌和外直肌（LRM）之间走行，可通过不恒定的中间支与眼上静脉进行交通。最后经总腱环外，穿眶上裂的外下部分进入颅中窝，在流入海绵窦之前与眼上静脉汇合[9]。

17.3.2 眶上裂与眶尖区

经鼻内镜通路不仅可以到达眶内空间，还可以到达眶上裂的内侧部分和眶尖区。在鼻窦－眶－颅骨交界处有一些极其棘手的区域，主要与 3 个重要结构有关：颈内动脉、海绵窦和视神经。

眶上裂是一个位于视神经管的外下方的骨窗，上界是蝶骨的小翼，下界是蝶骨的大翼，内侧是蝶骨体，在上方，眶上裂由视柱与视神经管分隔，在下方，其由上颌柱与圆孔分隔。值得注意的是，只有眶上裂的内侧部分是有重要功能的，而其外侧部分并没有主要的神经血管结构通过。眶上裂上内侧的一部分被 Zinn 环所包围，其内有支配眼球运动的神经通过，故将其称为动眼神经孔（图 17.4）。

如果遇到气化不良的蝶窦（甲介型蝶窦），经鼻内镜入路进入该区域变得极其棘手，因为骨性标志的识别变得很困难。一旦实现筛窦开放和广泛蝶窦开放，就可以很容易地辨认出视神经管、颈内动脉隆突以及外侧视神经－颈内动脉隐窝。眶纸板是蝶骨附近较厚的骨质，将其移除后可暴露出眶骨膜，眶骨膜与蝶鞍外侧腔隙的硬脑膜、覆盖眶下裂及翼腭窝（PPF）的筋膜系统融合在一起。在移除上颌窦内侧壁并移除上颌窦后壁（包括腭骨的眶突）之后，后者更容易被清晰地暴露。

进一步切除这一结缔组织层（眶骨膜）可以识别更深层次的结构。在该区域，锥外脂肪很少，在总腱环的内侧表面，可能会遇到一条连接眶静脉系统和海绵窦的静脉，即眶内侧静脉（MOV）[10]。这里，肌锥由内直肌、下直肌和部分上斜肌组成。向下到下直肌，菲薄的眶平滑肌（Müller 肌）可

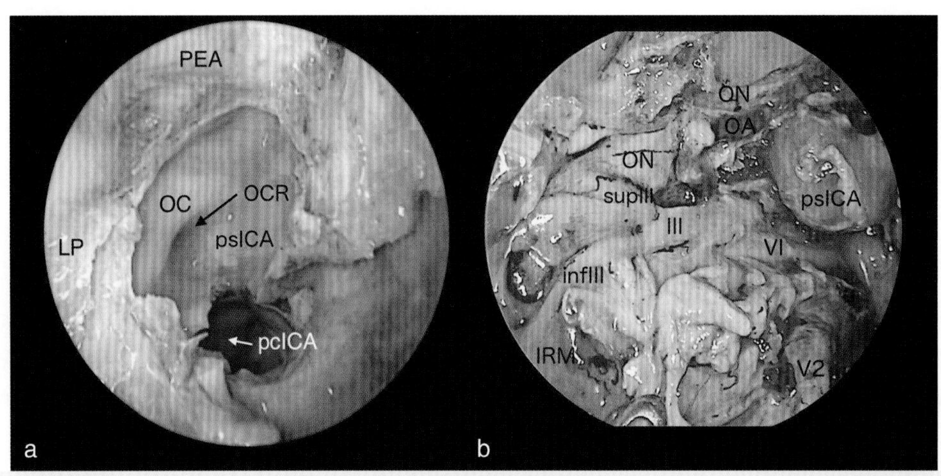

图 17.4 a. 蝶筛窦切除术后眶尖骨性解剖标志的经鼻内镜视野。b. 移除眶壁骨质及纤维鞘、视神经和海绵窦之后的经鼻内镜视野：动眼神经（Ⅲ）从内下方穿至视神经（ON），然后分为动眼神经上支（sup Ⅲ）和动眼神经下支（inf Ⅲ）；眼动脉（OA）走行于视神经下方，到达眶后转向外上方；展神经（Ⅵ）在海绵窦内从内下方走行至外上方，最终，在眶尖处位于视神经的外侧。IRM：下直肌；psICA：鞍旁段颈内动脉；V 2：三叉神经上颌支

以显露出来，它延伸到整个眶下裂，穿过上颌柱，最后进入眶上裂。它位于三叉神经上颌支（V 2）上方，在显露翼腭窝后可被看见。这块肌肉代表海绵窦的下界；因此，它可以被认为是经鼻内镜入路进入这一棘手区域的可靠标志[11]。它被一层与眶骨膜融合的薄层筋膜所覆盖，脂肪组织将其与下直肌和下斜肌分开[10]。

沿着内直肌和下直肌肌腱反折处，可见动眼神经的两个主要分支（上支和下支）。它们沿着内直肌和下直肌的内表面走行。动眼神经的上支被认为是最接近眶上裂内侧缘的神经，而滑车神经（脑神经Ⅳ）是最接近眶上裂上缘的神经，尽管在内镜手术中不太可能被看到（图 17.5）。

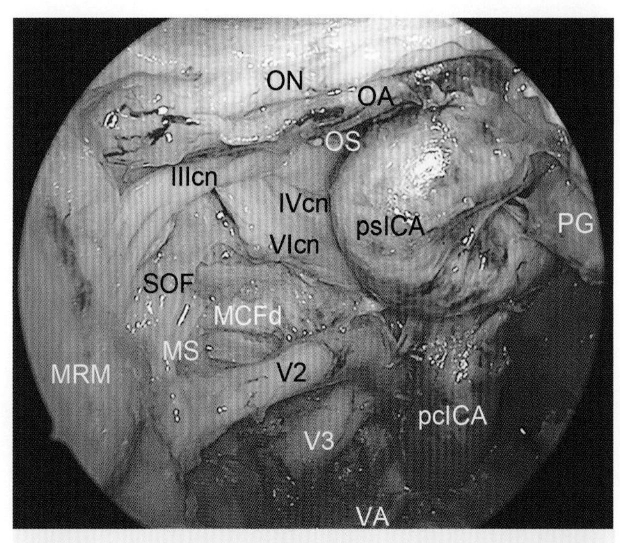

图 17.5 通过鼻内镜观察视神经、海绵窦和眶上裂之间的关系。Ⅲ cn：动眼神经；Ⅳ cn：滑车神经；Ⅳ cn：展神经；MCFd：颅中窝硬脑膜；MRM：内直肌；MS：上颌柱；OA：眼动脉；ON：视神经；OS：视柱；pcICA：斜坡旁段颈内动脉；PG：垂体；psICA：鞍旁段颈内动脉；SOF：眶上裂；VA：翼管动脉；V 2：三叉神经上颌支；V 3：三叉神经下颌支

在动眼神经的内侧，可以看到视神经，在视神经的正下方，可以看到眼动脉，从这里眼动脉发出它的第一个分支——视网膜中央动脉。如前所述，在动眼神经孔内，眼动脉通常位于视神经外下方，但也有可能发生变化：如果其走行于视神经的外侧或上方，则在经鼻内镜下可能无法被看到。

在该区域，因为眼上静脉和眼下静脉都是横向的，所以不会遇到主要的静脉。可是，视网膜中央静脉是有可能暴露的，它直接汇入海绵窦，应该绝对避免损伤，以防止出现视力问题。尽管如此，考虑到该区域处于居中过渡的位置，它与很多静脉结构都形成了复杂的联系：在后方与海绵窦相沟通，在下方与翼静脉丛及圆孔和卵圆孔周围的静脉相联系[10]。

17.3.3 视神经管与视神经

视神经管和视神经的暴露需要常规行筛窦开放术，以确定蝶窦的自然开口，用磨钻将蝶窦的自然开口加宽，直到蝶窦前壁被完全移除。可以在蝶窦内看到蝶窦外侧壁重要结构的关键标志：视神经、颈内动脉，以及它们之间的内侧和外侧视神经－颈内动脉隐窝。

视神经管隆突有时可能在后组筛窦的最后一个气房内看到，也称为Onodi气房。此外，为防止并发症的发生，视神经和颈内动脉（海绵窦段和斜坡旁段）的位置所存在的个体差异应该在术前就被准确地预测出来，所以蝶窦气化的不同模式（如蝶鞍型、鞍前型或甲介型）应该被牢记。

视神经管的解剖始于眶尖处（总腱环附着于

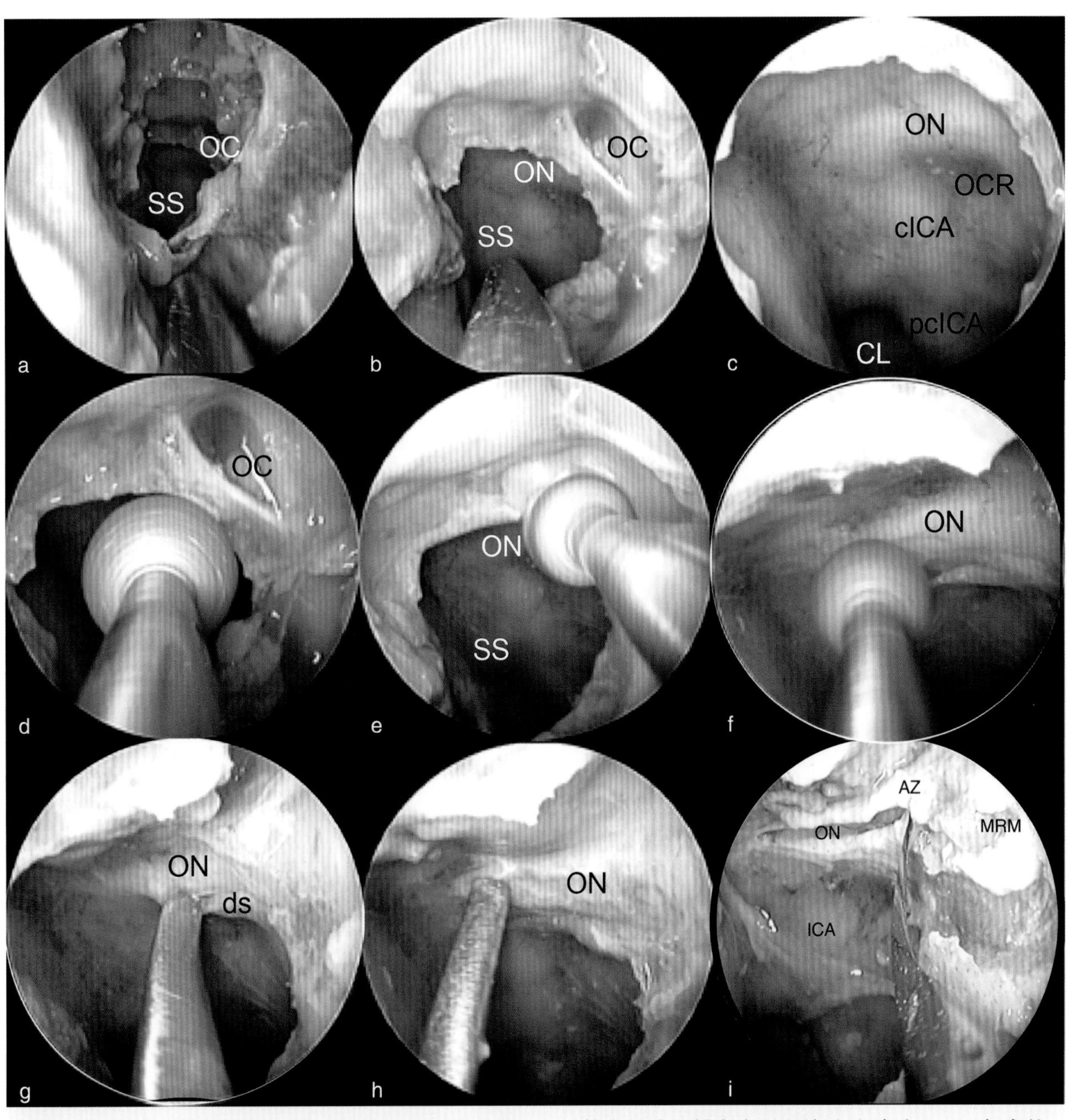

图17.6 经鼻内镜下视神经管和视神经的逐步显露。一旦筛窦切除且蝶窦广泛开放（a）存在Onodi气房的情况（b），可以在蝶窦内辨认视神经管、海绵窦段颈内动脉和视神经－颈内动脉隐窝（c）；逐步磨除骨性视神经管可暴露出覆盖视神经（d~h）的硬脑膜鞘，最后可以沿视神经走行方向，在Zinn环水平切开视神经鞘（i）。AZ：Zinn环（总腱环）；cICA：海绵窦段颈内动脉；CL：斜坡；ds：硬脑膜鞘；MRM：内直肌；OC：Onodi气房；OCR：视神经－颈内动脉隐窝；ON：视神经；pcICA：斜坡旁段颈内动脉；SS：蝶窦

该处）眶纸板的折断和移除（图 17.6）。

在这一阶段，解剖沿着蝶窦壁向后进行。视神经管从前向后逐步仔细解剖。在视神经管变得特别薄的地方，必须使用大小适中的刮匙。在其内侧面上，从眶尖到视交叉，视神经的暴露必须达到管周的 180° 以上。可以用镰状刀在视神经的硬脑膜鞘上做一个长切口，从总腱环开始，沿着背侧方向一直延伸到蝶窦后壁的正中部分。在总腱环（Zinn 环）处，以由前向后的方向开放视神经鞘是相对安全的，因为这样可以正确识别视神经与其硬脑膜鞘之间的平面，防止视神经的医源性损伤。有时，在刺破视神经硬脑膜鞘后可看到脑脊液流出。在这一步解剖中，重要的是识别和暴露眼动脉，牢记前文所述的，从颅中窝硬脑膜到眶的走行过程中，眼动脉与视神经相对位置的解剖变异。为防止眼动脉损伤，切口应尽量靠近视神经管顶部（视神经的内上象限）。

（胡滨　译，汤文龙　校）

参考文献

[1] McKinney KA, Snyderman CH, Carrau RL, et al. Seeing the light: endoscopic endonasal intraconal orbital tumor surgery. Otolaryngol Head Neck Surg,2010,143(5):699–701

[2] Castelnuovo P, Dallan I, Locatelli D, et al. Endoscopic transnasal intraorbital surgery: our experience with 16 cases. Eur Arch Otorhinolaryngol, 2012, 269 (8):1929–1935

[3] Castelnuovo P, Turri-Zanoni M, Battaglia P, et al. Endoscopic endonasal management of orbital pathologies. Neurosurg Clin N Am, 2015, 26 (3):463–472

[4] Lenzi R, Bleier BS, Felisati G, et al. Purely endoscopic trans-nasal management of orbital intraconal cavernous haemangiomas: a systematic review of the literature. Eur Arch Otorhinolaryngol, 2016, 273(9): 2319–2322

[5] Karligkiotis A, Appiani MC, Verillaud B, et al. How to prevent diplopia in endoscopic transnasal resection of tumors involving the medial orbital wall. Laryngoscope, 2014,124(9):2017–2020

[6] Tomazic PV, Stammberger H, Habermann W, et al. Intraoperative medialization of medial rectus muscle as a new endoscopic technique for approaching intraconal lesions. Am J Rhinol Allergy, 2011,25(5):363–367

[7] Dallan I, Castelnuovo P, Sellari-Franceschini S, et al. Endoscopic Orbital and Transorbital Approaches. Tuttlingen, Germany: Endo-Press GmbH, 2016

[8] Hayreh SS. Orbital vascular anatomy. Eye (Lond), 2006, 20(10):1130–1144

[9] Rhoton AL, Jr. The orbit. Neurosurgery, 2002, 51(4) Suppl:S303–S334

[10] Dallan I, Castelnuovo P, de Notaris M, et al. Endoscopic endonasal anatomy of superior orbital fissure and orbital apex regions: critical considerations for clinical applications. Eur Arch Otorhinolaryngol, 2013,270(5):1643–1649

[11] De Battista JC, Zimmer LA, Rodríguez-Vázquez JF, et al. Muller's muscle, no longer vestigial in endoscopic surgery. World Neurosurg, 2011,76(3/4):342–346

第 18 章 | 经鼻内镜下眶与视神经减压术

Benjamin S. Bleier，Sarina K. Müller

摘　要

尽管内镜下眶和视神经减压术在临床已经开展了超过 30 年，但其手术适应证和手术范围仍是一个有争议的话题。眶减压术最常见的适应证是 Graves 眼病以及眶内、外肿瘤。手术的目的是降低眼压，矫正眼球突出，或提供眶内病变治疗的入路通道。眶纸板和眶底切除的程度，以及辅助外侧减压术和眶脂肪切除术的使用，必须根据患者的病情而定。视神经减压术包括切除视柱和视神经管的管壁。

内镜下视神经减压术的唯一绝对适应证是游离的骨碎片撞击神经、视神经水肿和视神经鞘血肿。在没有缓解因素的情况下，压迫性视神经病变通常采用高剂量糖皮质激素注射治疗或观察。视神经鞘开窗术的作用也存在争议。术后护理包括口服糖皮质激素逐渐减量，合理使用抗生素，盐水洗鼻，定期进行鼻和眼科随访，避免鼻塞和流涕。

关键词

眶减压术，视神经减压术，Graves 眼病，内镜鼻窦手术，眶内肿瘤

内容要点

· 眶减压术的主要适应证为 Graves 眼病以及眶内、外肿瘤。

· 手术的主要目的是降低眶压，校正眼球突出，或提供眶内病理检查通道。

· 对于压迫性视神经病变，观察、大剂量糖皮质激素注射、和（或）手术减压都可作为治疗选择。

· 视神经减压术的绝对适应证是游离的骨碎片压迫神经、视神经水肿和视神经鞘血肿。

· 视神经鞘开窗术的额外好处仍存在争议。

· 术后护理包括口服糖皮质激素逐渐减量，合理使用抗生素，盐水洗鼻，定期进行鼻和眼科随访，避免鼻塞和流涕。

18.1　眶减压术

自 1899 年 Kronlein 首次提出眶减压术以来，眶外侧壁减压术主要用于肿瘤切除。1911 年，Dollinger 描述了用这种眶减压术治疗眼球突出 [1]。又过了几十年，Walsh 和 Ogura 在 1957 年第一次开展了经上颌窦的眶下壁减压术 [2]。随着鼻内镜的发展，Kennedy 等 [3] 和 Michel 等 [4] 首次报道了经鼻内镜眶减压术。随着 Hertel 测量、低发病率、更好的解剖学标志可视性和瘢痕的预防等方面的改进，内镜眶减压术已经成为眶减压术的主要手术方式，最近，也成为治疗基底位于内下壁的眶肿瘤的方法。

18.1.1　适应证与禁忌证

眶减压术最常见的适应证是 Graves 病导致的甲状腺相关眼病。在甲状腺功能紊乱的情况下，由于自身免疫介导的炎症，导致眶内脂肪组织增生和眼外肌增粗。由于骨壁较硬，增大的肌肉和眶内脂肪不能扩张，从而压迫视神经。眶肿瘤也可能由于整体眶内压力增加或由于病变扩大直接压迫神经而导致压迫性神经病变。压迫性视神经病变的临床症状包括视力下降、传入性瞳孔功能

表 18.1　眶减压术适应证

非肿瘤	眶外病变	眶内病变
·甲状腺眼病	·肿瘤样病变	·血管瘤
·炎症，包括眶脓肿	·骨瘤	·施万细胞瘤
·清除异物	·乳头状瘤	
·视神经损伤	·单一纤维瘤	
·骨纤维性病变	·软骨肉瘤	
	·脑膜瘤	

障碍和色觉障碍。长期压迫视神经可导致永久性视力丧失。

内镜下眶减压术的另一适应证是眼球突出的矫正。这一点很重要，因为眼球突出可能导致暴露性角膜病变、角膜溃疡 / 穿孔或毁容性改变，从而导致严重的心理负担。在甲状腺眼病患者中，通过眶内壁、眶下壁减压术可实现平均 3.5mm 的眼球后退。进行眶外侧壁减压术时，眼球可进一步后退 2mm[5–7]。其他的眶减压术适应证见表 18.1。

18.1.2　诊　断

术前应进行 CT 检查以确定眶及其周围鼻窦结构的骨性解剖。与所有鼻窦手术一样，应在手术前确定颅底形态、中鼻甲附着、筛前动脉的位置以及异常情况，如 Onodi 气房或骨质缺损。如果怀疑是 Graves 眼病，不应使用静脉造影剂，因为有给予含碘静脉造影剂后立即发生严重眼病恶化的病例报告。MRI 检查的应用，尤其是脂肪抑制成像，有助于描述眶内病变。对比增强也将有助于追踪眼动脉的走行路线，因为它与视神经的眶内段有关。眼科检查应包括瞳孔检查、使用 Hertel 眼球突出计测量法评估眼球突出、视野测试、视力检查、色觉检查和眼底检查。

18.1.3　手术步骤：内镜下眶内、下壁减压术治疗非肿瘤性病变

决定哪一眶壁或哪些眶壁进行手术取决于多种因素，包括是否出现复视、压迫性视神经病变以及眼球突出程度。手术在全身麻醉下进行，患者呈反 Trendelenburg 仰卧位（10°~30°）。眼睛纳入手术视野中，可以用巩膜护板覆盖或保护。局部填塞 1∶1000 肾上腺素浸泡过的棉片可用于减轻局部充血。沿鼻腔外侧壁和鼻中隔注射含肾上腺素（1∶100 000）的利多卡因（1%）。整个手术可以用 0° 内镜进行；而成角度镜则可用于设定眶内下柱保留和评估外侧壁切除的彻底性。根据需要可行鼻中隔成形术或中鼻甲切除术。然而，中鼻甲切除术只能在它限制了减压术时才能进行，因其可能增加嗅觉破坏的风险、残留偏曲合并额窦梗阻及术后鼻衄。

首先应行标准的蝶窦开放术，最大限度地扩大术腔以确保有足够的空间进行减压是至关重要的。沿纸板和颅底剥离黏膜，以避免可能的黏液囊肿形成。除非计划进行正式的额窦开放术，为了保护额隐窝不受眶脂肪的阻塞，应保留鼻丘气房的下缘和筛泡的上缘。眶内侧减压时，应将眶纸板相邻筛窦气房清除。可以用刮匙小心地折断纸板。纸板的后边界与蝶骨相连，当骨板变得更厚时，这个缝很容易识别。应避免早期不加控制地穿透眶骨膜，因为突出的眶脂肪可能会遮挡手术视野。眶内侧减压被认为是解除眶尖视神经压力的最有效方法。

在大多数甲状腺相关眼病合并复视的病例中，切除眶底以作为辅助的下方减压。应使用 0° 内镜进行上颌窦开窗术，将从自然口到上颌窦后壁的骨质切除。在不需要向下减压以避免医源性上颌阻塞的患者中，也应行此手术。钩突的垂直部上端应保持在适当的位置，以帮助保护额隐窝免受由于眶脂肪脱垂而引起的继发阻塞。对于眶底减压术，在骨切除前，上颌窦黏膜可向外侧反折，以协助术后再黏膜化。使用刮匙将眶底向下骨折，这种骨折手法通常可将眶底向外到眶下管水平的骨质单片状去除。如若不能，可使用成角度镜进行断裂和去除残留碎片。在没有复视的患者中，保留眶内下柱是一种成功且安全的手术，可以减少术后复视[8–11]，在这些患者中，4mm、70° 锥形金刚砂高速磨钻（Medtronics，Jacksonville，FL）用于将从眶内下柱的外侧边缘到眶下管的内侧边缘的骨磨薄。当骨像蛋壳一样薄时，用双球探针可使骨骨折，并从眶骨膜脱离。更多的骨质可以

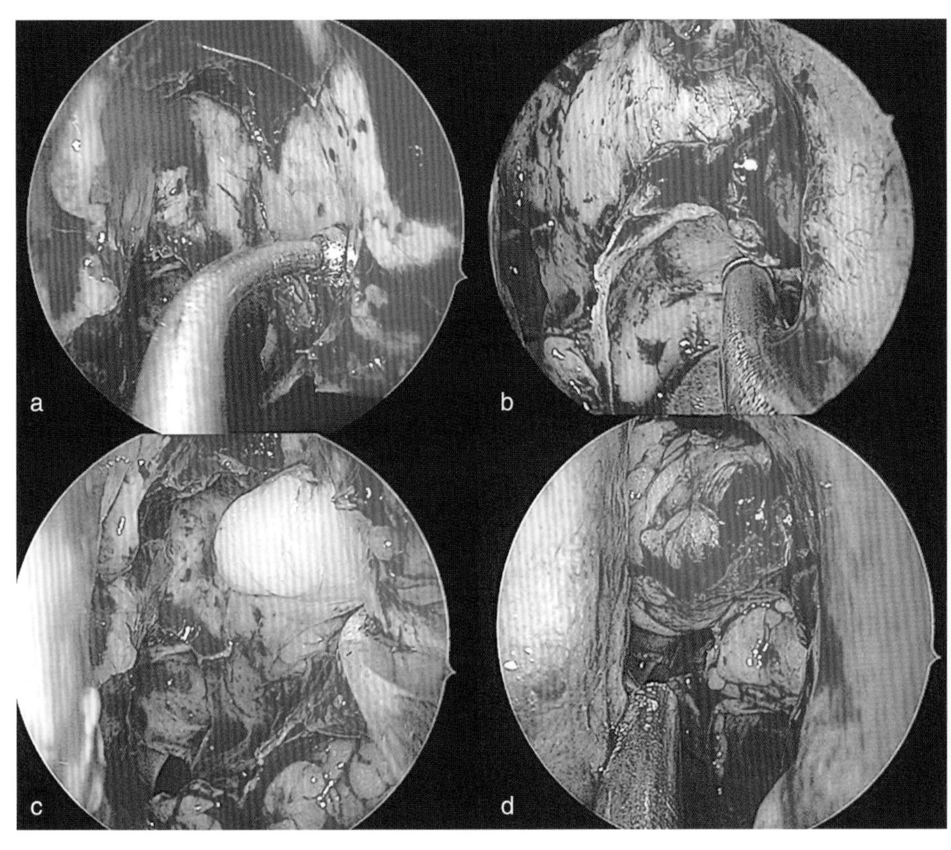

图 18.1　保留眶内下柱的内镜下左侧眶减压术 1 例。a. 用双球探针取出眶纸板。b. 当保留眶内下柱时，从眶底骨外侧钻至眶下管的轨迹。c. 用一次性的镰状刀从后向前切开眶骨膜。d. 脂肪疝出后完成减压，显示保存完整眶内下柱的内、下壁全面减压术

通过额窦直咬钳切除，注意不要折断眶内下柱。

减压的下一步是进行眶骨膜切口，外科医生应尽量识别并避开内直肌和任何可能通过眶周的静脉通道。根据需要的减压程度，眶骨膜切口的范围可能有所不同。为了防止术后复视，可以在内直肌上留下一条眶骨膜[12]。切开眶骨膜后，脂肪通常会减压进入鼻腔。然而，多条眶筋膜会保留下来，用钝器将脂肪顺势推向中间，并轻轻按压眼球。充分减压后，将保留的上颌窦黏膜回覆。如果需要进一步的减压，可以通过眼整形外科医生行外侧入路减压术。术中应静脉滴注抗生素和糖皮质激素（图 18.1）。

18.2　视神经减压术

2500 年前，Hippocrates 即对脑外伤后出现黑蒙的患者进行了描述。1879 年，Berlin 首次报道了脑外伤后视神经的病理检查，1890 年 Battle 第一次区分了穿透性和非穿透性的间接视神经损伤。对视神经外伤性压迫作用的认识，奠定了可以逆转视神经损伤、尽可能保持神经功能的外科治疗的基础。

18.2.1　适应证与禁忌证

视神经减压术适用于因视神经病变而导致视力丧失的患者，主要包括外伤性（外伤性视神经病变，TON）和非外伤性（非外伤性视神经病变，NON）（表 18.2）。禁忌证包括视神经或视交叉

表 18.2　病因

TON 的病因	NON 的病因
· MVA 和 MBA · 跌倒 · 被攻击 · 医源性，发生于 Le Fort Ⅰ型截骨手术后 · 颌面部骨折固定 · 鼻内镜手术	· 骨纤维性病变（如视神经管骨纤维异常增生、骨化纤维瘤、窦组织细胞增生） · 肿瘤（如颅底 / 眶尖脑膜瘤、眶内肿瘤、淋巴瘤） · 非肿瘤性赘生物（如沿外侧蝶窦的淋巴管瘤） · 炎症状态（如 Graves 眼病、眶炎性假瘤、Guillain-Barré 综合征）

MBA：电动自行车事故；MYA：机动车事故；NON：非外伤性视神经病变；TON：外伤性视神经病变

完全撕脱、完全性视神经萎缩、颈动脉海绵窦瘘、颈动脉海绵窦段假性动脉瘤引起的鼻出血，以及妨碍全身麻醉的共病。

18.2.2 外伤性视神经病变

直接或间接外伤后的 TON 可导致失明。直接外伤是指外力直接作用到视神经上，例如游离的眶碎骨片引起的神经离断或机械性挫伤 / 冲击。间接外伤是外力通过眼、面部软组织和骨组织作用于视神经。视神经损伤通常发生在活动节段和固定节段之间的连接处，如眶内段和管内段之间。最常见的损伤部位为管内段（71.4%）、眶尖（16.7%）或两处同时发生（11.9%）[13]。成人 TON 的最常见原因是交通事故（49%）、跌倒（27%）和受到攻击（13%）[14]。

诊　断

在严重的头部外伤的情况下，因为患者出现意识模糊，评估可能会延迟。在有意识和无意识患者中使用视觉诱发电位可以提供波幅和潜伏期的数据，以及异常侧波幅与正常侧波幅之比。

损伤后的影像学检查应包括 CT 扫描，以评估异物、眼外伤、视神经压迫（视神经水肿、神经鞘血肿或冲击导致视神经管骨折）、复杂颅颌面骨折和后组筛窦气房出血。MRI 的使用在文献中并不一致。一些临床医生常规进行 MRI 扫描，而另一些则仅在视力进行性恶化的患者中或在治疗干预之前进行。TON 神经影像学的临床应用仍然是有争议的，因为目前并未发现影像学（发现视神经管骨折）、临床（视力丧失的严重程度）及预后（视力恢复）因素间具有一致的相关性。眼科检查包括瞳孔检查、眼球突出度评估、视野检查、视力检查、色觉检查、眼底检查。如怀疑有血肿，可进行眼部超声检查。

治　疗

TON 的治疗方法经过广泛讨论目前仍有争议。由于文献主要局限于回顾性研究和病例系列研究，缺乏更高的证据水平，因此目前并无公认的 TON 治疗指南问世。而现有的研究结果则是矛盾的。目前讨论的主要治疗方法是密切观察、糖皮质激素药物治疗和手术减压。

观　察

提倡 TON 进行观察是基于已经证实的间接 TON 患者自发性恢复率为 40%~60% 的数据，最终结果的重要预测因子是基线视力[15-16]。Levin 等认为，任何主要治疗方法的疗效（定义为 7d 后视力改善）都无差异。然而，该研究存在招募偏倚，因为视力较差的患者倾向于接受药物或手术治疗[16]。

糖皮质激素

在过去的 30 年里，糖皮质激素被公认具有创伤后神经保护作用，主要包括改善微循环、损伤后的组织学、能量代谢和功能。在当前的几篇非随机、回顾性研究和病例报道中，文献中描述的 TON 患者使用糖皮质激素的方式、持续时间和剂量具有很大的差异。且牵涉的糖皮质激素仅为甲泼尼龙，剂量分别为低剂量（＜ 100mg/d）、中剂量（100~499mg/d）、高剂量（500~1999mg/d）、极高剂量（2000~5400mg/d）和冲击剂量（＞ 5400mg/d）[17]。

糖皮质激素的使用时机、持续时间和剂量的数据来自 3 项脊神经损伤的随机、对照临床研究（NASCIS）。研究显示，在受伤后 3~8h 内开始糖皮质激素治疗可以改善预后。受伤后 3~8h 开始治疗且持续 48h，比仅仅持续治疗 24h 效果更好[18]。这些数据代表了神经损伤中糖皮质激素使用时间的最佳建议。然而，需要记住的是，损伤部位不仅有解剖学上的差异，还有组织学上的差异。由于脊髓由灰质和白质组成，而视神经仅由白质组成，因此必须批判性地看待脊髓数据的相关性。

在几项关于 TON 患者的随机、双盲、安慰剂对照研究中，接受或没接受激素治疗的患者没有明显的视觉结果差异[19-20]。然而，一项前瞻性、非随机研究则发现大剂量甲泼尼龙注射联合内镜视神经减压术具有更好的视觉改善效果[21]。

在疗效不明确或效果不明显的药物治疗方案中，必须特别关注副作用，特别是在高剂量到冲击剂量激素组。虽然曾有严重副作用的零星病例报道，但大多数并未出现后遗症。消化道出血、伤口并发症和肺炎发生率似乎有所增加，但没有统计学意义。整体而言，现有数据表明使用高剂量糖皮质激素是相对安全的，但必须考虑严重并发症的发生和个体预先存在的易感性因素。

视神经减压术外科操作

视神经减压术有 3 种方案，包括部分切除视神经管壁、视神经管开窗和开放总腱环。手术指征及时机存在较大的争议，且个体间也存在巨大差异。数据大多是回顾性的，通常是基于各种手术方案的病例报道。辅助治疗或以前失败的激素治疗是进一步的干扰因素。

视神经减压术加或不加激素治疗的视力改善率介于 27%~82%。一项多中心、非随机对照研究中，3 个主要治疗方案并无显著临床获益 [16]。个别情况下，激素联合视神经减压术治疗，损伤后 1 个月视力才能得以恢复。

我们已经注意到，当有放射学或明显的游离骨碎片撞击视神经的临床证据时，应首选手术。神经水肿和视神经鞘血肿的患者也可能从手术中不同程度获益。这些指征均应作为手术的适应证。对于上述情况，越早行手术减压，越容易达到预期恢复的程度。

预　后

一些研究已经描述了最初和最终视力之间的显著相关性。尤其是损伤初期没有光感的患者，无论采用哪种治疗方案均显示有限的视觉改善或无改善。另一个重要的预后因素是损伤和治疗之间的时间间隔，在受伤后 7d 内开始进行药物或外科治疗似乎有更好的结果。其他不良预后因素包括意识丧失、48h 后视力未恢复和视觉诱发反应缺失 [21-22]。

18.2.3　非外伤性视神经病变

NON 可由多种疾病引起，因此视神经减压术可作为原发性视神经压迫（如眶内肿瘤）治疗的一部分，也可作为颅内手术（如蝶眶脑膜瘤）准备阶段手术。视神经管或眶尖肿瘤患者应进行视神经减压术。大部分患者均可提前试验性进行高剂量激素治疗。如果激素治疗不能有效改善视力，则考虑进行手术减压。在某些情况下，眶减压术即可缓解视神经压迫，还有一些情况，则需要同时进行视神经减压术与眶减压术。目前已有多项研究证实了内镜下视神经减压术的益处，然而，由于缺乏前瞻性研究，治疗时机和技术尚待确定。

诊　断

非外伤性视神经病变中视力变化通常较为缓慢，大多数患者最初表现为视力模糊，此时眼底检查仍可正常。患者应当进行全面的眼科检查，通常可发现视野缺损，色觉改变（色觉障碍），瞳孔传入障碍，严重病例中可出现视盘苍白。术前应进行 CT 扫描，以评估结构变化并作影像学指导。在必须确认组织结构的情况下，可以进行 MRI 扫描。

手　术

患者体位及减轻充血的方法如眶减压术。内镜下视神经减压术经蝶窦入路，进入视神经管的顶部和内壁，定位在视神经管内段。打开蝶窦骨面，可识别外侧标志，包括视神经，颈内动脉（ICA）和视神经 - 颈内动脉隐窝。骨性视神经管的隆突超过视神经颈动脉隐窝。外科医生应注意，在某些情况下，视神经位于蝶上筛房（如 Onodi 气房）内。虽然这些气房可能会遮盖进入管内段的路径，但它们的存在通常会增强视神经管的气腔形成，而更有利于手术。此外，由于解剖学、内镜学和放射学标志物的变化，应对视神经和颈内动脉海绵窦段及斜坡旁段的位置进行放射学检查 [23]。

下一步是折断并切除眶尖眶纸板，眶纸板后部应切除。下层眶骨膜暴露后，通常可见总腱环的白色筋膜。由于眶内脂肪疝入可能会遮盖手术视野，手术过程中应避免穿透眶骨膜。

用高速带冲洗的 4mm 金刚砂磨钻磨除视神经管环的厚层骨质，并在其足够薄后用刮匙去除。随着骨质的去除向后进入视神经管，外科医生需注意内下象限的眼动脉。通常，去除 10mm 的骨质便足以减压。在离视神经管较近和解剖学上压迫视神经的病变中，必须去除额外的骨质，直到释放压迫区域。视神经鞘膜开窗术的必要性已引

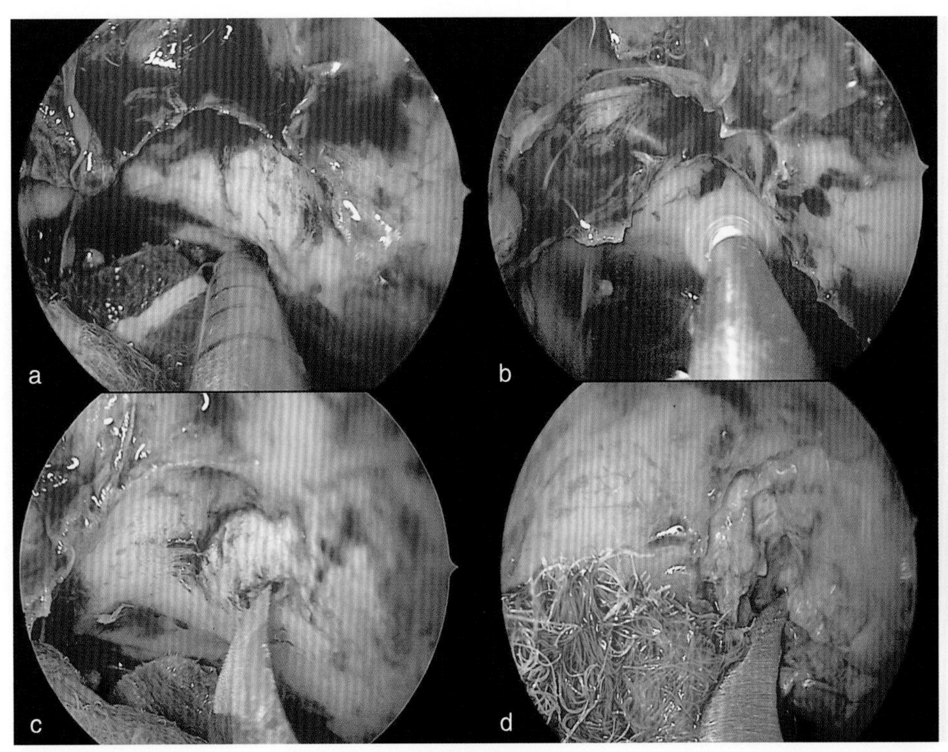

图 18.2 内镜下视神经减压术（左）。a. 进入视神经管的顶部和内壁，定位在视神经管内段。b. 利用高速金刚磨钻使眶尖视神经管环的骨质变薄。c. 使用镰状刀进行视神经鞘膜开窗术。d. 进行内镜下视神经减压术及神经鞘膜开窗术后视神经的暴露

起广泛争议。一些作者指出，切口是必要的，因为视神经鞘膜会增加对视神经的压迫。在某些具有鞘内血肿或明显视盘水肿的患者中，切开鞘膜似乎对患者有利。另一些作者不建议切开视神经鞘膜，因为骨减压通常足以缓解视神经的压力，并且其在视觉改善方面没有其他明显的益处。开窗手术的任何潜在益处都必须与下层视神经纤维受损、眼动脉受损和脑脊液（CSF）鼻漏的风险相权衡。因此，应根据具体情况做出此决定。如果进行切口手术，则应沿视神经管的上中部纵向切开，以减少向下运行的眼动脉受损的风险（图 18.2）。

并发症

除了视神经和眼动脉损伤的风险外，术中及术后并发症与常规内镜鼻窦手术的并发症相似，包括出血、感染（如脑膜炎）、脑脊液鼻漏、黏液囊肿形成、眶瘀斑、血肿及溢泪。应评估术中出血情况；但应避免在眶内使用烧灼或止血剂。眶和视神经减压术的特殊并发症包括复视和失明。复视在眶减压术后是常见的，因为眼外肌的方向发生改变。在减压术后 8~10 个月病情稳定后可考虑进行斜视手术。眼球或视神经的物理损伤可导致视力丧失，包括直接创伤、烧灼引起的热 / 电损伤、出血或术中痉挛。因此，应每隔几分钟释放一次牵开器械的压力，以便眼球及眶内容物进行血流灌注。在视力丧失或失明的情况下，静脉注射高剂量激素可持续减少神经水肿和相关的神经损伤。

视神经管和眶减压术后的护理

· 术中避免填塞，以减少眶的压力，使积血流出。

· 患者应避免擤鼻涕。

· 如有必要，出院药物可包括口服抗葡萄球菌抗生素和激素（逐渐减量）。

· 第一次术后随访应安排在术后 1 周。在第一次随访前，每天进行两次低压盐水冲洗。

· 随访时，仔细清理下气道以帮助呼吸和黏膜愈合。眶或视神经附近的血块应留在原位，由患者在随后的 3~4 周内冲洗。

18.3 结 论

内镜下经鼻眶减压术是治疗 Graves 眼病及眶内肿瘤安全有效的方法。视神经减压术是治疗 TON 或 NON 最有效的方法。对于视力相对良好的

患者可进行观察。因为激素对视力的影响风险较低，因此对于没有禁忌证的患者，可以开始进行高剂量激素治疗。由于可增加出血、感染和脑脊液鼻漏的风险，术前应进行广泛的讨论。对于神经损伤、视神经鞘血肿和视神经水肿的患者，应权衡相关风险考虑早期进行内镜下视神经减压术。

（左可军　译，汤文龙　校）

参考文献

[1] Dollinger J. Die Druckentlastung der Augenhohle durch Entfernung derauβeren Orbitalwand bei hochgradigem Exophtalmus (Morbus Basedowii) und konsekutiver Hornhauterkrankung. Dtsch Med Wochenschr, 1911, 37:1888

[2] Walsh TEOJ, Ogura JH. Transantral orbital decompression for malignant exophthalmos. Laryngoscope, 1957, 67(6): 544–568

[3] Kennedy DW, Goodstein ML, Miller NR, et al. Endoscopic transnasal orbital decompression. Arch Otolaryngol Head Neck Surg, 1990, 116(3):275–282

[4] Michel O, Bresgen K, Rüssmann W, et al. Endoscopically-controlled endonasal orbital decompression in malignant exophthalmos. Laryngorhinootologie,1991, 70(12):656–662

[5] Hauser LJ, Ir D, Kingdom TT, et al.Evaluation of bacterial transmission to the paranasal sinuses through sinus irrigation. Int Forum Allergy Rhinol, 2016, 6(8): 800–806

[6] Ueland HO, Haugen OH, Rødahl E. Temporal hollowing and other adverse effects after lateral orbital wall decompression. Acta Ophthalmol,2016,94(8):793–797

[7] Kingdom TT, Davies BW, Durairaj VD. Orbital decompression for the management of thyroid eye disease: An analysis of outcomes and complications. Laryngoscope, 2015, 125(9):2034–2040

[8] Bleier BS, Lefebvre DR, Freitag SK. Endoscopic orbital floor decompression with preservation of the inferomedial strut. Int Forum Allergy Rhinol, 2014,4(1):82–84

[9] Goldberg RA, Shorr N, Cohen MS. The medical orbital strut in the prevention of postdecompression dystopia in dysthyroid ophthalmopathy. Ophthal Plast Reconstr Surg, 1992, 8(1):32–34

[10] Wright ED, Davidson J, Codere F, Desrosiers M. Endoscopic orbital decompression with preservation of an inferomedial bony strut: minimization of postoperative diplopia. J Otolaryngol,1999, 28(5):252–256

[11] Finn AP, Bleier BCD. A retrospective review of orbital decompression for thyroid orbitopathy with endoscopic preservation of the inferomedial orbital bone strut. Ophthal Plast Reconstr Surg, 2016

[12] Metson R, Samaha M. Reduction of diplopia following endoscopic orbital decompression: the orbital sling technique. Laryngoscope, 2002, 112 (10):1753–1757

[13] Anderson RL, Panje WR, Gross CE. Optic nerve blindness following blunt forehead trauma. Ophthalmology, 1982, 89(5):445–455

[14] Steinsapir KDGR. Traumatic optic neuropathies. In: Mill NR, Newman NJ, eds.Walsh Hoyt's Clin Neuro-Ophthalmology. Baltimore, MD: Lippincott Williams & Wilkins, 1998:715–39

[15] Cook MW, Levin LA, Joseph MP, et al. Traumatic optic neuropathy.A meta-analysis. Arch Otolaryngol Head Neck Surg, 1996, 122(4):389–392

[16] Levin LA, Beck RW, Joseph MP, et al. The treatment of traumatic optic neuropathy: the International Optic Nerve Trauma Study. Ophthalmology,1999, 106(7):1268–1277

[17] Kumaran AM, Sundar G, Chye LT. Traumatic optic neuropathy: a review. Kerala J Ophthalmol, 2015, 8(1):31–41

[18] Bracken MB, Shepard MJ, Collins WF, et al. A randomized, controlled trial of methyprednisolone or naloxone in the treatment of acute spinal-cord injury. Results of the Second National Acute Spinal Cord Injury Study. N Engl J Med, 1990, 322(20):1405–1411

[19] Entezari M, Rajavi Z, Sedighi N, et al. High-dose intravenous methylprednisolone in recent traumatic optic neuropathy, a randomized double-masked placebo-controlled clinical trial. Graefes Arch Clin Exp Ophthalmol, 2007, 245(9):1267–1271

[20] Ropposch T, Steger B, Meço C, et al. The effect of steroids in combination with optic nerve decompression surgery in traumatic optic neuropathy. Laryngoscope, 2013, 123(5):1082–1086

[21] Villarreal PM, de Vicente JC, Junquera LM. Traumatic optic neuropathy. A case report. Int J Oral Maxillofac Surg, 2000, 29(1):29–31

[22] Carta A, Ferrigno L, Salvo M, et al. Visual prognosis after indirect traumatic optic neuropathy. J Neurol Neurosurg Psychiatry, 2003, 74(2):246–248

[23] Emanuelli E, Bignami M, Digilio E, et al. Posttraumatic optic neuropathy: our surgical and medical protocol. Eur Arch Otorhinolaryngol, 2015, 272(11):3301–3309

第 19 章 | 经鼻内镜入路至眶及眶周病变

Rahuram Sivasubramaniam, Catherine Banks, Raymond Sacks

摘 要

经鼻内镜治疗眶及眶周病变的手术方式在不断发展。病变与视轴的位置关系决定了手术的入路。充分的视野暴露是手术成功的基础。所有病例中，确定眶入路的总长度都是最基础的步骤，细致的止血也很关键。随着当前争议愈发激烈，现讨论处理外侧、内侧和包括泪腺系统在内的病变的方法。

关键词

经鼻，眶，眶周，内，外，泪腺，内血管瘤

内容要点

· 识别眶壁、通过眶底找到眶轴，对蝶窦的充分暴露是必要的。

· 神经轴外侧的病变（视神经和眶下神经外侧），通常选择外部入路。

· 保留额隐窝和广泛的上颌窦开窗对保证术后正常的鼻腔功能非常重要。

· 内直肌在后部邻近眶骨膜。

· 切开视神经鞘可见眼动脉位于视神经管的下部。

· 无论经眶还是经筛手术，明确和分离筛动脉，都是进入眶顶的关键。

19.1 引 言

经鼻内镜手术开展于 20 世纪 80 年代末，Kennedy 等在 20 世纪 90 年代介绍了经鼻内镜到达眶部病变的手术方法 [1]。随着专业知识和技术的提高，经鼻内镜入路的适应证已经扩大到包括切除神经轴内侧的病灶。内镜入路也可以结合经泪阜、经结膜、经眼睑和经眶上入路到达眶病变处 [2–5]。

在基底位于外侧的眶部病变中，开放式手术入路仍然至关重要。内镜技术可以通过开放鼻窦更好地显示手术视野。利用上颌窦、筛窦和蝶窦来确定眶轴并创造手术空间是内镜手术的基础。我们可以从病变的上方或者病变的下方到达病变处。一旦打开眶骨膜，眶周脂肪就会移位膨出阻碍术野。根据病变及其所在位置的不同，也可能会有眶周脂肪提前移位。如果需要，可以进行眶外侧壁切除术，使眶内结构暂时向外侧移位 [6]。在保护神经血管结构和肌肉的同时，可以把眶内脂肪移位、切除或消融以达到病变区域（图 19.1）。

19.2 经鼻内镜入路的适应证与优点

经鼻内镜入路治疗眶病变的适应证正在逐渐放宽 [7]。由于角度原因，前入路（经鼻内镜入路）到眶尖比后入路更加受限制，经鼻内镜入路的优点是对泪泵、眼轮匝肌或眼角的破坏小，而任何眶部病变的手术入路选择都要根据患者的具体情况而定，以达到在去除病变的同时保留功能的目的。表 19.1 列出了经鼻内镜入路的常见适应证 [8]。

甲状腺眼病和炎症性疾病如眶骨膜下脓肿不在本章讨论范围 [9]。然而，这些疾病的外科治疗采取了与其他更广泛的疾病相同的治疗原则，病变位于神经轴外侧是经鼻内镜手术入路的绝对禁忌证，除非它是位于外侧的下方，可以在不需要牵拉视神经的情况下向内移位。急性鼻窦炎是其相对禁忌证。这些患者需要在眶手术前进行最大限度的药物或手术治疗。慢性鼻窦炎通常不是禁

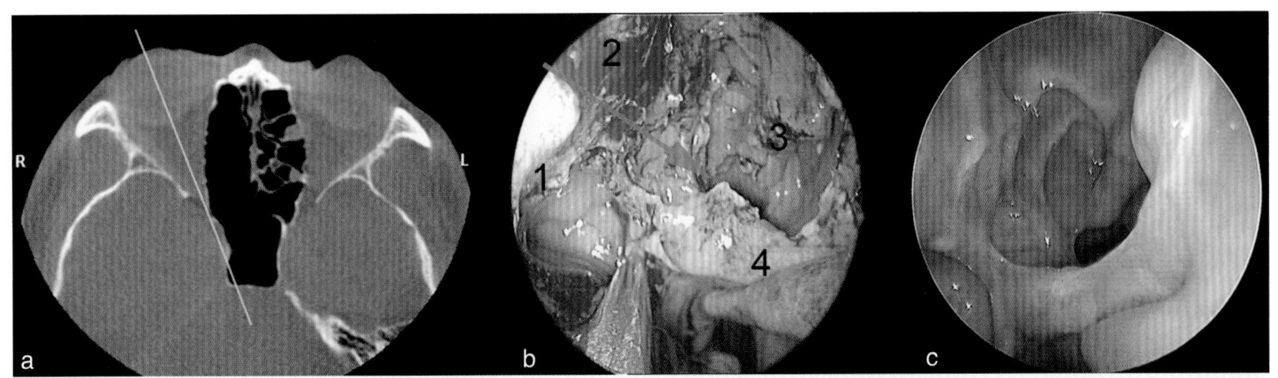

图 19.1　眶轴。在内镜手术中确定眶线很重要（a，b）。其也利于进行术后的复查（c）。1：眶脂肪；2：眶骨膜；3：上鼻甲（部分切除）；4. 中鼻甲尾端

表 19.1　眶部病变

种类	疾病
炎症性病变（22%）	假瘤
囊性病变（20%）	皮样囊肿，黏液囊肿
原发性和继发性肿瘤（18%）	脑膜瘤[a]，视神经胶质瘤[a]，神经纤维瘤
淋巴增生性疾病（11%）	非霍奇金淋巴瘤[a]、反应性和非典型淋巴增生
血管性疾病（8%）	海绵状血管瘤[a]、毛细血管瘤、淋巴管瘤
转移瘤（4%）	乳腺[a]、前列腺[a]、胃肠道

[a] 常见的锥内膜病变

忌证，因为多数的慢性鼻窦炎是炎性疾病，而只有少数是感染性疾病。

19.3　诊断检查

19.3.1　放射学评估

CT 和 MRI 通常用于评估鼻窦的解剖和眶病变。脂肪抑制序列和与增强 MRI 对眶病变的评估有极大的帮助，增强 MRI 也能更好地显示眼部的血管。

19.3.2　眼科学评估

眼科学回顾评估这些患者的视盘水肿、视力、视野和眼压的检查是非常重要的。而在眶部手术前，还需对其他脑神经进行评估（图 19.2）。在眶部手术中还需要注意分辨蝶窦外侧壁。

19.4　手　术

19.4.1　手术器械

除了标准的内镜鼻窦手术器械之外，还需要一些特殊的手术器械来处理眶病变，例如磨钻、双极电凝、锋利的直角勾刀和带吸引器的剥离子。

磨钻是必不可少的，使用它的 3 个关键区域包括蝶窦外侧壁、眶纸板和泪骨。在处理蝶窦外侧壁时，应该可控性地去除骨质。支撑骨过厚或视神经管狭窄时不允许使用咬骨钳[10]。虽然眶纸板可以像纸一样薄，但在某些患者中可能并非如此；眶纸板的均匀变薄使去除骨质时更加可控且可防止穿透眶骨膜；穿透眶骨膜会使脂肪进入鼻腔通道而阻碍术野。如果病变涉及泪囊上部，就需要用磨钻去除其表面骨质以进入泪囊。

双极要根据鼻道的深度来定制，因为在鼻内镜颅底手术中，标准的神经外科器械往往不适合通过长长的手术入路通道。良好的止血和眶周脂肪的清除有利于得到清晰的视野。手术的任何时候都应该注意保护肌肉、神经和血管，以防双极电凝后的意外损伤。肿瘤的囊内减压、囊外锐性分离和轻柔的吸引仍然是防止出血的基础。

要精确切开眶骨膜或视神经鞘，需要一把锋利的直角钩刀，例如直角角膜刀、Beaver 刀或泪囊鼻腔吻合刀，这些都是很有帮助的。

Freer 吸引剥离子可辅助分离眶骨膜下组织。吸引器有助于由于分离该平面而可能发生的 haversian 管的瞬间出血[10]。

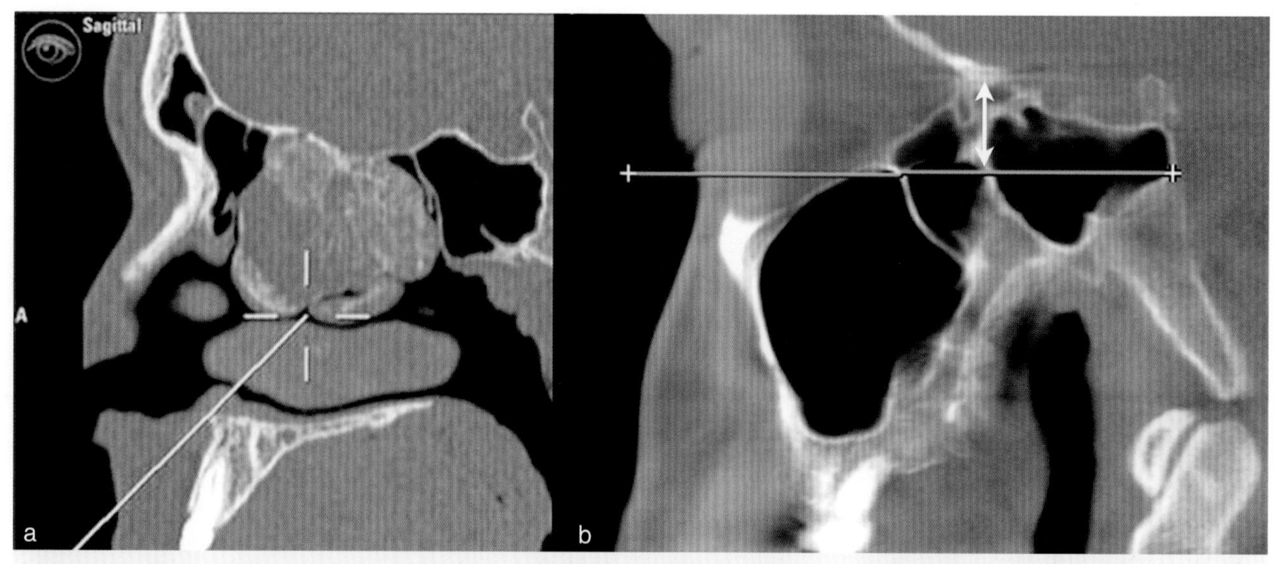

图 19.2 眶底。a. 术中定位对于大型病变（如筛骨软骨肉瘤）很重要。b. 上颌窦顶壁的一条线（与鼻底平行）可以安全地从后方识别颅底，并提供进入蝶窦的入口。在眶部手术中暴露整体的蝶窦外侧壁至关重要

影像导航不仅对锥内病变有帮助，而且在处理复杂的锥外病变时也有帮助。

19.4.2 术前准备

经鼻内镜手术一般是在可控的低血压麻醉下进行的，不需要 Mayfield 头架固定。一般采用全静脉麻醉。鼻腔内填塞 1∶1000 肾上腺素浸泡过的棉片，并用 1% 的耐乐品（盐酸罗哌卡因）溶液与 1∶100 000 的肾上腺素溶液混合后浸润鼻腔外侧壁和鼻中隔黏膜。

19.4.3 手术入路

锥外病变

在经鼻内镜入路中，明确解剖标志是至关重要的。眶内侧壁的暴露可以通过彻底切除钩突、广泛的上颌窦开窗术以及前后筛窦切除来实现。上颌窦顶壁是第一个重要标志，它是后方颅底水平的标志。此外，上颌窦顶壁眶下神经的走行，决定了眶底切除的范围 [11]。切除上鼻甲的下部可暴露蝶窦前壁。充分开放蝶窦是非常重要的，因为这再次确认了后方的重要标志。颅底的标志是蝶窦的顶壁，而蝶窦的外侧壁则是定位视神经管的标志。清楚地识别视神经 – 颈内动脉外侧隐窝和内侧隐窝也是非常重要的，因为它代表视神经和颈内动脉的交点。将眶纸板去除以提供一条进入眶内侧的通道，在蝶窦外侧壁后方可见视神经和颈内动脉。

在大多数情况下，小的锥外占位可通过同侧单鼻孔中鼻道入路切除，中鼻甲可以被保留 [11]。Paluzzi 描述了向前扩展的上颌骨内侧切除术进入眶底、相邻的眶内容物，以及位于下直肌更下方的锥外病变 [11]。额筛缝和穿行其中的神经血管结构限制了进入眶内及眶顶的通路。筛前动脉和筛后动脉需要从骨管或眶的边缘暴露，以便在眶顶进行进一步更靠外侧的解剖分离 [12–13]。

当处理眶尖处基底位于后方的占位或锥内占位时，双鼻孔、两人四手技术可提供更好的手术路径和术野 [7,11]。在这种情况下，通常切除同侧中鼻甲和后方鼻中隔，去除蝶喙并充分暴露蝶窦，切除剩余的气房。

泪道系统受累

眼眶病变向前方可能会涉及泪道系统。根据肿瘤对泪道系统的累及程度，可以选择不同的重建方案。当肿瘤累及鼻泪管时，可以将鼻泪管与肿瘤一起完全切除，通常不需要重建。在确定手术边缘后，可以简单地对剩余的导管进行有袋化。如果剩余的导管小于 5mm，则首选正规的泪囊鼻腔造瘘术（DCR）。对于累及泪囊的肿瘤，需要进行正规的内镜下 DCR，并进行广泛的骨质磨除。可以安全地切除泪囊内侧壁，并且可以按照标准

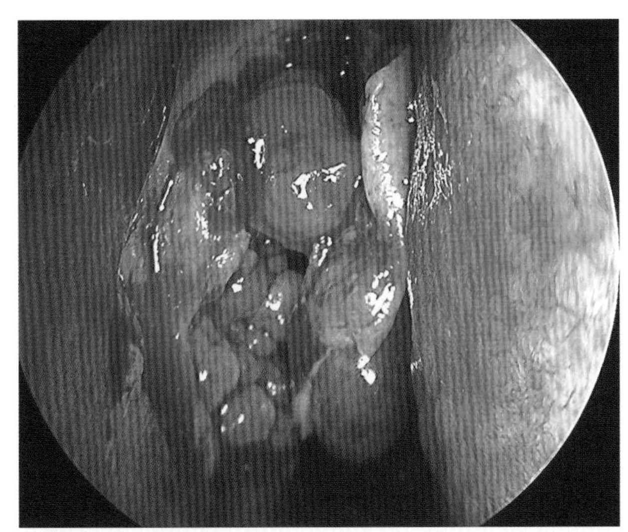

图 19.3　鼻腔泪囊吻合术时发现的泪囊内翻性乳头状瘤

技术完成 DCR。偶尔需要切除外侧泪囊壁的黏膜，需要通过放置游离粘膜移植物来实现重建。

用同样的 3mm 活检钳在移植物的中央打孔。放置的移植物充当了黏膜的功能，保留泪总管。使用支架固定后再用可吸收明胶海绵“环”敷料来固定移植物。最后，当肿瘤累及泪总管时，需要切除整个泪囊和泪总管，并由内眦插入 Jones 玻璃管进行重建。这一步操作最好由眼部整形外科医生和内镜外科医生联合进行。见图 19.3。

锥内病变

锥内病变的病灶切除在技术上更具挑战性。经鼻内镜入路治疗位于视神经下方和内侧的病灶越来越多，尤其是海绵状血管瘤，是最常见的疾病[14-15]。眶部海绵状血管瘤的发病症状主要是压迫性视神经病变、眼外肌功能障碍和美容缺陷[16]。

大型经鼻内镜切除眶部海绵状血管瘤的研究（该研究覆盖了三大洲、合并了 6 个经验丰富的眶部手术中心迄今为止的病例）指出，虽然对于锥外病变的处理存在普遍共识，但在处理锥内病变时，处理上存在显著的差异[17]。大多数眶部血管瘤不需要干预；然而，当视力受损时，手术是必要的。手术入路取决于肿瘤在眼眶内的位置。位于内侧的病变可以在内镜下完全切除（图 19.4）。

充分暴露蝶窦后，须识别颈内动脉、视神经、颈内动脉隐窝和眶纸板。磨钻可以用来去除骨质，更好地暴露这些结构。应该注意的是磨钻产生的热量，必须使用盐水持续冲洗来消除。为了到达病变处，常需要使牵拉眼肌。内直肌和下直肌之间的间隙作为进入这一空间的操作窗口。用曲棍球状钩刀轻轻切开眶骨膜，切口与内直肌平行，刚好位于病变前方，以尽量减少锥外脂肪的外溢。小心地使用双极电凝收缩眶周脂肪，避免灼伤下方的内直肌和下直肌及血管。在这一点上，重要的是要了解眶部的圆锥形状和眶尖的锥形术野、位于视神经内侧的眼动脉和视网膜中央动脉的位置（图 19.5）[18]。

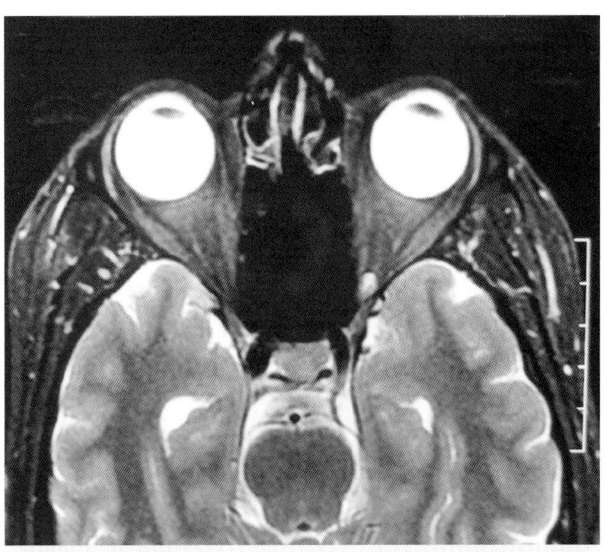

图 19.4　海绵状血管瘤。轴位 T2 加权 MRI 显示眶尖有高信号肿块

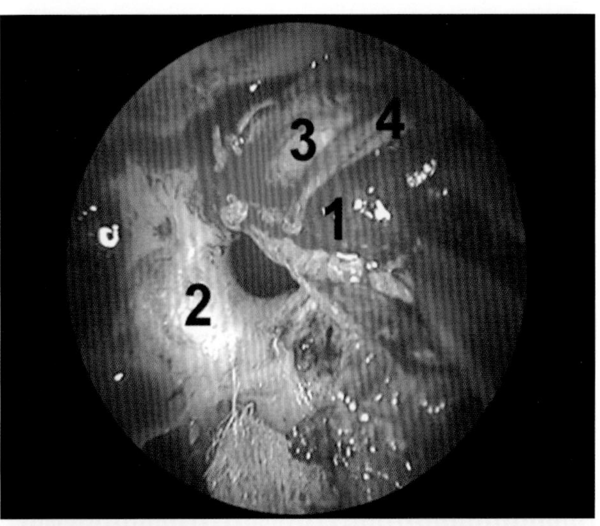

图 19.5　内镜下海绵状血管瘤切除术。使用 5mm、0° 内镜对手术区域进行内镜检查。1：眶部海绵状血管瘤；2：左颈内动脉；3：暴露的视神经；4：内直肌

各种牵拉眼肌的方法都可以帮助暴露术野。在内直肌下缘下方使用双球探针，可以根据需要将肌肉向上和向内侧牵拉（图 19.6），其他技术包括使用血管带进行经鼻中隔或经后鼻孔牵拉。与眼整形外科医生配合行球结膜切开可以更好地进入这一狭窄的区域[11]。将血管带绕过内直肌和下直肌在眼球的附着点后轻轻牵拉。这一操作有助于识别肌肉，并在肌肉通过 Zinn 环后部时打开一窗口[11,19]。内直肌也可以从眼球上分离，用丝线将其固定，并将缝线从眼眶内穿入鼻腔。切除后，内直肌可缝合于眼球上而不丧失功能。

锥内病变通常采用钝性剥离的方式来切除病变。在此过程中，两人四手操作技术可以有效地吸除出血和牵拉肌肉。将病灶从周围组织和视神经上分离下来，此区域的任何肌肉牵拉都应与视神经平行，以避免任何对神经的直接创伤和眼动脉血管痉挛。

在锥内病变中，重建眶内侧壁更大程度是为了保持眶容积和固定眼外肌，但这仍存在争议。眶的稳定性一般认为是通过术后瘢痕组织形成的[20]。其他的报道提倡使用带蒂的鼻中隔黏膜软骨膜瓣，以防止在眼直肌周围的过度瘢痕形成导致运动受限和复视[11]；大多数报道都认为鼻腔填塞是不必要的，而且鼻腔填塞会对视神经或眼球造成压迫[11]。

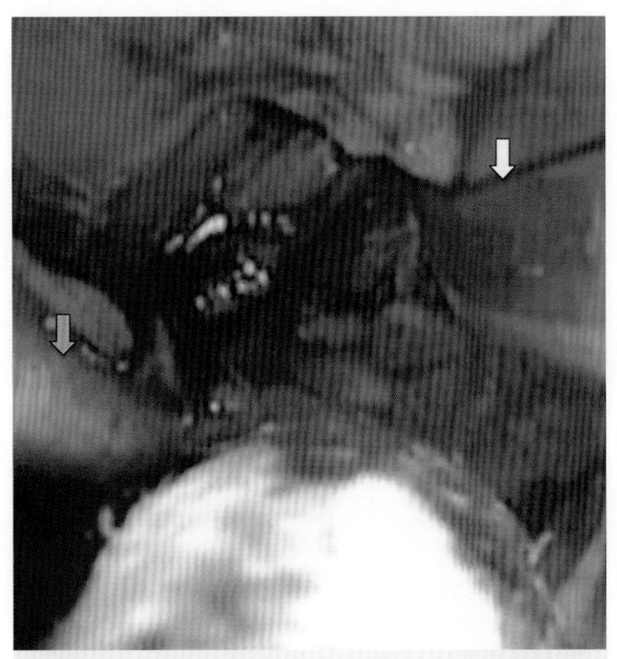

图 19.6 双手技术示例：球形探针（灰色箭头）、可塑性脑牵开器（白色箭头）、棉片和内镜同时用于肿瘤切除

19.5 术后护理

通常用吸收性明胶海绵®或者流体明胶®覆盖裸露的骨面，这不仅增强了这些粗糙表面的肉芽和黏膜化，同时也减少结痂。当眶周围保持完整时，大量盐水冲洗可改善术后黏膜纤毛功能障碍。但是，眶被打开时，只需使用简单的生理盐水喷雾来保持眶湿润，防止鼻漏，因为生理盐水和空气进入眶的概率要大得多[21–22]。1~2 周后，如前所述，采用大量生理盐水冲洗。由于正常的鼻窦功能紊乱，术后 2 周需要口服抗生素，通常是阿莫西林 / 克拉维酸。如果重建了泪腺系统，则可以使用地塞米松和抗生素滴眼液。由于存在异物炎症反应的风险，应在开放的眶腔中避免使用石蜡和石油基软膏[23–25]。

19.6 结 论

经鼻内镜下手术可以扩大眶部病变的切除范围。良好的手术暴露和止血是手术成功的关键。在所有的病例中，确定进入眶部的长度都是一个基础步骤。

（何嘉源 译，汤文龙 校）

参考文献

[1] Kennedy DW, Goodstein ML, Miller NR, et al. Endoscopic transnasal orbital decompression. Arch Otolaryngol Head Neck Surg, 1990, 116(3): 275–282

[2] Pillai P, Lubow M, Ortega A, et al. Endoscopic transconjunctival surgical approach to the optic nerve and medial intraconal space: a cadaver study. Neurosurgery, 2008, 63(4) Suppl 2:204–208, discussion 208–209

[3] Sillers MJ, Cuilty-Siller C, Kuhn FA, et al. Transconjunctival endoscopic orbital decompression. Otolaryngol Head Neck Surg, 1997, 117(6):S137–S141

[4] Knipe TA, Gandhi PD, Fleming JC, et al. Transblepharoplasty approach to sequestered disease of the lateral frontal sinus with ophthalmologic manifestations. Am J Rhinol, 2007,21(1):100–104

[5] Düz B, Secer HI, Gonul E. Endoscopic approaches to the orbit: a cadaveric study. Minim Invasive Neurosurg, 2009, 52(3):107–113

[6] Tsirbas A, Kazim M, Close L. Endoscopic approach to orbital apex lesions. Ophthal Plast Reconstr Surg, 2005, 21(4):271–275

[7] Murchison AP, Rosen MR, Evans JJ, et al. Endoscopic approach to the orbital apex and periorbital skull base. Laryngoscope, 2011, 121(3):463–467

[8] Dutton JJ, Sines DT, Elner VM. Orbital tumors//Black EH, Nesi FA, Gladstone G, et al, eds. Smith and Nesi's Ophthalmic Plastic and Reconstructive Surgery. New York, NY: Springer,2012:811–910

[9] Lund VJ, Larkin G, Fells P, et al. Orbital decompression for thyroid eye disease: a comparison of external and endoscopic techniques. J Laryngol Otol,1997,111(11):1051–1055

[10] Stamm A. Transnasal Endoscopic Skull Base and Brain Surgery: Tips and Pearls. 1st ed. New York, NY: Thieme, 2011

[11] Paluzzi A, Gardner PA, Fernandez-Miranda JC, et al. "Round-the-Clock" Surgical Access to the Orbit. J Neurol Surg B Skull Base, 2015, 76(1):12–24

[12] Floreani SR, Nair SB, Switajewski MC, et al. Endoscopic anterior ethmoidal artery ligation: a cadaver study. Laryngoscope, 2006,116(7): 1263–1267

[13] Pletcher SD, Metson R. Endoscopic ligation of the anterior ethmoid artery. Laryngoscope, 2007, 117(2):378–381

[14] Lenzi R, Bleier BS, Felisati G, et al. Purely endoscopic trans-nasal management of orbital intraconal cavernous haemangiomas: a systematic review of the literature. Eur Arch Otorhinolaryngol, 2016, 273(9):2319–2322

[15] Chhabra N, Wu AW, Fay A, et al. Endoscopic resection of orbital hemangiomas. Int Forum Allergy Rhinol, 2014,4(3):251–255

[16] Calandriello L, Grimaldi G, Petrone G, et al. Cavernous venous malformation (cavernous hemangioma) of the orbit: Current concepts and a review of the literature. Surv Ophthalmol,2017, 62(4):393–403

[17] Bleier BS, Castelnuovo P, Battaglia P, et al. Endoscopic endonasal orbital cavernous hemangioma resection: global experience in techniques and outcomes. Int Forum Allergy Rhinol,2016, 6(2):156–161

[18] Bleier BS, Healy DY, Jr, Chhabra N, et al. Compartmental endoscopic surgical anatomy of the medial intraconal orbital space. Int Forum Allergy Rhinol, 2014, 4(7):587–591

[19] McKinney KA, Snyderman CH, Carrau RL, et al. Seeing the light: endoscopic endonasal intraconal orbital tumor surgery. Otolaryngol Head Neck Surg, 2010, 143(5):699–701

[20] Castelnuovo P, Turri-Zanoni M, Battaglia P, et al. Endoscopic endonasal management of orbital pathologies. Neurosurg Clin N Am, 2015,26 (3):463–472

[21] Rodriguez MJ, Dave SP, Astor FC. Periorbital emphysema as a complication of functional endoscopic sinus surgery. Ear Nose Throat J, 2009, 88(4):888–889

[22] Rubinstein A, Riddell CE, Akram I, et al. Orbital emphysema leading to blindness following routine functional endoscopic sinus surgery. Arch Ophthalmol, 2005, 123(10):1452

[23] Castro E, Seeley M, Kosmorsky G, et al. Orbital compartment syndrome caused by intraorbital bacitracin ointment after endoscopic sinus surgery. Am J Ophthalmol,2000,130(3):376–378

[24] Keefe MA, Bloom DC, Keefe KS, et al. Orbital paraffinoma as a complication of endoscopic sinus surgery. Otolaryngol Head Neck Surg, 2002, 127 (6):575–577

[25] Rosner M, Kurtz S, Shelah M, et al. Orbital lipogranuloma after sinus surgery. Eur J Ophthalmol,2000,10(2):183–186

第 20 章 | 颅底与脑的经眶神经内镜手术

Kris S. Moe、Darlene E. Lubbe

摘 要

经眶神经内镜手术是一组由 4 种经眶或眶内进行颅底和脑部手术的手术入路组成的系统。这些入路得以迅速创建，是因为它直接针对病变处理，不仅暴露充分，操作便捷，而且术后影响小、无瘢痕。本章将会分别介绍相关的眶和眶周解剖；手术适应证和患者的选择；如何选择到达颅底目标的合适入路；所需的手术设备；相关的手术技巧；术后护理；预后和并发症。

采用这些技术将显著扩大颅底和脑部的相关区域，这些区域可以通过神经内镜以微创技术到达。这些入路单独使用或与其他入路联合使用，可改善可视程度和工作角度，从而提高手术的安全性和有效性。

关键词

经眶，内镜，神经内镜，经结膜，微创，颅底，脑脊液漏，脑膜瘤，视神经，眶，颅内肿瘤

内容要点

· 经眶神经内镜手术是进入颅底和脑部病变的最新技术之一。

· 该手术安全、高效、无瘢痕、微创，可快速恢复到正常生活。

· 该术式提供充分到达前颅窝和中颅窝的通道。

· 该技术包括一套 4 种经由眶不同象限的基本入路。

· 经眶入路可以灵活地与经鼻和其他入路相结合，提供多种角度来改善病变的可视程度和器械的可操作度。

· 国际上关于这些手术预后良好的报道正在迅速增加，这使其成为该领域发展最快的技术之一。

· 我们鼓励外科医生仔细研究这些手术，并参加全国性的解剖课程，作为将其融入临床实践的一种手段。

20.1 引 言

经眶神经内镜手术（TONES）是一个最近形成的以最小的组织破坏进入颅底和脑部病变的入路体系。随着 2010 年的首次报告后，这些手术的吸引力和论文迅速增加 [1–4]。这些方法的独特之处在于，为了到达病变，它们利用眶内的潜在空间和手术平面作为路径，而不是预先形成的通道，如鼻腔。这些方法可以单独使用或与其他路径（如经鼻）联合使用，以提供对病变最佳的暴露和器械操作。

我们经常被问到为什么选择经眶入路而不是经鼻内镜入路。实际上，我们进行的大多数颅底手术是经鼻的，因为这些最常见的病变很容易从鼻腔到达。然而，我们更喜欢安全性、有效性和术后恢复更优的入路。因此，我们对入路的选择是基于目标而不是入口的。根据病理学，如本章所述，最佳入路是单独经眶或与经鼻或其他路径联合 [4–7]。

为了决定最佳的手术步骤，仔细考虑理想手术的组成部分和特点是有帮助的。手术步骤包括使用的入口（切口或自然形成的孔，如鼻孔）、目标（病变，如肿瘤、骨折或脑脊液漏）以及器

械和用品在入口和目标之间传递的路径。对于内镜手术，需要一个光学通道来观察和操作目标，该光学通道应该置于路径－目标界面上（图 20.1）。

考虑到这些因素，就可以选出最佳术式。理想的手术入口可以高效、直接地进入路径；术后入口的恢复应该很简单；并且入口应该造成最小的术后影响和美学损害（瘢痕）。理想的路径可以是预先存在的空间（“走廊”）或潜在的空间（手术平面）。它应该提供到达目标尽量短的路径，并造成尽可能小的附带损害（损伤最小）；足够的通道空间用于器械操作，术者的手不会冲突或者器械、内镜不会碰撞；目标的完全可视化；对于看到的结构易于操作；必须是安全的，对关键的神经血管结构产生最小的风险。最后，必须能够根据需要重建路径，以保持相关结构的功能和区域的划分。

根据这些标准，眶为前颅窝和中颅窝的许多区域病变提供了理想的入口和路径。正如本章将要描述的，切口不会产生可见的瘢痕，并且它们提供了快速、充分的到达目标的路径。这些路径操作距离短、直接、高效，易于多角度操作器械。它们与目标共面，因此角度镜和带角度的器械通常不需要。术后通常不需要重建路径和入口，但在需要重建时也很容易。眶不仅是中颅窝的重要部分，而且也约占前颅窝底的 80%，因此，是进入这些区域的颅底和脑部的理想入口。

可以理解的是，人们非常关心是否有足够的空间来为眶内或通过眶的操作提供足够的手术空间和光学通道，以及牵拉眶内结构是否可能导致失明。其实，眶部的体积约为 30mL，只有 6~7mL 被眼球占据。本章中描述的经眶路径的体积通常为 3mL 或更小，约为总眶部体积的 10%[8]。此外，我们观察到眶内容物的体积在甲状腺眼病、占位性病变或脓肿等病例中也会扩大。这在一定程度上由于视神经具有 1cm 的活动度，这也是眼球旋转到凝视极限时所必需的。

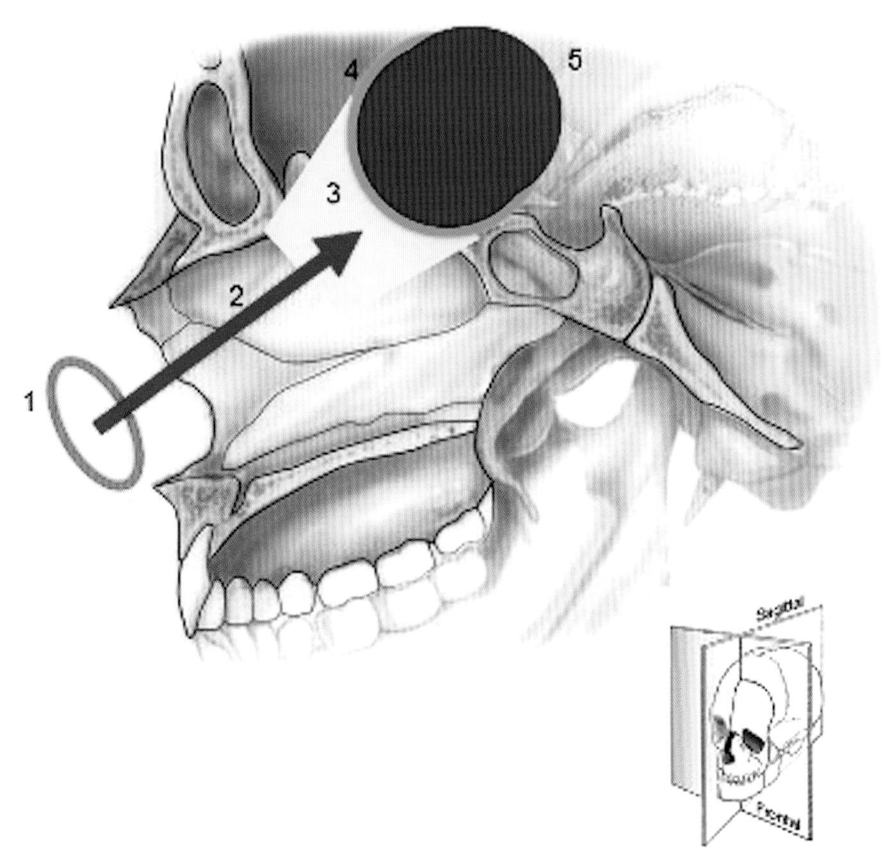

图 20.1　手术路径的组成。1：入口；2：路径；3：光学通道；4：路径－目标界面；5：目标

这些是理解为何这些手术具有较强安全性的关键因素。

本章将描述一组经眶入路，到达颅底和脑部的手术。重点是相关的手术解剖、适应证和应用，术前计划，以及单独应用或联合手术时这些术式的预后。

20.2 一般适应证

经眶入路的一般适应证与其他内镜颅底手术入路相似。文献中描述的前颅窝和中颅窝的病变，包括良性和恶性肿瘤、脑膜瘤、脑脊液漏、硬脑膜外脓肿、硬脑膜外和硬脑膜下血肿、纤维发育不良，也包括血管病变治疗、杏仁核－海马切除术治疗癫痫和视神经切除术的报道[1,6–7,9–12]。这些入路被用于儿童患者[13]，同时机器人手术中也研究了这些入路的应用[14]。下面会讨论4种基本入路，每种入路指向眶部的不同象限，对应的目标病变的位置或大部分病变位于某一入路上（图20.2，图20.3）[1,15–17]。

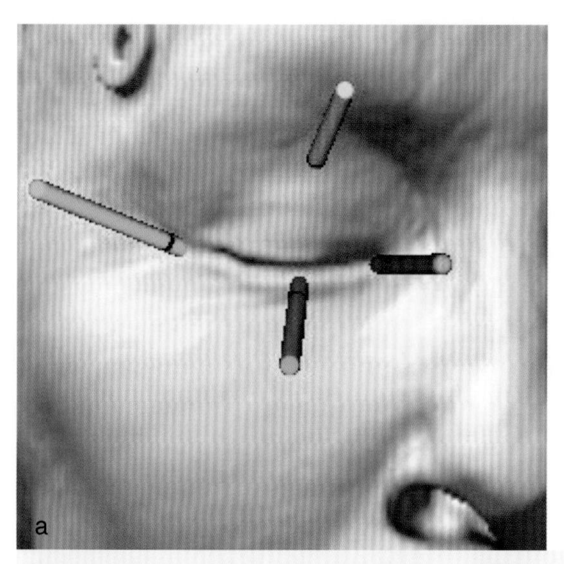

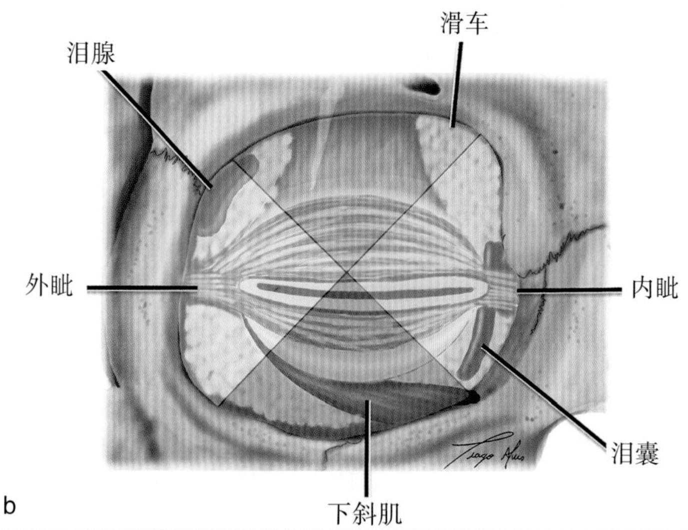

图 20.2　a,b. 眶部入路通常以眶的一个象限（上、内、下和外侧）为中心

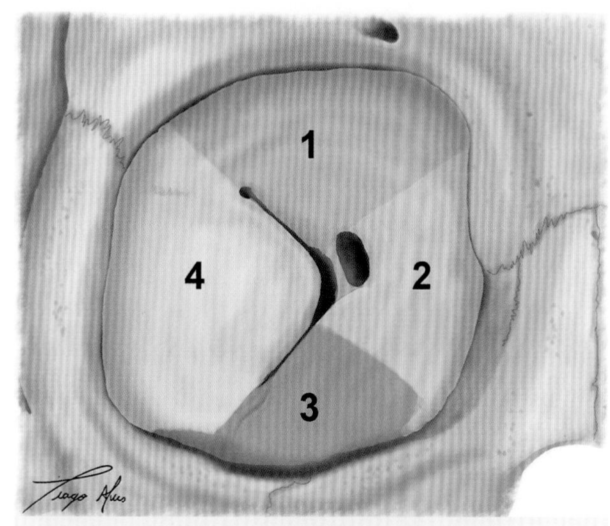

图 20.3　每种方法可到达的眶部大致区域。1：上部；2：内部；3：下部；4：外部

20.3 术前评估

跨学科合作对于患者管理至关重要。在计划任何经眶手术之前，术前眼科评估是重要的。应仔细记录患者的视力、视野、眼球运动、是否有眼球突出、瞳孔大小以及有无相对性传入性瞳孔障碍（RAPD），以便与术后可能发生的任何变化进行比较。应考虑到任何既往眼科手术史，并与眼科医生讨论经眶手术可能的禁忌证。

神经病学检查对于评估相关的神经非常重要，尤其是第Ⅲ～Ⅵ对脑神经，因为它们穿过眶上裂。这些脑神经可能会由于病变压迫或侵袭受到影响，也可能在手术时过于用力牵拉眶内容物导致。

在大多数情况下，影像学检查应包括 MRI 和 CT，以评估相关骨性组织和软组织的情况。导航辅助对于手术是有帮助的，应该常规行符合导航要求的扫描。

20.4　手术解剖学

眶的手术解剖可以从浅层和深层结构来考虑（图 20.2 至图 20.4）。皮肤和眼轮匝肌覆盖了眼睑的关键支撑结构。在水平面上，包括外眦和内眦。内眦由前肢和后肢组成，由于它们可以保护泪腺系统，所以在内镜经眶手术中不应受到干扰。当通过眼前入路进入眶部内侧时，后肢可以标志向后指向眶纸板[18-19]。同样，在制定入路时，外眦也可以保留，并可以作为指向外眶壁内侧的标志[20]。然而，与内眦不同的是，在需要时可以打开外眦（眦切开术）并将其从外侧附着处分离（眦松解术），以使眼球移位。如果行眦切开术，应在手术结束时进行修复。

在垂直平面上，上眼睑由上睑提肌腱膜支撑。此结构必须保留，以防止术后严重的上睑下垂。因此，我们不用经结膜入路到上眶部而是用上睑成形术入路。下眼睑牵开器对下眼睑起到支撑作用，即使不进行重建，将下眼睑切开也不会产生有害的影响，因此可以通过经结膜入路进入下眶部（图 20.5）。

在进行骨膜下剥离时，应考虑眶深部解剖的标志和结构。在眶上部，首先要关注的结构是眶上和滑车上的神经血管蒂。这些结构可通过钝性解剖来定位并保留。支配上斜肌的滑车神经位于内侧。它可随着眶骨膜抬起，但如果在不恰当的平面解剖可能会被损伤。然后继续解剖眶顶至暴露眶尖，在眶尖部视神经位于内侧，眶上裂位于神经外侧。

筛动脉在眶内侧，穿过内眦深部，位于眶

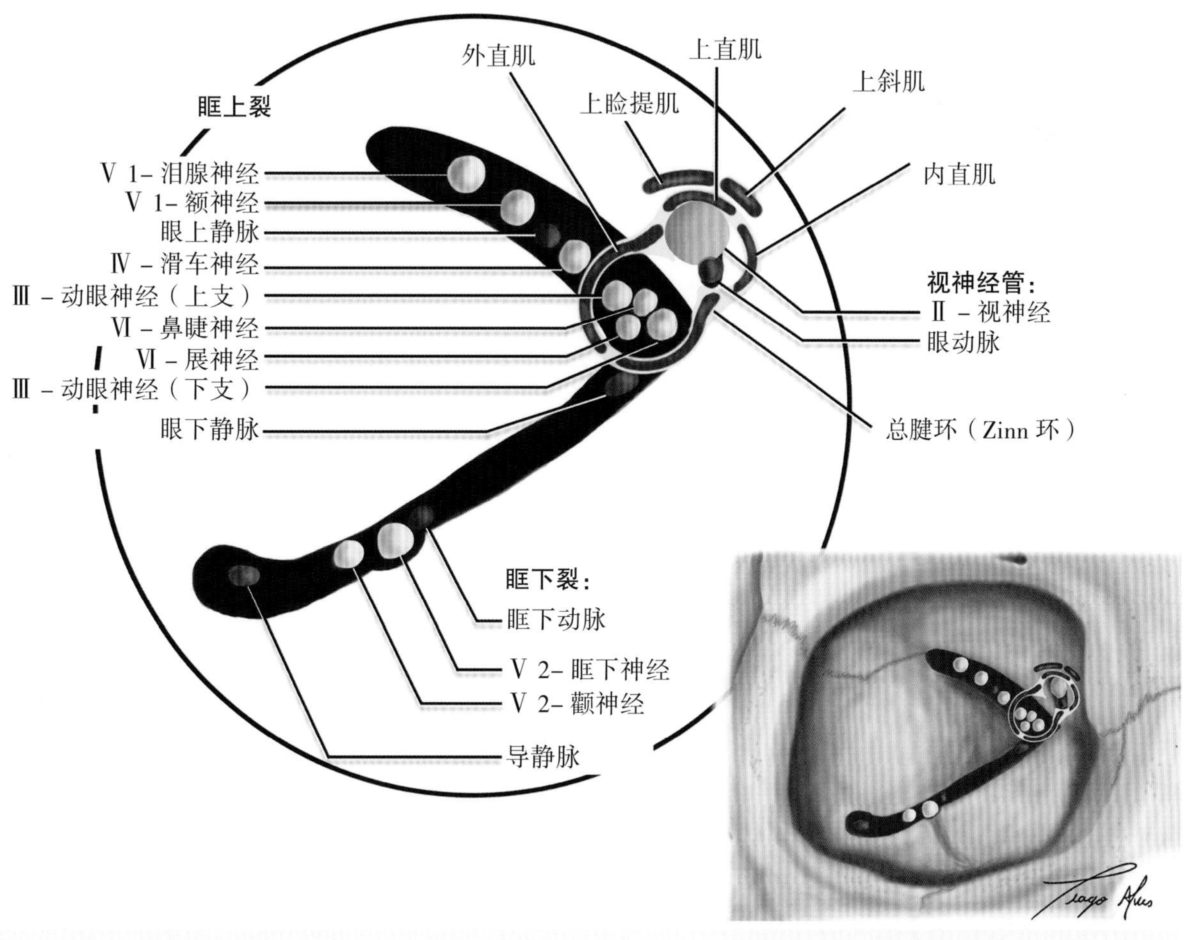

图 20.4　眶的深层结构

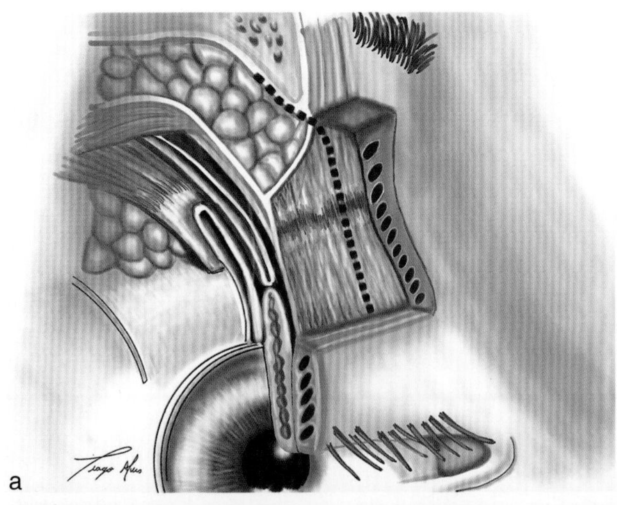
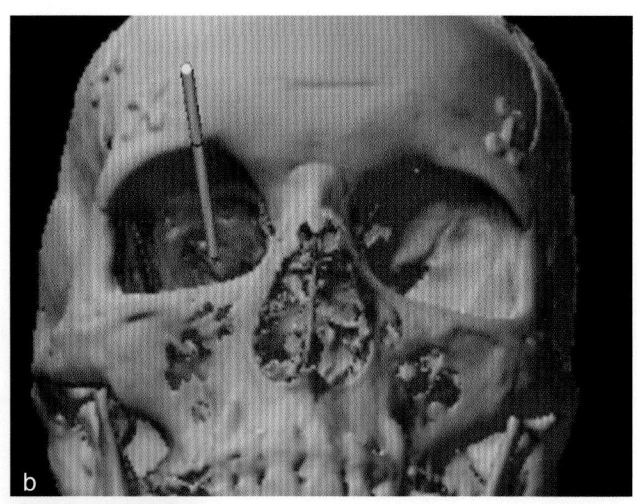
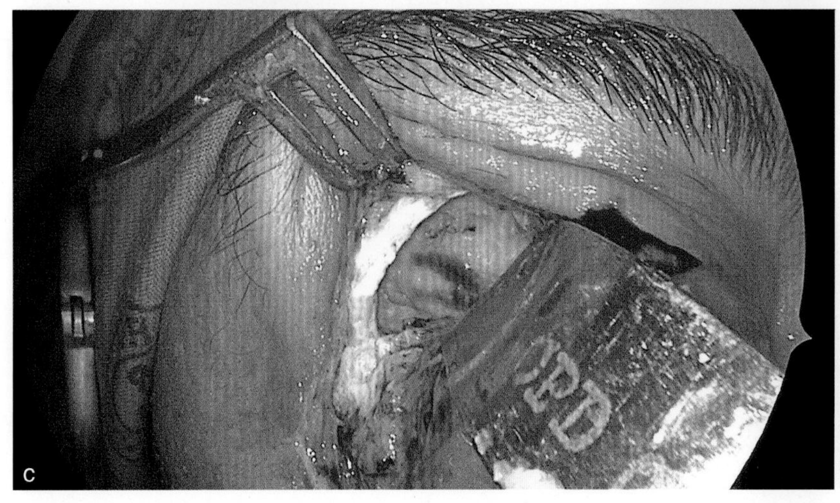

图 20.5　上象限入路示意图。a. 对眶缘进行隔前分离，在此切开骨膜并进入骨膜下平面。b. 入路矢量图解。c. 图片所示为扩大上眼睑皱襞入路（可塑形牵开器向下移位眶内容物）

纸板和颅底交界处。通常有三根以上的筛动脉且其位置多变。可用双极电灼并用剪刀切断，以允许向后解剖至眶尖。最后面的动脉通常位于眶尖 2mm 范围以内。筛动脉有助于确定颅底的水平。它们也位于与后方的视神经管相交的平面内。视神经位于内侧壁的最后面，被包裹在与硬脑膜延续的眶骨膜中。

在下眶的前部，下斜肌的起点位于内侧，眶缘的后面。像上斜肌的滑车一样，它可随底部的骨膜一起被提起。眶下裂位于眶外底和眶外侧壁的交界处，一些纤维血管组织和两条小的感觉神经从颞下窝经此传导至眶内。如有需要，可以将眶下裂的内容物横断（如上所述，眶上裂不可以）。眶下裂在眶尖处形成眶底的后界，眶下神经也在此处从眶底的管延续到圆孔。

外侧眶部以眶下裂和上裂为界。眶上裂内有脑神经Ⅲ、Ⅳ、Ⅴ和Ⅵ入眶（图 20.4），如果没有明显的病变就不能横断。眶上裂和眶下裂周围裂隙均被致密的纤维组织所包围，在解剖该区域时很容易暴露。当进行精细分离时，这种纤维组织可保护它们所包绕的神经血管组织免受损伤。在外侧眶的眶尖，两裂隙呈 V 形汇合，视神经位于其交汇处的对侧（内侧）。

20.5　手术设备

内镜下眶内和经眶入路通常在导航引导下进行。对于刚开始使用这些技术的外科医生而言，可能需要角膜保护器。眼膜整形器械与眼睑成形术相似。这些物品包括精细的镊子、威斯科特剪刀、卡斯特罗针器、精细双叉钩和棉签敷贴器。一个灵活的骨膜剥离子对抬起骨和眶之间的平面是必不可少的。Cottle、Penfield 和 Molt 剥离器也必不可少。对于切除骨头，Kerrison 咬骨钳是非常实用的工具。

适用于骨质磨除工作的器械还包括超声骨刀[21]和带有切割及金刚砂钻头的高速磨钻。可塑形牵开器是牵开眶内容物所必需的，我们通常在眶内容物和牵开器之间垫一层薄硅胶来保护它。对于特殊的手术，如视神经减压或肿瘤切除，可能需要额外的器械，联合多个入路时可能用到鼻窦器械。纤维蛋白胶封闭剂和吸收性明胶海绵 – 凝血酶糊剂作为止血剂也很有用。根据缺损的位置和面积，可用聚二氧环己酮薄片和钛网进行重建。

20.6　四种基本的经眶入路

尽管眶不同象限的解剖结构有所不同，但是常规的手术技术在创建每个眶象限的入口和入路方面都是相似的。患者的体位类似于鼻窦手术，床头抬高。我们通常会在外科医生和助手的对面放置一个内镜视频监视器，这样每个人都可以在不转动头部的情况下看到图像。导航位于监视器中间。如上所述，缺乏经验的外科医生可能想要放置润滑过的角膜护罩来进行保护。然而，定期检查瞳孔的大小和形状，以确定是否对眼球施加了过多的压力，这是至关重要的。因此，有经验的外科医生可能更喜欢用临时睑缘缝合术缝合至可以分开眼睑的位置，用于检查瞳孔。具体的进入眶各象限的分离技术和变化，包括重建的技术将在下面一一阐述。手术开始前，按照要求使用抗生素和类固醇，并抬高手术床的头部以减少静脉出血并降低颅内压。如果进行前颅窝硬脑膜内手术，我们将头向后倾斜 15°，让大脑稍微从颅底向后收缩。

20.6.1　上方入路

适应证

上方入路提供了涉及上眶部病变的良好术野，提供了进入同侧外部和对侧内部额窦、毗邻额叶的前颅窝和眶上壁的良好通路[1–3]。该入路常与外侧入路结合，将上眼睑皱襞切口向外延伸并保留外眦（图 20.6），进一步降低术后发病率。这种方法的一个优点，当眶上神经和滑车上神经离开眶周骨膜进入眶缘上侧的骨管或骨孔时，可以识别出来（图 20.7）。某些情况下可保留这些神经以避免额部区域皮肤的麻木。

在切除肿瘤或修复脑脊液漏时，即使采用内镜下的 Lothrop 手术，额窦外侧也往往无法充分进入。上眶部入路可以很好地进入同侧额窦底、额窦外侧和内侧以及对侧额窦内侧或额窦间气房。黏液囊肿很难通过单纯内镜经鼻入路到达，但是通过联合经鼻和经眶入路可以得到充分解决。涉及上眶部骨性结构的病变如脑膜瘤和纤维发育不良可以通过这种方法充分处理。一旦薄弱的眶顶被捅破，可以将前颅窝硬脑膜显露到蝶骨大翼，以找到额叶和硬脑膜的病变，并引流硬脑膜外和硬脑膜内的脓液。这样就可以获得一条从上眶部到接近眶上裂的较宽的手术路径。如果涉及上眶部的眶周骨膜，可切除或切开。在内镜下，通过仔细解剖眼外肌周围，可以切

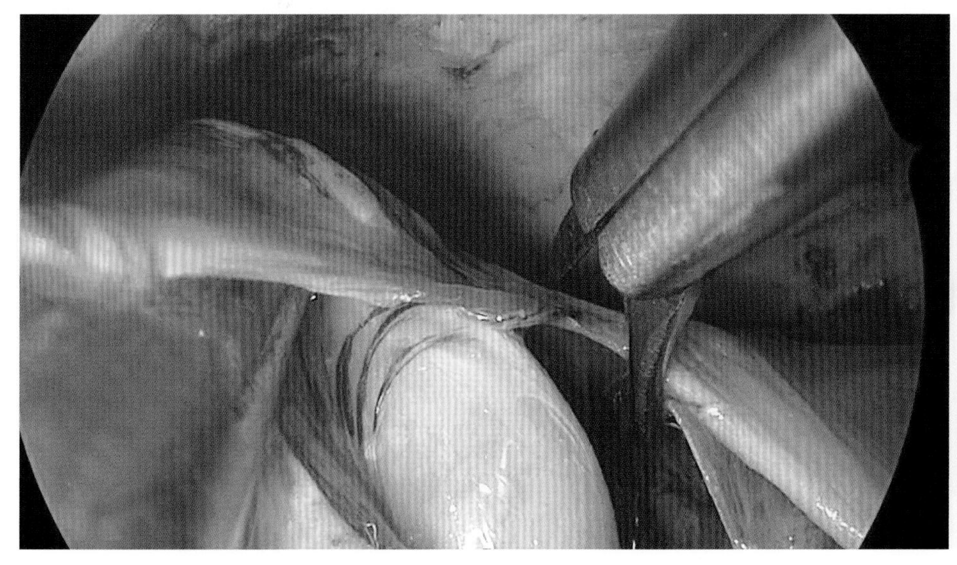

图 20.6　到达位于后眶骨膜正下方的包虫囊肿的上眶通路

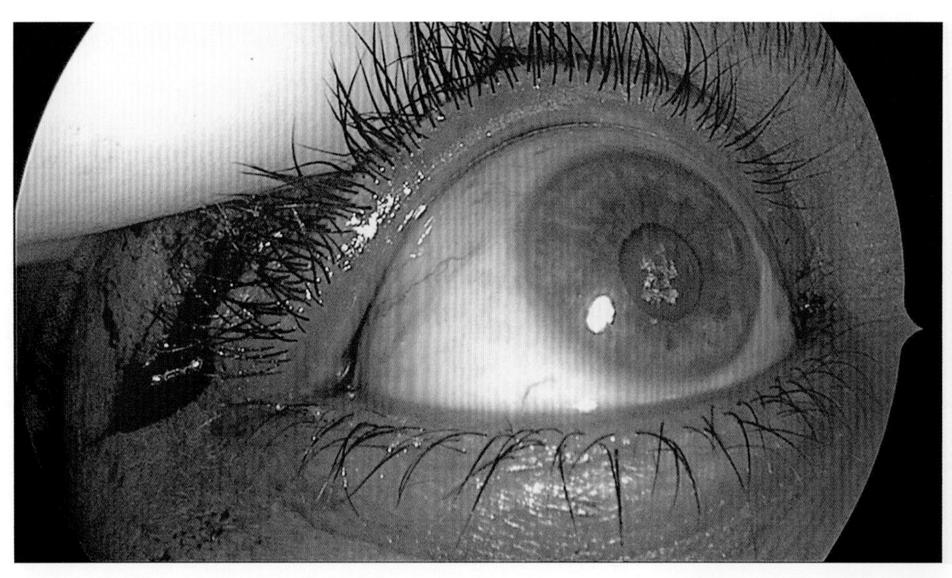

图 20.7　延长的右眼上眼睑皱襞切口

除眼内和眼外病变。典型的眶病变包括丛状神经纤维瘤、海绵状血管瘤、视神经鞘瘤和眶囊性病变（如包虫囊肿）（图 20.6）。

手术技术

在上眼睑边缘上方约 6mm 处沿固有的皱襞上做一个上眼睑皱襞切口（图 20.7）。戴上手术放大镜有助于识别切开的眼轮匝肌，并在眶隔前面向上追踪。最重要的是不要突破眶隔，否则会危及上睑提肌，并使眶脂肪疝入手术视野，使分离困难。眶隔向前剥离到眶边缘，眶骨膜在上眶部边缘的下方和后方切开[12]。分离至骨头时可用 Freer 骨膜剥离子将眶骨膜轻松抬起直至眶尖，就在眶上裂附近。从中间将眶骨膜抬离骨缘，滑车上神经和眶上神经可在它们离开眶周进入眶上内侧缘的骨管或骨孔时识别（图 20.7）。

在某些情况下，通过磨开骨管可使神经耐受适度牵拉。眶顶可从外侧的泪腺暴露至内侧的滑车，从前方的眶缘暴露至后方的眶上裂（图 20.8）。打开前方的眶顶可以到达额窦，移除薄弱的眶顶后部可以暴露前颅窝硬脑膜。一旦眶顶被磨除，就可以获得允许多种器械操作的广阔的手术路径（图 20.9）。

相应地，切除前颅窝的肿瘤会切开硬脑膜，由此导致的任何脑脊液漏，可使用脂肪和标准多层技术修复。眶顶一般不需要重建。硬脑膜作用于眶内容物导致的搏动通常在术后 2 周停止。

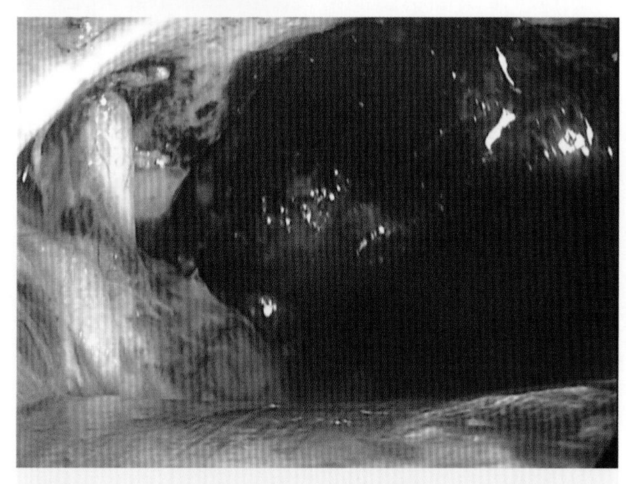

图 20.8　眶上神经离开左侧眶骨膜进入眶上孔

20.6.2　外侧入路

适应证

外侧入路提供了一个手术入口，以处理涉及眶外侧壁、颞下窝、眶上裂、中颅窝和海绵窦的外侧眶部病变。使用这个破坏性最小的入路可以切除整个眶外侧壁，同时保留眶缘。保留 5mm 的眶缘可改善美观，并且避免了使用钢板重建外侧眶的必要（图 20.10）。在内镜引导下，剥离的后界是眶上裂（图 20.11）。

这种入路通常与上入路相结合，以充分解决涉及上外侧眶或眶顶的病变问题，如蝶骨嵴脑膜瘤[19]。手术通道的宽度取决于外侧壁骨质增生的程度。骨质增生越多，切除骨质后的手术入口越宽，在颅内肿瘤分离过程中操作多个器械就越容易。

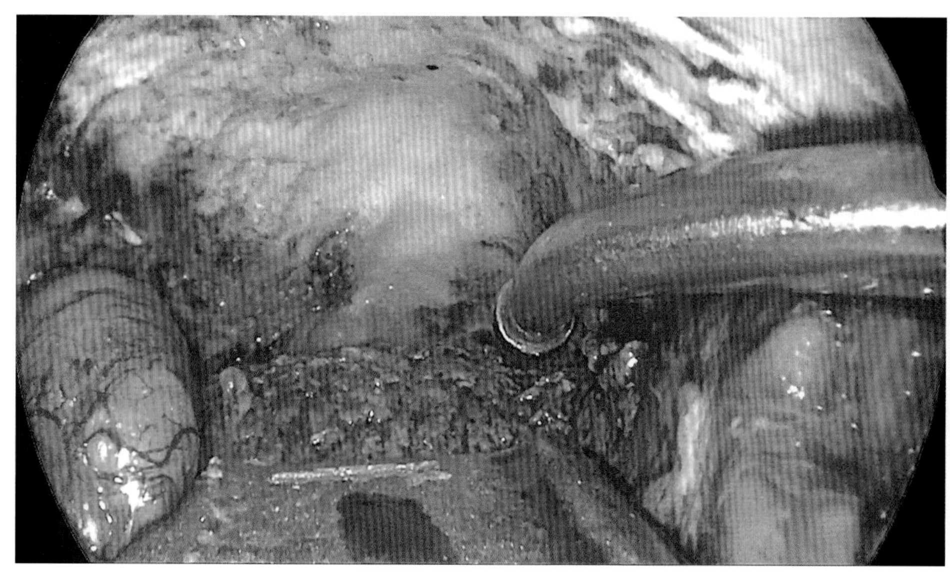

图 20.9　显示上方入路中允许多种器械操作的宽敞的手术入口

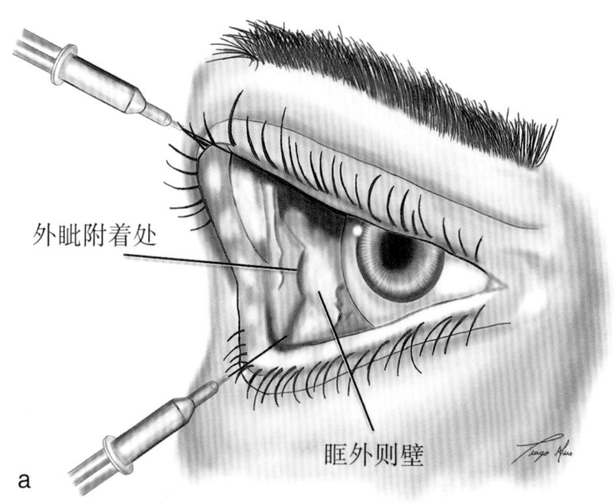

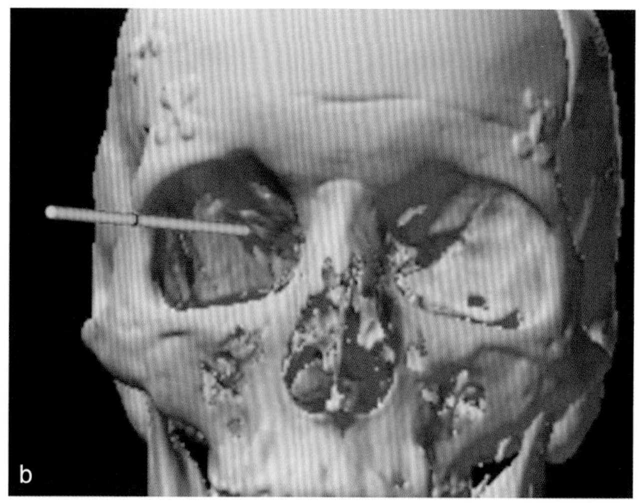

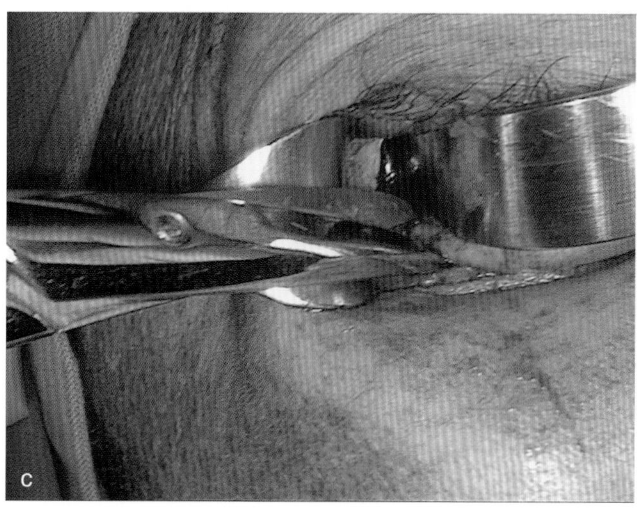

图 20.10　a. 外眦后入路。b. 外侧入路的示意图。c. 右眼眦后入路联合扩大外侧入路到达外侧眶，使用剪刀切断外眦肌腱

甲状腺眼病切除眶外侧壁的适应证包括去骨减压手术，其优点是可以准确地切除到后缘。在骨膜下剥离过程中，双极电凝可用于脑膜动脉返支的止血（图 20.12）。

手术技术

进入外侧路径的手术切口包括一个外眦后切口、外眦切开术 / 松解术和一个延伸至外眦上方并保留外眦的上眼睑皱襞切口 [1,9]。后一种入路可

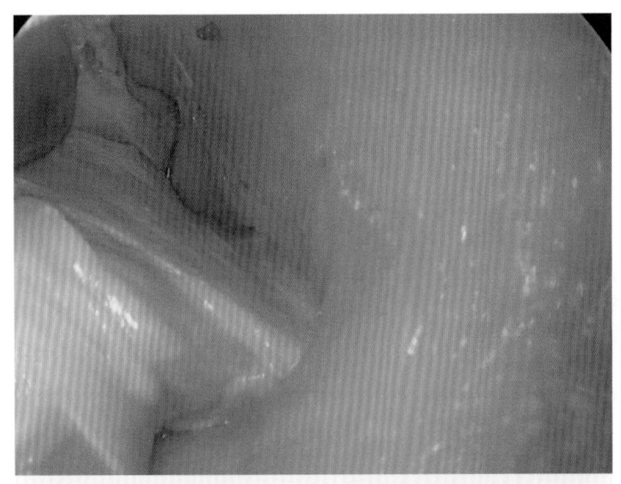
图 20.11　左眼外侧入路显示眶上裂内容物及其后的视神经

进入上外侧眶和上眶，这对于涉及蝶骨大翼和蝶骨小翼的肿瘤（如蝶骨嵴脑膜瘤）是必要的[14]。眦后切口和眦切开术适用于需要利用外侧入路进行的活检（图 20.10c）。上眼睑皱褶切口为蝶骨大翼和小翼提供了最佳的术野和最宽的路径，从而能够使用多种器械进行肿瘤切除。

上眼睑皮肤皱襞延长切口从上眼睑边缘上方 8~10mm 处开始，延伸至外眦上方的自然皱襞线（图 20.7）。一旦切开皮肤和眼轮匝肌，继续分离进入筋膜前间隙，直到到达附着于眶缘的骨膜。然后切开上眶和外侧眶的骨膜（高于眶缘 10mm），用 Freer 吸引剥离子将骨膜从骨性眶一

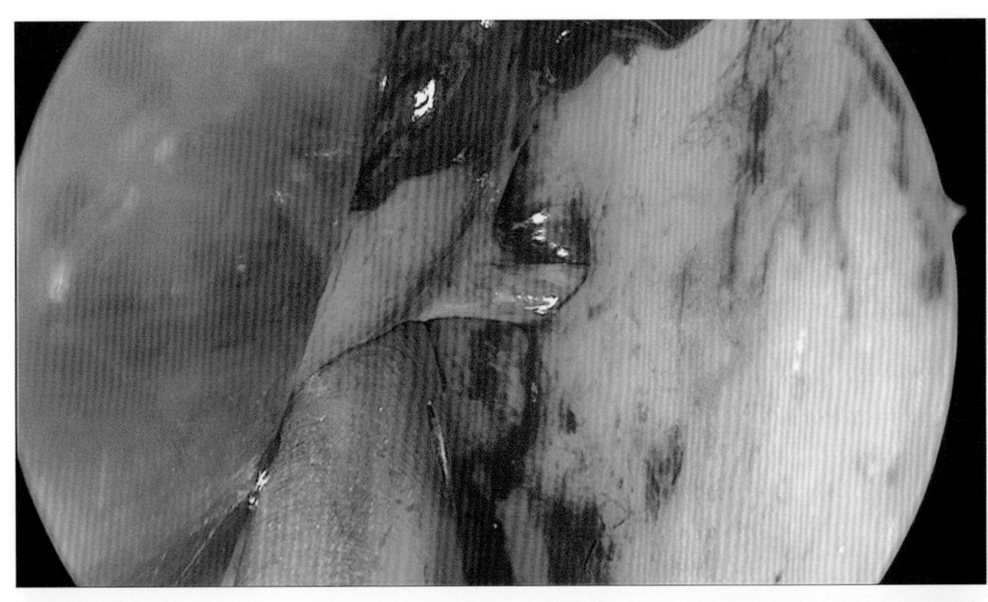
图 20.12　可见左眼外侧入口处脑膜中动脉返支

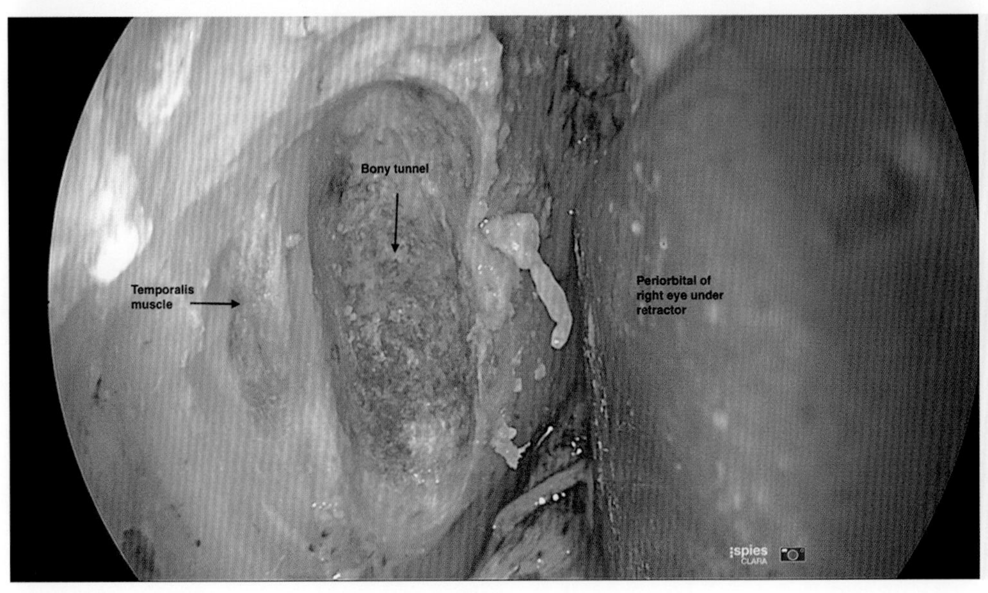

图 20.13　右眼外侧入口至蝶骨嵴脑膜瘤，外侧缘可见颞肌。Temporalis muscle：颞肌；Bony tunnel：骨性通道；Perlorbital of right eye under retractor：右眼眶骨膜位于牵开器下方

直剥离到眶上裂和眶下裂。在眶上裂前约 1cm 处可发现脑膜中动脉的一个小的返支（图 20.12）。在磨除外侧眶骨前，可用双极烧灼该血管，并保留薄弱的前骨缘以避免术后重建的需要。一旦移除前外侧眶骨，就可以看到颞肌。磨除蝶骨小翼就可暴露颞窝的硬脑膜。在蝶骨嵴脑膜瘤手术中，一个大的外侧入口可以很好地到达肿瘤的颅内部分和眶上裂（图 20.13）。

用这个入路可以切除外侧眶内的病变。在所有眶外侧壁和颅内工作完成后再切开眶骨膜，以防止脂肪疝入术区。使用多功能器械如超声吸引器和骨刀，可以防止人手和器械挤满手术通道。

20.6.3　内侧入路

适应证

内侧入路适用于内侧眶内病变的治疗、筛动脉的血管控制、外伤重建、眶脓肿引流、视神经减压，以及涉及额部、筛窦和蝶骨区域颅底的鼻腔鼻窦恶性肿瘤的治疗（图 20.14）[1,15,18]。后一种适应证可将内侧入路作为唯一的入路，或与经鼻等多种入路联合治疗。内侧经眶入路切除肿瘤的一种实用方法是，一般会在开始切肿瘤前使用内镜观察颅底上下方的眶内容物、硬脑膜和大脑。然后移除这些区域的肿瘤，并放置重建材料如聚二氧环己酮钢片用于其保护这些关键结构，使其在经鼻手术期间免受损伤。内侧入路的另一个作用是提供一个在器械操作通道外观察目标的通道，反之亦然。这可以改善视觉视角，并增加器械和手之间的工作距离。

手术入路

通过一个泪阜前的开口可以进入内侧眶（图 20.14）[17]。在准备过程中，没有经验的外科医生可能想在泪小管内放置探针来保护它们。用小镊子将泪阜轻轻侧移，并用 Wescott 剪刀在泪阜内侧和内眦之间切开。然后向上下延伸 1.0~1.5cm。

进入眶隔前平面，内眦肌腱（分离的内侧）的后肢向后延伸至后泪嵴。切开这里眶纸板的骨膜，并进入其与内侧眶骨之间的平面。分离从眶底至颅底的平面，在形成通道的过程中可根据需要烧灼和切断筛动脉。如上所述，视神经位于该入路的后界。向视神经方向解剖，当骨曲率半径变小时，可发现筛后动脉。根据手术目的，可在中央凹平面上方进入前颅窝内侧，或者去除眶纸板进入颅底下方的结构和病变。如果需要额外的分离空间或更低的通道，可根据需要将切口向下方和外侧延伸。

在达到手术目标后，如果有明显的骨质缺损就需要进行缺损重建。重建是为了保持眶容积，防止眶内容物疝入筛窦。如果眶周完整无损则通常不需要重建，眼球突出度测量法可帮助确定眼

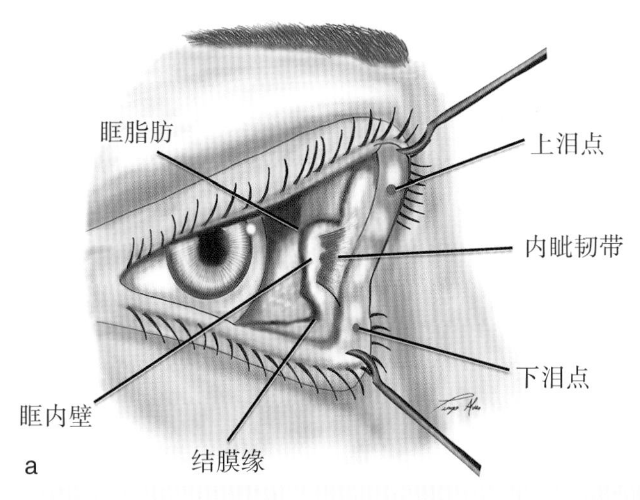

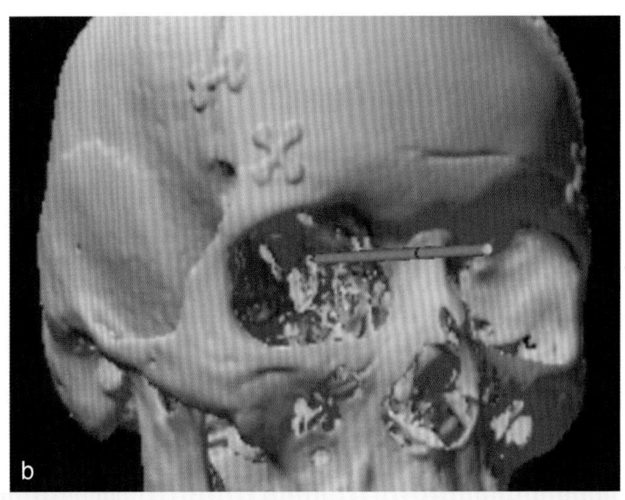

图 20.14　内侧入路。a. 泪阜前经结膜入路。b. 内侧入路矢量图

球投影的变化[22]。如果需要重建，可用0.25mm厚的聚二氧环己酮薄板修复小到中度的缺损。如果整个眶板需要重建，则选择使用导航引导的镜像覆盖（MIO）技术[22]，且内表面衬有聚二氧环己酮的薄钛网进行重建。在可能的情况下，用上述所讲的方法重建来达到最佳效果。我们通常不闭合切口。如果结膜肿胀明显，我们将一根6-0的肠线，从内眦顶点的皮肤穿过泪阜，放置在水平垫上，来保持其位置。

20.6.4 下方入路

适应证

下方入路[1]通常用于到达下眶部、上颌骨或上颌窦内的结构，以切除良性或恶性肿瘤（图20.15）。这一入路很适合用于追踪向后进入圆孔的眶下神经和三叉神经节内的肿瘤。对于需要行上颌骨切除术的肿瘤，特别是当涉及眶底和眶内容物时，经眶入路是一种很好的显示肿瘤和切除肿瘤的入路。与内侧入路一样，我们更喜欢首先行眶内镜检查，以评估病变是否侵犯眶结构。当预计需要去除内容物时，这一点尤其重要。同样类似于内侧入路，我们更喜欢从眶内清除病变，然后在内容物和肿瘤之间放置重建材料，以保护内容物在切除肿瘤的其他部分时不会因疏忽而受损。

在可能的情况下，我们倾向于对眶进行“预构建”，即在切除骨质之前进行重建以匹配眶骨，以尽可能接近原始解剖结构。这个入路还可看到侵犯上颌骨的肿瘤的后方，确保能够切除足够的边缘，并使内镜远离器械操作路径。

手术入路

下眶部通常通过经结膜切口进入，切口位于睑板下方最少2mm处，朝向眶下缘（图20.6）[1]。

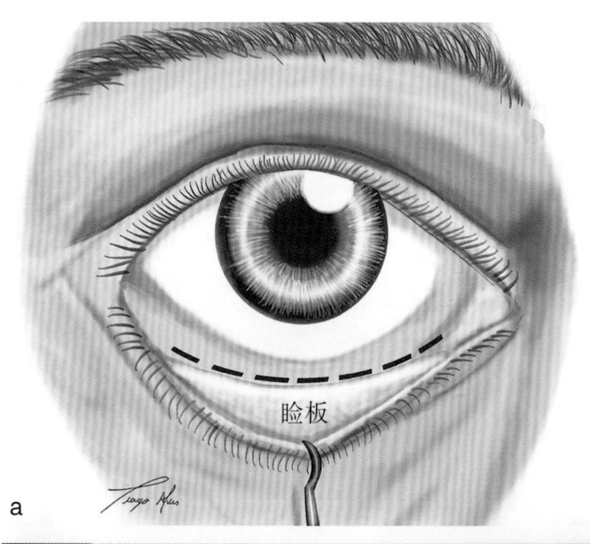

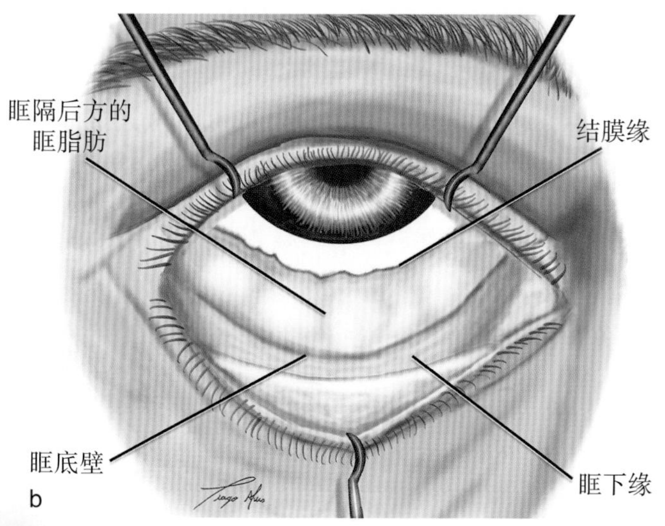

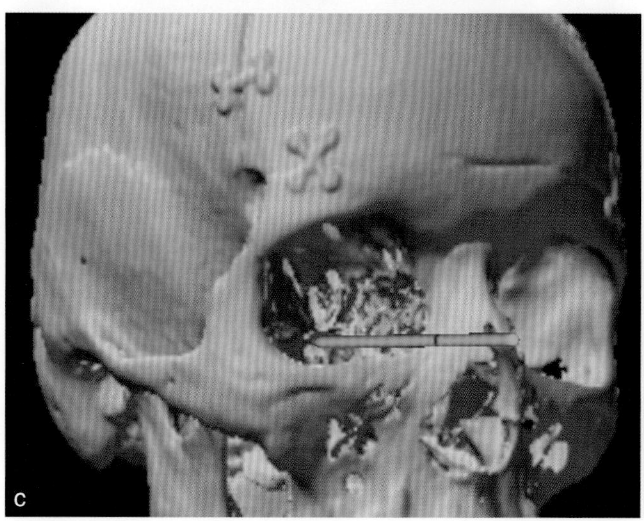

图20.15 眶下方入路。a.下穹隆结膜切口。b.暴露眶下缘。c.下方入路矢量图

单独使用时，切口向内侧延伸至泪下点后方。如果这种方法与内侧入路联合使用，切口可延伸至泪阜前部。如果需要额外暴露外侧壁，则将切口延伸，联合外眦后入路（见下文）或行眦切开术。切口可以用低功率的针状电凝器进行部分切开，但是泪腺系统附近的分离应该锐性分离，以避免热损伤。继续解剖径直通过眶脂肪到眶缘，并在这里切开骨膜。

然后用Freer吸引剥离子抬起骨膜，以抬高眶内缘后部下斜肌的起点。继续向后解剖至眶下裂底部终点即眶尖。眶下神经通常在底壁骨管中走行，除非有意切开，否则不会受到干扰。解剖的外侧界是眶下裂的前部。如上所述，这里可以根据需要选择切断，但应仔细烧灼以避免迟发出血。在内侧，解剖可以延伸到眶内壁。

根据需要切除骨质以达到手术目标。手术任务结束后，按照上述要求进行重建。眶底壁比内壁更需要重建，我们只对非常小的缺损使用聚二氧环已酮薄膜。对于较大的缺陷，我们使用预先成形的裸钛植入物，在MIO导航指导下原位成型[23]。然后，我们将0.25mm厚的聚二氧环已酮薄膜作为滑动层衬入钛板。

除眦切开术/眦松解术外，切口不闭合。如果使用扩大入路，并且在手术结束时有相当大的结膜水肿，我们通常会在适当的位置留下临时的睑缘缝合线，以防止结膜脱垂和暴露损伤。缝线放置在内侧或外侧的角膜缘，以允许打开眼睑来检查瞳孔功能和视力。

20.7　并发症

继发于经眶手术的并发症鲜有报道。经眶神经内镜手术（TONES）仍然是一种相对“新”的技术，在全球范围内均需要专门的多学科团队进行手术。过度牵拉眶部可能导致暂时性的脑神经功能障碍或眶上裂综合征。因此，在手术过程中对瞳孔的观察非常重要。瞳孔大小或形状的任何变化都应该警惕可能存在眼压升高。眼睑牵开器应该从手术路径上移除，直到瞳孔恢复。应该使用角膜保护器，防止器械操作过程中对角膜的意外伤害。

在眶内操作时，了解眶解剖学对于避免眼外肌和神经的损伤至关重要。经眶至颅前窝或中窝手术可能导致脑脊液漏，但标准的修复原则同样适用，如使用脂肪、阔筋膜或合成材料修补。上睑提肌可能在上方入路剥离到眶缘时受到损伤，特别是无意中破坏了眶隔。术后上睑下垂很难控制，可能需要行进一步的睑成形术，因此在剥离眶缘时应避免过度牵拉该肌肉。

特别是在眶外侧部或上眶部时，使用波纹状或小的吸引器管，可限制术后血肿的形成。

20.8　术后护理

手术结束时，如果担心出现明显的球结膜水肿，可如上所述在睑缘内侧或外侧保留一条临时睑缘缝线。可根据需要继续使用抗生素和静脉注射用类固醇。每天两次在结膜上涂润滑膏，术后48h内每小时用冰盐水纱布或碎冰包敷20min。住院患者术后24h定期进行视力检测和瞳孔监测。对于蛛网膜下腔开放的患者，在术后5d左右对患者进行脑脊液漏预防，即将床头抬高15°~30°。根据患者可能的病理结果进行门诊随访。我们通常在术后1、4和12周进行Hertel眼球突出度测量和复视检查。

20.9　预　后

经眶手术的疗效已经被大量的小宗病例所证实。随着国际上许多中心经眶神经内镜手术（TONES）的进行，相关经验的总结及设备仪器的开发，更大的研究结果将很可能在不久的将来发表。迄今，一项纳入107例接受经眶手术患者的前瞻性系列研究，证明了经眶入路治疗鼻窦、眶和颅内病变的有效性和安全性，且术后无并发症报道[3,7]。在另一项对45例成功实施经眶内镜手术患者的系列研究中，包括颅内和眶肿瘤、脑脊液漏和鼻窦源性颅内感染，除一过性上睑下垂外，无其他并发症报道[10]。

20.10 结 论

通过选择合适的患者和手术技术，我们认为经眶神经内镜手术，与传统手术相比，是一种高效、微创、安全的替代方案，可以单独使用或与经鼻或其他入路联合使用。

（苗旺 王宏勤 译，汤文龙 校）

参考文献

[1] Moe KS, Bergeron CM, Ellenbogen RG. Transorbital neuroendoscopic surgery. Neurosurgery,2010, 67(3) Suppl Operative:ons16–ons28

[2] Moe KS, Kim LJ, Bergeron CM. Transorbital endoscopic repair of cerebrospinal fluid leaks. Laryngoscope, 2011, 121(1):13–30

[3] Balakrishnan K, Moe KS. Applications and outcomes of orbital and transorbital endoscopic surgery. Otolaryngol Head Neck Surg,2011, 144(5):815–820

[4] Ciporen JN, Moe KS, Ramanathan D, et al. Multiportal endoscopic approaches to the central skull base: a cadaveric study. World Neurosurg, 2010, 73 (6):705–712

[5] Bly RA, Su D, Hannaford B, et al. Computer modeled multiportal approaches to the skull base. J Neurol Surg B Skull Base, 2012,73(6) B6:415–423

[6] Tham T, Costantino P, Bruni M, et al. Multiportal combined transorbital and transnasal endoscopic resection of fibrous dysplasia. J Neurol Surg Rep, 2015, 76(2):e291–e296

[7] Dallan I, Castelnuovo P, Locatelli D, et al. Multiportal combined transorbital transnasal endoscopic approach for the management of selected skull base lesions: preliminary experience.World Neurosurg,2015, 84(1):97–107

[8] Bly RA, Ramakrishna R, Ferreira M, et al. Lateral transorbital neuroendoscopic approach to the lateral cavernous sinus. J Neurol Surg B Skull Base, 2014,75(1):11–17

[9] Lubbe D, Mustak H, Taylor A, et al. Minimally invasive endo-orbital approach to sphenoid wing meningiomas improves visual outcomes: our experience with the first seven cases. Clin Otolaryngol, 2017,42(4):876–880

[10] Ramakrishna R, Kim LJ, Bly RA, et al. Transorbital neuroendoscopic surgery for the treatment of skull base lesions. J Clin Neurosci, 2016,24:99–104

[11] Chen HI, Bohman LE, Loevner LA, et al. Transorbital endoscopic amygdalohippocampectomy: a feasibility investigation. J Neurosurg,2014,120 (6):1428–1436

[12] Koutourousiou M, Gardner PA, Stefko ST, et al. Combined endoscopic endonasal transorbital approach with transconjunctival-medial orbitotomy for excisional biopsy of the optic nerve: technical note. J Neurol Surg Rep, 2012, 73(1):52–56

[13] Moe KS, Bly RA, Ciporen J. Pediatric transorbital endoscopic skull base surgery//Singh H, Greenfield J, Vijay Anand V, et al, eds. Pediatric Endoscopic Endonasal Skull Base Surgery.Stuttgart: Thieme, in press

[14] Bly RA, Su D, Lendvay TS, et al. Multiportal robotic access to the anterior cranial fossa: a surgical and engineering feasibility study. Otolaryngol Head Neck Surg, 2013, 149(6):940–946

[15] Balakrishnan K, Moe KS. Transorbital endoscopic surgery of the skull base and sinuses// Simmen D, Jones N, eds. Manual of Endoscopic Sinus and Skull Base Surgery. Stuttgart: Thieme, 2014

[16] Ellenbogen RG, Moe KS. Transorbital neuroendoscopic approaches to the anterior cranial fossa//Snyderman C, ed. Master Techniques in Otolaryngology-Head & Neck Surgery: Skull Base Surgery. Philadelphia, PA: Walters Kluwer,2015:151–164

[17] Moe KS, Ellenbogen RG. Transorbital neuroendoscopic approaches to the middle cranial fossa//Snyderman C, ed. Master Techniques in Otolaryngology- Head & Neck Surgery: Skull Base Surgery. Philadelphia, PA: Walters Kluwer, 2015:343–356

[18] Cornelis MM, Lubbe DE. Pre-caruncular approach to the medial orbit and landmarks for anterior ethmoidal artery ligation: a cadaveric study. Clin Otolaryngol, 2016, 41(6):777–781

[19] Moe KS. The precaruncular approach to the medial orbit. Arch Facial Plast Surg, 2003, 5(6):483–487

[20] Moe KS, Jothi S, Stern R, et al. Lateral retrocanthal orbitotomy: a minimally invasive, canthus-sparing approach. Arch Facial Plast Surg, 2007, 9 (6):419–426

[21] Lubbe DE, Fisher-Jeffes N, Semple P. Endoscopic resection of skull base tumours utilising the ultrasonic dissector. J Laryngol Otol, 2012, 126(6):625–629

[22] Bevans SE, Moe KS. Advances in the Reconstruction of Orbital Fractures. Facial Plast Surg Clin North Am, 2017 Nov,25(4):513-535

[23] Bly RA, Chang SH, Cudejkova M, Liu JJ, Moe KS. Computer-guided orbital reconstruction to improve outcomes. JAMA Facial Plast Surg. 2013: 15 (2):113–120

第Ⅳ部分

经鼻内镜下经筛入路

Ⅳ

第 21 章 | 经筛入路的手术解剖（分步介绍）

Carlos D. Pinheiro-Neto, Tiago F. Scopel, Tyler J. Kenning, Maria Peris-Celda

摘　要

本章以分步解剖的形式详细地描述了经筛入路的手术解剖。着重强调了重要的解剖标志。带领读者全方位回顾这一入路的具体细节。用标本解剖研究和实际术中拍照的形式展示关键的步骤。每一张解剖图片和与之相对应的术中视角相互印证。在本章的结尾，介绍了常规内镜经筛入路的一种改良，即筛上入路。经鼻内镜筛上入路有望保留鼻腔结构，同时获得最大限度的前颅底暴露空间。

关键词

前颅底，经筛入路，前颅底切除，嗅裂，嗅沟，筛上入路

内容要点

· 电凝筛前动脉和筛后动脉能切断由该动脉系统滋养肿瘤的血供。

· 在打开前颅底过程中，确保鸡冠的前端附着对于稳定、安全地将硬脑膜从鸡冠上剥离是很重要的。

· 移除眶纸板的上面和眶顶内侧部可增加向外侧的暴露且利于处理颅内部分。

· 为了避免损伤上矢状窦，大脑镰的切开应该在大脑镰偏后和偏下的位置进行。

·用人工硬脑膜或阔筋膜作为内层修补材料，然后再覆盖带蒂的鼻中隔黏膜瓣或骨膜瓣进行前颅底重建。

· 筛上入路可获得最大限度的前颅底暴露，同时保留了双侧的中鼻甲、钩突和筛泡。

21.1　引　言

经鼻内镜可用于处理累及前颅底的多种病变。由于这些病变侵犯前颅底的解剖结构，这种入路的命名在文献中是有争议的[1]。传统意义上的经筛入路用于定义从额窦后壁到蝶骨平台的前颅底入路，包含了筛板的切除[2]。传统的经筛入路包括了筛凹的切除。这是本章中使用的描述，以避免对每个特定解剖区域使用多个和复合名称。

对于孤立性颅内病变，鼻腔和鼻窦仅作为到达颅内的路径。但在其他情况下，如鼻窦恶性肿瘤，鼻内解剖对入路与和切除肿瘤都非常重要。无论如何，全面的解剖知识对于安全有效的手术都是必要的。根据病变的大小和位置，个体化地进行鼻腔的扩大解剖暴露。

21.2　内镜下经鼻经筛入路

内镜经筛入路的鼻窦切除的程度取决于疾病的位置和范围。对于大的颅内肿瘤，像嗅沟脑膜瘤，为确保安全且彻底地切除肿瘤需要最大限度地暴露前颅底。传统意义上，完整的筛房切除包括中鼻甲和上鼻甲、上颌窦开窗术、Draf Ⅲ型额窦开放术、蝶窦开放术和鼻中隔上部切除术[3–7]。

当鼻窦受累时，如鼻窦恶性肿瘤，通常首先切除在鼻内的肿瘤，以便直视肿瘤边界并评估肿瘤的范围。打开未受累的鼻窦寻找肿瘤边界。识别骨性标志（视神经管、颈动脉管）。切除范围的界定如下，在大多数情况下，界限是额窦的后壁、双侧眶的内侧壁和蝶骨平台。在累及额窦和

蝶窦的肿瘤下方切断鼻中隔。取鼻中隔黏膜边缘组织做冷冻检查。如果肿瘤没有累及鼻中隔黏膜，可以用鼻中隔黏膜瓣进行颅底重建[8-9]。

充分暴露颅底的整个鼻内面后，可以识别筛前和筛后动脉。用磨钻磨除覆盖在动脉表面的骨质，然后用神经剥离子剥离眶纸板。用双极电凝电灼动脉或用止血夹夹闭动脉止血。这一操作减少了源自筛动脉系统供应部分肿瘤的血供。下一步，移除前颅底骨质充分暴露硬脑膜。完成 4 次骨切除：两个侧方，一个前方和一个后方。侧方骨质切除刚好位于眶内侧，范围内从额窦后壁到蝶骨平台。前方骨切除刚好位于额窦后壁的后方，在中线保留鸡冠的附着。后方骨切除在蝶骨平台水平正好位于筛板的后方（图 21.1）。

去除这些骨质后，可以磨除筛顶至薄如纸厚的骨质，并用 Kerrison 咬骨钳和神经剥离子将其完整移除。随后切除筛板。筛板紧紧地附着于内含嗅丝的硬脑膜，应该仔细地从前向后及向下分离。充分的后方骨质切除对筛板从硬脑膜上更易于分离且向下移除非常重要。仅剩的附着于鸡冠骨质向前附着于额窦后壁。保留这样的附着对稳定且安全地从鸡冠上分离硬脑膜非常重要。一旦在鸡冠两侧抬起硬脑膜，用 Kerrison 咬骨钳把前方的硬脑膜附着移除，从前向后把鸡冠从大脑镰上分离下来（图 21.2）。

可以去除眶纸板的上表面和眶板的内侧部增加侧方暴露及利于解剖颅内部分。去除眶纸板也有利于电凝筛前动脉。

一旦广泛暴露硬脑膜并且没有骨片附着，用内镜经鼻刀在硬脑膜上做 4 个切口：两个侧方切口，一个前方切口，一个后方切口。第一个切口是与眶关系密切的侧方切口。接着在中线上双侧到大脑镰做另一个侧方切口。接下来，电凝并离断大脑镰，使硬脑膜能向下移动。为了避免损伤矢状窦，大脑镰的离断应在后下方进行。在解剖过程中，可以观察到通过盲孔的导静脉出血（图 21.3）。

一旦大脑镰被完全离断，硬脑膜被移至下方，把嗅球从脑表面分离下来。把嗅球和嗅神经逐渐从脑表面连同硬脑膜一起分离。如果存在被侵犯脑区，可以尽可能地切除周围的皮层组织，直到边界清晰。使用经鼻内镜显微剪，将嗅神经从后方离断，并且最后做后方的硬脑膜切口后，标本游离。如有必要，可切除额外的硬脑膜边缘（图 21.4）[8-9]。

在嗅沟脑膜瘤病例中，硬脑膜和颅内分离通常不遵循上述步骤。在前颅底骨质切除或硬脑膜第一次切开后，就已经可以看见肿瘤。接下来的分离步骤包括瘤内减压，然后再切除肿瘤包膜。

完全切除前颅底骨质后，可采用人工硬脑膜或阔筋膜进行颅底重建，随后覆盖带血管蒂的鼻中隔黏膜瓣或骨膜瓣[10-11]。

21.3 内镜下经鼻筛上入路

传统的经鼻内镜前颅底切除术涉及完整切除筛房包括中鼻甲和上鼻甲切除，以获得前颅底的良好暴露[3,7]。然而，包括中上鼻甲在内完整移除筛房与术后增加鼻腔的容积有关并且永久性地改变了鼻腔气流。这些因素使患者易患慢性鼻结痂，需要长期随访进行鼻腔清理[12-13]。

在恶性肿瘤累及鼻腔的情况下，经常需要切除筛房来寻找肿瘤边界，因此不建议将其保留[8]。然而，对于单纯的颅内病变，如嗅沟脑膜瘤，传统的经鼻内镜切除使整个筛窦切除术仅作为抵达颅底入路的一部分。内镜下筛上入路有望在最大限度地保留鼻腔生理结构的同时获得足够路径抵达单一的颅内病变（图 21.5）。

该入路以从右侧取鼻中隔黏膜瓣开始，鼻中隔黏膜瓣暂时存放在鼻咽部。该方法不通过行筛窦切除和中鼻甲切除来暴露前颅底，而是进行 Draf Ⅲ型额窦开放术并保留双侧中鼻甲。在没有开放中鼻道的情况下完成 Draf Ⅲ型额窦切开术。暴露额嘴；局限的鼻中隔上部切除术后磨除额窦底。从而暴露嗅裂的前界。鼻中隔上部切除用于 Draf Ⅲ型额窦切开术向后方扩大，刚好在筛板下方，一直到蝶窦前壁。这样可暴露双侧嗅裂。将两侧中鼻甲向侧方移位，以增加鼻甲和鼻中隔之

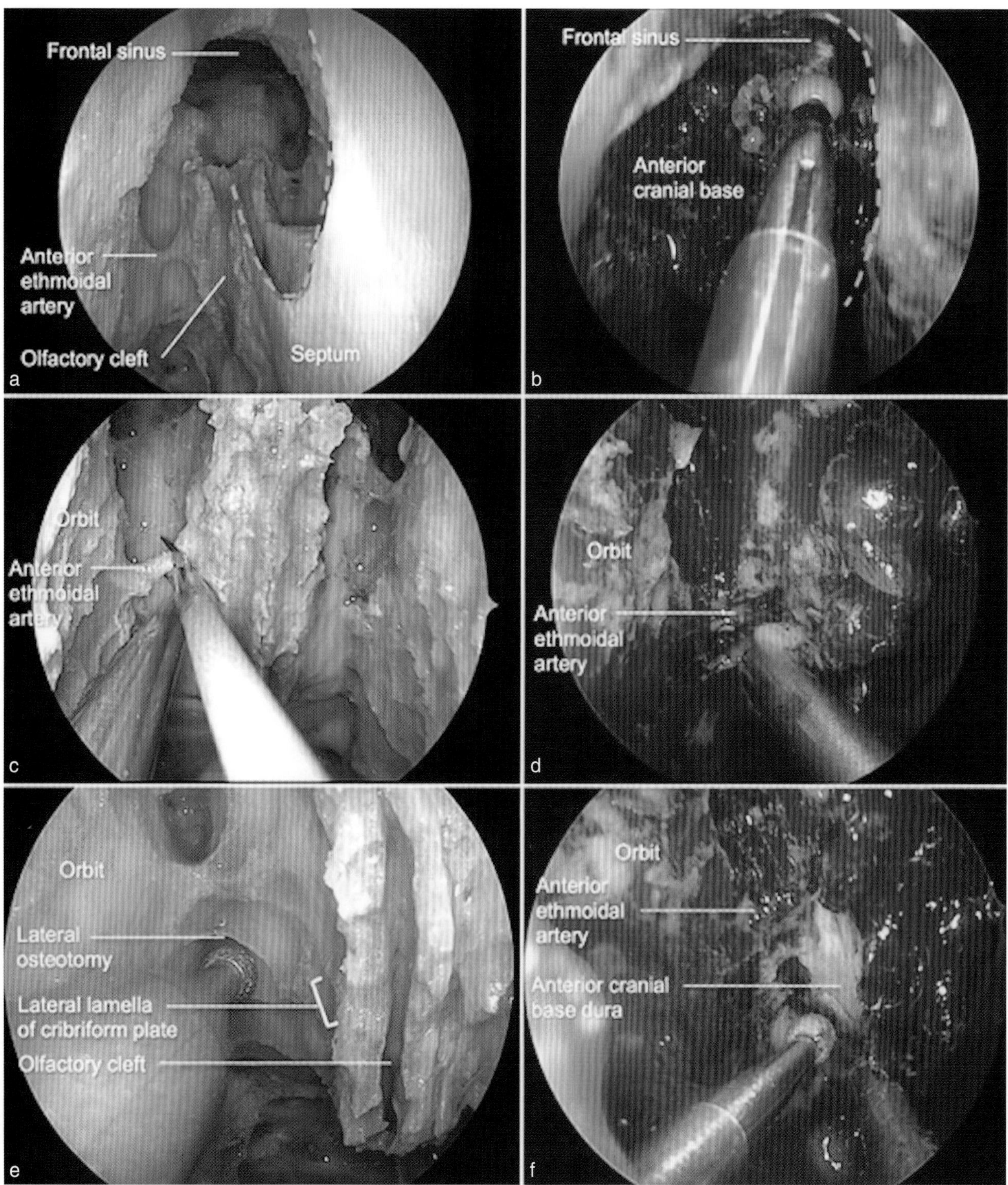

图21.1 用0° 内镜捕获的图像。在解剖标本上（a，c，e）和实际手术中（b，d，f）做传统经鼻内镜下经筛入路。a，b. 右侧鼻腔切除了包括中鼻甲和上鼻甲、上颌窦开窗术、Draf Ⅲ型额窦开放术、蝶窦开放术和鼻中隔上部切除术（绿色虚线）在内的筛房。c，d. 电凝并切断筛前和筛后动脉。e，f. 外侧骨切除从额窦后壁到蝶骨平台

（a）Frontal sinus：额窦；Anterior ethmoidal artery：筛前动脉；Olfactory cleft：嗅裂；Septum：鼻中隔

（b）Frontal sinus：额窦；Anterior cranial base：前颅底

（c）Orbit：眶；Anterior ethmoidal artery：筛前动脉

（d）Orbit：眶；Anterior ethmoidal artery：筛前动脉

（e）Orbit：眶；Lateral osteotomy：外侧骨切除；Lateral lamella of cribriform plate：筛板的外侧板；Olfactory cleft：嗅裂

（f）Orbit：眶；Anterior ethmoidal artery：筛前动脉；Anterior cranial base dura：前颅底硬脑膜

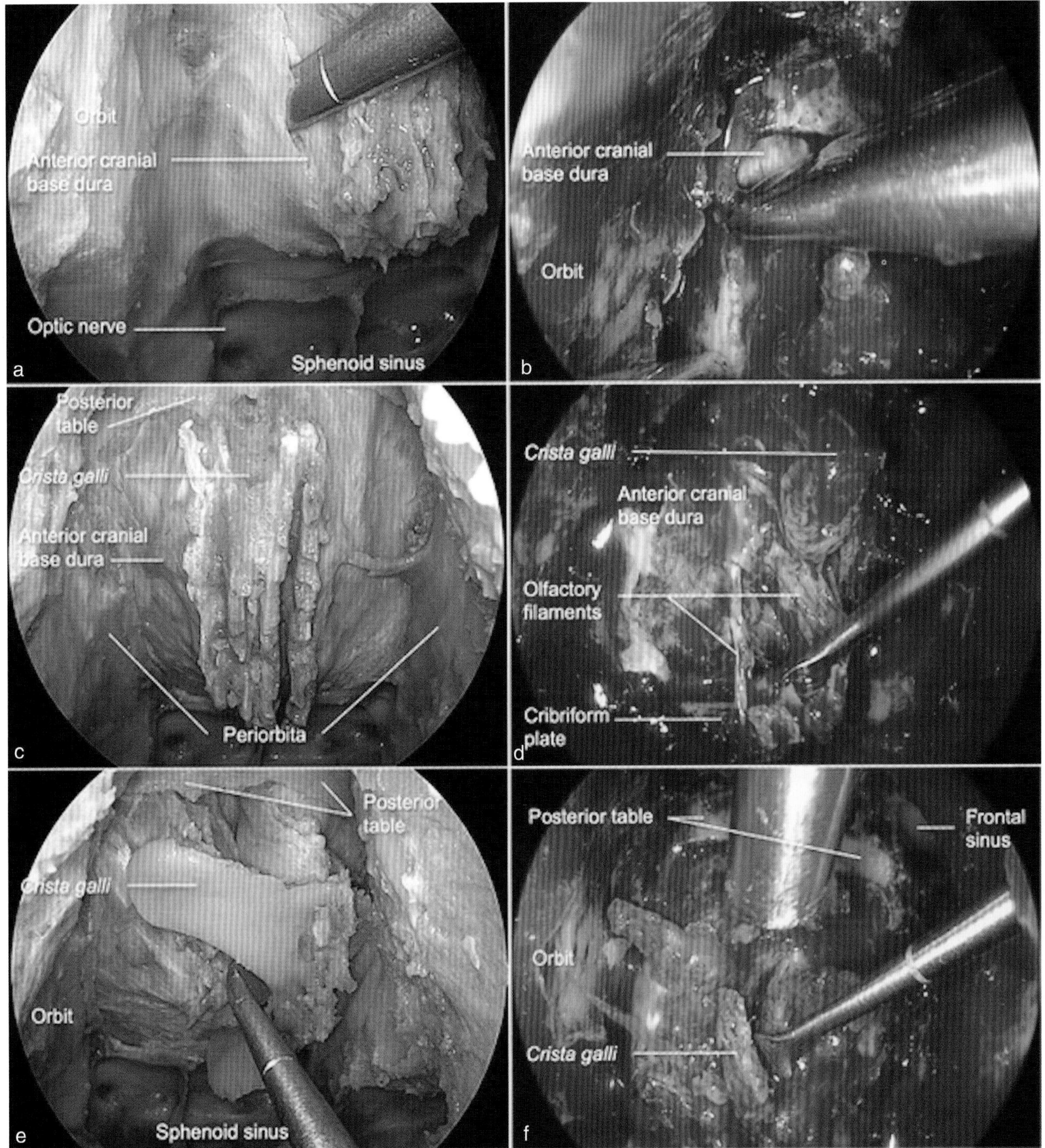

图 21.2 使用0° 内镜获取的图片。在解剖标本（a，c，e）和实际手术中（b，d，f）行传统的经鼻内镜下经筛入路。a，b. 磨除筛顶直到骨质薄如纸。c，d. 将筛顶完整移除，使硬脑膜得到充分暴露。观察手术切除筛板的图片及嗅丝紧密附着。保留中线处鸡冠附着有利于稳妥地从鸡冠上分离硬脑膜。e，f. 最后，小心地将鸡冠移走

（a）Orbit：眶；Anterior cranial base dura：前颅底硬脑膜；Optic nerve：视神经；Sphenoid sinus：蝶窦

（b）Orbit：眶；Anterior cranial base dura：前颅底硬脑膜

（c）Posterior table：额窦后壁；Crista galli：鸡冠；Anterior cranial base dura：前颅底硬脑膜；Periorbita：眶骨膜

（d）Crista galli：鸡冠；Anterior cranial base dura：前颅底硬脑膜；Olfactory filaments：嗅丝；Cribriform plate：筛板

（e）Posterior table：额窦后壁；Crista galli：鸡冠；Orbit：眶；Sphenoid sinus：蝶窦

（f）Posterior table：额窦后壁；Frontal sinus：额窦；Crista galli：鸡冠；Orbit：眶

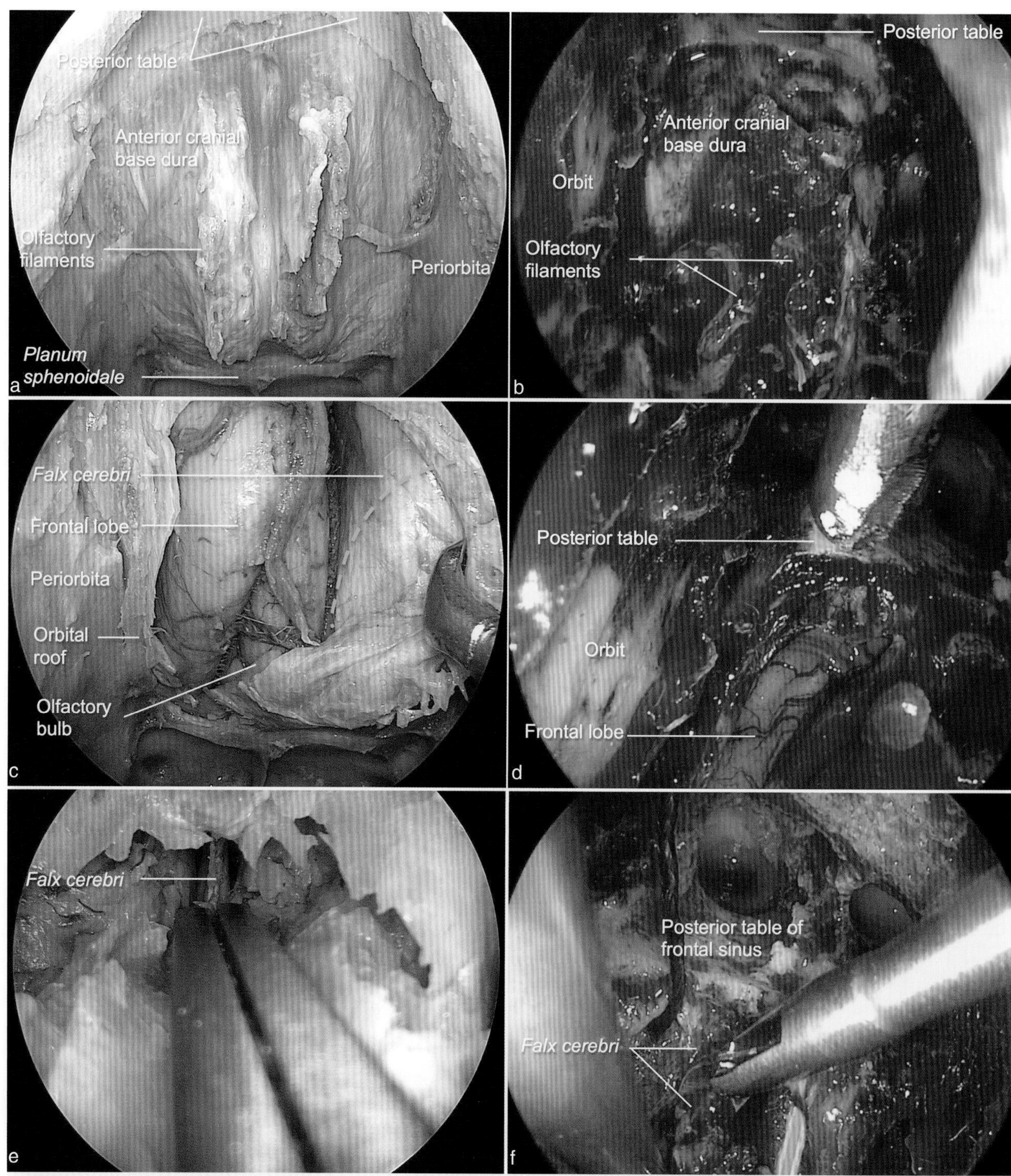

图 21.3 使用 0° 内镜获得的图片。在解剖标本上（a，c，e）和实际手术中（b，d，f）行传统的经鼻内镜经筛入路。a，b. 广泛暴露硬脑膜，无残留骨附着。移除眶纸板的上部和眶顶的内侧面增加颅内空间的侧方暴露。c，d. 做 4 个硬脑膜切口：两个侧方切口，一个前方切口，一个后方切口。接下来，沿后下方轨迹（绿色虚线）进行大脑镰的离断。e，f. 大脑镰切开的特写镜头

（a）Posterior table：额窦后壁；Anterior cranial base dura： 前颅底硬脑膜；Periorbita： 眶骨膜；Olfactory filaments：嗅丝；Planum sphenoidale： 蝶骨平台

（b）Posterior table：额窦后壁；Anterior cranial base dura：前颅底硬脑膜；Orbit：眶；Olfactory filaments：嗅丝

（c）Falx cerebri：大脑镰； Frontal lobe：额叶；Periorbita： 眶骨膜；Orbital roof：眶顶； Olfactory bulb：嗅球

（d）Posterior table：额窦后壁； Orbit：眶；Frontal lobe：额叶

（e）Falx cerebri：大脑镰

（f）Posterior table of frontal sinus：额窦后壁；Falx cerebri：大脑镰

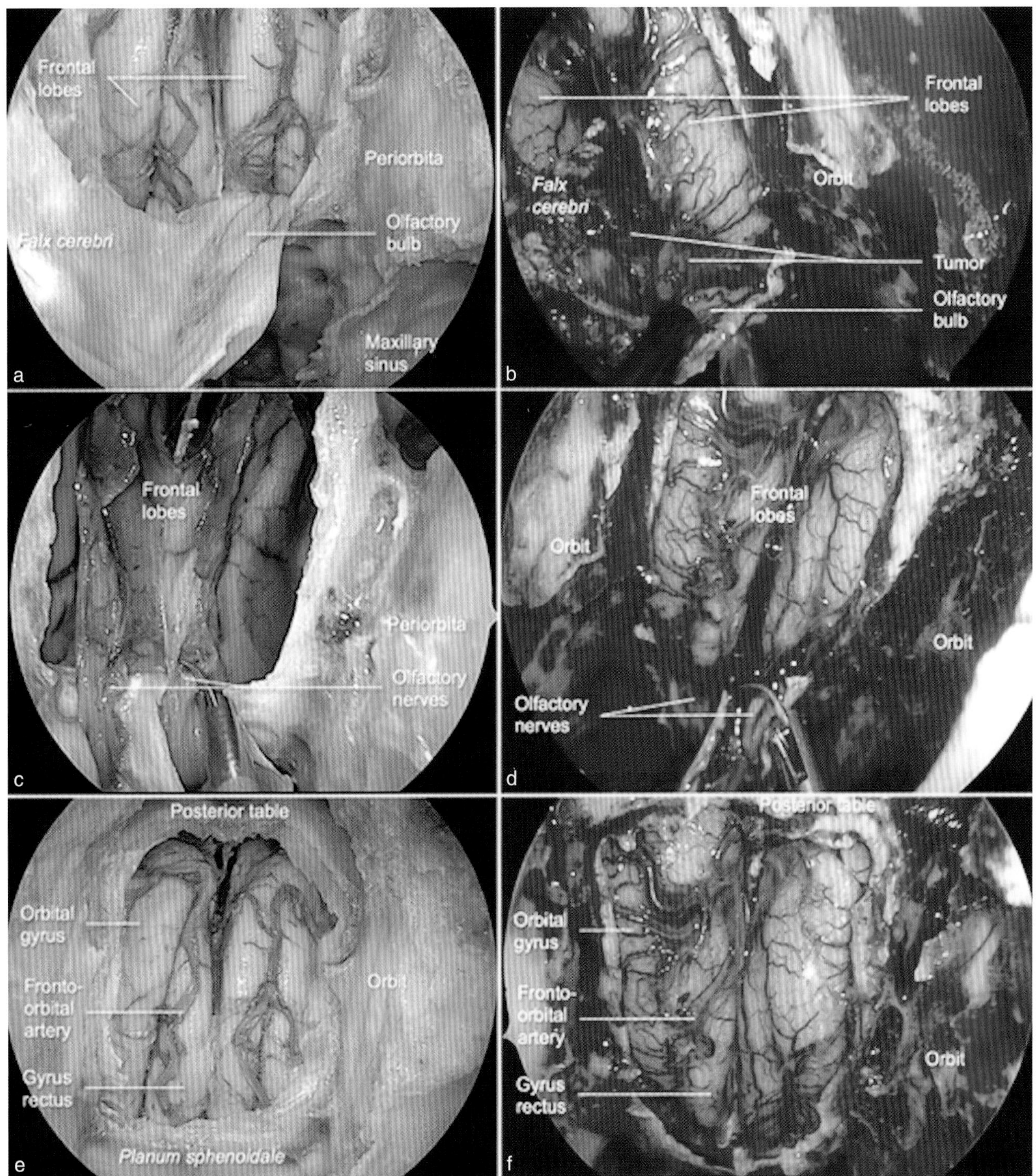

图 21.4 使用 0° 内镜获得的图片。在解剖标本上（a，c，e）和实际手术中（b，d，f）行传统的经鼻内镜经筛入路。a，b. 将硬脑膜标本移至下方，并将嗅球从脑表面分离下来。在手术图片中可以观察到肿瘤累及嗅球，这是一例嗅神经母细胞瘤。c，d. 嗅神经在后方被切断并且做了最后的硬脑膜后切口。e，f. 最终的解剖视图，需注意周围颅内结构（额眶动脉、眶回和直回）间的关系

（a）Falx cerebri：大脑镰；Frontal lobes：额叶；Periorbita：眶骨膜；Olfactory bulb：嗅球；Maxillary sinus：上颌窦

（b）Frontal lobes：额叶；Falx cerebri：大脑镰；Orbit：眶；Tumor, 肿瘤；Olfactory bulb：嗅球

（c）Frontal lobes：额叶；Periorbita：眶骨膜；Olfactory nerves：嗅神经

（d）Frontal lobes：额叶；Orbit：眶；Olfactory nerves：嗅神经

（e）Posterior table：额窦后壁；Orbital gyrus：眶回；Orbit：眶；Fronto-orbital artery：眶额动脉；Gyrus rectus：直回；Planum sphenoidale：蝶骨平台

（f）Posterior table：额窦后壁；Orbital gyrus：眶回；Orbit：眶；Fronto-orbital artery：眶额动脉；Gyrus rectus：直回

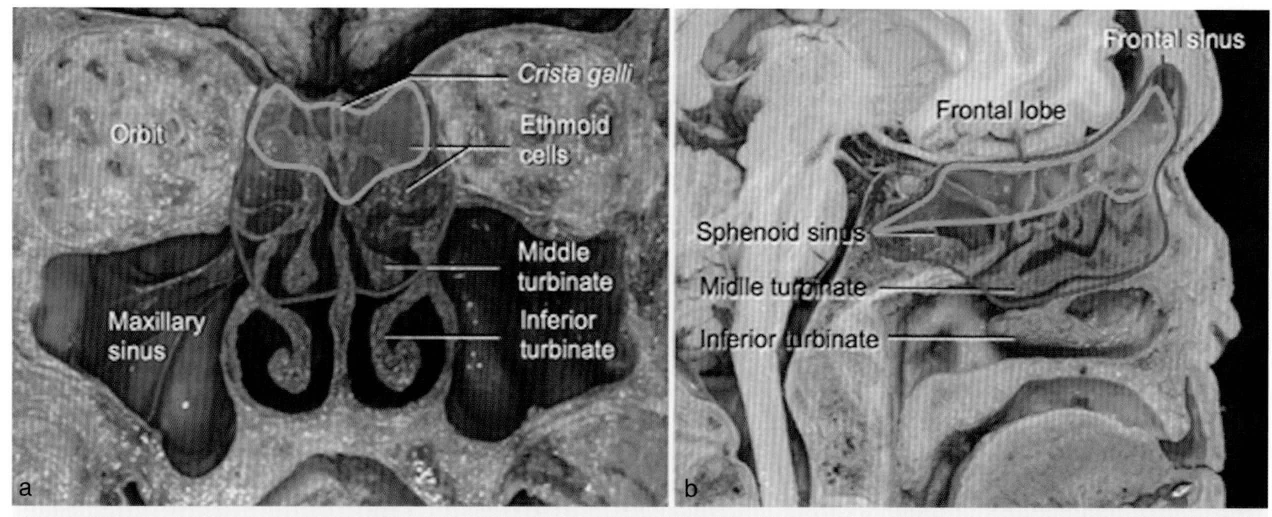

图 21.5 尸体解剖展示经鼻内镜前颅底切除术的解剖：冠状视图（a）和矢状视图（b）。红色区域代表传统经鼻内镜前颅底切除术中切除的鼻结构；绿色区域代表筛上入路除切的鼻腔结构。部分中鼻甲、钩突、上颌窦口和筛泡在上入路中得以完整保留

（a）Orbit：眶；Crista galli：鸡冠；Ethmoid cells；筛房；Maxillary sinus：上颌窦；Middle turbinate：中鼻甲；Inferior turbinate：下鼻甲

（b）Frontal sinus：额窦；Frontal lobe：额叶；Sphenoid sinus：蝶窦；Middle turbinate：中鼻甲；Inferior turbinate：下鼻甲

间的空间。然后移除包括上鼻甲在内的两侧筛骨的上面。进入筛上间隙，除前部被完整保留并附着于鼻腔外侧壁外，移除中鼻甲垂直附着于颅底的部分。在筛窦上部切除过程中移除了中鼻甲对角线部分（中鼻甲基板）的最上面。

由于嗅裂位于颅底较低处，从侧上方视角，刚好在嗅裂下方行筛房上部切除。切除前后筛窦的上部筛房可获得宽敞的前颅底暴露。向侧方切除直至遇到眶内侧壁与颅底的过渡区为止。最后，于蝶窦口上方移除蝶窦前壁行双侧蝶窦开放术。小心磨除前颅底，暴露硬脑膜，与常规内镜经鼻入路一样。两侧的钩突、筛泡和中鼻甲均得到保留。中鼻甲剩余附着部分包括垂直附着部的最前部，中鼻甲基板的下部和整个水平部。鼻甲的主要动脉供血通过保留其水平部得以保留（图 21.6）[14]。

图 21.7（术前和术后 MRI 图像）和图 21.8（术后检查室内鼻内镜检查）显示了一名接受内镜下筛上入路切除嗅沟脑膜瘤患者的例子。

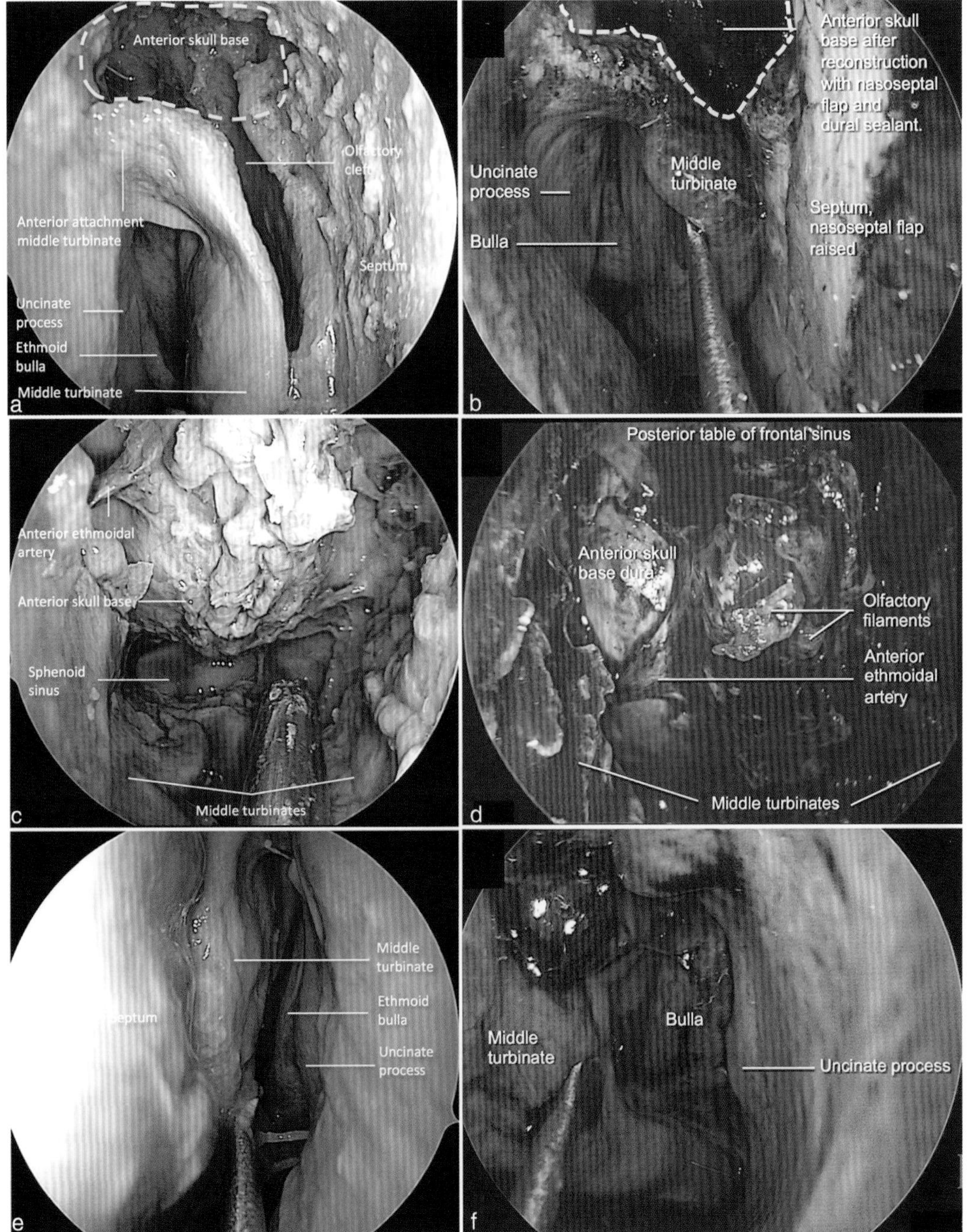

图 21.6 使用 0° 内镜获得的图片。解剖标本上行筛上入路（a，c，e）和使用该术式手术切除大的嗅沟脑膜瘤（b，d，f）。双侧的中鼻甲、钩突、上颌窦和筛泡得以保留，同时获得最大限度的前颅底暴露。a，b. 右侧鼻腔。黄色虚线展示的区域用于从鼻腔前庭视角观察抵达前颅底路径。可观察到中鼻甲前方附着于鼻侧壁被保留。c，d. 保留双侧中鼻甲行前颅底暴露。e，f. 左侧中鼻道完全保留视图

（a）Anterior skull base：前颅底；Olfactory cleft：嗅裂；Anterior attachment of middle turbinate：中鼻甲前端附着；Uncinate process：钩突；Ethmoid bulla：筛泡；Middle turbinate：中鼻甲；Septum：鼻中隔

（b）Anterior skull base after reconstruction with nasoseptal flap and dural sealant：使用鼻中隔黏膜瓣和硬脑膜密封剂重建后的前颅底；Uncinate process：钩突；Bulla：筛泡；Middle turbinate：中鼻甲；Septum, nasoseptal flap raised：鼻中隔，已掀起鼻中隔瓣

（c）Anterior ethmoidal artery：筛前动脉；Anterior skull base：前颅底；Sphenoid sinus：蝶窦；Middle turbinates：中鼻甲

（d）Posterior table of frontal sinus：额窦后壁；Anterior skull base dura：前颅底硬脑膜；Anterior ethmoidal artery：筛前动脉；Olfactory filaments：嗅丝；Middle turbinates：中鼻甲

（e）Septum：鼻中隔；Middle turbinate：中鼻甲；Ethmoid bulla：筛泡；Uncinate process：钩突

（f）Middle turbinate：中鼻甲；Bulla：筛泡；Uncinate process：钩突

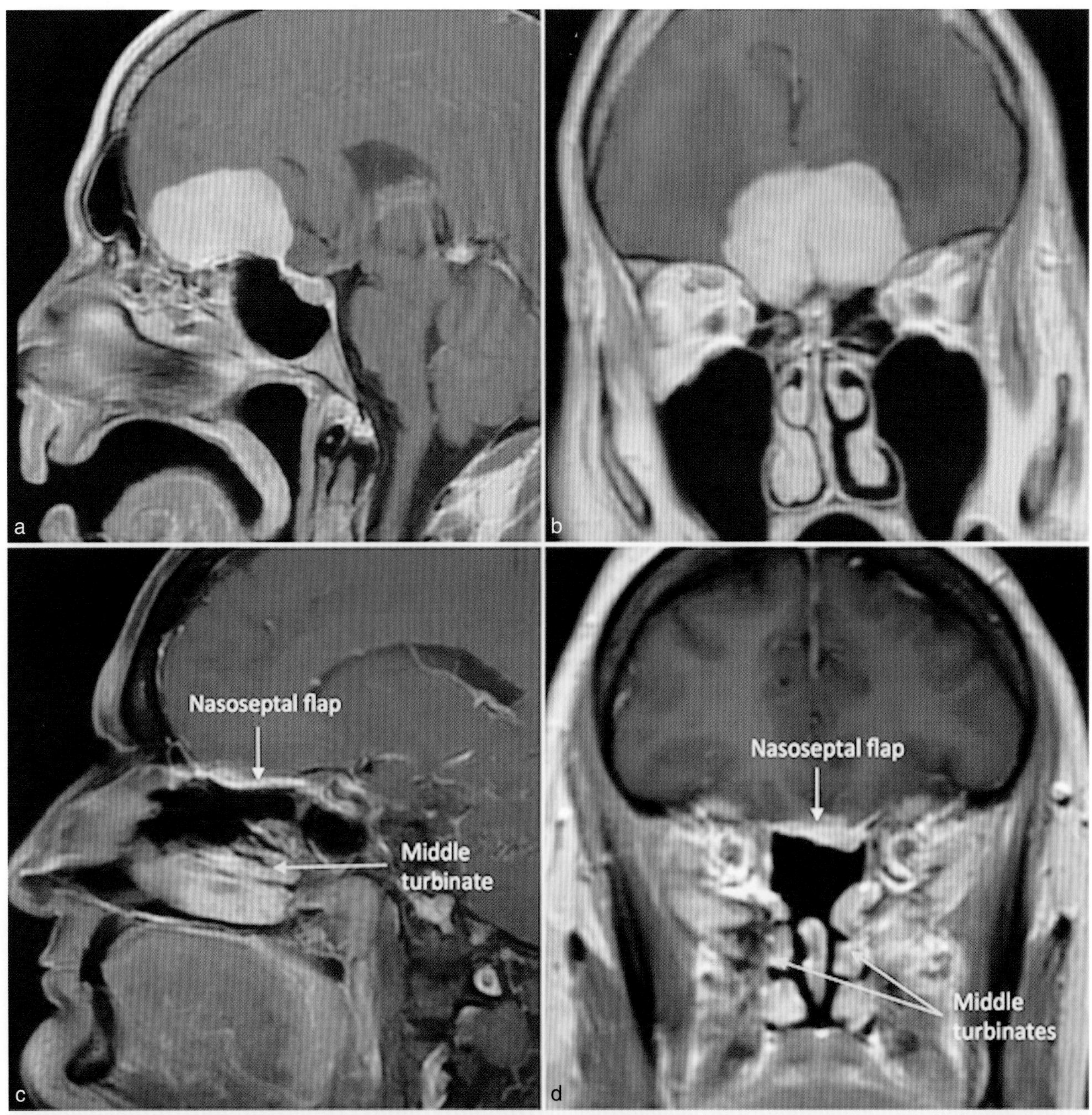

图 21.7 采用上筛窦入路治疗嗅沟脑膜瘤的 MRI T1 增强扫描的矢状位和冠状位图像。a，b. 术前影像。c，d. 术后 3 个月行 MRI T1 增强扫描矢状位和冠状位。可以看到双侧的中鼻甲

（c）Nasoseptal flap：鼻中隔瓣；Middle turbinate：中鼻甲

（d）Nasoseptal flap：鼻中隔瓣；Middle turbinate：中鼻甲

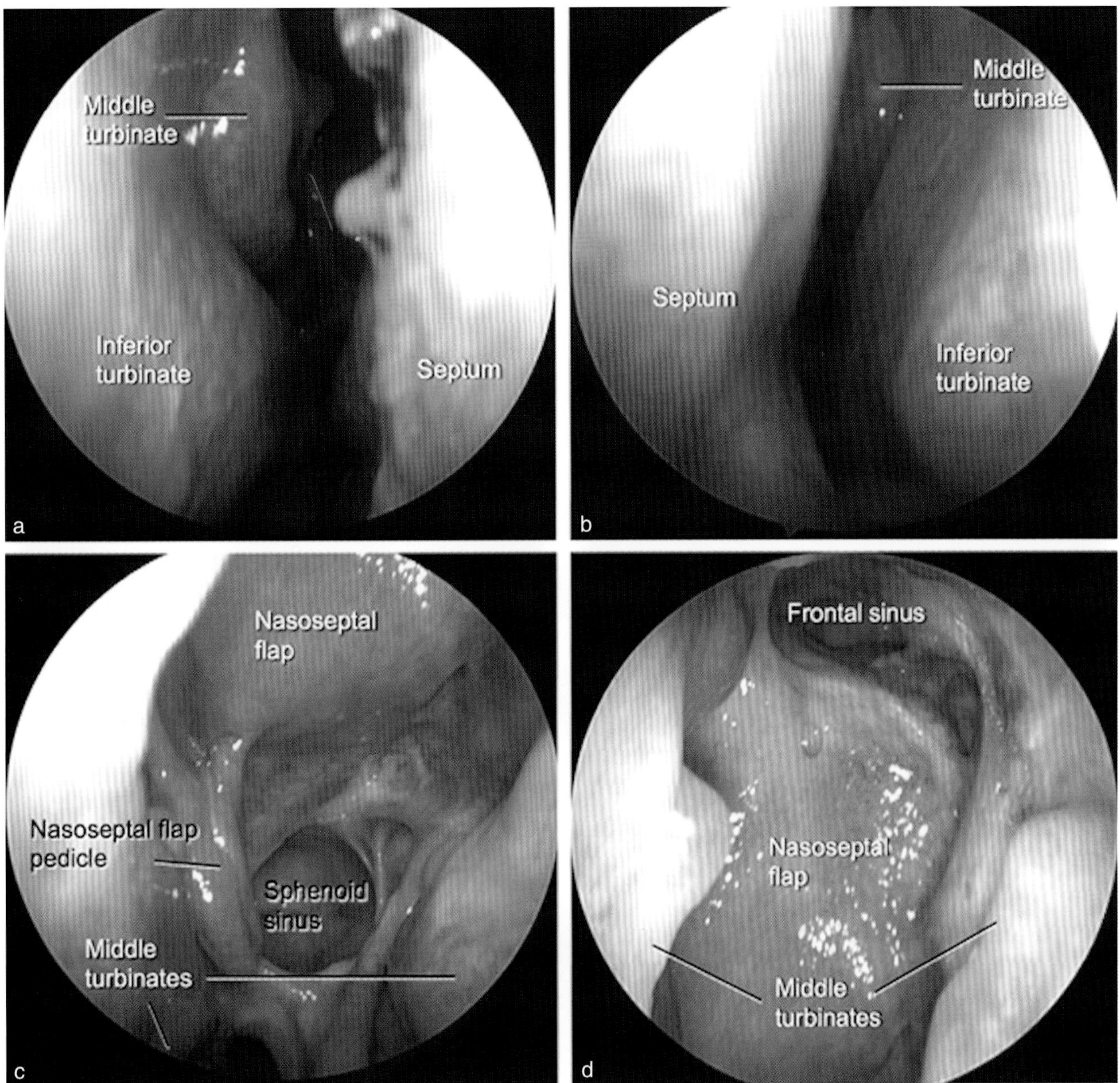

图 21.8 术后 3 个月行鼻内镜检查。a，b. 右侧和左侧鼻腔，以及两侧的中鼻甲完好。c，d. 用鼻中隔黏膜瓣重建前颅底。观察到额窦口通畅

（a）Middle turbinate：中鼻甲；Inferior turbinate：中鼻甲；Septum：鼻中隔

（b）Middle turbinate：中鼻甲；Inferior turbinate：中鼻甲；Septum：鼻中隔

（c）Nasoseptal flap：鼻中隔黏膜瓣；Nasoseptal flap pedicle：鼻中隔黏膜瓣的蒂；Middle turbinate：中鼻甲；Sphenoid sinus：蝶窦

（d）Frontal sinus：额窦；Nasoseptal flap：鼻中隔黏膜瓣；Middle turbinates：中鼻甲

（李慎杰　李茗初　译，汤文龙　校）

参考文献

[1] Kassam A, Snyderman CH, Mintz A, et al. Expanded endonasal approach: the rostrocaudal axis. Part I. Crista galli to the sella turcica. Neurosurg Focus, 2005, 19(1):E3

[2] Zoia C, Gaetani P, Dallan I, et al. Letter to the editor: endoscopic transnasal transcribriform approach. J Neurosurg, 2015, 122(6):1515–1517

[3] de Divitiis E, Esposito F, Cappabianca P, et al. Endoscopic transnasal resection of anterior cranial fossa meningiomas. Neurosurg Focus, 2008, 25(6):E8

[4] Koutourousiou M, Fernandez-Miranda JC, Wang EW, et al. Endoscopic endonasal surgery for olfactory groove meningiomas: outcomes and limitations in 50 patients. Neurosurg Focus, 2014, 37(4):E8

[5] Liu JK, Hattar E, Eloy JA. Endoscopic endonasal approach for olfactory groove meningiomas: operative technique and nuances. Neurosurg Clin N Am, 2015, 26(3):377–388

[6] Prevedello DM, Ditzel Filho LF, Fernandez-Miranda JC, et al. Magnetic resonance imaging fluid-attenuated inversion recovery sequence signal reduction after endoscopic endonasal transcribiform total resection of olfactory groove meningiomas. Surg Neurol Int, 2015, 6:158

[7] Zwagerman NT, Zenonos G, Lieber S, et al. Endoscopic transnasal skull base surgery: pushing the boundaries. J Neurooncol, 2016, 130(2): 319–330

[8] Pinheiro-Neto CD, Fernandez-Miranda JC, Wang EW, et al. Anatomical correlates of endonasal surgery for sinonasal malignancies. Clin Anat, 2012, 25(1):129–134

[9] Snyderman CH, Carrau RL, Kassam AB, et al. Endoscopic skull base surgery: principles of endonasal oncological surgery. J Surg Oncol,2008, 97(8): 658–664

[10] Pinheiro-Neto CD, Ramos HF, Peris-Celda M, et al. Study of the nasoseptal flap for endoscopic anterior cranial base reconstruction. Laryngoscope, 2011, 121(12):2514–2520

[11] Zanation AM, Snyderman CH, Carrau RL, et al. Minimally invasive endoscopic pericranial flap: a new method for endonasal skull base reconstruction. Laryngoscope, 2009, 119（1）:13–18

[12] Awad AJ, Mohyeldin A, El-Sayed IH, et al. Sinonasal morbidity following endoscopic endonasal skull base surgery. Clin Neurol Neurosurg, 2015, 130:162–167

[13] Kimple AJ, Leight WD, Wheless SA, et al. Reducing nasal morbidity after skull base reconstruction with the nasoseptal flap: free middle turbinate mucosal grafts. Laryngoscope, 2012, 122(9):1920–1924

[14] Peris Celda M, Kenning T, Pinheiro-Neto CD. Endoscopic superior ethmoidal approach for anterior cranial base resection: tailoring the approach for maximum exposure with preservation of nasal structures.World Neurosurg, 2017, 104:311–317–. pii: S1878–8750(17)30656–3

第 22 章　经鼻内镜下颅骨切除术治疗嗅神经母细胞瘤

Aldo C. Stamm, Camila S. Dassi, João Mangussi-Gomes, Leonardo Balsalobre, Eduardo de Arnaldo S. Vellutini

摘　要

鼻腔嗅神经母细胞瘤（ENB）是一种罕见的源自嗅觉黏膜神经分泌细胞的恶性肿瘤。疾病分期使治疗决策和预后信息更加准确。一旦临床和放射学怀疑诊断嗅神经母细胞瘤时，有几种分期系统可以使用，但没有单一的系统被普遍接受。

ENB 的治疗金标准仍在调查研究中。ENB 的最佳治疗通常是手术和放疗相结合，联合或不联合化疗。经典的颅面切除术（CFR）已成为治疗 ENB 最普遍接受的手术方式。然而，在过去的 20 年里，扩大经鼻内镜手术入路（EEA）在某些肿瘤的治疗中意义非凡。

对于位于单侧的肿瘤，如果肿瘤不涉及另一侧的硬脑膜或鸡冠，则可采用单侧内镜下经筛入路。这种方法的主要优点是可以保存嗅觉，而不影响长期存活率。如果肿瘤越过中线，涉及鸡冠，并且（或者）浸润双侧硬脑膜，则必须采用典型的双侧内镜下经筛入路。

关键词

鼻腔嗅神经母细胞瘤，内镜下经筛入路，带血管蒂黏膜瓣

内容要点

· 仔细评估肿瘤的大小、位置和扩展是确定经鼻内镜入路前颅窝病变的关键。

· ENB 是一种需要手术切除的恶性肿瘤，切缘要阴性，只要可能，切除范围应包括嗅束。

· 无论使用何种手术技术，ENB 的管理都需要一个多学科的团队合作以及肿瘤学专业知识。

· 目前的分期系统缺乏适当的区分来作出手术方案。建议一种改进的分期系统，更适合内镜经筛入路。

· 经鼻内镜入路应从肿瘤的减瘤开始；在此之后，必须清楚地确定其附着位置。

· 冰冻切片活检是保证手术切缘无肿瘤的关键。

· 颅底重建以多层方式进行；建议使用带血管蒂的黏膜瓣。

· 对几乎所有病例都推荐行辅助放射治疗；对于一些患者，化疗也可以作为一种新疗法或辅助疗法。

22.1　引　言

鼻腔嗅神经母细胞瘤（ENB）是一种罕见的源自嗅觉黏膜神经分泌细胞的恶性肿瘤。它也被称为嗅神经母细胞瘤，从起源上说，这种命名更为合适[1]。ENB 占所有鼻腔和鼻窦恶性肿瘤的 3%。它通常起源于筛板、上鼻甲或鼻中隔的上 1/3[2]。ENB 发病年龄呈双峰分布，多见于 20 岁和 50 岁。少量研究表明发病年龄呈单峰分布，ENB 多发生在 50~60 岁。两种类型的影响无明显差异，未发现暴露习惯或病原学因素与 ENB 的发生有关[3,5–7]。

ENB 的最佳治疗方法是完全手术切除并确保切缘无肿瘤，大多数情况下，随后进行辅助放疗。在过去的几十年里，外科手术技术的发展和演变已经允许扩大经鼻内镜手术入路（EEA）成为治疗 ENB 的良好的手术选择方式。

22.2 临床表现

ENB 可以在不知不觉中生长，通常是无症状的。与 ENB 相关的最常见症状是非特异性的；这常常导致诊断延迟，许多患者在第 1 次就诊时就表现为疾病的晚期。ENB 患者最常见的症状是单侧鼻塞。鼻出血、嗅觉减退或缺失、头痛、面部疼痛和偶然发现的鼻腔肿块也是常见的主诉[8-9]。

ENB 可通过鼻窦的黏膜下平面扩散，并延伸至眼眶和前颅底。如果眼眶受到侵犯或压迫视神经和（或）视交叉，就会出现复视和眼球突出等视觉症状。大脑和蛛网膜下腔也会参与其中。如果肿瘤在颅内有明显的扩展，则可出现颅内高压、垂体功能障碍和占位效应继发症状[10]。

血行性和淋巴性扩散和远处转移已被描述。颈部疾病的临床或放射学证据在 5%~10% 的患者中有记录[3,6,10-11]。中耳积液和脑神经病变提示晚期疾病，明显累及颅底[5,12]。

22.3 放射学评估

高分辨率 CT 和 MRI 是正确评估怀疑前颅底肿瘤的关键[13]。大脑和鼻窦 CT 对于骨性标志的定位至关重要，例如筛板、眶纸板和筛凹[12]。增强 CT 扫描对 ENB 术前的放射分期也很有益，因为它通常能清楚地显示肿瘤的扩展、淋巴结呈现的状态以及最终的远处转移。在 CT 增强扫描中，ENB 通常显示中等和均匀增强。

MRI 可以更好地区分被包裹的分泌物和肿瘤。它也为软组织区域的肿瘤扩散提供了更可靠的清晰度，特别是当怀疑有颅内、眼眶、神经周围或颅底侵犯时。ENB 在 T1 加权图像上通常是低信号，而在 T2 加权图像上通常是中等到高信号[12]。

22.4 嗅神经母细胞瘤的术前分期系统

疾病分期使治疗决策和预后信息更加准确。一旦临床和放射学怀疑诊断嗅神经母细胞瘤时，有几种分期系统可以使用，但没有单一的系统被普遍接受。ENB 的第一个分级系统在 1976 年由 Kadish 等提出（表 22.1）[14]。后来 Morita 等对此进行了修改，增加了淋巴结和远处转移[15]。Kadish 分期系统的一个重要缺点是对 EEA 概念的适用性差。

最近，Dulguerov 等提出了一种新的 ENB 分期系统，将淋巴结和远处转移分开考虑，因为这些作者证明淋巴结转移的患者通常预后较

表 22.1 分期系统

1. Kadish 分期							
A			B		C		
肿瘤局限在鼻腔			肿瘤侵入鼻腔和鼻窦		肿瘤侵袭超过鼻腔和鼻窦		
2. Kadish-Morita 分期							
A		B		C		D	
肿瘤局限在鼻腔		肿瘤侵入鼻腔和鼻窦		肿瘤侵袭超过鼻腔和鼻窦		肿瘤转移至颈部或远处	
3. Dulguerov 分期系统							
T1	T2	T3	T4	N0	N1	M0	M1
肿瘤侵入鼻腔和（或）鼻窦，但不包括蝶窦和上组筛窦气房	肿瘤侵入蝶窦和（或）筛板	肿瘤侵入眼眶或突入前颅窝，无硬脑膜侵犯	肿瘤侵犯大脑	没有区域淋巴结转移	任何形式的颈部淋巴结转移	无远处转移	有远处转移

表 22.2　嗅神经母细胞瘤的 Stamm Kennedy 分期系统

分期	影像特点	治疗
Ⅰ	肿瘤局限于鼻和（或）鼻窦	内镜鼻窦手术
Ⅱ	侵犯硬脑膜	内镜颅骨切除术
Ⅲ	侵犯脑膜内 a）中线内 b）中线外	a）内镜颅骨切除术 + 放疗 b）颅面切除术 + 放疗 + 化疗
Ⅳ	转移（局部或远处）	化疗
O*	侵犯眼眶	

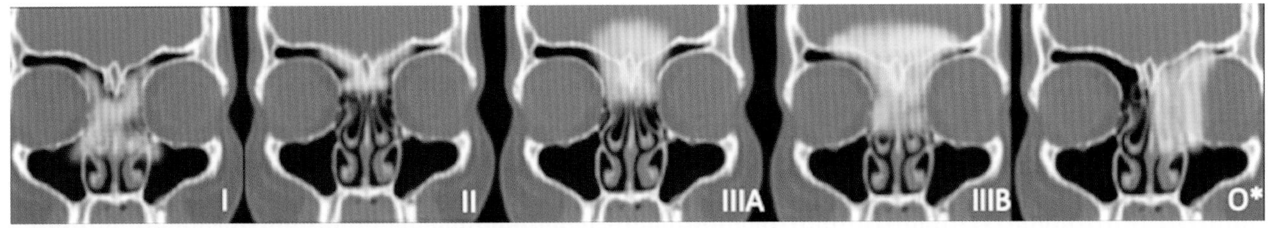

图 22.1　新型 Stamm Kennedy 嗅神经母细胞瘤分期系统在正常冠状位 CT 上的绘制图。Ⅰ：Ⅰ期；Ⅱ：Ⅱ期；Ⅲ A：Ⅲ A 期；Ⅲ B：Ⅲ B 期；O*：侵犯眼眶

差。它还区分了侵犯蝶窦的患者，并将侵入颅内和（或）眼眶的患者与侵犯脑部的患者分开（表 22.1）[8]。

美国癌症联合委员会（AJCC）建议使用大多数鼻窦肿瘤采用的 TNM 分期系统。然而，ENB 的特性使得 TNM 分类在这种情况下不太有用[10]。

最合适的 ENB 的分期系统仍在争论中。在确定最佳手术入路、辅助治疗的必要性和益处以及患者的整体预后时，应综合考虑上述不同分期系统提出的所有特征。例如，有转移性疾病的患者和没有转移性疾病的患者之间的预后差异似乎很清楚[10]。硬脑膜受累，颅内是否扩展，也是判断肿瘤是否适合 EEA 的一个重要特征。考虑到这些特点，Stamm 和 Kennedy 开发并提出了一种不同的 ENB 分期系统（表 22.2；图 22.1）。

22.5　鉴别诊断

ENB 是一种伴有神经内分泌分化的原发性鼻窦恶性肿瘤。它与其他肿瘤有许多共同的组织病理学特征，而这些病变之间的鉴别诊断往往具有挑战性[16]。当怀疑 ENB 时，应始终考虑以下鉴别诊断：

- 鼻腔鼻窦未分化癌（SNUC）。
- 鼻腔鼻窦神经内分泌癌（SNEC）。
- 小细胞癌（SmCC）。
- 外周原始神经外胚层肿瘤（pPNET），包括尤因肉瘤。
- 黑色素瘤。
- 淋巴瘤。
- 横纹肌肉瘤。
- 血管瘤，如血管外皮细胞瘤。

22.6　嗅神经母细胞瘤的病理分级

在切除肿瘤并进行组织病理学 / 免疫组化检查后，应根据其病理特征对 ENB 进行分类。ENB 最著名的病理分类是 Hyams 等在 1988 年提出的；它将 ENB 分为 4 个等级[17]。主要观察到的组织病理学方面是小叶结构、有丝分裂指数、核多态性、纤维网架、菊形团和坏死（表 22.3）。

Hyams 的分级通常进一步细分为两大类：低级

表 22.3 Hyams 组织分级系统

显微镜下特点	Ⅰ级	Ⅱ级	Ⅲ级	Ⅳ级
小叶状结构	有	有	有 / 无	有 / 无
核多形性	无	有	明显	显著
神经纤维网架	较多	有	很少	无
菊形团	Homer-Wright 假菊形团	Homer-Wright 假菊形团	Flexner-Wintersteiner 菊形团	Flexner-Wintersteiner 菊形团
有丝分裂	无	有	明显	显著
坏死	无	无	有	明显
腺体	很少	很少	很少	很少
钙化	多变	多变	无	无

别（Ⅰ / Ⅱ级）和高级别（Ⅲ / Ⅳ级）肿瘤。一些研究已经确定 Hyams 分级系统作为 ENB 病例的预后因素[18-19]。在这个意义上，Tajudeen 等证明了低级别肿瘤患者的存活率比高级别肿瘤患者高[20]。

22.7 治 疗

ENB 的治疗金标准仍在调查研究中。ENB 的最佳治疗通常是手术和放疗相结合，联合或不联合化疗。从这个意义上说，大多数中心主张手术后化疗 / 放疗，而其他一些中心则推荐对一些选定的病例进行辅助放疗和（或）化疗后手术（图 22.2）[21]。整体而言，对于所有可切除的肿瘤，单纯放疗的效果不如手术和放疗相结合[22]。

经典的颅面切除术（CFR）已成为治疗 ENB 最普遍接受的手术方式。然而，在过去的 20 年里，EEA 在某些肿瘤的治疗中优势尽显[21]。充分地暴露前颅底硬脑膜内和硬脑膜外结构和大血管的控制是 CFR 的一些优点。尽管如此，CFR 仍有较高的发病率和术后并发症发生率。脑脊液（CSF）漏、脑积水、气脑、颅内出血、延长住院时间、颅内脓肿和不良的外观是开放手术可能的局限性[23]。反过来，EEA 降低了术后发病率和死亡率，并产生了很有前景的肿瘤学结果，其结果与 CFR 相当或优于 CFR，即使对于晚期病例也是如此[21,24]。

无论选择何种手术方法，关键是记住治疗 ENB 最重要的手术原则是完整切除肿瘤，手术切缘阴性，这是影响 ENB 和其他前颅窝肿瘤患者最重要的预后因素之一[2,21]。这就需要选择合适的手术入路，坚持肿瘤学的手术原则，细致的肿瘤分离和术中冰冻切片。

22.8 经鼻手术治疗神经母细胞瘤

在全身麻醉和控制性低血压下进行 EEA 行前颅窝病灶手术。在手术开始前 30~60min 常规预防性静脉注射抗生素，如果手术持续超过 6h，则需再注射[25]。

患者仰卧于手术台上，背部抬高 30°，以减少出血，提高手术视野质量[26]。颈部轻微弯曲，头部伸展 20°，转向外科医生。如果计划术中进行神经导航，则必须用三钉头架将头部固定在解剖位置。对大腿外侧和（或）下腹部预先消毒铺巾以做好重建颅底所需的脂肪和（或）阔筋膜的准备。

视频监视器放置在患者的头部或左侧。必要的设备包括鼻内镜、吸引管、带吸引单极电凝、双极电凝、组织刨削器和钻头必须准备。手术切除由耳鼻喉科医生和神经外科医生组成的团队使用两人四手技术进行[18]。

在手术开始前，将 1 : 2000 肾上腺素的浸润棉片放入鼻腔 10min。手术通道区域（如中鼻甲

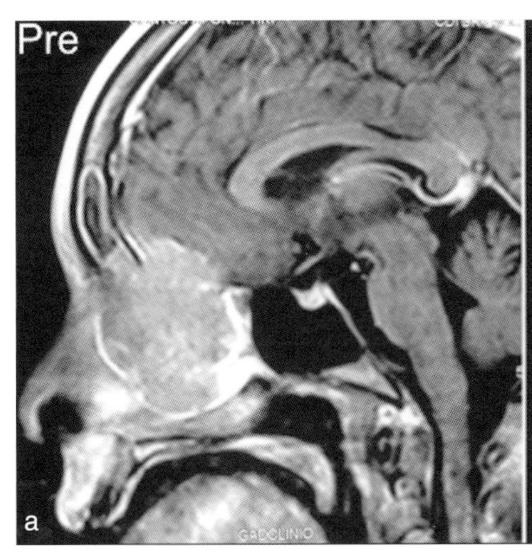

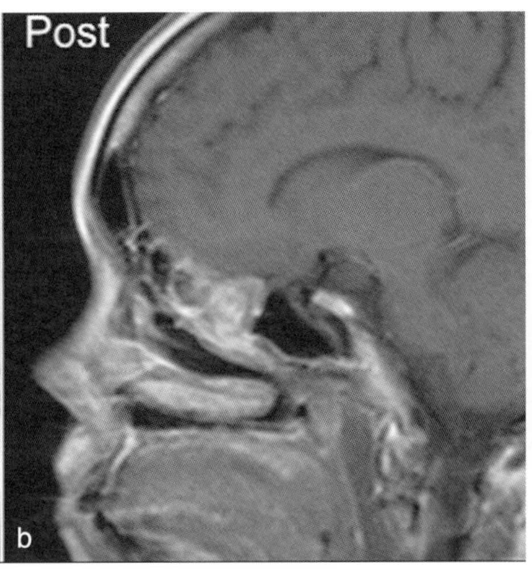

图 22.2　1 例接受新辅助化疗患者的矢状位 MRI 图像（环磷酰胺 + 依托泊苷 + 顺铂 3 个疗程）。治疗前（a）和治疗后（b）图像（图片由 AC Camargo 医院提供）

腋、中鼻道）及肿瘤周围区域也用 0.3% 罗哌卡因与 1∶100 000 肾上腺素溶液浸润，并覆盖肾上腺素浸泡的棉片。

手术的关键原则是切除肿瘤侵犯的所有结构，包括鼻黏膜、下方骨质、硬脑膜和嗅球 / 嗅束。对于累及双侧的较大肿瘤，应采用经典的双侧经筛入路。对于没有跨越中线，也没有累及鸡冠，可以采用单侧经筛入路，只要手术切缘无肿瘤即可 [27]。

22.8.1　单侧病变

对于位于单侧的肿瘤，如果肿瘤不涉及另一侧的硬脑膜或鸡冠，则可采用内镜下单侧经筛入路（图 22.3）。这种方法的主要优点是可以保存嗅觉，而不影响长期存活率 [27]。

去除棉片后，用 0° 内镜检查鼻腔，确认正常解剖结构。有时，肿瘤会阻塞整个鼻腔，在这种情况下，需要借助刨削器和（或）贯穿切割工具来将其去除。许多研究表明，肿瘤的分段切除不会影响术后的远期疗效 [28–31]。必须注意不要损坏正常结构。肿瘤被充分地减瘤，直到相关的解剖结构被识别，肿瘤附着的部位被仔细地暴露出来。

如果存在肿瘤浸润的情况，应继续切除中鼻甲。然后行广泛的上颌窦开窗术和蝶筛开放术，直到眶纸板和筛顶完全暴露。接着，额隐窝和额窦暴露，根据肿瘤的范围，可能需要行 Draf ⅡB 额窦开放。此时，需观察颅底的解剖结构：中间是鼻中隔；前面是额窦；后方为蝶骨平台，外侧是眶骨膜覆盖的眼眶（切除眶纸板后）（图 22.4）；在手术视野的中央是筛板，筛板上有穿通的嗅觉神经纤维、筛顶以及筛前、筛后动脉。

确定所有解剖标志后，解剖、电凝和离断筛动脉。然后磨除筛顶骨质，暴露硬脑膜。一般而言，

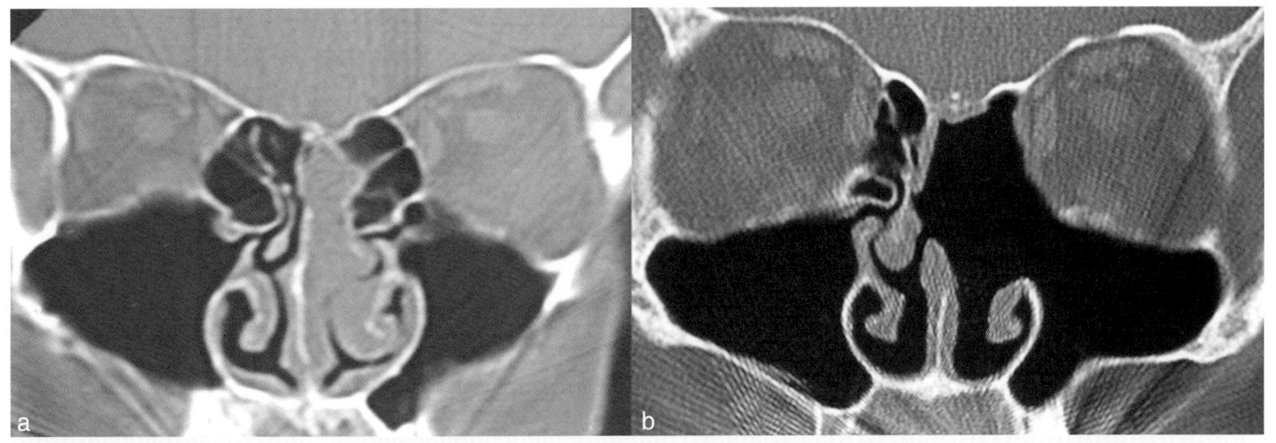

图 22.3　单侧肿瘤患者内镜辅助经鼻颅骨切除入路术前（a）和术后（b）的冠状位 CT

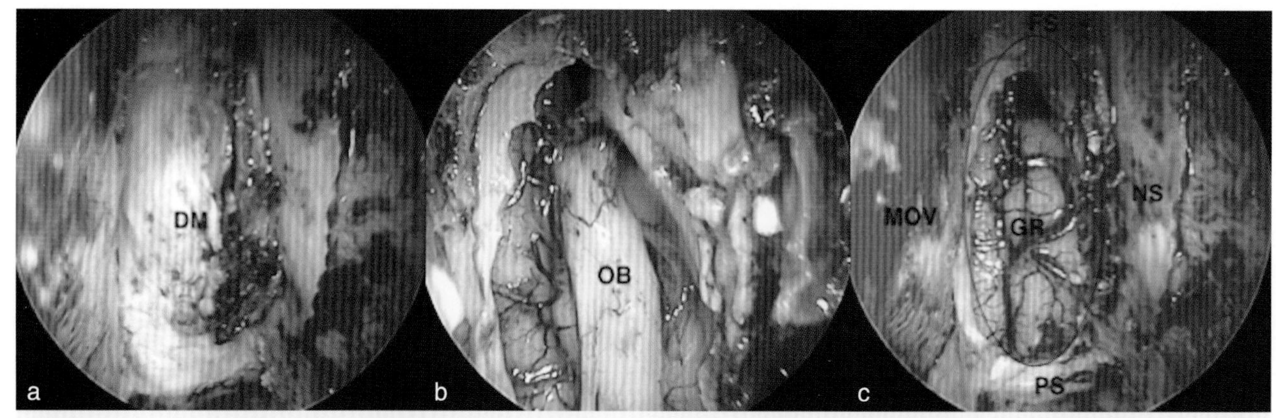

图 22.4 单侧神经母细胞瘤的内镜辅助经鼻颅骨切除入路的切开范围。a. 磨除筛顶骨质，显露硬脑膜。b. 切除硬脑膜后暴露嗅球。c. 肿瘤切除后的术腔。DM：硬脑膜；OB：嗅球；MOV：眶内侧壁；PS：蝶骨平台；GR：直回；FS：额窦；NS：鼻中隔

术者应该继续切除筛骨垂直板和中隔软骨，直至抵达对侧鼻中隔黏膜软骨膜层。黏膜软骨膜层如果没有被肿瘤侵犯，则应保留，并在手术结束时用于关闭重建颅底[32-33]。

在完成颅底轮廓化后，借助钻头和（或）微型 Kerrison 咬骨钳去除筛顶和筛板。然后切开并切除嗅区的硬脑膜，包括嗅丝，使肿瘤附着被完全、完整地切除。

接下来进行颅内分离。每一部分肿瘤都要仔细分离。嗅球和嗅束的切除是手术的关键。获得冰冻切片以证实手术切缘组织学阴性；主要分析区域是肿瘤附着体的边界，嗅球 / 嗅束，同侧残存的鼻中隔黏膜。

肿瘤切除后，颅底缺损必须进行多层重建。通常，采用患者大腿或腹部的脂肪填充无效腔。然后用两层阔筋膜重建硬脑膜缺损：一层置于硬脑膜内，另一层置于硬脑膜外。某些情况下可能无法完全将第一层筋膜置于硬脑膜内，因为保留的鸡冠通常会妨碍阔筋膜内侧缘嵌入硬脑膜下。

最后用带蒂的鼻中隔黏膜瓣覆盖筋膜层。对于这种情况，主要有两种选择：①经典鼻中隔黏膜瓣，取材于同侧残余的鼻中隔黏膜[34-35]；②对侧上部鼻中隔黏膜瓣，也称为“天窗”黏膜瓣[32-33]。黏膜瓣黏膜边缘应与裸露的骨质或去黏膜组织直接接触，促进黏附和愈合。

在充分的颅底重建后，移植物和黏膜瓣必须固定到位。可在边缘处使用 Surgicel 止血纱布(Ethicon，Somerville，NJ）来压住黏膜瓣。通常不使用纤维蛋白胶和其他密封胶。然后将 Spongostan 粉末（Ethicon）和 Gelfoam（Pfizer，New York，NY）直接分层撒在黏膜瓣上，接着用浸有抗生素药膏的纱布填塞。填塞部位用鼻塞支撑，如 RapidRhino（Arthrocare，Austin，TX）。

22.8.2 双侧病变

如果肿瘤穿过中线，涉及鸡冠，并且（或者）浸润双侧硬脑膜，则必须采用经典的双侧内镜下经筛入路（图 22.5）。手术从肿瘤的减瘤开始，

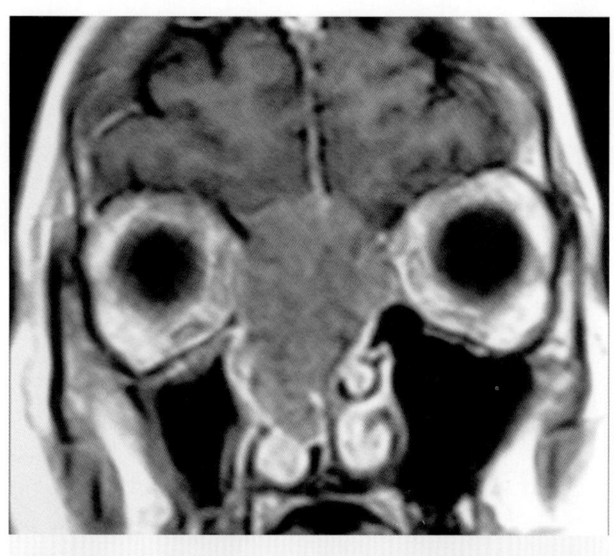

图 22.5 Stamm Kennedy ⅢA 期双侧嗅神经母细胞瘤患者的冠状位 MRI

直到相关解剖和肿瘤附着处直视可见。然后可以进行广泛的鼻中隔切除术——中隔切口分别位于前方、后方、下方，以将肿瘤纳入切除范围。这是确保中隔边缘冰冻切片活检阴性的关键，也是避免术后肿瘤复发的关键。

切除肿瘤并建立“中隔窗”后，切除双侧中、上鼻甲。行双侧上颌窦开窗术、额窦和蝶筛窦开放术。在完全切除窦间隔后，蝶窦广泛显露和连通。在行 Draf Ⅲ额窦开放术后，额窦也被广泛开放和连通[36]。

完全开放鼻窦后，必须了解相关的解剖结构。切除的范围是前方额窦；后方蝶骨平台；两侧为眶部，覆盖有眶骨膜（去除眶纸板后）。在手术视野的中央是筛板，术者应看到筛板和筛顶，以及相应的筛动脉（图 22.6）。

然后，解剖、烧灼和切开两侧筛动脉，必须尽可能靠内侧进行电凝，以避免动脉缩回眶内，从而造成眶内血肿。在此之后，必须仔细磨除筛顶骨质，直至抵达硬脑膜。用微型 Kerrison 咬骨钳完成前颅窝开颅术，保留下方的硬脑膜。骨切开的范围是后方的蝶骨平台、两侧的眶部和前方的额窦后壁。

完成骨切开术后，须小心地移除前颅窝骨质（包括残余的筛顶和筛板）。该过程须使用辅助工具，如刮匙、Kerrison 咬骨钳、精细的分离器械和抓钳。此时，术者需要从与大脑镰相连的硬脑膜下分离鸡冠，这通常需要非常谨慎的操作，也需要高超的技巧。

在大部分骨质被切除后，在开颅窗的边缘切开硬脑膜。在这一点上，在颅底非常靠前的区域识别大脑镰是非常重要的，从前向后仔细地切除。上矢状窦可能会损伤并发生大出血，这可以通过双极电烧灼术、所谓的“神奇泡沫”（如 Spongostan 止血粉），同时也需要时间和耐心。

使用锐性的切割工具，小心分离嗅束和硬脑膜。冰冻切片取自这些结构。最后，为了安全地将肿瘤和整个筛板从鼻腔取出，必须将蛛网膜粘连剥离并切开。最好能将肿瘤的整个附着部位整体切除。

肿瘤被完整切除后，下一步应重建前颅底缺损。应采用上文所述单侧入路法。首先用脂肪组织填塞无效腔。然后，将两层阔筋膜分别“嵌入”和“覆盖”缺损部位。

最后，应该使用带血管蒂的黏膜瓣来完全覆盖移植物。大多数情况下，由于肿瘤累及鼻中隔，鼻中隔黏膜瓣不可用。在这种情况下，可以使用鼻外侧黏膜瓣，它的蒂可在前部[37]或后部[38]。如果黏膜瓣的蒂在后，可延伸到鼻中隔[39]。当黏膜

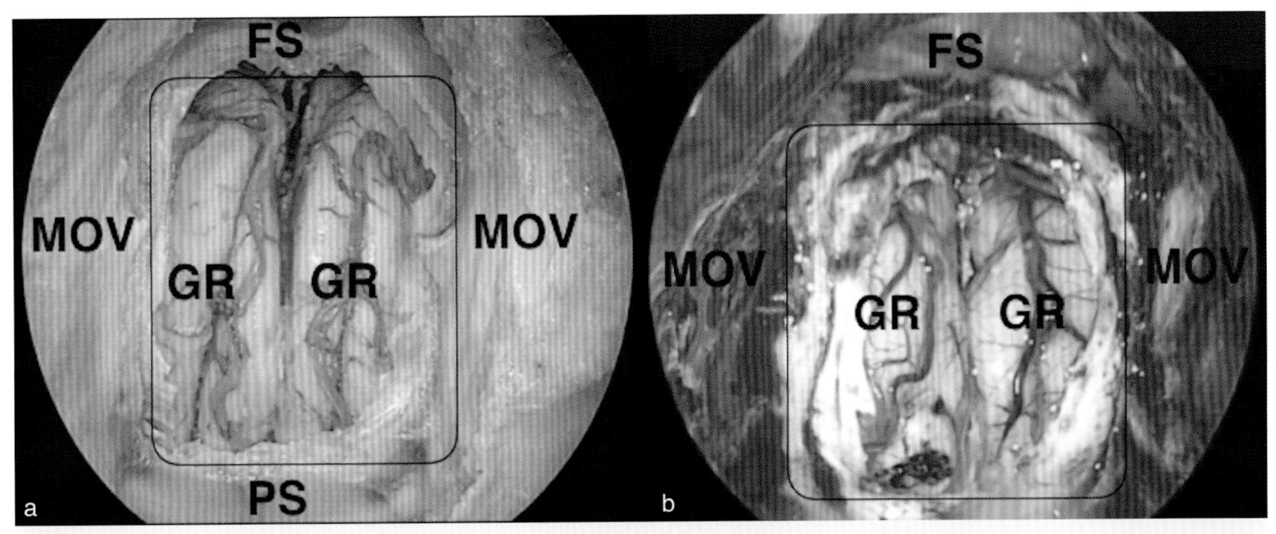

图 22.6 a. 在尸体标本上内镜辅助下经鼻 / 经筛板颅骨切除术图解视图。b. 内镜辅助下经鼻 / 经筛板颅骨切除术手术范围图像。MOV：眶内侧壁；PS：蝶骨平台；GR：直回；FS：额窦。矩形线表示硬脑膜切口的边界

瓣不可用，或颅底缺损太大时，也可以使用颅骨膜瓣进行修补[40]。

虽然带血管蒂的黏膜瓣始终为首选，但可以使用游离黏膜移植覆盖颅底重建平面，也可作为广泛的颅底缺损的血管蒂黏膜瓣的补充[41]。

接下来，移植物和黏膜瓣必须固定到位。可在边缘处使用 Surgicel 止血纱布（Ethicon）来压住黏膜瓣。通常不使用纤维蛋白胶和其他密封胶。然后将 Spongostan 粉末（Ethicon）和 Gelfoam（Pfizer）直接分层撒在黏膜瓣上，接着用浸有抗生素药膏的纱布包裹。包裹部位用鼻塞支撑，如 Rapid Rhino（Arthrocare）。

22.9 术后护理

满意的术后结果依赖于合适的手术技术和细致的术后护理。广谱抗生素用于手术期间、手术后 10d 或直到鼻腔填塞物被拔除。对手术部位进行适当的术后护理需要使用适当的器械，包括硬质内镜、直的和弯的无损伤吸引器，以及用于门诊清创和随访的显微镊。

· 前鼻孔填塞物（Rapid Rhino）在 5~7d 取出。

· 浸有抗生素药膏的纱条在 7~10d 后取出。

· 取出填塞物后，定期小心地吸除和清理鼻腔。

· 对于任何重大出血、脑脊液漏和（或）感染的证据都要保持警惕。

在第 1 个月每隔 1~2 周进行一次鼻内镜检查。随后，根据愈合情况，每 2 周或每个月对患者进行随访。仔细地进行鼻腔清理，以清除结痂和肉芽组织。一旦确认了颅底的完整性，就开始用盐水冲洗鼻腔。第 1 年每 4 个月做一次 MRI 复查，在第 2 年每 6 个月做一次，从术后第 3 年开始每年都可以做一次。

（赵九洲 曾宪海　译，汤文龙　校）

参考文献

[1] Soler ZM, Smith TL. Endoscopic versus open craniofacial resection of esthesioneuroblastoma: what is the evidence? Laryngoscope, 2012, 122(2):244–245

[2] Komotar RJ, Starke RM, Raper DMS, et al. Endoscopic endonasal compared with anterior craniofacial and combined cranionasal resection of esthesioneuroblastomas. World Neurosurg, 2013, 80(1–2):148–159

[3] Nalavenkata SB, Sacks R, Adappa ND, et al. Olfactory neuroblastoma: fate of the neck—a long-term multicenter retrospective study. Otolaryngol Head Neck Surg, 2016, 154(2):383–389

[4] Gallagher KK, Spector ME, Pepper J-P, et al. Esthesioneuroblastoma: updating histologic grading as it relates to prognosis. Ann Otol Rhinol Laryngol, 2014, 123(5):353–358

[5] Bragg TM, Scianna J, Kassam A, et al. Clinicopathological review: esthesioneuroblastoma. Neurosurgery, 2009, 64(4):764–770, discussion 770

[6] McLean JN, Nunley SR, Klass C, et al. Combined modality therapy of esthesioneuroblastoma. Otolaryngol Head Neck Surg, 2007, 136(6):998–1002

[7] Rawal RB, Gore MR, Harvey RJ, et al. Evidence-based practice: endoscopic skull base resection for malignancy. Otolaryngol Clin North Am, 2012, 45(5):1127–1142

[8] Dulguerov P, Allal AS, Calcaterra TC. Esthesioneuroblastoma: a meta-analysis and review. Lancet Oncol, 2001, 2(11):683–690

[9] Folbe A, Herzallah I, Duvvuri U, et al. Endoscopic endonasal resection of esthesioneuroblastoma: a multicenter study. Am J Rhinol Allergy, 2009, 23(1): 91–94

[10] Ow TJ, Bell D, Kupferman ME, et al. Esthesioneuroblastoma. Neurosurg Clin N Am, 2013, 24(1):51–65

[11] Schmidt C, Potter N, Porceddu S, et al. Olfactory neuroblastoma: 14-year experience at an Australian tertiary centre and the role for longer-term surveillance. J Laryngol Otol, 2017, 131(S2):S29–S34

[12] Dublin AB, Bobinski M. Imaging characteristics of olfactory neuroblastoma (esthesioneuroblastoma). J Neurol Surg B Skull Base, 2016, 77(1):1–5

[13] Schwartz JS, Palmer JN, Adappa ND. Contemporary management of esthesioneuroblastoma. Curr Opin Otolaryngol Head Neck Surg, 2016, 24 (1):63–69

[14] Kadish S, Goodman M, Wang CC. Olfactory neuroblastoma. A clinical analysis of 17 cases. Cancer, 1976, 37(3):1571–1576

[15] Morita A, Ebersold MJ, Olsen KD, et al. Esthesioneuroblastoma: prognosis and management. Neurosurgery, 1993, 32(5):706–714, discussion 714–715

[16] Menon S, Pai P, Sengar M, et al. Sinonasal malignancies with neuroendocrine differentiation: case series and review of literature. Indian J Pathol Microbiol, 2010, 53(1):28–34

[17] Hyams VJ, Michaels L, Batsakis JG. Universities Associated for Research and Education in Pathology., Armed Forces Institute of Pathology (U.S.). Tumors of the Upper Respiratory Tract and Ear. Washington, DC:

Armed Forces Institute of Pathology, 1988:240–248 (Atlas of tumor pathology. Second series, fasc. 250160–6344)

[18] Roxbury CR, Ishii M, Gallia GL, et al. Endoscopic management of esthesioneuroblastoma. Otolaryngol Clin North Am, 2016, 49(1):153–165

[19] Kane AJ, Sughrue ME, Rutkowski MJ, et al. Posttreatment prognosis of patients with esthesioneuroblastoma. J Neurosurg, 2010, 113(2):340–351

[20] Tajudeen BA, Arshi A, Suh JD, et al. Importance of tumor grade in esthesioneuroblastoma survival: a population-based analysis. JAMA Otolaryngol Head Neck Surg, 2014, 140(12):1124–1129

[21] Fu TS, Monteiro E, Muhanna N, et al. Comparison of outcomes for open versus endoscopic approaches for olfactory neuroblastoma: a systematic review and individual participant data meta-analysis. Head Neck, 2016, 38 Suppl 1:E2306–E2316

[22] Soldatova L, Campbell RG, Carrau RL, et al. Sinonasal carcinomas with neuroendocrine features: histopathological differentiation and treatment outcomes. J Neurol Surg B Skull Base, 2016, 77(6):456–465

[23] Hwang CS, Seo YW, Park SC, et al. Role of surgical treatment for esthesioneuroblastomas: 31-year experience at a single institution. J Craniomaxillofac Surg, 2017, 45(1):120–126

[24] Saedi B, Aghili M, Motiee M, et al. Surgical outcomes of malignant sinonasal tumours: open versus endoscopic surgical approaches. J Laryngol Otol, 2014, 128(9):784–790

[25] Holloway KL, Smith KW, Wilberger JE, Jr, et al. Antibiotic prophylaxis during clean neurosurgery: a large, multicenter study using cefuroxime. Clin Ther, 1996, 18(1):84–94

[26] Thongrong C, Kasemsiri P, Carrau RL, et al. Control of bleeding in endoscopic skull base surgery: current concepts to improve hemostasis. ISRN Surg, 2013, 2013:191543

[27] Tajudeen BA, Adappa ND, Kuan EC, et al. Smell preservation following endoscopic unilateral resection of esthesioneuroblastoma: a multi-institutional experience. Int Forum Allergy Rhinol, 2016, 6(10):1047–1050

[28] Snyderman CH, Carrau RL, Kassam AB, et al. Endoscopic skull base surgery: principles of endonasal oncological surgery. J Surg Oncol, 2008, 97(8): 658–664

[29] Wellman BJ, Traynelis VC, McCulloch TM, et al. Midline anterior craniofacial approach for malignancy: results of en bloc versus piecemeal resections. Skull Base Surg, 1999, 9(1):41–46

[30] Patel SG, Singh B, Polluri A, et al. Craniofacial surgery for malignant skull base tumors: report of an international collaborative study. Cancer, 2003, 98 (6):1179–1187

[31] Ganly I, Patel SG, Singh B, et al. Craniofacial resection for malignant paranasal sinus tumors: report of an International Collaborative Study. Head Neck, 2005, 27(7):575–584

[32] Eviatar E, Gavriel H. Endoscopic contralateral superiorly based mucoperiosteal nasal septal flap for closure of cerebrospinal fluid leak. J Neurol Surg B Skull Base, 2013, 74(3):126–129

[33] Griffiths CF, Lobo B, Barkhoudarian G, et al. Contralateral septal “trap door” flap for unilateral anterior skull base reconstruction. J Neurol Surg B Skull Base, 2016, 77:98

[34] Hadad G, Bassagasteguy L, Carrau RL, et al. A novel reconstructive technique after endoscopic expanded endonasal approaches: vascular pedicle nasoseptal flap. Laryngoscope, 2006, 116(10):1882–1886

[35] Stamm AC, Pignatari S, Vellutini E, et al. A novel approach allowing binostril work to the sphenoid sinus. Otolaryngol Head Neck Surg, 2008, 138(4):531–532

[36] Draf W. Endonasal micro-endoscopic frontal sinus surgery: The fulda concept. Oper Tech Otolaryngol Head Neck Surg, 1991, 2(4):234–240

[37] Hadad G, Rivera-Serrano CM, Bassagaisteguy LH, et al. Anterior pedicle lateral nasal wall flap: a novel technique for the reconstruction of anterior skull base defects. Laryngoscope, 2011, 121(8):1606–1610

[38] Rivera-Serrano CM, Bassagaisteguy LH, Hadad G, et al. Posterior pedicle lateral nasal wall flap: new reconstructive technique for large defects of the skull base. Am J Rhinol Allergy, 2011, 25(6):e212–e216

[39] Wu P, Li Z, Liu C, et al. The posterior pedicled inferior turbinatenasoseptal flap: a potential combined flap for skull base reconstruction. Surg Radiol Anat, 2016, 38(2):187–194

[40] Zanation AM, Snyderman CH, Carrau RL, et al. Minimally invasive endoscopic pericranial flap: a new method for endonasal skull base reconstruction. Laryngoscope, 2009, 119(1):13–18

[41] Sigler AC, D’Anza B, Lobo BC, et al. Endoscopic skull base reconstruction: an evolution of materials and methods. Otolaryngol Clin North Am, 2017, 50(3):643–653

第 23 章 | 内镜下经鼻嗅沟脑膜瘤切除术

Paul A. Gardner, Juan C. Fernandez-Miranda, Carl H. Snyderman, Eric W. Wang

摘　要

经鼻内镜手术入路（EEA）可以用于治疗从额窦到齿突的一系列腹侧颅底病变，但其在前颅底脑膜瘤手术中的应用，尚存在广泛争议。尽管 EEA 切除鞍上脑膜瘤后患者视神经功能保存较好，很多外科医生还是更青睐于经颅入路来治疗那些体积较大、累及周围血管的前颅底病变。在前颅窝底病变中，嗅沟脑膜瘤体积更大、位置更靠前、重建前颅底较为复杂以及嗅觉必然丧失，使得 EEA 在嗅沟脑膜瘤的手术切除中更受争议。但是通过 EEA 处理嗅沟脑膜瘤具有以下优势：①通过中线入路方式来切除中线位置的肿瘤；②早期控制肿瘤血供（与凸面脑膜瘤手术方法类似）；③减少额叶脑组织的牵拉。这些都使其成为治疗嗅沟脑膜瘤的可选手术方式之一。本章重点从临床和操作技术角度，分析 EEA 在嗅沟脑膜瘤手术中的应用。

关键词

内镜，经鼻，嗅沟，脑膜瘤，颅底

内容要点

· 内镜下经筛入路切除嗅沟脑膜瘤，直接切断肿瘤基底部血供，使其从本质上转变为凸面肿瘤。

· 通过 EEA 可以实现嗅沟脑膜瘤 Simpson Ⅰ级切除。

· EEA 入路外侧可以达到眶内侧壁和视神经管 / 前床突。

· 内镜经鼻暴露筛板除了需要标准的蝶窦开放术外，还需要行前后筛窦切除和至少 Draf Ⅲ型额窦开放术。

· EEA 的优势是早期阻断肿瘤血供以及不需要牵拉脑组织。

· 肿瘤切除需要切除大脑镰，也同样应该遵循显微外科手术理念和技术。

· EEA 的不利因素是：嗅觉必然丧失、侧方无法切除侵犯至视神经管和眼眶中部的肿瘤以及脑脊液漏的风险增加。

· EEA 和其他任何入路手术对于切除包绕周围血管的肿瘤都是有难度的，但 EEA 对手术技术的要求更高。通过 EEA 切除这类肿瘤，需要经验丰富的医生在其学习曲线末期完成。

23.1　引　言

经鼻内镜手术入路（EEA）手术已被广泛应用于切除颅底腹侧病变，手术范围涵盖额窦到齿状突[1-6]。EEA 作为中线入路方式，对于中线肿瘤，如垂体瘤、颅咽管瘤和脊索瘤，具有明显优势。通过 EEA，可以直接到达肿瘤发生部位，避免对肿瘤周围血管和神经组织的牵拉，最大限度地保留神经功能。EEA 在前颅窝脑膜瘤切除中的应用，还有争议，对于肿瘤较大且包绕周围血管的较大肿瘤，很多神经外科医生还是倾向经颅手术入路[6-8]。

嗅沟脑膜瘤存在体积一般较大、位置更靠前方、前颅底重建复杂及其嗅神经损害等问题，因此，EEA 在嗅沟脑膜瘤手术中的应用更具争议。但是无论如何，通过中线入路方式切除中线肿瘤，尽早离断肿瘤血供（将颅底肿瘤转变为大脑凸面脑膜瘤），避免额叶和肿瘤周围组织的牵拉，这些都是 EEA 手术的明确优势。本章将重点阐述 EEA 在嗅沟脑膜瘤手术中的应用。

23.2　典型病例

78 岁老年男性，无明显诱因出现左眼视力下降、轻度认知障碍（短时记忆丧失）、人格改变（脾气暴躁）和轻度额部疼痛。仔细追问病史，患者诉嗅觉和味觉丧失明显。头部影像学检查发现（与 3 年前检查比较）：中等大小嗅沟脑膜瘤伴明显前颅底骨质改变，病变侵犯左侧视神经管，累及（未包绕）大脑前动脉（图 23.1）。针对该患者，经治医师采用了 EEA 切除病变，并使用多层阔筋膜和鼻中隔黏膜瓣重建前颅底。

23.3　优点与适应证

EEA 治疗嗅沟脑膜瘤可第一时间内切断肿瘤的血供，通过筛窦直接到达侵犯的骨质和受累的硬脑膜，将相对复杂的“颅底肿瘤”转变成相对简单的“大脑凸面肿瘤”（图 23.2）。

通过 EEA 可以完全暴露前颅底，因此可以达到肿瘤 Simpson 1 级切除。手术早期就可切断筛前和筛后动脉，减少肿瘤血供，对囊内减瘤意义重大。此外，手术路径上仅涉及肿瘤周围脑组织，不影响和损害其他神经组织结构，尤其是对于肿瘤上

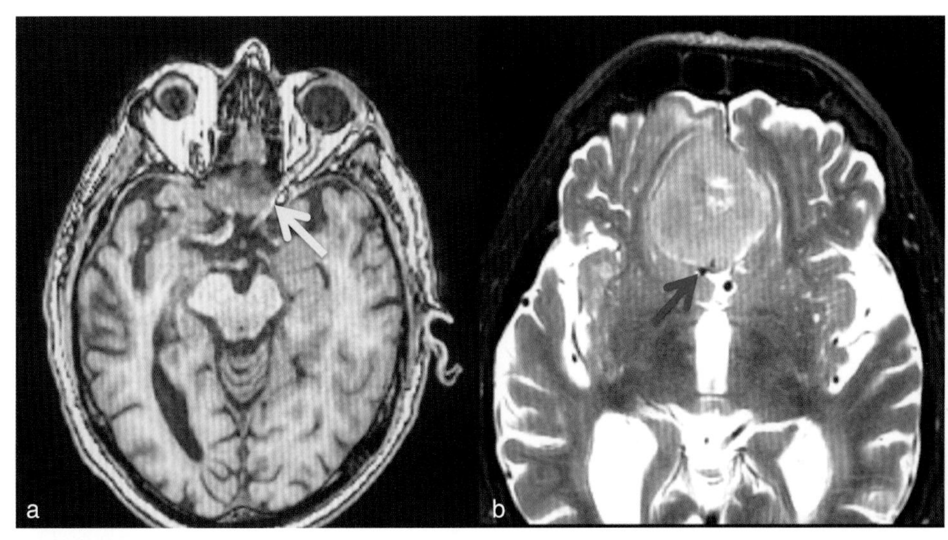

图 23.1　78 岁男性嗅沟脑膜瘤患者。a. 头 MRI 轴位 T1 平扫显示肿瘤侵犯左侧视神经管（黄色箭头）。b. 头 MRI 轴位 T2 平扫示：肿瘤后方大脑前动脉（红色箭头）

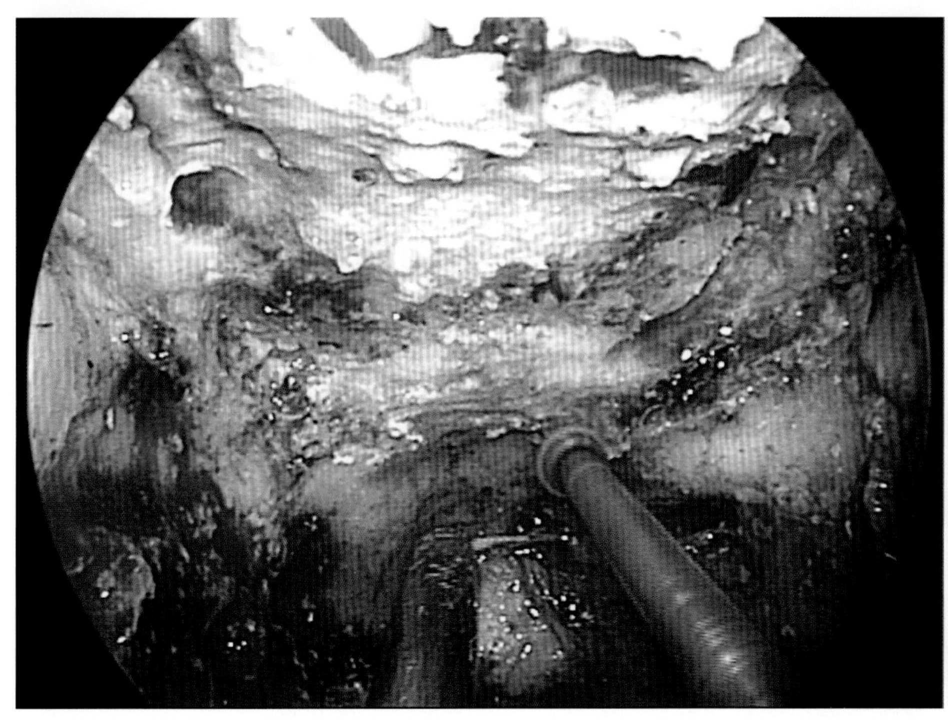

图 23.2　经鼻内镜下可完全暴露前颅底，该手术入路将嗅沟脑膜瘤和蝶骨平台脑膜瘤转化成“大脑凸面脑膜瘤”

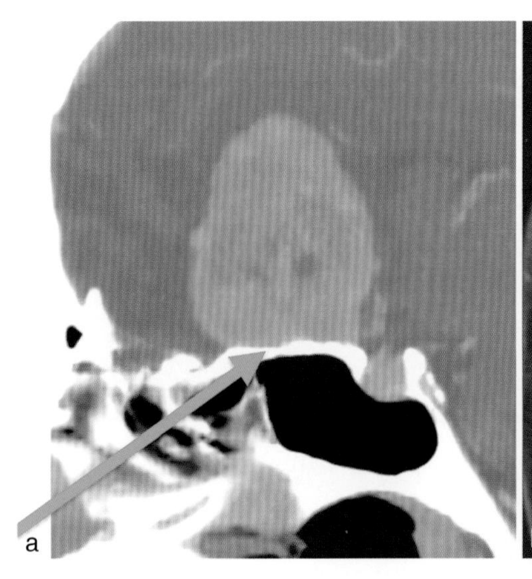

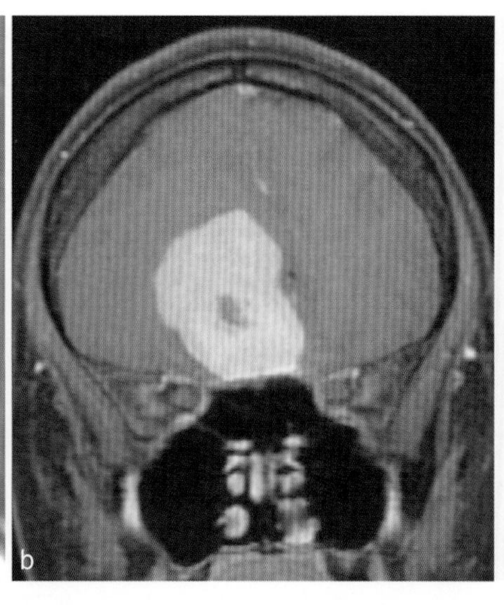

图 23.3 上下径较大的嗅沟脑膜瘤。a. CTA 矢状位重建显示经鼻入路手术路径（绿色箭头）。b. 冠状位 T1 加权成像 MRI 检查

下径线较大，肿瘤前方额叶脑组织覆盖较多的肿瘤，可以显著减少对额叶的牵拉，减少手术并发症（图 23.3）。经颅手术后通过头部 MRI 检查可以发现额叶信号的改变和脑软化灶，这些都是术中牵拉额叶导致的额叶损害[9]。

EEA 较为适用于尚未向前生长到额窦后壁，向外未生长至瞳中线和未累及血管结构（尤其是大脑前动脉）的肿瘤手术。EEA 对于向后生长且患者有明显的视神经损害的肿瘤，优势也十分明显。EEA 下通过内镜可以清晰地辨认视神经、视交叉和视交叉下的穿支动脉，可以最大限度地减少对视神经的影响。此外，对于向下方生长至筛窦和蝶窦的肿瘤，可以通过 EEA 进行颅内和鼻窦旁肿瘤的一期同时切除。

23.4 局限性与禁忌证

通过 EEA 切除嗅沟脑膜瘤具有解剖局限性。眼眶和视神经是最主要的界限。可以通过切除眶纸板并移位眶周和眶内容物来增加对眶顶的暴露[10]。可以安全到达眶顶，外侧至瞳中线，以便切除眶顶、肿瘤以及附着的硬脑膜。并可以去除眶顶和覆盖在其上的硬脑膜和肿瘤。视神经限制了 EEA 后缘的暴露。EEA 对于视神经、视交叉和视交叉下血管（来源于垂体上动脉）的暴露优势明显。肿瘤切除可扩展至视神经管顶部，EEA 可以更好地暴露视神经管内侧全程。如果肿瘤累及上外侧视神经管或前床突，则更适合传统“开颅”方式完成肿瘤切除。沿额窦后壁向上生长的肿瘤，虽然不适用于 EEA，但由于肿瘤压迫和生长，为经颅额下入路和经额窦入路手术建立了“天然”手术通道，避免了对额叶脑组织的牵拉（图 23.4）。

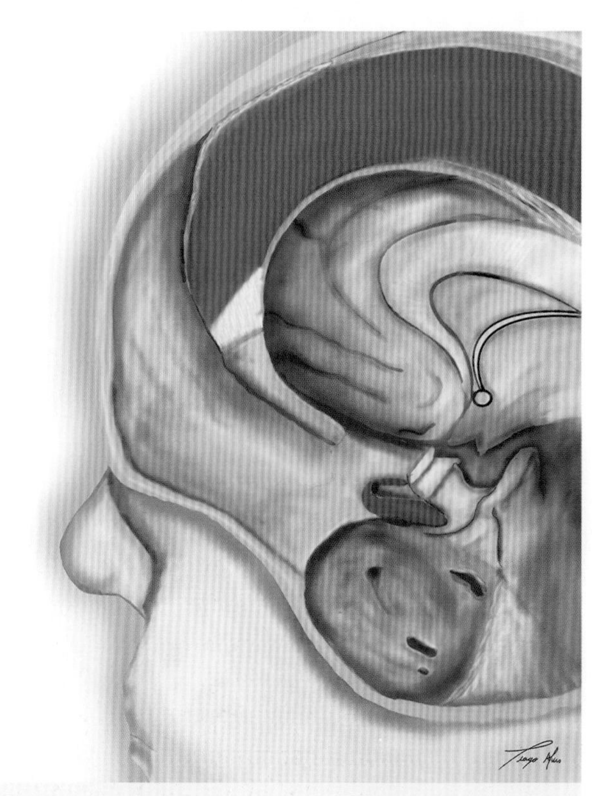

图 23.4 通过 EEA 进行嗅沟脑膜瘤手术不适用于向前床突、视神经管上外侧、额窦后壁以及大脑镰（红色阴影区）生长的肿瘤

无论选择何种手术途径，是否包绕血管是增加任何部位脑膜瘤切除难度的重要因素。所以，累及血管的嗅沟脑膜瘤应该在主刀医生熟练掌握 EEA 技术要点后，在学习曲线末期开始尝试。相反，对于没有包绕周围血管的嗅沟脑膜瘤，肿瘤周围与大脑前动脉间有脑组织分隔，可以在主刀医生学习曲线早期尝试。

斟酌手术入路时必须考虑到嗅觉保留问题。进行 EEA 时需要破坏嗅觉神经上皮，对于侵犯双侧嗅沟的脑膜瘤，将破坏患者双侧嗅觉。经颅切除嗅沟脑膜瘤，尽管可能性相对较小，但有保留患者嗅觉的可能性[11]。手术中有时可以保留嗅束解剖结构，但嗅觉功能依然难以恢复，这可能与嗅觉黏膜和嗅束的损伤以及嗅觉单侧优势支配有关。

在作者单位，通过 EEA 进行体积较大的肿瘤（＞4cm）切除的概率较低（Simpson Ⅰ级切除率仅 46%）[12]。因此，对于体积较大，最长径＞4cm 的肿瘤，不建议通过 EEA 手术切除。对于不适合进行肿瘤完全切除的患者（广泛侵袭性肿瘤的老年患者），可以考虑 EEA 肿瘤部分切除，尽可能保留蛛网膜（以减少脑脊液漏和血管损伤风险）。在鼻内镜早期学习中可进行分期手术，以减少手术时间和失血量。二期手术通常在首次手术后 1~2 周进行。对于额叶有明显水肿的脑膜瘤，可先分期进行减压并且解除脑水肿。一旦水肿消退，可以充分评估并选择最好的方式来切除残余肿瘤，二期手术会在一期手术几周甚至几个月后进行。可以使用一期手术的鼻中隔黏膜瓣进行二期手术的脑脊液漏修补（图 23.5）[13]。

颅底重建和脑脊液漏修补是所有破坏颅底结构手术入路都要面临的难题，尤其是术区出现大量无效腔的时候。实际上，根治性经基底入路由于也会形成较大颅底缺损，其脑脊液漏风险与 EEA 相近[14]。如果考虑术后愈合并发症和累及骨质较少或可以进行非 Simpson Ⅰ级切除，手术仅切除硬脑膜和受累的骨质 / 鼻窦，避免颅底骨质的缺损和相应的术后并发症。

最好是将 EEA 作为一种多学科配合的手术方式，耳鼻喉科和神经外科医生在术中通力配合，完成全部手术内容。如果主刀医生多学科配合经验不足或内镜、颅底、血管专业训练不足，不建议开展 EEA。本章所引用的研究结果和文献报道，都是不同单位多学科联合手术的结果。

与所有复杂手术一样，通过 EEA 切除嗅沟脑膜瘤训练曲线较长。我们的前期研究结果证实：随着例数的增加肿瘤 Simpson Ⅰ级切除率从不足 50% 增加到超过 80%，而脑脊液漏发生率从 40%

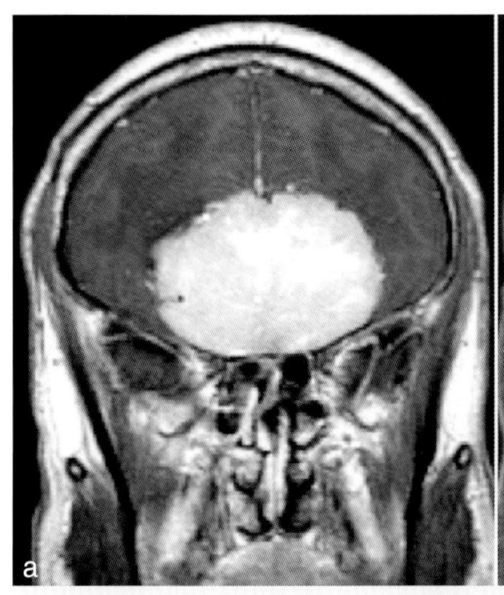

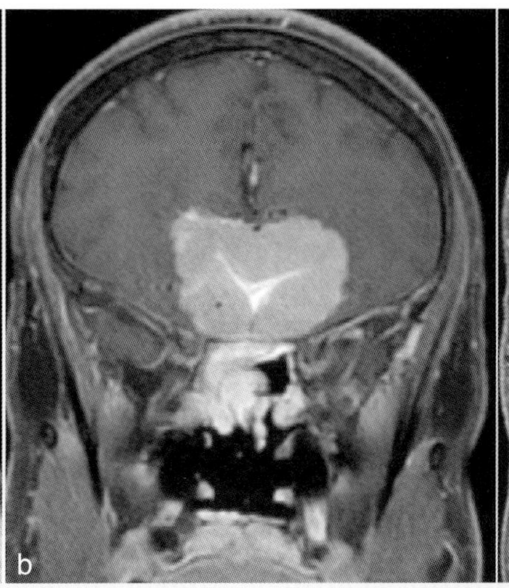

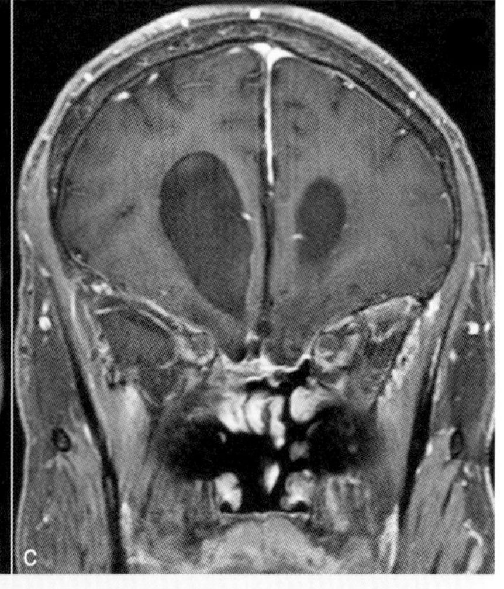

图 23.5 分期切除 1 例巨大嗅沟脑膜瘤。a. 术前 T1 平扫和增强 MRI 显示巨大的嗅沟脑膜瘤伴明显侧方侵犯。b. 术后 T1 加权增强后 MRI 显示肿瘤已塌陷，以及狭窄的硬脑膜源头和附着处，进而可以进行第 3 阶段的 EEA。 c. 同一肿瘤在 EEA 二期处理后经术后 T1 和增强 MRI 检查显示：肿瘤 Simpon Ⅰ级切除

下降至不到 20%[12]。我们应该充分重视学习曲线对于整个手术效果的影响，在手术团队经验积累早期，处理包绕周围重要血管结构的巨大肿瘤，手术并发症较高。

23.5 术前诊断

任何前颅底脑膜瘤的诊断和术前评估都依赖于肿瘤对周围神经血管的占位效应。如果患者出现视路损害的临床症状和体征，那么需要进行全面的眼科评估，包括视力、视野和眼底检查。很多嗅沟脑膜瘤的患者有明显的脑水肿，患者可出现视盘水肿和颅高压表现。有明显颅内压升高的患者可在手术时行脑室外引流，还有学者主张对于严重的颅内压升高患者术前进行脑室腹腔分流，来在术前处理颅高压。

许多患者会出现额叶损害症状，如人格和认知的轻度变化。术前应与患者家属或朋友详细寻问患者性格和认知变化情况。患者术前严重的额叶损害症状术后通常难以完全恢复，但经鼻内镜下完全切除肿瘤可以最大限度地改善患者额叶损害症状。如患者情况容许，所有患者都应该通过 UPSIT（University of Pennsylvania Smell Identification Test，宾夕法尼亚大学嗅觉鉴别测试）进行嗅觉的全面评估。此外，也可以通过简化的临床测试——比如咖啡、香水或柑橘——来检查患者的嗅觉功能。

23.6 影像学评估

头部 MRI 检查是首选的影像学评估方式，T2 和 T2 液体衰减反转恢复序列可明确显示瘤周的血管源性水肿和肿瘤与脑组织的蛛网膜界面。肿瘤周围如果代表脑脊液的 T2 高信号消失，且肿瘤呈分叶状，这高度提示肿瘤已经侵犯软膜。此外，肿瘤周围缺少 T2 高强度边缘或分叶状边缘可以证明软脑膜下浸润。此外，T2 序列上可以清晰显示血管流空影，有利于辨认肿瘤与血管的解剖位置关系以及对血管的包绕情况（图 23.1，图 23.3）。进一步的头部 CTA 检查可进一步评估肿瘤周围骨质的变化和血管受累的情况。CT 可以准确评估肿瘤的钙化程度，高度钙化的肿瘤会显著增加手术难度。CT 结合 MRI 可以充分评价肿瘤对眼眶和筛窦的侵犯程度。

23.7 手术技术

经鼻内镜下颅底手术也要遵从颅底手术操作的 3 个基本原则：充分暴露肿瘤以便进行双手操作，严格显微手术操作，应用带血管蒂的黏膜瓣进行颅底重建。

针对嗅沟脑膜瘤的生长特点，量身订制手术的暴露范围，包括：双侧蝶窦开放术、前、后组筛窦切除以及额窦开放术。Draf Ⅲ型额窦开放术保证了充分暴露肿瘤前界，即使重建延伸至额窦后壁，也可以保证额窦引流通畅。广泛的鼻中隔切除术联合双侧中鼻甲切除术也可以为手术操作提供必要的操作空间。切除眶纸板后，可以结扎或电凝筛前和筛后动脉，来切断肿瘤血供，还可以增加暴露空间，有利于切除生长至眶顶中线平面的肿瘤。手术初期即可进行内侧视神经管减压，将肿瘤从视神经管内剥离。依据肿瘤的生长的特点磨除颅底骨质。通常主要磨除蝶骨平台骨质，有时也需要向后扩展至鞍结节甚至蝶鞍。若鸡冠已受累及，则需要彻底切除，但切除前需要仔细分离鸡冠周围的硬脑膜。

为了充分利用 EEA 的优势，并保障手术效果，必须严格进行显微外科手术操作[15]。尤其是首先要进行瘤内的充分减瘤，进而逐步进行瘤外的分离。可以用“双吸技术”或加长尖端的超声抽吸器、小型定向吸切器（NICO Myriad, Indianapolis, IN）甚至是激光技术来进行减瘤。在对肿瘤前部进行充分减瘤时，一定要注意肿瘤的后方是视交叉和大脑前动脉。角度内镜有助于观察肿瘤的前部和上部。囊内减压时仔细辨认肿瘤囊的搏动性，同时结合术中影像导航，尽可能避免减瘤时突破囊壁。双侧切除肿瘤至大脑镰后，切除大脑镰，将双侧手术操作通道变成单个。如果肿瘤累及大脑前动脉，在蝶骨平台和筛板后部仔细分离，有利于早期辨识并控制大脑前动脉。

一旦完成上述操作，分离肿瘤前界和断离大脑镰附着，就可以较为容易地由前向后切除肿瘤。45° 内镜最适用于这部分手术操作和眶上肿瘤的分离。用可伸缩的 Rhoton 剥离子（KLS Martin LP，Jacksonville，FL）进行钝性分离，用可伸缩的枪式或单轴微型剪刀行锐性分离，仔细解剖毗邻的、附着的或包裹的大脑前动脉。与肿瘤包膜关系密切的大静脉可以电凝后剪断，额叶用棉片进行充分的保护。

基于带血管蒂黏膜瓣（以鼻中隔黏膜瓣为代表）的多层重建是预防术后脑脊液漏的关键环节。通常，"嵌入式"同种异体移植物或自体移植物（阔筋膜或颞肌筋膜）可小心地放入硬脑膜内。肿瘤周围的硬脑膜外空间，可以用来嵌入颅底重建的移植物（自体移植物或快速血管化的同种异体移植物）。通过这种方式可以保证水密性重建，并避免移植物塌陷至瘤腔。最后，再覆盖带蒂的鼻中隔黏膜瓣，来实现这种"三明治"式的颅底重建。对于较大的前颅底缺损，推荐使用 Merocel 棉条而非 Foley 气囊尿管来作为颅底重建的支撑物。无血供的硬支撑重建通常没有必要（图 23.6，图 23.7）。

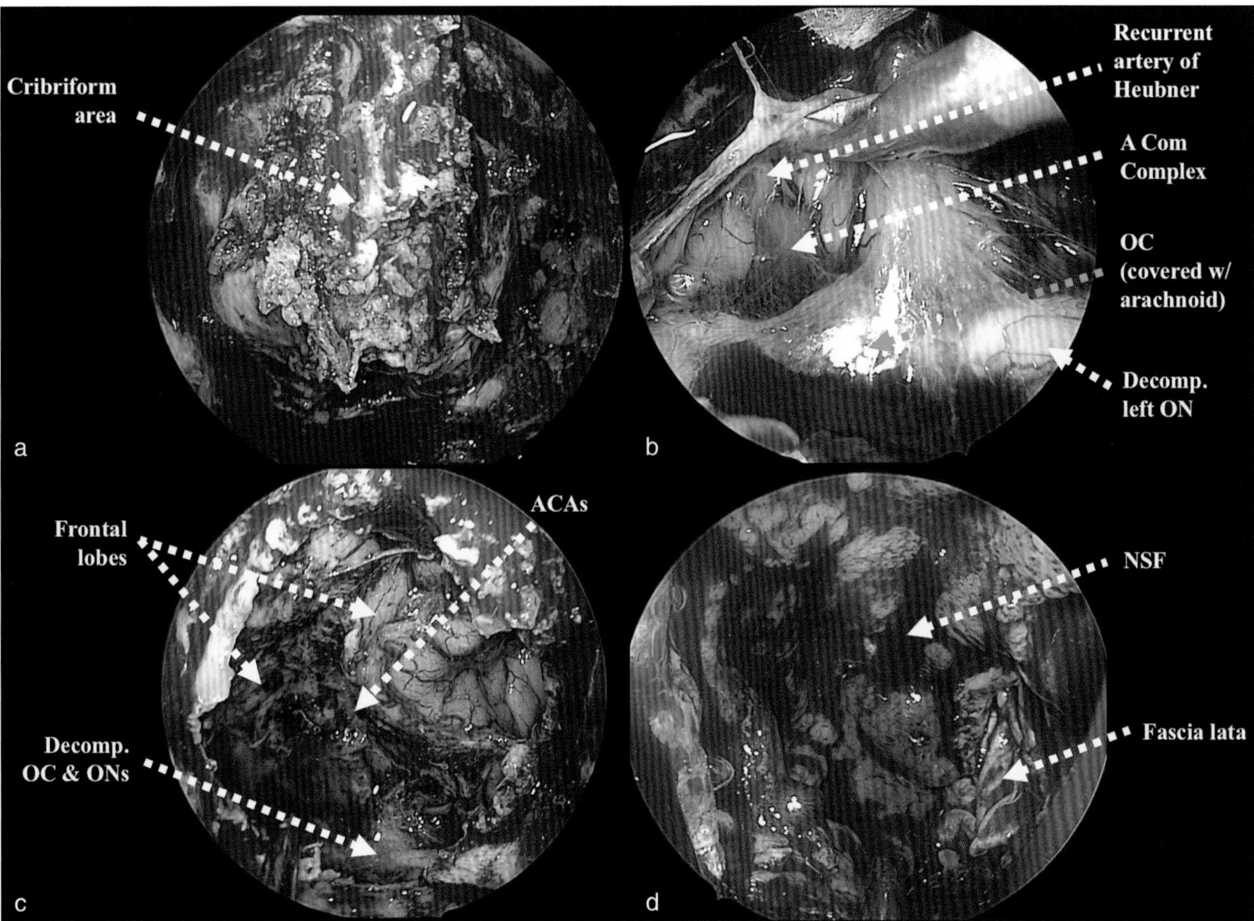

图 23.6　图 23.1 所示患者的内镜下术中照片。a. 蝶筛窦开放术、眶减压、双侧视神经减压和额窦开放术（Draf Ⅲ型）术后暴露双侧筛区。b. 沿肿瘤周围蛛网膜界面，进行肿瘤囊壁的分离。将肿瘤从视交叉、视神经和前交通动脉复合体仔细剥离下来。c. 肿瘤完全切除后，暴露出额叶、大脑前动脉和减压后的视神经和视交叉。d. 用合成的胶原硬脑膜替代物（"嵌入"）、阔筋膜和右侧鼻中隔黏膜瓣来重建前颅底

（a）Cribriform area：筛区

（b）Recurrent artery of Heubner：Heubner 回返动脉；A Com Complex：前交通复合体；OC（covered w/arachnoid）：视交叉（被蛛网膜所覆盖）；Decomp. Left ON：已减压的左侧视神经

（c）Frontal lobes：额叶；Decomp. OC & ONs：已减压的视交叉和双侧视神经；ACAs：双侧大脑前动脉；OC：视交叉；ON：视神经

（d）Fascia lata：阔筋膜；NSF：鼻中隔黏膜瓣

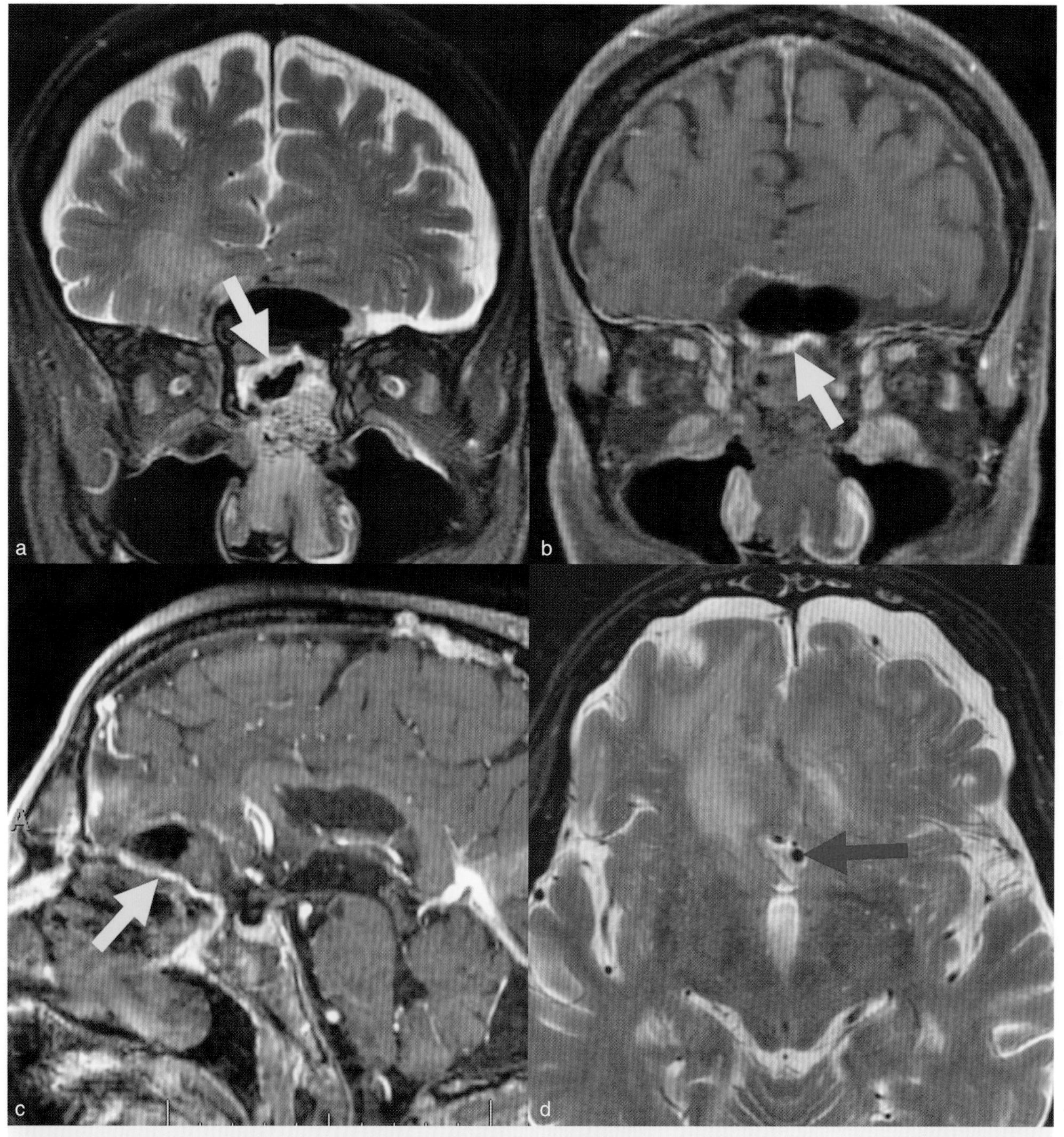

图 23.7 图 23.1 中显示患者的术后 MRI 复查影像结果。a,b. 冠状位。c. 矢状位。d. 轴位。术后 MRI 显示肿瘤全切、强化后的鼻中隔黏膜瓣（黄色箭头）和保留完整的大脑前动脉（红色箭头）

23.8 术后管理

术后鼻腔填塞 7d，静脉抗生素应用 24~48h，之后序贯应用口服抗生素直到拔除鼻腔填塞物。术中静脉使用第三代头孢类抗生素，而后序贯口服应用广谱的第二代头孢类抗生素。在移除填充物时行内镜检查，同时观察患者是否存在颅底重建失败或鼻窦炎。保留硅胶隔夹板 2~3 周，以促进术中暴露的软骨和骨的黏膜化。术后第 1 天开始，每天 4 次使用生理盐水喷鼻。手术后 2~3 周进行鼻腔生理盐水灌洗。

作者所在中心最近的一项随机对照试验结果表明，对于大的前颅底缺损，腰大池持续引流 72h 后，术后脑脊液漏率显著降低[16]。我们通常在手术结束时放置腰大池引流。基于本研究，参考护理标准，这一操作通常在手术结束时放置。对于额叶水肿严重的患者，可能需要进行脑室外引流，以避免下疝的风险。在术后打开引流管之前进行 CT 检查，以确保没有严重的头颅积气。

术后鼓励患者尽早活动，避免长时间手术后常见的深静脉血栓并发症。床头 24h 保持抬高 30°以上，有利于脑组织静脉回流，降低颅内压。术后要让患者在家睡在多个叠加枕头上或泡沫楔枕、躺椅上，保持这种床头抬高 2~3 周。禁止擤鼻子和正压通气，避免增加腹压。在患者床边放置标识，提示该患者避免鼻腔内操作（如鼻胃管）破坏颅底重建效果。

23.9　并发症

EEA 嗅沟脑膜瘤切除术后最常见的并发症是脑脊液漏。对可疑的鼻腔溢液检测 β2 转铁蛋白，明确溢液是否为脑脊液。如鼻腔持续流出清亮液体，需停用生理盐水灌洗鼻腔，同时行头部 CT 扫描，比较颅内积气是否增加。如果仍然怀疑存在脑脊液鼻漏，则应第一时间内进行手术探查。不建议只做腰大池引流，不仅因为其不能有效治疗脑脊液漏，还会延误手术时机，增加脑膜炎风险，进而导致修复延迟并增加脑膜炎的风险。通常要在脑脊液漏发生的 24h 内进行手术探查，确认颅底重建情况并寻找漏口。

术后脑梗死并不常见，但对于明显包裹前交通动脉、大脑前动脉 A2、眶额或额极动脉分支的肿瘤，术后脑梗死的风险增加。一般而言，后者损害（尤其是眶额动脉）所致的脑梗死临床症状并不十分明显，但会影响患者认知功能的恢复。若术中发生血管损害，术后则应行 CTA 或 DSA，以判断损伤 / 梗阻的位置和存在假性动脉瘤的可能性。此外，还要定期复查血管检查，明确迟发性假性动脉瘤的可能。

若患者术后出现进行性视力下降，则应立即行头部 CT 检查，排除颅内血肿或进展性脑水肿可能。

鼻中隔黏膜瓣重建前颅底后，鼻部结痂可达 3 月余。若患者鼻腔出现脓性分泌物，则需要考虑鼻窦炎并需要针对性的抗生素治疗。若出现恶臭气味和脑膜炎表现，则应高度警惕是否鼻中隔黏膜瓣坏死。随访中还要观察患者嗅觉的丧失情况。

23.10　结　论

经鼻内镜下嗅沟脑膜瘤手术技术可同样应用于其他颅内肿瘤。成功的关键是经验丰富的外科团队、双手操作、显微手术技术和对颅底重建技术的全面掌握。EEA 的优点在于无须传统开颅，无脑组织牵拉，无手术切口。缺点包括脑脊液漏、学习曲线长、需要专门的两名外科医生团队，以及内镜下血管剥离困难。

23.11　致　谢

感谢 João T. Alves-Belo 医生为本章制作示意图，并感谢 João Mangussi-Gomes 医生协助完善本章的撰写。

（陈心　米良　译，汤文龙　校）

参考文献

[1] Kassam A, Snyderman CH, Mintz A, et al. Expanded endonasal approach: the rostrocaudal axis. Part I. Crista galli to the sella turcica. Neurosurg Focus,2005,19(1):E3

[2] Kassam A, Snyderman CH, Mintz A, et al. Expanded endonasal approach: the rostrocaudal axis. Part II. Posterior clinoids to the foramen magnum. Neurosurg Focus,2005,19(1):E4

[3] Koutourousiou M, Gardner PA, Fernandez-Miranda JC, et al. Endoscopic endonasal surgery for craniopharyngiomas: surgical outcome in 64 patients. J Neurosurg,2013,119 (5):1194–1207

[4] Koutourousiou M, Gardner PA, Tormenti MJ, et al. Endoscopic endonasal approach for resection of cranial base chordomas: outcomes and learning curve. Neurosurgery,2012,71(3):614–624, discussion 624–625

[5] Zwagerman NT, Tormenti MJ, Tempel ZJ, et al. Endoscopic endonasal resection of the odontoid process:

clinical outcomes in 34 adults. J Neurosurg, 2018, 128(3):923:931

[6] Koutourousiou M, Fernandez-Miranda JC, Stefko ST, et al. Endoscopic endonasal surgery for suprasellar meningiomas: experience with 75 patients. J Neurosurg, 2014, 120(6):1326–1339

[7] Bander ED, Singh H, Ogilvie CB, et al. Endoscopic endonasal versus transcranial approach to tuberculum sellar and planum sphenoidale meningiomas in a similar cohort of patients. J Neurosurg, 2018, 128(1):40:48

[8] Clark AJ, Jahangiri A, Garcia RM, et al. Endoscopic surgery for tuberculum sellae meningiomas: a systematic review and meta-analysis. Neurosurg Rev,2013,36(3):349–359

[9] de Almeida JR, Carvalho F, Vaz Guimaraes Filho F, et al. Comparison of endoscopic endonasal and bifrontal craniotomy approaches for olfactory groove meningiomas: a matched pair analysis of outcomes and frontal lobe changes on MRI. J Clin Neurosci, 2015, 22(11):1733–1741

[10] Borghei-Razavi H, Truong HQ, Fernandes-Cabral D, et al. Minimally invasive approaches for anterior skull base meningiomas: supraorbital eyebrow, endoscopic endonasal, or a combination of both? Anatomical study, limitations and surgical application.World Neurosurg, 2018, 112:e666:e674

[11] Jang WY, Jung S, Jung TY, et al. Preservation of olfaction in surgery of olfactory groove meningiomas. Clin Neurol Neurosurg, 2013, 115 (8):1288–1292

[12] Koutourousiou M, Fernandez-Miranda JC, Wang EW, et al. Endoscopic endonasal surgery for olfactory groove meningiomas: outcomes and limitations in 50 patients. Neurosurg Focus,2014,37(4):E8

[13] Zanation AM, Carrau RL, Snyderman CH, et al. Nasoseptal flap takedown and reuse in revision endoscopic skull base reconstruction. Laryngoscope,2011 Jan,121(1):42:46

[14] Feiz-Erfan I, Han PP, Spetzler RF, et al. The radical transbasal approach for resection of anterior and midline skull base lesions. J Neurosurg, 2005, 103 (3):485–490

[15] Al-Mefty O, Holoubi A, Rifai A, et al. Microsurgical removal of suprasellar meningiomas. Neurosurgery, 1985, 16(3):364–372

[16] Zwagerman NT, Wang EW, Shin S, et al. Does lumbar drainage reduce postoperative cerebrospinal fluid leak after endoscopic endonasal skull base surgery?: A prospective, randomized controlled trial. J Neurosurg, accepted for publication. April 2018

第 24 章 颅底脑膜瘤：内镜下经鼻入路与开放式经颅入路的对比

Ehab El Refaee，Henry W. S. Schroeder

摘 要

本章讨论了中线区颅底脑膜瘤相关入路的选择。针对嗅沟、蝶骨平台、鞍结节、岩斜区和枕骨大孔脑膜瘤，讨论了经鼻和经颅入路的优缺点。内镜下经鼻入路对于某些部位的小型脑膜瘤存在优势，但对于大多数以全切为目标的病例来说，经颅入路仍为更佳的选择。尤其在处理包裹重要神经血管、呈纤维状的脑膜瘤时，建议采取经颅入路切除。

关键词

颅底脑膜瘤，鞍结节脑膜瘤，嗅沟脑膜瘤，岩斜脑膜瘤，枕骨大孔脑膜瘤，内镜下经鼻入路，经颅入路，入路选择，内镜，显微外科

内容要点

· 对颅底脑膜瘤予以全切除是实现无复发长期生存的最佳手段。手术入路必须根据肿瘤的大小和部位、与重要神经血管结构的关系、患者的颅底解剖特点，以及术者经验进行选择。

·经鼻入路可选择性地用于小型颅底脑膜瘤。

· 经颅入路可使大多数颅底脑膜瘤获得更为安全和彻底的切除。

· 在显微镜经颅入路中辅以多角度内镜的应用，有时可在减少牵拉和颅底骨质磨除的情况下获得更好的视野。

24.1 潜在利益冲突声明

Henry W. S. Schroeder 是 Karl Storz GmbH & Co. KG, Tuttlingen, Germany 公司的顾问。

24.2 引 言

脑膜瘤是最常见的原发性脑肿瘤。文献报道，其占脑肿瘤的比例为 15%~20% 至 36% 不等。25% 的脑膜瘤位于颅底 [1-4]。鞍上脑膜瘤包括鞍结节和蝶骨平台脑膜瘤，占颅内脑膜瘤的 5%~10%，是前颅底脑膜瘤中最易引发讨论的一组亚型，即，手术入路应采取经鼻还是经颅 [5-7]。而对于某些类型的颅底脑膜瘤来说，例如枕骨大孔和岩斜区脑膜瘤，经鼻入路价值有限，经颅入路才是更好的选择。

目前对于这些肿瘤已有较多认识，例如它们的病理、组织学差异、生物学行为，以及对手术和非手术治疗的反应等。关于治疗手段也有很大的进展，包括单纯显微手术切除、内镜辅助显微手术、内镜下经鼻手术和放射外科，后者还包括伽玛刀、赛博刀、线性加速器和分次放射治疗 [8]。

彻底的手术切除是实现脑膜瘤无复发长期生存的最佳治疗方案 [8-9]。然而，脑神经或血管壁受侵犯阻碍颅底脑膜瘤的全切除。另外，脑干软脑膜受侵也限制肿瘤的切除 [8]。

决定最佳入路的主要因素包括肿瘤大小和部位、颅底解剖特点、患者症状，以及肿瘤与重要神经血管结构的关系 [10-12]。在过去 10 年间，可观察到倾向于选择内镜下经鼻入路进行颅底脑膜瘤切除的趋势 [13-14]。这得益于神经内镜领域的快速发展，使得神经外科手术更为安全高效 [15-18]。尤其是高分辨率视频摄像系统的引入，带来了 5 倍于标准 PAL 或 NTSC 系统的清晰度，并显著提高了色彩保真度，从而实现了对细微神经血管结构

的精细操作[19]。

经颅和经鼻入路都存在优缺点。经颅入路虽然通常可提供更好的颅底整体暴露，但在重要神经血管之间的狭小间隙内进行显微操作是非常困难的。相对于以往提倡大范围开颅以实现充分显露的侵袭性颅底入路，如今越来越多地采用简洁的标准开颅术式。内镜有助于在减少颅底骨质磨除和脑组织牵拉的情况下增进照明和视野。内镜下经鼻入路可避免使用复杂的经颅入路，而是从下方抵达病变，从而在处理肿瘤前避开神经血管结构[20]。扩大经鼻技术可显露从鸡冠至颅颈交界区的范围[11]。另一方面，经鼻入路也总是带有其局限性，包括显露空间相对较小而不利于巨大肿瘤边界的分离，这也是处理纤维状肿瘤的最大问题。另一缺陷是术后脑脊液漏仍有较高发生率。因此，每一例肿瘤都必须经过个体化评估后选择最佳入路，目的是能实现全切率最高而手术风险最小。

24.3 嗅沟脑膜瘤

对于嗅沟脑膜瘤，我们的标准入路是额外侧入路，通常选取右侧（图 24.1）。但若右侧嗅觉保留更佳时，我们采取左侧入路以减少对右侧嗅束的操作。无论肿瘤体积多大，均可通过这一技术较为简单的开颅予以全切。当嗅觉已经丧失时，切除基底部硬脑膜并磨除颅底骨质以实现 Simpson Ⅰ级切除。颅底缺损可利用开颅时获取的骨膜进行修补。若嗅觉正常，我们不会牺牲嗅束。对于大多数小型肿瘤，可在全切的同时保留嗅觉。对于肿瘤侵犯筛板但嗅觉尚存的患者，我们会残留小片肿瘤。然而，大多数此类患者已丧失嗅觉，故可牺牲嗅束以全切肿瘤。

对于较小的肿瘤（＜ 4cm），我们通常采用眶上眉弓入路（图 24.2）[21]。尤其对于秃发的老年男性患者，这是不影响容貌的上佳选择。唯一的问题是骨窗的高度较小，难以在显微镜下直视嗅沟，尤其当其陡峭时。因此，需借助 30° 内镜以观察嗅沟，并在内镜下使用带弯度的器械进行切除。内镜可用机械臂固定，以便术者进行双手操作，就如同在显微镜下一样（图 24.3）。经颅入路对于嗅沟脑膜瘤的主要优势包括：有可能在全切肿瘤的同时保留嗅觉，低于经鼻入路的脑脊液漏风险，可充分显露前颅底整体观[22-23]。术中经常可发现向外侧延伸的小片肿瘤，在术前 MRI 影像上并未显示，而这部分肿瘤在经鼻经筛板入路中会被遗漏。另外，从手术时间上来说，经颅入路也比经鼻入路更为快捷[24]。

我们只有在肿瘤较小且嗅觉已丧失，以及鼻腔内显著受侵的情况下才会采用经鼻入路。虽然有观点指出单侧经筛板入路可保留嗅觉，但这仅适用于非常少见的小型单侧嗅沟脑膜瘤[25-26]。然而，大多数肿瘤均跨中线生长。由于该入路受限于肿瘤大小，因此肿瘤外侧部被遗漏的风险很高。需通过长期随访研究来明确这些病例的复发率。经鼻入路的主要优势在于无须任何脑牵拉，但对硬脑膜修补的要求特别高[27-36]。

虽然通过合适的患者体位摆放和早期释放脑脊液，额外侧入路可避免使用脑压板并最大限度减少脑牵拉，但一些动态牵拉仍是所有经颅入路所必需的。尤其在一些肿瘤巨大且伴有瘤周水肿明显的病例中，经颅术后 MRI 影像常可显示术侧脑白质信号呈轻度升高。上述改变在经鼻入路下发生较少[37]。然而幸运的是，这些改变显然并未造成任何临床后果。

24.4 蝶骨平台和鞍结节脑膜瘤

针对蝶骨平台和鞍结节脑膜瘤的多种入路以往都有描述[6,38-40]。我们通常选用标准额外侧或眶上眉弓入路[39]。大多数情况下，我们将选择权留给患者。只有对于巨大肿瘤病例（＞ 4cm），我们会坚持使用标准入路，以便获得更大的操作自由度。不同于颅咽管瘤常导致视交叉前置，鞍结节脑膜瘤常向后推挤视交叉。因此有足够的空间来切除肿瘤。

保护视力或改善术后视力视野的最重要环节是对垂体上动脉各分支的保护[13-14,40-42]。在多数情况下，都可找到良好的蛛网膜界面进行分离。然而，

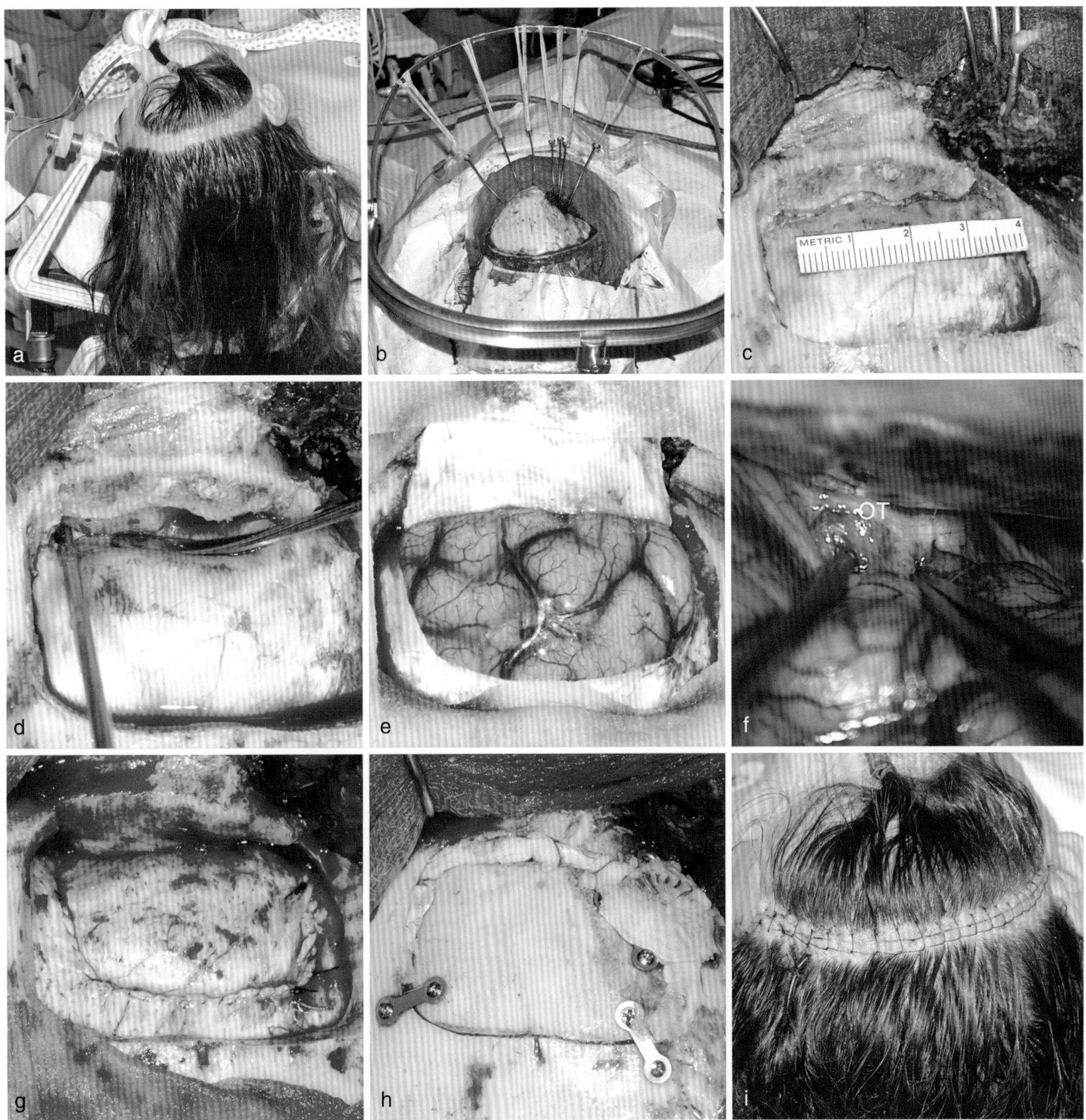

图 24.1　额外侧入路处理前颅底脑膜瘤。a. 将患者的头部向对侧旋转，将颈部过伸使得颧骨位于最高点，以利于脑组织借助重力下垂。b.Gilsbach 框架牵开肌皮瓣。c. 做一 4cm × 3cm 额外侧骨瓣，平颅底。d. 硬脑膜外分离，磨除颅骨内板和眶顶突起。e. 将硬脑膜切开翻向颅底。f. 最小化动态牵拉脑组织，从额叶和嗅束（OT）之间暴露肿瘤。g. 水密缝合硬脑膜。h. 连接片固定骨瓣，骨水泥填补骨质缺损。i. 头皮连续缝合

也可出现垂体上动脉分支起源处的颈动脉壁受肿瘤侵犯的情况。此时不得不残留小片肿瘤。垂体上动脉单支的情况少见，多见存有数支者。对于后面这种情况，牺牲某一细小分支也可不影响视力。但对于单支的病例，牺牲该血管则很可能导致视野缺损和视力丧失 [41]。我们有 2 例患者存在变异，单一垂体上动脉主干同时支配两侧视神经和视交叉。该血管直接穿入瘤内，分离非常艰难（图 24.4）。这些操作在经鼻入路下将会极度困难。某些病例中，肿瘤会蔓延至颈内动脉外侧（图 24.5）。经颅入路可轻易切除这部分肿瘤，但在经鼻入路下则无法切除或至少存在很高风险。

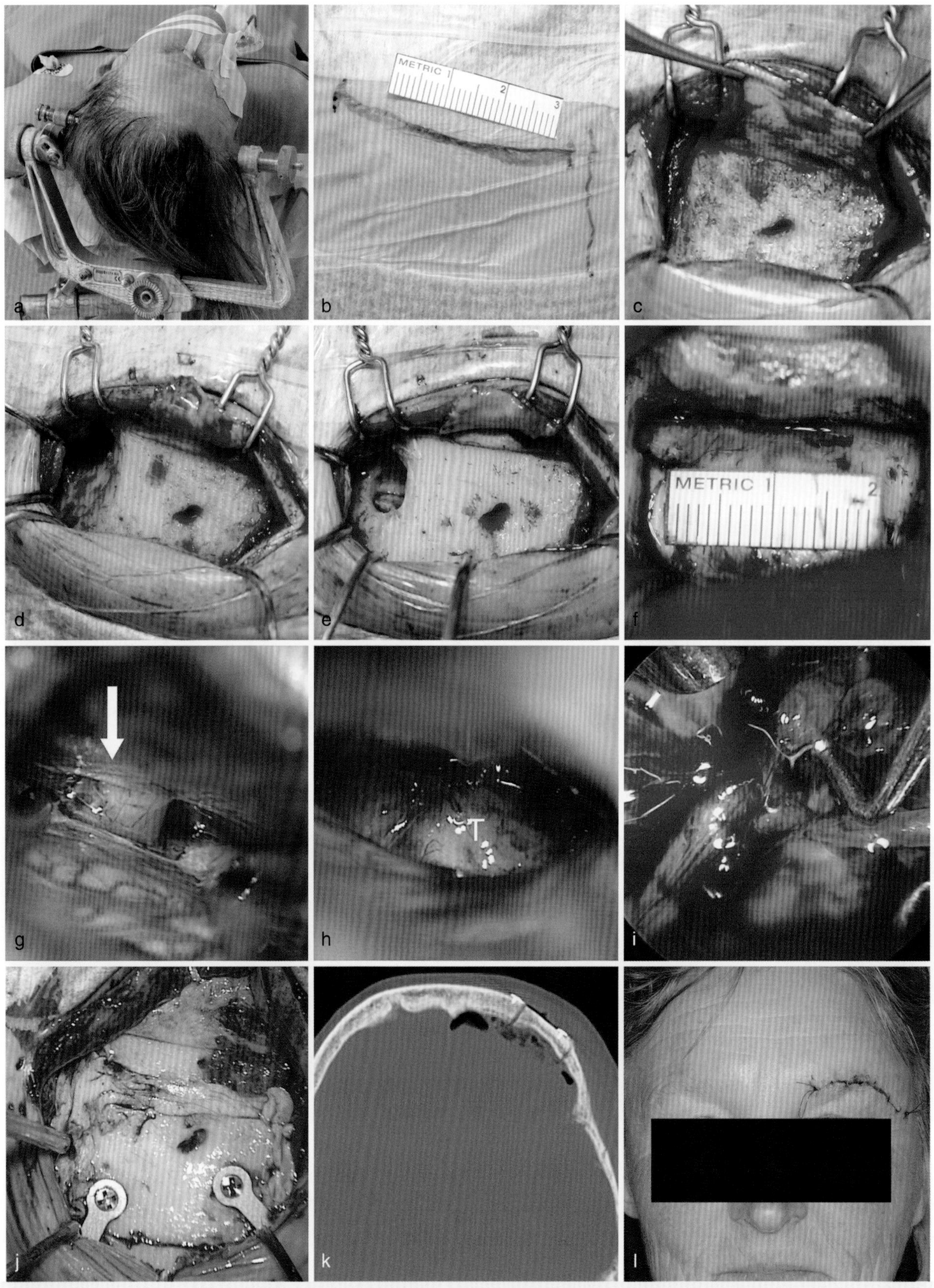

图 24.2 眶上入路处理前颅底脑膜瘤。a. 体位摆放与额外侧入路完全一致，同样使得颧骨位于最高点。b. 于眶上切迹外侧标记眉弓切口。c. 掀开骨膜瓣。d. 将颞肌从颞上线及附近骨质牵开。e. 于颞上线后方钻孔。f. 眶上开颅平颅底。g. 显露视神经（箭头）并开放基底池释放脑脊液。h. 在无脑牵拉的情况下显露肿瘤（T）。i. 在 30° 内镜下切除嗅沟内肿瘤。j. 连接片固定骨瓣，骨水泥填补骨质缺损。k. 术后 CT 显示小骨瓣。l. 术后 4d 的患者

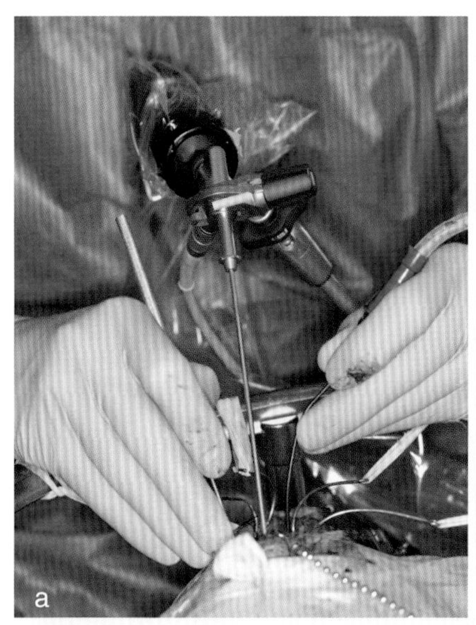
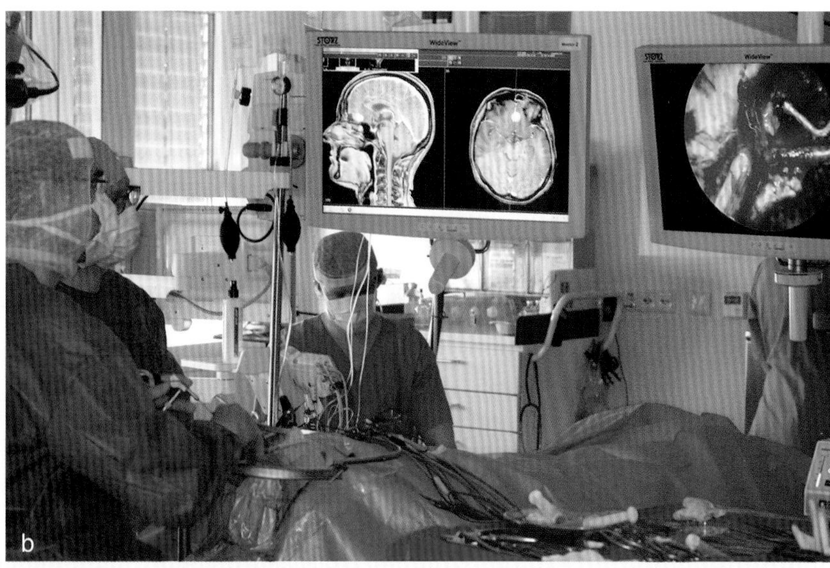

图 24.3　a. 内镜下的双手操作。b. 内镜下切除 1 例嗅沟脑膜瘤，高分辨率显示器的摆放符合人体工程学

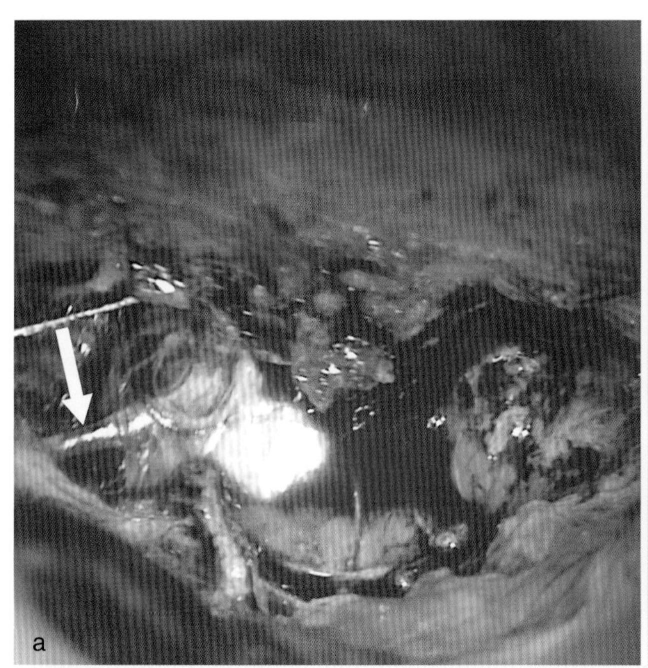
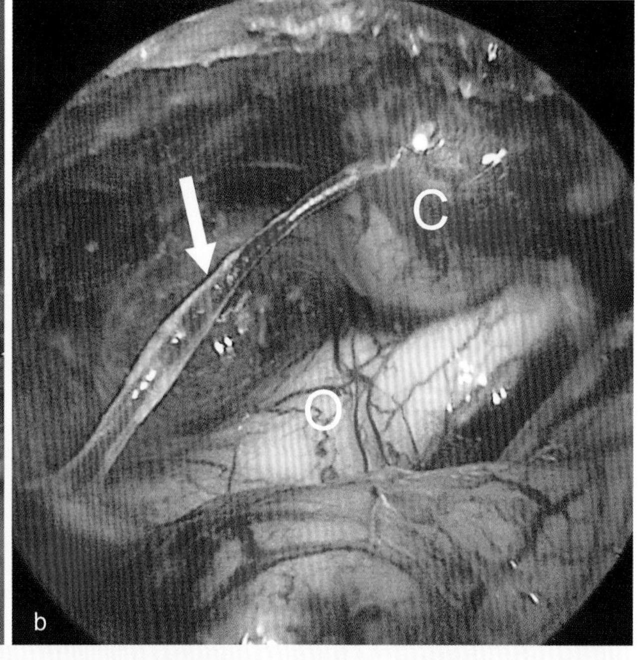

图 24.4　1 例垂体上动脉主干穿入鞍结节脑膜瘤的病例。a. 显微镜下切除肿瘤的过程中，发现 1 例少见的垂体上动脉变异（箭头）。该动脉发自右侧颈内动脉，穿经肿瘤后到达左侧视神经。b. 内镜下探查可见该走行异常的垂体上动脉（箭头）发自右侧颈内动脉（C），供应视交叉和双侧视神经（O）

一些研究对经鼻入路切除蝶骨平台和鞍结节脑膜瘤进行了描述 [13-14,40,42]。显而易见的优势包括早期离断肿瘤血供以及清晰显露双侧视神经管，此处恰是肿瘤经常累及的部位。从上方进入时，同侧视神经下方的空间则是手术显微镜下的盲区。但辅以 30° 内镜，上述显微镜下盲区也可很好显露。若肿瘤仅长入一侧视神经管，则可通过对侧入路从显微镜下显露视神经下方的肿瘤。经常有报道称，经鼻入路对视力的改善优于经颅入路 [13-14]。但我们的经验显示，内镜辅助下的显微镜切除同样可实现非常好的视力结果 [40]。另外，一项对经颅和经鼻病例集进行回顾分析的研究表明，两者的视力结果并无差异 [20]。我们仅仅对中线部的小型肿瘤（< 2cm）选用经鼻入路，尤其

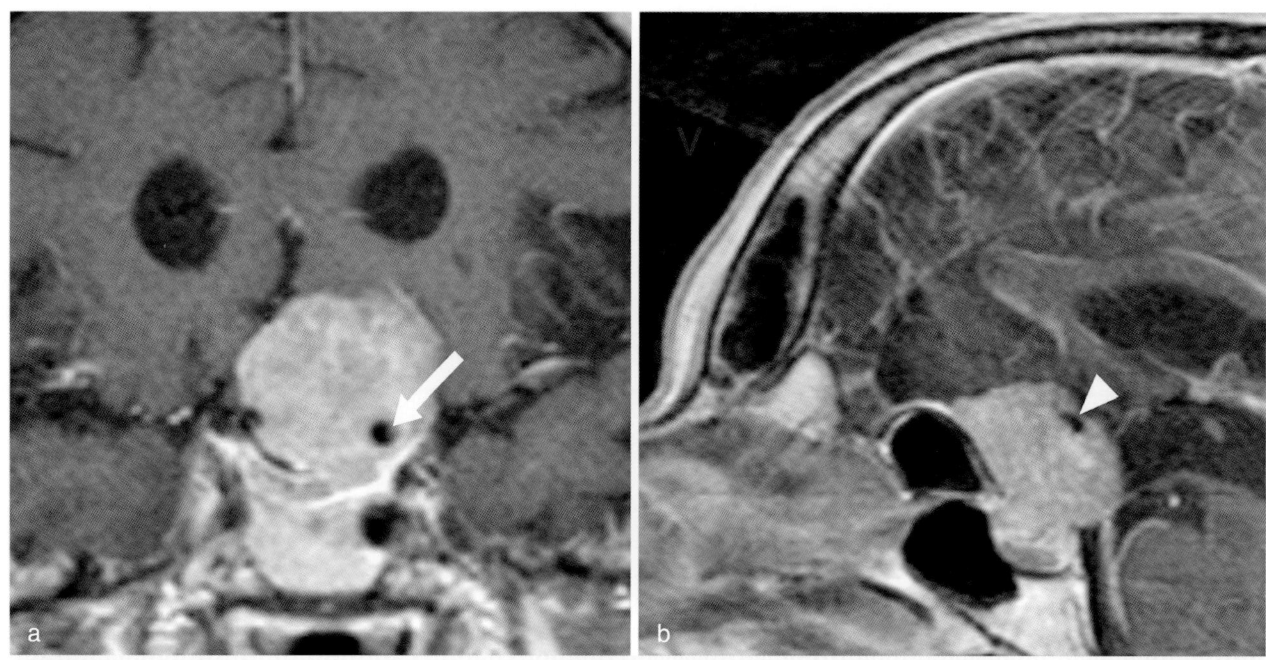

图 24.5 MRI 显示 1 例不适合内镜切除的鞍结节脑膜瘤：冠状（a）和矢状（b）T1 增强图像显示此例鞍结节脑膜瘤包裹颈内动脉（箭头）和前交通动脉（箭头头）。这种情况下，更适合采用经颅入路

是那些位于视交叉下方或继续向背侧沿鞍膈生长的肿瘤。

24.5 岩斜脑膜瘤

岩斜脑膜瘤是手术难度最大的颅底脑膜瘤。它们起源于脑神经内侧，并将神经向外侧推挤。经颅显微手术需在神经之间的狭小间隙内进行切除，从而增加了术后神经功能缺损的风险。

各种扩大的经岩骨入路曾被推荐用于此类肿瘤以获得良好暴露。但由于这些入路耗时久且可引起入路本身的并发症，目前已越来越多地被标准入路所取代[43-47]。我们对岩斜脑膜瘤通常选用简单的乙状窦后入路，在此基础上磨除岩尖并在必要时切开天幕（图 24.6）。只有对于那些向幕上明显延伸的罕见病例，我们才会选择扩大中颅底入路行岩前切除术[47]。

乙状窦后入路操作快捷简便。患者取仰卧位，头部向对侧旋转并轻微前屈（图 24.7）。该体位有利于小脑半球因重力下垂，故在暴露肿瘤的过程中可减少牵拉。所有相关的脑神经均需监测。通过该入路可实现肿瘤全切，除外脑干软膜、海绵窦和大血管受侵犯的情况。肿瘤切除后，可获得良好的后颅窝整体观。借助内镜，可对内听道或 Meckel 囊进行探查，也可显露被骨性结构如颈静脉结节遮挡的死角，或可直视斜坡压迹[48]。

展神经可先从脑干端暴露，然后追踪至 Dorello 管。经鼻经斜坡入路处理岩斜脑膜瘤时，早期辨认展神经则困难得多。不可能切除非常靠外的肿瘤部分。因此，我们只有在极少数情况下，针对以解除脑干受压为目的的老年患者时才会使用经鼻入路（图 24.8）[49-51]。而当全切为手术目的时，显然应采用经颅入路。唯一例外的是纯中线区域的小型斜坡肿瘤，此时可经鼻完全切除。某些巨大颅底脑膜瘤，虽然即使运用联合入路都难以全切，但对于侵入蝶窦的那部分瘤体，可选用经鼻入路切除，以此作为联合手术或分期手术的一部分[52-53]。经鼻入路的另一主要缺陷是脑脊液漏，即使应用了鼻中隔黏膜瓣，其发生率仍较高。

综合以上种种原因，我们通常使用经颅入路处理岩斜脑膜瘤，以保证最大切除的同时神经功能缺损最少。经鼻入路仍为非主流入路。

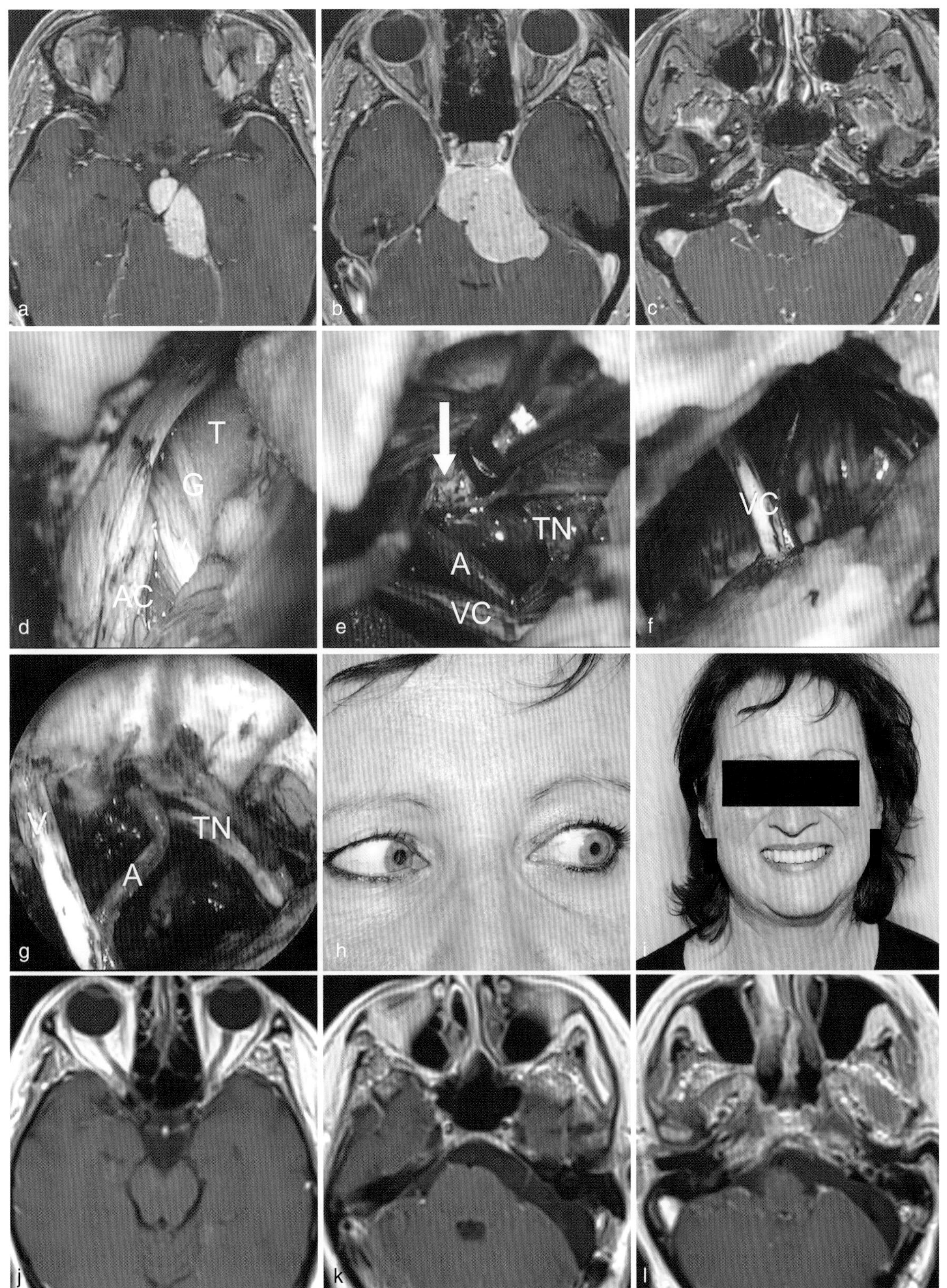

图 24.6　内镜辅助显微镜下经乙状窦后入路切除 1 例岩斜脑膜瘤。a~c.T1 增强图像显示 1 例向幕上延伸的巨大岩斜脑膜瘤。d. 显露位于舌咽神经（G）、迷走神经（V）和副神经（AC）前方的肿瘤。e. 减瘤后切开天幕到达肿瘤的幕上部分，并显露前庭蜗神经（VC）、三叉神经（TN）和小脑前下动脉（A）。f. 显微镜下显示肿瘤切除后所见和前庭蜗神经（VC）。g. 肿瘤切除后用内镜探查，确认肿瘤全切，并显露 VC、三叉神经（TN）和小脑前下动脉（A）。h. 术后 3 个月，患者术后曾出现的部分性左侧展神经麻痹已完全缓解。i. 术后 3 个月面神经功能正常。j~l.10 年后的 T1 增强图像显示肿瘤无残余或复发

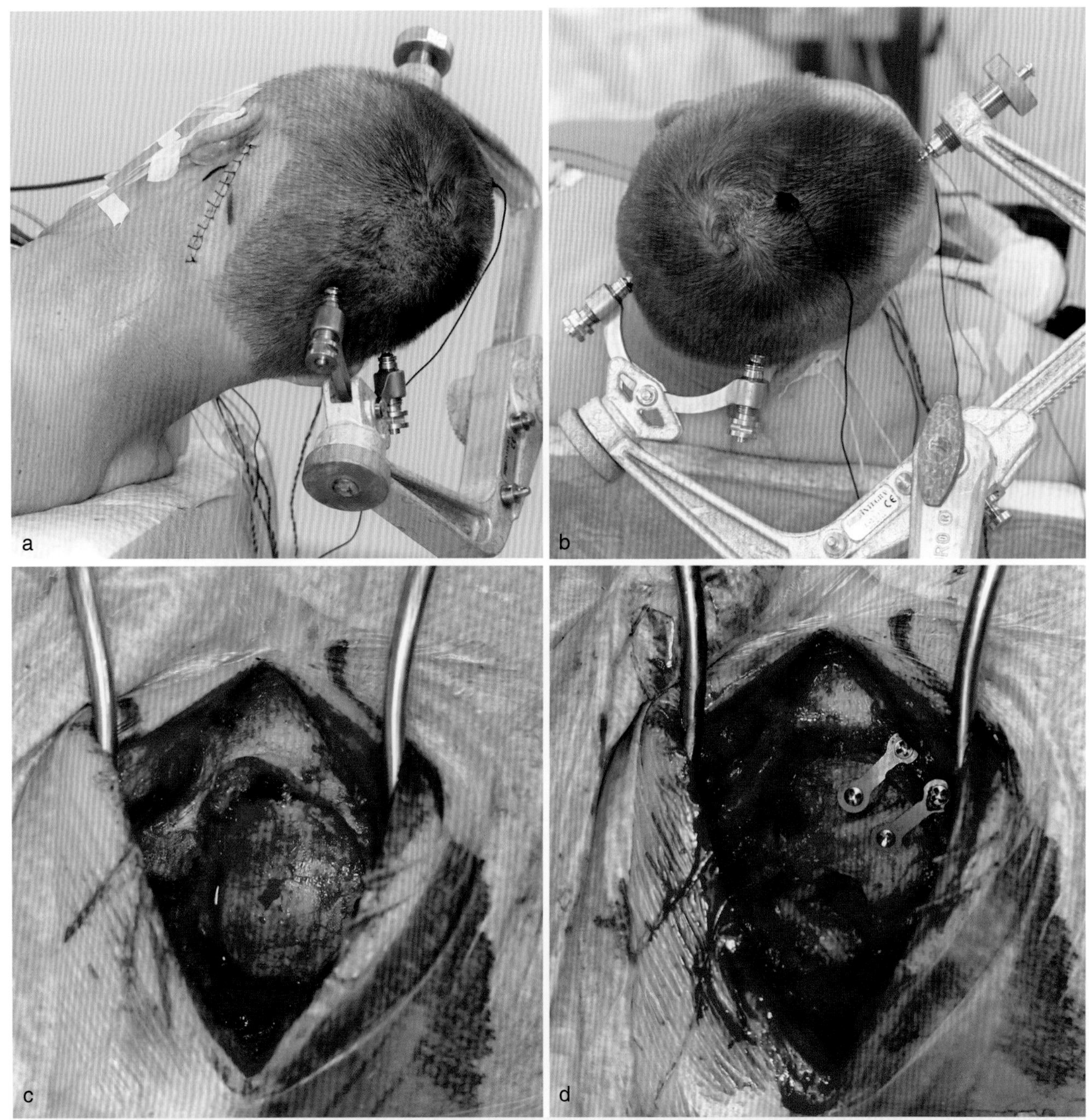

图 24.7　乙状窦后入路切除后颅窝脑膜瘤。a,b. 患者头部向对侧旋转 60°，并轻微抬起以利于小脑受重力下垂。c. 开颅完全位于乙状窦后方。d. 连接片固定骨瓣

24.6　枕骨大孔脑膜瘤

枕骨大孔脑膜瘤可严重压迫脑干或脊髓。它们通常从前方起自中线处。因此，远外侧入路可提供最佳显露。对于那些中线旁起源而向外推挤脊髓的肿瘤，枕下后正中扁桃体下入路足以实现肿瘤全切[54-55]。

对于大多数枕骨大孔脑膜瘤，我们采用远外侧入路。枕下髁后开颅，磨除枕骨大孔外侧缘直至枕髁。根据我们的经验，从不需要磨除枕髁，因此从来不会影响颅颈关节稳定性而需融合。大多数有症状的肿瘤已将脑干推挤向后方，形成的宽敞手术通道足以安全切除肿瘤，因此无需广泛磨除枕髁[54]。最前方的肿瘤部分有时难以在显微镜下直视，可借助 30° 内镜进行显露（图 24.9）。

经鼻切除枕骨大孔脑膜瘤具有技术上的可行

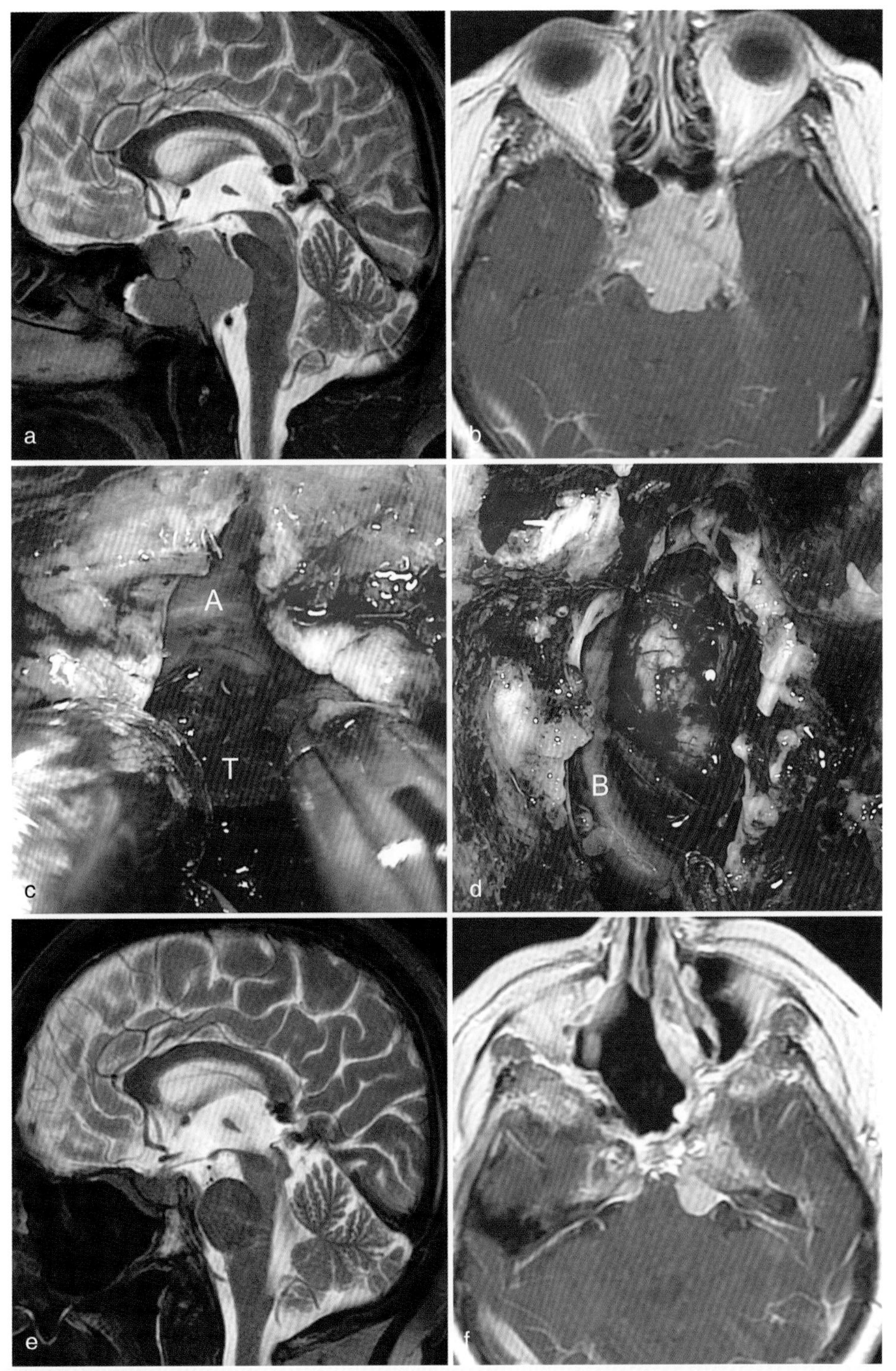

图 24.8　内镜下经鼻切除 1 例岩斜脑膜瘤。矢状位 T2 图像（a）和轴位 T1 增强图像（b）可见该岩斜脑膜瘤侵入蝶窦和海绵窦，并压迫脑干。c. 经斜坡入路沿蛛网膜界面（A）切除肿瘤（T）。d. 切除肿瘤后，已减压的脑干和基底动脉（B）的内镜下观。术后 2 年的 MRI 矢状位 T2 图像（e）和轴位 T1 增强图像（f）显示中线部位的脑干减压良好，但外侧有肿瘤残余

性 [56-57]，但往往需要磨除寰椎前弓和枢椎齿状突才可全切肿瘤。这会导致关节不稳，需行二次融合手术 [56-59]。只有那些位于斜坡后方的小型肿瘤可经此入路切除而不影响稳定性。因此，对于大部分枕骨大孔脑膜瘤，远外侧入路显然优于经鼻入路。而对于枕骨大孔外侧型脑膜瘤，简易快捷

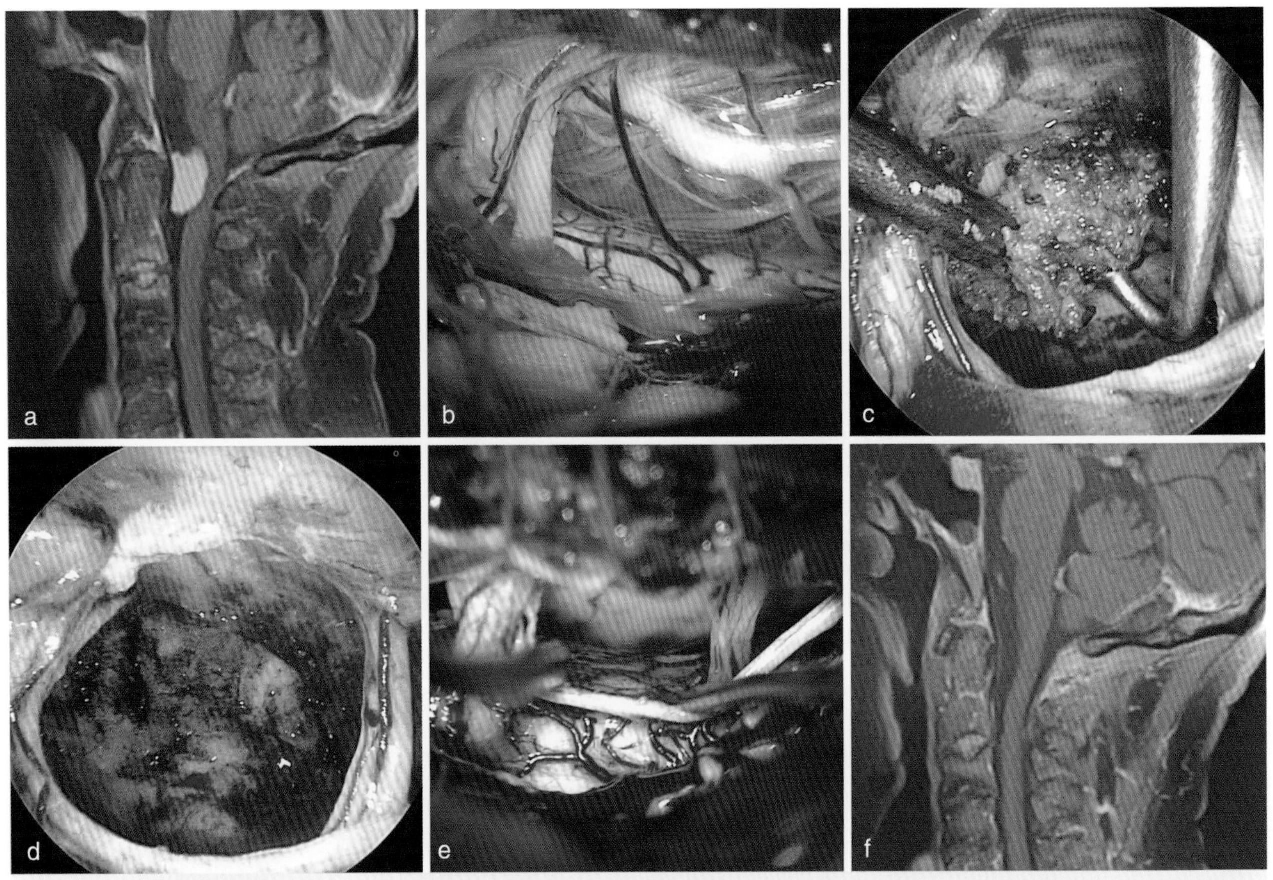

图 24.9 内镜辅助下经远外侧入路显微切除 1 例枕骨大孔脑膜瘤。a. 矢状位 T1 增强图像显示此例枕骨大孔脑膜瘤压迫脑干。b. 经远外侧入路暴露该肿瘤。c. 由于肿瘤的腹侧部分无法在显微镜下直视，故在 30° 内镜下用成角器械切除此部分肿瘤。d. 肿瘤切除后，30° 内镜探查以确认肿瘤全切。e. 椎管腹侧部在显微镜下是术野盲区。f. 术后 1 年的 MR 矢状位 T1 增强图像显示肿瘤全切无复发

的枕下后正中扁桃体下入路更是首选[55]。经鼻入路完全不适用于此类病变。

24.7 最佳入路选择中的争议

已有数项提倡经鼻入路切除颅底脑膜瘤的研究发表[25,60–62]。然而，对于肿瘤巨大或神经血管受包裹的病例，经颅入路更为安全有效。经颅开放手术对前颅底脑膜瘤的全切率更高，且术后脑脊液漏的发生率更低，这仍是目前文献支持的结论[20]。不仅如此，经鼻入路切除大型颅底肿瘤会对鼻腔和鼻窦造成较大创伤。术后因鼻腔痂皮形成和脱落，需进行数周的特殊鼻科护理，因此恢复期延长。

在我们的机构接受经颅入路治疗的患者，在术后第 5 天即可出院（基于德国医保政策），无须特殊照料。经鼻入路因无外露的瘢痕，常被认为美容效果更佳，但这与眉弓切口相比并无明显优势，就算是标准额外侧入路，其切口位于发际线后方，也并不太影响美观。通过仔细的软组织处理步骤，尤其避免对颞肌进行电凝和过度牵拉，可获得很好的美容效果。运用内镜有助于在经颅入路中探查手术盲区，从而避免对脑组织或神经血管结构的不必要牵拉。基于经验，我们对何时该采用哪种入路进行了推荐，见表 24.1。

24.8 结 论

对于诸如脊索瘤、软骨肉瘤、颅咽管瘤等多种颅底肿瘤，经鼻入路是我们的首选；但对于大

表 24.1　基于肿瘤部位的入路选择

肿瘤部位	经颅入路	经鼻入路
嗅沟	嗅觉尚存 肿瘤任意大小	嗅觉丧失 肿瘤广泛侵犯鼻内
蝶骨平台	肿瘤任意大小	无指征
鞍结节	肿瘤任意大小	小型视交叉下肿瘤
岩斜区	肿瘤任意大小	仅小型斜坡中线处肿瘤 肿瘤侵入蝶窦 以脑干减压为目的的老年患者
枕骨大孔	肿瘤任意大小	无指征

多数脑膜瘤，经颅入路仍是更好的选择。只有较小的中线部位肿瘤可通过经鼻入路安全地全切。尤其在处理包绕重要神经血管、呈纤维状的脑膜瘤时，建议采取经颅入路。对于小型的视交叉下鞍结节脑膜瘤，以及嗅觉已丧失而鼻腔内广泛累及的小型嗅沟脑膜瘤，我们采用经鼻入路。另外，经鼻经斜坡入路适用于位于中线的小型斜坡脑膜瘤，可避免对脑神经的操作。但对于大多数颅底脑膜瘤，需采用经颅入路，以实现安全的肿瘤全切和良好的神经功能。

（唐寅达　译，汤文龙　校）

参考文献

[1] Mortazavi MM, Brito da Silva H, Ferreira M, Jr, et al. Planum sphenoidale and tuberculum sellae meningiomas: operative nuances of a modern surgical technique with outcome and proposal of a new classification system. World Neurosurg. 2016: 86:270–286

[2] Cushing H, Eisenhardt L. Meningiomas. Am J Med Sci. 1938:196:741–742

[3] Cushing HL, Eisenhardt L. Meningiomas: Their Classification, Regional Behavior, Life History and Surgical End Results. Springfield, IL: Charles C. Thomas: 1938

[4] Kaye AH. Essential Neurosurgery. Hoboken: Wiley-Blackwell: 2005

[5] Kitano M, Taneda M, Nakao Y. Postoperative improvement in visual function in patients with tuberculum sellae meningiomas: results of the extended transsphenoidal and transcranial approaches. J Neurosurg. 2007: 107(2):337–346

[6] Terasaka S, Asaoka K, Kobayashi H, et al. Anterior interhemispheric approach for tuberculum sellae meningioma. Neurosurgery. 2011: 68(1)Suppl Operative:84–88, discussion 88–89

[7] Nanda A, Ambekar S, Javalkar V, et al. Technical nuances in the management of tuberculum sellae and diaphragma sellae meningiomas. Neurosurg Focus. 2013: 35(6):E7

[8] Sekhar LN, Juric-Sekhar G, Brito da Silva H, et al. Skull base meningiomas: aggressive resection. Neurosurgery. 2015: 62 Suppl 1:30–49

[9] Weinstein MC, Torrance G, McGuire A. QALYs: the basics. Value Health. 2009:12 Suppl 1:S5–S9

[10] de Divitiis E, Esposito F, Cappabianca P, et al. Tuberculum sellae meningiomas: high route or low route? A series of 51 consecutive cases. Neurosurgery. 2008: 62(3):556–563, discussion 556–563

[11] Lucas JW, Zada G. Endoscopic endonasal and keyhole surgery for the management of skull base meningiomas. Neurosurg Clin N Am. 2016: 27(2):207–214

[12] Schwartz TH. An eyebrow for an eyebrow and a nose for a nose. World Neurosurg. 2014: 82(1–2):e97–e99

[13] Cappabianca P, Cavallo LM, Esposito F, et al.Extended endoscopic endonasal approach to the midline skull base: the evolving role of transsphenoidal surgery. Adv Tech Stand Neurosurg. 2008:33:151–199

[14] Kulwin C, Schwartz TH, Cohen-Gadol AA. Endoscopic extended transsphenoidal resection of tuberculum sellae meningiomas: nuances of neurosurgical technique. Neurosurg Focus. 2013: 35(6):E6

[15] Ebner FH, Roser F, Roder C, et al. Rigid, variable-view endoscope in neurosurgery: first intraoperative experience. Surg Innov. 2015:22(4):390–393

[16] Liu CY, Wang MY, Apuzzo MLJ. The evolution and future of minimalism in neurological surgery. Childs Nerv Syst. 2004: 20(11–12):783–789

[17] Miyagi A, Maeda K, Sugawara T. [Usefulness of neuroendoscopy and a neuronavigator for removal of clival chordoma]. No Shinkei Geka. 1998: 26(2):169–175

[18] Cappabianca P, Cavallo LM, Esposito I, et al. Current Status and Future Developments of Neuroendoscopic Management of Pituitary Tumours and Craniopharyngiomas. Neuroendoscopy, 2013:57–64

[19] Schroeder HWS, Nehlsen M. Value of high-definition imaging in neuroendoscopy.Neurosurg Rev. 2009: 32(3):303–308, discussion 308

[20] Komotar RJ, Starke RM, Raper DMS, et al. Endoscopic endonasal versus open transcranial resection of anterior midline skull base meningiomas.World Neurosurg. 2012: 77(5–6):713–724

[21] Schroeder HW. Supraorbital approach//Cappabianca P, Cavallo LM, de Divitiis O, et al. Midline Skull Base Surgery. Heidelberg: Springer,2015:253–268

[22] Banu MA, Mehta A, Ottenhausen M, et al. Endoscope-assisted endonasal versus supraorbital keyhole resection of olfactory groove meningiomas: comparison and combination of 2 minimally invasive approaches. J Neurosurg. 2016:124(3):605–620

[23] Komotar RJ, Starke RM, Raper DMS, et al. Endoscopic

skull base surgery: a comprehensive comparison with open transcranial approaches. Br J Neurosurg. 2012: 26(5):637–648

[24] Koutourousiou M, Fernandez-Miranda JC, Wang EW, et al. Endoscopic endonasal surgery for olfactory groove meningiomas: outcomes and limitations in 50 patients. Neurosurg Focus. 2014: 37(4):E8

[25] Youssef AS, Sampath R, Freeman JL, et al. Unilateral endonasal transcribriform approach with septal transposition for olfactory groove meningioma: can olfaction be preserved? Acta Neurochir (Wien).2016: 158(10):1965–1972

[26] Schroeder HWS. Indications and limitations of the endoscopic endonasal approach for anterior cranial base meningiomas. World Neurosurg. 2014: 82(6) Suppl:S81–S85

[27] Liu JK, Christiano LD, Patel SK, et al. Surgical nuances for removal of olfactory groove meningiomas using the endoscopic endonasal transcribriform approach. Neurosurg Focus. 2011: 30(5):E3

[28] Gardner PA, Kassam AB, Thomas A, et al. Endoscopic endonasal resection of anterior cranial base meningiomas. Neurosurgery. 2008: 63(1):36–52, discussion 52–54

[29] Webb-Myers R, Wormald PJ, Brophy B. An endoscopic endonasal technique for resection of olfactory groove meningioma. J Clin Neurosci. 2008: 15(4):451–455

[30] Otto B, Mafaldo R, de Lara D, et al. Endoscopic endonasal resection of a groove meningioma with olfactory preservation.J Neurol Surg B Skull Base. 2012: 73(S01). DOI: 10.1055/s-0032–1312212

[31] Lee KH, Yang CW. Endoscopic endonasal skull base repair with nasoseptal flap. Korean J Otorhinolaryngol Head Neck Surg. 2015: 58(1):7–11

[32] Veyrat M, Verillaud B, Herman P, et al. How I do it. The pedicled temporoparietal fascia flap for skull base reconstruction after endonasal endoscopic approaches. Acta Neurochir (Wien). 2016: 158(12):2291–2294

[33] Pinheiro-Neto C, Prevedello DM, Carrau RL, et al. Optimizing the nasoseptal flap for skull base reconstruction. Skull Base Surg. 2007: 17(S2):A137

[34] Costantino P, Hiltzik D. The temporoparietal fascial flap for endoscopic cranial base reconstruction: technique, indications, and case series. Skull Base. 2009:19:A073

[35] Hu F, Gu Y, Zhang X, et al. Combined use of a gasket seal closure and a vascularized pedicle nasoseptal flap multilayered reconstruction technique for high-flow cerebrospinal fluid leaks after endonasal endoscopic skull base surgery.World Neurosurg. 2015: 83(2):181–187

[36] Wessell A, Singh A, Litvack Z. One-piece modified gasket seal technique. J Neurol Surg B Skull Base. 2013: 74(5):305–310

[37] Prevedello DM, Ditzel Filho LFS, Fernandez-Miranda JC, et al. Magnetic resonance imaging fluid-attenuated inversion recovery sequence signal reduction after endoscopic endonasal transcribiform total resection of olfactory groove meningiomas. Surg Neurol Int. 2015: 6:158

[38] Ito Z. The microsurgical anterior interhemispheric approach suitably applied to ruptured aneurysms of the anterior communicating artery in the acute stage. Acta Neurochir (Wien). 1982: 63(1–4):85–99

[39] Marx S, Clemens S, Schroeder HWS. The value of endoscope assistance during transcranial surgery for tuberculum sellae meningiomas. J Neurosurg. 2018: 128(1):32:39

[40] Zada G, Kelly DF, Cohan P, et al. Endonasal transsphenoidal approach for pituitary adenomas and other sellar lesions: an assessment of efficacy, safety, and patient impressions. J Neurosurg. 2003: 98(2):350–358

[41] El Refaee EA, Baldauf J, Balau V, et al. Is it safe to sacrifice the superior hypophyseal artery in aneurysm clipping? A report of two cases. J Neurol Surg A Cent Eur Neurosurg. 2013: 74 Suppl 1:e255–e260

[42] Attia M, Kandasamy J, Jakimovski D, et al. The importance and timing of optic canal exploration and decompression during endoscopic endonasal resection of tuberculum sella and planum sphenoidale meningiomas. Neurosurgery. 2012: 71(1) Suppl Operative:58–67

[43] Little AS, Jittapiromsak P, Crawford NR, et al. Quantitative analysis of exposure of staged orbitozygomatic and retrosigmoid craniotomies for lesions of the clivus with supratentorial extension. Neurosurgery. 2008: 62(5) Suppl 2:ONS318–ONS323, discussion ONS323–ONS324

[44] Xu F, Karampelas I, Megerian CA, et al. Petroclival meningiomas: an update on surgical approaches, decision making, and treatment results. Neurosurg Focus. 2013: 35(6):E11

[45] Samii M, Tatagiba M, Carvalho GA. Resection of large petroclival meningiomas by the simple retrosigmoid route. J Clin Neurosci. 1999: 6(1):27–30

[46] Carvalho G, Tatagiba M, Samii M. Surgical management of petroclival meningiomas via a simple suboccipital retrosigmoid approach. Clin Neurol Neurosurg.1997: 99:S237

[47] Kawase T, Shiobara R, Toya S. Anterior transpetrosal-transtentorial approach for sphenopetroclival meningiomas: surgical method and results in 10 patients. Neurosurgery. 1991: 28(6):869–875, –discussion 875–876

[48] Schroeder HWS, Hickmann A-K, Baldauf J. Endoscope-assisted microsurgical resection of skull base meningiomas. Neurosurg Rev. 2011: 34(4):441–455

[49] de Notaris M, Cavallo LM, Prats-Galino A, et al. Endoscopic endonasal transclival approach and retrosigmoid approach to the clival and petroclival regions. Neurosurgery. 2009: 65(6) Suppl:42–50, discussion 50–52

[50] Kassam A, Snyderman CH, Mintz A, et al. Expanded endonasal approach: the rostrocaudal axis. Part I. Crista galli to the sella turcica. Neurosurg Focus. 2005: 19(1):E3

[51] Gunaldi O, Kina H, Tanriverdi O, et al. Endoscopic endonasal transclival resection of the upper clival meningioma. Turk Neurosurg. 2018:28(3):505–509

[52] Jagannathan J, Laws J, Janr J. Advantages of the Endosocpe and Transition from Microscope to endoscope for endonasal approaches. In Kassam AB, Gardner PA. Endoscopic Approaches to the Skull Base. Basel: Karger Medical and Scientific Publishers. 2012:7-20

[53] Koutourousiou M, Fernandez-Miranda JC, Vaz-Guimaraes Filho F, et al. Outcomes of endonasal and lateral approaches to petroclival meningiomas. World Neurosurg. 2017: 99:500–517
[54] Flores BC, Boudreaux BP, Klinger DR, et al. The far-lateral approach for foramen magnum meningiomas. Neurosurg Focus. 2013: 35(6):E12
[55] Dobrowolski S, Ebner F, Lepski G, et al. Foramen magnum meningioma:the midline suboccipital subtonsillar approach. Clin Neurol Neurosurg. 2016:145:28–34
[56] Wang W-H, Abhinav K, Wang E, et al. Endoscopic endonasal transclival transcondylar approach for foramen magnum meningiomas: surgical anatomy and technical note. Oper Neurosurg (Hagerstown). 2016: 12(2):153–162
[57] Khattar N, Koutourousiou M, Fernandez-Miranda J, et al. Endoscopic endonasal and transcranial surgery for microsurgical resection of ventral foramen magnum meningiomas. J Neurol Surg B Skull Base. 2015: 76:A053
[58] Beer-Furlan A, Vellutini EAS, Balsalobre L, et al. Endoscopic endonasal approach to ventral posterior fossa meningiomas:from case selection to surgical management. Neurosurg Clin N Am. 2015:26(3):413–426
[59] Fujii T, Platt A, Zada G. Endoscopic endonasal approaches to the craniovertebral junction: a systematic review of the literature. J Neurol Surg B Skull Base.2015: 76(6):480–488
[60] de Divitiis E, Cavallo LM, Cappabianca P, et al. Extended endoscopic endonasal transsphenoidal approach for the removal of suprasellar tumors: part 2. Neurosurgery. 2007:60(1):46–58, discussion 58–59
[61] Fatemi N, Dusick JR, de Paiva Neto MA, et al. Endonasal versus supraorbital keyhole removal of craniopharyngiomas and tuberculum sellae meningiomas. Neurosurgery. 2009: 64(5) Suppl 2:269–284, discussion 284–286
[62] Nakamura M, Roser F, Struck M, et al. Tuberculum sellae meningiomas: clinical outcome considering different surgical approaches.Neurosurgery. 2006: 59(5):1019–1028, discussion 1028–1029

第 V 部分

经鼻内镜下经蝶骨平台 / 鞍结节入路

V

第 25 章 经鼻内镜下经蝶骨平台 / 鞍结节入路的手术解剖（分步介绍）与技术要点

Stefan Lieber, Wei-Hsin Wang, Maximiliano Nuñez, Salomon C. Cohen, Juan C. Fernandez-Miranda

摘　要

经鼻内镜下经蝶骨平台 / 鞍结节入路是标准经鼻蝶手术入路的扩展，通过该手术径路可以到达视交叉下 / 漏斗前间隙、视交叉上间隙、漏斗后间隙 / 大脑脚间间隙以及第三脑室。本章将逐步讲述经蝶骨平台 / 鞍结节入路相关的外科解剖知识，包括对蝶窦内的隐窝和突起及相应的硬脑膜和硬脑膜内解剖结构的描述。提出了重要的手术理念和步骤，例如颈内动脉远环、床突旁和床突上段颈内动脉的暴露，中床突和视神经 – 颈内动脉内侧隐窝、颈内动脉床突环或颈内动脉床突韧带的差异，以及镰状韧带在孔前段视神经减压过程中的作用。

关键词

经鼻内镜入路，经蝶骨平台 / 鞍结节入路，鞍结节，蝶骨平台

内容要点

· 经鼻内镜下经蝶骨平台 / 鞍结节手术路径可以到达视交叉下 / 漏斗前间隙、视交叉上间隙、漏斗后间隙 / 大脑脚间间隙以及第三脑室。

· 鼻腔部分主要包括对鼻腔后部解剖结构的识别、蝶窦的开放、鼻中隔后部的切除、后组筛窦的切除等，当存在 Onodi 气房时，也包括 Onodi 气房的开放。

· 蝶窦部分的内容包括对蝶窦气化程度和蝶窦间隔分布情况的判断，对蝶窦腔内相对恒定的解剖标志的识别，如视神经 – 颈内动脉内侧、外侧隐窝，ICA，视神经，上颌神经和蝶鞍突起。

· 进一步去除骨质后暴露硬脑膜：①鞍上区；②蝶骨平台和蝶骨缘；③视交叉沟；④鞍结节隐窝；⑤海绵窦前壁；⑥切除鞍结节外侧嵴和中床突，暴露硬脑膜远环，分离床突旁和床突上段 ICA；⑦进行视神经管减压时，应先去除视神经管的内下壁，随后去除顶壁。

· 为了更好地暴露孔前段视神经，需要切开上海绵间窦硬脑膜并分离至镰状韧带。

· 经鼻内镜下经蝶骨平台 / 经鞍结节入路可以到达由视觉通路和垂体柄两条交叉假想线分隔形成的 4 个硬脑膜内间隙。

25.1 引　言

经鼻内镜下经蝶骨平台 / 鞍结节入路是标准经鼻蝶入路的扩展，通过该手术径路可以到达视交叉下 / 漏斗前间隙、视交叉上间隙、漏斗后间隙 / 大脑脚间间隙以及第三脑室[1-4]。鼻内镜下可以早期阻断肿瘤血供，去除视神经周围骨质和硬脑膜，从而减小肿瘤切除过程中的张力和切应力，降低视力损伤的风险，另外可以从多个角度对病灶进行切除，同时更好地观察视交叉下表面的微血管结构。因此，该入路常用于切除起自垂体柄的病灶（如颅咽管瘤和鞍上 Rathke 囊肿）或者压迫视觉器官造成视野缺损的病灶（如鞍结节脑膜瘤和侵袭蛛网膜下腔的大垂体腺瘤）[5-9]。

本章将逐步讲解经鼻内镜下经蝶骨平台 / 经鞍结节入路相关的外科解剖知识，包括对蝶窦内的隐窝和突起及相应的硬脑膜和硬脑膜内解剖结构的描述。图解重要的手术理念和步骤，例如颈内动脉远环、床突旁段和床突上段颈内动脉（ICA）的暴露，中床突和视神经 – 颈内动脉内侧隐窝、

颈内动脉床突环和颈内动脉床突韧带的差异，以及镰状韧带在孔前段视神经减压过程中的作用。

因为本章节只涉及解剖学知识，关于鼻内镜手术所需的设备和器械、适应证和禁忌证，以及术前准备将会在本书的其他章节讲述。

25.2 鼻腔阶段

经蝶骨平台 / 经鞍结节入路和标准经鼻蝶入路的第一步均是对鼻腔后部结构的观察和识别：鼻后孔、上鼻甲、中鼻甲、下鼻甲、蝶嘴和骨性鼻中隔。开始手术后首先准备以蝶腭孔的蝶腭动脉为蒂部的鼻中隔黏膜瓣，放置在鼻咽部[10]。上鼻甲位于蝶筛隐窝，通常在鼻后孔拱门上方 1.5~2.0cm 处，可用于定位蝶窦开口。上鼻甲和蝶窦自然口几乎连于一体，但其形态是不同的。

蝶窦扩大开放术是通过逐渐扩大蝶窦口使双侧连为一体。再完全切除双侧后组筛窦，去除上鼻甲或最上鼻甲来进一步扩大术野。约 25% 的病例会出现蝶筛气房，又称为 Onodi 气房。这一解剖变异结构被称为位于蝶窦外上方的最后筛房，导致与视神经关系更为密切的是 Onodi 气房的而不是蝶窦。当进行骨性视神经管减压时，为避免损伤视神经，则需要明确其空间解剖关系并且充分开放 Onodi 气房。在去除所有的筛窦间隔并磨平蝶骨平台和眶纸板时。注意避免损害眶壁的完整性或者撕脱筛后动脉，否则会引起严重的眶内出血（图 25.1）。

25.3 蝶窦阶段

蝶窦的形态对所有的鼻内镜手术入路都比较重要。胚胎期蝶窦起自鼻软骨囊泡，通过骨化和重吸收逐渐气化形成蝶窦，青春期时发育成熟。在矢状位上，根据气化程度的不同将蝶窦分为甲介型、鞍前型、蝶鞍型、鞍后型（图 25.2）。

蝶窦腔内通常会出现一个或多个的骨性间隔；这些形态多变的骨性间隔通常不会位于中线上[11]。约 80% 的病例中，蝶窦腔内的骨性间隔嵌入到蝶窦后壁的颈内动脉突上，所以在去除蝶窦间隔时要避免撕裂 ICA。同样在处理视神经突周围的骨性间隔时也要避免损伤视神经。

25.3.1 蝶窦腔内的隐窝和突起及其相对应的硬脑膜和硬脑膜内结构

对于气化较好的蝶窦，可以将窦腔内的隐窝和突起作为可靠稳定的解剖标志[12]。在所有鼻内镜经蝶骨平台 / 鞍结节入路中，对相关解剖标志的正确辨别及了解其相对应的硬脑膜和硬脑膜内结构是非常重要的（图 25.3）。

打开蝶窦可以首先定位的标志是蝶鞍突起，其位于蝶窦后壁的中央区域，与颅内的垂体窝相对。呈卵圆形突起，两侧被颈内动脉（前膝，由海绵窦段和床突旁段 ICA 组成）突起包裹，上方是鞍结节隐窝，下方是斜坡隐窝。

视神经隆突呈菱形，位于颈内动脉隆突的外上方，其内侧缘较外侧缘短[12]。视神经管的顶壁由蝶骨小翼的前根组成，前根向内侧延续为蝶骨平台，外侧与前床突基底部相连；底壁由视柱组成。

视神经 – 颈内动脉外侧隐窝分隔视神经和颈内动脉突。该隐窝呈三角形与视柱的基底部相对应；其内侧投影与蝶鞍旁的床突旁段 ICA 相对[12]。

鞍结节隐窝在前上方的蝶骨平台和下方的蝶鞍突起之间的窦壁上形成一个水平压迹。在颅内与鞍结节和视交叉沟相对。鞍膈在鞍结节隐窝水平位于上海绵间窦的后方[12]。在经平台 / 经结节入路中，鞍结节隐窝形成了中线上最深的水平压迹，向外侧延伸为颈内动脉视神经突时该压迹逐渐变浅。

视神经 – 颈内动脉内侧隐窝位于视神经和颈内动脉突的内侧，是鞍结节隐窝向外侧的延续，也是颈内动脉远环和进入硬脑膜内间隙的一个标志[12-13]。从颅内看，视交叉沟是位于两侧视神经管之间的浅沟，前上方为蝶骨平台，后下方至鞍结节水平。视神经 – 颈内动脉内侧隐窝与颅内的鞍结节嵴外侧相对应。

中床突是起自蝶骨体部的骨性突起，位于蝶鞍的前外侧缘。它标志着海绵窦段颈内动脉向床突旁段 ICA 的移行，同时也代表了海绵窦的顶壁。

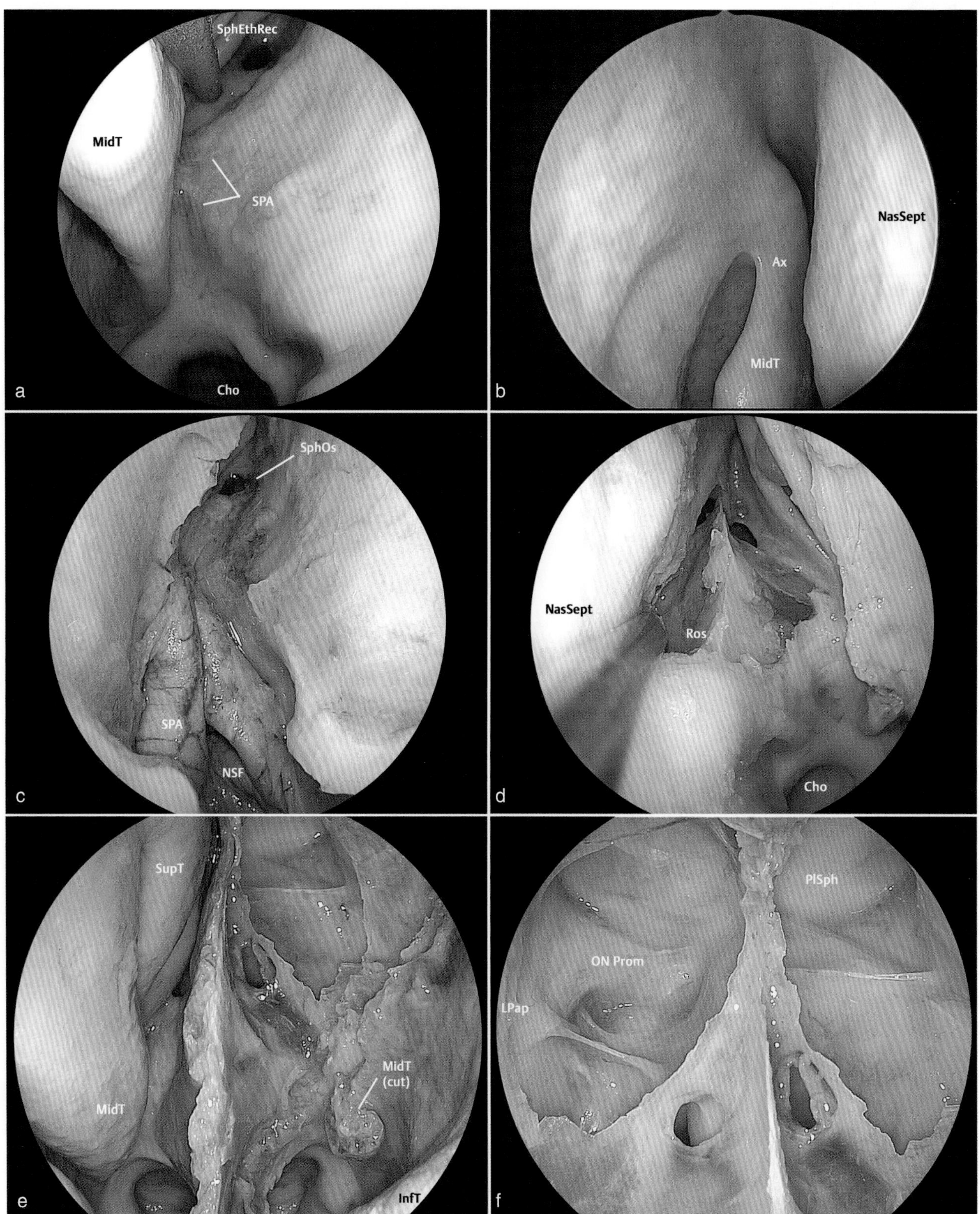

图 25.1 鼻腔。a，b. 辨识右侧鼻腔后部结构。c. 切取鼻中隔黏膜瓣并放置在鼻咽部。d~f. 完成鼻中隔切除术后，切除左侧中鼻甲和后组筛房，进一步暴露蝶骨平台。Cho：后鼻孔；MidT：中鼻甲；SphEthRec：蝶筛隐窝；SPA：蝶腭动脉；NasSept：鼻中隔；Ax：中鼻甲腋；SphOs：蝶窦开口；NSF：鼻中隔黏膜瓣；Ros：蝶嘴；SupT：上鼻甲；InfT：下鼻甲；PlSph：蝶骨平台；ON Prom：视神经管隆突；LPap：眶纸板

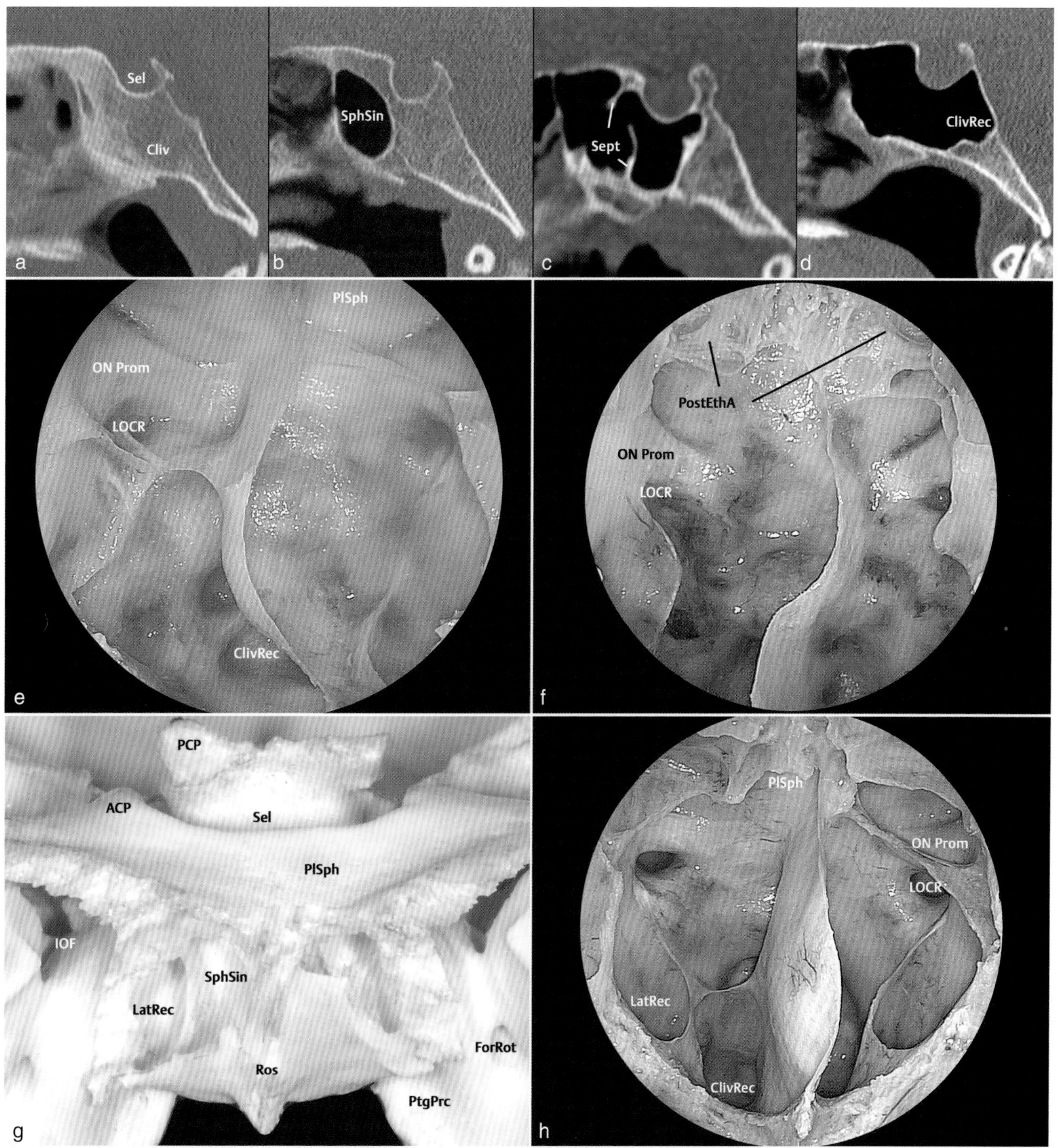

图 25.2　蝶窦。甲介型（a）、鞍前型（b）、蝶鞍型（c）和鞍后型（d）蝶窦。e，f，h.3 个标本中的不同的蝶窦间隔形态及其附着位置。g. 颅骨标本上显示蝶窦、蝶骨平台、蝶鞍和眶部骨质的空间比邻关系。Sel：蝶鞍；Cliv：斜坡；SphSin：蝶窦；Sept：蝶窦间隔；ClivRec：斜坡隐窝；PlSph：蝶骨平台；ON Prom：视神经管隆突；LOCR：视神经 – 颈内动脉隐窝；PostEthA：筛后动脉；IOF：眶下裂；ACP：前床突；PCP：后床突；LatRec：蝶窦外侧隐窝；Ros：蝶嘴；PtgPrc：蝶骨翼突；ForRot：圆孔

但我们要注意区分中床突和视神经 – 颈内动脉内侧隐窝。当遇到颈内动脉床突环时，即前床突和中床突在 ICA 周围融合成一骨环，应该在术前的影像资料上明确这一结构，颈内动脉床突环的存在不仅增加了鼻内镜手术的难度，也使得开颅切除前床突变得困难 [14]。

斜坡隐窝通常呈直角形，对应着从蝶鞍底壁至鼻后孔顶壁之间的中 1/3 段斜坡，外侧到达双侧的

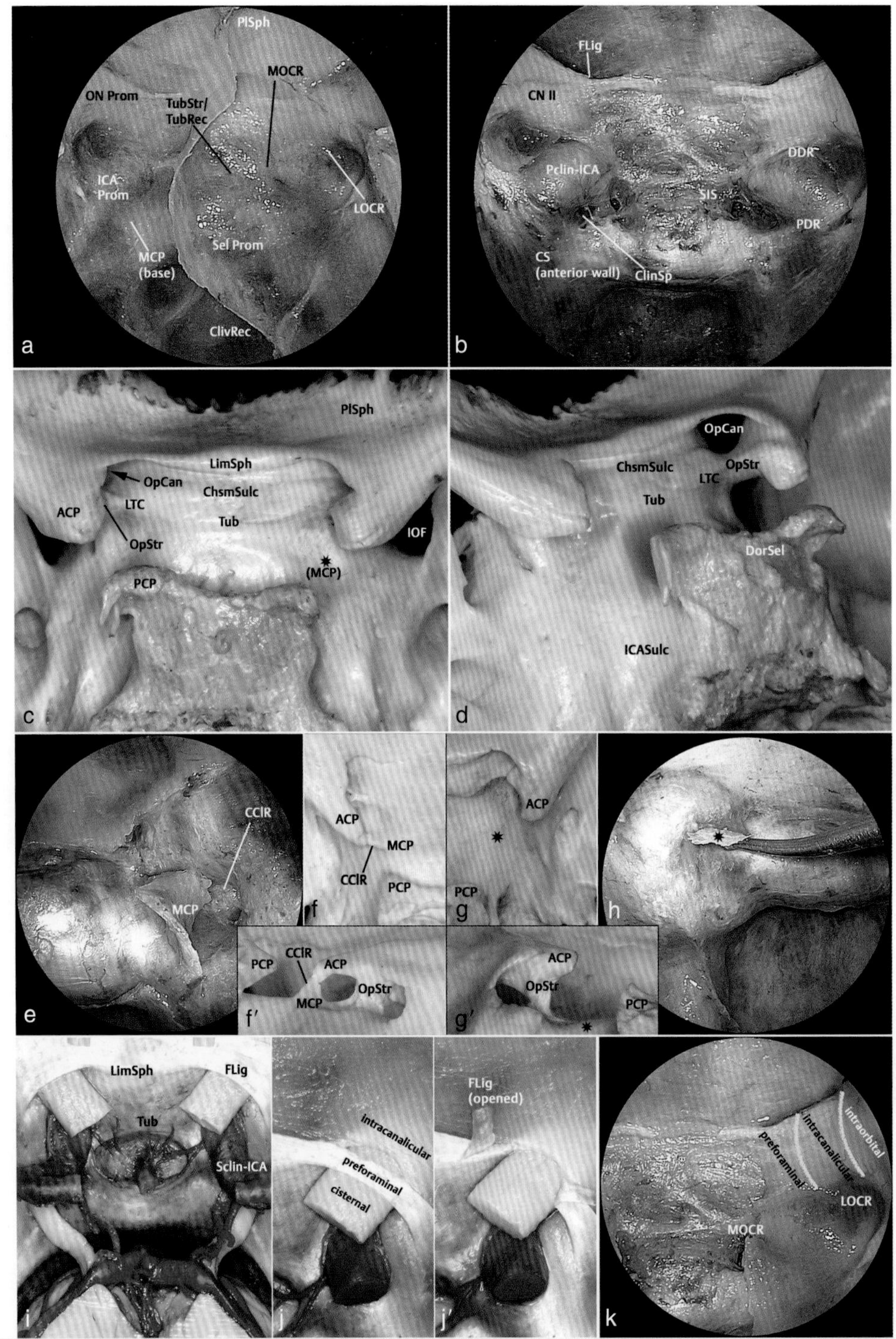

图 25.3 蝶窦内的隐窝和突起及相对应的硬脑膜和硬脑膜内结构。蝶窦内骨性标志（a，b）和相应的硬脑膜结构。c，d. 蝶骨中央区的骨性解剖结构。不同形态的中床突，前床突和中床突融合后形成颈内动脉床突环（e）。f. 图示颈内动脉床突环。g. 图示无中床突和床突间隙。h. 图中无中床突和床突间隙。i~k. 可见视神经脑池段、孔前段、管内段和眶内段，镰状韧带和视神经－颈内动脉外侧隐窝分别标志着其内、外侧界限。ON Prom：视神经管隆突；ICA Prom：鞍旁段颈内动脉突；MCP：中床突；PlSph：蝶骨平台；TubStr/TubRec：鞍结节柱 / 鞍结节隐窝；Sel Prom：蝶鞍突起；ClivRec：斜坡隐窝；MOCR：视神经－颈内动脉内侧隐窝；LOCR：视神经－颈内动脉外侧隐窝；FLig：镰状韧带；CN Ⅱ：视神经；Pclin-ICA：床突旁段颈内动脉；CS：海绵窦；DDR：硬脑膜远环；PDR：硬脑膜近环；SIS：上海绵间窦；LimSph：蝶骨缘；OpCan：视神经管；ACP：前床突；PCP：后床突；LTC：鞍结节外侧嵴；OpStr：视柱；ChsmSulc：视交叉沟；Tub：鞍结节；IOF：眶下裂；DorSel：鞍背；ICASulc：海绵窦段颈内动脉；CCIR：颈内动脉床突环；Sclin-ICA：床突上段颈内动脉；Intracanalicular：管内段；Preforaminal：孔前段；Cisternal：脑池段；Intraorbital：眶内段

斜坡旁段 ICA 和岩斜裂，下外侧以破裂孔为界[15]。

25.3.2　逐步去除骨质并暴露硬脑膜

首先确定蝶窦腔内骨性标志后，从蝶鞍前方上 1/3 处开始去除骨质并暴露硬脑膜。随后去除蝶骨平台后部、蝶骨缘和鞍结节上部骨质。最后仅保留了结节柱的骨质，其位置较为深在且覆盖在上海绵间窦的表面。鞍结节嵴外侧与视神经 - 颈内动脉内侧隐窝相对，有时会根据手术所需的暴露范围而去除双侧的鞍结节嵴。在充分显露床突旁段颈内动脉时，则需要去除海绵窦前壁和中床突的骨质。在进行视神经管减压时，应先去除颈内动脉突外侧（视神经管的内下方）的骨质，然后再充分去除视神经管顶壁骨质（图 25.4）。

25.4　切开硬脑膜

硬脑膜切口的长度和方向也会根据病灶的不同而变化，主要取决于病灶的形态、生长特性、病理性质、安全显露和切除病灶所需的暴露范围，以及外科医生的操作习惯等。在所有病灶切除过程中，连接两侧海绵窦不同位置的上海绵间窦均需被切开（图 25.5）。由于鞍结节和视交叉沟表面的硬脑膜向两侧分别延伸至硬脑膜远环，使得

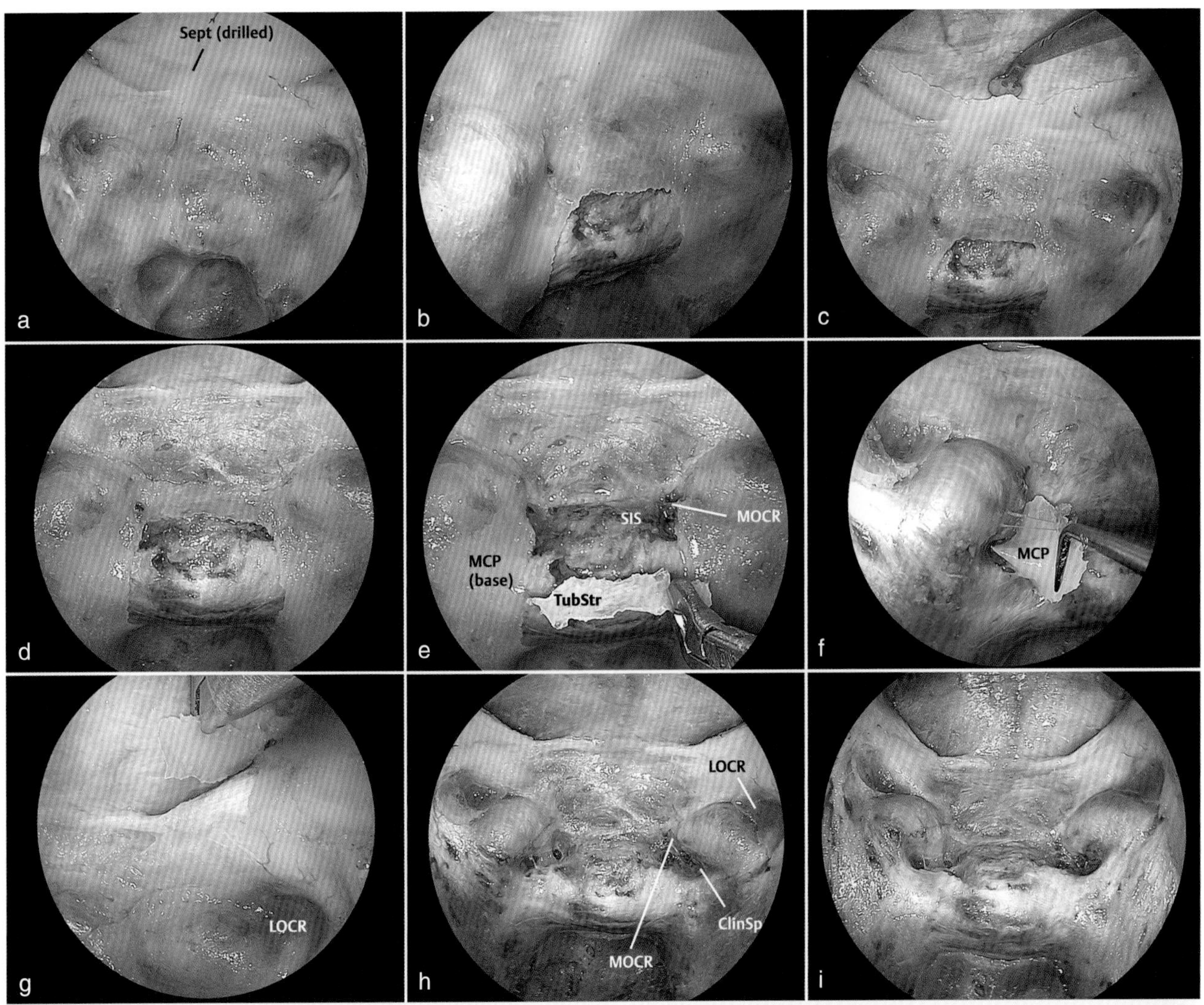

图 25.4　逐步去除骨质暴露硬脑膜。a. 磨除蝶窦间隔。b. 暴露蝶鞍前壁。c. 暴露蝶骨平台后部。d. 暴露视交叉沟和鞍结节表面硬脑膜。e. 去除上海绵间窦表面的鞍结节柱。f. 切除中床突。g. 去除视神经管顶壁。h,i. 45° 镜从下向上观察硬脑膜全貌。Sept：蝶窦间隔；MCP：中床突；TubStr：鞍结节柱；SIS：上海绵间窦；MOCR：视神经 - 颈内动脉内侧隐窝；LOCR：视神经 - 颈内动脉外侧隐窝；ClinSp：床突间隙

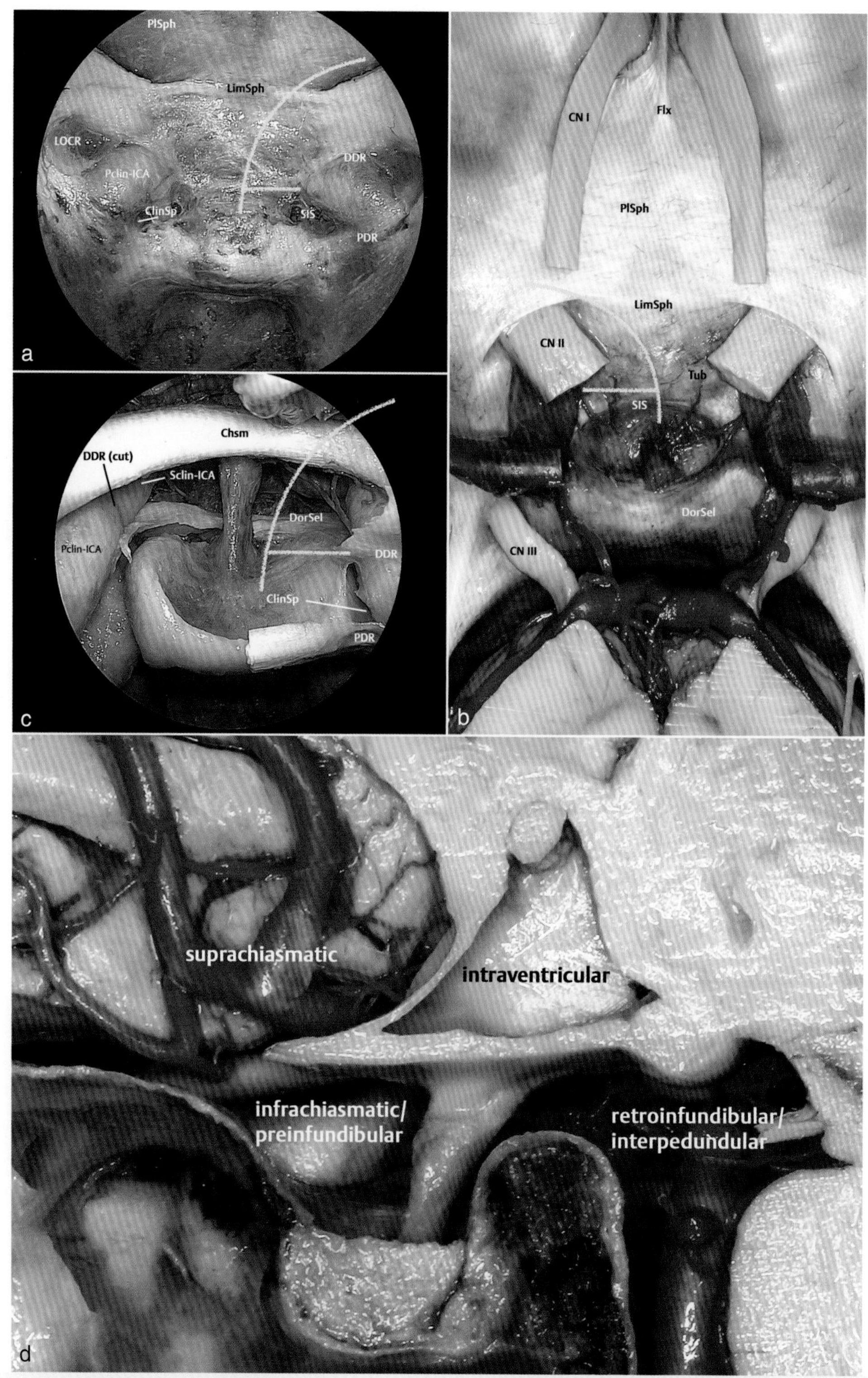

图 25.5 切开硬脑膜后，经鼻内镜下经蝶骨平台 / 鞍结节入路观察不同的硬脑膜内间隙。a~c. 从鞍上区至蝶骨平台区的标准硬脑膜切口，跨过上海绵间窦，视交叉沟硬脑膜和蝶缘 / 镰状韧带，进一步松解视神经。d. 鼻内镜下经平台 / 结节入路中，由视觉通路和垂体柄形成的两条交叉假想线界定了所进入的 4 个硬脑膜内间隙。LOCR：视神经 – 颈内动脉外侧隐窝；Pclin-ICA：床突旁段颈内动脉；PlSph：蝶骨平台；LimSph：蝶骨缘；ClinSp：床突间隙；SIS：上海绵间窦；DDR：远端硬脑膜环；PDR：近端硬脑膜环；CN Ⅰ：嗅神经；CN Ⅱ：视神经；Flx：大脑镰；Tub：鞍结节；DorSel：鞍背；Chsm：视交叉；Sclin-ICA：床突上段颈内动脉；suprachiasmatic：视交叉上间隙；intraventricular：三脑室间隙；infrachiasmatic/preinfundibular：视交叉下 / 漏斗前间隙；retroinfundibular/interpedundular：漏斗后 / 大脑脚间间隙

整个硬脑膜水平切口的外侧界限都是颈内动脉，准确而言，应该是床突旁段（海绵窦外 / 硬脑膜外）和床突上段（硬脑膜内）颈内动脉（详见第 33 章）。

25.4.1 分离镰状韧带，暴露孔前段与管内段视神经

对于暴露和切除双侧视神经管内侧的病灶如常见的鞍结节脑膜瘤，鼻内镜经蝶骨平台 / 经鞍结节入路有较好的优势。而传统开颅手术则有一定的局限性。

颅内段 / 脑池段视神经从视交叉分出后向前外侧骨性视神经管的方向走行。然而，视神经在进入视神经管之前会在由前床突上表面到蝶骨缘的硬脑膜返折形成的镰状韧带下潜行。鼻内镜下完成骨性视神经管减压后，孔前段的视神经是比较容易确定的，其走行长度相当于蝶骨缘硬脑膜和镰状韧带的前内侧连接点到视神经 – 颈内动脉外侧隐窝（LOCR）的最内侧部[16]。如前所述，LOCR 是视柱的基底部，与骨性视神经管的底壁相对应。

理论上讲，辨别孔前段和管内段视神经对于明确肿瘤浸润程度和完成骨性视神经管减压是有意义的。在鼻内镜手术过程中如果涉及视神经管周围硬脑膜切开应该按照以下步骤进行。首先在蝶鞍前表面的上 1/3 中线处 Y 形切开硬脑膜，经上海绵间窦后，继续向上跨过视交叉沟表面硬脑膜，两侧的切口最后均转向外侧跨过蝶骨缘和蝶骨平台表面的硬脑膜。切开蝶骨缘的硬脑膜皱襞后，可以从内侧切断镰状韧带以便移位被固定的视神经。这一切口可以根据切除肿瘤的需要继续向上外侧延伸跨过蝶骨平台；这样有利于掀开硬脑膜来更好地暴露视神经全长（脑池段和孔前段）和眼动脉的起点。眼动脉通常起自床突上段颈内动脉，在视神经的内下方进入视神经管内。对眼动脉起点的变异（如海绵窦段 ICA、床突旁段 ICA）及其侧支循环（如蝶动脉和脑膜中动脉眼眶支）的识别也有重要的意义（图 25.3 至图 25.5）。

25.5 鼻内镜经蝶骨平台 / 鞍结节入路可到达的硬脑膜内间隙

鼻内镜经平台 / 结节入路可以到达 4 个不同的手术间隙。基于视觉通路（视束、视交叉和视神经）和漏斗 / 垂体柄的两条交叉假想线，将这些手术间隙分为视交叉下 / 漏斗前，视交叉上和漏斗后 / 大脑脚间间隙，以及三脑室间隙（图 25.5d）。

切开硬脑膜后首先暴露的是蛛网膜（图 25.6）。它起自上方的直回，覆盖在大脑纵裂的表面，界定了视交叉上池的前界。沿视交叉池的前界向下延续，在鞍结节下方进入鞍膈。蛛网膜作为一个自然的解剖层面可以保护视交叉上池内前循环动脉分支以及视交叉下池内的垂体柄和微小穿支血管。例如，鞍结节脑膜瘤经常在硬脑膜内和硬脑膜外都有生长，它们可以压迫和移位脑池，但是通常不会穿透蛛网膜进入脑池[17]。

25.5.1 视交叉下 / 漏斗前间隙

视交叉下间隙与视交叉池的范围基本一致，两侧均为的床突上段 ICA，上方为视交叉和视神经的腹侧面，下方为覆盖在床突三角（即：海绵窦的上表面）和鞍结节表面的硬脑膜。其后缘由垂体柄 / 漏斗组成，垂体柄起自三脑室底部的灰结节穿过鞍膈后与垂体腺相连。同时可以看到垂体的上表面，也会发现有复杂的易破裂穿支血管网络被前面所述及的蛛网膜保护，其中最重要的一支是垂体上动脉（SHA），它起自眼动脉起点远端的颈内动脉内表面。SHA 通常是一个总干向后上方走行，然后以烛台样发出 3 个分支：前回返支（主要参与视神经血供），视交叉支，漏斗下支（主要供应垂体腺前叶）。垂体上动脉的变异比较多见，一般情况下 SHA 起自颈内动脉凹陷内的床突旁段 ICA，偶尔会有垂体上动脉的分支直接起自床突上段颈内动脉的内表面（图 25.6）[18]。

25.5.2 视交叉上间隙

切开视交叉上方的蛛网膜然后分开大脑纵裂可以到达终板池。视交叉上间隙的下界为视神经和视交叉上表面，外侧界为内侧嗅纹、直回的内

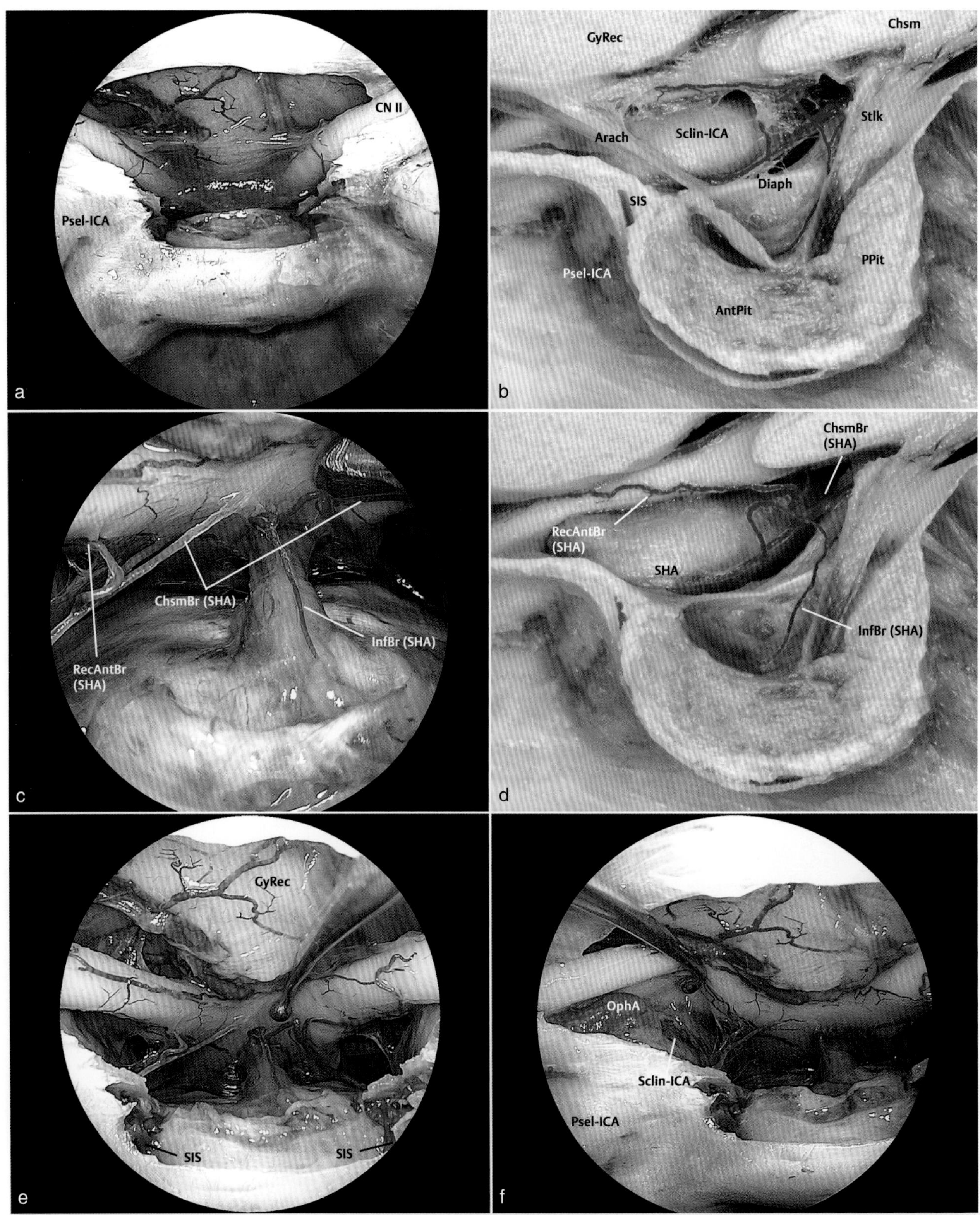

图 25.6　视交叉下 / 漏斗前间隙。鼻内镜下 / 显微镜下（正中矢状位）观察蛛网膜切除前（a，b）、后（c，d）的结构毗邻关系，注意垂体上动脉的 3 个分支。e. 图示鞍上结构及视交叉下间隙。f. 起自床突上段颈内动脉的右侧眼动脉。Psel-ICA：鞍旁段颈内动脉；CN Ⅱ：视神经；GyRec：直回；Chsm：视交叉；Stlk：垂体柄；AntPit：垂体腺前叶；PPit：垂体腺后叶；Diaph：鞍膈；SIS：上海绵间窦；Arach：蛛网膜；Sclin-ICA：床突上段颈内动脉；SHA：垂体上动脉；RecAntBr：前回返支；ChsmBr：视交叉支；InfBr：漏斗下支；OphA：眼动脉

侧部、胼胝体下 / 终板旁回，后方是位于穹窿前连合与视交叉之间的终板。该间隙内走行有大脑前动脉 A1 段的远端和 A2 段的近端，前交通动脉，Heubner 回返动脉，还有一些起自大脑前动脉的其他血管分支，主要供应胼胝体下 / 终板旁，眶额和额极区域的脑组织。Heubner 回返动脉在视交叉水平起自大脑前动脉 A2 段的近端或 A1 段的远端后，走向前穿质，因此又称之为内侧纹状动脉。

虽然经终板入路可以到达三脑室，但由于鼻内镜入路经终板到达三脑室需要跨过视交叉，所以较少在鼻内镜下经终板进入三脑室（图 25.7）。

25.5.3 漏斗后 / 大脑脚间间隙

漏斗后 / 大脑脚间间隙的上方为三脑室底壁，视束和乳头体，后方为脚间窝，外侧为后交通动脉。通过视交叉下间隙和垂体柄的侧方可以到达漏斗后 / 大脑脚间间隙。在这一间隙内的手术操作主要受到鞍背的高度和形态以及后床突的影响。当视交叉下间隙较小时，可以通过切除后床突、移位垂体或者鞍下入路来扩大其操作空间 [19–20]。在漏斗下 / 大脑脚间间隙内，Lillequist 膜的走行界定了脚间池的范围及其内部的神经血管结构：基

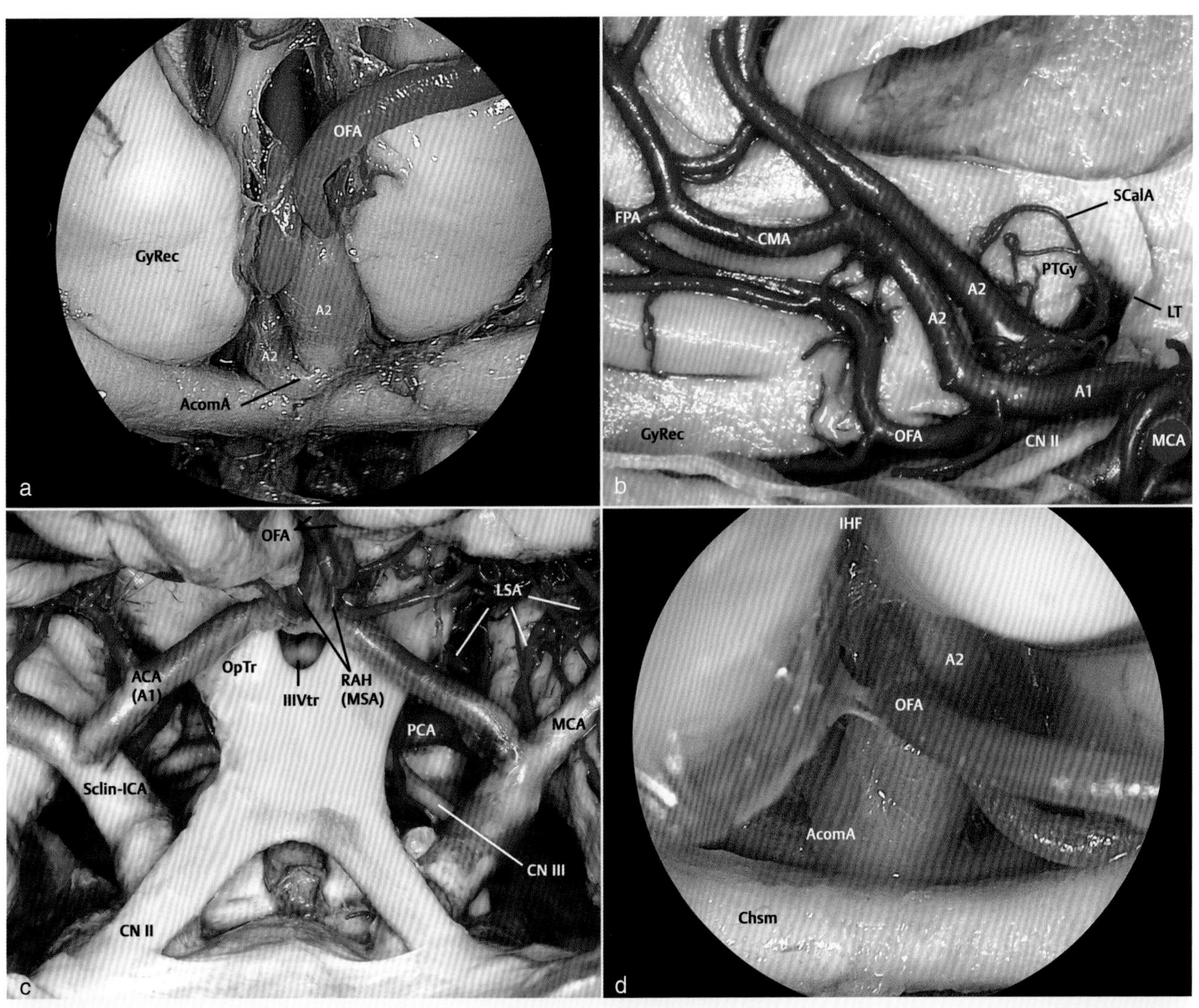

图 25.7 视交叉上间隙。a，b. 鼻内镜下 / 显微镜下（正中矢状位）观察视交叉上间隙（c），额下暴露前循环动脉以及视交叉、终板和三脑室的空间毗邻关系。d. 内镜下观察前交通复合体。GyRec：直回；AcomA：前交通动脉；ACA：大脑前动脉；A1：交通前段大脑前动脉；A2：交通后段大脑前动脉；OFA：眶额动脉；FPA：额极动脉；CMA：胼缘动脉；CN Ⅱ：视神经；MCA：大脑中动脉；SCalA：胼胝体下动脉；PTGy：终板旁（胼胝体下）回；LT：终板；Sclin-ICA：床突上段颈内动脉；Ⅲ Vtr：三脑室；OpTr：视束；RAH（MSA）：回返动脉（内侧纹状体动脉）；LSA：外侧纹状体动脉；Chsm：视交叉；IHF：半球间裂

底动脉尖、双侧大脑后动脉和小脑上动脉，以及走行在两者之间的动眼神经，还有脑桥穿支动脉。关于 Lillequist 膜准确的解剖形态仍然存在争议，但现存的一些共识认为它是由上方起自乳头体的间脑部分和下方起自小脑上动脉的中脑部分合并后再嵌入到鞍背而形成的（图 25.8）。

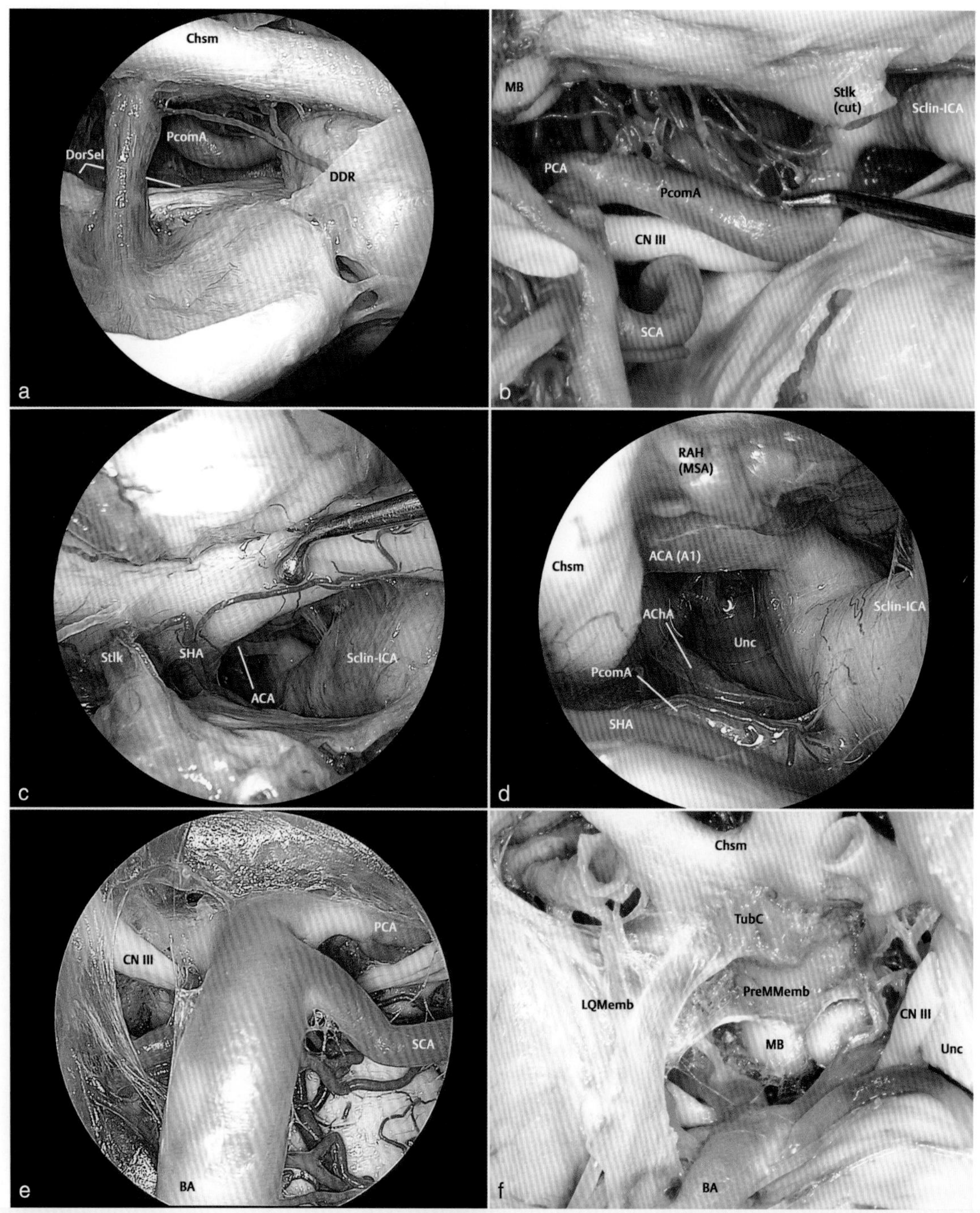

图 25.8 漏斗后 / 大脑脚间间隙。显微镜下（a，b）（正中矢状位）和鼻内镜下（c，d）通过视交叉下间隙和垂体柄外侧（a）观察视交叉下复杂的穿支血管网和前后循环的主要动脉。e. 鼻内镜下观察基底动脉尖和脚间池（经蝶鞍入路而不是经鞍上入路）。f. 显微镜下观察 Lillequist 膜的间脑部分和中脑部分。Chsm：视交叉；DDR：远端硬脑膜环；PcomA：后交通动脉；DorSel：鞍背；PCA：大脑后动脉；MB：乳头体；CN Ⅲ：动眼神经；SCA：小脑上动脉；Stlk：垂体柄；Sclin-ICA：床突上段颈内动脉；ACA：大脑前动脉；SHA：垂体上动脉；Unc：钩回；AChA：脉络膜前动脉；RAH（MSA）：回返动脉（内侧纹状体动脉）；BA：基底动脉；TubC：灰结节；PreMMemb：乳头体前膜；LQMemb：Lillequist 膜

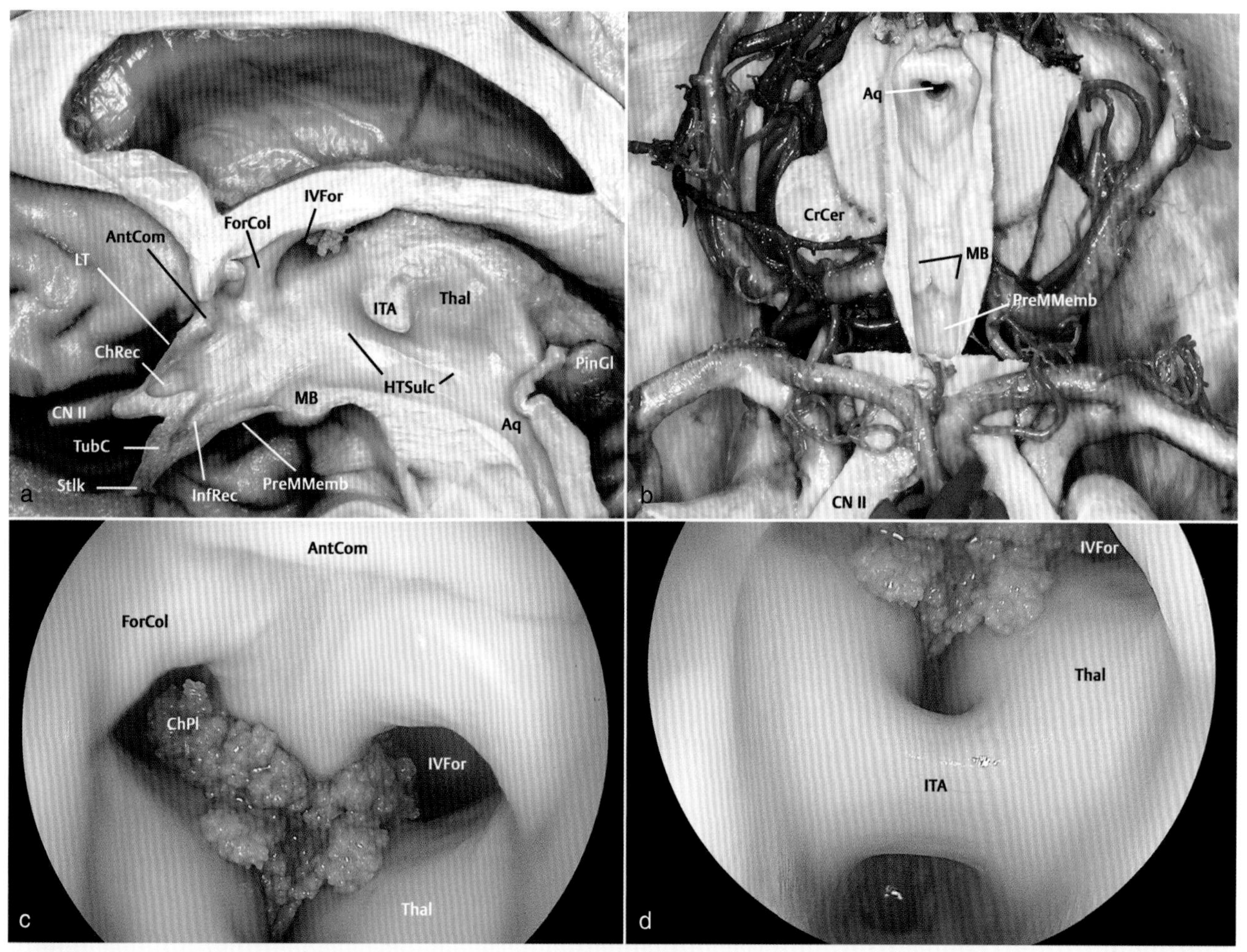

图 25.9　三脑室内间隙。从内镜的角度观察（a）矢状位和（b）轴位切面上三脑室内解剖结构毗邻关系。c. 从下往上观察。d. 向后方中脑导水管方向观察。MB：乳头体；CN Ⅱ：视神经；TubC：灰结节；Stlk：垂体柄；LT：终板；ChRec：视交叉（视神经上）隐窝；InfRec：漏斗隐窝；ITA：丘脑间粘合；Aq：中脑导水管；PinGl：松果体；ForCol：穹隆柱；Thal：丘脑；HTSulc：下丘脑沟；PreMMemb：乳头体前膜；AntCom：前连合；IVFor：室间孔（Monroe 孔）；CrCer：大脑脚；ChPl：脉络丛

25.5.4　三脑室间隙

鼻内镜下经蝶骨平台 / 经鞍结节入路可以通过三脑室底部（视交叉下通道）处理起自垂体柄或者延伸至三脑室的病灶，较常见的有颅咽管瘤和鞍上 Rathke 囊肿 [2]。而从视交叉上经终板进入第三脑室更多见于开颅手术而非鼻内镜下入路。

通常我们可以经过位于三脑室底的乳头体前膜进入肿瘤内部操作，该区域的前界是灰结节，后方是乳头体，视交叉位于前上方，大脑脚位于后外侧。鼻内镜下可以看到三脑室内的所有结构，从下到上依次有：穹窿前连合，穹窿柱形成的室间孔（Monro 孔），脉络丛和脉络组织，中间块，由丘脑内侧壁组成的三脑室侧壁，下丘脑沟，松果体上隐窝，松果体基底部（上丘脑），同时也包括中脑导水管的近端。三脑室内的脑室底部结构通过视交叉上通道经终板更容易暴露，主要有乳头体、视交叉和漏斗隐窝（图 25.9）。

（刘文超　译，汤文龙　校）

参考文献

[1] Kassam A, Snyderman CH, Mintz A, et al. Expanded

endonasal approach: the rostrocaudal axis. Part I. Crista galli to the sella turcica. Neurosurg Focus, 2005, 19:E3

[2] Cavallo LM, de Divitiis O, Aydin S, et al. Extended endoscopic endonasal transsphenoidal approach to the suprasellar area: anatomic considerations-part 1. Neurosurgery, 2007, 61:24-33, 33-34

[3] de Divitiis E, Cavallo LM, Cappabianca P, et al. Extended endoscopic endonasal transsphenoidal approach for the removal of suprasellar tumors: Part 2. Neurosurgery, 2007, 60:46-58, 58-59

[4] Kaptain GJ, Vincent DA, Sheehan JP, et al. Transsphenoidal approaches for the extracapsular resection of midline suprasellar and anterior cranial base lesions. Neurosurgery, 2008, 62:1264-1271

[5] Berhouma M, Jacquesson T, Abouaf L, et al. Endoscopic endonasal optic nerve and orbital apex decompression for nontraumatic optic neuropathy: surgical nuances and review of the literature. Neurosurg Focus,2014,37:E19

[6] Frank G, Pasquini E, Doglietto F, et al. The endoscopic extended transsphenoidal approach for craniopharyngiomas. Neurosurgery, 2006, 59:S75-S83, S75-S83

[7] Kassam AB, Gardner PA, Snyderman CH, et al. Expanded endonasal approach, a fully endoscopic transnasal approach for the resection of midline suprasellar craniopharyngiomas: a new classification based on the infundibulum. J Neurosurg, 2008, 108:715-728

[8] Fernandez-Miranda JC, Gardner PA, Snyderman CH, et al. Craniopharyngioma: a pathologic, clinical, and surgical review. Head Neck, 2012, 34:1036-1044

[9] Gardner PA, Kassam AB, Thomas A, et al. Endoscopic endonasal resection of anterior cranial base meningiomas. Neurosurgery,2008,63:36-52, 52-54

[10] Hadad G, Bassagasteguy L, Carrau RL, et al. A novel reconstructive technique after endoscopic expanded endonasal approaches: vascular pedicle nasoseptal flap. Laryngoscope, 2006, 116:1882-1886

[11] Fernandez-Miranda JC, Prevedello DM, Madhok R, et al. Sphenoid septations and their relationship with internal carotid arteries: anatomical and radiological study. Laryngoscope, 2009, 119:1893-1896.

[12] Peris-Celda M, Kucukyuruk B, Monroy-Sosa A, et al. The recesses of the sellar wall of the sphenoid sinus and their intracranial relationships. Neurosurgery, 2013, 73:s117-s131, s131

[13] Labib MA, Prevedello DM, Fernandez-Miranda JC, et al. The medial opticocarotid recess: an anatomic study of an endoscopic "key landmark" for the ventral cranial base. Neurosurgery, 2013, 72:66-76, 76.

[14] Fernandez-Miranda JC, Tormenti M, Latorre F, et al. Endoscopic endonasal middle clinoidectomy: anatomic, radiological, and technical note. Neurosurgery,2012,71:s233-s239, s239

[15] Fernandez-Miranda JC, Gardner PA, Snyderman CH, et al. Clival chordomas: A pathological, surgical, and radiotherapeutic review. Head Neck, 2014, 36:892-906.

[16] Abhinav K, Acosta Y, Wang WH, et al. Endoscopic Endonasal Approach to the Optic Canal: Anatomic Considerations and Surgical Relevance. Neurosurgery,2015,11Suppl 3:431-445, 445-446

[17] Fernandez-Miranda JC, Pinheiro-Nieto C, Gardner PA, et al. Endoscopic endonasal approach for a tuberculum sellae meningioma. J Neurosurg,2012, 32 Suppl:E8

[18] Rhoton AL, Jr. The supratentorial cranial space: microsurgical anatomy and surgical approaches. Neurosurgery, 2002, 51 Suppl 4:S1-iii–S1-vi

[19] Fernandez-Miranda JC, Gardner PA, Rastelli MJ, et al. Endoscopic endonasal transcavernous posterior clinoidectomy with interdural pituitary transposition. J Neurosurg, 2014, 121:91-99.

[20] Kassam AB, Prevedello DM, Thomas A, et al. Endoscopic endonasal pituitary transposition for a transdorsum sellae approach to the interpeduncular cistern. Neurosurgery, 2008, 62:57-72, 72-74.

第 26 章 | 经鼻内镜下开颅颅咽管瘤手术

André Beer-Furlan, João Mangussi-Gomes, Leonardo Balsalobre, Eduardo de Arnaldo S. Vellutini, Aldo C. Stamm

摘　要

颅咽管瘤是一种通常由实性和囊性成分构成的罕见、良性颅内肿瘤。虽然手术全切是治疗目标，但无论采取何种入路，颅咽管瘤都是一种难以全切的肿瘤。软膜下肿瘤与垂体柄、下丘脑、前部脑血管粘连所产生的并发症决定了切除的完全程度。最近，经鼻内镜下开颅（经蝶骨平台 / 鞍结节入路）有利于直接到达肿瘤部位，促进了术野的照明和观察，因此减少了并发症。本章将详述该技术要点。

关键词

颅咽管瘤，蝶骨平台 / 鞍结节，经鼻内镜下开颅，内镜经鼻入路

内容要点

· 颅咽管瘤是一种通常由实性和囊性成分构成的罕见、良性颅内肿瘤。

· 虽然手术全切是治疗目标，但无论采取何种入路，其都是一种难以全切的肿瘤。软膜下肿瘤与垂体柄、下丘脑、前部脑血管粘连所产生的并发症决定了切除的完全程度。

· 最近，经鼻内镜下开颅（经蝶骨平台 / 鞍结节入路）有利于直接到达肿瘤部位，促进了术野的照明和观察，因此减少了并发症。

· 术前需特别注意肿瘤与周围神经血管结构之间的解剖关系。

· 最近提出的将颅咽管瘤分为五种类型的方法是非常详细的，也确定了内镜经鼻入路在肿瘤治疗中日益重要的作用。

· 术中应避免尝试通过小的鞍区骨窗用刮匙刮除的技术，应该广泛暴露术野解剖结构，锐性切除肿瘤。

· 需应用显微外科技术以达到最大化的肿瘤切除同时保留重要神经血管结构。

· 完成肿瘤切除后即开始颅底重建。通常采用多重加固水密重建方式，重建层次中建议包含带血供黏膜瓣。

26.1　引　言

颅咽管瘤是一种罕见、良性肿瘤，占所有颅内肿瘤的 2%~5%。年龄分布呈双相性，好发于 5~14 岁儿童和 65~74 岁成人，年发病率为（0.14~2）/10 万[1–2]。对颅咽管瘤组织学描述存在争议。最近，普遍接受的有 3 种理论，其中衍生出成釉质型、鳞状乳头型和混合型 3 种分型，分述如下。

· 胚胎发生理论：成釉质型（造釉细胞瘤）起源于 Rathke 囊或颅咽管表皮细胞形成围绕漏斗部的腺垂体时的细胞残留。残留可发生在咽部至蝶鞍和三脑室的轴线上。

· 化生理论：鳞状乳头型起源于垂体柄及其与垂体远侧部交界处表皮细胞的鳞状上皮化生。

· 中线先天性囊变体理论：此变体是一种理论上与表皮样囊肿无异的中线先天性囊性肿瘤。

颅咽管瘤通常由实性和囊性成分构成。囊壁覆盖复层鳞状上皮和珍珠状角蛋白形成物。外层由柱状上皮构成。90% 的儿童患者和 40% 的成人患者中有钙化发生。囊液常被描述为“机油状”（图 26.1）[2]。

虽然手术全切是治疗目标，但无论采取何种入路，其都是一种难以全切的肿瘤。软膜下肿瘤

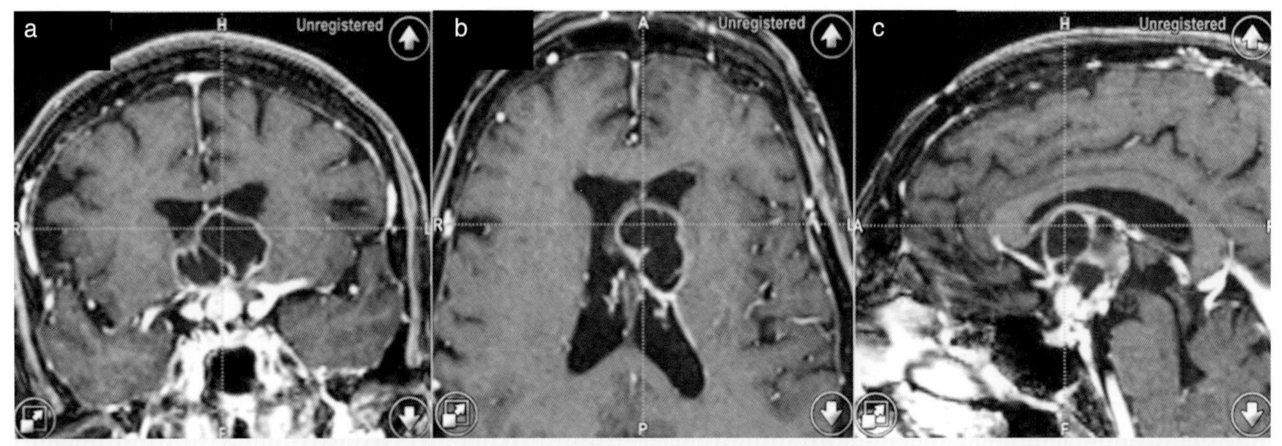

图 26.1 a~c. 1 例颅咽管瘤患者 MRI 图像。注意肿瘤向上扩展进入三脑室及其高度异质性（实性 / 囊性）的特点

与垂体柄、下丘脑、前部脑血管粘连所产生的并发症决定了切除的完全程度。肿瘤对这些部位的侵犯与手术部位难以到达、器械和可视度有限等因素阻碍了广泛切除。平衡手术并发症和肿瘤长期控制是患者与手术团队需要共同面对的问题。

额下入路和翼点入路是处理向鞍上扩展的颅咽管瘤的传统的手术入路[3]。经蝶手术随后获得广泛认可，因其可直达肿瘤部位同时可避免开颅手术的并发症[4]。最近以来，内镜技术的发展，特别是内镜经鼻 – 经蝶 – 经鞍结节 / 蝶骨平台扩大入路的应用[5]，使广泛生长的颅咽管瘤患者获益。一个重要的原因就是内镜经鼻入路并未受到长而狭窄的手术通道的影响，同时内镜下比显微镜下手术有更好的视野[6]。从这个意义上讲，内镜经鼻入路使直接到达颅咽管瘤更加容易，减少了脑牵拉以及对视交叉的操作，也减少了住院时间[7]和术后并发症[8]。

26.2 适应证与优点

大体上，颅咽管瘤内镜经鼻手术目的包括如下方面。

- 去除病变和防止复发。
- 缓解脑积水。
- 视神经和视交叉减压。
- 使功能丧失和术后并发症最小化，包括：
  - ○ 视觉和其他脑神经。
  - ○ 垂体和下丘脑功能。

对于考虑手术切除颅咽管瘤的患者，在知情讨论中，全面理解手术相关的神经系统、眼眶、内分泌、感染等方面的主要并发症是至关重要的。

26.3 禁忌证

颅咽管瘤内镜经鼻手术禁忌证包括如下方面，但不局限于此。

- 急性 / 亚急性鼻窦炎。
- 无多学科联合诊疗团队。
- 缺少特殊器械。

与不良预后相关的情况包括肿瘤大于 4cm、患者年龄小于 5 岁、严重的术前下丘脑功能紊乱，以及手术入路过分关注全切而缺少对手术并发症的考量。

26.4 诊 断

26.4.1 影像学评估

有多种基于 MRI 和 CT 的肿瘤分类系统（图 26.2）[9–11]。尽管这些方法存在差异，但大多数考虑了如下变量：肿瘤大小、肿瘤起源、生长方式、扩展程度。肿瘤与周围神经血管结构的解剖关系需要给予特别关注，尤其是其与鞍膈、视交叉（视交叉

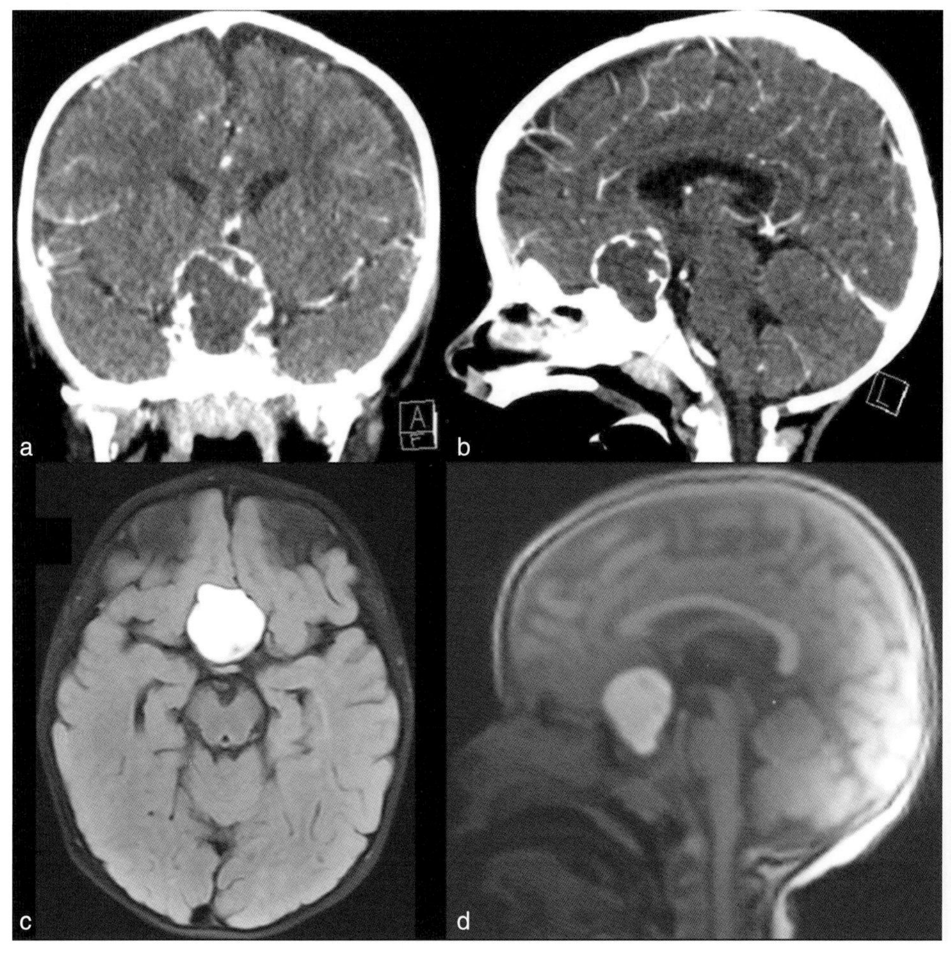

图 26.2 1 例疑诊颅咽管瘤 1 岁患者的 CT（a, b）和 MRI（c, d）图像。注意肿瘤周围钙化和肿瘤向上方的延伸

前或视交叉后）、垂体柄和大血管的位置关系。术前，肿瘤分类非常重要，因其关系到手术入路选择。

26.4.2 内分泌评估

与其他鞍区病变一样，所有颅咽管瘤患者需由内分泌医生进行术前评估。评估至少包括如下激素。

· 促肾上腺皮质激素（ACTH）和皮质醇。

· 生长激素（GH）和胰岛素样生长因子（IGF-1）。

· 催乳素、黄体生成素（LH）和卵泡刺激素（FSH）。

· 促甲状腺激素（TSH）、三碘甲状腺原氨酸（T_3）和甲状腺素（T_4）。

术前诊断尿崩症需要综合考虑血钠水平、血浆渗透压、尿比重、尿渗透压做出判断。下丘脑功能紊乱表现为食欲和行为改变也应纳入评估。任何异常最好应术前纠正，至少低皮质醇血症和尿崩症应在术前治疗。

26.4.3 眼科评估

视力、眼球运动、视野需评估以发现任何功能障碍，包括视盘水肿。正规的视觉评估由眼科医生完成。其他脑神经病变也需记录。

26.5 手术解剖

除了对所有经蝶手术通用的解剖知识外，有些解剖标志和毗邻关系对内镜经鼻 – 经鞍结节 / 蝶骨平台入路切除颅咽管瘤尤为重要。理解手术解剖的重要性是优化肿瘤切除、减少并发症的关键。广泛蝶窦开放后下列解剖结构需清楚辨识：蝶鞍、鞍结节、蝶骨平台、颈内动脉和视神经隆突。

骨质磨除范围需针对每例患者个体化选择。大多数病例中，此入路需磨除蝶鞍喙侧、鞍底、鞍结节、蝶骨平台处的骨质直至其下方的硬脑膜完全暴露。向侧方而言，骨质磨除需达视神经管及鞍旁段颈内动脉（ICA）。因手术通道位于视交叉以下与垂体以上的空间，因此通常无须磨除镰状韧带向内侧延续处前方的蝶骨平台骨质。骨质磨除后需辨认下列结构：蝶鞍硬脑膜、视神经–颈内动脉内侧隐窝、上海绵间窦（SIS）、蝶骨平台硬脑膜和镰状韧带向内侧延续处。

硬脑膜开口可以仅局限于上海绵间窦以上。然而，如果没有电凝并切断上海绵间窦并向垂体柄方向剪开鞍膈，术野显露常比较局限。硬脑膜开放后应暴露下列结构：垂体、颈内动脉、垂体上动脉、视器和垂体柄。

小心显微分离及早期辨识起源于床突旁段颈内动脉内侧的垂体上动脉对于肿瘤切除过程中避免并发症至关重要。辨识垂体柄并理解其与肿瘤的关系有利于术中决定最佳肿瘤切除策略（图 26.3）。

26.6 手术入路选择

颅咽管瘤手术入路选择具有争议。目前关于这一问题的大多数文献是基于术者偏好和经验，而非基于解剖关系的无偏倚选择。

术前放射影像评估需提供关于肿瘤及其解剖关系的充分信息，以便手术计划和入路选择。如上所述，理解肿瘤与其周围重要神经血管结构的解剖关系是至关重要的，包括其与鞍膈、视交叉、

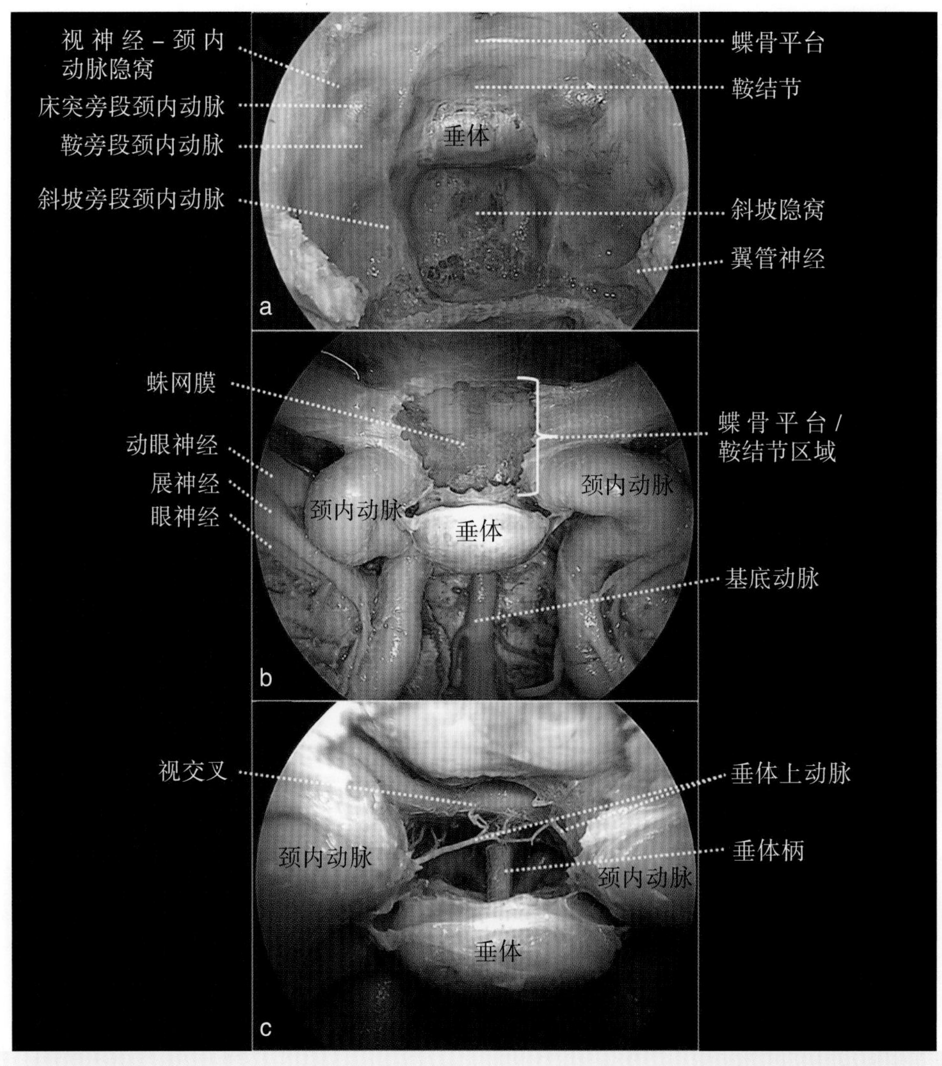

图 26.3 a~c. 内镜经蝶骨平台/鞍结节入路颅咽管瘤手术重要相关解剖（图片由 Tiago F. Scopel 和 Juan Fernandez-Miranda 博士提供）

垂体柄和大血管的关系。

在全球大多数中心，选择内镜或显微镜经蝶入路切除鞍内型颅咽管瘤。对视交叉前型的患者，通常选择前方或前外侧开颅手术（额部入路、翼点入路、眶颧入路及其变种）。如果没有显著向外侧延伸，一些中心选择内镜经鼻入路。对于视交叉后型的患者，通常选择前外侧或侧方开颅手术（眶颧入路、经岩骨入路及其变种）。对于三脑室内型的患者，纵裂经终板或经胼胝体－经脉络裂入路是常用的手术入路。

我们相信内镜经鼻入路在这些肿瘤的治疗中有更加重要的作用。在过去几十年里，这一入路的优势被手术结果数据支持，并且该技术已成为某些类型颅咽管瘤的标准治疗方式。随着内镜技术的进步，颅咽管瘤手术策略也随之改进。

将颅咽管瘤进行五分型的分类方法是综合性的，并能够解答内镜经鼻入路在颅咽管瘤治疗中日渐重要的角色。颅咽管瘤可分为鞍内型（0 型）、漏斗前型（Ⅰ型）、经漏斗型（Ⅱ型）、漏斗后型（Ⅲ型）和孤立的三脑室内或视隐窝型（Ⅳ型）[10,12]。Ⅲ型可进一步分为Ⅲa 型（向三脑室延伸）和Ⅲb 型（向脚间池延伸）（图 26.4）。

26.6.1 鞍内型肿瘤

起源于鞍内的肿瘤可能与鞍膈有不同的解剖关系。它们可能局限于完整的鞍膈内将蝶鞍和鞍上空间扩大或经鞍膈孔向上生长形成犹如垂体大腺瘤的“雪人”状外观。因此，从定义上讲，0 型肿瘤不涉及蛛网膜下腔。就手术治疗而言，这些肿瘤选择像垂体腺瘤一样的入路处理，常可达到全切且无脑脊液漏。

26.6.2 漏斗前型和经漏斗型肿瘤

内镜经鼻经鞍结节 / 经蝶骨平台入路（及其较小的变异）是Ⅰ型和Ⅱ型颅咽管瘤手术的理想路径。该入路包括对鞍结节和蝶骨平台后部骨质的磨除。无须蝶骨平台前方部的骨质开放，因手术通道局限于视交叉以下与垂体以上的空间。所有病例中，均磨除视神经－颈内动脉内侧隐窝骨质，使侧方显露最大化，进而易化手术操作和显微分离。

类似地，通常磨除蝶鞍喙侧和鞍底以便于手术操作和提供向上的视角。在鞍结节区域或蝶鞍处打开硬脑膜，离断上海绵间窦向后向垂体柄方

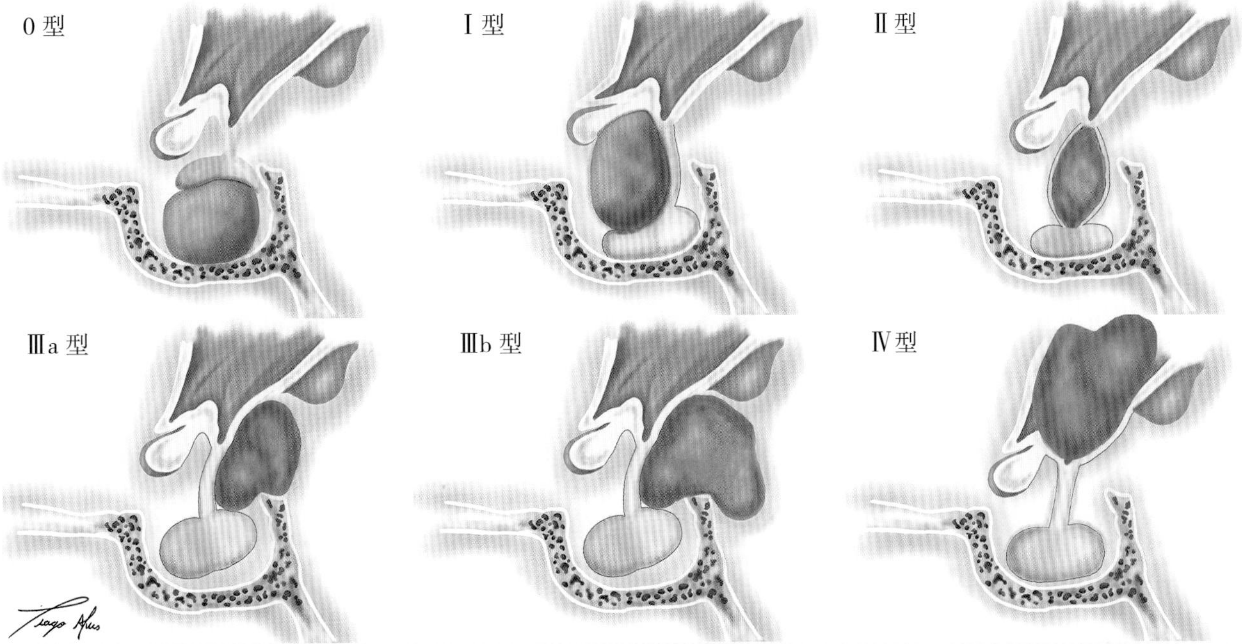

图 26.4　基于肿瘤定位、延伸及其与重要神经结构关系的颅咽管瘤分型。颅咽管瘤可分为鞍内型（0 型）、漏斗前型（Ⅰ型）、经漏斗型（Ⅱ型）、漏斗后型（Ⅲ型）和孤立的三脑室内或视隐窝型（Ⅳ型）。Ⅲ型可进一步分为Ⅲ a 型（向三脑室延伸）和Ⅲ b 型（向脚间池延伸）

向打开鞍膈。这一操作松解了垂体柄并使肿瘤、垂体柄、垂体有更好的活动性。如果肿瘤向侧方轻度延伸或有显著的向侧方生长的囊性部分，内镜经鼻入路可以单独运用。如果肿瘤有显著的向侧方生长的实性部分或包绕大血管，内镜经鼻入路可用作分期手术的一期入路。

26.6.3 漏斗后型肿瘤

Ⅲa 型肿瘤可用与处理Ⅰ型和Ⅱ型肿瘤相同的入路，但操作主要为垂体柄周围或经垂体柄操作。术前垂体激素状态评估对切除的完全性和垂体柄操作有重要影响。当肿瘤生长至鞍背后方时（Ⅲb 型），我们通常采用垂体半移位或单侧垂体移位以保留垂体功能，同时行后床突切除术，以到达脚间池尾侧部。

26.6.4 三脑室内肿瘤

Ⅳ型肿瘤的手术入路并没有随着内镜经鼻入路的进步而改变。因视交叉与垂体间的手术通道通常过于狭窄，内镜经鼻－经鞍结节/蝶骨平台入路对大多数三脑室内型颅咽管瘤而言并不合适。Ⅳ型肿瘤倾向于将视器和漏斗向前、向下推移。进入三脑室，选择额下/纵裂经终板入路、经胼胝体－经脉络裂入路或经侧脑室－经室间孔入路更为适宜。内镜经鼻入路作为多期手术中保留的辅助技术，用于上述经颅入路均无法达到的尾侧残留肿瘤的切除。

26.7 手　术

经鼻开颅是我们硬脑膜下内镜操作的基础。其提供了病变和关键解剖结构的良好视野、减少了对脑组织的操作，易化了多个器械操作。其根本上有别于垂体腺瘤手术采用的小范围鞍底开放的手术方式[13]。

除鞍内 0 型颅咽管瘤外，手术工作通道位于视器以下与垂体以上的空间。去除鞍底骨质使垂体有向下移位的空间。鞍结节和个体化的蝶骨平台骨质磨除提供了经上述通道到达鞍上肿瘤的路径。足够的骨窗暴露也使两位术者能同时经双鼻孔操作并减少器械交叉。内镜入路还能够提供多次先前开颅入路无法操作的手术平面。

26.7.1 器　械

内镜切除颅咽管瘤高度依赖于专业化的手术器械，缺少器械是开展手术的绝对禁忌证。这种手术不应使用简单的垂体瘤刮匙完成，同时标准的神经外科刺刀状器械不适合经较长手术通道的内镜经鼻入路。需应用锐性分离切除肿瘤以避免血管损伤。分离工具和磨钻需足够长以满足超过蝶窦的分离操作需要。

简言之，手术需要高质量的内镜和成像系统。没有高质量成像系统时不宜开展内镜经鼻入路手术。手术团队需通过视觉实时感应手术状态的信息。双人分离操作的另一位医生和手术室内工作人员需要主动参与。

在内镜经鼻入路手术中，对持续的止血和在长时间手术过程中保持可工作术野状态的能力要求较高。内镜手术止血原则与显微镜手术无异。很明显，预防出血是最好的办法。减瘤操作、包膜外锐性分离、应用轻柔吸引产生的反作用力仍然是脑血管控制的基础。除此之外，内镜下长双极、速即纱和（或）可吸收明胶海绵粉等止血材料的应用对控制出血很重要[14]。

26.7.2 准备工作

内镜经鼻入路中患者在无 Mayfield 头架固定的状态下行低血压全身麻醉手术。全静脉麻醉与更好的黏膜止血相关[15-16]。术前 10min 将 1∶2000 肾上腺素棉片置于手术通道所经过的鼻腔区域。鼻中隔行 0.3% 罗哌卡因加 1∶100 000 肾上腺素的局部浸润麻醉。

26.7.3 手术入路

内镜到达蝶窦和准备颅咽管瘤手术通道有多种方法。但没有最好或最特异的方法：合适的经鼻入路需根据每例病例的特点个体化选择。到达蝶窦最常用的技术在本书第 15 章和第 37 章详述。我们更倾向于使用经鼻中隔/经鼻腔入路，因为在切除颅咽管瘤在内的蝶鞍区和鞍上区肿瘤时均使用此入路[17-19]。

充分暴露蝶窦后，向两侧推开蝶窦后壁黏膜。随后磨除较厚的鞍结节和鞍底骨质。双侧颈内动脉间的区域用高速磨钻蛋壳化后去除。应用 Kerrison 咬骨钳进一步去除骨质。暴露范围比标准垂体外科手术更高更广。去除蝶骨平台骨质。电凝或结扎上海绵间窦。在上海绵间窦上下两侧打开硬脑膜，暴露鞍上区和视交叉。可根据需要，在上海绵间窦下方做小切口并向垂体柄方向剪开鞍膈以增加尾侧暴露。应用双人技术在蛛网膜外显微锐性分离肿瘤。

在术中早期辨识重要解剖结构是非常关键的，特别是颈内动脉、垂体上动脉、垂体柄和视觉通路的位置（图 26.5）。

即使通过最好的术前影像，建立肿瘤与关键颅内结构的位置关系也是具有挑战性的。术前评估一些肿瘤是位于蛛网膜外、软脑膜外－蛛网膜下还是部分脑实质内－软脑膜下仍有难度[20]。这严重影响是否行全切手术的决策。鞍上病变如颅咽管瘤常侵犯垂体柄和下丘脑。切除垂体柄伴随相当多的并发症，对成人产生需要激素替代或生

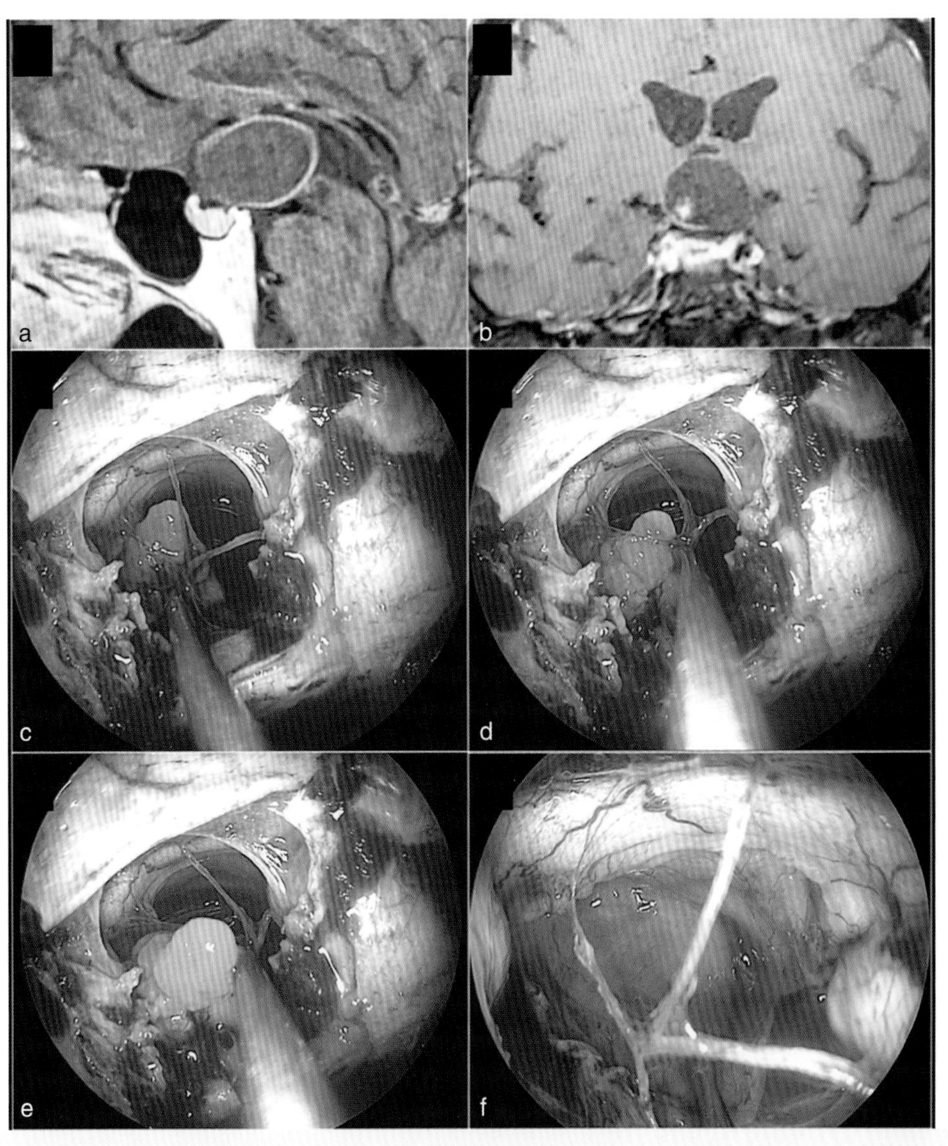

图 26.5　Ⅲb 型颅咽管瘤。a，b. 术前影像。c~e. 术中内镜下视野显示肿瘤切除过程及其与垂体上动脉分支、视交叉、垂体柄的粘连。f. 切除大部分肿瘤后的术野。因为切除带来的高风险，部分肿瘤囊壁保留在原位

殖功能障碍等影响，对处于生长发育期的儿童影响更大。下丘脑损伤会产生严重身体损害或致死性后果，如渴感缺乏、病理性肥胖、睡眠障碍和认知行为异常等[21]。当切除或损伤这些结构不可避免时，进行完全肿瘤切除的决定应在术前和患者充分沟通，而不要当这些状况发生时成为术中窘境（图 26.5，图 26.6）[22]。

26.7.4 再次手术

再次内镜手术可能是需要的，对于垂体腺瘤，其在许多中心其几乎是标准治疗手段[23]。在这个区域，先前手术有三方面重要影响。第一，视交叉在其原本位置的上方或下方，视交叉前方经常有来源于前次手术修补过程带来的脂肪组织。第二，大脑前部血管可能粘连于前次蝶骨平台入路的修补材料。如果血管粘连于脂肪或筋膜，在血管上保留一块瘢痕组织，而不是尝试分离操作是明智的。最后，如果垂体柄有粘连，垂体血供可能在早期受到影响。最重要的是，再生的垂体上动脉可能为垂体柄提供血供，其损伤可能导致视神经或垂体损伤（图 26.7）[24-25]。

26.7.5 修　补

手术切除完成后，开始颅底重建。通常采用多层和水密重建，并建议包含带血供组织瓣。鼻中隔黏膜瓣（NSF）通常在手术开始时在单侧或双侧制备。随后，鼻中隔黏膜瓣常保存于同侧上颌窦或鼻咽部直至修补阶段，以避免后继操作产生创伤[26]。

如果缺损过大，首先用脂肪组织充填无效腔，随后覆盖阔筋膜或 AlloDerm 或 DuraGen 等同种异体移植物。一片鼻中隔软骨和一块阔筋膜也可应用浴缸塞法完成衬垫以修补缺损处[27]。鼻中隔黏膜瓣覆盖于移植物上。其边缘应贴附于裸露的骨质表面或去黏膜化的组织，以保证粘连和愈合过

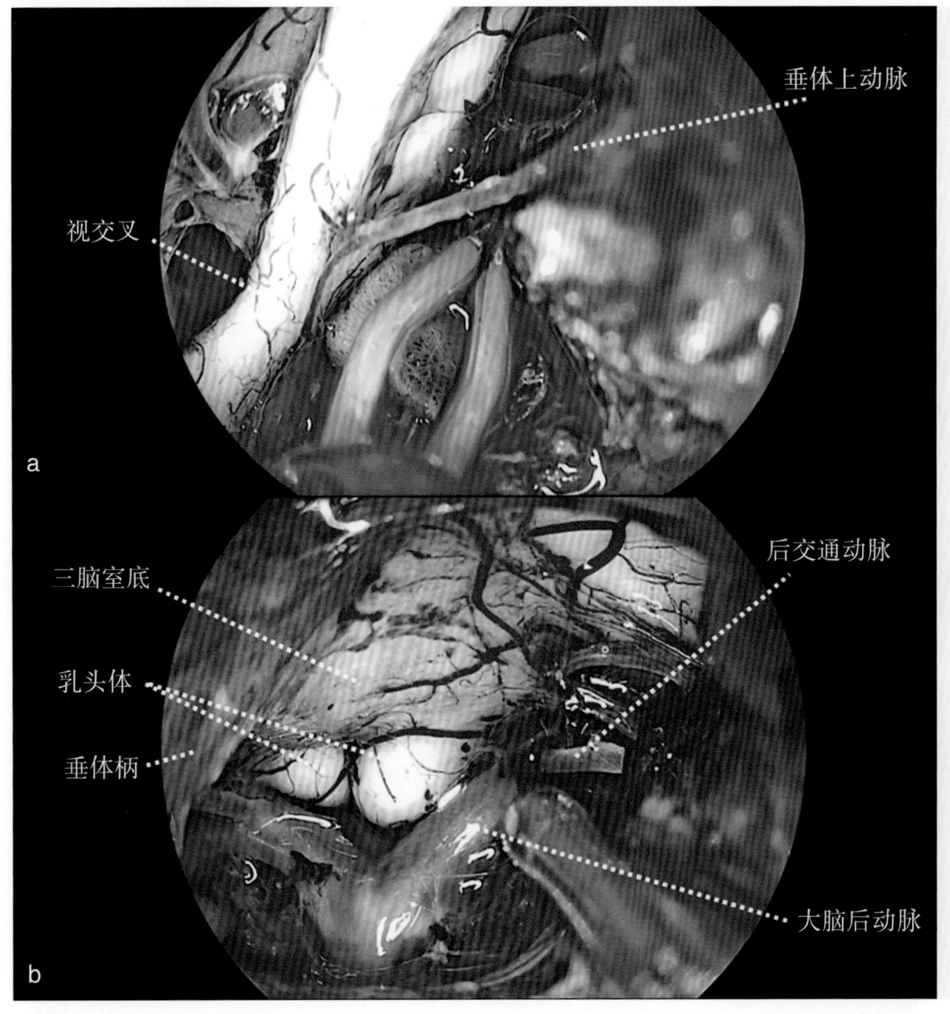

图 26.6　a，b. 颅咽管瘤切除过程中需应用显微外科技术。肿瘤减瘤和切除后可观察到相关手术解剖

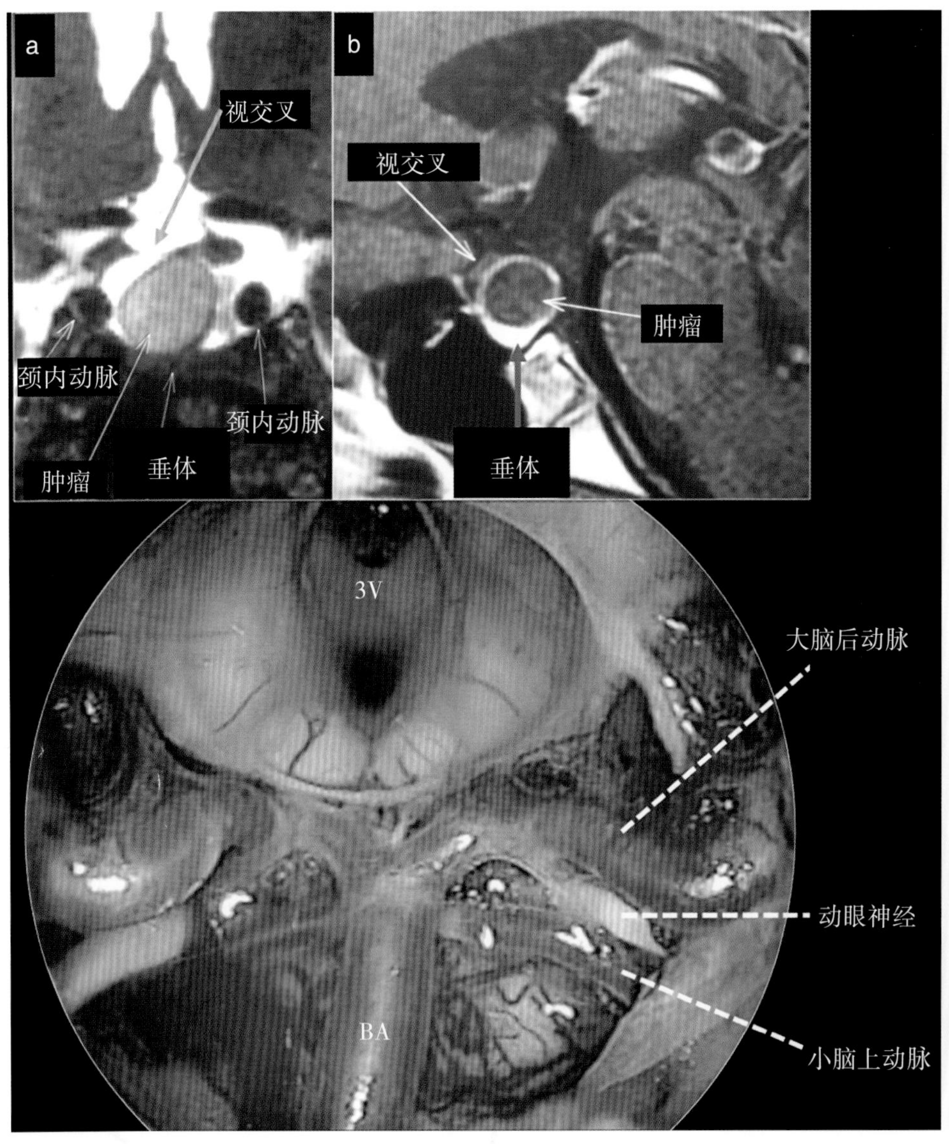

图 26.7　a, b.1 例 11 岁女性颅咽管瘤患者开颅术后 1 年的 MRI 影像。影像显示鞍区残余肿瘤。注意其与颈内动脉和视交叉的关系。c. 肿瘤切除后内镜术野

程的顺利进行（图 26.8）。

应用 Spongostan 或吸收性明胶海绵进行鼻腔填塞，将其直接置于黏膜瓣上从而将黏膜瓣固定于原位。随后用油纱或 Rapid Rhino 等鼻腔填塞物填塞鼻腔。在颅底缺损大于 1cm^2 或遇到高流量脑脊液漏，特别是出现危险因素时，需考虑腰大池引流 [28]。

26.8　并发症

颅咽管瘤切除后内分泌恢复并未被广泛报道，并极有可能很少发生 [29]。肿瘤对垂体和下丘脑的压迫或血供的影响可能是不可逆的，许多长期后果可以在术前预见。已经发表的摄食过量 / 超重和严重下丘脑损伤的 10 年发病率约在 39%[29]。即使内镜视野下肿瘤与关键解剖结构的关系能够精确辨识，多学科联合诊疗团队中内分泌科医生对垂体和下丘脑功能的术前仔细评估仍对颅咽管瘤患者的手术计划制定至关重要 [21,30–31]。术后视觉恶化应予以避免，其主要因视交叉血供破坏导致。

其他主要并发症如下。

- 死亡。
- 感染（脑膜炎、脑室炎、硬脑膜下脓肿）。
- 颅内出血（蛛网膜下腔或硬脑膜下）。
- 内分泌紊乱（尿崩症、垂体功能紊乱）。
- 神经功能障碍（脑神经病变、脑血管意外、癫痫、下丘脑功能紊乱）。

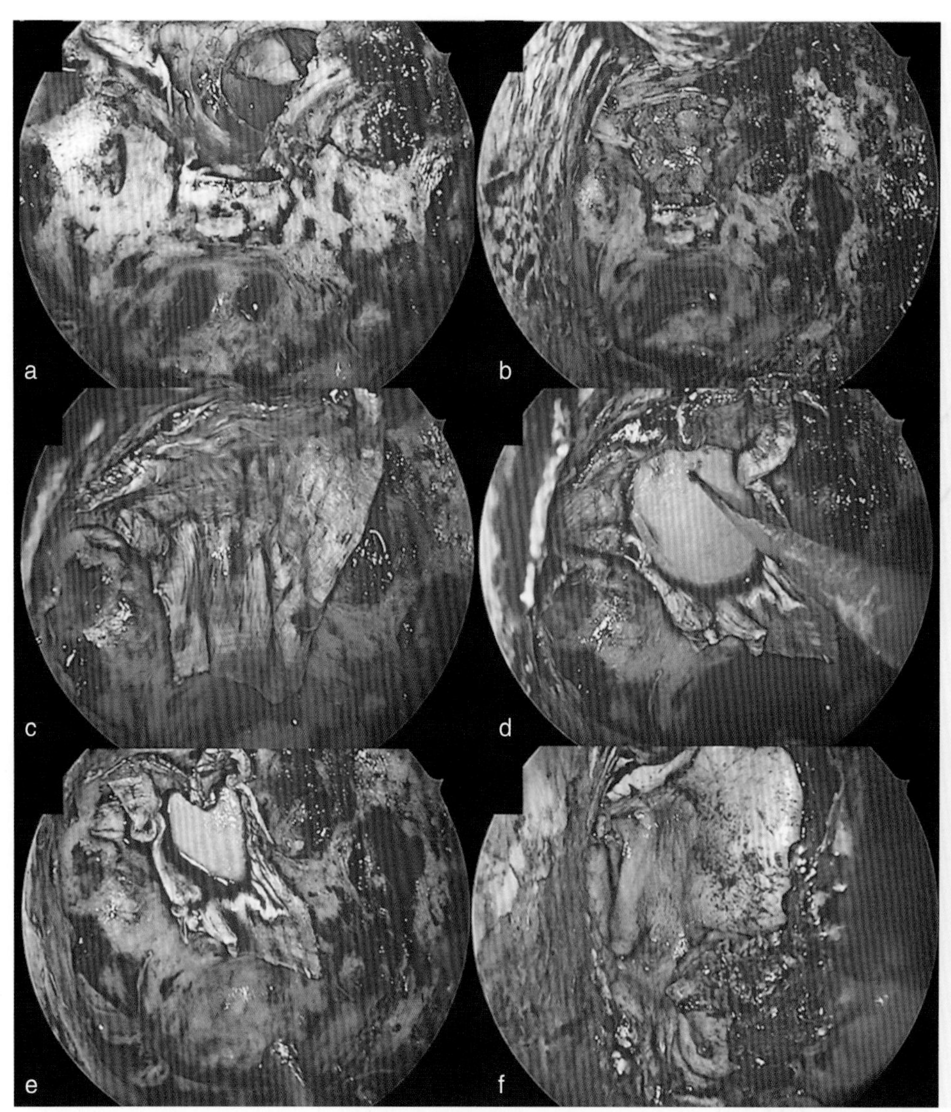

图 26.8 内镜经鞍结节 / 蝶骨平台入路分步颅底修补过程。a. 显示缺损范围。b. 脂肪填塞无效腔。平铺阔筋膜。c. 将一块软骨移植物置于其上（d）。e. 将在阔筋膜上的软骨移植物轻柔推入硬脑膜缺损处（“浴缸塞法”封闭）。f. 鼻中隔黏膜瓣最后覆盖重建平面

26.9 术后处置

康复阶段需在监护状态下完成患者神经功能观察。术后第 1 天，行 CT 扫描排除出血。围手术期应用抗生素至术后鼻腔填塞物拔除。填塞物常留置 5~7d，因移植物常于 1 周内与骨面形成粘连 [32]。尿崩的发生通过血和尿钠 / 渗透压测定监测。患者严格卧床 48h，头部抬高 30° 并避免用力、屏气、擤鼻动作。应用加压弹力袜。患者常于术后 3~5d 出院。出院前复查术后基线 MRI 很重要，因术后 MRI 信号常难于解释 [33]。

26.10 结 论

内镜下安全修补大范围颅底缺损的能力显著促进了内镜经鼻入路在广泛生长的颅咽管瘤中的应用。不应尝试通过较小鞍底开放通过刮匙进行手术的方式，而应广泛显露术野解剖向开放手术一样锐性分离去除病变。对血管、视交叉、垂体及下丘脑侵袭的直接评估可以减少该入路的术后并发症。尽管有数据支持技术的变换，但治疗广泛性病变的入路选择应取决于手术团队的技术和资源。复发颅咽管瘤的预后变化很大，并且依赖于多学科团队的治疗理念。

（衡立君 译，汤文龙 校）

参考文献

[1] Haupt R, Magnani C, Pavanello M, et al. Epidemiological

aspects of craniopharyngioma. J Pediatr Endocrinol Metab, 2006, 19 Suppl 1:289–293

[2] Garrè ML, Cama A. Craniopharyngioma: modern concepts in pathogenesis and treatment. Curr Opin Pediatr, 2007, 19(4):471–479

[3] de Divitiis E, Cavallo LM, Cappabianca P, et al. Extended endoscopic endonasal transsphenoidal approach for the removal of suprasellar tumors: part 2. Neurosurgery, 2007, 60(1):46–58, discussion 58–59

[4] Maira G, Anile C, Albanese A, et al. The role of transsphenoidal surgery in the treatment of craniopharyngiomas. J Neurosurg, 2004, 100(3):445–451

[5] Snyderman C, Kassam A, Carrau R, et al. Acquisition of surgical skills for endonasal skull base surgery: a training program. Laryngoscope, 2007, 117(4):699–705

[6] Catapano D, Sloffer CA, Frank G, et al. Comparison between the microscope and endoscope in the direct endonasal extended transsphenoidal approach: anatomical study. J Neurosurg, 2006, 104(3):419–425

[7] Casler JD, Doolittle AM, Mair EA. Endoscopic surgery of the anterior skull base. Laryngoscope, 2005, 115(1):16–24

[8] Batra PS, Citardi MJ, Lanza DC. Isolated sphenoid sinusitis after transsphenoidal hypophysectomy. Am J Rhinol, 2005, 19(2):185–189

[9] Yaşargil MG, Curcic M, Kis M, et al. Total removal of craniopharyngiomas. Approaches and long-term results in 144 patients. J Neurosurg, 1990, 73(1):3–11

[10] Kassam AB, Gardner PA, Snyderman CH, et al. Expanded endonasal approach, a fully endoscopic transnasal approach for the resection of midline suprasellar craniopharyngiomas: a new classification based on the infundibulum. J Neurosurg, 2008, 108(4):715–728

[11] Morisako H, Goto T, Goto H, et al. Aggressive surgery based on an anatomical subclassification of craniopharyngiomas. Neurosurg Focus, 2016, 41(6):E10

[12] Beer-Furlan A, Jamshidi AO, Carrau RL, et al. Letter to the Editor. Surgical strategy for craniopharyngiomas and the tumor-infundibulum relationship. Neurosurg Focus, 2017, 43(1):E8

[13] Sethi DS, Leong J-L. Endoscopic pituitary surgery. Otolaryngol Clin North Am, 2006, 39(3):563–583, x

[14] Kassam A, Snyderman CH, Carrau RL, et al. Endoneurosurgical hemostasis techniques: lessons learned from 400 cases. Neurosurg Focus, 2005, 19(1):E7

[15] Eberhart LHJ, Folz BJ, Wulf H, et al. Intravenous anesthesia provides optimal surgical conditions during microscopic and endoscopic sinus surgery. Laryngoscope, 2003, 113(8): 1369–1373

[16] Wormald PJ, van Renen G, Perks J, et al. The effect of the total intravenous anesthesia compared with inhalational anesthesia on the surgical field during endoscopic sinus surgery. Am J Rhinol, 2005, 19(5):514–520

[17] Stamm AC, Pignatari S, Vellutini E, et al. A novel approach allowing binostril work to the sphenoid sinus. Otolaryngol Head Neck Surg, 2008, 138(4):531–532

[18] Stamm AC, Vellutini E, Harvey RJ, et al. Endoscopic transnasal craniotomy and the resection of craniopharyngioma. Laryngoscope, 2008, 118(7):1142–1148

[19] Stamm AC, Vellutini E, Balsalobre L. Craniopharyngioma. Otolaryngol Clin North Am, 2011, 44(4):937–952, viii

[20] Frank G, Pasquini E, Doglietto F, et al. The endoscopic extended transsphenoidal approach for craniopharyngiomas. Neurosurgery, 2006, 59(1) Suppl 1:ONS75–ONS83, discussion ONS75–ONS83

[21] Spoudeas HA, Saran F, Pizer B. A multimodality approach to the treatment of craniopharyngiomas avoiding hypothalamic morbidity: a UK perspective. J Pediatr Endocrinol Metab, 2006, 19 Suppl 1:447–451

[22] Frank G, Sciarretta V, Calbucci F, et al. The endoscopic transnasal transsphenoidal approach for the treatment of cranial base chordomas and chondrosarcomas. Neurosurgery, 2006, 59(1) Suppl 1: ONS50–ONS57, discussion ONS50–ONS57

[23] Carrau RL, Kassam AB, Snyderman CH. Pituitary surgery. Otolaryngol Clin North Am, 2001, 34(6):1143–1155, ix

[24] van Overbeeke J, Sekhar L. Microanatomy of the blood supply to the optic nerve. Orbit, 2003, 22(2):81–88

[25] Krisht AF, Barrow DL, Barnett DW, et al. The microsurgical anatomy of the superior hypophyseal artery. Neurosurgery,1994, 35(5):899–903, discussion 903

[26] Harvey RJ, Nogueira JF, Schlosser RJ, et al. Closure of large skull base defects after endoscopic transnasal craniotomy. Clinical article. J Neurosurg, 2009, 111(2):371–379

[27] Leng LZ, Brown S, Anand VK, et al. "Gasket-seal" watertight closure in minimal-access endoscopic cranial base surgery. Neurosurgery, 2008, 62(5) Suppl 2:ONS:E342–ONS–E343, discussion –ONS–E343

[28] Zwagerman NT, Zenonos G, Lieber S, et al. Endoscopic transnasal skull base surgery: pushing the boundaries. J Neurooncol, 2016, 130(2):319–330

[29] Karavitaki N, Brufani C, Warner JT, et al. Craniopharyngiomas in children and adults: systematic analysis of 121 cases with long-term follow-up. Clin Endocrinol (Oxf), 2005, 62(4):397–409

[30] Puget S, Garnett M, Wray A, et al. Pediatric craniopharyngiomas: classification and treatment according to the degree of hypothalamic involvement. J Neurosurg, 2007, 106(1) Suppl:3–12

[31] May JA, Krieger MD, Bowen I, et al. Craniopharyngioma in childhood. Adv Pediatr, 2006, 53:183–209

[32] Schlosser RJ, Bolger WE. Endoscopic management of cerebrospinal fluid rhinorrhea. Otolaryngol Clin North Am, 2006, 39(3):523–538, ix

[33] Anand VK, Arrowood JP, Jr, Patel RB, et al. Significance of MRI changes after surgery of the skull base. Otolaryngol Head Neck Surg, 1993, 109(1):35–45

第 27 章 经鼻内镜下经蝶骨平台 / 鞍结节入路治疗鞍结节与蝶骨平台脑膜瘤

Gunjan Goel, Vibhav Sekhsaria, Joao Paulo Almeida, Sacit B. Omay, Vijay K. Anand, Theodore H. Schwartz

摘　要

本章讨论经鼻内镜下经蝶骨平台 / 鞍结节入路治疗脑膜瘤。经鼻内镜下经蝶骨平台 / 鞍结节入路可直接进入鞍上中线和旁正中区域，使相关神经血管结构得到良好的显露。该手术入路可以切除鞍上病变而无须牵拉脑组织或视神经。可直接到达视神经管内侧并进行广泛减压。本章讨论了这种入路的适应证、优势和局限性。潜在的优势包括增加神经血管结构和病灶的暴露，提高患者的舒适度，避免切开颅骨，降低脑组织牵拉的风险，缩短住院时间。

关于鞍上脑膜瘤的最佳切除方式存在着很大的争议：经颅还是内镜下经鼻入路。本章旨在回顾目前的文献，说明内镜下经鼻入路切除鞍结节和蝶骨平台脑膜瘤能够提供与经颅入路相当或更好的手术切除范围和术野暴露。成功的关键是仔细的选择患者，丰富的手术经验及优良的设备。

关键词

脑膜瘤，蝶骨平台，鞍上，鞍结节，内镜下经鼻入路，内镜下经鼻手术，颅底

内容要点

· 与经颅入路相比，经鼻内镜手术入路（EEA）治疗鞍结节 / 蝶骨平台脑膜瘤有许多优点，该入路可以完全切除增生的骨质，早期对肿瘤进行去血管化，尽量减少对脑组织和视神经牵拉和操作，可早期进行双侧视神经管减压，更好地暴露侵犯鞍膈及鞍区的肿瘤。

· 有关 EEA 显微外科解剖技术的知识可以随着时间的推移通过经验获得并且能够避免在切除前颅底脑膜瘤时需要“皮质袖套”的必要性。

· 与经颅入路相比，虽然 EEA 组脑脊液漏的发病率较高，但其术后视力改善率也明显较高。脑脊液漏的发病率在过去几年里急剧下降。

· 娴熟的手术技巧和牢靠的修补对于降低鼻内镜术后脑脊液漏的发病率至关重要。

· 这种入路的局限性在于切除颈内动脉外侧的病变较为有限。

· 通过立体定向图像引导确定病变边缘，便于开放鞍结节和蝶骨平台的骨质。

· 内减压后进行囊外锐性分离有助于确保安全和完整的肿瘤切除。

· 与鞍结节和蝶骨平台脑膜瘤的治疗不同，嗅沟脑膜瘤应首选经颅或联合入路。

27.1 引　言

扩大的内镜下经蝶入路已经应用于处理除鞍区病变以外的各种病变[1-6]。鞍上池是位于鞍膈上方的一个区域，该区域的中线病变特别适合于内镜下经蝶、经蝶骨平台和经鞍结节入路的手术方式。应用扩大经蝶入路治疗鞍上病变意味着外科医生在已经掌握了经蝶鞍入路后对内镜颅底领域的进一步实践。术前明确手术目标是非常必要的，手术目标在很大程度上取决于病变的生物学特性。

脑膜瘤起源于蛛网膜帽状细胞，通常沿蝶骨平台（PS，图 27.1a）和鞍结节（TS，图 27.1b）生长。这些病变是良性轴外肿瘤，可侵犯骨质，通常毗邻神经血管结构，有时也会包裹这些结

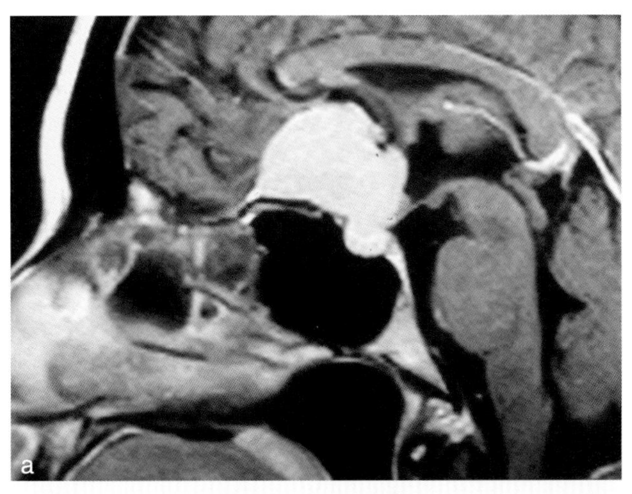
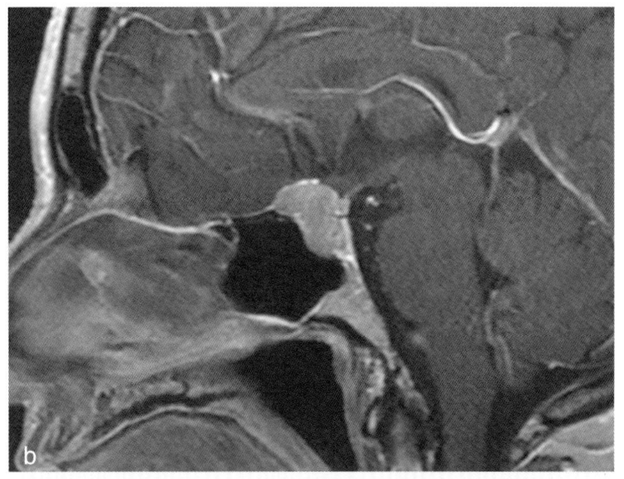

图 27.1 扩大的经鼻内镜下经蝶手术入路切除鞍结节和蝶骨平台脑膜瘤示例。a. 蝶骨平台脑膜瘤。b. 鞍结节脑膜瘤

构。鞍结节脑膜瘤，顾名思义，主要的硬脑膜基底来自鞍结节的硬脑膜，硬脑膜附着可向下延伸至蝶鞍和鞍膈的前壁，向前延伸至蝶骨平台的边缘和后部。这种生长方式导致视交叉向后和（或）向上移位，垂体柄和鞍内容物向后移位，视神经向侧方移位[7]。由于肿瘤位于中线，TS 和 PS 脑膜瘤是可以通过 EEA 切除的病变。内镜下经鼻腔－经蝶骨平台 / 鞍结节技术是一种直接进入蝶鞍周围中线区域的方法，可以很好地显露相关的神经血管结构。PS 和 TS 脑膜瘤侵犯视神经管的发病率较高，据报道视神经管受累的发病率介于 56.3%~77.4%[7-11]，患者常出现视力下降的情况。鉴于这些肿瘤的良性性质，外科手术的目标是实现全切除（GTR）和关键结构（最重要的是视神经）的减压，同时尽量减少并发症。鼻内镜手术（EES）提供了一种直接通向两侧视神经管内侧面的腹侧路径，不需要对被肿瘤累及的视神经进行操作[12]。这是 EEA 的优势之一，与经颅手术相比，该径路能显著提高术后视觉改善率[13]。

与 TS 和 PS 脑膜瘤的治疗方法不同，我们认为大多数嗅沟脑膜瘤应经颅或联合入路治疗。EEA 导致 100% 的病例嗅觉丧失。因此，在可能保留嗅觉的较小病变中，首选经颅入路。另一方面，较大的肿瘤往往会超出 EEA 的范围。因此，主要通过 EEA 切除嗅沟脑膜瘤只能应用于一个特定的亚组，该亚组患者的肿瘤足够大，以至于嗅觉已经丧失，但是肿瘤又足够小，以至于可以实现（全切除，GTR）而脑脊液（CSF）漏发病率很低[14-15]。

27.2 诊断检查

详细的病史和体格检查是必要的，包括脑神经检查、眼科评估和视野检查、认知功能评估、综合内分泌功能检查、鼻腔内镜检查。CT 图像提供了有关鼻窦和颅底骨性解剖的重要信息。在进行 CT 扫描时要注意的重点是蝶窦和鞍结节（TS）的解剖结构以及肿瘤钙化的程度。MRI 是显示软组织形态的重要手段，它有助于描述视交叉和垂体柄的相对位置，以及是否有神经血管结构被包绕或肿瘤是否侵入视神经管，血管造影可以显示是否有可疑血管受累。CT 或 MRI 血管造影通常为手术方案设计提供足够的血管解剖信息。

27.3 优点与适应证

传统上前颅底脑膜瘤是采取经颅入路切除。这些方法能够为术者广泛暴露病变并提供大的手术操作空间。然而，这些优势并不能掩盖同时发生的包括由脑组织牵拉、术后癫痫发作、神经血管操作、窦闭塞和伤口愈合引起的并发症[16]。此外，从上方进行视神经管内侧的暴露可能具有挑战性。经颅入路的另一个限制是完全切除蝶骨平台中的骨质需要大面积的重建，并增加脑脊液漏的风险。经蝶骨平台、经鞍结节入路可作为神经术者切除前颅底病变的一种有效方法，并可克服经颅入路的一些局限性。

经蝶骨平台、经鞍结节入路可直接到达鞍上脑膜瘤，无须牵拉脑组织。因此，术后癫痫发病率降低。此外，与经颅入路不同，它不会把像视神经和颈动脉等这样重要的神经血管结构置于术者和肿瘤之间。经蝶骨平台、经鞍结节入路有利于双侧视神经完全减压，无须对受压的视神经操作。在手术过程中，对视神经的操作或“扭转”较少，这是因为从下方的入路允许肿瘤在被从神经上剥离之前被清除。事实上，这能够解释为什么经颅入路术后视力下降的发病率是经鼻入路的 2~5 倍[17]。

避免脑组织和视神经的牵拉，保留视觉通路的血管，广泛的视神经管减压是 EES 治疗鞍上脑膜瘤的重要优势[17-18]。此外，从下方接近这些肿瘤可以使术者切除肿瘤底部的骨质增生，这是常见的脑膜瘤复发部位，并在手术早期切断硬脑膜的血供来源。这种早期断流术可以进行相对无血的解剖分离。使用角度内镜可以观察肿瘤的全貌，并且能够对拐角处进行检查以确保 GTR。此外，经鼻入路不需要外部切口。然而，在学习 EEA 过程中，精细的微血管解剖技术有一个重要的学习曲线[19-21]。一旦术者克服了这个曲线，EEA 在提供了同等的切除率的同时，视觉恢复效果更好，对大脑的创伤更小，术后癫痫发作更少[18]。尽管有这些优势，EEA 与较高的脑脊液漏发病率有关[17,22-23]。然而，EEA 的脑脊液漏发病率已从早期的 20% 以上下降到最近的 3% 以下[24]。

27.4 禁忌证与注意事项

不能耐受长时间麻醉是任何扩大经蝶入路手术的一般禁忌证。肿瘤向侧方扩展的程度也必须仔细评估。在尸体解剖研究中测得蝶骨平台在眶纸板之间的宽度为 26 ± 4mm，在鞍结节的后部变窄到 16 ± 3mm[25]。手术入路的外侧界限由眶纸板确定，随后是海绵窦中的颈内动脉虹吸部、蝶鞍周围的视神经 – 颈内动脉外侧隐窝和鞍上池内的颈内动脉（ICA）分叉[26]。仅在该区域外侧的肿瘤可以移位到手术区域；但是，如果肿瘤向外侧扩展较多并且手术目标是完全切除肿瘤，则应通过开颅的方式切除。当肿瘤位于这些结构的内侧时，扩大的经蝶入路是首选的手术方式，其最适合暴露视神经管的内侧面。另一种经鼻入路的禁忌证也包括肿瘤延伸至前床突，因为在这种情况下，经颅入路是进行前床突切除术所必需的（图 27.2）[16]。肿瘤位于内侧视神经管不是禁忌证，因为内侧视神经管可以经鼻入路开放（图 27.3）[27]。

重要的神经血管结构（如视神经、ICA 和前交通动脉）被肿瘤包裹的情况并不是这一术式的绝对禁忌证。有血管包裹的蝶骨平台和鞍结节脑膜瘤可以通过安全的血管分离和仔细的病例选择在内镜下切除；二者的能力需要通过时间和经验获得（图 27.4）。在病例选择过程中，可以根据没有管腔狭窄的情况来确保蛛网膜平面分离的安全性，从而评估经 EEA 切除的可行性[28]。

当然，如果手术的目的是减瘤和视神经减

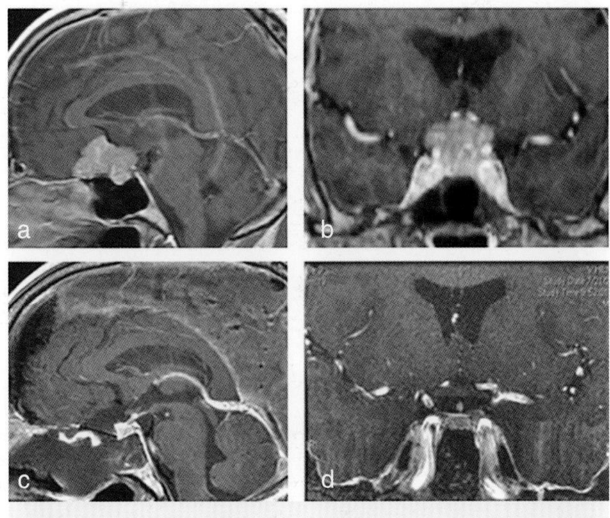

图 27.2 a~d.1 例无法完全切除的肿瘤病例。肿瘤的术前（上）和术后（下）增强 MRI 扫描。在本病例中，肿瘤仍然在眶部上方的平面上。由于肿瘤的横向生长，本例不应选择经鼻入路

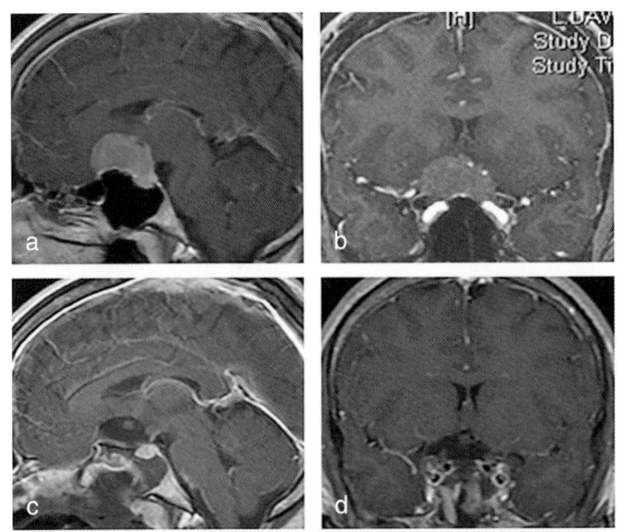

图 27.3　a~d. 这种情况可能不适合内镜下切除，因为肿瘤压迫蝶骨平台向上弯曲，导致肿瘤最前面部分暴露困难。然而，使用 30° 内镜以及肿瘤前方的蝶骨平台的大开口将改善肿瘤的暴露。肿瘤侵犯内侧视神经管，然而视神经管可经鼻内切开从而进行肿瘤的完全切除。即使在肿瘤和大脑前动脉 A2 段之间没有“皮质袖套”，蛛网膜平面的存在使得把血管从肿瘤上分离出来成为可能。颅内脂肪的缺乏使得更容易解释术后影像的表现，颅底的细黑线显示了移植物重建的位置

压而不是 GTR，那么诸如神经血管结构的包裹和肿瘤的侧方扩展等因素也不是禁忌证。然而，在大多数情况下，手术的目标是对蝶骨平台和鞍结节脑膜瘤进行 GTR。与经颅入路相似，术者必须判断个人能力能否从这些结构安全地解剖肿瘤同时必须制定一个解决紧急情况（如颈内动脉损伤）的预案。然而，无论采用何种入路，视神经被肿瘤包裹都会给手术带来很大的困难，而且为了更好地暴露肿瘤最好经颅入路(图 27.2)。

有人认为，经颅入路能更好地显露脑膜尾征，并能利用显微解剖技术分离出被包裹的血管[28]。也有人提出，通过 EEA 提供的通道太窄而无法对附着在肿瘤包膜上的血管进行显微外科解剖，需要在肿瘤和血管之间有一个“皮质袖套”[29-30]。在大多数大到需要手术的前颅底脑膜瘤中，“皮质袖套”几乎从未出现过，因为大脑前动脉距离这些肿瘤的背部太近。尽管没有“皮质袖套”，通过仔细的病例选择和娴熟的专业技术，GTR 是

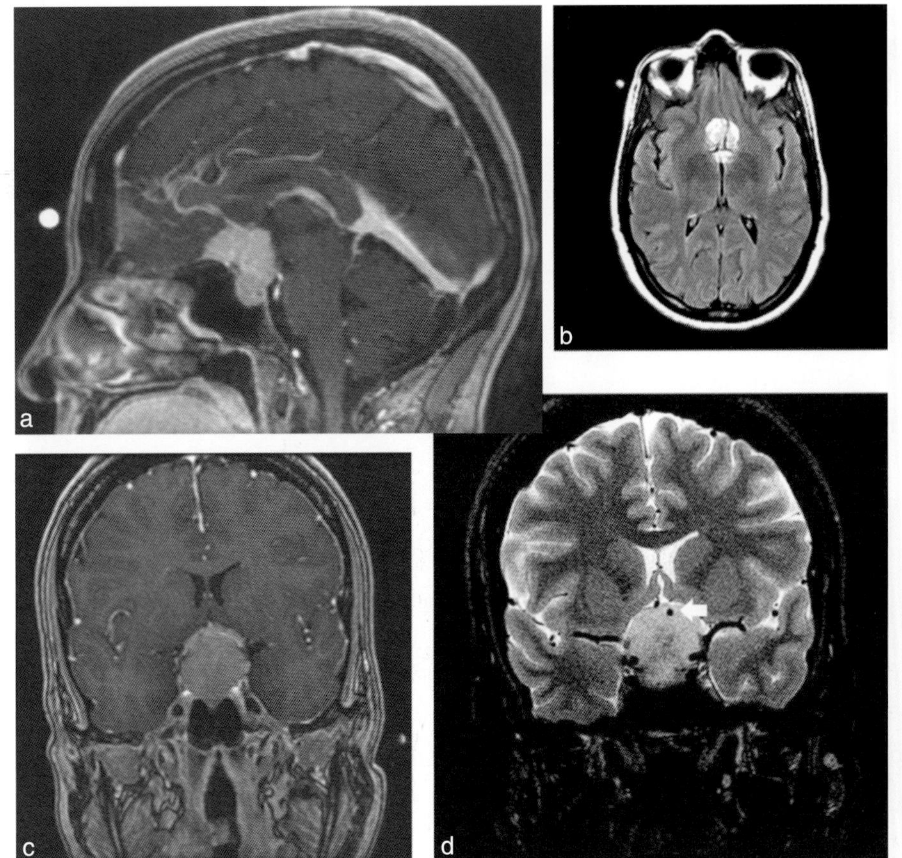

图 27.4　a~d. MRI 图像显示大脑前动脉 A1–A2 段交界处有完整的左大脑前动脉包绕。术中，肿瘤和血管之间没有“皮质袖套”

极有可能实现的[16]。EEA 手术的显微外科解剖技术方面的专业知识可以随着时间的推移通过经验获得，这也消除了前颅底脑膜瘤切除术中对“皮质袖套”必要性的关注。

蝶窦气化是另一个考虑因素。在鞍前型或甲介型的患者中，视神经和 ICA 的骨性标志不易识别，损伤的风险也会增加。此外，如果蝶鞍小或者与 ICA 之间的距离很窄，术者可能没有足够的手术空间完成经蝶窦入路手术。此外，伤口愈合能力差的患者可能无法忍受成功的颅底重建并且可能存在持续性脑脊液漏的风险。这包括骨坏死或患有全身疾病的患者，如控制不佳的糖尿病或免疫抑制疾病。

27.5 手术入路

常规放置腰大池引流管。制作带血管蒂的鼻中隔黏膜瓣[31]。经鼻内镜下经双侧鼻孔进入蝶窦[6-7]。确定双侧蝶窦口，并用蘑菇头钳扩大窦口。接下来，切除骨性鼻中隔的后 1/3，形成一个足够大的空间来进行器械操作。用高速切割钻广泛开放蝶窦，行双侧后组筛窦切除术。根据解剖结构的不同，可以切除左侧的上鼻甲，有时也可以切除中鼻甲，为内镜提供足够的空间。这样就可以清楚地看到 PS（蝶骨平台）的前方扩展区域。但是，嗅上皮可以延伸到上鼻甲和中鼻甲，过度切除这些区域会导致永久性嗅觉丧失[26]。对患者而言，这是非常痛苦的，因为它也会导致大部分味觉丧失[14]。小心地完全切除蝶窦黏膜，以避免在鼻中隔黏膜瓣后面形成黏液囊肿。至此便可以完全显露骨性解剖结构（图 27.5）。

一旦剥离了黏膜，需要识别的关键骨性标志如下：视神经 - 颈内动脉内侧隐窝，其确定了蝶鞍的外侧边缘以及视神经管和颈动脉虹吸的位置；斜坡隐窝，其确定了蝶鞍的下 / 后范围，海绵窦的内侧边缘，视神经管上缘和鞍上切迹的下缘和内侧缘。鞍上切迹是蝶窦内类似于 TS 的切迹。蝶鞍、视神经和 ICA 也可通过无框架立体定向图像引导进行识别。手术助手将一个 0°、30cm、4mm

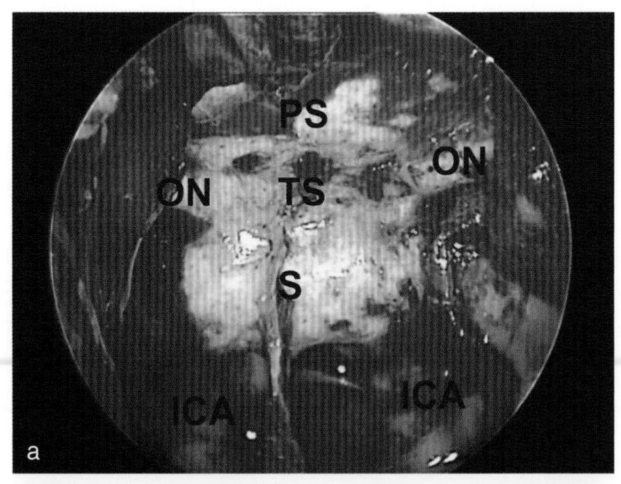

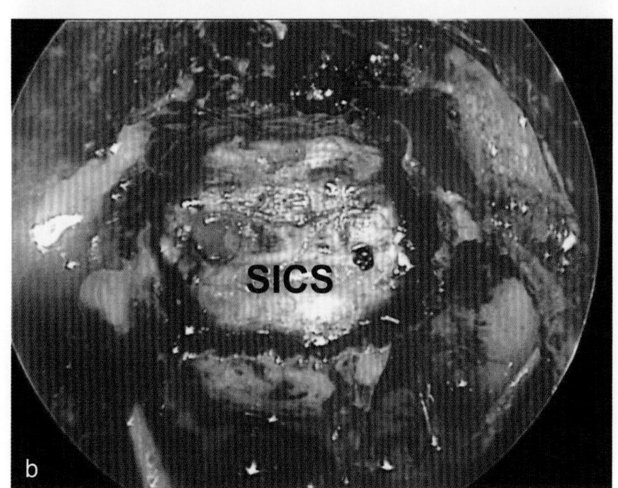

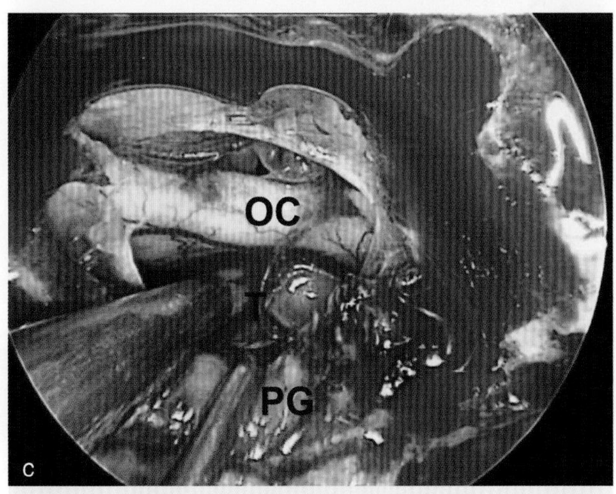

图 27.5 a~c. 鞍上入路的内镜观。在蝶窦内可见颈内动脉（ICA）压迹、蝶鞍（S）、鞍结节（TS）、蝶骨平台（PS）和视神经（ON）。SICS：上海绵间窦；OC：视交叉；T：肿瘤；PG：垂体

硬质内镜导入左鼻孔，而主刀医生从右鼻孔或通过两个鼻孔双手操作。在持续冲水的情况下用高速金刚砂钻磨薄 TS。在两侧床突内侧之间扩大开口。

继续磨除骨质延伸至上海绵间窦（SICS）下方的鞍区的前上部（图 27.5），除非肿瘤深入鞍区的情况下，整个鞍面和鞍底被切除。用刮匙和 Kerrison 咬骨钳去除变薄的骨质。沿着 PS 继续去除骨质，直到肿瘤的前部及其脑膜尾征可见。通过这种方式，可以充分接近整个肿瘤（图 27.6）。

立体定向图像引导系统的使用有助于确定骨窗开放的大小，避免不必要的骨质切除。过度的骨质切除会给手术的重建增加困难，从而增加发生脑脊液漏的风险。如果有肿瘤侵入视神经管，为了充分暴露，视神经管内侧的骨质也会被去除。SICS 上方和下方的硬脑膜用镰状刀十字切开（图 27.7）。分离 SICS，用双极电凝烧灼，然后切断。烧灼硬脑膜以阻断肿瘤的血液供应。

27.6　手术切除

27.6.1　内减压

骨质被移除之后，电凝硬脑膜以减少肿瘤的血液供应。首先在 Cavitron 超声外科吸引器、NICO myriad 或 Elliquence 烧灼器的协助下进行内部减压（图 27.8）。我们更喜欢使用 Elliquence，因为它的尖端能够弯曲并在直视下操作，可以在切除肿瘤的同时止血。早期内减压可使视交叉减压，术后可以使囊外肿瘤囊膜松动，而无视神经损伤的危险。

27.6.2　前上缘切除

我们倾向于从肿瘤的前上缘开始切除肿瘤（图 27.9）。这是一个最不可能涉及任何重要神经血

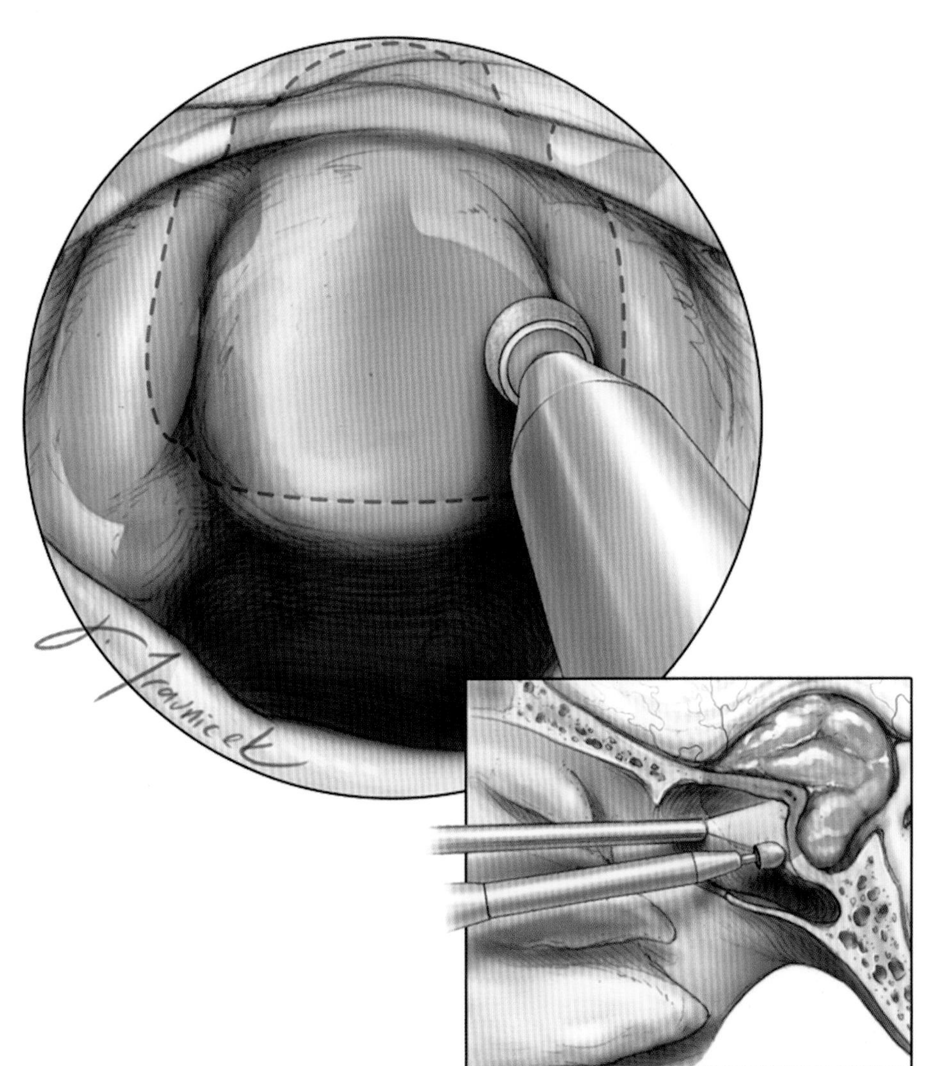

图 27.6　显示蝶窦后壁相关骨性结构解剖的内镜观。中央可见蝶鞍前壁，外侧为双侧视神经 – 颈内动脉外侧隐窝，上方见鞍上切迹。这个阴影和轮廓是切除的骨质区域。插图是侧面观，显示了骨质切除的上、下边界以及内镜和高速钻的指向（经 Aaron A. 许可引自 *The Neurosurgical Atlas*）

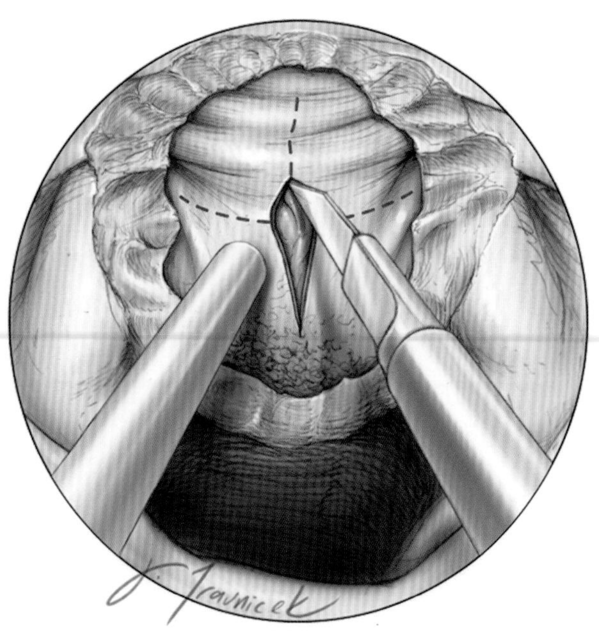

图 27.7 电凝海绵间窦后十字切开硬脑膜（经 Aaron A. 许可引自 *The Neurosurgical Atlas*）

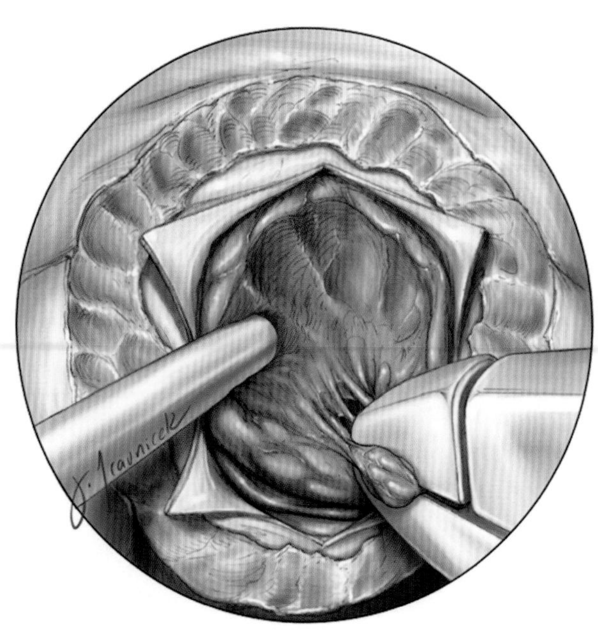

图 27.8 首先行中心减瘤术（经 Aaron A. 许可引自 *The Neurosurgical Atlas*）

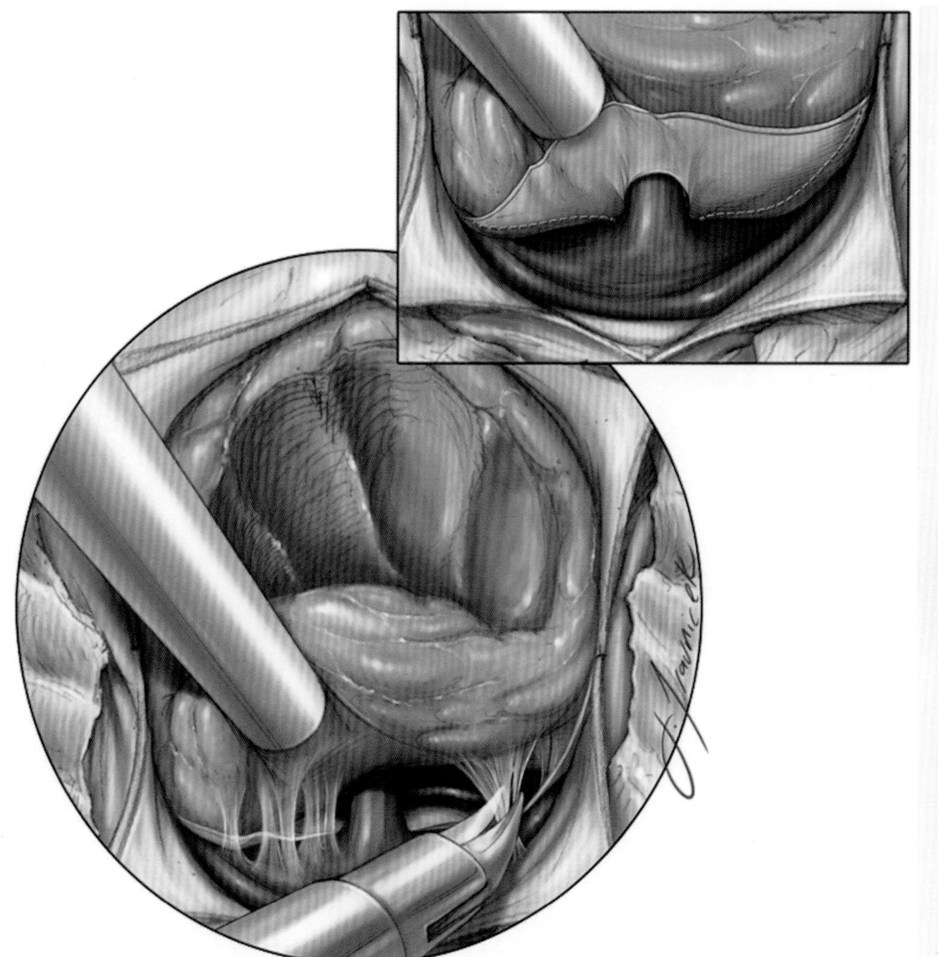

图 27.9 如果肿瘤延伸至鞍区，则确定受累的硬脑膜，抬起并锐性切除，随后在蛛网膜下腔平面内沿着下缘把肿瘤中央部分从扭曲的垂体和垂体柄上移除。基底动脉尖和大脑后动脉通常是可见的。延伸到鞍区的肿瘤可以进行评估并切除（经 Aaron A. 许可引自 *The Neurosurgical Atlas*）

管结构的区域。因此，相当一部分的肿瘤可以在这个安全区域内被切除，而在肿瘤的外缘和后缘就要涉及把肿瘤囊壁从视神经和视交叉、大脑前动脉、下丘脑上动脉和大脑后动脉以及垂体柄上进行分离。一旦肿瘤的前上缘被切除，肿瘤包膜的前缘松动，就可以遇到肿瘤顶部的视交叉。此外，通过肿瘤顶部的径路可以利用肿瘤边缘进行侧方切除，而不是试图通过肿瘤中心找到外缘边界。

然后完整地将肿瘤包膜进行锐性分离。在肿瘤和重要血管之间通常有一个蛛网膜界面，包括大脑前动脉（ACA）复合体、Heubner 回返动脉和视交叉下穿通支。无论何时，肿瘤体积影响了术者的视野，应再次进行肿瘤的内减压，以便于进行肿瘤囊外分离。必须坚持仔细的显微神经外科解剖原则，以保留供应视交叉的穿支血管。术后视力下降的一个常见原因是这些穿支血管的损伤。被肿瘤包裹的动脉通常可以分离出来。

必要时，可以在肿瘤和视交叉之间进行锐性分离或轻柔的钝性分离，并轻轻地牵拉肿瘤将其从交叉处翻开形成界面来进行安全的减压（图 27.10）。尽管在肿瘤的上极被切除了足够多的情况下可以使用 0° 内镜，但这一操作通常是用 30° 内镜完成的。

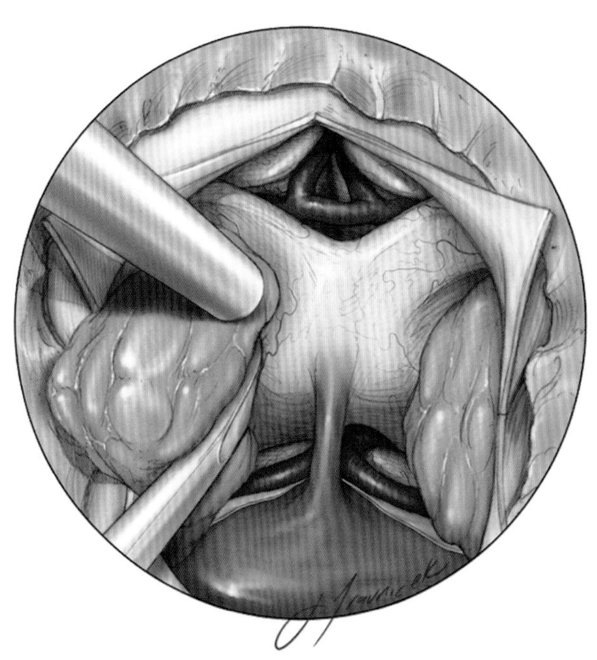

图 27.10　肿瘤中央减瘤后，由上缘向后，安全地辨别视交叉、视神经内侧和大脑前动脉并进行减压（经 Aaron A. 许可引自 *The Neurosurgical Atlas*）

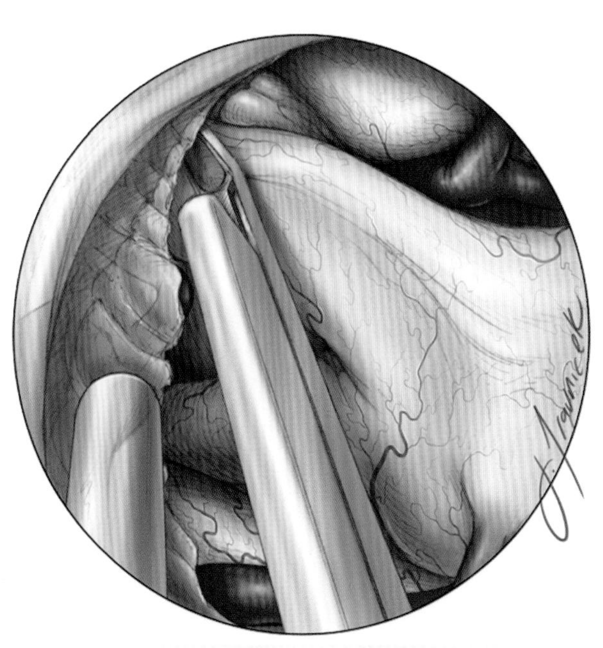

图 27.11　骨性视神经管减压。在对视神经管进行检查后，有肿瘤侵犯提示需要对视神经进行探查和减压。其表面的骨质用高速钻削薄，并用精细的 Kerrison 咬骨钳去除（经 Aaron A. 许可引自 *The Neurosurgical Atlas*）

27.6.3　肿瘤的外侧

继续沿着肿瘤的上缘向侧方切除，术者可以将肿瘤的外侧部分翻进已部分切除的瘤腔内。30° 内镜有助于观察骨窗开口以外的肿瘤的侧方部分，并确保后交通动脉的小血管不会粘连在肿瘤上。钝性和锐性分离可以用来解剖粘连的血管。术者应避免对任何附着于视神经的残余肿瘤进行牵拉。视神经沿外侧走行，直到视神经管刚好到达视神经 – 颈内动脉内侧隐窝上方（图 27.11）。

然后肿瘤被翻入部分切除的瘤腔内，同时保护神经或每一支穿支血管。如果肿瘤没有侵入视神经管，则切除肿瘤位于视神经下方的外侧部分。这部分肿瘤位于大脑后动脉和第Ⅲ对脑神经（动眼神经）的内侧，应注意保留这些结构，尽量减少操作。

27.6.4　视神经管减压术

由于在内镜入路手术中肿瘤位于视神经管之前，在进行视神经管减压术之前肿瘤已经被充分切除。这可以保护视神经在肿瘤切除过程中不被牵拉或“扭曲”。术前视力损害被认为是长期压迫、变薄和脱髓鞘引起的，因此视神经很脆弱，在手术操作时或肿瘤去血管化时容易受到进一步的损伤[12]。有视神经管内受累的脑膜瘤应进行视神经管减压术。术前冠状位 MRI 扫描或 45° 内镜直视下进行视神经管内探查以明确是否存在管内肿瘤。在充分冲洗下，用 3mm 高速金刚砂钻将覆盖在视神经表面的骨质磨至蛋壳样薄，然后用刮匙将残余肿瘤刮除，或者用 1mm 或 1.5mm 宽的 Kerrison 咬骨钳从蝶窦内去除视神经管下内侧壁的骨质。

然后在术者确定眼动脉的位置，并确保不会伤及它的前提下用镰状刀和显微剪切开视神经鞘膜（图 27.12）。如尸体标本所示，清楚地了解眼动脉的内下段走行对于防止这一极其重要的血管损伤至关重要。为防止眼动脉损伤，常在其上方打开视神经鞘膜。肿瘤切除是从中线开始，以确定安全平面来分离视神经。如果视神经管内有肿瘤，就要将其切除（图 27.13）。

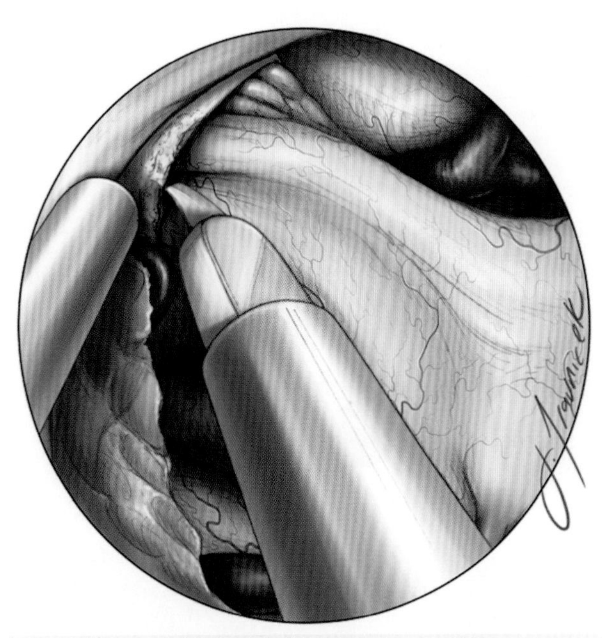

图 27.12　用镰状刀切开视神经管硬脑膜。开口位于上方，以避开损伤位于内下方的眼动脉。如果不能观察到眼动脉，可以使用微型多普勒超声探头来确定其位置（经 Aaron A. 许可引自 *The Neurosurgical Atlas*）

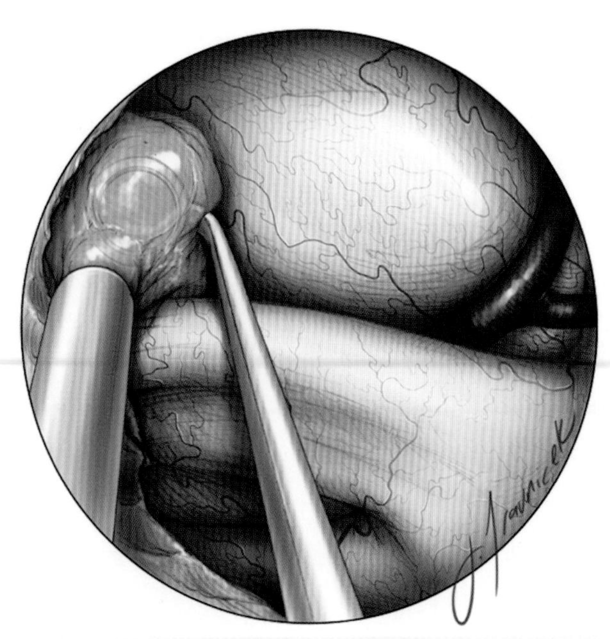

图 27.13　切除残余在视神经管内的肿瘤。现在可以完全显露视神经管，任何肿瘤都可以从神经上仔细分离并切除。为了避免在肿瘤切除过程中视神经在硬脑膜边缘受到牵拉，在视神经管硬脑膜完全打开之前，术者不应尝试切除肿瘤（经 Aaron A. 许可引自 *The Neurosurgical Atlas*）

27.6.5　分离下缘

在这一区域，肿瘤的剩余部分是由附着于视交叉下方、垂体柄和腺垂体、乳头体和鞍膈的部分组成的（图 27.14a~c）。因为位于肿瘤的下缘，0° 内镜的视野范围可充分显示这些结构，同时为其他操作器械提供足够的工作空间。用钝性分离和锐性分离法，仔细地将肿瘤的下缘从垂体下方切除。受累的鞍膈硬脑膜抬高，必要时可以切除。在变形的垂体和后移的垂体柄上锐性分离肿瘤的下缘。这一步经常暴露脚间窝处的蛛网膜下腔。如果肿瘤侵入鞍区，可以切除垂体周围的肿瘤。注意不要损伤垂体上动脉，垂体上动脉的一个分支到达垂体柄，另一个分支到达视交叉的下表面。在肿瘤后部的底面，常可见基底动脉尖和大脑后动脉的起始处。

27.7　重　建

重建的第一步可以是用类似 Duraform 这

样的人工硬脑膜替代物来进行修补，但我们通常不这样做，我们进行封闭的关键是“密封垫圈”[22]。这种重建技术包括一个软组织移植物（我们更喜欢用阔筋膜，也可以用 AlloDerm 或者 DuraGuard），移植物的边缘应该在大于骨质缺损周围约 1cm。下一步，把一块坚硬的材料（我们倾向于 Medpore）制成大致与骨缺损大小相同的形状。硬性移植物位于软组织移植物的中心，因此在硬性移植物周围会有多余的软组织移植物。硬性移植物被轻轻地楔入骨质缺损处，使其牢固地固定在原位（图 27.14d）。它可以埋入骨质缺损中，但有压迫视神经的风险，所以如果要这样做，植入物必须尽量做到最小。然后旋转鼻中隔黏膜瓣覆盖缺损处，理想情况下应覆盖所有阔筋膜，并与蝶骨壁直接接触（图 27.14e）。然后用组织密封剂覆盖黏膜瓣（我们倾向于 DuraSeal）（图 27.14f）。当视神经管开放时，我们必须重点关注重建的一个关键点。Medpore 移植物必须适当切割、两边开缝，以避免压迫神经（图 27.15）。这一操作对于预防术后视力下降至关重要，在颅底封闭和视神经管开放之间保持恰当的平衡以防止脑脊液漏也非常重要[12]。

27.8 预　后

TS 和 PS 型脑膜瘤 EES 的手术效果主要取决于谨慎的病例选择和手术经验。经验丰富的医疗中心 EES 的 GTR（肿瘤全切除率）可高达 92%，相当于或优于经颅手术[1,12,16,24,32]。获得高 GTR 率的关键不仅是选择容易切除的小型肿瘤，而且需要信心和有技巧来切除与动脉和神经相连的肿瘤的经验。至于影像学标准，如是否存在皮质袖带或脑水肿，则不太重要[16,24]。仔细选择病例，切除范围会扩大；这两个方面都会随着术者的经验而增加。技术技能的提高、经验的积累和强有力的封闭术腔缺损的技术对于鼻内镜手术后脑脊液漏发病率的提高至关重要[16,33]。一旦术者克服了学习曲线，EEA 提供了同等的切除率，而具有更好的视觉恢复效果、更少的脑损伤和更少的癫痫发作。前颅底脑膜瘤的 EES 可显著维持年轻患者

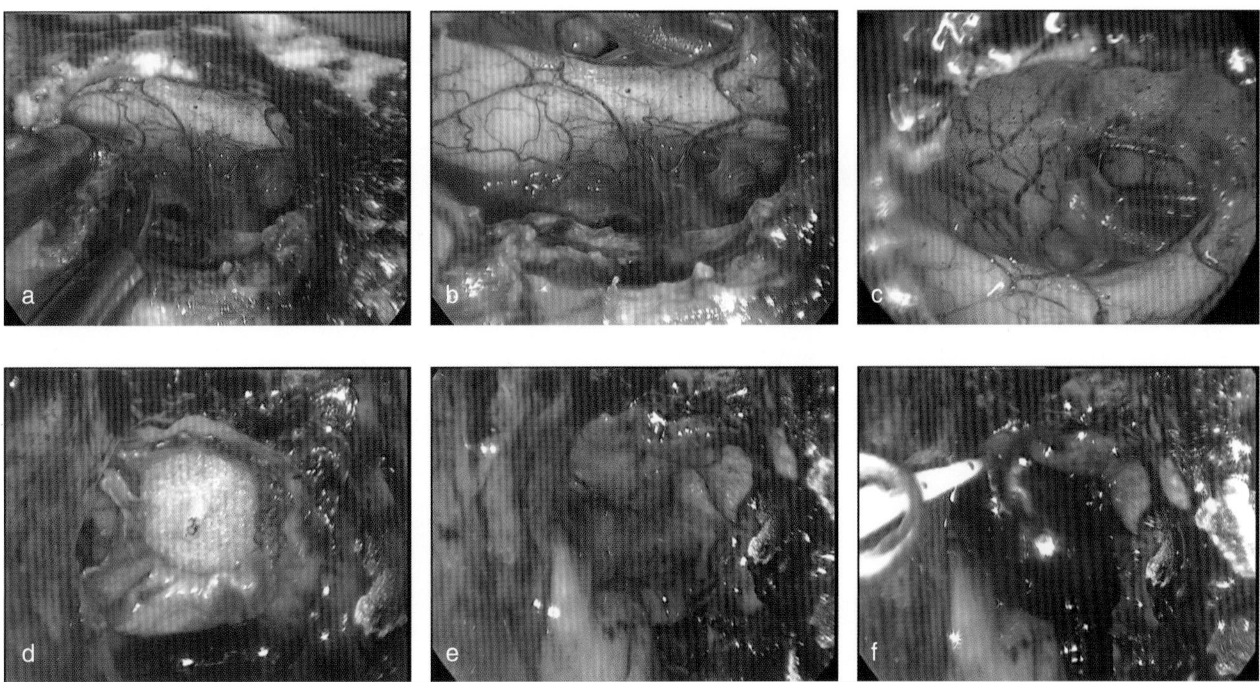

图 27.14　脑膜瘤切除和颅底修复。a. 把肿瘤从视交叉和视神经上切除。通常有蛛网膜平面。鞍膈被锐性切除。b. 视交叉和垂体柄应该没有肿瘤残余。c. 从视交叉的上方看，大脑前动脉和直回都被保留了下来。d. 使用阔筋膜和 Medpore 采用垫片密封技术进行重建。e. 用手术开始时取下的鼻中隔黏膜瓣覆盖缺损区域。f. 硬脑膜密封剂 Duraseal 用于在早期愈合过程中固定黏膜瓣的位置

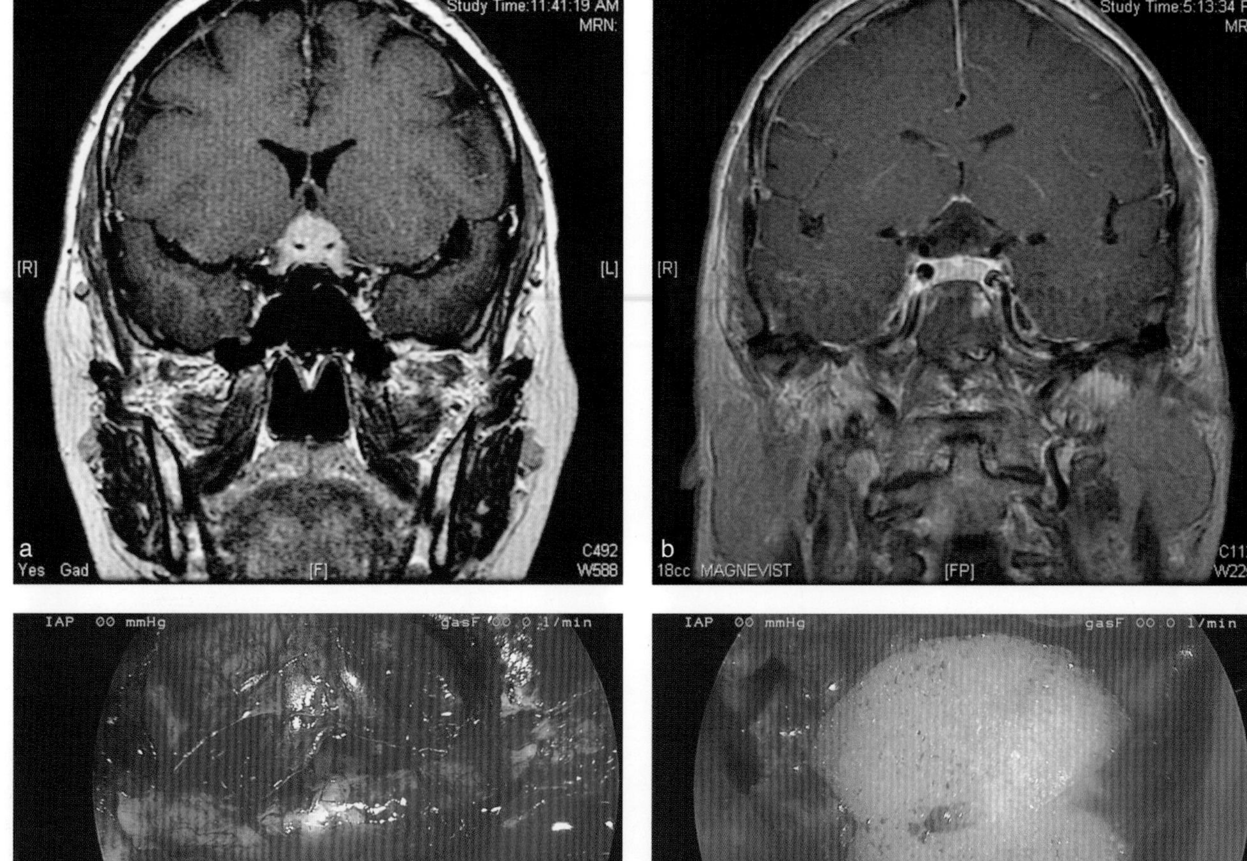

图 27.15 脑膜瘤可侵犯视神经管并包裹血管。a. 术前冠状位 MRI 增强扫描显示肿瘤包裹大脑前动脉（ACA），侵犯视神经管。b. 术后肿瘤被完全切除。c. 术中影像显示，在打开视神经管和蝶窦内切除管内肿瘤后形成的平面以及无肿瘤的 ACA。d. 在这种情况下，仍然可以使用密封垫圈，但必须切开 Medpore，以免压迫视神经。Medpore 位于阔筋膜上方，但尚未埋入腔中

（年龄＜55岁）的总体生活质量[34]。由于 EEA 可避免视神经萎缩，保留视觉通路的血供，并允许视神经管广泛减压，与经颅入路相比，视力改善效果明显更佳[17,35–36]。

27.9 并发症

动脉损伤可能是鼻内镜手术最具挑战性的并发症。用直接烧灼法、滑动法或介入栓塞法牺牲出血血管是最可靠的方法[37]。使用肌肉或其他非闭塞性方法的报道有不同的成功率。保护视神经的所有穿支血管和使用带有冲洗的电钻来避免热损伤对视力保护同样重要。尽管 EEA 术后总体主要并发症似乎较低，但与经颅入路相比，EEA 术后脑脊液漏[38–40]和嗅觉缺失的发病率仍然较高[18]。鼻中隔黏膜瓣下保留尽可能多的鼻甲和上方 1cm 的鼻中隔将有助于避免嗅觉缺失。鼻中隔黏膜瓣坏死是罕见的。完全切除蝶窦黏膜和仔细覆盖下层是提高黏膜瓣成活率的重要因素[41]。术后并发症（如脑脊液漏、脑膜炎、血肿形成、鼻窦炎和粘连形成）的及时识别和治疗是必要的，通常需要再次手术。

27.10 嗅沟脑膜瘤

由于嗅沟脑膜瘤常与 TS 和 PS 脑膜瘤合并发生，故在此略作简短讨论。虽然一些作者主张用

EEA 切除嗅沟脑膜瘤，但有证据表明，结果并不理想。与 TS 和 PS 脑膜瘤不同，嗅沟脑膜瘤体积很小时就会压迫视神经，在以后的发展过程中肿瘤体积趋向增大并出现症状而引起医学关注。与 TS 和 PS 脑膜瘤相比，嗅沟脑膜瘤的 EES 有较高的嗅觉丧失率、较低的 GTR 率和较高的脑脊液漏率 [14–15]。目前的治疗效果与经颅入路手术相比不具有竞争性，因此我们不主张对大多数嗅沟脑膜瘤进行 EEA，除非在某些嗅觉已经丧失的病例中，肿瘤可以在一个单一的环境中进行完全切除。

（王明辉　译，汤文龙　校）

参考文献

[1] de Divitiis E, Cappabianca P, Cavallo LM, et al. Extended endoscopic transsphenoidal approach for extrasellar craniopharyngiomas. Neurosurgery, 2007, 61(5) Suppl 2:219–227, discussion 228

[2] Frank G, Sciarretta V, Mazzatenta D, et al. Transsphenoidal endoscopic approach in the treatment of Rathke's cleft cyst. Neurosurgery, 2005, 56(1):124–128, discussion 129

[3] Gardner PA, Kassam AB, Thomas A, et al. Endoscopic endonasal resection of anterior cranial base meningiomas. Neurosurgery, 2008, 63(1):36–52, discussion 52–54

[4] Kaptain GJ, Vincent DA, Sheehan JP, et al. Transsphenoidal approaches for the extracapsular resection of midline suprasellar and anterior cranial base lesions. Neurosurgery, 2001, 49(1):94–100, discussion 100–101

[5] Kassam AB, Gardner PA, Snyderman CH, et al. Expanded endonasal approach, a fully endoscopic transnasal approach for the resection of midline suprasellar craniopharyngiomas: a new classification based on the infundibulum. J Neurosurg, 2008, 108(4):715–728

[6] Laufer I, Anand VK, Schwartz TH. Endoscopic, endonasal extended transsphenoidal, transplanum transtuberculum approach for resection of suprasellar lesions. J Neurosurg, 2007, 106(3):400–406

[7] Liu JK, Christiano LD, Patel SK, et al. Surgical nuances for removal of olfactory groove meningiomas using the endoscopic endonasal transcribriform approach. Neurosurg Focus, 2011, 30(5):E3

[8] Mahmoud M, Nader R, Al-Mefty O. Optic canal involvement in tuberculum sellae meningiomas: influence on approach, recurrence, and visual recovery. Neurosurgery, 2010, 67(3) Suppl Operative:ons108–ons118, discussion ons118–ons119

[9] Margalit NS, Lesser JB, Moche J, et al. Meningiomas involving the optic nerve: technical aspects and outcomes for a series of 50 patients. Neurosurgery, 2003, 53(3):523–532, discussion 532–533

[10] Nozaki K, Kikuta K, Takagi Y, et al. Effect of early optic canal unroofing on the outcome of visual functions in surgery for meningiomas of the tuberculum sellae and planum sphenoidale. Neurosurgery, 2008, 62(4):839–844, discussion 844–846

[11] Sade B, Lee JH. High incidence of optic canal involvement in tuberculum sellae meningiomas: rationale for aggressive skull base approach. Surg Neurol, 2009, 72(2):118–123, discussion 123

[12] Attia M, Kandasamy J, Jakimovski D, et al. The importance and timing of optic canal exploration and decompression during endoscopic endonasal resection of tuberculum sella and planum sphenoidale meningiomas. Neurosurgery, 2012, 71(1) Suppl Operative:58–67

[13] Clark AJ, Jahangiri A, Garcia RM, et al. Endoscopic surgery for tuberculum sellae meningiomas: a systematic review and meta-analysis. Neurosurg Rev, 2013, 36(3):349–359

[14] Schwartz TH. Should endoscopic endonasal surgery be used in the treatment of olfactory groove meningiomas? Neurosurg Focus, 2014, 37(4):E9

[15] Banu MA, Mehta A, Ottenhausen M, et al. Endoscope-assisted endonasal versus supraorbital keyhole resection of olfactory groove meningiomas: comparison and combination of 2 minimally invasive approaches. J Neurosurg, 2016, 124(3):605–620

[16] Khan OH, Anand VK, Schwartz TH. Endoscopic endonasal resection of skull base meningiomas: the significance of a "cortical cuff" and brain edema compared with careful case selection and surgical experience in predicting morbidity and extent of resection. Neurosurg Focus, 2014, 37(4):E7

[17] Koutourousiou M, Fernandez-Miranda JC, Stefko ST, et al. Endoscopic endonasal surgery for suprasellar meningiomas experience with 75 patients. J Neurosurg, 2014, 120(6):1326–1339

[18] Bander ED, Singh H, Ogilvie CB, et al. et al. Endoscopic endonasal versus transcranial approach to tuberculum sellae and planum sphenoidale meningiomas in a similar cohort of patients. J Neurosurg, 2018, 128(1):40–48

[19] Koc K, Anik I, Ozdamar D, et al. The learning curve in endoscopic pituitary surgery and our experience. Neurosurg Rev, 2006, 29 (4):298–305, discussion 305

[20] O'Malley BW, Jr, Grady MS, Gabel BC, et al. Comparison of endoscopic and microscopic removal of pituitary adenomas: single-surgeon experience and the learning curve. Neurosurg Focus, 2008, 25(6):E10

[21] Smith SJ, Eralil G, Woon K, et al. Light at the end of the tunnel: the learning curve associated with endoscopic transsphenoidal skull base surgery. Skull Base, 2010, 20(2):69–74

[22] Garcia-Navarro V, Anand VK, Schwartz TH. Gasket seal closure for extended endonasal endoscopic skull base surgery: efficacy in a large case series.World Neurosurg, 2013, 80(5):563–568

[23] Leng LZ, Brown S, Anand VK, et al. "Gasket-seal" watertight closure in minimal-access endoscopic cranial base surgery. Neurosurgery, 2008, 62(5) Suppl 2:E342–E343, discussion E343

[24] Ottenhausen M, Banu MA, Placantonakis DG, et al. Endoscopic endonasal resection of suprasellar meningiomas: the importance of case selection and experience in determining extent of resection, visual improvement, and complications. World Neurosurg, 2014, 82(3–4):442–449

[25] Jho HD, Ha HG. Endoscopic endonasal skull base surgery: part 1–the midline anterior fossa skull base. Minim Invasive Neurosurg, 2004, 47(1):1–8

[26] Kulwin C, Schwartz TH, Cohen-Gadol AA. Endoscopic extended transsphenoidal resection of tuberculum sellae meningiomas: nuances of neurosurgical technique. Neurosurg Focus, 2013, 35(6):E6

[27] Attia M, Umansky F, Paldor I, et al. Giant anterior clinoidal meningiomas: surgical technique and outcomes. J Neurosurg, 2012, 117(4):654–665

[28] Dhandapani S, Negm HM, Cohen S, et al. Endonasal endoscopic transsphenoidal resection of tuberculum sella meningioma with anterior cerebral artery encasement. Cureus, 2015, 7(8):e311

[29] Kassam AB, Prevedello DM, Carrau RL, et al. Endoscopic endonasal skull base surgery: analysis of complications in the authors' initial 800 patients. J Neurosurg, 2011, 114(6):1544–1568

[30] Zada G, Du R, Laws ER, Jr. Defining the "edge of the envelope": patient selection in treating complex sellar-based neoplasms via transsphenoidal versus open craniotomy. J Neurosurg, 2011, 114(2):286–300

[31] Hadad G, Bassagasteguy L, Carrau RL, et al. A novel reconstructive technique after endoscopic expanded endonasal approaches: vascular pedicle nasoseptal flap. Laryngoscope, 2006, 116(10):1882–1886

[32] Komotar RJ, Starke RM, Raper DM, et al. Endoscopic skull base surgery: a comprehensive comparison with open transcranial approaches. Br J Neurosurg, 2012, 26(5):637–648

[33] Mascarenhas L, Moshel YA, Bayad F, et al. The transplanum transtuberculum approaches for suprasellar and sellar-suprasellar lesions: avoidance of cerebrospinal fluid leak and lessons learned. World Neurosurg, 2014, 82(12):186–195

[34] Jones SH, Iannone AF, Patel KS, et al. The impact of age on long-term quality of life after endonasal endoscopic resection of skull base meningiomas. Neurosurgery, 2016, 79(5):736–745

[35] Graffeo CS, Dietrich AR, Grobelny B, et al. A panoramic view of the skull base: systematic review of open and endoscopic endonasal approaches to four tumors. Pituitary, 2014, 17(4):349–356

[36] Kitano M, Taneda M, Nakao Y. Postoperative improvement in visual function in patients with tuberculum sellae meningiomas: results of the extended transsphenoidal and transcranial approaches. J Neurosurg, 2007, 107(2): 337–346

[37] Romero ADCB, Lal Gangadharan J, Bander ED, et al. Managing arterial injury in endoscopic skull base surgery: case series and review of the literature. Oper Neurosurg (Hagerstown), 2017, 13(1):138–149

[38] Bohman LE, Stein SC, Newman JG, et al. Endoscopic versus open resection of tuberculum sellae meningiomas: a decision analysis. ORL J Otorhinolaryngol Relat Spec, 2012, 74(5):255–263

[39] de Divitiis E, Esposito F, Cappabianca P, et al. Tuberculum sellae meningiomas: high route or low route? A series of 51 consecutive cases. Neurosurgery, 2008, 62(3):556–563, discussion 556–563

[40] Komotar RJ, Starke RM, Raper DM, et al. Endoscopic endonasal versus open repair of anterior skull base CSF leak, meningocele, and encephalocele: a systematic review of outcomes. J Neurol Surg A Cent Eur Neurosurg, 2013, 74(4):239–250

[41] McCoul ED, Anand VK, Singh A, et al. Long-term effectiveness of a reconstructive protocol using the nasoseptal flap after endoscopic skull base surgery.World Neurosurg,2014, 81(1):136–143

第 28 章 经鼻内镜下经蝶骨平台 / 鞍结节入路切除垂体腺瘤

Diego Mazzatenta, Matteo Zoli, Giorgio Frank, Ernesto Pasquini

摘　要

在大多数情况下，采用标准中线经蝶入路，可以安全、有效地切除垂体腺瘤。但是对于一些罕见病例，标准经蝶入路难以切除，可以选择经鼻内镜下经蝶骨平台 / 经鞍结节扩大入路切除。尽管这种扩大经蝶入路对于肿瘤切除和内分泌改善有益，但由于受到发病率限制，垂体腺瘤采取标准经蝶还是扩大经蝶入路为佳，病例的选择至关重要。我们的经验是，扩大经蝶入路更适合于异位于垂体柄或垂体柄周围腺瘤。此外，对于向额下扩展或鞍上扩展的大腺瘤，这种扩大入路也具有突出的优势。总之，尽管经鼻内镜下经蝶骨平台 / 经鞍结节扩大入路与标准经蝶入路相比，似乎创伤较大，但是相对于全切肿瘤的需求，这种手术方式还是有一定的积极意义，这样可以避免更大创伤的开颅手术。

关键词

鼻内镜手术，垂体腺瘤，扩大经蝶骨平台 / 鞍结节入路，异位垂体柄腺瘤，功能性垂体腺瘤，无功能性垂体腺瘤

内容要点

· 内镜下经蝶骨平台 / 经鞍结节扩大入路（ETTA）是治疗鞍上肿瘤（即颅咽管瘤、脑膜瘤、垂体腺瘤）的有效方法，这些肿瘤不适合标准的经蝶入路，ETTA 是替代经颅入路的有效方式。

· 在垂体瘤手术中，ETTA 的主要适应证是垂体柄异位腺瘤，围绕漏斗周围生长的小腺瘤，中线处向额下生长或鞍上扩展的大腺瘤（即雪人或“Montgolfier”腺瘤）。

· 与标准入路不同，ETTA 需要打开蛛网膜下腔处理肿瘤，随之增加了手术并发症，这代表了鼻内镜训练曲线的最后阶段。

28.1 引　言

关于经鼻内镜下经蝶骨平台 / 经鞍结节扩大入路的首次描述可追溯到 1987 年。Weiss 描述了应用显微镜经唇下通道扩大蝶窦入路到达鞍上区域的可能性 [1]，这一创新理念的有效性，随后得到了证实，并被其他作者推广 [2–8]；但由于手术过长，视野狭窄，应用显微镜无法获得多角度和全景视野，限制了这种术式的普遍开展。

内镜技术的出现极大地弥补了这一缺陷。特别是周边视野扩展，其优势是显微镜无法比拟的 [9]。内镜的发展及技术特点，使得内镜扩大入路技术得以应用于多种鞍内及鞍上病变，比如颅咽管瘤、脑膜瘤，垂体瘤 [10–13]。尤其对于标准经蝶入路不能完成的垂体瘤手术，采用内镜下经蝶骨平台 / 鞍结节扩大入路（ETTA），经颅外的方式，通过硬脑膜切除鞍上病变，否则还需行开颅病灶切除术。但是，绝大多数垂体腺瘤的手术治疗仍然是标准的经蝶入路，经蝶入路能够在保护垂体功能的前提下达到肿瘤的切除效果 [12]。大量的研究显示，5%~10% 以下的垂体瘤不适合标准的经蝶入路 [14]。因此，内镜下经蝶骨平台 / 鞍结节扩大入路手术方式的选择应该严格筛选。内镜下经蝶骨平台 / 经鞍结节扩大入路使外科医生必须采取两种操作技术，这两种操作技术在标准入路中并不常使用：突破蛛网膜下腔和肿瘤囊外解剖。蛛网膜下腔的突破不可避免地导致脑

脊液漏，增加患者的住院周期，增加术后脑脊液鼻漏及脑膜炎的风险。与既往相比，带蒂鼻中隔黏膜瓣的多层修复技术使得脑脊液漏修补成果率显著提高。我们的经验是，垂体瘤常规入路应当将术后脑脊液漏的风险降低至 1.9%[15-16]。

尽管如此，虽然在这一领域取得了进展，对于垂体肿瘤，内镜下经蝶骨平台 / 经鞍结节扩大入路的术后脑脊液漏发病率仍高达 15.8%，需要在术后引起高度重视，必要时及时外科干预，避免脑膜炎或其他严重后遗症的发生。肿瘤囊外解剖在切除肿瘤方面取得了良好的效果，但腺垂体和垂体柄的手术损伤风险较高，后一种并发症也存在于经颅入路，但与经颅入路相比，ETTA 具有微创的优势，在避免脑组织牵拉和神经血管解剖的情况下切除病变 [14]。

根据我们的经验，肿瘤的解剖特征和中线位置，使得 ETTA 能够成为处理垂体瘤的有效方法，这也是一种替代经颅手术的更好方法 [11]。适合经鼻入路的解剖因素包括：①颈内动脉之间有足够的距离；②没有血管异常，如动脉瘤；③肿瘤没有血管包裹；④气化良好的蝶窦。当这些特征存在时，我们确信 ETTA 是异位腺瘤或包绕有漏斗周围小腺瘤的较好选择方法（图 28.1）[8]。

此外，我们认为 ETTA 更加适合于向额下中线延伸或者鞍上生长的大腺瘤(即雪人或“Montgolfier”腺瘤）的患者，尤其是在术前有垂体功能不全，视觉障碍的患者，这种手术方法可以降低内分泌风险，视交叉可以得到充分减压（图 28.1）。

28.2 手术技术

以前在其他文献中我们描述过 ETTA 技术 [17]。这里重点描述我们的手术过程，患者取半坐位，依靠重力引流术区的渗血，从理论上讲，虽然增加了术后气颅及空气栓塞的风险，但实践中，我们从来没有遇到过这种并发症。在切除肿瘤的过程中，我们更喜欢将神经内镜固定在机械臂上，方便于双鼻孔双人四手操作，通过狭窄的手术通道，增加器械

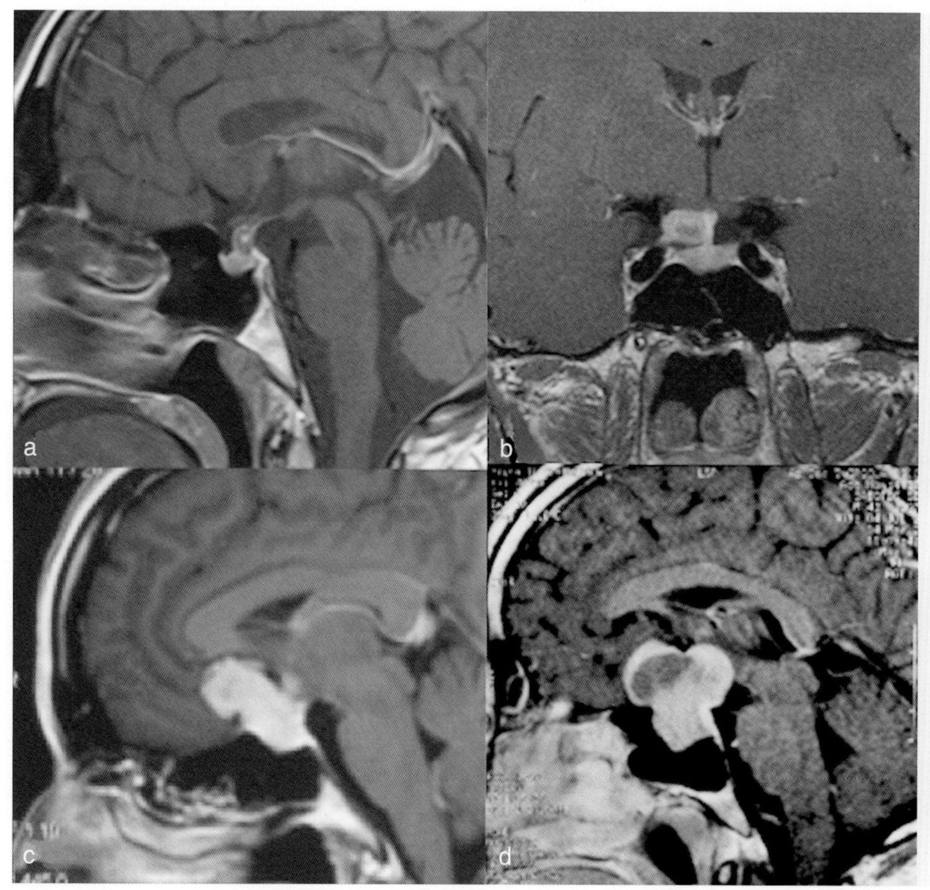

图 28.1 MRI 增强 T1 显示内镜下经蝶骨平台 / 鞍结节扩大入路（ETTA）的适应证。a. 在垂体柄的层面水平上，可以观察到异位垂体腺瘤。这种代表了选择采用 ETTA 切除肿瘤的条件。b. 漏斗周围向视交叉池扩展的小腺瘤，对于类似病例，由于肿瘤较小，没有给经颅入路创造一个操作空间，ETTA 是一种有利的手术方法，可以被首选。c. 垂体腺瘤伴额下扩展。在这种情况下，标准的中线入路无法控制额下部分的肿瘤，因为它处于视野的盲区，ETTA 能够有效地替代经颅入路完整切除肿瘤。d. 向鞍上生长的垂体腺瘤（“雪人征”）。在这种情况下，标准中线入路的主要风险是部分切除肿瘤，残留部分容易感染，ETTA 是一种切除肿瘤的有效方法

的可操作性。为了增加操作空间，行单侧中鼻甲切除和开放筛窦。切除鞍底骨质，而鞍结节处的切除是根据病变延伸的范围决定的。通常，从鞍底开始，然后延伸到鞍结节、蝶骨平台，推荐使用 Kerrison 咬骨钳或其他类似的器械，避免使用高速金刚砂钻头导致的组织热损伤。向侧方暴露时，不超过视神经 – 颈内动脉内侧隐窝，这样可以避免视神经或颈动脉损伤（图 28.2）。

我们更喜欢用水平 H 形的方式打开硬脑膜，电凝上海绵间窦后再进行垂直切口。首先辨认鞍上结构，尤其是视神经及其滋养血管，然后分离肿瘤边界。尽可能保留肿瘤的蛛网膜界面平面，从肿瘤的顶部锐性解剖，以减少损害神经血管结构的风险。实际上，保留蛛网膜平面有两个原因：①血管位于蛛网膜下腔，在蛛网膜外间隙操作，可以避免血管损伤；②即使没有完整保留蛛网膜界面，在移植物重建过程中，可以作为硬脑膜内的屏障。当肿瘤包绕垂体柄时，有必要切开海绵间窦及鞍膈，以便垂体柄完全暴露（图 28.3，图 28.4）。

硬脑膜缺损的重建可采用多层修补技术或者应用鼻中隔黏膜瓣。第一层阔筋膜放置在颅内硬脑膜下，阔筋膜至少大于缺损硬脑膜的 30%（图 28.5）；第二层阔筋膜按照骨缺损的范围进行裁剪，将其放置于硬脑膜外。如果有可利用的骨或软骨，可以放置在第二层的外面，避免移植物的前移；第三层覆盖于鞍底骨质外。我们通常更喜欢用中鼻甲或鼻中隔的黏膜，或者带蒂的鼻中隔黏膜瓣。为了降低气颅和感染的风险，尽量避免使用异体材料修补，术后避免使用腰大池引流。

28.3 结果与并发症

尽管自 1987 年以来文献中描述了扩展入路的方法，但其应用主要集中在病理学上，如颅咽管瘤，脑膜瘤，有关垂体腺瘤的报道非常有限。这是因为在垂体瘤手术中有严格的 ETTA 适应证，不能通过标准的经蝶入路切除时才能采用。先前的文献报道大都集中在手术入路的技术细节和不同的病理特征上，没有重点关注这种手术入路在垂体腺瘤切除术中的价值 [2,5–8,18–21]。

我们在 2013 年报道了这一领域的经验，描述这种手术入路的适应证、主要优势和注意事项 [17]。手术结果是令人满意的，但有很高的短暂发病率。本组 32 例垂体腺瘤患者，其中 37 例 ETTA 手术（共 1460 例垂体腺瘤手术，本组占整个手术总量的 2.5%），23 例（72%）患者实现了肿瘤全切（GTR）。7 例内分泌异常中有 4 例 [1 例生长激素腺瘤（GH），2 例促肾上腺皮质激素腺瘤（ACTH），1 例促甲状腺激素腺瘤（TSH）] 恢复正常。1 例生长激素 / 催乳素（PRL）和 2 例催乳素瘤患者的病情均得到有效控制。21 例术前视力障碍中，术后有 5 例恢复正常，9 例改善，6 例病情未改变，1 例患者出现单侧视野缺损加重。正

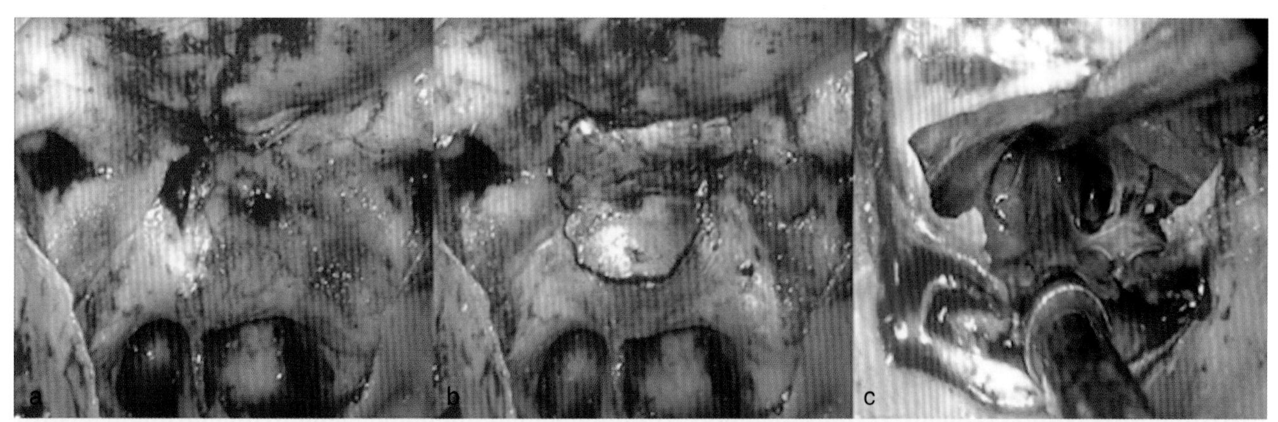

图 28.2 术中图像，0° 内镜视野，显示了内镜下经蝶骨平台 / 鞍结节扩大入路的手术步骤。a. 去除鞍底及鞍结节区域的骨质。b. 切开鞍底硬脑膜后，电凝或夹闭上海绵间窦，然后切开。c. 暴露鞍上区解剖结构

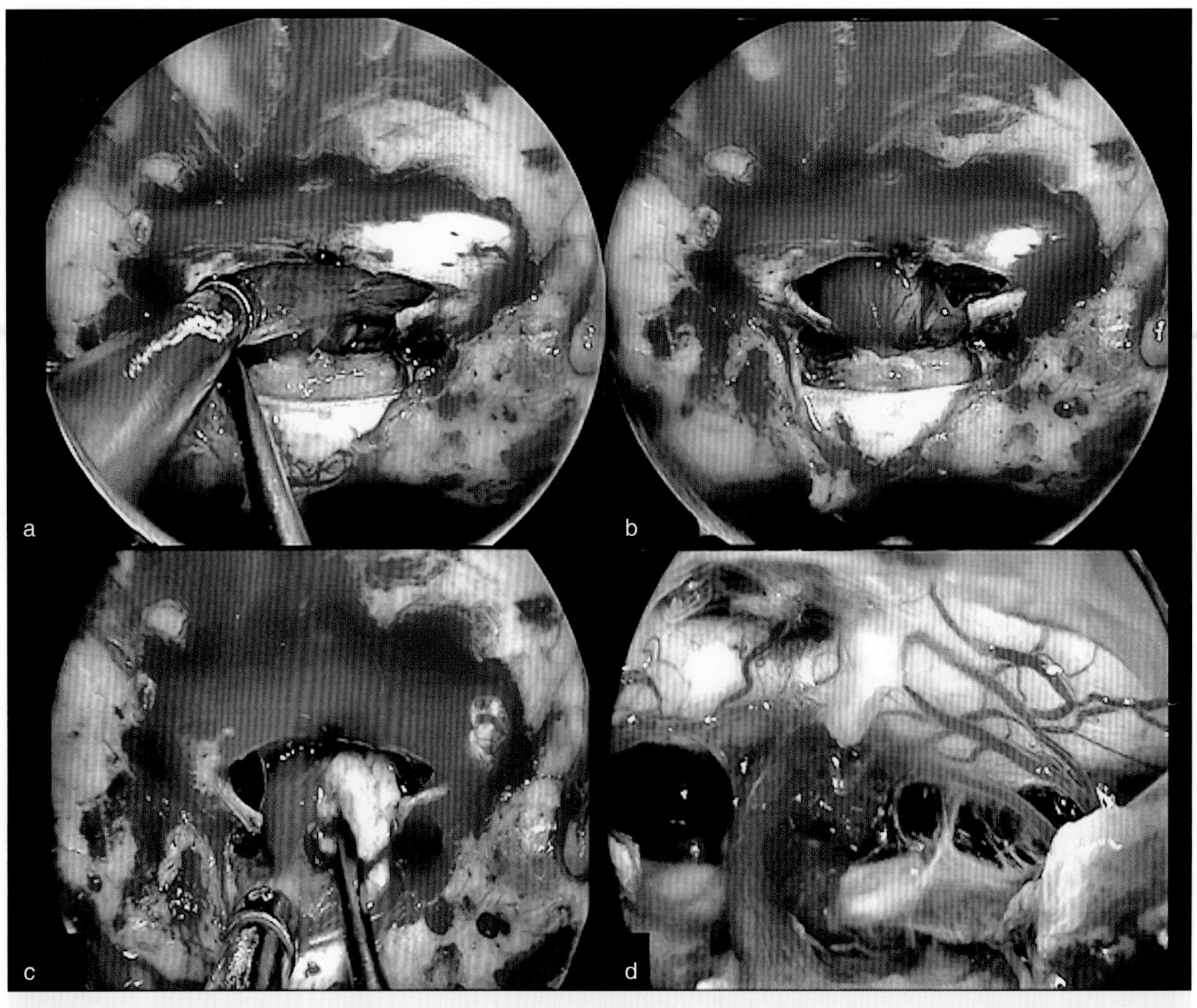

图 28.3 术中图像，0° 内镜视野：显示异位垂体柄腺瘤切除。a. 硬脑膜打开后，打开覆盖垂体柄的视交叉池蛛网膜，暴露肿瘤。b. 异位垂体柄腺瘤清晰可见。c. 从垂体柄周围切除肿瘤，并逐渐移走。d. 在切除肿瘤后，解剖上保留垂体柄

如我们在 2013 年报道中已经指出的那样，与标准经蝶入路相比，手术并发症的增加平衡了这些结果 [17]。确实，手术并发症包括术后 4 例脑脊液漏，2 例鼻出血，1 例慢性硬脑膜下血肿，3 例术区出血，1 例脑缺血，4 例垂体前叶功能恶化，5 例尿崩症（DI）。

文献报道中两项研究呈现出特别有趣的特征，一项是 Mason 及其同事研究了经扩大经蝶入路在垂体柄异位 ACTH 腺瘤中的作用 [8]。作者报道了 10 例患者，内分泌结果良好，并发症低，1 例两颞侧偏盲，1 例永久性的垂体功能减退；其次是 Fatemi 及其同事的研究，比较了标准经蝶入路和扩大经蝶入路并发症的发病率，证实扩大经蝶入路增加了死亡率以及并发症的发病率 [3]。

考虑到目前的文献报道和我们的手术经验，我们认为垂体腺瘤的激素分泌状态和形态特征是选择扩大经蝶入路的关键。对于激素过度分泌的垂体腺瘤，无论肿瘤大小，考虑到生活质量及患者寿命，需要根治性垂体腺瘤切除术。如果垂体腺瘤位于垂体柄，ETTA 能够良好地暴露该区域的结构，达到肿瘤全切的目的。出于同样的原因，我们认为这种方法也更适合于鞍膈上垂体柄周围小腺瘤（垂体柄周围或者漏斗周围）。这些病例通常不适合放射治疗，因为它们非常接近视觉通

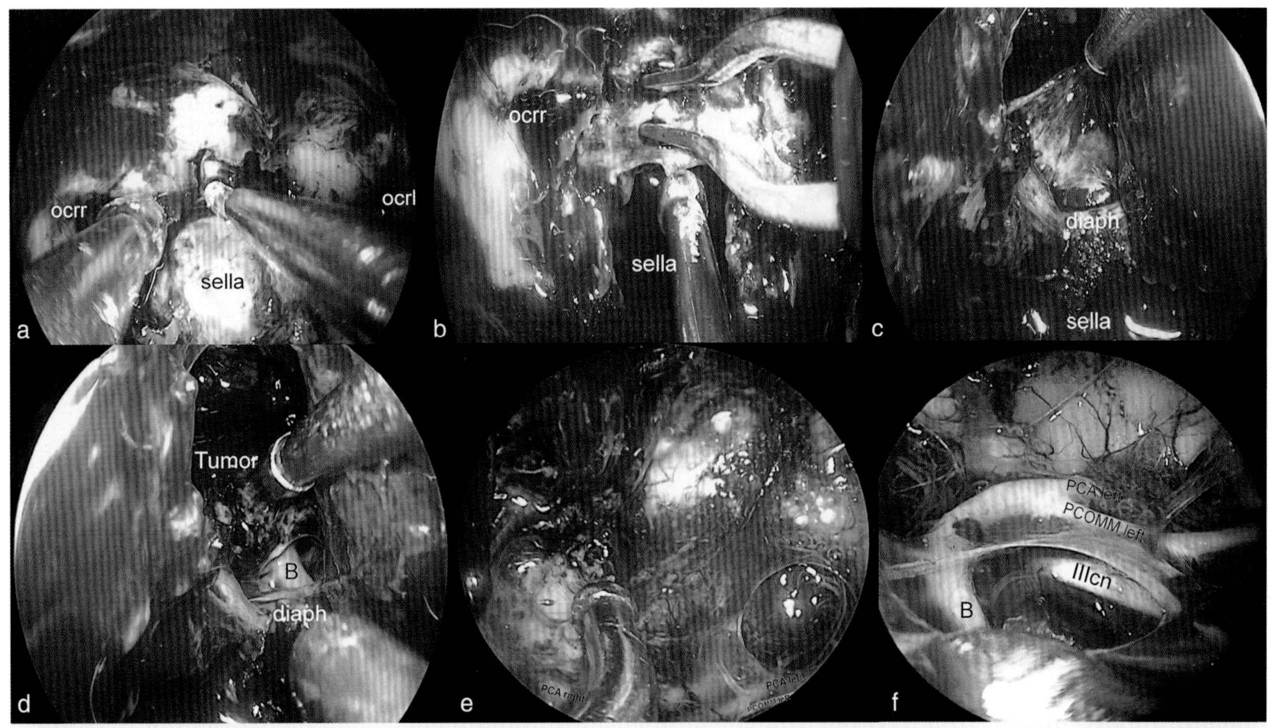

图 28.4　术中图像，0° 内镜视野：描述了主要向鞍上扩展的垂体腺瘤的切除。a. 在确定蝶窦后壁解剖标志后，去除鞍底及鞍结节区域的骨质。b. 电凝上海绵间窦后，暴露鞍上区域。c. 蛛网膜层打开，可见肿瘤及鞍上解剖结构。d~e. 肿瘤先行瘤内减压，随后从周围切除。f. 手术区域暴露：脚间池正常结构清晰可见。ocrr：右侧视神经－颈内动脉隐窝；ocrl：左侧视神经－颈内动脉隐窝；sella：鞍底；diaph：鞍膈；Tumor：肿瘤；B：基底动脉；PCA left：左侧大脑后动脉；PCOMM left：左侧后交通动脉；Ⅲcn：动眼神经

路。手术方式可以是经颅入路，但这将需要广泛的解剖，因为肿瘤的体积小且位置较深。实际上，小腺瘤不像大肿瘤那样，大腺瘤本身创造了一个自然的手术通道，因此这些小病变有时更具挑战性，因为缺乏足够大的操作空间。此外，经颅入路切除该位置的肿瘤，也可能受到视神经长度的影响。对于向额下延伸或鞍上发展的大腺瘤，ETTA 优于标准经蝶入路，ETTA 可以达到肿瘤完全切除，避免并发症的风险，如脑肿胀或残余肿瘤的出血。

尽管如此，ETTA 至少有三方面的缺点。其一与术野的狭窄有关，狭窄的手术视野不能够进入颈内动脉和视神经的外侧，因此只能选择中线肿瘤；其二是对肿瘤进行包膜外解剖，增加正常垂体受损的风险；其三是术中脑脊液漏风险较高。因此，选择这种手术方式的外科医生应该非常熟练地使用现代技术来进行前颅窝底重建，如带蒂鼻中隔黏膜瓣或多层自体材料的修复。

28.4　结　论

由于需要行扩大经蝶入路的病例有限，这种手术方式在垂体手术中的结果仍然是初步的，在文献中没有得到广泛的研究。结合我们的手术经验，提出以下几点考虑。

· 在过去的 10~15 年里，由于扩大经蝶入路切除鞍上肿瘤病例不断增加，提高了外科医生的手术经验和操作技能，降低了并发症，特别是脑脊液漏的风险。

· 在经验积累阶段，缺乏相关的困难或技术要求高的操作能力，不应误导患者进行真正潜在的有害肿瘤切除术，这需要熟练的鼻内镜手术技能。

· 因为前面的观点，ETTA 手术并发症高于标准经蝶入路。然而，根据我们的经验，严格筛选

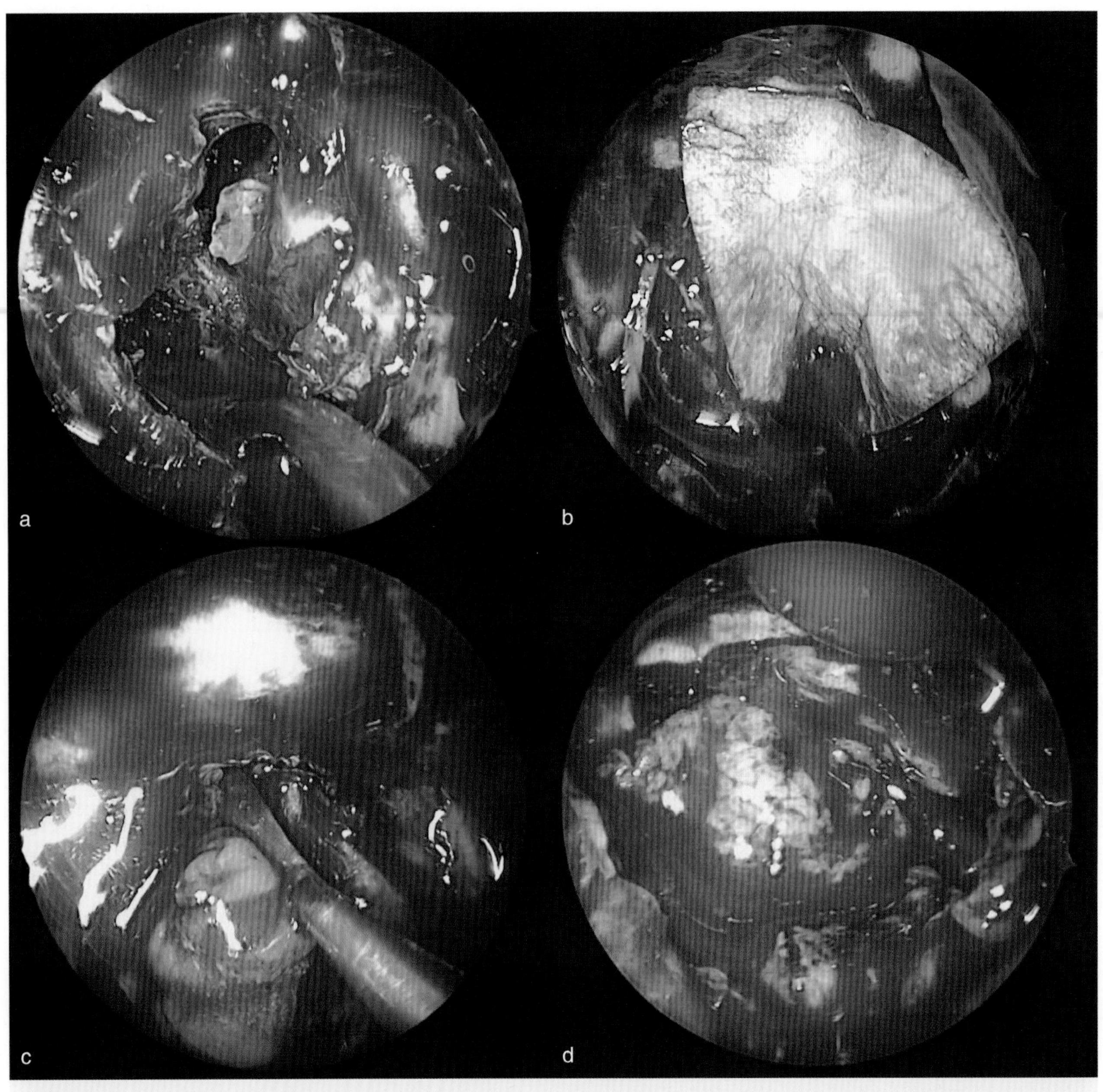

图 28.5　术中图像，0° 内镜视野：内镜下经蝶骨平台 / 鞍结节扩大入路（ETTA）手术后颅底重建技术。a. 显示骨性缺损，范围从鞍底向鞍上区域。b. 第一层用阔筋膜或其他材料，置于颅内鞍上区域。c. 鞍内填塞脂肪。d. 鼻黏膜或鼻中隔黏膜瓣放置于最外层

的病例，这种缺点可以通过肿瘤切除和内分泌控制的结果来平衡。

· 尽管 ETTA 似乎比标准经蝶入路更具侵袭性，但 ETTA 是一种有用的手术入路，有时是不可避免的选择，否则需要开颅手术。这种微创、直接的手术入路带来的优势，避免了大脑及神经血管结构的损伤，使得这种方法明显优于经颅入路。

扩大经蝶入路增加的手术并发症与其肿瘤切除有效性之间实现平衡的关键点是严格把握手术指征。最佳的手术适应证是罕见的异位于垂体柄的腺瘤，ETTA 是一条直接有效的入路。对于大腺瘤，这种扩大入路在额下延伸肿瘤或主要鞍上生长的中线腺瘤中发挥突出的作用。正如文献报道的那样。我们从来不采用这种入路来治疗纤维性肿瘤。

总之，在垂体腺瘤手术中，应仔细评估选择

ETTA，手术应由训练有素的内镜外科医生进行，并且医生具有处理潜在并发症的经验和技能。

（陈来照 译，汤文龙 校）

参考文献

[1] Weiss MH. Transnasal transsphenoidal approach. Surgery of the Third Ventricle. Baltimore, MD: Williams & Wilkins, 1987:476–494

[2] Couldwell WT, Weiss MH, Rabb C, et al. Variations on the standard transsphenoidal approach to the sellar region, with emphasis on the extended approaches and parasellar approaches: surgical experience in 105 cases. Neurosurgery,2004, 55(3):539–547, discussion 547–550

[3] Fatemi N, Dusick JR, de Paiva Neto MA, et al. The endonasal microscopic approach for pituitary adenomas and other parasellar tumors: a 10-year experience. Neurosurgery,2008, 63(4) Suppl 2:244–256, discussion 256

[4] Hashimoto N, Handa H, Yamagami T. Transsphenoidal extracapsular approach to pituitary tumors. J Neurosurg, 1986, 64(1):16–20

[5] Kato T, Sawamura Y, Abe H, et al. Transsphenoidal-transtuberculum sellae approach for supradiaphragmatic tumours: technical note. Acta Neurochir (Wien). 1998, 140(7):715–718, discussion 719

[6] Kouri JG, Chen MY,Watson JC, et al. Resection of suprasellar tumors by using a modified transsphenoidal approach. Report of four cases. J Neurosurg, 2000, 92(6):1028–1035

[7] Maira G, Anile C, Rossi GF, et al. Surgical treatment of craniopharyngiomas: an evaluation of the transsphenoidal and pterional approaches. Neurosurgery, 1995, 36(4):715–724

[8] Mason RB, Nieman LK, Doppman JL, et al. Selective excision of adenomas originating in or extending into the pituitary stalk with preservation of pituitary function. J Neurosurg, 1997, 87(3):343–351

[9] Jho HD, Carrau RL. Endoscopic endonasal transsphenoidal surgery: experience with 50 patients. J Neurosurg, 1997, 87(1):44–51

[10] Cappabianca P, Frank G, Pasquini E, et al. Extended endoscopic endonasal transsphenoidal approaches to the suprasellar region, planum sphenoidale & clivus. Endoscopic Endonasal Transsphenoidal Surgery. Vienna: Springer, 2003:176–187

[11] de Divitiis E, Cavallo LM, Cappabianca P, et al. Extended endoscopic endonasal transsphenoidal approach for the removal of suprasellar tumors: part 2. Neurosurgery, 2007, 60(1):46–58, discussion 58–59

[12] Frank G, Pasquini E, Doglietto F, et al. The endoscopic extended transsphenoidal approach for craniopharyngiomas. Neurosurgery, 2006, 59(1) Suppl 1: ONS75–ONS83, discussion ONS75–ONS83

[13] Jho HD, Ha HG. Endoscopic endonasal skull base surgery: part 1—The midline anterior fossa skull base. Minim Invasive Neurosurg, 2004, 47(1):1–8

[14] Buchfelder M, Kreutzer J. Transcranial surgery for pituitary adenomas. Pituitary,2008, 11(4):375–384

[15] Castelnuovo P, Locatelli D, Mauri S, et al. Extended endoscopic approaches to the skull base. Endoscopic Endonasal Transsphenoidal Surgery. Vienna: Springer, 2003:137–158

[16] Hadad G, Bassagasteguy L, Carrau RL, et al. A novel reconstructive technique after endoscopic expanded endonasal approaches: vascular pedicle nasoseptal flap. Laryngoscope, 2006, 116(10):1882–1886

[17] Barazi SA, Pasquini E, D'Urso PI, et al. Extended endoscopic transplanumtranstuberculum approach for pituitary adenomas. Br J Neurosurg, 2013, 27(3):374–382

[18] Zhao B, Wei YK, Li GL, et al. Extended transsphenoidal approach for pituitary adenomas invading the anterior cranial base, cavernous sinus, and clivus: a single-center experience with 126 consecutive cases. J Neurosurg, 2010, 112(1):108–117

[19] Frank G, Pasquini E, Farneti G, et al. The endoscopic versus the traditional approach in pituitary surgery. Neuroendocrinology, 2006, 83(3–4):240–248

[20] Kaptain GJ, Vincent DA, Sheehan JP, et al. Transsphenoidal approaches for the extracapsular resection of midline suprasellar and anterior cranial base lesions. Neurosurgery, 2001, 49(1):94–100, discussion 100–101

[21] Ceylan S, Koc K, Anik I. Extended endoscopic approaches for midline skullbase lesions. Neurosurg Rev,2009, 32(3):309–319, discussion 318–319

第 29 章 垂体柄病变

Julio Abucham, Ticiana Paes

摘 要

垂体柄（PS）病变很少见，通常在出现垂体功能障碍时或偶然被发现。垂体柄病变包括多种通常难以鉴别的疾病。垂体柄病变可分为三大类：肿瘤性、炎性/感染性和先天性。垂体柄病变的自然史在很大程度上是不可预测的；有些病变可能进展，而另一些病变则保持稳定，甚至自发消退。

垂体柄病变最常见的临床表现是中枢性尿崩症（DI），伴或不伴一种或多种垂体前叶激素的缺乏。视野障碍和头痛较少发生。虽然对病变进行活检可以获得精确诊断，但这一过程在技术上很困难，并可能引起并发症。在实践中，仅有大型的和（或）进行性增大的病变，以及当特定治疗（如化疗）需要组织病理学诊断时，才进行活检。脑内外（多发）的相似病变为更安全的组织活检提供了重要来源，结节病、组织细胞增多症和转移性疾病均可出现类似多发的病变。稳定的病变可以在没有组织学诊断的情况下进行适当的处理，但密切的随访是必需的。垂体柄病变患者的初始检查可广泛而有特异性地应用多种血清和脑脊液检查，其敏感性较低，仅对某些特定疾病的部分患者具有诊断作用。对大多数垂体柄病变，MRI结合流行病学、临床表现和实验室检查能有效地缩小诊断的可能范围，患者可以安全地进行定期随访评估。

关键词

垂体柄，漏斗部，尿崩症，垂体功能减退，鞍上肿块，鞍区肿块

内容要点

· 垂体柄病变包括一组在诊断和治疗上具有挑战性的疾病。

· 垂体柄病变可分为三大类：肿瘤性、炎性/感染性和先天性。

· 垂体柄病变通常是在寻找垂体功能障碍的过程中被发现的或偶然被发现的。

· 尿崩症和垂体前叶功能障碍 [垂体功能减退和（或）高催乳素血症] 是最常见的症状。

· 在脑内外没有类似病变的大型或进行性生长的病变，通常需要通过活检对病变进行精确诊断。

· 在结节病、组织细胞病变和转移性疾病中，垂体柄外类似病变的活检是更安全和经常可行的。

· 小而稳定的垂体柄病变可以在没有组织学诊断的情况下适当处理，但密切随访是必需的。

29.1 引 言

垂体柄（垂体柄）病变包括多种在诊断和治疗上都具有高度挑战性的肿瘤和非肿瘤疾病[1]。诊治垂体柄病变的临床经验很难积累，因为这些病变很罕见，但其在一般人群中的确切发生率尚不清楚。然而，目前，由于脑部 MRI 的广泛使用，这些病变检出率不断上升[2-3]。

垂体柄病变通常在寻找垂体功能障碍的过程中或偶然被发现。中枢性尿崩症（DI）是最常见的症状，但高催乳素血症和垂体前叶激素缺乏在垂体柄病变患者中也非常普遍[2-6]。尽管垂体柄病灶非常多样，但可分为三大类：肿瘤性、炎症性/感染性和先天性（表 29.1）[4-7]。在最近的大宗系

表 29.1 垂体柄病变的病因

肿瘤性	炎症性	先天性
颅咽管瘤[a]	神经结节病[a]	异位神经垂体[a]
垂体腺瘤[a]	淋巴细胞性垂体炎[a]	Rathke 囊肿[a]
生殖细胞肿瘤[a]	朗格汉斯组织细胞增生症[a]	
垂体转移瘤[a]	埃德海姆 – 切斯特病[a]	
星形细胞瘤	播散性黄色瘤	
多克隆高丙种球蛋白血症	韦格纳垂体炎	
神经元肿瘤		

引自 Turcu AF, Erickson BJ, Lin E, et al. Pituitary stalk lesions: The Mayo Clinic experience. J Clin Endocrinol Metab, 2013, 98（5）：1812–1818

[a] 每组中最常见的病变，每个病变对应于章节内的一个主题

表 29.2 诊断垂体柄病变的实验室和影像学评价指标

常规	CBC，CRP，ESR，Ca，PO4，Na，K，肝肾功能等
激素评估	催乳素，LH，FSH, 睾酮 （男）或雌二醇（女），ACTH，皮质醇，DHEA-S，TSH，FT4，GH，IGF–1
影像学检查	CT 扫描：胸部，颈部，腹部，盆腔；X 线：胸部和骨质；骨扫描
肿瘤标记物	CEA，CA–125, CA19–9，PSA（成年男性），AFP，hCG CSF：脱落细胞检查，AFP，hCG
其他杂项	血清 ACE，1，25（OH）$_2$D3

ACE：血管紧张素转换酶；ACTH：促肾上腺皮质激素；AFP：甲胎蛋白；CBC：全血细胞计数；CEA：癌胚抗原；CRP：C 反应蛋白；CSF：脑脊液；DHEA-S：硫酸脱氢表睾酮；ESR：红细胞沉降率；FSH：促卵泡素；GH：生长激素；hCG：人绒毛膜促性腺激素；IGF–1：胰岛素样生长因子 1；LH：黄体生成素；PSA：前列腺特异性抗原；TSH：促甲状腺激素

列病例回顾中，32% 为肿瘤性，20% 为炎性，9% 为先天性，39% 仍未确诊[3]。

大多数 PS 病变的精确诊断需要活检，但这对于患者的正确治疗并不总是必要的。经蝶入路手术处理鞍上区在技术上有困难，可能导致脑脊液（CSF）漏和垂体功能减退，而经颅入路可能更具创伤性。但必要时应对垂体柄病变进行活检，以决定后续化疗等特定治疗。在最近的综述中，只有垂体柄或其他脑病变的患者中仅有 24% 接受活检[3]。然而，在较大和（或）快速生长的孤立性垂体柄病灶应进行直接活检。另一方面，除异位神经垂体外，所有未被活检的病变都应通过定期的脑和垂体 MRI 扫描进行密切监测[8–9]。

在实践中，可以通过对脑外的类似病变进行活检来对垂体柄病变进行诊断，如结节病和组织细胞增生症。因此，仔细的皮肤和黏膜检查、脑部和胸部 CT 扫描、骨 X 线和骨扫描对寻找这类脑外异位神经垂体外是十分重要的[2,8–9]。在垂体柄病变患者的初始诊断检查中，通常选用非侵入性的血液和 CSF 检查（表 29.2）。这些试验通常诊断敏感性低，但偶尔有帮助，例如，某些类型的生殖细胞肿瘤中血清和（或）CSF 人绒毛膜促性腺激素（hCG）阳性；结节病中的高钙血症、1,25- 二羟维生素 D3 和（或）血管紧张素转换酶增加[2]。

在许多不能通过组织病理学或血清标记物偶尔阳性来确定诊断的病例中，临床表现、流行病学和影像学特征等大数据的结合能将可能性缩小到一个或几个诊断，这些患者可以通过密切随访安全地管理。

29.2 垂体柄的主要病变

垂体柄的病灶可能是肿瘤性、炎性 / 感染性或先天性的。

29.2.1 肿瘤性病灶

垂体转移瘤

垂体转移瘤仅占所有垂体肿瘤的 1%，可以与垂体腺瘤或垂体柄病变相混淆。它主要发生在老年患者中，通常在 60~80 岁，男性和女性发病相当[10]。这些肿瘤最常见的原发部位是乳腺和肺。通常，患者患有已知的恶性疾病并伴有全身播散，

但垂体柄和（或）鞍区病变可能是恶性肿瘤的首发症状[11]。

患者通常无症状，病变是在积极寻找已知恶性肿瘤的脑转移时发现的，但中枢性尿崩是有症状患者最常见的表现。在一项大型系统综述中，42% 的患者存在中枢性尿崩，31% 的患者存在视力丧失，27% 的患者存在垂体前叶功能障碍，26% 的患者存在脑神经麻痹，20% 的患者存在头痛[10]。MRI 没有明显的影像学特征提示垂体转移瘤，但骨质侵蚀和海绵窦浸润可能提示转移性疾病（图 29.1）[10]。

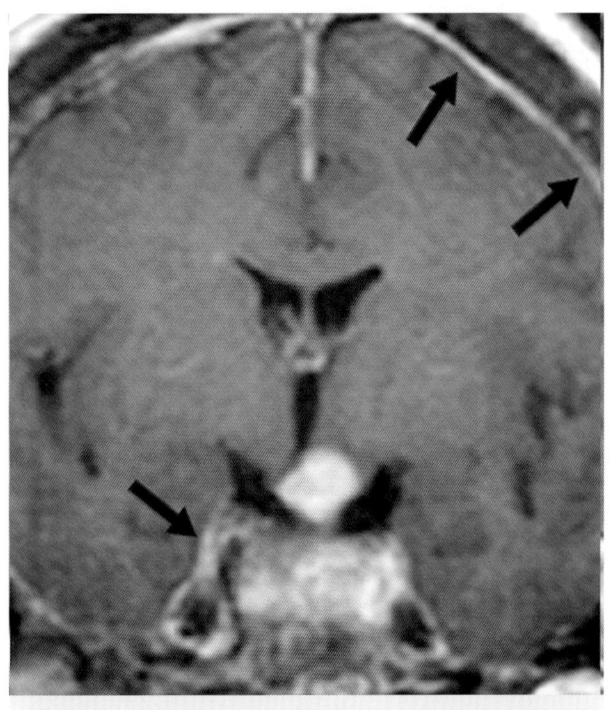

图 29.1 乳腺癌转移至垂体柄。冠状位 T1 加权对比增强 MRI 图像显示漏斗 / 下丘脑增强性肿块。硬脑膜和右侧海绵窦强化代表癌性浸润（黑色箭头）

在老年患者中，与侵袭性和快速生长的垂体 / 垂体柄占位相关的中枢性尿崩和（或）脑神经麻痹应怀疑转移瘤的可能性。对于存在视力丧失的病例，应考虑手术治疗垂体转移瘤，因为手术已被证明能改善患者的生活质量。但患者总体预后通常较差[11]。

生殖细胞瘤

生殖细胞瘤（GCT）的发病高峰为 20 年前，男性更常见（2∶1）。GCT 在亚洲人群中更为普遍。原发性颅内 GCT 分为生殖细胞瘤（50%~70% 的病例）和非生殖细胞瘤。非生殖细胞瘤包括畸胎瘤、绒毛膜癌、卵黄囊瘤、胚胎癌和混合生殖细胞瘤。非生殖细胞瘤更常见于松果体，而生殖细胞瘤更常见于鞍上区[12-13]。

在 MRI 扫描中，生殖细胞瘤通常表现为与大脑灰质等信号，T1 加权图像具有明显的对比增强，T2 加权图像为等信号 / 稍高信号（图 29.2）。此外，为了完成诊断，需要行脊髓 MRI 和脑脊液细胞学检查，因为 GCT 可能通过脑脊液播散到全脊髓[2,14]。

由于视交叉受压、颅内高压、中枢性尿崩和（或）垂体前叶功能障碍，鞍上区 GCT 患者可能出现一种或多种症状，如青春期延迟和生长迟缓[13]。

有一些血清和脑脊液标志物与生殖细胞瘤相关。甲胎蛋白高水平提示卵黄细胞瘤，β-hCG 高

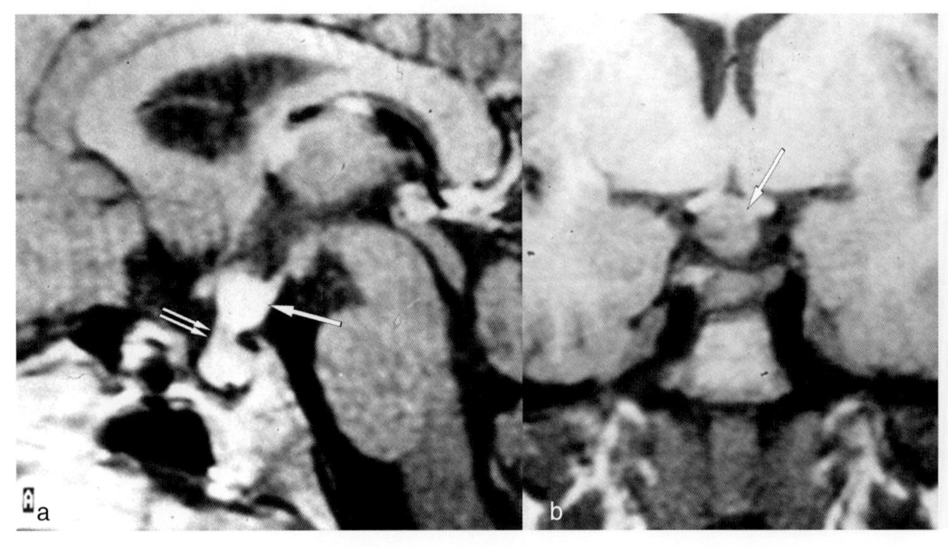

图 29.2 生殖细胞瘤。a. 矢状位 T1 加权增强 MRI 图像显示漏斗中均匀增强的垂体柄占位，位于视交叉后面，延伸至下丘脑（单箭头）和腺垂体（双箭头）。b. 冠状位 T1 加权图像显示圆形的鞍上占位压迫视交叉

水平提示绒毛膜癌。然而，β-hCG 也可以以低水平存在于生殖细胞瘤中[13]。需要对病变进行活检以诊断肿瘤的组织学类型，这对确定治疗和预后很重要。生殖细胞瘤通常先化疗，然后再进行神经轴放疗。化疗能够降低在中枢神经系统的放射剂量，这对儿童尤其重要。与非生殖细胞瘤相比，生殖细胞瘤预后更好，治疗后 5 年生存率大于 90%[14-15]。

垂体腺瘤

在最近的回顾性研究中，局限于垂体柄的垂体腺瘤占所有垂体柄病变的 9%[3]。鞍上漏斗周围区的异位垂体前叶细胞可发生肿瘤性改变，产生与垂体无连接的垂体腺瘤[16-17]。或者，垂体柄腺瘤可能起源于结节部，结节部是腺垂体的向上突起，包围垂体柄下部。促肾上腺皮质激素（ACTH）分泌瘤是垂体柄最常见的腺瘤，其次是催乳素腺瘤和无功能腺瘤[17]。

根据病变的类型和大小，垂体柄腺瘤患者可表现为视觉障碍、头痛和（或）激素产生过多或不足的症状。伴随高催乳素血症（> 200ng/mL）或库欣综合征症状的垂体柄病变患者很可能患有催乳素瘤或促肾上腺皮质激素瘤。与典型的垂体腺瘤一样，中枢性尿崩在垂体柄腺瘤中并不常见。

垂体柄腺瘤的治疗应遵循与其同类型腺瘤相同的适应证和禁忌证。图 29.3 显示了临床起病到溴隐亭治疗成功期间垂体柄催乳素瘤的 MRI。

颅咽管瘤

颅咽管瘤通常是鞍上肿瘤，原发性垂体柄颅咽管瘤很少见。它们是良性上皮肿瘤，起源于 Rathke 囊中的鳞状细胞残余，可发生在沿下丘脑—垂体轴的任何部位，导致局部形态异常[18]。

临床症状可表现为视野缺陷和（或）内分泌功能障碍（包括中枢性尿崩）[19]。当出现视觉症状时，应始终考虑手术干预。另一方面，对于病变较小且无视力障碍的偶发患者，更保守的治疗和密切随访就已足够（图 29.4）。

29.2.2 炎性 / 感染性病变

组织细胞增生症

朗格汉斯组织细胞增生症

朗格汉斯组织细胞增生症（LCH），以前被称为组织细胞增生症 X，是一种罕见的系统性疾病，表现和临床病程极不稳定。LCH 现在被认为是一种肿瘤性疾病，它具有单一性，病变 90% 的区域都由强炎症成分组成，因此将它归类在炎症组中也是合理的。大多数 LCH 病变携带骨髓树突状细胞前体中的体细胞 BRAF 突变，导致蛋白激酶通路高度激活[20]。LCH 多见于儿童，高峰在

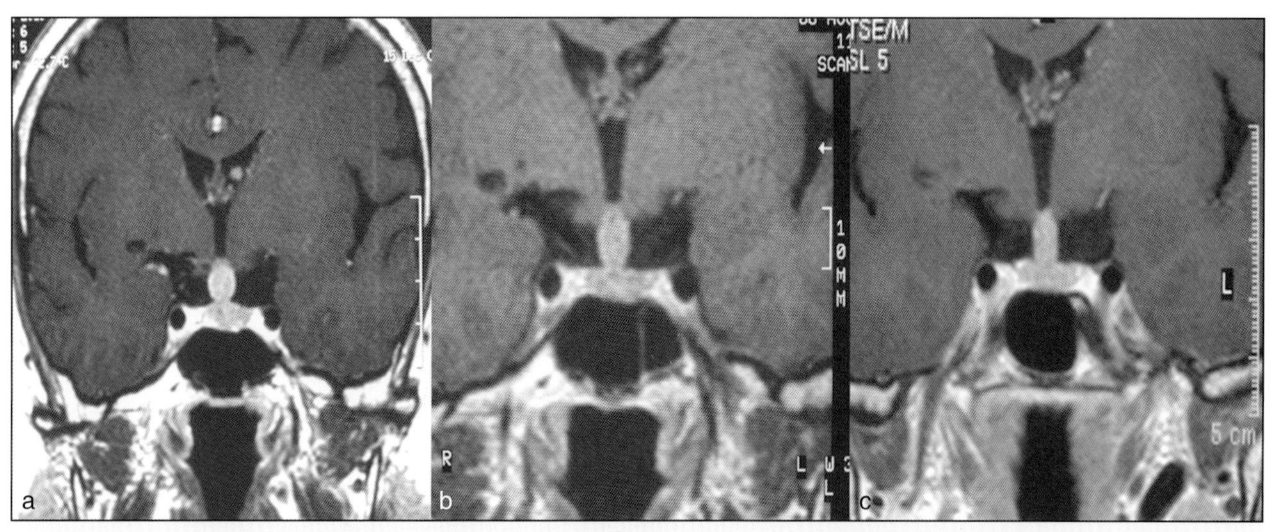

图 29.3　垂体柄腺瘤的冠状位 T1 加权对比增强 MRI 图像。a.1 例女性患者垂体柄圆形增厚，伴有闭经 - 泌乳和高催乳素血症（> 200ng/mL），提示为催乳素瘤。b. 溴隐亭治疗 8 个月后病变轻微缩小，催乳素水平正常。c. 溴隐亭治疗 12 个月后垂体肿块进一步缩小

1~3 岁，男女比例为 2∶1。在成人中，LCH 可发生在任何年龄[21]。

LCH 的自然历史很难预测。一些病例可自发消散，而另一些病例则可发展为广泛和危及生命的疾病。LCH 可累及任何器官，但偏爱骨骼（80%）、皮肤（33%）和下丘脑 / 垂体柄（25%）[22]。LCH 可根据涉及的系统数量分为单系统疾病或多系统疾病，单系统疾病通常预后良好，可能不需要治疗，多系统疾病预后较差，需要治疗[23]。当高危器官如肝、脾、肺和骨髓受到影响时，LCH 与高并发症率和死亡率有关[24]。

中枢性尿崩是 LCH 在下丘脑 /PS 的第一个也是最常见的临床表现，其次是生长激素（GH）、促性腺激素、ACTH 和促甲状腺激素（TSH）缺乏[25-26]。MRI 显示垂体柄肿大，可向上延伸至下丘脑和（或）向下延伸至垂体，为肿瘤样病变（图 29.5c）。病灶 T1 加权呈低信号，T2 加权呈高信号，均匀强化。在中枢性尿崩的病例中，垂体后叶缺乏典型的亮点[1,27]。颅骨和长骨的受累在 X 线中很容易观察到“点状”溶骨性病变（图 29.5a,b）[28]。

下丘脑—垂体区的病变常与多系统疾病有关，尤其是起病时或随访过程中出现的骨、皮肤和黏膜病变。因此，通过神经系统外病变的活检可以安全地做出 LCH 的诊断。诊断仅有单纯中枢性尿崩而不累及其他器官的 LCH 患者是有挑战性的。在这些情况下，定期随访可能会发现更容易获得

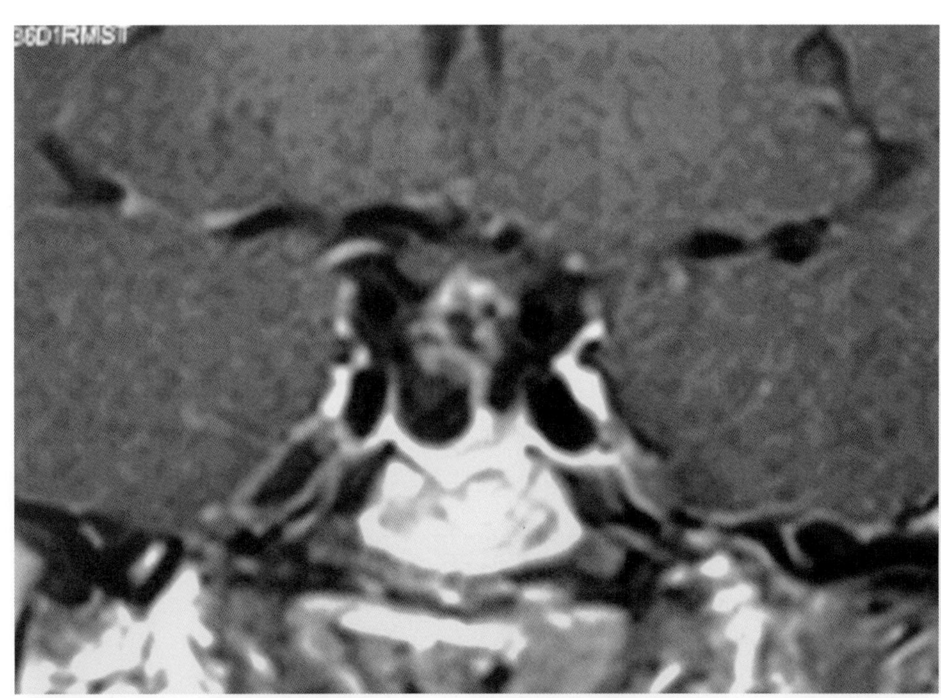

图 29.4　颅咽管瘤。1 例部分垂体功能减退的妇女，冠状位 T1 加权对比增强 MRI 图像显示 1 例不均匀的垂体柄病变。病变在未经治疗的情况下保持稳定 25 年（低信号无增强区域对应 CT 的钙化区域）

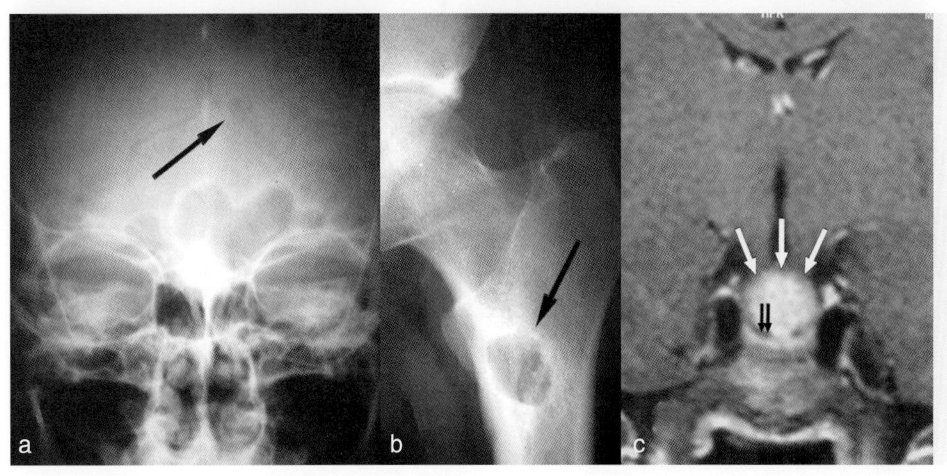

图 29.5　朗格汉斯组织细胞增生症。a,b. X 线图像显示颅骨和股骨的溶骨性病变（黑色箭头）。c. 冠状位 T1 加权对比增强 MRI 图像显示垂体柄中的圆形鞍上肿块，均匀强化（白色箭头）。垂体腺位于肿块下方（黑色箭头）

明确诊断的颅外病变。较大的垂体柄病变通常需要手术活检[2]。

LCH 的最佳治疗方法尚无共识，局限性疾病可能不进行治疗。治疗和预后通常是基于疾病的部位和严重程度。治疗可包括手术、放疗、化疗和糖皮质激素。治疗通常会使 MRI 扫描上的病变有所减小，但对激素缺乏没有明显改善[4]。

非朗格汉斯组织细胞增生症：埃德海姆－切斯特病（EC）

埃德海姆－切斯特病（EC）是一种罕见的多器官非朗格汉斯细胞组织细胞增生症。与 LCH 不同，黄色肉芽肿瘤由泡沫状 CD68 +/CD1a －组织细胞组成，并被纤维化包围。与 LCH 相比，EC 病的克隆起源仍有争议。该病在 40 岁以后发病，男性占优势（3∶1）[29-31]。

EC 病是一种多系统疾病，临床表现多样。本病通常累及骨骼，尤其是下肢，以骨痛为最常见症状。心血管系统也经常受到动脉周围和（或）心包浸润的影响。此外，黄色肉芽肿性浸润可影响下丘脑/垂体柄、垂体后叶，很少影响垂体前叶，临床表现为中枢性尿崩、高催乳素血症和垂体功能减退[30]。

EC 疾病的诊断主要通过组织活检来确定，几乎所有病例都有骨质病变，优选在此处取活检。在 MR 成像中，通常观察到垂体柄增厚或肿块，T1 加权像上垂体后叶亮点消失[30,32]。

EC 疾病的临床病程极不稳定，从无症状到致死性进展均可发生。心血管受累是死亡的主要原因。干扰素－α 已被用作一线治疗。由于在 LCH 和 EC 疾病中 50% 的病例中发现了 *BRAF V600E* 突变，已经开始应用 *BRAF* 突变的抑制剂 vemurafenib 治疗这些病例[31]。

淋巴细胞性垂体炎

淋巴细胞性垂体炎（LH）是一种以淋巴细胞浸润垂体和(或)垂体柄为特征的自身免疫性疾病，可引起压迫性和（或）内分泌症状。LH 可分为淋巴细胞腺垂体（LAH，仅累及垂体前叶）、漏斗神经垂体（LINH，仅累及垂体柄/垂体后叶）、淋巴细胞全垂体（LPH，同时累及垂体前叶和垂体后叶/垂体柄）[33]。中枢性尿崩通常存在于 LINH 和 LPH 中，但不存在于 LAH 中，垂体前叶激素缺乏可以各种形式出现。肾上腺功能不全是 LAH 和 LPH 的显著特征。中枢性尿崩通常是永久性的，而垂体前叶激素缺乏则有更多的变化过程，可自发或在治疗后出现部分或完全恢复[2,4]。

LAH 和 LPH 多发生于绝经前妇女，通常在 MRI 上有明显的垂体前叶受累。另一方面，LINH 没有性别或年龄偏好，表现为垂体柄增厚，注射钆造影剂后显著强化，MRI T1 加权图像中垂体后叶亮信号丢失（图 29.6）[4]。

LH 的诊断可以通过临床、影像学和实验室检查来实现，但明确诊断需要活检。组织病理学检查显示淋巴细胞浸润，伴或不伴纤维化和腺体萎缩[33-34]。

LH 的临床病程是高度多变的。患者可表现为自发消退、慢性复发、永久性垂体功能减退，甚

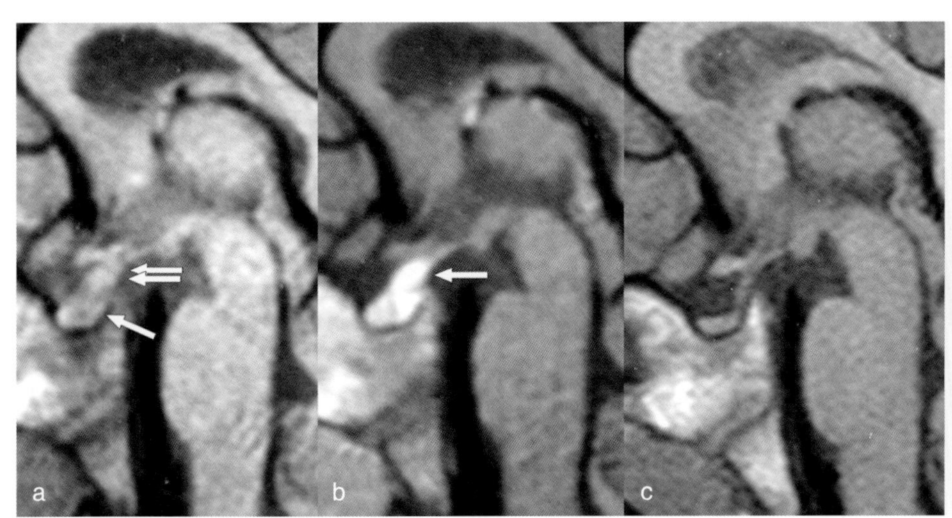

图 29.6 淋巴细胞漏斗型神经垂体炎的矢状位 T1 加权 MRI 图像。a. 垂体柄等信号增厚（双箭头）和神经垂体亮点缺失(单箭头)。b. 病灶增强（箭头）延伸到垂体后叶。c. 病灶 2 年后自发消退，神经垂体高信号持续缺失

至因肾上腺功能不全而死亡。大多数时候，LINH是一种自限性疾病，病变在约2年内消退[33-34]。

治疗主要基于疾病的临床表现。当出现压迫症状或需要明确诊断时，通常需要手术。一些作者支持使用药理学剂量的糖皮质激素来减少垂体增大并改善垂体功能减退。近期诊断的病例（＜6个月），对糖皮质激素的治疗反应似乎更好。在对糖皮质激素无反应的情况下，可使用硫唑嘌呤、氨甲蝶呤或环孢素[4]。

结节病

结节病是一种罕见的慢性多系统疾病，病因不明，其组织学特征是存在非干酪性颗粒瘤。其在30~40岁的年轻女性中更为普遍，主要影响呼吸系统和淋巴系统。中枢神经系统内的结节病被称为神经结节病，占所有病例的5%~15%[35]。神经结节病患者中仅有2.5%的病例累及下丘脑—垂体区[36]。

下丘脑—垂体结节病可能是单一病灶，也可能是同时累及其他中枢神经系统结构的神经结节病的一部分，抑或是广泛性全身性结节病的一部分。虽然结节病在女性中更普遍，但下丘脑—垂体结节病似乎在男性中更普遍[35]。结节病引起的垂体柄病变最常见的激素缺乏是中枢性性腺功能减退、中枢性尿崩和中枢性甲状腺功能减退，其次才是其他激素的缺乏。常有轻度至中度高催乳素血症[35,37-38]。神经结节病的另一个常见表现是视力下降，原因是视神经病变。结节病的下丘脑受累也可表现为行为改变、肥胖和原发性烦渴[35,37]。

鞍区MRI通常显示垂体柄/下丘脑的浸润性病变，通常在T1和T2加权像上均为等信号，注射钆造影剂后呈强烈均匀强化。脑膜受累多见，可延伸至脑神经（图29.7）[1,35]。胸片可用于辨识更容易活检的特征性肺部和纵隔病变。结节病患者均可发现高钙血症、红细胞沉降率增加、血管紧张素转换酶血浆浓度增加以及可溶性白细胞介素2受体水平增加[37]。当存在时，这些指标可用于诊断和监测疾病的治疗过程。脑脊液检查也有帮助，特别是在脑膜受累的情况下。

下丘脑—垂体结节病的明确诊断需要组织病理检查，可以从垂体柄病变处获得标本，也可以从中枢神经系统以外的病变[通常在肺、纵隔（淋巴结）、黏膜或皮肤]获得活检标本。只有少数病例需要从垂体柄病变直接活检[37]。

下丘脑—垂体结节病患者预后差，缓解率低。治疗通常需要长期使用大剂量糖皮质激素。糖皮质激素剂量可根据患者的临床反应在数月/年内

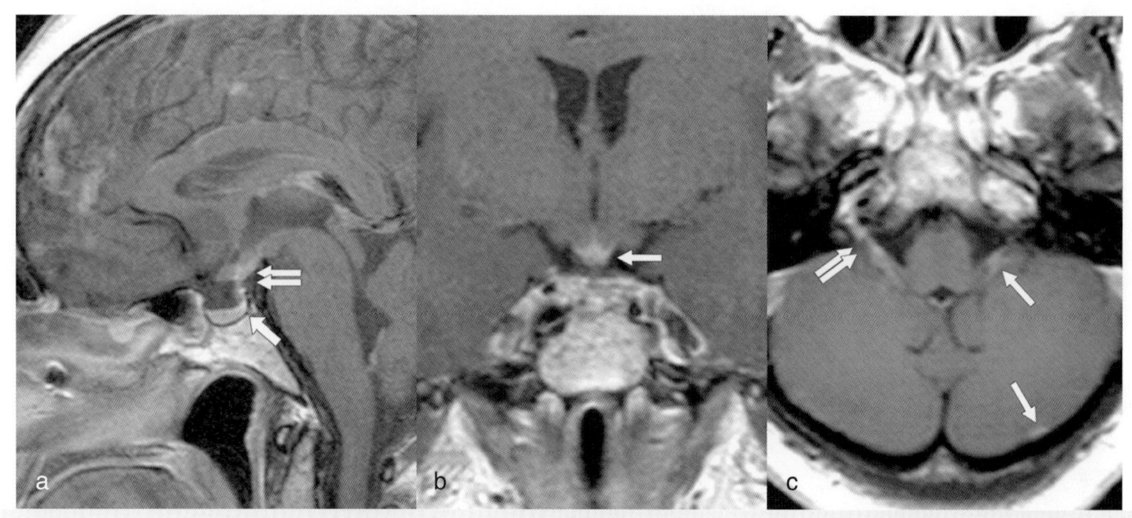

图29.7　神经结节病。a.矢状位T1加权对比增强MRI图像显示第三脑室底和漏斗部的浸润性病变弥漫性强化（双箭头），缺乏神经垂体亮点（单箭头）。b.冠状位T1加权对比增强MRI图像显示下丘脑—垂体区均匀的三叉状强化（箭头）。c.轴位T1加权对比增强MRI图像显示第Ⅸ对脑神经（舌咽神经）（双箭头）和硬脑膜强化（单箭头）

逐渐减量。用糖皮质激素无改善或仅部分改善的严重病例，或患者禁忌或限制应用糖皮质激素时，可使用免疫抑制剂。MRI 异常可在皮质激素治疗下改善，但激素缺乏通常不可逆转[35,37]。

29.2.3　先天性病变

Rathke 囊肿

Rathke 囊肿（RCC）是一种先天性良性病变，起源于 Rathke 袋的残余。RCC 是具有单层柱状或立方形上皮细胞包膜的病变。20%~40% 的病例有鳞状上皮化生，可与乳头状颅咽管瘤鉴别诊断[39]。

大多数 RCC 患者无症状，病变通常是偶然发现的。RCC 多见于 40~60 岁的成年人[30]。RCC 的临床特征与占位效应有关，头痛和视觉障碍是最常见的症状。高催乳素血症和（或）垂体功能减退可见于高达 25% 的患者[40]。

在 MRI 上，RCC 通常为单个圆形且边界清晰的囊性病变，可位于垂体内，通常在前叶和后叶之间，但偶尔在垂体柄（图 29.8）。RCC 根据囊肿的内容物呈现可变的信号强度，并表现出与炎症反应、鳞状化生或垂体移位有关的特征性的薄层环形强化[28]。病灶在 MRI 扫描中是均匀的，除了在大多数病例中存在特征性的小圆形囊内结节（蜡质结节），这被认为是 RCC 最可靠的诊断指标。

RCC 的自然历史尚不清楚。一旦确诊，它可以保持稳定、增长，甚至也可能消退[39-40]。视觉障碍、头痛、高催乳素血症和（或）垂体前叶激素缺乏的症状可能见于起病之初，也可能在随访中因病变长大而出现。手术干预应仅限于少数有占位效应的病例，如视力丧失、与囊肿生长暂时相关的头痛和垂体功能受损。如果包膜未完全切除，囊性病变可能复发，因此手术结果存在变化[39]。

异位神经垂体

异位神经垂体（ENH）可见于从正中隆起向下到垂体柄上部和中部的任何部位（图 29.9）。ENH 通常与鞍区的其他解剖异常有关：如垂体柄缺失或变薄以及垂体前叶萎缩。患者很少出现中枢性尿崩，但 ENH 通常与生长激素缺乏有关，其他垂体前叶激素缺乏则存在个体化差异。ENH 曾

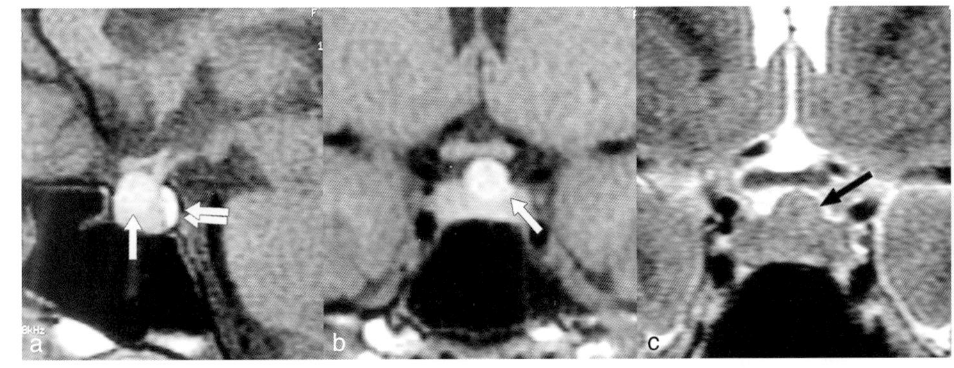

图 29.8　Rathke囊肿。a. 矢状位 T1 加权 MRI 图像显示一个边界清晰的圆形鞍内和鞍上肿块，均匀高信号（单箭头）。神经垂体（双箭头）。b. 冠状位 T1 加权 MRI图像显示相同的病变。c. 冠状位 T2 加权 MRI 图像显示相同的病变，具有等信号

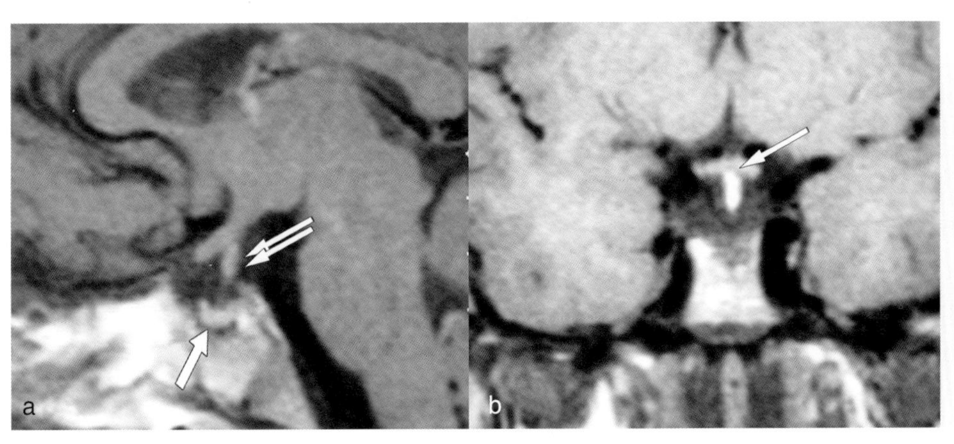

图 29.9　异位神经垂体。a. 矢状位 T1 加权 MRI 显示均匀高信号且增厚的垂体柄上部与较薄的垂体柄下部。垂体柄的上部增厚是异位的垂体后腺（双箭头）。腺垂体轻微缩小（单箭头）。b. 同一病变的冠状位 T1 加权 MRI 图像

经被认为是分娩创伤导致垂体柄横断所致，但目前被认为是一种发育异常[41-42]。

异位神经垂体的诊断是通过鞍区的 MRI 扫描确定的，从来不需要活检。

29.3 结　论

垂体柄病变很少见，但有多种病因。通常，明确的诊断需要对病变进行手术活检，但这种手术风险相对较大，通常可以避免。在实践中，垂体柄病变的处理是具有挑战性的，应该结合流行病学、临床、影像学和实验室数据以及对患者的仔细随访来个体化。

（徐涛　译，汤文龙　校）

参考文献

[1] Abucham J, Oliveira J, Nogueira RG//Avaliação e Tratamento das Massas Selares. Antunes-Rodrigues, et al. eds. Neuroendocrinologia Básica e Aplicada. 1st ed. Rio de Janeiro, Brasil: Guanabara Koogan,2005:515–548

[2] Catford S, Wang YY, Wong R. Pituitary stalk lesions: systematic review and clinical guidance. Clin Endocrinol (Oxf). 2016: 85(4):507–521

[3] Turcu AF, Erickson BJ, Lin E, et al. Pituitary stalk lesions: the Mayo Clinic experience. J Clin Endocrinol Metab, 2013, 98(5):1812–1818

[4] Rupp D, Molitch M. Pituitary stalk lesions. Curr Opin Endocrinol Diabetes Obes,2008,15(4):339–345

[5] Yoon SC, Shin CH, Yang SW, et al. Clinical and radiological features of pituitary stalk lesions in children and adolescents. Ann Pediatr Endocrinol Metab, 2014, 19(4):202–207

[6] Sbardella E, Joseph RN, Jafar-Mohammadi B, et al. Pituitary stalk thickening: the role of an innovative MRI imaging analysis which may assist in determining clinical management. Eur J Endocrinol, 2016, 175(4):255–263

[7] Hamilton BE, Salzman KL, Osborn AG. Anatomic and pathologic spectrum of pituitary infundibulum lesions. AJR Am J Roentgenol, 2007, 188(3):W223–32

[8] Jian F, Bian L, Sun S, et al. Surgical biopsies in patients with central diabetes insipidus and thickened pituitary stalks. Endocrine, 2014, 47(1):325–335

[9] Jinguji S, Nishiyama K, Yoshimura J, et al. Endoscopic biopsies of lesions associated with a thickened pituitary stalk. Acta Neurochir (Wien), 2013, 155 (1):119–124, discussion 124

[10] He W, Chen F, Dalm B, et al. Metastatic involvement of the pituitary gland: a systematic review with pooled individual patient data analysis. Pituitary, 2015,18(1):159–168

[11] Siqueira PF, Mathez AL, Pedretti DB, et al. Pituitary metastasis of lung neuroendocrine carcinoma: case report and literature review. Arch Endocrinol Metab,2015,59(6):548–553

[12] Jennings MT, Gelman R, Hochberg F. Intracranial germ-cell tumors: natural history and pathogenesis. J Neurosurg, 1985, 63(2):155–167

[13] Miškovská V, Usakova V, Vertakova-Krakovska B, et al. Pineal germ cell tumors: review. Klin Onkol, 2013, 26(1):19–24

[14] Nagasawa DT, Lagman C, Sun M, et al. Pineal germ cell tumors: two cases with review of histopathologies and biomarkers. J Clin Neurosci, 2017, 38:23–31

[15] Murray MJ, Bartels U, Nishikawa R, et al. Consensus on the management of intracranial germ-cell tumours. Lancet Oncol, 2015, 16(9):e470–e477

[16] Hori A. Suprasellar peri-infundibular ectopic adenohypophysis in fetal and adult brains. J Neurosurg, 1985, 63(1):113–115

[17] Hou L, Harshbarger T, Herrick MK, et al. Suprasellar adrenocorticotropic hormone- secreting ectopic pituitary adenoma: case report and literature review. Neurosurgery, 2002, 50(3):618–625

[18] Figueiredo EG, Welling LC, de Faria JW, et al. Pituitary stalk craniopharyngioma. BMJ Case Rep, 2011, 2011:2011

[19] Steinbok P. Craniopharyngioma in children: long-term outcomes. Neurol Med Chir (Tokyo), 2015,55(9):722–726

[20] Vaiselbuh SR, Bryceson YT, Allen CE, et al. Updates on histiocytic disorders. Pediatr Blood Cancer, 2014, 61(7):1329–1335

[21] Broadbent V, Egeler RM, Nesbit ME, Jr. Langerhans cell histiocytosis—clinical and epidemiological aspects. Br J Cancer Suppl, 1994, 23:S11–S16

[22] Makras P, Alexandraki KI, Chrousos GP, et al. Endocrine manifestations in Langerhans cell histiocytosis. Trends Endocrinol Metab, 2007, 18(6):252–257

[23] Girschikofsky M, Arico M, Castillo D, et al. Management of adult patients with Langerhans cell histiocytosis: recommendations from an expert panel on behalf of Euro-Histio-Net. Orphanet J Rare Dis, 2013, 8:72

[24] Filipovich A, McClain K, Grom A. Histiocytic disorders: recent insights into pathophysiology and practical guidelines. Biol Blood Marrow Transplant, 2010, 16(1) Suppl:S82–S89

[25] Kaltsas GA, Powles TB, Evanson J, et al. Hypothalamo-pituitary abnormalities in adult patients with Langerhans cell histiocytosis: clinical, endocrinological, and radiological features and response to treatment. J Clin Endocrinol Metab, 2000, 85(4):1370–1376

[26] Gabbay LB, Leite CdaC, Andriola RS, et al. Histiocytosis: a review focusing on neuroimaging findings. Arq Neuropsiquiatr, 2014, 72 (7):548–558

[27] Chaudhary V, Bano S, Aggarwal R, et al. Neuroimaging of Langerhans cell histiocytosis: a radiological review.

Jpn J Radiol, 2013, 31(12):786–796

[28] Hess CP, Dillon WP. Imaging the pituitary and parasellar region. Neurosurg Clin N Am, 2012, 23(4):529–542

[29] Courtillot C, Laugier Robiolle S, Cohen Aubart F, et al. Endocrine manifestations in a monocentric cohort of 64 patients with Erdheim-Chester disease. J Clin Endocrinol Metab, 2016, 101(1):305–313

[30] Manaka K, Makita N, Iiri T. Erdheim-Chester disease and pituitary involvement: a unique case and the literature. Endocr J, 2014,61(2):185–194

[31] Abdelfattah AM, Arnaout K, Tabbara IA. Erdheim-Chester disease: a comprehensive review. Anticancer Res, 2014, 34(7):3257–3261

[32] Drier A, Haroche J, Savatovsky J, et al. Cerebral, facial, and orbital involvement in Erdheim-Chester disease: CT and MR imaging findings. Radiology, 2010, 255(2):586–594

[33] Falorni A, Minarelli V, Bartoloni E, et al. Diagnosis and classification of autoimmune hypophysitis. Autoimmun Rev, 2014, 13(4–5):412–416

[34] Rivera JA. Lymphocytic hypophysitis: disease spectrum and approach to diagnosis and therapy. Pituitary, 2006, 9(1):35–45

[35] Anthony J, Esper GJ, Ioachimescu A. Hypothalamic-pituitary sarcoidosis with vision loss and hypopituitarism: case series and literature review. Pituitary, 2016,19(1):19–29

[36] Bihan H, Guillot H, Fysekidis M, et al. [Sarcoidosis: the involvement of anterior pituitary hormones is poorly recognized]. Presse Med, 2012, 41(10): e524–e529

[37] Langrand C, Bihan H, Raverot G, et al. Hypothalamo-pituitary sarcoidosis: a multicenter study of 24 patients. QJM, 2012,105(10):981–995

[38] Bullmann C, Faust M, Hoffmann A, et al. Five cases with central diabetes insipidus and hypogonadism as first presentation of neurosarcoidosis. Eur J Endocrinol, 2000, 142(4):365–372

[39] Larkin S, Karavitaki N, Ansorge O. Rathke's cleft cyst. Handb Clin Neurol, 2014, 124:255–269

[40] Nishioka H, Haraoka J, Izawa H, et al. Magnetic resonance imaging, clinical manifestations, and management of Rathke's cleft cyst. Clin Endocrinol (Oxf), 2006, 64(2):184–188

[41] di Iorgi N, Secco A, Napoli F, et al. Developmental abnormalities of the posterior pituitary gland. Endocr Dev, 2009, 14:83–94

[42] Mehta A, Dattani MT. Developmental disorders of the hypothalamus and pituitary gland associated with congenital hypopituitarism. Best Pract Res Clin Endocrinol Metab, 2008,22(1):191–206

第 30 章 | 眉弓入路

Reid Hoshide, Charles Teo

摘　要

尽管已经有多种通用的经鼻入路可到达前颅底，但眉弓切口也可作为一种替代入路，同时能获得美观的疗效。伴随着内镜的辅助应用，眉弓入路可以处理前颅窝、中颅窝内侧和后颅窝腹侧的病变。在本章中，我们将介绍术前评估、术中步骤和术后伤口处理，以帮助在神经外科医生治疗方法中添加这一通用的入路。

关键词

前颅窝，颅底神经外科，眶上入路，额下入路，眉弓入路，微创神经外科，锁孔神经外科

内容要点

· 应根据基本的锁孔神经外科手术原则来确定眉弓入路是否为处理颅底肿瘤的恰当入路。

· 磨平眶上的骨缘非常重要，这样可获得数毫米的额外显露和牵拉空间。

· 尽早到达前颅窝内的脑池有助于脑组织的松弛，并为处理肿瘤显露各种有利的位点。

· 内镜的使用可以极大地改善显露，并扩大此入路的可及范围。

· 精心且水密的切口缝合对预防难看的眉弓处假性脑膜膨出非常重要。

· 用不可吸收的丝线做皮下缝合对获得美观的愈合非常重要。

30.1 引　言

在讨论经鼻颅底入路时，不包含经颅眉弓入路是不正确的。经鼻入路的普及归因于其能快速且直接地到达前颅窝（ACF）的颅底病变[1]。此外，扩大经鼻内镜手术入路（EEA）可以在早期离断肿瘤血供，且在外观上无不良影响[2]。

本章将强调经眉弓开颅手术的优点，并展示其可能优于 EEA 的方面。它能快捷地显露 ACF 肿瘤，并早期离断其位于硬脑膜的基底部血运，且在上外观无不良影响。此外，它使得神经外科医生可以在 3D 视角下运用显微外科技术对颅底和轴内肿瘤进行手术，而无脑脊液漏的风险。

结合内镜辅助技术，经眉弓开颅手术可到达 ACF，包括嗅沟、中颅窝内侧（MCF）、鞍区和鞍旁区域、三脑室、鞍结节后方区域、上斜坡、脑桥腹侧和中脑，以及脚间池和桥前池[3-4]。

30.2 术前考虑

即使眉弓入路的通用性使其能够解决颅底各种位置的肿瘤，也应仔细权衡其他备选的入路。具体而言，如果肿瘤的长轴提示不同的入路能更好地处理肿瘤，则眉弓入路不应替代其他更合适的入路[5]。在图 30.1 中，肿瘤的长轴处于水平面内，指向左侧眶上，则经左侧眉弓入路进行肿瘤切除是理想的方式。视交叉前置会使经眉弓切口处理鞍区病灶变得困难且危险。

较大的额窦不是绝对的禁忌证，但应根据术前影像来评估和预判这一阻碍，且能规避则规避。如果额窦确已开放，能够在手术中妥善处理。

30.3 手术步骤

手术台上置患者于仰卧位。对于前颅窝内侧

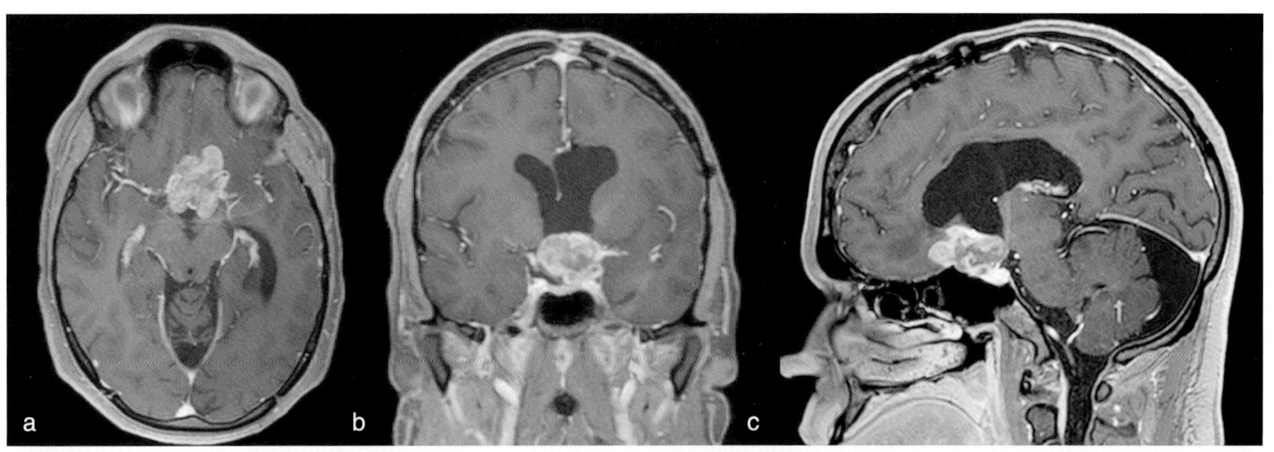

图 30.1　a~c. 复发中枢神经细胞瘤患者的术前 MRI。该肿瘤的长轴直接指向左侧眶上缘

的病变，头位可以不做任何轴向的旋转。对于中颅窝或前颅窝外侧病变，应将头部向远离病变侧旋转，在重力帮助下使额叶下垂，从相对固定的颞叶上分离，从而有助于分离外侧裂。让颈部伸展可以使额叶下垂以脱离前颅窝底。最终，同侧的颧骨隆突应位于术野的最高点，患者头高脚低位，以帮助静脉回流（图 30.2）。此时建议使用神经导航确定额窦的范围。

临时用睑板缝线（4-0 尼龙线）缝合睑缘以保护角膜和巩膜。不建议剃眉。我们倾向于在眉毛范围内的最上缘做切口。切口向内侧至眶上切迹，外侧恰好止于眉毛的外侧端，触诊确保关键孔在切口的长度范围内（图 30.3）。

仔细地向下切开组织，我们不建议在皮肤和软组织上施加过度的牵拉。早期识别眶上神经非常重要，应安全地将其剥离并向内牵拉以保护。建议进行帽状腱膜下广泛分离，以充分利用能暴露的手术区域。骨膜瓣以 U 形的方式切开，基底位于眼眶边缘。切开颞肌以显露关键孔（图 30.4）。

使用 4mm 粗金刚砂钻头在关键孔处钻一个小骨孔。然后进行骨瓣开颅，应充分利用已暴露的颅骨（图 30.5）。如果额窦黏膜破损，建议剥离可见的黏膜，然后在开放的额窦内填塞充足的可吸收止血纱。这是为了给填塞入额窦内的充足的骨蜡作支撑。无需进一步对额窦黏膜进行清理或缝合。

进入颅内，就使用金刚砂磨头磨平眶顶（硬脑膜外）。这提供了额外的牵拉和显露空间（图 30.6）。如果眶周脂肪暴露，使用双极电凝来收

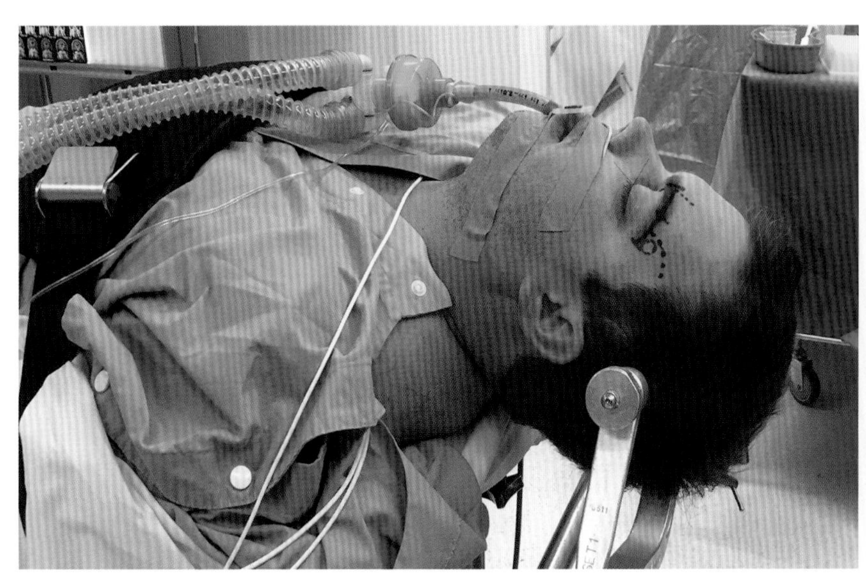

图 30.2　患者体位：头部充分伸展，并使整个身体向右轻微旋转。颧骨隆突位于术野的最高点

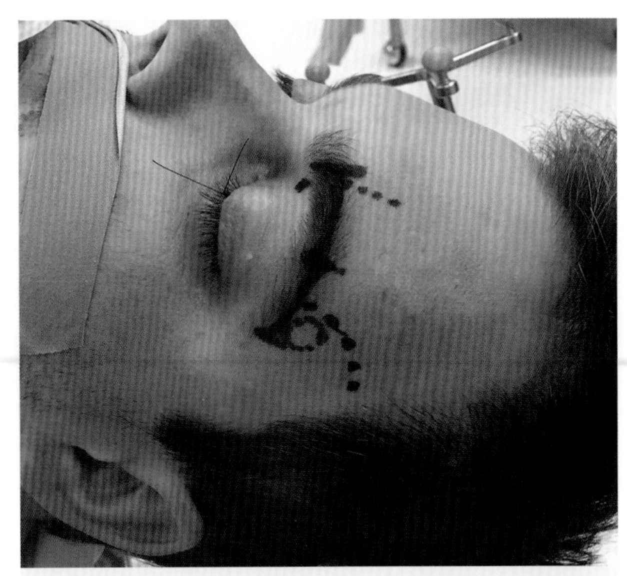

图 30.3　切口计划和重要的标记点位置。内侧的虚线代表眶上神经穿过眶上切迹。外侧虚线表示颞上线。虚线圆圈代表关键孔。此处将是钻孔的位置。切口位于眉毛内的上缘。切口的内侧缘是眶上切迹，切口的外侧缘是眉毛的末端。注意睑缘缝线

缩暴露的脂肪。

硬脑膜 U 形打开，硬脑膜瓣基底位于下方，并向下缝合至软组织上（图 30.7）。

硬脑膜下操作的第一步是获得松弛的脑组织，可通过广泛的打开侧裂池近端、视交叉池、视神经－颈内动脉池和颈内动脉－动眼神经池释放脑脊液。一旦脑组织松弛，就可以获得手术通道（外侧裂，视交叉池，视神经－颈内动脉池和颈内动脉－动眼神经池）以进行肿瘤切除。

30.4　内镜辅助

内镜的使用大幅增强了眶上眉弓入路的显露和切除程度。内镜的优势包括在深部手术视野中进行直接照明，以及利用倾斜的视角来探查先前隐藏的区域。内镜能更好地到达垂体窝、同侧视神经下方区域、脚间池、三脑室前部和半球间纵裂前部。0° 内镜以更高的放大倍率和更直接的照明增加了手术视野，相对手术显微镜体现了更大的优势。在手术显微镜下广泛切除可见的肿瘤之后，可以使用内镜来确认是否还有残余肿瘤以及探查周围重要的神经血管结构。对于囊性颅咽管瘤，内镜可用于囊液引流后的肿瘤切除。

因为内镜会占据肿瘤腔内的空间，所以通常在大部分肿瘤已经被切除的情况下使用。此外，建议进行仔细止血，因为活动性出血和血凝块会阻碍充分的显露。在神经内镜操作中，与内镜一起使用的外科手术器械与内镜本身一样重要。成角的双极电凝和吸引头对于切除在角度镜下显示的肿瘤至关重要。

如果没有手术助手，内镜辅助手术中外科医

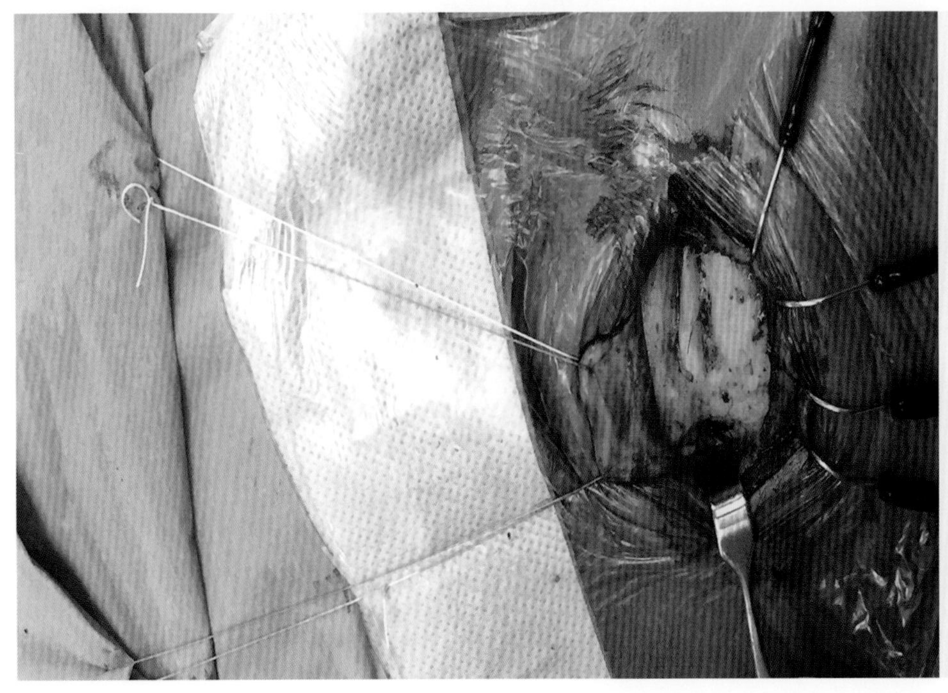

图 30.4　做骨膜瓣并将其缝合牵向下方。这充当一个自然的皮肤牵开器。切口的上半部分通过皮肤拉钩牵拉向上方。关键孔得到暴露，将要在此处钻孔

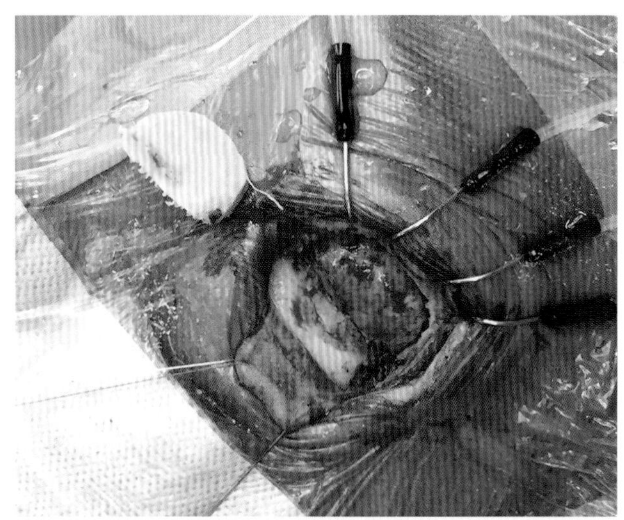

图 30.5　完成钻孔，骨瓣尽可能大

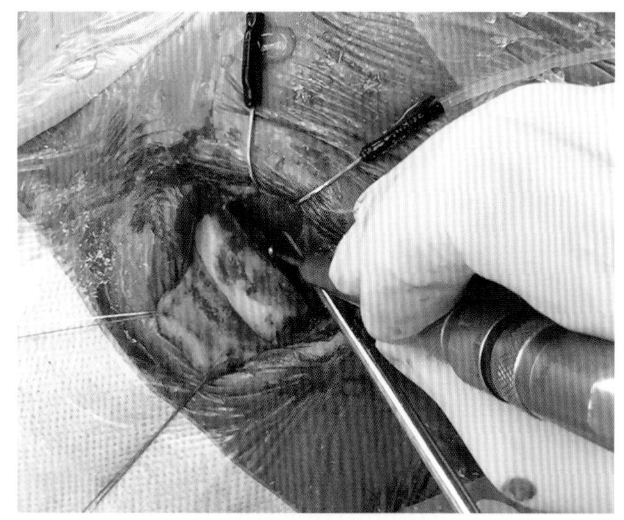

图 30.6　用金刚砂磨头磨平眶上缘的骨性凸起，以实现最大程度的暴露

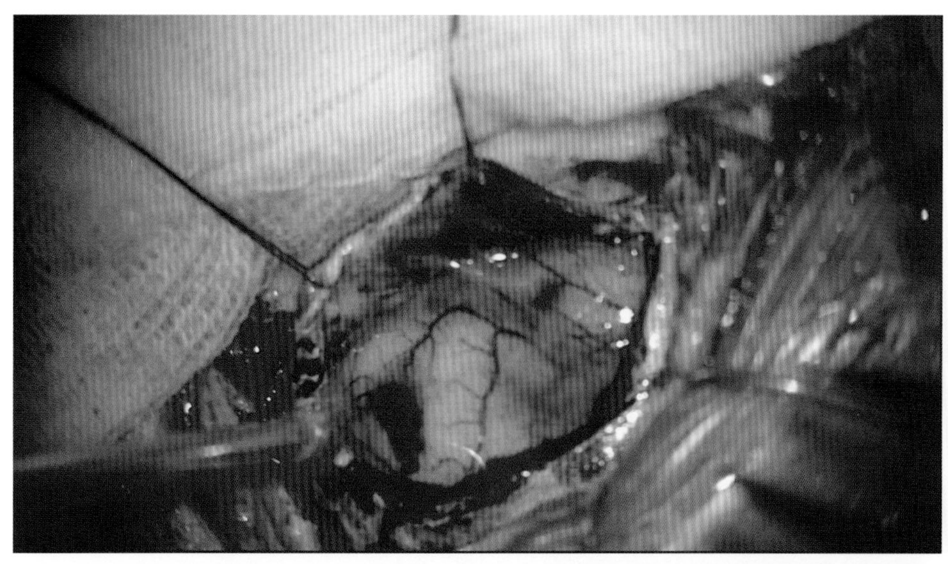

图30.7　U形剪开硬脑膜，基底位于下方。将其用缝线轻轻牵开

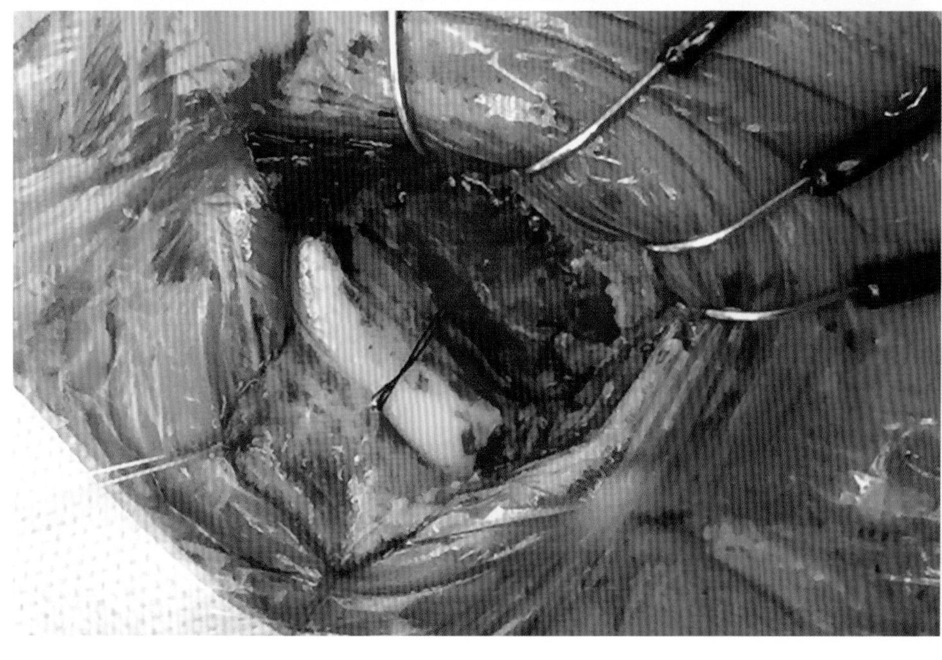

图30.8　硬脑膜水密缝合。向下悬吊硬脑膜至下方的骨膜上。这封闭了因磨平眶顶所留下的硬脑膜外间隙

生通常只能用单手进行吸引或电凝。最近研发的一款可塑形的单一器械能够实现吸引、冲洗和电凝功能，这使得外科医生能够使用单个多功能器械进行多种内镜辅助手术技术。

鞍区肿瘤的鞍上部分可以通过分离外侧裂并使用 30° 内镜增加显露得以处理。鞍内的肿瘤可以将 30° 内镜视角转向下方来显露，此类患者蝶鞍往往有扩大。内镜在探查有无肿瘤残留非常有用，比如鞍旁颈内动脉、视器下方、脚间窝和垂体柄区域。

视交叉池、视神经 – 颈内动脉池和颈内动脉 – 动眼神经池是使用显微镜和内镜观察肿瘤的潜在通道和主要操作间隙。

手术显微镜无法观察到嗅沟内陡峭的区域，因此必须使用成角度的内镜才能到达该区域。鞍结节中线区域的病变也可能很难单独通过手术显微镜观察和到达。如果病变位于这些中线区域，可以考虑采用经鼻入路。

对于中脑腹侧或三脑室的深部病变，内镜是唯一的直视途径。脑干腹侧病变可以通过对侧眉弓入路处理，因为内镜经基底动脉穿支血管之间的窗口可进入大脑脚分叉处，这样有更好的视角。

30.5 关 颅

在切除病变并完成止血后，水密关闭硬脑膜，并将其向下悬吊，以闭合因磨平眶顶所产生的硬脑膜外间隙（图 30.8）。

骨瓣用两个钛板固定。钛板的固定点置于伤口的最上方，以确保骨瓣最上方区域的骨缝尽可能的小（图 30.9）。这样可以防止在额头上看到不美观的隆起。

肌肉和皮下组织用未染色的可吸收缝线间断缝合。用 4–0 尼龙线进行皮内缝合使皮肤对合。以规律间隔来回牵拉缝线非常重要，这样可以确保缝线内没有打结或缠绕。请记住该缝线将在术后 1 周内拆除。该缝线的游离端被固定在无黏性的塑料薄膜敷料上（图 30.10）。这种敷料起到了

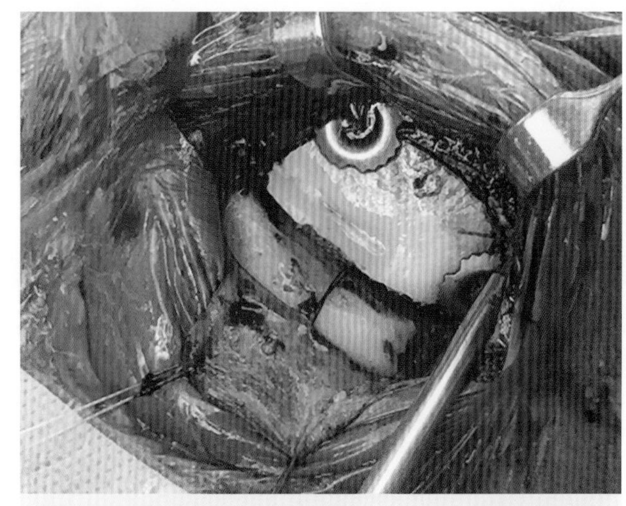

图 30.9 骨瓣必须尽可能地向上固定。如果此处留有空隙将在额头上出现不美观的凹陷，这样做则可以避免此种情况的发生

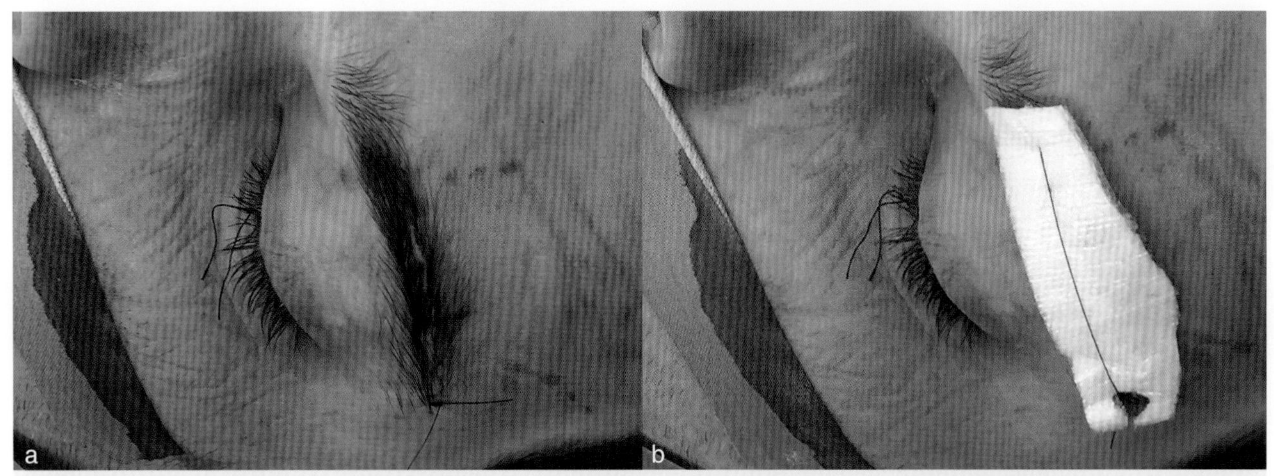

图 30.10 a，b. 皮内用 4-0 尼龙线缝合皮肤。尼龙线的两端互相打结。无黏性的 Telfa 敷料用于保护缝线下方的切口。若没有这种敷料，缝线可能切割伤口

物理屏障的作用，以防止表面的缝线切割伤口。去除铺巾后，用手将纱布轻轻按压在切口上，直到患者拔管并平稳呼吸，以防止假性脑膜膨出。

30.6　拆　线

当需要去除缝线时，将缝线两端打结的地方剪开，然后将缝线的一端从皮下拉出。在术后第7天拆线。图30.11显示了术后7d拆线后的美观效果。如果患者使用大剂量的激素，则在术后第10天才将缝线拆除。

30.7　并发症及其避免方式

在我们机构的经验中，最常见的并发症是前额麻木，这是由于牵拉眶上神经所致。我们注意到这种麻木通常是暂时的，很少持续存在。我们也观察到额神经的额支损伤，但是这种情况很罕见，也很少持续存在。通过精心设计皮肤切口和谨慎的软组织解剖可以避免对这些神经的损伤。仔细对眶上神经周围软组织进行解剖可尽早地识别该神经。在翻开骨瓣时，游离松解神经也有助于将其移开。另外，保持良好的手术区域的冲洗可以防止神经干燥。限制切口的侧向延伸可以减少额肌支损伤的发生。

在本文较高年资作者对此入路的一篇早期综述中，已经观察到由于手术显微镜灯光所以产生的热量可引起皮肤灼伤。在此开颅入路中，对于更深的病变，其放大倍数更高，则需要更高的光强度。因此，从光中产生的热量会导致永久性的皮肤灼伤，在我们机构中发生了两例。我们已经注意到将光强度百分比降低到75%以下，就不会

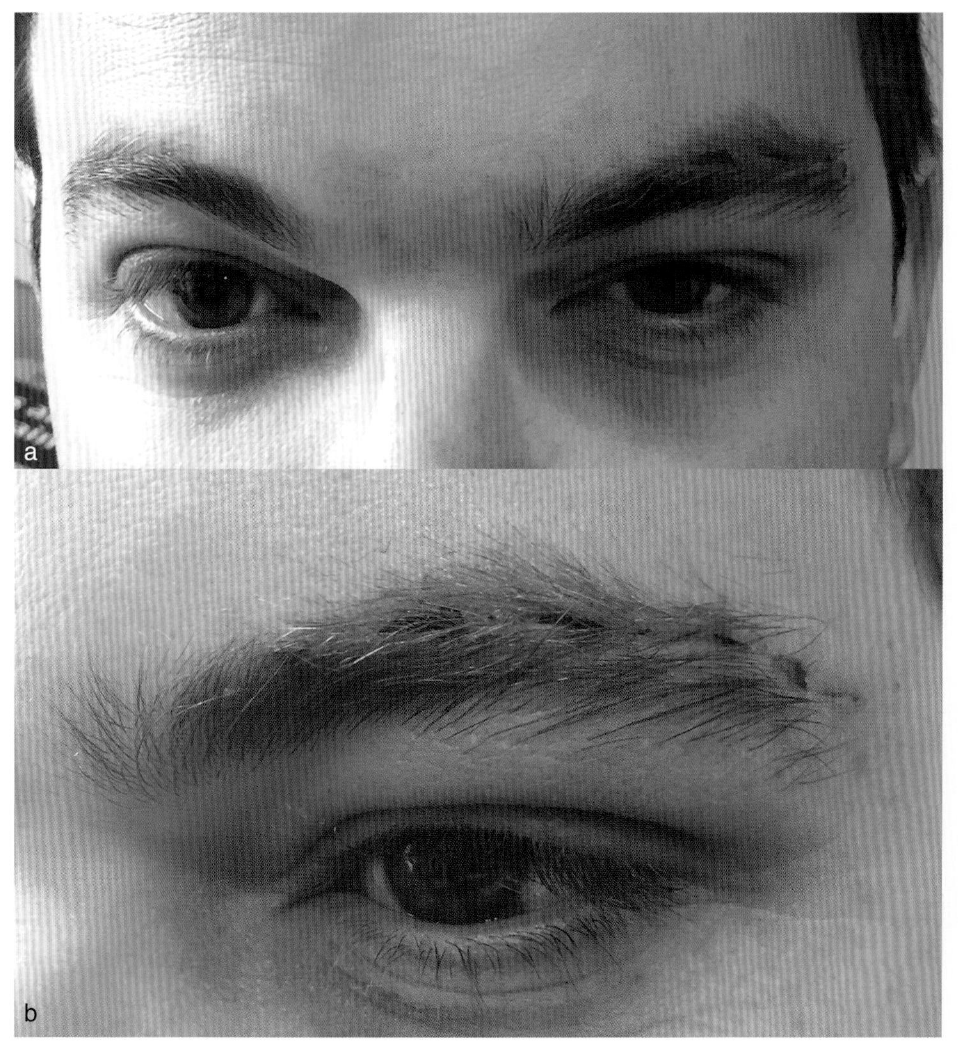

图30.11　a,b. 术后第7天，以“剪和拉”的方式拆除缝线。切口愈合非常美观，几乎注意不到

导致皮肤灼伤的发生。同时，我们也已经意识到减少手术时间，在显微镜和手术区域之间保持安全距离，并让光线聚焦到手术重点区域而不是扩大到不必要的范围，都能防止皮肤灼伤的发生。

术后可能会出现脑膜炎或额窦开放所致感染，但在我们的患者中均未见到。在术前计划和神经导航的帮助下，应始终避免额窦开放。此外，需要早期发现额窦开放，并将此处的黏膜剥离或去除，用可吸收止血纱填塞，然后用骨蜡充分封闭。很少需要完全清理额窦。最好细致地关闭硬脑膜。

30.8 结　论

经眉弓入路处理各种颅底病变是非常通用的手段。有了正确的工具和经验，眉弓入路可以替代传统的、创伤更大的入路。通过研究和实践上文列出的步骤和方案，眉弓入路可以成为每一位神经外科医生治疗手段的重要补充。

（昝昕　译，汤文龙　校）

参考文献

[1] Gazzeri R, Nishiyama Y, Teo C. Endoscopic supraorbital eyebrow approach for the surgical treatment of extraaxial and intraaxial tumors. Neurosurg Focus, 2014, 37(4):E20

[2] Dlouhy BJ, Chae MP, Teo C. The supraorbital eyebrow approach in children: clinical outcomes, cosmetic results, and complications. J Neurosurg Pediatr, 2015, 15(1):12–19

[3] Teo C. Application of endoscopy to the surgical management of craniopharyngiomas. Childs Nerv Syst, 2005, 21(8–9):696–700

[4] Wilson DA, Duong H, Teo C, et al. The supraorbital endoscopic approach for tumors.World Neurosurg, 2014, 82(6) Suppl:S72–S80

[5] Hoshide R, Teo C. Neuroendoscopy to achieve superior glioma resection outcomes. Neurosurgery, 2017, 64 CN_suppl_1:139–143

第Ⅵ部分

经鼻内镜下鞍区及鞍旁手术入路

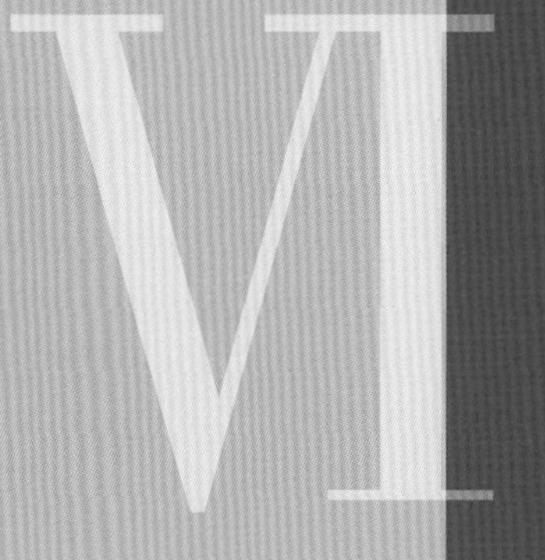

第 31 章 垂体手术的简要历史背景及演变

Edward R. Laws Jr., Ian F. Dunn

摘　要

本章叙述的是现代垂体手术的逐步演变进程。随着影像学技术（X 线摄影、脑室摄影、血管造影、CT、MRI）、内分泌学的进步，以及外科技术的进步（经蝶入路、开颅入路、显微手术技术，以及内镜技术），垂体手术发展成为对垂体和其他前颅底病变的有效和安全的治疗手段。

关键词

垂体手术，经蝶手术，内镜手术，前颅底手术，神经外科史

内容要点

· 示例包括智能技术与外科的合作，以及垂体手术为中心的概念和技术进步。

· 随着结果和方法的不断改进及提高，人们的接受度也在不断提高。

· 最终结果是垂体手术发展成为目前所有内镜入路治疗前颅底病变的基础。

· 最初的概念源于耳鼻咽喉 – 头颈外科医生和神经外科医生的合作。

· 垂体手术的演变包括经蝶入路的普及，后续因开颅手术而放弃经蝶手术，以及经蝶显微手术和影像导航的复兴。

· 最后，从患者角度出发，内镜手术已经和垂体手术相契合，更加有效，安全。

目前，垂体手术是神经外科的重要组成部分，在所有颅内原发肿瘤中垂体瘤发病率占第二位。垂体手术的早期起源与 3 个主要因素有关：17 世纪，尸体解剖研究就发现鞍区肿瘤会导致视力下降；接下来在肢端肥大症患者中发现垂体瘤又为垂体手术的发展作出重要贡献；随后，随着 X 线技术的发展，颅骨影像可以显示蝶鞍扩大，提示垂体瘤。

充分认识到上述医学进步，1890 年威尼斯的 Davide Giordano 设计并报道了一种经睑板经鼻的垂体手术入路[1-2]。1893 年，Caton 和 Paul 报道了 1 例肢端肥大症和垂体瘤患者的颞部开颅手术（图 31.1）[3]。该手术并未触及垂体或肿瘤，但患者因为脑压力的下降，头痛得到了短暂的好转。Victor

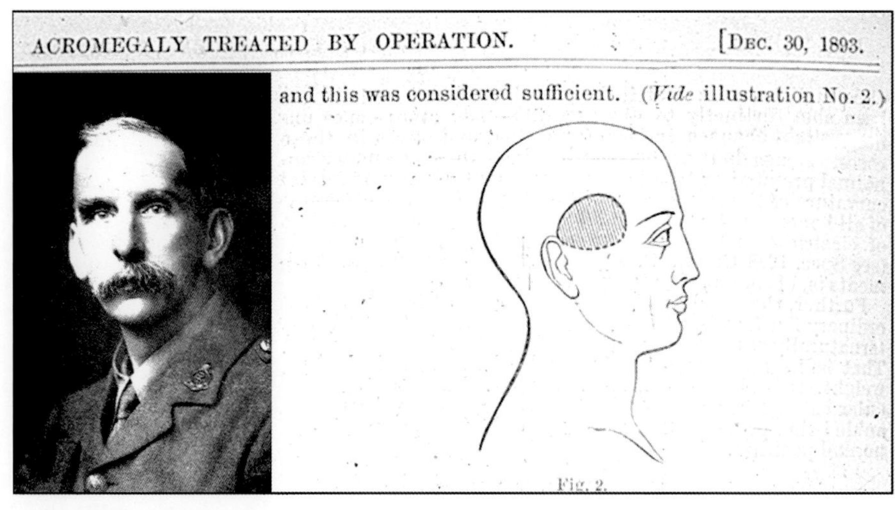

图 31.1　1893 年 Caton 和 Paul 为 1 例肢端肥大垂体腺瘤患者实施了开颅手术。Victor Horsley 参观了手术并提供了建议

Horsley 当时在场，他可能建议 Caton 和 Paul 尝试该种手术。Victor Horsley 本人在 1890—1910 年使用经颞或经额入路对 10 例垂体腺瘤患者进行手术。其中，第一例经额垂体腺瘤手术在 1889 年完成，遗憾的是，未得到这些操作的细节记录。考虑到与经颅入路相关的致死率和致残率，许多外科医生尝试颅外经鼻入路到达该区域也就不足为奇了。首例成功报道来自维也纳的 Hermann Schloffer[4]。其他外科医生包括 von Eiselsberg、Hirsch 和 Kocher 也仿效他的做法，尝试了多种经面 / 经鼻入路（图 31.2）[5–7]。

在美国，芝加哥神经外科医生 A.E. Halstead 和 Alan Kanavel 成功使用了经鼻入路 [8–9]。Harvey Cushing 最先在巴尔的摩，后来在波士顿，为垂体瘤患者进行了大量系列经蝶手术（图 31.3）[10]。Cushing 大部分的垂体手术是在 1908—1927 年完成的，之

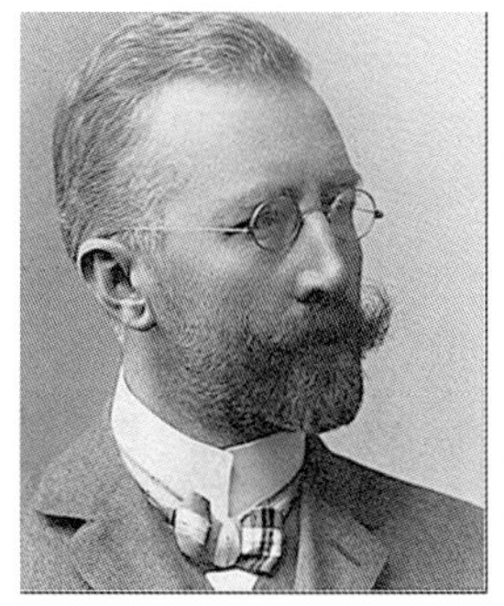
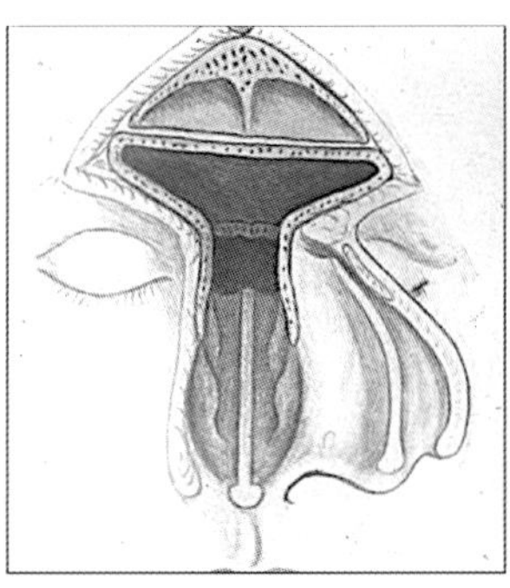

Schloffer

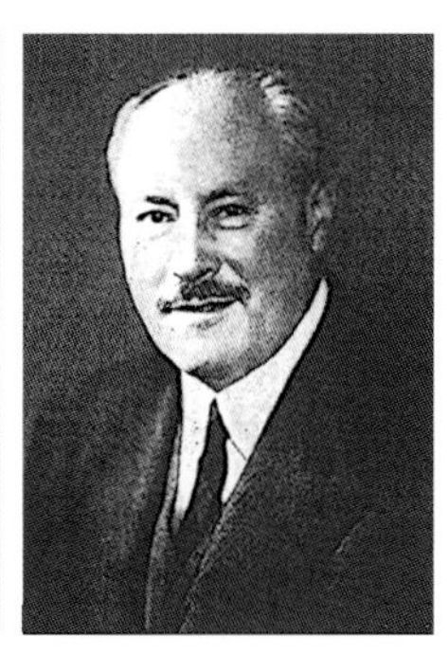
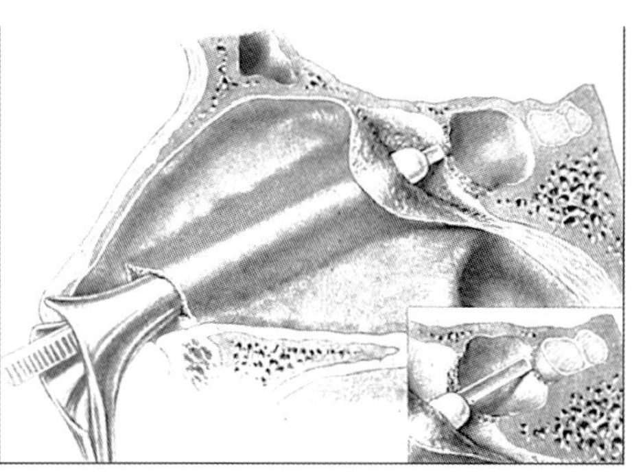

Hirsch

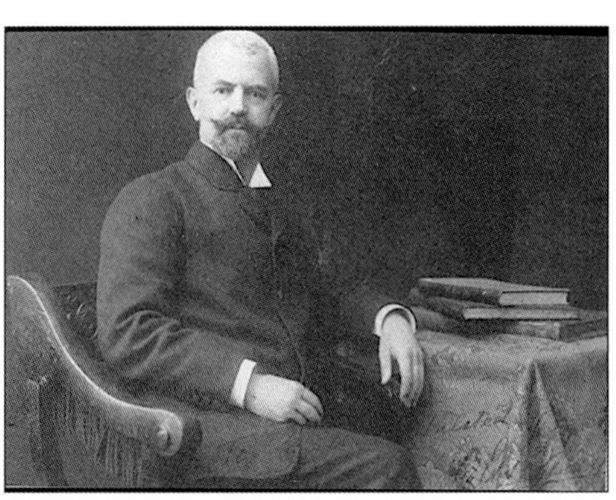
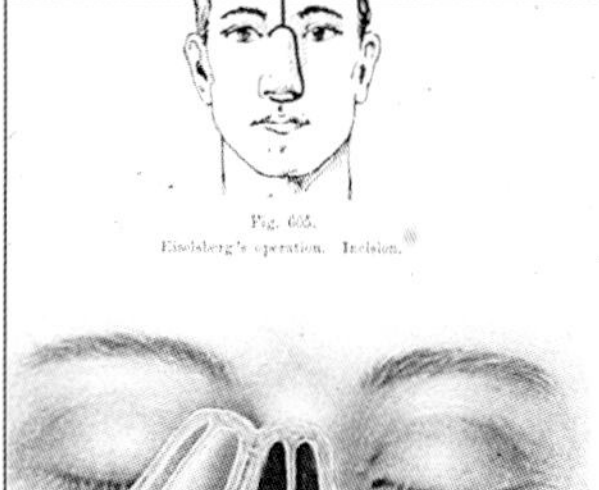

von Eiselsberg

图 31.2　1907—1910 年 3 位最早尝试颅外入路切除垂体腺瘤的外科先驱

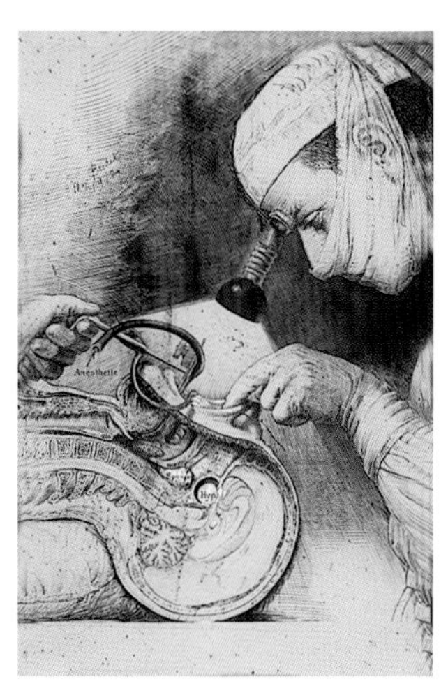
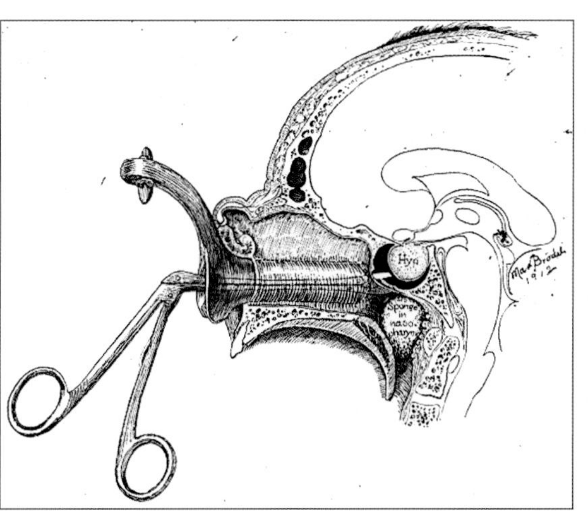

图 31.3　1908—1927 年 Harvey Cushing 治疗垂体腺瘤的手术入路

后 Cushing 又开始采用经颅入路切除垂体腺瘤。Bovie 发明的电灼术带来的技术上的变化，也许给 Cushing 在这个区域安全开展经颅手术带来很大信心。世界上大多数神经外科医生都追随 Cushing 等的脚步，以至于有一段时间很少有外科医生采用蝶窦入路。来自苏格兰爱丁堡的 Norman Dott 在波士顿接受了 Cushing 博士的培训，当他回到苏格兰后，他继续练习并提倡经蝶窦入路手术[11]。

Dott 的一个来自巴黎的学生 Gerard Guiot[12–13] 在巴黎附近的 Foch 医院开展了大量的经蝶手术，他在那里还训练了来自蒙特利尔的 Jules Hardy（图 31.4）。Guiot 引进了视频透视技术，甚至在 1963 年用光纤内镜对垂体区域做了第一次内镜检查[14]。Hardy 介绍了微腺瘤的概念，以及使用手术显微镜和显微技术切除微腺瘤的方法[15]。20 世纪 60 年代末 Hardy 展示了他的结果和方法后，世界各地的许多其他外科医生开始重新认识经蝶入路，包括其在切除垂体腺瘤和鞍区其他病变中的作用（图 31.5）。

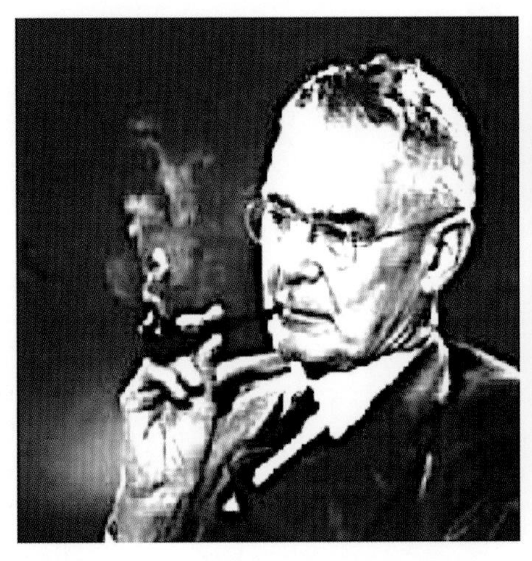
Dott

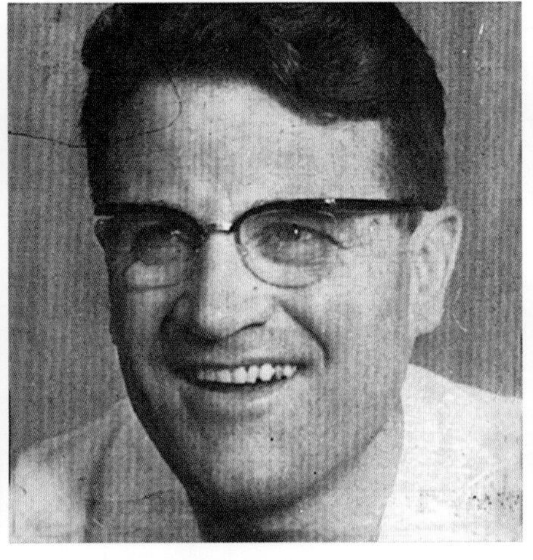
Guiot

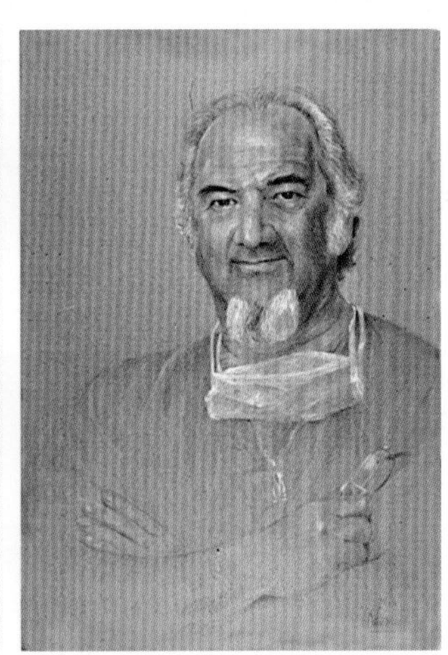
Hardy

图 31.4　Cushing 放弃经蝶手术后 3 位引领经蝶手术复兴的先驱

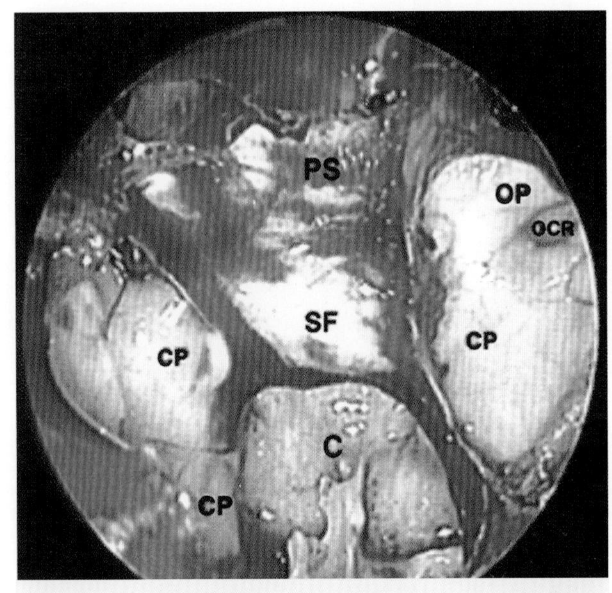

图 31.5　内镜下蝶鞍及其周围结构。PS：蝶骨平台；OP：视神经管；OCR：视神经 – 颈内动脉隐窝；SF：鞍底；CP：颈动脉凸起；C：斜坡（图片由 Paolo Cappabianca 教授提供）

在将手术显微镜和显微外科技术引入垂体手术后不久，成像技术成为该领域的又一个重大进步。首先通过 CT 扫描，然后通过 MRI，可以精细地展示鞍区的垂体肿瘤、病变及其对邻近解剖结构的影响。世界各地众多优秀的同道已经开始采用显微镜经蝶入路治疗垂体肿瘤，许多垂体肿瘤患者因此获益。越来越多的证据表明多学科联合治疗垂体腺瘤将会为患者带来最佳疗效，其中包括耳鼻喉科、内分泌科、神经放射科医生和其他学科的专家（如肿瘤科和肿瘤放射科医生）的协作。

内镜手术代表了当代垂体手术，没有多学科的合作，内镜手术的引入不会取得如此非凡的进步。我们感谢鼻科的同行，他们发展了功能性内镜鼻窦手术的概念，这又反过来，促使其专业领域得到革新[16]。内镜对我们关于对鼻窦解剖和生理功能认识上的贡献，主要在于它是目前治疗前颅窝肿瘤最常见的手术入路的基础。虽然仍然存在一些质疑，还有一些医生坚持传统手术方法，但是绝大多数同道已经采用协作式内镜技术治疗垂体肿瘤[17-18]。内镜技术已取得了长足发展。大多数前颅窝底肿瘤和一些更深部位的肿瘤现在已经常规地行经鼻入路手术治疗。随着传统经蝶入路内镜手术的不断拓展、改良，已经使该入路的应用已拓展到从鸡冠至 C2 区域[19]。内镜经蝶手术术后并发症发生率已经降至最低，这部分得益于颅底缺损修补技术的发明，特别是带蒂鼻中隔黏膜瓣的应用[20]。

展望未来，垂体区域的手术已经开启了颅底手术的新时代，新的时代仍然是高效、充满挑战的时代，并且会给广大患者带来巨大获益。

31.1 致 谢

感谢 Joseph Castlen 和 John L. Kilgallon 协助准备稿件和参考文献。

（吴雷 译，汤文龙 校）

参考文献

[1] Artico M, Pastore FS, Fraioli B, et al. The contribution of Davide Giordano (1864–1954) to pituitary surgery: the transglabellar-nasal approach. Neurosurgery,1998,42(4):909–911, discussion 911–912

[2] Priola SM, Raffa G, Abbritti RV, et al. The pioneering contribution of italian surgeons to skull base surgery. World Neurosurg,2014, 82(3–4):523–528

[3] Caton R. Notes of a case of acromegaly treated by operation. BMJ,1893, 2(1722):1421–1423

[4] Schmidt RF, Choudhry OJ, Takkellapati R, et al. Hermann Schloffer and the origin of transsphenoidal pituitary surgery. Neurosurg Focus,2012,33(2):E5

[5] von Eiselsberg A, von Frankl-Hochwart L. Uber die opeative Behandlung der Tumoren der Hypophysisgegend. Neurologisches Centralblatt,1907,26:994–1001

[6] Hirsch O. Eine neue methode der endonasalen operation von hypophysentumoren. Wien Med Wochr,1909,59:636–637

[7] Kocher T. Ein Fall von Hypophysis-Tumor mit operativer Heilung. Dtsch Z Chir, 1909,100(1):13–37

[8] Halstead A. Remarks of the operative treatment of tumors of the hypophysis. With the report of two cases operated on by an oronasal method. Trans Am Surg Assoc,1910,28:73–93

[9] Kanavel A. The removal of tumors of the pituitary body by an infranasal route. JAMA. 1909, 53(21):1704–1707

[10]Cushing H. The Pituitary Body and its Disorders. Philadelphia, PA: J.B. Lippincott Company,1912

[11]Dott NMBP. A consideration of the hypophyseal adenomata. Br J Surg,1925,13:314–366

[12] Guiot GTB. L'exerese des adenomes de l'hypophyse par voie transsphenoidale. Paris: Masson,1958:165–180

[13] Guiot G, Rougerie J, Brion S, et al. L'utilisation des amplificateurs de brillance en neuro-radiologie et dans la chirurgie stereotaxique. Ann Chir, 1958, 12:689

[14] Guiot GRJ, Fourestier M, Fournier A, et al. Une nouvelle technique endoscopique: explorations endoscopiques intracraniennes. Press Med, 1963, 7; 1:1225–12–28

[15] Hardy J. Transphenoidal microsurgery of the normal and pathological pituitary. Clin Neurosurg, 1969, 16:185–217

[16] Carrau RL, Jho HD, Ko Y. Transnasal-transsphenoidal endoscopic surgery of the pituitary gland. Laryngoscope,1996,106(7):914–918

[17] Cappabianca P, Alfieri A, de Divitiis E. Endoscopic endonasal transsphenoidal approach to the sella: towards functional endoscopic pituitary surgery (FEPS). Minim Invasive Neurosurg,1998,41(2):66–73

[18] Kassam AB, Prevedello DM, Carrau RL, et al. Endoscopic endonasal skull base surgery: analysis of complications in the authors' initial 800 patients. J Neurosurg, 2011, 114(6):1544–1568

[19]Kaptain GJ, Vincent DA, Sheehan JP, et al. Transsphenoidal approaches for the extracapsular resection of midline suprasellar and anterior cranial base lesions. Neurosurgery,2001,49(1):94–100, discussion 100–101

[20] Hadad G, Bassagasteguy L, Carrau RL, et al. A novel reconstructive technique after endoscopic expanded endonasal approaches: vascular pedicle nasoseptal flap. Laryngoscope,2006,116(10):1882–1886

第 32 章 鞍区及鞍旁区的显微外科与内镜下解剖

Carolina Martins, Alexandre Yasuda, Alvaro Campero, Luiz Felipe U. de Alencastro, Kohei Inoue, Albert L. Rhoton Jr.

摘　要

本章介绍了作为中颅窝一部分的鞍旁区的解剖学概念和海绵窦的所在位置。通过颅内和颅外两个视角详细描述和说明了这一区域，同时通过在显微镜和内镜下的解剖展现了这一区域的重要手术理念。

关键词

颅底解剖，中颅窝，鞍旁区域，海绵窦

内容要点

· 海绵窦位于鞍旁区域，由蝶骨体外侧部和颞骨岩尖围成。

· 海绵窦向后至岩尖和鞍背，向前达眶上裂，自下方圆孔水平向上至床突水平。

· 海绵窦有四个壁。

· 海绵窦的顶壁分为前部的床突三角以及后部的动眼神经三角。在前、后床突切除术或经海绵窦入路中，海绵窦的顶壁是最常被暴露的。

· 海绵窦内侧壁可分为两部分：上方的鞍部和下方的蝶部。起源于鞍区的肿瘤可破坏内侧壁进入海绵窦，同时内侧壁也是在经鼻或经上颌窦—蝶窦入路中进入海绵窦的通道。

· 通常可通过剥离中颅窝硬脑膜进入海绵窦外侧壁。外侧壁可划分为 3 个三角：滑车上三角、滑车下三角和前内侧三角，这些三角提供了进入海绵窦的重要通道。

32.1 引　言

鞍旁区位于鞍区和颞窝之间，是中颅窝的一部分。鞍旁区是颅底结构中最小的一部分，却也是重要血管神经结构最为密集的一部分，因为它包含着海绵窦。

海绵窦向前达眶上裂内侧部，向后至岩尖和鞍背，从下方的圆孔向上延伸至床突水平。海绵窦有 4 个壁。上壁朝向基底池；后壁朝向后颅窝；内侧壁由薄层硬脑膜构成，并将海绵窦和蝶鞍、蝶窦分开，这一解剖特点是鞍区肿瘤能够向海绵窦内生长的解剖学基础。海绵窦外侧壁位于颞叶的内侧面，自内向外倾斜并向颞窝底部延续。

由于海绵窦前部呈锐角形，而后部较宽，看起来形似一条船 [1]。其也可看成一顶帐篷，类似由一块帆布围成的一个房间，扣在固定结构上。固定结构是颅底，而帆布是硬脑膜结构。

在鞍旁区域的外科手术中，术者具备对特定结构的解剖认知非常重要。同时，为了更好地理解海绵窦，我们进行了不懈的努力，从一系列重要的解剖学研究贡献开始 [2–4]，为目前对该区域的理解铺平了道路 [5–8]。

32.2 鞍旁区的骨性结构

鞍旁区是由颞骨的一小部分和大部分蝶骨构成（图 32.1）。位于三叉神经压迹内侧的骨尖部构成了鞍旁区域。岩尖面向蝶骨小舌，构成了颈内动脉管颅内开口的后唇。在颅骨连接处，岩舌韧带连接着蝶骨小舌和岩尖，并把岩骨从颈内动脉海绵窦第一段的垂直段分开。蝶骨是支撑海绵窦的重要骨性结构，前床突和蝶骨体的外侧面构成鞍旁区的一部分，其上壁有蝶骨大翼附着。

蝶骨小翼附着于蝶骨平台。其后缘即蝶骨嵴

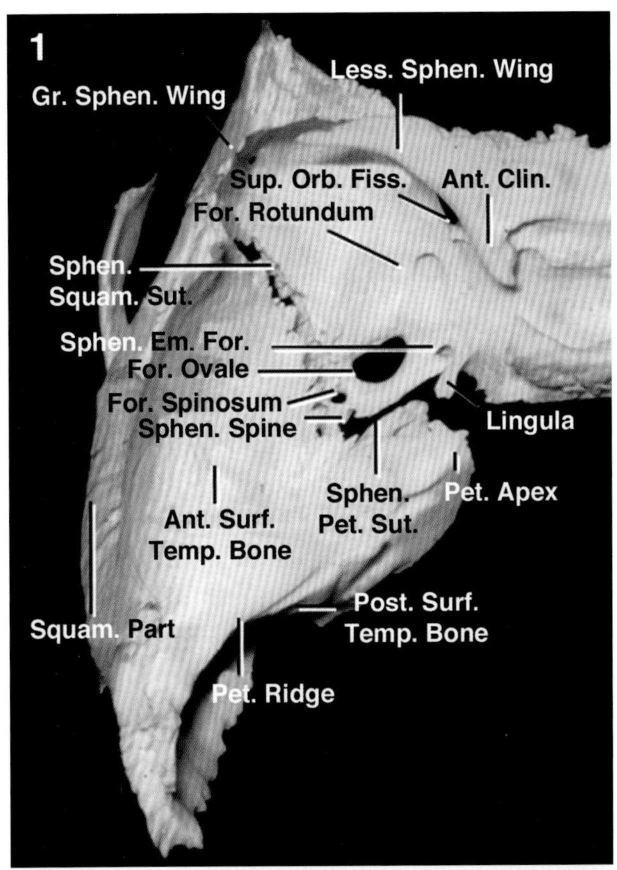

图 32.1 鞍旁区域的骨性结构。Gr. Sphen. Wing：蝶骨大翼；Less. Sphen. Wing：蝶骨小翼；Sup. Orb. Fiss.：眶上裂；Sphen. Spine：蝶骨棘；Sphen. Squam. Sut. 蝶鳞缝；Sphen.Em. For.：蝶骨导静脉孔；For. Ovale：卵圆孔；For. Spinosum：棘孔；Ant. Surf. Temp. Bone：颞骨前面；Squam. Part：鳞部；Ant. Clin.：前床突；Pet. Apex：岩尖；Post. Surf. Temp. Bone：颞骨后面；Lingula：蝶骨小舌；For. Rotundum；For. Rotundum：圆孔

对海绵窦结构的理解是掌握前床突及其相关结构解剖关系的基础。前床突与蝶骨体有三处连接（图 32.3）：在外侧，前床突为蝶骨嵴的延续；终止于前床突。前床突内侧为视神经管的颅内开口，两侧开口之间为视交叉沟。鞍结节将视交叉沟和蝶骨平台自蝶鞍分开。中床突位于鞍旁区的最外侧，在某些情况下与前床突相连接构成颈内动脉床突孔，内有颈内动脉通过。鞍结节与鞍背相对，鞍背的两侧为后床突。

蝶骨体外侧壁构成了海绵窦内侧壁的下半部分，它从岩尖延伸至眶上裂。海绵窦内侧壁的上半部分向上至床突水平，与蝶鞍内容物直接相邻。颈动脉沟位于构成海绵窦内侧壁的蝶骨体上，自蝶骨体后部向前走行至蝶骨小舌变深，而后延伸至眶上裂的上方至视柱处开始变浅。颈动脉沟是颈内动脉在蝶骨体上形成的压迹（图 32.2）。

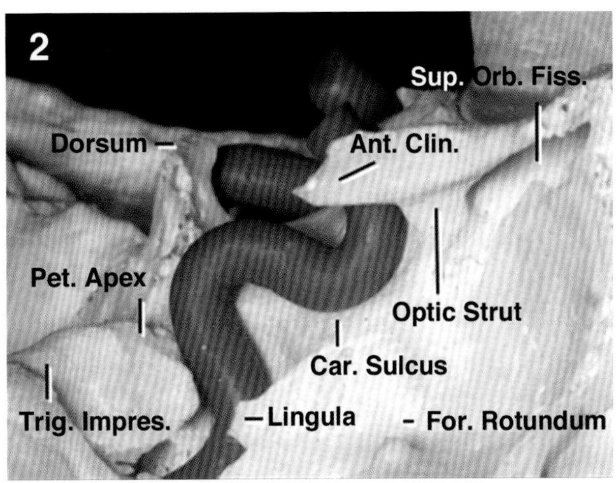

图 32.2 鞍旁区域侧面观。颈内动脉显示为红色。蝶骨体外侧部为颈动脉沟，为颈内动脉在蝶骨体表面走行所形成的压迹。Dorsum：鞍背；Sup. Orb. Fiss：眶上裂；Ant. Clin.：前床突；Pet. Apex：岩尖；Trig. Impres：三叉神经压迹；Optic Strut：视柱；Car. Sulcus：颈动脉沟；Lingula：蝶骨小舌；For. Rotundum：圆孔

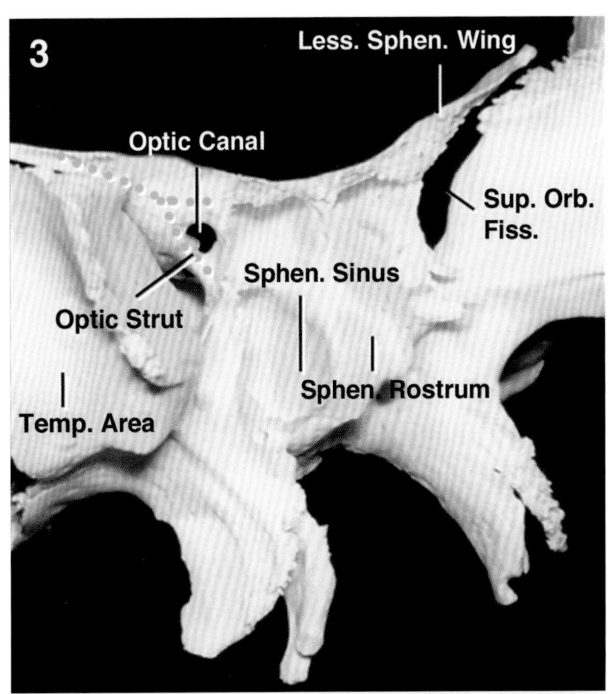

图 32.3 蝶骨的前斜位观有助于理解前床突的附着（绿色虚线）。Optic Canal：视神经管；Optic Strut：视柱；Temp. Area：颞区；Less. Sphen. Wing：蝶骨小翼；Sup. Orb. Fiss.：眶上裂；Sphen. Sinus 蝶窦；Sphen. Rostrum：蝶嘴

在内侧，前床突借前、后根与蝶骨体相连，前根绕过视神经管与蝶骨平台相连。由于这部分骨性结构常常缺如或很薄，该区域的视神经主要依靠硬脑膜来保护。后根，也称视柱，通常是很坚固的。它将前床突紧密连接到蝶骨上，并将视神经管与眶上裂分开。前床突参与构成视神经管的上、下壁，因此在切除前床突后，视神经可获得减压。

视柱有 3 个面：上面正对视神经管的下部；外侧面与蝶骨体一起构成眶上裂的内侧壁，位于海绵窦的前端；后面向内凹陷，从而与颈内动脉床突上段的前曲部分相适应（图 32.4）。术者在处理海绵窦内病变需要切除前床突时，要考虑到视柱的 3 个面：2 个神经面与通过视神经管和眶上裂的神经结构相邻，1 个血管面朝向颈内动脉。

对前床突结构的理解对于掌握海绵窦顶部的解剖结构也是非常重要的。海绵窦的顶部位于前床突的下面，床突及其覆盖的硬脑膜对海绵窦顶部的结构起到额外的保护作用，这个结构可以比作一座房子的阁楼。颈内动脉在前床突水平上沿着覆盖于鞍旁的硬脑膜进入蛛网膜下腔。在床突水平走行的颈内动脉部分不完全位于海绵窦内，也不是完全走行于蛛网膜下腔内。它是被围在床突的中间或顶部，由此被命名为床突段颈内动脉[5]。

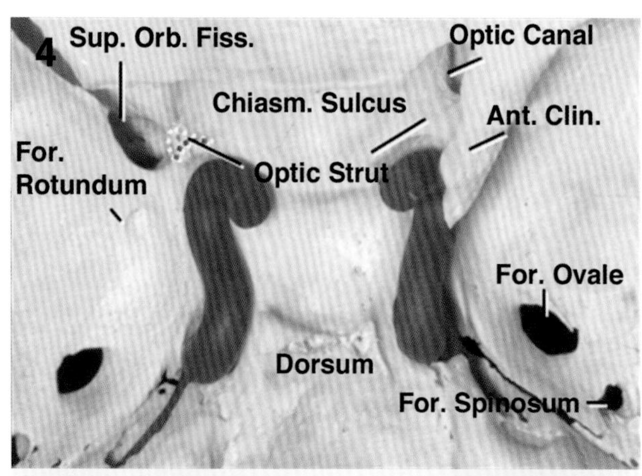

图 32.4　鞍旁区域后上观。已去除左侧前床突后，暴露视柱。视柱有 3 个面：2 个神经面（分别对应穿行眶上裂和视神经管的结构（图中黄色虚线）和 1 个血管面，对应颈内动脉（图中红色虚线）。Sup. Orb. Fiss.：眶上裂；For. Rotundum：圆孔；Chiasm. Sulcus：视交叉沟；Optic Strut：视柱；Optic Canal：视神经管；Ant. Clin.：前床突；For. Ovale：卵圆孔；Dorsum：鞍背；For. Spinosum：棘孔

在经颅外面内镜下处理蝶窦外侧壁病变时，掌握前床突和床突段颈内动脉的解剖结构是非常重要的。

在颅外面，与视柱相对应的位置有一骨性的凹陷，称为视神经 – 颈内动脉隐窝（图 32.5）。在视神经 – 颈内动脉隐窝的下方，有一骨性隆起，与眶上裂内走行结构相对应；在视神经 – 颈内动脉隐窝上方的蝶窦上外侧壁上，视神经和眼动脉由视神经管内的硬脑膜所包绕。视神经 – 颈内动脉隐窝的上、下缘，是颈内动脉硬脑膜的上、下环的标志，在两者之间的颈内动脉为床突段颈内动脉（图 32.6）。

三叉神经的上颌支从半月神经节发出，于蝶鞍下部突出于蝶窦外侧壁，其长度大约是 10.9mm[3]。

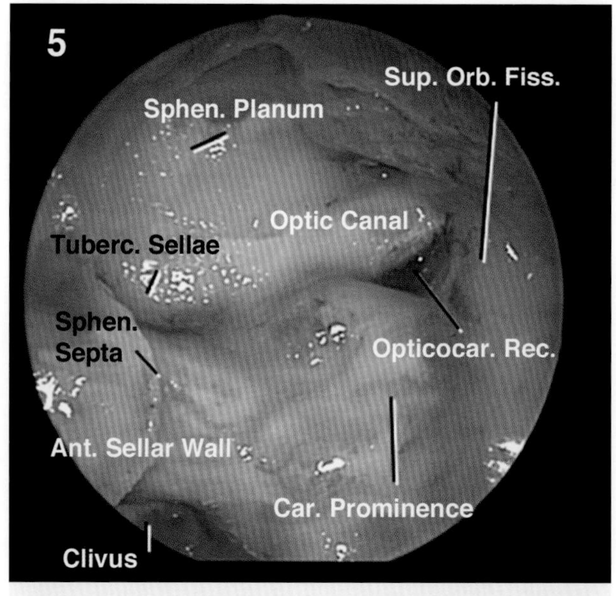

图 32.5　内镜下蝶窦解剖。蝶骨平台和鞍结节构成了蝶窦的顶壁。斜坡（在该标本中气化至鞍背）构成蝶窦后壁。蝶鞍位于蝶窦的顶壁和后壁之间。颈动脉沟在蝶窦内形成凸起，蝶窦气化越好凸起越为明显。颈动脉隆凸可分为 3 部分：鞍后、鞍下及鞍前部。Sphen. Planum：蝶骨平台；Tuberc. Sellae：鞍结节；Sphen. Septa：蝶窦中隔；Ant. Sellar Wall：鞍前壁；Clivus：斜坡；Sup. Orb. Fiss.：眶上裂；Optic Canal：视神经管；Opticocar. Rec.：视神经 – 颈内动脉隐窝；Car. Prominence：颈内动脉隆凸

三叉神经节、三叉神经第一支和第三支通常由颈内动脉与蝶窦壁相分隔。当蝶窦完全气化进入蝶骨大翼而形成蝶窦外侧隐窝时，上颌支变得更为清晰；而眶上裂和三叉神经下颌支的位置也更容易辨认（图 32.6，图 32.7）。

32.3　海绵窦内容物

硬脑膜包绕的海绵窦接受多条静脉回流，包括眶部、外侧裂、前颅窝和中颅窝的静脉回流；同时和基底窦、岩上窦、岩下窦及其他的静脉窦相交通（图 32.8）。以颈内动脉为相对位置，把海绵窦划分成 3 个静脉间隙：内侧间隙、前下间隙和后上间隙。

除了内侧静脉丛，海绵窦内还有颈内动脉，靠内侧是展神经（图 32.8 至图 32.13）。岩段颈内动脉进入颈动脉沟，走行于三叉神经和岩床韧带的下方，转向上方后进入海绵窦的后部。颈内

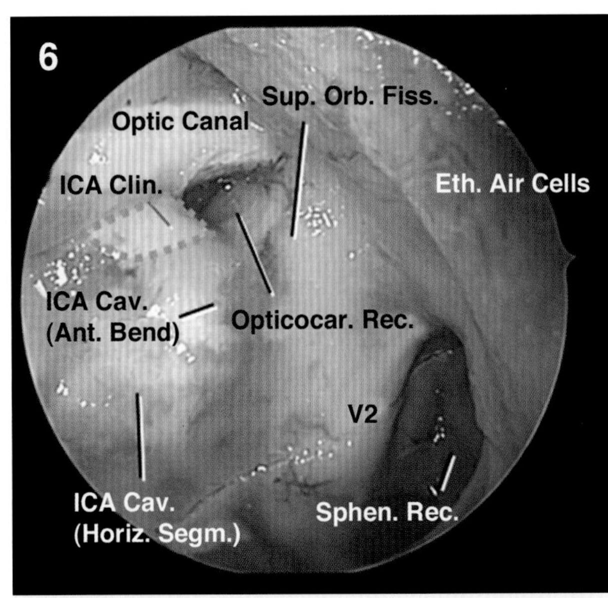

图 32.6　蝶窦的上外侧壁（左）。虚线所示为床突段颈内动脉。Optic Canal：视神经管；Sup. Orb. Fiss.：眶上裂；ICA Clin.：床突段颈内动脉；ICA Cav.（Ant. Bend）：海绵窦段颈内动脉（前膝）；ICA Cav.（Horiz. Segm.）：海绵窦段颈内动脉（水平部）；Eth. Air Cells：筛窦气房；Opticocar. Rec.：视神经 – 颈内动脉隐窝；Sphen. Rec.：蝶窦外侧隐窝；V 2：三叉神经第二支

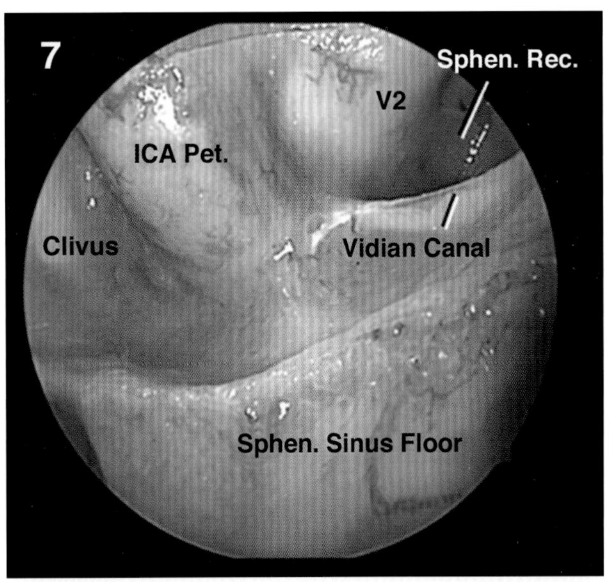

图 32.7　蝶窦的底壁和下外侧壁。海绵窦向下扩展至三叉神经第二支水平，而蝶窦外侧隐窝低于海绵窦并向外侧扩展至岩段颈内动脉。该段颈内动脉以翼管的位置为标记，沿着蝶窦底壁可清晰辨认翼管。翼管内走行有翼管神经和翼管动脉。翼管神经由颈动脉神经深支和岩浅大神经组成，经破裂孔前壁走行至翼腭神经节，进入翼腭窝。ICA Pet.：岩段颈内动脉；Clivus：斜坡；Sphen. Rec.：蝶窦外侧隐窝；V 2：三叉神经第二支；Vidian Canal：翼管；Sphen. Sinus Floor：蝶窦底壁

动脉经过岩床韧带下方，进入蝶骨体外侧面的颈动脉沟内，离开破裂孔，转向上行，进入海绵窦内。

动眼神经和滑车神经进入海绵窦顶壁的后部，与脑膜垂体干紧密相连。进入海绵窦的外侧壁内，与三叉神经第一支一起进入眶上裂。将三叉神经第一支牵向外侧，可见展神经（图 32.12）。展神经经过海绵窦后壁的下缘、岩床韧带（Gruber 韧带）的下方，进入海绵窦内，接受颈动脉神经分支的汇入。

颈动脉神经，作为交感神经节的分支，在岩段颈内动脉附近分为较大的前上和较小的后下两部分（图 32.14 至图 32.17）。后支发出的小分支伴行于颅内动脉和滑车神经、三叉神经。前支全程伴行于岩深神经，并加入岩浅大神经构成翼管神经（图 32.7）。前支还发出一小支进入展神经和三叉神经。岩浅大神经从面神经膝部发出，经面神经裂孔，向前内侧走行于硬脑膜下的骨沟内，平行走行一段后上行至岩段颈内动脉的水平部。

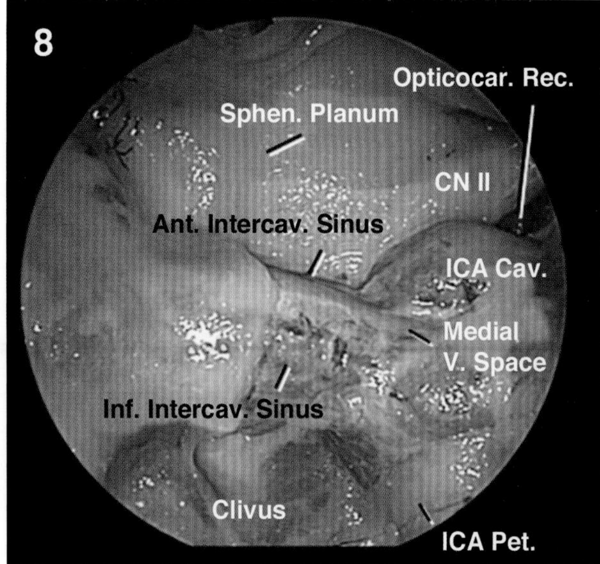

图 32.8　已磨除左侧鞍底及蝶窦外侧壁的骨质。当蝶窦气化向外侧扩展至鞍背区域时，在蝶窦的后外侧可看到鞍后段颈内动脉隆凸。该隆凸是岩段颈内动脉向海绵窦段颈内动脉过渡的标志，外侧以岩舌韧带为界。几组沟通两侧海绵窦的静脉跨越中线，包括前海绵间窦和下海绵间窦。经过鞍区的静脉交通支可以出现在蝶窦前壁至后壁的任何部位（包括蝶窦分隔），也有可能缺如。前海绵间窦经过鞍区的前上部，并上下形成环形，汇入海绵窦。海绵窦间最大、最为恒定的静脉交通是基底静脉，向后穿经鞍背、斜坡，联系两侧海绵窦的后部。按照与颈内动脉的关系，可将上述三组静脉分为：内侧组、前下组和后上组。Sphen. Planum：蝶骨平台；Ant. Intercav. Sinus：前海绵间窦；Inf. Intercav. Sinus：下海绵间窦；Clivus：斜坡；Opticocar. Rec.：视神经－颈内动脉隐窝；ICA Cav.：海绵窦段颈内动脉；Medial Ⅴ. Space：内侧静脉间隙；ICA Pet.：岩段颈内动脉；CN Ⅰ：嗅神经；CN Ⅱ：视神经；CN Ⅲ：动眼神经；CN Ⅳ：滑车神经；CN Ⅴ：三叉神经；CN Ⅵ：展神经；CN Ⅶ：面神经；CN Ⅷ：前庭蜗神经；CN Ⅸ：舌咽神经；CN Ⅹ：迷走神经；CN Ⅺ：副神经；CN Ⅻ：舌下神经；Ⅴ1：三叉神经第一支；Ⅴ2：三叉神经第二支；Ⅴ3：三叉神经第三支（本章其他图中脑神经的缩写参见本图注）

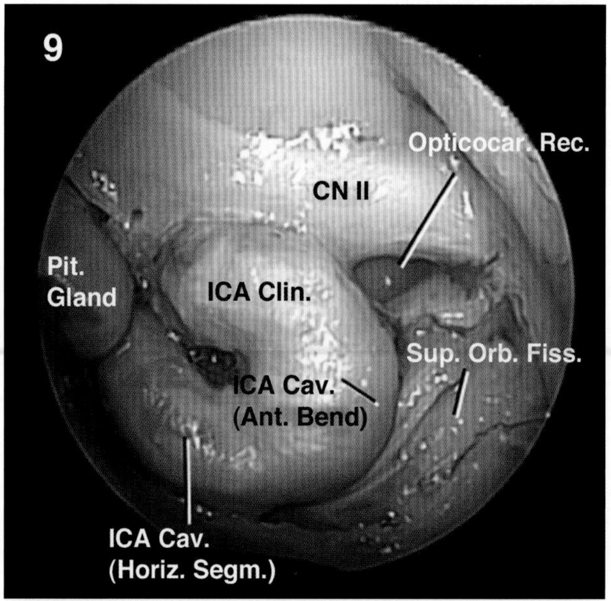

图 32.9　去除硬脑膜和静脉结构后，暴露颈内动脉和垂体的位置关系。颈内动脉隆凸的鞍下段位于鞍底下方，标志着海绵窦段颈内动脉的水平段。颈内动脉隆凸的鞍前段位于蝶窦前壁侧方，是蝶窦内最为容易辨认的颈内动脉隆凸，它是颈内动脉的前界和床突段颈内动脉的标志。此处是蝶窦和颈内动脉之间骨质最为薄弱的地方，正好位于鞍结节的下方。Pit. Gland：垂体；CN Ⅱ：视神经；ICA Clin.：床突段颈内动脉；ICA Cav.（Ant. Bend）海绵窦段颈内动脉（前膝）；ICA Cav.（Horiz. Segm.）：海绵窦段颈内动脉（水平段）；Opticocar. Rec：视神经－颈内动脉隐窝；Sup. Orb. Fiss.：眶上裂

交感支离开展神经到达眼神经并进入眶内[9-10]。

海绵窦段颈内动脉发出一些动脉分支，脑膜垂体干是其分支之一（图 32.10，图 32.11）。脑膜垂体干发出背脑膜支、垂体下动脉和幕缘支（图 32.12，图 32.13）。这些动脉除了供应蝶鞍旁的硬脑膜外，还供应神经结构[11]。背脑膜支和展神经一起进入 Dorello 管内，发出分支供应展神经；幕缘支供应走行于天幕缘的滑车神经。颈内动脉海绵窦水平段的外侧壁发出的下外侧干，供应神经和硬脑膜（图 32.17，图 32.18）。

下外侧干走行于鞍旁三角并分支供应眶上裂内的动眼神经、滑车神经、展神经和三叉神经的眼支，并与分布在圆孔、三叉神经节和三叉神经运动支的脑膜中动脉和副脑膜动脉形成吻合（图 32.19）。有时下外侧干向天幕发出分支，供应走行在鞍旁硬脑膜的神经（图 32.20）。被囊动脉来源于海绵窦段颈内动脉水平部的内侧，经海绵窦的内侧壁与垂体下动脉一起供应鞍底表面的硬脑膜（图 32.21）。

32.4　鞍旁区域的硬脑膜结构

海绵窦壁是覆盖在骨质、神经和血管结构上

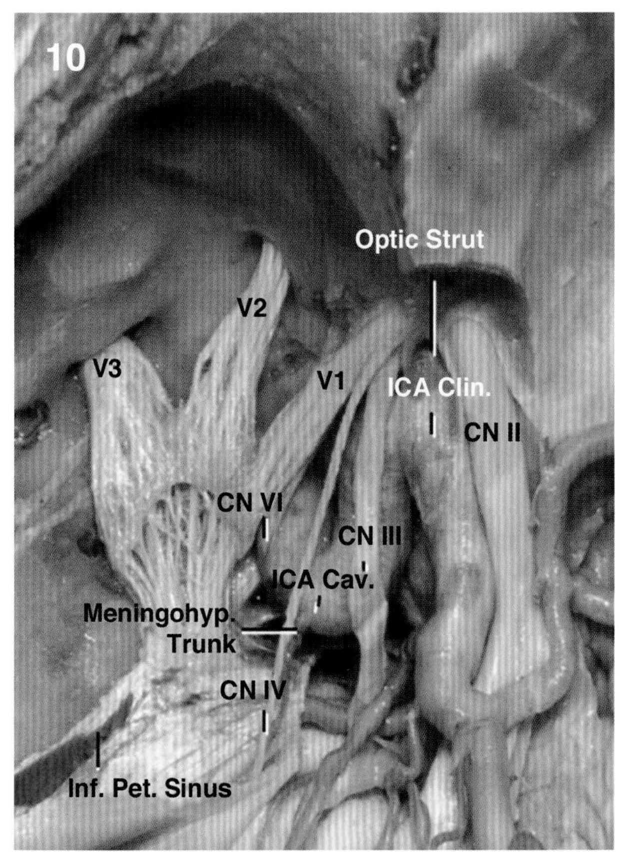

图 32.10　解剖左侧海绵窦，显示其内容物。Ⅴ1：三叉神经第一支；Ⅴ2：三叉神经第二支；Ⅴ3：三叉神经第三支；Optic Strut：视柱；ICA Clin.：床突段颈内动脉；CN Ⅰ：视神经；CN Ⅵ：展神经；CN Ⅲ：动眼神经；ICA Cav.：海绵窦段颈内动脉；Meningohyp. Trunk：脑膜垂体干；CN Ⅳ：滑车神经；Inf. Pet. Sinus：岩下窦

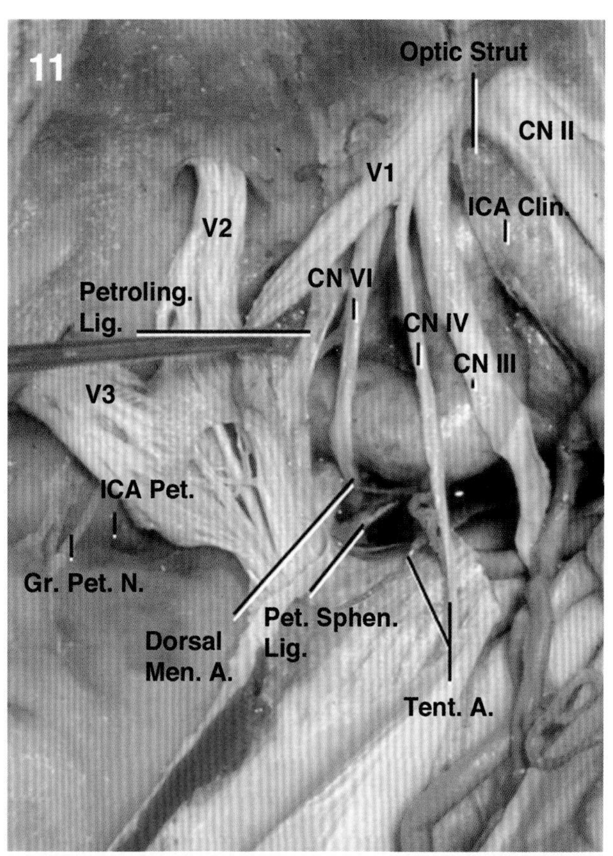

图 32.11　向外侧牵开三叉神经眼支，暴露岩舌韧带和交感神经支沿颈内动脉汇入展神经处。Ⅴ1：三叉神经第一支；Ⅴ2：三叉神经第二支；Ⅴ3：三叉神经第三支；CN Ⅱ：视神经；ICA Clin.：床突段颈内动脉；CN Ⅵ：展神经；CN Ⅲ：动眼神经；CN Ⅳ：滑车神经；Optic Strut：视柱；ICA Pet.：岩段颈内动脉；Petroling. Lig.：岩舌韧带；Gr. Pet. N.：岩大神经；Dorsal Men. A.：背脑膜动脉；Pet. Sphen. Lig：蝶岩韧带；Tent. A.：小脑幕动脉

的硬脑膜结构。此处硬脑膜分为两层，靠近脑组织面的构成鞍膈，朝向骨面的是蝶骨的骨膜，并向海绵窦的顶壁、后壁和外侧壁延伸。

海绵窦双层结构的特征在海绵窦的外侧壁表现得最明显。在外侧壁上，将脑膜层掀开，就像在中颅窝手术中一样，暴露出覆盖神经和静脉间隙的外侧骨内膜层（图 32.22，图 32.23）。有时可以透过这一薄层硬脑膜但不进入窦腔内看到紧贴外侧壁走行的结构。这种情况下，术者了解重要三角在海绵窦内和周围的分布是非常重要的。

海绵窦三角是神经之间的空隙。选择性地打开海绵窦三角，可进入海绵窦内或海绵窦内的特殊区域（图 32.24）。切除中颅窝和鞍旁的骨膜层和静脉丛就可以暴露海绵窦的滑车上三角、滑车下三角（Parkinson）、前外侧三角、后外侧三角和后内侧三角。海绵窦的下界是位于三叉神经上颌支和圆孔水平，其中，前外侧三角、后外侧三角和后内侧三角被认为是中颅窝三角。前外侧三角位于上颌支和下颌支之间，内含三叉神经运动根。后外侧三角前方是上颌支，内侧是岩浅大神经。后内侧三角（或 Kawase 三角）位于岩浅大神经的内侧，与三叉神经半月结、岩上窦相关。

中颅窝三角内所包含的静脉丛经海绵窦下缘

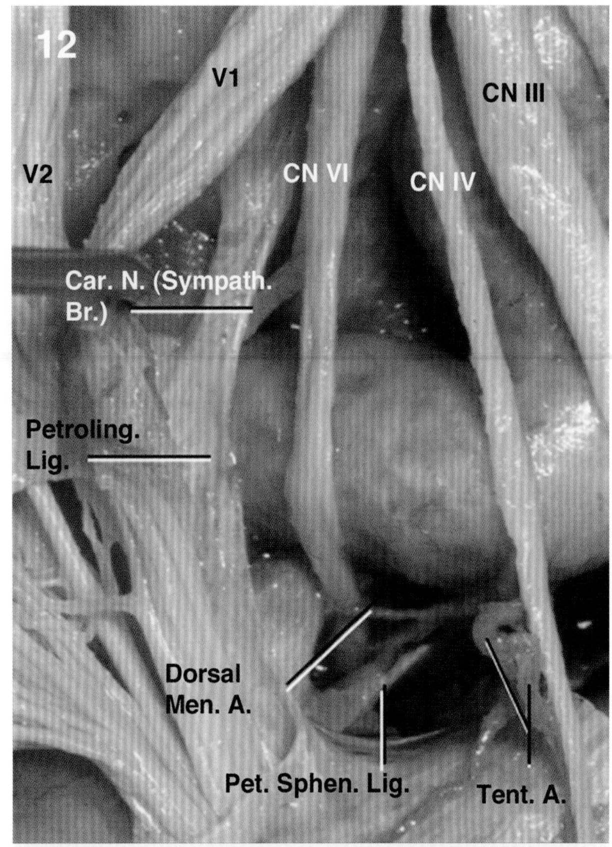

图 32.12 本图为图 32.11 的放大图。Petroling. Lig：岩舌韧带；Dorsal Men. A.：背脑膜动脉；Pet. Sphen. Lig：蝶岩韧带；Tent. A.：小脑幕动脉；Car. N（Sympath. Br）：颈动脉神经（交感支）

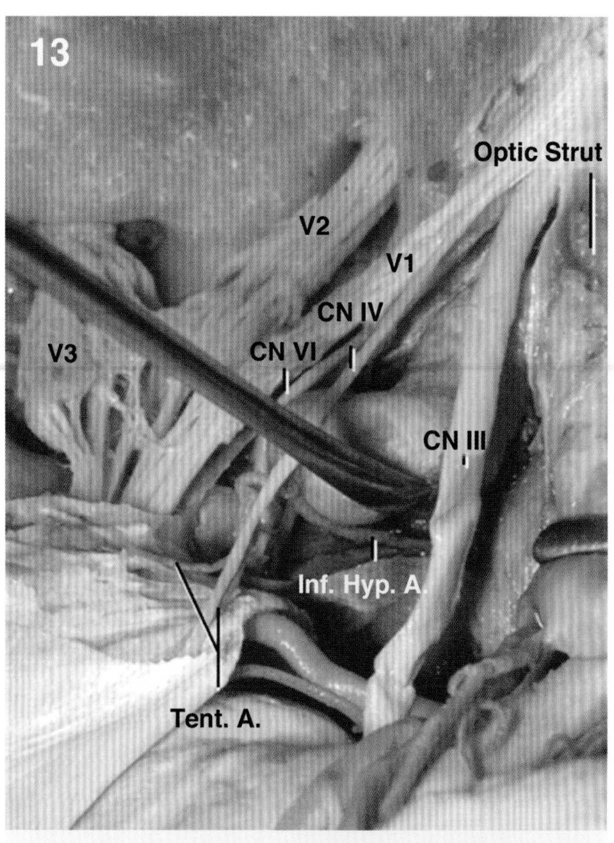

图 32.13 向外侧牵开海绵窦段颈内动脉后曲来观察垂体下动脉的走行。Ten. A.：小脑幕动脉；Optic Strut：视柱；Inf. Hyp. A.：垂体下动脉

开口于窦腔，被称为海绵窦周围静脉丛。海绵窦周围静脉丛是海绵窦的内侧壁和外侧壁的交汇点。当从上方切开海绵窦时（图 32.25），可以在海绵窦内侧壁和外侧壁交汇处观察到海绵窦周围静脉丛的开口，海绵窦周围静脉丛可以看作是类似于眼静脉和岩上窦的结构。

海绵窦的内侧壁与外侧壁的结构排列顺序不同。内侧壁可划分为上、下两部分[7]。下部同蝶骨体的外侧壁相关，而上部与蝶鞍相关（图 32.26）。海绵窦内侧壁内容物的排列不同于海绵窦的其他壁。海绵窦内侧壁在最下部是由附着在蝶骨体上的骨膜构成的。然而，最上部靠近蝶鞍处是由鞍膈硬脑膜构成的，并向下扩展，包绕着垂体窝（图 32.27）。

无论是经鼻还是经上颌径路，了解蝶鞍内侧壁解剖结构对了解垂体瘤向海绵窦内扩展方向和经蝶入路进入海绵窦非常重要。海绵窦上壁分为前部和后部，前部有床突三角，后部有动眼神经三角。覆盖海绵窦后顶壁的硬脑膜返折形成皱襞（图 32.28）。

床突三角前部的硬脑膜皱襞连接岩尖和前床突，同时也是海绵窦顶壁和外侧壁的分界。后岩床皱襞连接后床突和岩尖，同时是海绵窦顶壁和后壁的分界。床突间皱襞连接前床突和后床突。这 3 个皱襞是动眼神经三角边界的标志，动眼神经及其蛛网膜袖套进入海绵窦的顶壁并进一步延伸至海绵窦外侧壁。

包裹动眼神经的蛛网膜袖套形成一个小的脑池[12]。动眼神经池自动眼神经三角入口处至床突间伴行动眼神经（图 32.29）。虽然动眼神经池从

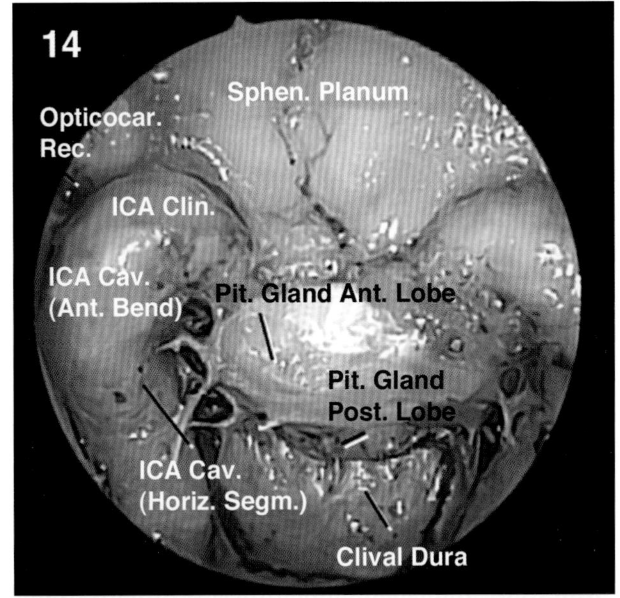

图 32.14　另一具尸头上经蝶内镜下的解剖。骨质、硬脑膜以及蝶鞍、海绵窦和斜坡的静脉结构已被去除，从而暴露垂体的前叶和后叶。Opticocar. Rec.：视神经 - 颈内动脉隐窝；ICA Clin.：床突段颈内动脉；Sphen. Planum：蝶骨平台；ICA Cav.（Ant. Bend）：海绵窦段颈内动脉（前膝）；ICA Cav.（Horiz. Segm）：海绵窦段颈内动脉（水平段）；Pit. Gland Ant. Lobe：垂体前叶；Clival Dura：斜坡硬脑膜；Pit. Gland Post. Lobe：垂体后叶

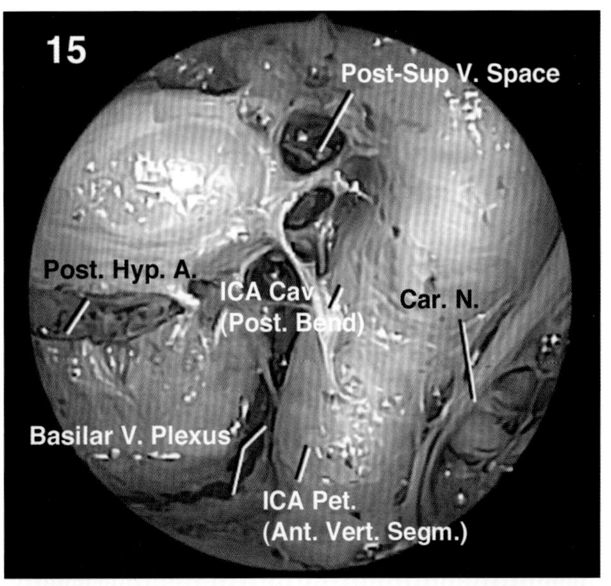

图 32.15　内镜下观察左侧海绵窦区域。垂体下动脉起源于海绵窦段颈内动脉的后曲，向内侧走行，供应鞍底后部的硬脑膜，并在垂体被囊和垂体叶表面与对侧的分支相吻合。海绵窦后上静脉间隙位于颈内动脉和海绵窦顶的后半部。基底窦开口于海绵窦后上静脉间隙。Post-Sup V. Space：后上静脉间隙；Inf. Hyp. A.：垂体下动脉；ICA Cav.（Post. Bend）：海绵窦段颈内动脉（后膝）；Car. N.：颈动脉神经；Basilar V. Plexus：基底静脉丛；ICA Pet.（Ant. Ver. Segm.）：岩段颈内动脉（前垂直段）

其起点到穿硬脑膜段对动眼神经具有液体缓冲保护作用，但它也是肿瘤侵袭海绵窦的通道[13]。从手术的观点看，因为动眼神经池对该段动眼神经具有保护作用，所以它提供了减压甚至是移位该段动眼神经的空间。事实上，蛛网膜袖套和脑池也存在于其他穿行海绵窦的神经，并加强了海绵窦的脑膜壁，其术中所起的作用同动眼神经池。

在海绵窦顶壁的前部，硬脑膜覆盖前床突向内延伸在视神经的上方形成镰状韧带（图 32.30，图 32.31）。在视神经下方，硬脑膜向内延伸形成硬脑膜上环，其上有眼动脉经过。只有磨除前床突才能暴露由颈内动脉—动眼神经膜形成的硬脑膜下环（图 32.32）。在颅内前床突切除术中，开放前床突的板障静脉可能会遇到少量出血。通常这种出血容易控制。开放颈内动脉—动眼神经膜时会遇到真正来自海绵窦的出血。剪开镰状韧带可以松解视神经同时更容易到达颈内动脉床突上段的眼动脉和垂体上动脉分支（图 32.33，图 32.34）。沿海绵窦上壁和动眼神经内侧可以完成后床突切除术（图 32.35，图 32.36）。磨除后床突可以到达后颅窝上部，这也是经海绵窦入路到达基底动脉尖的基础步骤[13]。

手术应用海绵窦壁和海绵窦三角的解剖概念，包括中颅窝的三角。这些解剖概念可以在颈内动脉床突上段和海绵窦段水平部之间进一步应用于经侧方入路（图 32.36）或指导经内侧入路穿过海绵窦内壁侧和进入鞍区（图 32.37）。

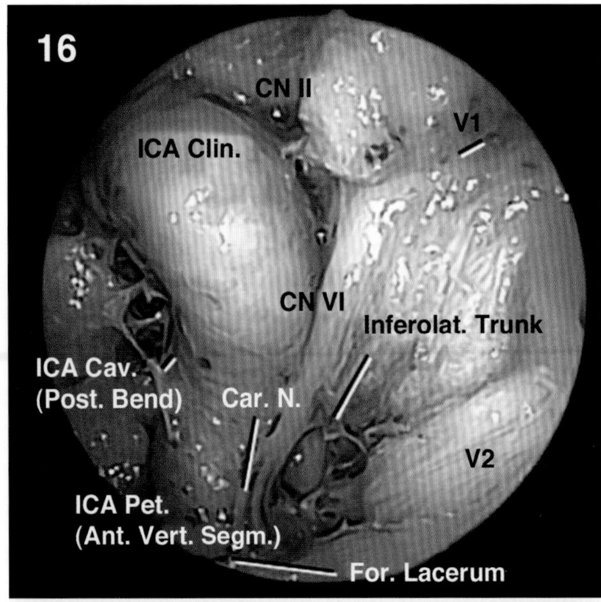

图 32.16 已去除蝶窦外侧壁。颈动脉神经是交感神经节的分支，并在破裂孔处靠近岩段颈内动脉的膝部分为两支，较大的前上支和较小的后下支。后下支发出细小分支与颅内动脉、滑车神经以及三叉神经伴行。前上支起源于岩深神经汇入到岩大神经后形成翼管神经（图 32.7），并且发出小分支到展神经和三叉神经。下外侧干，也称为海绵窦下动脉，它由海绵窦段颈内动脉的水平部的中部发出，行于三叉神经第一支的内侧和展神经的浅面。ICA Clin.：床突段颈内动脉；Car. N.：颈动脉神经；ICA Cav.（Post. Bend）：海绵窦段颈内动脉（后膝）；ICA Pet.（Ant. vert. Segm.）：岩段颈内动脉（前垂直段）；Inferolat. Trunk：下外侧干；For. lacerum：破裂孔

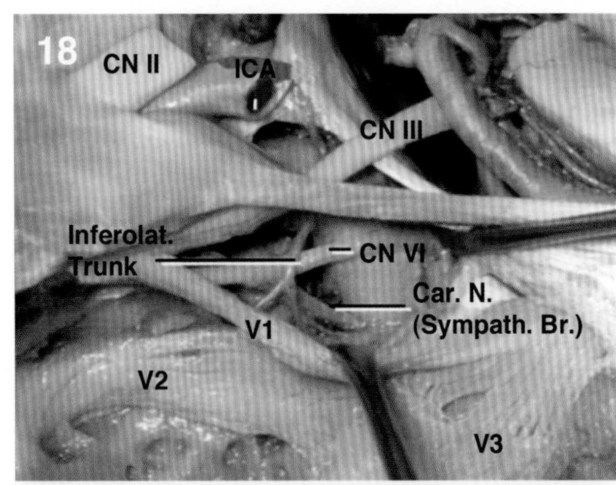

图 32.18 左海绵窦外侧观。向下牵拉三叉神经第一支（V 1）以暴露下外侧干。Inferolat. Trunk：下外侧干；Car. N.（Sympath. Br.）：颈动脉神经（交感支）；ICA：颈内动脉

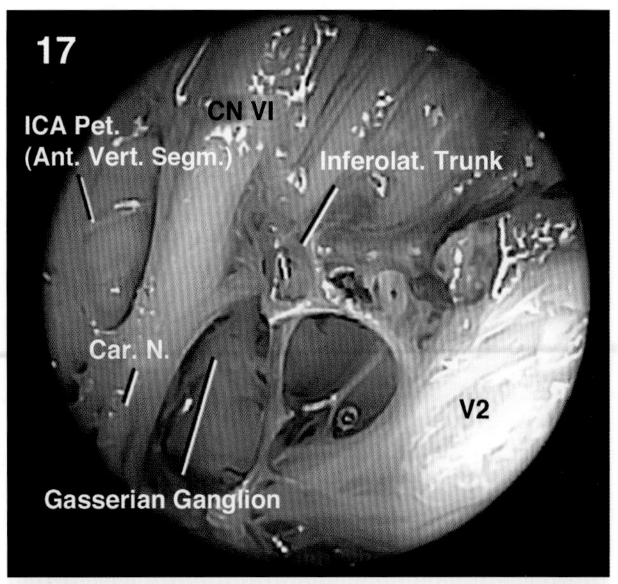

图 32.17 破裂孔区域的放大观。下外侧干的供血范围包括：走行在鞍旁的第Ⅲ、Ⅳ、Ⅴ和Ⅵ脑神经，以及海绵窦外侧壁的硬脑膜。海绵窦的下缘位于视交叉的正下方，其中海绵窦的内侧壁与外侧壁在此相汇。沿着向后，海绵窦的下壁靠内侧是半月神经节的上和中 1/3 的连接处。ICA Pet.（Ant.Vert. Segm.）：岩段颈内动脉（前垂直段）；Inferolat. Trunk：下外侧干；Car. N.：颈动脉神经；Gasserian Ganglion：三叉神经半月结

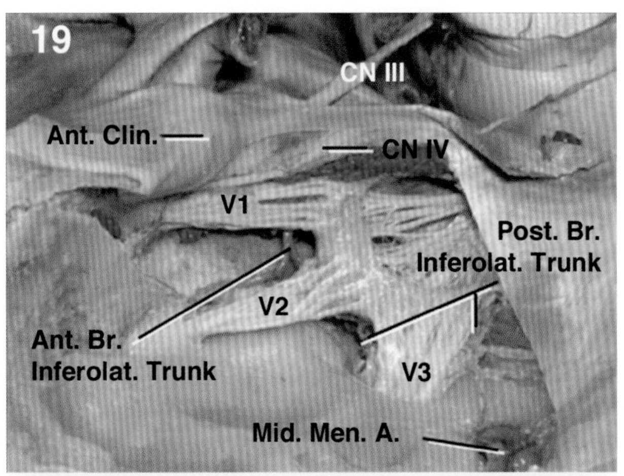

图 32.19 另一解剖过的海绵窦。沿着鞍旁和颅中窝三角可见下外侧干的分支。Ant. Br. Inferolat. Trunk：下外侧干前支；Post. Br. Inferola. Trunk：下外侧干后支；Mid. Men. A.：脑膜中动脉；Ant. Clin.：前床突

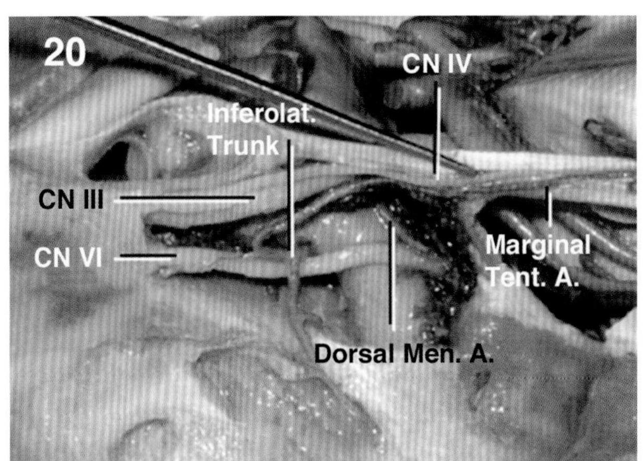

图 32.20 左侧海绵窦。去除三叉神经，暴露下外侧干及其分支。本例标本中，幕缘动脉起自下外侧干的上支。Inferolat. Trunk：下外侧干；CN Ⅲ：动眼神经；Marginal. Tent. A：小脑幕缘动脉；Dorsal Men. A：背脑膜动脉

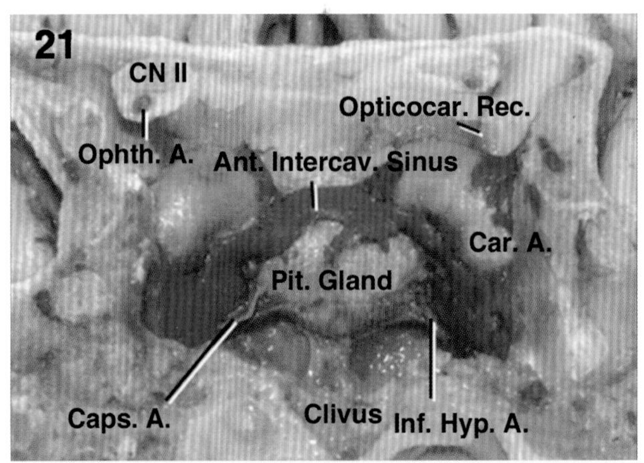

图 32.21 经过颅底的冠状切面。已切除部分蝶窦的后壁。Inf. Hyp. A.：垂体下动脉；Clivus：斜坡；Pit. Gland：垂体；Opticocar. Rec：视神经－颈内动脉隐窝；Ant. Intercav. Sinus：前海绵间窦；Car. A：颈内动脉；Ophth. A.：眼动脉；Caps. A.：被囊动脉

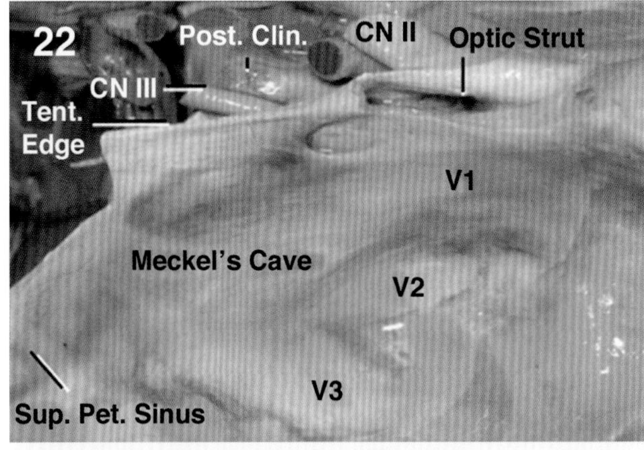

图 32.22 右侧海绵窦外侧壁。Optic Strut：视柱；Post. Clin：后床突；Tent. Edge：小脑幕缘；Meckel's cave：Meckel 囊；Sup. Pet. Sinus 岩上窦

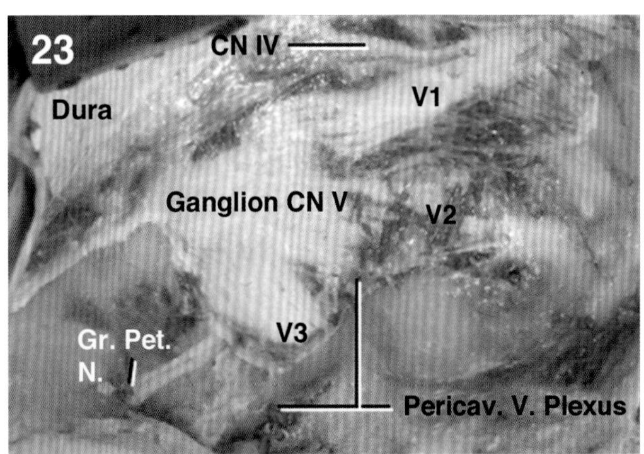

图 32.23 已切除右侧海绵窦外侧壁的外层硬脑膜，保留了硬脑膜的内层。可通过透明的硬脑膜看到沿着外侧壁走行的神经。Dura：硬脑膜；Ganglion CN Ⅴ：三叉神经节；Gr. Pet. N.：岩浅大神经；Pericav. V. Plexus：海绵窦周围静脉丛

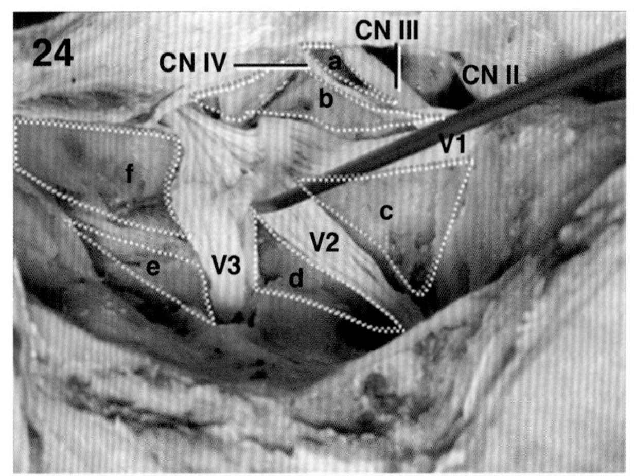

图 32.24 右侧海绵窦，已去除内层硬脑膜和静脉。鞍旁和中颅窝三角是神经间的空隙，选择性地打开可以进入海绵窦的特定部位或周围结构中。切除中颅窝和鞍旁的内膜层和静脉丛就可以暴露海绵窦的右侧壁，见滑车上三角（a）、滑车下三角（Parkinson 三角）（b）、前内侧三角（c）、前外侧三角（d）、后外侧三角（e）和后内侧三角（f）。海绵窦的下界位于上颌支和圆孔的水平，前外侧三角、后外侧三角、后内侧三角被称为颅中窝三角。前外侧壁三角位于上颌神经和下颌神经之间，包含了三叉神经运动根。后外侧三角（e）的前方是下颌支，内侧是岩浅大神经。后内侧三角（或 Kawase 三角）（f）位于岩浅大神经内侧，与三叉神经半月结、岩上窦密切相关

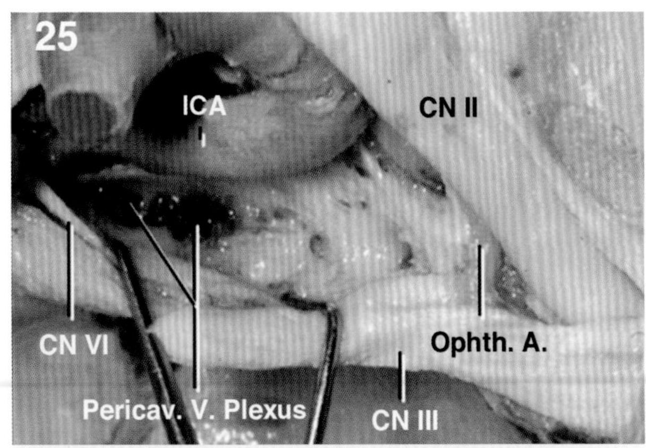

图 32.25　右侧海绵窦上面观。颅中窝三角内所含的静脉丛经海绵窦下缘开口于海绵窦，被称为海绵窦周围静脉丛。Ophth. A.：眼动脉；ICA：颈内动脉；Pericav. V. Plexus：海绵窦周静脉丛；CN Ⅱ：视神经；CN Ⅲ：动眼神经；CN Ⅵ：展神经

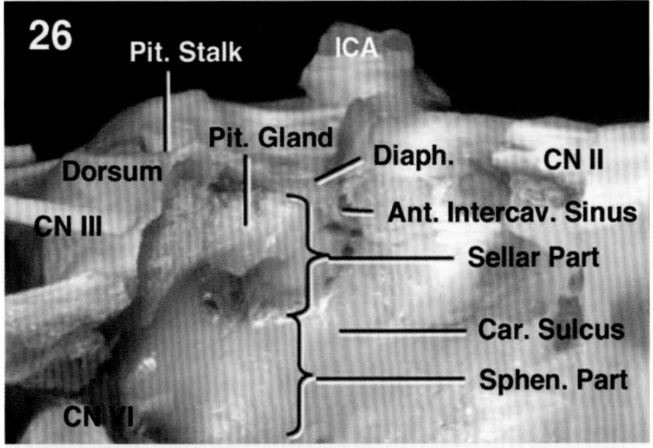

图 32.26　切除了海绵窦段颈内动脉后的右侧海绵窦内侧壁。ICA：颈内动脉；Pit. Gland：垂体；Pit. Stalk：垂体柄；Diaph.：鞍膈；Dorsum：鞍背；Ant. Intercav. Sinus：前海绵间窦；Sellar Part：鞍部；Car Sulcus：颈动脉沟；Sphen.Part：蝶部；CN Ⅱ：视神经；CN Ⅲ：动眼神经；CN Ⅵ：展神经

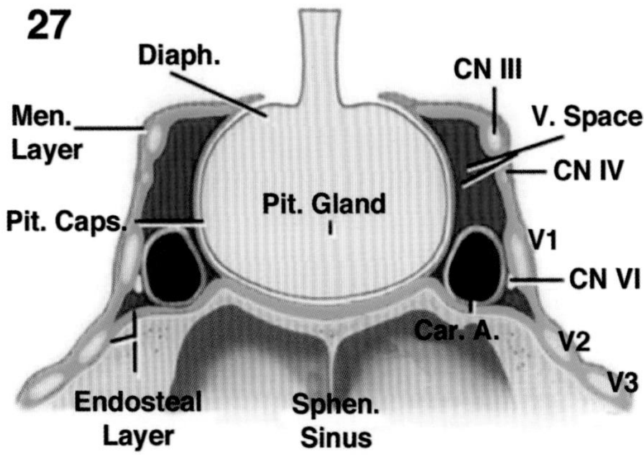

图 32.27　鞍旁区域硬脑膜的层次。Car.A.：颈内动脉；Pit. Gland：垂体；Pit. Caps：垂体被囊；Diaph：鞍膈；Sphen. Sinus：蝶窦；Men. Layer：脑膜层；Endosteal Layer：骨膜层；V. Space：静脉腔

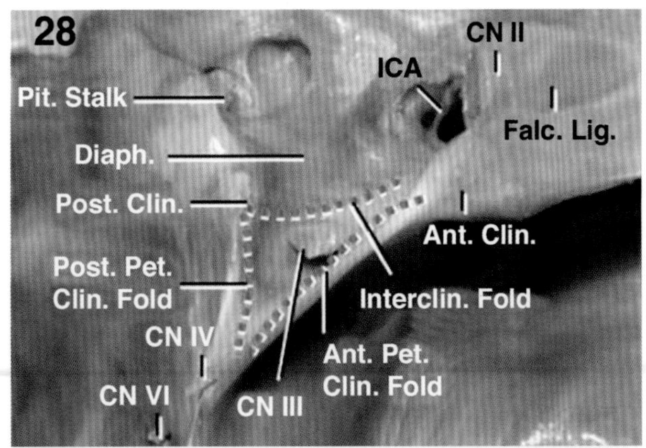

图 32.28　海绵窦顶壁的斜面观。Pit. Stalk：垂体柄；ICA：颈内动脉；Diaph：鞍膈；Post.Clin.：后床突；Ant. Clin.：前床突；Post. Pet. Clin. Fold：后岩床皱襞；Ant. Pet. Clin. Fold：前岩床皱襞；Interclin. Fold：床突间皱襞；Falc. Lig.：镰状韧带

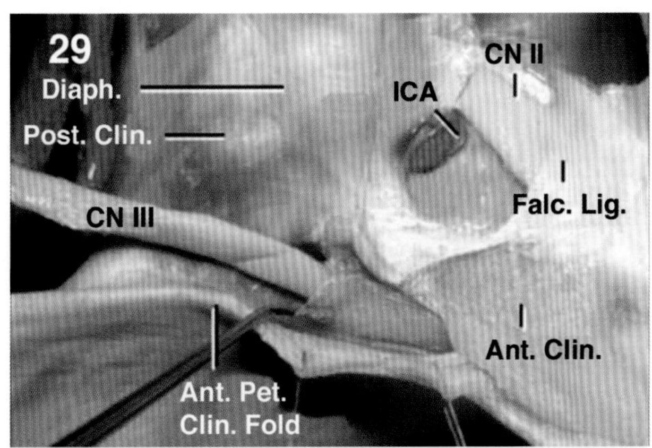

图 32.29　打开动眼神经三角，将探针尖端伸入构成动眼神经池的蛛网膜袖套。ICA：颈内动脉；Diaph.：鞍膈；Post. Clin.：后床突；Ant. Clin.：前床突；Ant. Pet. Clin. Fold：前岩床皱襞；Falc. Lig：镰状韧带

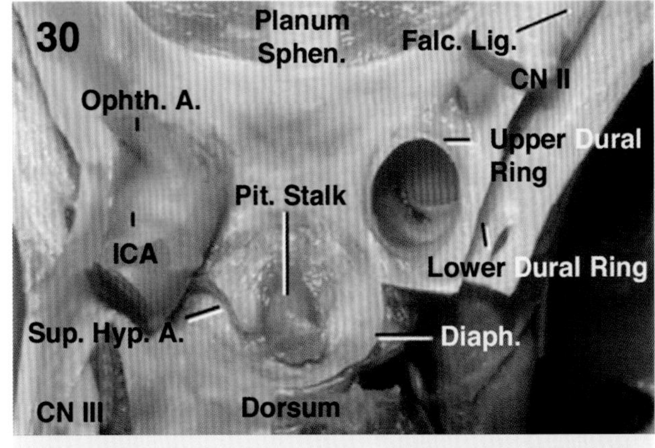

图 32.30　鞍旁区域上面观。部分切除右侧颈内动脉以便显示床突三角的硬脑膜结构。Falc. Lig.：镰状韧带；Pit. Stalk：垂体柄；Ophth. A.：眼动脉；ICA：颈内动脉；Dorsum：鞍背；Planum Sphen. 蝶骨平台；Sup. Hyp. A.：垂体上动脉；Lower Dural Ring：硬脑膜下环；Upper Dural Ring：上硬脑膜环

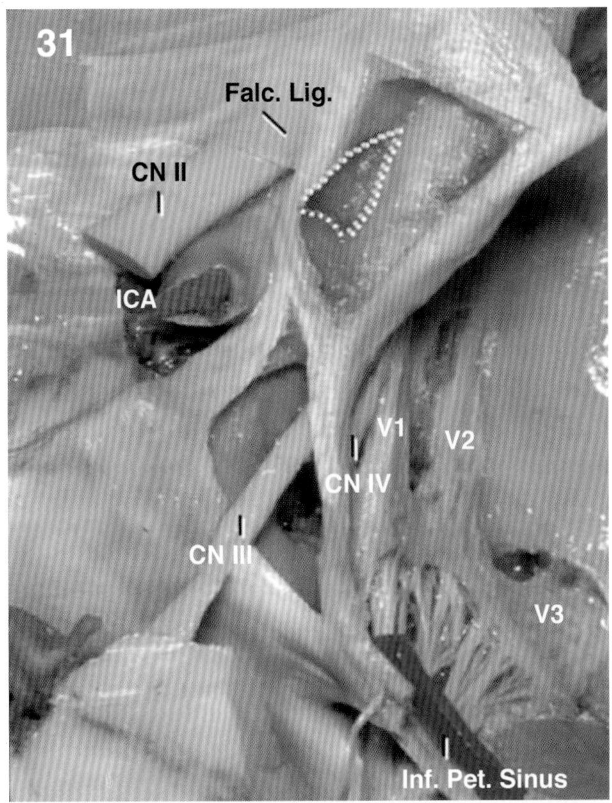

图 32.31 打开床突三角和动眼神经三角，将前床突磨除直至到达视柱，暴露出颈内动脉－动眼神经膜。视柱有两个神经接触面（黄色虚线）和一个血管接触面（红色虚线）。Falc. Lig.：镰状韧带；ICA：颈内动脉；In. Pet. Sinus：岩下窦

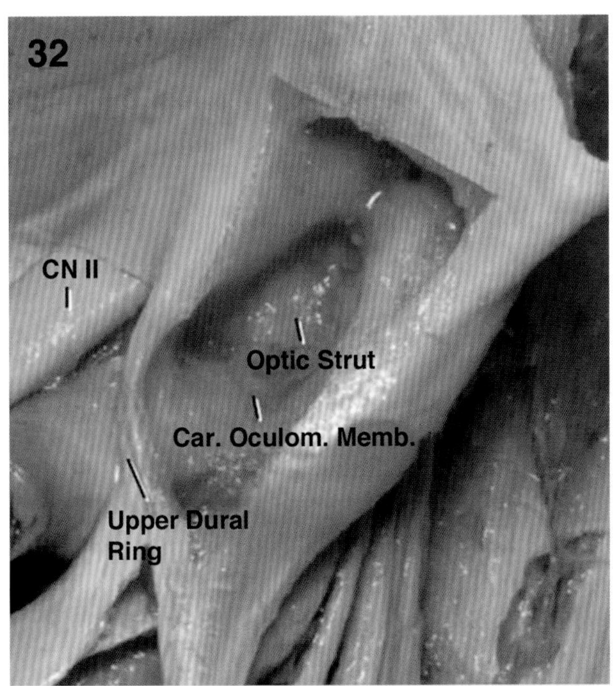

图 32.32 显示出与视柱相关的解剖结构（图 32.4）。Opic Strut：视柱；Car. Oculom.Memb.：颈内动脉－动眼神经膜；Upper Dural Rin：硬脑膜上环

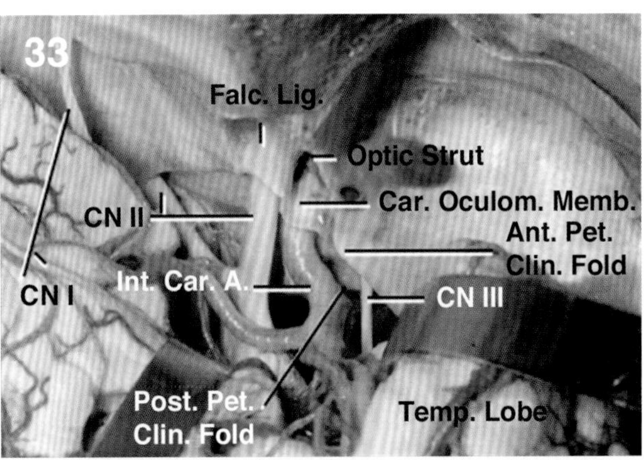

图 32.33 逐层解剖标本（右侧），展示海绵窦顶壁的解剖结构（前部和后部）。覆盖在前床突上的硬脑膜被切开，磨除前床突。通过以上步骤，打开了海绵窦前顶壁的上部。这一操作亦可暴露出位于视神经表面的镰状韧带以及海绵窦真正的顶壁——颈内动脉－动眼神经膜。Falc. Lig 镰状韧带；Int. Car. A.：颈内动脉；Post. Pet. Clin. Fold：后岩床皱襞；Optic Strut：视柱；Car. Oculom. Memb. 颈内动脉－动眼神经膜；Ant. Pet. Clin. Fold：前岩床皱襞；Temp. Lobe：颞叶

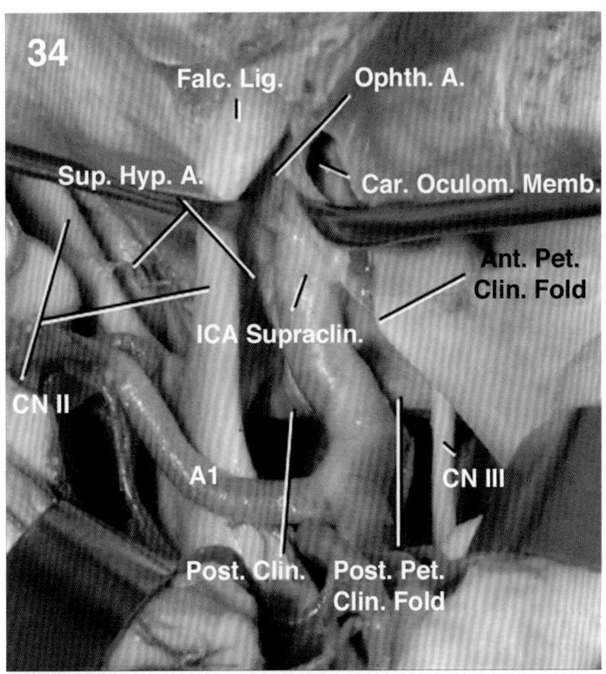

图 32.34 经镰状韧带的外缘和硬脑膜上环水平剪开硬脑膜，能暴露视神经和眼动脉的起始处。Falc. Lig.：镰状韧带；Sup. Hyp. A.：垂体上动脉；ICA Supraclin.：床突上段颈内动脉；Post. Clin.：后床突；A1：大脑前动脉 A1 段；Ophth. A.：眼动脉；Car. Ocular. Memb.：颈内动脉—动眼神经膜；Ant. Pet. Clin. Fold：前岩床皱襞；Post. Pet. Clin. Fold：后岩床皱襞

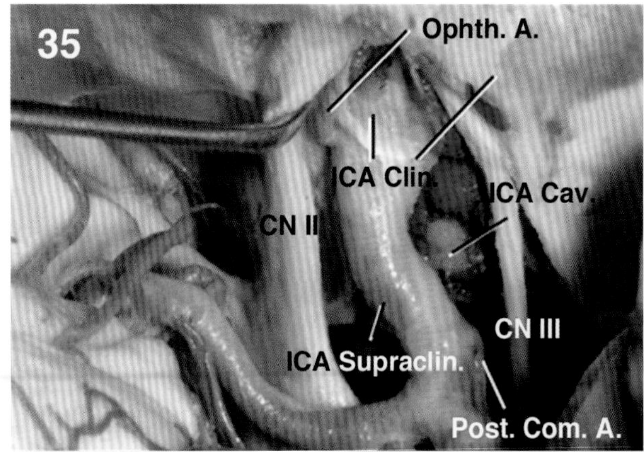

图 32.35 只有当切开颈内动脉 - 动眼神经膜处时才会遇到真正来自海绵窦的出血。沿着海绵窦的顶壁、动眼神经的内侧进行后床突切除的操作。Ophth. A.：眼动脉；ICA Clin.：床突段颈内动脉；ICA Supraclin.：床突上段颈内动脉；ICA Cav.：海绵窦段颈内动脉；Post. Com. A.：后交通动脉

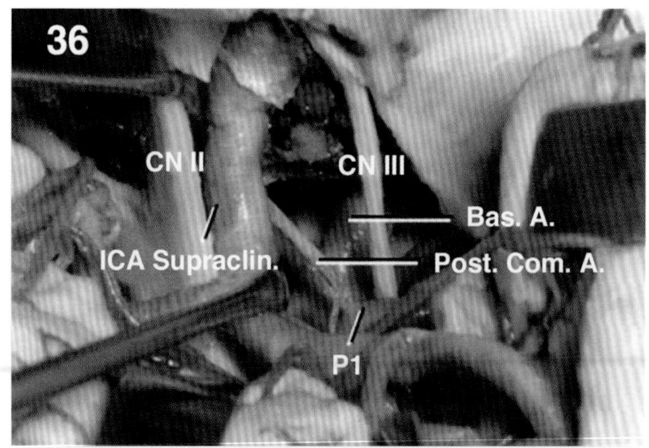

图 32.36 切除后床突可进入后颅窝上部，并可经海绵窦到达基底动脉主干和基底动脉尖。ICA Supraclin.：床突上段颈内动脉；Bas. A.：基底动脉；Pos. Com. A.：后交通动脉；P1：大脑后动脉 P1 段

（汤文龙 刘庆国 译，汤文龙 校）

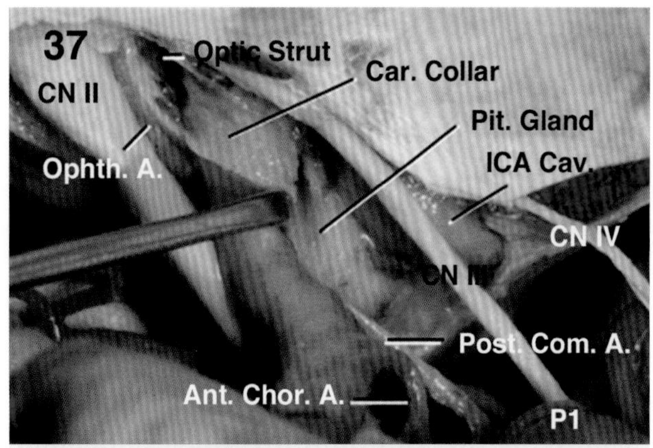

图 32.37 海绵窦各壁、海绵窦三角以及颅中窝区的三角解剖概念的手术应用，经此径路可以进一步扩展应用。例如切开小脑幕，暴露滑车下三角；经 Kawase 三角磨除岩尖等。经海绵窦入路可以进一步向内侧扩展，在颈内动脉床突上段和海绵窦段水平部之间经过海绵窦内侧壁进入鞍内。Optic Strut：视柱；Ophth. A.：眼动脉；Ant.Chor. A.：脉络膜前动脉；Car. Collar 颈内动脉袖套；Pit. Gland：垂体；ICA Cav.：海绵窦段颈内动脉；Post. Com. A.：后交通动脉；P1：大脑后动脉 P1 段

32.5 结 论

充分理解鞍旁区域和海绵窦的骨性结构、硬脑膜结构、血管和神经结构以及解剖学概念对于安全、成功施行该区域手术而言至关重要。

参考文献

[1] Oliveira E, Tedeschi H, Siqueira M, et al. Microsurgical anatomy of the cavernous sinus //Salomon M, ed. Current Techniques in Neurosurgery. 2nd ed. New York, NY: Churchill Livingstone, 1996:79–89

[2] Harris FS, Rhoton AL, Jr. Anatomy of the cavernous sinus. A microsurgical study. J Neurosurg, 1976, 45(2):169–180

[3] Fujii K, Chambers SM, Rhoton AL, Jr. Neurovascular relationships of the sphenoid sinus. A microsurgical study. J Neurosurg, 1979, 50(1):31–39

[4] Inoue T, Rhoton AL, Jr, Theele D, et al. Surgical approaches to the cavernous sinus: a microsurgical study. Neurosurgery, 1990, 26(6):903–932

[5] Seoane E, Rhoton AL, Jr, de Oliveira E. Microsurgical anatomy of the dural collar (carotid collar) and rings around the clinoid segment of the internal carotid artery. Neurosurgery, 1998, 42(4):869–884, discussion 884–886

[6] Rhoton AL, Jr. The cavernous sinus, the cavernous venous plexus, and the carotid collar. Neurosurgery, 2002, 51(4) Suppl:S375–S410

[7] Yasuda A, Campero A, Martins C, et al. The medial wall of the cavernous sinus: microsurgical anatomy. Neurosurgery, 2004, 55(1): 179–189, discussion 189–190

[8] Yasuda A, Campero A, Martins C, et al. Microsurgical anatomy and approaches to the cavernous sinus. Neurosurgery, 2005, 56(1) Suppl:4–27, discussion 4–27

[9] Johnston JA, Parkinson D. Intracranial sympathetic pathways associated with the sixth cranial nerve. J Neurosurg, 1974, 40(2):236–243

[10] Martins C, Costa e Silva IE, Campero A, et al. Microsurgical Anatomy of the Orbit: The Rule of Seven. Anatomy Research International.:Volume 2011 (2011), Article ID 468727, 14 pages. http://dx.doi.org/10.1155/2011/468727

[11] Martins C, Yasuda A, Campero A, et al. Microsurgical anatomy of the oculomotor cistern. Neurosurgery, 2006, 58(4) Suppl 2:ONS-220–ONS-227, discussion ONS-227–ONS-228

[12] Dolenc VV. Cavernous sinus tumors//Yasargil MG, Dolenc VV, eds. Anatomy and Surgery of the Cavernous Sinus. Vienna: Springer Verlag,1989:269–338

[13] Seoane E, Tedeschi H, de Oliveira E, et al. The pretemporal transcavernous approach to the interped uncular and prepontine cisterns: microsurgical anatomy and technique application. Neurosurgery,2000, 46 (4):891–898, discussion 898–899

第 33 章 | 海绵窦的内镜下手术解剖

Stefan Lieber, Juan C. Fernandez-Miranda

摘　要

海绵窦（CS）是与垂体窝和蝶骨体相邻的一对硬脑膜间静脉腔隙，内容动眼神经、滑车神经、眼神经、展神经和海绵窦段颈内动脉及包绕在其周围的交感神经丛。海绵窦壁复杂的硬脑膜结构由外层的骨膜层和内层的脑膜层构成。海绵窦前方较窄，后方较宽，与基底窦和岩上、下窦形成的静脉汇合处相通。在下方，海绵窦外侧壁和内侧壁汇聚在一起，因此其缺少底壁而只有 5 个壁。

经典的手术入路是通过海绵窦的顶壁（床突三角和动眼神经三角）和其外侧壁（滑车上三角、滑车下三角和前内侧三角）。对于内镜下经鼻入路海绵窦内的手术，我们根据海绵窦段颈内动脉的空间关系将海绵窦分为 4 个部分，每个部分都有明确的边界及神经血管内容物。以下是对海绵窦上部、后部、下部和外侧部的详细描述。

海绵窦上部与床突间韧带、动眼神经以及滑车神经相关。海绵窦后部与展神经静脉池段关系密切。海绵窦下部内容颈内动脉交感神经丛以及展神经远端。海绵窦外侧部容纳所有走行于海绵窦内的脑神经。海绵窦段颈内动脉（C4 段）通常发出脑膜垂体干和下外侧干。

关键词

海绵窦，内镜下经鼻入路，颈内动脉床突韧带，垂体移位，中床突，海绵窦内侧壁，海绵窦内手术，颈内动脉 C4 段

内容要点

· 海绵窦是与垂体窝和蝶骨体相邻的一对硬脑膜间静脉腔隙，内容动眼神经、滑车神经、眼神经、展神经和海绵窦段颈内动脉（ICA）及包绕在其周围的交感神经丛。

· 海绵窦壁复杂的硬脑膜结构由外层的骨膜层和内层的脑膜层构成。

· 海绵窦似船形，其前部较为狭窄（海绵窦向眶上裂的移行部分），后部较宽并与基底窦和岩静脉窦的汇合处相通。在下方，外侧壁与内侧壁汇聚在一起形似船的龙骨；因此，海绵窦缺少底壁而只有 5 个壁。

· 经典的手术入路是通过海绵窦的顶（床突三角和动眼神经三角）及其外侧壁（滑车上三角、滑车下三角和前内侧三角）。

· 对于内镜下经鼻入路海绵窦内手术，我们根据海绵窦段颈内动脉的空间关系将海绵窦分为 4 个部分，每个部分都有明确的边界及神经血管内容物。以下是对海绵窦上部、后部、下部和外侧部的详细描述。

· 海绵窦上部与床突间韧带、动眼神经以及滑车神经相关。海绵窦后部与展神经静脉池段和脑膜垂体干关系密切。海绵窦下部内容颈内动脉交感神经丛以及展神经远端。海绵窦外侧部容纳所有走行于海绵窦内的脑神经和绝大多数下外侧干的发出点。

· 对于到达海绵窦上部和后部，经鞍入路通常是足够的。要到达海绵窦下部和外侧部需要更广泛地暴露蝶窦外侧隐窝和外侧壁，通常选择保留神经的经翼突 – 翼管上入路。

· 海绵窦段颈内动脉（C4 段）通常发出脑膜垂体干和下外侧干。

33.1 引　言

鞍区和鞍旁区域复杂的显微解剖已在第32章详细描述。本章的目的是介绍海绵窦的内镜下手术解剖，我们首先从硬脑膜结构进行讨论。硬脑膜外结构只有在与海绵窦内解剖或者手术入路相关时才会提及。

经鼻内镜手术入路达到海绵窦的技术要求将在第39章讨论。经鞍入路通常要求能够到达海绵窦上部和后部，然而要进入海绵窦下部和外侧部需要广泛暴露蝶窦外侧隐窝和外侧壁，通常选择保留神经的经翼突－翼管上入路来完成。

海绵窦形似船型，其前部靠近眶上裂处较为狭窄，后部较宽并位于鞍背外侧，在此处海绵窦与基底窦和岩静脉窦汇合处相通。在下方，外侧壁与内侧壁汇聚在一起形似船的龙骨；因此，海绵窦（CS）缺少底壁而只有5个壁：前壁、内侧壁、顶壁、后壁和外侧壁[1-3]。海绵窦内走行的神经血管结构以及静脉的血流方向将在本章后面进行叙述。

33.2 海绵窦前壁和内侧壁

垂体前方、下方以及后方被两层不同的硬脑膜覆盖：外层（骨膜层）和内层（脑膜层）。骨膜层向外侧延伸形成了海绵窦前壁，脑膜层则继续附着于垂体，然后转向后床突与鞍背并形成了内侧壁。前壁和内侧壁均由单层硬脑膜构成。当进行硬脑膜间垂体移位时，选择位于颈内动脉前膝段内下方的海绵窦前壁作为分离点，并从分离点开始在骨膜层与脑膜层之间的平面进行分离[4]。

内侧壁的单层硬脑膜通过丝状纤维与垂体粘连。重要的是不要把这层硬脑膜结构误认为是垂体囊，垂体囊属于垂体，可以类比为软脑膜。

在上方，海绵窦内侧壁与颈内动脉床突韧带相附着。该韧带起源于中床突硬脑膜并且由大量起始处比较细小的纤维束构成，并悬挂在内侧壁上。这些纤维汇聚成一束坚固的纤维带，然后环绕颈内动脉前膝并最终向后汇入床突间韧带，之后二者共同附着于前床突下表面[5]。

颈内动脉床突韧带（或近端硬脑膜环内侧）的起始处相当于海绵窦顶壁的前内侧面。床突间韧带与颈内动脉床突韧带向外侧延续为颈内动脉－动眼神经膜，形成了近端硬脑膜环。两韧带在附着于前床突处紧密相连，但是当颈内动脉床突韧带向内侧走行附着于中床突，床突间韧带向外侧走行附着于后床突时，二者分离。在内镜视角下，床突间韧带刚好位于颈内动脉床突韧带的后方。因此，若要术中移位海绵窦内侧壁，必须先锐性切断颈内动脉床突韧带（图33.1，图33.2）。

33.3 海绵窦顶壁

海绵窦的顶壁由两部分组成：前内侧的床突三角和后外侧的动眼神经三角。床突三角的硬脑膜也参与形成近端硬脑膜环与远端硬脑膜环（两者在该三角的顶点后方合并），以及颈动脉环。动眼神经三角由前岩床皱襞、后岩床皱襞以及床突间韧带构成。床突间韧带连接前床突与后床突，并且形成了动眼神经三角的前内侧边界。

海绵窦顶壁由两层硬脑膜构成：外层是垂体窝顶壁以及鞍膈的延续，该层总能完整地找到。与此相反，内层经常缺失，其由床突间韧带和颈内动脉床突韧带构成（在前文海绵窦内侧壁部分已做叙述）。

虽然中床突并不是一个恒定的结构，但是其依旧标志着海绵窦段颈内动脉与床突旁段颈内动脉的移行部分以及海绵窦顶壁的前内侧部分。前床突覆盖海绵窦顶壁前部，在经颅入路中去除前床突有助于对海绵窦的显露，内镜手术中去除中床突有助于轻微移位鞍旁段颈内动脉，从而增加了进入海绵窦的通道，特别是位于颈内动脉前膝后方和外侧的海绵窦上部和外侧部（图33.1，图33.2）[6]。

33.4 海绵窦后壁和外侧壁

海绵窦后壁由斜坡硬脑膜构成，其范围上达后床突上方的岩斜硬脑膜皱襞上缘，内侧达三叉神经的硬脑膜入口处，该处形成的脑池间隙与后

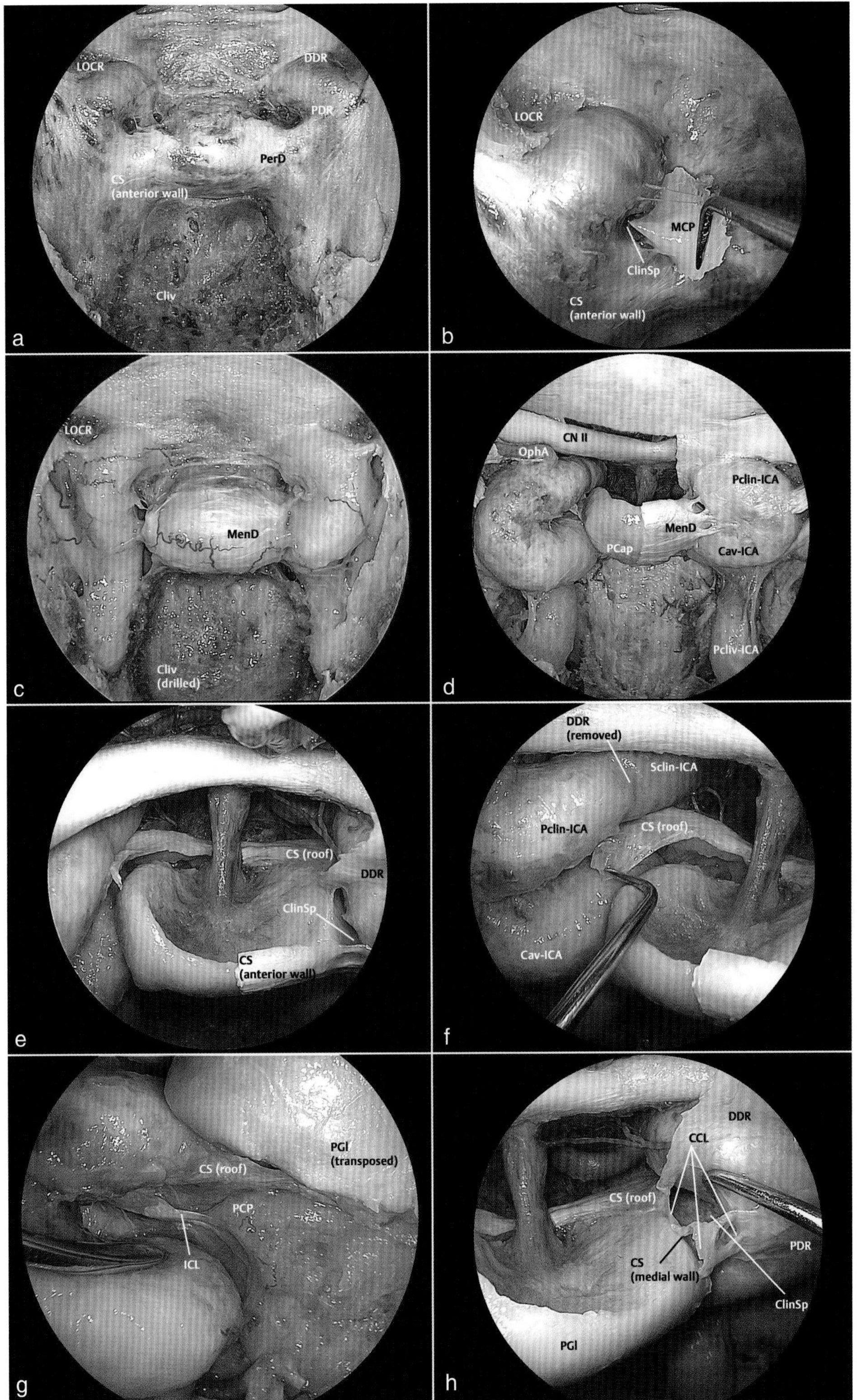

图 33.1　海绵窦的硬脑膜结构。a. 从前向后在蝶鞍和双侧鞍旁段颈内动脉上方广泛磨除蝶骨平台至斜坡隐窝骨质暴露海绵窦壁外层（骨膜层）。b. 去除中床突。c. 海绵窦壁内层（脑膜层）。d. 暴露鞍上池和垂体囊。e~g. 海绵窦顶壁的双层硬脑膜以及床突间韧带。h. 海绵窦外床突间隙。LOCR：视神经－颈内动脉外侧隐窝；DDR：远端硬脑膜环；PDR：近端硬脑膜环；PerD：骨膜层；CS：海绵窦；Cliv：斜坡；MCP：中床突；ClinSp：床突间隙；MenD：脑膜层；CN Ⅱ：视神经；PCap：垂体囊；Pclin-ICA：床突旁段颈内动脉；Cav-ICA：海绵窦段颈内动脉；Pcliv-ICA：斜坡旁段颈内动脉；Sclin-ICA：床突上段颈内动脉；OphA：眼动脉；PGl：垂体；PCP：后床突；ICL：床突间韧带；CCL：颈内动脉床突韧带

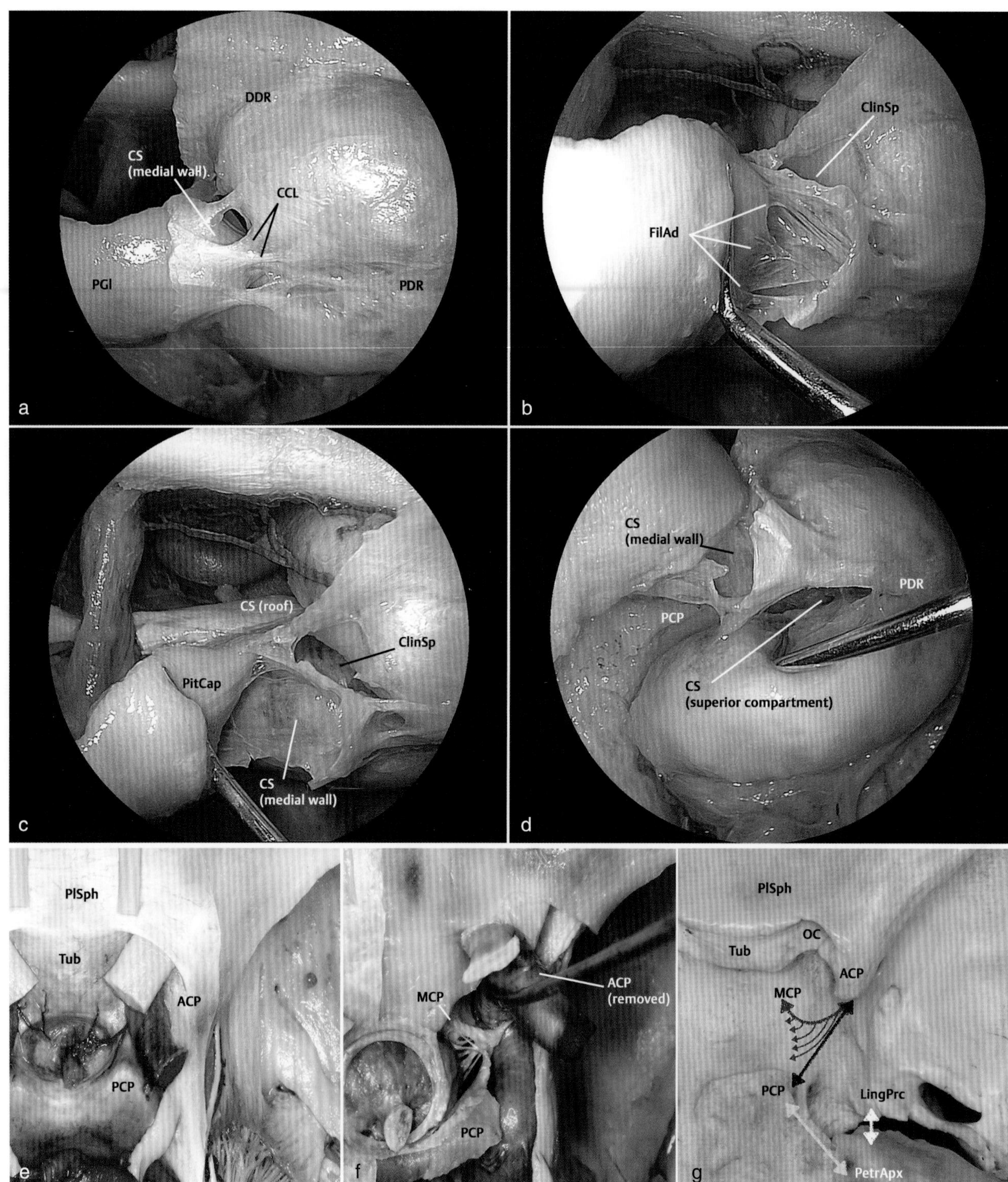

图 33.2　海绵窦硬脑膜结构。a. 近端硬脑膜环和颈内动脉床突韧带的附着。b. 海绵窦内侧壁与垂体囊之间的纤维连接。c. 海绵窦内侧壁。d. 海绵窦顶壁、内侧壁和近端硬脑膜环的空间位置关系。e~g. 通过逐步解剖和示意图，可以看到分别连接前、中、后床突的韧带，对海绵窦内侧壁起悬吊作用。PGl：垂体；DDR：远端硬脑膜环；PDR：近端硬脑膜环；CCL：颈内动脉床突韧带；CS：海绵窦；FilAd：纤维连接；ClinSp：床突间隙；PitCap：垂体囊；PCP：后床突；ACP：前床突；Tub：鞍结节；PlSph：蝶骨平台；MCP：中床突；LingPrc：舌突；PetrApx：岩尖；OC：视神经管

颅窝相通。Meckel 囊是位于颅中窝底骨性压迹外侧的硬脑膜内脑脊液腔隙，而不是静脉腔隙。海绵窦后部是主要的静脉汇合区域，基底窦、岩上窦和岩下窦是主要的汇入静脉，他们共同形成了一个大的静脉池。基底窦位于鞍背以及上斜坡后表面，是连接双侧海绵窦最重要的通道。岩斜裂上缘刚好位于蝶岩韧带（也叫 Gruber 韧带）下方，是海绵窦后壁下界的解剖标志。该韧带连接岩尖与鞍背下外侧缘，形成了部分 Dorello 管顶壁，展神经在该管中上行并进入海绵窦。海绵窦外侧壁由两层硬脑膜构成。除了展神经以外，所有途经海绵窦的脑神经都走行于内层硬脑膜内（图 33.1，图 33.2）。

33.5 海绵窦的分区

海绵窦有各种各样的概念，传统的经颅入路被描述为通过其顶壁（床突三角和动眼神经三角）和外侧壁（滑车上三角、滑车下三角和前内侧三角）暴露海绵窦及在其中走行的神经血管结构[7-10]。经典的海绵窦解剖见图 33.3 和图 33.4。

与之相对应，内镜下经鼻入路提供了经海绵窦内侧壁（鞍部）或者前壁（蝶部）进入海绵窦，而目前还没有相对应的解剖分类。1976 年 Harris 和 Rhoton 提出将海绵窦分为后上、前下和内侧静脉腔隙，最近我们提出了一种改良后适用于内镜下经鼻外科手术的分类，基于海

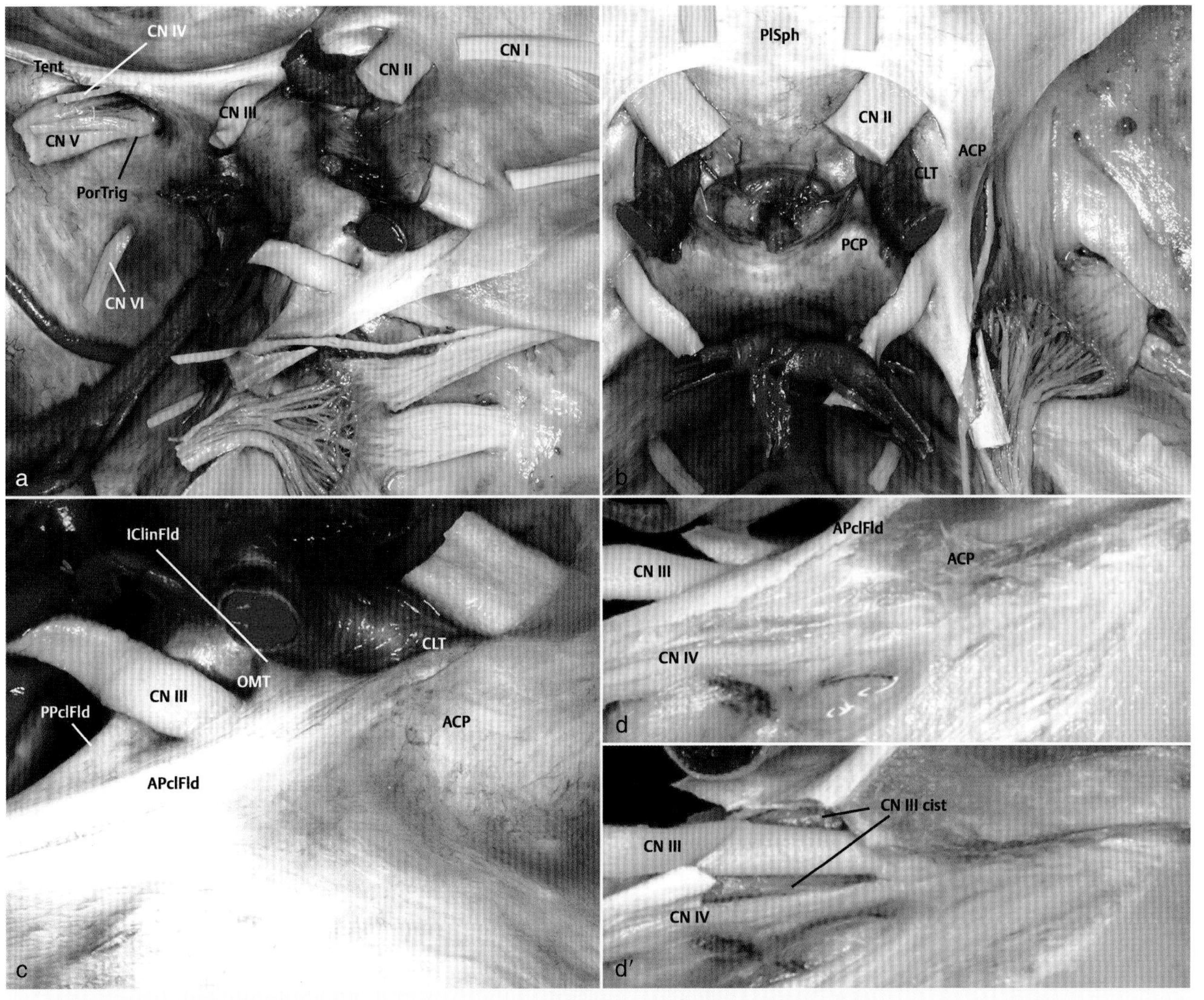

图 33.3 海绵窦顶壁和外侧壁上经典的外科三角。a. 鞍区，上面观。b，c. 海绵窦顶壁的床突三角和动眼神经三角。d，d′. 动眼神经池细节图

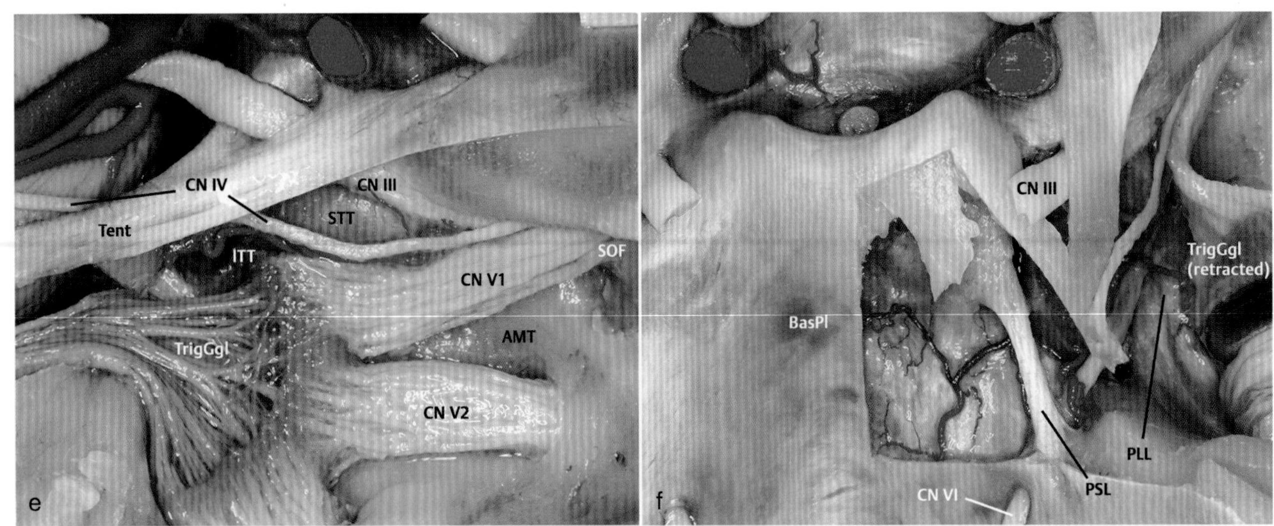

图 33.3（续） e. 海绵窦外侧壁的滑车上三角和滑车下三角。f. 蝶岩韧带，Dorello 管的一部分。Tent：小脑幕；PorTrig： 三叉神经硬脑膜入口；CN Ⅰ：嗅神经；CN Ⅱ：视神经；CN Ⅲ：动眼神经； CN Ⅳ：滑车神经；CN Ⅴ：三叉神经；CN Ⅵ：展神经；PlSph：蝶骨平台；ACP：前床突；PCP：后床突；CLT：床突三角；APclFld：前岩床皱襞；PPclFld：后岩床皱襞；IClinFld：床突间皱襞；OMT：动眼神经三角；CN Ⅲ cist：动眼神经池；SOF：眶上裂；STT：滑车上三角；ITT：滑车下三角；AMT：前内侧三角；CN Ⅴ 1：三叉神经眼支；CN Ⅴ 2：三叉神经上颌支；TrigGgl：三叉神经节；PLL：岩舌韧带；PSL：蝶岩韧带（Gruber 韧带）；BasPl：基底静脉丛

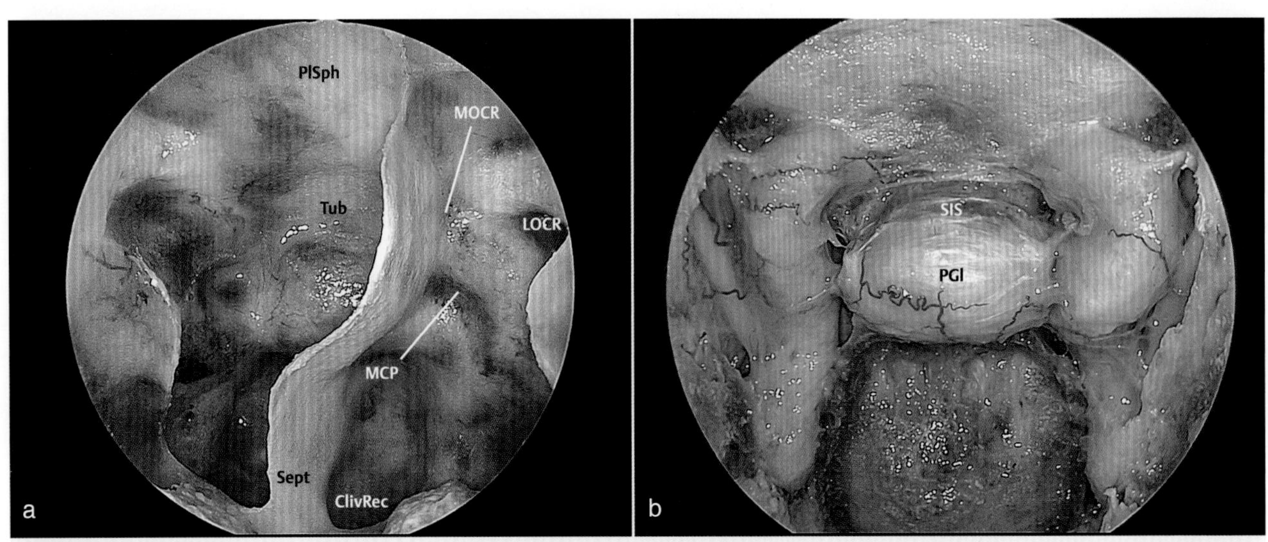

图 33.4 蝶窦内标志，颈内动脉的走行与海绵窦各部分。a，b. 骨性突起和定位颈内动脉、视神经和垂体的恒定标志

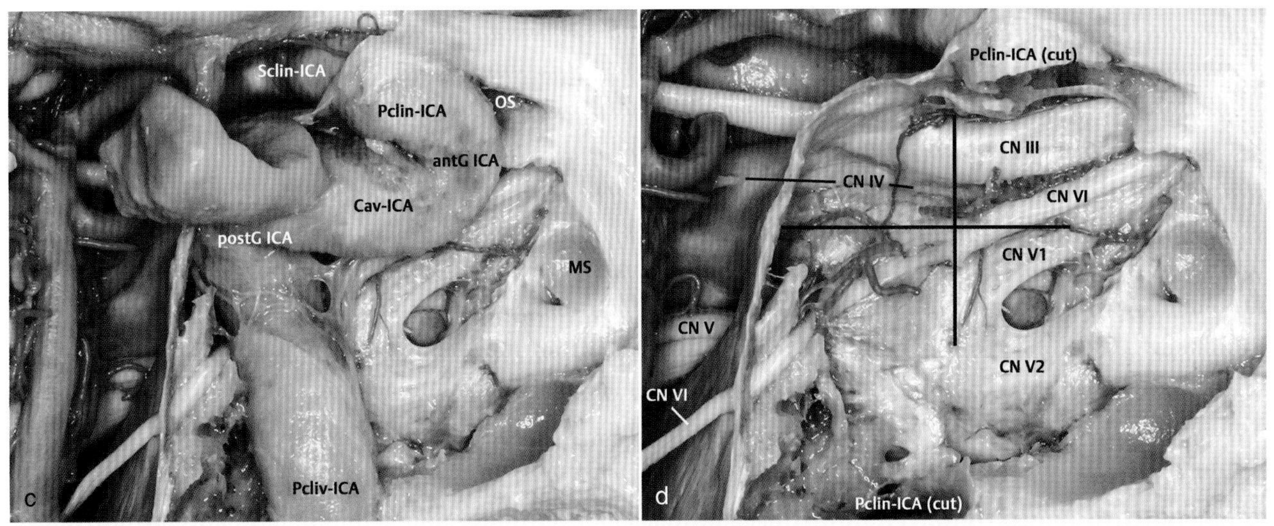

图 33.4（续）　c，d. 去除颈内动脉暴露海绵窦内神经和血管结构及其空间位置关系。LOCR：视神经－颈内动脉外侧隐窝；MOCR：视神经－颈内动脉内侧隐窝；MCP：中床突；PlSph：蝶骨平台；Tub：鞍结节；Sept：蝶窦间隔；ClivRec：斜坡隐窝；SIS：上海绵间窦；PGl：垂体；Sclin-ICA：床突上段颈内动脉；Pclin-ICA：床突旁段颈内动脉；Cav-ICA：海绵窦段颈内动脉；Pcliv-ICA：斜坡旁段颈内动脉；antG ICA：颈内动脉前膝；postG ICA：颈内动脉后膝；OS：视柱；MS：上颌柱；CN Ⅲ：动眼神经；CN Ⅳ：滑车神经；CN Ⅴ：三叉神经；CN Ⅴ 1：三叉神经眼支；CN Ⅴ 2：三叉神经上颌支；CN Ⅵ：展神经

绵窦段颈内动脉的空间位置关系将海绵窦分为 4 个部分 [1,11-12]。

33.5.1　海绵窦的上部

海绵窦上部位于海绵窦段颈内动脉水平部上方以及前膝后表面的后方。其上外侧边界为海绵窦顶壁，前内侧边界为中床突或者床突环（如果这些不恒定的骨性结构存在），前外侧边界为床突旁段颈内动脉腹侧面以及近环，后外侧边界为动眼神经三角的硬脑膜。内侧边界为由脑膜层硬脑膜和垂体囊构成的海绵窦内侧壁，下方边界以海绵窦段颈内动脉水平部和后膝为标志。

走行于该部分的关键结构是动眼神经和滑车神经。动眼神经明显较滑车神经粗（滑车神经是所有走行于海绵窦内的神经中最细的）。动眼神经通过动眼神经三角进入海绵窦上部。动眼神经三角的硬脑膜向内凹陷一小段距离，形成了一个充满脑脊液的池（动眼神经池）；因此，称该段动眼神经为硬脑膜间段 [13]。动眼神经在脑膜层和骨膜层之间被很好地保护起来，但是随着海绵窦外侧壁向前方越来越薄，其越来越易受损。动眼神经最易受损的部位是从海绵窦外侧部向眶上裂移行处，正好位于前膝前外侧，对所有走行于海绵窦内的神经来说都是如此，它们在此处汇合然后离开海绵窦。

滑车神经在前、后岩床皱襞汇合处的后方进入小脑幕，并深入其中，经海绵窦后外壁进入海绵窦内，随后转向下行与动眼神经平行走行在外侧壁硬脑膜内。

床突间韧带是一个至关重要的解剖标志，特别是对于内镜下从内向外的视角来说。床突间韧带是一个连接前床突与后床突的坚韧的硬脑膜带并且分隔动眼神经三角（后外侧）与床突三角（前内侧）。重要的是要注意到床突间韧带位于动眼神经的内侧，因此其是首先遇到的。由于床突间韧带和动眼神经走行轨迹相似，所以很容易将两者混淆。床突间韧带前方附着于前床突下表面，并被隐藏在前膝后方，在所有病例中，水平段颈内动脉均走行于床突间韧带、动眼神经和滑车神经内侧（图 33.5）。

尽管技术上具有挑战，但还是可以在内镜下经海绵窦－动眼神经三角入路打开动眼神经三角，进入大脑脚旁间隙 [14]。

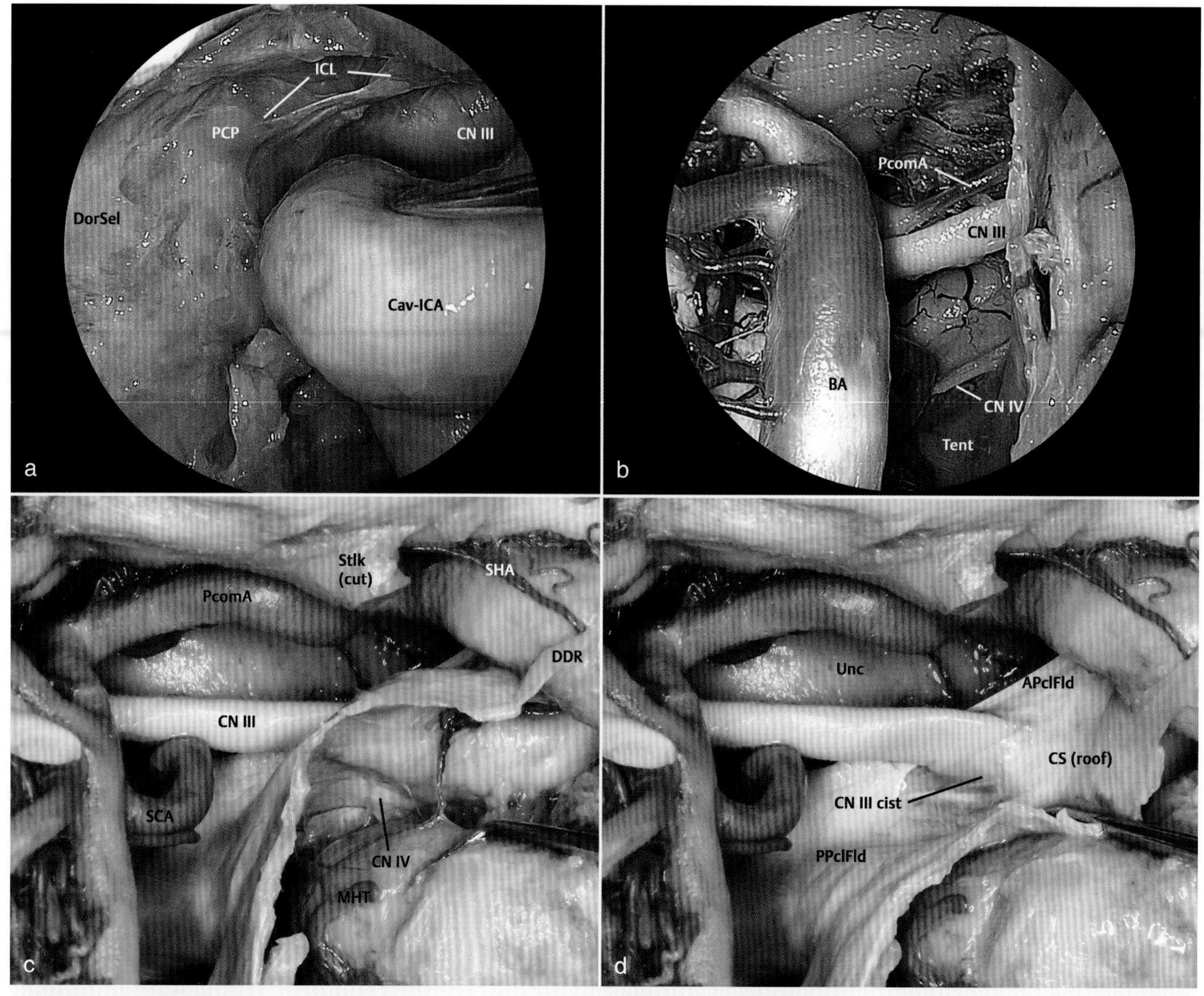

图 33.5 海绵窦上部。a. 左侧海绵窦上部。b. 经斜坡入路可见动眼神经和滑车神经的走行。c,d. 动眼神经三角的显微解剖细节图。ICL：床突间韧带；PCP：后床突；DorSel：鞍背；Cav-ICA：海绵窦段颈内动脉；CN Ⅲ：动眼神经；PcomA：后交通动脉；CN Ⅳ：滑车神经；Tent：小脑幕；BA：基底动脉；SCA：小脑上动脉；Stlk：垂体柄；SHA：垂体上动脉；DDR：远端硬脑膜环；MHT：脑膜垂体干；Unc：钩回；CN Ⅲ cist：动眼神经池；PPclFld：后岩床皱襞；APclFld：前岩床皱襞；CS：海绵窦

33.5.2 海绵窦的后部

海绵窦后部位于海绵窦段颈内动脉较短的垂直段与外侧的岩斜区硬脑膜之间，该硬脑膜对应海绵窦后壁。因此，海绵窦段颈内动脉后膝部位于较短的垂直段与水平段移行处，二者分别标志着海绵窦后部与上部的边界。与该部分相关的关键结构是展神经静脉池段。展神经在脑桥与延髓交界处穿出脑干，在桥前池陡然上行，然后穿过 Dorello 管，最后在海绵窦后部的最下方进入海绵窦，该位置刚好位于蝶骨岩突的下方，岩尖内侧，岩上窦、岩下窦和基底窦汇合处下方（因此称其为“静脉池段”）。Dorello 管由硬脑膜内陷形成（类似于动眼神经池），因此展神经在管内时被两层硬脑膜包裹，但是当其进入海绵窦时缺乏任何硬脑膜的保护。蝶岩韧带（也称为 Gruber 韧带）是一小段坚韧的纤维束，斜行连接鞍背与岩尖并且因此形成了 Dorello 管的顶（图 33.6）。

33.5.3 海绵窦的下部

海绵窦下部的上界为海绵窦段颈内动脉水平段与前膝下表面，后界为较短的垂直段的前表面。

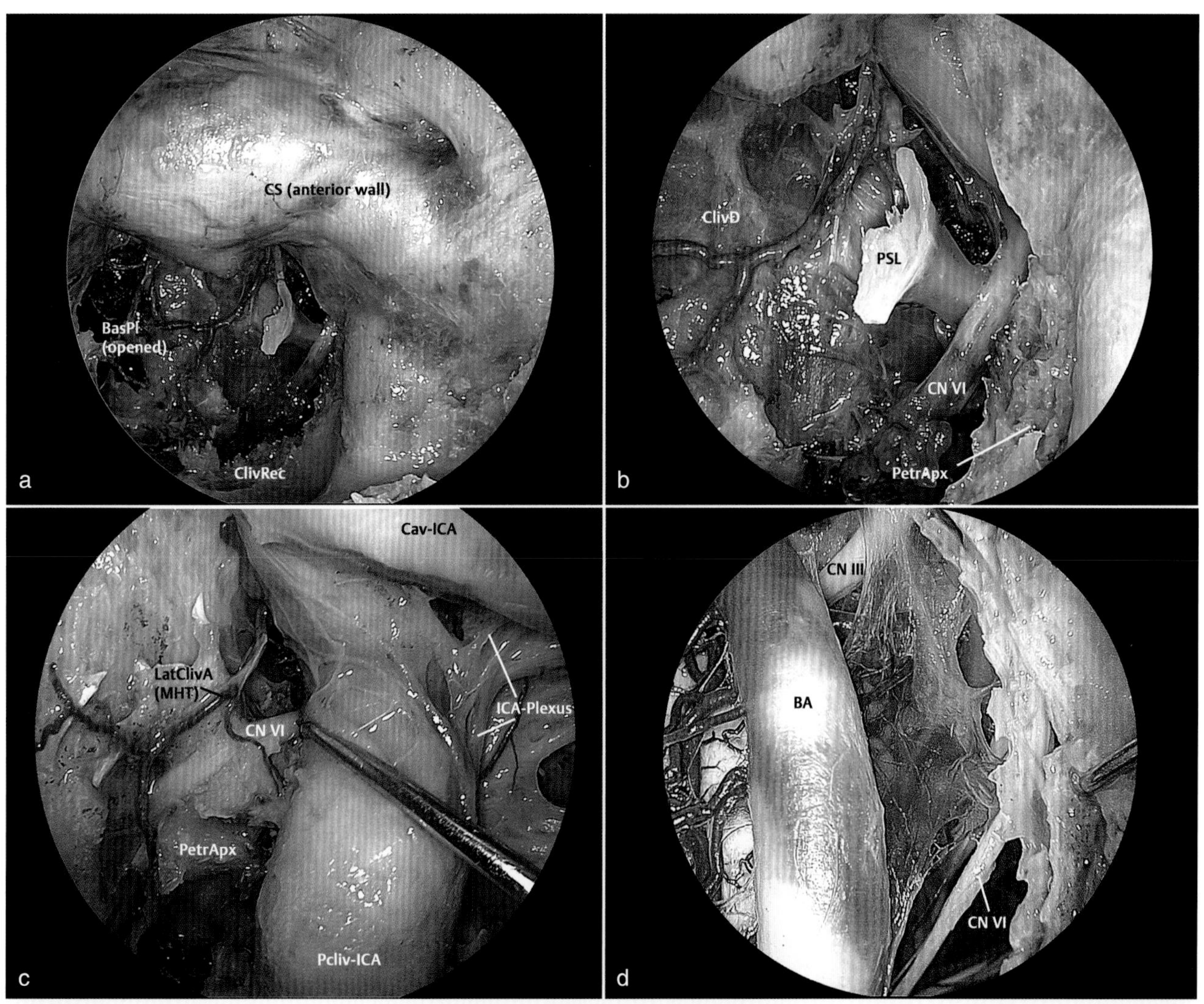

图 33.6　海绵窦后部。a~c. 展神经与蝶岩韧带。d. 经斜坡入路可见静脉池段展神经。CS：海绵窦；BasPl：基底静脉丛；ClivRec：斜坡隐窝；ClivD：斜坡硬脑膜；PSL：蝶岩韧带（Gruber 韧带）；CN Ⅳ：滑车神经；PetrApx：岩尖；Cav-ICA：海绵窦段颈内动脉；Pcliv-ICA：斜坡旁段颈内动脉；LatClivA：斜坡外侧动脉；ICA-Plexus：颈内动脉交感神经丛；BA：基底动脉；CN Ⅲ：动眼神经

其前界就是海绵窦前壁，下界为内侧壁与外侧壁的融合线，大约在三叉神经第二支（上颌神经）上缘水平。

该部分内走行有颈内动脉交感神经丛［神经纤维来自岩浅大神经（GSPN）与翼管神经］，其沿着颈内动脉以一个弧形轨迹从较短的垂直段走行至水平段。通常可以发现一条或者多条纤维附着在颈内动脉的外膜上；在出现弯曲走行的情况下，一些纤维突然中断并漂浮于海绵窦内。

在海绵窦后部展神经远端位于海绵窦段颈内动脉水平段下外侧，并且其标志着海绵窦下部与外侧部的移行处。如前所述，展神经在海绵窦内没有任何保护性硬脑膜鞘，通常斜向直行，平行并位于三叉神经第一支（眼神经）的内侧。从内侧到外侧遇到的结构的顺序是一定的：颈内动脉交感神经丛，展神经远端，以及三叉神经第一支（眼神经），如下文所述，他们走行在海绵窦外侧部（图 33.7）。

33.5.4　海绵窦的外侧部

海绵窦外侧部位于海绵窦段颈内动脉前膝与水平部外侧。整体上看，因为颈内动脉遮挡了海绵窦外侧部，所以从中线到外侧的内镜下经鼻手术径路很难到达该区域。

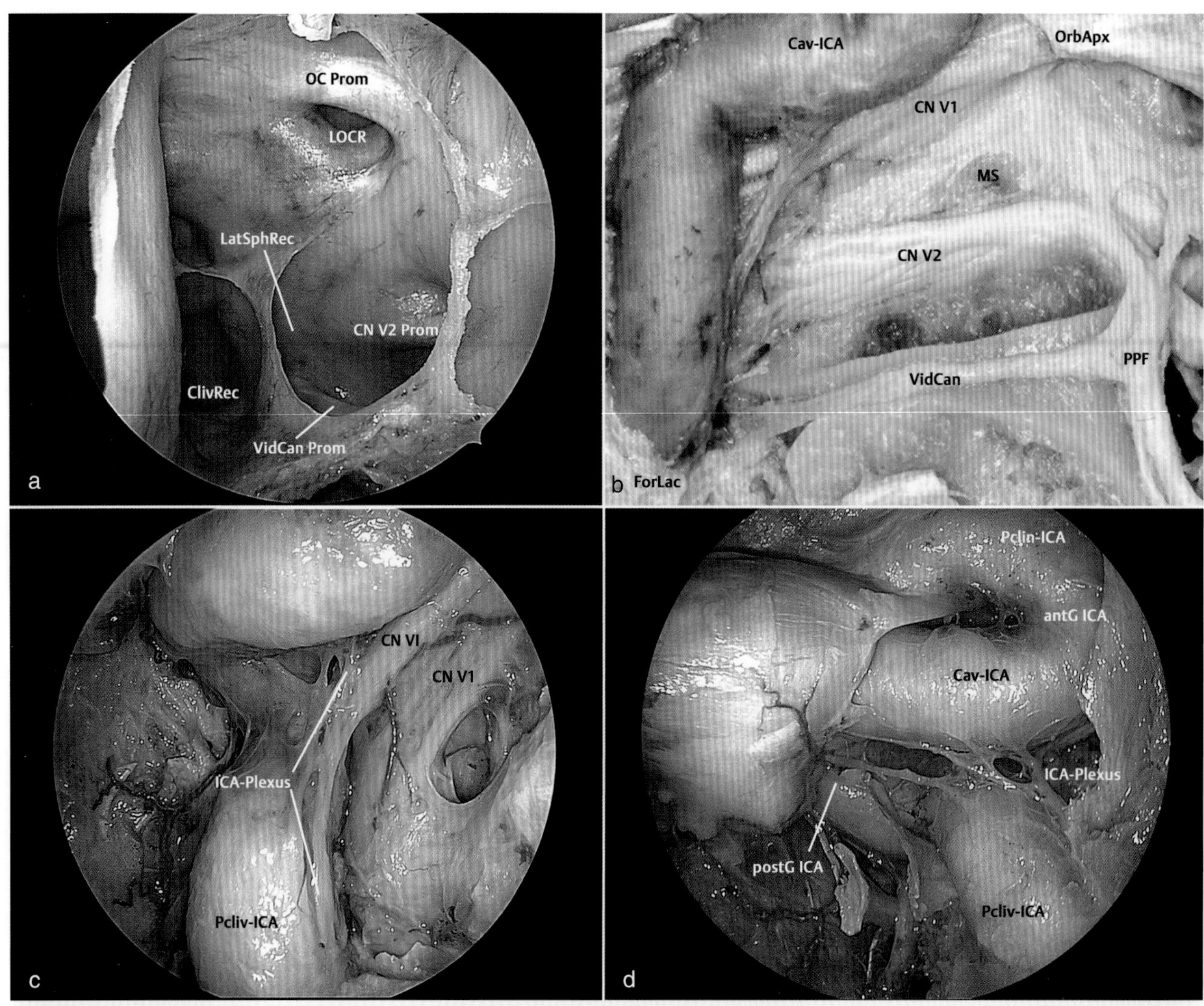

图 33.7 海绵窦下部。海绵窦下部的骨性突起（a）和已经暴露的解剖结构（b）。c，d. 走行多变的颈内动脉交感神经丛以适应走行迂曲的颈内动脉。ClivRec：斜坡隐窝；LatSphRec：蝶窦外侧隐窝；LOCR：视神经－颈内动脉外侧隐窝；VidCan Prom：翼管隆突；OC Prom：视神经管隆突；CN Ⅴ 2 Prom：三叉神经上颌支隆突；OrbApx：眶尖；CN Ⅴ 1：三叉神经眼支；CN Ⅴ 2：三叉神经上颌支；Cav-ICA：海绵窦段颈内动脉；VidCan：翼管；ForLac：破裂孔；PPF：翼腭窝；MS：上颌柱；Pcliv-ICA：斜坡旁段颈内动脉；CN Ⅵ：展神经；ICA-Plexus：颈内动脉交感神经丛；Pclin-ICA：床突旁段颈内动脉；postG ICA：颈内动脉后膝；antG ICA：颈内动脉前膝

从前向后观察，海绵窦外侧部从覆盖上方的视柱下表面至前下方的上颌柱上表面的近环扩展而来。视柱和上颌柱分别将视神经管与眶上裂、眶上裂与圆孔分隔开。所有走行于海绵窦内的脑神经在海绵窦外侧部汇聚然后出海绵窦，并经眶上裂入眶。海绵窦向前终止于视柱与上颌柱的连接线上。脑神经的空间排布是恒定的；最明显的就是动眼神经在滑车神经上方走行于海绵窦外侧壁。眼神经从位于中颅窝底水平的 Meckel 囊内的三叉神经节（也叫半月节）发出后以较为陡直的角度向前上方走行。展神经海绵窦段远端靠内侧走行，通常当眼神经从海绵窦下部进入海绵窦外侧部时，其刚好位于眼神经内侧（图 33.8）。

近环分别将海绵窦段颈内动脉与床突旁段颈内动脉固定于视柱或前床突下表面与中床突。因此，为了进入海绵窦外侧部，动脉的移位（从外侧移至内侧）需要将近环进行部分切开。

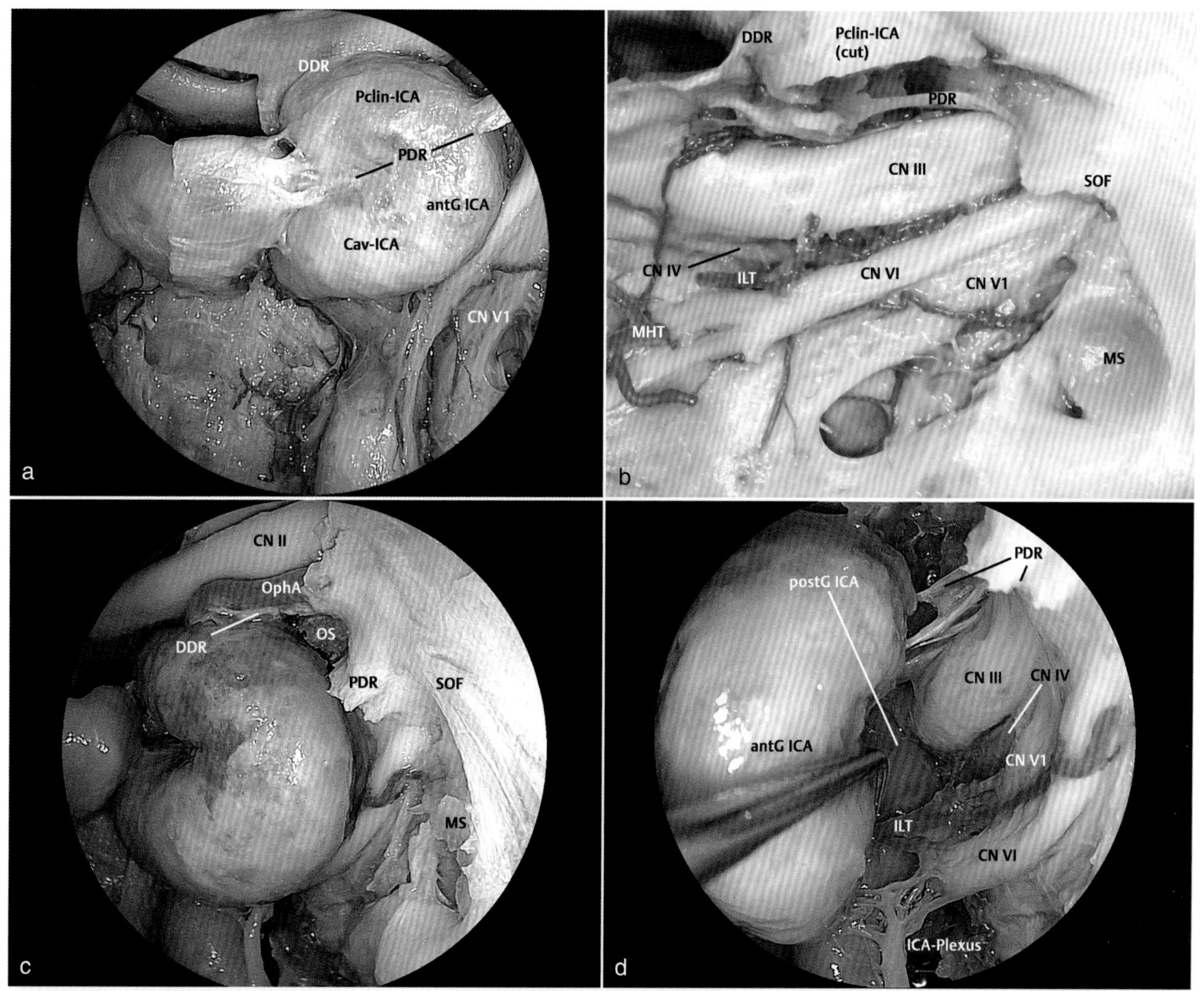

图 33.8　海绵窦外侧部。a，c，d. 为了移位颈内动脉按顺序切断近端硬脑膜环。b. 颈内动脉已经被切除以暴露海绵窦外侧壁上脑神经汇聚在一起并进入眶上裂的部分。DDR：远端硬脑膜环；PDR：近端硬脑膜环；Pclin-ICA：床突旁段颈内动脉；Cav-ICA：海绵窦段颈内动脉；antG ICA：颈内动脉前膝；SOF：眶上裂；MS：上颌柱；CN Ⅲ：动眼神经；CN Ⅳ：滑车神经；CN Ⅴ 1：三叉神经眼支；CN Ⅵ：展神经；ILT：下外侧干；MHT：脑膜垂体干；CN Ⅱ：视神经；OphA：眼动脉；OS：视柱；postG ICA：颈内动脉后膝；ICA-Plexus：颈内动脉 – 交感神经丛

33.6　海绵窦内微血管

海绵窦段颈内动脉从岩舌韧带延伸至近环。脑膜垂体干（MHT）是最先发出的分支，其发自海绵窦段颈内动脉前膝段后外侧面，位于鞍背的外侧。因此，脑膜垂体干起源于海绵窦后部最靠近海绵窦顶壁和岩上窦、岩下窦和基底窦汇流处。脑膜垂体干发出三支典型的分支，所有的分支都可以直接起自颈内动脉：①小脑幕支；②垂体下动脉；③背脑膜动脉。

小脑幕支（也叫做 Bernasconi Cassinari 动脉或者“the Italian 动脉”）首先向前上方朝着海绵窦顶壁方向走行，然后向后外侧弯曲，沿着小脑幕游离缘走行；例如，在当发生岩斜区脑膜瘤时，该动脉可被明显扩张。

垂体下动脉走行于鞍底硬脑膜前内侧，并与其关系紧密，在穿过鞍底硬脑膜后供养垂体后叶。该分支与对侧垂体下动脉以及垂体上动脉一起形成垂体动脉网。垂体下动脉是一条恒定的分支，但是它经常单侧缺如。当进行硬脑膜间垂体移位

时需要被切断，根据我们的经验，垂体的血供来源主要是硬脑膜内的床突上段颈内动脉发出的滋养垂体柄与垂体前叶的垂体上动脉，而较少的一部分来自垂体下动脉[4]。上述说明了即使双侧垂体下动脉都被切断也很少发生垂体功能不全。

背脑膜动脉朝着鞍背向后内侧下行，并且穿过海绵窦后壁供养斜坡硬脑膜与展神经；斜坡外侧动脉通常是单独的一个分支，走行于神经的内侧通过 Dorello 管。

下外侧干（ILT，或者称为海绵窦下动脉）起自海绵窦段颈内动脉水平部稍远端下外侧面，少数情况下直接起自脑膜垂体干。其分支恒定地在展神经和三叉神经眼支之间向内下方前行，最后沿海绵窦外侧壁分布并且滋养走行于海绵窦内的脑神经。绝大多数情况下，下外侧干的分支走行于海绵窦外侧部和下部（图 33.9）。

当要经过颈内动脉进入海绵窦外侧部时，下外侧干需要被识别、电凝并且切断，防止撕裂海绵窦段颈内动脉。

虽然超出了本章节的论述范围，但是为了论述完全，一些变异也应该被提及：经常会遇到 McConnell 被囊动脉，其起自颈内动脉内侧壁，滋

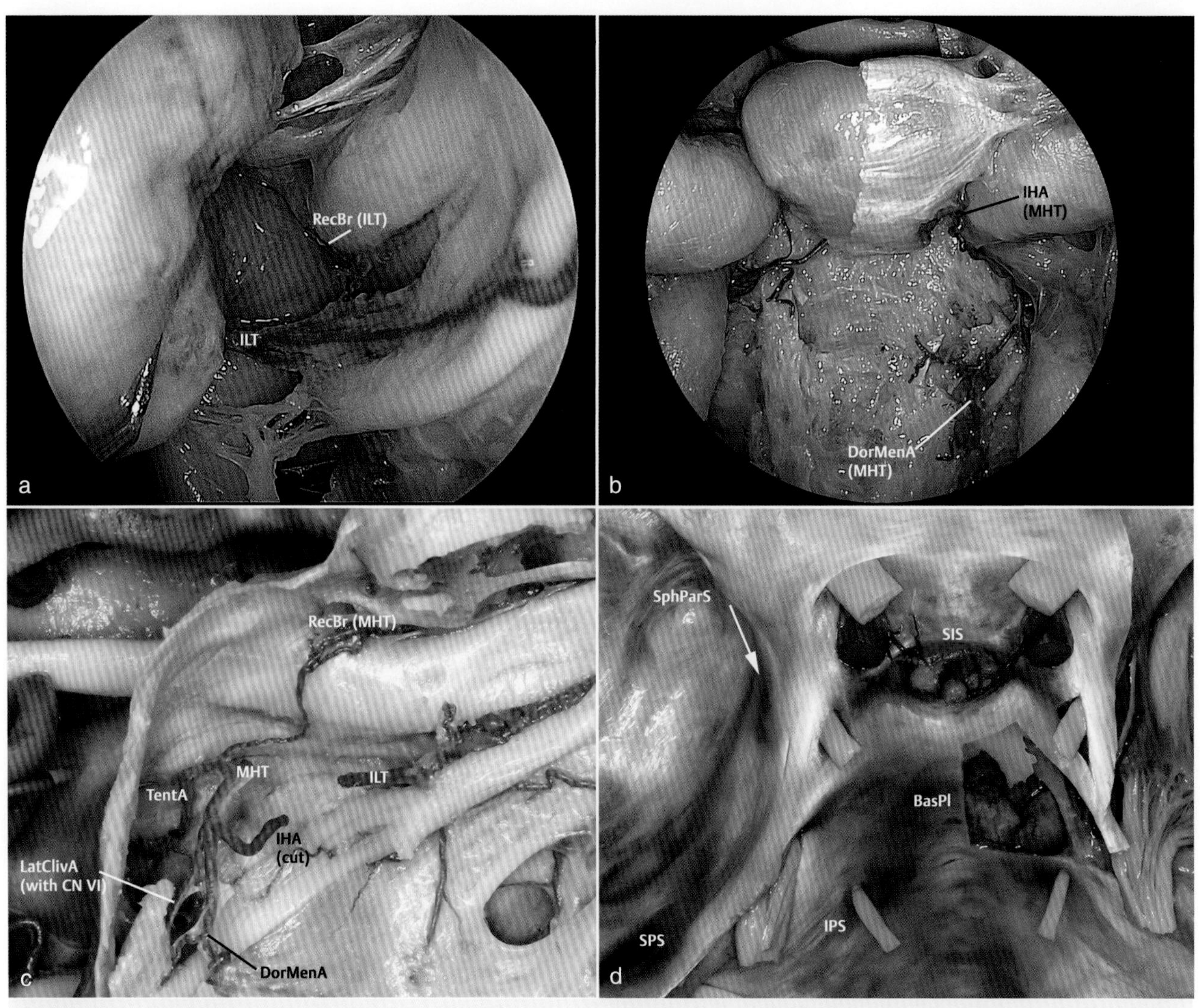

图 33.9 海绵窦内微血管结构，静脉汇入与引流。a. 在左侧海绵窦外侧部可见下外侧干（颈内动脉内侧移位）。b. 斜坡硬脑膜和血管的前面观。c. 去除颈内动脉以暴露下外侧干、脑膜垂体干以及它们的分支。d. 鞍区上面观。ILT：下外侧干；RecBr：常见分支；IHA：垂体下动脉；MHT：脑膜垂体干；DorMenA：背脑膜动脉；TentA：小脑幕动脉（Bernasconi-Cassinari 动脉）；LatClivA：斜坡外侧动脉；IPS：岩下窦；SPS：岩上窦；BasPl：基底静脉丛；SIS：上海绵间窦；SphParS：蝶顶窦

养垂体囊或者海绵窦前壁硬脑膜。同时，海绵内微血管分支也有许多不同的吻合，例如脑膜垂体干与咽升动脉的斜坡支和岩支之间的吻合。

33.7　静脉的汇入与引流

海绵窦的静脉汇入和引流主要集中于眼静脉、侧裂静脉、蝶顶静脉、岩枕静脉、颈动脉周围静脉、岩上窦和岩下窦，以及圆孔和卵圆孔的导静脉。基底窦（或横窦和后枕窦）和海绵间窦（或上、下、后海绵间窦，也称冠状窦）是恒定存在的，但在形态上变化很大。有时可识别出一些特殊的导静脉，比如蝶骨导静脉孔（或者 Vesalius 导静脉与导静脉孔），位于下颌柱的前方（图 33.9）。

（乔晋晟　王龙　译，汤文龙　校）

参考文献

[1] Harris FS, Rhoton AL. Anatomy of the cavernous sinus. A microsurgical study. J Neurosurg, 1976, 45(2):169–180

[2] Renn WH, Rhoton AL, Jr. Microsurgical anatomy of the sellar region. J Neurosurg, 1975, 43(3):288–298

[3] Rhoton AL, Jr, Hardy DG, Chambers SM. Microsurgical anatomy and dissection of the sphenoid bone, cavernous sinus and sellar region. Surg Neurol, 1979, 12(1):63–104

[4] Fernandez-Miranda JC, Gardner PA, Rastelli MM, Jr, et al. Endoscopic endonasal transcavernous posterior clinoidectomy with interdural pituitary transposition. J Neurosurg, 2014, 121(1):91–99

[5] Lieber S, Nunez M, Ferrareze Nunes C, et al. Surgical anatomy of the medial wall of the cavernous sinus and technical nuances for its surgical resection. J Neurol Surg B Skull Base, 2017, 78 S01:S4

[6] Fernandez-Miranda JC, Tormenti M, Latorre F, et al. Endoscopic endonasal middle clinoidectomy: anatomic, radiological, and technical note. Neurosurgery, 2012, 71(2) Suppl Operative:ons233–ons239, discussion ons239

[7] Inoue T, Rhoton AL, Jr, Theele D, et al. Surgical approaches to the cavernoussinus: a microsurgical study. Neurosurgery, 1990, 26(6):903–932

[8] Hakuba A, Tanaka K, Suzuki T, et al. A combined orbitozygomatic infratemporal epidural and subdural approach for lesions involving the entire cavernoussinus. J Neurosurg, 1989, 71(5)(,)(Pt 1):699–704

[9] Dolenc VV. A combined epi- and subdural direct approach to carotidophthalmic arteryaneurysms.J Neurosurg, 1985, 62(5):667–672

[10] Parkinson D. A surgical approach to the cavernous portion of the carotid artery. Anatomical studies and case report. J Neurosurg, 1965, 23(5): 474–483

[11] Fernandez-Miranda JC, Zwagerman NT, Abhinav K, et al. Cavernous sinus compartments from the endoscopic endonasal approach: anatomical considerations and surgical relevance to adenoma surgery. J Neurosurg, 2017, 1:1–12

[12] Zwagerman N, Lieber S, Fernandez-Miranda JC. Surgical anatomy of the sellar region//Cohen-Gadol A, Sheehan J, Laws E, Schwartz T, eds. Transsphenoidal Surgery: Techniques Including Complication Avoidance and Management, Springer,2017:145–165

[13] Martins C, Yasuda A, Campero A, et al. Microsurgical anatomy of the oculomotor cistern. Neurosurgery, 2006, 58(4) Suppl 2:ONS-220–ONS-227, discussion ONS-227–ONS-228

[14] Ferrareze Nunes C, Lieber S, Truong HQ, et al. Endoscopic endonasal transoculomotor triangle approach for adenomas invading the parapeduncular space: surgical anatomy, technical nuances, and case series. J Neurosurg, 2018 Apr, 13:1–11. doi: 10.3171/2017.10.JNS17779. [Epub ahead of print]

第 34 章 | 鞍区与鞍旁病变

Shunya Hanakita, Schahrazed Bouazza, Moujahed Labidi, Kentaro Watanabe, Anne-Laure Bernat, Sébastien Froelich

摘 要

鞍区和鞍旁区域位于中央颅底。是个包含了重要神经、血管结构的复杂解剖区域。该区域可以发现多种类型的病变，如肿瘤、炎症、血管和发育性疾病。各种病变的最佳治疗方法可能有很大的差别。因此，根据医学史、生物学研究和影像学研究，在任何治疗计划前尽可能准确的诊断是很重要的。大多数的病例，经过神经影像学检查以及内分泌和眼科检查的准备工作后进行仔细的临床评估，几乎可以确诊。如症状性或进展性病变，术前诊断仍有疑问，就需要进行活检。

大多数病变需要多学科的管理和治疗，其中包括手术、放疗以及初级或辅助医学治疗。本文提供了一个鞍区疾病的概述，重点介绍对临床实践有帮助的特征。

关键词

鞍区病变，垂体瘤，垂体腺瘤，颅咽管瘤，脑膜瘤

内容要点

· 垂体腺瘤和脑膜瘤是最常见的病变；然而，鞍区和鞍旁区病理极为丰富，可以发现多种病变类型。

· 仔细的临床评估联合内分泌生化检查、眼科检查和神经影像学检查几乎可以确诊大多数病变。

· 对于症状性和进展性病变，在临床评估和完整的检查均不能作出确诊的情况下应进行活检。

· 对于复杂病变，提倡采用多学科合作方法进行诊治。

34.1 引 言

鞍区和鞍旁区位于颅底中央，两侧海绵窦之间。被重要的神经血管结构所包围，包括颈内动脉、视神经和视交叉、脑神经Ⅲ ~ Ⅵ、垂体和海绵窦静脉通道。蝶鞍与海绵窦之间被一层薄而弱的结缔组织壁所分隔，因此鞍区肿瘤常向海绵窦内扩大生长。大量的肿瘤、炎症、血管和发育性病变可影响到鞍区和鞍旁区。垂体腺瘤是此区最常见的良性肿瘤[1-2]。

充分和完整的诊断检查，包括临床检查、内分泌学、眼科和神经学评估，神经影像学研究通常能给出近乎确定的诊断，并排除意外，尽管在某些情况下可能需要活检来确定最佳治疗。本章将着重回顾常见鞍旁病变的临床、影像学及病理特点。

34.2 解剖考虑

蝶鞍即垂体窝，位于蝶骨中央部分（图 34.1）。蝶窦的后壁形成了蝶鞍的前壁。向上，前壁延伸到鞍结节，交叉沟，蝶骨缘，更前面延伸到蝶骨平面[3]。鞍结节也延伸到视柱的后边缘外侧。鞍结节、视交叉沟、蝶骨边缘和视柱的形状变化很大，与在蝶窦后壁外侧可见的突起和隐窝的形状相关[4]。鞍背构成垂体窝后壁，终止于在其上方和侧缘的两个结节，即后床突。鞍膈构成鞍区的顶部，其中央有个开口容纳垂体柄通过。鞍膈中央开口和厚度变化很大，在某些肿瘤如垂体腺瘤的鞍上扩展中起作用（图 34.2）[5]。

Parkinson[6] 将海绵窦或蝶鞍外侧描述为硬脑膜外神经轴的扩大部分，硬脑膜外神经轴从尾骨

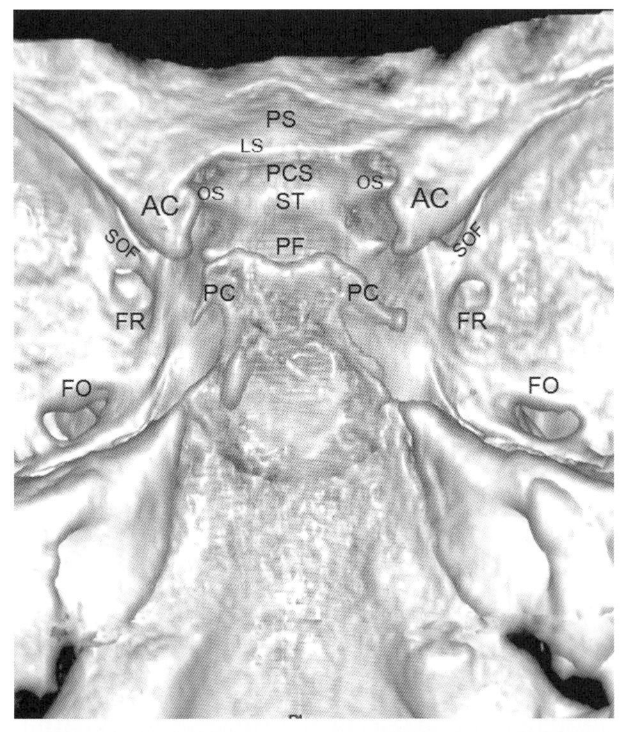

图 34.1　蝶鞍和鞍旁区三维重建（后上观）。AC：前床突；FO：卵圆孔；FR：圆孔；PF：垂体窝；LS：蝶缘；OS：视柱；PC：后床突；PCS：视交叉前沟；PS：蝶骨平台；ST：鞍结节

延伸至眼眶。蝶鞍外腔位于垂体窝的外侧。其外侧壁为颞窝硬脑膜，由多层结缔组织壁组成。内侧壁是位于蝶鞍外侧腔和垂体之间的一层薄而可变的结缔组织屏障（图 34.3）。

后壁和上壁由硬脑膜构成，外侧壁也是如此。蝶鞍外侧部分通过眶上裂的内侧扩大部分与眶尖一起向前延伸。蝶鞍外侧部分包含颈内动脉（ICA）海绵窦段及其分支，交感神经丛，脑神经Ⅱ、Ⅳ和Ⅵ，并伴有不同距离的蛛网膜袖套，三叉神经的第一、第二和第三分支，脂肪组织。所谓 CS 是一种不规则的静脉网络，是颅底静脉通道中硬脑膜外静脉网络的一部分，蛛网膜颗粒和结缔组织正常（图 34.4，图 34.5）。

多个静脉通道与海绵窦相通：海绵间窦、基底窦、岩上、岩下静脉窦，眼上、下静脉，圆孔、卵圆孔、棘孔静脉，大脑中深静脉，侧裂浅静脉。颈内动脉与垂体的联系紧密，其形态及与垂体的关系差异性很大[7]。

34.3　鞍区与鞍旁病变的病理学类型

这些区域的病理大致可分为以下 4 种类型：肿瘤，发育性病变，炎症，血管性病变。

34.3.1　肿　瘤

垂体瘤

垂体腺瘤

垂体腺瘤是最常见的垂体病变，其患病率为

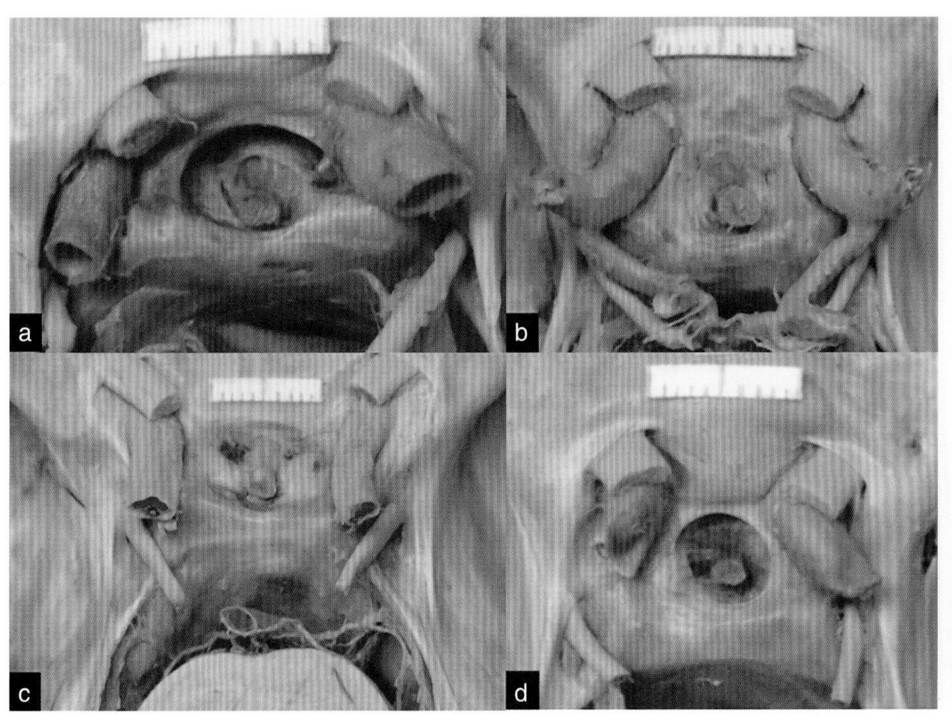

图 34.2　a~d. 鞍膈的变化。各种各样的鞍膈开口和形状，缺乏海绵窦真正的内侧壁可以解释肿瘤向上和外侧扩展

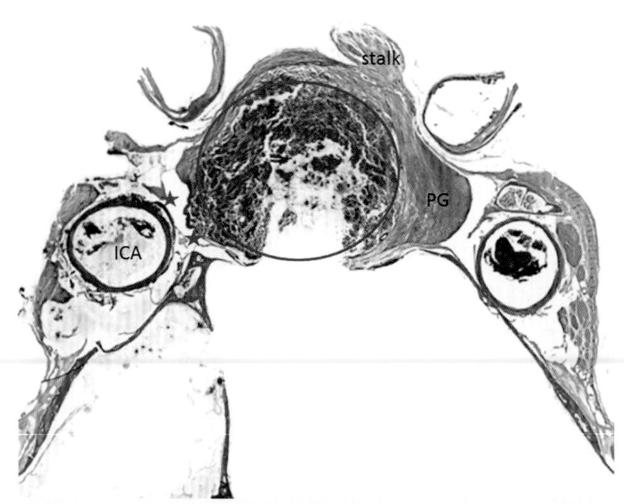

图 34.3　成人尸体垂体腺瘤（红圈）冠状面组织学切片。红星表示垂体腺瘤向右侧海绵窦扩展，没有真正的内侧壁将腺瘤和海绵窦分开。ICA：颈内动脉；PG：正常垂体；stalk：垂体柄

0.1%，尸检患病率约为 15%[8]。绝大多数垂体腺瘤是偶发的。垂体腺瘤由腺垂体细胞组成。垂体腺瘤分为微腺瘤（直径< 1cm）、大腺瘤（> 1cm）和巨大腺瘤（> 4cm），并分为功能性腺瘤和非功能性腺瘤（图 34.6）。约 65% 的腺瘤分泌激素 [催乳素（PRL）：48%，生长激素（GH）：10%，促肾上腺皮质激素（ACTH）：6%，促甲状腺激素（TRH）：1%] 引起高分泌综合征。除了高分泌综合征，肿瘤压缩正常垂体组织可以减少其他激素的产生。

功能性腺瘤

催乳素瘤是最常见的功能性垂体腺瘤（图 34.7）。大多数催乳素微腺瘤是在妇女生殖周期诊断出来的，表现为月经少或闭经、溢乳和不孕。

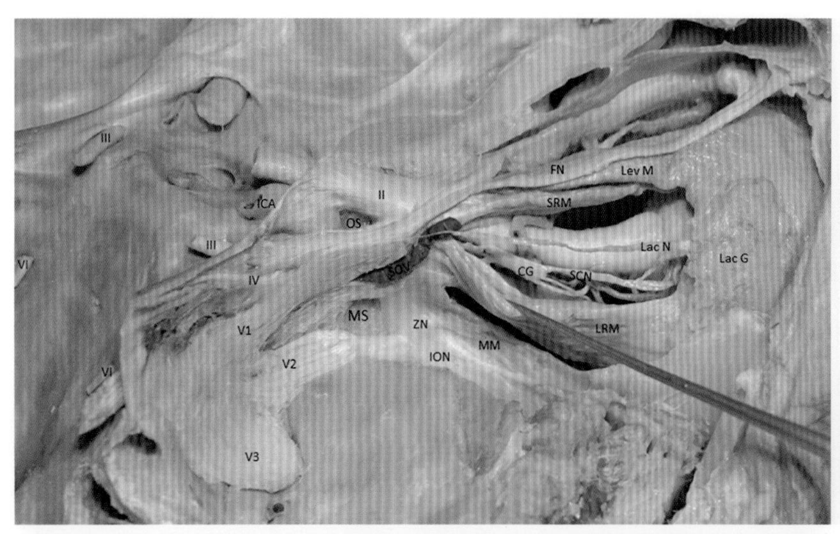

图 34.4　右侧鞍旁区和眶部的尸体解剖图。CG：睫状神经节；ICA：颈内动脉；FN：额神经；ION：眶下神经；Lac G：泪腺；Lac N：泪腺神经；Lev M：上睑提肌；MM：Müller 肌；MS：上颌支柱；OS：视柱；SCN：鼻睫短神经；SRM：上直肌；ZN：颧神经

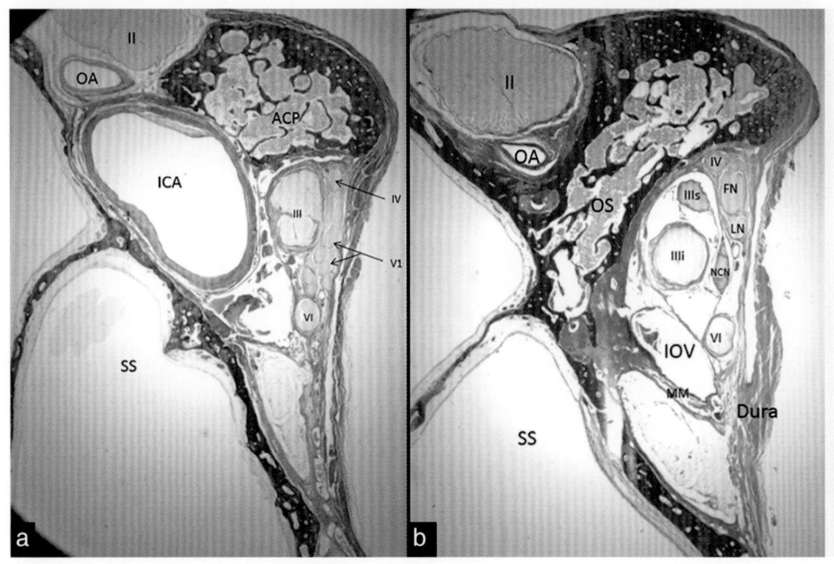

图 34.5　海绵窦眶区的冠状组织切片。切片位于 ICA（a）的床突段 C5 和视柱（b）之间的水平。ACP：前床突；FN：额神经；IOV：眶下静脉；LN：泪腺神经；MM：Müller 肌；NCN：鼻睫神经；OA：眼动脉；OS：视柱；SS：蝶窦

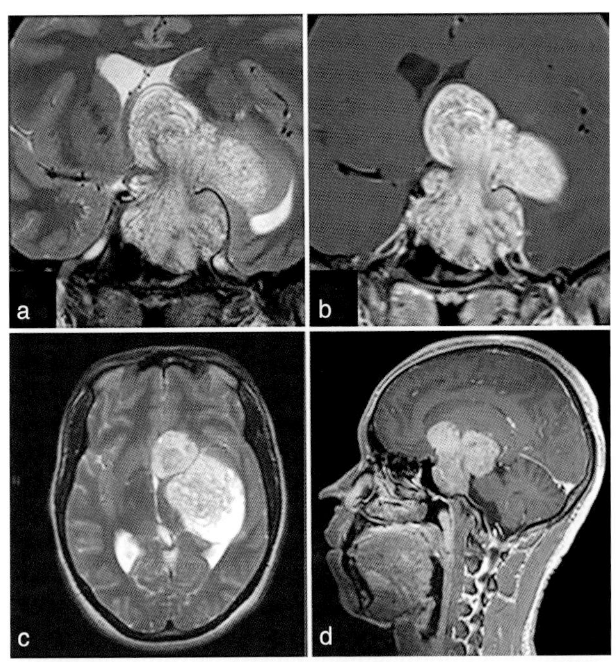

图 34.6　垂体大腺瘤。这位患者表现为失明和认知功能障碍。a.T2WI 像。b.T1-Gad WI 冠状位。c.T2WI 轴位。d.T1-GadWI 矢状位

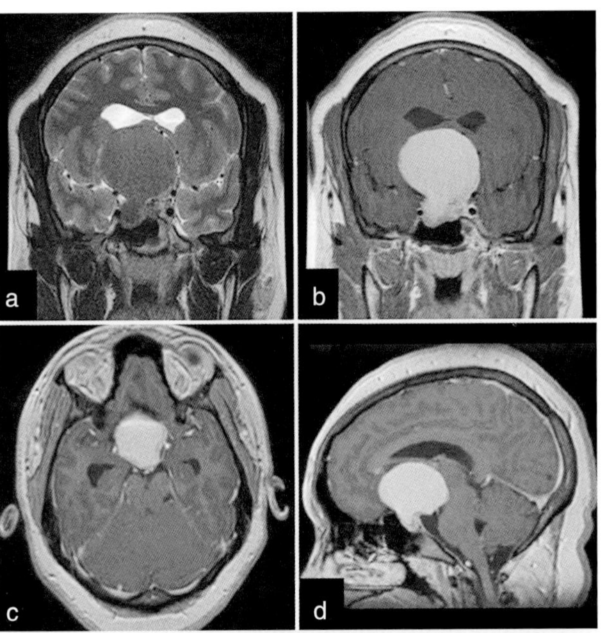

图 34.7　催乳素瘤。这位患者有视野缺损（双侧偏盲）和高催乳素血症。a.T2WI 冠状位图像。b~d.T1-Gad 增强扫描显示大腺瘤。向第三脑室扩展

在男性和老年妇女中，催乳素瘤大多是大腺瘤，并伴有视觉症状。阳痿和性欲减退在男性中很常见[9]。大多数催乳素瘤患者现在都接受了药物治疗[10]。药物治疗失败，经历了多巴胺能激动剂引起的主要不良反应，有持续的肿块占位效应引起的症状的患者，就有手术适应证。对于小病变，根治性手术切除是最主要的治疗方式，近期得到了关注，可以替代终身多巴胺激动剂治疗。

生长激素腺瘤约占垂体腺瘤的 20%。肢端肥大症对两性的影响相似，平均诊断年龄为 40~45 岁。由于症状进展缓慢，患者及其亲属通常很晚才认识到这种畸形综合征。因此，大多数患者在诊断时都患有大腺瘤。生化检查显示血清 GH 和胰岛素样生长因子 1（IGF-1）水平较高。在约 30%~50% 的患者中，PRL 的共同分泌导致了高催乳素血症的相关症状。当肿瘤可以切除时，手术是一线治疗方法。与严重肢端肥大症相关的严重相关共病（高血压、糖尿病、心血管疾病、严重睡眠呼吸暂停）应在术前仔细地排除，因为它可能增加手术风险[11]。术前应用生长抑素受体配体治疗可以降低这种风险。当肿瘤不可能全切时，最好的治疗策略是在可能的情况下进行显著的减容，然后再进行药物治疗。药物治疗包括生长抑素受体配体，多巴胺激动剂，GH 受体拮抗剂[12-13]。若术后有残瘤，药物治疗不成功或患者不能耐受，应行放射治疗。

与库欣病相关的 ACTH 分泌腺瘤约占所有腺瘤的 10%~15%。诊断的平均年龄为 30~40 岁，且多见于女性。绝大多数 ACTH 分泌腺瘤为微腺瘤，手术中发现约 15% 具有侵袭性（图 34.8）[14]。异位垂体腺瘤组织引起库欣病很少见，但却是手术失败的潜在原因[15-16]。微腺瘤和异位腺瘤在 MRI 上可能极难定位。在复杂的病例中，有时需要双侧岩下窦采血样[17]。高分辨率功能成像结合高分辨率形态学 MRI 提高了鞍内微腺瘤或异位腺瘤的检测[18]。ACTH 分泌腺瘤是一种严重的疾病，如果可能，建议切除并联合多学科治疗。分泌促甲状腺激素（TSH）腺瘤是垂体腺瘤中最少发生的。临床上，它们可能表现为甲状腺功能亢进，但也可能出现在甲状腺功能减退或临床甲状腺功能正常的患者[19]。大多数 TSH 分泌腺瘤是侵袭性大腺瘤。

无功能性腺瘤

约 1/3 的垂体腺瘤与激素分泌亢进的临床证

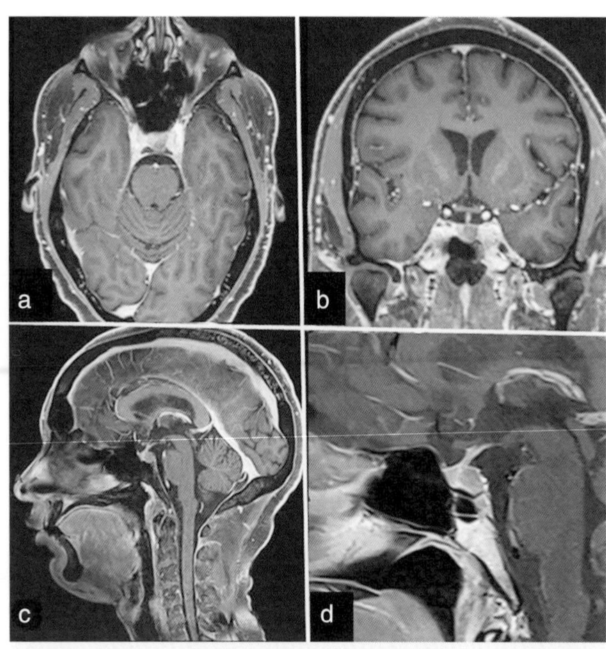

图 34.8　功能性微腺瘤（分泌促肾上腺皮质激素的腺瘤）。该患者表现为库欣综合征的特征（体重增加，肌肉无力），并被诊断为促肾上腺皮质激素分泌腺瘤。a.T1-GadWI 轴位。b. 冠状位。c. 矢状位。d. 矢状位放大视图。强化的肿瘤（< 1cm）与垂体相邻

据无关。然而，绝大多数无功能的垂体腺瘤是促性腺激素分泌腺瘤。它们很少出现激素过量的临床证据，被认为是沉默腺瘤。10% 的无功能性腺瘤的免疫组化染色呈阴性。例外情况下，尽管没有临床确认的分泌激素，无功能性腺瘤可能出现 GH、PRL、TSH 或 ACTH 呈阳性的结果，此类病例称为促生长激素细胞腺瘤、催乳素分泌细胞腺瘤、促甲状腺激素细胞腺瘤或促肾上腺皮质激素细胞腺瘤。无功能性腺瘤最常表现为视觉症状和垂体功能减退的迹象。垂体功能低下与腺瘤压迫正常垂体有关。患者有时也表现出由垂体柄受压引起的轻度高催乳素血症。如果有视力障碍，就需要做手术。垂体功能低下可能是手术的指征，但恢复不确定（30%），手术本身有 5%~10% 的垂体功能低下风险[20]。建议对偶发性肿瘤进行仔细的随访。最近的研究表明，Ki-67 大于 3% 预测复发 / 进展具有较高的特异性（89%）[21-22]。然而，即使在复发肿瘤的情况下，Ki-67 可能较低，因此建议检测三种增殖标记物：Ki-67 抗体、有丝分裂活性和 p53 表达[20]。

垂体卒中

垂体卒中是垂体腺瘤的严重急性并发症，最常见的是无功能性腺瘤。它们通常表现为急性症状，以突然发作的头痛为特征。常伴有恶心和呕吐。视觉症状如复视、上睑下垂、视力、视野损害是常见的表现。病因是原有病变的梗死灶，随后出现出血或坏死。促使其发生的因素可能是低血压（心脏手术、心肌梗死、创伤合并休克）伴随梗死灶的血供需求增加，治疗（抗凝血剂，多巴胺激动剂），它被描述为垂体激素刺激试验的结果[23-24]。MRI 对检测急性和（或）陈旧性出血具有高度的敏感度（图 34.9）。垂体卒中经常与垂体功能减退有关，诊断后应立即开始氢化可的松替代治疗。即使大多数神经外科医生历来主张手术治疗，但对于轻度稳定或长期存在的视觉症状或孤立性动眼神经麻痹的病例，现在仍主张保守治疗，并辅以适当的内分泌治疗和密切的临床随访。

不典型腺瘤

组织学特征提示侵袭性的肿瘤。临床表现，Ki-67 指数超过 3%，免疫组织化学（IHC）染色广泛的核 P53 阳性被认为是不典型腺瘤。在这种

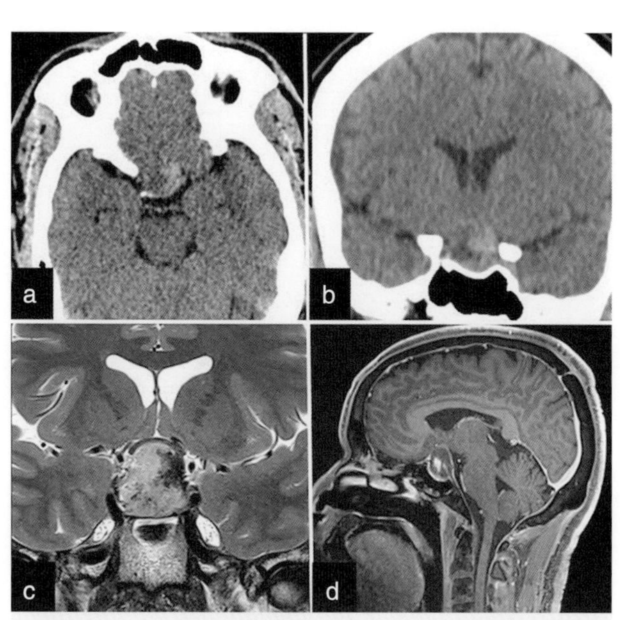

图 34.9　中年患者垂体卒中。患者突然出现头痛和上睑下垂。CT 轴位（a）和冠状位（b）显示鞍区有出血。MRI 还显示肿瘤出血：T2WI 冠状面（c）和 T1-GadWI 矢状面（d）

情况下，强烈建议术后密切随访[25]。增殖性标记物 Ki-67（MIB-1）已被用于区分侵袭性肿瘤，但对其真实预后判断的价值仍有一些争议[26-27]。

原发性垂体癌

垂体癌非常罕见，仅占所有的垂体肿瘤不到 1%。诊断垂体癌需要证明有远处转移（图 34.10）。它们大多是功能活跃的，其中绝大多数产生 ACTH 和 PRL。多发性局部复发和最终转移性播散通常发生在后期的病理过程中。诊断垂体腺瘤和诊断转移之间的潜伏期有很大的范围，从几个月到近 20 年。一旦确诊，生存率非常低；66% 的患者在 1 年内死亡。治疗策略包括对分泌催乳素的肿瘤使用多巴胺激动剂、放疗和化疗（替莫唑胺），但这些都只是姑息性的[28]。

垂体细胞瘤

垂体细胞是可以异常转化为垂体细胞瘤的细胞。它们是非常罕见的低级别星形细胞瘤[29-30]。垂体细胞瘤是一种良性且生长缓慢的肿瘤，常发生于年轻至中年女性。它们普遍分布于下丘脑—垂体轴，可完全位于鞍内或鞍上，或累及两个部分。MRI 通常显示一个实性、有边界、增强的鞍区或鞍上肿块灰质 T1 等信号，T2 高信号加权图像（T2WI）。它们通常与腺瘤相似，但是偶尔增强的腺垂体可能移位在前面。

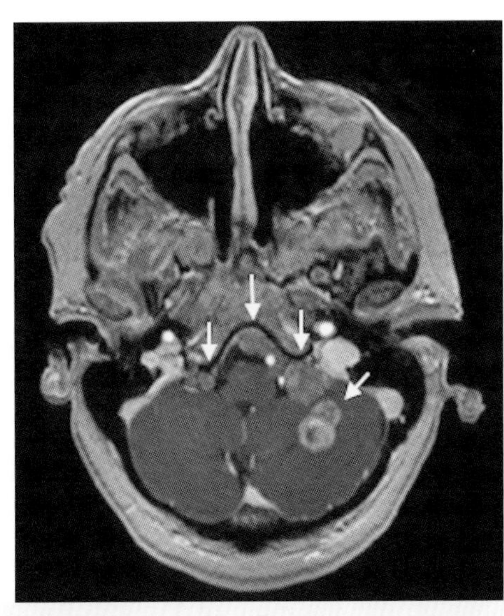

图 34.10　1 例 70 岁女性垂体癌转移。10 年前手术治疗催乳素瘤，随后进行放射治疗（50Gy）。轴位 T1-GDWI 显示增强，显示颅颈交界处的多发病灶（白色箭头）。组织学确诊为垂体癌转移。Ki-67 指数为 10%

脑膜瘤

脑膜瘤是最常见的原发性中枢神经系统（CNS）肿瘤。女性发病频率是男性的 2.5 倍。脑膜瘤是一种良性肿瘤，起源于蛛网膜帽细胞，几乎总是附着在硬脑膜上。鞍区脑膜瘤通常起源于周围区域，并继发向蝶鞍结构延伸，其中，一种典型地区分鞍上脑膜瘤（鞍结节脑膜瘤、鞍膈脑膜瘤、前床突脑膜瘤）和海绵窦脑膜瘤。纯鞍内脑膜瘤非常罕见，可能很难与腺瘤鉴别（图 34.11）。脑膜瘤通常边界清楚，T2WI 呈不等至低信号，虽然可能伴有钙化和囊变，但仍呈均匀致密强化。发现脑膜尾征可能提示脑膜瘤。脑膜瘤的形态学特征与蛛网膜起源有关，分为 3 个等级。根据世界卫生组织（WHO）的分类，这是基于它们的组织形态，但也基于 Ki-67/MIB-1 增殖指数。脑膜瘤常表达性激素受体 [孕激素受体（PR）和雌激素受体（ER）]，孕激素治疗可显著影响颅底脑膜瘤的生长。大多数脑膜瘤几乎都是Ⅰ级脑膜瘤，是良性肿瘤，复发率低。另一方面，Ⅱ级和Ⅲ级与更有侵袭性的自然史和高复发风险相关。单纯内镜经鼻切除这些区域的脑膜瘤仍然存在争议，是由于存在术后脑脊液漏的潜在高风险。

海绵窦脑膜瘤

海绵窦脑膜瘤起源于海绵窦外侧壁，也可能

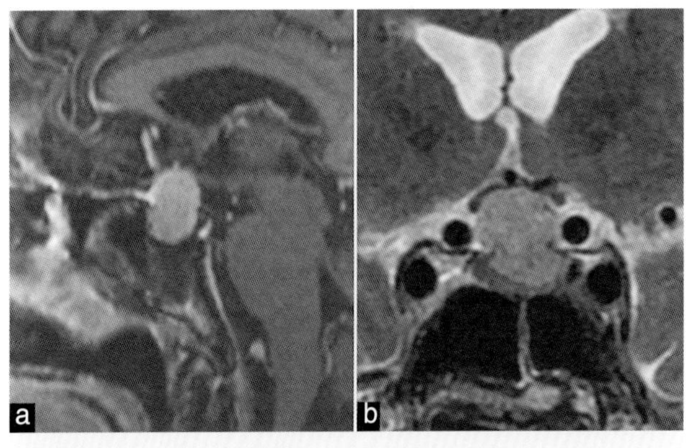

图 34.11　鞍内脑膜瘤。患者抱怨有视觉障碍。左眼有视觉缺损。a. Gd 的 T1WI（矢状面）显示鞍内和鞍上病变均匀强化。b.T2WI 冠状位显示视交叉受压

起源于海绵窦本身。它们可向外侧延伸到中颅窝，向上影响到床突上段颈内动脉、视神经、视交叉，向后延伸到岩斜角，向内延伸到蝶窦或蝶鞍。可以看到海绵窦内颈内动脉狭窄[31]。在海绵窦脑膜瘤的病例中，组织学研究显示有颈内动脉和脑神经的浸润[32]。如涉及蝶鞍，应该进行完整的内分泌学评估，但垂体功能障碍不常见，通常发生晚。海绵窦脑膜瘤是一种复杂的病变，需要多学科的治疗。手术目标是切除海绵窦外侧部分的病灶，以使脑干、视神经通路或颞叶得到减压。海绵窦内肿瘤的其余部分通常随访或接受放射治疗（图 34.12）。

神经鞘瘤

鞍旁神经鞘瘤是罕见的，起源于穿过蝶鞍外侧部分的脑神经（Ⅲ、Ⅳ、Ⅴ和Ⅵ）的神经鞘[4,33]。一般而言，绝大多数鞍旁神经鞘瘤为三叉神经鞘瘤。它在主要的经蝶手术系列中只占不到 1%[34]。大多数神经鞘瘤是生长缓慢的肿瘤，通常表现为与受累脑神经相关的症状（上睑下垂、复视、感觉障碍等）。在诊断时，病灶的大小通常很大。在 MRI 上，神经鞘瘤在 T1WI 上呈不等至低信号，T2WI 上呈高信号，而在 T1-GdWI 上呈明显增强或异质性信号（图 34.13）[35]。

通过术前成像，甚至在手术中，识别肿瘤发生的脑神经有时是困难的[33]。治疗策略取决于临床表现。对于无症状或轻微症状的病变，保守治疗是合理的选择。治疗选择包括根治性切除、局部切除后若肿瘤残留有生长，则进行放疗或单纯放疗[33]。根据病变的大小，放射治疗是最常提倡的，长期肿瘤控制率高[36]。在全切除良性鞍及鞍旁肿瘤后，报道的复发率小于 10%[37]。

颅咽管瘤

颅咽管瘤（CP）是一种起源于脑垂体或垂体柄的罕见的微囊性良性上皮细胞病变。它的发病率为每年（0.5~2）/100 万。它的发病高峰年龄在 5~14 岁以及 55~70 岁。约 40% 发生在儿童或青少年时期。性别比为 1 : 1。颅咽管瘤被认为起源于 Rathke 囊的外胚层残体沿颅咽管（胚胎发生学说）或从结节部腺垂体细胞化生腺垂体，导致鳞状细胞形成的巢（化生的理论）。颅咽管瘤通常浸润周围的结构，如垂体、垂体柄和下丘脑，这解释

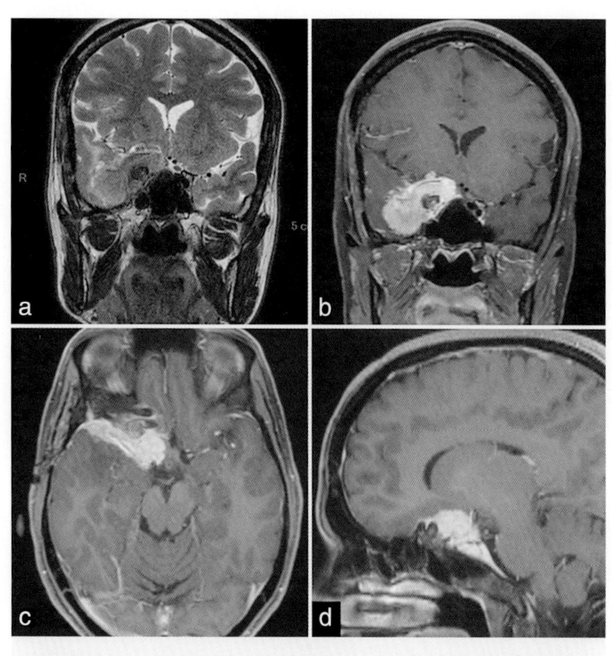

图 34.12　右侧海绵窦脑膜瘤。患者出现复视和上睑下垂的症状。a.T2WI 冠状位图像。T1-GdWI 显示肿瘤向鞍上和鞍旁区域延伸，压迫视神经和垂体：冠状位（b）；轴位（c）；矢状位（d）

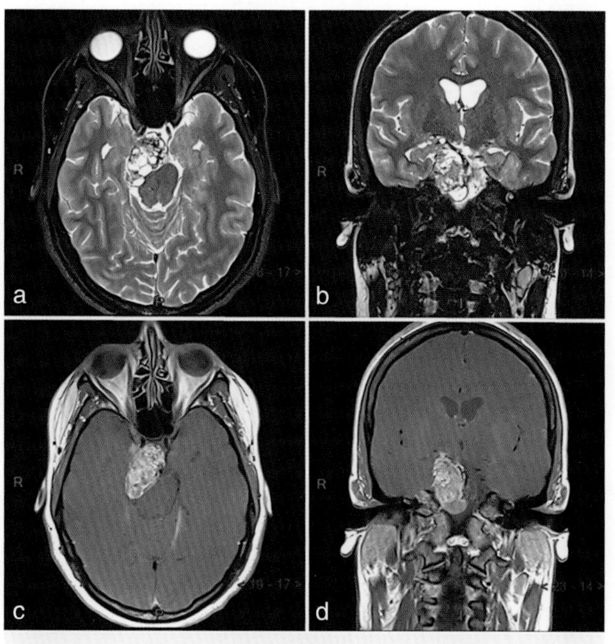

图 34.13　25 岁女性的右侧滑车神经鞘瘤。患者出现头痛、上睑下垂、复视。MRI 轴位（a）和冠状位（b）显示 T2WI 上不均匀肿块。T1-GdWI 轴位（c）和冠状位（d）显示肿瘤强化良好

了最初的症状，但更重要的是这可能导致术后并发症。因此，尽管存活率很高（最近的研究中为 87%~95%），但由于与重要结构密切相关的并发症，长期生活质量往往受到损害。

颅咽管瘤可分为两种组织学亚型：釉质瘤型主要见于儿童和青壮年，而乳头型更常见于成人。其是一种机会性肿瘤，沿最小阻力路径生长，并沿脑脊液路线播散。形成基底池的蛛网膜的三维变化在一定程度上影响了颅咽管瘤的扩展。肿瘤可以完全位于第三脑室，生长在第三脑室底内，或者例外地生长在第三脑室底上方。根据其向外扩展及其与视交叉、垂体柄和第三脑室的关系可进行几种分类[38]。宏观上看，颅咽管瘤的典型表现为钙化、实性组织和囊肿。可能会遇到 15% 的病例纯囊性。15% 的肿瘤仅是实体。70% 的肿瘤是囊实混合性。囊性内容物常被描述为“机油”。显微镜下观，釉质瘤样颅咽管瘤由伪成层柱状细胞围封，形成所谓的“釉质瘤”样。乳头型颅咽管瘤显示分化良好的鳞状上皮，可分离形成假乳头。CT 和 MRI 通常显示具有实性和（或）囊性部分的多小叶病变。钙化是常见的，在 CT 扫描中更容易看到。稳态三维结构干扰（高 T2/T1 比值的 CISS）致力于分析肿瘤与不同脑池、血管、神经、第三脑室底、下丘脑的关系，这是确定最佳手术策略必要的检查（图 34.14）。

根据病变的类型、大小和扩展范围，预后是多变的。对于容易到达和边界清楚的病变，完全切除是治疗的选择。如果切除不完全，复发率高。对于与下丘脑关系密切的复杂病变，支持原发性全切除和支持部分切除后放疗的争论仍在持续[39]。激进的手术切除造成的严重并发症（严重的下丘脑功能障碍，改变的神经心理状态），导致治疗采取更保守的策略，结合部分切除和分段放射治疗，尤其是在儿童患者中[40–42]。

关于手术入路，从最近的文献中可以清楚地看出，内镜鼻内入路已成为大多数颅咽管瘤的首选入路之一[43–44]。它提供了一个更合理的视线，提供了一个进入基底池多个区域的通道，颅咽管瘤通常延伸到那里。对于鞍区病变，其优势是毋

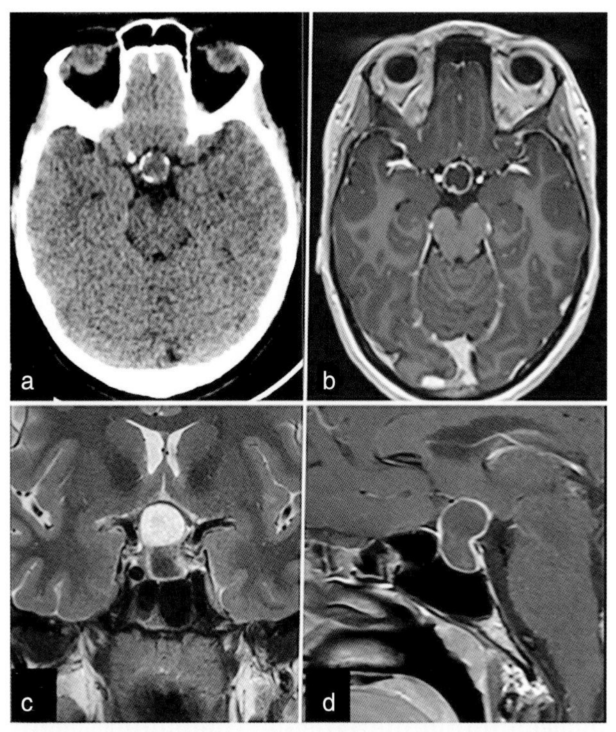

图 34.14　颅咽管瘤。这位患者最初出现的症状是视力障碍，患有鞍区和鞍上囊性肿瘤。a. CT 扫描显示病变的钙化。T1-Gad WI 轴视图（b）T2WI 冠状位（c）和 T1-GadWI 矢状位（d）显示囊性病变。压迫视交叉和第三脑室底部

庸置疑的。对于鞍上延伸的复杂病变，内镜下入路在视觉方面似乎有较好的效果，但在内分泌方面的优势并不明显，脑脊液漏的较高风险尚未被克服。因此，经颅入路仍有一定的空间，需要明确经颅入路和内镜入路的适应证。颅咽管瘤是复杂的病变，需要多学科的管理经验丰富的团队。最近的研究表明，乳头状颅咽管瘤中的 *BRAF V600E* 和难治的颅咽管瘤中的 *CTNNB*1 都有高的突变率[45–46]，这些突变是潜在的治疗靶点，一些报道显示，BRAF/MEK 抑制对复发性肺孢子菌肺炎（PCP）患者有显著的反应。这些数据打开了治疗这些具有挑战性的肿瘤的新方法的大门。

脊索瘤

脊索瘤是一种罕见的起源于脊索细胞的肿瘤。发病率估计是每年（0.51~0.80）/100 万[47–48]。脊索瘤主要是中线肿瘤，通常发生在脊柱和（或）颅底；25%~36% 的肿瘤发生在颅骨基线（图 34.15）。临床表现取决于大小和病变的扩展。最常见的症状

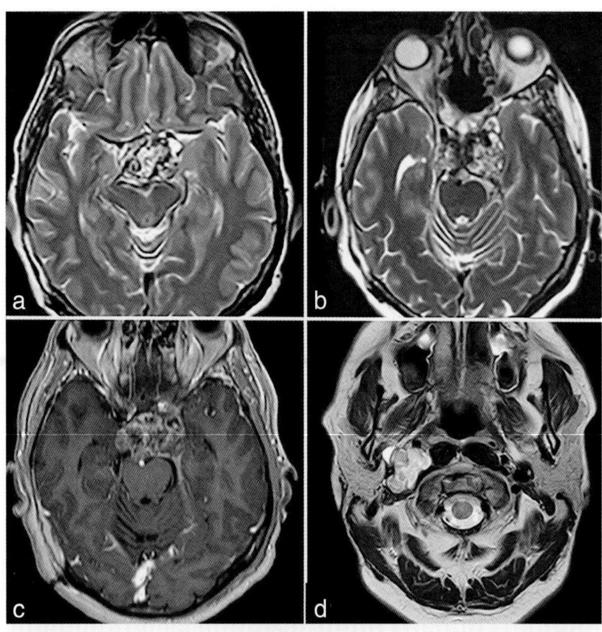

图 34.15　斜坡脊索瘤向上扩展（a，T2WI 轴位图像），进入双侧海绵窦（b，T2WI 轴位图像；c，T1-Gd WI 轴位图像），进入右侧颈静脉孔（d，T2WI 轴位图像）。该患者最初表现为复视、视觉障碍和三叉神经区域感觉迟钝

是视觉上的不适，主要是复视。间歇或部分展神经麻痹是斜坡脊索瘤的常见首发症状，与扩展到海绵窦后部有关。脊索瘤 T1WI 呈低信号，T2WI 呈高信号。有中度到明显的增强。小叶间隔多见，T2WI 呈低信号。

CT 显示骨碎片或死骨，而不是钙化。表观扩散系数（ADC）已被证明对鉴别脊索瘤和软骨肉瘤很有用，最新的 ADC 值最高 [49]。从病理学的观点来看，虽然脊索瘤具有侵袭性的局部行为和高复发率，但由于无恶性特征，通常被归类为良性肿瘤。2014 年 WHO 分类将脊索瘤分为高分化脊索瘤（经典的黏液样脊索瘤、软骨样脊索瘤或混合型脊索瘤）和去分化脊索瘤。显微镜下常可见空泡状的浆状细胞，被黏液样基质包围。最近，鼠短尾突变体表型表达被证明是一种独特的表达方式脊索瘤的特异性诊断标记物，既敏感又特异，特别有助于脊索瘤和软骨肉瘤的鉴别 [50]。

脊索瘤倾向于复发，也可能发生转移：其远期预后差。一些研究已经强调了根治性切除和积极辅助放疗的重要性 [51-54]。内镜经鼻入路正在成为切除颅底脊索瘤的金标准 [55-56]。脊索瘤最常推荐的放疗是质子束放疗 [57]。化疗可以推荐使用预防复发。但到目前为止只显示出有限的结果。

软骨肉瘤起源于软骨细胞水平颅骨基部之间的软骨结合 [58]。颅内软骨肉瘤的发生率占颅底肿瘤的 6%，占所有颅内肿瘤的 0.15% [58]。即使组织学分级考虑到软骨肉瘤的恶性潜能（Ⅰ级，高分化至Ⅲ级，低分化），大多数软骨肉瘤被划分为低分化和展示生长缓慢的动能。组织学上为大细胞，有单个或多个核，数量不等软骨样的矩阵。在 X 线表现方面，超过半数的病例在 CT 上显示钙化，并伴有侵蚀和破坏性改变以及 T2WI 高信号。在 T1-Gad WI 上，通常表现为不均匀增强（图 34.16）[59]。

鼠短尾突变体表型染色阴性对于类似脊索瘤的鉴别诊断是至关重要的。手术是主要的治疗方式，然而完全切除与重要钙化相关的复杂部位通常在技术上具有挑战性。补充放射治疗已被证明是Ⅱ级软骨肉瘤有效的治疗方法，可降低复发率。由于与脊索瘤相比其侵袭性较弱，放疗可以减少在具有挑战性的部位完全切除的需要。

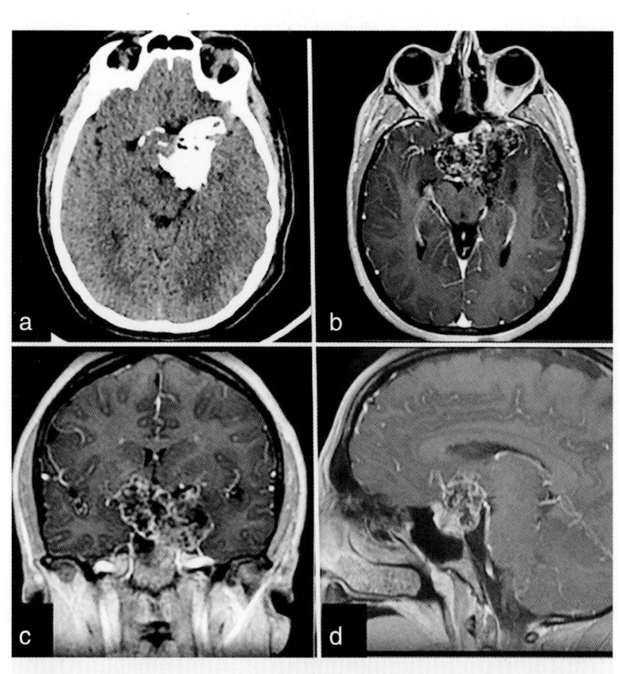

图 34.16　颅底软骨肉瘤。患者表现为进行性视觉障碍和头痛。a. CT 扫描显示病灶明显钙化。MRI 显示 T2WI 轴位片高信号（b）；T1-Gd WI 不均匀增强（c,d）

海绵窦血管瘤

海绵窦血管瘤常发生于海绵窦内，通常为单一病变，无家族史[60]。临床上很少出现出血；然而，在切除过程中，它们表现出富血管特征[60]。在 MRI 上，海绵窦血管瘤在 T2WI 上呈高信号，在 T1-Gad WI 上呈不均匀且增强良好的肿块（图 34.17）。脑神经常位于病变外侧。正常情况下，它对放疗有显著的反应，应该避免激进的手术切除[61-62]。

生殖细胞瘤

颅内生殖细胞肿瘤起源于残留的生殖细胞。鞍上区是除松果体区外第二常见的颅内受累区[63]。通过血清和脑脊液评估获得的肿瘤标记物可能对术前诊断和监测治疗反应是有用的。内镜经鼻入路是一种有效的肿瘤活检技术。颅内和脊髓生殖细胞肿瘤的治疗取决于其组织病理学亚型[64]。MRI 显示肿瘤 T1WI 等信号，T2WI 等信号，T1-Gad WI 明显增强（图 34.18）。手术前应进行脊髓 MRI 检查，以便识别脑脊液播散。

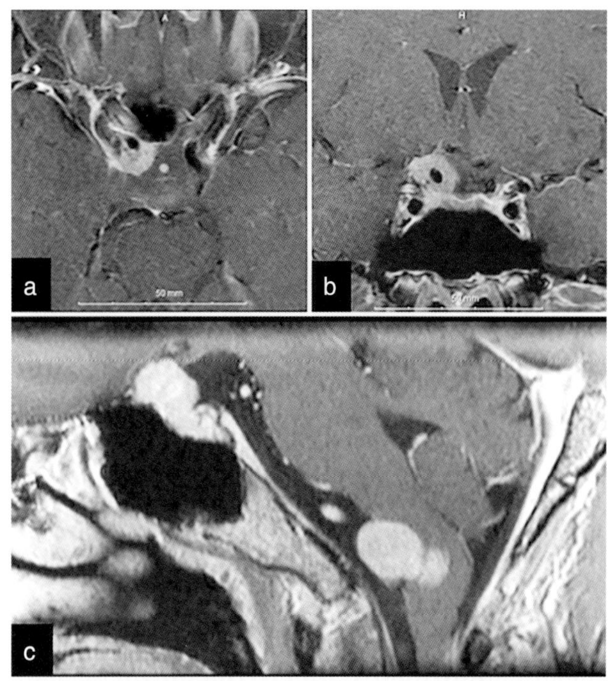

图 .34.18　垂体生殖细胞瘤。患者出现尿崩和停经。a.T2WI 冠状面与灰质等信号。T1-Gad WI 显示明显增强的鞍上肿块：冠状面（b）和矢状面（c）（图片由东京大学医院提供）

转移性病变

垂体转移瘤很少见，占恶性肿瘤的 1%~3.6%[65]。然而，如果同时考虑垂体和周围区域，则发病率明显更高。乳腺和肺是最常见的原发部位。大多数病变是无症状的，然而，垂体转移的症状往往是转移性疾病的第一表现。最常见的症状是由海绵窦浸润引起的眼肌麻痹，因视神经和视交叉受压或被病变浸润导致视力下降及视野缺损，垂体前叶功能不全和头痛 / 疼痛。尿崩症是与垂体后叶受病变浸润相关的常见症状。在切除的情况下，肿瘤通常富含血管，如果有明显的鞍上扩展，视神经、视交叉和下丘脑浸润也不罕见（图 34.19）。该病预后差，与全身性疾病有关。手术的作用是有限的，并不能提高生存率。在大多数系列中，放射治疗是最常用的治疗，要么是局限于蝶鞍和鞍旁区域的放射治疗，要么是全脑放射治疗[66-67]。

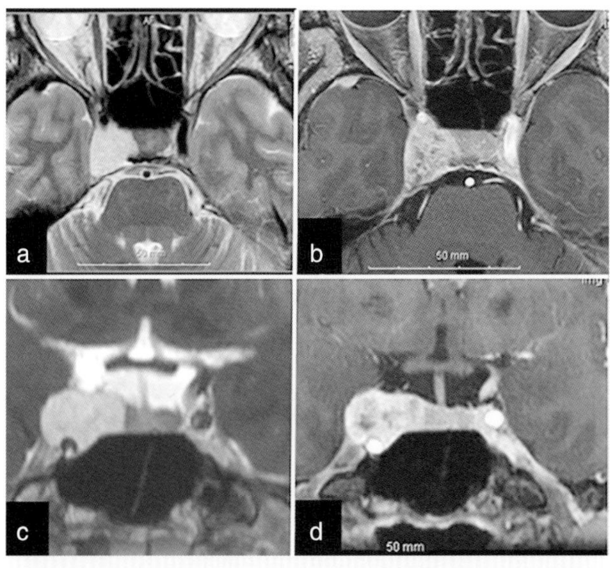

图 34.17　海绵窦血管瘤。这位患者出现了复视，T2WI 呈高信号：轴位（a）和冠状位（c）；T1-GdWI 上不均匀强化：轴位（b）和冠状位（d）（图片由东京大学医院提供）

浆细胞瘤

浆细胞瘤分为单发病变（孤立性浆细胞瘤）和与多发性骨髓瘤相关的全身多发性病变[68]。蝶鞍浆细胞瘤是罕见的，临床上和放射学上可能与其他蝶鞍肿瘤如无功能垂体腺瘤相似。它们被认为起源于周围骨质或鞍旁黏膜[69]。肿瘤对周围脑

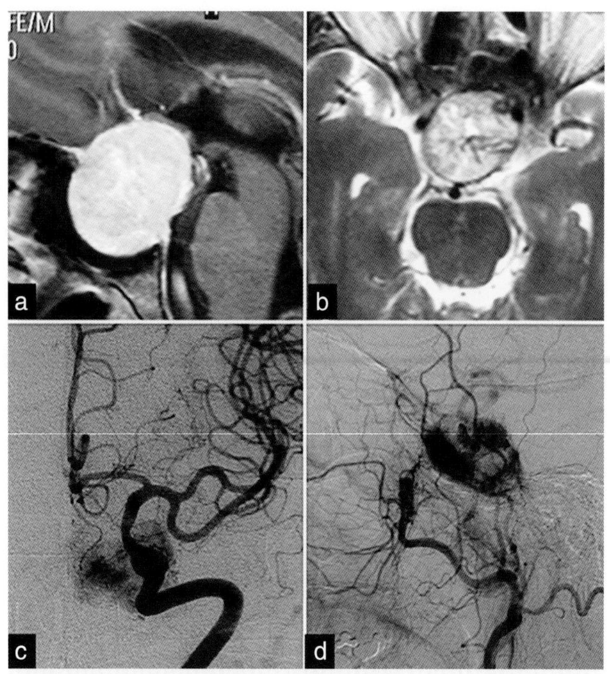

图 34.19 垂体肾细胞癌转移灶。a. 磁共振 T1-GdWI 显示致密均匀的肿块。b.T2WI 轴位呈高信号。c. 颈内动脉造影前位图显示显著性肿瘤染色。d. 颈外动脉造影显示肿瘤明显染色；侧位片

神经的压迫会引起脑神经症状（复视、视野缺损、感觉障碍）。浆细胞瘤的影像学表现是非特异性的。通常浆细胞瘤的 T1WI 呈等信号，T2WI 呈低信号，T1-GdWI 呈均匀明显强化。绝大多数颅底浆细胞瘤会发展成多发性骨髓瘤。一旦诊断多发性骨髓瘤，应考虑全身治疗[35,68]。

34.3.2 发育性病变

Rathke 囊肿

在脑下垂体形成后，残留在前叶和中间叶之间的管腔构成 Rathke 囊肿。Rathke 囊肿的进一步扩大与细胞壁的增殖和分泌物的积累导致肾细胞癌（RCC）。报道中，尸检 RCC 的发病率相当高（2%~26%），随着 MRI 的广泛应用，许多无症状的 RCC 被诊断出来[70-71]。它们大多是鞍内或鞍上。当临床上因团块效应而明确显示出时，主要症状为头痛、视力障碍、内分泌功能障碍[72]。在 MRI 上，RCC 呈边界分明的球形或卵形的囊肿。囊肿内容物的 MRI 信号强度显示 T1 和 T2 加权序列的高变异性，取决于囊性内容物[73]。病灶均为 T2 低信号以及存在 T1 高信号和 T2 低信号的囊内结节[35]高度提示诊断。囊肿壁周围垂体钆增强可见典型的“杯中卵”。组织学证实 RCC 的诊断为单纯性立方或柱状上皮伴纤毛或黏液杯状细胞。不建议将外周膜完全切除，避免任何术后垂体功能低下或尿崩症[74]。内镜经鼻入路对囊肿壁进行活检以确认诊断并大量引流囊肿内容物以解除包块效果是最合理的手术处理方法。

皮样和表皮样囊肿

皮样及表皮样囊肿是罕见的先天性非肿瘤性囊肿，可能发生在颅脊髓轴任何水平的发育性病变。它们起源于外胚层，生长缓慢，肿瘤通常在患者成年后才有症状。皮样囊肿是先天性包涵性囊肿，表现为边界清楚的异质轴外肿块。它们由毛囊和脂肪等真皮衍生物组成。皮样的囊肿多见于儿童。即使它们优先发生在中线，鞍区或鞍旁位置也是罕见的。

表皮样囊肿是一种罕见的外胚层囊肿性肿瘤的残骸。细胞壁为多层鳞状上皮，包括表皮和“干”角蛋白。它们是生长缓慢的肿瘤，容易充满和扩张蛛网膜下腔。恶性转变已被特别描述[75]。与严格的中位皮样囊肿相比，表皮样囊肿的优势位置是在鞍旁区，这解释了鞍区罕见的原因。然而，鞍区和鞍旁的位置已被描述。DWI 上的弥散受限证实了诊断。手术仍然是标准的治疗方法。完全切除是困难的，而且大多数情况下，与周围神经血管结构非常贴合的部分包膜必须保留在适当的位置，在复发的情况下更是如此。因为本病具有生长缓慢的特点和长期复发的风险，需要长期随访（图 34.20）。

蛛网膜囊肿

蛛网膜囊肿是含有脑脊液的良性病变，囊肿壁由蛛网膜形成。它们的大小和位置差异很大，鞍内蛛网膜囊肿很少见。其发病机制尚不完全清楚，临床表现可能与无功能腺瘤相似。在 MRI 上，蛛网膜囊肿表现为圆形、边缘清楚的病变，在所有序列上与脑脊液呈等信号。囊壁很薄，内容物信号有时可能与脑脊液（囊内微出血）稍有不同；因此，它

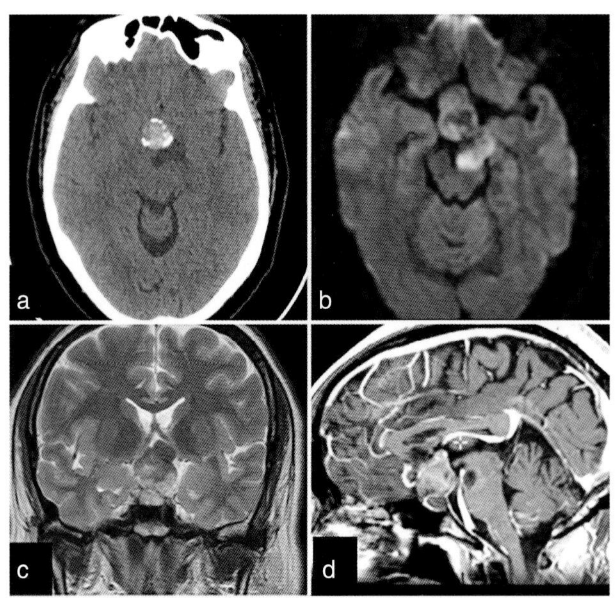

图 34.20　1 例鞍上表皮样囊肿的影像。a. CT 扫描显示钙化（这些病变有 10%~25% 显示钙化）。b. DWI 检测到典型的高信号。c.T2WI 冠状面呈等低信号。d. T1-Gad WI 矢状位呈稍增强信号

们可能很难与 Rathke 囊肿、囊性腺瘤和囊性颅咽管瘤鉴别。然而，术前诊断在术前是很重要的。如果需要，手术治疗（开窗或引流囊肿）是唯一的治疗选择。术后脑脊液漏的风险更倾向于经典开颅或内镜下入路而不是经蝶窦入路。然而，最近的团队显示了扩大内镜下入路的一些好的结果[76–77]。它们通常将腺垂体向前移位，将漏斗向后移位[1,78]。

34.3.3　炎症结节病

神经结节病可发生在 5%~13% 的结节病患者中[79]。据报道，结节病累及垂体和垂体柄的发病率为 5%~12%。大多数患者表现为垂体功能低下的症状。尿崩症是垂体功能低下的最常见表现，在 25%~50% 的神经结节病中可见。在 MRI 上，结节病在 T1WI 上呈等低信号，T2WI 呈多变信号、T1-GD 呈均匀强化[80]。免疫抑制是主要治疗方法，常使用糖皮质激素和其他免疫抑制剂[81]。

淋巴细胞性垂体炎

垂体炎症分为原发性和继发性垂体炎。垂体炎占垂体手术病例的 0.4%[82]。典型淋巴细胞性垂体炎主要发生于妇女妊娠期间及其后。MRI 的常见特征是腺垂体，垂体后叶和垂体柄的肿胀。特别要注意蝶窦；垂体和蝶窦组织均有病变表明下垂体炎的诊断。可能需要手术来确认诊断。组织学和免疫化学根据垂体炎的起源而不同。

34.3.4　血管性病变：动脉瘤

在任何外科手术之前，必须正确地识别动脉瘤，以防止灾难性的出血情况。在综述中，Hanak 等报道了在 2012 年的文献中发现了 40 例动脉瘤[83]。鞍内动脉瘤通常 90% 起源于海绵窦段或床突上段颈内动脉，其余的 10% 来自前交通动脉复合体[84–85]。当动脉瘤未破裂时，最常见症状表现为视力下降、头痛和内分泌功能障碍。因受压导致的Ⅲ和Ⅵ脑神经麻痹并不少见。一个未闭的动脉瘤在 T2 加权序列上存在圆形流空影。然后通过计算机体层血管成像（CTA）或磁共振血管成像（MRA）清楚定位瘤颈，并确定动脉瘤与载瘤动脉的关系。血栓性动脉瘤需要更仔细的分析。

阳性诊断主要依赖于 MRI 特征。如果动脉瘤内血栓不完全形成，流经未闭塞部分的血液在 T2WI 上也表现为流动空洞，在梯度序列上表现为高信号（图 34.21）。CT 对评估钙化的存在是有

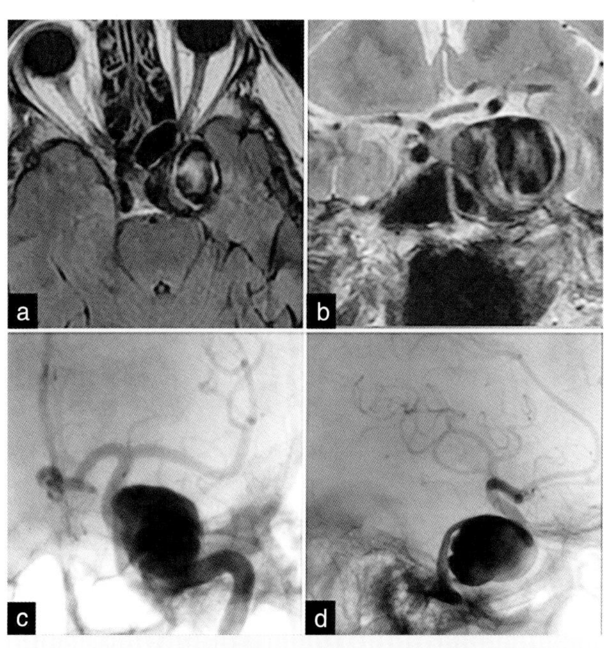

图 34.21　海绵窦段颈内动脉巨大动脉瘤。a. 流动的血液在梯度序列上表现为高强度信号。b.T2WI 冠状位见圆形的流空影。c. 左侧颈内动脉血管造影前位图显示动脉瘤充盈显影。d. 侧位片显示动脉瘤与载瘤动脉的关系

用的。即使极其罕见，也必须知道垂体腺瘤可能与鞍内动脉瘤相关。术前诊断是必要的[86]。

（周全 译，汤文龙 校）

参考文献

[1] Freda PU, Post KD. Differential diagnosis of sellar masses. Endocrinol Metab Clin North Am,1999,28(1):81–117, vi

[2] Bresson D, Herman P, Polivka M, et al. Sellar lesions/pathology. Otolaryngol Clin North Am, 2016,49(1):63–93

[3] Guthikonda B, Tobler WD, Jr, Froelich SC, et al. Anatomic study of the prechiasmatic sulcus and its surgical implications. Clin Anat, 2010, 23(6):622–628

[4] Rennert J, Doerfler A. Imaging of sellar and parasellar lesions. Clin Neurol Neurosurg, 2007,109(2):111–124

[5] Campero A, Martins C, Yasuda A, et al. Microsurgical anatomy of the diaphragma sellae and its role in directing the pattern of growth of pituitary adenomas. Neurosurgery, 2008, 62(3):717–723, discussion 717–723

[6] Parkinson D. A surgical approach to the cavernous portion of the carotid artery. Anatomical studies and case report. J Neurosurg, 1965, 23(5): 474–483

[7] Cebula H, Kurbanov A, Zimmer LA, et al. Endoscopic, endonasal variability in the anatomy of the internal carotid artery. World Neurosurg, 2014, 82(6): e759–e764

[8] Ezzat S, Asa SL, Couldwell WT, et al. The prevalence of pituitary adenomas: a systematic review. Cancer, 2004, 101(3):613–619

[9] Wong A, Eloy JA, Couldwell WT, et al. Update on prolactinomas. Part 1: clinical manifestations and diagnostic challenges. J Clin Neurosci, 2015, 22 (10):1562–1567

[10] Wong A, Eloy JA, Couldwell WT, et al. Update on prolactinomas. Part 2: treatment and management strategies. J Clin Neurosci, 2015, 22(10): 1568–1574

[11] Chanson P, Timsit J, Harris AG. Heart failure and octreotide in acromegaly. Lancet, 1992, 339(8787):242–243

[12] Katznelson L, Laws ER, Jr, Melmed S, et al. Endocrine Society. Acromegaly: an endocrine society clinical practice guideline. J Clin Endocrinol Metab, 2014, 99(11):3933–3951

[13] Giustina A, Chanson P, Kleinberg D, et al. Acromegaly Consensus Group. Expert consensus document: a consensus on the medical treatment of acromegaly. Nat Rev Endocrinol, 2014, 10(4):243–248

[14] Bertagna X, Guignat L, Groussin L, et al. Cushing's disease. Best Pract Res Clin Endocrinol Metab, 2009, 23(5):607–623

[15] Flitsch J, Schmid SM, Bernreuther C, et al. A pitfall in diagnosing Cushing's disease: ectopic ACTH-producing pituitary adenoma in the sphenoid sinus. Pituitary,2015, 18(2):279–282

[16] Seltzer J, Lucas J, Commins D, et al. Ectopic ACTH-secreting pituitary adenoma of the sphenoid sinus: case report of endoscopic endonasal resection and systematic review of the literature. Neurosurg Focus,2015,38(2):E10

[17] Lad SP, Patil CG, Laws ER, Jr, et al. The role of inferior petrosal sinus sampling in the diagnostic localization of Cushing's disease. Neurosurg Focus. 2007, 23(3):E2

[18] Chittiboina P, Montgomery BK, Millo C, et al. Highresolution(18) F-fluorodeoxyglucose positron emission tomography and magnetic resonance imaging for pituitary adenoma detection in Cushing disease. J Neurosurg, 2015, 122(4):791–797

[19] Wang EL, Qian ZR, Yamada S, et al. Clinicopathological characterization of TSH-producing adenomas: special reference to TSH-immunoreactive but clinically non-functioning adenomas. Endocr Pathol, 2009, 20(4):209–220

[20] Castinetti F, Dufour H, Gaillard S, et al. Non-functioning pituitary adenoma: when and how to operate? What pathologic criteria for typing? Ann Endocrinol (Paris), 2015, 76(3):220–227

[21] Jaffrain-Rea ML, Di Stefano D, Minniti G, et al. A critical reappraisal of MIB-1 labelling index significance in a large series of pituitary tumours: secreting versus non-secreting adenomas. Endocr Relat Cancer, 2002, 9(2):103–113

[22] Righi A, Agati P, Sisto A, et al. A classification tree approach for pituitary adenomas. Hum Pathol, 2012, 43(10):1627–1637

[23] Chanson P, Raverot G, Castinetti F, et al, French Endocrinology Society non-functioning pituitary adenoma workgroup . Management of clinically non-functioning pituitary adenoma. Ann Endocrinol (Paris), 2015, 76(3):239–247

[24] Verrees M, Arafah BM, Selman WR. Pituitary tumor apoplexy: characteristics, treatment, and outcomes. Neurosurg Focus, 2004, 16(4):E6

[25] DeLellis RA. World Health Organization Classification of Tumors: Pathology and Genetics of Tumours of Endocrine Organs. 3rd Edition, Volume 8. IARC Press (Lyon), 2004

[26] Prevedello DM, Jagannathan J, Jane JA, Jr, et al. Relevance of high Ki-67 in pituitary adenomas. Case report and review of the literature. Neurosurg Focus, 2005, 19(5):E11

[27] Mete O, Ezzat S, Asa SL. Biomarkers of aggressive pituitary adenomas. J Mol Endocrinol, 2012, 49(2):R69–R78

[28] Raverot G, Sturm N, de Fraipont F, et al. Temozolomide treatment in aggressive pituitary tumors and pituitary carcinomas: a French multicenter experience. J Clin Endocrinol Metab, 2010, 95(10):4592–4599

[29] Huang BY, Castillo M. Nonadenomatous tumors of the pituitary and sella turcica. Top Magn Reson Imaging, 2005, 16(4):289–299

[30] Brat DJ, Scheithauer BW, Staugaitis SM, et al. Pituicytoma: a distinctive low-grade glioma of the neurohypophysis. Am J Surg Pathol, 2000, 24(3):362–368

[31] O'Sullivan MG, van Loveren HR, Tew JM, Jr. The surgical resectability of meningiomas of the cavernous sinus. Neurosurgery, 1997, 40(2):238–244, discussion

245–247

[32] Larson JJ, van Loveren HR, Balko MG, et al. Evidence of meningioma infiltration into cranial nerves: clinical implications for cavernous sinus meningiomas. J Neurosurg, 1995, 83(4):596–599

[33] Perez MT, Farkas J, Padron S, et al. Intrasellar and parasellar cellular schwannoma. Ann Diagn Pathol, 2004, 8(3):142–150

[34] Saeger W, Lüdecke DK, Buchfelder M, et al. Pathohistological classification of pituitary tumors: 10 years of experience with the German Pituitary Tumor Registry. Eur J Endocrinol, 2007, 156 (2):203–216

[35] Zamora C, Castillo M. Sellar and parasellar imaging. Neurosurgery, 2017, 80(1):17–38

[36] Choi CY, Soltys SG, Gibbs IC, et al. Stereotactic radiosurgery of cranial nonvestibular schwannomas: results of single- and multisession radiosurgery. Neurosurgery, 2011, 68(5):1200–1208, discussion 1208

[37] Shin SS, Gardner PA, Stefko ST, et al. Endoscopic endonasal approach for nonvestibular schwannomas. Neurosurgery, 2011, 69(5):1046–1057, discussion 1057

[38] Pascual JM, Prieto R, Castro-Dufourny I, et al. Classification systems of adult craniopharyngiomas: the need for an accurate definition of the hypothalamus-tumor relationships. Arch Med Res, 2012, 43(7): 588–590, author reply 591

[39] Karavitaki N. Management of craniopharyngiomas. J Endocrinol Invest, 2014, 37(3):219–228

[40] Sughrue ME, Yang I, Kane AJ, et al. Endocrinologic, neurologic, and visual morbidity after treatment for craniopharyngioma. J Neurooncol, 2011, 101 (3):463–476

[41] Garnett MR, Puget S, Grill J, et al. Craniopharyngioma. Orphanet J Rare Dis, 2007, 2:18

[42] Zada G, Kintz N, Pulido M, et al. Prevalence of neurobehavioral, social, and emotional dysfunction in patients treated for childhood craniopharyngioma: a systematic literature review. PLoS One, 2013, 8(11):e76562

[43] Komotar RJ, Roguski M, Bruce JN. Surgical management of craniopharyngiomas. J Neurooncol, 2009, 92(3):283–296

[44] Cavallo LM, Solari D, Esposito F, et al. The role of the endoscopic endonasal route in the management of craniopharyngiomas. World Neurosurg, 2014, 82(6) Suppl:S32–S40

[45] Brastianos PK, Shankar GM, Gill CM, et al. Dramatic response of BRAF V600E mutant papillary craniopharyngioma to targeted therapy. J Natl Cancer Inst, 2015, 108(2):djv310

[46] Martinez-Gutierrez JC, D'Andrea MR, Cahill DP, et al. Diagnosis and management of craniopharyngiomas in the era of genomics and targeted therapy. Neurosurg Focus, 2016, 41(6):E2

[47] Eriksson B, Gunterberg B, Kindblom LG. et al. A clinicopathologic and prognostic study of a Swedish national series. Acta Orthop Scand, 1981, 52(1):49–58

[48] McMaster ML, Goldstein AM, Bromley CM, et al. Chordoma: incidence and survival patterns in the United States, 1973–1995. Cancer Causes Control, 2001, 12(1):1–11

[49] Yeom KW, Lober RM, Mobley BC, et al. Diffusion-weighted MRI: distinction of skull base chordoma from chondrosarcoma. AJNR Am J Neuroradiol, 2013, 34(5):1056–1061, S1

[50] Miettinen M, Wang Z, Lasota J, et al. Nuclear brachyury expression is consistent in chordoma, common in germ cell tumors and small cell carcinomas, and rare in other carcinomas and sarcomas: an immunohistochemical study of 5229 cases. Am J Surg Pathol, 2015, 39(10):1305–1312

[51] Samii M, Tatagiba M. Surgical management of craniopharyngiomas: a review. Neurol Med Chir (Tokyo), 1997, 37(2):141–149

[52] Tamaki N, Nagashima T, Ehara K, et al. Surgical approaches and strategies for skull base chordomas. Neurosurg Focus, 2001, 10(3):E9

[53] Tzortzidis F, Elahi F, Wright D, et al. Patient outcome at long-term follow-up after aggressive microsurgical resection of cranial base chordomas. Neurosurgery, 2006, 59(2):230–237, discussion 230–237

[54] George B, Bresson D, Bouazza S, et al. [Chordoma]. Neurochirurgie,2014, 60 (3):63–140

[55] Chibbaro S, Cornelius JF, Froelich S, et al. Endoscopic endonasal approach in the management of skull base chordomas—clinical experience on a large series, technique, outcome, and pitfalls. Neurosurg Rev,2014, 37(2):217–224,discussion 224–225

[56] Koutourousiou M, Gardner PA, Tormenti MJ, et al. Endoscopic endonasal approach for resection of cranial base chordomas: outcomes and learning curve. Neurosurgery, 2012, 71(3):614–624, discussion 624–625

[57] Noël G, Feuvret L, Calugaru V, et al. Chordomas of the base of the skull and upper cervical spine. One hundred patients irradiated by a 3D conformal technique combining photon and proton beams. Acta Oncol, 2005, 44(7):700–708

[58] Cianfriglia F, Pompili A, Occhipinti E. Intracranial malignant cartilaginous tumours. Report of two cases and review of literature. Acta Neurochir (Wien), 1978, 45(1–2):163–175

[59] Meyers SP, Hirsch WL, Jr, Curtin HD, et al. Chondrosarcomas of the skull base: MR imaging features. Radiology, 1992, 184(1): 103–108

[60] Linskey ME, Sekhar LN. Cavernous sinus hemangiomas: a series, a review, and a hypothesis. Neurosurgery, 1992, 30(1):101–108

[61] Iwai Y, Yamanaka K, Nakajima H, et al. Stereotactic radiosurgery for cavernous sinus cavernous hemangioma—case report. Neurol Med Chir (Tokyo), 1999, 39(4):288–290

[62] Lee CC, Sheehan JP, Kano H, et al. Gamma Knife radiosurgery for hemangioma of the cavernous sinus. J Neurosurg, 2017, 126(5):1498–1505

[63] Matsutani M, Sano K, Takakura K, et al. Primary intracranial germ cell tumors: a clinical analysis of 153 histologically verified cases. J Neurosurg,1997, 86 (3):

446–455
[64] Kyritsis AP. Management of primary intracranial germ cell tumors. J Neurooncol,2010, 96(2):143–149
[65] Altay T, Krisht KM, Couldwell WT. Sellar and parasellar metastatic tumors. Int J Surg Oncol, 2012, 2012:647256
[66] Morita A, Meyer FB, Laws ER, Jr. Symptomatic pituitary metastases. J Neurosurg,1998, 89(1):69–73
[67] Branch CL, Jr, Laws ER, Jr. Metastatic tumors of the sella turcica masquerading as primary pituitary tumors. J Clin Endocrinol Metab, 1987, 65(3):469–474
[68] Dimopoulos M, Terpos E, Comenzo RL, et al. IMWG. International myeloma working group consensus statement and guidelines regarding the current role of imaging techniques in the diagnosis and monitoring of multiple myeloma. Leukemia,2009, 23(9):1545–1556
[69] Joukhadar R, Chiu K. Sellar plasmacytomas: a concise review. Pituitary, 2012, 15(2):146–149
[70] Sanno N, Oyama K, Tahara S, et al. A survey of pituitary incidentaloma in Japan. Eur J Endocrinol, 2003, 149(2):123–127
[71] Teramoto A, Hirakaw, a K, Sanno N, et al. Incidental pituitary lesions in 1,000 unselected autopsy specimens. Radiology, 1994, 193 (1):161–164
[72] Oyama N, Tahara S, Oyama K, et al. Assessment of pre- and postoperative endocrine function in 94 patients with Rathke's cleft cyst. Endocr J, 2013, 60(2):207–213
[73] Choi SH, Kwon BJ, Na DG, et al. Pituitary adenoma, craniopharyngioma, and Rathke cleft cyst involving both intrasellar and suprasellar regions: differentiation using MRI. Clin Radiol,2007, 62(5): 453–462
[74] Aho CJ, Liu C, Zelman V, et al. Surgical outcomes in 118 patients with Rathke cleft cysts. J Neurosurg, 2005, 102(2):189–193
[75] Vellutini EA, de Oliveira MF, Ribeiro AP, et al. Malignant transformation of intracranial epidermoid cyst. Br J Neurosurg,2014, 28(4):507–509
[76] Oyama K, Fukuhara N, Taguchi M, et al. Transsphenoidal cyst cisternostomy with a keyhole dural opening for sellar arachnoid cysts: technical note. Neurosurg Rev, 2014, 37(2):261–267, discussion 267
[77] McLaughlin N, Vandergrift A, Ditzel Filho LF, et al. Endonasal management of sellar arachnoid cysts: simple cyst obliteration technique. J Neurosurg, 2012, 116(4):728–740
[78] Nomura M, Tachibana O, Hasegawa M, et al. Contrast-enhanced MRI of intrasellar arachnoid cysts: relationship between the pituitary gland and cyst. Neuroradiology,1996, 38(6):566–568
[79] Neurosarcoidosis. Curr Neuropharmacol, 2011, 9(3):429–436
[80] Christoforidis GA, Spickler EM, Recio MV, et al. MR of CNS sarcoidosis: correlation of imaging features to clinical symptoms and response to treatment. AJNR Am J Neuroradiol, 1999, 20(4):655–669
[81] Scott TF, Yandora K, Valeri A, et al. Aggressive therapy for neurosarcoidosis: long-term follow-up of 48 treated patients. Arch Neurol, 2007, 64(5):691–696
[82] Faje A. Hypophysitis: evaluation and management. Clin Diabetes Endocrinol, 2016, 2:15
[83] Hanak BW, Zada G, Nayar VV, et al. Cerebral aneurysms with intrasellar extension: a systematic review of clinical, anatomical, and treatment characteristics. J Neurosurg, 2012, 116(1):164–178
[84] Murai Y, Kobayashi S, Mizunari T, et al. Anterior communicating artery aneurysm in the sella turcica: case report. Surg Neurol, 2004, 62(1):69–71, discussion 71
[85] Hornyak M, Hillard V, Nwagwu C, et al. Ruptured intrasellar superior hypophyseal artery aneurysm presenting with pure subdural haematoma. Case report. Interv Neuroradiol, 2004, 10(1):55–58
[86] Seda L, Jr, Cukiert A, Nogueira KC, et al. Intrasellar internal carotid aneurysm coexisting with GH-secreting pituitary adenoma in an acromegalic patient. Arq Neuropsiquiatr,2008, 66(1):99–100

第 35 章 | 垂体瘤的手术适应证

Marcello D. Bronstein

摘　要

垂体瘤是常见的颅内肿瘤，在外科病理检材中占所有颅内瘤变的 10%~15%，并在多达 27% 的无选择性尸检中被发现。根据其形态（微腺瘤、大腺瘤、闭合性、膨胀性、侵袭性）和功能（分泌或不分泌）特征进行分类。垂体瘤手术，通常经蝶入路是首选治疗方案，催乳素瘤和少部分生长激素（GH）腺瘤除外。对于催乳素瘤，手术适用于以下情况：多巴胺激动剂（DA）抵抗 / 不耐受，患者的个人选择（微腺瘤），药物治疗导致肿瘤增大，垂体瘤卒中，少数情况下 DA 治疗期间或既往妊娠时合并肿瘤增大出现脑脊液（CSF）漏或视交叉疝，妊娠期间肿瘤增大出现临床症状且对 DA 再次治疗没有反应。对于 GH 分泌性肿瘤（肢端肥大症），当手术治愈存在禁忌证时，初始治疗主要使用生长抑素类似物的药物治疗。尽管如此，外科切除手术在对生长抑素类似物有部分抵抗力的肿瘤中可能会改善病情。

关键词

垂体瘤，垂体腺瘤，催乳素瘤，肢端肥大症，库欣病，无功能性垂体瘤，垂体手术

内容要点

垂体瘤的手术适应证如下：

· 作为 NFPA（无功能性垂体瘤）的一线治疗。

· 作为针对库欣病的一线疗法（适用于微腺瘤和大腺瘤）。

· 作为肢端肥大症的一线疗法：适用于微腺瘤，闭合性大腺瘤和存在视力障碍的大腺瘤。药物治疗被认为是侵袭性肿瘤的一线治疗。另外，在原发性耐药病例中，减压手术，甚至是非治愈性的手术，也可能改善对生长抑素类似物的反应。

· 在催乳素瘤这一特殊情况下，药物治疗是这类垂体瘤的首选。

35.1　引　言

垂体瘤是经常发生的肿瘤，占外科中所有颅内瘤变的 10%~15%，并且在高达 27% 的未选择的尸检中被发现[1]。它们表现出广泛的生物学表现。尽管几乎总是良性的（腺瘤），但高达 20% 的垂体肿瘤表现出侵袭性行为。极少见的垂体癌在组织学特征上与腺瘤很难区分开。远处转移是唯一的诊断标准[2]。

垂体肿瘤根据其形态和功能特征进行分类（表 35.1）。当这类肿瘤产生足够数量的激素以导致临床表现时，就被称为分泌或“功能性”，依据

表 35.1　垂体腺瘤的分类

基于形态	基于功能
微腺瘤（≤ 1cm）	分泌性
· 闭合性	PRL：催乳素瘤
· 侵袭性	GH：肢端肥大症 / 巨人症
大腺瘤	ACTH：库欣病
· 闭合性	FSH / LH：促性腺激素性肿瘤
· 侵袭性	TSH：中枢性甲状腺功能亢进症
· 膨胀性	混合（主要是 GH / PRL）
· 巨腺瘤（≥ 4cm）	无分泌性（临床上无功能性）

ACTH：促肾上腺皮质激素；FSH / LH：卵泡刺激素 / 黄体生成素；GH：生长激素；PRL：催乳素；TSH：促甲状腺激素

从高到低的患病率包括：泌乳营养性肿瘤（催乳素瘤）；生长激素细胞腺瘤（肢端肥大症，巨人症），促肾上腺皮质激素细胞腺瘤（库欣病）；很少一部分有分泌糖蛋白激素的肿瘤，例如促甲状腺激素（TSH）（促甲状腺激素细胞腺瘤：继发性甲状腺功能亢进症），促黄体激素（LH）和卵泡刺激素（FSH）（促性腺激素细胞腺瘤）。垂体腺瘤也可同时分泌两种或多种激素，其中生长激素（GH）和催乳激素（PRL）共同分泌更为普遍。不产生血液可测出量的激素的垂体瘤被称为无分泌性或无功能性（NF）肿瘤[3]。

根据其形态，垂体瘤可分为微腺瘤（直径＜10mm，通常为闭合性，侵袭性机会较小）和大腺瘤（局限于蝶鞍边界，膨胀性或侵袭性）（表35.1）[4]。微腺瘤通常由临床诊断或激素分泌过多而诊断，或在NF出现时，通过影像学检查偶然发现，例如头部外伤或头痛，或者通过尸体解剖发现。大腺瘤可通过激素分泌过多和分泌不足（如果存在）或通过神经眼科检查和神经系统表现来诊断。也可以偶然发现[1]。尽管没有组织学差异，但侵袭性肿瘤生长更快，导致蝶鞍和邻近结构（如硬脑膜、骨骼、蝶骨和海绵窦）受侵袭。垂体肿瘤的形态术前通过影像学评估，并通过手术和术后病理学证实。有时很难评估肿瘤的侵袭程度，因为垂体腺瘤并不表现为真正的包膜，而只是存在垂体细胞和网状蛋白网络形成的“假包膜”。因此，尽管侵袭性与大腺瘤更相关，但它也可以存在于微腺瘤中。

世界卫生组织（WHO）创造了“非典型垂体腺瘤”一词，用以描述具有“侵袭性行为（例如侵袭性生长）的非典型形态特征”的垂体瘤。

在非典型垂体腺瘤中观察到的其他特征包括有丝分裂指数升高，Ki-67表达大于3%以及p53蛋白的广泛核免疫表达。这些肿瘤具有较高的复发率、侵袭性，并有可能发展为罕见的恶性垂体瘤[5]。

垂体腺瘤手术方法的结果不仅取决于外科医生的技能，还取决于肿瘤的特征。与巨大的侵袭性肿瘤相比，微腺瘤或闭合性大腺瘤治愈的可能性更高。此外，开发了用于激素水平控制和肿瘤体积控制的有效药物疗法，已成为手术治愈机会低或合并手术禁忌证的催乳素瘤和生长激素细胞腺瘤患者的一线治疗。然而，外科手术治疗，包括显微外科手术或内镜经蝶入路，一直是垂体肿瘤的主流治疗方法。以下各节介绍了各种类型垂体肿瘤的适应证。

35.2 分泌型垂体瘤

35.2.1 催乳素瘤

分泌催乳素的腺瘤是最常见的垂体瘤[6]。Gillam等[7]对50组手术案例进行了分析，其中包括2137例微催乳素瘤和2226例大催乳素瘤，总缓解率分别为74.7%和33.9%。此外，在18.2%的微腺瘤和22.8%的大腺瘤中观察到复发。因此，大腺瘤的整体手术控制远不理想。另一方面，催乳素瘤对多巴胺激动剂（DA）药物（如溴隐亭，尤其是卡麦角林）的反应很好。催乳素（PRL）正常化和肿瘤缩小在多达80%的病例（包括侵袭性病例）中均可观察到，此类患者不适合手术治疗[6]。此外，大量患者在停药后仍具有正常的血清PRL水平[8]。但是，DA的药物治疗也有缺点，主要是不耐受和耐药。因此，催乳素瘤的手术适应证如下。

· 药物治疗失败（不耐受 / 抵抗）：占所有病例的20%。

· 患者的个人选择（微催乳素瘤）。

· 药物治疗后肿瘤增大：罕见。

· 不稳定的垂体卒中：占所有病例的10%。

· 多巴胺激动剂治疗期间脑脊液漏[9]：罕见。

· 多巴胺激动剂治疗期间的视交叉疝出症：罕见。

· 先前妊娠时并发肿瘤增大[10]。

· 妊娠期间有症状的肿瘤增大，对多巴胺激动剂的再治疗没有反应[10]。

35.2.2 肢端肥大症

这种致残和罕见的疾病，患病率为69例/100万，在某些病例系列中达到85例/100万[11]，几乎总是由分泌 GH 的垂体腺瘤引起的。约 10% 的病例发生在成年之前，导致巨人症。肢端肥大症患者的预期寿命减少了约 10 年，并且主要由于心血管并发症导致的死亡率是普通人群的 3 倍。因此，需要一种积极的方法来标准化 GH / 胰岛素样生长因子 1（IGF-1）。肢端肥大症目前有多种治疗方法可选[12]：

· 垂体手术。
· 药物治疗：
  ○ 生长抑素类似物。
  ○ 多巴胺激动剂。
  ○ GH 受体拮抗剂。
· 放射治疗。

经蝶入路手术仍然是肢端肥大症的一线主要治疗方法。主要优点是可以迅速得到结果，可以彻底治愈，消除占位效应，减少肿瘤体积，从而进一步改善药物治疗效果。但是，其也存在一些缺点：缺乏熟练的外科医生，大型 / 侵袭性肿瘤的不良预后，并发症（垂体功能低下、尿崩症、CSF 漏）的风险，10% 的复发率以及共病带来的麻醉和手术风险。如预期的那样，对涵盖所有类型的 GH 分泌腺瘤的 4 个重要手术系列病例进行分析发现，微腺瘤和闭合性大腺瘤等病例中取得了更好的效果，总体手术控制率在 57%（表 35.2）。

表 35.2　肢端肥大症的手术结果

作者	缓解标准（ng/mL）	患者数	微腺瘤	大腺瘤
Laws 等[13]	GH＜2.5 GHGTT＜1.0 正常 IGF-1	86	88%	65%
Freda 等[14]	GH＜2.5 GHGTT＜2.0 正常 IGF-1	115	88%	67%（非侵袭性） 42%（侵袭性）
Shimon 等[15]	GHGTT ≤ 2.0 正常 IGF-1	98	84%	64%（全部） 20%（＞20mm）
Nomikos 等[16]	GH＜2.5 GHGTT＜1.0 正常 IGF-1	688	85%（NI） 74%（I）	71%（NI） 8.3%（NIGI） 19.3%（I） 0%（IG）

GH：生长激素；GHGTT：生长激素葡萄糖耐量测试；I：侵袭性的；IG：侵袭性巨大的；IGF-1：胰岛素样生长因子 1；NI：非侵袭性的；NIGI：非侵袭性的巨大的

因此，具有大型 / 侵袭性肿瘤的肢端肥大症患者可以首先接受药物治疗，主要是使用生长抑素类似物奥曲肽 LAR 和兰瑞肽 Autogel[17]，能够在约 40% 的病例中控制 GH/IGF-1 的分泌，并在多达 80% 的患者中缩小肿瘤体积。此外，在药物抵抗病例中，减瘤术可能会改善对生长抑素类似物的反应[18]。DA 和 GH 受体拮抗剂培维索曼在肢端肥大症治疗算法中也占有一席之地。放射疗法除了要达到控制疾病所需的较长潜伏期外，还具有很高的并发症（垂体功能低下、放射性坏死、继发性肿瘤、脑血管疾病、认知障碍等）发病率，目前仅适用于侵袭性 / 耐药性病例[19]。

35.2.3　库欣病

分泌促肾上腺皮质激素（ACTH）的微腺瘤是库欣综合征的主要病因。与肢端肥大症相似，库欣病与许多共病相关，并增加死亡率。因此，迫切需要早期而有效的治疗[20]。经蝶入路手术是垂体瘤一线治疗。已发表的显微外科手术病例资料显示，它可以控制 60%~80% 的病例（大腺瘤＜15%），复发率高达 20%[20]。经蝶内镜手术的方法可提供与最佳显微手术相当的结果，但其复发率相对较低，但需要更长的随访时间来证实[21]。此外，内镜治疗可能是复发或持续性库欣病患者再次手术的良好选择[22]。

如果手术失败，可以使用其他疗法：

· 药物疗法。针对垂体或肾上腺。有许多药物可供使用，但成功率相对较低，且副作用发生率很高[20]。

· 放射疗法。常规疗法和放射疗法。对于儿童来说，放疗的效果更好，但存在与肢端肥大症相同的问题。

· 双侧肾上腺切除术。尽管几乎总是可以治愈的，但它需要终生糖皮质激素和盐皮质激素的替代治疗，并且可能在许多患者中导致纳尔逊综合征。

35.2.4　临床上无分泌性（无功能性）垂体瘤

在这些肿瘤中，不会分泌过多激素，因此临床特征与大腺瘤的占位效应有关，主要包括视力障碍、头痛和垂体功能低下。微腺瘤和大腺瘤也都可以被诊断。肿瘤治疗指征包括：可减轻肿瘤的压迫，防止肿块占位效应，减少垂体卒中的发生概率[23]。手术是治疗无功能垂体瘤（NFPA）的最有效方法。当肿瘤残留很明显时，放疗可防止肿瘤的再生长，但也可引起了上述相应的问题。NFPA 的药物治疗是一个新兴领域，但总体效果仍然不佳[23]。

（李耀华　译，刘庆国　校）

参考文献

[1] Parent AD, Brown B, Smith EE. Incidental pituitary adenomas: a retrospective study. Surgery. 1982, 92(5):880–883

[2] Kaltsas GA, Nomikos P, Kontogeorgos G, et al. Clinical review: diagnosis and management of pituitary carcinomas. J Clin Endocrinol Metab, 2005, 90(5):3089–3099

[3] Osamura RY, Kajiya H, Takei M, et al. Pathology of the human pituitary adenomas. Histochem Cell Biol, 2008, 130(3):495–507

[4] Hardy J. Transsphenoidal surgery of hypersecreting pituitary tumors//Kolhler G, Ross GT, eds. Diagnosis and Treatment of Pituitary Tumors. NewYork, NY: Elsevier, 1973:179–194

[5] Del Basso De Caro M, Solari D, Pagliuca F, et al. Atypical pituitary adenomas: clinical characteristics and role of ki-67 and p53 in prognostic and therapeutic evaluation. A series of 50 patients. Neurosurg Rev, 2017, 40(1):105–114

[6] Bronstein MD. Disorders of prolactin secretion and prolactinomas. In: Jameson JL, DeGroot LJ, eds. Endocrinology-Adult and Pediatric. 7th ed. Philadelphia, PA: Elsevier/Saunders, 2016:104–128

[7] Gillam MP, Molitch ME, Lombardi G, et al. Advances in the treatment of prolactinomas. Endocr Rev, 2006, 27(5):485–534

[8] Bronstein MD. Potential for long-term remission of microprolactinoma after withdrawal of dopamine-agonist therapy. Nat Clin Pract Endocrinol Metab, 2006, 2(3):130–131

[9] Bronstein MD, Musolino NR, Benabou S, et al. Cerebrospinal fluid rhinorrhea occurring in long-term bromocriptine treatment for macroprolactinomas. Surg Neurol, 1989, 32(5):346–349

[10] Bronstein MD. Prolactinomas and pregnancy. Pituitary, 2005, 8(1):31–38

[11] Dal J, Feldt-Rasmussen U, Andersen M, et al. Acromegaly incidence, prevalence, complications and long-term prognosis: a nationwide cohort study. Eur J Endocrinol, 2016, 175(3):181–190

[12] Ben-Shlomo A, Melmed S. Acromegaly. Endocrinol Metab Clin North Am, 2008, 37(1):101–122, viii

[13] Laws ER, Vance ML, Thapar K. Pituitary surgery for the management of acromegaly. Horm Res, 2000, 53 Suppl 3:71–75

[14] Freda PU,Wardlaw SL, Post KD. Long-term endocrinological follow-up evaluation in 115 patients who underwent transsphenoidal surgery for acromegaly. J Neurosurg, 1998, 89(3):353–358

[15] Shimon I, Cohen ZR, Ram Z, et al. Transsphenoidal surgery for acromegaly: endocrinological follow-up of 98 patients. Neurosurgery, 2001, 48 (6):1239–1243, discussion 1244–1245

[16] Nomikos P, Buchfelder M, Fahlbusch R. The outcome of surgery in 668 patients with acromegaly using current criteria of biochemical 'cure'. Eur J Endocrinol, 2005, 152(3):379–387

[17] Murray RD, Melmed S. A critical analysis of clinically available somatostatin analog formulations for therapy of acromegaly. J Clin Endocrinol Metab, 2008, 93(8):2957–2968

[18] Jallad RS, Musolino NR, Kodaira S, et al. Does partial surgical tumour removal influence the response to octreotide-LAR in acromegalic patients previously resistant to the somatostatin analogue? Clin Endocrinol (Oxf), 2007, 67(2):310–315

[19] Jallad RS, Musolino NR, Salgado LR, et al. Treatment of acromegaly: is there still a place for radiotherapy? Pituitary, 2007, 10(1):53–59

[20] Pivonello R, De Martino MC, De Leo M, et al. Cushing's syndrome. Endocrinol Metab Clin North Am, 2008, 37(1):135–149, ix

[21] Netea-Maier RT, van Lindert EJ, den Heijer M, et al. Transsphenoidal pituitary surgery via the endoscopic technique: results in 35 consecutive patients with Cushing's disease. Eur J Endocrinol, 2006, 154(5):675–684

[22] Wagenmakers MA, Netea-Maier RT, van Lindert EJ, et al. Repeated transsphenoidal pituitary surgery (TS) via the endoscopic technique: a good therapeutic option for recurrent or persistent Cushing's disease (CD). Clin Endocrinol (Oxf), 2009, 70(2):274–280

[23] Dekkers OM, Pereira AM, Romijn JA. Treatment and follow-up of clinically nonfunctioning pituitary macroadenomas. J Clin Endocrinol Metab, 2008, 93(10):3717–3726

第 36 章 | 垂体手术的注意事项

Dharambir S. Sethi, Narayanan Janakiram, Shilpee Bhatia Sharma, Chris Rataphol Dhepnorrarat

摘 要

本章介绍了垂体手术的注意事项，概述了有助于手术成功的要点，并强调了为避免并发症而需要避开的陷阱。本章讨论了内镜下垂体手术的原则，以及建立一支经过适当的亚专业训练的多学科垂体团队的重要性。术前计划对于避免意外情况非常重要。这包括对于患者的全面检查，详细的解剖学知识，以及对重建方案的理解。术前的影像检查和详细的肿瘤相关检查有助于制定一个循序渐进的切除肿瘤和颅底重建的方法。本章有条理地描述了手术技术，并阐述了每个手术步骤的技巧。

关键词

垂体手术，注意事项，鼻内镜下经蝶窦入路手术（EETS），内镜手术技术，垂体手术并发症

内容要点

- 垂体手术的技巧和陷阱。
- 避免垂体手术并发症。
- 建立成功的垂体手术团队。
- 内镜下垂体手术原则。
- 术前垂体手术计划。
- 内镜垂体手术技术。
- 垂体手术患者的术后处理。

36.1 引 言

与早期的显微手术相比，垂体手术已经取得了长足的进展。技术进步和新技术的发展最终提高了手术效果，减少了并发症，降低了保健费用。可及性和可操作性更强的设备的发展，以及我们对局部解剖学知识的提升，都是垂体手术进步的例子。过去 20 年有关手术的文献强调了内镜手术的许多优点。内镜实现了从广角全景到近距离的动态可视化，以及“观察角落”的能力，扩大了手术视野，有助于提高手术切除率 [1]。尽管对于经验丰富的术者而言此技术非常高效，但是鼻内镜下经蝶窦入路手术（EETS）相关的学习曲线比较陡峭 [1]。从显微镜下鼻中隔入路过渡到内镜技术的外科医生需要克服独自进行手术时无法双手操作的问题 [2]。

内镜下垂体手术是一项挑战，需要手术技巧、精确的解剖知识、适合的患者选择和对安全切除原则的坚持。在本章中，作者基于他们的经验，制定了一个有效、安全、可重复的以内镜技术为重点的垂体病变管理策略。我们专注于通过详细描述技术细微差别来克服障碍，并举例说明重要的手术步骤，处理垂体手术中的“注意事项”。作者相信，这项工作将使读者理解经蝶内镜技术治疗垂体病变的复杂性，并有助于解决该技术所涉及的陡峭的学习曲线。

36.2 垂体手术的首要原则

坚持内镜颅底手术的原则有助于尽可能地降低手术对关键神经血管结构带来的风险。详细的解剖学知识、术前计划和精细的显微切除技术有助于扩大视野、精细化组织操作、优化肿瘤切除。毫无疑问，经验是影响手术结果的最重要因素之一。我们要向新从事此项工作的外科医生强调，我们发现的在提高患者手术效果方面非常有价值的垂体手术的原则。

36.2.1 做：利用经验

与有经验的外科医生一起工作并向有经验的外科医生学习，是帮助初级外科医生安全地完成学习曲线的最好方法。虽然可以从会议和课程中获得很多经验，但通过进修培训或其他辅导计划获得的持续不断的学习机会是不可替代的。

36.2.2 做：团队合作

充分的计划和团队合作是颅底手术取得良好疗效的关键。不同的专业和专科一起配合，可带来附加价值。团队的知识、技能和判断力使患者能够顺利通过治疗阶段。外科治疗由神经外科医生和耳鼻喉科医生提供，最佳的手术环境由麻醉科医生提供。手术计划需要放射科的参与。术前和术后的处理依赖于内分泌科医生、眼科医生和重症医学科医生以及专业护理人员和专职保健人员。

36.2.3 做：全面了解手术解剖学

相关解剖学的详细知识对所有外科医生来说都是必不可少的。这对颅底手术的安全尤为重要。手术团队必须熟悉鼻窦解剖以及颅底和神经解剖，才能进行安全的手术。

36.2.4 不要：依赖神经导航等工具替代外科知识

虽然神经导航和多普勒等工具可以作为有用的辅助工具，但不能依赖它们作为解剖学知识的替代品。

36.2.5 做：采用四手双鼻孔技术

内镜经蝶鞍入路有多种描述，包括单侧或双侧鼻孔入路，使用双手技术（有或没有内镜支架），或使用内镜支架的三手或四手技术等[1]。双通道手术对止血和显微手术切除很重要。第二名外科医生术中参与可以不断调整内镜，创造最佳视野，并通过内镜的内外运动提升三维视角[3]。第二名外科医生的参与还将允许更多的器械进入手术区域，从而有助于更精确的操作以利于分离组织。最后，由两名医生参与的手术是传授和增加经验的理想机会。

36.2.6 做：选择完全经蝶鞍解剖通道的入路

经蝶经鞍区入路适用于大多数垂体腺瘤。垂体腺瘤向鞍上、鞍旁和鞍下扩展时可采用扩大入路[4-5]。术前影像学检查对选择合适的手术通道至关重要。

36.2.7 做：在选择入路和切除术前做好颅底重建的重建计划

颅底重建的选择是术前计划的重要组成部分，细心选择重建技术是手术成功的关键。因此，应在手术开始前就对剥离所造成的缺损进行预测，以保留修复的选择。带血管蒂黏膜瓣的出现已被证明对重建解剖完整性是必不可少的[5-6]。因此，手术时应保留使用带血管蒂黏膜瓣的选择。需要脂肪或筋膜的重建也应在手术开始前做好预案。

36.2.8 做：确保充分的暴露

精确的器械操作对于显微外科手术的解剖至关重要[5,7]。为克服入路的局限性，可行单侧中鼻甲部分切除术、双侧筛窦切除术和鼻中隔后部切除术。内镜一侧的鼻甲切除可增加 117% 的工作面积和 18% 的手术自由度[8]。对侧鼻甲骨的外移进一步增加了手术空间。宽阔的手术通道提供了更宽的操作角度和高清晰度的近距离视野，为手术器械提供了更大的自由度[5]。后组筛窦切除和鼻中隔后部切除对于手术器械连同内镜置入蝶窦是非常重要的[8]。

36.2.9 做：保护鼻腔组织，仔细分离

小心地保护黏膜组织对于安全切除肿瘤至关重要。手术应尽量减少鼻中隔上部和邻近鼻外侧壁的嗅觉黏膜的损伤。在蝶鞍内，剥离应尽可能沿组织平面进行。牵拉组织结构有损伤血管或神经的风险，在大多数手术中最好避免。囊外分离技术具有挑战性，因为位置深，有可能出血，有损伤神经的风险，所以需要精良的设备[3]。通常，首先从肿瘤内部减瘤有助于改善视野，并有助于显露组织界面。

36.3　术前注意事项

36.3.1　做：确保综合的多学科评估

充分的眼科检查，包括视力、视交叉视野和视野缺损检查、眼底镜检查以及眼外运动检查等在垂体患者术前检查中是非常重要的。详细的神经外科麻醉前评估应作为垂体手术常规术前检查的一部分。细致的神经系统检查对于发现颅内压升高的迹象和因肿瘤的压迫作用而产生的神经功能缺损是必要的[9]。详细的内分泌学评估是评估任何有垂体病变的患者的必要先决条件。常规垂体内分泌检查包括血清促甲状腺激素（TSH）、促肾上腺皮质激素（ACTH）、生长激素（GH）、胰岛素样生长因子 1（IGF-1）、游离三碘甲状腺素（f-T_3）、游离甲状腺素（f-T_4）、黄体生成素（LH）和卵泡刺激素（FSH）水平的检测。无论是激素过多还是激素不足，在考虑手术之前优化垂体疾病患者的术前医疗管理都是很重要的[10]。

36.3.2　做：术前进行影像学分析

MRI 被认为是垂体病变首选的影像学检查。MRI 能精确地描绘软组织界面，具有良好的空间分辨率和优越的多平面功能。MRI 方案包括冠状面、轴位和矢状面高分辨率无对比的和对比增强的 T1 和 T2 加权图像。MRI 是描绘垂体肿物的最有效方法，同时也能显示周围软组织结构，包括视交叉和海绵窦（表 36.1；图 36.1，图 36.2）。

CT 对垂体病变的影像信息有补充作用。CT 对描绘蝶窦解剖结构、检测骨侵蚀、肿瘤钙化和制定术前计划都很有用。对于鼻窦的解剖变异和气化模式的研究可以确定到达鞍区的最佳手术路径（表 36.2）。

Hamburger 等将蝶骨气化分为甲介型、全鞍型和鞍前型[15]。类似地，Güldner 等将其分为无气化型、鞍前型、全鞍型和鞍枕型气化模式[16]。解剖变异，如存在 Onodi 气房（蝶筛气房）或与颈动脉管直接相连的蝶窦间隔应在术前定位，以避免损伤。

36.3.3　做：手术开始前要确保提供可用的适合的器械和术后设施

手术开始前，所有器械托盘都已准备就绪。检查动力设备，并对神经导航进行校准。在开始手术前，必须确认所有需要的术后护理设施，包括加护病床或重症监护床。

表 36.1　垂体病理影像学的特征性表现

	T1 加权像	T2 加权像	评论
微腺瘤	· 低 / 等信号 · 肿瘤内出血为高信号 · 对比增强：较正常腺体初期增强少 / 延迟增强 · 产生 TSH、ACTH、LH/FSH 的微腺瘤位于中心，而产生 GH 和催乳素瘤的微腺瘤通常位于外周[11]	变化较多，通常略微高信号	MRI 动态扫描能更好地早期显示微腺瘤
大腺瘤（起源于垂体并扩展至蝶鞍）	· 等信号 · 肿瘤内出血的高信号[12] · 对比增强：固体成分比正常腺体增强	· 与灰质等信号 · 在质地软的大腺瘤，液化改变的情况下为高信号[13]	质地软的大腺瘤在 DWI 上的 ADC 较低，术中易于吸除[14]
术后蝶鞍	高信号源于脂肪的存在，低信号伴随着脂肪抑制序列[12]		切除失败或见到体积增大时，怀疑有肿瘤

ACTH：促肾上腺皮质激素；ADC：表观扩散系数；DWI：弥散加权成像；FSH：卵泡刺激素；GH：生长激素；LH：黄体生成素；TSH：促甲状腺激素

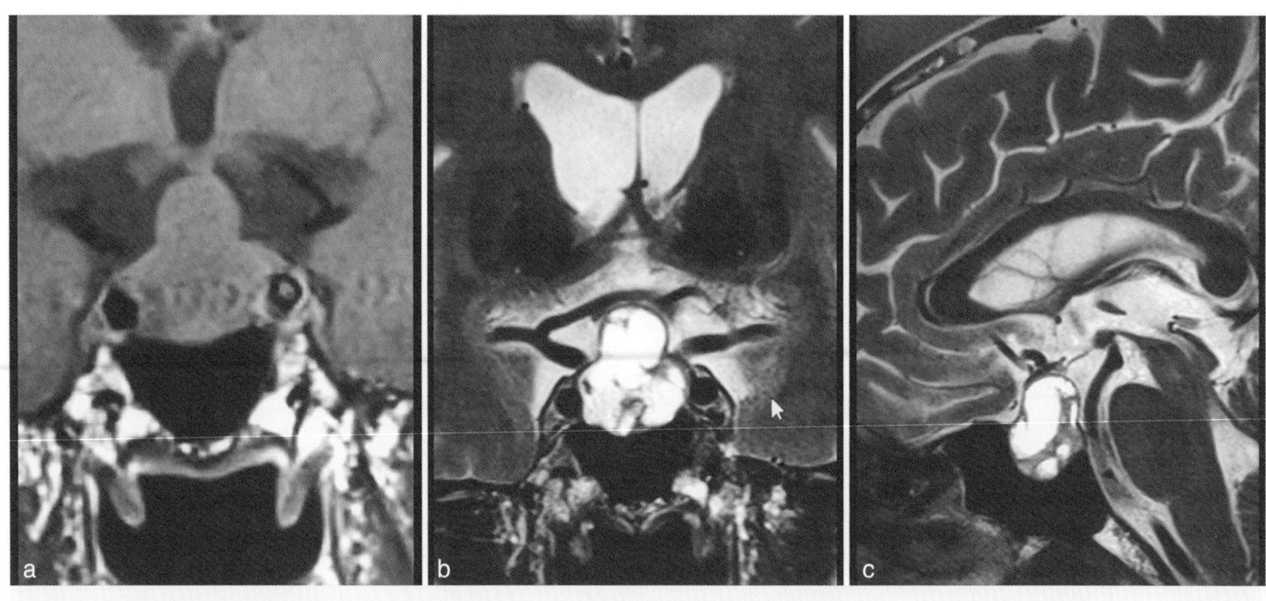

图 36.1 鞍上扩展的垂体瘤的 MRI 图像。a. T1 加权冠状位。b.T2 加权冠状位。c.T2 加权矢状位

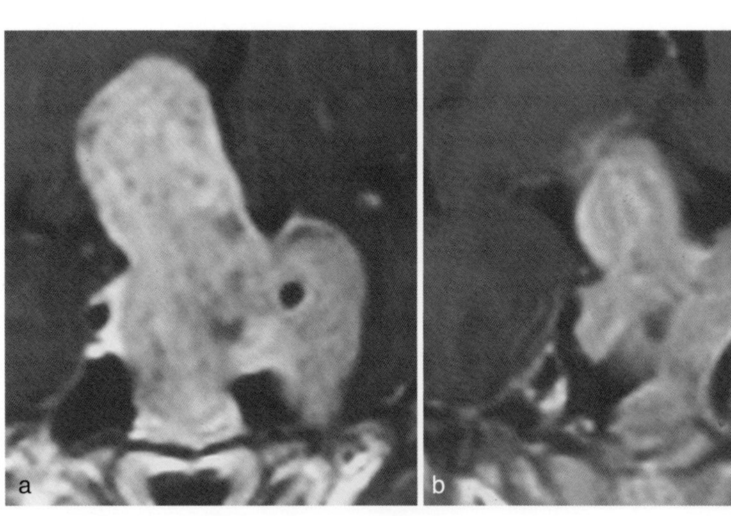

图 36.2 a，b. 垂体瘤鞍上生长和包绕颈内动脉的 MRI 图像（FLAIR 序列）

表 36.2 术前影像学检查

鼻腔阶段	蝶窦阶段	蝶鞍阶段
鼻中隔变异	气化程度	鞍底
中鼻甲	蝶窦分隔	硬脑膜
下鼻甲肥大	蝶骨标志	垂体的位置以及腺瘤的扩展范围
Onodi 气房（蝶筛气房）		颈内动脉在蝶鞍水平的距离
		空蝶鞍和蛛网膜憩室 [13]

36.3.4 不要：允许没有经验的外科医生在没有充分监督的情况下进行手术

双外科医生的技术很适合教学。我们主张由一位有经验的外科医生在整个手术过程中进行手术或协助手术。这将有助于学习和减少并发症。

36.4 一般手术技术

36.4.1 做：准备手术区域以减少出血

在诱导前，将两侧鼻腔分别放置肾上腺素溶液（1∶1000）浸泡的饼状海绵以减轻充血。使用经口腔气管插管，并在咽部放置气囊。术中及术后常规置入导尿管监测排尿量。术前使用抗生素和应激剂量的甲基泼尼松。

36.4.2　做：优化患者手术体位

患者仰卧位，右肩置于手术台右角。患者的头部被放置在一个微微伸出的马蹄形垫上，并稍微向右转。头部在 Trendelenburg 位置（头低仰卧位）升高约 15°，以促进静脉引流。头部可以稍微伸展，以便进行鞍上或蝶骨平台手术操作。然后注册立体定向神经导航，并确认其准确性。将抗菌溶液（如聚维酮碘）涂抹鼻腔和口腔，并用无菌巾和无菌布单覆盖术区。如果合作的外科医生彼此不熟悉，则应在开始手术前就计划好显示器、器械台和器械护士的位置。

36.4.3　不要：忘记准备供体部位，即使预期术后脑脊液漏发生的可能性不大

必要时也要做好大腿处备皮以备获取脂肪组织和阔筋膜并铺巾。手术开始后，才准备供体部位会很麻烦。预期的缺损将决定最合适的重建方案，而且这可能会影响初始手术阶段的实施。手术时应保留蝶腭动脉的鼻中隔后部分支，这样可以在需要时使用带血管蒂的鼻中隔黏膜瓣。

36.5　内镜入路

36.5.1　做：识别鼻窦解剖标志，以确保解剖安全

鼻内镜采用 0° 内镜识别鼻腔标志，从下鼻甲和鼻中隔向下开始，移至中鼻甲。内镜下放置肾上腺素溶液浸湿的饼状海绵，以减轻中鼻甲和鼻中隔之间的充血。内镜通常放置在右鼻腔“11 点钟”的位置。任何鼻中隔偏曲都应加以处理，以改善手术路径。术中以马卡因和肾上腺素溶液浸润中鼻甲、钩突及中鼻甲下方黏膜以减少出血。第二，作者弃用了局部麻醉浸润，因为在手术过程中发现局部麻醉浸润会导致内镜起雾。

对于双人内镜技术，右鼻腔通常需要更宽的通路，以方便内镜和器械的自由活动范围。将右侧下鼻甲外移，增加鼻腔通道空间，尤其对于较大的肿瘤，还需切除部分中鼻甲。开放前组筛窦和后组筛窦，形成从眶纸板到鼻中隔的宽阔手术通道。这样可以在术中更自由地进入蝶鞍，并能观察到黏膜瓣的蝶腭血管蒂部。

36.5.2　不要：手术通道需要时再切除嗅觉黏膜

一些外科医生提倡术中保留中鼻甲以降低术后并发症。虽然作者在某些情况下使用了这种技术，但它不应该以牺牲改善视野和通路为代价[17]。任何来自中鼻甲后端蝶腭动脉分支的出血均可烧灼。中鼻甲残端侧移以显露上鼻甲。在左侧鼻腔，将下鼻甲和中鼻甲侧移，以显示上鼻甲。应轻柔地施加压力，以避免黏膜出血。这样就能看到从鼻中隔一直到颅底的整个术野。对于需要更宽通路的大型肿瘤，中鼻甲没有外移，但可以通过开放右侧前、后组筛窦来改善通路。

36.5.3　不要：在未确定周围标志的情况下进入蝶窦

一旦获得充分的蝶窦暴露，在进入蝶窦前就有机会评估周围标志。蝶窦口位于蝶筛隐窝的后面，在后鼻孔上方 1.2~1.5cm，上鼻甲的下 1/3（或中）稍微内侧。因此，它位于中间位置，毗邻鼻中隔后部。在某些情况下，蝶窦开口被最高的鼻甲骨所遮盖，如果需要，可以轻轻地将它向侧方移位收缩或切除。在无法识别蝶窦开口的情况下，可以使用钝性器械或吸引器头端在阻力最小的点对前壁施加可控压力，以达到进入蝶窦的目的。蝶窦自然口通常可在后鼻孔上方 1~1.5cm 邻近鼻中隔处发现。

36.5.4　做：掀起补救黏膜瓣以保护血管蒂和鼻中隔黏膜瓣黏膜

扩大蝶窦口同时小心避开位于蝶窦口下方的蝶腭动脉鼻中隔分支。最初将蝶窦切开时向下延伸仅约 3mm，可避免对血管蒂的损伤。在掀起鼻中隔黏膜瓣（NSF）或补救黏膜瓣后可进一步暴露蝶窦底壁[18]。

36.6 鼻中隔补救黏膜瓣

如果预计可能发生脑脊液漏，则应提前制备完整的鼻中隔黏膜瓣。然而，在大多数情况下，首先要制备补救黏膜瓣。这项技术有助于扩展进入蝶窦的范围，同时保护蝶腭动脉血管和鼻中隔黏膜瓣的黏膜，否则在后续的手术步骤中可能会受损。在肿瘤切除后，如果没有出现脑脊液漏，可轻易地重新复位黏膜瓣。当术中遇到脑脊液漏时，将补救黏膜瓣扩展为一个完整的鼻中隔黏膜瓣（图 36.3）。切口应使用针样单极烧灼法，尖端向上呈 45° 角，以保持无血术野。制作补救黏膜瓣需要两个切口，一个在鼻中隔黏膜瓣血管蒂上方，一个在血管蒂下方。在做切口时要考虑到预期的缺损和鼻中隔黏膜瓣的要求。越宽的蒂越稳定，也不易发生扭转。

36.6.1 不要：补救黏膜瓣上方切口过高

上方切口从蝶窦自然口处开始，沿鼻中隔蝶窦开口平面延伸，距颅底约 1.5cm。这样可以防止鼻中隔上部的嗅觉上皮细胞受损。下方切口沿鼻腔上方的黏膜延伸。当它延伸到鼻中隔时，切口向下指向鼻中隔的底部。这两个切口延伸到鼻中隔的前部，使它们之间的黏膜可以抬起和回缩，使骨性蝶窦的解剖达到窦的底壁。

36.7 转为使用鼻中隔黏膜瓣（Hadad 瓣）

当遇到脑脊液漏时，制备鼻中隔黏膜瓣进行多层重建。在需要经蝶骨翼突入路的情况下，从对侧取瓣。黏膜瓣的大小应该足够大，以避免修复漏口时不能有效覆盖。前方切口应位于下鼻甲头端前方水平。下方切口沿鼻中隔底部切开，上方切口沿垂直于蝶窦开口的平面切开，作为补救黏膜瓣的扩展。

36.7.1 做：将鼻中隔黏膜瓣蒂向外侧延伸

一旦沿鼻中隔的黏膜瓣切口完成，重要的是要确保蒂向外侧延伸至后鼻孔上方到达蝶腭窝。理想情况下，黏膜瓣可以用一个成角度的器械从后鼻孔上方的蒂部和鼻中隔的后 - 下方开始进行。这个区域将被作为补救黏膜瓣的一部分被启用，这部分通常是最难分离的部分。如果先抬高前面，则阻碍了进入的通道。用一个锐性器械将黏膜瓣

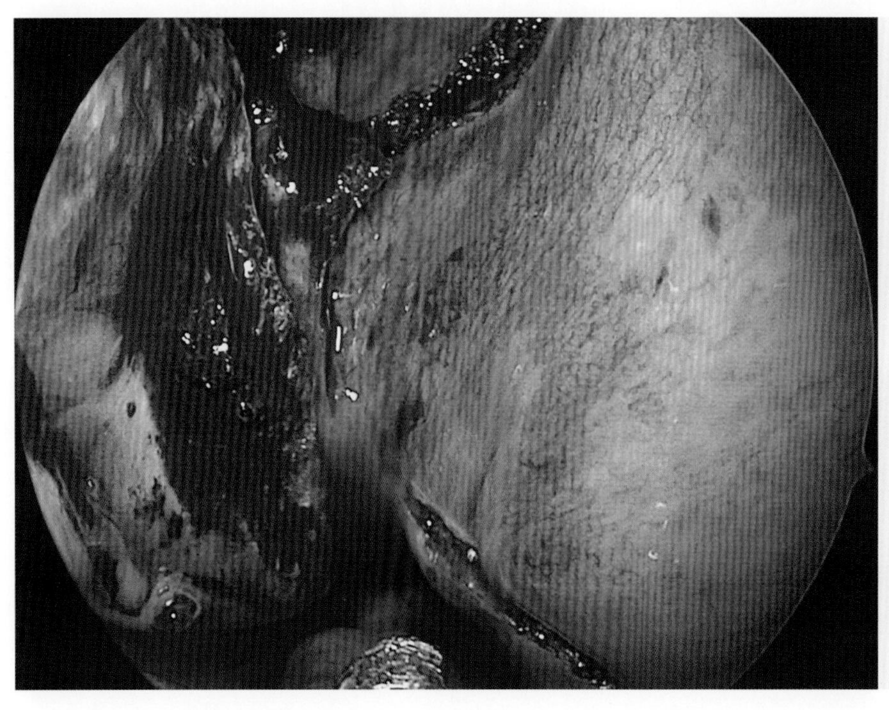

图 36.3 右侧补救黏膜瓣。补救黏膜瓣的切口用针样单极沿鼻中隔蝶骨平面延伸。另一个切口是由后沿鼻腔上方的黏膜延伸到鼻中隔下方

的剩余部分向上抬起，向后到翼蝶结合处。黏膜瓣放置于后鼻孔并向后填塞，以避免在使用磨钻过程中被卷入。黏膜瓣的蒂应始终能看到，以避免任何扭转。在开放蝶窦的过程中，用吸引器将黏膜瓣推移以保护黏膜瓣。这一点在使用磨钻时尤为重要，钻头接触后会立即对黏膜瓣及其蒂部造成相当大的创伤。

36.7.2　做：切除蝶嘴和鼻中隔后部以便于进入蝶窦

一旦黏膜从鼻中隔后部上剥离，将骨性鼻中隔与蝶嘴分离。允许使用双人四手技术，使用磨钻或切割器械来切除后 2cm 的鼻中隔。左侧鼻中隔的黏膜和左侧蝶骨的前部黏膜也被分离作为一个修复黏膜瓣。这样双侧蝶窦开口均可看到，看见起来像“猫头鹰眼”（图 36.4）。

36.8　蝶窦阶段手术

用高速磨钻或用 Kerrison 咬骨钳在翼蝶结合处水平从下内方向切除蝶嘴。扩展切除范围的外侧界为翼内板和蝶窦外侧壁，上界为蝶骨平台。向下，继续在垂体窝下分离以提供足够的操作空间，相当于鞍底下方的两个吸引器头端位置。

36.8.1　不要：在神经或血管附近使用单极电凝

切除蝶窦黏膜，以备蝶窦壁磨除及后期重建。遇到静脉出血可按需要用温盐水或其他止血剂冲洗。双极电凝也可以发挥作用，但单极电凝应该避免，因为存在热损伤神经血管结构的风险。应识别蝶骨后壁、蝶鞍隆起、视神经 – 颈内动脉内、外侧隐窝、鞍旁颈动脉隆突和斜坡隐窝的标志。甲介型蝶窦和过度气化的蝶窦都缺乏定位的标志。作者更喜欢在中线操作，并使用神经导航和微血管多普勒来识别解剖标志。蝶窦间隔的后部附着处应在术前影像中确定。中线旁骨性间隔可能向后延伸至颈内动脉，因此应避免骨折或偏离方向。蝶窦间隔应使用咬骨钳或金刚砂磨钻去除，以暴露腔内的标志。间隔的磨除应与蝶窦后壁齐平，为放置鼻黏膜瓣提供光滑的骨面。

36.9　鞍区手术阶段

鞍区显露后，开始磨除骨质前先评估骨质厚度。在持续冲洗的情况下，使用高速金刚砂磨钻

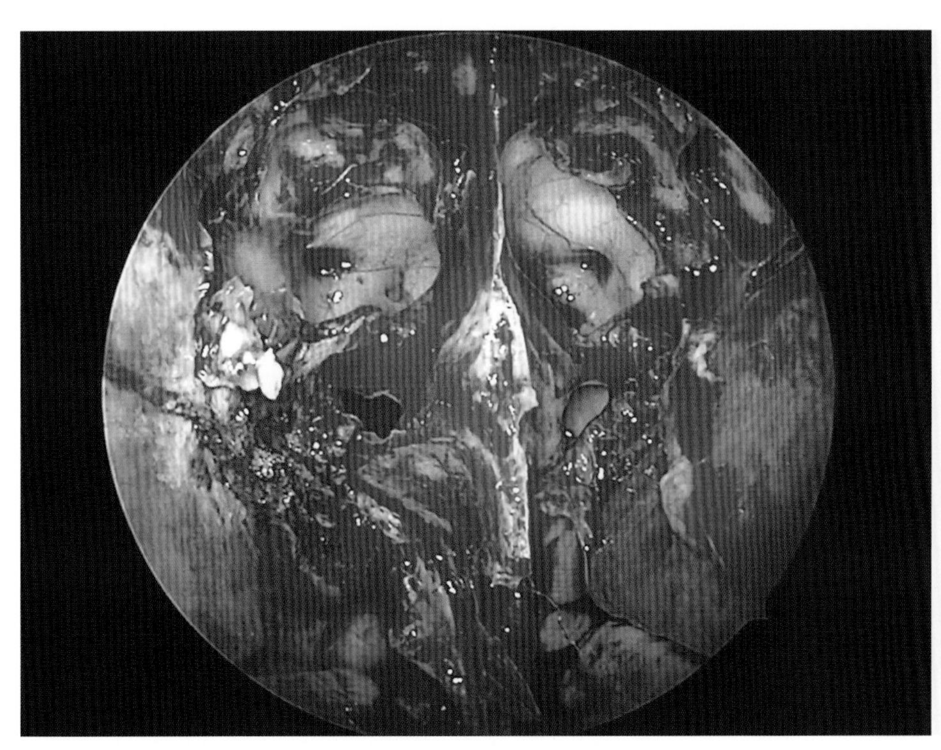

图 36.4　鼻中隔后部切除术后蝶窦呈现“猫头鹰眼”的外观。注意双侧蝶筛（Onodi）气房

将鞍底骨质磨薄，使硬脑膜在菲薄的鞍底上呈现出蓝色（图 36.5）。微血管多普勒和导航技术可用于颈内动脉的识别和定位。靠近神经血管结构的骨质应用 Kerrison 咬骨钳分离，以避免损伤。如果蝶鞍前壁因肿瘤而变薄，可以使用剥离子轻柔地进行骨质的去除。

36.9.1 做：避开海绵间窦做硬脑膜切口

在做硬脑膜切口前，应先确定上、下海绵间窦。硬脑膜上的开口由可伸缩刀在中心下方切开，向上延伸，然后切至颈内动脉的内侧（图 36.6）。然后将硬脑膜瓣向上翻转，暴露肿瘤（图 36.7）。

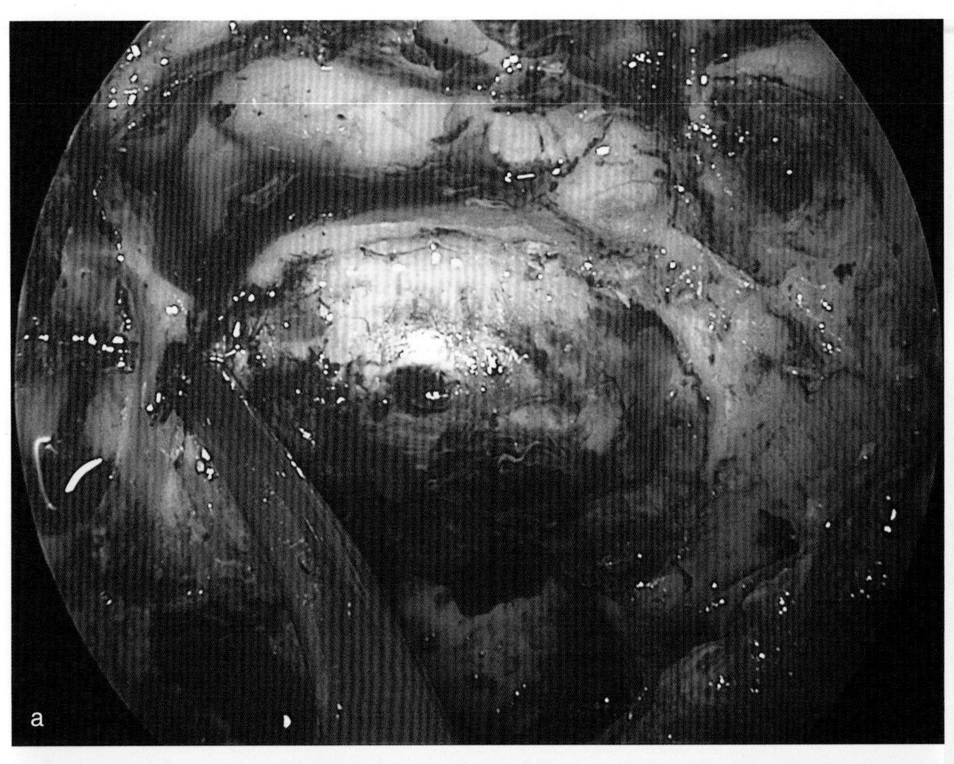

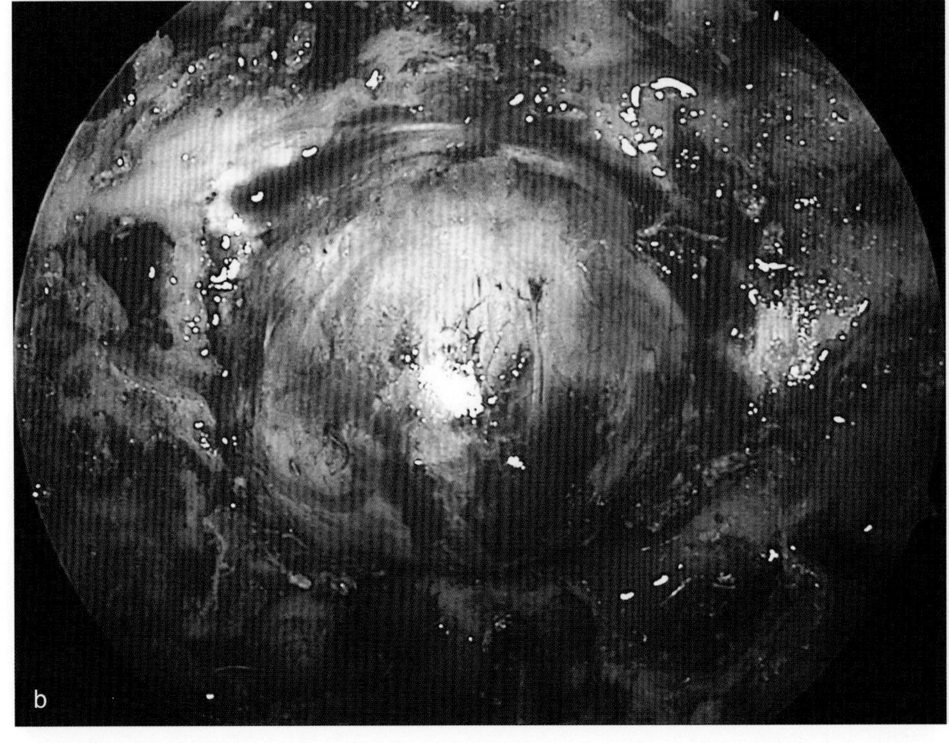

图 36.5 a. 鞍底的骨质已经磨除。b. 蓝色的硬脑膜下方是海绵窦和海绵间窦

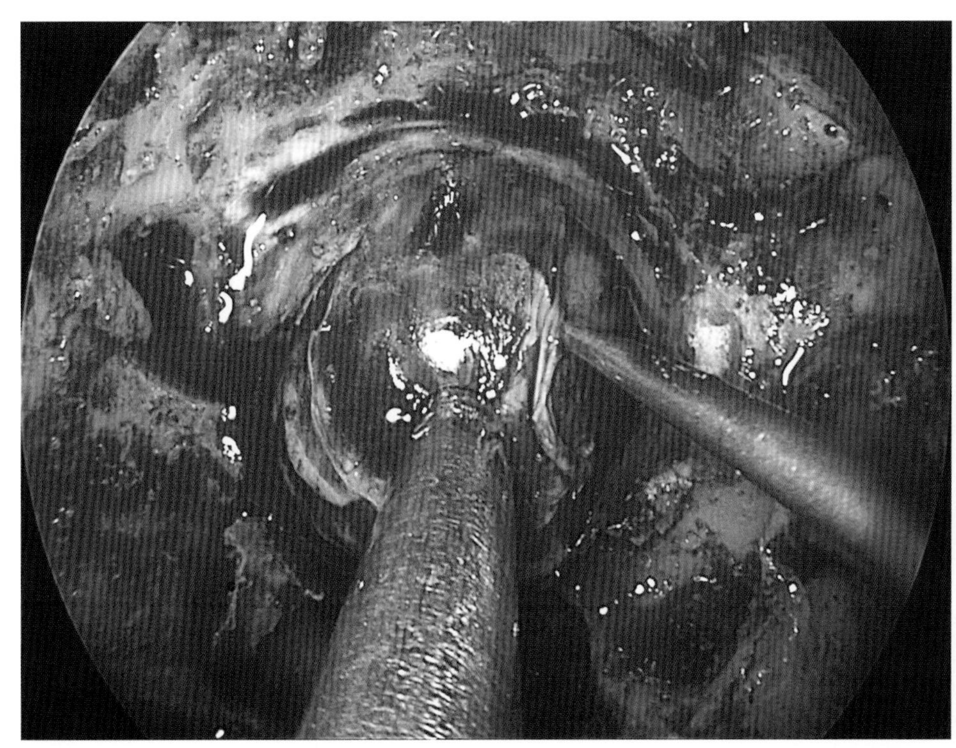

图 36.6 硬脑膜切口是为了避开海绵间窦

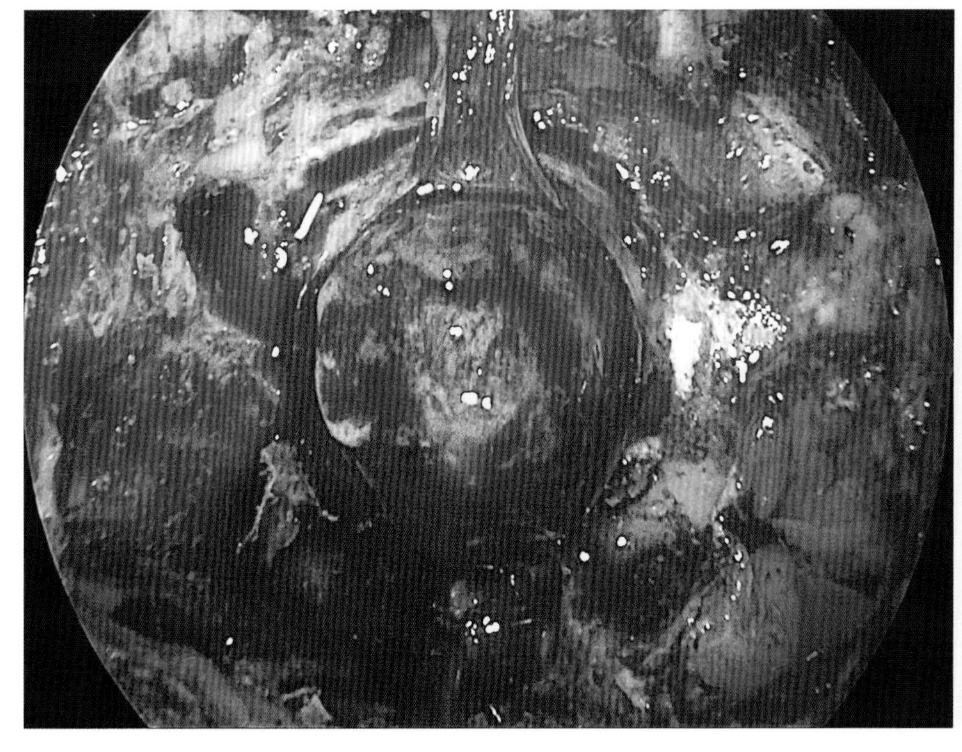

图 36.7 向上翻起硬脑膜瓣暴露肿瘤

36.10 肿瘤切除阶段

36.10.1 做：从下方进行肿瘤切除

对于质地软的肿瘤，双吸引器除瘤技术是一种安全的肿瘤切除方法。于 6 点钟的位置开始切除操作，然后继续转到 3 点钟和 9 点钟的位置。最后，12 点钟区域得以处理（图 36.8）。这一顺序避免了鞍膈的早期下降，因为鞍膈过早下降会妨碍手术视野的观察，并可能导致肿瘤切除不完全。肿瘤切除后，伴随中心鞍膈下降，系统地进行最后的检查（图 36.9）。由于残留腺体的质地硬以及假性包膜的存在，局部区域抬升。在质地

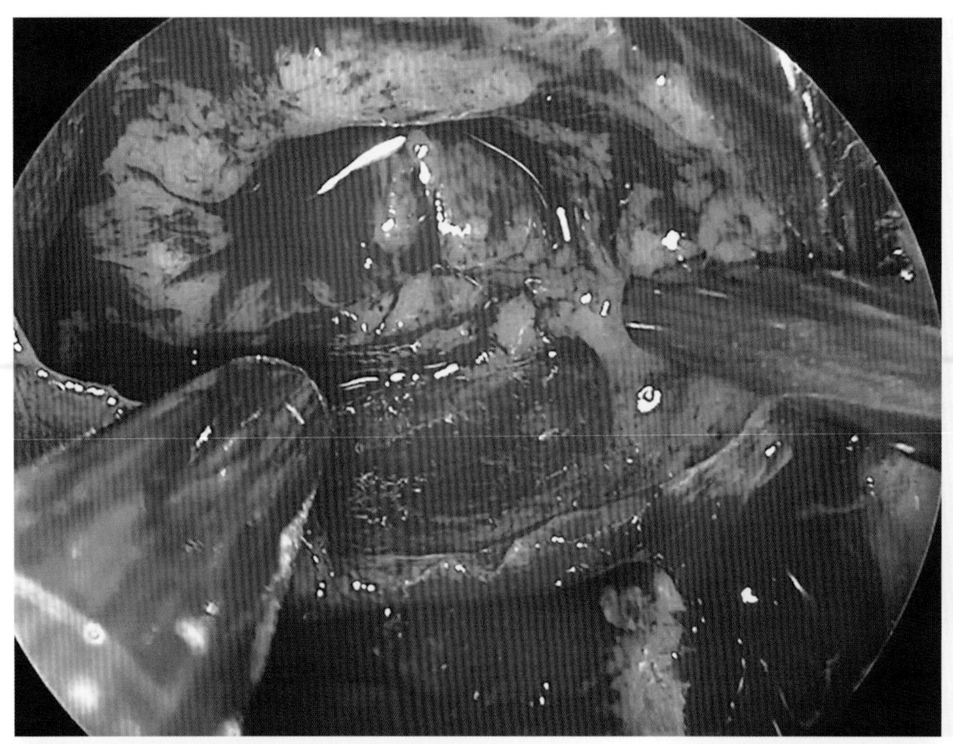

图 36.8　垂体瘤的切除首先从下方开始

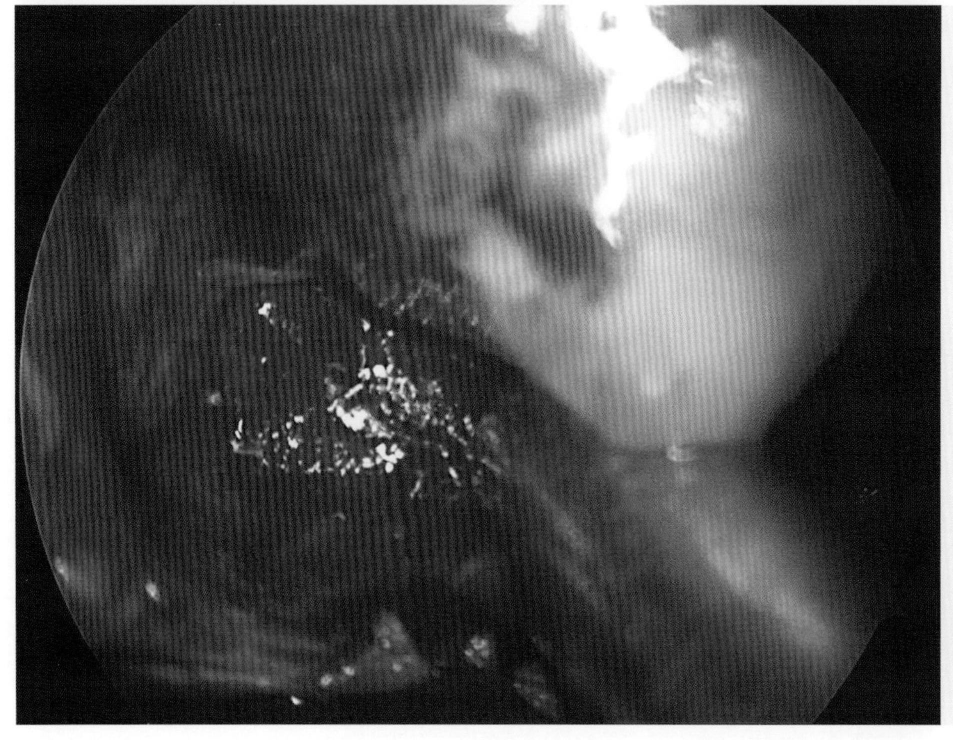

图 36.9　鞍膈下降后要检查肿瘤的残留部分

较硬的肿瘤伴假包膜的情况下，在鉴别和保留正常垂体的同时进行假包膜外分离。内镜下进行精细钝性剥离以分离纤维带（图 36.10）。

36.11　鞍上肿瘤扩展

经蝶窦入路治疗垂体肿瘤的适应证已扩大到包括巨大鞍上生长型、向蝶骨平台延伸和巨大腺瘤的病例 [1]。我们的方法是基于匹兹堡团队所描述的技术 [2]。扩展入路的手术通道更宽，便于引入内镜和应用肿瘤切除的显微外科技术。使用其他角度的内镜和设备可以看到角落并可以直接进入鞍上区域。扩大垂体入路需要部分中鼻甲切除术、全组筛窦切除术、切除鞍结节和蝶骨平台。完整的双侧后组筛窦切除术切除上鼻甲的下 1/3，以提供空间和更靠外侧的显露。这允许器械的通过和内镜的置入来获得近距离的观察，而不会限制显微外科手术的切除。如前所述，施行广泛的蝶窦开放术和后方鼻中隔切开术。蝶骨平台黏膜出血和鼻中隔后部切开术的黏膜出血可以采用冷凝或透热法加以控制和凝固止血。视神经 – 颈内动脉内侧隐窝标志着鞍结节的最外侧界限（图 36.11）。

36.11.1　做：使用 Kerrison 咬骨钳或剥离子将骨质从神经血管结构上取下

暴露神经血管结构区域，谨慎使用钻头磨薄骨质，便于用剥离子或 Kerrison 咬骨钳取下。可以将颈内动脉表面的骨质磨薄，然后轻轻抬起，

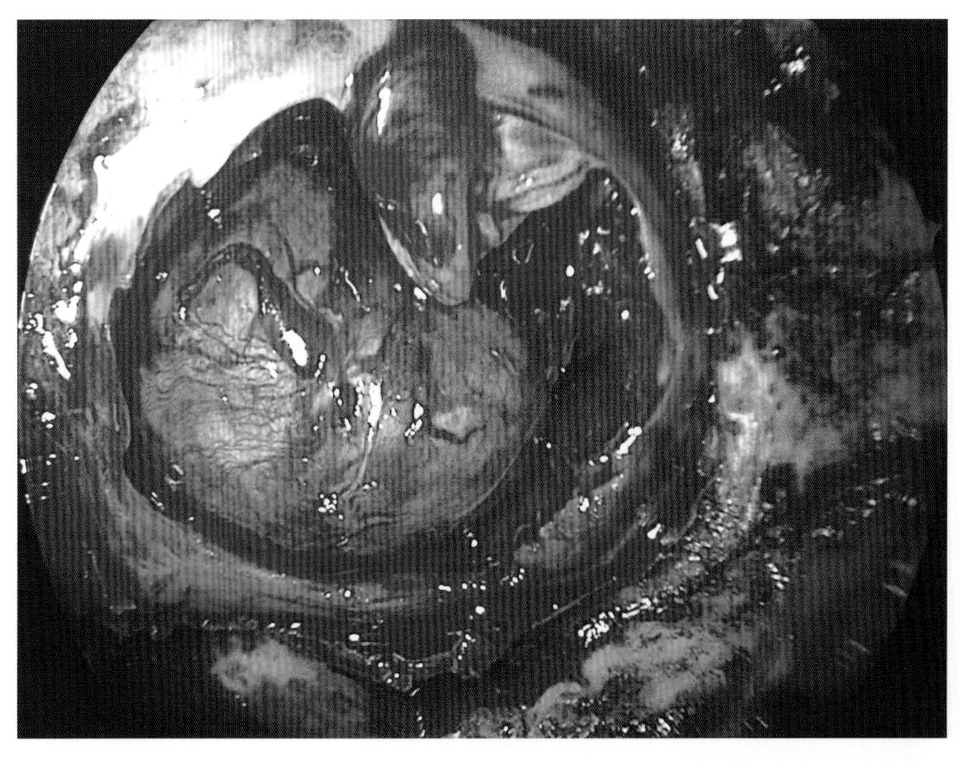

图 36.10　切除纤维带和肿瘤假包膜

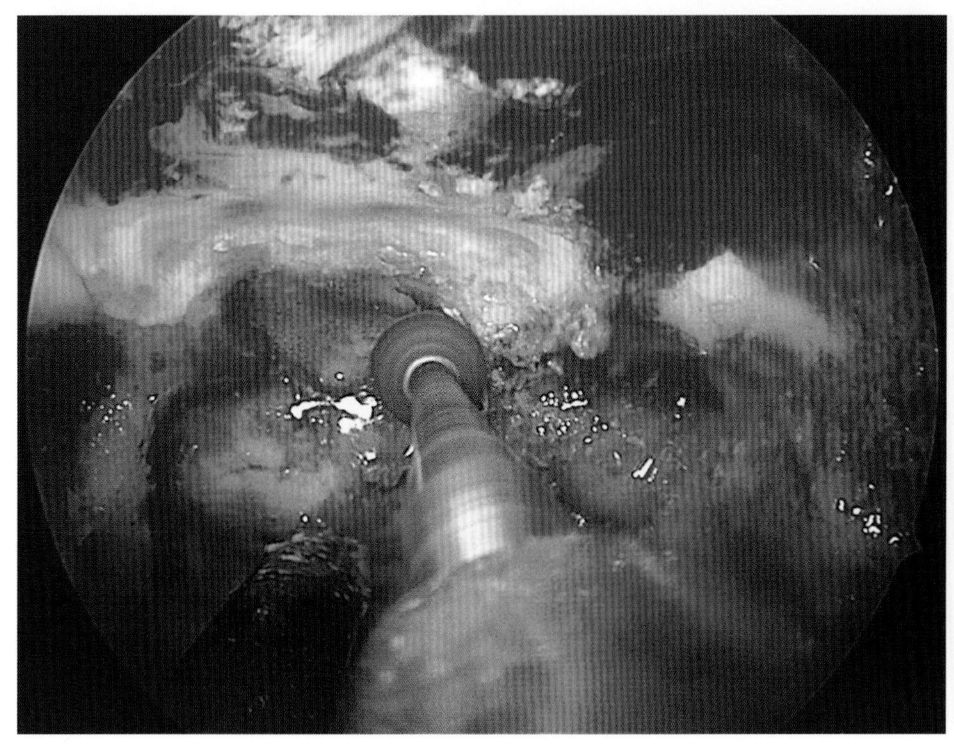

图 36.11　肿瘤鞍上扩展部分的暴露包括视神经 – 颈内动脉隐窝的暴露。蝶骨平台切除将增加向上方的显露

以看到海绵窦内侧壁的前端。结节状柱形的骨质可以磨成蛋壳样，然后从硬脑膜上轻轻抬离。视神经－颈动脉内侧隐窝（MOCR）骨质较厚，需要抵近视野下的弧形路线磨除，持续冲洗，避免热损伤视神经。咬骨钳应作为剥离子使用以取出MOCR。这个部位的静脉出血可以使用止血纱控制。使用金刚砂磨钻在蝶骨平台的梯形骨上磨除骨质，直到能充分暴露肿瘤。神经导航可以确定肿瘤向上的延伸部分。用剥离子从前后方向轻轻取出骨质。在海绵间窦上方和下方平行切开后，用双极电凝上海绵间窦。如果确认可行后，可采用双吸引器技术对肿瘤进行分离。肿瘤从下方切除，然后向外侧切除，最后向上方切除，以避免早期鞍膈下降。伴随海绵窦壁的肿瘤切除后发生的静脉出血，可通过盐水冲洗、放置止血纱或使用止血材料来控制。对于非侵袭性肿瘤，鞍膈薄却完整时，双吸技术可用于肿瘤切除，并在30°内镜下观察切除效果。鞍膈下降后，应轻轻抬高鞍膈，显露后外侧角，清除残余肿瘤。对于纤维性肿瘤，先在肿瘤包膜和硬脑膜层之间确定界面。沿界面轻轻切开肿瘤，以将其切除。

36.12 肿瘤向鞍旁扩展

鞍旁肿瘤生长至海绵窦腔内者，肿瘤穿透海绵窦硬脑膜内侧壁。利用微血管多普勒和计算机辅助导航系统定位颈内动脉的位置。磨除骨质要采用金刚砂磨钻和钝性剥离技术，从视神经－颈内动脉隐窝、同侧斜坡旁段颈内动脉和蝶鞍外侧进行。将骨质磨成蛋壳样薄，轻轻地将骨片取出，以帮助进入海绵窦的内侧壁前部。这一步最重要的是由内镜颅底分离技术经验丰富的外科医生来完成。肿瘤生长进入海绵窦，定位颈内动脉后，用海绵窦吸引器尖端轻轻吸出肿瘤。前壁和内侧壁的轻微移位足以显示海绵窦的前上和后上部分。肿瘤切除后，应使用角度镜检查内、后上象限残留的肿瘤，然后将其切除。

若延伸至外侧部、前下部并累及整个海锦窦，则选择经翼突入路，显露翼管神经与V 2之间（图36.12至图36.14）。解剖时应使用体感诱发电位（SSEP）监测和外科导航系统来定位脑神经和颈内动脉的邻近位置。

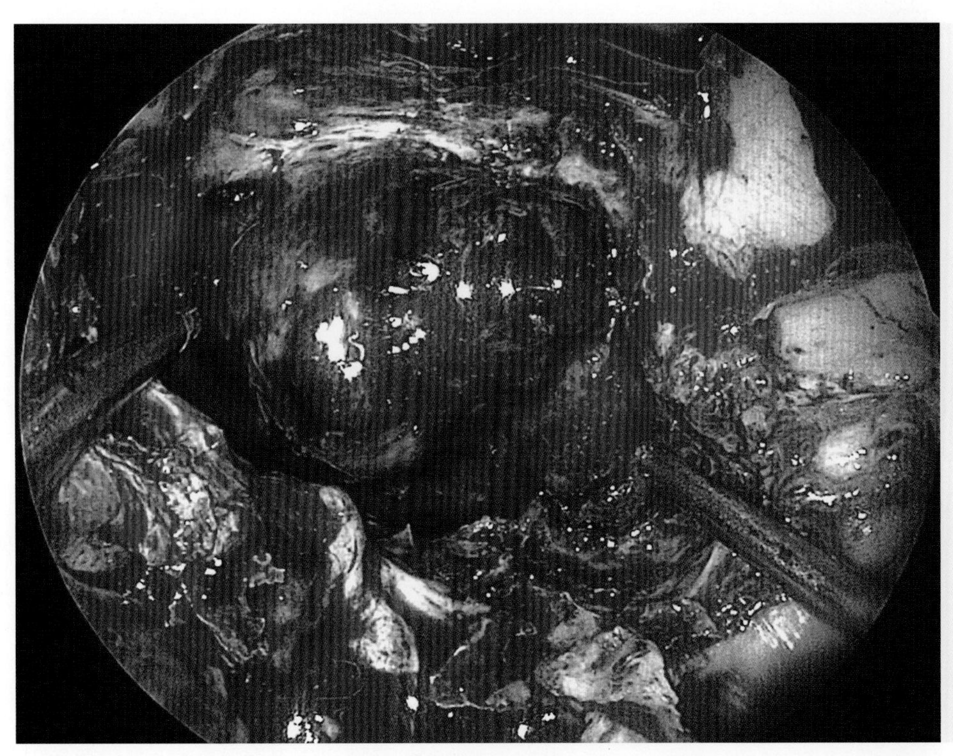

图 36.12　多普勒探头有助于确定颈内动脉的走行

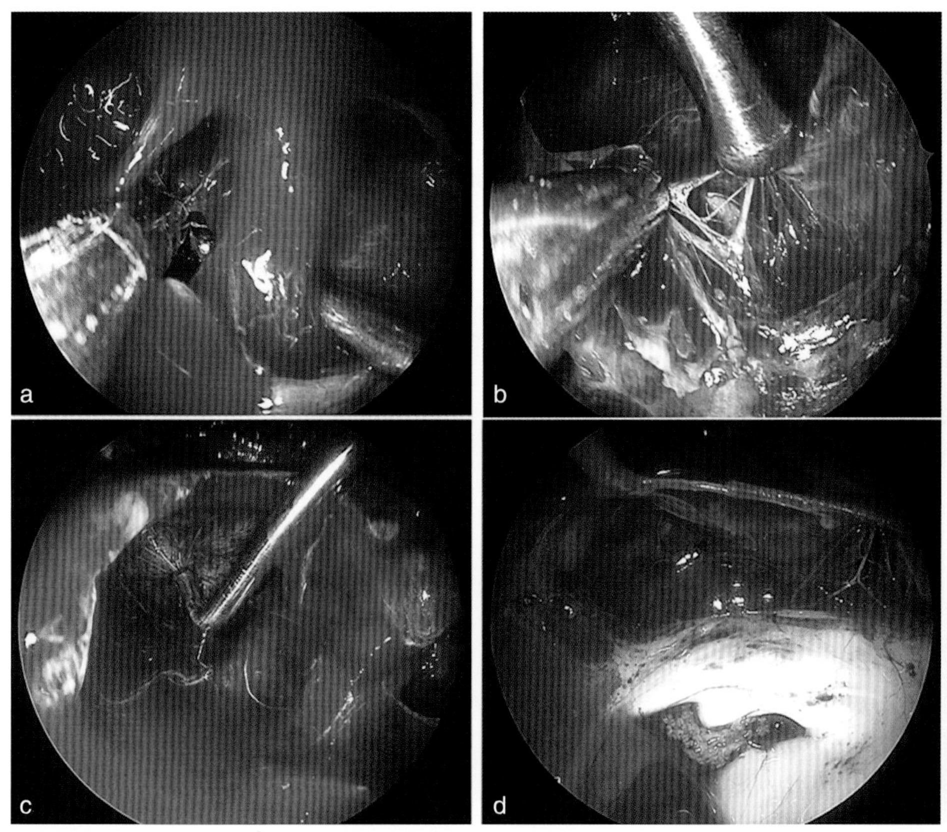

图 36.13　a. 颈内动脉移位以去除颈内动脉周围的肿瘤。b. 解剖下方海绵窦。c. 使用成角度的吸引器管清除鞍上的肿瘤部分。d. 观察第三脑室、室间孔和脉络丛

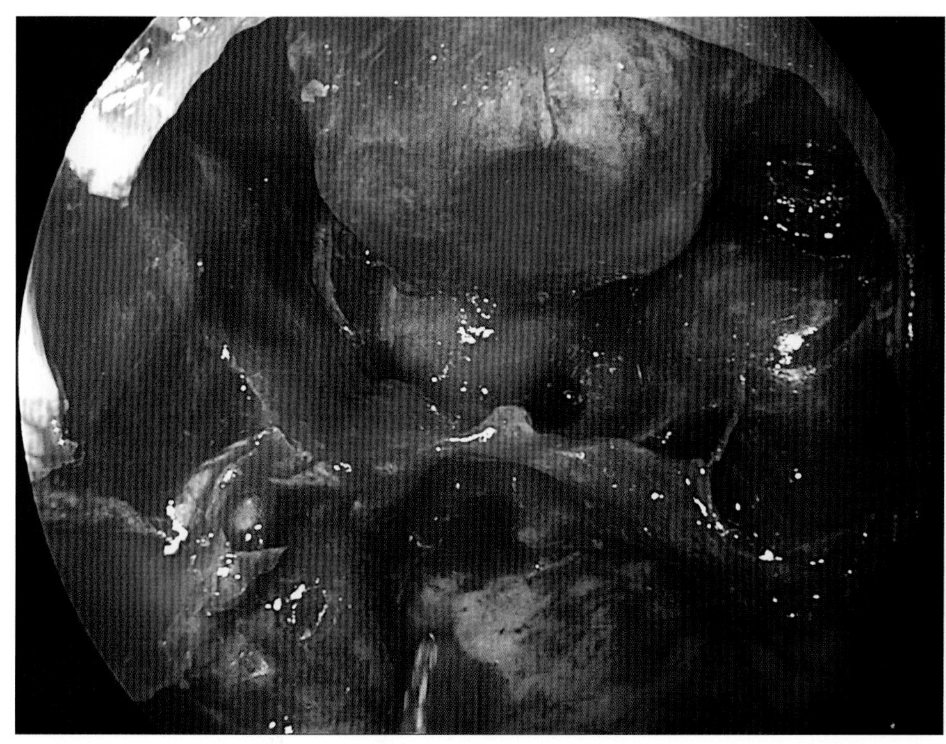

图 36.14　完整切除肿瘤外侧扩展部分并显示海绵窦、颈内动脉和鞍膈

36.13 鞍下显露

如肿瘤延伸至斜坡，通过切除蝶窦下壁，包括蝶嘴及犁骨，暴露范围会扩大。这样可以直接暴露出肿瘤的范围。

36.14 重 建

在没有脑脊液漏的情况下，蝶鞍腔内填充脂肪，修复处覆盖纤维蛋白胶。避免过度填塞，因为这样会压迫视神经。当遇到小的脑脊液漏时，采用纤维蛋白胶固定带筋膜或脂肪的移植物是一种选择。对于较大的缺损，我们倾向于使用多层重建技术（图 36.15）。第一层为疏松筋膜层。然后用脂肪移植物将蝶鞍间隙填充，然后将带蒂黏膜瓣放置在蝶窦腔覆盖蝶鞍缺损。重要的是要确保鼻黏膜瓣下的蝶窦骨质已去除所有的黏膜。在黏膜上放置带蒂黏膜瓣会导致“水密”修复失败，进而导致脑脊液漏。鼻黏膜瓣的边缘覆盖止血纱，用纤维蛋白胶封闭修复。然后用可吸收明胶海绵填充蝶窦腔。

36.15 术后护理

无须常规置入腰大池引流管。患者被转到重症监护病房或神经外科重症监护病房进行密切监护。经常进行血压检查，定期评估尿量是否为尿崩症。内分泌科团队协助术后护理。手术后 48h 内开始使用生理盐水喷鼻，短疗程的减轻充血的喷鼻可用于缓解术后充血和出血。每天进行患者脑脊液漏的评估。如果没有发生脑脊液漏，患者可以在第二天下床活动。如果在手术中遇到脑脊液漏，则手术团队必须确保在开始下床活动前至少 24h 内没有持续漏出。

36.15.1 不要：直到外科医生确信不存在脑脊液漏再让患者出院

出院后，患者将继续定期使用鼻腔生理盐水喷剂，如果术中出现过脑脊液漏，术后 1~2 周改为大剂量生理盐水喷剂。如果术中没有发现脑脊液渗漏，则盐水冲洗可更早开始。术后 2 周在门诊随访，行内镜检查。在鞍区任何清创都要谨慎进行，以免破坏重建。

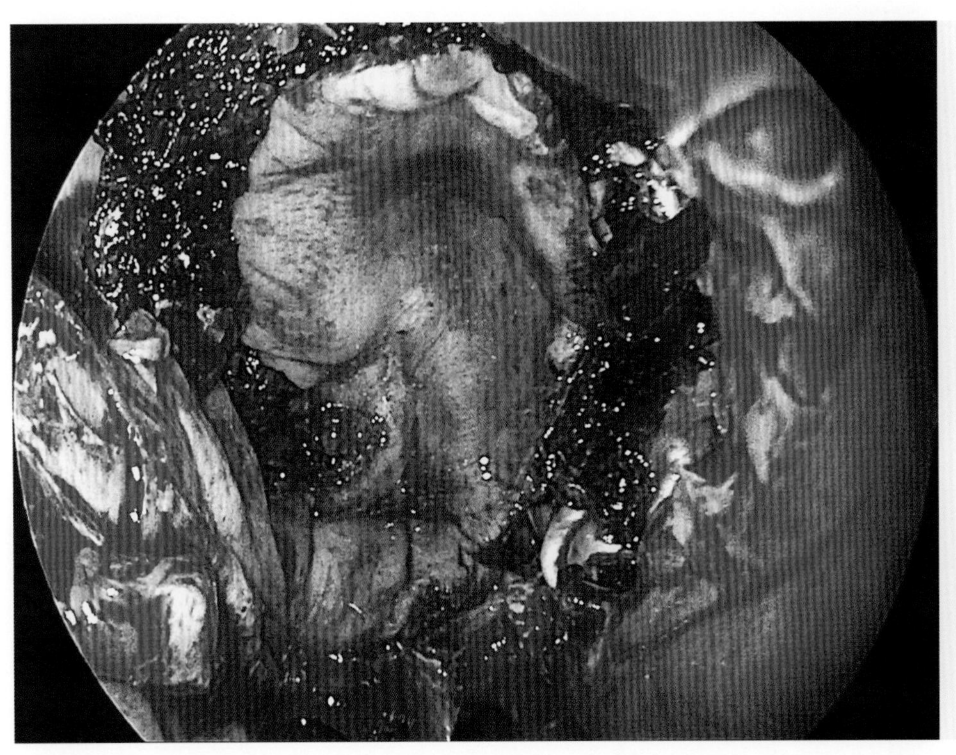

图 36.15 带蒂的鼻中隔黏膜瓣用于重建脑脊液漏的缺损。止血纱也已被用于辅助局部止血和稳固黏膜瓣

36.16 结 论

有条理的手术入路、详细的解剖知识和团队协作有助于提高垂体手术后患者的预后。对于从显微外科手术过渡到内镜手术的外科医生来说，初始的患者选择是很重要的。术前的影像和肿瘤的详细检查有助于制定一个逐步切除肿瘤和重建的方法。应该注意解剖学上的变异，同时仔细的组织分离将有助于减少出血。神经导航技术有助于定位关键的神经血管结构以及减少并发症，但不应对其完全依赖。

（王向东 译，刘庆国 校）

参考文献

[1] Dunn IF, Laws EJ Jr. Surgery of pituitary tumors//Wass JAH, Stewart PM, eds. Oxford textbook of Endocrinology and Diabetes. 2nd ed. New York: Oxford University Press, 2011:165–176

[2] Cavallo LM, Dal Fabbro M, Jalalod'din H, et al. Endoscopic endonasal transsphenoidal surgery. Before scrubbing in: tips and tricks. Surg Neurol, 2007, 67(4):342–347

[3] Kassam AB, Gardner PA, Prevedello DM, et al. Principles of endoneurosurgery. In: Kassam AB, Gardner PA, eds. Endoscopic Approaches to the Skull Base. Progress in Neurological Surgery. Basel: Karger, 2012, 26:21–26

[4] Cappabianca P, Cavallo LM, de Divitiis O, et al. Endoscopic endonasal extended approaches for the management of large pituitary adenomas. Neurosurg Clin N Am, 2015, 26(3):323– 331

[5] Di Maio S, Cavallo LM, Esposito F, et al. Extended endoscopic endonasal approach for selected pituitary adenomas: early experience. J Neurosurg, 2011, 114(2):345–353

[6] Kassam AB, Thomas A, Carrau RL, et al. Endoscopic reconstruction of the cranial base using a pedicled nasoseptal flap. Neurosurgery, 2008, 63(1) Suppl 1: ONS44–ONS52, discussion ONS52–ONS53

[7] Fujimoto Y, Ramos HF, Mariani PP, et al. Superior turbinectomy: role for a two-surgeon technique in endoscopic endonasal transsphenoidal surgery— technical note. Neurol Med Chir (Tokyo), 2015, 55(4):345–350

[8] de Notaris M, Prats-Galino A, Enseñat J, et al. Quantitative analysis of progressive removal of nasal structures during endoscopic suprasellar approach. Laryngoscope, 2014, 124(10):2231–2237

[9] Smith M, Hirsch NP. Pituitary disease and anaesthesia. Br J Anaesth, 2000, 85(1):3–14

[10] Kitahata LM. Airway difficulties associated with anaesthesia in acromegaly. Three case reports. Br J Anaesth, 1971, 43(12):1187–1190

[11] Hagiwara A, Inoue Y, Wakasa K, et al. Comparison of growth hormone-producing and non-growth hormone-producing pituitary adenomas: imaging characteristics and pathologic correlation. Radiology, 2003, 228(2):533–538

[12] Chaudhary V, Bano S. Imaging of the pituitary: recent advances. Indian J Endocrinol Metab, 2011, 15(7) Suppl 3:S216–S223

[13] Cappabianca P, Cavallo LM, Esposito I, et al. Transsphenoidal approaches: endoscopic. In: Cappabianca P, Cavallo LM, Califano L, eds. Cranial, Craniofacial and Skull Base Surgery. Milan: Springer, 2010:197–212

[14] Bahuleyan B, Raghuram L, Rajshekhar V, et al. To assess the ability of MRI to predict consistency of pituitary macroadenomas. Br J Neurosurg, 2006, 20(5):324–326

[15] Hamberger CA, Hammer G, Norlen G, et al. Transantrosphenoidal hypophysectomy. Arch Otolaryngol, 1961, 74(1):2–8

[16] Güldner C, Pistorius SM, Diogo I, et al. Analysis of pneumatization and neurovascular structures of the sphenoid sinus using cone-beam tomography (CBT). Acta Radiol, 2012, 53(2):214–219

[17] Jagannathan J, Laws ER, Jane JA Jr. Advantages of the endoscope and transitioning from the microscope to the endoscope for endonasal approaches. In: Kassam AB, Gardner PA, eds. Endoscopic Approaches to the Skull Base. Progress in Neurological Surgery. Basel: Karger, 2012,26:7–20

[18] Rivera-Serrano CM, Snyderman CH, Gardner P, et al. Nasoseptal "rescue" flap: a novel modification of the nasoseptal flap technique for pituitary surgery. Laryngoscope, 2011, 121(5):990–993

第 37 章 | 垂体的内镜手术入路

Aldo C. Stamm, André F. Gentil, João Mangussi-Gomes, João T. Alves-Belo, Leonardo Balsalobre, Eduardo de Arnaldo S. Vellutini

摘　要

本章节介绍内镜垂体手术的重要原则。理想的鞍区暴露、解剖标志的清晰辨别、血管损伤和避免脑脊液漏的发生以及肿瘤的包膜外切除都是内镜垂体手术的核心概念。本章节将论述内镜垂体手术的 3 个主要阶段：鼻腔通道、手术切除和颅底重建。最佳的手术路径（鼻腔阶段）应根据肿瘤的可能性质、位置、大小和扩展范围，鼻腔和鼻窦的解剖以及颈内动脉的位置进行个体化选择。由于垂体与颈内动脉之间存在紧密的关系，因此内镜垂体手术本质上可以被视为“颈内动脉手术”。在垂体肿瘤切除过程中有各种各样的器械可以帮助到术者，如专用仪器、角度内镜、多普勒超声探头、止血剂和神经导航。重建技术能够降低术后脑脊液漏的风险，保护暴露的动脉和神经，还能够降低术后鼻腔并发症的发生率。神经外科医生、耳鼻喉科医生、内分泌科医生以及多学科团队（MDT）的其他成员应共同努力，尽可能达到内镜垂体手术的最好效果。

关键词

内镜垂体手术，经鼻内镜入路，垂体，垂体肿瘤

内容要点

- 理想的术野显露和解剖定位是通过广泛的蝶窦开放术、鞍区足够的骨质切除和一个大的硬脑膜开口来实现的。
- 对于超出鞍区的肿瘤，鞍区入路可向下（至斜坡）、向上（至鞍上区）或向侧方（至海绵窦）扩展。
- 遵循完善的手术流程去建立一个允许双人四手同时进行操作的手术通道，最终实现肿瘤的包膜外切除，而不是盲刮技术。
- 肿瘤的包膜外切除术有助于肿瘤全切和保存正常腺体组织。
- 由于垂体与颈内动脉之间存在紧密的关系，因此内镜垂体手术本质上可以被视为“颈内动脉手术”；为了避免血管的意外损伤，必须术前评估且术中明确确认两侧颈内动脉的位置。
- 蝶窦黏膜的保护减少了术中出血并提供了一个简单的重建选择。
- 对于垂体大腺瘤，肿瘤切除术应该以鞍膈蛛网膜为限（应清除蛛网膜上的肿瘤），从而解除视交叉压迫，并恢复垂体柄到正常位置。
- 用 45° 内镜检查术腔对确认肿瘤全切是有益的。

37.1　引　言

对于治疗鞍区肿瘤，特别是垂体腺瘤，内镜垂体手术是一项成熟的技术。经鼻内镜入路已逐渐取代了显微镜的使用，它允许两名术者在没有鼻腔牵开器或扩张器的条件下用双手通过两个鼻孔手术，并提供相关解剖的全景特写[1-4]。

尽管传统内镜存在立体视觉的缺失，但对解剖标记、触觉反馈和内镜动态移动的培训允许实现一个安全舒适的手术环境。事实上，多项研究提供的证据已一致表明：与显微镜手术相比，内镜垂体手术减少了手术时间、腰穿引流的需求、术后发生尿崩症的风险、住院时间、患者不适和鼻窦并发症。此外，内镜垂体手术有更高的肿瘤全切率，对于

功能性垂体腺瘤有更好的内分泌结果[4-6]。

本章论述内镜垂体手术的原则，强调肿瘤根治性切除、视交叉减压和改善内分泌结果。

37.2　内镜垂体手术的原则

内镜垂体手术可分为鼻腔阶段、肿瘤切除和重建阶段。鼻腔阶段和重建阶段在第 15 章和第 66 章将展开更深入的论述。手术切除阶段是本章的焦点。

37.2.1　鼻腔阶段

有多种内镜下处理蝶窦和暴露鞍区的方法，但是，没有哪种方法是唯一或最佳的。必须根据每例患者的特点个体化选择理想的经鼻路径，并取决于以下因素：

· 肿瘤的可能性质（功能性或无功能性腺瘤）。

· 肿瘤的主要位置、大小（微腺瘤或大腺瘤）和扩展范围（图 37.1）。

· 内分泌和视力以及鼻窦并发症的预期术后结果。

· 术中和术后脑脊液漏的风险。

· 鼻腔和鼻窦的解剖结构。

· 手术团队的经验和偏好。

鉴于内镜垂体手术主要有 4 种处理蝶窦的技术，其归纳总结见表 37.1[7-13]。

另参见第 15 章。本章的作者更偏向于经鼻中隔 / 经鼻联合入路，该入路被用于大多数垂体肿瘤患者[8-9]。

无论选择哪种入路，都必须尽可能地向侧方和下方暴露蝶窦。最终的内镜下全景视野应能够清晰地辨别主要的解剖标志（图 37.2）。广泛的蝶窦开放术还能允许两名术者使用特殊器械同时进行双人四手操作。这样可允许肿瘤囊外锐性分离并提高控制出血的能力。小的手术开口限制了术者的视野和手术操控性。

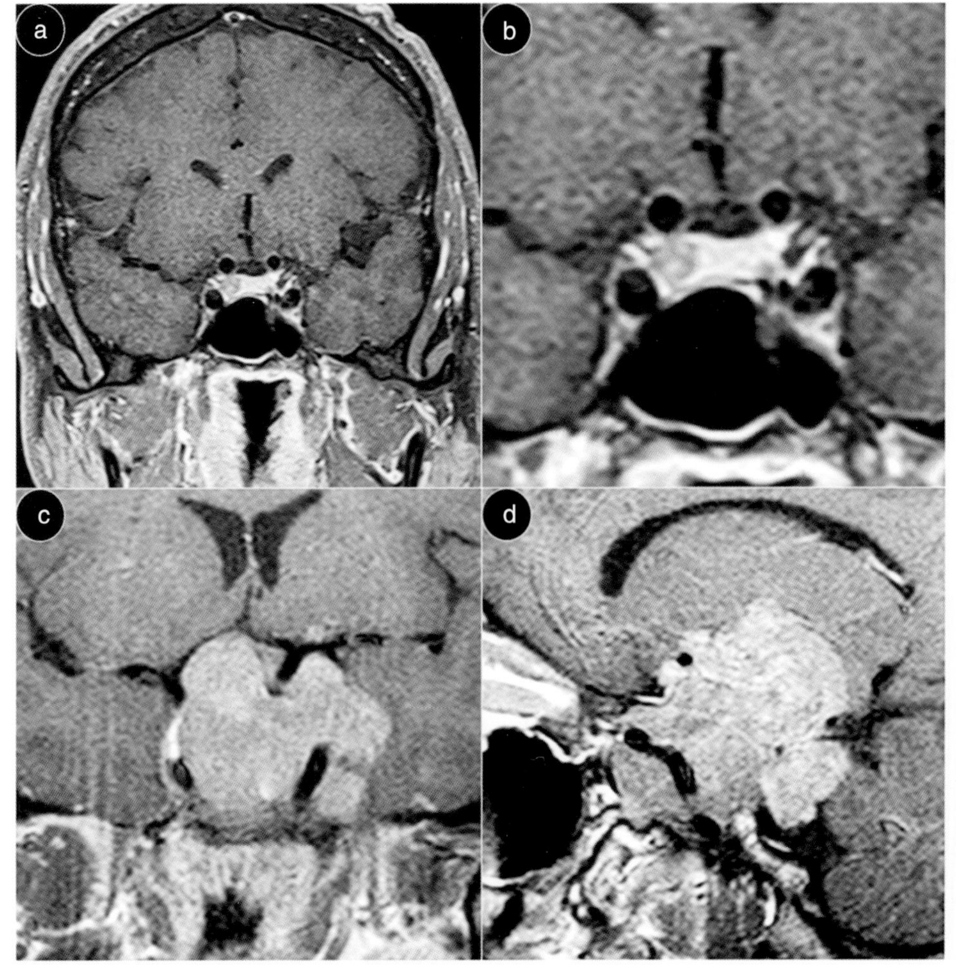

图 37.1　为肿瘤患者选择理想的手术路径时，手术团队必须考虑每例患者的特殊性，如肿瘤的主要部位、大小和扩展范围。MRI 显示 1 例直径为 7mm 的生长激素型微腺瘤（a，b）和 1 例侵袭海绵窦并完全包绕颈内动脉的无功能性大腺瘤（c，d）

表 37.1　不同类型经鼻内镜蝶窦入路之间的比较

经鼻入路	基本特点	最佳适应证	鼻内操作空间	术中 CSF 漏的处理策略	术后鼻窦并发症发生率	技巧和要点
改良经鼻中隔入路 [7]	借助内镜通过鼻中隔完成手术；打开蝶窦前应进行鼻中隔成形术	术中脑脊液漏风险低的垂体小肿瘤或其他病变	与其他入路相比，经鼻通道更狭窄	在操作结束时可以获取一块鼻中隔黏膜瓣，因为双侧后鼻中隔动脉被完全保留	最低；该入路最大的优势	经鼻通道可通过下鼻甲和中鼻甲的双侧外移而增宽
双侧经鼻入路 [10–12]	经鼻打开蝶窦；鼻中隔后部切除允许术者经双鼻孔双人四手操作	鞍区、鞍上、鞍旁和斜坡区的肿瘤	可以根据肿瘤的大小和位置以及鼻腔的解剖进行改良；鼻中隔后部切除可以加宽通道，中鼻甲和筛骨后部可以切除以提高鼻内器械的操控性	蝶窦切开术完成之前必须获取补救黏膜瓣，这样保留带蒂鼻中隔黏膜瓣；在操作结束时能够获取一块鼻中隔黏膜瓣	相当低；如果保留了中鼻甲且不使用鼻中隔黏膜瓣	鼻中隔成形术增加鼻腔通道的宽度并减少术后鼻窦并发症发生率；只有在必要时才切除中鼻甲并获取鼻中隔黏膜瓣
联合经鼻中隔 / 鼻入路（作者偏好）[8–9]	手术过程开始于经典的鼻中隔成形术；从一侧鼻腔获取鼻中隔黏膜瓣；通过一侧经鼻中隔而对侧经鼻去建立通道；然后完成较大的蝶窦切开术	鞍区、鞍上、鞍旁和斜坡区的肿瘤	由于完成了鼻中隔成形术且经常已获取了一块鼻中隔黏膜瓣，所以鼻腔操作空间非常好；很少需要切除中鼻甲	在操作开始时经常已获取一块鼻中隔黏膜瓣并且在术中将其覆盖在颅底缺损处；在所有患者中术后脑脊液漏很少出现	低；尽管所有患者都会出现结痂和鼻溢，但长期的鼻窦功能经常会得以保存；术后鼻中隔穿孔很少发生	整个操作过程中应避免鼻中隔的撕裂；蝶窦开放术可能会随着后组筛窦的切除而横向扩大
经上颌窦 / 翼突入路 [13–14,19]	上颌窦开放术在肿瘤侧进行的；磨除翼板直到暴露出蝶窦外侧壁和外侧隐窝	肿瘤起源于鞍旁或向鞍旁大范围扩展	极佳；只有借助角度内镜才可以切除更多侧面的肿瘤	应获取一块鼻中隔黏膜瓣；通常不可能获得同侧鼻中隔黏膜瓣，因为经翼突入路会牺牲蝶腭动脉和（或）颌内动脉；仅在经翼突入路完成之前解剖并保留其营养动脉时，才能使用同侧鼻中隔黏膜瓣；最常见的是使用对侧鼻中隔黏膜瓣	可能很麻烦；由于术中会磨除和暴露很多骨质，术后结痂是常见的主诉且可能会持续数月	联合经鼻中隔 / 鼻或双侧经鼻入路可以与经上颌窦 / 翼突入路联合使用

CSF：脑脊液

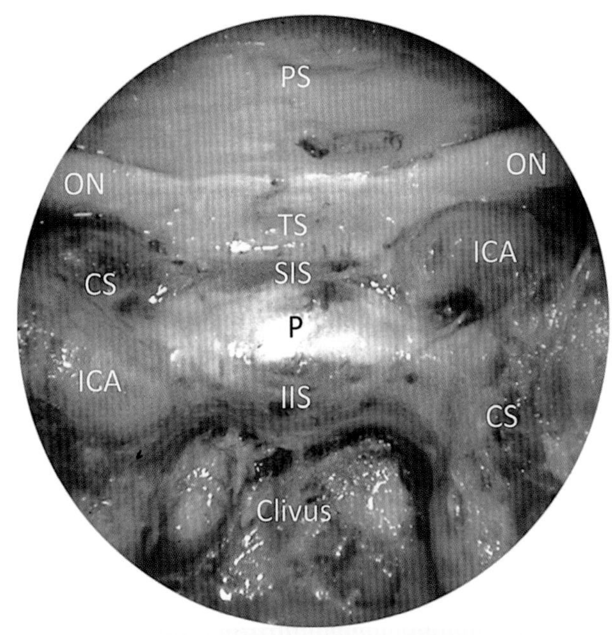

图 37.2　尸头标本蝶窦内镜观中的重要解剖结构。P：垂体；ICA：颈内动脉；CS：海绵窦；IIS：下海绵间窦；SIS：上海绵间窦；ON：视神经；PS：蝶骨平台；TS：鞍结节；Clivus：斜坡

37.2.2　肿瘤切除

一旦完成广泛的蝶窦开放术，就开始了肿瘤切除阶段。广阔的全景视野可以辨别主要的解剖标志，包括蝶骨平台、蝶鞍前壁、斜坡隐窝、视神经 – 颈内动脉隐窝、斜坡旁段和鞍旁段颈内动脉（ICA）以及视神经管。所有这些解剖标志的可视化还取决于蝶窦的气化程度 [14]。在观察完解剖结构后，掀起并向外侧牵开蝶窦黏膜。尽量避免剥离蝶窦黏膜以减少暴露骨质的出血。此外，保存收缩的黏膜提供了一个黏膜移植物的良好来源，可用于颅底重建。

应广泛打开鞍底。如果需要的话使用金刚砂磨头磨薄鞍底骨质，然后轻轻将其骨折，使用 Kerrison 咬骨钳咬除鞍底骨质，保留覆盖垂体的硬脑膜下层组织。持续去除骨质到辨别出“四边蓝色”为止：两侧海绵窦和上、下海绵间窦。然后仅在这些血管边界内做一个 U 形硬脑膜开口。产生的“硬脑膜瓣”被向上推并被保护着。然后在操作结束时被用来覆盖鞍底缺损处。这种硬脑膜开放技术可减少因静脉窦意外暴露引起的出血和从硬脑膜上隐窝漏出脑脊液。由于垂体和颈内动脉之间的紧密关系，内镜垂体手术本质上可以被视为“颈内动脉手术”。为了避免动脉血管的损伤，硬脑膜切口应始终注意两侧颈内动脉的位置。如果解剖结构不够清晰或肿瘤向侧方扩展范围较大，微型多普勒探针有助于确认动脉的准确位置。

肿瘤暴露后，将肿瘤组织碎片送去做病理检查。采取显微外科技术将肿瘤从正常腺体和蝶鞍壁分离。与刮除和擦除技术相反，肿瘤包膜外切除术是有利的。在肿瘤和正常结构之间的平面内进行分离有助于肿瘤全切，并最大限度地保护正常组织，包括残余的垂体 [15–16]。

对于更大的肿瘤，需要先减容以使肿瘤塌陷并允许进一步包膜外切除。直至辨认出鞍膈蛛网膜并将其与病变分开，肿瘤才算全切。理想情况下，如果有必要的话，蛛网膜上的肿瘤应当清除。应当通过肿瘤根治性切除来实现视交叉减压和垂体柄恢复其正常位置。使用 0° 内镜完成所有这些步骤更为安全，但随后应使用 45° 内镜检查切除的完全性。这提供了更好的视角去观察颈内动脉和海绵窦的内侧（图 37.3）。

来自海绵窦或海绵间窦的静脉出血通过止血材料（被称为“神奇泡沫”，例如百特的 Floseal，爱惜康的 Spongostan 或 Surgiflo），压迫，以及最重要的耐心来控制。

37.2.3　重建阶段

一旦完成切除，将实施鞍底重建。如果存在严重的脑脊液漏，则以一种衬垫的方式使用脂肪和阔筋膜，然后用鼻中隔黏膜瓣覆盖修补处。当存在蛛网膜暴露但没有明显的脑脊液漏时，可以单独使用鼻中隔黏膜瓣。鼻中隔黏膜瓣应始终用于覆盖和保护颈内动脉或脑神经任何暴露的部分（图 37.4）。对于没有暴露蛛网膜的鞍内微腺瘤，蝶窦黏膜被用来覆盖骨质缺损处。仔细的重建可降低脑脊液漏和鼻腔并发症（包括嗅觉丧失）的风险。

37.3　扩大入路

当肿瘤扩展到鞍区范围外时，扩大入路是必

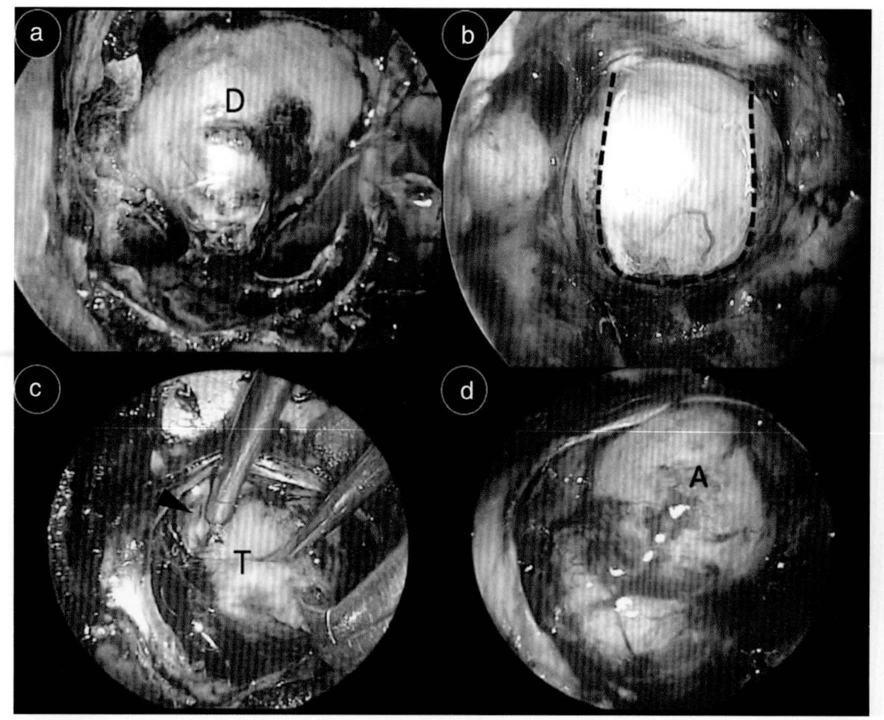

图 37.3　垂体大腺瘤的切除。a. 做一个宽阔的骨窗以确保有充足的通道去容纳内镜和器械。b. 做一个 U 形硬脑膜切口。c. 四手包膜外分离。随着肿瘤减容，牵引肿瘤包膜显示出肿瘤与正常组织之间的平面，然后可将其分离（箭头）。在该平面上进行解剖可最大限度地切除肿瘤同时保留正常结构。d. 操作结束时，用 45° 内镜进行最后检查。除非蛛网膜表面已完全清除肿瘤，否则切除是不完整的。A：蛛网膜；D：鞍区硬脑膜；T：肿瘤

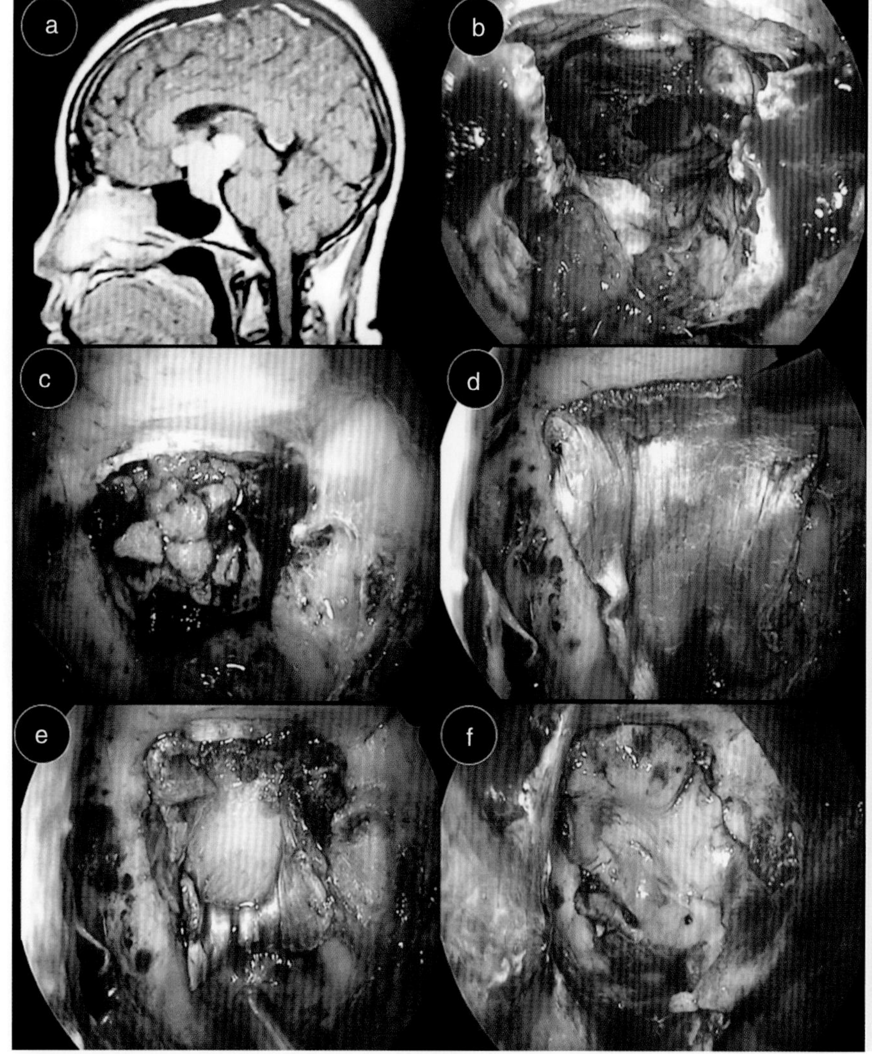

图 37.4　内镜下经鞍结节 / 蝶骨平台入路切除 1 例累及鞍上的无功能性大腺瘤后的颅底重建。a. 术前肿瘤矢状位 MRI。b. 注意缺损的大小。c. 从患者大腿上获取脂肪移植物轻柔地填充无效腔。然后，使用筋膜（d）和软骨片（e）以“垫片密封”的方式封闭骨缺损处。然后将鼻中隔黏膜瓣置于重建平面上（f）。黏膜瓣的黏膜骨膜侧 / 黏膜软骨膜侧面向颅底缺损处周围的裸露骨是非常重要的

要的。对于这种情况，仅通过鞍区入路是不够的。对于扩展至鞍区外的部分，向下通过经斜坡入路达到，向上经鞍上 / 蝶骨平台入路达到，向侧方经海绵窦和经翼突入路达到。在大多数情况下，解剖学知识足以用于手术的规划和实施，但当侵袭性肿瘤破坏正常解剖结构时，图像引导工具（例如神经导航）会很有帮助，应予以采用。

37.3.1　经斜坡入路

经斜坡入路提供了通向蝶鞍下方区域的通道（图 37.5）。鼻腔阶段操作与上述入路相似，不同之处在于，蝶窦底壁必须根据病变扩展范围进一步降低。用磨钻去除中斜坡和蝶窦底壁，必须注意侧方的斜坡旁段颈内动脉和后方的基底静脉丛。如果有肿瘤浸润，基底静脉丛通常被阻塞，出血量不多。大量出血的常用处理方法与其他静脉窦出血相似，如压迫、止血材料和耐心[17]。更多详细信息请参阅第 42 章。

37.3.2　经鞍上 / 蝶骨平台 / 鞍结节入路

经鞍上 / 蝶骨平台入路是鞍区入路向前上的延伸。当肿瘤向鞍上明显扩展或当颈内动脉向中线凸起致鞍区入路通道受限时，可使用该入路。需要行后组筛窦切除术，蝶骨平台切除的界限中线是前方的筛后动脉和外侧的视神经，会形成一个梯形的开口。用磨钻磨薄鞍上和蝶骨平台的骨质并用刮匙和 Kerrison 咬骨钳去除骨质。鞍结节的去除（例如经鞍结节入路）联合了鞍区和经蝶骨平台入路。蝶骨平台的硬脑膜以梯形方式打开（图 37.4，图 37.6）。两个硬脑膜开口（鞍区和蝶骨平台）通过电凝和上海绵间窦的中间切口连接起来[18]。

37.3.3　经上颌窦 / 翼突入路

这是鞍区入路的横向扩展，用于切除侵袭海绵窦的腺瘤（图 37.7）。该入路在第 15 章和第 39 章中详细介绍。当规划此入路时，应牢记蝶腭

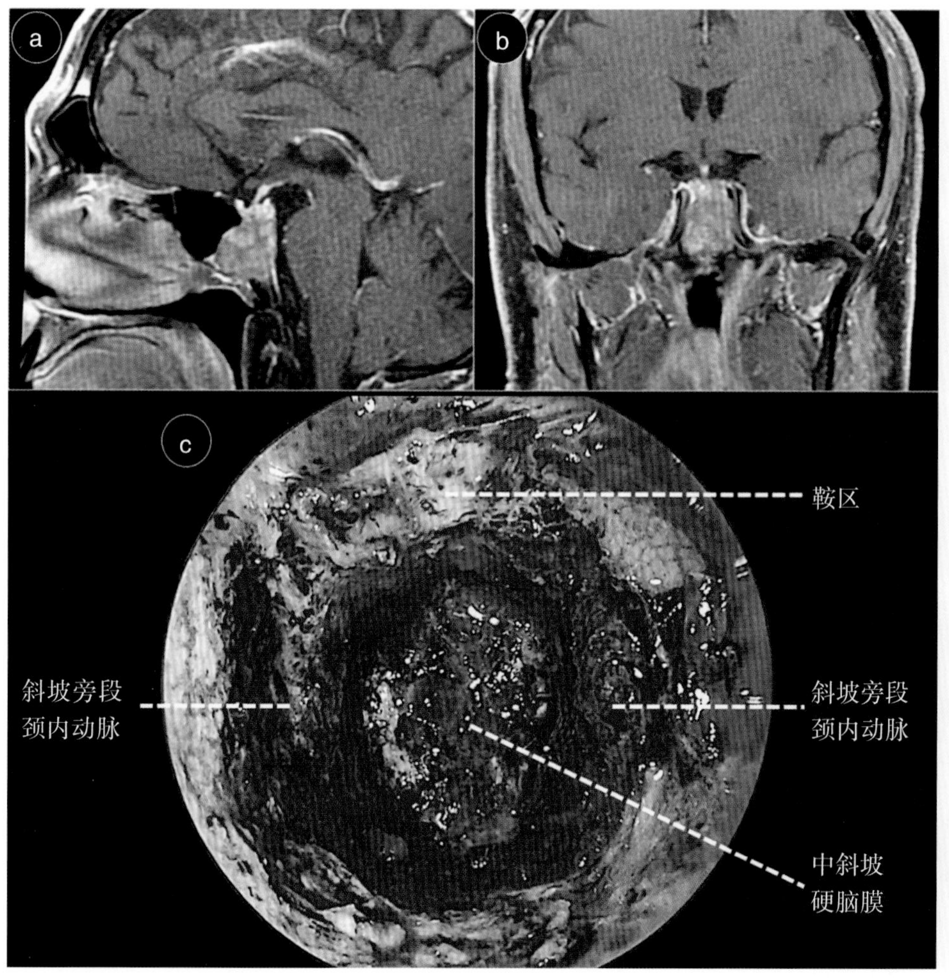

图 37.5　经斜坡入路。a，b. 1 例 55 岁男性复发无功能性垂体腺瘤患者的 MRI。肿瘤从鞍底扩展累及斜坡。c. 术中肿瘤切除后的内镜图像。中斜坡的硬脑膜以及斜坡旁段颈内动脉（ICA）被完全暴露和保护

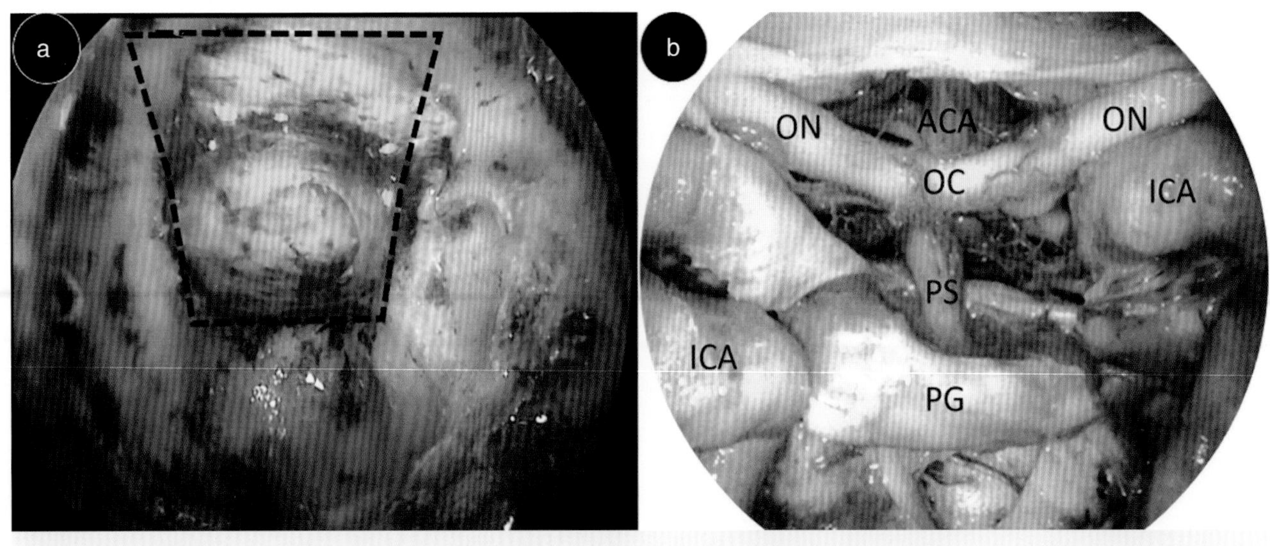

图 37.6　经蝶骨平台入路。a. 标记梯形硬脑膜切口。b. 经蝶骨平台入路通道中的结构。ACA：大脑前动脉复合体；ICA：颈内动脉；OC：视交叉；ON：视神经；PG：垂体；PS：垂体柄

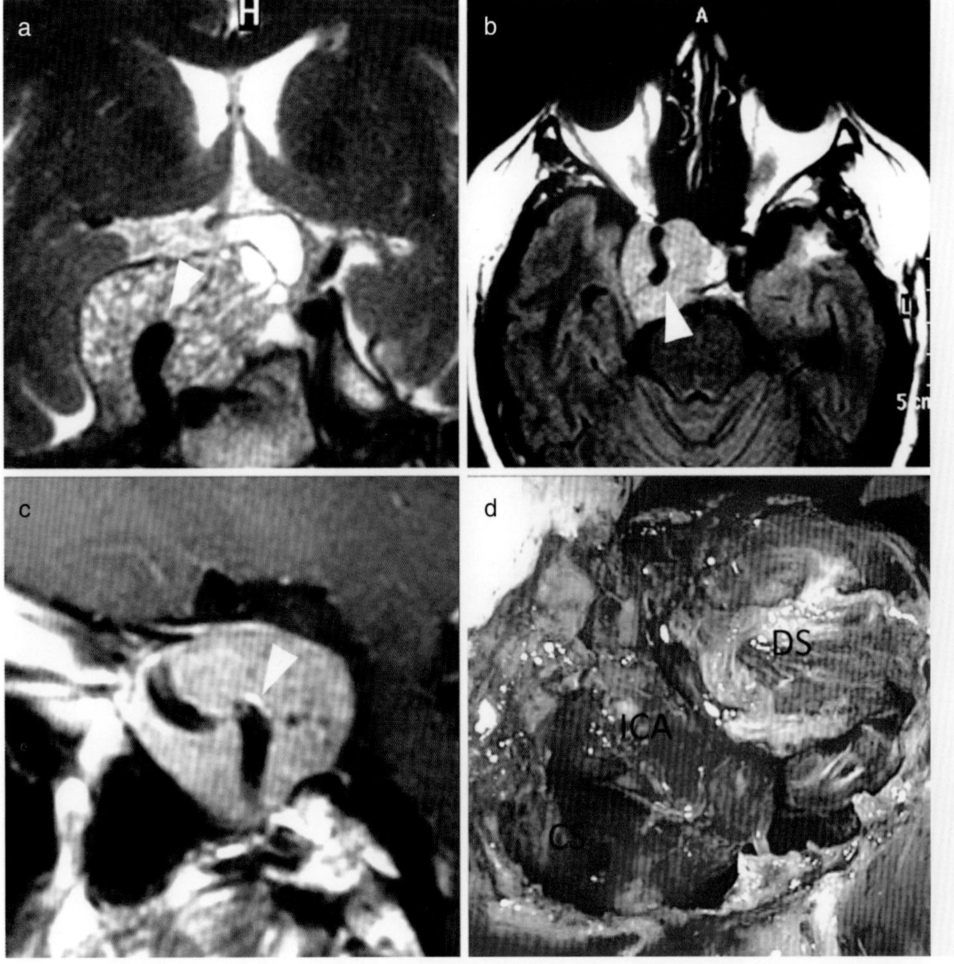

图 37.7　1 例接受过 2 次手术的 41 岁女性复发库欣病。大肿瘤扩展累及左侧海绵窦，并包绕颈内动脉（箭头头）。在这种情况下，需要采取经翼突入路。a. 冠状位。b. 轴位。c. 矢状位。d. 经翼突入路的术中图像。颈内动脉位于术野中心，右侧海绵窦暴露良好。CS：海绵窦；DS：鞍膈；ICA：颈内动脉

动脉经常会损伤，因此应事先计划对侧鼻中隔黏膜瓣。此外，可以扩大鼻中隔黏膜瓣蒂的分离范围，使用同侧鼻中隔黏膜瓣[19]。

海绵窦内的解剖极具挑战性，使用非创伤性吸引装置，轻柔操作。肿瘤的硬度和血供可能是其全切的限制因素。止血通过压迫、止血材料和耐心来实现。即使没有脑脊液漏，也强烈建议使用带血管蒂鼻中隔黏膜瓣覆盖暴露的颈内动脉和脑神经[13]。

37.4 结 论

内镜垂体手术是在更好的全景视野下复刻标准的显微外科技术。在肿瘤切除前，使用本章中描述的技术来创建宽阔的手术通道是必要的。内镜垂体手术的规划和实施必须始终包括术前两侧颈内动脉的解剖学知识和避免术中血管损伤的技术，因为内镜垂体手术本质上可以被视为“颈内动脉手术”。团队协作对于内镜颅底手术至关重要，并且垂体手术提供了一个发展神经外科与耳鼻喉科医生以及多学科团队其他成员之间协作关系的绝好机会。

（苑锋 译，马驰原 校）

参考文献

[1] Jho HD, Carrau RL. Endoscopic endonasal transsphenoidal surgery: experience with 50 patients. J Neurosurg, 1997, 87(1):44–51

[2] Cappabianca P, Alfieri A, de Divitiis E. Endoscopic endonasal transsphenoidal approach to the sella: towards functional endoscopic pituitary surgery (FEPS).Minim Invasive Neurosurg,1998, 41(2):66–73

[3] Cappabianca P, Cavallo LM, de Divitiis O, et al. Endoscopic endonasal extended approaches for the management of large pituitary adenomas. Neurosurg Clin N Am, 2015, 26(3):323–331

[4] Li A, Liu W, Cao P, et al. Endoscopic versus microscopic transsphenoidal surgery in the treatment of pituitary adenoma: a systematic review and meta-analysis.World Neurosurg, 2017, 101:236–246

[5] Rotenberg B, Tam S, Ryu WHA, et al. Microscopic versus endoscopic pituitary surgery: a systematic review. Laryngoscope, 2010, 120(7):1292–1297

[6] Phan K, Xu J, Reddy R, et al. Endoscopic endonasal versus microsurgical transsphenoidal approach for growth hormonesecreting pituitary adenomas-systematic review and meta-analysis. World Neurosurg, 2017, 97:398–406

[7] Hong SD, Nam DH, Kong DS, et al. Endoscopic modified transseptal transsphenoidal approach for maximal preservation of sinonasal quality of life and olfaction. World Neurosurg, 2016, 87:162–169

[8] Stamm AC, Pignatari S, Vellutini E, et al. A novel approach allowing binostril work to the sphenoid sinus. Otolaryngol Head Neck Surg, 2008, 138(4):531–532

[9] Fujimoto Y, Balsalobre L, Santos FP, et al. Endoscopic combined “transseptal/transnasal” approach for pituitary adenoma: reconstruction of skull base using pedicled nasoseptal flap in 91 consecutive cases. Arq Neuropsiquiatr, 2015, 73(7):611–615

[10] Göçmez C, Göya C, Hamidi C, et al. Evaluation of the surgical anatomy of sphenoid ostium with 3D computed tomography. Surg Radiol Anat, 2014, 36(8):783–788

[11] Garcia HG, Otten M, Pyfer M, et al. Minimizing septectomy for endoscopic transsphenoidal approaches to the sellar and suprasellar regions: a cadaveric morphometric study. J Neurol Surg B Skull Base, 2016, 77(6):479–484

[12] Rivera-Serrano CM, Snyderman CH, Gardner P, et al. Nasoseptal “rescue” flap: a novel modification of the nasoseptal flap technique for pituitary surgery. Laryngoscope, 2011, 121(5):990–993

[13] Verillaud B, Bresson D, Sauvaget E, et al. Exposure techniques in endoscopic skull base surgery: posterior septectomy, medial maxillectomy, transmaxillary and transpterygoid approach. Eur Ann Otorhinolaryngol Head Neck Dis, 2012, 129(5):284–288

[14] Lu Y, Pan J, Qi S, et al. Pneumatization of the sphenoid sinus in Chinese: the differences from Caucasian and its application in the extended transsphenoidal approach. J Anat,2011, 219(2):132–142

[15] Prevedello DM, Ebner FH, de Lara D, et al. Extracapsular dissection technique with the cotton swab for pituitary adenomas through an endoscopic endonasal approach—how I do it. Acta Neurochir (Wien), 2013, 155(9):1629–1632

[16] Kim EH, Ku CR, Lee EJ, et al. Extracapsular en bloc resection in pituitary adenoma surgery. Pituitary, 2015, 18(3):397–404

[17] Mangussi-Gomes J, Beer-Furlan A, Balsalobre L, et al. Endoscopic endonasal management of skull base chordomas: surgical technique, nuances, and pitfalls. Otolaryngol Clin North Am,2016, 49 (1):167–182

[18] Stamm AC, Vellutini E, Balsalobre L. Craniopharyngioma. Otolaryngol Clin North Am,2011, 44(4):937–952, viii

[19] Pinheiro-Neto CD, Paluzzi A, Fernandez-Miranda JC, et al. Extended dissection of the septal flap pedicle for ipsilateral endoscopic transpterygoid approaches. Laryngoscope,2014, 124(2):391–396

第 38 章 | 水镜技术在垂体手术中的应用

Theodore A. Schuman, Brent A. Senior

摘 要

垂体水镜检查是一种新颖的颅底手术技术，包括在经鼻神经内镜检查期间对蝶鞍进行轻度液体扩张。水镜可以作为微创垂体手术的一部分来增强对鞍区的检查，并且可以促进肿瘤细胞残余病灶的去除。初步数据表明，与传统的神经内镜技术相比，水镜检查可降低脑脊液漏和再次手术的发生率。水镜手术是标准垂体手术的一种安全有效的辅助手段，内镜颅底手术医生应学会使用。

关键词

垂体，鼻内，微创，经蝶，水镜，内镜颅底手术，微创垂体手术

内容要点

· 垂体水镜检查是一种新颖的技术，包括在经鼻神经内镜手术中对蝶鞍进行轻度液体扩张。

·液体扩张内镜已成功用于多个外科亚专业，以促进在狭窄的可塌陷空间内改善可视化效果。

· 水镜检查可以作为微创垂体手术（MIPS）的一部分对蝶鞍进行详细检查。

· 水镜检查可能有助于清除肿瘤细胞的残余病灶。

· 初步数据表明，与传统的垂体入路相比，使用水镜技术可能会降低脑脊液漏和再次手术的发生率。

· 与传统的 MIPS 入路结合使用时，水镜检查不会增加并发症的发病率。

38.1 引 言

近几十年来，内镜技术得到了飞速发展，可以在鼻窦区域实现高清、成角度可视化的同时使用复杂器械进行操作。经鼻内镜技术在颅底外科手术中的应用已经以并行的方式拓展了，因为耳鼻喉科医生和神经外科医生团队的合作已经重新定义了颅内和颅外病变的微创治疗适应证。

对于脑垂体手术，颅底神经病理学模式从显微手术向内镜手术的转变是显而易见的。长期以来被视为垂体病变金标准的经蝶显微镜下手术在世界范围内已被内镜下切除的趋势所取代 [1]。尽管方法学上的问题阻止了显微镜和内镜方法的明确比较，但大量数据积累表明，内镜下垂体瘤切除术的主要优势是视野范围更广，可成一定角度的视野，这对于具有蝶鞍外延伸的巨大肿瘤可能特别有用 [1]。由于这些优势，内镜下垂体手术可提高手术全切除率 [2-5]，内分泌学治愈率 [6-7]，视力改善率，缩短住院时间 [4,8]，并降低术后疼痛、鞍膈穿孔 [5]，脑脊液漏 [4]、尿崩症的发生率 [8]。从鼻科学的角度来看，鼻内镜手术的整体鼻窦相关并发症发生率为 1.2%，而采用显微技术时为 13% [8]。

尽管内镜下垂体手术的效果极佳且并发症发病率较低，但技术上的进一步创新可能会不断改善患者预后。垂体水镜检查由蝶鞍低压液体扩张和伴有大体肿瘤切除后的内镜检查组成，是一种可以允许更精细的方法来切除垂体肿瘤，并有可能逐步改善特定患者的预后的技术 [9]。

38.2 历 史

跨学科的技术和设备的改进通常为外科学范畴内的治疗模式转变提供动力，就如同内镜技术在颅底外科的应用情况。水镜技术基础源于 19 世

纪 Nitze 研制的膀胱镜[10]。早期的膀胱镜依靠注入气体来显示泌尿系统结构，后来对该技术的改进引入了液体扩张，从而改善了患者的舒适度并为外科医生提供了更好的视觉效果[10-11]。在其他专业中，液体扩张内镜的趋势仍在继续，在 20 世纪关节镜技术中水镜技术取代了充气法[12]。

1910 年，法国泌尿科医生 Victor L' Espinasse 使用膀胱镜消融了 2 例患有脑积水的婴儿的脉络丛，最初尝试将内镜技术应用于神经病理学是在脑室和其他充满液体的空间[13]。尽管随后进行了脉络膜全切除术和内镜脑室造口术，但内镜技术的早期应用受到技术难度、仪器不足、死亡率高以及获得适当替代技术（包括脑室分流和手术显微镜）的限制[14]。20 世纪 70 年代内镜和摄像头的技术进步促使了第一台纯内镜手术的出现，Jankowski 于 1992 年进行了内镜经鼻垂体瘤切除术，1997 年 Jho 和 Carrau 首次发表了内镜下垂体手术大宗病例[15]。

38.3 基本原理

20 世纪 90 年代首次将液体扩张膀胱镜的概念应用到内镜垂体手术技术中，并在随后的 10 年中不断完善。Senior 等在 2005 年发表了垂体水镜技术的第一份报道[9]。该技术的原理是改善可压缩空间内的可视性，其方式与通过膀胱镜冲洗可改善尿道、输尿管和膀胱内的解剖学视野几乎相同。尽管鞍结节和鞍背分别在前方和后方提供了坚固的蝶鞍结构，但是外侧海绵窦特别是鞍膈向上是可扩张的，垂体肿瘤在通过蝶窦减压后就可能塌陷。结果，在上隐窝和外侧隐窝内的空间可能难以看到小的残留肿瘤灶。尽管有些作者建议先由一位外科医生进行成角度的内镜检查支撑并使鞍上膜缩回，以方便第二位外科医生进行双手肿瘤的切除[16]，但实际上在技术上很难在狭小的鞍腔内同时引入三到四种器械。

骨科医生和泌尿科医生通过使用液体扩张内镜解决了在部分可扩展的小区域中可视化的技术难题。与关节镜技术一起使用时，低压流体设备可以识别生理盐水介质中的一小部分异常组织，并且无须在狭窄的手术区域内使用额外的抽吸器械即可从手术区域中清除血液。为了使水镜检查的这些功能在蝶鞍内具有理论上的优势，我们团队在颅底手术中引入了流体扩张内镜检查的概念。另外，有理由认为，由于生理盐水密度与脑脊液几乎相同，因此其在颅内腔中不会在压力下膨胀，并且没有因注入气体而引起的张力性气颅的风险。

38.4 术前考虑

38.4.1 患者选择

接受经鼻内镜下垂体手术和部分鞍旁手术的患者被视为进行水镜检查的备选对象。某些鞍区病变不太可能需要水镜技术：不使用该技术就容易将 Rathke 囊肿去囊化，而牙釉质型颅咽管瘤通常具有纤维化囊，这使水镜检查在技术上具有挑战性。

38.4.2 术前评估

垂体病变患者的完整术前评估以及后续经鼻内镜手术治疗方案的选择是一个复杂的话题，不在本文讨论范围之内。最好通过神经外科、内分泌、眼科和耳鼻喉科等多学科合作提出治疗建议。激素不分泌型肿瘤的外科手术通常只适用于存在压迫症状，快速生长或急性瘤卒中的情况。激素分泌型肿瘤的手术取决于许多因素，包括大小、激素类型以及对药物治疗的反应。催乳素瘤初始治疗是采用多巴胺激动剂，手术方法仅用于那些表现出持续性生长特征的肿瘤。相反，分泌生长激素或促肾上腺皮质激素的肿瘤通常需要手术治疗[17]。

所有考虑接受经鼻内镜垂体手术的患者均应接受包括鼻内镜在内的完整耳鼻喉科评估。除非存在禁忌证，否则所有患者均需获得鼻旁窦的薄层 CT 和 MRI，以准确显示鼻和颅底的解剖结构、肿瘤大小以及蝶鞍外延伸。

38.5 手术与结果

38.5.1 手术技术

我们在微创内镜下垂体手术中的操作技术

已在其他地方进行了详细介绍[18]。简言之，将气管插管粘在左下唇即可进行全身麻醉。病床逆时针旋转 90°，术前 CT 和 MRI 融合后，再通过与立体定向图像引导系统（BrainLab，Munich，Germany）匹配的面部表面进行配准。如果需要脂肪移植物，则需要准备无菌消毒腹部皮肤。

除了必要的术前暂停（time-out）程序外，所有外科手术人员在手术开始之前都要执行标准化的清单核对。审查患者解剖结构的关键方面，以及手术病理标本的设备和计划的可用性。然后将含有 1∶1000 肾上腺素溶液的神经外科用棉条塞入每个鼻孔中。

内镜手术首先使用配备有抽吸 / 灌洗系统（Olympus，Tokyo，Japan）的 0° Hopkins 硬质内镜进行，以改善可视化效果和随后的水镜检查（图 38.1，图 38.2）。将双侧中鼻甲分别向外侧移位，

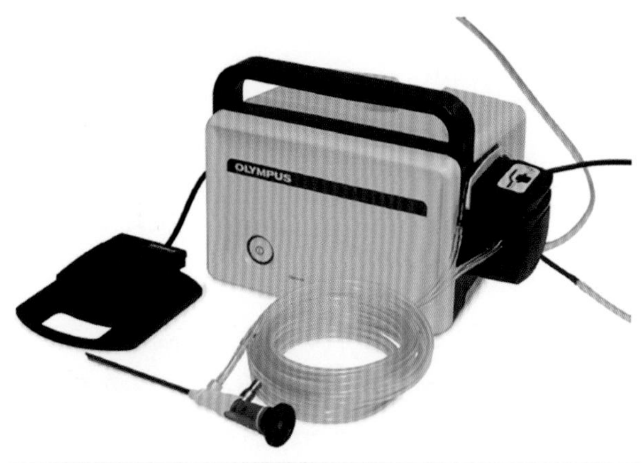

图 38.1　用于 4mm 鼻内镜的 Olympus InstaClear 冲洗鞘系统

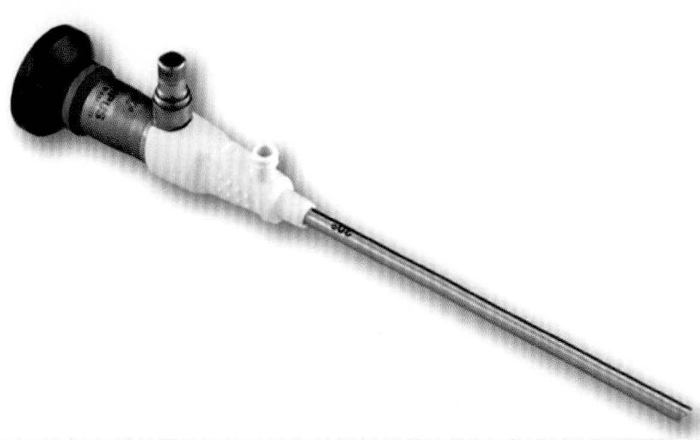

图 38.2　InstaClear 冲洗套管在 4mm 成角度鼻内镜上的特写图，可用于垂体水镜检查

并识别蝶窦开口。根据预期的脑脊液漏风险，在行广泛的双侧蝶窦开放并去除蝶嘴和鼻中隔后部骨质之前，可先翻开鼻中隔黏膜瓣。或者可以将鼻中隔黏膜瓣蒂从蝶骨面和鼻中隔后部下移，而不必完全掀起黏膜瓣，从而保护黏膜瓣蒂，如果术后不需要重建，则可以重新将组织复位。

视觉确认并在导航图像指导下确认颈内动脉和视神经的位置，然后使用 4mm 金刚砂钻头和 Kerrison 咬骨钳去除骨性鞍底。耳鼻喉科医生和神经外科医生以两人四手的方式操作，在硬脑膜上形成了一个带蒂的 U 形切口，然后将其向下反转并切除。使用标准的显微神经外科技术将肿瘤可视化并切除，注意避免对正常腺体、海绵窦或鞍膈的不必要损伤。一旦获得肿瘤大体全切，将 0° 内镜和冲洗鞘推入蝶鞍，然后用无菌生理盐水连续冲洗。残留肿瘤的小颗粒可通过吸引或其他分离方法进行识别和清除。图 38.3 展示了对接受内镜手术的垂体柄小颗粒细胞瘤患者进行水镜检查的效果。图 38.4 展示了通过水镜检查促进鞍内详细解剖结构的可视化的其他示例。

确认止血后，评估手术区域是否存在脑脊液漏。蝶鞍的重建取决于脑脊液漏是否存在和脑脊液漏程度，鼻中隔黏膜瓣通常用于高流量脑脊液漏，而游离鼻黏膜底移植物用于低流量脑脊液漏。通常在黏膜覆盖之前放置人工合成硬脑膜镶嵌植入物。重建由合成的可吸收材料支撑，如果存在高流量漏，可以将一枚导尿管放在重建部位表面。

术后，患者住院观察和监测垂体激素水平。给予短疗程的抗葡萄球菌抗生素，并指导患者从术后第 1 天开始进行大剂量的鼻腔生理盐水冲洗。如果术中留置导尿管，通常在 3~5d 内将其移除。鼻腔在术后 1~2 周内在门诊清理，然后在术后 4~6 周再次清创。

38.5.2　结　果

2005 年，Senior 等发表了一系列使用 ClearESS 冲洗系统（SLT, Montgomeryville, PA）的超过 50 例采用垂体水镜技术病例报道，报道中提到，使用这种技术使约 25% 的病例进一步进行了

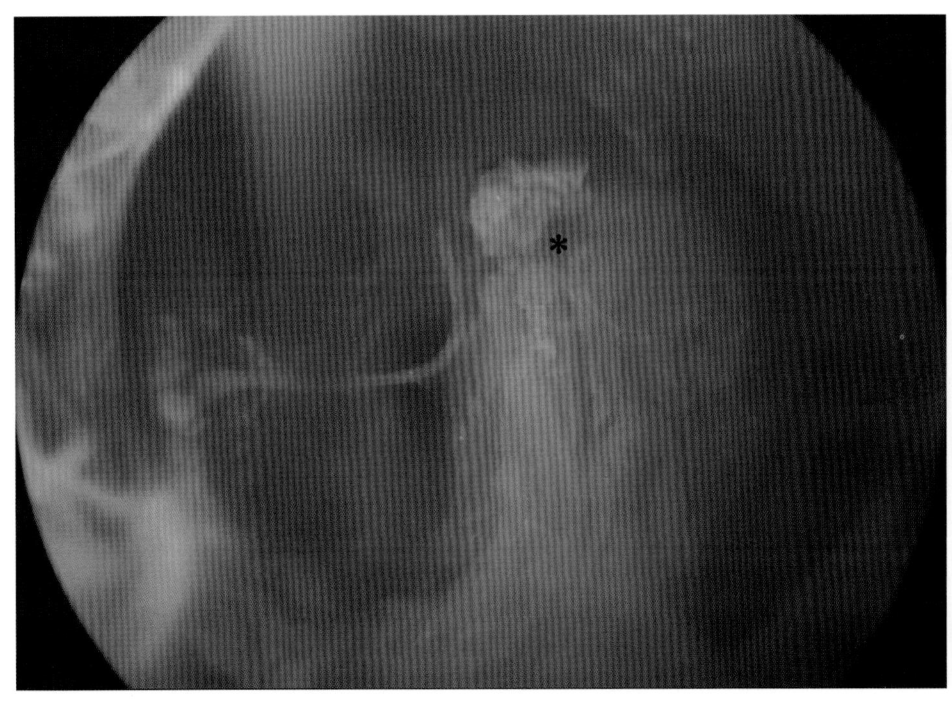

图 38.3　切除脑垂体小颗粒细胞瘤时的术中视图。完全切除后的水镜检查可以完整观察完整的垂体柄结构（星号），确认没有肿瘤残留

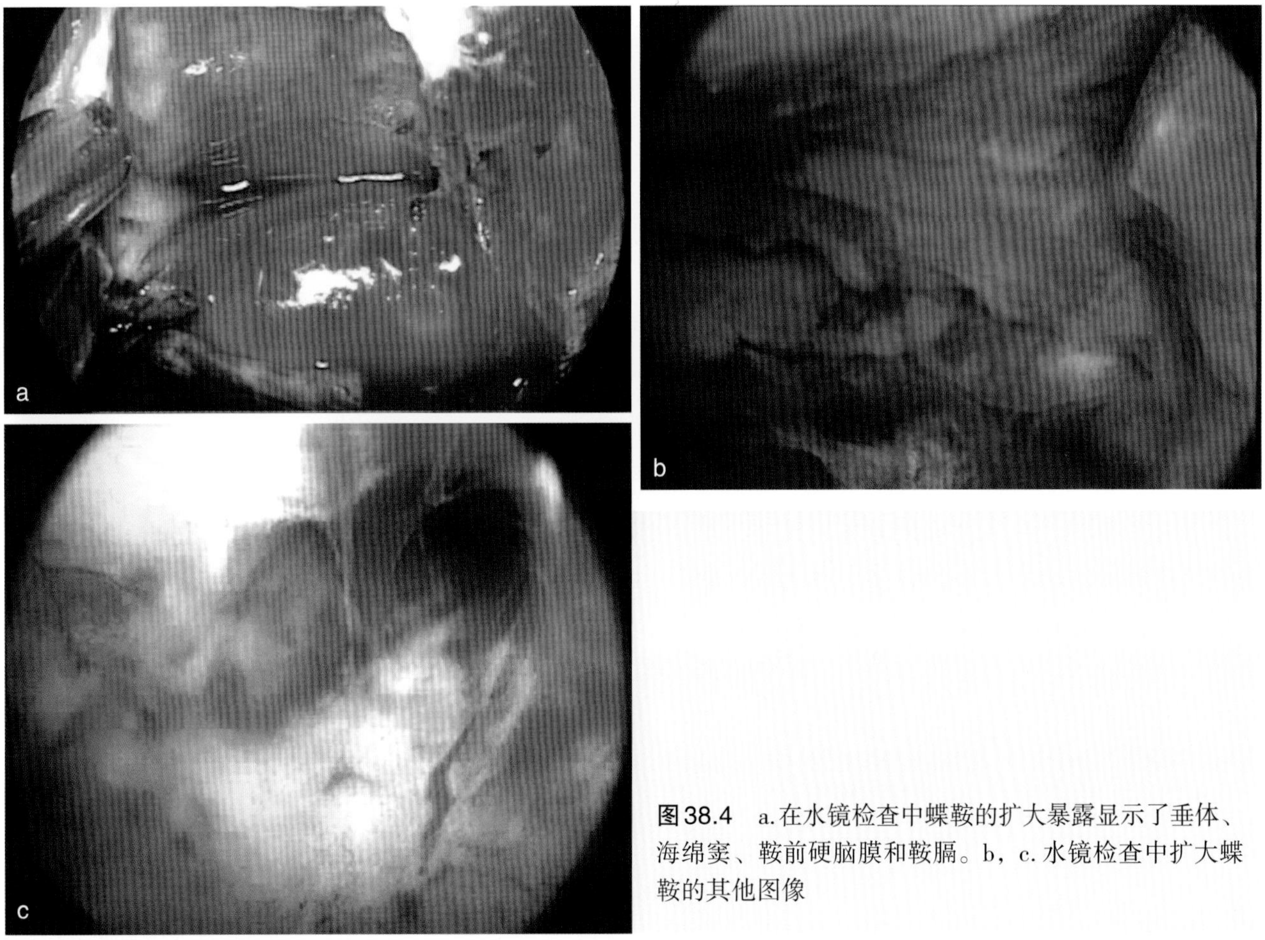

a

b

c

图 38.4　a. 在水镜检查中蝶鞍的扩大暴露显示了垂体、海绵窦、鞍前硬脑膜和鞍膈。b，c. 水镜检查中扩大蝶鞍的其他图像

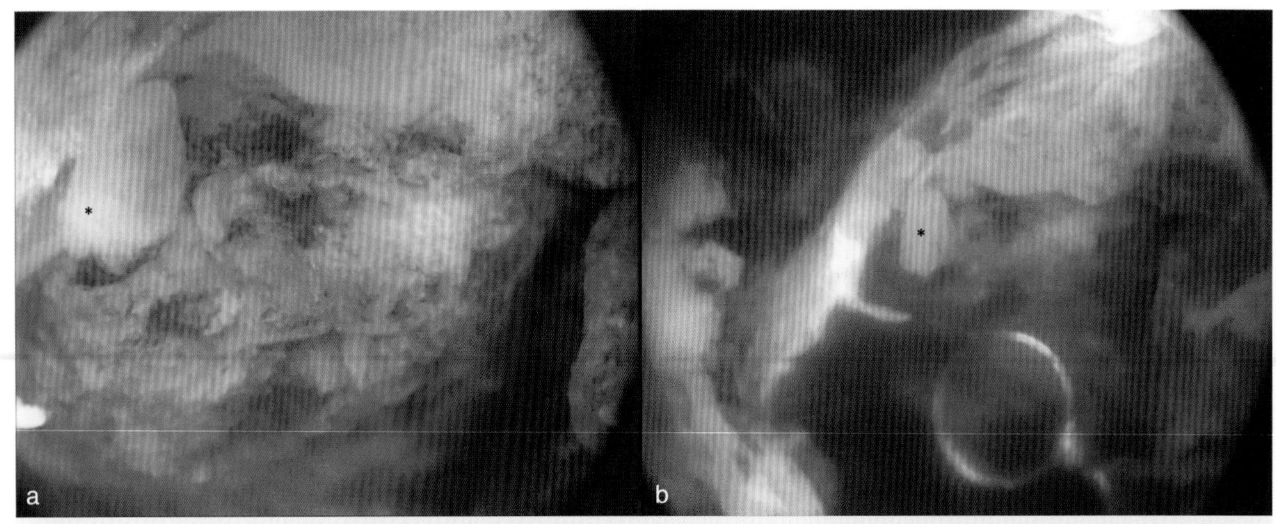

图 38.5 a. 水镜检查时发现的鞍膈上残留的垂体瘤（星号）组织碎片。b. 用环形刮匙切除残留的肿瘤组织

肿瘤鉴别和切除[9]。图 38.5 展示了促进从蝶鞍内进一步去除肿瘤的垂体水镜的例子。在 2008 年，Senior 等发布了一项回顾性病例研究，其中包括 176 例连续接受 193 台微创垂体手术（MIPS）的患者[18]。该系列病例的最后 140 例患者在常规垂体手术中接受了水镜检查。作者指出，接受水镜检查的患者脑脊液漏发病率较低（24% *vs* 45%，*P*=0.005）。此外，在需要再次手术的 17 例患者中，有 12 例未接受水镜检查。这些初步数据表明，水镜检查可在垂体手术后改善预后，但还需要进一步的前瞻性对照试验证实。

38.6 结 论

垂体水镜检查是微创垂体手术技术的一种安全、新颖的补充，可通过使用温和的生理盐水冲洗来简化蝶鞍的术中详细检查。根据作者的经验，在完全切除肿瘤后使用水镜检查通常会清除其他看不见的肿瘤，这可以降低复发率，减少需要再次手术的可能。

（李耀华 译，刘庆国 审）

参考文献

[1] Singh H, Essayed WI, Cohen-Gadol A, Zada G, Schwartz TH. Resection of pituitary tumors: endoscopic versus microscopic. J Neurooncol. 2016; 130 (2):309–317

[2] Messerer M, De Battista JC, Raverot G, et al. Evidence of improved surgical outcome following endoscopy for nonfunctioning pituitary adenoma removal. Neurosurg Focus. 2011; 30(4):E11

[3] Komotar RJ, Starke RM, Raper DMS, Anand VK, Schwartz TH. Endoscopic endonasal compared with microscopic transsphenoidal and open transcranial resection of giant pituitary adenomas. Pituitary. 2012; 15(2):150–159

[4] DeKlotz TR, Chia SH, Lu W, Makambi KH, Aulisi E, Deeb Z. Meta-analysis of endoscopic versus sublabial pituitary surgery. Laryngoscope. 2012; 122 (3):511–518

[5] Gao Y, Zhong C,Wang Y, et al. Endoscopic versus microscopic transsphenoidal pituitary adenoma surgery: a meta-analysis. World J Surg Oncol. 2014; 12(1):94

[6] Lenzi J, Lapadula G, D'amico T, et al. Evaluation of trans-sphenoidal surgery in pituitary GH-secreting micro- and macroadenomas: a comparison between microsurgical and endoscopic approach. J Neurosurg Sci. 2015; 59(1):11–18

[7] Razak AA, Horridge M, Connolly DJ, et al. Comparison of endoscopic and microscopic trans-sphenoidal pituitary surgery: early results in a single centre. Br J Neurosurg. 2013; 27(1):40–43

[8] Goudakos JK, Markou KD, Georgalas C. Endoscopic versus microscopic transsphenoidal pituitary surgery: a systematic review and meta-analysis. Clin Otolaryngol. 2011; 36(3):212–220

[9] Senior BA, Dubin MG, Sonnenburg RE, Melroy CT, Ewend MG. Increased role of the otolaryngologist in endoscopic pituitary surgery: endoscopic hydroscopy of the sella. Am J Rhinol. 2005; 19(2):181–184

[10] Mouton WG, Bessell JR, Maddern GJ. Looking back to the advent of modern endoscopy: 150th birthday of Maximilian Nitze. World J Surg. 1998; 22 (12):1256–1258

[11] Nicholson P. Problems encountered by early endoscopists. Urology. 1982; 19 (1):114–119
[12] Jackson RW. Quo venis quo vadis: the evolution of arthroscopy. Arthroscopy. 1999; 15(6):680–685
[13] Walker ML. History of ventriculostomy. Neurosurg Clin N Am. 2001; 12 (1):101–110, viii
[14] Li KW, Nelson C, Suk I, Jallo GI. Neuroendoscopy: past, present, and future. Neurosurg Focus. 2005; 19(6):E1
[15] Doglietto F, Prevedello DM, Jane JA, Jr, Han J, Laws ER, Jr. Brief history of endoscopic transsphenoidal surgery—from Philipp Bozzini to the First World Congress of Endoscopic Skull Base Surgery. Neurosurg Focus. 2005; 19(6):E3
[16] Sethi DS, Leong JL. Endoscopic pituitary surgery. Otolaryngol Clin North Am. 2006; 39(3):563–583, x
[17] Bresson D, Herman P, Polivka M, Froelich S. Sellar lesions/pathology. Otolaryngol Clin North Am. 2016; 49(1):63–93
[18] Senior BA, Ebert CS, Bednarski KK, et al. Minimally invasive pituitary surgery. Laryngoscope. 2008; 118(10):1842–1855

第 39 章 | 经鼻内镜入路至海绵窦

Aldo C. Stamm, João Mangussi-Gomes, Huy Q. Truong, Tiago F. Scopel, Eduardo de Arnaldo S. Vellutini

摘　要

海绵窦是较为复杂的颅底结构，其内含有重要的神经血管结构。详细掌握海绵窦的解剖是安全有效进行手术的重要保障。对位于硬脑膜外、质地较软，且未完全包绕血管和（或）神经的海绵窦肿瘤是经鼻内镜入路的最佳适应证。对位于海绵窦内侧部分的病变，通常单纯经蝶入路即可。若病变向外侵犯海绵窦段颈内动脉，则需采取经翼突入路。术中可用神经导航系统、超声多普勒微探头、脑神经的电生理监测等。海绵窦病变手术的基本原则是沿着肿瘤的通道解剖，且使用显微解剖技术轻柔解剖并充分止血。手术医生始终牢记术后海绵窦内的颈内动脉和神经可能会被广泛暴露。因此，术后应使用带蒂的黏膜瓣行颅底重建。

关键词

海绵窦，内镜经鼻入路，展神经，颈内动脉

内容要点

· 海绵窦是复杂的颅底结构，其内含有重要的神经血管结构，包括颈内动脉、第Ⅲ、Ⅳ、Ⅴ1 和Ⅵ对脑神经等。

· 海绵窦内的病变类型较多。这些病变可起源于海绵窦也可为其他部位的病变侵犯海绵窦，最常见的包括垂体瘤、脊索瘤和脑膜瘤，并不是所有的海绵窦病变都需要手术治疗。

· 经鼻内镜入路是伴有海绵窦侵犯的鞍区病变的理想入路，特别是位于硬脑膜外、质地较软、未完全包绕神经血管的肿瘤。

· 对位于海绵窦内侧部分的病变，采用单纯经蝶入路即可。若肿瘤向外侵犯海绵窦段颈内动脉，则需采用经翼突入路。

· 海绵窦病变术中均需考虑使用导航、多普勒、脑神经电生理监测等。

· 海绵窦病变手术的基本原则是沿着肿瘤的通道解剖，且使用显微解剖技术轻柔解剖并充分止血。

· 术后海绵窦内的颈内动脉和神经可能会被广泛暴露。因此，强烈推荐术后使用带蒂的黏膜瓣将上述结构进行覆盖。

39.1　引　言

海绵窦（CS）是一个重要的解剖区域，其内有关键的神经血管结构。多种肿瘤起源于或侵犯海绵窦，这使得即使是最有经验的颅底外科医生，完整且安全地切除海绵窦病变也非常具有挑战性。

自开始以来，经鼻内镜手术入路（EEA）已经发展成为处理海绵窦病变的最佳手术入路之一[1-5]。除了提供更宽、更近、更清晰的手术视野外，与经颅开放入路相比，EEA 还避免了脑组织的牵拉。对于许多海绵窦病变，EEA 还可以防止穿过血管和神经的平面，避免过度牵拉神经血管结构[6]。

然而，经鼻内镜入路处理海绵窦病变需要设备齐全的医疗中心、多学科团队和较长的学习曲线。本章重点介绍了经鼻内镜入路处理海绵窦病变的一些重要原则和手术技术。

39.2　解剖要点

熟练掌握海绵窦的复杂解剖是手术安全、成

功的必备条件（图 39.1a）。海绵窦是位于鞍旁两侧的静脉湖，许多学者将其称为外侧鞍区，其内侧为垂体，外侧为颞叶。海绵窦有 4 个壁：后壁面向后颅窝、海绵窦顶（上壁）与鞍膈相延续、外侧壁和内侧壁向下在三叉神经第二分支（V2）上颌神经的上缘融合、海绵窦的前缘与眶上裂相邻[7]。

海绵窦内含有重要的神经血管结构，包括颈内动脉海绵窦段。此段颈内动脉可进一步再分为 5 个部分（三段两膝），由近到远分别为：后垂直段、后膝、水平段、前膝、前垂直段[8]。海绵窦段颈内动脉有两个重要的分支，其中脑膜垂体干发出垂体下动脉，而下外侧干又被称为下海绵窦动脉[7,9]。这两个分支支配海绵窦内脑神经血供。若术中损伤上述动脉，则可引起术后脑神经麻痹（图 39.1b）。

海绵窦内有许多重要的神经：动眼、滑车、展神经，三叉神经眼支和颈内动脉交感丛。展神经和颈内动脉交感丛是唯一的海绵窦内神经结构。其他神经于两层脑膜间穿行于海绵窦的外侧壁（外层为骨膜层、内层为脑膜层）。

动眼神经和滑车神经通过动眼神经三角进入海绵窦，动眼神经三角位于海绵窦的顶，由前、后岩床韧带和床突间韧带组成。滑车神经位于动眼神经的下方，然后向前进入眶上裂。眼神经于动眼神经和滑车神经的下方沿海绵窦外侧壁进入眶上裂。上述神经结构将海绵窦外侧壁分成两个三角：动眼神经和滑车神经间成为滑车上三角；滑车神经和眼神经间为滑车下三角，又称为 Parkinson 三角[7,9]。动眼神经有一层动眼神经膜覆盖，此结构有助于术中动眼神经的功能保护。

需要注意的是，有些学者认为海绵窦是颅底区一致密、复杂的静脉网[10]，并称之为“颅底静脉丛”。海绵窦的确与海绵间窦、基底丛、岩上窦、岩下窦相交通。另外，眼上静脉、眼下静脉、圆孔静脉、卵圆孔静脉、棘孔静脉、大脑中深静脉、侧裂静脉均引流入海绵窦内。

海绵窦段颈内动脉将海绵窦分成多个部分：上、下、后、外部。上部的下界为水平段颈内动脉，上界为海绵窦顶的内侧面。下部位于水平段颈内动脉的下方，并含有展神经海绵窦段和颈内动脉交感丛，下部的前界为海绵窦内侧壁的前部或蝶窦部（也称之为“海绵窦前壁”）。后部位于颈内动脉后膝的后方，展神经经过 Dorello 管后由此进入海绵窦。外部位于海绵窦段颈内动脉的外侧，此处的所有脑神经均进入眶上裂[7,9,11]。

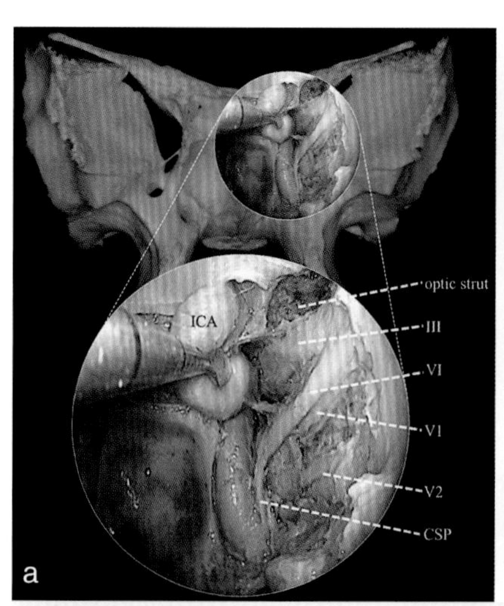

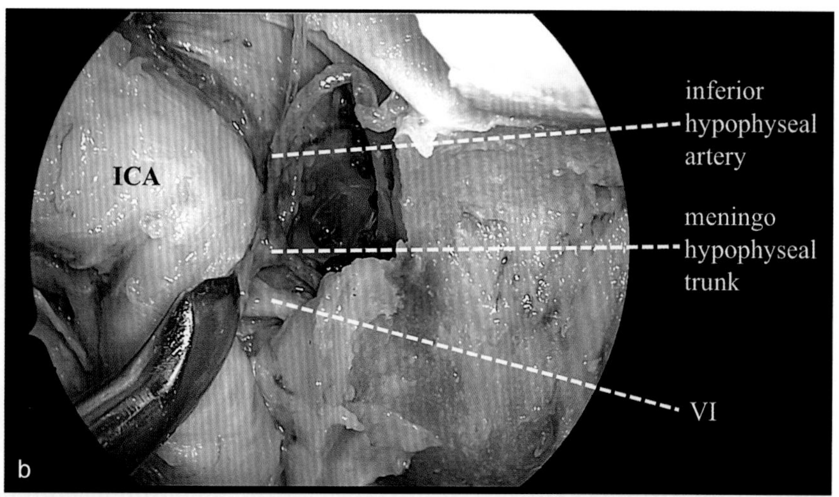

图 39.1　海绵窦相关解剖。a. 海绵窦位于鞍旁区，有 5 个壁。海绵窦内有重要的神经血管结构，包括海绵窦段颈内动脉、动眼神经、滑车神经、展神经、眼神经以及颈内动脉交感丛。展神经和交感丛是唯一的海绵窦内神经结构。其他神经位于海绵窦的外侧壁。三叉神经第二支上颌神经位于海绵窦的下界。b. 脑膜垂体干是海绵窦段颈内动脉的分支，垂体下动脉来源于脑膜垂体干。注意脑膜垂体干和展神经的解剖毗邻关系。Optic strut：视柱；Ⅲ：动眼神经；Ⅵ：展神经；V1：眼神经；V2：上颌神经；CSP：颈内动脉交感丛；ICA：颈内动脉；inferior hypophyseal artery：垂体下动脉；meningohypophyseal artery：脑膜垂体干

39.3　海绵窦的经鼻内镜入路

39.3.1　海绵窦区的病变

多种病变可发生于海绵窦内，有些病变起源于海绵窦，有些病变侵犯海绵窦。目前，最常见的海绵窦病变为垂体腺瘤和脑膜瘤，其他病变包括海绵窦血管瘤、脊索瘤、软骨肉瘤、血管外皮细胞瘤、神经鞘瘤和转移性病变等（图 39.2）[12]。

39.3.2　经鼻内镜入路处理海绵窦病变的适应证和禁忌证

经鼻内镜入路并不适用于所有的海绵窦病变。例如，有些脑膜瘤最好选择放疗[13]。位于海绵窦内脑神经外侧的肿瘤，需用传统开颅入路才能将病变完全切除干净[14]。海绵窦内病变治疗方式的选择取决于肿瘤的性质、位置、范围、硬度和相关症状等。

单纯经鼻内镜适用于质地较软、未完全包绕血管和（或）神经的硬脑膜外肿瘤。若病变向外侵犯超过脑神经和（或）为硬脑膜内病变，也为单纯经鼻内镜入路的禁忌证[14]，此时可采用传统的开颅入路或联合经鼻内镜入路。若肿瘤质地较硬、完全包绕颈内动脉和（或）脑神经，无论选择哪种入路均难以完全切除。

任何高度复杂的颅底手术，尤其是海绵窦区的手术均需装备精良的医院、合适的设备和器械、多学科团队、熟练的解剖和临床知识以及足够的临床经验。上述条件缺一不可。

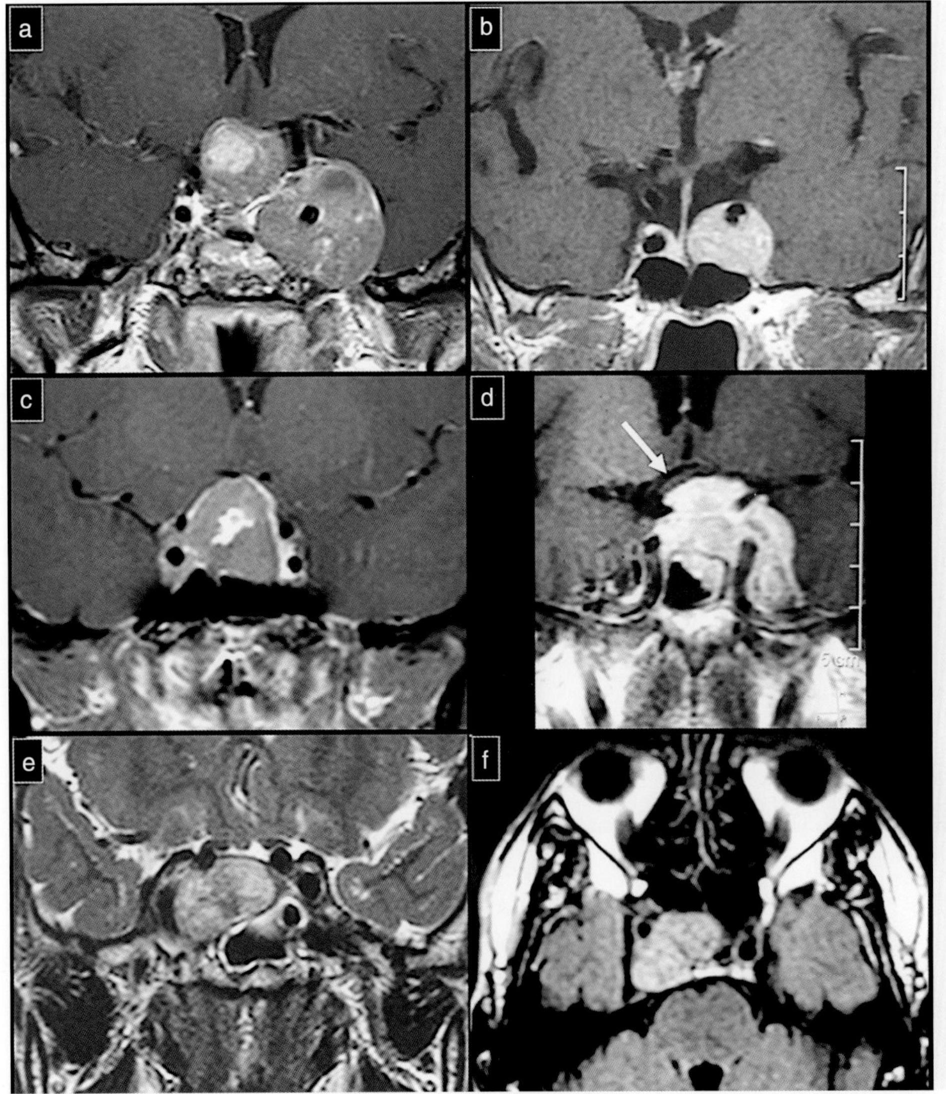

图 39.2　多种病变可影响海绵窦，包括来源于和侵犯海绵窦者。a，b.MRI 示复发性的垂体无功能腺瘤。注意颈内动脉被完全包绕并移位。c. 生长激素大腺瘤侵犯右侧海绵窦，该病例的手术颇具挑战性，术后内分泌的恢复程度取决于肿瘤的切除情况。d. 巨大脑膜瘤侵犯海绵窦，并压迫视交叉（箭头）。e，f. 海绵窦血管瘤：肿瘤起源于海绵窦内

39.3.3　术前准备：影像学评估

海绵窦区病变的术前影像学评估至关重要。CT 和 MRI 检查可提供重要的诊断和治疗信息：可能的诊断、病变的质地、位置、范围、与重要神经血管结构的关系等。另外，影像学检查也可评估鼻窦的气化程度和最佳手术入路。

若怀疑病变侵犯血管，则血管成像（CT、MRI 或传统方法）检查非常重要。如果发现动脉变细，往往提示有肿瘤侵犯，此时若不牺牲受侵的血管，则难以完全切除肿瘤。传统的血管成像技术通过球囊实验可以评估患者的耐受情况和对侧血管的代偿能力，以便了解是否可以牺牲被肿瘤包绕的动脉[15]。

特别是垂体腺瘤，Knosp 等提出了以 MRI 检查为基础的分级系统来预测海绵窦的受侵情况。该分级系统主要考虑病变与海绵窦段颈内动脉的关系[16-17]。根据该分级系统，垂体腺瘤可分为 5 类，详见表 39.1。Knosp 分级越高，则肿瘤的全切率越低，内分泌恢复情况越差（图 39.3）[17]。

39.3.4　术前准备与体位

经鼻内镜入路的常规准备和体位总结如下：

· 经鼻内镜海绵窦入路需在全身麻醉下进行，全静脉制剂更佳。

· 手术开始前 30~60min 内常规预防性使用抗生素。

· 若术中行电生理监测则避免使用肌松剂。

· 作为常规，经鼻内镜海绵窦手术需监测动眼、滑车和展神经。

· 患者体位为仰卧位、背抬高 30°，颈部微曲，头部略仰 15°，并转向术者。

· 若术中使用导航系统，则尽量用头架固定头部。

· 准备大腿外侧面或下腹部，以备取脂肪或筋膜。

· 消毒铺巾后，使用 1∶2000 的肾上腺素棉片收敛鼻腔 10min。

39.3.5　手术技术

经鼻通道准备

处理海绵窦区病变时，颅底外科医生要牢记术中颈内动脉和（或）脑神经可能会被广泛解剖和暴露，且患者术后可能需要放疗化疗。因此，术后强烈推荐使用带血管蒂的黏膜瓣进行修复。此时，当采用联合经鼻中隔入路 / 经鼻入路到达蝶窦时，于手术开始时制备鼻中隔黏膜瓣比较妥当[18-19]。

对于局限于海绵窦内侧部分的肿瘤，单纯经蝶入路足以彻底切除肿瘤。若肿瘤侵犯海绵窦外

表 39.1　垂体腺瘤的 Knosp 分级

分级		描述	海绵窦侵犯风险[a]	GTR 率 /ER 率（TEA 评估）[a]
0		肿瘤未侵犯海绵窦（CS）	–	–
1		肿瘤侵犯 CS，但未超过颈内动脉中线	1.5%	83%/88%
2		肿瘤超过颈内动脉中线，但未超过海绵窦内和海绵窦上颈内动脉外侧面的切线	9.9%	71%/60%
3[b]	A	肿瘤超过海绵窦内和海绵窦上颈内动脉外侧面的切线进入海绵窦上部分	26.5%	85%/67%
	B	肿瘤超过海绵窦内和海绵窦上颈内动脉外侧面的切线进入海绵窦下部分	70.6%	74%/0%
4		海绵窦内颈内动脉（ICA）完全被包绕	100%	0%

GTR：总体全切除；TEA：经鼻内镜入路
数据引自 1993 年 Knosp 等[16] 和 2015 年 Micko 等[17]
[a] 数据引自 2015 年 Micko 等[17]
[b] Micko 等[17] 建议

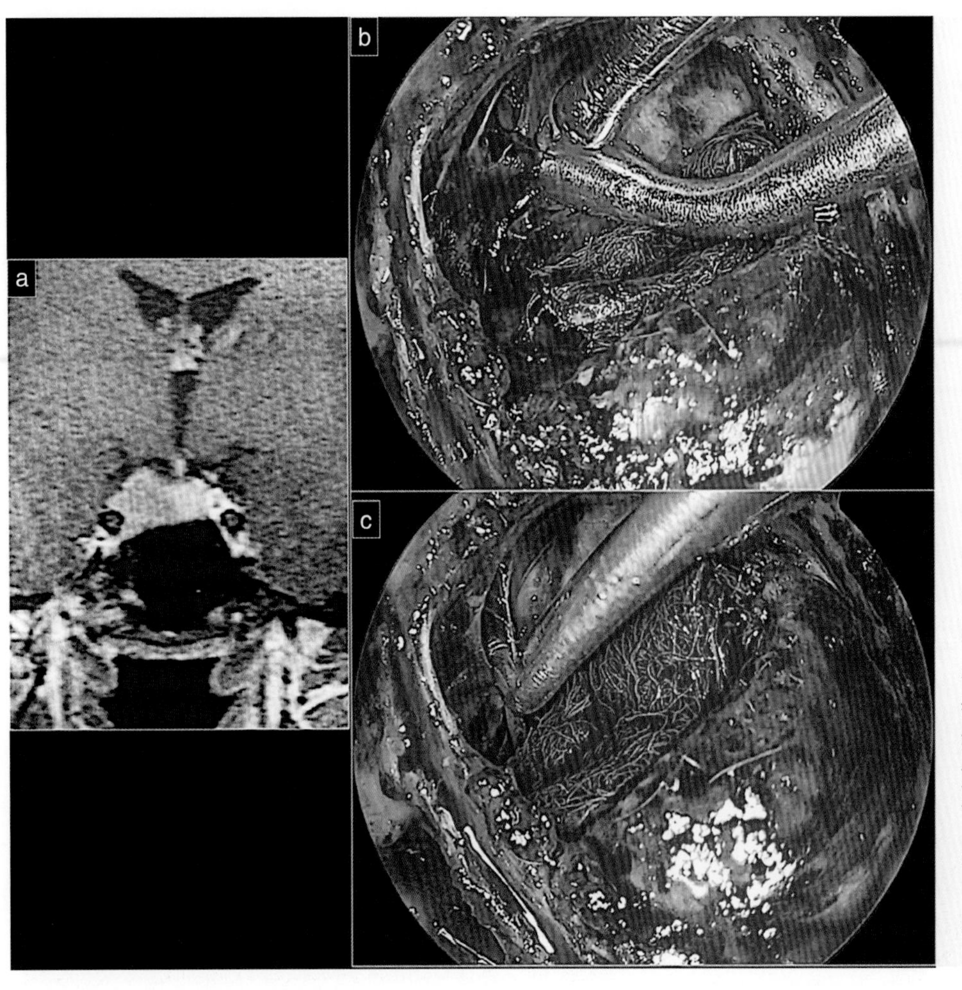

图 39.3　a. 患者，女，39 岁。肢端肥大症，MRI 示垂体大腺瘤可能侵犯右侧海绵窦（见 Knosp 分级）。b. 术中内镜（45° 内镜）下右侧海绵窦内侧壁可见多个漏口。c. 沿着海绵窦内侧壁上的漏口解剖并寻找可能残存的海绵窦肿瘤

侧部分，则选择同侧的经翼突入路较好 [14]。经翼突入路常常需要牺牲同侧的蝶腭动脉，从而影响鼻中隔黏膜瓣的获取。如有必要，则需在磨除翼突前制备鼻中隔黏膜瓣 [20]。海绵窦的其他入路细节内容详见第 15 章。

暴露和定位海绵窦病变

充分开放蝶窦后，则可暴露整个海绵窦区。使用金刚砂磨头将蝶鞍、颈内动脉、海绵窦表面的骨质磨成蛋壳样，然后用 Kerrison 咬骨钳和刮匙将其去除。海绵窦内肿瘤可使颈内动脉和脑神经移位，早期定位这些结构非常重要。此时，微型多普勒探头和神经导航工具非常有帮助，同时也常规推荐神经电生理监测。

从经鼻入路的角度，可从 4 个方面暴露海绵窦：内、前内、前外和下方。无论何种入路，遵循的理念均为“沿着肿瘤”通道操作（图 39.4）。

最常见的海绵窦区病变为垂体腺瘤。这种情况下，手术一般由内向外进行操作，即经蝶鞍→经海绵窦的模式（内侧入路）。切开蝶鞍硬脑膜，分离、吸引、切除肿瘤，直至暴露如下手术标志：正常垂体、鞍膈、海绵窦段颈内动脉、海绵窦内侧壁。然后顺着肿瘤通道将海绵窦内的肿瘤切除。如有必要可将海绵窦内侧壁切除。

若海绵窦内病变为非垂体来源的，则可在海绵窦前壁直接切开（前内侧入路）。该入路中垂体保持完整 [21]，海绵窦内侧壁内移、海绵窦段颈内动脉外移以充分暴露海绵窦的内侧部分（图 39.5）。

若肿瘤侵犯海绵窦的外侧部分，则采用前外侧入路。此时需先定位海绵窦段颈内动脉、上颌神经、视神经，这些结构是前外侧海绵窦入路的重要解剖标志。可将海绵窦段颈内动脉内移增加暴露空间。需注意勿损伤海绵窦外侧壁内的脑神经（动眼神经、滑车神经、展神经）。

若肿瘤侵犯海绵窦的下部，则可选择下入路。

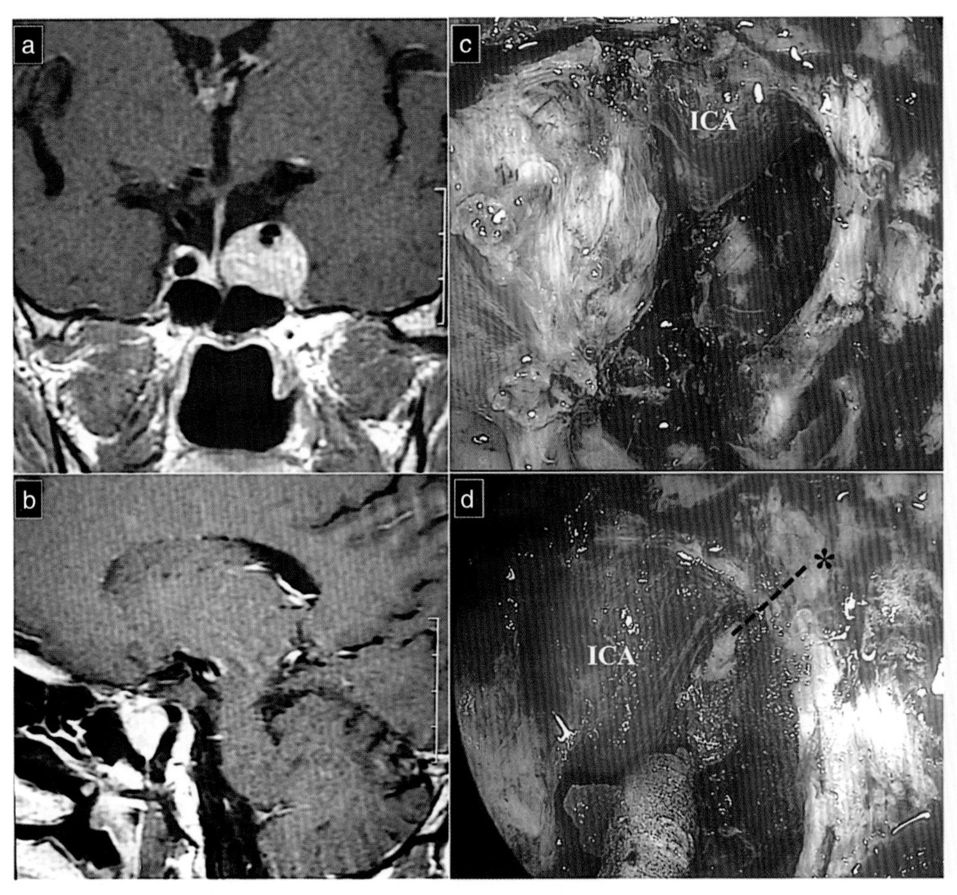

图 39.4　海绵窦手术的基本策略为“沿着肿瘤”通道解剖。1 例 62 岁男性复发性无功能大腺瘤患者，因术后残留肿瘤持续生长再次手术。MRI 示左侧海绵窦病变将颈内动脉向上（a）、后（b）移位。术中显露肿瘤并将其完整切除（c）。因颈内动脉移位明显，动眼神经（星号）可见位于颈内动脉水平段的下方。ICA：颈内动脉

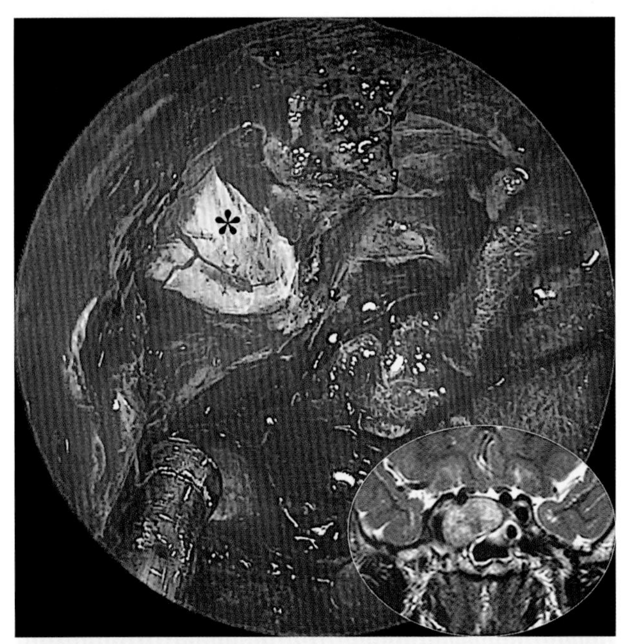

图 39.5　对于非垂体性病变，则应避免损伤正常垂体。1 例 38 岁男性患者，偶然发现海绵窦内血管瘤，该肿瘤可被完全切除，且不损伤正常垂体。切除肿瘤后，因颈内动脉移位明显（MRI），右侧动眼神经（星号）可被显露

此入路需要先定位斜坡旁段颈内动脉，一旦打开海绵窦，则需定位展神经和颈内动脉交感丛（图 39.6）。

多数情况下，肿瘤阻断了海绵窦内的静脉回流，术中出血较少。若出血较多可用可吸收明胶止血（如 Spongostan 粉，Ethicon, Somerville, NJ）。

使用显微外科技术进行操作很重要，尤其是处理颈内动脉和脑神经时。轻柔解剖、耐心仔细止血是安全切除海绵窦肿瘤的关键。

海绵窦手术后颅底重建

使用带血管蒂的黏膜瓣覆盖术中暴露的海绵窦段颈内动脉和脑神经等结构非常重要，以利于患者术后进行放疗化疗。

若有脑脊液鼻漏，建议行多层颅底重建。脂肪可用于关闭无效腔，筋膜可用于重建硬脑膜缺损，最后使用带蒂的黏膜瓣覆盖，黏膜瓣的边缘要直接接触裸露的骨质并去除黏膜组织，以利于充分的创面愈合。

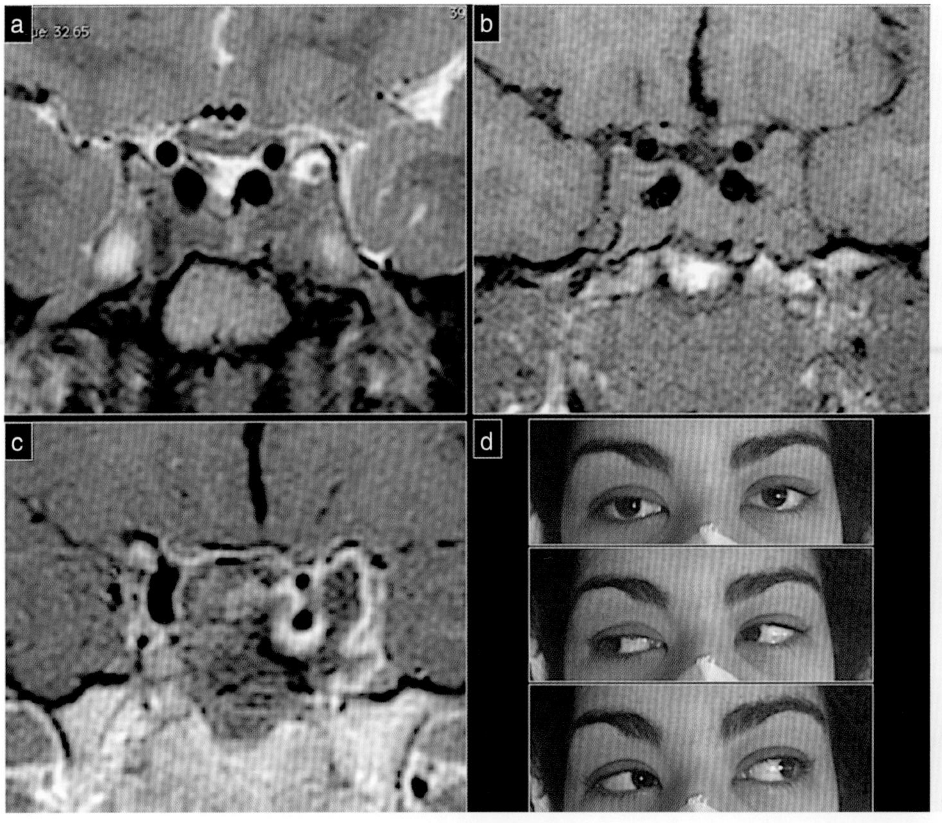

图 39.6 如病变侵犯海绵窦下部，则早期定位展神经尤为重要。1 例 21 岁女性患者，1 年前手术后肢端肥大症持续存在。a,b. 术前 MRI 示左侧海绵窦下部残存大腺瘤。术中尽早定位展神经且对其保护极为重要。c. 术后 MRI 扫描示肿瘤切除程度。d. 术后检查示眼球运动功能完好

39.4 结　论

经鼻内镜是处理海绵窦区肿瘤的理想入路。该入路直接，且避免牵拉脑组织和操作神经血管结构。但需在条件较好的医院开展，且需多学科团队以及解剖和临床经验丰富的外科医生。

（孙希才　译，汤文龙　校）

参考文献

[1] Jho HD, Carrau RL. Endoscopy assisted transsphenoidal surgery for pituitary adenoma. Technical note. Acta Neurochir (Wien),1996,138(12):1416–1425

[2] Ferreli F, Turri-Zanoni M, Canevari FR, et al. Endoscopic endonasal management of non-functioning pituitary adenomas with cavernous sinus invasion: a 10-year experience. Rhinology,2015,53(4):308–316

[3] Beer-Furlan A, Gomes MQT, Santo MPE, Dias PSC, Casarolli C, Teixeira MJ. The evolution of endoscopic approaches to the lateral cavernous sinus. J Neurol Surg B Skull Base, 2015, 76(2):163–164

[4] Zoli M, Milanese L, Bonfatti R, et al. Cavernous sinus invasion by pituitary adenomas: role of endoscopic endonasal surgery. J Neurosurg Sci, 2016, 60(4):485–494

[5] Dhandapani S, Singh H, Negm HM, et al. Cavernous sinus invasion in pituitary adenomas: systematic review and pooled data meta-analysis of radiologic criteria and comparison of endoscopic and microscopic surgery.World Neurosurg,2016, 96:36–46

[6] Kasemsiri P, Prevedello DMS, Otto BA, et al. Endoscopic endonasal technique: treatment of paranasal and anterior skull base malignancies. Rev Bras Otorrinolaringol (Engl Ed),2013,79(6):760–779

[7] Yasuda A, Campero A, Martins C, Rhoton AL, Jr, de Oliveira E, Ribas GC.Microsurgical anatomy and approaches to the cavernous sinus. Neurosurgery,2008,62(6) Suppl 3:1240–1263

[8] Labib MA, Prevedello DM, Carrau R, et al. A road map to the internal carotid artery in expanded endoscopic endonasal approaches to the ventral cranial base. Neurosurgery,2014,10 Suppl 3:448–471, discussion 471

[9] Patel CR, Fernandez-Miranda JC, Wang WH, et al. Skull base anatomy. Otolaryngol Clin North Am,2016,49(1):9–20

[10] Mizutani K, Toda M, Kurasawa J, et al. Analysis of the venous channel within the clivus using multidetector computed tomography digital subtraction venography. Neuroradiology, 2017, 59(3):213–219

[11] Barges-Coll J, Fernandez-Miranda JC, Prevedello DM, et al. Avoiding injury to the abducens nerve during expanded endonasal endoscopic surgery: anatomic and clinical case studies. Neurosurgery, 2010, 67(1):144–154,discussion 154

[12] Patrona A, Patel KS, Bander ED, et al. Endoscopic

endonasal surgery for nonadenomatous, nonmeningeal pathology involving the cavernous sinus. J Neurosurg, 2017,126(3):880–888
[13] Fariselli L, Biroli A, Signorelli A, et al. The cavernous sinus meningiomas' dilemma: surgery or stereotactic radiosurgery? Rep Pract Oncol Radiother, 2016, 21(4):379–385
[14] Cavallo LM, Cappabianca P, Galzio R, et al. Endoscopic transnasal approach to the cavernous sinus versus transcranial route: anatomic study. Neurosurgery, 2005, 56(2) Suppl:379–389, discussion 379–389
[15] Elias AE, Chaudhary N, Pandey AS, et al. Intracranial endovascular balloon test occlusion: indications, methods, and predictive value. Neuroimaging Clin N Am, 2013, 23(4):695–702
[16] Knosp E, Steiner E, Kitz K, et al. Pituitary adenomas with invasion of the cavernous sinus space: a magnetic resonance imaging classification compared with surgical findings. Neurosurgery, 1993, 33(4):610–617, discussion 617–618
[17] Micko ASG, Wöhrer A, Wolfsberger S, et al. Invasion of the cavernous sinus space in pituitary adenomas: endoscopic verification and its correlation with an MRI-based classification. J Neurosurg, 2015, 122(4):803–811
[18] Stamm AC, Pignatari S, Vellutini E, et al. A novel approach allowing binostril work to the sphenoid sinus. Otolaryngol Head Neck Surg,2008, 138(4):531–532
[19] Fujimoto Y, Balsalobre L, Santos FP, et al. Endoscopic combined"transseptal/transnasal" approach for pituitary adenoma: reconstruction of skull base using pedicled nasoseptal flap in 91 consecutive cases. Arq Neuropsiquiatr,2015, 73(7):611–615
[20] Pinheiro-Neto CD, Paluzzi A, Fernandez-Miranda JC, et al. Extended dissection of the septal flap pedicle for ipsilateral endoscopic transpterygoid approaches. Laryngoscope, 2014, 124(2):391–396
[21] Fernandez-Miranda JC, Gardner PA, Rastelli MM, Jr, et al. Endoscopic endonasal transcavernous posterior clinoidectomy with interdural pituitary transposition. J Neurosurg, 2014,121(1):91–99

第 40 章　经鞍区 / 鞍背入路至脚间池：垂体移位

Douglas A. Hardesty, Alaa S. Montaser, Amin B. Kassam, Ricardo L. Carrau, Daniel M. Prevedello

摘　要

内镜下经鼻－经鞍区 / 鞍背入路可有效暴露脚间池区域。本章将总结到达这一深在的颅底区域的相关解剖，这一入路最主要的优点是中线入路切除位于中线的病变可避免接触到脚间池外侧边界的重要血管神经。除此之外，经过垂体移位后进一步切除鞍背以及后床突可直达位于脚间池和桥前池的病变中心。鉴于此入路同样具有严重并发症风险，我们强烈建议开展此入路的团队需要在积累了足够的经验后再开展。

关键词

经鞍背入路，脚间池，垂体移位，垂体半移位

内容要点

· 脚间池是传统经颅入路难以到达的区域，因为周围有视觉通路、动眼神经以及后交通动脉及其穿支。

· 内镜经鼻垂体移位用于处理脚间池的病变无需牵拉脑组织、无需干扰视神经及动眼神经，同样也不需要直接干扰后交通动脉及其穿支血管。

· 在完成内镜经鼻蝶入路的暴露后，通过松解垂体韧带与脑膜可获得垂体组织的充分暴露，进一步打开鞍膈孔可将垂体组织向上方移位至视交叉层面。截断后海绵间窦后进一步磨除鞍背及后床突，并打开鞍背硬脑膜。

· 直视并切除位于脚间窝的病变通常需要朝向上方的 45° 或 70° 的角度镜。

· 近来，我们更倾向于采取垂体半移位切除偏向脚间池一侧的病变，这样可更好保留静脉回流和解剖结构。

· 结合文献报道，如果术前垂体功能正常，经过垂体移位后往往垂体前叶功能可得以保留；一过性尿崩有可能还是会出现。

· 对于有经验的多学科团队，内镜经鼻垂体移位有助于切除位于脚间池这一传统入路较难达到区域的病变，且风险可控。

40.1　引　言

从解剖边界来看，视觉通路和三脑室是脚间池 / 窝的上界，乳头体、中脑、基地动脉和大脑后动脉是后界，后交通动脉及其穿支、动眼神经是外侧界 [1-3]。该区域的前界是鞍区及其内容物（垂体和垂体柄）。因此到达这个解剖区域非常具有挑战。

传统前外侧角度到达脚间窝的手术入路有较多文献描述，这些入路的角度均需要操作脚间池侧方的动眼神经和后交通动脉等结构。即便做更扩大的暴露，最终的操作空间还是被限制在视神经及视束、动眼神经以及后交通动脉的穿支血管之间 [2,4-10]。要想直视同侧视神经和视束以下的区域难度较大。

在内镜经鼻入路基础上延伸出的扩大内镜经鼻入路使切除位于复杂脚间窝区域的肿瘤成为可能 [11-15]。这一技术需要包括耳鼻喉医生和神经外科医生的“双人四手”经双鼻孔操作，需要手术搭档提供动态适应的内镜视野，神经外科医生则进行双手的显微操作。扩大内镜经鼻入路可通过垂体移位和切除鞍背提供直接的腹侧入路到达脚间窝而无需牵拉神经，相对于脚间池的神经血管结构，腺垂体对移位的耐受潜力更强。而即便是

术后全垂体功能低下，仍然可以通过内分泌替代进行治疗。而其他结构如脑神经则相对更为脆弱，对其进行干扰可造成严重的医源性神经损伤[16]。

40.2　适应证与优势

该手术入路的适应证取决于病变的位置和病理起源，其适用于垂体柄后方的病变切除或者减压。位于该区域的肿瘤主要包括颅咽管瘤、脑膜瘤、脊索瘤、软骨肉瘤、生殖细胞瘤、畸胎瘤以及颗粒细胞瘤等。

知晓其他手术入路的局限性更有助于理解内镜下经鼻垂体移位到达脚间窝入路的优点。在经典的翼点入路中，视神经和视交叉成为到达脚间池上方的主要障碍[1,17]。眶颧入路增加了暴露的角度，但该入路仍然需要通过牵拉视神经、视交叉、视束及乳头体来达到脚间池的上部[9,18]。颈内动脉 – 动眼神经间隙可通过磨除前床突 / 后床突、打开视神经管顶壁、打开海绵窦进行扩大，并可进一步行颈内动脉和动眼神经移位[1,5,9]。尽管如此，对这些脆弱神经的移位还是可能带来相应的神经损伤并发症，当然大部分患者出现的是暂时性的动眼神经麻痹[1,5,16,19]。

另外一个可用于切除位于脚间池并生长入三脑室的肿瘤的入路为经过更前方的额下（经额底）入路或额底纵裂入路[20]。但是这一入路在到达脚间池下部时受限，且不适合用于三脑室底完整的肿瘤[20–21]。另外还有经颞窝的入路包括经侧裂 – 岛阈入路和经脉络裂入路到达脚间池[9,22]。但是这些入路都有可能引起颞叶功能受损。Harsh 和 Sekhar[23] 提出的经岩前入路和 Kawase 等[4] 提出的岩骨磨除可提供到达桥前池的通道，但是和其他手术入路一样在暴露鞍背区域时受限。Hakuba 等[2] 在 1985 年提出的后方经岩骨后入路提供了更好的经后颅底方向的角度，并能更好到达脚间池前部。但是足够的直视需要在磨除更多岩骨的基础上，便有可能影响听力和平衡功能[24]，除此之外，此入路仍为从侧方到中线的视角，因此视神经和动眼神经之间的通道仍然是必须的，尤其是同侧视束下方的视线较为困难[2,24–25]。

显微镜下扩大经蝶入路被用于切除位于鞍上靠近鞍结节或蝶骨平台的区域[3,26–30]。但是此入路受限于侧方鞍旁的暴露，尤其是偏上、偏侧方或者偏后方至环池的病变[3,26–27,31]。Kouri 等[32] 描述了显微镜下扩大经蝶入路的主要缺点是难以切除垂体柄后方的区域。因此有学者提示在显微镜下经蝶入路中借助内镜来改善视野，但是鼻窥器的使用影响了器械及操作的自由度。

扩大内镜经鼻入路垂体移位的优点是可以获得直视垂体柄后方区域的足够视野，从而可避免牵拉脑组织或脑神经的中线入路角度来处理从下向上起源的病变[33–35]。此入路尤其适合病变本身并没有扩大形成经岩骨入路的通道时[34]。在颅咽管瘤等病变已经影响垂体功能时，必要时可考虑切除鞍区内容物（如切除垂体）[36]。

40.3　禁忌证

对儿童和青年患者进行垂体移位需要额外小心，因为存在垂体功能受损和继发生育障碍可能[35]。在采取此项操作前，所有手术的利弊需要与患者及家属进行客观翔实的沟通。当然对于老年患者和存在并发症的患者也需要仔细评估，因为手术时间延长和该区域手术的复杂性都会增加全身并发症。

缺少多学科的合作团队同样需谨慎开展此操作。治疗团队需要包括至少一名有经验的神经外科医生、耳鼻喉科医生和内分泌科医生。同样也需要专业的设备、器械（包括内镜、双极电凝、止血材料、内镜下显微剪刀等）以及足够的基础支撑（包括重症监护、监测等）。强烈推荐在所有扩大内镜经鼻入路手术中应用影像导航系统。

40.4　术前评估

神经系统查体需要关注脑神经功能。另外，因为鞍上和垂体柄后方占位可能会压迫视觉通路，神经眼科方面需要进行视野检查。

术前内分泌功能评估对于了解垂体基本功能

非常关键。此外，如垂体功能低下，则可以考虑切除部分垂体从而减少不必要且耗时的解剖操作。

40.4.1 影像学检查

为了解病变与颅底、脑组织、垂体及视神经的相互关系，所有患者都需要进行钆增强的 MRI 扫描。CT 脑血管成像用于了解病变与颅内血管尤其是基底动脉、后交通动脉的相互关系。CT 同样可用于在术前了解骨质情况便于设计手术入路。在神经影像导航系统中借助软件可对 MRI 和 CT 图像进行融合以便于综合上述的所有细节特点。

40.5 手 术

40.5.1 器械准备

充足的器械准备对于进行内镜经鼻到达脚间窝的入路是首要的。必要的设备器械包括高分辨率内镜（0°、45° 及 70° 内镜），超高清成像系统，内镜下的取瘤钳，精准高速磨钻（1~4mm 金刚砂磨头），长的锋利解剖器械，凝血材料如微纤维纤维素、添加凝血酶的明胶等。如果可能的话，也可在内镜扩大入路中使用射频消融设备（如 Aquamantys，Medtronic，Portsmouth，NH）。 内镜经鼻的多普勒探头可用于追踪颈内动脉走行以便确定侧方的暴露范围。

40.5.2 术前准备

患者取仰卧位，头部用 Mayfield 三钉头架固定，安置影像导航系统，头部宽松位置且略向右旋转。通常应用术中眼外肌电监测动眼神经是否受刺激。在扩大内镜经鼻入路时，常规监测运动体感诱发电位。鼻腔使用 0.05% 羟甲唑啉棉片后，再外用聚维酮碘溶液。通常准备腹部、大腿外侧，以备需要脂肪、肌肉或阔筋膜时取用。

40.5.3 经鼻暴露

第一步为通过切除右侧中鼻甲以获得手术通道的空间。经宽敞的鼻腔一侧做鼻中隔带蒂黏膜瓣并取对侧的黏膜返转至带蒂黏膜瓣一侧用以减少术后鼻中隔穿孔[37–39]。进一步从蝶骨上切除蝶嘴后切除后份鼻中隔以获得经双侧鼻道的自由操作空间。左侧中鼻甲常规向侧方移位而不是切除。

扩大磨除蝶窦左侧自然开口，形成从蝶窦和双侧鼻腔后份的空间。蝶窦开放的外缘为翼内板水平，切除足够宽的双侧蝶窦壁。

蝶窦开放的范围侧方到达蝶窦向侧方延伸的外侧隐窝，前方切除后组筛窦气房并分辨蝶骨平台与鞍结节的交界。借助金刚砂磨头磨除延续指向到海绵窦段颈内动脉升段的蝶窦分隔[40]。最终暴露并磨除蝶窦底壁的骨质以便提供足够的内镜操作空间。最终形成从前下到后上的视交叉下间隙的手术路径。

鞍底面的骨质磨除范围应覆盖侧方的海绵窦、上海绵间窦（SIS）以及下海绵间窦（IIS）。借助金刚砂磨头“蛋壳化”鞍结节骨质并去除，辨识白色菲薄的硬脑膜以及镰状韧带向内侧的延续，确认该层面的视神经管。

40.5.4 硬脑膜下垂体移位入路

暴露并十字形切开覆盖鞍结节的硬脑膜、上海绵间窦和垂体组织对应的硬脑膜后。切开鞍底硬脑膜时需要非常小心，避免直接切透其内面的菲薄的垂体被囊。打开此层面后，达到上海绵间窦下方，进一步电凝并切断，打通鞍上和鞍区。

鞍区进一步通过向侧方和下方的十字形切开直到直视整个垂体前叶的前面（图 40.1）。随着进

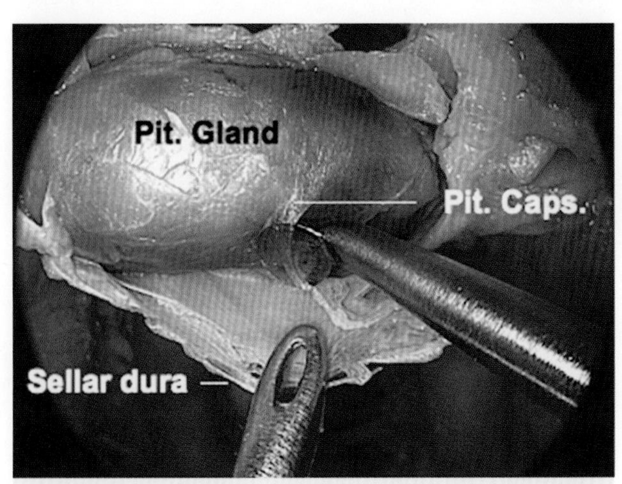

图 40.1 成功进行垂体移位的要点是在打开鞍底脑膜时保护清晰的的垂体背囊。Pit. Gland：垂体；Pit. Caps.：垂体背囊；Sellar dura：鞍底硬脑膜

一步解剖，可以看到质韧的硬脑膜在到海绵窦处分为两层（图 40.2）。在鞍区的侧下方切开硬脑膜可导致在两层硬脑膜之间大量的静脉出血。然后下海绵间窦可通过电凝或止血泡沫混合物止血。

然后，在垂体背囊和海绵窦内侧壁之间松解垂体侧面。有很多放射状连接垂体背囊和鞍区侧壁脑膜 / 海绵窦内侧壁的纤维被称为垂体韧带（图 40.3）。借助这些韧带把垂体的侧面从垂体下动脉和 McConnell 被囊动脉上分离下来，必要时可把垂体周边完全游离（图 40.4）。

覆盖在鞍区的脑膜紧密贴在垂体背囊的上表面，因此需要沿中线进行解剖，打开中央孔并暴露垂体柄。一旦打开后就可游离垂体柄，就可实现垂体在向上移位时无阻力（图 40.5）。

垂体移位后，垂体漏斗部接触到视交叉的腹侧面，垂体组织便占据鞍上和视交叉前池的空间。可用纤维蛋白胶覆盖垂体表面以防止干燥且可维持在鞍上空间的位置。因为移动垂体周边的韧带

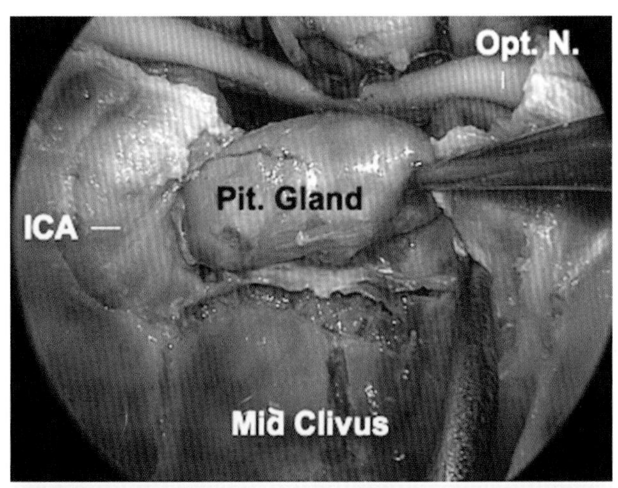

图 40.2　将腺垂体从海绵窦内侧壁处的鞍底脑膜上解剖分离。ICA：颈内动脉；Opt. N：视神经；Pit. Gland：垂体；Mid Clivus：中斜坡

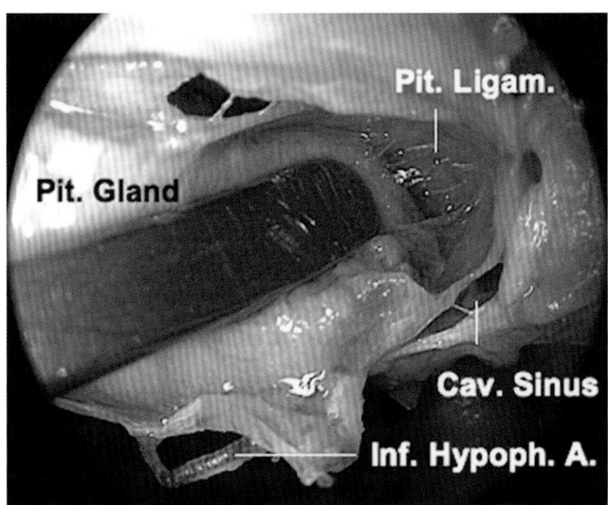

图 40.3　将腺垂体从海绵窦内侧壁上解剖剥离需要解剖垂体韧带（连接垂体背囊和海绵窦内侧壁的疏松结缔组织）。Pit. Gland：垂体；Pit. Ligam.：垂体韧带；Cav. Sinus：海绵窦；Inf. Hypoph. A.：垂体下动脉

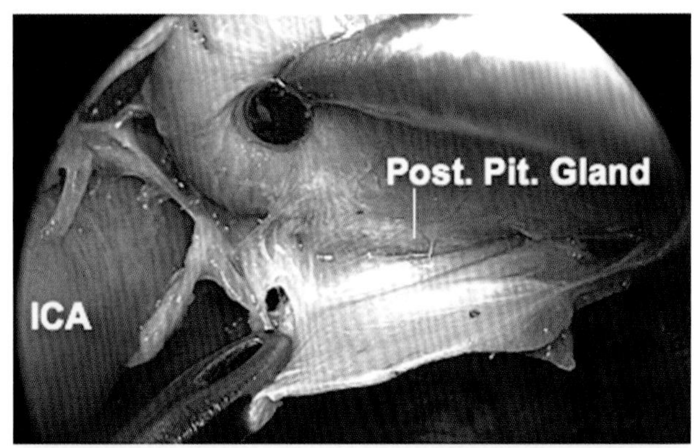

图 40.4　在鞍底平面完全解剖出腺垂体可暴露后方的垂体后叶。ICA：颈内动脉；Post. Pit. Gland：垂体后叶

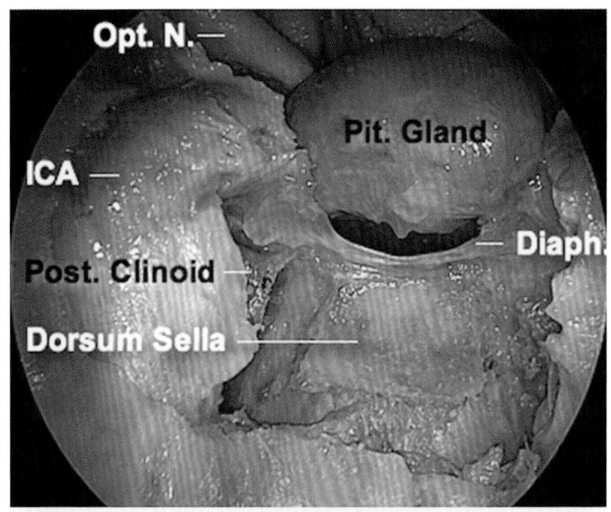

图 40.5　腺垂体从周边硬脑膜上完全松解后，需要进一步沿上海绵间窦剪断鞍膈至鞍膈孔。这样可将垂体向鞍上空间移位至视神经之间。这样的暴露便于安全磨除鞍背和后床突。去除鞍背和后床突之间骨质可降低在移除后床突时对动眼神经和颈内动脉损伤的风险。Diaph.：鞍膈；ICA：颈内动脉；Opt. N.：视神经；Pit. Gland：垂体；Post. Clinoid：后床突；Dorsum Sella：鞍背

和垂体向上移位，常常会出现垂体静脉充血和手术结束时缺少色泽。如果只需要少的暴露，进行垂体半移位可保护向对侧的静脉回流，该改良方法将在后面进行描述。

40.5.5 完成垂体移位后的脑池内容物暴露

完成垂体移位后，整个蝶鞍后壁便可直视。电凝并向后、向上剪开鞍区硬脑膜，暴露鞍背。鞍背硬脑膜包括后海绵间窦静脉丛，在切开硬脑膜时可遇到大量静脉出血，这些静脉出血可借助凝血酶原复合物等给予止血。

磨除斜坡上 1/3 和鞍背骨质，进一步磨除后床突直到可以向中线移位，在进行后床突移位前借助 1~2mm 的金刚砂磨钻形成骨折缝，因为骨化的颈内动脉管会同后床突一起移动，从而撕裂海绵窦段颈内动脉。

移除骨质后打开鞍背和斜坡的硬脑膜，形成到达桥前池和脚间池的手术通道，并可直视 liliequist 膜后方的结构。硬脑膜下的解剖步骤需要遵循严格的神经外科原则。这些脑池包括重要的起源后循环的穿支血管，下方便是动眼神经和展神经。在进一步操作前辨识这些结构和侧方的后交通动脉非常重要（图 40.6）。

切除垂体柄后方的病变需要借助 45° 内镜进行仔细切除，70° 内镜下可以提供更好的视野，但是在这么大的侧方角度下进行显微操作的难度较大。不同的病例采取不同的操作技术。双吸引器技术常常用于在切除软的肿瘤时吸引和对抗吸引，对于钙化较重的肿瘤具有挑战性并需要超声吸引器。纤维化较重的肿瘤可以借助侧头切割吸引器。如果肿瘤生长至三脑室前方隐窝，可以通过脚间窝和乳头体层面以上的漏斗隐窝进行切除（图 40.6）。在直视重要的血管神经下，覆盖肿瘤包膜的蛛网膜需要进行仔细锐性解剖，仔细保护细小的穿支血管和下丘脑侧壁。在这个区域进行锐性解剖可以减少对下丘脑的牵拉损伤从而降低并发症。足够了解局部的重要结构解剖时减少损伤的关键，解剖示意图详见图 40.7 至图 40.10。

40.5.6 技术改良：垂体半移位技术

并不是所有的肿瘤都需要全垂体移位，尤其是病变主要位于脚间池一侧。垂体半移位的优点是保护对侧的垂体韧带以及静脉回流，从而可以减轻静脉性水肿。另有团队提出了类似的垂体保护策略[41]。即便这是最近的技术改进，但我们相信这会进一步减少因为垂体静脉性梗死引起的术后垂体功能低下。这项技术对于年轻患者尤其是有生育需求的患者更为必要。

垂体半移位是在前面所述全垂体移位的稍微改良。基本路径和骨质的暴露是一致的，但不同的是不需要对垂体韧带进行 360° 松解，仅对需要暴露的一侧打开硬脑膜并进行松解。将腺垂体向侧上方进行旋转以便于暴露手术侧的鞍背。同样方法动态牵拉垂体以暴露手术通道、切除鞍背并打开鞍背脑膜。

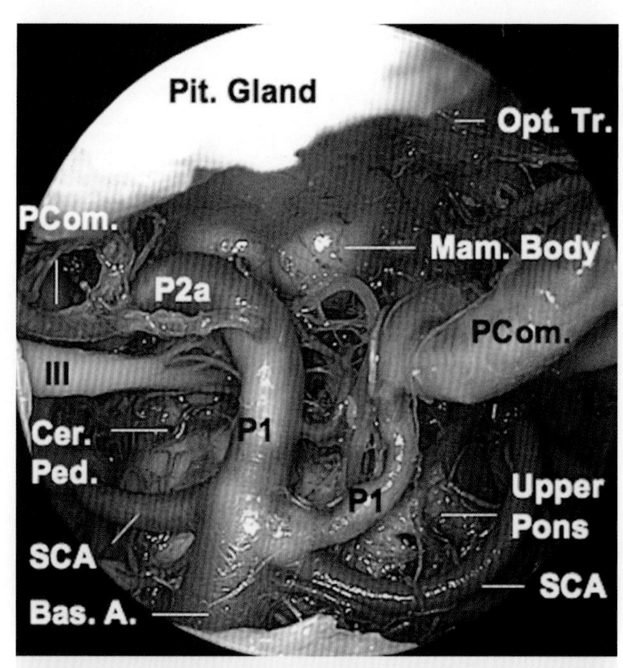

图 40.6 移除上斜坡（鞍背及后床突）可以获得直视脚间池及其内容物，包括基底动脉分叉、小脑上动脉、大脑后动脉、视束、动眼神经、乳头体和下丘脑区域。Pit. Gland: 垂体；Opt. Tr.：视束；PCom.: 后交通动脉；P2a: 大脑后动脉 P2a 段；Mam. Body: 乳头体；P1: 大脑后动脉 P1 段；Ⅲ：动眼神经；Cer. Ped. 大脑脚；SCA: 小脑上动脉；Bas. A.：基底动脉；Upper Pons: 桥脑上部

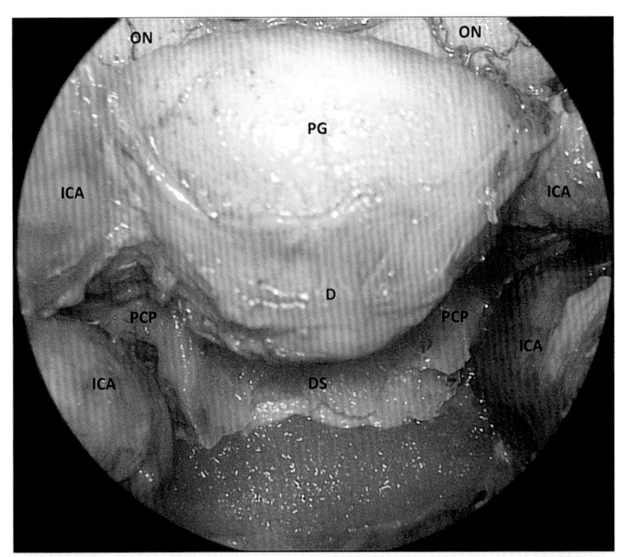

图 40.7　垂体移位的浅面（腹侧解剖）。D：覆盖垂体后叶的硬脑膜；DS：鞍背；ICA：颈内动脉；ON：视神经；PCP：后床突；PG：腺垂体

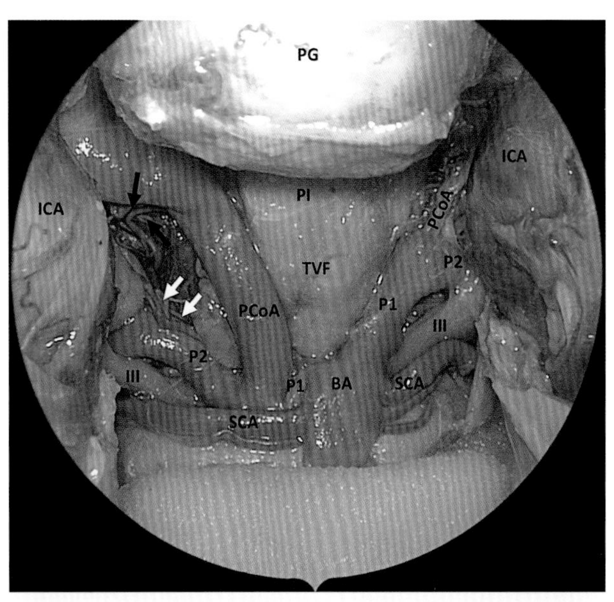

图 40.9　0° 镜下高度放大的脚间池。BA：基底动脉尖；ICA：颈内动脉海绵窦段；Ⅲ：动眼神经；P1：大脑后动脉 P1 段；P2：大脑后动脉 P2 段；PCoA：后交通动脉；PG：腺垂体；PI：垂体漏斗部；SCA：小脑上动脉；TVF：三脑室底；黑色箭头：后交通的穿支血管；白色箭头：大脑后动脉穿支血管

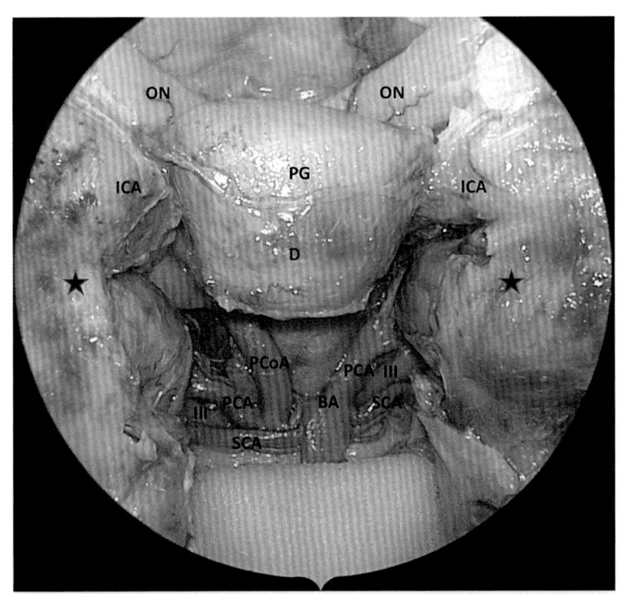

图 40.8　暴露脚间池。BA：基底动脉尖；D：覆盖垂体后叶的脑膜；ICA：颈内动脉海绵窦段；Ⅲ：动眼神经；ON：视神经；PCA：大脑后动脉；PCoA：后交通动脉；PG：腺垂体；SCA：小脑上动脉；黑色星号：海绵窦硬脑膜

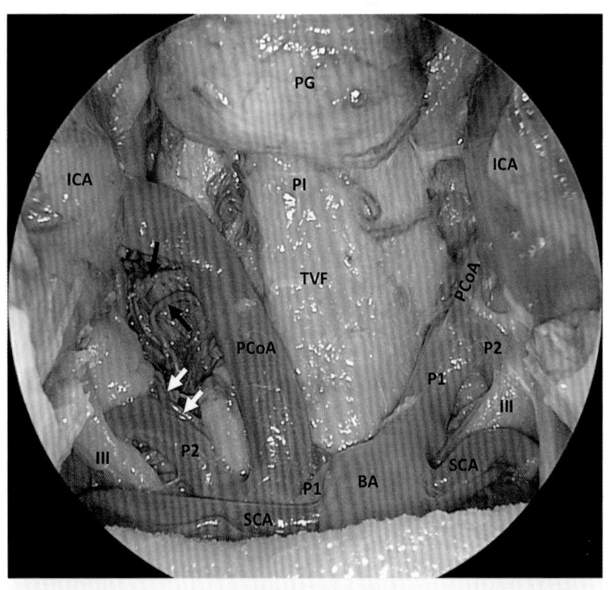

图 40.10　45° 镜下高度放大的脚间池视野。BA：基底动脉尖；ICA：颈内动脉海绵窦段；Ⅲ：动眼神经；P1：大脑后动脉 P1 段；P2：大脑后动脉 P2 段；PCoA：后交通动脉；PG：腺垂体；PI：垂体漏斗部；SCA：小脑上动脉；TVF：三脑室底；黑色箭头：后交通的穿支血管；白色箭头：大脑后动脉穿支血管

40.5.7 重 建

不管是半移位还是全垂体移位，在硬脑膜下放置一层将脑组织和硬脑膜隔开的移植物是颅底重建的第一步。我们更倾向于使用具有较好适形性的人工硬脑膜来重建蛛网膜层（Duragen；Integra LifeSciences，Plainsboro，NJ）。随后用保留有鼻中隔后动脉的带蒂黏膜瓣进行第二步重建。带蒂鼻中隔黏膜瓣在最初进行鼻腔暴露阶段时制作并暂时放置于鼻咽部，在进行重建时再将其贴敷在硬脑膜缺损的边缘，需要仔细将黏膜瓣直接紧密覆盖没有黏膜的光滑骨质边缘以利于尽快生长和水密愈合。黏膜瓣的面积需要大于缺损面积约 20%。我们常常取腹部脂肪填充斜坡隐窝处以消除无效腔。有团队会将脂肪填充在鞍区以隔离垂体组织和手术区域[42]。我们已经不再常规使用组织黏合剂。可降解的鼻腔填塞物进行填塞以确保黏膜瓣边缘不移位。最后在放置吸水后可以膨胀的海绵填塞物用于支撑重建物，这些填塞物一般在术后 5~7d 取出，在此期间会一直使用抗生素。即便在扩大经鼻入路形成大的硬脑膜缺损，我们一般不留置术后腰大池持续外引流。

40.5.8 并发症

在我们最初进行垂体移位的患者中，共 6 例非颅咽管瘤患者的垂体功能都得到了保护。有 75% 的颅咽管瘤患者的垂体功能得到了保护[35]。其他团队的结果相近[41-42]。

在垂体移位同时进行脚间池的蛛网膜解剖并有时还会打开三脑室，此时会形成高流量的脑脊液漏。在我们的 7 例患者中即使应用了带蒂鼻中隔黏膜瓣，仍有 2 例术后出现脑脊液漏。3 例未使用带蒂黏膜瓣的患者出现术后脑脊液漏。此时，带蒂黏膜瓣的应用可显著降低脑脊液漏的发生。对于所有扩大内镜经鼻入路，在可能的情况下，带血管蒂的黏膜瓣应该成为现代颅底重建的规范步骤之一。

40.6 术后处理

垂体功能的评估在术后第 1 天进行，在排除了术中糖皮质激素应用引起的人为抑制作用后就进行晨血皮质醇水平的测定。我们的评估还包括水平衡、尿渗透压及比重、血电解质的监测来鉴定是否有尿崩症的出现，即便多数是一过性的。住院期间的内分泌会诊在团队协作的垂体功能诊疗方面非常有价值。即使在术后第 1 天的血皮质醇检测时就评估了垂体功能，在术后 8~12 周时还会进行再次评估。

术后当天进行头部 CT 扫描以排除出血性事件。术后的前 24h 内进行 MRI 扫描以确定肿瘤切除程度以及排除并发症，术后钆增强的 MRI 扫描可用于评估黏膜瓣的活性以及垂体柄漏斗部的情况。

在术后 5~7d 取出鼻腔填塞物后，内镜下清理手术通道，清理掉多余的可吸收填塞物碎屑。随后每天继续使用生理盐水冲洗 3~4 次，停用口服的抗生素。

术后 6 周尽量避免过度用力、擤鼻涕以及闭口打喷嚏，也会推荐患者使用软化大便的药物。由耳鼻喉医生每两周或者更密切地随访鼻腔情况，每次需要清理痂壳、肉芽组织以及分泌物。一旦发现脑脊液漏需尽快再次手术修补，否则会增加感染和脑膜炎风险。

远期的影像学随访频率取决于病理以及是否需要放射治疗。

40.7 结 论

内镜下经鼻垂体移位是到达脚间池的有效方法。主要的优点是经过中线入路去到达中线的病变可避免损伤脚间池外侧边界重要血管神经的损伤。除此之外，进行垂体移位后进一步磨除鞍背和后床突可直接到达脚间池、桥前池和三脑室前隐窝的病变。

在硬脑膜下放置人工脑膜后再覆盖带血管蒂的黏膜瓣可明显降低脑脊液漏带来的并发症。因为该操作的风险性，我们强烈建议有丰富经验的团队才能开展。

（周培志 译，汤文龙 校）

参考文献

[1] Figueiredo EG, Zabramski JM, Deshmukh P, et al. Anatomical and quantitative description of the transcavernous approach to interpeduncular and prepontine cisterns. Technical note. J Neurosurg, 2006, 104(6): 957–964

[2] Hakuba A, Nishimura S, Inoue Y. Transpetrosal-transtentorial approach and its application in the therapy of retrochiasmatic craniopharyngiomas. Surg Neurol, 1985, 24(4):405–415

[3] Kaptain GJ, Vincent DA, Sheehan JP, et al. Transsphenoidal approaches for the extracapsular resection of midline suprasellar and anterior cranial base lesions. Neurosurgery, 2001, 49(1):94–100, discussion 100–101

[4] Kawase T, Toya S, Shiobara R, et al. Transpetrosal approach for aneurysms of the lower basilar artery. J Neurosurg, 1985, 63(6):857–861

[5] Krisht AF. Transcavernous approach to diseases of the anterior upper third of the posterior fossa. Neurosurg Focus, 2005, 19(2):E2

[6] Menovsky T, Grotenhuis JA, de Vries J, et al. Endoscope-assisted supra- orbital craniotomy for lesions of the interpeduncular fossa. Neurosurgery, 1999, 44(1):106–110, discussion 110–112

[7] Perneczky A, Fries G. Endoscope-assisted brain surgery: part 1—evolution, basic concept, and current technique. Neurosurgery, 1998,42(2):219–224, discussion 224–225

[8] Shirane R, Hayashi T, Tominaga T. Fronto-basal interhemispheric approach for craniopharyngiomas extending outside the suprasellar cistern. Childs Nerv Syst, 2005, 21(8–9):669–678

[9] Ulm AJ, Tanriover N, Kawashima M, et al. Micro- surgical approaches to the perimesencephalic cisterns and related segments of the posterior cerebral artery: comparison using a novel application of image guidance. Neurosurgery, 2004, 54(6):1313–1327, discussion 1327–1328

[10] Yasuda A, Campero A, Martins C, et al. Microsurgical anatomy and approaches to the cavernous sinus. Neurosurgery, 2005, 56(1) Suppl:4–27, discussion 4–27

[11] Kassam A, Snyderman CH, Mintz A, et al. Expanded endonasal approach: the rostrocaudal axis. Part II. Posterior clinoids to the foramen magnum. Neurosurg Focus, 2005,19(1):E4

[12] Kassam A, Snyderman CH, Mintz A, et al. Expanded endonasal approach: the rostrocaudal axis. Part I. Crista galli to the sella turcica. Neurosurg Focus, 2005, 19(1):E3

[13] Frank G, Pasquini E, Doglietto F, et al. The endoscopic extended transsphenoi- dal approach for craniopharyngiomas. Neurosurgery, 2006, 59(1) Suppl 1: ONS75–ONS83, discussion ONS75–ONS83

[14] Kassam AB, Gardner P, Snyderman C, et al. Expanded endonasal approach: fully endoscopic, completely transnasal approach to the middle third of the clivus, petrous bone, middle cranial fossa, and infratemporal fossa. Neurosurg Focus, 2005, 19(1):E6

[15] Kassam AB, Snyderman C, Gardner P, et al. The expanded endo- nasal approach: a fully endoscopic transnasal approach and resection of the odontoid process: technical case report. Neurosurgery,2005, 57(1) Suppl: E213–, discussion E213

[16] Seoane E, Tedeschi H, de Oliveira E, et al. The pretemporal transcavernous approach to the interpeduncular and prepontine cisterns: microsurgical anatomy and technique application. Neurosurgery, 2000, 46 (4):891–898, discussion 898–899

[17] Sano H, Kato Y, Akashi K, et al. Operation on high-lying basilar bifurcation aneurysms. Surg Neurol, 1997, 48(5):458–464

[18] Sugita K, Kobayashi S, Shintani A, et al. Microneurosurgery for aneur- ysms of the basilar artery. J Neurosurg, 1979, 51(5):615–620

[19] Krisht AF, Kadri PA. Surgical clipping of complex basilar apex aneurysms: a strategy for successful outcome using the pretemporal transzygomatic trans- cavernous approach. Neurosurgery, 2005, 56(2) Suppl:261–273, discussion 261–273

[20] Fahlbusch R, Honegger J, Paulus W, et al. Surgical treatment of craniopharyngiomas: experience with 168 patients. J Neurosurg, 1999, 90 (2):237–250

[21] Maira G, Anile C, Colosimo C, et al. Craniopharyngiomas of the third ventricle: trans-lamina terminalis approach. Neurosurgery, 2000, 47(4): 857–863, discussion 863–865

[22] Nagata S, Sasaki T. The transsylvian trans-limen insular approach to the cru- ral, ambient and interpeduncular cisterns. Acta Neurochir (Wien), 2005, 147 (8):863–869

[23] Harsh GR, IV, Sekhar LN. The subtemporal, transcavernous, anterior transpe- trosal approach to the upper brain stem and clivus. J Neurosurg, 1992,77 (5):709–717

[24] Tummala RP, Coscarella E, Morcos JJ. Transpetrosal approaches to the posteri- or fossa. Neurosurg Focus, 2005, 19(2):E6

[25] Seifert V, Raabe A, Zimmermann M. Conservative (labyrinth-preserving) transpetrosal approach to the clivus and petroclival region—indications, com- plications, results and lessons learned. Acta Neurochir (Wien), 2003, 145 (8):631–642, discussion 642

[26] Couldwell WT, Weiss MH, Rabb C, et al. Variations on the standard transsphenoidal approach to the sellar region, with emphasis on the extended approaches and parasellar approaches: surgical experience in 105 cases. Neurosurgery, 2004, 55(3):539–547, discussion 547–550

[27] Dusick JR, Esposito F, Kelly DF, et al. The extended direct endonasal transsphe- noidal approach for nonadenomatous suprasellar tumors. J Neurosurg, 2005, 102(5):832–841

[28] Frank G, Pasquini E, Mazzatenta D. Extended transsphenoidal approach. J Neurosurg, 2001, 95(5):917–918

[29] Kitano M, Taneda M. Extended transsphenoidal approach with submucosal posterior ethmoidectomy for parasellar tumors. Technical note. J Neurosurg, 2001, 94(6):999–1004

[30] Laws ER, Kanter AS, Jane JA, Jr, et al. Extended

transsphenoidal approach. J Neurosurg, 2005, 102(5):825–827, discussion 827–828

[31] de Divitiis E, Cappabianca P. Microscopic and endoscopic transsphenoidal surgery. Neurosurgery, 2002, 51(6):1527–1529, author reply 1529–1530

[32] Kouri JG, Chen MY, Watson JC, et al. Resection of suprasellar tumors by using a modified transsphenoidal approach. Report of four cases. J Neurosurg, 2000,92(6):1028–1035

[33] Essayed WI, Singh H, Lapadula G, et al. Endoscopic endonasal approach to the ventral brainstem: anatomical feasibility and surgical limitations. J Neurosurg, 2017, 127(5):1139–1146

[34] Oyama K, Prevedello DM, Ditzel Filho LF, et al. Anatomic comparison of the endonasal and transpetrosal approaches for interpeduncular fossa access. Neurosurg Focus, 2014,37(4):E12

[35] Kassam AB, Prevedello DM, Thomas A, et al. Endoscopic endonasal pituitary transposition for a transdorsum sellae approach to the interpeduncular cistern. Neurosurgery, 2008, 62(3) Suppl 1:57–72, discussion 72–74

[36] Zuccaro G. Radical resection of craniopharyngioma. Childs Nerv Syst, 2005, 21(8–9):679–690

[37] Hadad G, Bassagasteguy L, Carrau RL, et al. A novel reconstructive technique after endoscopic expanded endonasal approaches: vascular pedicle nasoseptal flap. Laryngoscope, 2006, 116(10):1882–1886

[38] Kassam AB, Thomas A, Carrau RL, et al. Endoscopic reconstruction of the cra- nial base using a pedicled nasoseptal flap. Neurosurgery, 2008, 63(1) Suppl 1: ONS44–ONS52, discussion ONS52–ONS53

[39] Kasemsiri P, Carrau RL, Otto BA, et al. Reconstruction of the pedicled nasoseptal flap donor site with a contralateral reverse rotation flap: technical modifications and outcomes. Laryngoscope, 2013, 123(11):2601–2604

[40] Fernandez-Miranda JC, Prevedello DM, Madhok R, et al. Sphenoid septations and their relationship with internal carotid arteries: anatomical and radiological study. Laryngoscope, 2009, 119(10):1893–1896

[41] Fernandez-Miranda JC, Gardner PA, Rastelli MM, Jr, et al. Endoscopic endonasal transcavernous posterior clinoidectomy with interdural pituitary transposition. J Neurosurg, 2014,121(1):91–99

[42] Taussky P, Kalra R, Coppens J, et al. Endocrinological outcome after pituitary transposition (hypophysopexy) and adjuvant radiotherapy for tumors involving the cavernous sinus. J Neurosurg, 2011, 115(1):55–62

第Ⅶ部分

经鼻内镜下经斜坡手术

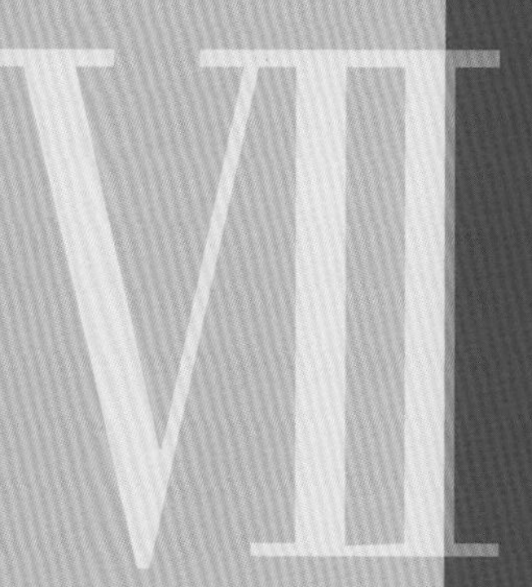

第 41 章 内镜下斜坡与后颅窝的解剖及手术应用

Luigi Maria Cavallo, Isabella Esposito, Matteo G. de Notaris, Felice Esposito, Manfred Tschabitscher, Domenico Solari, Paolo Cappabianca

摘　要

内镜经鼻入路可以到达整个蝶窦、斜坡和颅颈交界区，并且已被用于处理上至鞍后、下至颅颈交界区的硬脑膜外或硬脑膜下病变。根据文献可将后颅窝划分为 3 个部分：上部（双侧后床突连线至蝶鞍底壁）、中部（蝶鞍底壁至双侧舌下神经管连线）和下部（颅颈交界区水平）。本章将阐述后颅窝解剖的影像学特点并着重介绍内镜经鼻入路技术，并在最后附上 1 例下极侵犯颅颈交界区的大型斜坡脊索瘤的病例介绍。

关键词

内镜经鼻，解剖，内镜下解剖，后颅窝，颅颈交界区，斜坡脊索瘤

内容要点

经鼻入路到达中线后颅窝的要点：

上部后颅窝：

· 广泛开放蝶窦前壁。

· 切除鞍底和鞍结节。

· 上抬或移位垂体（垂体上、下动脉）。

· 切除鞍背和双侧后床突（动眼神经）。

中部后颅窝：

· 往上分离黏膜至犁骨 – 蝶骨交界和翼管神经水平。

· 切除犁骨。

· 切除蝶窦底壁（岩段颈内动脉）。

· 切除斜坡骨质（斜坡旁段颈内动脉、展神经）。

下部后颅窝：

· 往上分离黏膜至犁骨 – 蝶骨交界和翼管神经水平。

· 切除犁骨。

· 切除蝶窦底壁（岩段颈内动脉）。

· 剥离鼻咽部黏膜和肌肉(咽旁段颈内动脉)。

· 暴露枕骨大孔（舌下神经）。

· 切除寰椎前弓（椎动脉）。

· 切除齿突。

41.1 引　言

基于重要神经血管的三维空间结构设计手术通道是颅底手术发展的推进力[1]。常规或锁孔开颅[7]、显微镜下[8–10]、内镜辅助下[9]或纯内镜下[11–15]的前方、前外侧和后外侧入路[2–6]可以部分显露从鞍后区域延伸到上部颈椎的腹侧颅底，而手术方式的多样性也印证了该区域解剖的复杂性和挑战性[9,16]。

起源于中线后颅窝的病变往往将神经血管结构推向背侧和外侧，而内镜技术能够动态地抵近观察如此深在的区域并界定术区边界的神经血管结构，因此经自然鼻腔所获得的前方手术通道非常引人关注。

作为中线入路的一种，内镜经鼻入路能够到达整个蝶窦、斜坡和颅颈交界区，并被用于处理上至鞍后下至颅颈交界区的硬脑膜外或硬脑膜下病变[13,17–28]。

学习和应用内镜经鼻技术的主要前提条件包括开展多学科合作[29]，掌握相关解剖知识[30–31]和高阶手术技巧[32–33]，熟悉最先进的影像学技术，以及拥有专用的手术器械和颅底重建策略、材料[34]。实验室尸头解剖训练是提升外科医生方向感和手

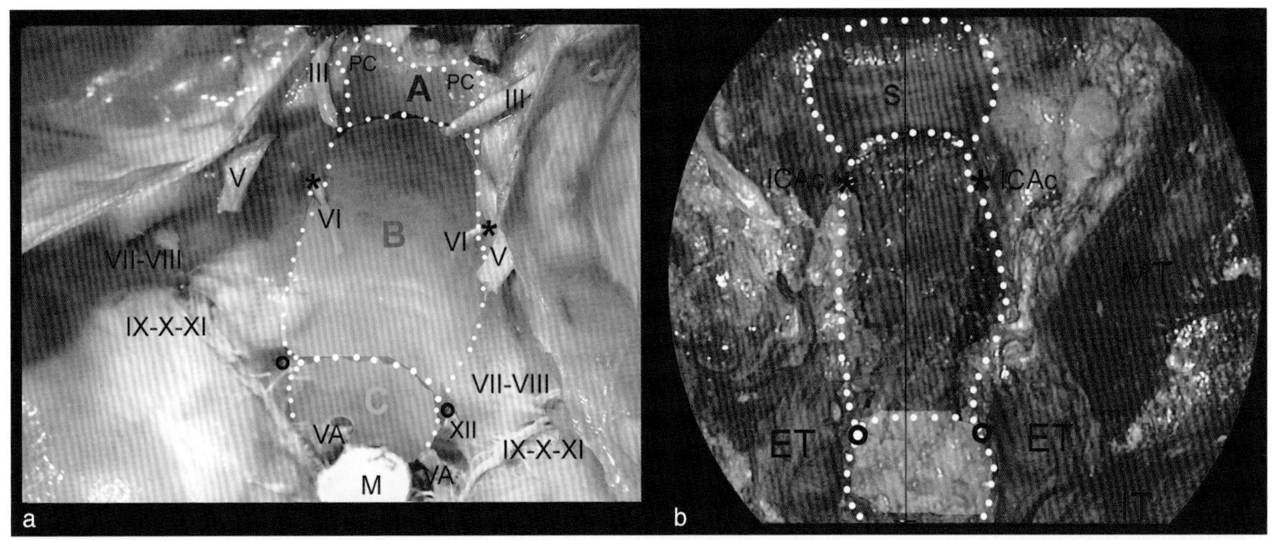

图 41.1　经颅（a）和内镜经鼻视野（b）下的中线后颅窝。填色区域表示内镜经鼻入路的骨窗范围，虚线表示暴露鞍后（紫色，字母 A）、斜坡后（蓝色，字母 B）和颅颈交界（绿色，字母 C）区域的骨窗边界。PC：后床突；Ⅲ：动眼神经；Ⅴ：三叉神经；Ⅵ：展神经；Ⅶ ~ Ⅷ：面听神经束；Ⅸ – Ⅹ – Ⅺ：后组脑神经；Ⅻ：舌下神经；VA：椎动脉；M：延髓；星号：Dorello 管入口；圆圈：舌下神经管；S：蝶鞍；ICAc：斜坡旁颈内动脉；MT：中鼻甲；ET：咽鼓管；IT：下鼻甲；黑线：中线

术自信的第一步，也是外科医生理解颅底解剖和建立同样有助于从侧方和后方入路处理后颅窝病变的三维空间感的必要条件。

本章将介绍如何通过内镜经鼻入路到达后颅窝，重点强调主要的解剖学关系和该入路的潜在问题。为使解剖学描述更为简洁，本章将后颅窝划分为 3 个部分（图 41.1）：

· 上部：双侧后床突连线至蝶鞍底壁，对应于鞍后区域。

· 中部：蝶鞍底壁至双侧舌下神经管连线。

· 下部：颅颈交界区水平。

本章所采用的测量数据来源于多项解剖学研究 [30]。然而，从原文所报道的标准差之宽泛可见这些数据的高度变异性。为了提高解剖学描述的深刻性，本章略去了对很多重要解剖变异的分析，但全面掌握这些知识是在患者中应用内镜经鼻技术的必要条件。

41.2　影像学技术

三维重建技术和测算软件的新进展大大提升了外科医生构建详细且贴近实况的术前计划的能力 [35–37]。通过目前最先进的影像学技术能够对个体解剖进行深入的研究，使得虚拟现实技术成为术前准备必不可少的一部分。

通过阅读重建冠状位、矢状位后的高分辨率 CT 的软组织窗和骨窗可以观察鼻窦和颅底骨孔、骨管的情况，在评估内镜经鼻入路是否可行时以下几点尤为重要：

· 蝶窦的气化情况：甲介型蝶窦指蝶鞍下方不存在斜坡凹陷，此时蝶窦段和鼻咽段的斜坡均无法清晰识别，手术暴露阶段将异常困难。

· 鞍旁和斜坡旁颈内动脉隆起是否存在骨质缺损。

·轴位和冠位上的翼管及其与破裂孔的关系。

· 颈动脉管。

· 后床突的形态。

· 颅颈交界区的形态。

MRI 是 CT 的有力补充，但不能用于观察内镜经鼻颅底手术需关注的细微骨质结构。行 MRI 检查时应进行轴位、冠位和矢状位扫描，层厚 3mm。通过对比 T2、T1 和增强后 T1 相可以识别正常解剖结构和病变部位；T2 相可以将肿瘤和炎性组织、鼻窦内的黏液区分开；T1 相的脂肪饱和

序列有助于减少对脂肪组织的误判，尤其是评估近颅底的咽旁间隙、有脂肪伴行的脑神经出颅孔和复发颅底病变时这项序列必不可少，因为斜坡含有骨髓故该序列也有助于识别斜坡病变；而颈内动脉和其他血管结构最好通过 MRA 和 DSA 来评估，当然，DSA 是明确某一特定解剖区域或病变血供来源的最佳手段，但其诊断价值不高，主要适应证是术前栓塞。

41.3 内镜经鼻入路

41.3.1 解剖要点

根据匹兹堡团队的推荐，内镜经鼻扩大入路到达斜坡区域需要如下步骤：

· 切除一侧中鼻甲（通常为右侧），对侧中鼻甲向外移位。

· 于中鼻甲切除侧行保留钩突的上颌窦开窗术，必要时继续向下延伸。

· 以右侧蝶腭动脉的鼻中隔支为血管蒂制作鼻中隔黏膜瓣，该黏膜瓣将用于后续的多层颅底重建[38]。

· 离断蝶嘴与骨性鼻中隔的连接，切除鼻中隔后部（约 2cm）以扩大手术通道。

· 视情况行双侧后组或全组筛窦开放。

· 广泛开放蝶窦前壁（注意保护鼻后动脉）。

· 切除蝶窦内间隔，平整蝶窦腔以利于术后重建阶段鼻中隔黏膜瓣更好地贴附。

· 识别蝶鞍、蝶骨平台、内外侧视神经－颈动脉隐窝和斜坡隐窝等解剖标志可帮助外科医生寻找手术方向。

此时有蝶窦底壁上方和下方两个手术通道可供利用，前者可到达鞍区、鞍后区域以及蝶窦段斜坡，后者可到达鼻咽段斜坡、枕骨大孔和颅颈交界区。

如前述，神经血管结构界定了术区的边界，根据所对应神经血管结构的不同可将后颅窝分为上、中、下三部分（图 41.2）。本章将分别介绍如何暴露各部分及其硬脑膜下探查。

暴露鞍后区域（即上部后颅窝）的主要步骤如下：

· 打开蝶鞍、磨除鞍结节。

· 切除内侧视神经－颈动脉隐窝和鞍底。

· 识别垂体上、下动脉。

· 移位垂体[22,39–41]。

· 进一步磨除鞍底和鞍背。

· 切除双侧后床突。

鞍旁颈内动脉界定了骨窗的外侧界，“颈内动脉相吻”是经鞍背暴露鞍后区域的相对禁忌证，术前应排除这种情况。

根据上方区域的暴露需求可将垂体推向一侧或翻转向上。匹兹堡团队采用完整移位技术[22]：切断将垂体被膜固定于海绵窦内侧壁的韧带使垂体完全从垂体窝游离，呈胶状外观的神经垂体与后方结构粘连相当紧密，因此需要采用锐性分离。剥离神经垂体时要避免对剥离子施力过度，因为鞍背可能天然存在不同程度的骨质缺损。此外，神经垂体的后方可能存在永存三叉动脉，该动脉可以通过穿越鞍背或其外侧的硬脑膜离开海绵窦。使用该技术时要注意保护垂体池，老年患者的垂体池可能会扩大并往外侧延伸或深入神经垂体。术中应仔细分离这些蛛网膜憩室并用数滴纤维蛋白胶固定使其远离手术通道，同法可用于固定移位后的垂体，此时特别要注意避免对垂体柄产生牵拉以防下丘脑神经元后续出现华氏变性。

尸头解剖时，笔者通过 V 形切开垂体将其外侧部留于原地从而选择性地移位其中央部分（图 41.3），该技术可以减少移位垂体的耗时也可以减轻对垂体柄的牵拉。

上述这些技术目前依旧饱受争议，尤其是针对术前并无垂体功能障碍的纯鞍后病变病例，在其成为标准术式之前仍然需要大宗病例研究的验证。

切除鞍背之前磨除鞍底有助于增加操作空间和垂体活动度，只暴露桥前池时无需进一步磨除鞍背。

双侧颈内动脉在蝶鞍前壁水平相距约 20mm，而双侧后床突相距约 15mm，因此磨除后床突时操作空间呈漏斗形，存在损伤鞍旁神经血管结构的风险[30]。此外，应检查蝶鞍外侧是否存在变异骨桥（即前床突和后床突之间的骨性连接），存在

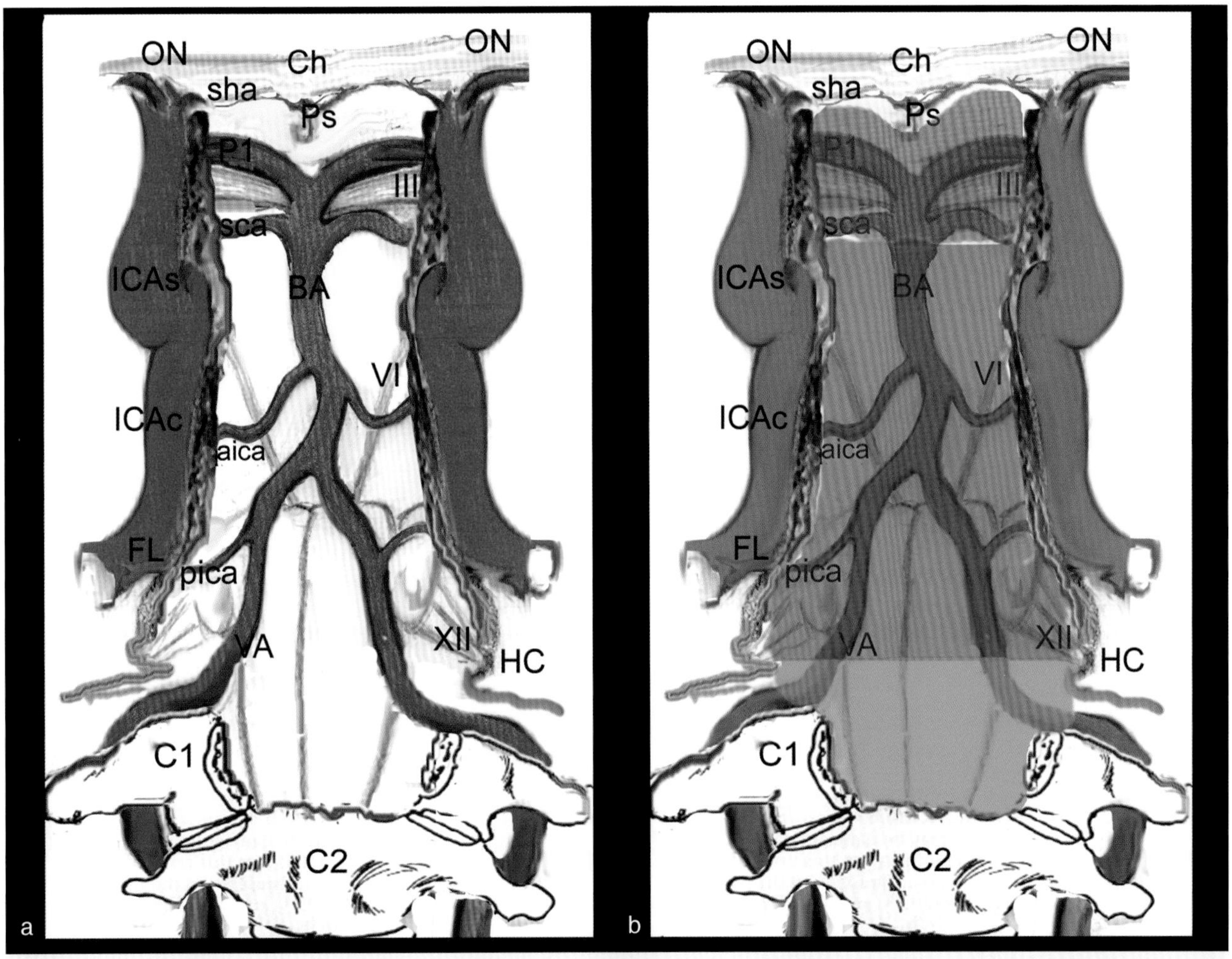

图 41.2　示意图展示经鼻入路所暴露的硬脑膜下神经血管结构（a）和各骨窗（鞍后、斜坡后和颅颈交界区）的边界（b）。P1：后交通前段大脑后动脉；sca：小脑上动脉；ICAs：鞍旁颈内动脉；ICAc：斜坡旁颈内动脉；FL：破裂孔；aica：小脑前下动脉；pica：小脑后下动脉；sha：垂体上动脉；VA：椎动脉；HC：舌下神经管；C1：寰椎；C2：枢椎；ON：视神经；Ch：视交叉；Ps：垂体柄；Ⅲ：动眼神经；Ⅵ：展神经；Ⅻ：舌下神经；粉色区域：上部后颅窝；蓝色区域：中部后颅窝；绿色区域：下部后颅窝

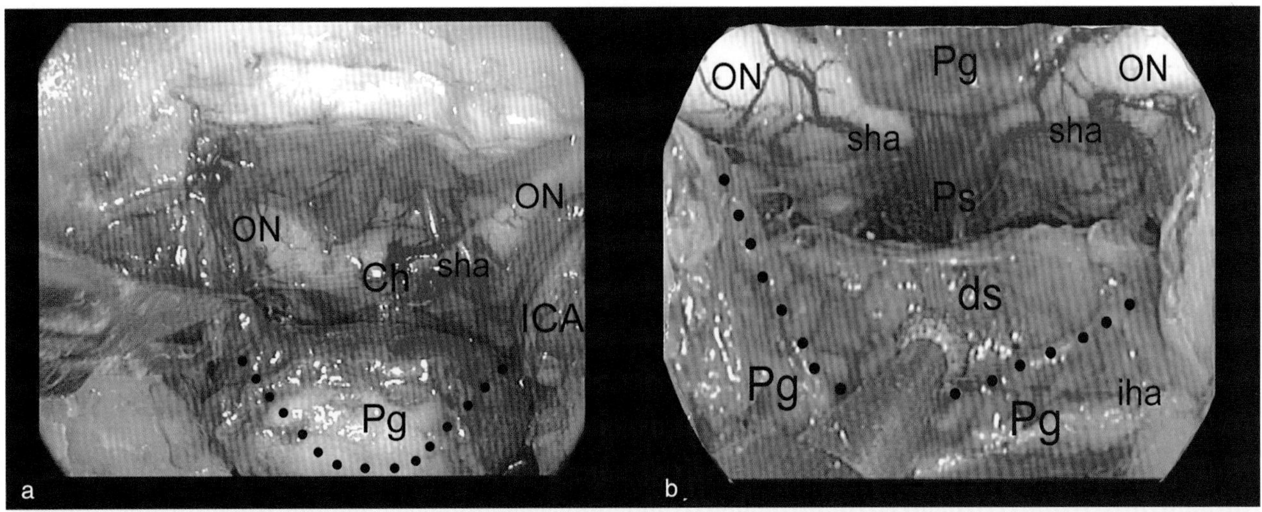

图 41.3　a，b. 上移垂体暴露上斜坡（上部后颅窝）。ON：视神经；Ch：视交叉；sha：垂体上动脉；ICA：颈内动脉；Pg：垂体；ds：鞍背；Ps：垂体柄；iha：垂体下动脉；虚线：经腺垂体移位的边界

时应在磨除后床突之前小心将其骨折。

磨除蝶窦段和鼻咽段斜坡暴露中部后颅窝的步骤如下[11]：

· 由内向外识别犁骨－蝶骨连接处、腭鞘管和翼管的前开口。腭鞘管（也称咽管，图 41.4a, b）由翼内板鞘突下表面的一骨沟与腭骨蝶突围成，开口于翼腭窝，其内走行有咽神经和咽动脉。

· 去除犁骨、磨除蝶窦底壁直至外侧界翼管。翼管穿行于蝶窦底壁、指向岩段颈内动脉的前曲[42]，磨除翼管内下方的骨质有助于扩宽手术通道并降低撕裂颈内动脉的风险（图 41.4c）。

· 分离鼻咽部黏膜并外侧移位头长肌和颈长肌。

· 识别枕骨大孔和双侧舌下神经管。

· 磨除斜坡骨质。

此时，该手术通道的外侧界如下：

· 斜坡旁颈内动脉和破裂孔。

· 展神经。

· 翼内板和咽鼓管。

· 舌下神经管。

双侧斜坡旁颈内动脉相距约 17mm[30]。展神经穿过基底静脉丛后进入海绵窦[43]，其硬脑膜入口，即 Dorello 管入口，位于上岩蝶韧带下方，约在后床突下方 20mm 和中线旁 1cm，背脑膜动脉在此处与展神经关系密切，因此可作为定位保护展神经的解剖标志（图 41.4d）。

破裂孔由前内侧的蝶骨体、后方的岩尖和外

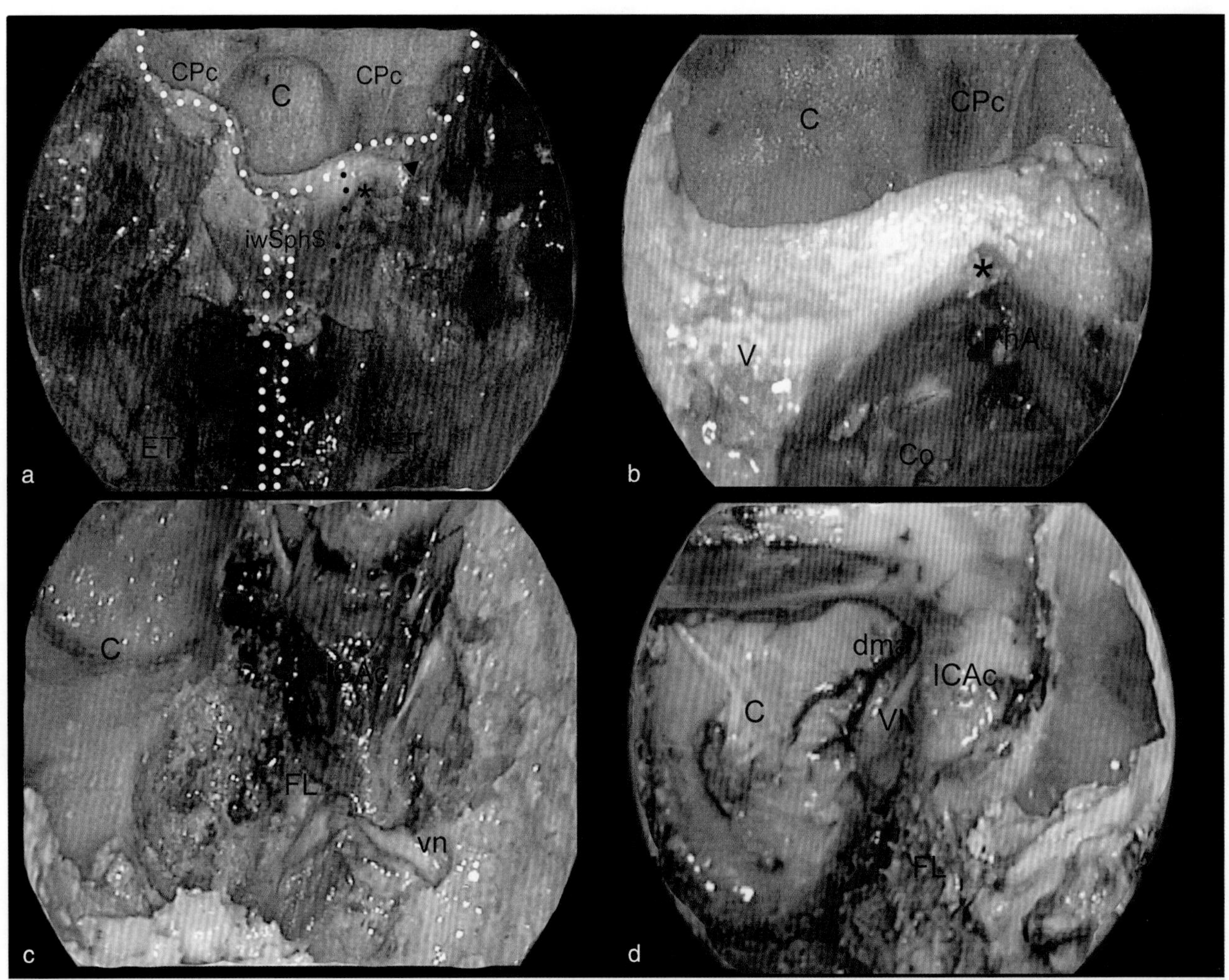

图 41.4　a~d. 显露中斜坡（中部后颅窝）。CPc：斜坡旁颈内动脉隆起；ICAc：斜坡旁颈内动脉；C：斜坡；iwSphS：蝶窦底壁；PhA：咽动脉；vn：翼管神经；ET：咽鼓管；V：犁骨；Co：后鼻孔；FL：破裂孔；dma：背脑膜动脉；Ⅵ：展神经；白色虚线：蝶窦前壁和犁骨的切除范围；黑色虚线：犁骨－蝶骨连接处；星号：腭鞘管；箭头：翼管

侧的蝶骨大翼围成。纤维组织和软骨填塞于破裂孔内侧，因此处较为薄弱故暴露岩尖时应特别予以注意。越过破裂孔往下后骨窗明显扩宽。咽鼓管位于岩段颈内动脉的外侧且两者平行走行，经鼻咽暴露颞下窝或颈静脉孔时咽鼓管是定位保护岩段颈内动脉的有用解剖标志 [20]。

对应于颅颈交界区的下部后颅窝，其暴露步骤如下（图 41.5）[44–45]：

· 磨平犁骨直至硬腭水平。

· 必要时可于口腔内置入缝线将软腭下拉。

· C 形切开鼻咽部黏膜。

· 将头长肌和颈长肌从其内侧附着处离断翻起并推向外侧。

· 寻找识别斜坡的下缘，从寰椎处离断寰枕筋膜的附着。

· 磨除枕骨大孔前缘及双侧枕髁的内 1/3。

· 识别寰椎前弓的前结节。

· 磨除寰椎前弓。

· 切断齿突尖韧带和翼状韧带。

· 蛋壳化齿突，注意保持其基底的完整性。

· 从后往前从齿突基底骨折去除齿状突。

· 锐性切断寰椎横韧带和覆盖于硬脑膜外表面的顶膜。

C 形切开鼻咽部黏膜有助于保护邻近软组织源自腭升、腭大和咽升动脉的血供。颅颈交界区硬脑膜的外表面覆盖有顶膜，该膜是椎管后纵韧

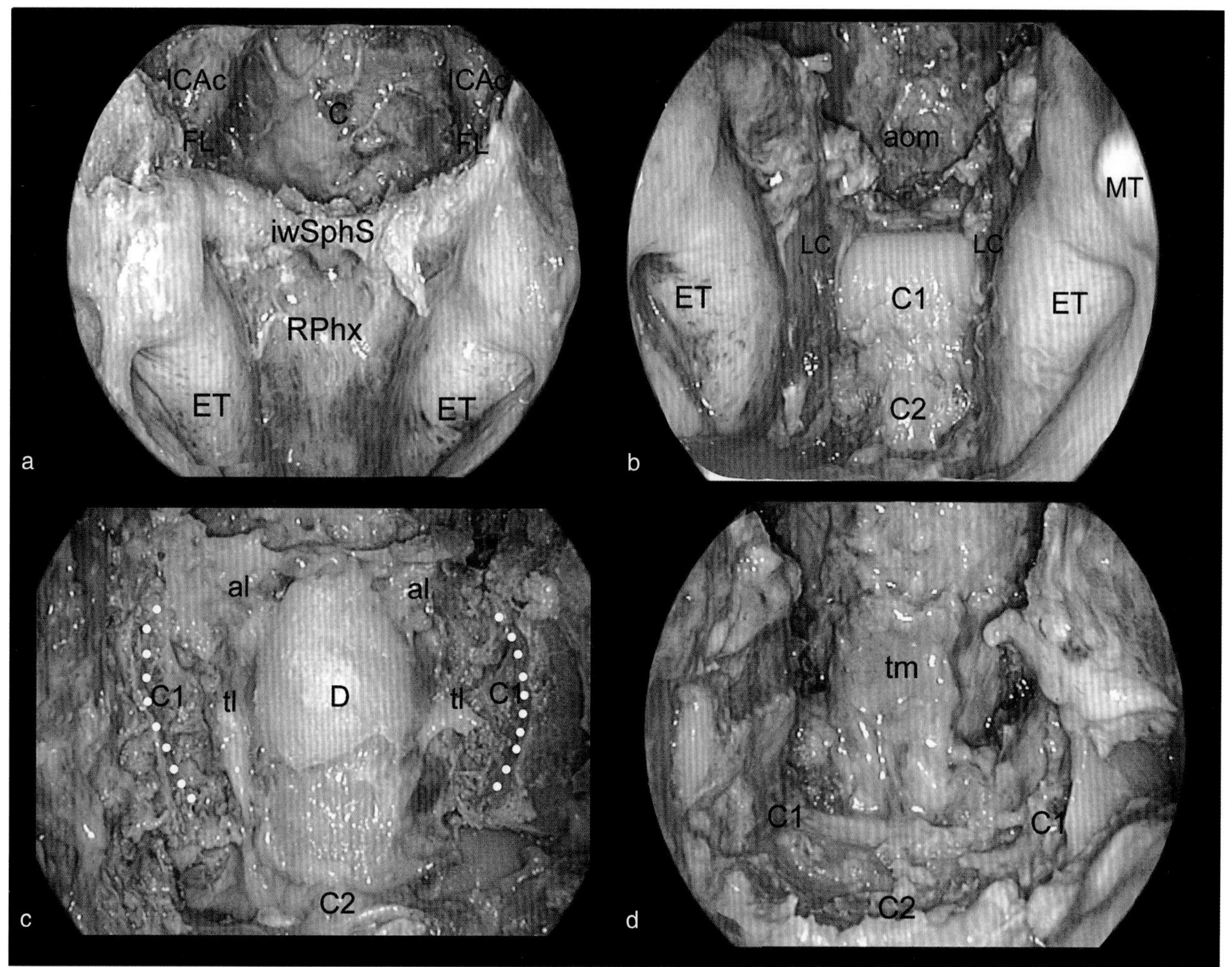

图 41.5　a~d. 暴露颅颈交界区（下部后颅窝）。ICAc：斜坡旁颈内动脉；FL：破裂孔；C：斜坡；iwSphS：蝶窦底壁；RPhx：鼻咽部；ET：咽鼓管；al：翼状韧带；tl：寰椎横韧带；D：齿状突；C1：寰椎；C2：枢椎；aom：寰枕筋膜；LC：颈长肌；MT：中鼻甲；tm：顶膜；虚线：寰椎前弓的切除外侧界

带的延续、往上附着于中斜坡。术中切开硬脑膜时需一并切开顶膜和寰椎十字韧带的纵行部分。

骨窗的外侧界为双侧舌下神经管[46]。可通过磨除枕髁的前 1/3 来扩大骨窗，此时尚未进入舌下神经管，因为后者位于枕髁前、中 1/3 交界处的上方[47]。舌下神经管大约位于中线旁 15mm 以及椎动脉入硬脑膜处上方 9mm[30]。磨除枕髁时，当松质骨过渡为皮质骨便意味着即将到达舌下神经管，将其打开后与神经伴行的静脉丛会出血。

41.4 硬脑膜下操作阶段

T 形切开硬脑膜可使硬脑膜被翻向骨缘。切开硬脑膜前要事先处理基底窦，切开硬脑膜后的关键步骤是识别不同的神经血管结构，对解剖学变异的认识是确保手术安全的重要前提条件。

41.4.1 上部后颅窝

上部后颅窝的内镜经鼻视野可扩展至三脑室底、脚间池和颞叶内侧面。动眼神经起自大脑脚的内侧面，之后从大脑后动脉下方、小脑上动脉上方之间穿过（图 41.6a,b）、在颞叶钩回内下方走行于小脑幕切迹前间隙的外侧部并最终进入海绵窦顶壁。后交通动脉在三脑室底下方走向后内，从其上表面和外侧面有穿支发出进入位于视交叉和大脑脚之间的三脑室底（41.6c）。将内镜伸入动眼神经下方可见小脑幕的后颅窝面和游离缘以及走行于幕缘下方的滑车神经，追踪小脑上动脉的中脑脑桥段可达三叉神经脑干端（图 41.6d）。

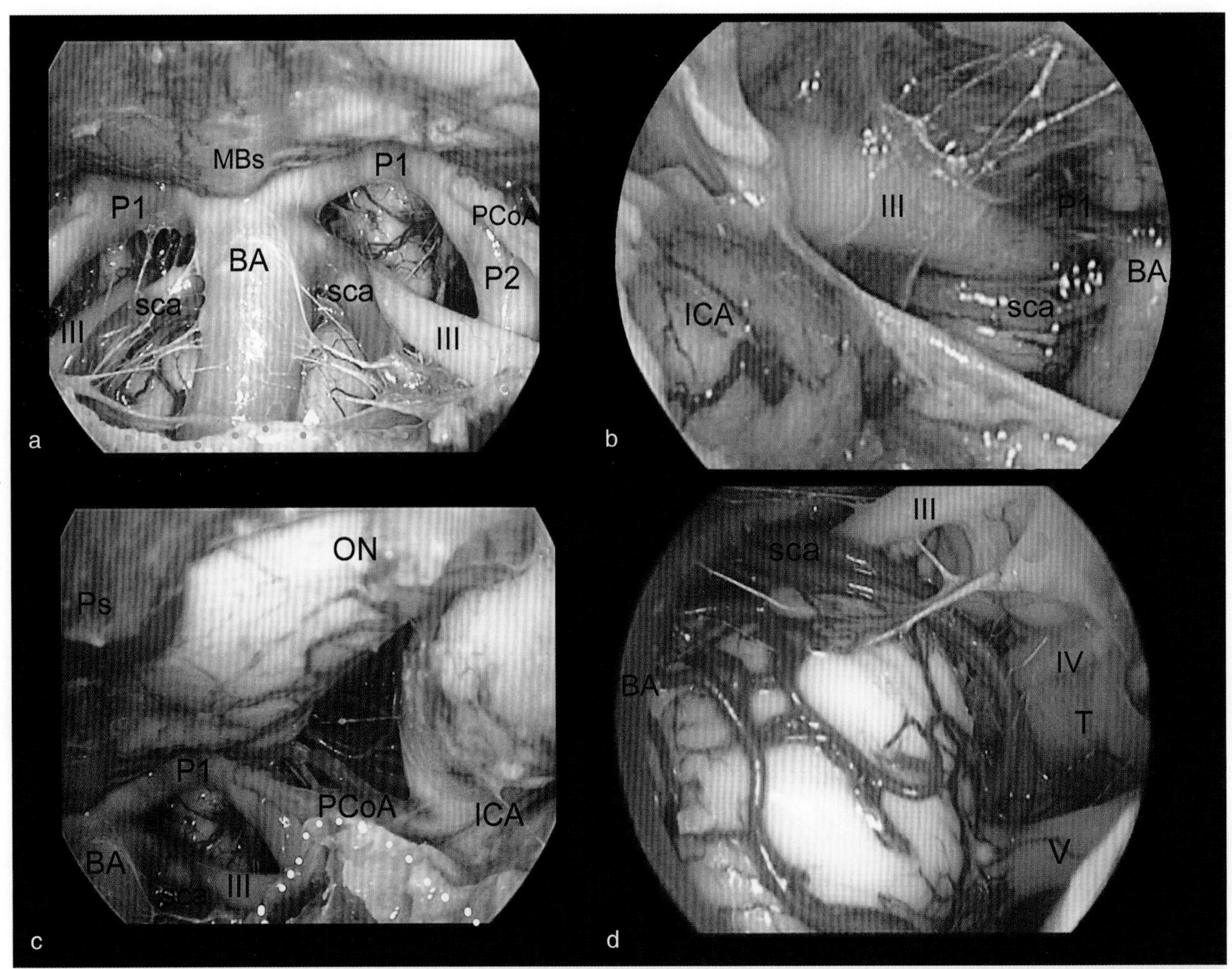

图 41.6 a~d. 上部后颅窝：显露鞍后区域的硬脑膜下结构。MBs：乳头体；P1：后交通前段大脑后动脉；PCoA：后交通动脉；P2：后交通后段大脑后动脉；sca：小脑上动脉；Ⅲ：动眼神经；Ps：垂体柄；ON：视神经；BA：基底动脉；T：小脑幕；Ⅳ：滑车神经；Ⅴ：三叉神经

41.4.2　中部后颅窝

脑池段展神经终止于其斜坡硬脑膜穿入处（图 41.7a）。内镜正面中线时，脑桥和延髓的完整腹侧面以及两侧椎动脉汇合而成的基底动脉清晰可见。视野转向脑池段展神经上方可显露三叉神经脑干端和位于 Dorello 管入口上外方 5mm 处的三叉神经开口。视野向外，于展神经下方追踪小脑前下动脉可显露面听神经束（图 41.7b），同时可显露小脑前下动脉下方的后组脑神经和后组脑神经前方的小脑后下动脉。颈静脉孔大致位于 Dorello 管外侧 14mm。

41.4.3　下部后颅窝

于下部后颅窝可显露椎动脉和小脑后下动脉起始处，舌下神经的根丝可能会被这些血管牵扯使其看起来如此细小而薄弱以至于被误认为是蛛网膜索带。舌下神经根丝向舌下神经管方向汇聚并从硬脑膜上的一至多个小孔穿过（图 41.8a）。扩大舌下神经管下方的骨窗，随后视野朝外便可显露完整的颅内段椎动脉直至其硬脑膜入口，脊髓前动脉、C1 和 C2 的前后神经根以及位于其间的齿状韧带也可获得显露（图 41.8b）。

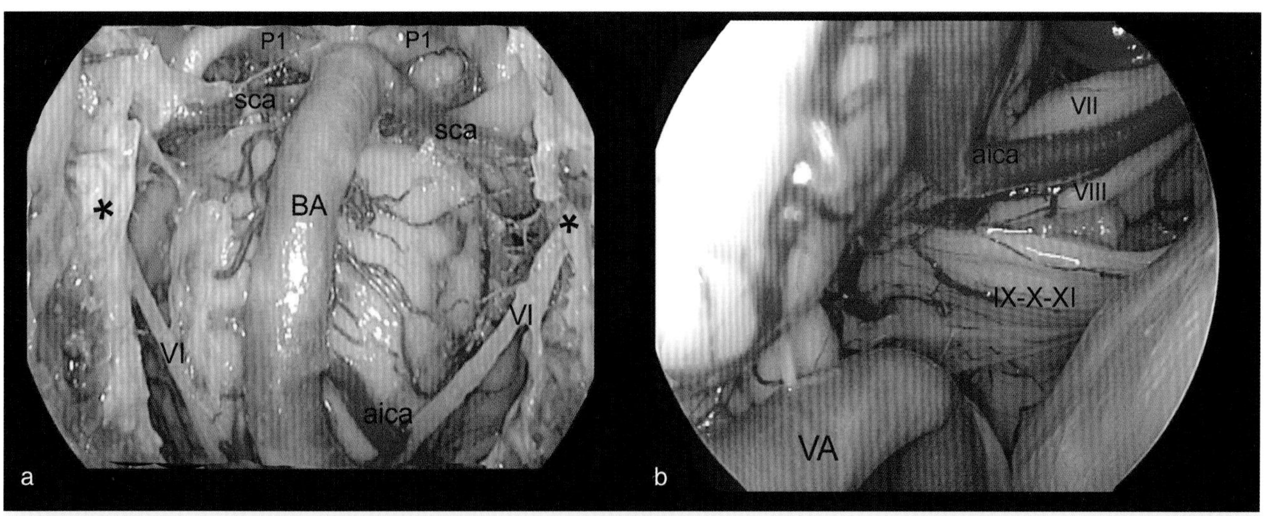

图 41.7　a~d. 中部后颅窝的硬脑膜下结构。P1：后交通前段大脑后动脉；sca：小脑上动脉；BA：基底动脉；Ⅵ：展神经；Ⅶ ~ Ⅷ：面听神经束；pica：小脑后下动脉；VA：椎动脉；星号：展神经入硬脑膜处；aica：小脑前下动脉

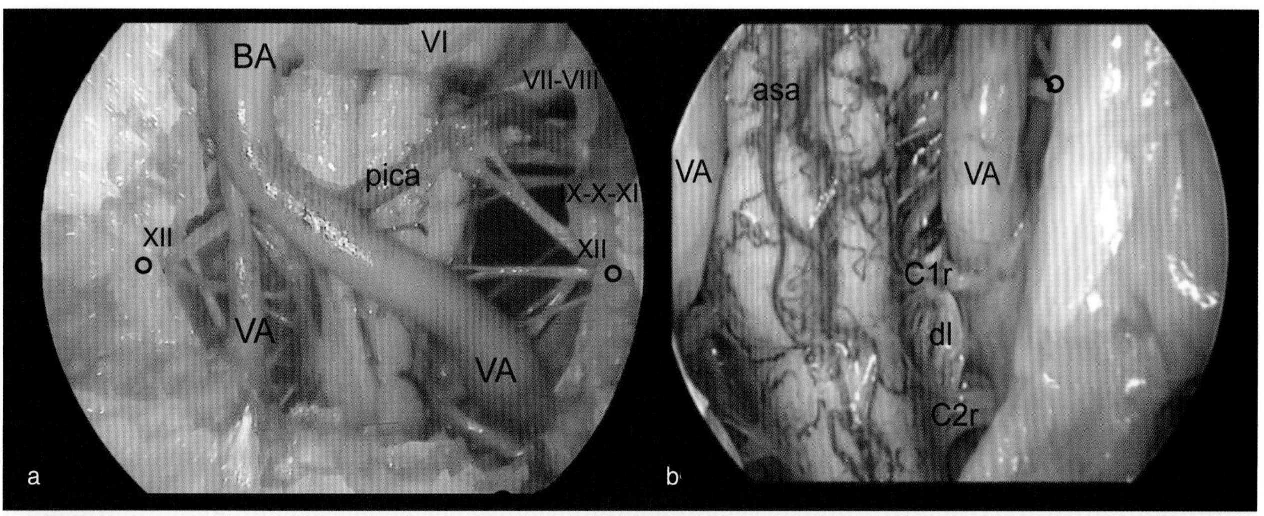

图 41.8　a~d. 下部后颅窝的硬脑膜下结构。BA：基底动脉；Ⅵ：展神经；Ⅶ ~ Ⅷ：面听神经束；pica：小脑后下动脉；Ⅻ：舌下神经；VA：椎动脉；圆圈：舌下神经管；asa：脊髓前动脉；dl：齿状韧带；C1r：第 1 颈神经根；C2r：第 2 颈神经根

41.5 手术应用：病例介绍

患者为 45 岁女性，因头痛、颈部疼痛、烦渴数周和继发性闭经入院，神经系统查体见右侧舌下神经部分麻痹。CT 检查提示下极累及颅颈交界区的巨大斜坡占位；MRI 提示起源于斜坡的巨大占位性病变，病变占据大部咽后间隙并压迫脑干，其下极位于颅颈交界区，静脉注射对比剂后有不均匀强化（图 41.9a~c）。

入院拟诊患者为脊索瘤，随后被内镜经鼻活检病理证实。综合考虑包括患者年龄、舌下神经麻痹日益进展、病变大小和其中线所在等众多因素后，最终决定采用扩大内镜经鼻经斜坡入路切除该例肿瘤（图 41.10，图 41.11）。术后患者的右侧舌下神经麻痹症状明显改善，无术后感染或脑脊液漏发生。患者无任何新发神经功能缺损并顺利出院，术后 3 个月复查 MRI 证实肿瘤全切（图 41.9d~f）。

41.5.1 带蒂组织瓣重建后颅窝

有多根血管可用于制作带蒂组织瓣强化多层颅底重建[48]：

· 鼻后动脉为血管蒂的鼻中隔黏膜瓣[38]。

· 下鼻甲动脉为血管蒂的黏膜 - 软骨膜瓣。

· 腭降动脉为血管蒂的后腭部黏膜瓣，对于再次手术病例，该瓣具有非常大的使用价值[49]。

鼻中隔黏膜瓣首先由 Hadad 和 Bassagasteguy 提出[50]，随后由匹兹堡团队发扬光大[38]。通常在中鼻甲切除和上颌窦开窗的一侧制作鼻中隔黏膜瓣，其步骤如下：

（1）于软腭前方（可通过器械触碰定位）沿矢状面切开鼻底和鼻中隔交界处的黏膜。

（2）紧贴蝶窦开口下方由外向内切开蝶嘴处的黏膜。

（3）于鼻顶下方约 1.5cm 处继续在矢状面上切开鼻中隔黏膜。

（4）于下鼻甲最前端在鼻中隔的投影后方纵

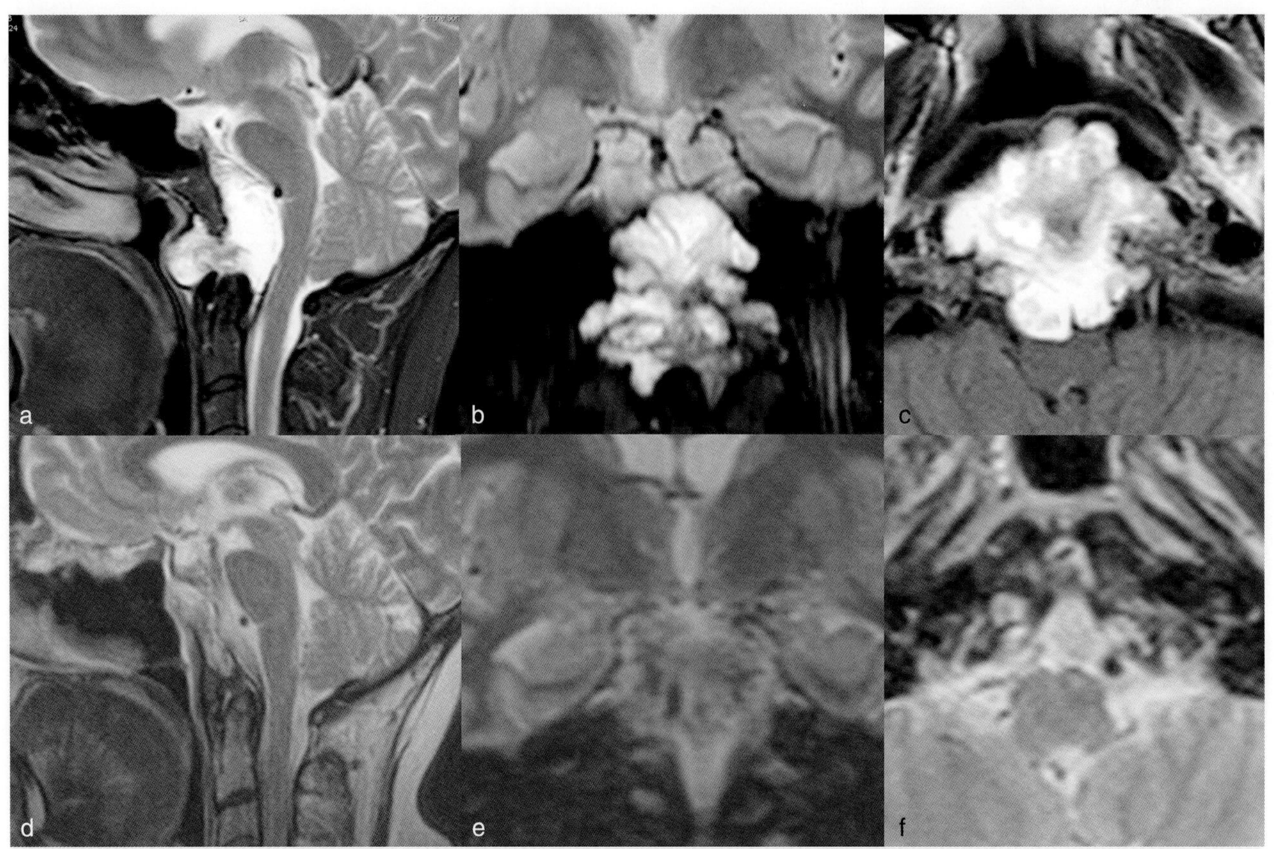

图 41.9 术前 T2 相矢状位（a）、冠状位（b）和轴位（c）提示巨大斜坡脊索瘤，肿瘤下极侵犯颅颈交界区并压迫低位脑干。术后 T2 相矢状位（d）、冠状位（e）和轴位（f）提示经内镜经鼻通道该肿瘤已被切除

行切开黏膜连通之前的两道矢状面切口。

（5）使用锐性器械从前往后从鼻中隔剥离黏膜瓣。

（6）将制作好的黏膜瓣暂存于同侧上颌窦。

识别黏膜瓣的软骨膜面并将其仔细平铺于颅底缺损处，注意避免其血管蒂被扭曲牵扯。术后黏膜瓣及其血管蒂将会萎缩 30% 左右[49]，必要时可使用游离的中鼻甲黏膜 – 软骨膜瓣或其他带蒂瓣扩大覆盖范围。下鼻甲黏膜瓣血运较差并且翻转相对受限。

后腭部黏膜瓣为源自腭降动脉供血的腭部黏膜瓣，使用该瓣时将腭降动脉从翼腭窝游离随后通过腭部缺损将黏膜瓣翻转进入鼻腔，此时要注意保护覆盖腭部缺损处的鼻底黏膜以防口鼻漏发生。

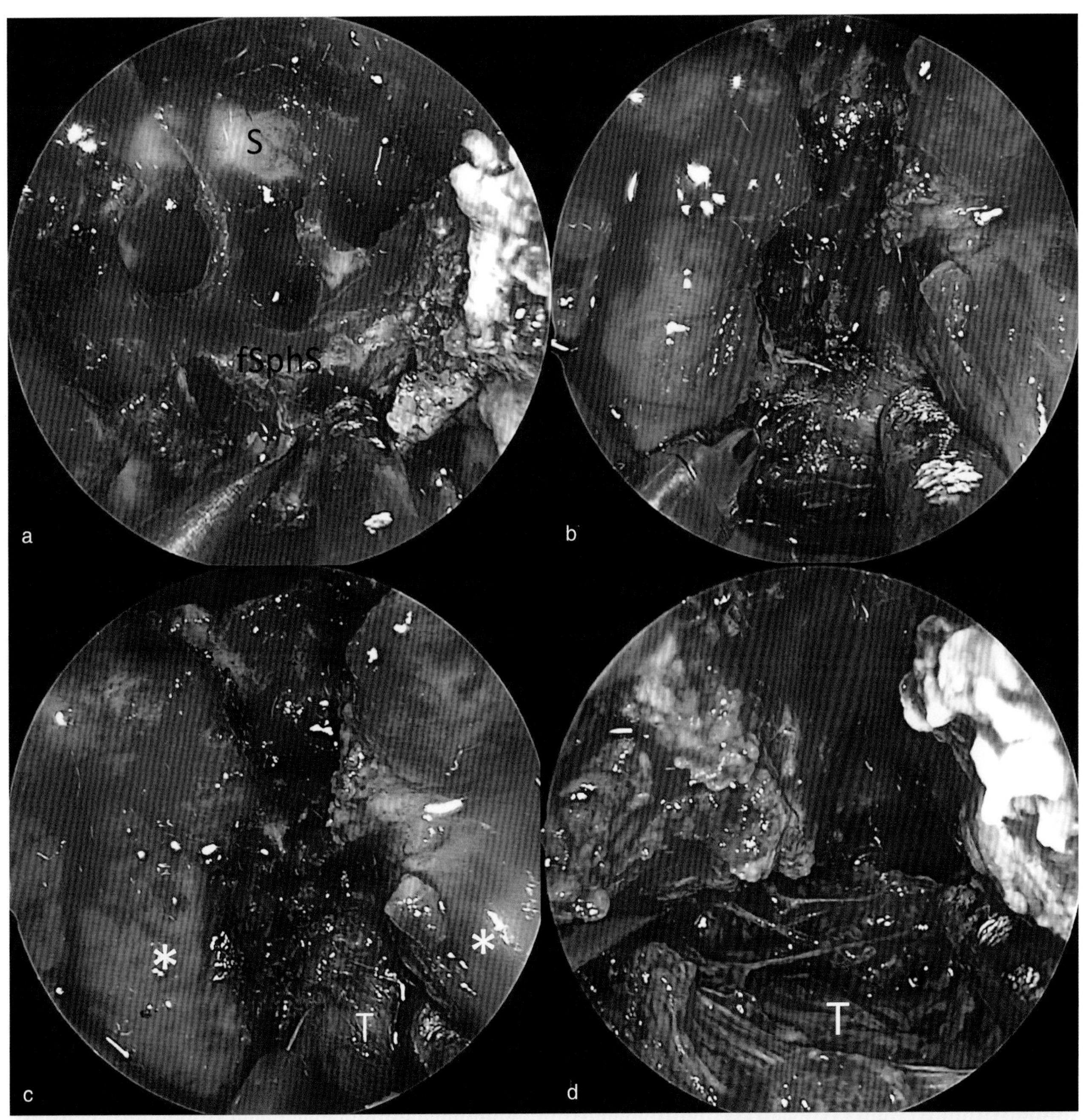

图 41.10　采用内镜经鼻入路治疗图 41.9 所示病例。开放蝶窦后，磨除蝶窦底壁（a）显露鼻咽部肌肉（b），随后离断该肌肉显露肿瘤（c）并将其分块切除（d）。S：蝶鞍；fSphS：蝶窦底壁；T：肿瘤；星号：咽后壁肌肉

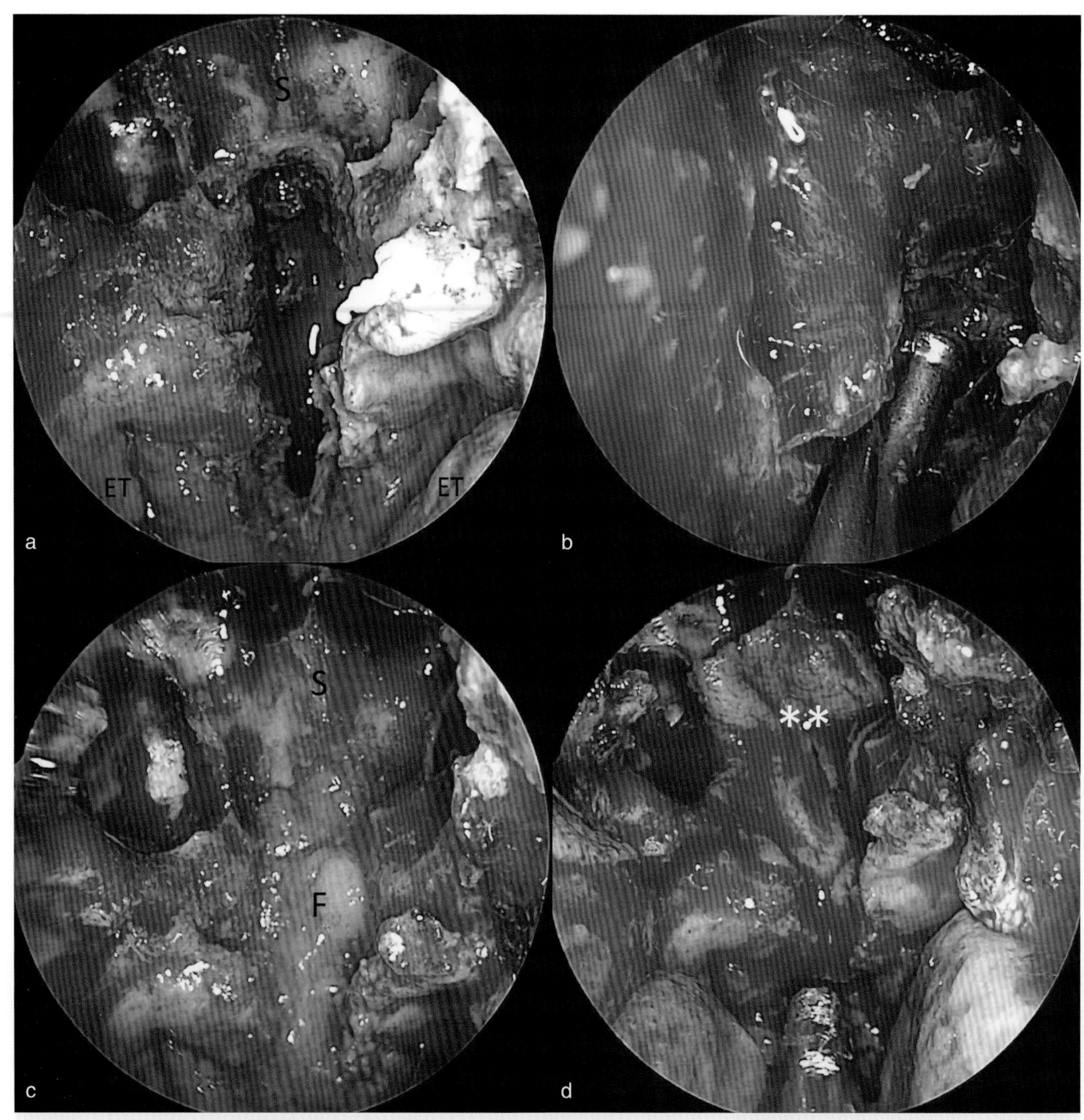

图 41.11 内镜经鼻入路切除该例斜坡、颅颈交界区肿瘤的术中全景图（a）和近景图（b）。切除肿瘤后采用自体脂肪（c）、纤维蛋白胶和游离中鼻甲黏膜瓣（d）重建颅底缺损。S：蝶鞍；ET：咽鼓管；F：自体脂肪；双星号：游离中鼻甲黏膜瓣

（苏燕东　译，汤文龙　校）

参考文献

[1] Wang AJ, Zaidi HA, Laws ED, Jr. History of endonasal skull base surgery. J Neurosurg Sci, 2016, 60(4):441–453

[2] Beals SP, Joganic EF, Hamilton MG, et al. Posterior skull base transfacial approaches. Clin Plast Surg, 1995, 22(3):491–511

[3] Welch WC, Kassam A. Endoscopically assisted transoral-transpharyngeal approach to the craniovertebral junction. Neurosurgery, 2003, 52(6):1511–1512

[4] Bambakidis NC, Gonzalez LF, Amin-Hanjani S, et al. Combined skull base approaches to the posterior fossa. Technical note. Neurosurg Focus, 2005, 19(2):E8

[5] Kassam AB, Patel A, Welch W, et al. The carotid-vertebral space: an 'extended' lateral window to the ventromedial cranial base and lower craniocervical junction. Ear Nose Throat J, 2005, 84(5):312–315

[6] De Monte F, Dannenbaum M, Hanna E. Clival tumors//Hanna E, De Monte F, eds. Comprehensive Management of Skull Base Tumors. New York, NY: Informa Healthcare USA, Inc., 2009:277–292

[7] Lan Q, Gong Z, Quian Z, et al. Microsurgical treatment of posterior cranial fossa tumors via keyhole approaches//Kato TKY, ed. Minimally Invasive Neurosurgery and Multidisciplinary Neurotraumatology. Tokyo: Springer-Verlag, 2006:202–211

[8] Al-Mefty O, Ayoubi S, Kadri PA. The petrosal approach for the resection of retrochiasmatic craniopharyngiomas. Neurosurgery, 2008, 62(5) Suppl 2: ONS331–ONS335, discussion ONS335–ONS336

[9] Visocchi M, Germano' A, Umana G, et al. Direct and oblique approaches to the craniovertebral junction: nuances of microsurgical and endoscope-assisted techniques along with a review of the literature. Acta Neurochir Suppl (Wien),2017, 124:107–116

[10] Ponce-Gómez JA, Ortega-Porcayo LA, Soriano-Barón HE, et al. Evolution from microscopic transoral to endoscopic endonasal odontoidectomy. Neurosurg Focus, 2014, 37(4):E15

[11] Cavallo LM, Messina A, Cappabianca P, et al. Endoscopic endonasal surgery of the midline skull base: anatomical study and clinical considerations. Neurosurg Focus, 2005, 19(1):E2

[12] Schwartz TH, Fraser JF, Brown S, et al. Endoscopic cranial base surgery: classification of operative approaches. Neurosurgery, 2008, 62(5):991–1002, discussion 1002–1005

[13] Stippler M, Gardner PA, Snyderman CH, et al. Endoscopic endonasal approach for clival chordomas. Neurosurgery, 2009,64(2):268–277, discussion 277–278

[14] Cappabianca P, Cavallo LM, Esposito F, et al. Extended endoscopic endonasal approach to the midline skull base: the evolving role of transsphenoidal surgery. Adv Tech Stand Neurosurg, 2008,33:151–199

[15] Deopujari CE, Karmarkar VS, Shah NJ. Endoscopic approaches to the craniovertebral junction and odontoid process. World Neurosurg, 2014, 82(6) Suppl:S49–S53

[16] Jhawar SS, Nunez M, Pacca P, et al. Craniovertebral junction 360°: a combined microscopic and endoscopic anatomical study. J Craniovertebr Junction Spine, 2016, 7(4):204–216

[17] Jho HD, Ha HG. Endoscopic endonasal skull base surgery: part 3—the clivus and posterior fossa. Minim Invasive Neurosurg, 2004, 47(1):16–23

[18] Kassam AB, Snyderman C, Gardner P, et al. The expanded endonasal approach: a fully endoscopic transnasal approach and resection of the odontoid process: technical case report. Neurosurgery, 2005, 57(1) Suppl:E213–, discussion E213

[19] Frank G, Sciarretta V, Calbucci F, et al. The endoscopic transnasal transsphenoidal approach for the treatment of cranial base chordomas and chondrosarcomas. Neurosurgery, 2006, 59(1) Suppl 1:ONS50–ONS57, discussion ONS50–ONS57

[20] Zanation AM, Snyderman CH, Carrau RL, et al. Endoscopic endonasal surgery for petrous apex lesions. Laryngoscope, 2009, 119(1):19–25

[21] Al-Mefty O, Kadri PA, Hasan DM, et al. Anterior clivectomy: surgical technique and clinical applications. J Neurosurg, 2008, 109 (5):783–793

[22] Kassam AB, Prevedello DM, Thomas A, et al. Endoscopic endonasal pituitary transposition for a transdorsum sellae approach to the interpeduncular cistern. Neurosurgery, 2008, 62(3) Suppl 1:57–72, discussion 72–74

[23] Carrabba G, Dehdashti AR, Gentili F. Surgery for clival lesions: open resection versus the expanded endoscopic endonasal approach. Neurosurg Focus, 2008, 25(6):E7

[24] Magrini S, Pasquini E, Mazzatenta D, et al. Endoscopic endonasal odontoidectomy in a patient affected by Down syndrome: technical case report. Neurosurgery, 2008, 63(2):E373–E374, discussion E374

[25] Dehdashti AR, Karabatsou K, Ganna A, et al. Expanded endoscopic endonasal approach for treatment of clival chordomas: early results in 12 patients. Neurosurgery, 2008, 63(2):299–307, discussion 307–309

[26] Stamm A, Pignatari SSN. Transnasal endoscopic surgical approach to the posterior fossa//Anand V, Schwartz T, eds. Practical Endoscopic Skull-Base Surgery. San Diego, CA: Plural Publishing,2007:155–161

[27] Stamm AC, Pignatari SS, Vellutini E. Transnasal endoscopic surgical approaches to the clivus. Otolaryngol Clin North Am, 2006, 39(3):639–656, xi

[28] Visocchi M, Signorelli F, Liao C, et al. Endoscopic endonasal approach for craniovertebral junction pathologic conditions: myth and truth in clinical series and personal experience. World Neurosurg, 2017, 101:122–129

[29] Cappabianca P, Alfieri A, de Divitiis E. Endoscopic endonasal transsphenoidal approach to the sella: towards functional endoscopic pituitary surgery (FEPS). Minim Invasive Neurosurg, 1998, 41(2):66–73

[30] Lang J. Skull Base and Related Structures: Atlas of clinical anatomy. Stuttgart: Schattauer Verlag, 1995

[31] Seeger W. Endoscopic and Microsurgical Anatomy of the Upper Basal Cisterns. Wien: Springer-Verlag, 2008

[32] Fortes FS, Sennes LU, Carrau RL, et al. Endoscopic anatomy of the pterygopalatine fossa and the transpterygoid approach: development of a surgical instruction model. Laryngoscope, 2008, 118(1):44–49

[33] Snyderman C, Kassam A, Carrau R, et al. Acquisition of surgical skills for endonasal skull base surgery: a training program. Laryngoscope, 2007, 117(4):699–705

[34] Cappabianca P, Decq P, Schroeder HW. Future of endoscopy in neurosurgery. Surg Neurol, 2007, 67(5):496–498

[35] Cavallo LM, Dal Fabbro M, Jalalod'din H, et al. Endoscopic endonasal transsphenoidal surgery. Before scrubbing in: tips and tricks. Surg Neurol, 2007, 67(4):342–347

[36] Gardner PA, Kassam AB, Rothfus WE, et al. Preoperative and intraoperative imaging for endoscopic endonasal approaches

to the skull base. Otolaryngol Clin North Am, 2008, 41(1):215–230, vii

[37] Lin ZK, Chi YL, Wang XY, et al. The influence of cervical spine position on the three anterior endoscopic approaches to the craniovertebral junction: an imaging study. Spine J, 2014, 14(1):80–86

[38] Kassam AB, Thomas A, Carrau RL, et al. Endoscopic reconstruction of the cranial base using a pedicled nasoseptal flap. Neurosurgery, 2008, 63(1) Suppl 1: ONS44–ONS52, discussion ONS52–ONS53

[39] Essayed WI, Singh H, Lapadula G, et al. Endoscopic endonasal approach to the ventral brainstem: anatomical feasibility and surgical limitations. J Neurosurg, 2017, 127 (5):1139–1146

[40] Fernandez-Miranda JC, Gardner PA, Rastelli MM, Jr, et al. Endoscopic endonasal transcavernous posterior clinoidectomy with interdural pituitary transposition. J Neurosurg, 2014, 121(1):91–99

[41] Silva D, Attia M, Kandasamy J, et al. Endoscopic endonasal transsphenoidal "above and below" approach to the retroinfundibular area and interpeduncular cistern—cadaveric study and case illustrations.World Neurosurg, 2014, 81(2):374–384

[42] Kassam AB, Vescan AD, Carrau RL, et al. Expanded endonasal approach: vidian canal as a landmark to the petrous internal carotid artery. J Neurosurg, 2008, 108(1):177–183

[43] Iaconetta G, Fusco M, Cavallo LM, et al. The abducens nerve: microanatomic and endoscopic study. Neurosurgery, 2007, 61(3) Suppl:7–14, discussion 14

[44] Alfieri A, Jho HD, Tschabitscher M. Endoscopic endonasal approach to the ventral cranio-cervical junction: anatomical study. Acta Neurochir (Wien), 2002, 144(3):219–225, discussion 225

[45] Messina A, Bruno MC, Decq P, et al. Pure endoscopic endonasal odontoidectomy: anatomical study. Neurosurg Rev, 2007, 30(3):189–194, discussion 194

[46] Karasu A, Cansever T, Batay F, et al. The microsurgical anatomy of the hypoglossal canal. Surg Radiol Anat, 2009, 31(5):363–367

[47] Cavallo LM, Cappabianca P, Messina A, et al. The extended endoscopic endonasal approach to the clivus and cranio-vertebral junction: anatomical study. Childs Nerv Syst, 2007, 23(6):665–671

[48] Cavallo LM, Messina A, Esposito F, et al. Skull base reconstruction in the extended endoscopic transsphenoidal approach for suprasellar lesions. J Neurosurg, 2007,107(4):713–720

[49] Oliver CL, Hackman TG, Carrau RL, et al. Palatal flap modifications allow pedicled reconstruction of the skull base. Laryngoscope, 2008, 118(12): 2102–2106

[50] Hadad G, Bassagasteguy L, Carrau RL, et al. A novel reconstructive technique after endoscopic expanded endonasal approaches: vascular pedicle nasoseptal flap. Laryngoscope, 2006, 116(10):1882–1886

第 42 章 经鼻内镜下开颅处理斜坡与后颅窝病变

João Mangussi-Gomes, André Beer-Furlan, Edinson Najera, Tiago F. Scopel, Leonardo Balsalobre, Eduardo de Arnaldo S. Vellutini, Aldo C. Stamm

摘　要

斜坡及后颅窝位于颅底腹侧深面，并被重要的血管神经结构所包绕。此区域内的肿瘤呈浸润性生长，并且常常发展到晚期才被发现。无论选择何种手术入路，处理此区域内的病变总是具有较大的挑战性。近年来不断发展的扩大经鼻内镜手术入路（EEA）将经鼻处理颅底病变的可能性进一步提高。EEA 作为一种可供选择且方便的技术手段，已被颅底外科医生广泛运用于处理后颅底的病变。尽管如此，对于涉及多学科的颅底外科医生团队而言，采取 EEA 处理斜坡及后颅窝病变仍然是最困难的手术之一。掌握通过 EEA 处理此区域病变的技术需要较为持续而深入的学习。本章详细介绍了通过 EEA 处理斜坡和后颅窝病变的适应证，技术要点，主要并发症和术后护理等相关问题。

关键词

后颅窝，脊索瘤，软骨肉瘤，脑膜瘤，内镜经鼻入路

内容要点

· 扩大的 EEA 是一种可行、安全且有利的用于治疗斜坡及后颅窝病变的手术入路。但是，实施此类手术需要掌握详细的解剖学知识，提供完善的手术设备及资源，同时多学科的团队合作以及前期深入的学习也必不可少。

· 如果斜坡或后颅窝病变向侧方显著生长，则应考虑单独采用经颅手术入路或联合 EEA 进行手术。

· EEA 入路处理斜坡和后颅窝病变，开始时需做鼻腔手术通道的准备。经鼻中隔 / 经鼻入路（CTT）适用于处理大多数此区域病变。对于较大的病变，应在手术开始时制备双侧鼻中隔黏膜瓣，并将其保留在上颌窦腔内。

· 磨除斜坡骨质不仅可以提供通向肿瘤的通道，而且有助于完全切除侵蚀相关骨质的病变。

· 斜坡骨性结构磨除的解剖学边界分别是：上方达鞍背，外侧达颈内动脉、展神经、舌下神经管及枕髁，下方达枢椎。

· 通过对颅底骨质的充分磨除，颅底骨膜前方的硬脑膜可被切开，同时位于两侧的岩下窦及展神经可被明确暴露。时间、耐心及丰富的操作经验有助于此操作过程中的充分止血。细致的解剖对于彻底清除肿瘤至关重要。

· 斜坡及后颅窝的颅底重建需以多层及水密的形式进行。应优先考虑使用带血管蒂的黏膜瓣进行颅底重建。

· 经 EEA 入路处理斜坡及后颅窝病变后可放置腰大池持续引流，特别是当颅底硬脑膜缺损面积大于 1cm^2 且合并高流量脑脊液漏时。

42.1　引　言

斜坡及后颅窝位于颅底腹侧深面，并被重要的血管神经结构所包绕。此区域内的肿瘤呈浸润性生长，并且常常发展到晚期才被发现。无论选择何种手术入路，处理此区域内的病变总是具有较大的挑战性。

扩大经鼻内镜手术入路以及相关技术的发展使经鼻腔通道处理颅底腹侧病变的范围得到进一

步的扩大。扩大经鼻内镜手术入路（EEA）很快成了颅底外科医生可选择的一种可行的技术手段。在结合开颅手术入路的基础上 EAA 被越来越多地运用于处理斜坡及后颅窝的病变。该技术不仅能提供处理病变的直接通路，同时还可以减小对颅底血管神经结构的干扰以及对脑组织的牵拉。此技术在使用带血管蒂的黏膜瓣重建颅底的基础上可以显著减少术后并发症的发生 [1-3]。

然而，EAA 处理斜坡及后颅窝病变这一技术对由多学科组成的颅底外科团队仍然是一项极为复杂的手术技术。掌握该技术需要较为深入的学习训练 [4]。

42.2 适应证与禁忌证

EEA 的最佳适应证是位于中线，从鞍后空间到枢椎并位于两侧枕髁之间的病变（图 42.1）[2,5-8]，许多病变会侵犯此区域（表 42.1）。

病变向侧方生长是 EEA 的最大限制。因而当病变向侧方侵犯枕髁、颈静脉结节、第Ⅱ至Ⅻ对脑神经时被认为是经鼻内镜手术入路的相对禁忌证 [2,5-8]。有以下情况时，EEA 处理斜坡及后颅窝病变时应被仔细考虑：

- 血管被肿瘤包绕。
- 经鼻手术需要通过不熟悉的解剖结构。
- 缺乏多学科团队的共同参与。
- 缺乏相关的医院科室，手术设备及器械。
- 患者存在并发症无法进行外科手术。

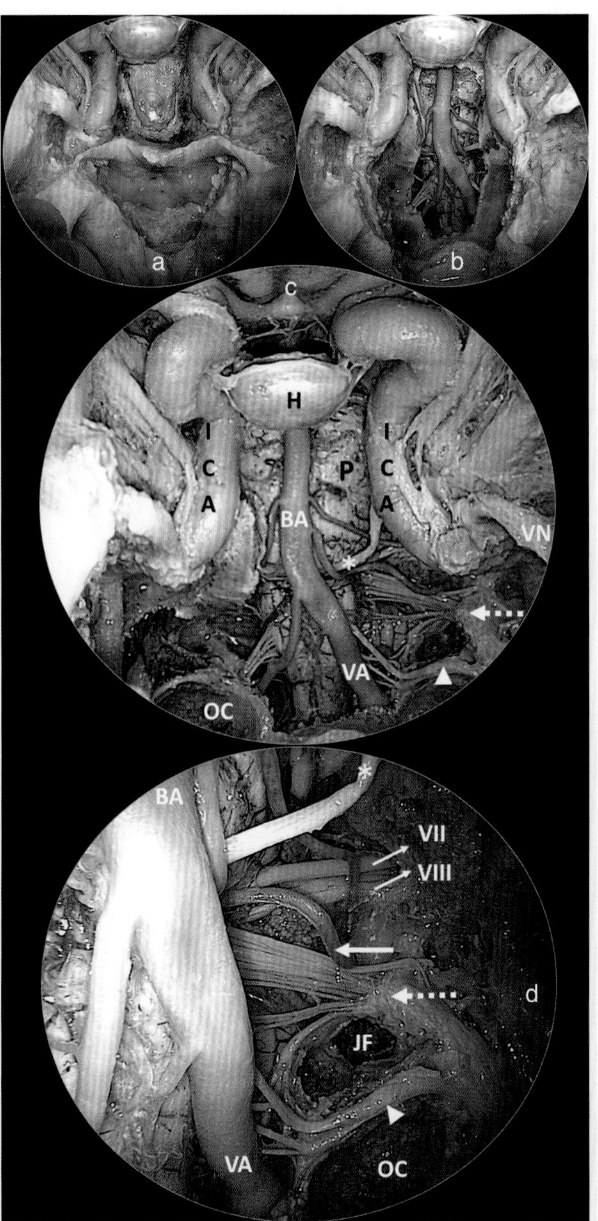

图 42.1 尸头逐层解剖斜坡及后颅窝。a. 磨除中斜坡骨质后暴露下斜坡（切除鼻咽部黏膜及椎前肌肉）。b. 经充分磨除中下斜坡骨质后，切开后颅窝的硬脑膜即能观察到颅底的解剖结构。c. 细致地解剖后颅窝的相关结构。H：垂体；ICA：颈内动脉；P：脑桥；BA：基底动脉；VA：椎动脉；OC：枕髁；箭头头：舌下神经（CN Ⅻ），穿过舌下神经管；虚线箭头：后组脑神经，舌咽神经，迷走神经和副神经（分别为 CN Ⅸ、Ⅹ和Ⅺ），穿过颈静脉孔（神经部）；VN：翼管神经；星号：展神经（CN Ⅵ）。d. 抵近观察后颅窝脑神经。BA：基底动脉；VA：椎动脉；JF：颈静脉孔（血管部）；OC：枕髁；箭头头：舌下神经（CN Ⅻ），穿过舌下神经管；虚线箭头：后组脑神经，舌咽神经，迷走神经和副神经（分别为 CN Ⅸ，Ⅹ和Ⅺ），穿过颈静脉孔（神经部）；箭头：小脑前下动脉（AICA）；Ⅶ和Ⅷ：面神经（CN Ⅶ）和前庭蜗神经（CN Ⅷ）进入内耳道；星号：展神经（CN Ⅵ）

42.3 术前准备

42.3.1 影像学评估

近年来，术前评估及影像学检查得到了长足的发展。CT 及 MRI 检查能充分地评估斜坡及后颅窝病变及其周围的骨质及软组织情况（图 42.2a~d）。结合这些影像学检查结果可以明确病变的诊断及相关特征：放射学表现、病变的位置、病变的侵犯范围及其与周围重要神经血管结构的关系 [9]。

表 42.1 扩大经鼻内镜手术入路的适应证（斜坡及后颅窝病变）

分组	病例
斜坡及相关区域原发肿瘤	斜坡脊索瘤 岩斜区软骨肉瘤 后颅窝脑膜瘤 浸润性垂体瘤 鼻咽部肿瘤
斜坡转移性病变	乳腺癌 前列腺癌 结肠腺癌
炎性病变	岩尖部胆固醇性肉芽肿 蝶窦黏液囊肿
先天或后天性斜坡畸形	脑膜膨出 脑膨出 蛛网膜膨出
感染性疾病	侵袭性真菌性鼻窦炎 斜坡脓肿
颅颈交界区异常	寰枢椎半脱位或脱位 颅底凹陷 扁平颅底
后颅窝血管畸形	脑干海绵状血管瘤 动脉瘤

鼻窦的 CT 扫描对于术前鼻窦评估至关重要。术者应明确是否存在鼻中隔偏斜、偏斜的方向和严重程度；鼻窦（特别是蝶窦）的完整性、通气程度和分隔模式；颅底骨质被病变侵蚀的情况，是否存在骨质破坏或骨质增生的情况和程度；颈内动脉（ICA）的位置（特别是斜坡段）；斜坡的厚度和倾斜度（基底角）。

当怀疑病变影响颅底血管时，血管造影同样十分重要。为使病变的切除或瘤内减压得以安全进行，需对病变区是否存在血管移位及血管被病变所包绕进行术前评估（图 42.2e，f）。动脉狭窄高度提示外膜浸润，当被包绕的动脉不能损伤时，病变的全切会变得十分困难。在这种情况下，常规血管造影可帮助术者评估患者对牺牲被包绕血管时的耐受性以及通过球囊闭塞实验来评估侧支循环的代偿能力，从而帮助医生判断牺牲被包绕血管的可行性。血管造影还能帮助区分动脉瘤和肿瘤[10]。

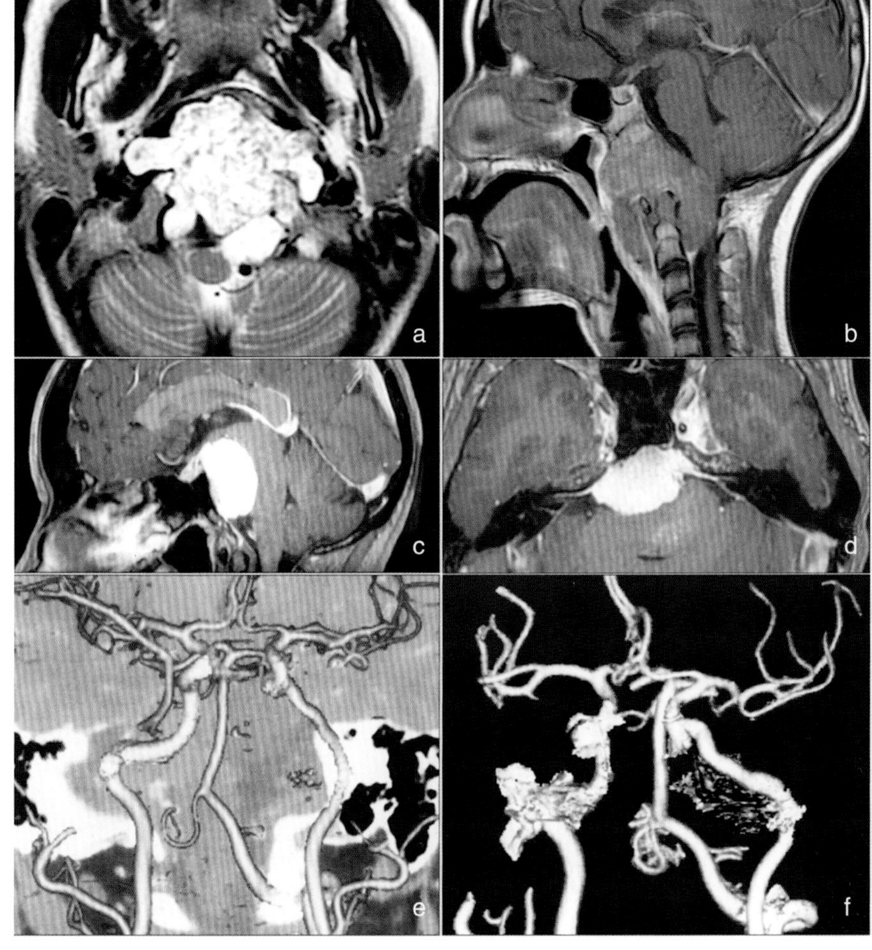

图 42.2 斜坡及后颅窝最适用于扩大经鼻内镜手术入路处理的常见病变。a，b. 斜坡脊索瘤。c，d. 巨大的后颅窝脑膜瘤。e，f. 左侧岩斜区软骨肉瘤；血管造影提示位于岩骨及斜坡的颈内动脉；动脉向外侧移位

42.3.2 器械与设备

对采用 EEA 处理斜坡及后颅窝病变而言，适当的手术设备最为重要。在开始手术前基本的设备必须准备妥当。其至少应包含以下设备（图 42.3）[8,11]。

- 高清 0°、45°、70° 内镜。
- 高清摄像及监测系统。
- 长及精细的：
  - ○各种型号的金刚砂磨头。
  - ○内镜用双极电凝。
  - ○各种分离器械。
- 充足的止血材料，所谓的“神奇泡沫”，如 Spongostan powder（Ethicon, Somerville, NJ）。

术中导航及显微多普勒探头虽并非必需的，但对术中定位颈内动脉及其他重要血管十分有益[11-12]。

42.4 手术技术

42.4.1 患者术前准备与体位

通过 EEA 处理斜坡及后颅窝病变时，通常采用全静脉常规降压麻醉。常规围手术期预防性抗生素在术前 30~60min 时给药并每超过 6h 追加给药一剂[13]。

当术中电生理监测实施时，应避免给予肌松药物。在采用 EEA 处理后颅窝病变时，展神经监测及体感诱发电位监测需常规实施[14]。根据病变的部位及侵犯范围采取对其他脑神经的监测（图 42.4）。

患者取仰卧位背部抬高约 30°，此体位能减少术中出血并改善术野的清晰度[15]。患者颈部略微弯曲，头部侧偏 15° 转向术者。如果计划进行术

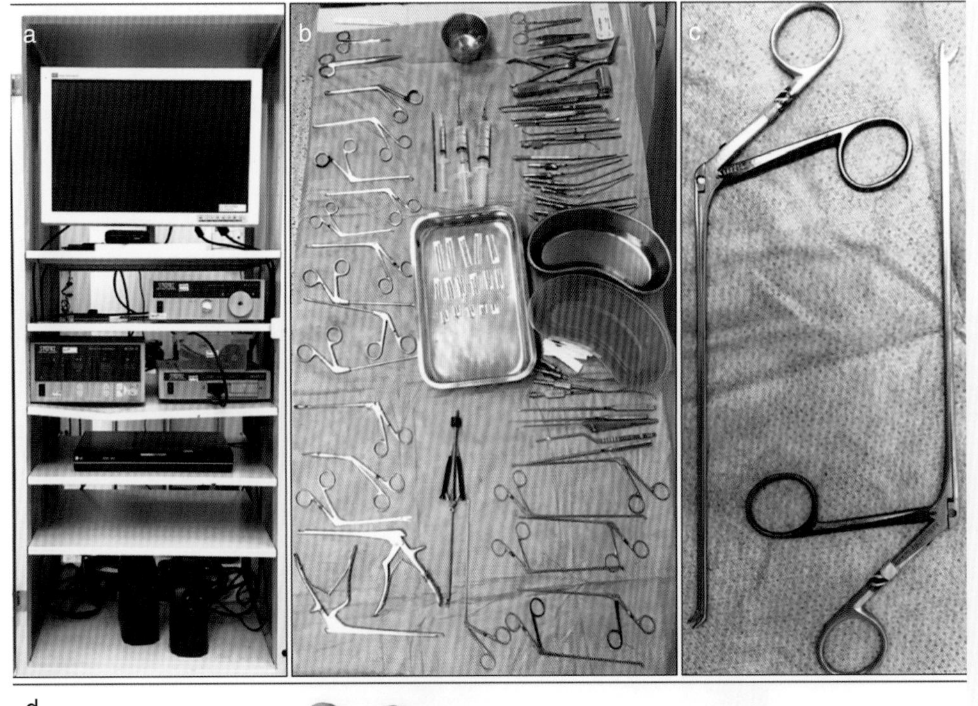

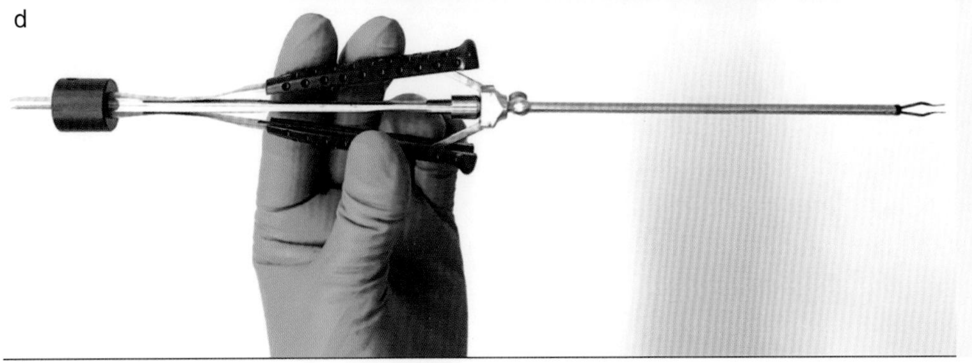

图 42.3 图中显示扩大经鼻内镜手术入路处理斜坡及后颅窝病变时常用的设备及器械。a. 高清视频系统。b. 手术器械台。c. 不同型号的长、精细的直或成角抓钳。d. 长、精细的内镜双极电凝

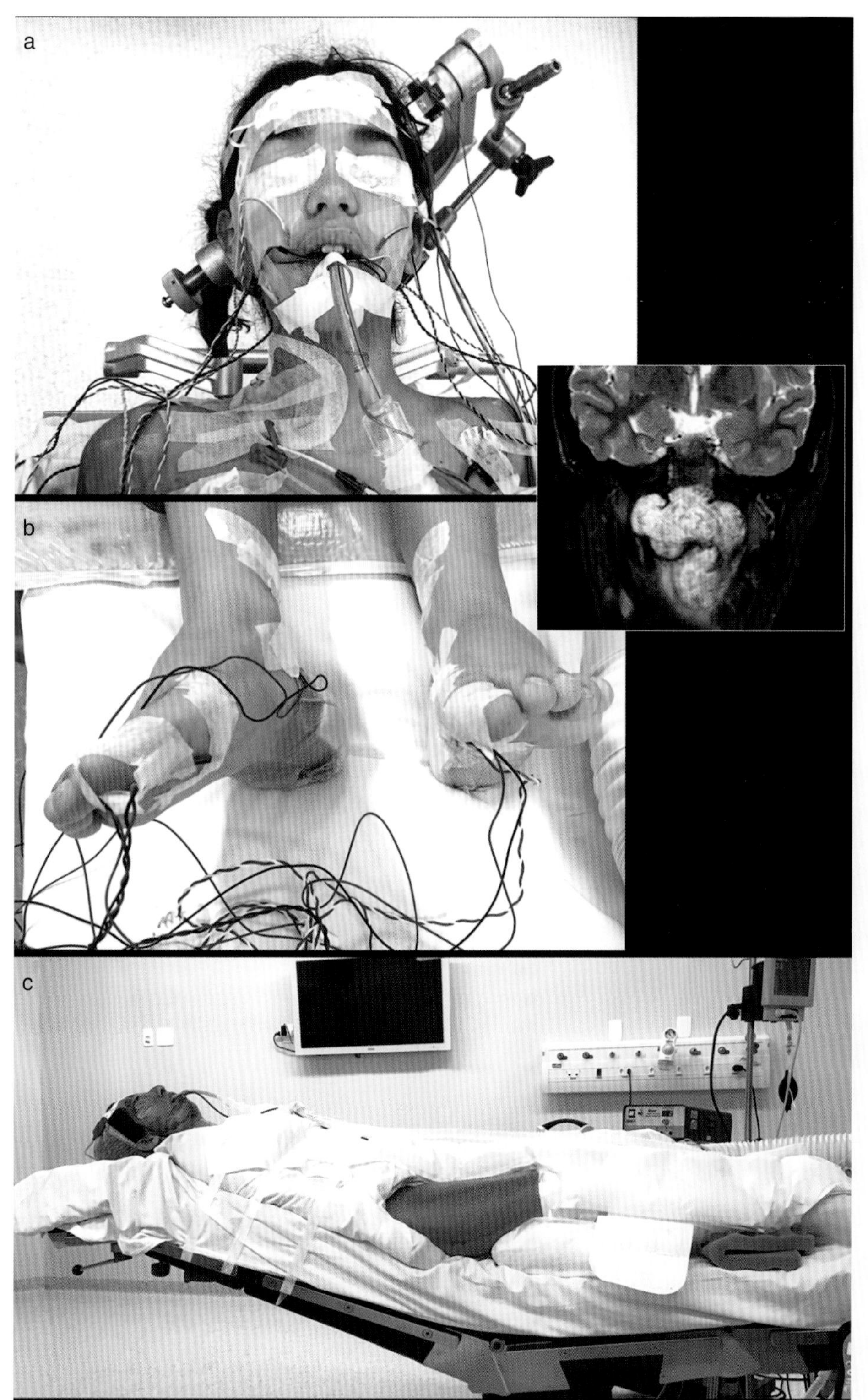

图42.4　术中电生理监测。a. 巨大颅底脊索瘤患者术中展神经及后组脑神经监测。b. 运动及体感诱发电位监测。c. 患者体位，患者右侧下肢及面部被完整覆盖

中神经导航，则必须使用三钉头架将头部固定在解剖位置[12]。如计划行术中 MRI 检查，则应避免使用磁性材料[16]。患者大腿或下腹部的外侧应准备好获取脂肪或筋膜。充分术前准备后，在手术开始前，将浸泡在 1∶1000 肾上腺素盐水中的棉片放在鼻腔中 10min。

42.4.2　术中解剖要点

斜坡将后颅窝与鼻咽部分隔成两个腔体，它由蝶骨体后部和枕骨基底部所组成。同时斜坡可分为 3 个部分（图 42.5）：

・上斜坡：由蝶骨基底部组成，包括鞍背，鞍底定义为其下界。

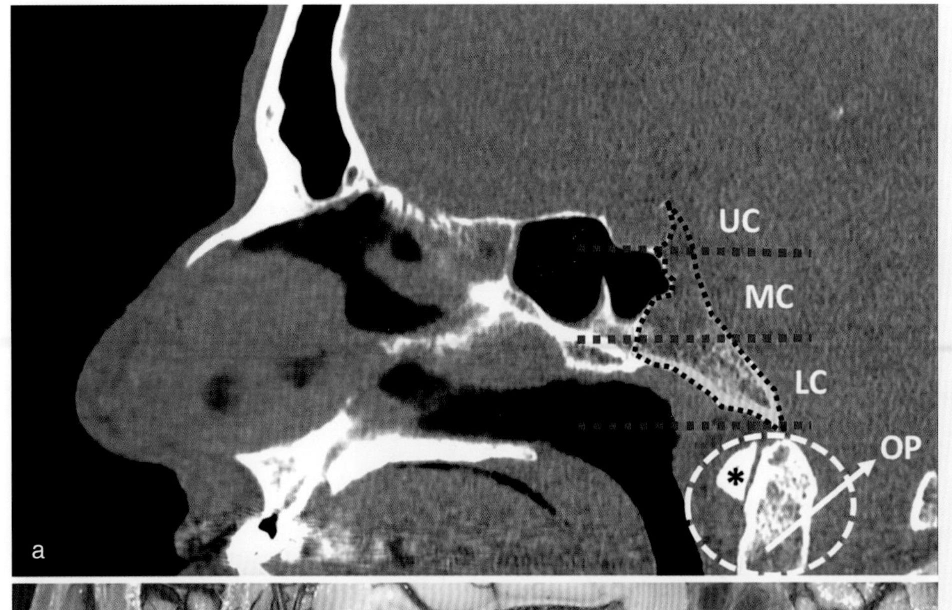

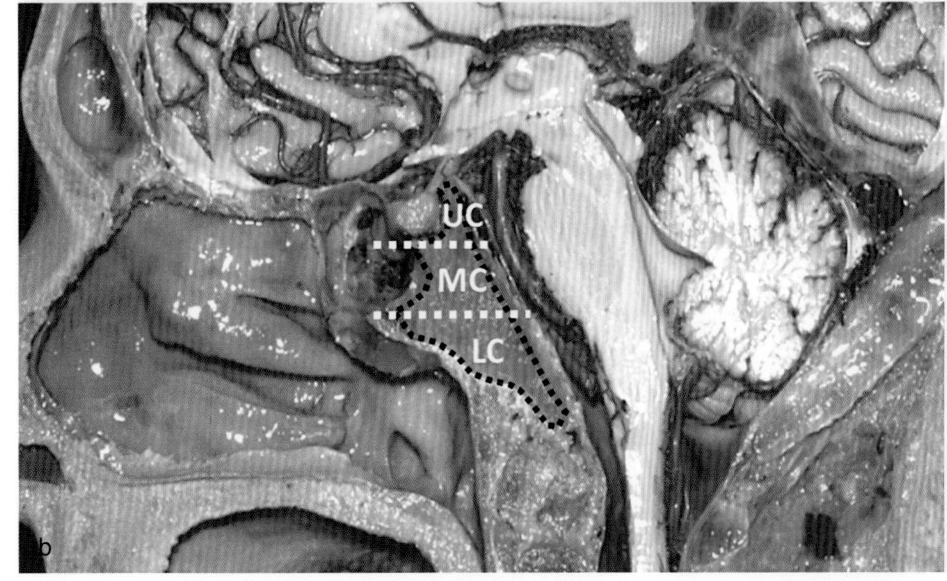

图 42.5 影像学（a）及解剖学（b）斜坡的图片。斜坡可被分为三部分：上斜坡（UP），中斜坡（MC）和下斜坡（LC）。注意前两个颈椎的关系（a）。OP：齿状突（C2-枢椎）；星号：寰椎前弓（C1-寰椎）

· 中斜坡：相当于枕骨基底部的喙部，位于连接破裂孔的一条线上，大约在蝶窦底壁的水平；外侧界为斜坡旁段颈内动脉[17]。

· 下斜坡：由枕骨基底部的尾部构成，下界为枕骨大孔。

上 2/3 斜坡的颅内面朝向脑桥，脑桥凸向斜坡。下 1/3 斜坡位于延髓前方。两层硬脑膜贴敷于斜坡表面：骨膜形成的外层和硬脑膜形成的内层。基底静脉丛走行于此两层之间位于上中斜坡。

上中斜坡在颞骨岩部被岩斜裂分开。展神经从桥延交界处发出向上走行到岩斜裂，在两层硬脑膜之间进入 Dorello 管。在分离解剖岩斜裂区域时需小心不要损伤该神经（图 42.6）[18]。

鼻腔通道的准备

如同第 15 章中所描述，手术开始时建立经鼻腔及鼻中隔通道。对大型病变双侧鼻中隔黏膜瓣应制备并放于上颌窦。完成上述步骤后，打开蝶窦。如果需要可开放双侧后组筛窦。大多数病例中可保留双侧中鼻甲。

到达斜坡和（或）后颅窝病变的入路

经鼻通道建立以后，斜坡骨质可以完全暴露。暴露范围需要根据病变的部位及侵犯范围而定。

中上斜坡可以通过蝶窦到达。暴露下斜坡需要磨除蝶窦底壁并去除鼻咽黏膜以及椎前肌的最上部分。暴露下斜坡骨质可以通过垂直或 T 形切开鼻咽部的软组织来完成。黏膜和肌肉组织被推

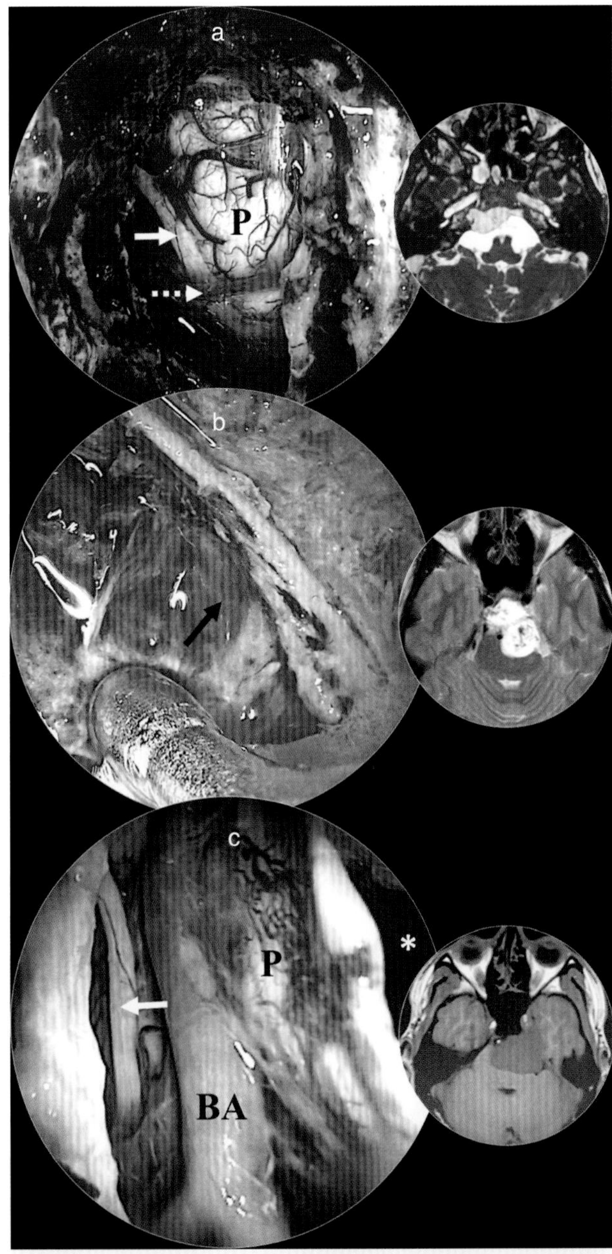

图 42.6　术中展神经的解剖结构。a.1 例巨大斜坡脊索瘤的患者，可以清晰地识别脚间池段的展神经（白色箭头）；P：脑桥；白色虚线箭头：小脑前下动脉（AICA）。b. 另 1 例斜坡脊索瘤患者，已确认并保护了 CN Ⅵ的硬脑膜间段。c. 左侧岩斜区软骨肉瘤；从硬脑膜外腔切除肿瘤（星号），并识别后颅窝结构。白色箭头：CN Ⅵ；BA：基底动脉；P：脑桥

起切除或推向两侧直至下斜坡和椎骨被充分暴露。也可将鼻咽后壁向下 U 形切开形成带蒂黏膜肌瓣翻向口咽部，此瓣可用作术毕时颅底重建[1]。

凸向上斜坡及脚间池的病变具有较大的挑战性。通往鞍后区域需要通过海绵窦对垂体进行移位并行后床突的切除。此过程可能损伤垂体功能因此需要在经验极其丰富的医生操作下进行[20]。

斜坡骨质应使用 5~6mm 的金刚砂磨头磨除或小心得使用椎板咬骨钳咬除。去除斜坡骨质不仅可以暴露病变，同时可以完全切除对骨质有所侵犯的肿瘤（如脊索瘤）。此种情况下，骨质的磨除要到暴露正常骨质时才应停止[8]。

鞍背上方常常是传统经斜坡入路在磨除骨质时界限；下方是枢椎；外侧为颈内动脉，展神经，舌下神经管枕髁及颈静脉结节。

以下是磨除斜坡骨质时的有用技巧：

· 分辨斜坡解剖结构并不全是直接的术中观察；神经导航及术中超声监测设备在磨除骨质时也是很有帮助的，特别是当蝶窦气化发育不好或二次手术时。

· 翼管神经、破裂孔和岩斜裂是术中辨别颈内动脉的重要解剖标志；他们也大致划分了中下斜坡之间的过渡

· 建议在颈内动脉表面残留菲薄的骨片用于磨除深部斜坡骨质时保护该血管。

· 骨质的磨除应在打开硬脑膜前完成。

应该特别注意的是当病变向下生长达到枢椎或向两侧达到枕髁区域时，磨除相关骨质可能造成颅颈交界区的稳定性下降，因此从后方的枕颈融合需要在实施 EEA 前完成。

充分的骨质磨除后，切开骨膜层硬脑膜同时开放基底静脉丛。早期识别展神经是此步骤的关键。基底静脉丛和静脉窦的出血可以通过填塞止血材料来止血。时间、耐心及丰富的经验是充分止血的前提。

在中上斜坡区域切开硬脑膜时要十分小心，以免损伤基底动脉。当硬脑膜完全开放后，术者才能准确地辨别后颅窝重要的血管及神经结构（图 42.7）。

· 动脉：椎动脉，基底动脉及其脑桥分支，小脑前下动脉（AICA），小脑上动脉，大脑后动脉。

· 鞍后区和乳头体。

· 脑干及桥小脑角。

· 第Ⅱ到第Ⅻ对脑神经。

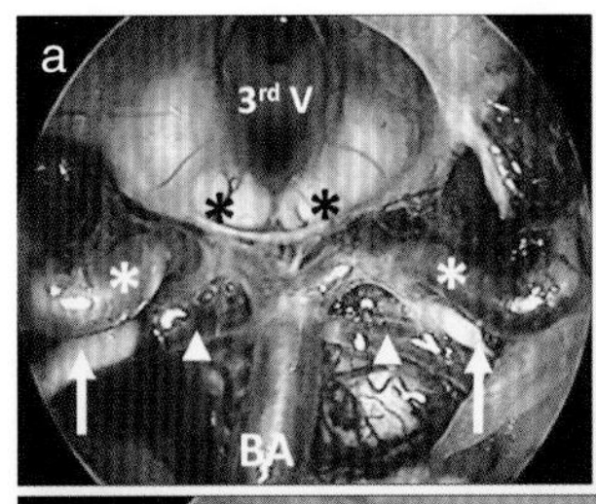

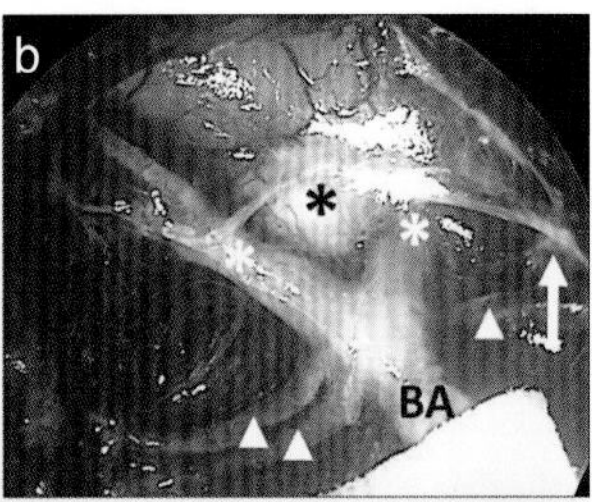

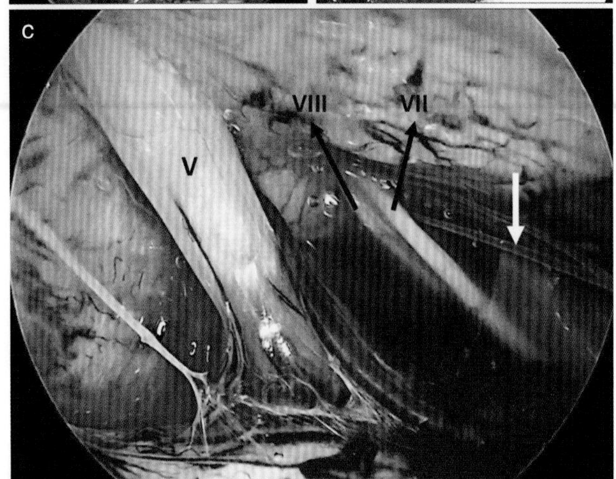

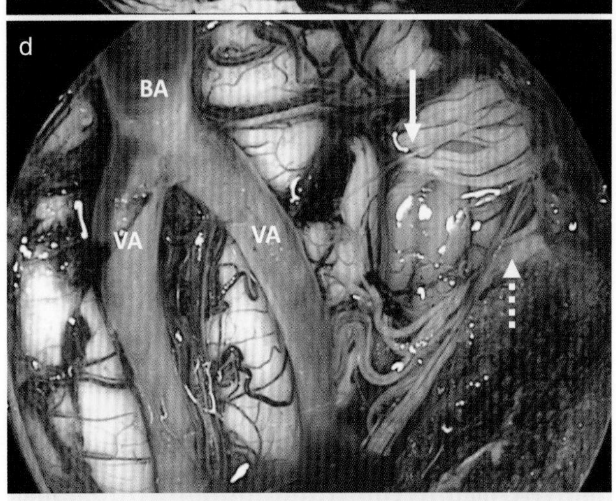

图 42.7　如 a 和 b 中所示，对位于上斜坡的病变，斜坡骨质被完全磨除后，打开双层硬脑膜，可以观察到后颅窝的解剖结构：基底动脉（BA），动眼神经（CN Ⅲ－白色箭头），小脑上动脉（箭头头）和大脑后动脉（白色星号）。同时可以观察到乳头体(黑色星号)。有时第三脑室(3rd V)也很明显。c. 切除斜坡脊索瘤后，将角度内镜放置在硬脑膜内腔内。V：三叉神经（CN V）；Ⅶ和Ⅷ：面神经（CN Ⅶ）和前庭蜗神经（CN Ⅷ）进入内耳道；箭头：小脑前下动脉（AICA）。d. 另 1 例切除斜坡脊索瘤后的内镜检查图像。BA：基底动脉；VA：椎动脉；箭头：来自延髓的后组脑神经（CN Ⅸ、Ⅹ和Ⅺ）的神经根；虚线箭头：舌下神经（CN Ⅻ）

细致的显微手术切除肿瘤时应注意保护病变周围的血管神经结构。良好而充分的止血能够保持内镜下的清晰效果为术中提供理想的术野。不断冲洗及可控的负压吸引，通过有前端保护装置的吸引器械来完成能帮助术者保持清晰干净的术腔。

42.4.3　颅底重建

由于颅底缺损面积较大，有高流量的脑脊液漏以及缺乏修复材料和重力影响，斜坡及后颅窝的颅底缺损重建非常具有挑战性。颅底重建常常采用多层及水密的方式，利用带血管蒂黏膜瓣进行修复（图 42.8）。具体细节可参考第 66、67 和 68 章。

· 大腿阔筋膜是非常好的自体硬脑膜重建材料；duragen 和 alloderm 也可被用于同一目的，建议多层使用这些修补材料。

· 可以用脂肪填补无效腔。

· 鼻中隔黏膜瓣最后覆盖于人工修补材料及脂肪垫之上，如果此黏膜瓣不可用或面积不够，则使用第二个带血管蒂组织瓣进行修补。

· 黏膜瓣的边缘应与裸露的骨质或去黏膜的组织直接接触，以便于后期的粘连和愈合。

按图 42.9 所示常规进行鼻腔填塞。

EEA 手术后是否放置腰大池持续引流已被广泛的讨论。近年来的证据表明，对斜坡及后颅窝病变采取 EEA 处理之后如果硬脑膜缺损面积大于 $1cm^2$ 同时合并有高流量的脑脊液漏则应在术后放置 48~72h 的腰大池持续引流 [22]。

42.5　术后护理

满意的患者术后效果不仅依赖于恰当的手术技巧同时细致的术后护理也十分重要。术中及术后 10d 或直到取出鼻腔内填充物前均应使用广谱抗生素。对手术部位进行充分的术后护理需要适当的仪器，包括硬质内镜，直和弯曲的无创抽吸器以及用于门诊清创和随访的微型钳。

· 5~7d 天移除前部鼻腔填塞物。

· 7~10d 后去除浸泡在抗生素软膏中的纱布。

· 取出填充物后，定期仔细的吸除鼻腔内分泌物并清除创口，直到术后第 6~8 周。

· 需要对任何大量出血，脑脊液漏或感染的证据保持警惕。

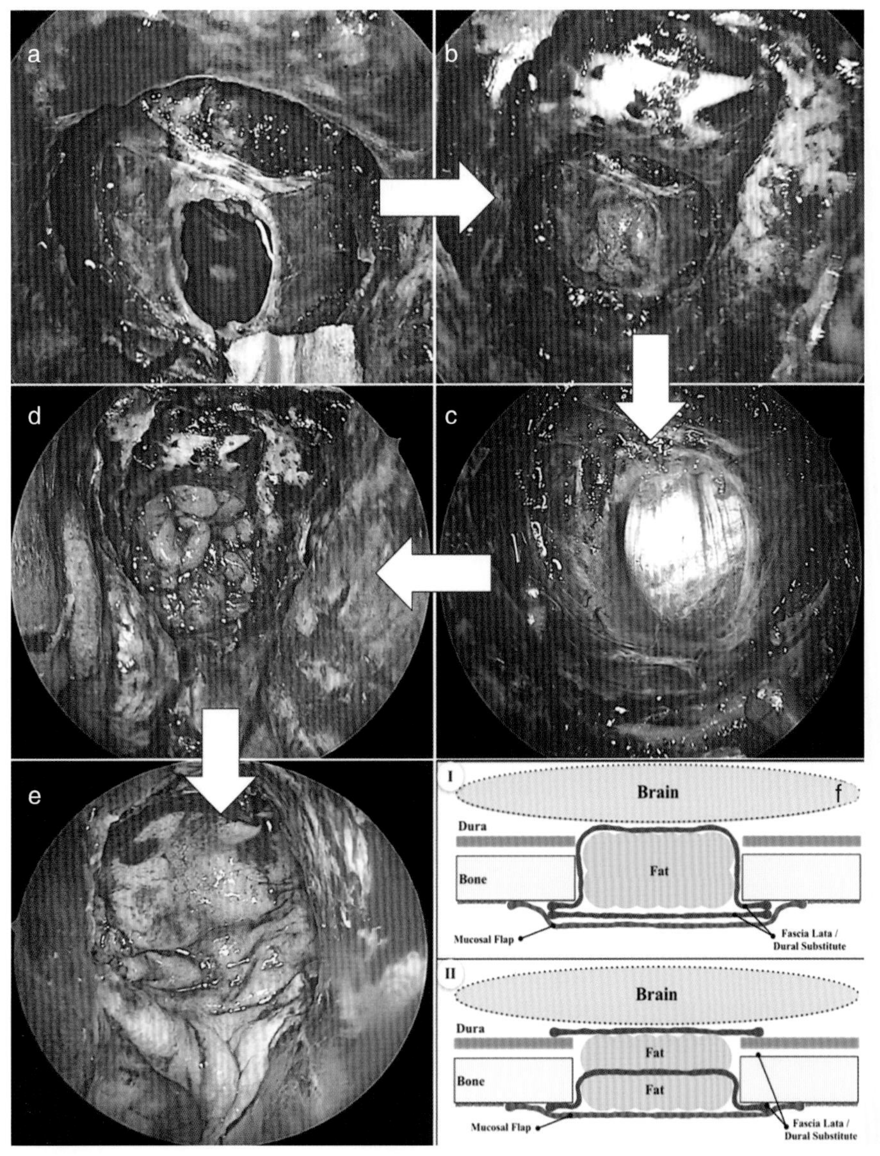

图 42.8　切除中斜坡脊索瘤后的多层颅底重建。a. 硬脑膜缺损位于中斜坡区域保留硬脑膜缺损边缘。b. 脂肪垫填入到硬脑膜夹层。c. 大腿阔筋膜或人工硬脑膜材料在硬脑膜及脂肪垫之间。d. 脂肪用于填充斜坡磨除后的空腔。e. 最后鼻中隔黏膜瓣放置于以上结构的表面。f. 这里有许多方法可以用来重建斜坡骨缺损。不管所使用的技术和材料如何，最重要的是，以多层且水密的方式进行操作，如示意图所示。Brain：脑组织；Fat：脂肪；Dura：硬脑膜；Bone：骨质；Fascia Lata/Dural Substitute：阔筋膜 / 人工硬脑膜材料；Mucosal Fiap：黏膜瓣

42.6　并发症

通过 EEA 处理斜坡和后颅窝的病变具有发生严重并发症的潜在风险。特别是对脑神经和血管造成损伤。避免相关结构的损伤需要遵循神经外科原则，了解解剖学细节以及掌握细致的解剖技术 [11]。

通常，EEA 术后并发症可根据出现的时间（即刻或迟发）分类，并根据严重程度分类（轻度或重度）。即刻出现的并发症常在术中即出现。最为常见的是术中的出现以及对脑组织和脑神经的损伤。迟发的并发症包括脑脊液漏、脑膜炎、鼻出血、鼻黏膜炎及其他感染 [23]。

轻微的并发症不会对患者生活带来大的影响。此类并发症会随时间推移逐渐缓解，往往只需要

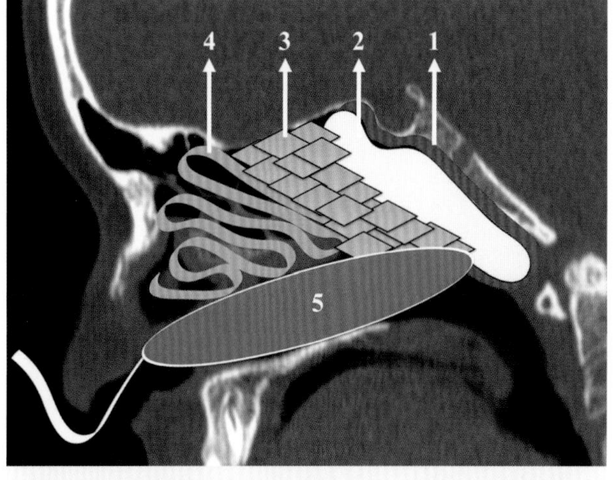

图 42.9　鼻腔填塞的层次说明。1：鼻黏膜瓣及其覆盖的多层颅底重建结构；2：spongsstan；3：小片吸收性明胶海绵；4：抗生素软膏纱布；5：鼻腔绵片，如 Rapid Rhino。更多细节见正文

保守治疗即可。然而严重并发症却往往带来明显的发病率及死亡率。对脑组织、脑神经、硬脑膜，血管和静脉窦的损伤常导致此类并发症。

通过 EEA 处理斜坡及后颅窝病变后，脑脊液漏是最为常见的并发症之一。它可以引起直接的症状，例如鼻漏，脑膜炎和气颅症。术后脑脊液漏的处理取决于漏的严重程度。为了减轻脑脊液漏，反复的腰穿可以减低颅内压有助于小的颅底缺损的封闭。但是中到重度的脑脊液漏，通过鼻内镜仔细的评估颅底重建的情况是十分重要的。当怀疑有大块的缺损区域或黏膜瓣不可逆转受损时，建议重新手术。当有高颅内压迹象时，应考虑放置腰大池引流或脑室分流[22,2]。

42.7 结　论

· 处理斜坡及后颅窝病变时，EEA 是一种可行、安全且具有优势的手术入路。特别是针对中线病变，EEA 是首选的手术入路。

· 当斜坡病变表现出向侧方显著生长时，经颅手术入路应考虑单独或与 EEA 相结合运用。

· 内镜治疗斜坡和后颅窝病变需要详细的解剖学知识、适当的病例选择、术者的经验、跨学科的团队合作、充足的手术设备和器械。此种手术方式需要细致而深入的学习。

（刘雪松　译，汤文龙　校）

参考文献

[1] Kassam A, Snyderman CH, Mintz A, et al. Expanded endonasal approach: the rostrocaudal axis. Part II. Posterior clinoids to the foramen magnum. Neurosurg Focus, 2005, 19(1):E4

[2] Vellutini E de AS, Balsalobre L, Hermann DR, et al. The endoscopic endonasal approach for extradural and intradural clivus lesions. World Neurosurg, 2014, 82(6) Suppl:S106–S115

[3] Zwagerman NT, Zenonos G, Lieber S, et al. Endoscopic transnasal skull base surgery: pushing the boundaries. J Neurooncol, 2016, 130(2):319–330

[4] Koutourousiou M, Gardner PA, Tormenti MJ, et al. Endoscopic endonasal approach for resection of cranial base chordomas: outcomes and learning curve. Neurosurgery, 2012, 71(3):614–624, discussion 624–625

[5] Stamm AC, Pignatari SSN, Vellutini E. Transnasal endoscopic surgical approaches to the clivus. Otolaryngol Clin North Am, 2006, 39(3):639–656, xi

[6] Stamm AC, Balsalobre L, Hermann D, et al. Endonasal endoscopic approach to clival and posterior fossa chordomas. Oper Tech Otolaryngol Head Neck Surg, 2011, 22(4):274–280

[7] Beer-Furlan A, Vellutini EAS, Balsalobre L, et al. Endoscopic endonasal approach to ventral posterior fossa meningiomas: from case selection to surgical management. Neurosurg Clin N Am, 2015, 26(3):413–426

[8] Mangussi-Gomes J, Beer-Furlan A, Balsalobre L, et al. Endoscopic endonasal management of skull base chordomas: surgical technique, nuances, and pitfalls. Otolaryngol Clin North Am, 2016, 49(1):167–182

[9] Policeni BA, Smoker WRK. Imaging of the skull base: anatomy and pathology. Radiol Clin North Am, 2015, 53(1):1–14

[10] Elias AE, Chaudhary N, Pandey AS, et al. Intracranial endovascular balloon test occlusion: indications, methods, and predictive value. Neuroimaging Clin N Am, 2013, 23(4):695–702

[11] Schaberg MR, Anand VK, Schwartz TH. 10 pearls for safe endoscopic skull base surgery. Otolaryngol Clin North Am, 2010, 43(4):945–954

[12] Hwang PY, Ho CL. Neuronavigation using an image-guided endoscopic transnasal-sphenoethmoidal approach to clival chordomas. Neurosurgery, 2007, 61(5) Suppl 2:212–217, discussion 217–218

[13] Holloway KL, Smith KW, Wilberger JE, Jr, et al. Antibiotic prophylaxis during clean neurosurgery: a large, multicenter study using cefuroxime. Clin Ther, 1996, 18(1):84–94

[14] San-juan D, Barges-Coll J, Gómez Amador JL, et al. Intraoperative monitoring of the abducens nerve in extended endonasal endoscopic approach: a pilot study technical report. J Electromyogr Kinesiol, 2014, 24(4):558–564

[15] Thongrong C, Kasemsiri P, Carrau RL, et al. Control of bleeding in endoscopic skull base surgery: current concepts to improve hemostasis. ISRN Surg, 2013, 2013:191543

[16] Hlavac M, Wirtz CR, Halatsch M-E. Intraoperative magnetic resonance imaging. HNO, 2017, 65(1):25–29

[17] Labib MA, Prevedello DM, Carrau R, et al. A road map to the internal carotid artery in expanded endoscopic endonasal approaches to the ventral cranial base. Neurosurgery, 2014, 10 Suppl 3:448–471, discussion 471

[18] Barges-Coll J, Fernandez-Miranda JC, Prevedello DM, et al. Avoiding injury to the abducens nerve during expanded endonasal endoscopic surgery: anatomic and clinical case studies. Neurosurgery, 2010, 67(1):144–154, discussion 154

[19] Zoli M, Mazzatenta D, Valluzzi A, et al. Endoscopic endonasal odontoidectomy. Neurosurg Clin N Am, 2015, 26(3):427–436

[20] Fernandez-Miranda JC, Gardner PA, Rastelli MM, Jr,

et al. Endoscopic endonasal transcavernous posterior clinoidectomy with interdural pituitary transposition. J Neurosurg, 2014, 121(1):91–99
[21] Kamat A, Lee JYK, Goldstein GH, et al. Reconstructive challenges in the extended endoscopic transclival approach. J Laryngol Otol, 2015, 129(5):468– 472
[22] Zwagerman NT, Shin S, Wang EW, et al. A prospective, randomized control trial for lumbar drain placement after endoscopic endonasal skull base surgery. J Neurol Surg B Skull Base, 2016, 77(S 02):LFP-13:-03
[23] Ransom ER, Chiu AG. Prevention and management of complications in intracranial endoscopic skull base surgery. Otolaryngol Clin North Am, 2010, 43(4):875–895

第Ⅷ部分

经鼻内镜下经上颌窦/翼突/颞下窝入路

Ⅷ

第 43 章 | 翼腭窝、颞窝和颞下窝解剖

Maria Peris-Celda, Carlos D. Pinheiro-Neto, Albert L. Rhoton Jr.

摘　要

翼腭窝、颞窝、颞下窝位于颅底外表面的外侧。这些区域与中颅窝、咽旁间隙、鼻窦以及颈部结构关系密切，并且经常涉及颅底疾病。本章将通过开放式和经鼻内镜解剖的分离过程及关键解剖参考标志来详细回顾该区域的手术解剖。了解这些解剖关系对于安全并成功处理这些区域的病变是至关重要的。

关键词

翼腭窝，颞窝，颞下窝，手术解剖，翼上颌裂

内容要点

· 颞窝由顶骨、额骨、颞骨以及蝶骨外表面的凹陷构成，并被颧骨所包绕。

· 颞窝向下与颞下窝相通。

· 翼腭窝位于前方的上颌窦、后方的翼突、内侧的腭骨以及上方的蝶骨体之间。

· 翼腭窝通过外侧的翼上颌裂通向颞下窝，内侧通过蝶腭孔通向鼻腔，向上通向眶下孔。

· 颞下窝的边界：内侧为翼内肌以及翼突，外侧为下颌骨，前方为上颌窦后壁，上方为蝶骨大翼，后方为翼内肌与翼肌筋膜。

· 颞下窝后方与颈部相通，内侧与翼腭窝相通。

· 颞下窝位于中颅窝的下方，中颅窝的疾病可以侵袭至颞下窝，反之亦然。

· 内镜下经鼻入路到达颞下窝与翼腭窝的关键解剖结构是上颌窦。

43.1　引　言

颅底有一个颅内的表面，其面对大脑；还有一个颅外的表面，其面对鼻腔、鼻窦、眶、咽、颞下窝、翼腭窝以及咽旁间隙。颅底内面与外面均分成前、中、后三部分，每一部分都有一个中间部与成对的外侧部。在颅内面，这三部分分别对应前颅窝、中颅窝和后颅窝。在颅外面，前颅底和中颅底由经过翼上颌裂的一条线所分隔，该线上部达翼上颌裂、下部至上颌骨牙槽突上缘。在中间部，该线对应犁骨在蝶骨附着处的前部。中颅底和后颅底由经过犁骨-蝶骨结合处的后部、破裂孔、颈动脉管口、颈静脉孔、茎突和乳突尖或者这些结构附近的一条线所分隔。

位于中颅窝底外侧的区域包括颞下窝、咽旁间隙（分为茎突前间隙和茎突后间隙 / 岩下间隙）和翼腭窝。颞窝位于颞下窝的外上方。本章回顾这些区域手术解剖的关键部分。

43.2　定义与局部解剖

43.2.1　颞　窝

颞窝是颅骨外侧面的一个凹陷，上界为上颞线，下界为的颧弓下缘。颞窝由顶骨、额骨、颞骨和蝶骨构成的凹陷形成并被颧骨包绕 [1,3]。颞窝向下与颞下窝相通（图 43.1）。

颞窝内容颞肌、颞肌筋膜、颞深神经、颞深动脉与静脉。颞肌上方附着于颞上线，下方附着于下颌骨冠突（图 43.2）。

43.2.2　颞下窝

颞下窝的边界为内侧的翼内肌以及翼突、外侧的下颌骨、前方的上颌窦后壁、上方的蝶骨

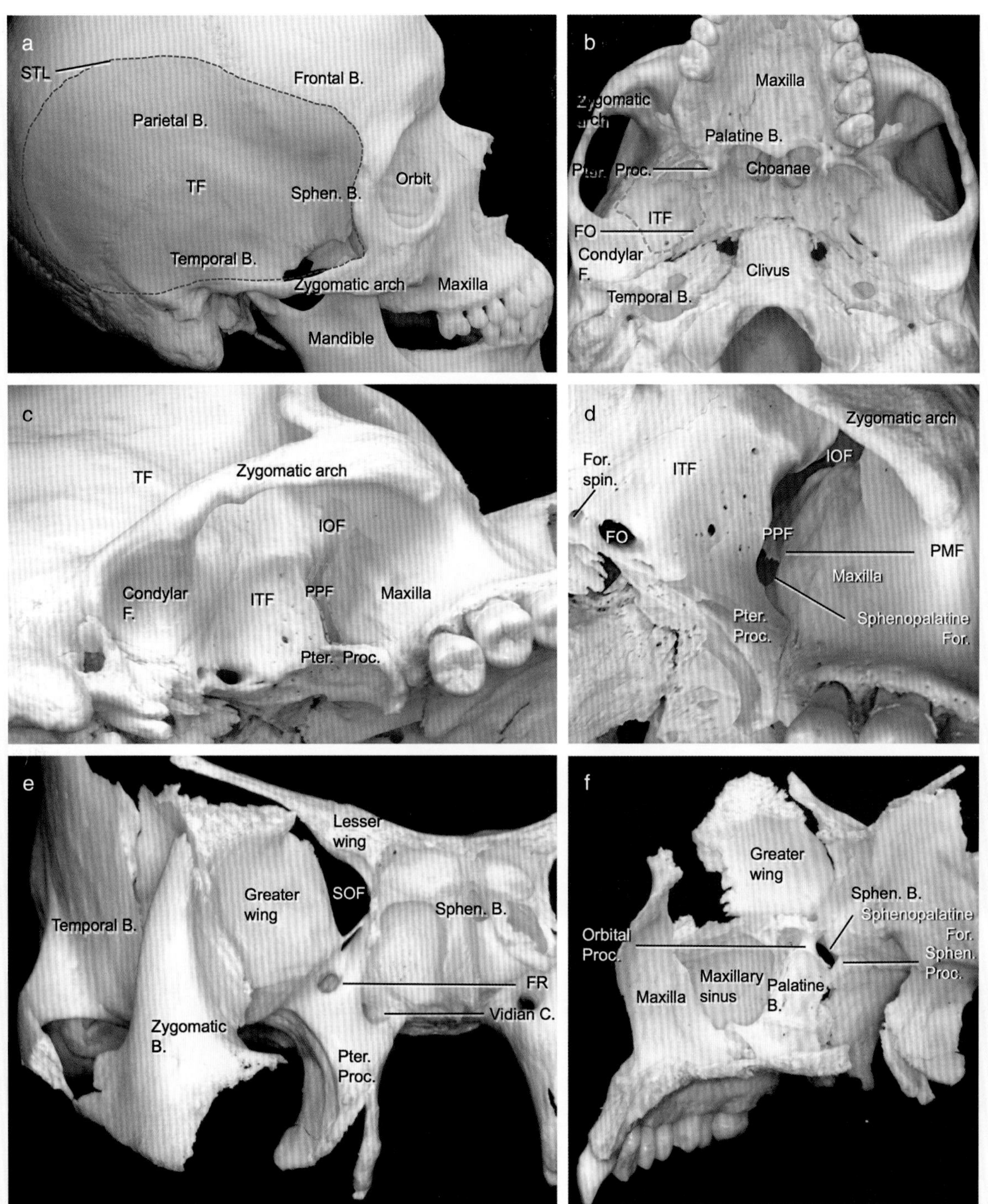

图 43.1　颞窝、颞下窝与翼腭窝的骨性解剖。a. 颞窝是颅骨外侧面的一个凹陷，位于颞上线与颧弓下方之间（蓝色阴影区域）。b. 骨性颅底外面观。橙色的阴影为颞下窝。c. 右侧颅底斜下面观。翼腭窝位于前方的上颌窦后壁、后方的翼突、内侧的腭骨以及上方的蝶骨体之间（绿色区域）。d. 右侧翼腭窝放大观。其与颞下窝通过翼上颌裂相通，通过眶下裂与眶相通，通过蝶腭孔与鼻腔相通。e. 蝶骨、右侧颧骨、右侧颞骨前面观。圆孔与翼管在翼突根部开口于翼腭窝。f. 右侧上颌骨、腭骨与蝶骨内侧面观。腭骨垂直板形成了翼腭窝的内侧界。蝶腭孔由前方的腭骨眶突、后方的腭骨蝶突以及上方的蝶骨体组成。STL：颞上线；Frontal B.：额骨；Parietal B.：顶骨；TF：颞窝；Sphen. B.：蝶骨；Orbit：眼眶；Temporal B.：颞骨；Zygomatic arch：颧弓；Maxilla：上颌骨；Mandible：下颌骨；Palatine B.：腭骨；Pter. Proc.：翼突；Choanae：后鼻孔；ITF：颞下窝；FO：卵圆孔；Condylar F.：髁窝；Clivus：斜坡；IOF：眶下裂；PPF：翼腭窝；For. Spin.：棘孔；PMF：翼上颌裂；Sphenopalatine For.：蝶腭孔；Zygomatic B.：颧骨；Greater wing：蝶骨大翼；Lesser wing：蝶骨小翼；SOF：眶上裂；FR：圆孔；Vidian C.：翼管；Orbital Proc.：眶突；Maxillary sinus：上颌窦；Sphen. Proc.：蝶突

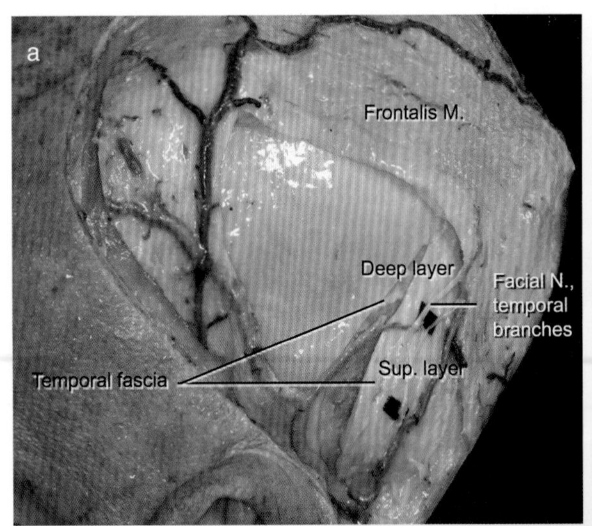

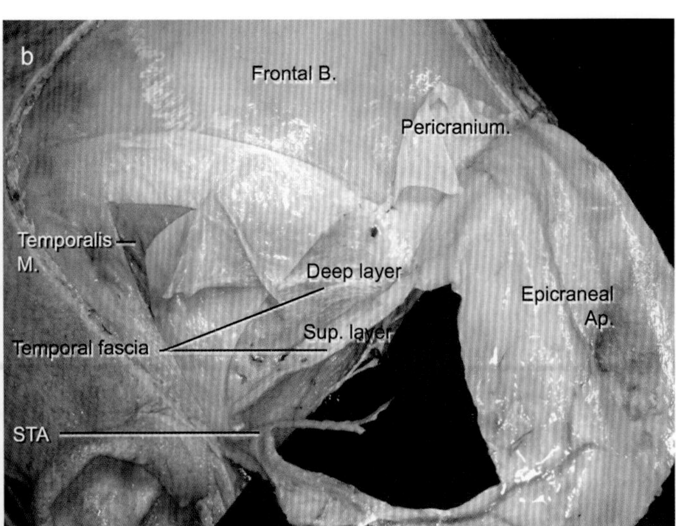

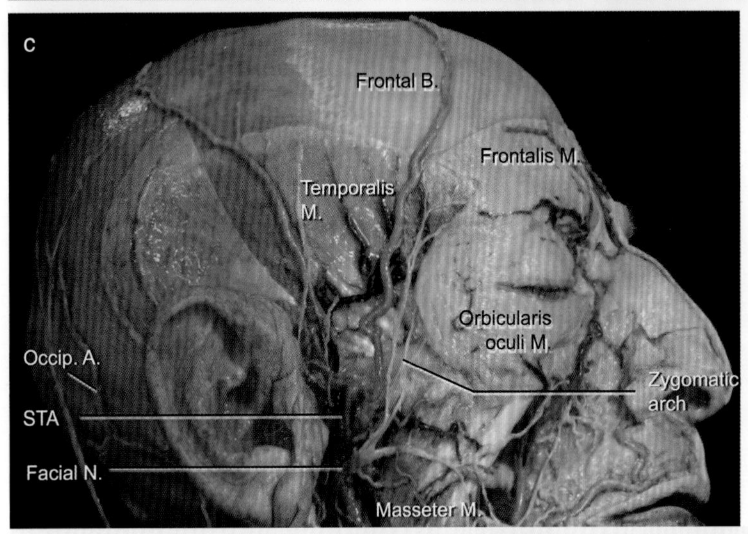

图 43.2 右侧颞区及其内走行的结构。a. 皮肤及皮下组织切除术后观。b. 帽状腱膜与额肌被翻向前方来暴露下方的骨膜与骨。颞肌筋膜的层次与颞肌被暴露。c. 颞区解剖关系总览图。颞浅动脉与面神经位于颞肌和颞肌筋膜浅层。Frontalis M.：额肌；Temporal fascia：颞肌筋膜；Deep layer：深层；Sup. Layer：浅层；Facial N.,temporal branches：面神经颞支；Frontal B.：额骨；Pericranium.：颅骨膜；Temporalis M.：颞肌；STA：颞浅动脉；Epicraneal Ap.：帽状腱膜；Occip. A.：枕动脉；Facial N.：面神经；Orbicularis oculi M.：眼轮匝肌；Zygomatic arch：颧弓；Masseter M.：咬肌

大翼以及后方连接下颌骨与翼状筋膜的翼内肌。颞下窝向下与颈部相通、向内与翼腭窝相通（图 43.1，图 43.3 至图 43.5）[1-3]。

颞下窝内容下颌神经分支、上颌动脉、翼肌以及翼静脉丛。下颌神经出卵圆孔后，位于耳神经节前外侧并且立即发出分支：翼肌支、颊神经、咬肌神经、颞深神经。颊神经提供颊肌前部皮肤的感觉神经分布。下颌神经（V3）的分支还有三支感觉神经：下牙槽神经、舌神经和耳颞神经。下牙槽神经以及舌神经在鼓索加入后，在翼肌之间下行。舌神经含有舌的躯体感觉神经、支配下颌下腺与舌下腺的副交感神经纤维以及舌前 2/3 的味觉（后两者均与鼓索相关）。耳颞神经与上颌动脉伴行走行于下颌支与蝶下颌韧带之间。耳颞神经为外耳、外耳道、骨膜外侧部以及颞区皮肤的躯体感觉神经，同时也提供腮腺的副交感神经。副交感神经纤维经过舌咽神经鼓室支，形成岩小神经，然后到达耳神经节，然后又加入耳颞神经。

上颌动脉位于颞下窝，其与颞浅动脉均为颈外动脉的终末分支。上颌动脉可以分为三段。第

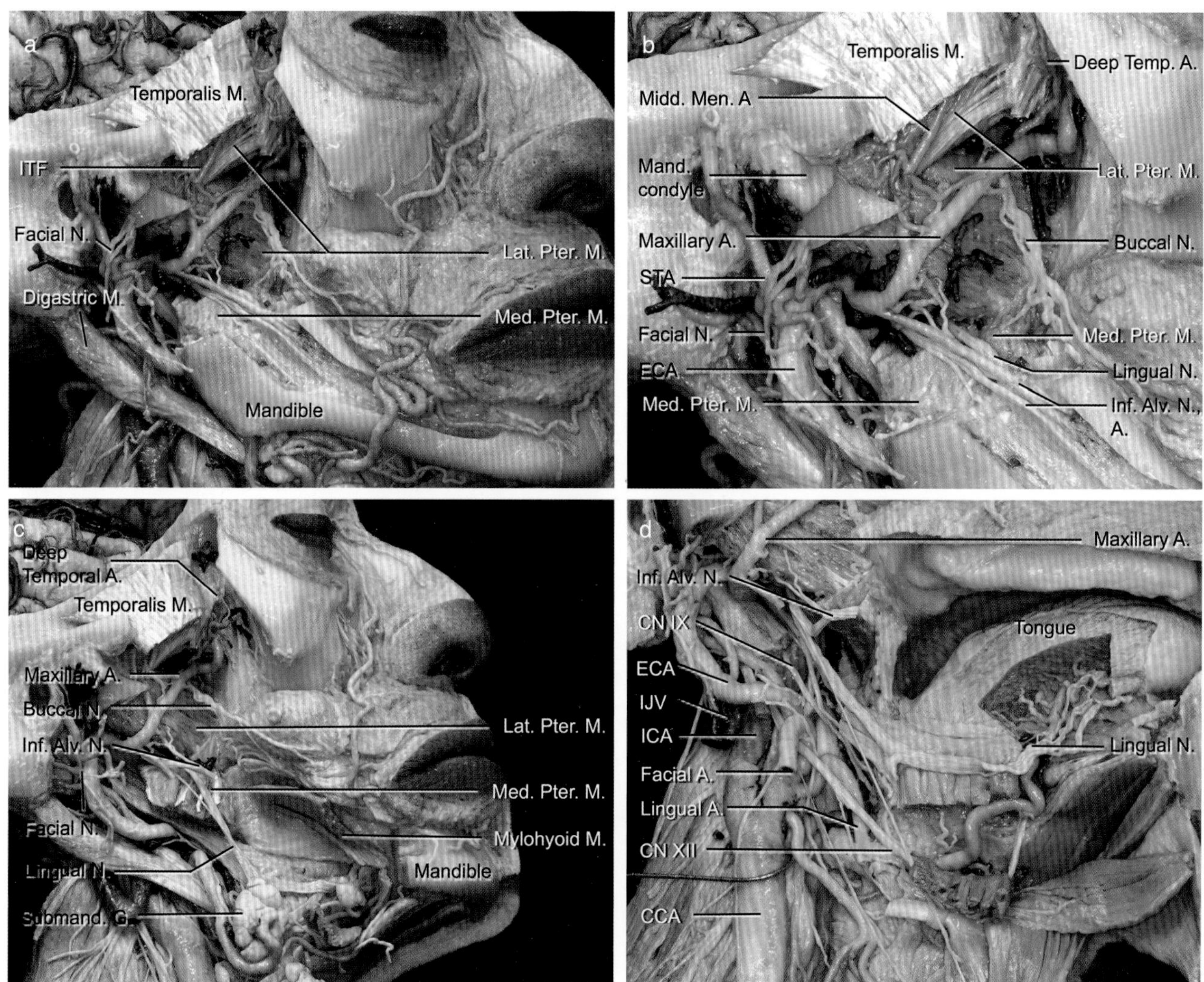

图 43.3　右侧颞下窝解剖图。a. 下颌支与颧弓已被去除暴露颞下窝。b. 颞下窝放大观。c. 右侧下颌骨已完全去除，下牙槽神经被分离出来。d. 切除翼内肌，打开口腔。切除部分二腹肌与茎突肌群，暴露位于颞下窝后内侧的咽旁间隙内的神经血管结构。Temporalis M.：颞肌；ITF：颞下窝；Facial N.：面神经；Digastric M.：二腹肌；Mandible：下颌骨；Lat. Pter. M.：翼外肌；Med. Pter. M.：翼内肌；Deep Temp. A.：颞深动脉；Midd. Men. A.：脑膜中动脉；Mand. Condyle：下颌头；Maxillary A.：上颌动脉；Buccal N.：颊神经；STA：颞浅动脉；ECA：颈外动脉；Lingual N.：舌神经；Inf. Alv. N., A.：下牙槽神经、动脉；Submand. G.：下颌下腺；Mylohyoid M.：下颌舌骨肌；CN Ⅸ：舌咽神经；Tongue：舌；IJV：颈内静脉；ICA：颈内动脉；Lingual A.：舌动脉；CN Ⅻ：舌下神经；CCA：颈总动脉

一段也称为下颌段，走行于蝶下颌韧带与下颌颈之间，发出耳深动脉、鼓室前动脉、脑膜中动脉、副脑膜动脉（穿经卵圆孔）以及下牙槽动脉。第二段也称为翼肌段，穿经颞下窝中部，发出上牙槽后动脉、眶下动脉、咬肌动脉、翼肌动脉、颞肌动脉与颊动脉。第三段也称为翼腭段，走行于翼腭窝内。翼静脉丛通过中颅窝的小孔以及眶下裂与海绵窦相沟通，并且其汇入下颌后静脉与面静脉中。

43.2.3　翼腭窝

翼腭窝位于前方的上颌窦、后方的翼突、内侧的腭骨以及上方的蝶骨体之间。翼腭窝向外通过翼上颌裂与颞下窝相通，内侧通过蝶腭孔与鼻腔相通，上方通过眶下裂与眶相通（图 43.1，图 43.5）[2-3]。

容纳上颌神经（Ⅴ2）走行的圆孔与内容翼管神经的翼管均开口于由蝶骨翼突构成的翼腭窝后壁。腭鞘管（也叫蝶腭管）内有咽神经与咽动脉穿

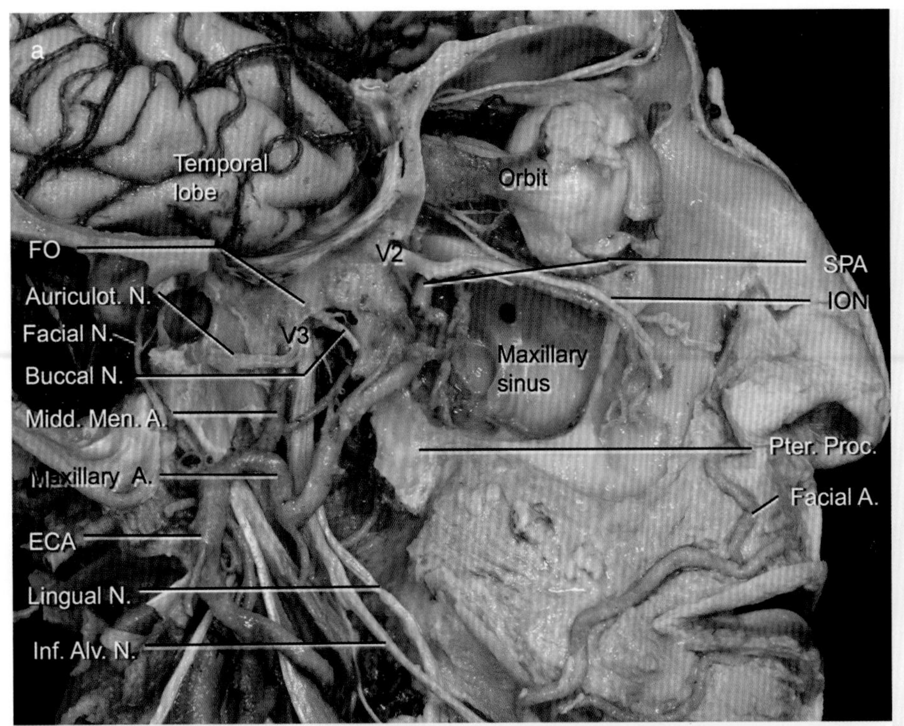

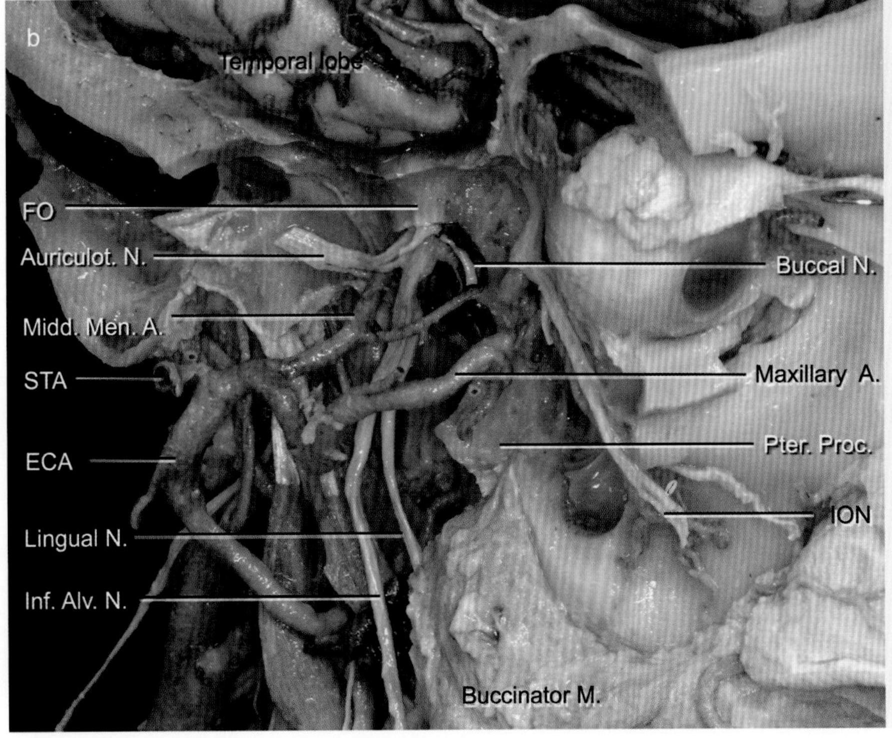

图 43.4 颞下窝深部解剖。a. 侧视图。颞下窝位于中颅窝的下方，上颌窦后外侧，岩下间隙的前方，向下连接颈部。b. 颞下窝内神经血管结构的前外侧观。Temporal lobe：颞叶；Orbit：眼眶；V2：上颌神经；V3：下颌神经；SPA：蝶腭动脉；ION：眶下神经；Maxillary sinus：上颌窦；Pter. Proc.：翼突；Facial A.：面动脉；FO：卵圆孔；Auriculot. N.：耳颞神经；Facial N.：面神经；Buccal N.：颊神经；Midd. Men. A.：脑膜中动脉；Maxillary A.：上颌动脉；ECA：颈外动脉；Lingual N.：舌神经；Inf. Alv. N.：下牙槽神经；STA：颞浅动脉；Buccinator M.：颊肌

行。腭大管、腭小管内分别有腭大神经、腭大动脉与腭小神经、腭小动脉穿行。腭鞘管与腭大、小管均开口于翼腭窝[4]。眶下裂位于翼腭窝的前上方，眶肌横过眶下裂。翼腭窝容纳上颌神经及其分支、翼管神经、翼腭神经节（蝶腭神经节）以及上颌动脉翼腭段。上颌神经穿经圆孔进入翼腭窝，然后发出分支至翼腭神经节，主干分为上牙槽后神经、眶下神经与颧神经。颧神经除含有感觉神经纤维外，还含有来自翼腭神经节的副交感神经纤维支配泪腺。翼管神经终止于翼腭神经节，翼腭神经节发出分支至上颌神经，并发出腭大神经、腭小神经、咽支及鼻支。上颌动脉第三段或翼腭段进入翼腭窝

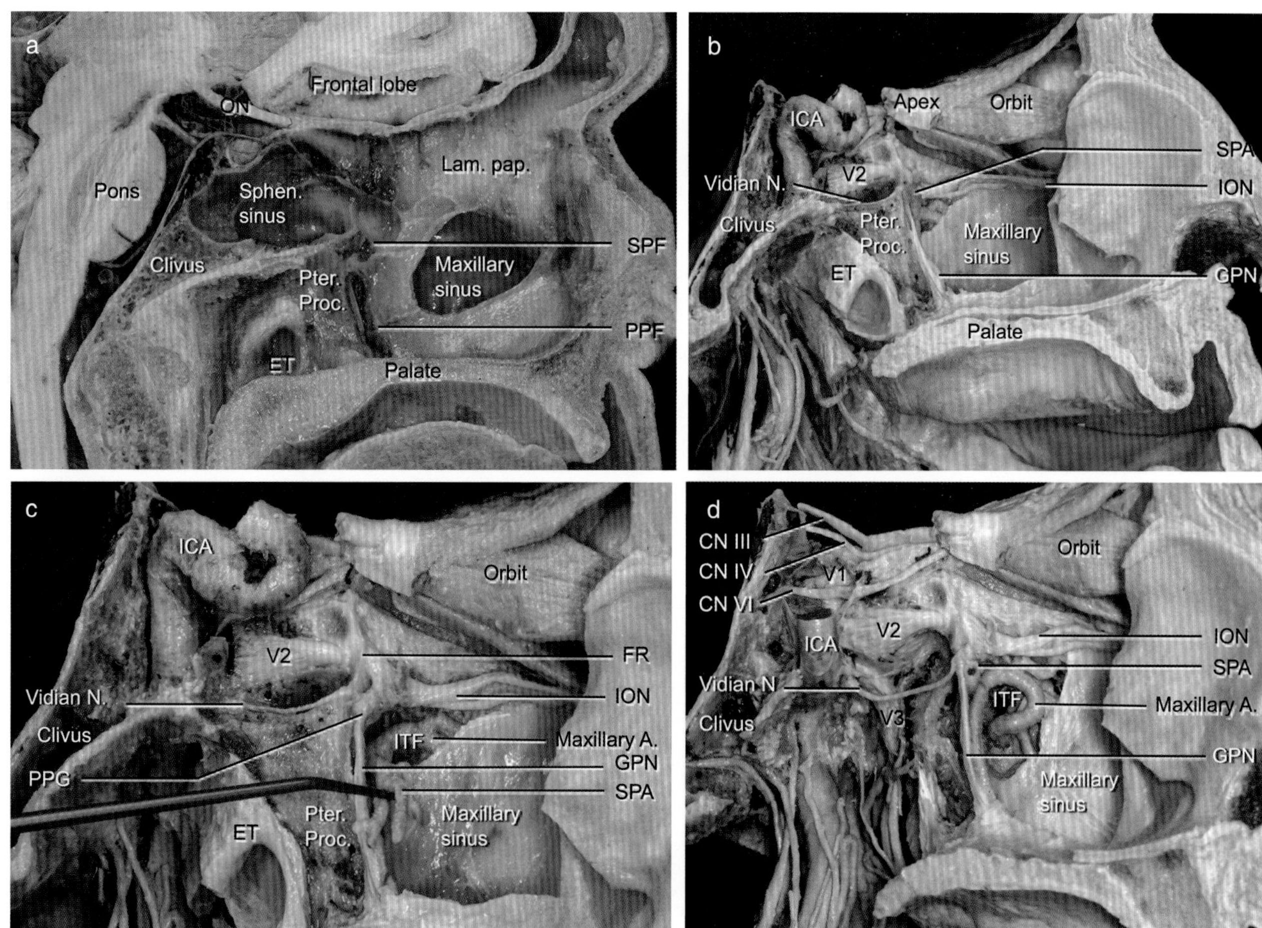

图 43.5　左侧颞下窝与翼腭窝的内侧面观与外侧面观。a. 将标本沿正中矢状面剖开，上颌窦与翼腭窝部分开放。翼腭窝位于上颌窦与翼突之间。b. 上颌窦与翼腭窝已经完全开放，暴露出蝶腭动脉与腭大神经。左侧海绵窦与眶部已经被暴露。c. 将蝶腭动脉向下移位，暴露出翼腭神经节。翼管已被磨除暴露翼管神经。去除上颌窦后外侧壁暴露位于翼腭窝外侧的颞下窝。d. 去除咽鼓管与翼突。暴露颈段颈内动脉、岩段颈内动脉以及部分海绵窦段颈内动脉。颞下窝已被广泛开放。着重注意颞下窝内侧与翼腭窝的解剖关系。Frontal lobe：额叶；ON：视神经；Pons：脑桥；Sphen. Sinus：蝶窦；Lam. Pap.：眶纸板；SPF：蝶腭孔；PPF：翼腭窝；Maxillary sinus：上颌窦；Pter. Proc.：翼突；ET：咽鼓管；Palate：腭骨；ICA：颈内动脉；Apex：眶尖；Orbit：眼眶；Vidian N.：翼管神经；V2：上颌神经；Clivus：斜坡；SPA：蝶腭动脉；ION：眶下神经；GPN：腭大神经；PPG：翼腭神经节；ITF：颞下窝；FR：圆孔；Maxillary A.：上颌动脉；CN Ⅲ：动眼神经；CN Ⅳ：滑车神经；CN Ⅵ：展神经；V1：眼神经；V3：下颌神经

分发出腭大动脉、腭小动脉、蝶腭动脉、翼管动脉以及咽支 [1]。蝶腭动脉是上颌动脉的终末分支，其滋养鼻中隔黏膜瓣（图 43.5）[5]。

43.3　重要的解剖关系与手术解剖注意事项

颞下窝位于中颅底的下方，中颅窝的疾病很容易侵袭到颞下窝，反之亦然。连通两个空间的小孔主要是卵圆孔与棘孔。一些疾病如三叉神经鞘瘤或者恶性噬神经性肿瘤，很容易利用天然通道侵袭。中颅窝的手术，磨除上颌神经与下颌神经之间（前外侧三角）骨质以及卵圆孔和棘孔周围骨质，可以很容易地进入颞下窝。当肿瘤侵入颞下窝或中颅窝时，可以手术切除滋养肿瘤的上颌动脉。上颌动脉也可以作为颅内血液循环的旁路供体。上颌动脉位于中颅底水平以下平均 8mm 深度（图 43.6）[6-7]。

颞下窝的开放入路可以通过额颞切口或半额切口进行，包括颧骨截骨、颞肌外侧和下侧切除。在这种情况下，进入颞下窝需要经过颞窝。颞肌的神经血管位于颞肌深部，解剖时应注意避免电凝损伤，注意完整保留。颞肌的血流供应来自上颌动脉的分支颞深动脉，神经支配来自下颌神经的分支颞深神经。保护这些结构有助于防止术后肌肉萎缩，在功能和外观上都非常重要。另一种经典的颞下窝入路是通过耳后切口进行不同的改良，通常均包括乳突切除术。该入路通常被应用于侵袭岩骨的病变。鼻内镜下到达颞下窝和翼腭窝的关键结构是上颌窦。从轴位上看，上颌窦呈三角形，其后壁（或外侧壁）的内侧为翼腭窝，外侧为颞下窝（图 43.5）。

颞下窝位于咽旁间隙的前外侧，是一个非常复杂的解剖区域。咽旁间隙被茎突隔膜分成茎突前间隙和茎突后间隙。茎突前间隙位于内侧的咽壁、外侧的翼内肌与腮腺筋膜、后方的由茎突筋膜覆盖的茎突舌肌、茎突咽肌和茎突舌骨肌之间。在其上内侧壁，咽鼓管从鼓室走行至咽壁，下方

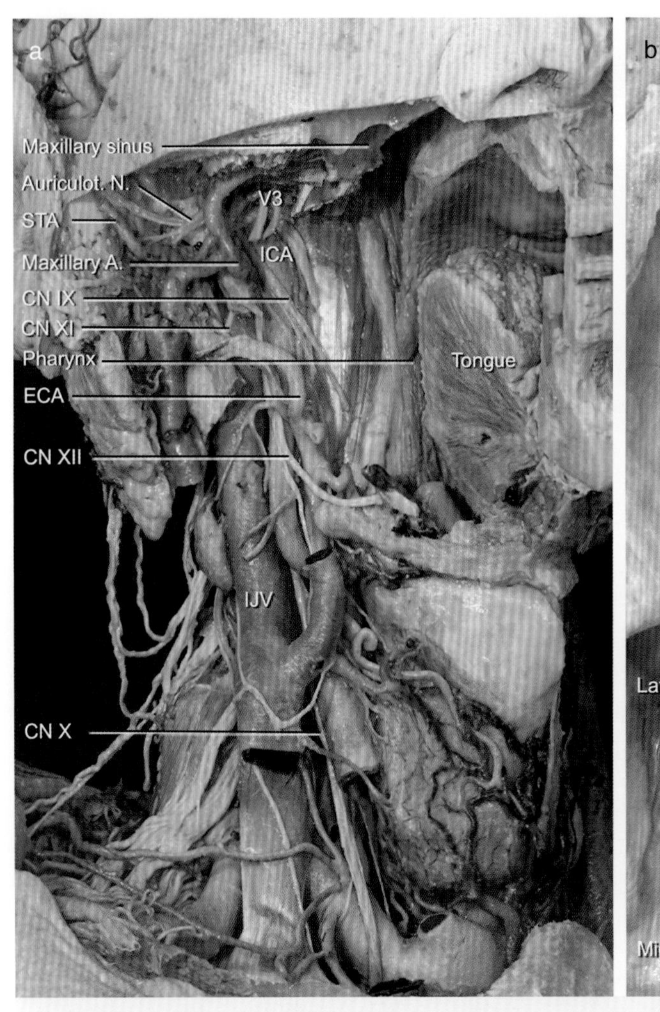

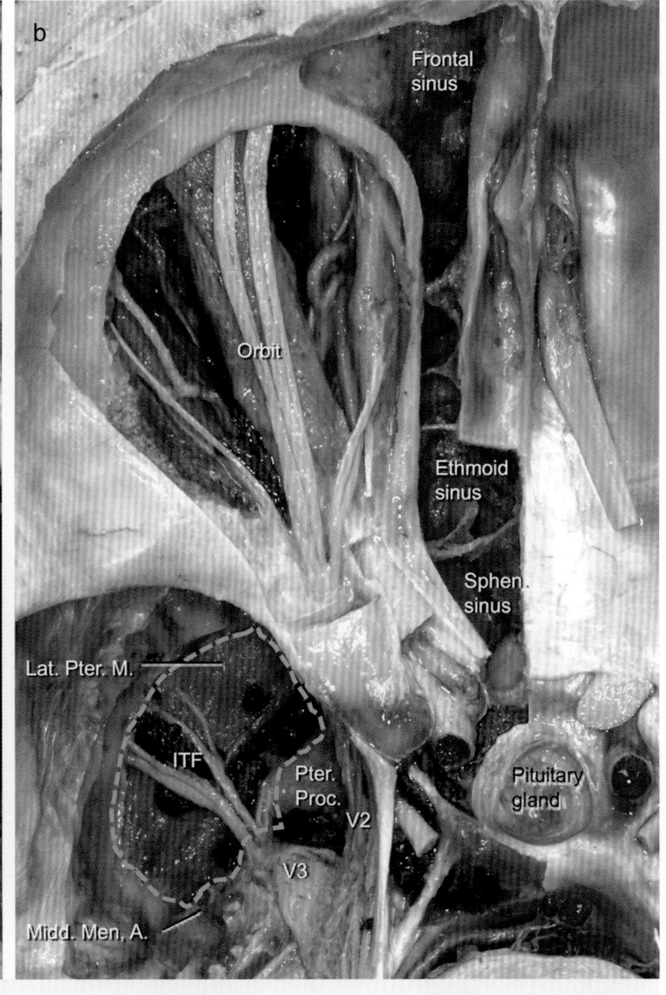

图 43. 6 与颞下窝相关的重要神经血管结构。a. 咽旁间隙与颞下窝前面观。翼肌、右侧上颌骨、右侧下颌骨以及右侧舌头已经被去除。b. 左侧前颅窝与中颅窝上面观。眶与鼻旁窦已经从内侧开放，中颅窝底已经被磨除并从上方暴露 V2 与 V3 之间以及 V3 后外侧的颞下窝区域（绿色虚线）。Maxillary sinus：上颌窦；Auriculot. N.：耳颞神经；STA：颞浅动脉；Maxillary A.：上颌动脉；V3：下颌神经；ICA：颈内动脉；CN Ⅸ：舌咽神经；CN Ⅺ：副神经；Pharynx：咽；Tongue：舌；ECA：颈外动脉；CN Ⅻ：舌下神经；IJV：颈内静脉；CN Ⅹ：迷走神经；Frontal sinus：额窦；Orbit：眼眶；Ethmoid sinus：筛窦；Sphen. Sinus：蝶窦；Lat. Pter. M.：翼外肌；ITF：颞下窝；Pter. Proc.：翼突；V2：上颌神经；Midd. Men. A.：脑膜中动脉；Pituitary gland：垂体

被腭帆张肌与腭帆提肌覆盖。茎突前间隙主要由脂肪填充，但其内也有咽升动脉的的咽支、面动脉以及舌咽神经的分支走行。茎突后间隙（也叫岩下间隙）位于茎突隔膜的后方，岩骨下方，乳突内侧。在岩下间隙联系颅内外的孔是颈静脉孔、颈动脉管外口、茎乳孔以及舌下神经管。第Ⅶ、Ⅸ、Ⅹ、Ⅺ、Ⅻ对脑神经的颅外段与交感干一起走行于该区域。了解邻近区域的解剖结构是非常重要的，因为这些结构的损伤会带来灾难性的后果[1,3,8]。

因此，无论对于开放入路还是内镜经鼻入路，这些区域及周围结构的局部解剖学知识是颅底外科的必备工具。

（乔晋晟　译，王龙　校）

参考文献

[1] Rhoton AL, Jr. The anterior and middle cranial base. Neurosurgery, 2002, 51(4) Suppl:S273–S302

[2] Gray H, Standring S, Ellis H, et al. Gray's Anatomy: The Anatomical Basis of Clinical Practice. 39th ed. Edinburgh; New York, NY: Elsevier Churchill Livingstone, 2005

[3] Rhoton AL, Seoane E. Surgical anatomy of the skull base. In: Harsh G, ed. Chordomas and Chondrosarcomas of the Skull Base and Spine. New York, NY: Thieme, 2003

[4] Pinheiro-Neto CD, Fernandez-Miranda JC, Rivera-Serrano CM, et al. Endoscopic anatomy of the palatovaginal canal (palatosphenoidal canal): a landmark for dissection of the vidian nerve during endonasal transpterygoid approaches. Laryngoscope, 2012, 122(1):6–12

[5] Hadad G, Bassagasteguy L, Carrau RL, et al. A novel reconstructive technique after endoscopic expanded endonasal approaches: vascular pedicle nasoseptal flap. Laryngoscope, 2006, 116(10):1882–1886

[6] Abdulrauf SI, Sweeney JM, Mohan YS, et al. Short segment internal maxillary artery to middle cerebral artery bypass: a novel technique for extracranial-to-intracranial bypass. N45eurosurgery, 2011, 68(3):804–808, discussion 808–809

[7] Eller JL, Sasaki-Adams D, Sweeney JM, et al. Localization of the internal maxillary artery for extracranial-to-intracranial bypass through the middle cranial fossa: a cadaveric study. J Neurol Surg B Skull Base, 2012, 73 (1):48–53

[8] Peris-Celda MVR, Funaki T, Rhoton AL. Anatomy of the cranial base//By Fliss Dan M, Gil Z, ed. Atlas of Surgical Approaches to Paranasal Sinuses and the Skull Base. Berlin: Springer, 2016

第 44 章 | 翼腭窝与颞下窝的内镜下解剖

Rowan Valentine, Peter-John Wormald

摘　要

理解翼腭窝（PPF）与颞下窝（ITF）的内镜解剖知识对安全地进行内镜下解剖这些深部结构是至关重要的。首先要了解骨性解剖标志，有助于手术导航。翼腭窝通过孔或裂与鼻腔相通（蝶腭孔）、口腔（腭大孔）、眶（眶下裂）、中颅窝（圆孔）、颈内动脉（翼管）以及颞下窝（翼上颌裂）。进入翼腭窝需要经过蝶腭孔，该孔位于中鼻甲与鼻腔外侧壁结合处。在内镜经鼻手术中，这些窝内的结构是重要的解剖标志。以眶下神经为界的上颌窦后壁是区分颞下窝与翼腭窝边界的标志。根据颞下窝内肌纤维的走行方向可以区分翼内肌、翼外肌与颞肌。

关键词

翼腭窝，颞下窝，内镜解剖，手术标志

内容要点

· 这些窝内的骨性结构是重要的手术参考标志，可以帮助外科医生在这些深部区域进行手术时定位关键的神经结构。

· 理解蝶腭孔和中鼻甲与鼻腔外侧壁附着处的关系是进入翼腭窝重要的一步。

· 翼腭窝是深部的一个空间，它通过许多孔和裂隙联系着鼻腔、口腔、海绵窦、中颅窝、颞下窝和眶尖。

· 翼腭窝内包含了前方扭曲的上颌动脉第三段，后方有上颌神经分支以及翼腭神经节。

· 眶下神经是区分上颌窦后壁后方的翼腭窝与颞下窝的关键解剖标志。

· 确定颞下窝内肌纤维的走行方向可以帮助外科医生在内镜下区分翼外肌、颞肌以及翼内肌。

44.1　引　言

对于颅底外科疾病而言，内镜经鼻扩大手术已经成为标准的外科技术和手术入路之一。这种对传统开放手术入路的替代方法是因过去十年来的重大技术革新而产生的。与后颅窝、颅颈交界区和前颅窝手术一样，内镜经上颌窦入路通常被应用于上颌窦、翼腭窝（PPF）和颞下窝（ITF）病变。由于其解剖结构复杂并有众多的神经血管走行，前外侧颅底的内镜经鼻入路对外科医生而言是一项挑战。

44.2　翼腭窝

翼腭窝是一个小的位置深在的解剖部位，也是颅底外科非常有趣的一个部位。通过许多小孔和裂隙与周围结构相通，导致许多传染性和肿瘤性疾病容易扩散到其他部位。这些复杂的解剖结构使得开放入路非常麻烦。内镜经鼻入路手术技术在近十年来有了显著发展。经鼻入路使这一区域很容易通过经鼻窦的前内侧入路到达。

44.2.1　内镜下翼腭窝骨性解剖

内镜经鼻入路经前内侧壁暴露翼腭窝。内镜经鼻入路到达这一复杂的区域依赖恒定且容易识别的解剖标志。因此，首先应考虑骨性解剖标志。

内镜下进入翼腭窝首先从蝶腭孔开始。蝶腭孔前缘是腭骨眶突，后缘由腭骨蝶突构成（图

44.1）[1]。筛嵴位于蝶腭孔前方，是中鼻甲与鼻腔外侧壁的附着处（图 44.2），因此是定位蝶腭孔非常有用的一个标志（图 44.3，图 44.4）[2]。蝶腭孔内有蝶腭动脉和鼻腭神经穿行（图 44.5）。

翼腭窝是一个倒锥形结构，高约 2cm，基底仅有 1cm（图 44.6）。这个倒锥形区域是由上颌骨、

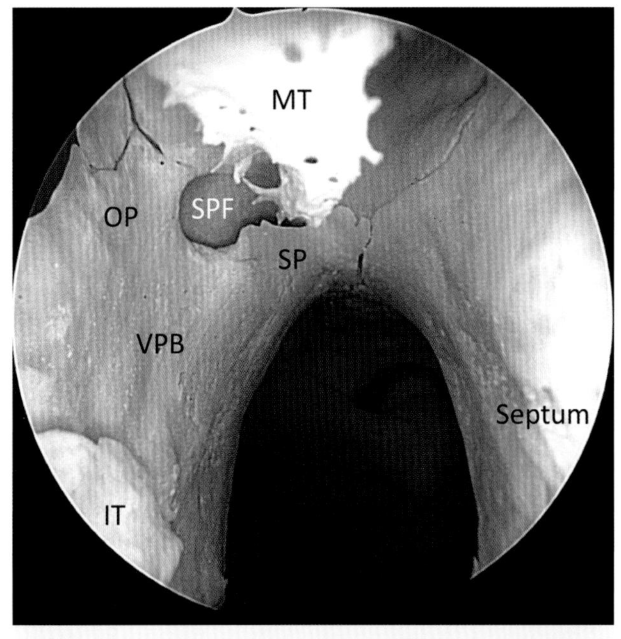

图 44.1　蝶腭孔（SPF）干性颅骨照片。腭骨垂直部（VPB）分为两个突起：眶突（OP）与蝶突（SP）。蝶腭孔位于两个突起之间。MT：中鼻甲；IT：下鼻甲；Septum：鼻中隔

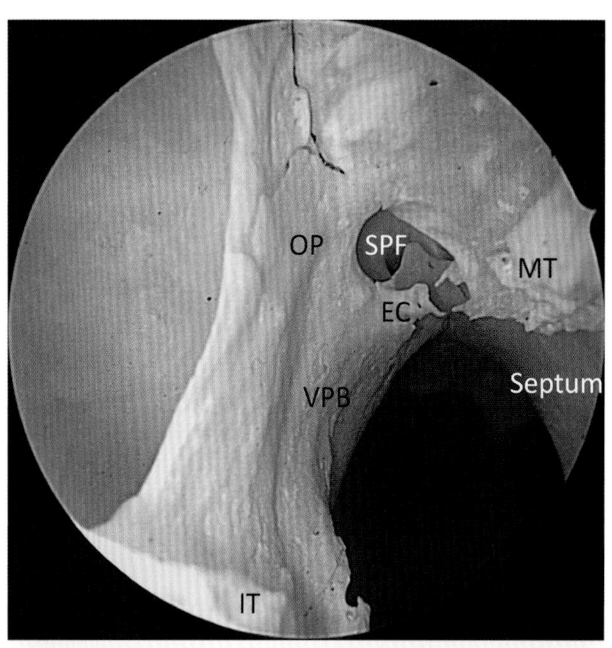

图 44.2　干性颅骨标本，筛嵴（EC）位于蝶腭孔（SPF）的前方，为中鼻甲（MT）附着于鼻腔外侧壁的位置。IT：下鼻甲；VPB：腭骨垂直板；OP：眶突；Septum：鼻中隔

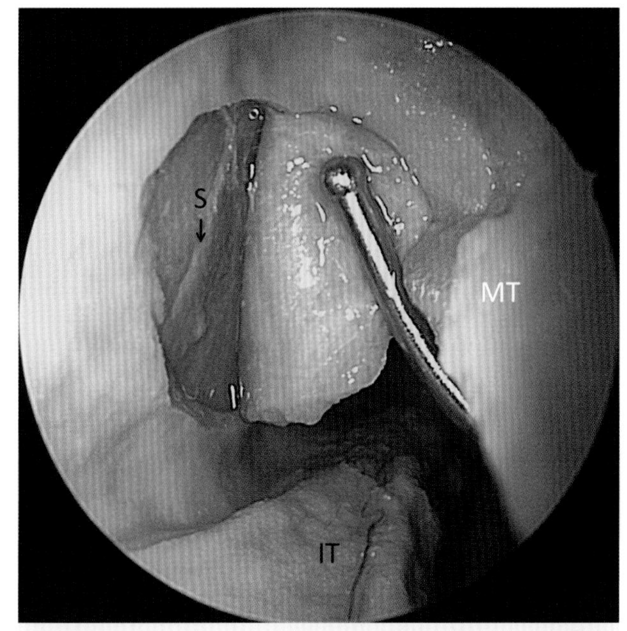

图 44.3　这个尸头标本解剖显示从中鼻甲到下鼻甲上部的 U 形黏膜瓣。这幅图像清晰地显示了上颌骨和腭骨之间的缝（S）。MT：中鼻甲；IT：下鼻甲

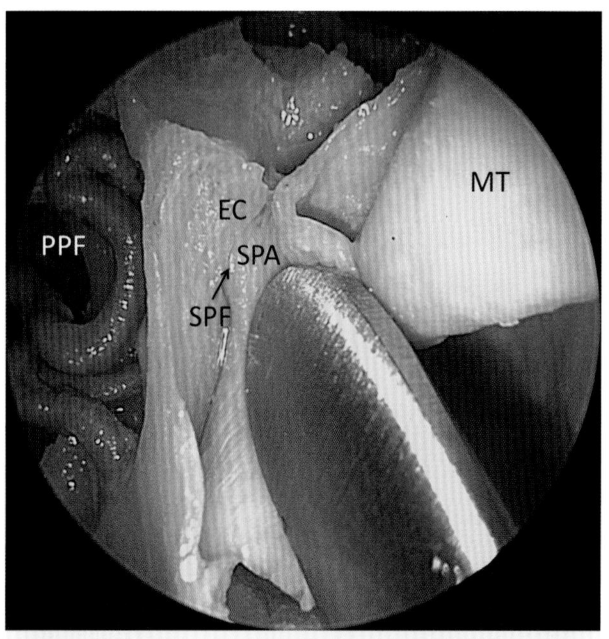

图 44.4　这一尸头标本显示去除上颌窦后壁后显露翼腭窝（PPF）内的蝶腭动脉（SPA）。筛嵴（EC）刚好位于蝶腭孔（SPF）前方。MT：中鼻甲

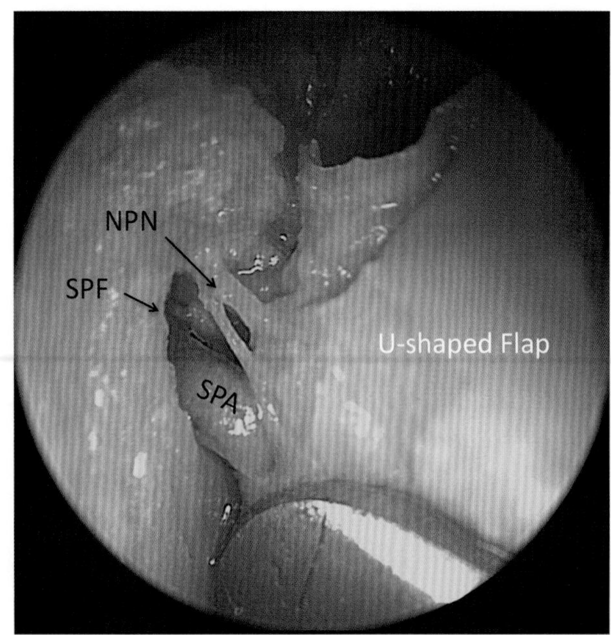

图 44.5 尸头解剖标本显示皮瓣向上方翻起，蝶腭动脉（SPA）出蝶腭孔时呈帐篷状。刮除腭骨筛嵴，进一步暴露蝶腭孔（SPF）与蝶腭动脉。暴露蝶腭孔内结构，包括鼻腭神经（NPN）与蝶腭动脉。U-shaped Flap: U 形黏膜瓣

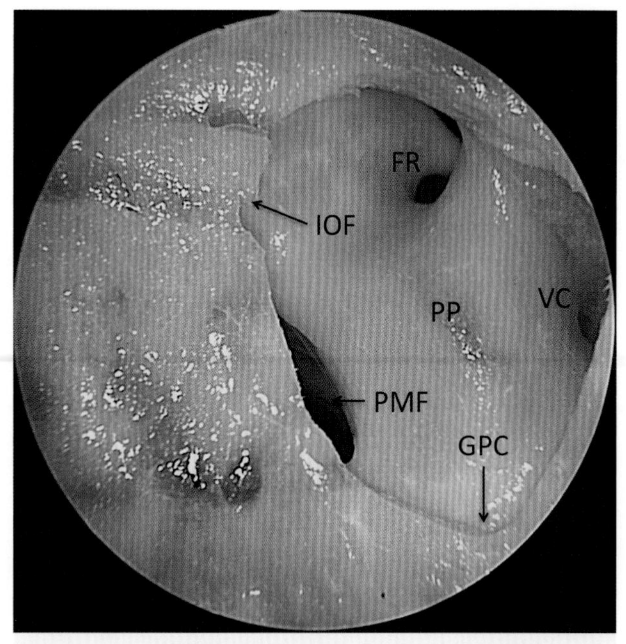

图 44.6 0° 内镜下干性颅骨标本去除上颌窦后壁观。这样可以直接进入翼腭窝，并且可以显示翼突（PP）与许多周围重要结构。可以观察到圆孔（FR）、翼管（VC）、眶下裂（IOF）以及翼上颌裂（PMF）。翼上颌裂与眶下裂是彼此连续的。GPC：腭大孔

蝶骨和腭骨构成的骨性边界[3]。其锥形结构是由于翼突或翼突根与上颌骨在下方接触而在上方分离造成的。上颌窦后壁形成了翼腭窝前界，也叫上颌结节。翼突或者翼突根部形成了翼腭窝后界，翼内板与翼外板从此处形成。腭骨垂直板构成了翼腭窝内侧界。内侧壁由蝶腭孔贯通。翼腭窝下部为腭大孔，由上颌骨与腭骨锥突构成。

42.2.2 翼腭窝与周围结构解剖关系

最有趣的是，由于其与中颅窝、眼眶、鼻腔、口腔和颞下窝通过管和孔进行沟通，它代表了肿瘤疾病的主要传播途径。翼腭窝外侧壁是开放的。翼腭窝外侧壁下部为翼上颌裂，其由翼突根部和上颌骨构成[2]。翼上颌裂是翼腭窝进入颞下窝的通道。翼腭窝外侧壁上部为由蝶骨大翼与上颌骨构成的眶下裂，眶下裂是从翼腭窝进入眶尖或者眶的通道。翼腭窝下方通向由上颌骨与腭骨锥突结合处形成的腭大孔，是沟通翼腭窝与口腔的通道。腭骨垂直板形成了翼腭窝内侧壁，蝶腭孔贯通翼腭窝内侧壁，这就导致翼腭窝内肿瘤可以很容易地侵入鼻腔[4]。

当通过内镜观察翼腭窝时，可以观察到许多小孔（图 44.7）。从内向外，第一个可以辨认的孔就是位于蝶骨与腭骨之间的腭鞘管，是连通鼻咽与翼腭窝的通道。连接翼腭窝与中颅窝的通道是两个位于更靠外侧的穿过翼突根部内侧和外侧的小孔。翼管是蝶骨的一部分，位于蝶骨体与蝶骨翼突的连接处。翼管前方开口于翼腭窝内侧，后方达到岩段颈内动脉外侧、海绵窦段颈内动脉前内侧。第二个管是圆孔，位于蝶骨体与蝶骨大翼的连接处。

44.2.3 翼腭窝内容物

如果将翼腭窝分为前部和后部可以更好地理解其内走行的结构（图 44.8）[1]。翼腭窝前部容纳上颌动脉第三段。上颌动脉走行于翼外肌前方，经翼上颌裂进入翼腭窝。上颌动脉通常位于翼腭窝内神经结构的前方，但其走行迂曲多变（图 44.9）。上颌动脉首先发出上牙槽后动脉和眶下动脉，紧接着发出腭大动脉、翼管动脉和蝶腭动脉。

翼腭窝后部容纳神经结构。上颌神经出海绵窦后穿经圆孔进入翼腭窝（图 44.10，图 44.11）。当上颌神经进入翼腭窝后，立即发出颧神经，其主干继续向前进入眶下沟变为眶下神经（图 44.9）。翼腭

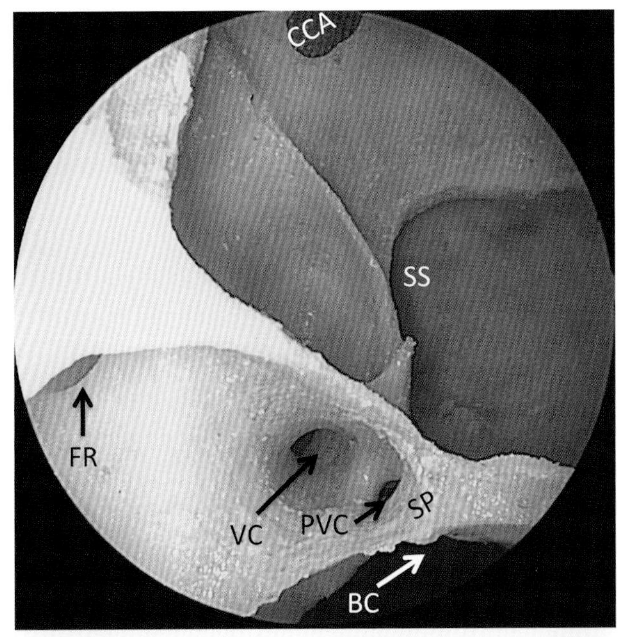

图 44.7 干性头颅标本，磨除腭骨蝶突（SP）显露腭鞘管（PVC）与翼管（VC），二者均走行于蝶窦底壁。与翼管相比，腭鞘管更靠内侧，直径更小。FR：圆孔；SS：蝶窦；BC：骨性后鼻孔；CCA：海绵窦段颈内动脉前膝

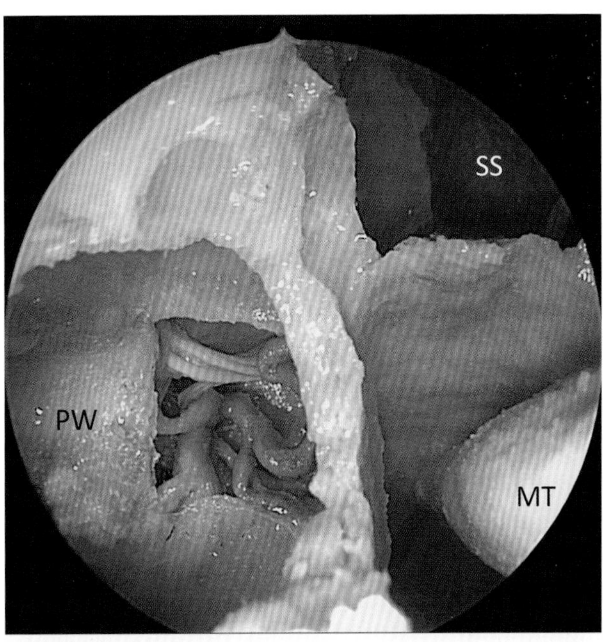

图 44.8 通过上颌窦观察尸头解剖标本，显示右侧翼腭窝内结构。PW：上颌窦后壁；SS：蝶窦；MT：中鼻甲

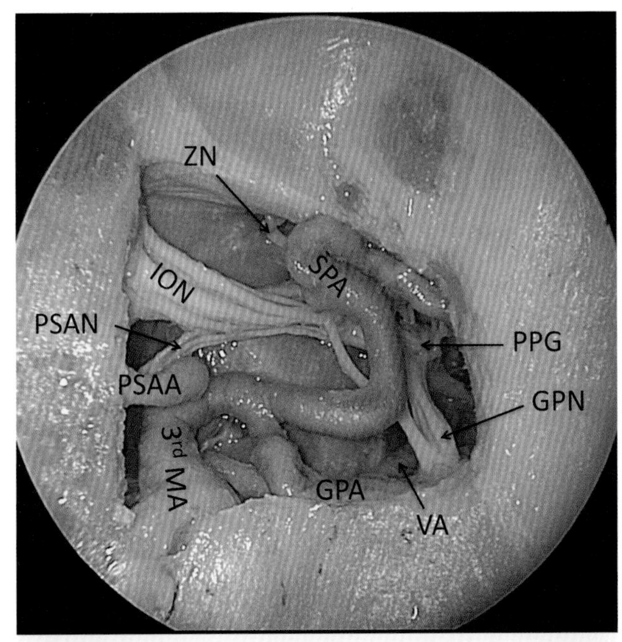

图 44.9 右侧尸头解剖照片，上颌窦内观。翼腭窝内脂肪已经去除。PPG：翼腭神经节；GPN：腭大神经；VA：翼管动脉；GPA：腭大动脉；SPA：蝶腭动脉；ZN：颧神经；ION：眶下神经；PSAA：上牙槽后动脉；PSAN：上牙槽后神经；3rd MA：上颌动脉第三段

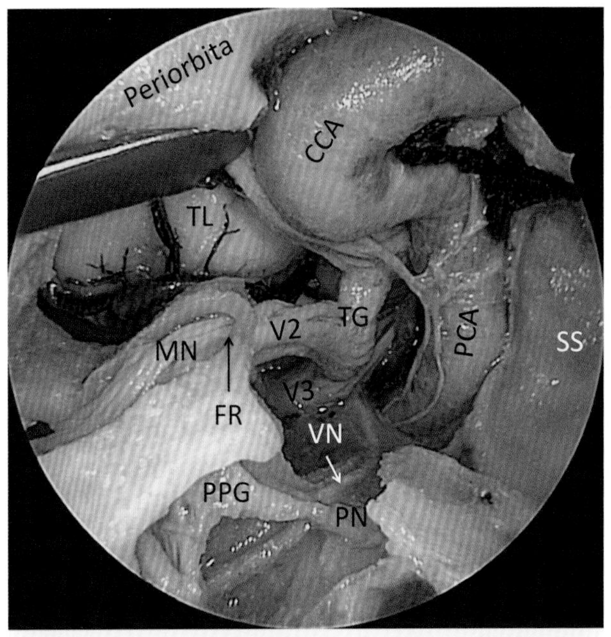

图 44.10 上颌窦外侧壁去除后尸头标本解剖照片。继续向前解剖。翼腭窝位于下方，眶尖位于上方。在图中，眶骨膜已向上牵开。翼管神经（VN）在翼腭窝后方走行，并加入翼腭神经节（PPG）。圆孔（FR）与颞叶（TL）的关系清晰可见。V 2：三叉神经上颌支；V 3：三叉神经下颌支；MN：上颌神经；PN：咽神经；PCA：斜坡旁段颈内动脉；CCA：海绵窦段颈内动脉；SS：蝶窦；TG：三叉神经节；Periorbita：眶骨膜

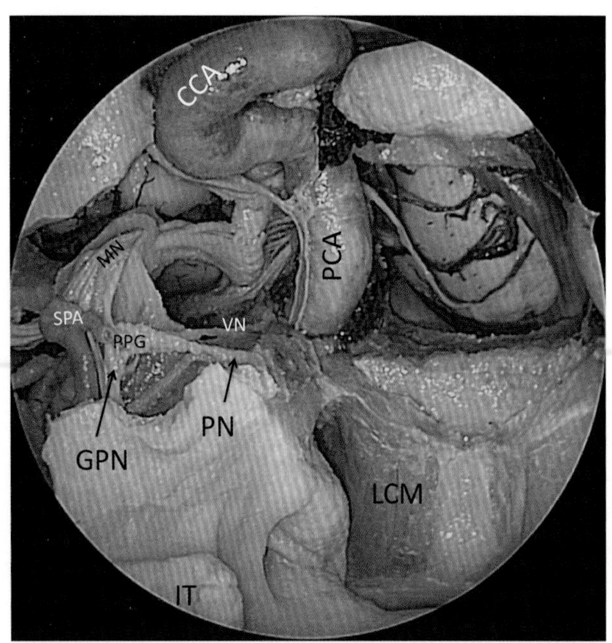

图 44.11　扩大的尸头标本解剖照片。上 1/3 斜坡以及蝶骨平台已经磨除，并切除硬脑膜，同时显露蝶窦外侧壁与翼腭窝交界处。磨除蝶窦底壁暴露翼管神经（VN）。翼管神经向内侧走行加入翼腭神经节（PPG）。咽神经（PN）向外侧走行加入翼腭经节。翼腭神经节位于上颌神经（MN）出圆孔（FR）后的内侧。IT：下鼻甲；LCM：头长肌；PCA：斜坡旁段颈内动脉；CCA：海绵窦段颈内动脉前膝；SPA：蝶腭动脉；GPN：腭大神经

神经节位于翼腭窝后下部分，在此处翼管神经穿出翼管[2]。交通支联系上颌神经与下方的蝶腭神经节。蝶腭神经节发出许多分支，包括向下走行的腭大神经和向内侧走行的鼻腭神经，后者穿经蝶腭孔进入鼻腔，以及咽神经向下进入位于翼管内侧的腭鞘管。

44.3　颞下窝

颞下窝也是一个比较难到达的深部空间。颞下窝的肿物既可以是颞下窝内自身生长的，也可以由肿物从外部侵袭进入颞下窝的。内镜下经鼻手术入路到达颞下窝也需要精准的解剖知识，术者需要有能预见重要的结构与防止并发症的能力。内镜下到达颞下窝首先需要进入翼腭窝，然后通过向外侧解剖进入颞下窝。

44.3.1　内镜下颞下窝骨性解剖

内镜下到达颞下窝首先需进入翼腭窝，向外侧解剖可到达颞下窝（图 44.12，图 44.13）。如果我们首先考虑恒定的骨性解剖会更容易。颞下

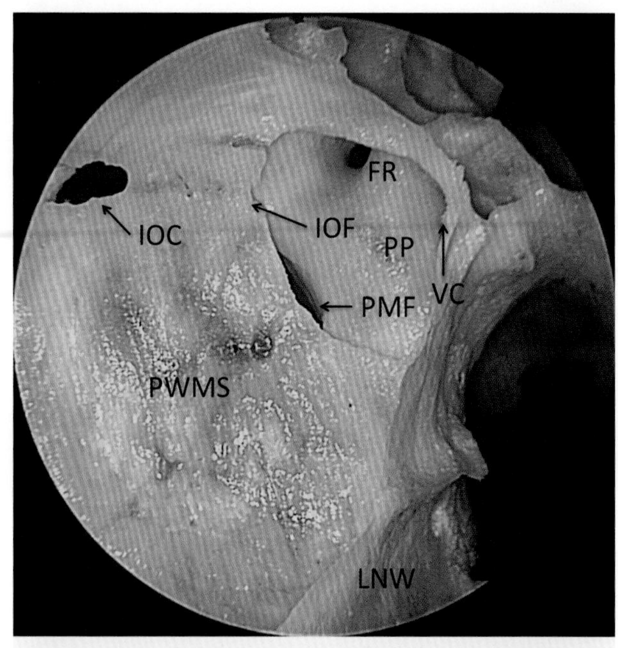

图 44.12　扩大骨窗观察干性标本右侧上颌窦。去除上颌窦后壁（PWMS）内侧部分显露翼腭窝。IOC：眶下管；IOF：眶下裂；FR：圆孔；PP：翼突；PMF：翼上颌裂；VC：翼管；LNW：鼻腔外侧壁

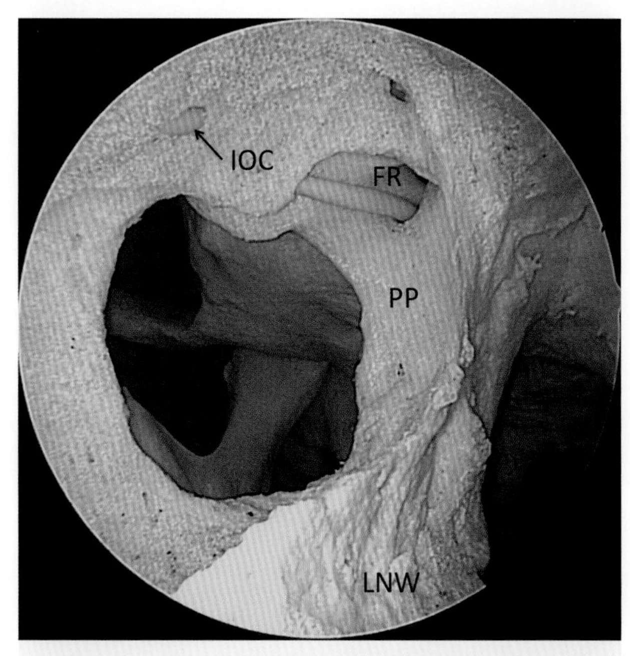

图 44.13　扩大骨窗观察干性标本右侧上颌窦。去除上颌窦后壁内侧部分显露翼腭窝。位于眶下管（IOC）下内侧部分的上颌窦后壁属于翼腭窝。位于眶下管下外侧部分的上颌窦后壁属于颞下窝。PP：翼突；LNW：鼻腔外侧壁；FR：圆孔

窝是一个位于颞下嵴下内侧的空间（图 44.14）。颞下嵴是一个弧形的横向走行的嵴，它将蝶骨大翼的上外侧面（用于附着颞肌）与水平的更小的内侧面（用于附着翼外肌上头）分开[3]。颞下窝的前界为上颌窦后外侧面，前内侧为翼外板，外侧为下颌支，后外侧为颞骨鼓部与茎突[3]。颞下窝上方为蝶骨大翼颞下面，其上有卵圆孔与棘孔。颞下窝不是一个完全封闭的骨性空间。它在下方（翼内肌位置），后内侧（咽鼓管软骨部和腭帆张肌位置），上外侧（颞肌下表面）均为开放状态。翼外板后缘是一个很好的解剖标志，其向后指向卵圆孔。

44.3.2　颞下窝与周围间隙的关系

颞下窝上方和外侧与颞窝相通。颞下嵴是颞下窝与其上方的颞窝的分界[4]。如前所述，颞下窝内侧与翼腭窝相通。在内侧，颞下窝与眶下裂中间部分相通。眶下裂后内侧部分与翼腭窝相通。

44.3.3　颞下窝内容物

该区域内镜解剖判断肌肉的最佳依据就是肌纤维的走行（图 44.15）。翼外肌纤维向后外侧水平走行，其是构成咀嚼肌的主要肌肉之一，分上下两头。上头附着于蝶骨大翼颞下面与颞下嵴，下头附着于翼外板外侧面。上头插入颞下颌关节关节盘和关节囊，下头插入下颌骨髁突（翼肌凹）。

翼外肌占据了颞下窝上部绝大部分。内镜入路的主要缺点之一就是难以控制该区域重要血管的出血，因此翼外肌是内镜经鼻入路重要的解剖标志。翼外肌下表面和外侧面提供了重要的参考标志，上颌动脉与翼静脉丛位于翼外肌外侧面，下牙槽神经与舌神经于翼外肌下缘穿出，颊神经从翼外肌上下两头之间穿出（图 44.16）。

翼内肌纤维向后外侧下行。翼内肌也有两头。较小的浅头起于腭骨锥突与上颌结节，并位于翼外肌浅面。较大的深头起自翼外板内侧面并走行

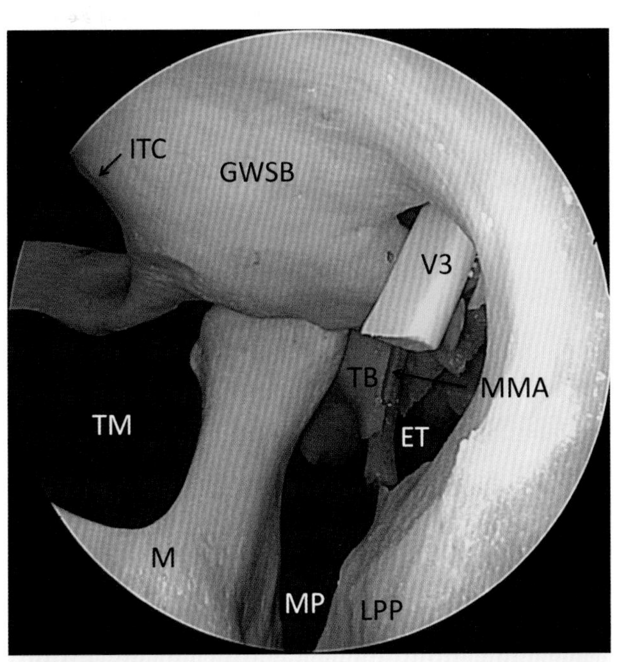

图 44.14　内镜下通过上颌窦后壁缺损观察颞下窝干性标本照片。颞下窝前壁为上颌窦后外侧壁，前内侧为翼外板（LPP），外侧为下颌支（M），后方为鼓骨（TB），上方为蝶骨大翼（GWSB）。这个骨性间隙在下方经翼内肌（MP）开放，向后内侧经咽鼓管（ET）开放，上外侧经颞肌（TM）下表面开放。V 3：三叉神经下颌支；MMA：脑膜中动脉；ITC：颞下嵴

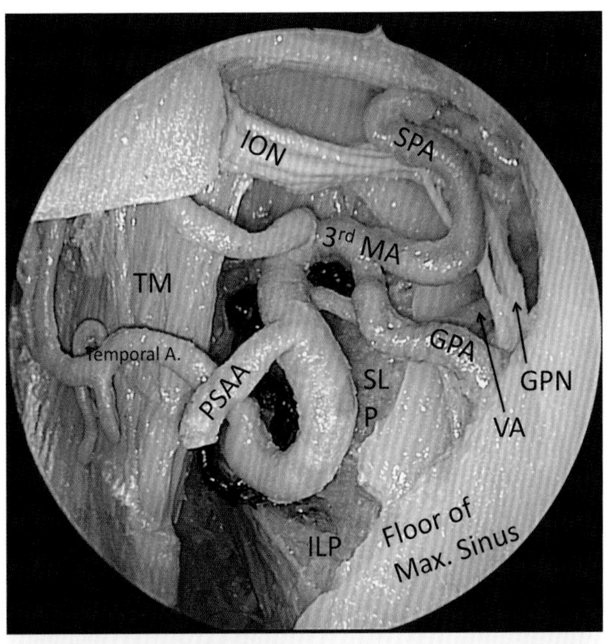

图 44.15　去除右侧上颌窦外侧壁、底壁以及后壁的尸头标本解剖照片，颞下窝内脂肪已经去除。图中显示位于上颌窦外侧壁垂直走行的肌纤维为颞肌（TM）。附着于翼外板浅面水平走行肌纤维为翼外肌上头（SLP）和翼外肌下头（ILP）。GPN：腭大神经；VA：翼管动脉；GPA：腭大动脉；SPA：蝶腭动脉；ION：眶下神经；PSAA：上牙槽后动脉；3rd MA：上颌动脉第三段；Temporal A.：颞动脉；Floor of Max. Sinus：上颌窦底壁

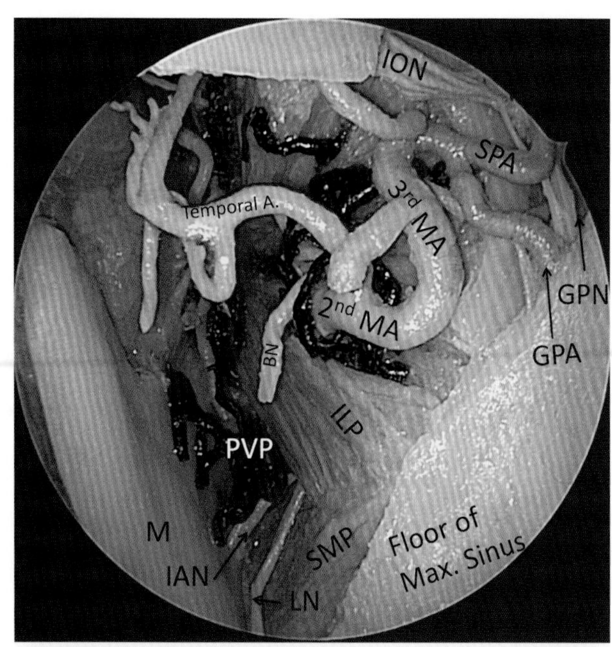

图 44.16　右侧颞下窝尸头标本解剖照片，去除颞肌与脂肪后暴露上颌支（M）。用角度镜观察，可见翼内肌浅头（SMP）。注意翼内肌有浅头和深头。浅头位于翼外肌（ILP）下头的浅面。上颌动脉经翼外肌上下两头之间进入颞下窝。GPN：腭大神经；GPA：腭大动脉；SPA：蝶腭动脉；ION：眶下神经；2nd MA：上颌动脉第二段；3rd MA：上颌动脉第三段；IAN：下牙槽神经；LN：舌神经；PVP：翼静脉丛；BN：颊神经；Temporal A.：颞动脉；Floor of Max. Sinus：上颌窦底壁

至翼外肌下头的深面。翼内肌插入下颌支与下颌角的下部和后部[3]。

腭帆张肌是一个三角形薄片状肌肉，其外表面与翼内肌上部相接触。其位于翼内板、咽鼓管软骨部以及腭帆提肌的外侧。其起自咽鼓管、舟状窝以及蝶骨棘然后变为肌腱并勾绕翼突钩最后插入硬腭变为腭腱膜。

蝶下颌韧带起于蝶骨棘附着于下颌小舌，是判断走行于该区域解剖结构的非常重要的参考标志。走行于蝶下颌韧带与下颌骨之间的上部的结构有翼外肌和耳颞神经，走行于蝶下颌韧带与下颌骨之间的下部的结构有下牙槽神经、腮腺以及上颌动脉。

上颌动脉起自于下颌颈附近的颈外动脉，走行于腮腺内部（图 44.17）。上颌动脉第一段经过下颌颈，走行于下颌支与蝶下颌韧带之间，位于翼外肌下缘。上颌动脉第二段与翼外肌关系密切，其多位于翼外肌外侧，偶尔走行于翼外肌内侧。上颌动脉第三段经翼上颌裂进入翼腭窝。

翼静脉丛是位于翼外肌表面的丰富的静脉丛。翼静脉丛分为翼浅静脉丛与翼深静脉丛分别位于翼外肌浅面与翼外肌深面（图 44.17）。它回流入上颌静脉，上颌静脉与上颌动脉伴行。

下颌神经由两个根组成，一个较大的感觉根和一个较小的运动根，二者在卵圆孔下方混合。下颌神经位于内侧的腭帆张肌与外侧的翼外肌之间（图 44.18）。耳神经节位于下颌神经内侧、下颌孔下方。在感觉根与运动根混合后，下颌神经发出脑膜支与翼内肌支，然后下颌神经分为前干和后干。

前干发出运动支（颞深前神经、颞深后神经、咬肌神经、翼外肌支）以及感觉支（颊神经）。

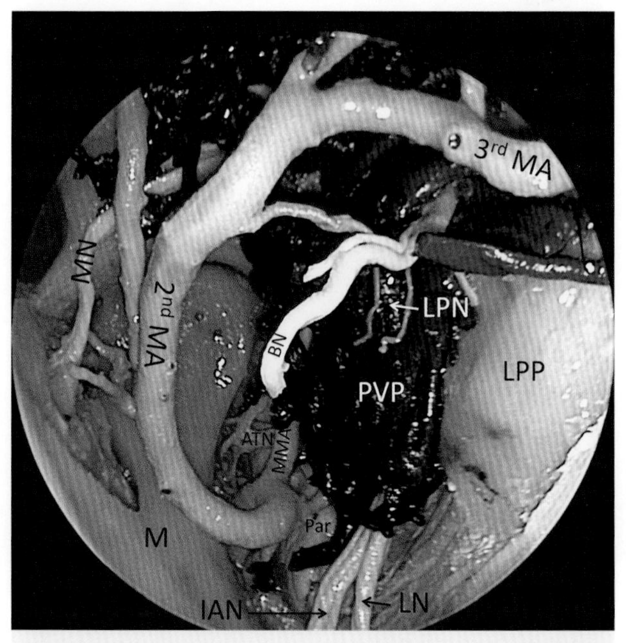

图 44.17　颞下窝尸头标本解剖照片，去除颞下窝内所有肌肉。暴露丰富的颞深静脉丛。可见耳颞神经（ATN）在脑膜中动脉（MMA）周围分叉，并包绕脑膜中动脉。MN：咬肌神经；M：下颌支；IAN：下牙槽神经；LN：舌神经；BN：颊神经；LPP：翼外板；LPN：翼外肌神经；Par：腮腺深部；2nd MA：上颌动脉第二段；3rd MA：上颌动脉第三段

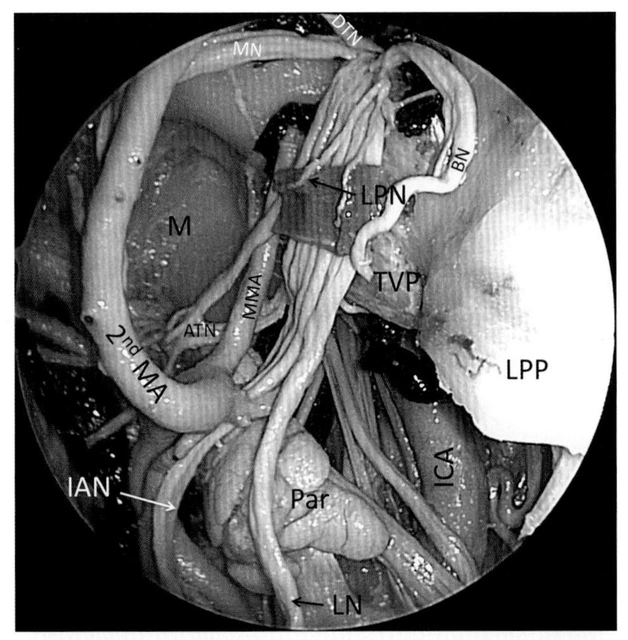

图 44.18　三叉神经下颌支及其分支的尸头标本解剖照片。可见耳颞神经（ATN）在脑膜中动脉附近分为两支并包绕脑膜中动脉。MN：咬肌神经；M：下颌头；IAN：下牙槽神经；LN：舌神经；BN：颊神经；LPP：翼外板；LPN：翼外肌神经；Par：腮腺深部；2nd MA：上颌动脉第二段；ICA：颈内动脉；TVP：腭帆张肌；DTN：颞深神经

颞深神经与咬肌神经穿经翼外肌上方分别进入颞肌深面与咬肌。颊神经从翼外肌上下两头之间穿出，走行于颞肌下方，然后出现在下颌支内侧和咬肌前缘。颊神经与面神经颊支相交通。

后干发出舌神经、下牙槽神经以及耳颞神经。舌神经向下走行（从翼外肌和腭帆张肌之间）。舌神经从翼外肌下缘穿出，并在下颌支与翼外肌之间向前下走行。舌神经位于下牙槽神经深部稍靠前方的位置。下牙槽神经也经翼外肌下缘穿出，走行于下颌支与蝶下颌韧带之间至下颌孔。在进入下颌孔前发出下颌舌骨肌神经。耳颞神经穿翼外肌深面向后走行，并经过蝶下颌韧带与下颌颈之间穿出，然后分为两支包绕脑膜中动脉然后合为一干，发出数条分支支配腮腺筋膜。

（乔晋晟　译，王龙　校）

参考文献

[1] Roberti F, Boari N, Mortini P, et al. The pterygopalatine fossa: an anatomic report. J Craniofac Surg, 2007, 18(3):586–590

[2] Li J, Xu X, Wang J, et al. Endoscopic study for the pterygopalatine fossa anatomy: via the middle nasal meatus-sphenopalatine foramen approach. J Craniofac Surg, 2009, 20(3):944–947

[3] Elhadi AM, Zaidi HA, Yagmurlu K, et al. Infraorbital nerve: a surgically relevant landmark for the pterygopalatine fossa, cavernous sinus, and anterolateral skull base in endoscopic transmaxillary approaches. J Neurosurg, 2016,125(6):1460–1468

[4] Fortes FS, Sennes LU, Carrau RL, et al. Endoscopic anatomy of the pterygopala- tine fossa and the transpterygoid approach: developm ent of a surgical instruction model. Laryngoscope, 2008, 118(1):44–49

第 45 章 | 经鼻内镜下经筛 - 翼 - 蝶入路

Davide Locatelli, Fabio Pozzi, Apostolos Karligkiotis, Mario Turri-Zanoni, Jacopo Zocchi, Paolo Castelnuovo

摘　要

经筛 - 翼 - 蝶入路（TEPS）提供了到达前颅窝与中颅窝侧方以及颞下窝的外科通道。它是对内镜经筛入路的扩大应用。此手术入路适用于所有向侧方侵袭至颅底颈内动脉段的病变。本章详细介绍了通过 TEPS 入路安全及成功到达颅底的每一个外科步骤。

关键词

经筛入路，经翼入路，经筛 - 翼 - 蝶入路

内容要点

· TEPS 入路提供了到达蝶窦侧方部分、海绵窦、Meckel 囊、中颅窝、岩骨尖、颞下窝和上咽旁间隙的通路。

· 起源于以及侵犯至这些区域的不同疾病适用于 TEPS 入路，包括脑脊液漏、良性肿瘤以及部分恶性肿瘤。

· 在决定任何手术之前，必须通过 CT 和 MRI 对病变进行术前影像学评估。这些研究是非常重要的，目的是在组织活检之前能够获得病变特征，避免富血供肿瘤大量出血或者在脑膜膨出的情况下避免脑脊液漏。

· 为了更好地解析病变与临近血管结构的关系，有必要应用神经导航系统，包括 CT/MRI 融合影像或者 CTA。术中多普勒超声对探测被肿瘤挤压移位的大血管们是一种有帮助的设备。

· 上颌窦后壁、翼管、圆孔、卵圆孔、棘孔、蝶骨嵴、咽鼓管和蝶窦的斜坡旁和鞍旁颈内动脉识别都是重要的标记。

· 如果在手术中硬脑膜被打开则需要应用自体移植物对颅底进行多层重建。由于与上方的脑神经关系密切，在这些部位采用垫片密封技术更为合适。鼻中隔黏膜瓣在硬脑膜水密修补中作为第三层可以达到更好的效果。在二次修补时，颞顶筋膜瓣可作为另一种选择。

45.1　引　言

经筛 - 翼 - 蝶入路（TEPS）是一种内镜扩大入路。它是一种通过磨除翼突基底并经筛骨路径向侧方到达蝶窦和（或）翼腭窝（PPF）的途径。在冠状面上，此入路可以达到中颅窝（包括海绵窦、Meckel 囊）、岩骨尖、颞下窝以及上咽旁间隙。

这些是颅底手术不容易达到的区域。通常需要应用侧颅底入路，如经颞骨和中颅窝入路。然而这些技术有不可避免的缺陷：延长麻醉时间和术后住院时间及其所带来的风险；增加术后并发症的发生率，如术中脑牵拉所导致并发症，暂时性或永久性面瘫，听力丧失和平衡障碍，特别是在经颞骨入路的患者。经前面部入路（如扩大上颌骨切除术、面部移位术、上颌骨外旋术、面正中掀翻术、鼻侧切术）也曾经被应用过，但这些手术入路增加了面部畸形的风险以及所伴随的眶下神经和泪腺功能障碍。

近 25 年，经鼻神经内镜入路到达鞍区已经被提出可以代替传统的经显微镜颅底操作。随着神经外科医生经鼻内镜垂体手术经验的提升，使得部分医生拓宽他们的工作范围包括用内镜治疗海绵窦和岩骨尖病变。另外，近些年来，随着外科技术、精细手术器械、解剖知识的发展以及神经

导航的应用，使应用神经内镜向更侧方到达颞下窝已经成为现实[1]。

然而，有一点需要记住，由于在颅底深部而重要神经血管结构在其内，即使是对于有经验的医生，应用此入路到达这部分区域也是很有挑战性的。因此，掌握解剖关系、变异和标识，对于这些区域的成功和安全处理是至关重要的。

45.2　适应证

经筛 - 翼 - 蝶入路（TEPS）入路适用于治疗颅内，颅外向侧方侵犯至斜坡旁颈内动脉区域的病变。关于颅内结构，此入路可以到达海绵窦侧方部分，中颅窝底（特别是那些翼突气化良好的患者）以及岩尖和后颅窝[2-3]。另一方面，TEPS 入路提供了到达颞下窝和咽旁上间隙等颅外区域的通道。通过此入路，手术目的既可以是取活检进行病理诊断也可以是对病变进行彻底切除。侵犯这些区域大部分病变可以仅通过临床表现和放射学评估进行诊断，而且可以在一次手术过程中对病变进行活检和彻底切除。但供血丰富的病变及脑膜脑膨出（MEC）则是活检的禁忌证。

然而，一些诊断不明的特殊病例，特别是当其被怀疑是恶性肿瘤时，组织活检则是必须执行的穿刺性检查。例如，当怀疑是淋巴细胞增生性疾病，间叶组织来源肿瘤（肉瘤等）或低分化癌时，对肿瘤组织进行外科活检（图 45.1，图 45.2）来获得准确的诊断是指导选择正确治疗手段（如不同方案的放疗和化疗）所必需的。要牢记冰冻切片不足以鉴定不同组织类型，想要做出最权威的组织学诊断，则必需应用不同染色的免疫组化技术。

以下疾病起源或侵犯至这些区域病变能够通过经翼操作步骤到达（表 45.1）：

- 脑脊液漏，脑膜膨出或蝶窦侧方的脑膜脑膨出。
- 垂体大腺瘤。
- 颅咽管瘤。
- 脊索瘤和脊索肉瘤。
- 脑膜瘤。
- 起源于翼管神经，三叉神经第二支和第三支的神经鞘瘤。
- 鞍区肿瘤（转移性肿瘤）。
- 皮样囊肿及表皮样囊肿。
- 胆固醇肉芽肿。
- 骨纤维性疾病（骨纤维性结构不良等）。
- 青少年鼻咽血管纤维瘤（JNA）。
- 部分鼻腔及颅底恶性病变（鳞状细胞癌，腺癌，腺囊癌等）。
- 部分鼻咽癌（复发未分化癌等）。

45.3　禁忌证

TEPS 入路没有绝对的禁忌证。然而，当病变

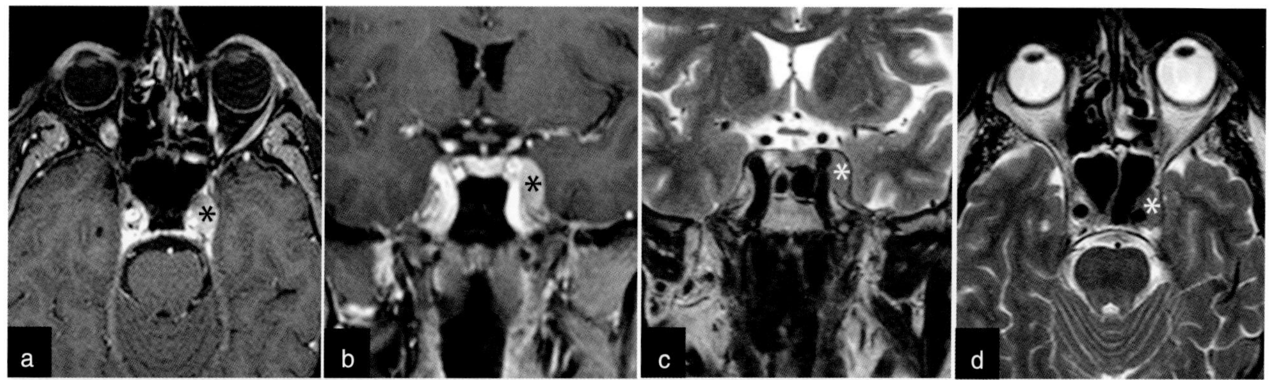

图 45.1　左海绵窦病变轴位（a）和冠状位（b）的术前 T1 加权对比增强 MRI 成像显示颈内动脉前外侧存在对比增强组织。术前冠状面（c）和轴面（d）的 T2 加权 MRI 显示与海绵窦扩大相关的等信号海绵窦内病变。白色和黑色星号：病变侵入左侧海绵窦

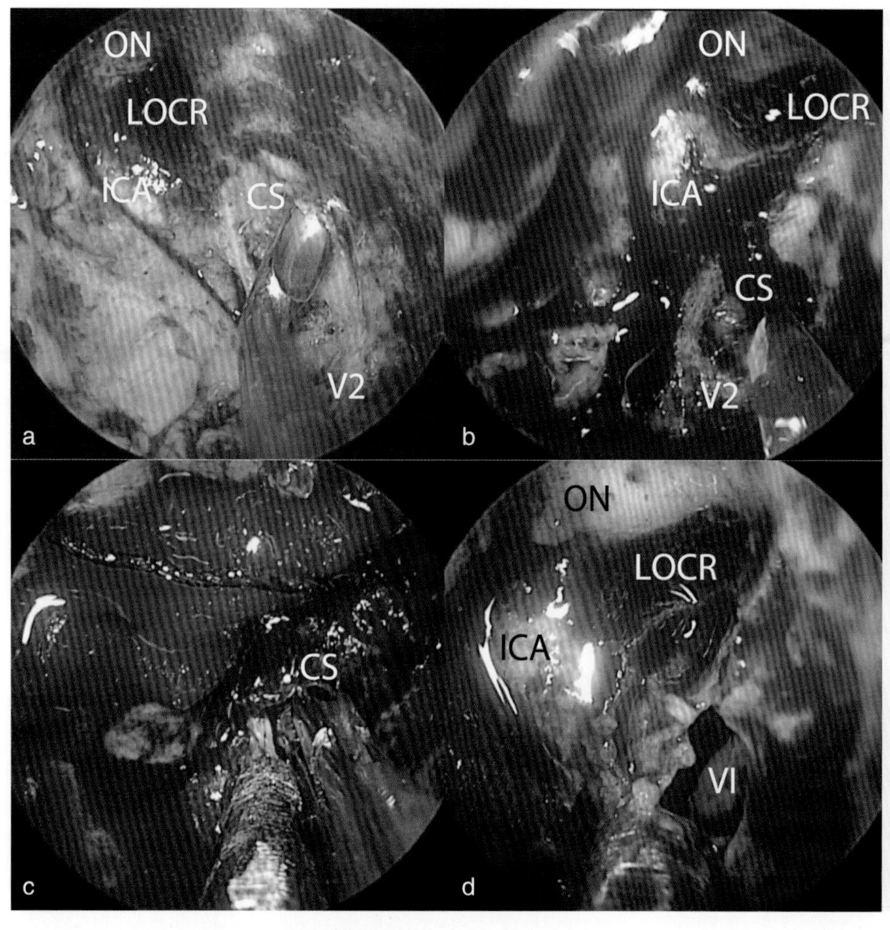

图 45.2 海绵窦内病变的内镜下经鼻 TEPS 入路，如图 45.1 所示。a. 内镜下视神经、颈内动脉和视神经 – 颈动脉外侧隐窝的蝶窦内观，切除三叉神经第二支上方蝶窦外侧壁的骨质，暴露海绵窦硬脑膜。b. 三叉神经第二支上方海绵窦硬脑膜切开术。c. 取海绵窦内病变进行活检。d. 海绵窦的最终内镜观，可见展神经。ON：视神经；ICA：颈内动脉；LOCR：视神经 – 颈内动脉外侧隐窝；CS：海绵窦；Ⅴ2：三叉神经第二支；Ⅵ：展神经

表 45.1 经翼突通道

入路	最佳适应证
经翼突入路到达蝶窦外侧隐窝	起源于或延伸至该区域的病变（内翻性乳头状瘤、纤维骨病变、JNA、广泛性炎症性疾病）
TEPS 入路到达海绵窦和中颅底	选定的肿瘤病例： ○ 垂体大腺瘤或脑膜瘤对放射治疗无效或存在脑神经障碍 ○ 第Ⅴ和Ⅵ对脑神经肿瘤（如神经鞘瘤）。 ○ MCF 的脑脊液漏（如 Sternberg 管）
经翼突 / 经蝶入路到达内侧岩尖	岩尖向斜坡和蝶窦外侧隐窝扩展的病变（如硬脑膜外胆固醇肉芽肿、胆脂瘤、皮样肿瘤）
经翼突 / 经蝶入路到达岩斜区	○ 沿岩斜交界处内侧部分的硬脑膜内或硬脑膜外病变（例如软骨肉瘤、脊索瘤、岩斜脑膜瘤、来自鼻窦区域的病变） ○ 岩斜交界区脑脊液漏
TEPSA	○ 对于向外侧扩展的大型病灶 ○ 鼻咽癌 ○ 颞下窝病变

CSF：脑脊液；JNA：青少年鼻咽血管纤维瘤；MCF：中颅窝；TEPS：经筛 – 翼 – 蝶入路；TEPSA：经筛 – 翼 – 蝶跨中线入路

侵犯至上文提到的某些区域的特定解剖结构通过经鼻通道是无法切除的，需要通过鼻腔外入路才能做到全切。或者当肿瘤侵犯至重要结构时将会完全阻止病变的彻底切除。无法通过经鼻内镜彻底切除的主要区域包括包绕颈内动脉的咽旁区域，侵袭到硬腭 / 软腭的病变，海绵窦与眶的外上部分。

另外，当处理之前已经经过手术治疗或放射治疗的复发病变以及怀疑侵犯至颈内动脉外膜的病变则需要进行仔细的术前评估。这种情况下，因缺少有效的解剖标志而使手术受到限制并且增加了术中颈内动脉术中损伤甚至破裂的风险。

45.4 术前评估

术前评估包括鼻内镜检查，影像学检查以及活检（必要时）。鼻内镜检查是极为重要的，它可以评估鼻窦的解剖以及发现可以影响颅底重建选择的所有解剖变异（如鼻中隔偏曲、长刺或穿孔）。而且所有侵犯至颅外鼻腔内的病变或是脑

脊液鼻漏通过鼻内镜检查都能够被发现。鼻腔的液态分泌物应该被收集下来进行 β－转铁蛋白检测来筛查那些高度怀疑脑脊液漏患者。CT 和增强 MRI 可以作为补充检查手段，第一，它可以评估骨性边界。第二，它可以显示出肿瘤侵犯到区域的详细信息以及与周围不同组织的区别（肿瘤组织与脑干）。如要显示出翼突基底部、蝶鞍、岩尖、斜坡、蝶骨大翼及其外侧壁的骨质受累情况，行鼻窦 CT 扫描则是必要的。另一方面，MR 扫描可以评估肿瘤的特性（血管化程度）、血管包绕情况，以及与脑神经的关系。这些放射性检查成了手术导引工具。影像学导引在经鼻内镜入路中已经成为非常关键一项措施。实时影像追踪神经导航系统，应用术前 CT 数据进行三维重建以及 CT/MRI 融合影像技术大大提高了手术过程中的精准性。

另外，血管成像技术（CTA、MRA 或常规血管成像技术）在评估因肿瘤引起的颅内动脉移位或包绕以及评估那些位于鼻咽壁后易发生弯曲的咽旁段颈内动脉走行是很有必要的。

如果病变侵袭至鼻腔内，当影像学评估彻底完成后（排除了青少年鼻咽血管纤维瘤或脑膜脑膨出），为了获得更加准确的术前诊断应该多点活检来行组织病理学检查。当预计术中颈内动脉损伤或破裂风险较高时，则必须另行颈内动脉闭塞试验进行术前评估。

对颅底病变患者要常规行脑神经体格检查。在这方面，听力检查对于怀疑有岩尖侵犯的患者是非常有帮助的。

这些患者需要神经外科医生、耳鼻咽喉科医生、血管内介入医生、口腔颌面外科医生、神经放射医生以及其他相关专家进行多学科会诊与评估。同样，那些计划通过微创方法来进行有效治疗的垂体病变，则需要对这部分患者进行细致的内分泌学及神经外科学评估。多学科会诊与评估对于有眼眶临床表现的患者也是必需的。眼科医生对于此类患者必须行眼科检查。对于评估病变是否发生原位或远处转移的病变，特别是颅底恶性肿瘤，则需要颈部超声和全身 CT 扫描或 PET-CT 扫描。

为了避免术中出血过多，患者在术前应该停用一切抗凝药物及非甾体抗炎药（NSAID）。有感染性鼻窦炎患者需在术前治愈鼻窦炎。

必须向患者告知手术的风险，如神经血管损伤、硬脑膜修补的可能性。开颅手术可能在术中作为一种替代或补充手段。

45.5　手术技术

患者取平卧位。将 CTA 或 CT/MRI 融合数据导入磁导航系统，经外耳道多普勒超声常在手术切除过程中用来提供病灶与重要血管结构关系信息。应用 0° 内镜，双人四手操作法。我们认为同侧单鼻孔操作足够用来处理小病灶[4]。对于中到大型病灶，则需要通过切除蝶窦中隔和蝶嘴经双鼻孔操作来处理。在双人四手操作法中，为了使手术器械能有更好的操作空间以及提供到达对侧的中颅窝底的通道则需要将一部分犁骨切除。

手术方法是根据所需治疗病变的侵袭范围及组织学特性而量身定制的。比如，切除范围位于中鼻甲和上鼻甲的下部以保留嗅黏膜。采用前后筛窦切除术，大的上颌窦造口术和蝶窦切开术以完全显露眶纸板和眶尖。

在腭骨筛嵴后面识别并电凝蝶腭动脉（SPA），然后切开以暴露蝶腭孔（SPF）。如果希望用同侧鼻中隔黏膜瓣重建颅底，则应该保留蝶腭动脉的鼻中隔分支[5]。然而，如果在术中无法保留血管蒂，那么总是可以获取并使用对侧黏膜瓣进行重建。

随后将腭骨的眶突和蝶突磨除，显露出翼腭窝和蝶腭管。在这步中，非常重要的是要辨认出蝶窦基底的血管网，包括腭鞘和翼管动脉。根据需要，使用 Kerrison 咬骨钳从内侧至外侧方向切除上颌窦后壁，一般可到达矢状面并越过眶下神经（ION），从而充分显露翼腭窝。在这一手术步骤中，上颌窦后壁后面的骨膜同时也是翼腭窝的表面必须注意保留。翼腭窝含有一坨包绕上颌动脉及其分支的纤维脂肪组织。在这个血管网后面是由三叉神经第二支、眶下神经、翼腭神经节、腭大神经和腭小神经组成的神经结构。

通过去除腭骨的垂直突，在腭管内可以看到腭降动脉和腭神经。当分离并电凝腭鞘动脉、翼管动脉和腭降动脉时，要向侧方稍微推移包裹在骨膜内的翼腭窝内容物，以便保留翼肌的基底部[6]。这样，通过将包裹在骨膜层中的翼腭窝内容物移向外下侧，即可很容易的识别翼管（内侧）和含有三叉神经第二支的圆孔（外上侧）。

将翼骨基部和翼状肌基底部磨除，沿着翼管可以追踪至破裂孔和颈内动脉岩骨段[7-8]。此时可以识别颈内动脉的斜坡旁部分和岩骨水平部分。颈内动脉下方的骨质可以被磨除直到后方的咽鼓管和侧方的翼外侧肌[9]。

对涉及脑膜脑膨出（图 45.3，图 45.4）和中颅窝脑脊液漏的病例，则需要进行多层颅底重建[10-11]。自体材料如阔筋膜、颞肌（或腹肌）筋膜、腹部或大腿脂肪、鼻中隔或鼻甲黏膜瓣、鼻中隔或鼻甲软骨是首选的重建材料，但异体材料也可以使用。硬脑膜修补所用材料取决于手术入路的类型、部位以及缺损的程度。在此位置的颅底重建技术需要至少 2~3 层的多层重建方式（第 1 层移植物作为颅内的硬脑膜内层，第 2 层作为颅内的硬脑膜外层，第 3 层做为颅外覆盖层）以保证重建的水密性。在神经血管结构靠近骨边缘的关键区域，由于缺乏移植空间，这种技术应用起来可能有风险。在这种情况下，更适用于垫片密封封闭并能展示出更好的结果。在这种技术中，首先将修补用的范围稍大于骨缺损的软骨或骨固定于骨缺损处，然后将一块远大于硬脑膜缺损的范围筋膜（通常是阔筋膜）放置其上，这样做的目的是获得牢固的颅底缺损骨性边界而使筋膜的边缘在颅外，以避免修补材料与临近的血管神经结构相接触。可在各层之间放置一些脂肪组织，以减少他们之间的空隙，这些空隙的存在可增加脑脊液漏的风险。

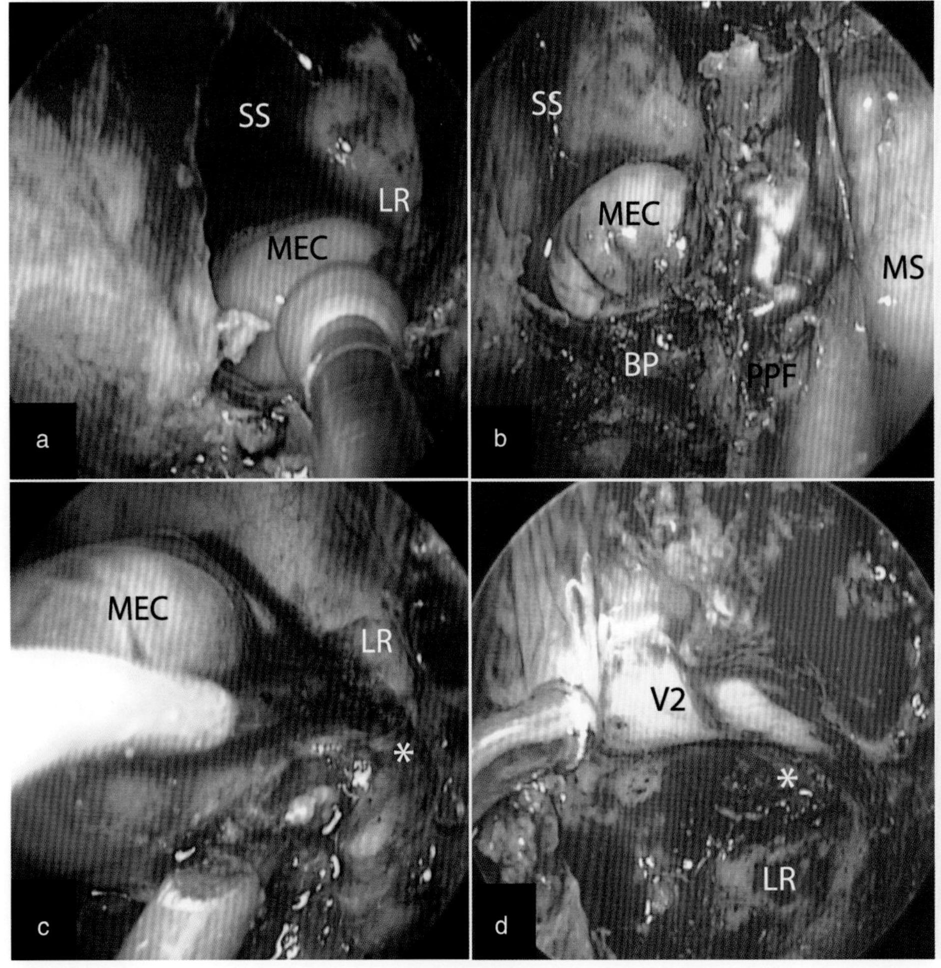

图 45.3 左侧蝶窦外侧隐窝脑膜脑膨出的 TEPS。a. 完全开放筛窦 – 蝶窦后，磨除蝶窦基底和翼突基底部骨质。b. 翼腭窝的内容物在其主要血管电凝和切断后被牵向外侧，以便切除翼突基底部骨质，从而可以充分暴露位于外侧隐窝中的病变。c. 电凝位于左侧蝶窦外侧隐窝的骨质缺损水平的脑膜脑膨出。d. 暴露位于三叉神经第二支外侧的中颅窝骨质缺损。MEC：脑膜脑膨出；MS：上颌窦后壁；LR：外侧隐窝；SS：蝶窦；BP：翼突基底部；PPF：翼腭窝；V 2：三叉神经第二支；白色星号：骨质缺损；TEPS：经筛 – 翼 – 蝶入路

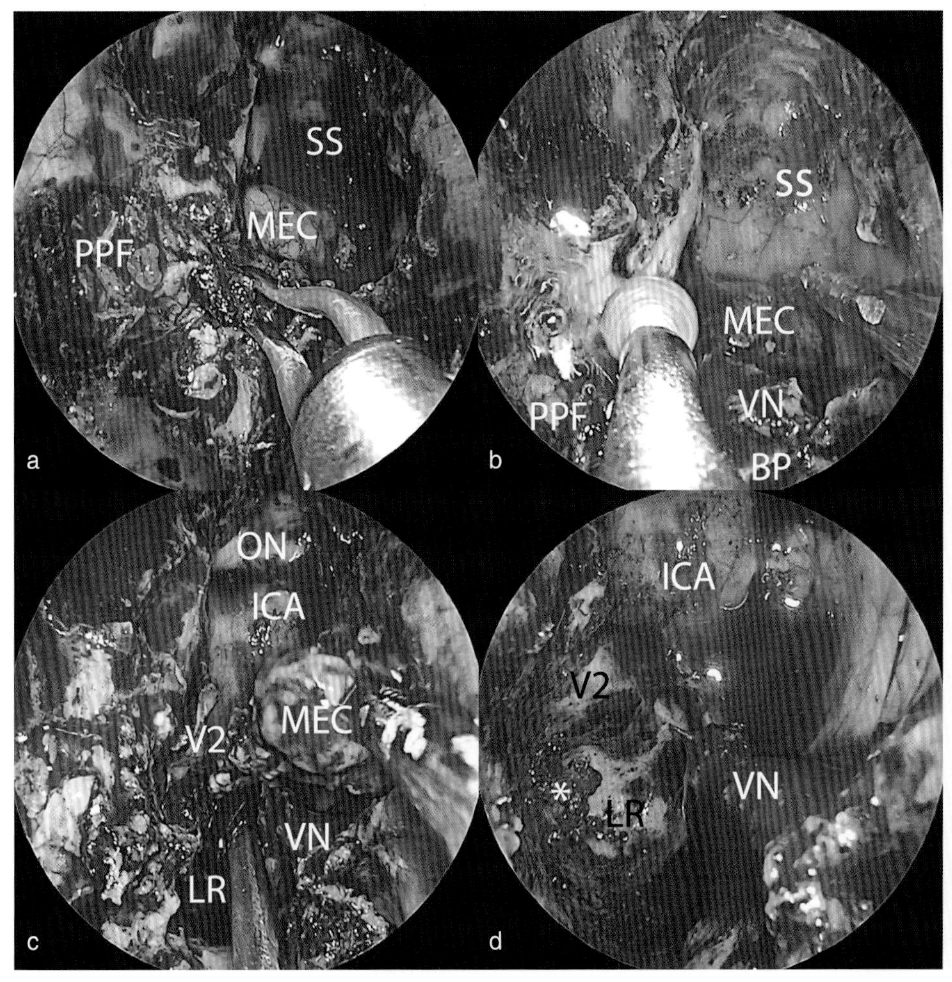

图 45.4　内镜下经鼻 TEPS 入路治疗右侧蝶窦外侧隐窝脑膜脑膨出。a. 一旦打开翼腭窝，电凝主要血管以显露翼腭窝的骨膜袋并牵向外侧。b. 磨除翼突基底部暴露脑膜脑膨出和中颅窝的骨质缺损。c. 脑膜脑膨出的电凝和切除。三叉神经第二支、视神经和翼管神经均已显露。d. 位于三叉神经第二支外侧的右侧蝶窦外侧隐窝骨质缺损的最终视图。MEC：脑膜脑膨出；SS：蝶窦；PPF：翼腭窝；BP：翼突基底部；LR：外侧隐窝；V 2：三叉神经第二支；VN：翼管神经；ON：视神经；ICA：颈内动脉；白色星号：骨质缺损

目前重建使用的第 3 层是鼻中隔黏膜瓣或 Hadad-Bassagasteguy 黏膜瓣 [12]。为了获得黏膜瓣，外科医生应该注意保留蝶腭动脉的鼻中隔分支。关于鼻中隔黏膜瓣取病变的对侧还是同侧则取决于手术的方法。在所有的病例中，获取黏膜瓣蒂的切开都要在蝶窦开口的下方，上鼻甲尾部的上方以保留蝶腭动脉的分支。切口从蝶嘴的内侧开始然后在鼻中隔的矢状面上，沿着一条连接上鼻甲和中鼻甲腋的假想线向前延伸大约 1/3~1/2，以保留嗅觉。随后，以软骨膜下 / 骨膜下方式剥离黏膜，将其移向下方，以便在保留蝶腭动脉鼻中隔分支的同时进行广泛的蝶窦切开。

当需要做同侧经翼入路且黏膜瓣与病变在同一侧时，黏膜瓣蒂下方切口需要正好在中鼻甲尾部上方，沿着鼻孔向下通过犁骨延伸至上颌骨嵴。在侧方，黏膜瓣蒂的上，下切口都要到达蝶腭孔。然后将鼻中隔矢状面下切口向前延伸至与上切口相同长度。在前方切一垂直切口将上，下切口连接。黏膜瓣和蒂都是通过软骨膜下 / 骨膜下剥离形成的 [13]。

当在病变对侧做黏膜瓣时，仅可以通过以软骨膜下 / 骨膜下方式剥离原来的上切口下方的黏膜形成鼻中隔补救性黏膜瓣。然后在同一水平或蝶骨底部以下将其放置，以保护黏膜瓣蒂不受器械损害。在手术结束时，可以按照同侧经翼入路相同的步骤获取完整的带蒂鼻中隔黏膜瓣，将补救性黏膜瓣和改良的补救性黏膜瓣切口扩展至标准的鼻中隔黏膜瓣切口。

如果必须将此入路扩展到颞下窝以获得更大的视角和尽可能多的外侧工作空间，则必须进行内镜下行切除下鼻甲和上颌窦内侧壁的上颌骨内侧壁切除术 [14]。此外，在肿瘤向深部外侧侵犯的病例中，支点必须进一步向外移动。为此，上颌骨内侧切除范围能够向前延伸至梨状孔（改良

Sturman-Canfield 入路）。如需要，上颌窦前内侧部分也可以通过内镜 Denker 入路切除，此时要保留三叉神经第二支。

在脂肪垫被移除后，可以看到插入翼外侧板（LPP）的两个翼外侧肌头，两侧与颞肌的深部相邻。翼外肌并于其内侧插入物相分离。沿着椎动脉磨除翼突根直到颈内动脉的内侧膝部。然后磨除翼内板（MPP）以显示咽鼓管软骨部的内侧。在这一步中，将翼内肌（MPM）的附着部分从 MPP 外侧分离出来，以显示出腭帆张肌和后面的腭帆提肌（图 45.5）。

值得注意的是，翼外板的上缘对于识别三叉神经第三支是一个有用的标志；通过磨除这块骨质，外科医生能够找到并切除位于咽鼓管软骨部上部由卵圆孔（FO）发出的三叉神经第三支。在骨性颅底水平向后外侧移动，能够发现并切断穿过棘孔（FS）的脑膜中动脉。恰好在棘孔后面，蝶骨棘被暴露。然后，将咽鼓管软骨部切除至骨性咽鼓管，骨性咽鼓管是识别颈内动脉岩段和咽旁段（外侧膝）交接处的重要标志。从前向后的视角，一组解剖标志可以用来定位颈内动脉进入颈动脉管：卵圆孔，棘孔，蝶骨嵴和骨性咽鼓管。这样，外科医生能够定位并且安全地对颈内动脉咽旁段上部进行轮廓化[15]。

当扩大切除暴露颈内动脉或中颅窝硬脑膜时，缺损处必须修补。为此，主要使用从对侧鼻腔获取的并在手术过程中暂时储存在腔内的鼻中隔黏膜瓣。如果肿瘤已经累及鼻中隔，或者之前的治疗已经破坏了鼻中隔的血供，则首选通过颞颧管进入鼻腔的颞顶筋膜瓣[16]。

45.5.1 “潜水技术”

如果病变涉及海绵窦或蝶鞍，甚至在后颅窝水平，所谓的“潜水技术”是非常有用的。一旦肿瘤或部分肿瘤被切除，术腔被建立起来，连接冲洗泵并关闭术中用于冲洗镜片的冲洗鞘的吸引装置，进行持续冲洗，通过在腔内填充生理盐水，可以使医生进入术腔并扩大无效腔。这种方法提

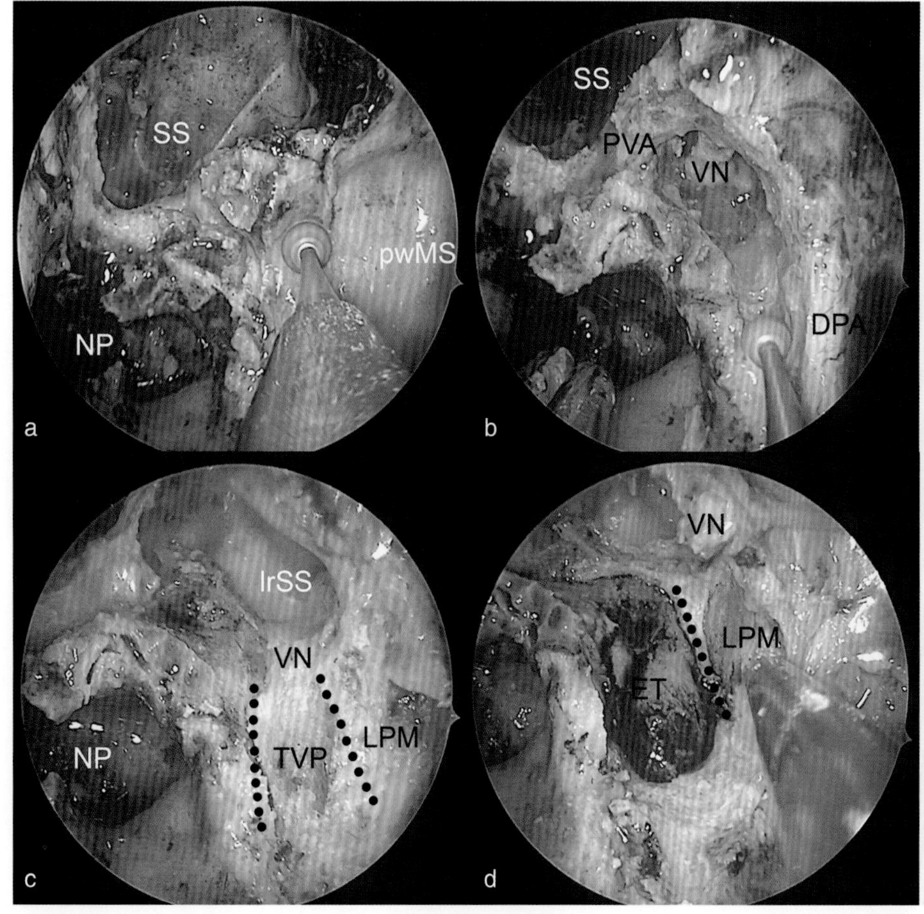

图 45.5 对 1 例 63 岁女性患者进行的经鼻内镜下 TEPS 鼻咽切除术（左侧）术中图像，该女性在放化疗后未分化鼻咽癌复发（UCNT，WHO Ⅲ型）。a. 左侧上颌骨内侧切除术，暴露上颌窦后壁和翼突根部。b. 切除上颌后壁和腭骨，以暴露蝶骨基底部的神经血管网络：翼管神经血管束、腭鞘动脉和腭降动脉。c. 一旦磨除翼突根部，翼内板和翼外板（黑色虚线）会变得明显，同时也暴露出翼窝和腭帆张肌。d. 为了暴露咽鼓管的软骨部分，去除全部翼内板，并分离翼肌。NP：鼻咽；pwMS：上颌窦后壁；SS：蝶窦；VN：翼管神经；DPA：腭降动脉；PVA：腭鞘动脉；lrSS：蝶窦外侧隐窝；TVP：腭帆张肌；LPM：翼外肌；ET：咽鼓管（软骨部）

供了一个很好的，可以看到残留的肿瘤及其包膜、海绵窦壁，甚至垂体的水下视图。如果肿瘤有残余，在最初肿瘤切除后所形成的术腔内注射生理盐水，使用潜水技术可以将肿瘤全部切除。

“潜水技术”的主要优势包括：提供一个不会受到海绵窦渗血或残留肿瘤影响的良好视野；由于生理盐水的流动，通过压力和方向的变化使术腔进一步扩大，导致病变被水分离和微小残留物的切除；识别脑脊液漏或海绵窦壁穿孔；由于冲洗压力清除了血块并控制微小的出血。

45.6　术后管理

术后 24h 行 CT 或 MRI 检查颅内是否有出血、梗死、气颅以及病变残留。通常在第 2 天拔除鼻腔填塞物。如果手术结束时为避免粘连和结痂在单侧或双侧鼻腔放置的硅胶片，通常在手术后 2 周以后取出。在此期间，需要用生理盐水冲洗鼻腔，以更好地清理鼻腔。

在第一次经鼻内镜治疗期间，要清除手术腔内残留的结痂、纤维蛋白和血凝块，如果用了黏膜瓣要检查其情况。感染和肉眼可见的脑脊液漏需要处理。除非患者有颅内压升高的迹象，否则手术时一般不做腰大池引流。对术前已经存在颅内高压的病例，应该考虑脑室－腹腔分流术。如果术后有可疑脑脊液漏，且通过 CT 放射学评估排除了张力性气颅，进行 5~6d 的腰大池引流可能会有所帮助。然而，如果肉眼出现可见的脑脊液漏，则应立即行修补手术。

患者必须根据病理情况定期接受随访。大多数病例需在 15d、30d、90d 后行内镜检查。第一年每 3 个月检查 1 次，第 2 年每 6 个月检查 1 次，然后每年检查 1 次。术后 6 个月行 MRI 检查，然后每年检查 1 次。恶性病变应进行严格的临床随访和放射学检查，第 1 年每个月行内镜检查和每 4 个月行 1 次 MRI 检查，第 2 年分别每 2 个月行内镜检查和每 6 个月行 MRI 检查，之后每 6 个月行 1 次内镜和 MRI 检查。颈部超声和全身 CT 检查每年行 1 次，两种检查之间间隔 6 个月。对于高级别的肿瘤，第 1 年每 6 个月行 1 次 PET-CT 检查，此后每年行 1 次。

45.7　并发症

TEPS 入路的主要并发症有视神经损伤，颈内动脉损伤，动眼神经、滑车神经、三叉神经（Ⅴ1、Ⅴ2、Ⅴ3 支）以及展神经损伤，脑脊液漏。对解剖关系的充分认识是基本的前提。手术过程中对颅内外标记的把握能够保证安全到达深部结构。

应在显露翼管和圆孔后才剪开中颅窝硬脑膜。因展神经由内向外，由下至上穿过海绵窦，故应该在三叉神经第二支正上方打开海绵窦。当快到达岩尖时，必须识别翼内板，翼管和颈内动脉膝部内侧。这对于避免来自后颅窝的脑脊液漏，以及防止颈内动脉或垂体下动脉等严重的血管损伤是非常必要的。颈内动脉或重要血管出血可导致重要神经功能缺失，甚至死亡。

目前，鼻中隔黏膜瓣的使用大大减少了术后脑脊液漏的发生。当这种方法不可行时，应用穿过翼腭窝走行的颞顶筋膜瓣也是一个可靠的选择。在术后临时使用腰大池引流似乎不能够减少复发性脑脊液漏的发病率。术中大量脑脊液丢失可能是造成癫痫大发作和随后气颅的原因。

脑神经可直接受损，也可因供血血管的损伤而间接受损。暂时性和永久性的瘫痪是可能发生的。损伤或切断三叉神经第二支和翼管神经可能分别导致面部麻木和眼干。其他并发症有细菌性脑膜炎、鼻窦感染、术后鼻出血以及由瘢痕导致的鼻气道狭窄。

避免并发症的一个关键方面是解剖学和影像学训练并获取三维解剖知识。这将使医生在整合肉眼所见，影像和触觉感知的基础上实现术中定位，从而在心中重建一个完整的三维方案。 从这个意义上说，神经导航系统在避免并发症方面提供了额外的优势，但它的使用绝不应取代解剖和外科知识。

（王旭辉　关宏鹏　译，汤文龙　校）

参考文献

[1] Kassam AB, Gardner P, Snyderman C, et al. Expanded endonasal approach: fully endoscopic, completely transnasal approach to the middle third of the clivus, petrous bone, middle cranial fossa, and infratemporal fossa. Neurosurg Focus, 2005, 19(1):E6

[2] Battaglia P, Turri-Zanoni M, Lepera D, et al. Endoscopic transnasal approaches to pterygopalatine fossa tumors. Head Neck, 2016, 38 Suppl 1:E214–E220

[3] Battaglia P, Turri-Zanoni M, Dallan I, et al. Endoscopic endonasal transpterygoid transmaxillary approach to the infratemporal and upper parapharyngeal tumors. Otolaryngol Head Neck Surg, 2014, 150(4):696–702

[4] Castelnuovo P, Pistochini A, Locatelli D. Different surgical approaches to the sellar region: focusing on the “two nostrils four hands technique”. Rhinology, 2006, 44(1):2–7

[5] Rivera-Serrano CM, Snyderman CH, Gardner P, et al. Nasoseptal “rescue” flap: a novel modification of the nasoseptal flap technique for pituitary surgery. Laryngoscope, 2011, 121(5):990–993

[6] Pinheiro-Neto CD, Fernandez-Miranda JC, Prevedello DM, et al. Transposition of the pterygopalatine fossa during endoscopic endonasal transpterygoid approaches. J Neurol Surg B Skull Base, 2013, 74(5):266–270

[7] Vescan AD, Snyderman CH, Carrau RL, et al. Vidian canal: analysis and relationship to the internal carotid artery. Laryngoscope, 2007, 117(8):1338– 1342

[8] Kassam AB, Vescan AD, Carrau RL, et al. Expanded endonasal approach: vidian canal as a landmark to the petrous internal carotid artery. J Neurosurg, 2008, 108(1):177–183

[9] Zanation AM, Snyderman CH, Carrau RL, et al. Endoscopic endonasal surgery for petrous apex lesions. Laryngoscope, 2009, 119(1):19–25

[10] Castelnuovo P, Dallan I, Pistochini A, et al. Endonasal endoscopic repair of Sternberg’s canal cerebrospinal fluid leaks. Laryngoscope, 2007, 117(2):345–349

[11] Castelnuovo P, Dallan I, Bignami M, et al. Endoscopic endonasal management of petroclival cerebrospinal fluid leaks: anatomical study and preliminary clinical experience. Minim Invasive Neurosurg, 2008, 51(6):336–339

[12] Hadad G, Bassagasteguy L, Carrau RL, et al. A novel reconstructive technique after endoscopic expanded endonasal approaches: vascular pedicle nasoseptal flap. Laryngoscope, 2006, 116(10):1882–1886

[13] Karligkiotis A, Bignami M, Terranova P, et al. Use of the pedicled nasoseptal flap in the endoscopic management of cholesterol granulomas of the petrous apex. Int Forum Allergy Rhinol, 2015, 5(8):747–753

[14] Hofstetter CP, Singh A, Anand VK, et al. The endoscopic, endonasal, transmaxillary transpterygoid approach to the pterygopalatine fossa, infratemporal fossa, petrous apex, and the Meckel cave. J Neurosurg, 2010, 113(5):967–974

[15] Terranova P, Karligkiotis A, Gallo S, et al. A novel endoscopic technique for long-term patency of cholesterol granulomas of the petrous apex. Laryngoscope, 2013, 123(11):2639–2642

[16] Castelnuovo P, Nicolai P, Turri-Zanoni M, et al. Endoscopic endonasal nasopharyngectomy in selected cancers. Otolaryngol Head Neck Surg, 2013, 149(3):424–430

第 46 章　青少年鼻咽血管纤维瘤的经鼻内镜手术

Suat Kilic, Wayne D. Hsueh, Michael J. Pfisterer, James K. Liu, Jean Anderson Eloy

摘　要

青少年鼻咽血管纤维瘤（JNA）富含血管，且位于颅底，因此处理起来较为棘手。传统的经面径路有时难以获得清晰的视野和照明，因而并发症的发生率较高，且影响面容。随着内镜技术的出现，切除 JNA 有了更大的操作空间，也减少了面部畸形和瘢痕的发生。本章介绍一种渐近性多角度、多通道径路切除 JNA 的方法。根据肿瘤的大小、位置，可以将不同通道进行各种组合来切除肿瘤，如同侧经鼻径路（单鼻孔）、对侧经鼻中隔径路(双鼻孔)、唇下内镜经上颌窦前径路、内镜辅助下经颞 /Gillies 径路、眶颧硬脑膜外经海绵窦颞下窝径路(经颅)。根据肿瘤的大小、部位，制定个体化、多角度、多通道的径路，可安全、有效地切除肿瘤。

关键词

青少年鼻咽血管纤维瘤，内镜下经鼻入路，JNA，多通道青少年鼻咽血管纤维瘤切除，JNA 切除

内容要点

· JNA 是一种少见的良性肿瘤，占所有头颈肿瘤的 0.05%~0.5%，男性青少年出现单侧无痛性鼻阻、鼻出血是其典型表现。

· 结合患者病史、鼻内镜检查结果和特征性影像学表现可做出诊断。

· 增强 CT 和 MRI 有助于诊断、分期和制定手术计划。

· 术前 24~48h 应行血管造影并栓塞肿瘤的供血血管。

· 自 20 世纪 90 年代起，内镜下经鼻入路逐渐用于治疗鼻 – 鼻窦肿瘤。

· 一种渐近性、分步的多角度、多通道入路可有效切除绝大多数 JNA。

· 患者应至少随访 5 年，定期复查 MRI、鼻内镜等，以确定有无复发。

46.1　引　言

青少年鼻咽血管纤维瘤（JNA）是少见的良性肿瘤，约占头颈部肿瘤的 0.05%~0.5%[1]。主要发生于男性青少年，平均就诊年龄为 17.2 岁。文献中报道患者年龄为 1.25~64 岁[2]。常见的症状包括鼻阻(76.2%)、鼻出血(76.2%)、头痛(16.9%)、视力改变（12.3%）、鼻音重[2]。JNA 易局部扩散，常向前侵犯鼻腔，向外侵犯翼腭窝和颞下窝，向下侵犯鼻咽后部及硬腭，和(或)向上侵犯颅内。该肿瘤血管丰富，可出现致死性鼻出血[3]。

开放切除是治疗 JNA 的经典术式。根据颅底受累程度，可采用经面和经颅径路。自 20 世纪 90 年代起，由于外科医生在鼻内镜手术方面逐渐积累了丰富的经验，科技的发展也提供了更清晰的视野、更好用的器械，经鼻内镜手术入路（EEA）得到了广泛的应用。1996 年，Kamel 首先报道了采用 EEA 治疗 JNA[4]。

46.2　适应证与禁忌证

虽然目前 EEA 已经常用于治疗 JNA，但它并不适合所有的肿瘤。近年来文献报道了多个分

表 46.1　青少年鼻咽血管纤维瘤 Andrews 和 Fisch 分期系统

分型	肿瘤范围
Ⅰ	局限于鼻咽、鼻腔，骨质破坏不明显，或局限于蝶腭孔
Ⅱ	侵犯翼腭窝或上颌窦、筛窦、蝶窦，伴骨质破坏
Ⅲa	侵犯颞下窝或眶区，无颅内侵犯
Ⅲb	侵犯颞下窝或眶区，伴颅内硬脑膜外（鞍旁）受累
Ⅳa	颅内硬脑膜内肿瘤，未侵犯海绵窦、垂体窝或视交叉
Ⅳb	颅内硬脑膜内肿瘤，侵犯海绵窦、垂体窝或视交叉

引自 Eloy 等 [14]

期系统，但目前并不能肯定哪个分期系统能最有效地预测结果或指导治疗 [5-13]。表 46.1 列举了 Andrews-Fisch 分期。

位于鼻腔、鼻咽部、蝶窦及翼腭窝的 JNA 通常都可经 EEA 切除。随着手术医生不断扩展 EEA 的范围，更晚期的肿瘤如扩展至颞下窝或眶内伴或不伴鞍旁受累的肿瘤（Andrews-Fisch Ⅲ a 和 Ⅲ b 型）也可经 EEA 来切除 [15]。EEA 的相对禁忌证包括Ⅳ型 JNA、伴有明显瘢痕的重要结构有残余病灶、病变包绕颈内动脉或其血供来源于颈内动脉的重要分支、肿瘤侵犯颧部或颊部软组织等。对于这些情况，采用开放径路或 EEA 联合开放径路可能更合适。

最近，Snyderman 等报道了一种内镜分期系统（表 46.2）[13]，其中包括病变扩展途径和栓塞后残余血供两个因素，而这两个与预后有关的因素是以前的分期系统所没有的。该系统可更准确地预测早期并发症率和肿瘤复发率 [13]。

表 46.2　匹兹堡大学医学中心青少年鼻咽血管纤维瘤内镜分期系统

分期	肿瘤范围
Ⅰ	鼻腔、翼腭窝内侧
Ⅱ	鼻窦、翼腭窝外侧，栓塞后无残余血供
Ⅲ	颅底破坏，眶、颞下窝，栓塞后无残余血供
Ⅳ	颅底破坏，眶、颞下窝，栓塞后有残余血供
Ⅴ	颅内受侵，栓塞后有残余血供；M：内侧扩展；L：外侧扩展

引自 Snyderman 等 [13]

46.3　诊断与术前检查

根据患者病史、内镜检查及特征性影像学结果可诊断 JNA。男性青少年无痛性单侧鼻阻和鼻出血是其典型表现。鼻内镜检查可见鼻咽部血管性黏膜下肿块（图 46.1）。但是在解释内镜检查结果时应谨慎，因为这些肿瘤在内镜下经常要比实际上小很多。表 46.3 列举了在鉴别诊断时需要考虑的特征性表现。

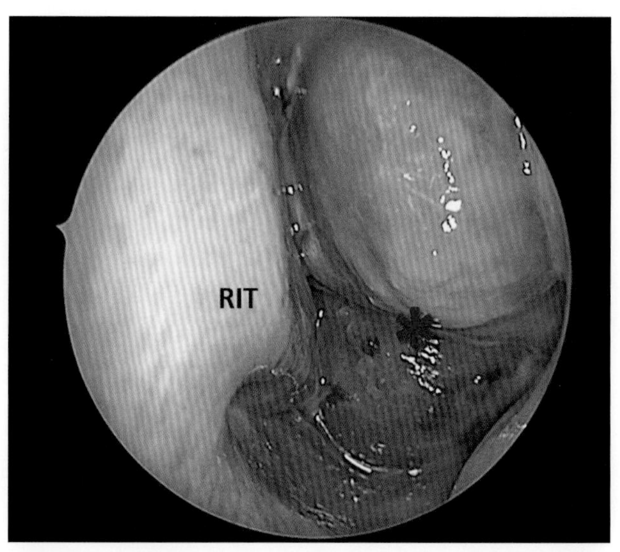

图 46.1　右侧鼻咽血管纤维瘤鼻内镜像。RIT：右侧下鼻甲；*：病灶

表 46.3　鼻 – 鼻窦病变与 JNA 的鉴别诊断

病变	特征
上颌窦后鼻孔息肉	外观半透明，自上颌窦口突出，MRI T2 加权呈均匀高信号
急性腺样体炎	双侧发病，伴发热，抗生素及抗感染治疗有效
小叶状毛细血管瘤	与外伤和内分泌紊乱有关，起源于鼻窦、鼻中隔和鼻甲
血管外皮细胞瘤	女性稍多见，发病高峰年龄为 70 岁左右
良性神经鞘瘤	多见于中年人，起源于三叉神经分支，多位于中线附近

这些病变不具备 JNA 的特征性影像学表现。JNA= 青少年鼻咽血管纤维瘤

增强 CT 和 MRI 是评估可疑 JNA 的适宜影像学选择。CT 扫描通常可显示起源于蝶腭孔附近的分叶状软组织肿块，可导致上颌窦后壁前凸[16]，即所谓的 Holman-Miller 征。通常有蝶腭孔前后径增宽、翼腭突受累、翼管增粗或破坏、蝶窦受累、翼上颌裂增宽、颞下窝受累等表现[16]。翼内板破坏是本病的特征性表现。由于肿瘤血供丰富，增强后明显强化（图 46.2）[16]。

MRI 扫描 T1 和 T2 加权通常分别显示低信号和中至高信号影[16]。增强后明显强化及病变内流空信号（信号基本缺失）表明存在血液高速流动的血管[17]，因而JNA表现为典型的不均匀信号（明、暗相交）[18]。钆增强 MRI 能清楚显示眶内及颅内扩展病变。病灶呈流空现象，出现特征性的盐和胡椒征。这些影像学表现具有特征性，因此无须术前活检（图 46.3）。

事实上，由于肿瘤富含血管，且易致鼻出血，因而对这些患者的肿瘤做活检是相对禁忌的[5]。CT 和 MRI 在诊断中可相互补充，CT 对于明确骨性改变非常有价值，而钆增强 MRI 对于明确肿瘤强化、病灶内变化、肿瘤与周围软组织的关系等有重要意义[15,19]。

影像学检查除了帮助诊断外，也有助于疾病分期和制定手术计划。它能显示病变范围，特别是侵犯眶区、颞下窝、海绵窦、颈内动脉和硬脑膜的病变。另外，医师还应了解有无骨质破坏[15,19]。

血管造影也是处理 JNA 时重要的诊断和治疗方法，它有助于明确并进而栓塞肿瘤的供血动脉。血管栓塞应在术前 24~48h 内进行，颈内动脉、颈

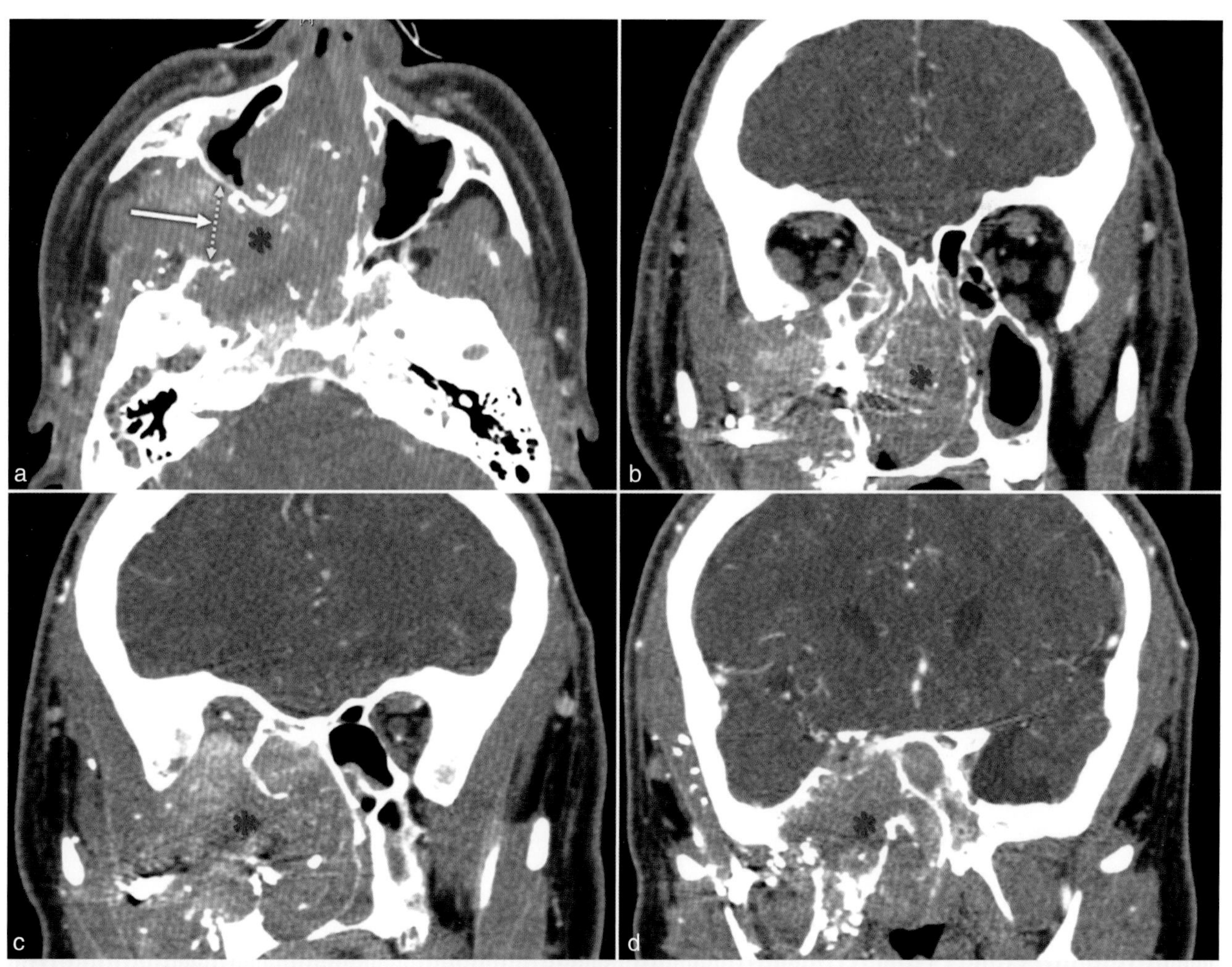

图 46.2　术前轴位（a）及冠状位（b~d）计算机体层血管成像（CTA），患者右侧巨大鼻咽血管纤维瘤，明显向颞下窝及鞍旁扩展。黄色箭头示 Holman-Miller 征，星号示病灶

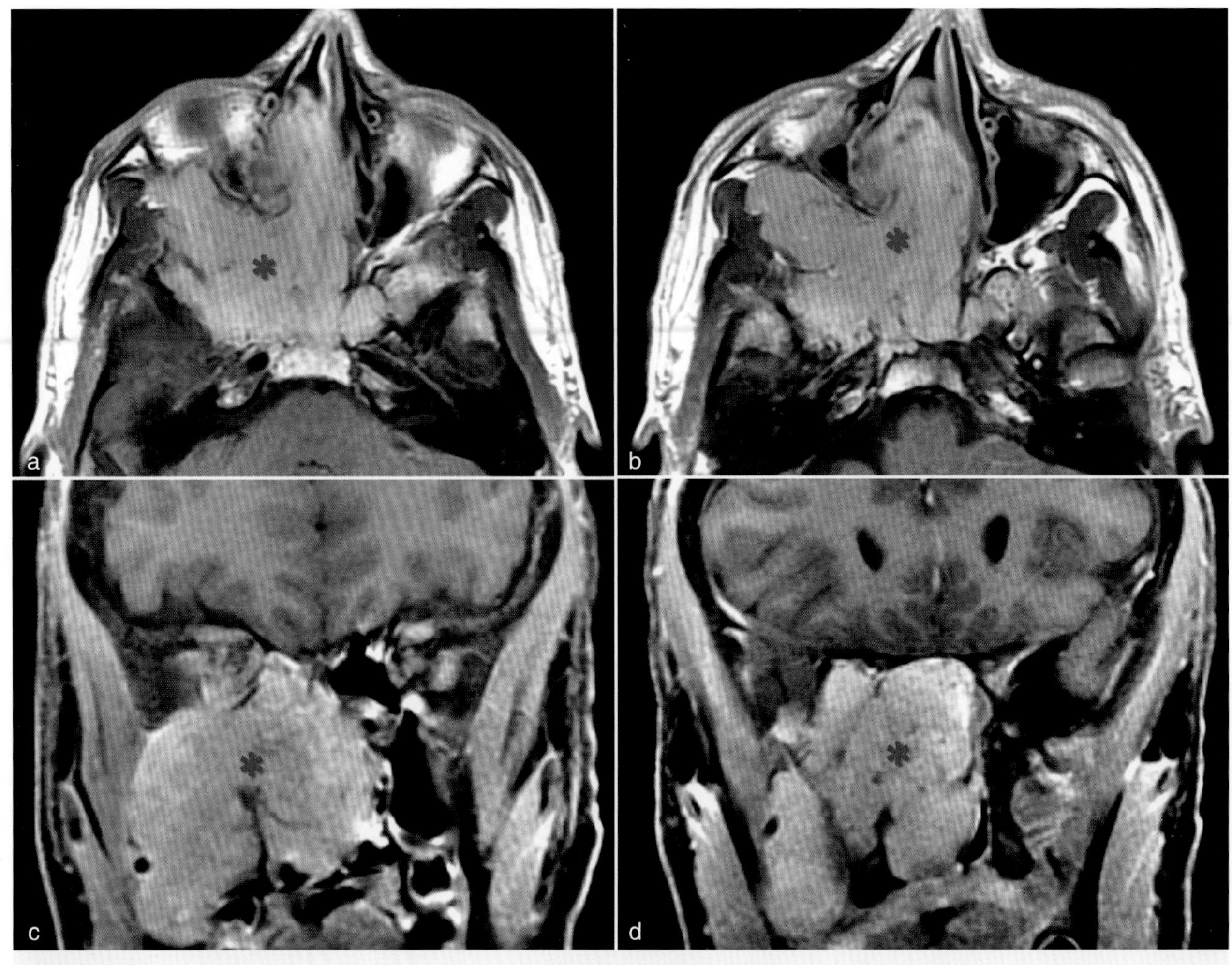

图 46.3　同一患者术前轴位（a，b）和冠状位（c，d）T1 加权钆增强 MRI。星号示病灶

外动脉和椎动脉都应进行评估。颈外动脉的远端分支都应详细检查。在准备行 EEA 时，血管造影是非常重要的术前检查。根据颈内动脉供应肿瘤的程度可判断采用该径路的可行性，也能帮助估计术中失血的程度。更有价值的是，血管造影还能了解有无潜在的动静脉瘘、肿瘤有无眼动脉供血、有无极少见的与海绵窦相通的情况，以及确定翼管动脉的直径等。此外，虽然血管造影不是诊断所必需的，但它有助于鉴别 JNA 和其他非血管性鼻 - 鼻窦疾病。

术前血管造影的最终目的是用微型导管栓塞肿瘤的滋养血管。通常用直径 150~200 μ m 的聚乙烯醇颗粒来栓塞。据报道，血管栓塞可减少术中出血量约 70%[18]。

46.4　手术过程

手术在全身麻醉下进行，将患者的平均动脉压控制在 60~70mmHg。患者仰卧位，15°~20° 反向 Trendelenburg 位（头高脚低位）以降低中心静脉压，最大限度减少出血。用浸有 10mL 1∶1000 肾上腺素溶液的脑棉片（3 英寸 ×0.5 英寸）收缩鼻腔。要特别小心不要将肾上腺素与手术台上的其他溶液混淆，有作者建议用眼科荧光素将肾上腺素染色以避免误用[20]。于中鼻甲根部、鼻腔外侧壁及鼻中隔注射加入 1∶100 000 肾上腺素的 1% 利多卡因。如果因肿瘤影响了在这些部分的注射，也可以行腭大孔注射。

46.4.1　手术器械

大多数人首选 4mm 的 0° 内镜，但笔者认为

30° 内镜更适合做颅底手术，它不仅能提供与 0° 内镜一样的暴露，还能向多个方向提供更广的视野。当向外侧旋转时，30° 内镜能更好地显露上颌窦和颞下窝。向上旋转时，它能显露前颅底；而向下旋转时，能更清楚地显示鼻底和鼻咽部后份。当从上颌窦前壁开窗置入 30° 内镜时，向内可以观察到上颌窦开口和鼻中隔。如果需要观察更大的角度，可以使用 70° 内镜。Kerrison 咬骨钳在咬除骨性分隔时特别有用。此外，微弯的长柄鼻用金刚砂钻和切割钻也很有用。也可在术中做导航 CTA 和 MRI，但术前计划、影像阅片以及术者的解剖知识比术中导航更重要。

46.4.2 手术技巧

通常在栓塞后 24h 内进行手术。根据肿瘤的大小、位置和范围，可以选用相应的径路。我们推荐采用一种渐近性多角度、多通道径路的技术（表 46.4，图 46.4）[14]。对于鼻腔或翼腭窝的小肿瘤，可以采用同侧经鼻径路（单鼻腔）。如果肿瘤向内侵犯到对侧鼻腔，向外侵犯到同侧颞下窝，可采用双鼻腔径路，此时对侧鼻腔可提供经鼻中隔进入同侧颞下窝更靠外的入路。对于侵犯颞下窝外侧的肿瘤，可另在上颌窦前壁开窗，可提供直接从前方进入颞下窝以完全切除肿瘤的入路。最后，对于明显侵犯颅内的肿瘤，可采用眶颧经海绵窦径路联合内镜下经鼻径路和经上颌窦径路，特别适用于将颅内肿瘤从海绵窦和颈内动脉海绵窦段分离开[21]。

同侧经鼻径路

同侧经鼻径路从内移或切除中鼻甲开始，然后行上颌窦口扩大、钩突切除术或改良内侧上颌窦切除术。行改良内侧上颌窦切除术时，在下鼻甲前 1/3 处钳夹后将其剪断，上方达上颌窦口边缘，再将下鼻甲向后切至其附着于上颌窦内壁处，用高速电钻切除上颌骨及鼻底[22]。在部分患者中，可根据肿瘤大小和暴露需求行下鼻甲全切术。行筛窦全切术能更好地显露鼻腔外侧壁。上颌窦开口向前扩大至鼻泪管，向后至腭骨垂直板的眶突和筛嵴。向外剥离黏膜瓣显露蝶腭动脉，去除蝶腭孔前方的骨质，按从内向外的顺序打开上颌窦后壁骨质，暴露翼腭窝内的结构。

也可采用内镜 Denker 式上颌窦切开术到达外侧，它需要完整磨除内侧壁，切断鼻泪管。但笔者不推荐采用此术式，因为存在因鼻翼软骨失去对梨状孔的支撑而导致鼻翼塌陷、引起面部容貌改变的风险[23]。

表 46.4 渐近性多通道径路不同特点

手术通道	径路	可到达区域
单鼻腔	单侧内侧上颌窦切除，蝶窦开放，筛窦切除，经翼	同侧鼻腔，蝶窦，筛窦，额窦，半侧颅底（筛板），上颌窦，翼腭窝，鼻咽部后份
双鼻腔	双侧蝶窦开放，鼻中隔切除，双侧筛窦切除，双侧额窦开放，单侧内侧上颌窦切除，经翼	双侧鼻腔，蝶窦，筛窦，额窦，全部筛板，同侧上颌窦，翼腭窝，鼻咽部后份，颞下窝内侧
双鼻腔 +Caldwell-Luc	双侧蝶窦开放，鼻中隔切除，双侧筛窦切除，双侧额窦开放，单侧内侧上颌窦切除，经翼，唇下上颌窦开窗	双侧鼻腔，蝶窦，筛窦，额窦，全部筛板，同侧上颌窦，翼腭窝，鼻咽部后份，颞下窝内侧和外侧
双鼻腔 +Caldwell-Luc+ 经颅	双侧蝶窦开放，鼻中隔切除，双侧筛窦切除，双侧额窦开窗，单侧内侧上颌窦切除，经翼，唇下上颌窦开窗，眶颧开颅	双侧鼻腔，蝶窦，筛窦，额窦，全部筛板，同侧上颌窦，翼腭窝，鼻咽部后份，颞下窝内侧和外侧，颅内，海绵窦

ITF：颞下窝；PPF：翼腭窝。引自 Liu JK 等[21]

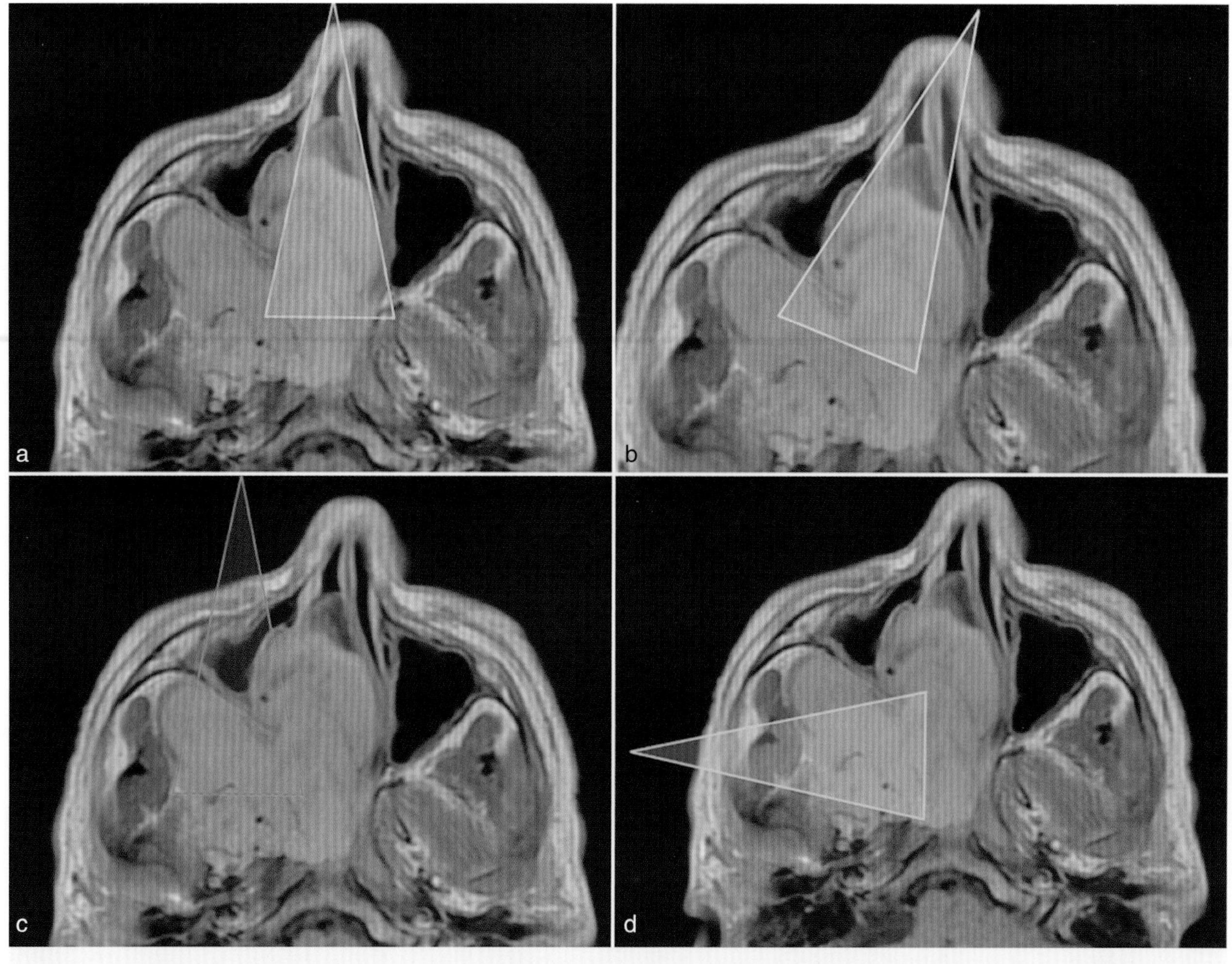

图 46.4　轴位 T1 加权钆增强 MRI，显示右侧青少年鼻咽血管纤维瘤。内镜辅助下多通道径路：a. 同侧鼻内径路。b. 对侧经鼻中隔径路。c. 唇下内镜上颌窦前壁开窗。d. 内镜辅助下经颞 /Gillies 径路

对侧经鼻中隔径路

采用经鼻中隔开窗或鼻中隔后份切除的对侧经鼻中隔径路可以更好地到达外侧的颞下窝。首先，剥起蒂在后方、由蝶腭动脉中隔支供血的黏软骨膜 / 黏骨膜瓣，此称作对侧鼻 – 鼻中隔黏膜瓣。也可制作同侧黏膜瓣，除非已受肿瘤累及。然后将黏膜瓣推向鼻咽部以保护之。在剥离双侧黏膜瓣后，切除鼻中隔软骨部及骨部，保留足够的背部和后部支撑以提供适当的进入角度。我们发现 2cm 大小的鼻中隔开窗已足以容纳内镜及手术器械。通过鼻中隔开窗，可以经双侧鼻腔采用双人四手技术。手术结束前将双侧黏软骨膜 / 黏骨膜瓣复位，覆盖鼻中隔开窗处。文献报道，采用经鼻中隔径路可以将从外侧暴露眶下神经的范围从 63.3% 增加至 97.6%[24]。

唇下内镜经上颌窦前径路

内镜辅助下上颌窦前壁切开联合鼻内径路可处理颞下窝外侧的肿瘤。按标准 Caldwell-Luc 手术径路行同侧唇下切口，骨膜下钝性分离颊部软组织，暴露上颌骨前表面，用切割钻及咬骨钳行上颌窦前壁开窗。注意避免损伤上方的眶下神经及下方的牙根。

内镜辅助下经颞 /Gillies 径路

该径路为采用内镜辅助的经颞 /Gillies 径路，它能从后上象限到达颞下窝。在颞部发际线后方 1cm 处行标准的 Gillies 切口，在骨膜下分离，向下经颞部间隙到达颞下窝。应注意避免损伤重要的血管、神经，如穿经卵圆孔的下颌神经或穿经棘孔的脑膜中动脉。该径路的手术视野和可操作性明显受限。

经颅径路

另一径路是眶颧硬脑膜外 Dolenc 经海绵窦径路，适用于肿瘤已明显向颅内扩展和（或）累及海绵窦的情况，其优点是能在硬脑膜外将肿瘤从海绵窦和颈内动脉海绵窦段分离。将肿瘤与海绵窦和颈内动脉分离后，将其向下推入颞下窝，残余肿瘤可从下方采用双鼻及内镜辅助下上颌窦前径路来切除。该径路主要的优势在于能尽早控制颈内动脉海绵窦段，使得内镜下的手术切除更加安全。

46.5　术后处理与随访

虽然在内镜下切除 JNA 出血通常较开放手术要少，但仍然可能发生大出血，曾有报道估计失血量（EBL）达 2L[2]。一篇分析了 89 例内镜手术治疗 JNA 的综述报道平均出血量为 554mL，不过术前行栓塞的患者的平均出血量明显减少，为 406.7mL。如果患者术中失血量大，且（或）出现可致血红蛋白中度下降的状况，强烈建议进行分期手术切除肿瘤。术后患者入住 ICU，如果没有明显的并发症，术后 3~4d 即可出院。二期手术可在 4~6 周后进行，以切除残余肿瘤。

鉴于 JNA 有复发倾向，所有患者都应随访至少 5 年以上[25]。文献报道中关于合适的随访频率和期限大同小异。笔者推荐术后 3 个月行鼻内镜检查，3 年内每 6 个月复查 1 次。术后 2 年内每 6 个月做 MRI 检查，随后每年复查 1 次（图 46.5）。复发通常发生于术后 6~36 个月内。复发患者可能需要再次手术，EEA 或开放术式均可[18]。其他治疗包括放射治疗、立体定向放射治疗，或“等待与观察”的方式[18]。

46.6　结　果

EEA 手术有诸多优点。它无需面部切口，因而避免了令人烦恼的术后瘢痕，也减少了术后疼痛；相对于开放手术，其术中出血明显减少；它能到达开放手术不能到达的深部结构。JNA 治疗最主要的问题是复发。文献报道 EEA 术后复发率较低，但大部分报道有明显的选择偏倚，因为做 EEA 手术的患者分期多为早期。一篇综述显示，在控制患者分期后，EEA 的复发率为 10.8%，开放手术后的复发率为 14.5%，二者并无显著差异[2]。

46.7　并发症

血管造影和手术本身都可以引起严重并发症。在造影过程中，虽然很少发生血管破裂、误栓塞其他血管（如眼动脉）、撕裂伤等，但一旦发生即可引起灾难性后果。在栓塞前，明确颈内动脉

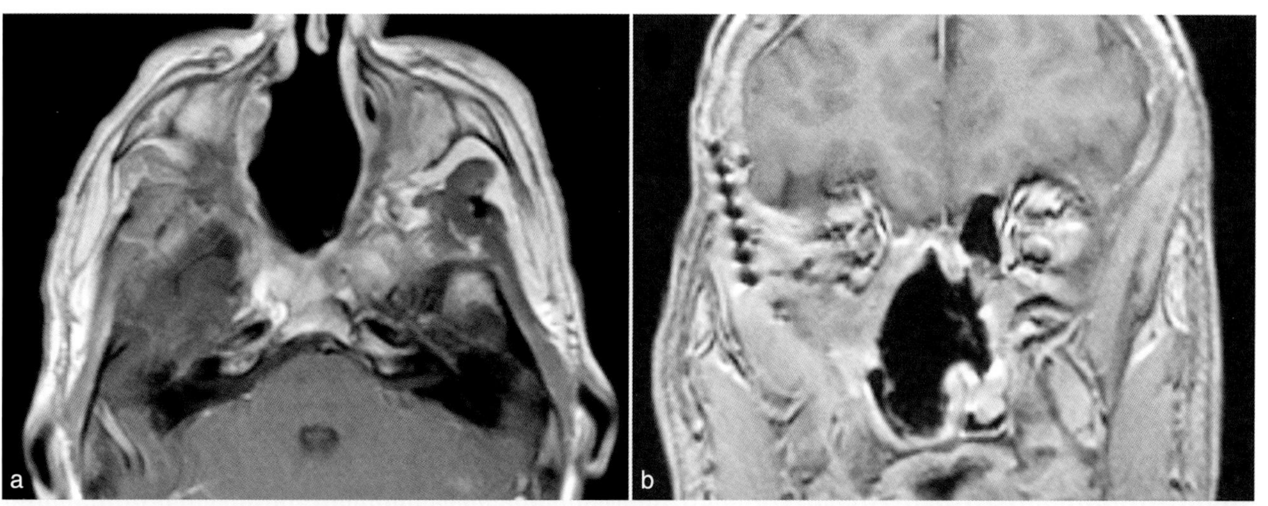

图 46.5　采用多通道技术切除肿瘤患者，术后 8 个月复查的轴位（a）或冠状位（b）钆增强 MRI T1 加权图像

与椎基底动脉间是否存在交通支非常重要，因为在此种情况下的栓塞可能导致颅内血管被栓塞，从而引发卒中。在血管造影过程中也可能出现血管痉挛，导致操作提前终止。JNA 的手术并发症源于操作过程，绝大部分与手术范围有关，而非 EEA 手术本身所特有的。EEA 的手术并发症与蝶窦全切术的并发症相似[26]。开放手术和内镜手术的并发症包括严重出血、上颌神经和下颌神经支配区感觉迟钝、展神经麻痹、翼管神经受损、泪腺功能障碍（因蝶腭神经节或其分支受损）、视神经受损、张口受限、鼻窦炎、鼻腔干痂、鼻中隔穿孔、脑脊液漏、内直肌受损及眶内气肿（因眶纸板受损）。眶纸板受损时，应提醒患者勿使劲擤鼻，打喷嚏时要张开嘴。

（钟时勋　译，汤文龙　校）

参考文献

[1] Glad H, Vainer B, Buchwald C, et al. Juvenile nasopharyngeal angiofibromas in Denmark 1981–2003: diagnosis, incidence, and treatment. ActaOtolaryngol, 2007,127(3):292–299

[2] Boghani Z, Husain Q, Kanumuri VV, et al. Juvenile nasopharyngeal angiofibroma: a systematic review and comparison of endoscopic, endoscopic-assisted, and open resection in 1047 cases. Laryngoscope,2013,123(4):859–869

[3] Wylie JP, Slevin NJ, Johnson RJ. Intracranial juvenile nasopharyngeal angiofibroma.ClinOncol (R CollRadiol),1998,10(5):330–333

[4] Kamel RH. Transnasal endoscopic surgery in juvenile nasopharyngeal angiofibroma. J Laryngol Otol,1996,110(10):962–968

[5] Andrews JC, Fisch U, Valavanis A, et al. The surgical management of extensive nasopharyngeal angiofibromas with the infratemporal fossa approach. Laryngoscope,1989,99(4):429–437

[6] Bremer JW, Neel HB, III, DeSanto LW, et al. Angiofibroma: treatment trends in 150 patients during 40 years. Laryngoscope,1986,96(12):1321–1329

[7] Chandler JR, Goulding R, Moskowitz L, et al. Nasopharyngeal angiofibromas: staging and management. Ann OtolRhinol Laryngol,1984,93(4 Pt 1):322–329

[8] Fisch U.The infratemporal fossa approach for nasopharyngeal tumors. Laryngoscope,1983,93(1):36–44

[9] Johns ME, MacLeod RM, Cantrell RW. Estrogen receptors in nasopharyngeal angiofibromas. Laryngoscope,1980, 90(4):628–634

[10] Onerci M, Oğretmenoğlu O, Yücel T. Juvenile nasopharyngeal angiofibroma: a revised staging system. Rhinology, 2006, 44(1):39–45

[11] Radkowski D, McGill T, Healy GB, et al. Angiofibroma. Changes in staging and treatment. Arch Otolaryngol Head Neck Surg,1996, 122 (2):122–129

[12] Sessions RB, Bryan RN, Naclerio RM, et al. Radiographic staging of juvenile angiofibroma. Head Neck Surg, 1981, 3(4):279–283

[13] Snyderman CH, Pant H, Carrau RL, et al. A new endoscopic staging system for angiofibromas. Arch Otolaryngol Head Neck Surg, 2010,136(6):588–594

[14] Eloy JA, Murray KP, Friedel ME, et al. Graduated endoscopic multiangle approach for access to the infratemporal fossa: a cadaveric study with clinical correlates. Otolaryngol Head Neck Surg,2012,147(2):369–378

[15] Nicolai P, Berlucchi M, Tomenzoli D, et al. Endoscopic surgery for juvenile angiofibroma: when and how. Laryngoscope, 2003, 113(5):775–782

[16] Seo CS, Han MH, Chang KH, et al. Angiofibroma confined to the pterygoid muscle region: CT and MR demonstration. AJNR Am J Neuroradiol, 1996, 17 (2):374–376

[17] Lloyd G, Howard D, Phelps P, et al. Juvenile angiofibroma: the lessons of 20 years of modern imaging. J LaryngolOtol, 1999, 113(2):127–134

[18] López F, Triantafyllou A, Snyderman CH, et al. Nasal juvenile angiofibroma: current perspectives with emphasis on management. Head Neck, 2017, 39 (5):1033–1045

[19] Danesi G, Panizza B, Mazzoni A, et al. Anterior approaches in juvenile nasopharyngeal angiofibromas with intracranial extension. Otolaryngol Head Neck Surg, 2000, 122(2):277–283

[20] Korkmaz H, Yao WC, Korkmaz M, et al. Safety and efficacy of concentrated topical epinephrine use in endoscopic endonasal surgery. Paper presented at: International forum of allergy & rhinology, 2015

[21] Liu JK, Husain Q, Kanumuri V, et al. Endoscopic graduated multiangle, multicorridor resection of juvenile nasopharyngeal angiofibroma: an individualized, tailored, multicorridor skull base approach. J Neurosurg, 2016, 124(5):1328–1338

[22] Oakley GM, Harvey RJ. Endoscopic resection of pterygopalatine fossa and infratemporal fossa malignancies.OtolaryngolClin North Am, 2017, 50 (2):301–313

[23] Harvey RJ, Gallagher RM, Sacks R. Extended endoscopic techniques for sinonasal resections. OtolaryngolClin North Am, 2010, 43(3):613–638, x

[24] Harvey RJ, Sheehan PO, Debnath NI, et al. Transseptal approach for extended endoscopic resections of the maxilla and infratemporal fossa. Am J Rhinol Allergy, 2009, 23(4):426–432

[25] Önerci TM, Yücel ÖT, Oğretmenoğlu O. Endoscopic surgery in treatment of juvenile nasopharyngeal angiofibroma.Int J PediatrOtorhinolaryngol, 2003, 67(11):1219–1225

[26] Lund VJ, Stammberger H, Fokkens WJ, et al. European position paper on the anatomical terminology of the internal nose and paranasal sinuses. RhinolSuppl, 2014, 24(24):1–34

第 47 章 基于新分型系统的青少年鼻咽血管纤维瘤内镜靶向治疗

Narayanan Janakiram, Shilpee Bhatia Sharma, Onkar Deshmukh

摘　要

在过去的 10 年中，许多方面的技术创新为了解青少年鼻咽血管纤维瘤（JNA）的生物学行为做出了很大贡献。光学和成像、技术辅助设备、仪器设备和生物制剂的进步导致了内镜治疗方法的发展，使之成为一种首选的治疗方式。为了纳入对提议的起源和扩散部位、潜在复发区域和新的多通道治疗策略的新观察，作者提出了一个新的分期系统。高质量的术前影像增加了对肿瘤扩展的三维复杂颅底解剖的了解。内镜在松质骨、四边形间隙、海绵窦、包裹颈内动脉和颅内硬脑膜外扩展方面提供了放大和优越的可视化，从而扩展了内镜手术的应用范围。

作者结合多种入路在不同的区域处理肿瘤，从而避免了开放手术的可能。多通道鼻内镜切除 JNA 的概念充分利用了内镜经鼻、经眶或经口联合入路的最新进展，以确保安全有效地切除 JNA。鉴于这些进展，内镜或内镜辅助下切除 JNA 的方式已逐渐扩展到更高级别的肿瘤，并扩展到具有挑战性的部位。

关键词

血管纤维瘤，鼻咽，分期，复发，翼突三角，手术计划，内镜，改良 Denker 入路，多通道入路

内容要点

· 在评估和选择最适合 JNA 的手术入路时，理想的影像学检查是不可或缺的工具。

· 建议的新分期系统基于术前影像数据，将肿瘤扩展分为不同的亚组，并将疾病程度与适合分期的明确治疗策略相关联。

· JNA 经常涉及多个解剖区域，有些解剖区域很难到达，因此手术方法以循序渐进的方式扩展。

· 当经鼻内镜手术通过一个单一的入路达到其极限，切除全部肿瘤不可行的时候，可以采用内镜多通道入路。

· 坚持向心性解剖、术中去血管化、双鼻孔四手技术和 JNA 手术分段切除的原则。

· 通过整个手术团队的协作努力，最大限度地减少失血。

· 在松质骨、四边形间隙、海绵窦和肿瘤包裹颈内动脉的区域更好地显示 JNA，使外科医生能够采取更积极的方法。

· 广泛和低分化肿瘤的手术可以分为多个阶段切除。

47.1　引　言

从 20 世纪初的描述来看，青少年鼻咽血管纤维瘤（JNA）仍然是鼻窦肿瘤中最困惑和最危险的肿瘤之一。JNA 在组织学上为良性，但有骨质破坏和颅内延伸的倾向。学术权威也认为手术是治疗的主要方式 [1-2]。然而，由于它具有血供丰富、不易到达、解剖结构复杂的特点，对耳鼻喉科医生而言，手术切除 JNA 是一个巨大的挑战 [1]。尽管制定了许多办法，残留率和复发率一直居高不下 [2]。

内镜对松质骨、四边形间隙、海绵窦、肿瘤累及颈内动脉和颅内硬脑膜外扩展区的显示效果良好 [3]。这鼓舞了在这些困难的“盲区”开展更多的内镜手术方案 [4-5]。

随着手术方式转向内镜治疗，提高对该肿瘤的认识要求升级和开发一种新的分期系统。为了更新现有的分期系统，纳入新的观察和治疗模式，作者提出了一个新的分期系统。JNA 的分期系统和随后的内镜方法在很大程度上是基于作者在过去 20 年中对 JNA 的全面研究。

47.2 临床特征

JNA 的临床表现取决于其位置和范围。JNA 通常表现为复发性单侧鼻出血、鼻塞，随着疾病发展进入鼻咽部，导致咽鼓管阻塞，可能导致传导性听力损失和耳痛。由于肿块侵犯鼻中隔和嗅觉丧失，侵犯到鼻腔可能导致阻塞性鼻窦炎、对侧鼻阻塞。其他症状包括颌面部肿胀，颞窝或口腔肿胀，牙关紧闭症，眼球突出，复视，蛙脸畸形（图 47.1），以及长期存在的鼻骨断裂。诊断性鼻内镜进行完整的鼻腔检查（图 47.2）是可疑的 JNA 的前提条件。在怀疑血管肿瘤的情况下，活检的风险远高于任何诊疗手段。

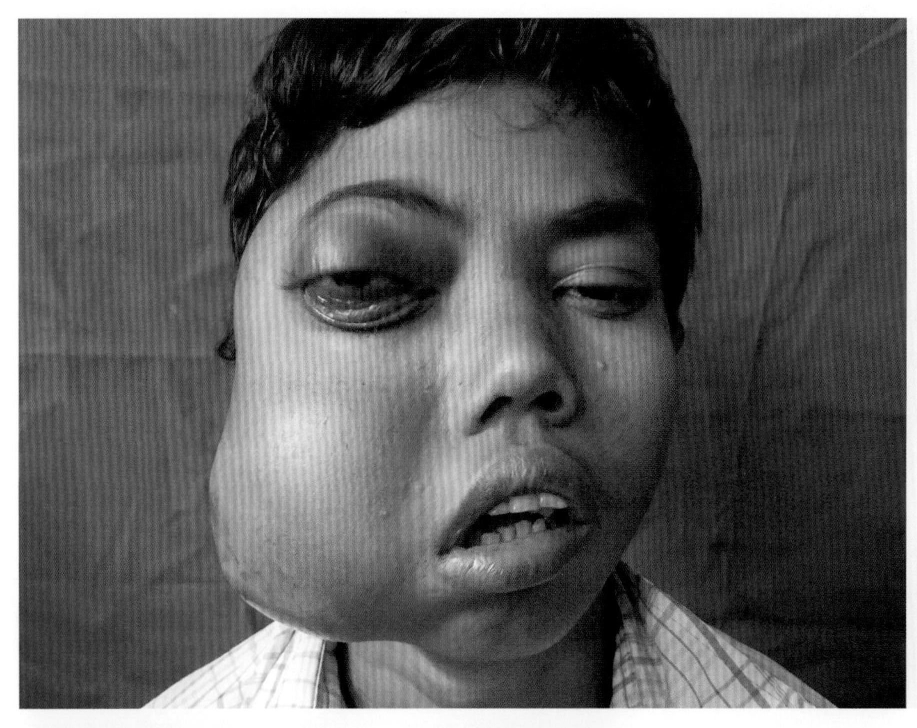

图 47.1 术前图像展示了典型的蛙脸畸形和突眼

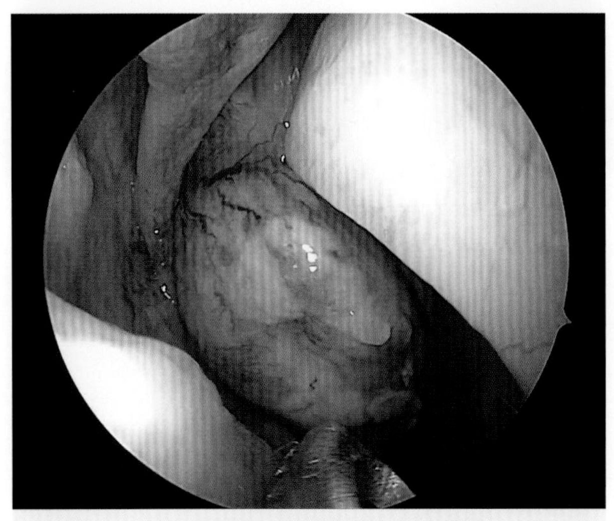

图 47.2 显示鼻咽部肥厚肿块的内镜图像

47.3 影像学评估

影像学在了解肿瘤的侵袭、起源部位以及三维解剖与肿瘤的关系等方面起着重要作用，有利于制定有效的手术策略。到目前为止，几乎所有提出的 JNA 分期系统都是基于影像学研究确定的肿瘤侵袭范围。数字减影血管造影已经发展成为 JNA 的一种重要的诊断和治疗工具。血管造影术提供了有关肿瘤血管和滋养血管的详细信息，从而有助于 JNA 的分期和术前规划（图 47.3）。

本文中，作者分析了冠状位、轴状和矢状位的对比增强计算机断层扫描（CECT，切面为

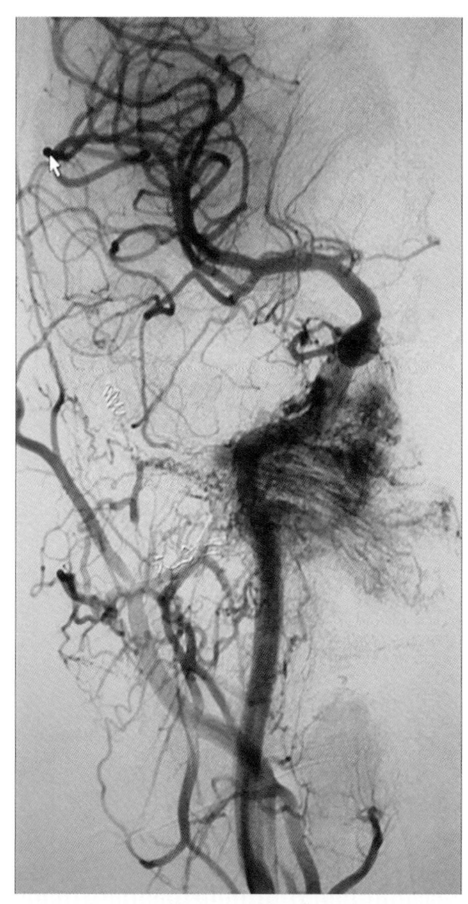

图 47.3　术前血管造影检查显示肿瘤充盈

0.625mm），以分析骨质侵蚀以及骨窗中裂缝和裂孔的扩大程度。软组织窗可用于确定 JNA 的血管分布和走行。

47.3.1　“Ram Haran”征

作者收集了 242 例病例，在 99.1% 的病例中一致观察到翼突三角的特征性增宽，即翼内板和翼外板前方交界处的三角形区域，作者命名其为“Ram Haran”征[6]。与对侧相比，患侧翼突三角的宽度大大加宽（图 47.4）。

47.3.2　播散途径

翼突三角被认为处于肿瘤的中心。肿瘤从翼突三角出发，沿着蝶骨的底部扩散到鼻咽，并通过蝶腭孔扩散到翼腭窝。此外，它涉及颞下窝，并可能沿着蝶骨大翼，向脸颊部或眶下裂和咽旁间隙等部位多方向地生长。此称为传播的前外侧途径。以此类推，但不太常见的是，从翼突三角的起源点到四边形间隙和颅中窝沿后路方向可观

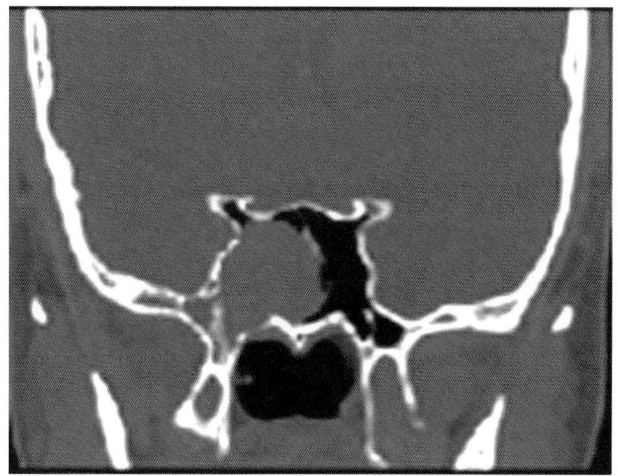

图 47.4　术前 CECT 扫描显示肿瘤累及鼻腔、鼻咽、眼眶、颞下窝、脸颊和颞窝

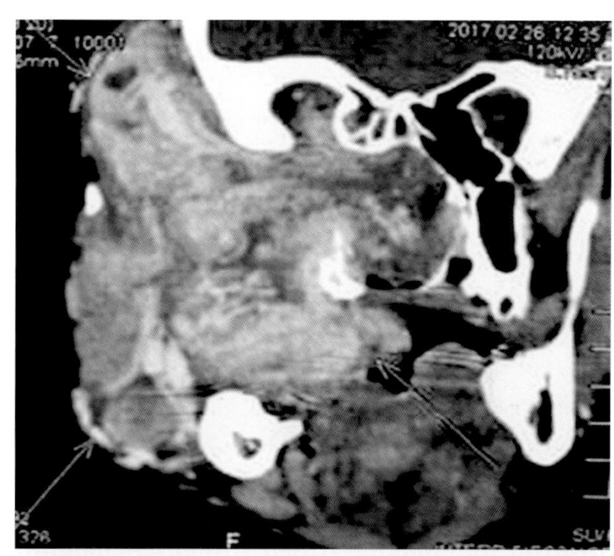

图 47.5　术前 CECT 显示软组织侵犯翼突三角和蝶窦

察到肿瘤侵犯（图 47.5）。

在 MRI 上，JNA 由于其高显影的血管分布而显示出奇特的“盐和胡椒征”，这分别是由肿瘤和血流空洞区域造成的。由于其对软组织轮廓显影良好，针对肿瘤在颅内、眼眶、咽旁、海绵窦的侵犯以及对术后残留或复发性肿瘤定位，MRI 可作为首选。

47.4　分期系统

尽管多年来已经为 JNA 提出了几种分期系统，但 Radkowski 等提出的分期是最被接受的[4,7-14]。

任何分期系统都必须更新，来反映我们对肿瘤特征、治疗或对肿瘤复发的知识更新，进而指导治疗方案[15-16]。

Onerci 等和 Snyderman 等提出并采纳的分期系统，反映了内镜切除术作为一种新的治疗方法，其接受度增加[14,17]。

47.4.1 Janakiram 分期系统

为了更新当前的分期系统，并突出内镜辅助切除术在 JNA 治疗中的潜力，作者提出了一种新的分期系统。本系统试图结合肿瘤的起源、侵袭部位、潜在的复发区域以及新治疗策略的全新观察结果（图 47.6）。作者的分期系统基于对 242 例 JNA 患者进行了为期 9 年的回顾性分析，源自对术前影像数据的详细分析。此分期系统中的每个阶段均采用适当的手术方法将患者分配到特定的治疗组中，以明确各自的解剖部位[3]。表 47.1 给出了作者使用的 JNA 分期系统。

47.5 内镜靶向入路的原则

应当遵循内镜检查方法的原则和理念，以实现细致的切除并确保出色的治疗效果；这些原理将在下面讨论[18]。

47.5.1 多学科规划

麻醉师、介入放射科医生和外科医生组成的团队应评估治疗方案、风险、手术方法和计划，以确保全面和安全的管理。

47.5.2 手术路径

手术路径应具有直接的径路、最佳的暴露范围、可操作性，并实现细致解剖结构的肿瘤界面的可视化。手术的复杂性随着多个区域的受累而增加，这需要对肿瘤采取多径路手术方式。

47.5.3 双鼻孔四手技术

双鼻孔四手技术是内镜辅助切除 JNA 的前提。

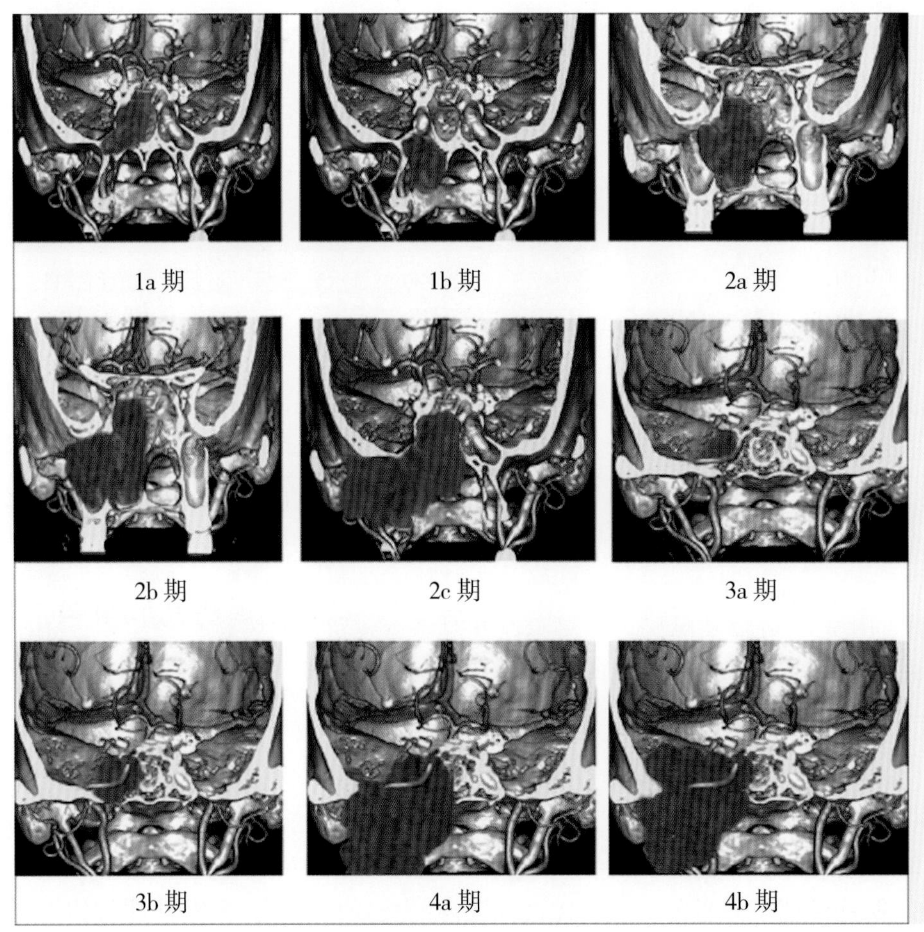

图 47.6 Janakiram 分期系统中的肿瘤扩展

- 1a 期：JNA 位于翼突三角区并占据蝶窦
- 1b 期：扩展至鼻咽
- 2a 期：翼腭窝的小范围扩展
- 2b 期：扩展至翼腭窝 / 颞下窝
- 2c 期：颞下窝受累，扩展至脸颊 / 翼窝 / 眶下裂 / 沿蝶骨大翼外侧
- 3a 期：侵犯四边形间隙 / Meckel 囊
- 3b 期：累及海绵窦和（或）包绕颈内动脉
- 4a 期：茎突前咽旁肿瘤扩展至下颌骨下缘以上
- 4b 期：颅内小范围扩展
- 5 期：咽旁、颅内大范围扩展和双侧 JNA

表 47.1 Janakiram 分期系统

分期	扩展
1a 期	翼突三角和（或）鼻窦
1b 期	扩展至鼻咽部
2a 期	扩展至鼻腔和（或）小范围侵犯翼腭窝
2b 期	侵犯翼腭窝 / 颞下窝
2c 期	侵犯颞下窝并扩展至颊部 / 翼窝 / 眶下裂 / 蝶骨大翼外侧
3a 期	侵犯四边形间隙 /Meckel 囊
3b 期	侵犯海绵窦 / 包裹颈内动脉
4a 期	下颌骨下缘上方的茎突前间隙
4b 期	小范围颅内硬脑膜内扩展（外侧至 SOF）
5 期	大范围颅内、咽旁扩展和双侧 ICA 滋养供血

ICA：颈内动脉；SOF：眶上裂

该技术提供了出色的肿瘤界面动态可视化效果，另一位外科医生可进行大容量吸引，以控制快速出血[1]。

47.5.4　理想的暴露

理想的暴露可提高解剖过程中的手术可操作性的程度，使肿瘤边缘可视化，并易控制血管。肿瘤界面的可视化对于确保 JNA 完全切除至关重要。

47.5.5　技术辅助

技术辅助在内镜手术中的应用扩大了外科医生的武器库，可用于处理复杂解剖结构中的病变，其中包括导航和微血管多普勒等工具[19]。在海绵窦受累的情况下使用高速磨钻和神经电生理监测系统。

47.5.6　去血管化

出血是导致 JNA 发病和死亡的主要因素。去血管化原则在手术计划中起着至关重要的作用。虽然栓塞是许多中心的标准方案，但作者遵循了解剖的原则，结扎了供应肿瘤的供血血管。

47.5.7　分段切除

向心入路的原理要求在直接接触之前对肿瘤进行去血管化，以减少失血。明确肿瘤的最外侧延伸，结扎血管蒂，然后解剖。由于翼突三角相对无血管，鼻部和鼻咽部在翼突三角上分离。在这个水平上的剥离提供了更广泛的暴露，并且可以更好地显示松质骨的裂缝、蝶骨大翼、岩尖、海绵窦、斜坡、蝶鞍和颈内动脉。

47.5.8　分期手术

对于血供丰富和血供来自颈内动脉的大块肿瘤、术前估计失血量至关重要。在这种情况下，需要对术中出血进行严谨的评估，并要求外科医生与麻醉师之间保持良好的沟通。外科医生可以根据患者的血流动力学状况对手术进行分期。

47.6　手术入路

选择合适的手术入路是彻底清除 JNA 的关键。

47.6.1　1a 期：肿瘤局限于翼突三角及蝶窦

手术暴露需要广泛的中鼻道开窗术，包括前、后组筛窦开放术，同侧蝶窦开放术，以及上鼻甲部分切除术。通过电凝蝶腭动脉（SPA）后中隔支阻断肿瘤血供，继而切除肿瘤。磨除翼突三角，彻底清除残余肿瘤（图 47.3，图 47.6）。

47.6.2　1b 期：延伸到翼突三角、蝶窦和鼻咽部

显露方法包括下鼻甲切除、广泛的中鼻道开窗术、同侧筛窦及蝶窦开放术。上颌窦后壁内侧半部分切除后，结扎蝶腭动脉、腭降动脉以阻断肿瘤血供。然后轻轻将肿瘤从蝶骨向下推，最后从鼻咽部剥离并切除。磨除翼突三角，将残余肿瘤从翼突三角中清除。

47.6.3　2a 期：扩展到翼腭窝和鼻腔

除 1b 期所述步骤外，还需行鼻中隔后段切除术暴露肿瘤。它为双鼻孔四手手术提供了通道，也为进入鼻咽部肿瘤提供了通道。显露方法为中鼻甲部分切除、上颌骨内侧壁切除及上颌窦后壁内侧部分切除。将上颌动脉，蝶腭动脉，腭降动脉结扎用于阻断血供，切开并确定肿瘤边界的外

侧（图 47.7）。将肿瘤从翼腭窝中分离出来。在我们的病例中，肿瘤切除后，翼突三角骨质都要磨除以确保肿瘤完全切除（图 47.8）。

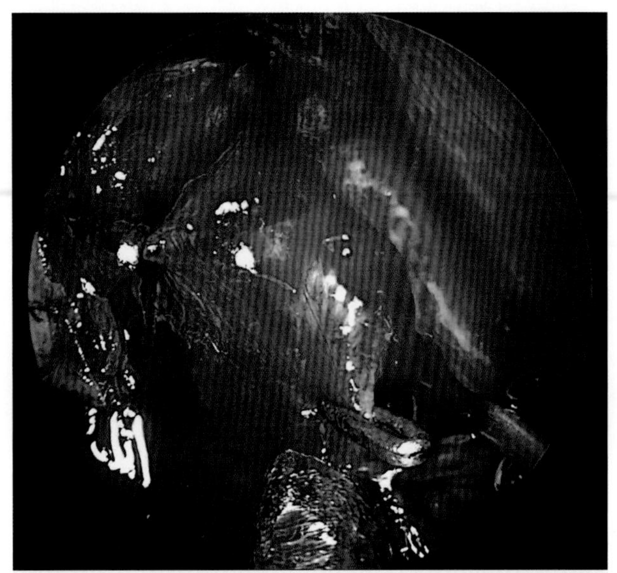

图 47.7　术中内镜图像显示腭降动脉和蝶腭动脉夹闭

47.6.4　2b 期：延伸到颞下窝

除 2a 中的步骤外，上颌窦后壁的切除是在肿瘤边缘外侧进行的。脂肪通过骨膜切口的下垂标志着无瘤区。去除脂肪以显示肿瘤界面和上颌动脉（IMA）。肿瘤剥离是在结扎侧向剥离肿瘤边界的上颌动脉后进行的（图 47.9）。当肿瘤从软组织附着处中剥离时，使用斜线通道对其进行持续对抗牵引。肿瘤的上部被从眶下神经中剥离，从而保留眶下神经。如前所述，将其余部分肿瘤从蝶骨和鼻咽部剥离并切除。

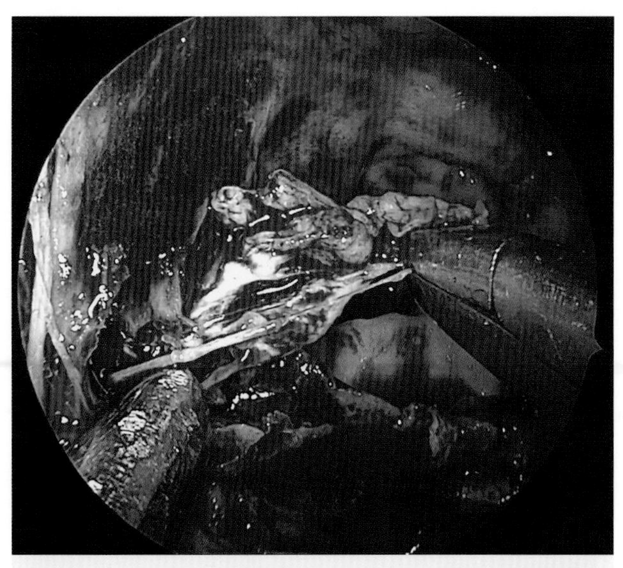

图 47.8　术中内镜图像显示从翼突三角内切除肿瘤

47.6.5　2c 期：累及颞下窝并延伸至面颊 / 翼窝 / 眶下裂

改良的 Denker 入路：使用 coblator 等离子刀沿梨状孔的前壁切开。软组织沿上颌骨前外侧壁

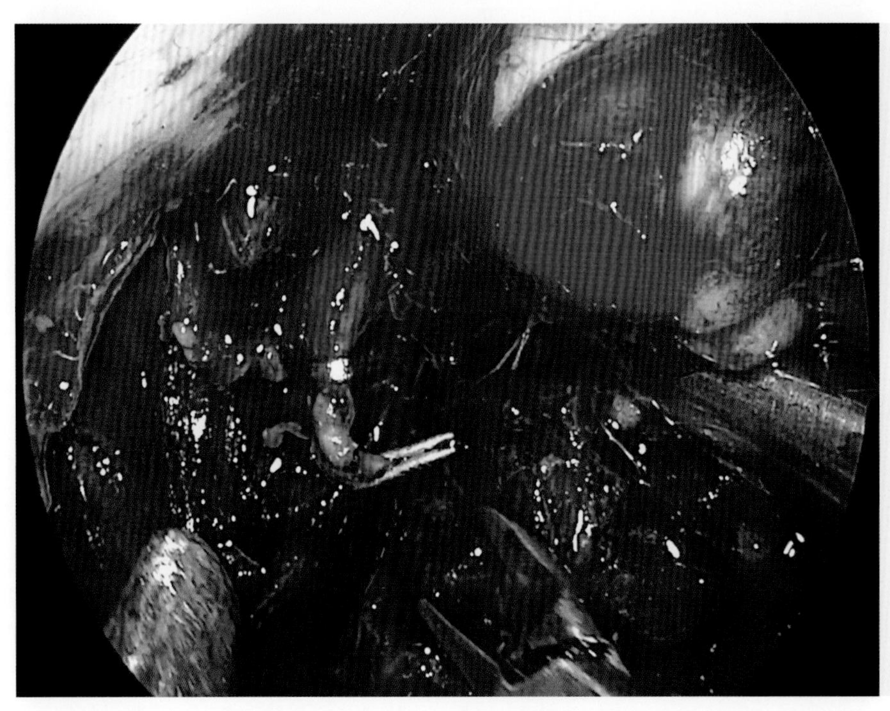

图 47.9　术中内镜图像显示上颌动脉夹闭后

掀起至眶下孔。下鼻甲切除后，下鼻道黏膜被抬高和清除。打开下鼻道前外侧壁 / 内侧壁。鼻泪管的横切面显露于上颌窦的后壁（图 47.10）。然后切除后壁，显露骨膜，并将周围的肿瘤分离。在上方，可以识别并保留眶下神经。将累及眶下裂 / 翼窝的肿瘤解剖并剥离。

47.6.6 3a 期：累及四边形间隙 /Meckel 囊

采用节段切除的方法将肿瘤切除至翼突三角水平。蝶骨大翼的磨除是重要的近端暴露方式，目的是利于从松质骨的裂缝切除肿瘤。它很少向外或向上延伸到Ⅴ 2。翼突三角的后外侧扩展受到中颅窝硬脑膜的限制。肿瘤牵涉到硬脑膜，用轻柔的牵引手法将其仔细解剖。翼管神经被标记并从 6 点到 9 点的位置磨除探查。对蝶骨前外侧壁磨除，识别出颈内动脉。磨除颈内动脉内侧壁上方的骨质，识别舌突并磨除以松懈颈内动脉。将斜坡旁段颈内动脉轻柔地向内侧移位以创造空间并切除延伸至 Meckel 囊的肿瘤。

47.6.7 3b 期：累及海绵窦 / 包裹于颈动脉

如上所述，在这一阶段，肿瘤被切除至翼突三角界限，并经口咽移除。靠近颈内动脉的瘤体也要减瘤。微血管多普勒造影可用于定位颈内动脉和电凝颈内动脉的分支血管。确定颈内动脉的位置和毗邻，并对肿瘤进行分段切除。轻轻地将肿瘤从颈内动脉的内膜层及海绵窦上剥离，以免损伤海绵窦的脑神经。在大多数情况下，肿瘤移除是向外侧推的。出血可以通过温盐水冲洗和止血剂如 Floseal 或流体明胶（Surgiflo）来控制。

47.6.8 4 期：累及茎突前、上咽旁间隙 / 颅内扩展（眶上裂的外侧）

在经鼻扩大内镜方法达到极限的情况下，采用多个径路接近 JNA。根据肿瘤扩展的区域，手术分为两个步骤：①切除位于鼻内部分的肿瘤；②切除咽旁间隙以及向颅内扩展部位的肿瘤。

47.6.9 4a 期：咽旁扩展（茎突前区）

当肿瘤扩展至茎突时，采用经口咽通道（图 47.6，图 47.11）。识别肿瘤膨出部位，在前小柱之前做口内入路切口。解剖腭舌肌及咽上缩肌的黏膜层、黏膜下层以及纤维层以显示和暴露肿瘤。随着对肿瘤下端的持续牵引，在茎突前间隙沿肿瘤基底部直接切开肿瘤，然后将其向上推送到颞下窝，从颞下窝将肿瘤切除 [20–21]。鼻咽血管瘤的鼻腔内部分，根据肿瘤的大小，从口腔内或鼻腔内切除。仔细行术野止血，用防水缝线将切口对位缝合。

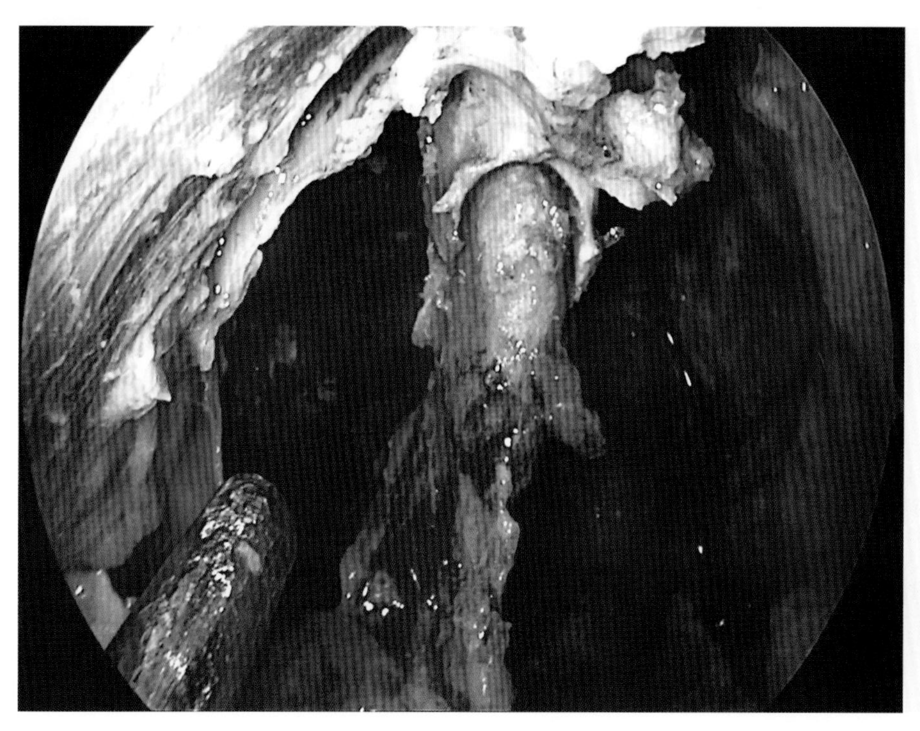

图 47.10 术中内镜图像显示内镜下改良 Denker 入路的术野及鼻泪管的位置

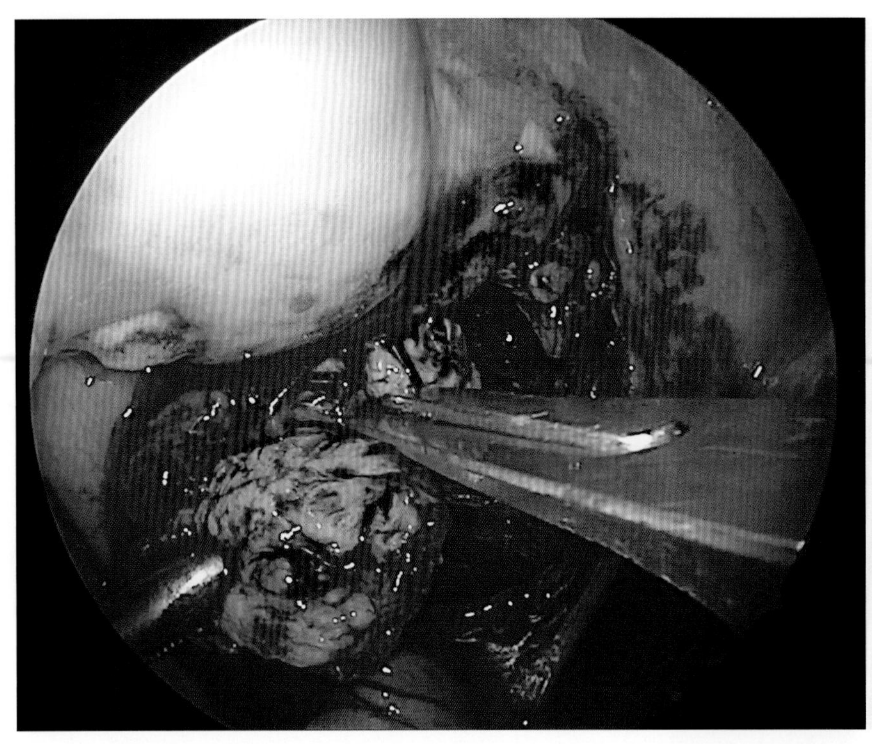

图 47.11　术中内镜图像显示，使用经口通道对肿瘤进行解剖分离和减瘤

47.6.10　4b 期：较小程度的颅内扩展（外侧至眶上裂）

当肿瘤向眶上裂外侧延伸至颞叶时，可经眶内镜入路进入肿瘤[22-23]。在眶上区进行额下切口，将眶周抬高，磨除蝶骨大翼。径路外侧以颞肌为界，后内侧以眶上裂为界，上方以前颅窝硬脑膜为界。肿瘤被暴露在眶上裂外侧，显微外科手术通过双极电凝血管进行剥离并移除肿瘤（图 47.7，图 47.12）。

47.6.11　5 期：较大程度的颅内、咽旁间隙受侵，以及 B/L 颈内动脉供血者

这一阶段包括罕见的累及广泛的鼻咽血管纤维瘤，超出了单通道或多通道内镜手术入路的范围。根据术者的选择和专业知识，可以通过外侧开放入路进行治疗。

47.7　术后监测

在作者所在中心，术后 36h 的早期 CECT 有助于发现任何残留肿瘤。任何这种不可预见的残留物都要进行手术切除。

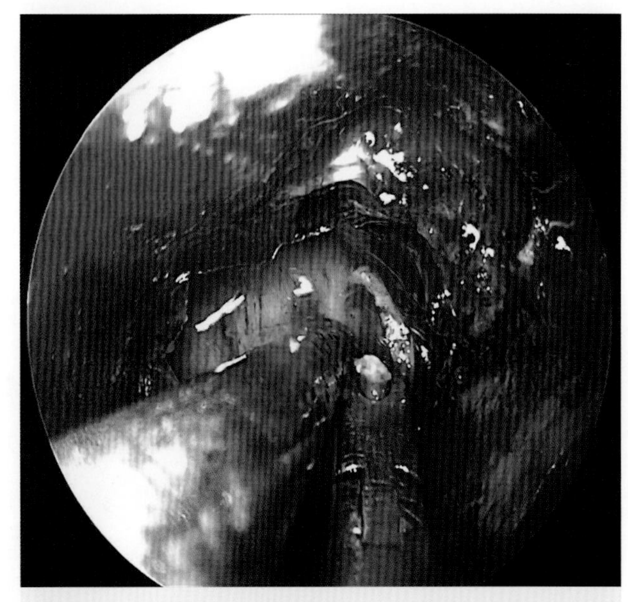

图 47.12　术中内镜图像显示，在肿瘤在颅内小范围扩展的情况下，采用经眶通道切除眶上裂（SOF）外侧的肿瘤

并发症

麻醉并发症：

· 三叉神经心脏反射。

术中并发症：

· 血管：颈内动脉痉挛，术中失血，颈内动脉损伤。

· 神经：脑脊液漏，脑神经麻痹。

术后早期并发症：

· 鼻孔受损。
· 鼻窦并发症。
· 眼眶并发症。
· 眶下神经感觉异常。

术后晚期并发症：

· 鼻翼萎缩。
· 颈内动脉海绵窦瘘。
· 肿瘤残余和复发。

术后患者随访 3 个月，包括鼻内镜检查和 6 个月的 CECT 检查。此时任何暗示鼻咽血管纤维瘤的证据都被视为复发，并进行相应处理。在 6 个月的扫描中没有肿瘤的患者在第 1 年继续进行常规的 3 个月的随访，然后在接下来的 3 年中进行 6 个月的随访，之后每年随访 1 次。

47.8 结　论

本分期系统根据对肿瘤部位、行为和外科治疗的最新认识，对几个早期系统进行了协调和更新。它是基于对鼻咽血管纤维瘤的大量数据的评估，并对肿瘤起源及其沿路径的扩散有独特的观察。它重新定义了复杂情况下 JNA 内镜切除的边界，如 Meckel 囊、海绵窦和颈内动脉。

这种分期系统的主要优点是能够将这种肿瘤分为外科治疗亚组，这些亚组已经提出了特定的外科手术径路。然而，为了验证其可重复性和可推广性，建议由训练有素的专家进行多中心试验。

（常玮　译，刘庆国　校）

参考文献

[1] Nicolai P, Schreiber A, BolzoniVillaret A. Juvenile angiofibroma: evolution of management. Int J Pediatr, 2012, 2012:412545

[2] Boghani Z, Husain Q, Kanumuri VV, et al. Juvenile nasopharyngeal angiofibroma: a systematic review and comparison of endoscopic, endoscopic-assisted, and open resection in 1047 cases. Laryngoscope, 2013, 123(4):859–869

[3] Janakiram TN, Sharma SB, Kasper E, et al. Comprehensive preoperative staging system for endoscopic single and multicorridor approaches to juvenile nasal angiofibromas. SurgNeurolInt, 2017, 8:55

[4] Chandler JR, Goulding R, Moskowitz L, et al. Nasopharyngeal angiofibromas: staging and management. Ann OtolRhinolLaryngol, 1984, 93(4 Pt 1):322–329

[5] Nicolai P, Berlucchi M, Tomenzoli D, et al. Endoscopic surgery for juvenile angiofibroma: when and how. Laryngoscope, 2003, 113(5):775–782

[6] Janakiram TN, Sharma SB, Samavedam UC, et al. Imaging in juvenile nasopharyngeal angiofibroma: clinical significance of Ramharan and Chopstick sign Indian J. Otolaryngol Head Neck Surg, 2017, 69 (1):81–87

[7] Sessions RB, Bryan RN, Naclerio RM, et al. Radiographic staging of juvenile angiofibroma. Head Neck Surg, 1981, 3(4):279–283

[8] Fisch U.The infratemporal fossa approach for nasopharyngeal tumors. Laryngoscope, 1983, 93(1):36–44

[9] Bremer JW, Neel HB, III, DeSanto LW, et al. Angiofibroma: treatment trends in 150 patients during 40 years. Laryngoscope, 1986, 96(12):1321–1329

[10] Antonelli AR, Cappiello J, Di Lorenzo D, et al. Diagnosis, staging, and treatment of juvenile nasopharyngeal angiofibroma (JNA). Laryngoscope, 1987, 97(11):1319–1325

[11] Andrews JC, Fisch U, Valavanis A, et al. The surgical management of extensive nasopharyngeal angiofibromas with the infratemporal fossa approach. Laryngoscope, 1989, 99(4):429–437

[12] Radkowski D, McGill T, Healy GB, et al. Angiofibroma. Changes in staging and treatment. Arch Otolaryngol Head Neck Surg, 1996, 122 (2):122–129

[13] Carrillo JF, Maldonado F, Albores O, et al. Juvenile nasopharyngeal angiofibroma: clinical factors associated with recurrence, and proposal of a staging system. J SurgOncol, 2008, 98(2):75–80

[14] Onerci M, Oğretmenoğlu O, Yücel T. Juvenile nasopharyngeal angiofibroma: a revised staging system. Rhinology,2006, 44(1):39–45

[15] Kasemsiri P, Prevedello DM, Ditzel L, et al. Surgical treatment of nasopharyngeal malignancies: role of endoscopic endonasal approaches. J Nasopharyngeal Carcinoma, 2014, 1(14):e14

[16] Ogawa AI, Fornazieri MA, da Silva LV, et al. Juvenile angiofibroma: major and minor complications of preoperative embolization. Rhinology, 2012, 50 (2):199–202

[17] Snyderman CH, Pant H, Carrau RL, et al. A new endoscopic staging system for angiofibromas. Arch Otolaryngol Head Neck Surg, 2010, 136 (6):588–594

[18] Janakiram TN. Juvenile nasopharyngeal angiofibroma// Janakiram TN, Sharma SB, Deshmukh O, eds. Principles of Endoscopic Excision of Juvenile Nasopharyngeal Angiofibroma. New Delhi: Thieme,2017:113–123

[19] Dusick JR, Esposito F, Malkasian D, et al. Avoidance of carotid artery injuries in transsphenoidal surgery with the Doppler probe and micro-hook blades. Neurosurgery,

2007, 60(4) Suppl 2:322–328, discussion 328–329

[20] Janakiram TN, Sharma SB, Gattani V. Multi port combined endoscopic approach to non-embolized juvenile nasopharyngeal angiofibroma with parapharyngeal extension—an emerging concept. Int J Otolaryngol, 2016:1–7

[21] Dallan I, Seccia V, Muscatello L, et al. Transoral endoscopic anatomy of the parapharyngeal space: a step-by-step logical approach with surgical considerations. Head Neck, 2011, 33(4):557–561

[22] Janakiram NT, Parekh P, Haneefa H, et al. Endoscopic three-surgeon sixhandedtransorbitaltransnasal technique for excision of juvenile nasopharygealangiofibroma: New Frontier explored. Asian J Neurosurg, 2017, 12 (4):790:793

[23] Dallan I, Castelnuovo P, Locatelli D, et al. Multiportal combined transorbitaltransnasal endoscopic approach for the management of selected skull base lesions: preliminary experience.WorldNeurosurg, 2015, 84(1):97–107

第 48 章　内镜下经上颌入路处理对侧鞍旁病变

Luiz Felipe U. de Alencastro, Luiz Carlos de Alencastro, Carolina Martins, Ademir Lodetti, Alberto Carlos Capel Cardoso, Mário de Barros Faria, Kohei Inoue, Shigeyuki Osawa, Albert L. Rhoton Jr.

摘　要

尽管鼻内镜手术技术有了很大的进步，但处理肿瘤向海绵窦或岩尖扩展的手术仍然是一个挑战。由于海绵窦的方位是从前到后的，几乎平行于中线，从鼻腔通道到达这一区域只能提供了一个非常窄的视角。此外，蝶窦最外侧面的解剖受到鼻腔结构或翼腭窝的限制。

内镜下经上颌入路至对侧鞍旁病变提供了到达海绵窦的另一种手术路径。它提供了更广的视角，有利于观察和操作。除此之外，它还为操作手术器械和内镜提供了第三条宽敞的操作通道。在这一章中，作者描述了手术技巧、相关的解剖细节，并展示了相关的病例。

关键词

鞍旁病变，内镜下经上颌入路，海绵窦，岩尖

内容要点

· 内镜下经上颌入路处理对侧鞍旁病变（TEACPS）技术支持经上颌窦到达对侧，暴露对侧鞍旁结构，并提供了一个更好的观察和操作角度。

· 应用本技术可以从鼻腔和上颌窦同时进入手术器械。

· 本技术可以自面部黏膜下分离至骨面并进行上颌骨切开术而不会导致面部美容问题。

· 在开放的上颌窦缺损的对侧需要做一个用于封闭骨质缺损的黏膜瓣。

48.1　引　言

从 18 世纪 Bozzini 发明内镜，到 20 世纪初 Guiot 在神经外科应用内镜概念，再到 20 世纪 90 年代早期 Jankowski 在鼻内手术中应用内镜，内镜外科取得了巨大的科技和技术进步。新的成果集中在完善解剖、诊断和手术技术、手术适应证，以及从前颅底和扩展的范围内切除肿瘤技术上。Cushing 的开拓性工作也因引进现代科技而得以深入[1-2]。

基于对鼻窦气房解剖的研究，人们认识到，为了更易于肿瘤的全切，可以从不同的方向开颅以到达前颅底结构。本章介绍的到达颅底的内镜途径，集中阐述经上颌到肿瘤累及的对侧结构的内镜入路，在一些病例中避免了传统的大创面的颅面入路（图 48.1）。

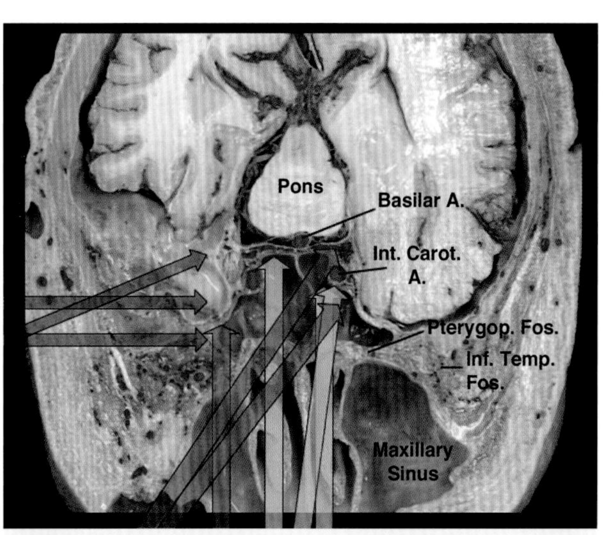

图 48.1　颅底的轴位上面观。可以看到内镜到达颅底的路线。绿色箭头代表经鼻入路，红色箭头代表经上颌入路，紫色箭头代表颞下入路。需注意可以联合多种入路。Inf. Temp. Fos.：颞下窝；Int. Carot. A.：颈内动脉；Pterygop. Fos.：翼腭窝；Maxillary Sinus：上颌窦；Basilar A.：基底动脉；Pons：脑桥

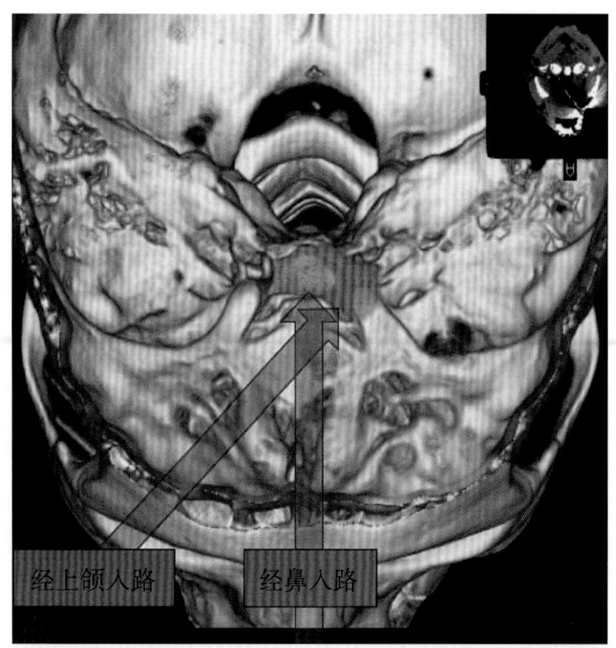

图 48.2　颅底三维 CT 重建扫描。箭头所示为经鼻入路和经上颌入路的不同角度

由于双侧开放蝶嘴，从鼻腔和上颌窦可同时进入，术者可从不同的手术路径同时操作，促成了两人四手操作技术（图 48.2）。大量的解剖知识是术前影像分析中确认解剖标志的关键，是手术的基本前提。

48.2　技术描述

内镜下经上颌入路处理对侧鞍旁病变(TEACPS)技术从上颌窦进入直至暴露鞍旁结构需要多步操作。神经外科与耳鼻喉科医生合作使其得以完成，并增加其安全性。本技术包括以下步骤：

（1）鼻内检查；

（2）准备带蒂鼻中隔黏膜瓣；

（3）鼻中隔后部切除与蝶窦前壁切除；

（4）中鼻甲切除与上颌窦内侧壁初步切除；

（5）开放上颌窦前壁；

（6）识别上颌窦内解剖标志；

（7）经上颌窦与鼻腔联合操作。

48.2.1　步骤 1：鼻内检查

本步骤中需要识别鼻腔内的解剖标志。从前方的鼻棘到后方的蝶嘴，鼻中隔始终是主要的解剖标志[3]。医生必须检查两侧鼻腔；在继续操作之前，必须矫正解剖异常，如鼻中隔偏曲或骨棘。这些矫正可以在 TEACPS 的术前或术中完成（图 48.3）。

考虑到术后的修补重建，必须格外注意保护鼻中隔。用带蒂鼻中隔黏膜瓣覆盖骨质缺损是预防脑脊液(CSF)漏的可靠技术。通常该瓣呈球拍状，宽窄不定，瓣蒂位于鼻腔的后外侧，蝶腭动脉从翼腭窝经蝶腭孔进此处。黏膜瓣制作好后，可先将其置于咽部，以保持手术通道通畅（图 48.4，图 48.5）[4]。

鼻腔内的另一个重要解剖标志是中鼻甲。进入鼻腔后，术者应该首先确认下鼻甲和中鼻甲的头端。中鼻甲向后从头至尾，止于后鼻孔外上部

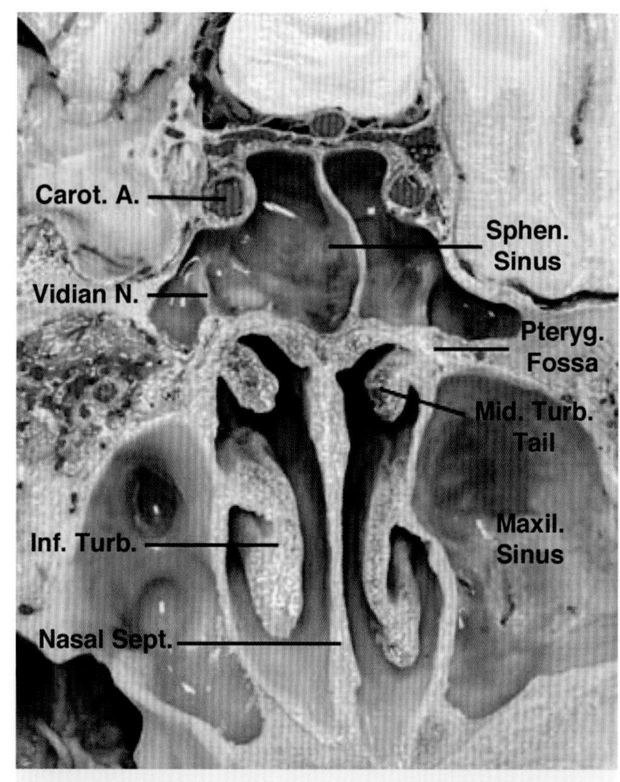

图 48.3　颅底上面观。进入鼻腔后可以将一些结构作为安全导航的标记。位于中线的鼻中隔是首先需要注意的解剖标志。沿鼻中隔平行向后可以到达后鼻孔和鼻咽部。中鼻甲位置较为明显，有助于导航设备进入鼻腔。将其固定于鼻腔外侧壁。沿中鼻甲向后在末端可以到达蝶嘴的最前下部位。中鼻甲末端的后、上和外侧是蝶腭孔，此处是鼻腔和翼腭窝相通的位置。Carot. A.：颈内动脉；Inf. Turb.：下鼻甲；Maxil. Sinus.：上颌窦；Mid. Turb. Tail.：中鼻甲尾端；Vidian N.：翼管神经；Pteryg. Fossa：翼腭窝；Nasal Sept.：鼻中隔；Sphen. Sinus：蝶窦

的上方。中鼻甲尾端的上、后、外侧数毫米处可见蝶腭动脉。这是一处很实用的解剖标志，可帮助我们避免术中的主要出血并保护供应黏膜瓣的血管（图 48.6）[3]。

中鼻甲也可以引导术者找到蝶窦开口，这是一处重要的解剖标志。从中鼻甲尾端，术者向内移动，然后在蝶嘴处向上移动，直到找到蝶窦开口，通常位于中鼻甲尾部平面上方 1.5cm 处 [5]。

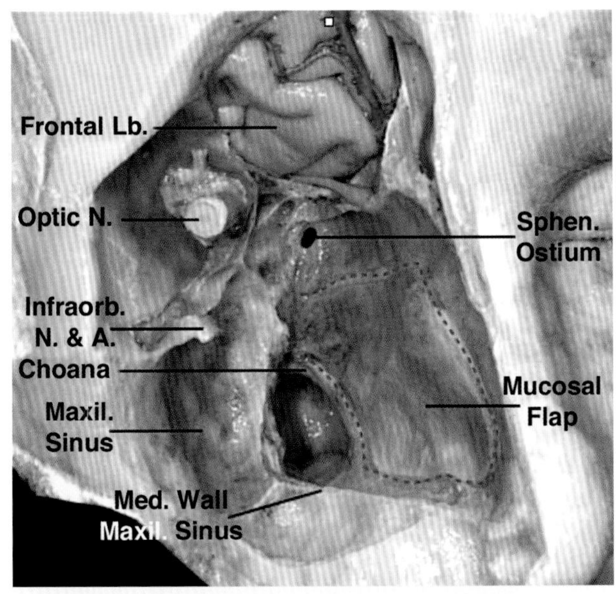

图 48.4 面部前外侧观。经鼻内镜下颅底入路中，制作带蒂鼻中隔黏膜瓣是极其重要的开始步骤，该瓣形似球拍，后外侧有蒂，蝶腭动脉的终末分支供应此瓣。Frontal. Lb.：额叶；Optic N.：视神经；Infraorb. N. & A.：眶下神经、动脉；Med. Wall Maxil. Sinus：上颌窦内侧壁；Maxil. Sinus：上颌窦；Sphen. Ostium：蝶窦开口；Mucosal Flap：黏膜瓣

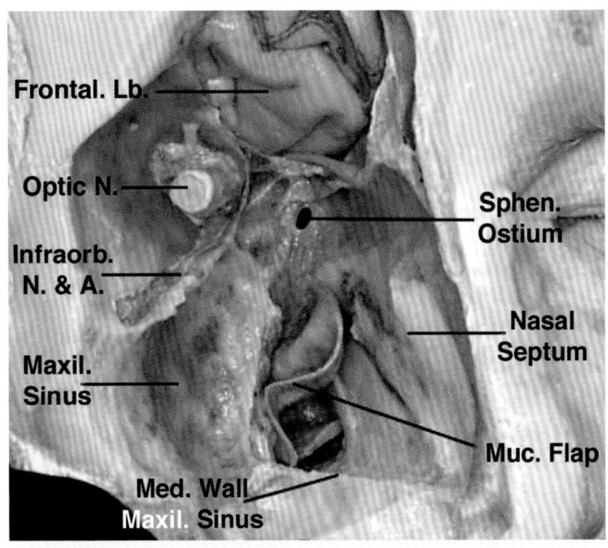

图 48.5 游离黏膜瓣后，将其通过后鼻孔折向咽部，从而使手术通道不受遮挡。Frontal. Lb. 额叶；Optic N.：视神经；Infraorb. N. & A.：眶下神经、动脉；Med. Wall Maxil. Sinus：上颌窦内侧壁；Maxil. Sinus：上颌窦；Sphen. Ostium：蝶窦开口；Nasal Septum：鼻中隔；Muc. Flap：黏膜瓣

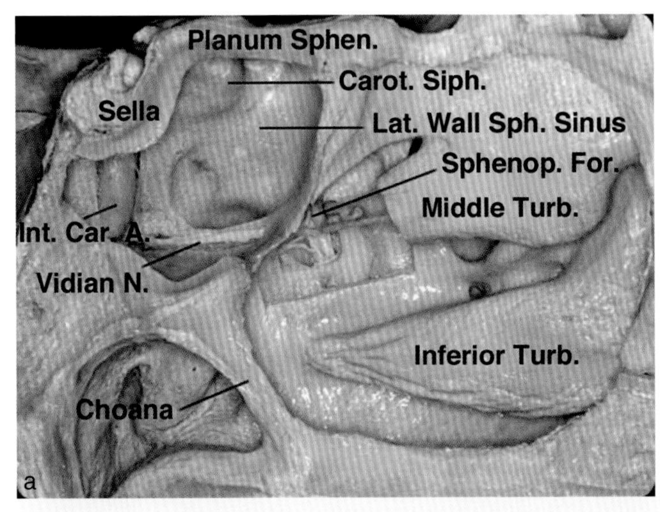

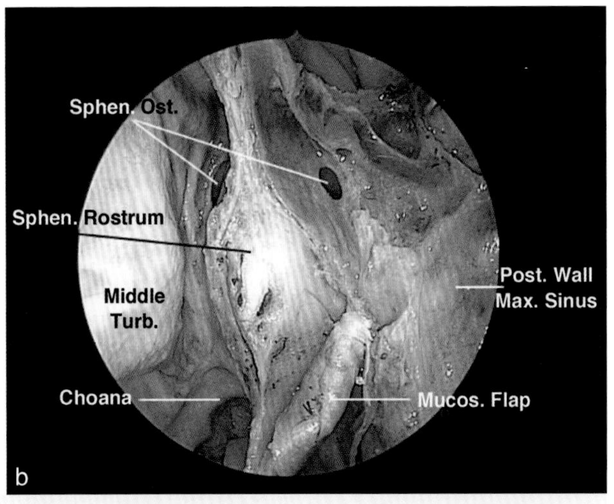

图 48.6 a. 鼻腔矢状面示意图。将中鼻甲尾部后段切除，并扩大蝶腭孔，从而暴露蝶腭动脉和蝶腭神经节。翼管神经从蝶腭神经节发出，并在蝶窦向后方走行到达圆孔。b. 内镜下鼻腔视图。已切除鼻中隔后部。黏膜瓣翻向咽部。蝶窦前壁最上部可见双侧蝶窦开口。可见对侧鼻腔内中鼻甲尾部，直至后鼻孔上方，并遮盖蝶腭孔。Sella：蝶鞍；Int. Car. A.：颈内动脉；Vidian N.：翼管神经；Choana：后鼻孔；Planum Sphen：蝶骨平台；Carot. Siph.：颈内动脉虹吸段；Lat. Wall Sph. Sinus：蝶窦外侧壁；Middle Turb.：中鼻甲；Inferior Turb.：下鼻甲；Sphen. Ost.：蝶窦开口；Sphen. Rostrum：蝶嘴；Pos. Wall max. Sinus：上颌窦后壁；Mucos. Flap：黏膜瓣

48.2.2 步骤 2：制备带蒂鼻中隔黏膜瓣

大多数鼻内镜手术产生的颅底缺损都可以用带蒂鼻中隔黏膜瓣进行修补，从而减少脑脊液漏的发生[4,6]。黏膜瓣的下方切口先沿中鼻甲尾部轴在其下方延伸，向下直达鼻中隔下边界，恰在后鼻孔上缘经过后鼻孔，从此边界的最外侧点开始切开，这样就可以保存该黏膜瓣的血供。一旦到达鼻中隔，切口线即可下行，沿着鼻中隔与鼻底的交界处前行。切口前行的距离按照手术所需决定，最远边界可至鼻腔内黏膜 / 皮肤移行处。黏膜瓣的大小取决于预估颅底缺损的大小。

经过前方的转折之后，切口线沿鼻中隔上行，为了防止嗅黏膜的损伤，在距离鼻中隔与鼻腔顶交界线 1~2cm 处，切口转而向后。切口的上支沿鼻中隔向后延伸，在蝶嘴之上转向外，并尽可能向外延伸，其终止于切口起始点上方数毫米处。

切开完成后该瓣呈球拍形，在其后外侧区变窄。然后术者从鼻中隔和蝶嘴的骨性和软骨结构上掀起鼻腔黏膜，游离的黏膜瓣向后折向咽部，以使手术通道通畅。

为避免在打开上颌窦内侧壁时损伤黏膜瓣蒂部的血管，推荐在上颌窦切开的对侧制作鼻腔内的黏膜瓣（图 48.4，图 48.5）。

48.2.3 步骤 3：鼻中隔后部切除与蝶窦前壁切除

完成黏膜瓣制作之后，切除骨性鼻中隔后部 2cm 以暴露蝶嘴。手术时，充分暴露蝶窦前壁极其重要，必须到达蝶窦前壁与鼻腔顶壁的连接处，还要切除后方的筛房，暴露必须向下进行至蝶窦前壁与下壁的交界处。此时在蝶嘴的前下部，在犁骨和蝶骨嵴交界处，还应将犁骨切除（图 48.7）。为取得操作手术器械的更大空间，切除鼻中隔的后部是必不可少的。

下一步是开放蝶窦前壁。可以从蝶窦开口开始，然后向上和向下扩展，或者磨除蝶窦前壁。

蝶窦前壁应开放至蝶骨平台。前壁应该尽量向外切除直至到达眶内侧壁。在切除外侧边界时需要特别注意以避免损伤眶内侧壁，因为其较薄，并且容易被误认为是外侧的筛窦气房。

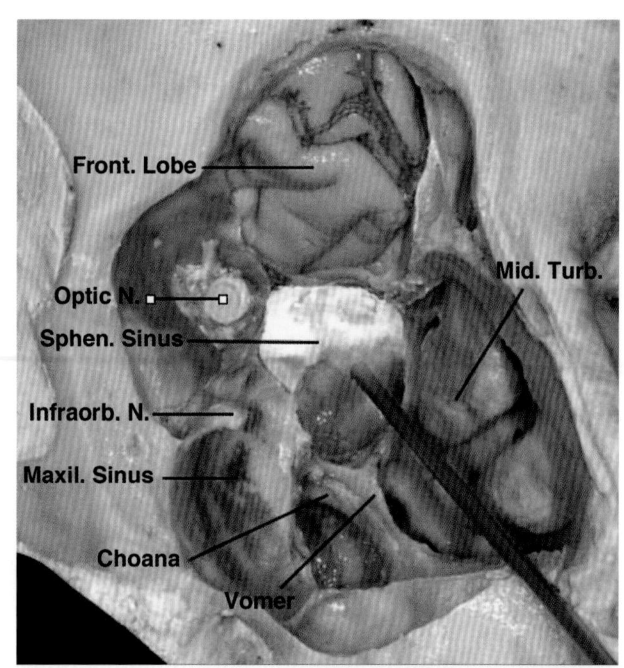

图 48.7 面部斜面观。切除眶部和上颌窦各壁。切除前颅底底壁骨质后暴露额叶。切除大部分鼻中隔后暴露对侧鼻腔。将内镜伸入鼻腔并进入蝶窦内。切除大部分蝶嘴。可以看到蝶窦周围的解剖结构。Front. Lobe：额叶；Infraorb. N.：眶下神经；Maxil. Sinus：上颌窦；Mid. Turb.：中鼻甲；Optic N.：视神经；Sphen. Sinus：蝶窦

48.2.4 步骤 4：中鼻甲切除与上颌窦内侧壁初步切除

鼻腔与上颌窦之间的沟通开始于经过鼻腔打开上颌窦的内侧壁。首先，必须切除中鼻甲的后 2/3。某些病例中，还需要切除下鼻甲的后段，从而在鼻腔与上颌窦之间形成宽敞的沟通（图 48.8，图 48.9）[7]。

鼻甲切除完成后，可以辨认出上颌窦开口，并且可以伸入成角度内镜以探查上颌窦腔。从窦口处开始打开上颌窦内侧壁，并向上、向下及向后扩展。在大部分患者中没有必要打开窦口前方的上颌窦壁，必要时可根据鼻泪管后缘的边界完成此步。

打开上颌窦内壁，其后界是上颌窦内壁与后壁的交界。因为在后壁菲薄的骨板后方是富含脂

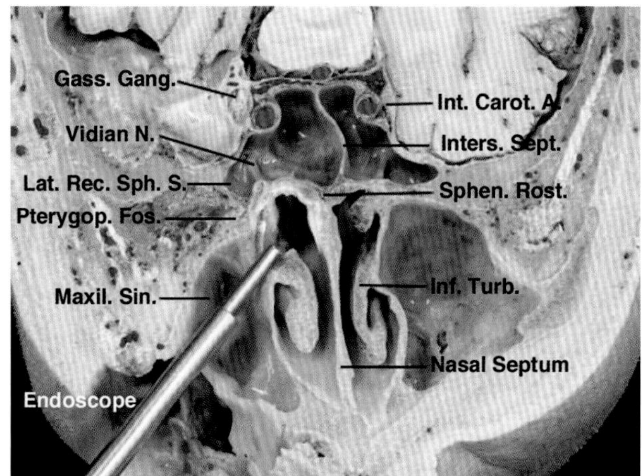

图 48.8　颅底下面观。经上颌入路示意图。部分切除时，去除上颌窦前壁和内侧壁，从而使得内镜能够进入鼻腔并到达蝶窦。不要破坏上颌窦后壁，以避免损伤翼腭窝内的神经血管。Gass. Gang：半月神经节；Inf. Turb.：下鼻甲；Int. Carot. A.：颈内动脉；Inters. Sept：蝶窦中隔；Lat. Rec. Sph. S.：蝶窦外侧隐窝；Maxil. Sin.：上颌窦；Vidian N.：翼管神经；Pterygop. Fos.：翼腭窝；Sphen. Rost.：蝶嘴；Endoscope：内镜；Nasal Septum：鼻中隔

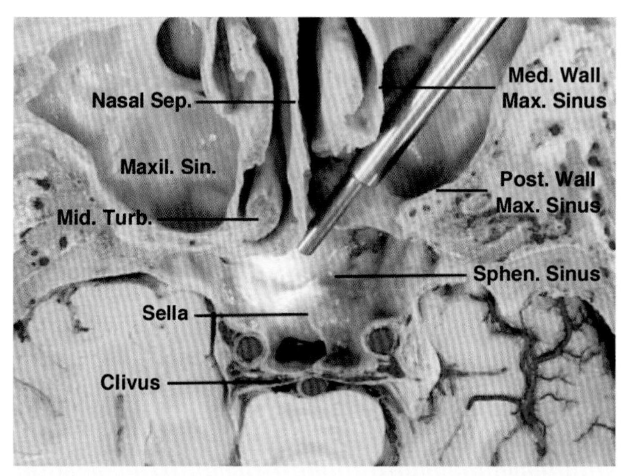

图 48.9　颅底上面观。鞍区位于内镜尖端的后上方。与图 48.8 为同一位置的下面观。Nasal Septum：鼻中隔；Maxil. Sin：上颌窦；Mid. Turb.：中鼻甲；Sella：蝶鞍；Clivus：斜坡；Med. Wall Max. Sinus：上颌窦内侧壁；Post. Wall Max. Sinus 上颌窦后壁；Sphen. Sinus 蝶窦

肪和神经血管结构的翼腭窝，所以避免损伤上颌窦后壁十分重要（图 48.10，图 48.11）[8]。

打开上颌窦前壁后，可能需要额外再切除部分内侧壁。

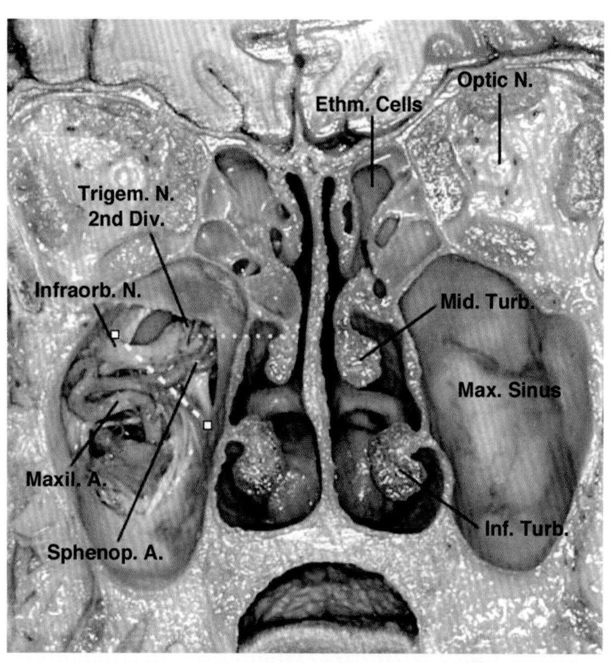

图 48.10　颅底冠状切面。右侧上颌窦后壁已去除，暴露外侧的颞下窝和内侧的翼腭窝。三叉神经上颌支在蝶骨内穿经圆孔后移行为眶下神经走行于上颌窦顶壁。上颌动脉在颞下窝内成袢迂曲走行后进入翼腭窝并发出终末支。黄线代表中鼻甲尾端轴线和蝶腭孔的位置关系。白线代表自外侧的颞下窝向内侧的翼腭窝之间的连线。Trigem. N. 2nd Div.：三叉神经第二支；Infraorb. N.：眶下神经；Maxil. A.：上颌动脉；Sphenop. A.：蝶腭动脉；Optic N. 视神经；Ethm. Cells：筛房；Mid. Turb.：中鼻甲；Max. Sinus：上颌窦；Inf. Turb.：下鼻甲

48.2.5　步骤 5：打开上颌窦前壁

自此，术者离开鼻腔，开始经上颌窦进行操作。牵开唇下后，暴露中线外 2~3cm 口腔黏膜。在齿龈与口腔黏膜移行处水平切开口腔黏膜，暴露上颌窦前壁和犬轭，自骨面按手术需要剥离黏膜。剥离的上界至眶下孔与眶下神经，内界是犬轭（图 48.12）[9]。

暴露好上颌窦前壁后，应用高速磨钻磨开上颌窦。骨质切除的内界是尖牙窝及犬轭，越过此界将导致牙齿的去神经化。向上以眶下神经为界；向外暴露上颌窦前壁直至其与上颌窦外侧壁的交界。根据需切除的病变决定暴露的范围，再由患者的解剖和暴露需要决定磨除骨质的范围。通常在多数患者中，暴露 1cm 高、2cm 宽的开口即可。

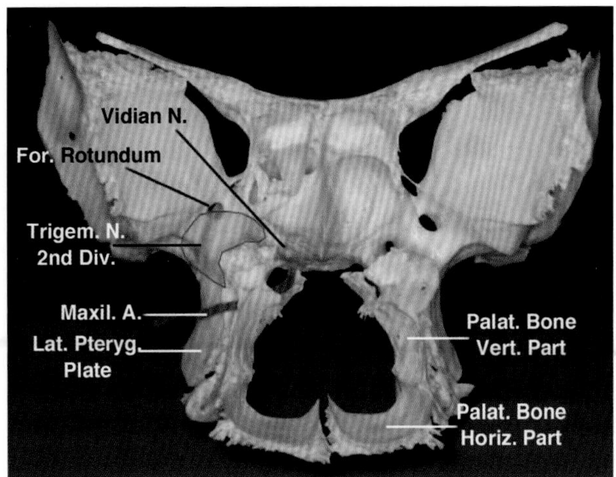

图 48.11　蝶骨和腭骨的冠状面观。可以看到上颌窦后壁（已切除）后方主要的神经血管等结构。三叉神经上颌支在蝶骨内经圆孔进入翼腭窝。翼管神经在离开翼管前端开口后进入翼腭窝。上颌动脉发出其主要终末分支蝶腭动脉穿蝶腭孔进入鼻腔。For. Rotundum：圆孔；Palat. Bone Vert. Part：腭骨垂直部；Palat. Bone Horiz. Part：腭骨水平部；Trigem. N. 2nd Div.：三叉神经第二支；Maxil. A.：上颌动脉；Vidian N.：翼管神经；Lat. Pteryg. Plate：翼外板

48.2.6　步骤 6：识别上颌窦内部的解剖标志

将 0° 内镜镜头伸入上颌窦，从而术者可以确认窦内的解剖标志。上颌窦呈锥形，须确认其外、上、内和下壁[10]。

此时，从鼻腔打开上颌窦内侧壁，仔细观察开口，有助于术者确定方位。向上看，在上颌窦上壁上可以清晰地看到眶下神经，这一神经向后指向翼腭窝[9]。

另一个重要的结构是鼻泪管，从上到下经过上颌窦内侧壁的最前面。此管是打开上颌窦与鼻腔之间间隔时的最前界（图 48.12）[3]。

进入上颌窦，在从外到内的路径中垂直的视野可见对侧海绵窦内侧壁。切除肿瘤后，可以与前面所做的一样，从鼻腔扩大上颌窦内侧壁的开口。

适当打开蝶窦前壁后，可以观察到蝶窦内部的结构，如视神经压迹、鞍突、视神经 - 颈内动脉隐窝，在某些病例中还可见到翼管神经压迹（图 48.13 至图 48.15）。

扩大上颌窦内侧壁开窗时需要考虑如下标志：

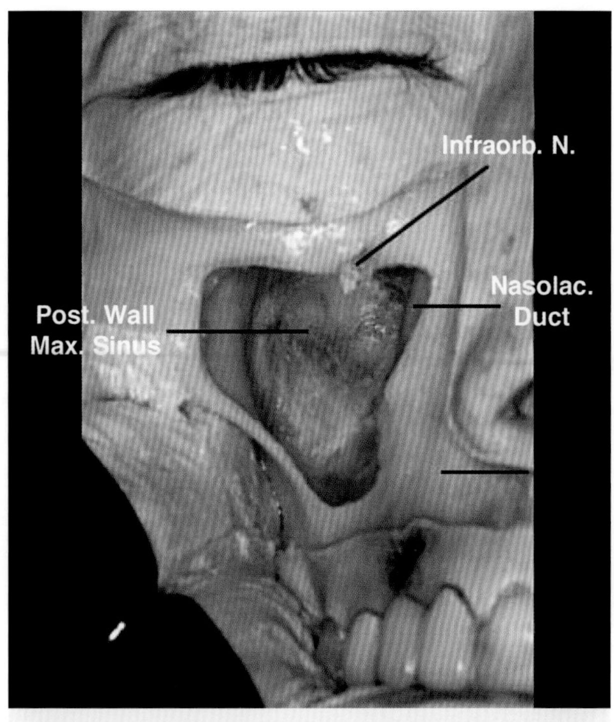

图 48.12　上颌窦前面观。上颌窦前壁已切除。其切除的上界为眶下神经。内侧界为尖牙窝和隆突。在上颌窦内侧壁可见鼻泪管，代表经上颌入路切除内侧壁的前界。上颌窦后壁保持完整，遮挡了位于其后方的翼腭窝。Post. Wall Max. Sinus：上颌窦后壁；Infraorb. N.：眶下神经；Nasolac. Duct：鼻泪管

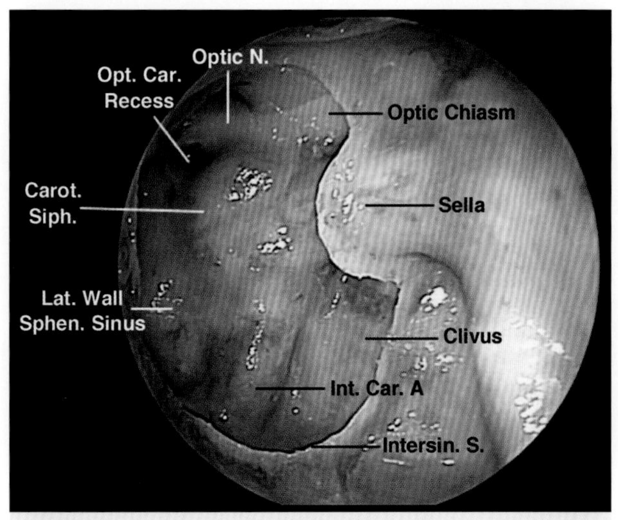

图 48.13　内镜下经上颌窦观察蝶窦。经上颌入路时蝶窦内的结构显示为倾斜的。窦内分隔切除后可暴露颈内动脉、视神经—颈内动脉隐窝以及对侧蝶窦外侧壁。Optic N：视神经；Opt. Car. Recess：视神经 - 颈内动脉隐窝；Carot. Siph.：颈内动脉虹吸段；Lat. Wall Sphen. Sinus：蝶窦外侧壁；Optic Chiasm：视交叉；Sella：蝶鞍；Clivus：斜坡；Int. Car. A：颈内动脉；Intersin. S.：蝶窦间隔

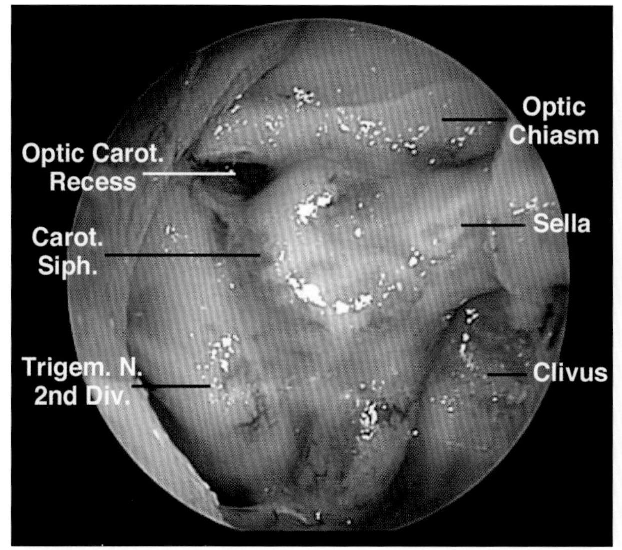

图 48.14　图 48.13 的放大观。蝶窦外侧壁可见三叉神经上颌支的压迹。Optic Carot. Recess：视神经 - 颈内动脉隐窝；Carot. Siph.：颈内动脉虹吸段；Trigem. N. 2nd Div：三叉神经第二支；Optic Chiasm：视交叉；Sella：蝶鞍；Clivus：斜坡

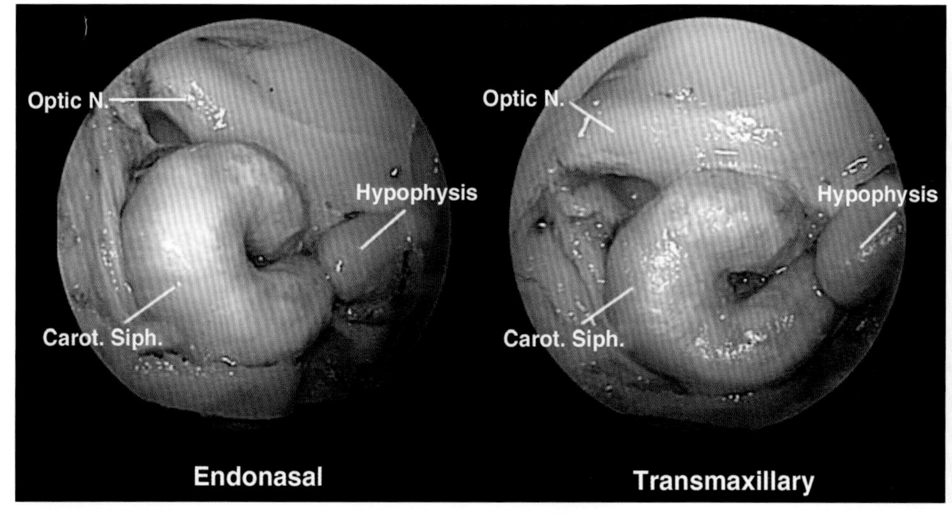

图 48.15　内镜下蝶窦视图。经鼻入路和经上颌入路进入蝶窦后的观察角度不同。需注意的是经上颌入路可以垂直到达外侧壁从而有助于该区域的操作。Optic N.：视神经；Carot. Siph.：颈内动脉虹吸段；Endonasal：经鼻；Transmaxillary：经上颌；Hypophysis：垂体

①翼腭窝为后界；②翼管神经是下界；③鼻泪管是前界；④前颅窝底为上界[11]。

48.2.7　步骤 7：经上颌窦与鼻腔的联合操作

一旦完成上颌窦、鼻腔和蝶窦的沟通后，术者可以准备处理鞍区和鞍旁区的病变。根据情况，可以选择双通道或者三通道入路，经过双侧鼻腔和上颌窦到达目标区域。

这一联合入路的目标是提供更好的暴露，更容易处理鞍旁区中线外结构，尤其是病变累及海绵窦和颈内动脉后间隙。鼻内入路的轴线与海绵窦内侧壁的轴线十分接近，单纯经鼻入路切除累及海绵窦内侧壁靠近鼻腔的病变时，医生只能在一个狭窄的角度内应用手术器械处理海绵窦内侧壁（图 48.16）。

与之相反，经上颌窦入路引入手术器械时，术者以近乎垂直的轴线面对海绵窦壁。以这种方式可以更加舒适和准确地操控器械。此外，与狭窄的鼻腔比较，从上颌窦入路可以更便捷舒适地握持和操作两件器械（图 48.16，图 48.17）。

最好经一侧鼻腔伸入内镜，主要是病变同侧鼻腔。因为 30° 内镜可以更好地观察蝶窦外侧壁，所以通常选用此角度的内镜。某些情况下，也会用到 0° 内镜（图 48.18）。

术者可以选择内镜和手术器械的许多种组合。在一些病例中，甚至可以从上颌窦伸入内镜，从双侧鼻腔伸入手术器械。恰当的选位会有更好的视野和操作空间（图 48.19 至图 48.23）。与经鼻入路比较，经上颌窦入路在 2/3 的病例中操作距离更短，而在 1/3 的病例操作距离相等。

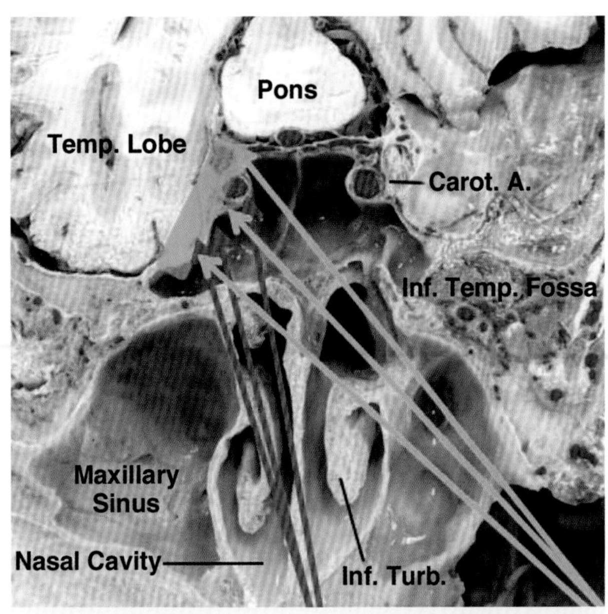

图 48.16　颅底上面观。红色箭头代表经鼻入路，绿色箭头代表经上颌入路。蓝色区域代表鞍旁结构。经上颌入路的角度更垂直，且该入路到达目标区域的距离等于或小于经鼻入路。Pons：脑桥；Temp. Lobe：颞叶；Maxillary Sinus：上颌窦；Nasal Cavity：鼻腔；Carot. A.：颈内动脉；Inf. Temp. Fossa：颞下窝；Inf. Turb.：下鼻甲

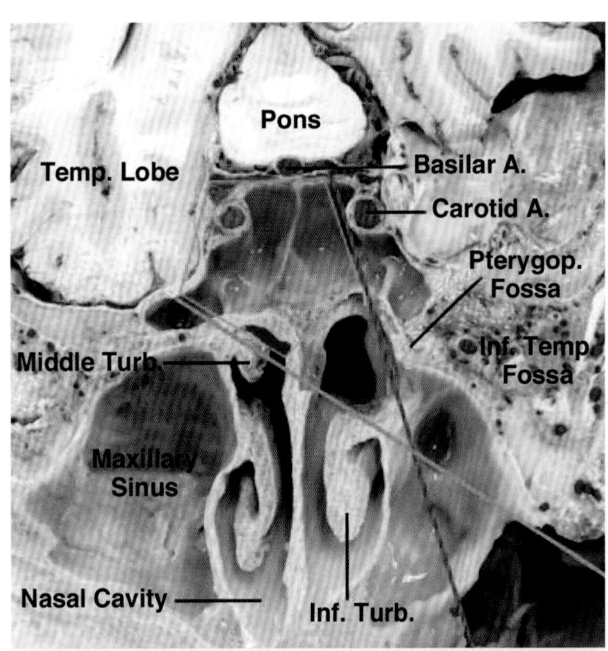

图 48.17　颅底上面观。粉线和黄线是经上颌入路可以进行操作的范围区间。绿色区域是经上颌入路需要切除的部位。Temp. Lobe：颞叶；Pons：脑桥；Middle Turb.：中鼻甲；Maxillary Sinus：上颌窦；Nasal Cavity：鼻腔；Basilar A.：基底动脉；Carotid A.：颈内动脉；Pterygop. Fossa：翼腭窝；lnf. Temp. Fossa：颞下窝；Inf. Turb.：下鼻甲

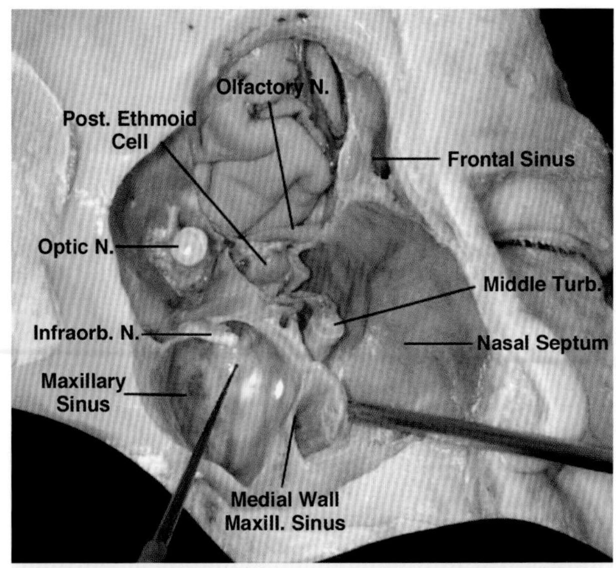

图 48.18　面部斜面观。该图显示联合经鼻入路和经上颌入路时手术器械和内镜的应用。采用双通道或三通道手术入路有利于联合使用多种手术器械进行操作。Post. Ethmoid Cell：后组筛房；Optic N.：视神经；Infraorb. N.：眶下神经；Maxillary Sinus：上颌窦；Olfactory N.：嗅神经；Frontal Sinus：额窦；Middle Turb.：中鼻甲；Nasal Septum：鼻中隔；Medial Wall Maxill. Sinus：上颌窦内侧壁

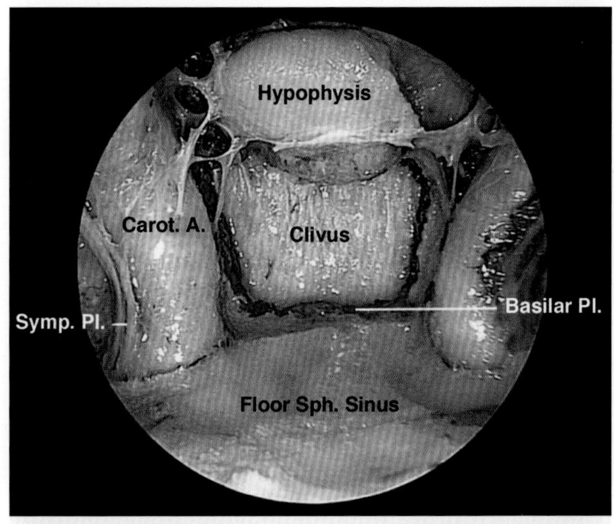

图 48.19　经鼻内镜下观察蝶窦。已去除窦内分隔。可以暴露双侧颈内动脉垂直段。垂体前叶和后叶位于术野中央，周围有硬脑膜小梁包裹支撑。切除蝶窦后壁可以暴露后颅窝硬脑膜。Hypophysis：垂体；Carot. A.：颈内动脉；Symp. PI. 交感神经丛；Clivus：斜坡；Floor Sph. Sinus：蝶窦底壁；Basilar Pl.：基底静脉丛

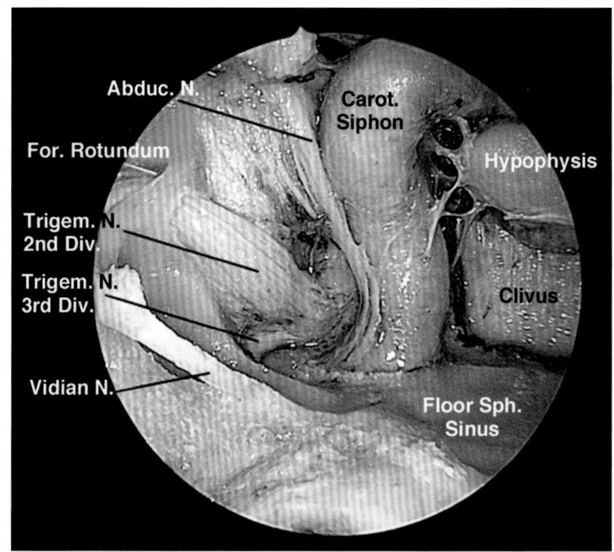

图 48.20　经上颌入路暴露海绵窦内侧壁。海绵窦内侧壁已切除，同时将静脉通道内的蓝色硅胶移除。可以清楚看到海绵窦段颈内动脉各部。术野中间可见半月神经节，三叉神经的三个分支也可看到。蝶窦底壁可见到翼管神经走行。Abduc N.：展神经；For. Rotundum：圆孔；Trigem. N. 2nd Div：三叉神经第二支；Trigem. N 3rd Div.：三叉神经第三支；Vidian. N.：翼管神经；Carot. Siphon：颈内动脉虹吸段；Hypophysis：垂体；Clivus：斜坡；Floor Sph. Sinus：蝶窦底壁

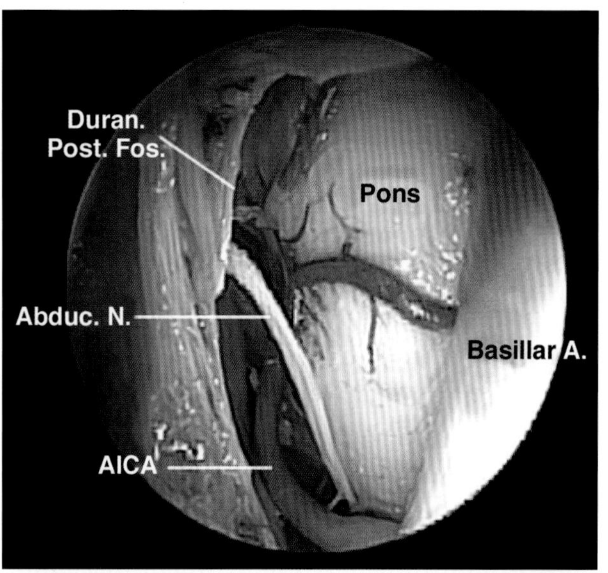

图 48.22　经上颌入路观察斜坡。已去除斜坡骨质及后颅窝硬脑膜。经上颌入路的角度可以观察到进入桥小脑角内的结构。在第一平面，展神经跨过桥前池、穿入后颅窝硬脑膜，并向上进入 Dorello 管。Duran. Post. Fos.：后颅窝硬脑膜；Abduc. N.：展神经；AICA：小脑前下动脉；Pons：桥脑；Basillar. A.：基底动脉

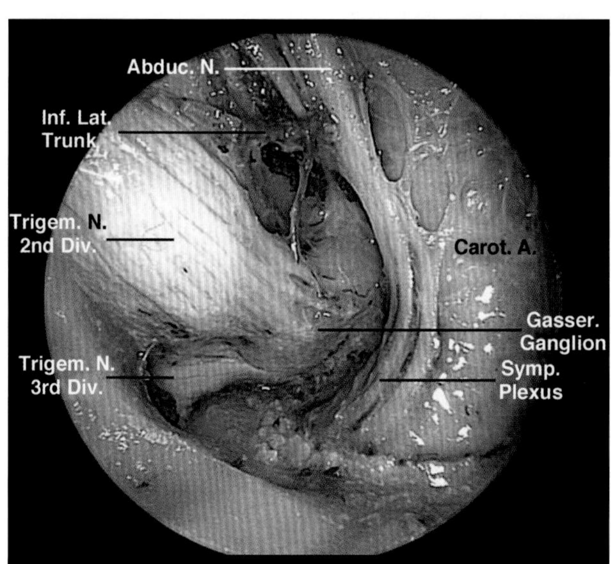

图 48.21　经上颌入路的海绵窦放大观。Gasser. Ganglion：半月神经节；Abduc. N.：展神经；Inf. Lat. Trunk：下外侧干；Trigem. N. 2nd Div.：三叉神经第二支；Trigem. N. 3rd Div.：三叉神经第三支；Carot. A.：颈内动脉；Symp. Plexus：交感神经丛

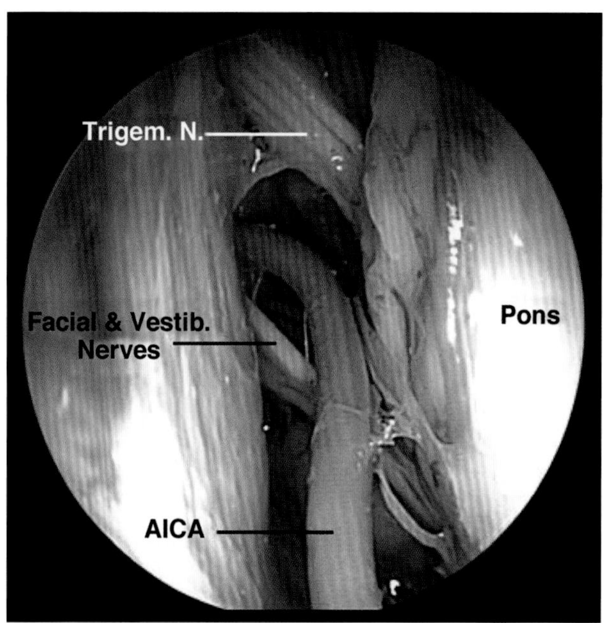

图 48.23　为图 48.22 所示结构的放大观。小脑前下动脉从内向外走行穿过桥小脑角，位于面神经、前庭神经、蜗神经上方，以及三叉神经下方。Trigem. N.：三叉神经；Facial. & Vestib. Nerves：面神经及前庭蜗神经；AICA：小脑前下动脉；Pons：脑桥

48.3 影像学检查

因为经常出现解剖变异，所以必须在术前获取详尽的影像资料。精确理解患者的解剖可以避免术中出现问题。明确上颌窦的气化情况很关键。应该注意到，一些病例的上颌窦可能很狭小，甚至相对于内镜导航也过于狭窄（图48.24）。

尽管高质量的钆增强 MRI 对于理解病变的特点极为重要，容积性 CT 对于帮助术者判断这一手术入路的可行性仍然非常有用。CT 工作站可以进行三维重建帮助设计手术径路。

需要格外关注的是采取必要的校准来改善路径。主要是上颌窦的前内侧缘与上颌窦内壁和后壁结合线之间的校准。沿着这一轴线的投射方向必须能够看到蝶窦外侧壁的最后段。与此类似，上颌窦的前外侧缘与上颌窦内壁和后壁结合线之间的校准所形成的投射有助于显露蝶窦外侧壁的前缘（图 48.17）。

观察鼻泪管与上颌窦内外壁交点之间的距离很重要，这一信息确认了上颌窦内侧壁向前可以开放多少。

三维（3D）CT 中必须观察到几个关键点，例如鼻中隔的准直，后组筛房的大小和位置，鼻泪管，上颌窦开口，中鼻甲，蝶窦开口，蝶窦间隔及窦内分隔等。神经导航会有所帮助，但是不能取代缜密的术前计划。

48.4 病例展示

2009 年，1 例 31 岁的女性患者，表现为肢端肥大症，典型的软组织增大和肢端肥大面容。2005 年她开始注意到鼻部增大，2006 年她观察到双手手指的增厚。2006 年和 2008 年患者在另一所外科机构接受了经蝶入路的手术治疗，生长激素（GH）水平没有得到控制。在这一手术中，肿瘤被描述为极硬。

2009 年患者来到我们神经外科就诊，主诉同前，GH 水平 90μg/dL。行 MRI 扫描，其表现为异质性病变，钆增强明显，位于鞍内，突至鞍上，向右侧海绵窦侵袭（图 48.25）。采用经鼻内镜入路，并联合对侧经上颌窦入路，以切除侵入海绵窦内的肿瘤。

手术自两条径路进入，互补式操作。经上颌窦扩大手术入路使肿瘤外侧突出部分得到了充分的显露，经过鼻腔和上颌窦可以舒适地操控手术器械和内镜（图 48.26 至图 48.28）。在本病例中，神经导航在肿瘤切除方面以及经上颌窦路径的规划上，都有很大的帮助（图 48.29）。

术后，给予患者放射治疗。6 个月随访，患者肢端肥大的症状明显减轻，尤其在面部。GH 水平下降至 8μg/dL。

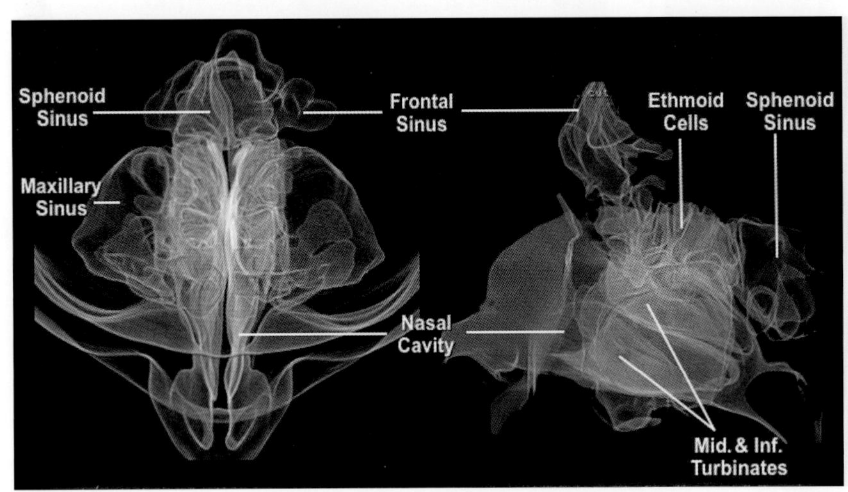

图 48.24 3D CT 扫描，鼻窦气房重建。在制订术前计划时，充分了解前颅底的自然腔隙对于建立安全的导航路线非常重要。Sphenoid Sinus：蝶窦；Maxillary Sinus：上颌窦；Frontal Sinus：额窦；Nasal Cavity：鼻腔；Ethmoid Cells：筛房；Mid. & Inf. Turbinates：中、下鼻甲

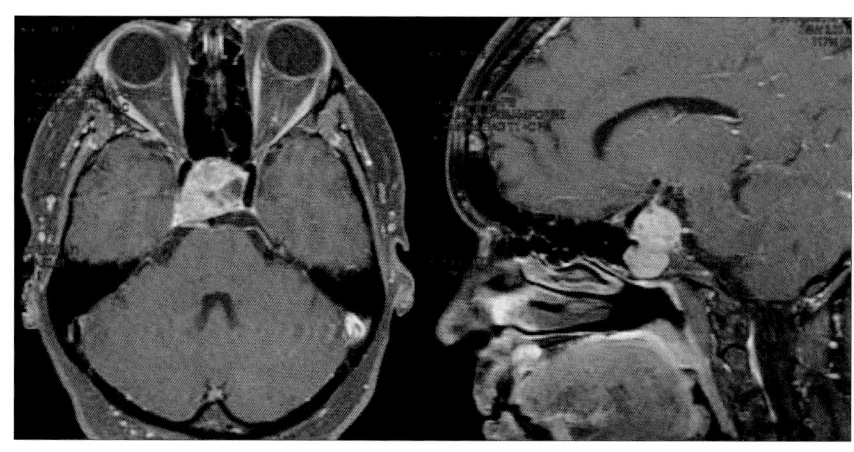

图 48.25　典型病例，术前 MRI 可见位于鞍区内的明显强化的病变，强化不均匀，病变向鞍上及右侧海绵窦生长

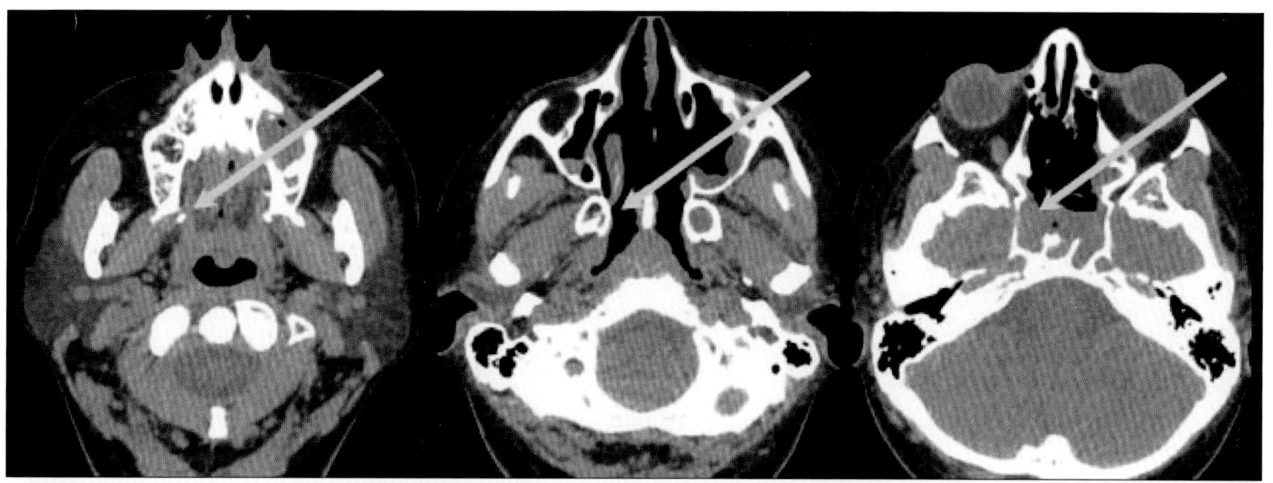

图 48.26　典型病例，术后 CT 扫描。箭头所示为经上颌入路的路线。可清楚看到上颌窦的前壁和内侧壁已开放。可见自上颌窦至对侧鞍旁区域的直接路线

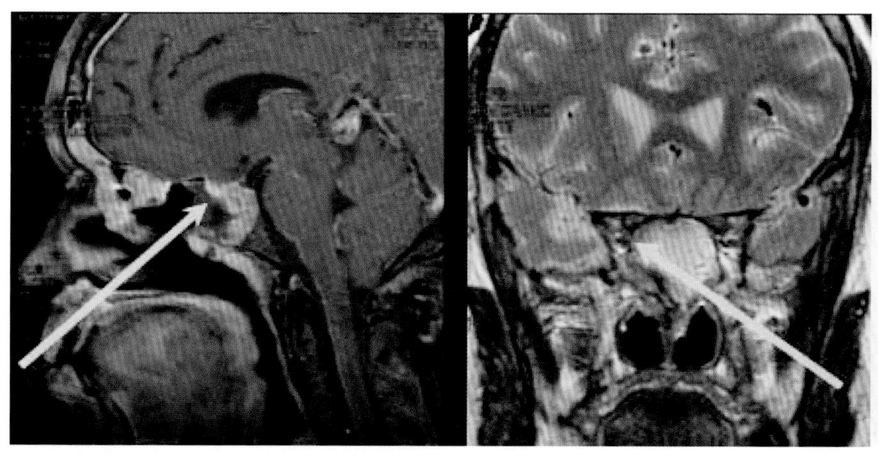

图 48.27　典型病例，术后早期的 MRI 复查影像

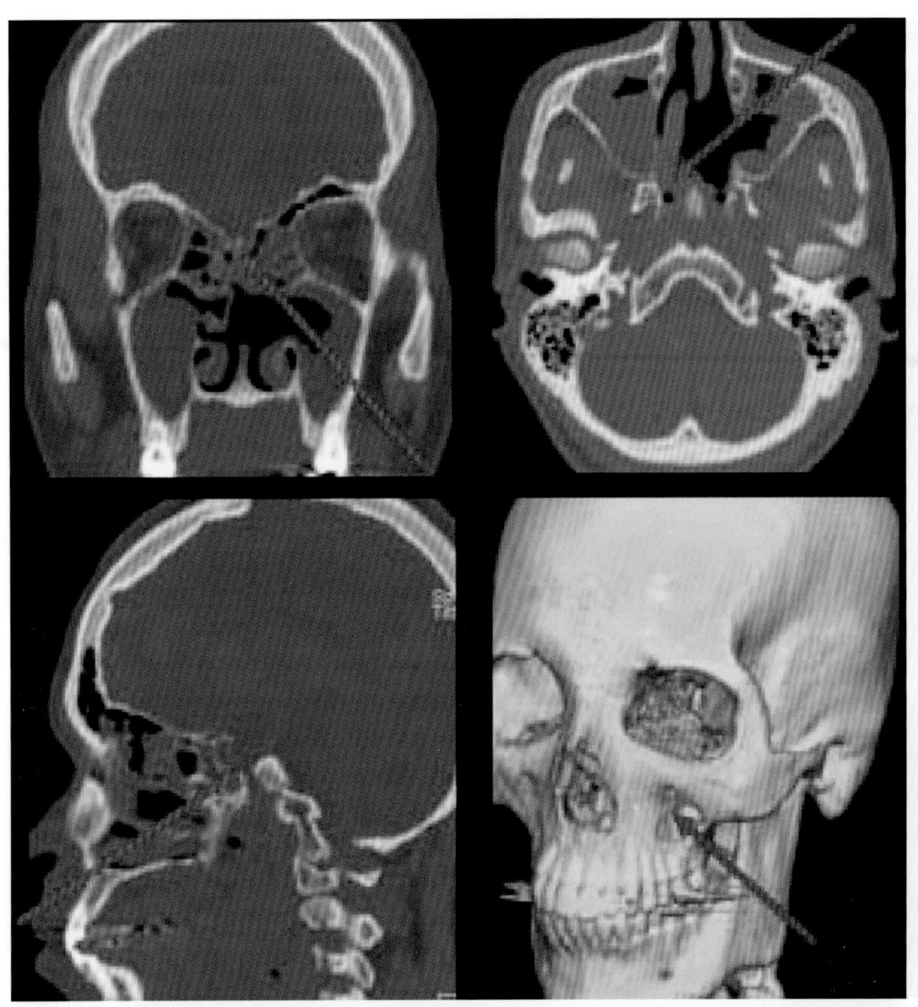

图 48.28　典型病例，术后 CT 扫描。可以更好地理解经上颌入路的方向是自下向上、自外向内的。面部骨骼重建可见术中已经开放的上颌窦前壁

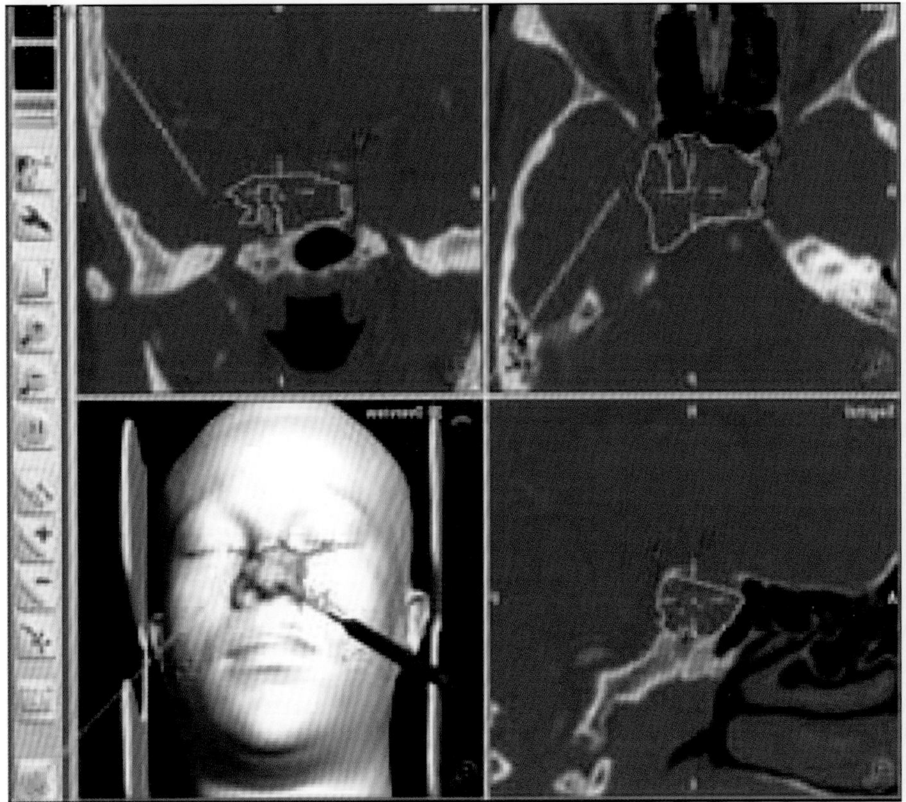

图 48.29　典型病例，术中神经导航

48.5 结 论

切除侵袭鞍旁区，特别是突入海绵窦内的肿瘤，对于内镜入路而言，存在技术上的挑战。对能够到达此处的可能的入路进行组合式分类，可以帮助我们确认最好的手术入路。同时术者还必须拥有详尽的解剖知识 [2,12]。

经上颌入路，提供了一个正对对侧海绵窦内侧壁的视野，其对于肿瘤侵入双侧颈内动脉水平段之间区域的病例非常实用。经鼻及经上颌窦联合入路使术者可以经两条路径同时操作，这样切除肿瘤更加容易，经鼻孔伸入一件器械，经上颌窦可以再伸入一件器械。手术前必须明确了解此区域的复杂解剖，同时理解患者的个体解剖及变异。尽管经上颌入路是低风险技术，但是分析 MRI 和 CT 扫描的容积信息，可以避免如面部麻木和牙齿去神经化等并发症。用内镜直接观察对侧海绵窦内侧壁可以使肿瘤从窦内侧切除，而避免累及外侧壁上的神经。

经上颌入路与经鼻入路联合并没有明显延长手术时间，没有美容或功能缺陷。在特定的病例中，内镜下经上颌入路为对侧鞍旁病变提供了一个切除肿瘤的互补的手术选择。

（姚晓辉 译，汤文龙 校）

参考文献

[1] Doglietto F, Prevedello DM, Jane JA, Jr, et al. Brief history of endoscopic transsphenoidal surgery—from Philipp Bozzini to the First World Congress of Endoscopic Skull Base Surgery. Neurosurg Focus, 2005,19(6):E3

[2] Prevedello DM, Kassam AB, Snyderman C, et al. Endoscopic cranial base surgery: ready for prime time? ClinNeurosurg, 2007, 54:48–57

[3] Rhoton AL, Jr. The sellar region. Neurosurgery, 2002, 51(4) Suppl:S335–S374

[4] Hadad G, Bassagasteguy L, Carrau RL, et al. A novel reconstructive technique after endoscopic expanded endonasal approaches: vascular pedicle nasoseptal flap. Laryngoscope, 2006, 116(10):1882–1886

[5] Kassam AB, Vescan AD, Carrau RL, et al. Expanded endonasal approach: vidian canal as a landmark to the petrous internal carotid artery. J Neurosurg, 2008,108(1):177–183

[6] Harvey RJ, Nogueira JF, Schlosser RJ, et al. Closure of large skull base defects after endoscopic transnasal craniotomy. Clinical article. J Neurosurg, 2009, 111(2):371–379

[7] Theodosopoulos PV, Guthikonda B, Brescia A, et al. Endoscopic approach to the infratemporal fossa: anatomic study. Neurosurgery, 2010, 66(1):196–202, discussion 202–203

[8] Solari D, Magro F, Cappabianca P, et al. Anatomical study of the pterygopalatine fossa using an endoscopic endonasal approach: spatial relations and distances between surgical landmarks. J Neurosurg, 2007, 106(1):157–163

[9] Couldwell WT, Sabit I, Weiss MH, et al. Transmaxillary approach to the anterior cavernous sinus: a microanatomic study. Neurosurgery, 1997, 40(6):1307–1311

[10] Moore CC, Bromwich M, Roth K, et al. Endoscopic anatomy of the orbital floor and maxillary sinus. J Craniofac Surg,2008, 19(1):271–276

[11] Fortes FS, Sennes LU, Carrau RL, et al. Endoscopic anatomy of the pterygopalatine fossa and the transpterygoid approach: development of a surgical instruction model. Laryngoscope, 2008, 118(1):44–49

[12] Schwartz TH, Fraser JF, Brown S, et al. Endoscopic cranial base surgery: classification of operative approaches. Neurosurgery, 2008, 62(5):991–1002, discussion 1002–1005

第IX部分

经鼻内镜下手术入路至岩尖和 Meckel 囊

IX

第 49 章 | 岩尖的手术解剖与入路

Nadim Khoueir, Benjamin Verillaud, Sebastien Froelich, Damien Bresson, Philippe Herman

摘　要

岩尖（PA）位置深在且靠近重要结构，手术难度较大。传统手术是通过侧方入路进行，术后并发症较多。经鼻内镜入路最初是直接经蝶窦内侧进入岩尖治疗位于斜坡旁段颈内动脉向内到蝶窦突出的病灶。该入路最常处理的疾病是胆固醇肉芽肿，常累及岩尖内侧需行造口引流。随着设备的进步和对于内镜颅底解剖理解的深入，发展了一种扩大的内镜入路，即颈内动脉向外侧移位的内侧入路和经翼突岩下入路，其超出了岩尖内侧的限制。胆固醇肉芽肿以外的病灶目前也可采用这种扩大内镜入路手术，可取得较好效果。本章主要介绍岩尖的外科解剖以及不同的内镜下到达岩尖的手术入路和临床病例，同时还有岩尖部病变的诊断和内镜手术结果的文献回顾。

关键词

岩尖，内镜入路，经蝶窦入路，经翼突入路，胆固醇肉芽肿，胆脂瘤，软骨肉瘤

内容要点

· 岩尖区域解剖结构复杂。

· 传统手术是通过外侧入路进行。

· 内镜下经鼻入路到达岩尖区域有望降低并发症率和改善预后。

· 内镜下经鼻入路包括内侧经蝶入路，内侧经蝶入路伴颈内动脉外侧移位，以及岩下经翼突入路。

· 文献中描述了不同的病变，包括胆固醇肉芽肿、胆脂瘤和软骨肉瘤，可通过经内镜入路达到良好的预后。

· 最佳的手术入路应取决于病灶在岩尖的位置、病灶的类型和需要切除的范围。

49.1 引　言

由于岩尖位置深在、解剖结构复杂，并且靠近颈内动脉、海绵窦、颅中/后窝等重要结构，手术入路具有挑战性[1]。传统进入岩尖部的途径是通过开放的外侧入路，包括经颞和颅中窝入路[2]。然而，这种手术方式术后并发症多，发生率较高的有听力丧失、眩晕、面瘫、感染和癫痫，这些并发症与入路中关键结构的损伤、脑组织牵拉、全身麻醉时间延长和住院时间有关[3]。在 1977 年，Montgomery 首次提出了一种经筛经蝶入路进入岩尖内侧的开放性手术方式[4]。Fucci 等在 1994 年报道了第一例经鼻内镜下经蝶入路成功引流岩尖内侧胆固醇肉芽肿的病例[5]。随着对内镜颅底解剖的深入研究，对内镜入路认识的进展，以及术中图像导航和器械的进步，内镜经鼻手术的局限性进一步缩小[6]。近年来，成功探索了一种经鼻内镜扩大进入岩尖的术式，打破了内侧岩尖入路的局限性，目前对不同的病变都可以采用这种特殊的扩大内镜入路进行手术[7]。

49.2 鉴别诊断

岩尖病变的临床表现多变，术前常不能预估其病理类型。有些病灶无症状，在影像学检查中偶然被发现，而另一些则是由于邻近结构，特别是脑神经受累而表现出的各种症状：头痛、外视

受限、复视、面部感觉亢进或减退。这些症状与局部侵袭性病变有关，其可能是良性的，也可能是恶性的 [8–9]。体格检查必须包括脑神经评估和鼻内镜检查。影像学检查是必需的，CT 和 MRI 都可以提供补充信息，足以进行适当的诊断。CT 可观察完整的骨性结构，为手术入路的选择提供信息，钆增强 MRI 确定了病灶与邻近的颅内和颅外重要结构的关系 [10]。MRI 上的信号强度是另一个对特定疾病鉴别诊断有价值的特征，包括假性病变如未气化的岩尖脂肪骨髓、岩段颈内动脉动脉瘤和骨内蛛网膜囊肿（又称脑膨出）。它还包括炎性病灶如岩尖炎或岩尖积液，良性扩张病灶如胆固醇肉芽肿或表皮囊肿，以及恶性肿瘤如软骨肉瘤 [11]。胆固醇肉芽肿是岩尖部最常见的原发病灶，其膨胀性囊性病变的特征是 T1 和 T2 的高信号，是由于血液分解产物和蛋白碎片的积累所致 [12]。岩尖病变的影像学特征总结见表 49.1[8,12–19]。

49.3　手术解剖

岩尖是颞骨岩部的深部结构，位于内耳外侧和斜坡内侧之间，并与前面的蝶骨大翼和后面的枕骨形成一个角度 [8]。与岩尖的边界有关的重要结构：破裂孔前方的斜坡旁段颈内动脉，后部有颅后窝和走行于 Dorello 管内的展神经，上部有颅中窝和 Meckel 囊，下部有岩下窦和颈静脉球（图 49.1）[2]。

注意广泛的向下剥离可导致岩下窦明显出血，可通过止血材料填塞控制。内耳道将岩尖分为前、后两部分。颈内动脉的水平段穿过前部，它是最

表 49.1　岩尖病变影像学特征的鉴别诊断

	骨窗 CT	MRI T1	MRI T2	对照	其他特征
脂肪性骨髓	完整	高	高	无	脂肪饱和信号的缺失
脑膨出	病灶缺损	低	高	无	水抑制的低信号 Meckel 囊相交通（上内侧）
岩段颈内动脉动脉瘤	膨大伴 / 不伴颈内动脉管的侵蚀	可变	可变	有	
气房渗出物	完整	低	高	无	伴 / 不伴中耳 / 乳突积液
胆固醇肉芽肿	膨胀 / 变薄	高	高	无	
黏液囊肿	膨胀 / 变薄	低或标准	高	无	低弥散
表皮囊肿	膨胀 / 变薄	低或标准	高	无	高弥散
岩尖炎	膨胀 / 侵蚀	低或标准	高	有	伴 / 不伴中耳 / 乳突积液
软骨肉瘤	膨胀 / 侵蚀	低或标准	高	有（可是异质的）	伴 / 不伴弧形和环形基质 伴 / 不伴分成小叶的菜花形状
脊索瘤	膨胀 / 侵蚀	低或标准	高	有（异质的）	与软骨肉瘤相比靠近斜坡中间
转移瘤	膨胀 / 侵蚀	低或标准	高	有	乳腺 ++
浆细胞瘤	膨胀 / 侵蚀	低或标准	高	有	
内淋巴囊肿瘤	膨胀 / 侵蚀	低或标准	高	有	岩尖顶端 钙化伴 / 不伴流空

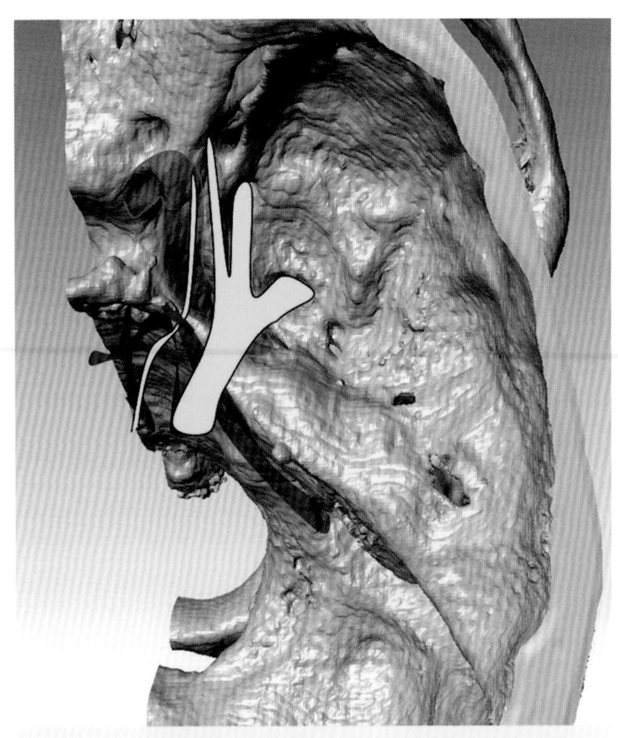

图 49.1 岩尖与关键结构关系的的颅内观。前：颈内动脉及其前膝（红色）；后：Dorello 管（粉红色）及走行其中的展神经（浅黄色）；上：Meckel 囊内的三叉神经（深黄色）；下：颈静脉球伴岩下窦（蓝色）

常见的病变部位。后部毗邻半规管，很少受到内淋巴囊肿瘤的病变影响 [19]。

从内镜的角度理解颅底的三维解剖结构是外科医生培训的必要前提，在进行真实手术之前，需要在解剖实验室进行连续的尸体解剖。在确定关键结构的关键标志的情况下，采用循序渐进的方法进行安全手术是必需的。内镜下入路可直接经蝶窦进入内侧部，或更复杂的进入外侧部和下部 [20]。第一步是开放蝶窦，以确定重要的标志，如视神经、视神经－颈内动脉外侧隐窝、床突旁段颈内动脉、鞍底和斜坡。蝶窦自然开口位于蝶窦前壁的蝶筛隐窝内。它通常位于最上鼻甲尾部的内侧，在后鼻孔弓的上方 1.5~2cm 处 [21]。因此，通常会将蝶窦的前壁和下壁连同蝶窦间隔一起切除，以使标志更加清晰。翼管是下一个要确定的关键结构，它是岩段和斜坡旁段的连接部位，可以定位颈内动脉的前膝部。在前膝部下的岩尖骨质处安全磨除可避免颈内动脉的损伤。翼管位于翼内板基底和蝶窦底壁的连接处，包含翼管神经和不连续的翼管动脉。翼管前端位于圆孔的下方，开口于翼腭窝后壁的内侧，后方止于破裂孔的前外侧边缘。磨除翼板基底部，翼管的下内侧是一种安全抵达破裂孔的方法，用来确定颈内动脉的前膝部（图 49.2）[22–24]。

翼管神经是岩浅大神经跨过岩段颈内动脉表面后向前的延续，它的起始处位于颈内动脉前膝部的外上侧。在岩斜连接处的内侧磨除骨质，会暴露出脑桥前方的后颅窝硬脑膜。在岩尖病变处理中很少这样做，打开硬脑膜后，会暴露基底动脉及其分支和第Ⅵ脑神经（展神经）。该神经的颅内部分分为脑池段、岩段和海绵窦三段。岩段在 Dorello 管的蝶岩韧带下方通过，Dorello 管位于岩尖内侧上方 [25]。

为了到达岩尖的下部和外部，岩段颈内动脉应确定为其上界。颈内动脉水平段具有从后向前、从外到内、从下到上的斜形走向，它与咽旁段和斜坡旁段颈内动脉相连（图 49.3）[24]。咽鼓管（ET）和下颌神经（Ⅴ3）是颈内动脉的重要标志，切断颈内动脉第二膝以下破裂孔内的纤维组织可打开岩段颈内动脉下方的通道。咽鼓管连接颅底的咽鼓管沟，该沟平行于岩段颈内动脉的前外侧，因

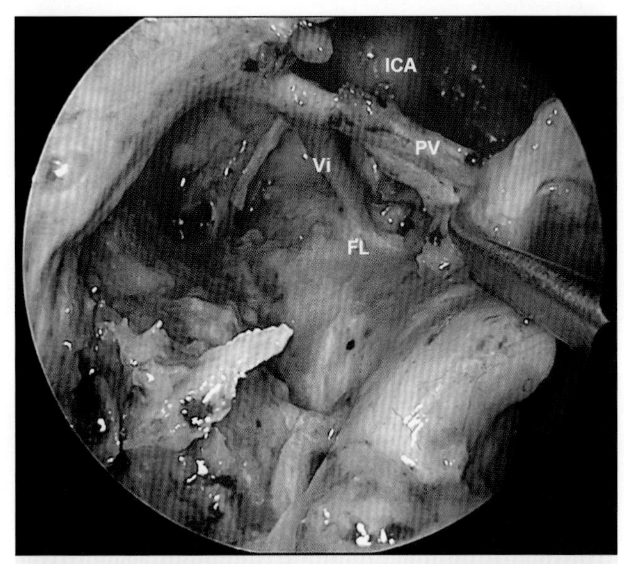

图 49.2 右侧翼管神经（Vi）向后与斜坡旁段颈内动脉下方的破裂孔（FL）相连。注意在剥离过程中保留的腭鞘神经（PV）。ICA：颈内动脉

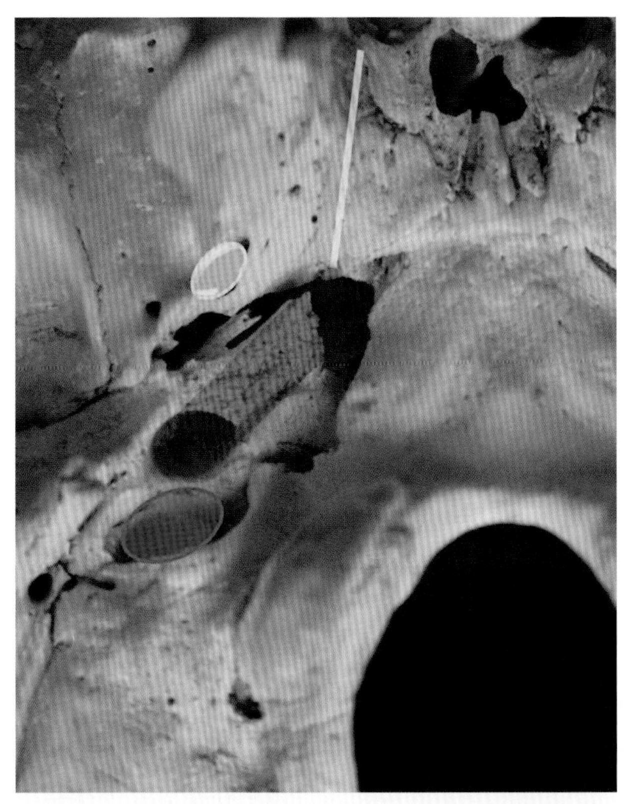

图 49.3　岩段颈内动脉（红线）在颈动脉管处与前膝和后膝相接。卵圆孔（黄圈）位于岩段颈内动脉前方，颈静脉球（蓝圈）在后。注意翼管（黄线）向后与破裂孔连接，指向颈内动脉的前膝

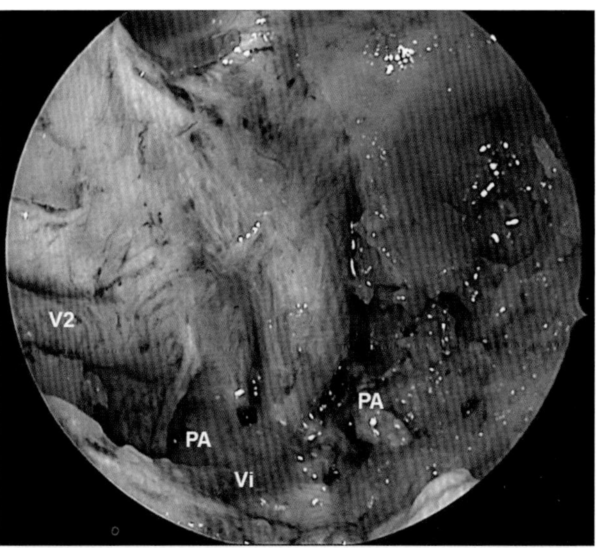

图 49.4　右侧解剖标本显示岩尖（PA）、翼管神经（Vi）和上颌神经（Ⅴ2）

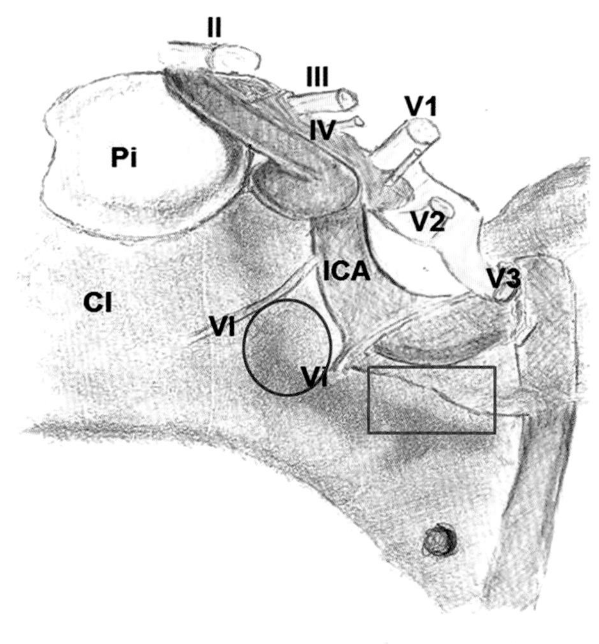

图 49.5　岩尖手术入路。红圈表示内侧经蝶入路；蓝色方框表示经翼突岩下入路。Pi：垂体；Cl：斜坡；ICA：颈内动脉；Vi：翼管神经；Ⅱ：视神经；Ⅲ：动眼神经；Ⅳ：滑车神经；Ⅴ1：眼神经；Ⅴ2：上颌神经；Ⅴ3：下颌神经；Ⅵ：展神经（图片由 Sara Sadek 提供）

此，咽鼓管在岩段颈内动脉的下外侧，下颌神经和卵圆孔总是在岩段颈内动脉的前方。在这两个标志之间磨除岩尖骨质可避免对岩段颈内动脉的损伤[26]，逐步扩大可广泛暴露岩尖的内侧和下外侧（图 49.4）。

49.4　手术方式

岩尖区的内镜下扩大入路分为 3 类：内侧入路、颈内动脉外移的内侧入路以及经翼突岩下入路（图 49.5）[27]。手术入路的选择是根据病灶的位置及其与颈内动脉的关系来决定的。

49.4.1　一般准备

手术在手术室中进行气管插管全身麻醉后进行。将患者仰卧位置于手术台上，头部抬高 30°，颈部轻微弯曲。安装术中导航系统，用 0.05% 羟甲氧唑啉溶液浸泡的棉片减轻鼻腔的充血。利多卡因和肾上腺素按 1∶100 000 的比例配置，浸润鼻中隔及中鼻甲尾端。在切除病灶同侧的筛窦和部分中鼻甲后，形成一个大通道。此外，将两

侧的下鼻甲骨折外移。

对于大部分突入蝶窦的岩尖内侧膨隆性病变，单侧入路就足够了，双侧蝶窦开放术和鼻中隔后部切除术是这些入路的常见的初始步骤。这类手术需要一个多学科团队合作，包括一个耳鼻喉科医生和一个神经外科医生。这种手术方式改善了暴露范围和器械操作空间，减轻了围绕颈内动脉解剖时发生重大并发症的风险[6]。

49.4.2 内侧经蝶入路

行广泛的双侧蝶窦开放术及鼻中隔后部切除术后，向下磨除蝶窦的前壁和下壁。由于蝶窦间隔可以向后附着于颈内动脉上，可用咬切钳或磨钻轻柔地将其去除。切除其他所有的蝶窦间隔，并识别上面提到的蝶窦内的标志。当岩尖病灶在气化良好的蝶窦内隆起，且完全位于鞍旁前内侧时，可直接采用经蝶窦/经鞍旁入路。影像引导用于确定病灶在蝶窦后壁的位置及其与颈内动脉的关系。剥离覆盖在突起病灶上的黏膜，下面的骨质在病灶内侧边缘用4mm的粗金刚砂钻头磨薄。

一旦骨质足够薄，就用Kerrison咬骨钳将其折断并取出，直到病灶的包膜充分暴露。对胆固醇肉芽肿等囊性病变行开窗减压术，软骨肉瘤等其他病理类型则需要完全切除，包括逐步的去瘤、包膜松解和剥离。手术最后将一个0.5mm的硅胶支架放于腔内。

49.4.3 内侧入路伴颈内动脉外移

当蝶窦气化不佳、病灶向前内侧突起不够或局限于后外侧时，可以识别和外移颈内动脉。图49.6显示了一个左侧岩尖胆固醇肉芽肿，局限于后外侧，开窗减压术是通过颈内动脉外移的内侧入路进行的（图49.7）。翼管是确认颈内动脉前膝的标志。首先，做一个中鼻道上颌窦开窗术，并在筛嵴后确定蝶腭动脉，去除筛嵴后可以更好地暴露蝶腭动脉，从而允许电凝和切断该动脉及其主要分支。另一种方法是保留腭动脉和腭神经。从蝶腭孔前壁开始，经由内侧到外侧方向，用Kerrison咬骨钳到达翼腭窝。从骨膜下平面向外侧切开翼腭窝的软组织，直到发现后窝的翼管开口。在翼内板的底部磨除是在保留的翼管神经的内下方进行的。沿着神经向下直到它在破裂孔中开口，这样就可以辨认出颈内动脉的前膝。在颈内动脉周围将骨磨薄及移除，从颈内动脉前膝内侧进入岩尖内侧进行手术。

49.4.4 经翼突岩下入路

这种入路适用于位于岩尖内侧和下方的病灶。图49.8显示1例左侧岩尖区软骨肉瘤，向下外侧

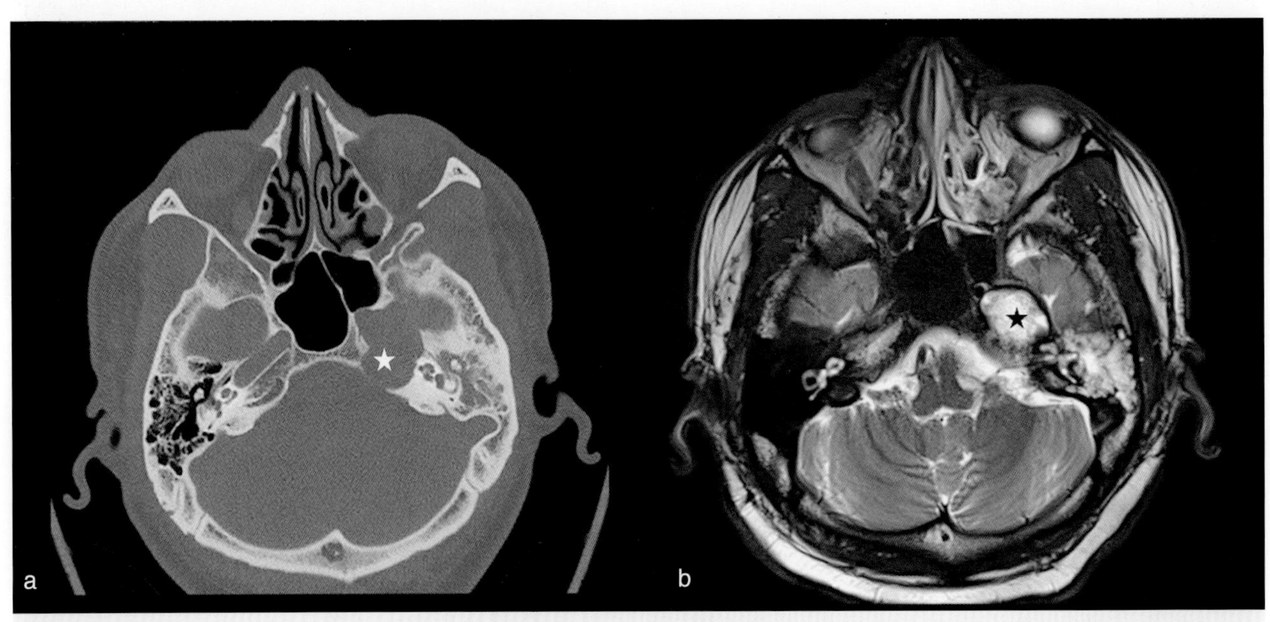

图49.6 左侧岩尖胆固醇肉芽肿有限的向外扩展。a.CT扫描扩展的病变（白星）。b.T2 MRI高信号（黑星）

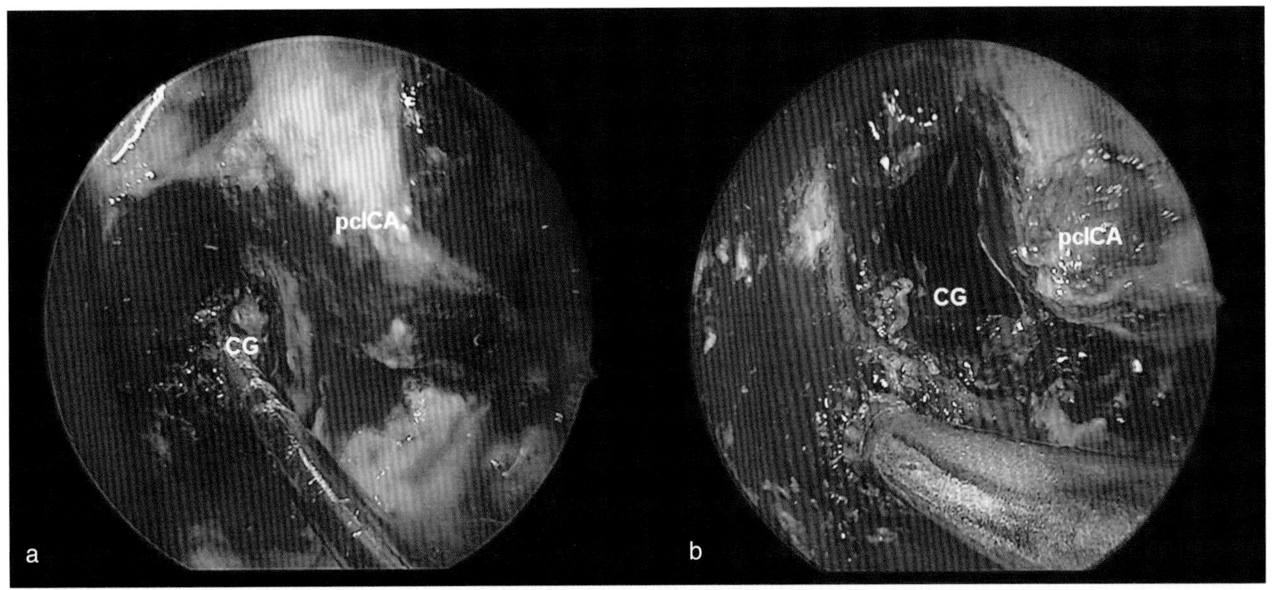

图 49.7　内镜下左侧胆固醇肉芽肿（CG）开窗减压术，经内侧入路伴颈内动脉外移。a. 磨除斜坡旁段颈内动脉（pcICA）内侧的 CG 腔。b. 斜坡旁段颈内动脉向外移位后可向外下方扩大暴露范围

伸展。行经翼突岩下入路，在内镜下进行完整的切除（图 49.9）。翼腭窝的显露方法如上文所述。在翼腭窝内切断翼管动脉和神经以确定圆孔位于翼腭窝后壁的上外侧。沿着翼管直到如上所述的颈内动脉前膝。在颞下窝沿翼外板的上外侧进行骨膜下剥离，显露卵圆孔和下颌神经。在翼突的基底部由内向外磨除多余的骨质。经切除破裂孔纤维组织后将下颌神经和咽鼓管之间的骨质磨除，确定岩段颈内动脉。在岩段颈内动脉下方安全磨除岩尖下方骨质。为了进一步向外侧和后方暴露，咽鼓管的软骨结构要与破裂孔和咽鼓管沟分离，直至到达骨性咽鼓管。根据需要暴露的程度和所涉及的病变类型，可以将咽鼓管软骨保留、部分或完全切除。

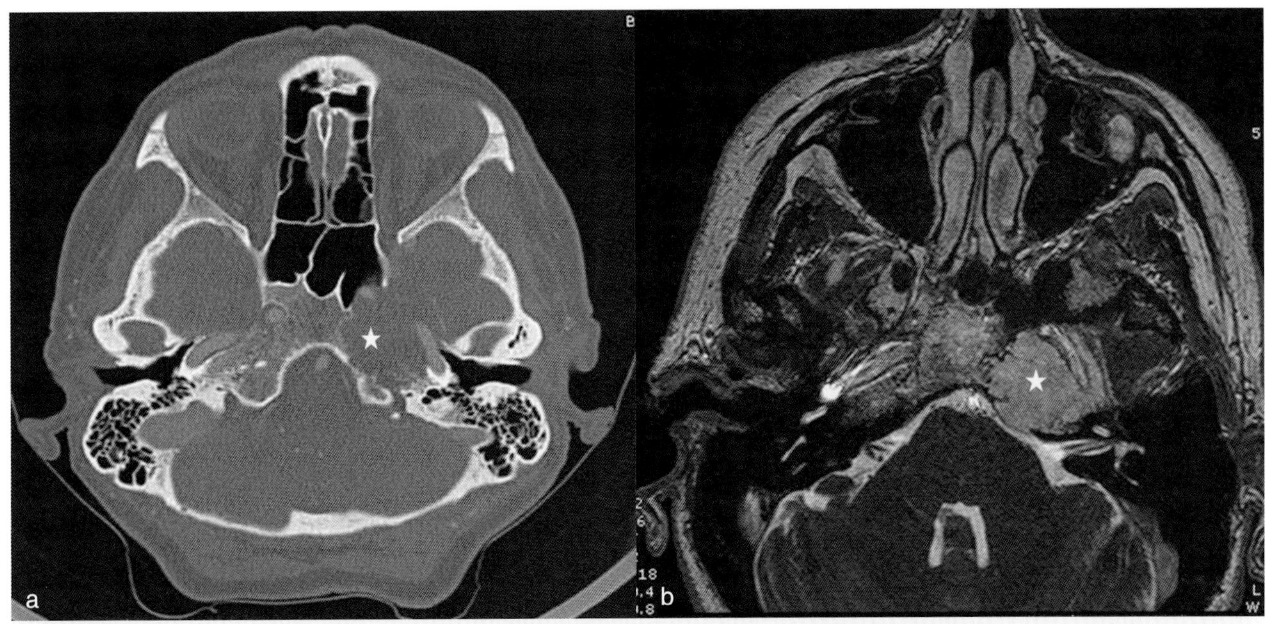

图 49.8　左侧岩尖区软骨肉瘤（白星），位于斜坡旁段颈内动脉后，并向外下方扩张。a. CT 扫描为低密度侵蚀性病变。b. T2 MRI 信号上为分叶状高信号病变

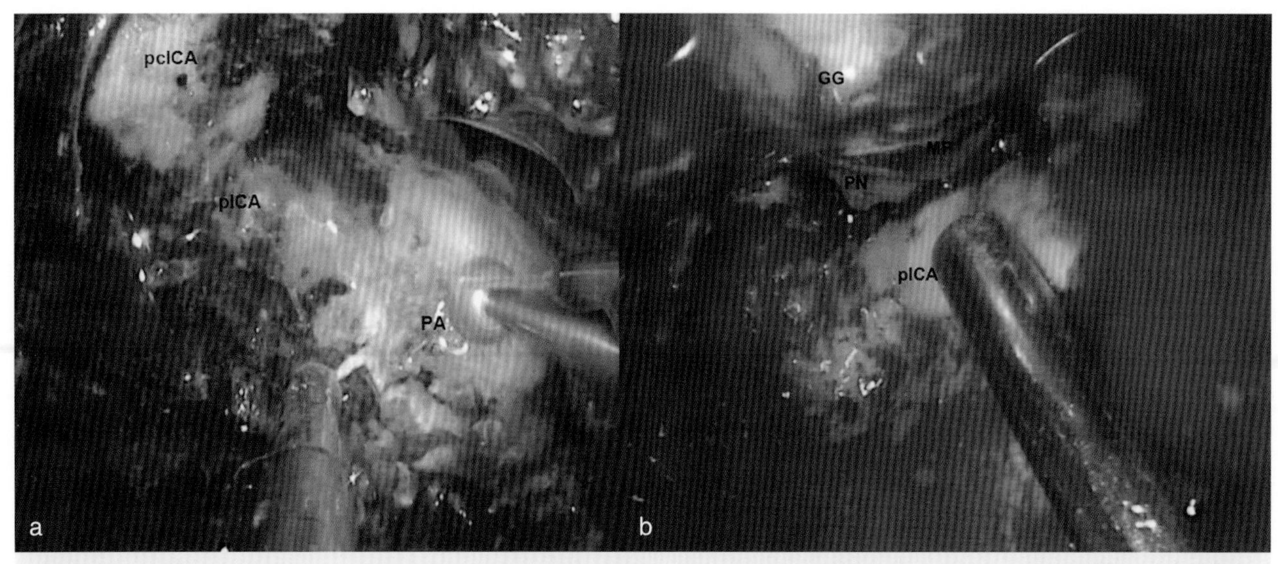

图 49.9 内镜下经翼突岩下入路切除左侧岩尖软骨肉瘤。a. 向岩尖外下方磨除骨质，暴露岩段颈内动脉（pICA）和斜坡旁段颈内动脉（pcICA）。b. 内镜下内侧视野可见岩段颈内动脉和颅中窝（MF）、膝状神经节（GG）和岩浅大神经（PN）

49.4.5 鼻中隔黏膜瓣

扩大的内镜下经鼻入路到岩尖区会产生一个开放的术腔，周围暴露的骨质会引起伴有继发性新骨形成、瘢痕和狭窄的骨炎[28]。带血管蒂的黏膜瓣可快速再上皮化并与下表面融合，从而减少狭窄过程[29]。为了保持其开放，本文描述了用鼻中隔黏膜瓣（NSF）覆盖岩尖腔的边缘[30–31]。与 Hadad 和 Bassagasteguy 所描述的一样，鼻中隔黏膜瓣的使用具有相同的局限性[32]。当需要行同侧经翼突入路，且黏膜瓣与病灶位于同侧时，在手术开始时将鼻中隔黏膜瓣掀起，并将外侧切口延伸至蝶腭孔。翼腭窝解剖时保留血管蒂，黏膜瓣保存在上颌窦开窗处[30]。在病灶对侧取瓣时，在同侧经斜坡入路取鼻中隔修复瓣，同时取改良的鼻中隔修复瓣[30,33–34]。同侧鼻中隔黏膜瓣是首选，因为它增加了黏膜瓣的长度，减少了并发症的发生率。如果同侧黏膜瓣的蒂因为先前的手术而受损的话，则选取对侧的鼻中隔瓣。为了使瓣能最大限度地旋转，有必要去除蝶骨基底部骨质。鼻中隔瓣应该放置在里面以覆盖裸露的颈内动脉，应该在颈内动脉周围至少覆盖 180° 的范围，并用一个 0.5mm 的硅胶卷加以固定。

49.5 结 果

岩尖区在内镜入路下的典型病变为胆固醇肉芽肿，这是岩尖区在内镜下最常见的原发性病变[12]。1994 年，Fucci 等报道了第一例内镜治疗的病例[5]。此后又有报道其他病例直接经蝶径路进行切除。其他病例的外侧扩展后来被描述为经翼突岩下入路[30]。胆固醇肉芽肿最理想的手术方式就是经内镜手术，因为大的造口术已经足够，不需要在关键结构周围进行深部解剖。最近 Eytan 等[35] 发表了一篇系统的综述，经内镜治疗 53 例岩尖区胆固醇肉芽肿，其中 62.3% 的病例是经蝶入路，11.3% 的病例使用颈内动脉外移的内侧入路，24.5% 病例是经翼突岩下入路。手术结果令人满意，再狭窄率为 20%，只有 7.5% 的症状复发需要手术再次引流。有 7 例（13.2%）患者出现并发症，其中只有 1 例严重并发症，表现为需要输血的斜坡静脉丛出血、脑脊液漏和张力性脑积水。其他并发症轻微，包括鼻出血、一过性展神经麻痹和中耳积液。Zanation 等报道了内镜治疗 20 个岩尖病变，成功率为 95%[27]。除了大部分的胆固醇肉芽肿外，病变还包括岩尖炎、软骨肉瘤、脊索瘤、骨质增生和鳞状细胞癌，无严重并发症的发生。

岩尖胆脂瘤传统上是通过开放的侧方入路切除的。在 Lariboisiere 医院中，Aubry 等第一次报道了 2 例经内镜入路完全切除胆脂瘤基质的病例[36]，并对岩段、斜坡旁段颈内动脉和后颅窝硬脑膜进行了广泛的解剖。第一例病例并发短暂性部分展神经麻痹和轻度脑桥梗死。在 1 年和 4 年的随访中没有复发的迹象。在中国的一篇报道中，有 3 例患者在 3 年以上的随访中没有复发的迹象，展现了内镜下岩尖区胆脂瘤进行简单造口术的可行性[37]。图 49.10 显示了 1 例复发的左侧岩尖区胆脂瘤，主要位于内侧，向下外侧有少量扩展。通过内侧入路进行内镜造口术，并对颈内动脉进行向外移位和鼻中隔黏膜瓣的重建。经鼻内镜随访 3 个月，无复发迹象（图 49.11）。

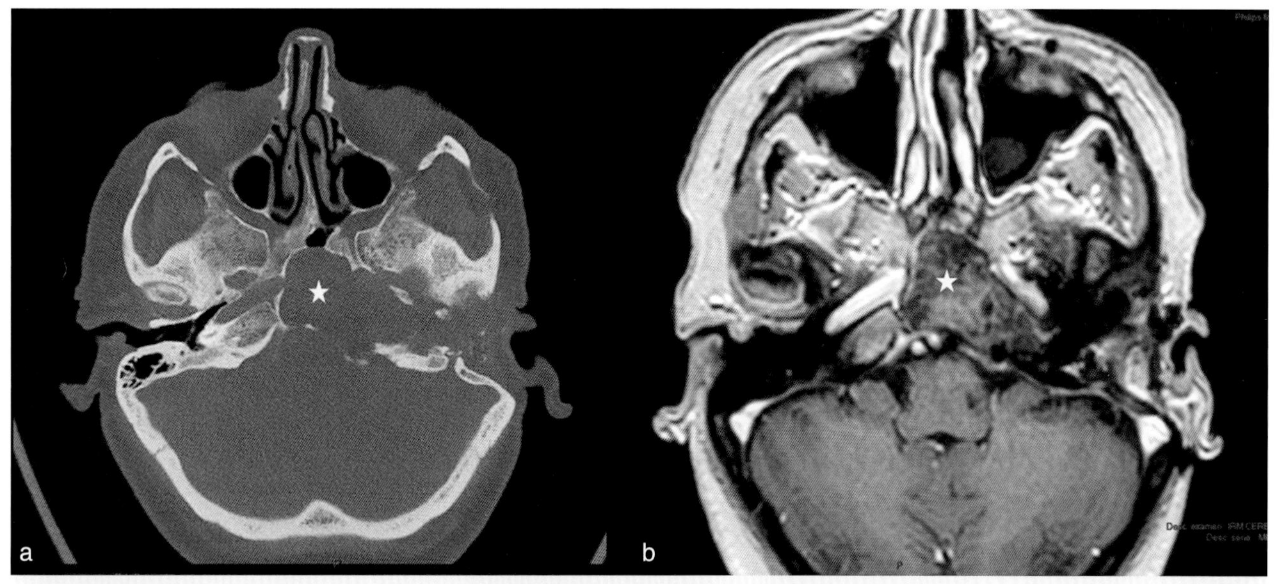

图 49.10　左侧岩尖胆脂瘤（白星）向内侧突出。a. 在 CT 扫描上有膨胀性病灶。b. 钆注射后 T1 信号等强度非强化病变

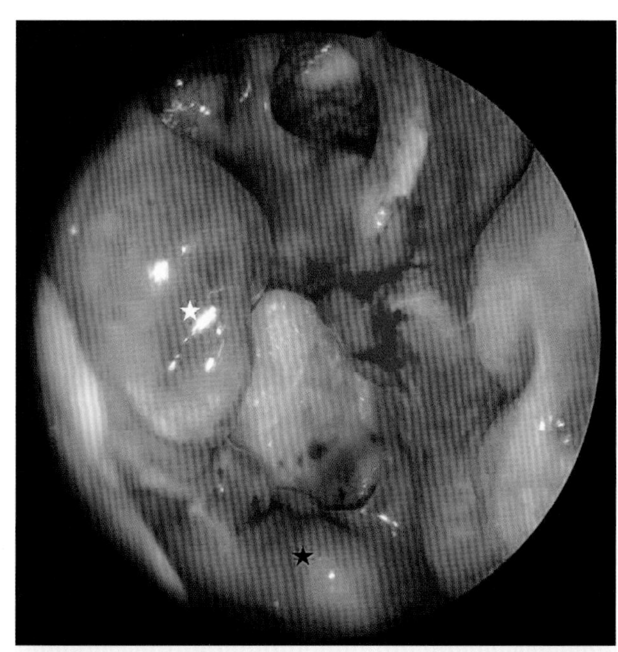

图 49.11　术后鼻内镜示鼻腔未闭，周围有愈合良好的鼻中隔黏膜瓣（白星）和鼻咽瓣（黑星）

49.6　内镜与开放手术方式的对比

与开放手术相比，岩尖区经内镜入路复发率较低，开放手术中岩尖区由于接近面神经、颈内动脉、颈静脉球和耳囊而难以暴露[27,35]。通常与开放入路相关的面瘫以及听力、前庭神经功能丧失的并发症在内镜入路中没有报道。内镜入路的其他优点包括避免开颅和外部切口，无脑组织牵拉，恢复快，住院时间短[38]。在选择最佳方法时要考虑的另一个重要因素是其安全到达岩尖区不同部位的能力。一项尸头比较研究显示，外侧耳蜗下入路比内镜入路手术适应证更少，局限性更大[39]。在本研究中，岩尖被分为 3 个部分：在翼管和破裂孔水平之间的上部；在破裂孔和颈动脉孔之间的前下部；在颈动脉孔和颈静脉孔之间的后下部。在 90% 的病例中，经鼻内镜入路可以进

入这 3 个区域。在 1 例病例中，进入后下区受到岩段颈内动脉后垂直部的限制。由于耳蜗位置的限制，所有病例中耳蜗下入路均不能到达岩尖上方。在 80% 病例中可到达前下区，60% 病例可到达后下区。

由于内镜入路可能需要切除咽鼓管才能到达岩尖，因此对于岩尖的良性病变，作者推荐耳蜗下入路至岩尖后下区。对于岩尖前部和后下方病变，首选内镜入路。然而，由于胆固醇肉芽肿很少在这些区域被描述，因此通常不需要进入后下区。它们通常是小的无症状的病变，需要单纯的随访[3,30,40]。Paluzzi 等描述了用 V 角来选择岩尖胆固醇肉芽肿的最佳入路[41]。角的顶点位于病变另一侧梨状孔的外侧边缘，V 角的外界和内界分别位于颈内动脉的破裂孔段和囊肿的最内侧缘。他们描述了 3 种类型的病灶：A 型病灶内侧延伸（V 角≥ 5°）需考虑伴或不伴颈内动脉外侧移位的经斜坡入路；B 型病灶在岩段颈内动脉下面向下方扩展（V 角< 5°）需考虑经岩尖下入路；C 型病灶有明显的侧方扩展（负 V 角），应考虑开放术式。

49.7 结　论

随着内镜颅底解剖训练、器械和术中导航技术的进步，到达岩尖区的内镜入路逐渐从有限的内侧经蝶窦入路扩展到更广泛的外侧、下及后区域的入路。选择最佳手术入路应取决于病灶在岩尖内的位置、病灶类型、需要切除的范围以及在切除过程中如何避免神经和血管损伤。只有经过内镜颅底手术的核心培训并取得一定经验后，才能尝试扩大内镜入路。

（孙宇　译，汤文龙　校）

参考文献

[1] Feng K, Qiuhang Z, Wei Z, et al. Anatomy of the petrous apex as related to the endoscopic endonasal approach. J ClinNeurosci, 2012, 19(12):1695–1698

[2] Brackmann DE, Toh EH. Surgical management of petrous apex cholesterol granulomas.Otol Neurotol,2002, 23(4):529–533

[3] Sanna M, Dispenza F, Mathur N, et al. Otoneurological management of petrous apex cholesterol granuloma. Am J Otolaryngol, 2009, 30(6):407–414

[4] Montgomery WW. Cystic lesions of the petrous apex: transsphenoid approach. Ann OtolRhinolLaryngol,1977, 86(4) (Pt 1):429–435

[5] Fucci MJ, Alford EL, Lowry LD, et al. Endoscopic management of a giant cholesterol cyst of the petrous apex. Skull Base Surg,1994, 4(1):52–58

[6] Kassam AB, Gardner P, Snyderman C, et al. Expanded endonasal approach: fully endoscopic, completely transnasal approach to the middle third of the clivus, petrous bone, middle cranial fossa, and infratemporal fossa. Neurosurg Focus, 2005, 19(1):E6

[7] Gore MR, Zanation AM, Ebert CS, et al. Cholesterol granuloma of the petrous apex. OtolaryngolClin North Am,2011, 44(5):1043–1058

[8] Chapman PR, Shah R, Curé JK, et al. Petrous apex lesions: pictorial review. AJR Am J Roentgenol, 2011, 196(3) Suppl:WS26–WS37, Quiz S40–S43

[9] Isaacson B, Kutz JW, Roland PS. Lesions of the petrous apex: diagnosis and management. OtolaryngolClin North Am, 2007, 40(3):479–519, viii

[10] Jackler RK, Parker DA. Radiographic differential diagnosis of petrous apex lesions. Am J Otol, 1992, 13(6):561–574

[11] Muckle RP, De la Cruz A, Lo WM. Petrous apex lesions. Am J Otol, 1998, 19 (2):219–225

[12] Royer MC, Pensak ML. Cholesterol granulomas. Curr Opin Otolaryngol Head Neck Surg, 2007, 15(5):319–322

[13] Adrien J, Verillaud B, Bresson D, et al. Petrous and sphenoid arachnoid cysts: diagnosis and management. Head Neck, 2015, 37(6):823–828

[14] Liu JK, Gottfried ON, Amini A, et al. Aneurysms of the petrous internal carotid artery: anatomy, origins, and treatment. Neurosurg Focus, 2004, 17(5):E13

[15] Ibrahim M, Shah G, Parmar H. Diffusion-weighted MRI identifies petrous apex abscess in Gradenigo syndrome. J Neuroophthalmol, 2010, 30(1):34–36

[16] Rosenberg AE, Nielsen GP, Keel SB, et al. Chondrosarcoma of the base of the skull: a clinicopathologic study of 200 cases with emphasis on its distinction from chordoma. Am J SurgPathol, 1999, 23(11):1370–1378

[17] Erdem E, Angtuaco EC, Van Hemert R, et al. Comprehensive review of intracranial chordoma. Radiographics, 2003, 23(4):995–1009

[18] Provenzale JM, Schaefer P, Traweek ST, et al. Craniocerebralplasmacytoma: MR features. AJNR Am J Neuroradiol, 1997, 18(2):389–392

[19] Bambakidis NC, Megerian CA, Ratcheson RA. Differential grading of endolymphatic sac tumor extension by virtue of von Hippel-Lindau disease status.OtolNeurotol, 2004, 25(5):773–781

[20] Jacquesson T, Simon E, Berhouma M, et al. Anatomic comparison of anterior petrosectomy versus the expanded endoscopic endonasal approach: interest in

petroclival tumors surgery. SurgRadiolAnat, 2015, 37(10):1199–1207

[21] Casiano RR. A stepwise surgical technique using the medial orbital floor as the key landmark in performing endoscopic sinus surgery. Laryngoscope,2001, 111(6):964–974

[22] Osawa S, Rhoton AL, Jr, Seker A, et al. Microsurgical and endoscopic anatomy of the vidian canal. Neurosurgery, 2009, 64(5) Suppl 2:385–411, discussion 411–412

[23] Kassam AB, Vescan AD, Carrau RL, et al. Expanded endonasal approach: vidian canal as a landmark to the petrous internal carotid artery. J Neurosurg, 2008, 108(1):177–183

[24] Labib MA, Prevedello DM, Carrau R, et al. A road map to the internal carotid artery in expanded endoscopic endonasal approaches to the ventral cranial base. Neurosurgery, 2014, 10 Suppl 3:448–471, discussion 471

[25] Barges-Coll J, Fernandez-Miranda JC, Prevedello DM, et al. Avoiding injury to the abducens nerve during expanded endonasal endoscopic surgery: anatomic and clinical case studies. Neurosurgery, 2010, 67(1):144–154, discussion 154

[26] Fortes FS, Pinheiro-Neto CD, Carrau RL, et al. Endonasal endoscopic exposure of the internal carotid artery: an anatomical study. Laryngoscope,2012, 122(2):445–451

[27] Zanation AM, Snyderman CH, Carrau RL, et al. Endoscopic endonasal surgery for petrous apex lesions. Laryngoscope,2009, 119(1):19–25

[28] Gross CW, Schlosser RJ. The modified Lothrop procedure: lessons learned. Laryngoscope,2001, 111(7):1302–1305

[29] AlQahtani A, Bignami M, Terranova P, et al. Newly designed doublevascularizednasoseptal flap to prevent restenosis after endoscopic modified Lothrop procedure (Draf III): laboratory investigation. Eur Arch Otorhinolaryngol, 2014, 271(11):2951–2955

[30] Karligkiotis A, Bignami M, Terranova P, et al. Use of the pediclednasoseptal flap in the endoscopic management of cholesterol granulomas of the petrous apex. Int Forum Allergy Rhinol,2015, 5(8):747–753

[31] Terranova P, Karligkiotis A, Gallo S, et al. A novel endoscopic technique for long-term patency of cholesterol granulomas of the petrous apex. Laryngoscope, 2013, 123(11):2639–2642

[32] Hadad G, Bassagasteguy L, Carrau RL, et al. A novel reconstructive technique after endoscopic expanded endonasal approaches: vascular pedicle nasoseptal flap. Laryngoscope, 2006, 116(10):1882–1886

[33] Rivera-Serrano CM, Snyderman CH, Gardner P, et al. Nasoseptal “rescue” flap: a novel modification of the nasoseptal flap technique for pituitary surgery. Laryngoscope,2011, 121(5):990–993

[34] Otto BA, Bowe SN, Carrau RL, et al. Transsphenoidal approach with nasoseptal flap pedicle transposition: modified rescue flap technique. Laryngoscope, 2013, 123(12):2976–2979

[35] Eytan DF, Kshettry VR, Sindwani R, et al. Surgical outcomes after endoscopic management of cholesterol granulomas of the petrous apex: a systematic review. Neurosurg Focus, 2014, 37(4):E14

[36] Aubry K, Kania R, Sauvaget E, et al. Endoscopic transsphenoidal approach to petrous apex cholesteatoma. Skull Base, 2010, 20 (4):305–308

[37] Xu R, Zhang QH, Zuo KJ, et al. [Resection of petrous apex cholesteatoma via endoscopic trans-sphenoidal approach]. ZhonghuaEr Bi Yan HouTouJingWaiKeZa Zhi,2012, 47(1):30–33

[38] Georgalas C, Kania R, Guichard JP, et al. Endoscopic transsphenoidal surgery for cholesterol granulomas involving the petrous apex. Clin Otolaryngol,2008, 33(1):38–42

[39] Scopel TF, Fernandez-Miranda JC, Pinheiro-Neto CD, et al. Petrous apex cholesterol granulomas: endonasal versus infracochlear approach. Laryngoscope, 2012, 122(4):751–761

[40] Mosnier I, Cyna-Gorse F, Grayeli AB, et al. Management of cholesterol granulomas of the petrous apex based on clinical and radiologic evaluation. OtolNeurotol, 2002, 23(4):522–528

[41] Paluzzi A, Gardner P, Fernandez-Miranda JC, et al. Endoscopic endonasal approach to cholesterol granulomas of the petrous apex: a series of 17 patients: clinical article. J Neurosurg, 2012, 116(4):792–798

第 50 章 Meckel 囊的前方内镜入路与手术解剖

Enrique Iturriaga Casanova, Juan Carlos Rodriguez, Huy Q. Truong

摘　要

侵犯到 Meckel 囊的肿瘤对外科手术而言是一项挑战，经常需要复杂的入路或者联合入路，才能达到全切的目的。这一章讨论内镜下经翼突和经上颌窦入路，并对这些手术的基础解剖进行研究。

关键词

Meckel 囊，中颅窝，经翼突入路，经上颌窦入路，四边形间隙，翼管，圆孔。

内容要点

· 鼻内镜下经翼突入路（EETA）提供了一个到达 Meckel 囊的理想路径，涉及很多相关解剖结构，需要显露翼管神经，确认岩段颈内动脉的位置，磨除翼突的基底和翼突板。

· 磨除位于翼管和圆孔之间的翼突基底部。

· EETA 入路中最重要的结构就是颈内动脉。

· 四边形间隙的范围：内侧和下方是颈内动脉（ICA），外侧为三叉神经第二支（V2），上方是海绵窦内的展神经。这个间隙提供了一个到达 Meckel 囊前下方的直接通道。

50.1 引　言

Meckel 囊是后颅窝硬脑膜向中颅窝的延伸，在中颅窝的硬脑膜和骨膜层之间形成的一个囊袋状结构。三叉神经半月节即位于此腔内。囊腔的上壁是硬脑膜，下壁是中颅窝的骨膜。在 Meckel 囊的前方，三叉神经的 3 个分支向下发出，离开 Meckel 囊。Meckel 囊的真性硬脑膜包绕这些神经形成它们的神经鞘。Meckel 囊从上内侧向下外侧以斜行的方向走行。海马位于其外侧，斜坡旁段颈内动脉起始段位于其内侧，岩舌韧带将颈内动脉和 Meckel 囊分开。岩舌韧带只有在将蝶骨舌突切除之后才能看到，该韧带是确认和保护颈内动脉的一个极为可靠的标志，找到并确认岩舌韧带，对肿瘤切除过程中发现和保护颈内动脉意义重大（图 50.1）。

Meckel 囊的内容物比较简单，因此发生于 Meckel 囊的病变并不多见。这个部位的最常见的肿瘤就是三叉神经鞘瘤、脑膜瘤、胆脂瘤、表皮样囊肿、黑色素瘤、血管外皮细胞瘤。Meckel 囊位于中颅窝底的深面，因此起源于这个部位的肿瘤，其手术很有挑战性。此外，三叉神经鞘瘤是这个区域最常见的肿瘤，其生长方向复杂，可以向多个腔隙扩展生长，包括后颅窝、颞下窝、翼腭窝，甚至进入眶内。虽不常见，这个部位也可以有颅外肿瘤侵犯，比如血管纤维瘤，也可以有上皮源性的恶性肿瘤，沿着三叉神经分支生长扩展。

50.2 手术考虑

经颅手术和颅底到达 Meckel 囊的入路，已经有广泛的研究和讨论 [1]。最常见的入路就是从侧方进入，可以极佳地显露 Meckel 囊的侧方，然后再扩展到后颅窝、中颅窝。但其普遍的缺点就是对脑组织的牵拉，可以导致严重的并发症，另外牵拉 Labbé 静脉也有极高的风险。

经内镜前方入路提供了一个微创的到达 Meckel 囊和三叉神经半月节的手术通路。最广泛的能得到大家接受的一个入路就是经翼突入路。

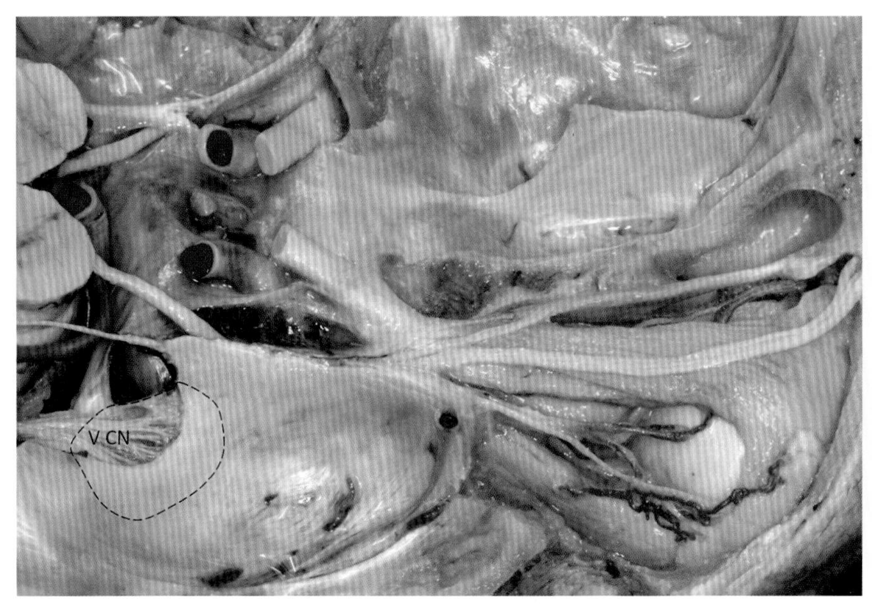

图 50.1　已经将右侧颞叶切除，显露中颅窝底。重点显示的区域（黄色）即为 Meckel 囊。VCN：三叉神经。经许可，引用自 Dr. Thomas Frigeri, MD, Prof. Albert Rhoton Jr.（in memoriam）

通过鼻腔，也可以通过上颌窦，或者是二者联合入路，可以到达 Meckel 囊下内侧。最近的解剖学研究提出了一个新的途径：通过蝶骨大翼入路，通过上颌窦形成一个工作通道，到达 Meckel 囊和三叉神经半月节外侧 [2]。这些手术入路可以结合起来提供一个很宽的到达 Meckel 囊各壁的手术通道，使我们有可能去切除 Meckel 囊的肿瘤，包括它扩展到中颅窝、翼腭窝和颞下窝的肿瘤。

50.2.1　内镜下经翼突入路到达 Meckel 囊（前内侧入路）

经翼突入路，被定义为部分或者全部翼突切除，然后到达 Meckel 囊的内镜下入路 [3]。应该注意到的是该入路要经过鼻腔和上颌窦的空腔，磨除上颌窦的后壁和（或）者外侧壁，控制翼腭窝的神经血管结构，也就是颌内动脉及其终末分支，显露蝶腭神经节及其相关神经，包括翼管神经、腭大神经、上颌神经。我们通常采用经鼻内镜下经翼突入路（EETA）到达 Meckel 囊。以下是我们的手术步骤。

步骤 1

广泛暴露（包括钩突切除术、双侧的筛窦蝶窦切除术，而且要磨除蝶窦的底壁，要做鼻中隔后部的切除，中鼻甲切除），同时要制备好鼻中隔黏膜瓣。

步骤 2：上颌窦开窗术

向后、上和下方将上颌窦口扩大，这样就可以广泛显露上颌窦的后壁（图 50.2）。

步骤 3：翼腭窝的显露

在蝶腭孔处充分显露蝶腭动脉及其主要分支。蝶腭孔位于上颌窦后壁的上 1/3 [4]。蝶腭动脉及其分支应该切断并移位向外侧牵拉。通过内镜下使用双极电凝，电凝后切断蝶腭动脉，才能显露翼管及其内走行的神经血管分支，同样地，将翼管内的神经血管束电凝后切断。这样才能将翼腭窝的内容物向外侧牵拉，显露并且确认翼突的基底。很重要的一点是我们要注意到翼腭窝有一个前方腔隙，此腔隙包括上颌动脉（颌内动脉）及其终末支，其内还有脂肪组织。翼腭窝还有一个后方的神经腔隙，包含翼腭神经节、翼管神经、腭大神经、腭小神经、眶支（包含有交感和副交感纤维，到达泪腺）。还有翼腭神经节和眶下神经的一个交通支。一定要避免不经意损伤到这些神经结构。上颌窦的后壁结构切除 [3]。可以用 1~2mm 的 Kerrison 咬骨钳打开上颌窦的后壁。沿着这些动脉分离可以显露翼腭窝内的结构。充分显露翼腭窝的前部，辨认眶下神经进入眶下神经孔（管）的部位。将内侧解剖，切除腭骨的眶突和垂直板。很重要的一点是要确认分离到达腭大孔，这样有利于向侧方牵开翼腭窝的软组织（图 50.3）[5]。

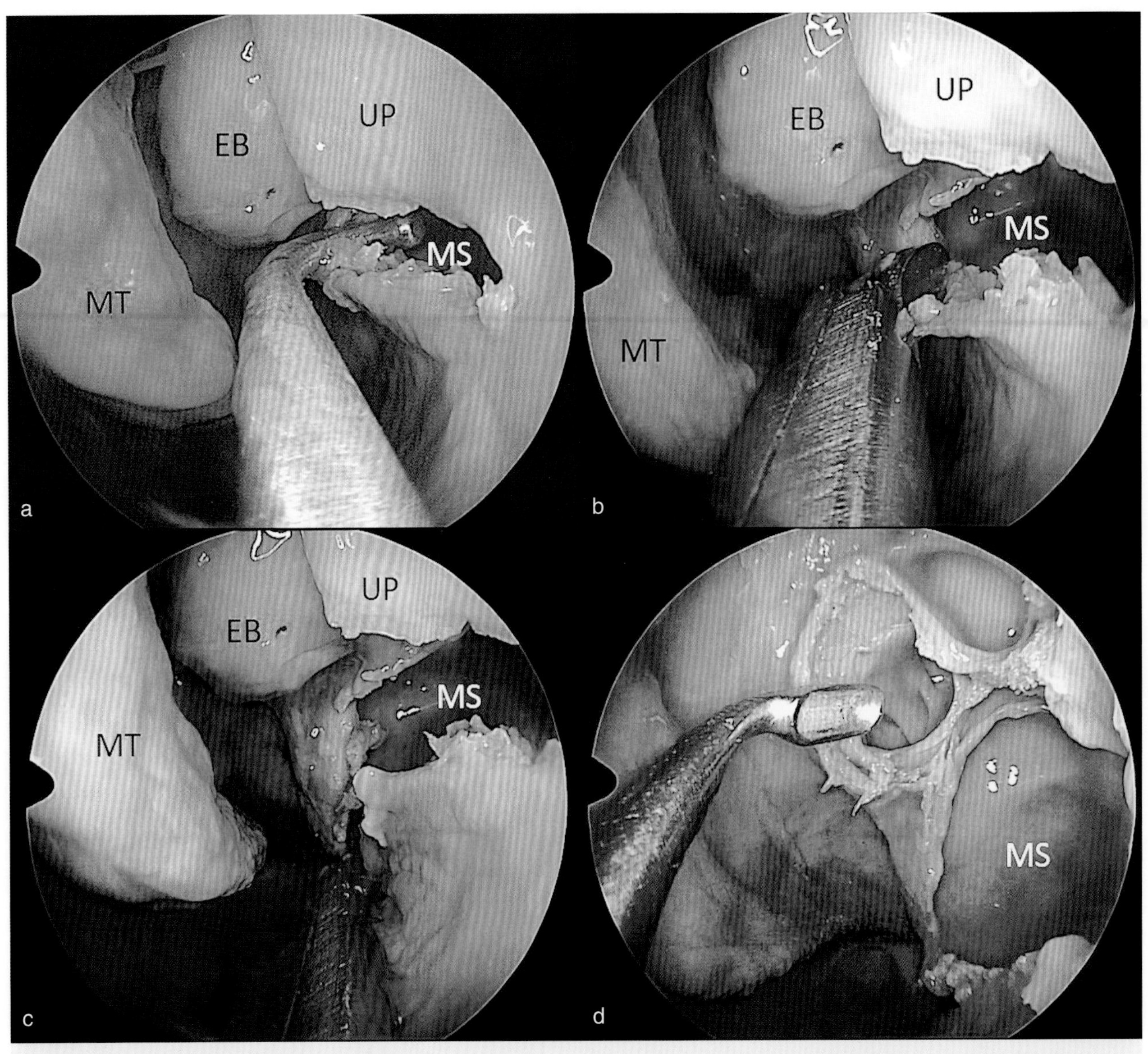

图 50.2　0° 内镜下的图像。左侧鼻腔的手术通道。a. 从前向后的方向，使用球形探针扩大上颌窦的开口。b. 切除上颌窦的内侧壁，使用咬切钳扩大上颌窦开口的后上方。c. 向下方扩大上颌窦开口。d. 上颌窦开窗术。MS：上颌窦；MT：中鼻甲；EB：筛泡；UP：钩突

步骤 4：腭骨切除和暴露翼突

腭骨上部的腭骨垂直板是蝶腭孔的一部分，蝶腭孔也称为蝶腭切迹。蝶腭切迹的前部由腭骨的眶突形成，其向上突形成了眶底后部一小片结构。切迹的后部由蝶突构成，在翼管的内侧蝶突和蝶骨体之间相连接。

另一方面，蝶骨被分为 3 个主要的区域：蝶骨大翼、蝶骨小翼和蝶骨翼突。翼突垂直向下，起自蝶骨大翼和蝶骨体的接合部，其位于上颌窦后壁的后部，以及翼腭窝软组织的后部。每一个翼突包括两个板，分别是翼内板和翼外板。翼突的上部与前方结构是融合在一起的。翼突的基底部或者上部附着于颅底，在此部位可以发现两个孔。一个是圆孔，另一个是翼管，圆孔内走行的是三叉神经第二支，翼管里面走的是翼管神经，上颌神经和翼管神经分别从这两个孔自颅底发出。翼内板和蝶窦的外侧壁和底壁共同构成了一个三角形的融合的部位，形成的结构称为“翼突三角”[6]。

用反张咬骨钳咬除腭骨的眶突，显露围绕蝶腭动脉、鼻腭神经、上颌神经后外侧丛的纤维鞘，

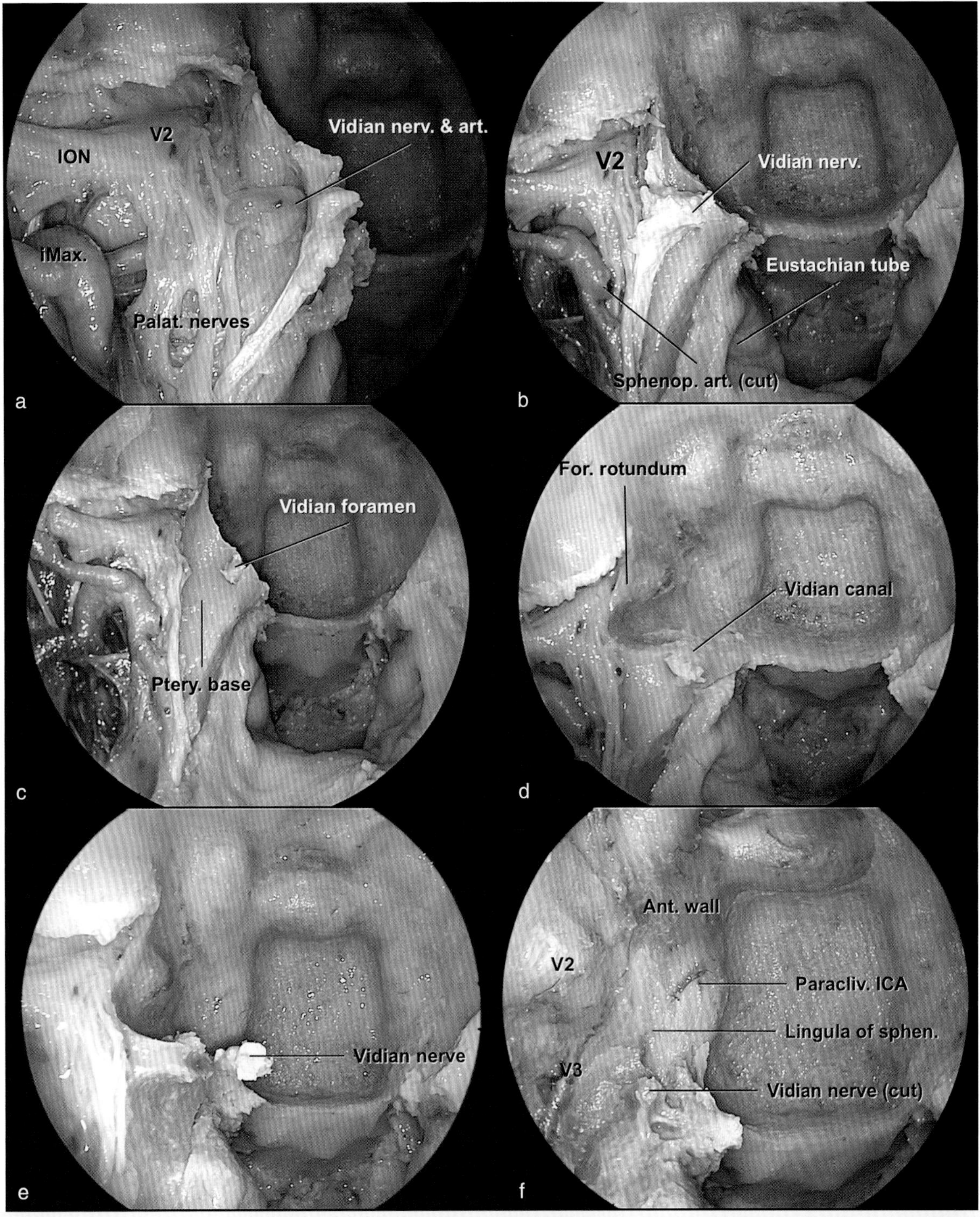

图 50.3　经翼突入路。a. 尸体解剖，显示腭骨切除后翼腭窝内侧的解剖。三叉神经上颌支（V 2）从圆孔穿出，发出眶下神经（ION），其为寻找 V 2 的极佳标志，腭大神经、腭小神经与翼管神经有交通支。外侧可见颌内动脉（iMax）。b. 术中视野显示翼突根部的位置，其位于咽鼓管的前上方。骨膜下分离并切断翼管神经有利于显露，并将翼腭窝的内容物向外侧牵拉，显露翼突基底，易于后续的磨除操作。c. 显露翼突根部。d. 在翼管上方、翼管和圆孔之间进行磨除翼突基底部。e. 在翼管下方磨除翼突基底部，进一步显露翼窝和咽鼓管。f. 完全磨除后，显露覆盖在 Meckel 囊表面的中颅窝底内侧的硬脑膜，并可显露 V 2、V 3。蝶骨小舌标志着后方的岩舌韧带，是重要的标志，是 Meckel 囊和斜坡旁段颈内动脉的分界线。Vidian nerv. & art.：翼管神经、动脉；Palat. nerves：腭大、小神经；Vidian nerv.：翼管神经；Eustachian tube：咽鼓管；Spenop. art.（cut）：蝶腭动脉（已切断）；Vidian foramen：翼孔；Ptery. Base：翼突基底部；For. rotundum：圆孔；Vidian canal：翼管；Ant. Wall：海绵窦前壁；Paracliv. ICA：斜坡旁段颈内动脉；Lingula of Sphen.：蝶骨小舌；Vidian nerv.（cut）：翼管神经（已切断）。经许可，引自 Dr. Huy Q. Truong, MD, and Dr. Juan Fernandez-Miranda, MD

进一步扩大显露蝶腭孔的上缘，切除腭骨的蝶突，显露整个翼突的基底部，进一步显露到腭鞘管。解剖翼突基底部受到走行在翼管内的翼管神经和动脉的限制。也受到走行在圆孔处的上颌神经的限制[7]。剥离出翼内板，并且沿从尾侧向喙侧的方向磨除翼内板，避免损伤岩段颈内动脉的水平段。用粗颗粒的金刚砂钻头磨除翼内板，向上一直到中颅窝底，继续围绕着翼管，环形磨除到达破裂孔。然后磨除腭骨的蝶突，显露翼管和腭鞘管。腭鞘动脉是颌内动脉的终末支，切断该动脉即可以辨认翼板基底部的翼管，并可以显露翼突三角的外侧部（翼突三角为蝶窦底部和翼内板上部结合处）[8]。

骨膜下剥离，可以避免来自翼腭窝的静脉和动脉丛的出血，有利于辨认圆孔。影像导航技术可以用来确认显露的精确程度，确认翼管和圆孔（图 50.3）。

可直接确认圆孔的位置，也可以顺着眶下神经向近端寻找圆孔。围绕上颌神经周围的骨性结构进行磨除，一直磨到上颌神经穿中颅窝底硬脑膜的部位[9]。

步骤 5：在 V2 下方和翼管上方磨除（蝶窦外侧隐窝）

翼管神经走行在岩段颈内动脉的外上方。因此，其称为确认岩段颈内动脉非常实用的解剖标志。用直径 3~4mm 的粗砂钻头小心地磨除翼管周围的骨质[1]。磨除首先沿着翼板处翼管的下内侧开始。继续磨除，沿着翼管的下面做半环形的磨除，因为 ICA 在翼管的上缘。此时可以直接确认圆孔的位置，或者沿着眶下神经向近端追踪。磨除 V 2 周围的骨质，直到显露其穿过中颅窝底硬脑膜的部位。

步骤 6：通过打开四边形的间隙从下内方到达 Meckel 囊

用可伸缩的镰状刀和显微剪刀，在四边形的间隙（空间）内打开颅底硬脑膜（图 50.4），其内侧边界为颈内动脉，外侧为上颌神经（V2），岩段颈内动脉水平段位于下方[10]。上方即为 Meckel 囊，其上界从展神经穿过的 Dorello 孔，一直到其穿过眶上裂处。避免损伤展神经的最佳方式是不要越过 V 2 的上缘进行操作。

步骤 7：重 建

如果术后有硬脑膜缺损，则应该进行多层的修补方式。缺损处内嵌胶原蛋白海绵或者筋膜瓣，然后将带血管蒂的鼻中隔黏膜瓣覆盖其上[11]。除了覆盖硬脑膜缺损，该黏膜瓣还能起到保护裸露在视野里的 ICA 的作用。硬脑膜缺损处用速即纱、人工硬脑膜、吸收性明胶海绵覆盖，用膨胀海绵支撑。鼻中隔处提供黏膜瓣的位置暴露的软骨，用游离的黏膜瓣覆盖，用 Doyle 硅胶鼻腔扩张器覆盖。术后腰大池引流也可以减少术后脑脊液压力，预防脑脊液漏。

50.2.2 经鼻内镜 / 经上颌窦入路到达 Meckel 囊

经鼻内镜和经上颌窦联合入路也可以用来显露鞍旁区域和 Meckel 囊[2]。为了达到充分的显露，除了切除梨状孔和上颌骨的上升突、解剖泪腺管并将之锐性切断外，我们进行了上颌骨内侧部的切除。这一改进让术者能置入内镜和手术器械，如此一来，术者的视角可以向外侧扩大，直到颞下窝的最外侧。

经鼻内镜和经上颌窦入路均能到达 Meckel 囊[12]。鼻内镜容易到达 Meckel 囊的内侧部，显露 V1、V2 和颈内动脉。经上颌窦入路可以免于切除整个的蝶窦前壁、鼻中隔的后 1/3，也不用切除下鼻甲和中鼻甲以及大量切除上颌窦的内侧壁。不需要建立从鼻腔到 Meckel 囊的通道，因此解剖分离较少，耗时较短。经上颌窦的手术操作也可以缩短到达半月节的距离，术者也可以选用更短的器械。经上颌窦的工作通道与经鼻入路相比，空间略狭小。整体而言，通道上要做的解剖分离较少。有时，经上颌骨前部切除获得的锁孔手术通道，器械和内镜同时进入进行操作有困难。

50.2.3 内镜下经鼻经上颌经蝶骨大翼入路到达 Meckel 囊（前径路）

Meckel 囊位于中颅窝的内侧，前方紧邻蝶骨

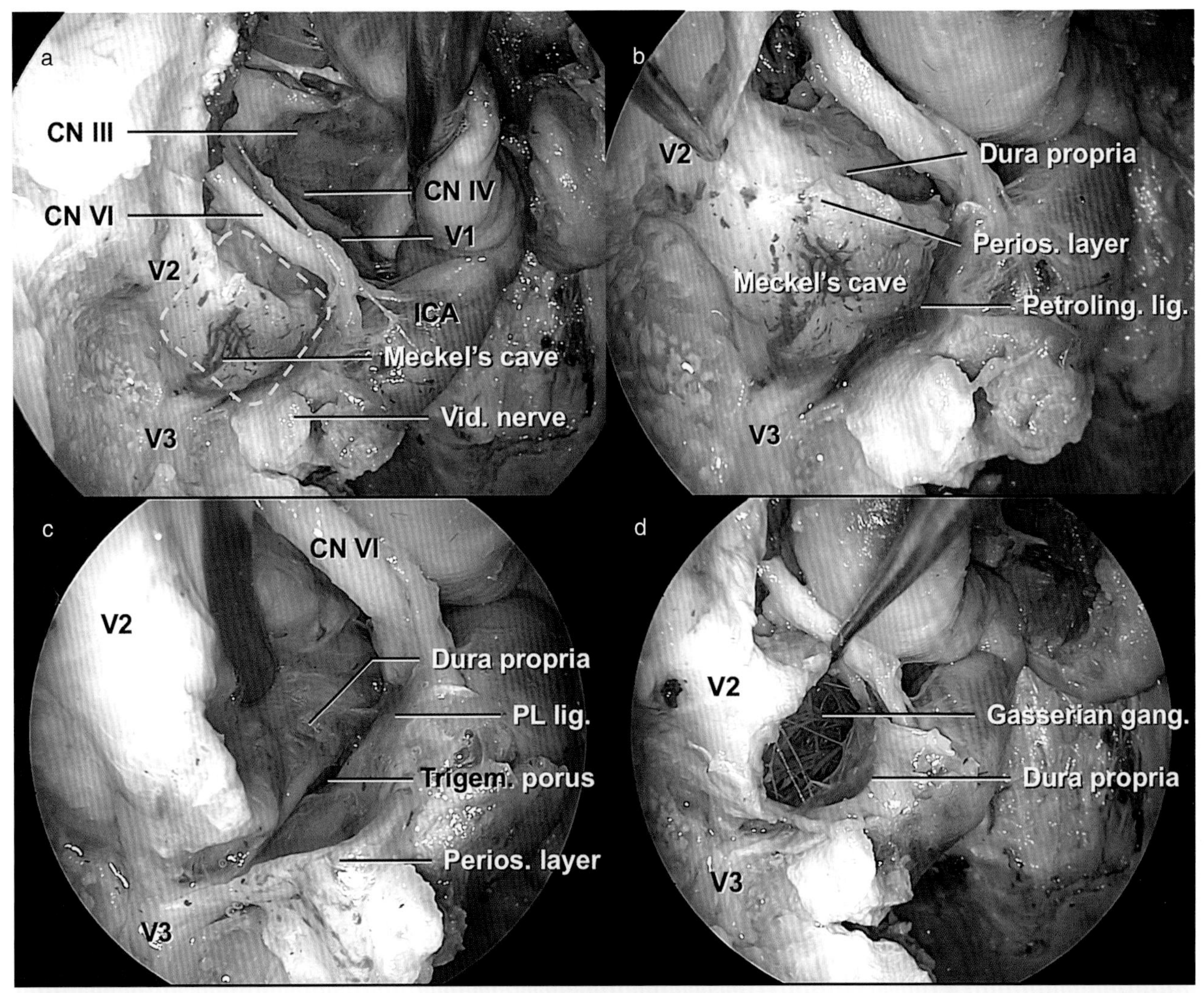

图 50.4　Meckel 囊。a. 前方内镜下观察 Meckel 囊和海绵窦的外侧壁，显示 Meckel 囊和蝶窦下壁和外侧壁的相对位置关系。四边形的间隙，位于展神经、V 2、V 3 和破裂孔段颈内动脉之间，用黄色虚线标识出来。b. 放大观 Meckel 囊可见前下壁的双层结构。外层是蝶骨的骨膜，内层是真性硬脑膜层，其与后颅窝的硬脑膜相延续。可见岩舌韧带，介于 Meckel 囊和破裂孔段颈内动脉之间。其标志着海绵窦的下界，乃手术中颈内动脉的实用解剖标志。c. 剥离外层即骨膜层，可见菲薄的真性硬脑膜层覆盖在半月节上，走向三叉神经孔方向。可以更佳显露岩舌韧带。d. 打开真性硬脑膜层，显露三叉神经丛的网状纤维。ICA：颈内动脉；CN Ⅲ：动眼神经；CN Ⅳ：滑车神经；CN Ⅵ：展神经；V 1：眼神经；V 2：上颌神经；V 3：下颌神经；Meckel' s cave：Meckel 囊；Vid. nerve：翼管神经；Dura propria：真性硬脑膜；Perios. layer：骨膜层；Petroling. Lig.：岩舌韧带；Trigem. porus：三叉神经入口处；Gasserian gang.：三叉神经节

大翼。通过磨除蝶骨大翼，经蝶骨大翼入路提供了真正的到达 Meckel 囊前方而且更加直接的手术通道。这一入路包括 4 个主要的步骤，分述如下（图 50.5）。

步骤 1

通过一侧唇下上颌窦开窗术进入上颌窦（Caldwell-Luc 术式）。在牙齿上方的黏膜上做一切口，剥离软组织显露上颌窦的前壁。显露并保护眶下神经（ION）。用骨凿、咬骨钳或者高速磨钻行扩大的上颌窦开窗术。切除上颌窦的黏膜，显露上颌窦的后壁。

步骤 2：显露蝶骨大翼

切开上颌窦的后壁，显露翼腭窝。显露翼腭窝的内容物，并将之向下推移。此处脂肪组织较多，

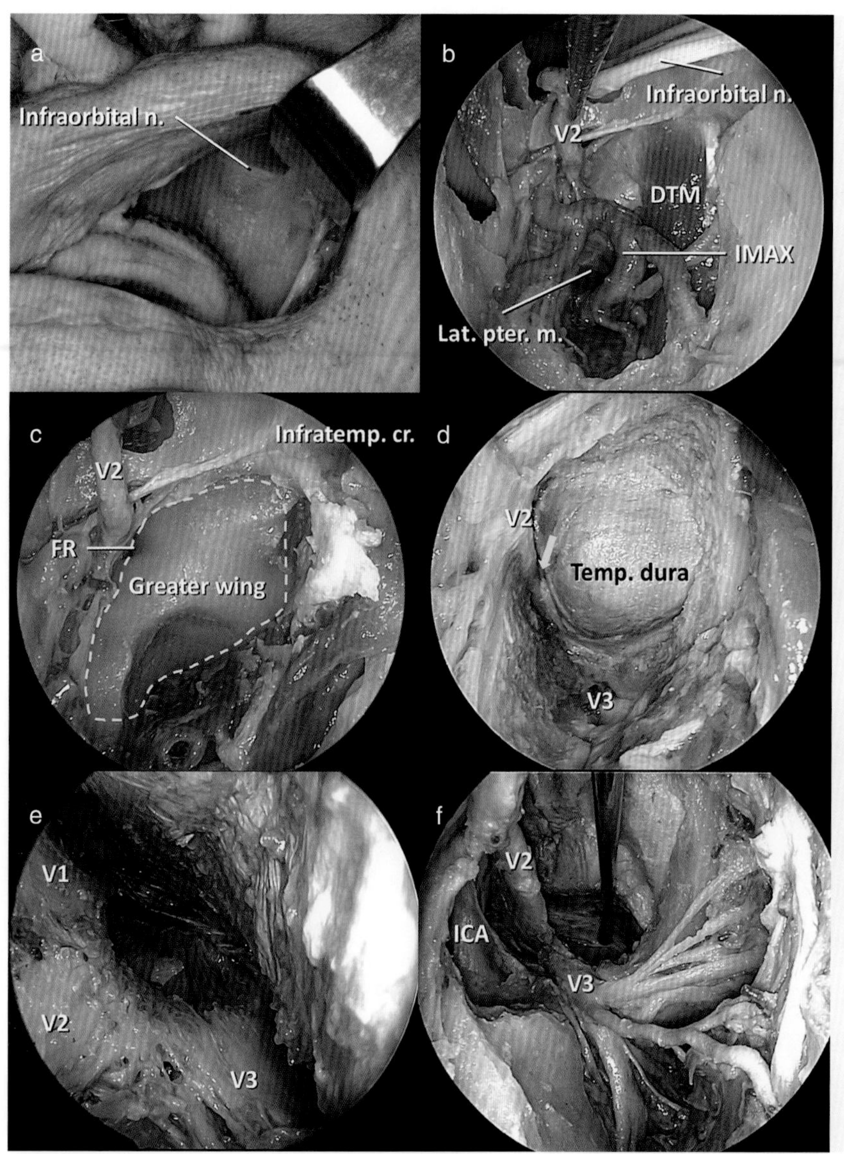

图 50.5　前方经上颌骨上颌窦入路。a. 经上颌窦入路操作。行左侧唇下切口（Caldwell-Luc 操作）。眶下神经和眶下孔是标志，也是骨膜下剥离的上界。b. 经上颌窦入路，显露翼腭窝的内容物。将眶下神经自神经管内游离出来，并向内上侧移位，完全显露眶下裂。c. 骨膜下剥离翼外肌和颞深肌，显露蝶骨大翼。如果必要，可以牺牲颌内动脉。黄色虚线标识着要磨除的蝶骨大翼的骨质，包括下列标志：眶下裂、圆孔、翼突板、卵圆孔、颞下嵴。d. 磨除中颅窝底的骨质后，可显露中颅窝的内侧部和前外侧三角，可见上颌神经和下颌神经。硬脑膜间剥离始于上颌神经近端和颞部硬脑膜之间形成的清晰界面（黄色箭头）。e. 通过硬脑膜间的解剖分离，可以到达 Meckel 囊和半月节，可进行相应的解剖操作。f. 此解剖显示联合入路的可能性以及经上颌窦入路的扩展，结合经翼突经上颌窦入路，经过上颌骨的工作通道能扩展至颞下窝。ICA：颈内动脉；FR：圆孔；DTM：颞深肌；IMAX：颌内动脉

可以通过电凝使之皱缩或者切除脂肪组织，使这一步骤变得容易一些。由前向后沿着 ION 追踪至翼腭窝，ION 是一个极好的寻找 V 2 和圆孔的标志。我们建议在上颌窦的顶壁从 ION 走行的骨槽中将之剥离出来，这样才能充分地显露蝶骨大翼。当将血管牵开后，可以辨认颞下窝（ITF）的肌肉。从圆孔开始，从骨膜下向外侧剥离，一直到颞下嵴，再向下方到卵圆孔。继续向外到颞下窝，自蝶骨大翼上剥离翼外肌和颞深部肌肉。至此，可以显露从眶下裂、圆孔到卵圆孔之间的蝶骨大翼。

步骤 3：显露中颅窝的内侧区域

显露眶下裂、圆孔、卵圆孔和外侧的颞下嵴，在这些重要标志的范围内显露蝶骨大翼，并将之磨除。磨除圆孔、卵圆孔的外侧壁，显露 V2 和 V3。磨除工作完成后，可以显露中颅窝底的硬脑膜。

步骤 4：显露 Meckel 囊

显露 V2、V3，这些神经的鞘膜为 Meckel 囊真性硬脑膜的延续，沿此鞘膜追踪、剥离来自中颅窝底的硬脑膜，其与神经和硬脑膜之间有清晰的界面。这种硬脑膜间的分离技术可以很好地保护侧方的颞叶和内侧的神经节。循此分离界面向上追溯至海绵窦，向后到达岩上窦，如果需要，外侧可以到达中颅窝底。

这一入路很容易结合经上颌窦入路，或者通过打开蝶窦的外侧隐窝，联合经鼻内镜经翼突入

路。术中显露和手术通道本身可以涵盖很大的范围，从海绵窦到中颅窝底、颞下窝。但是，这一入路提供的到后颅窝的空间有限。

与既往研究一致，经鼻的通道可以提供更宽的手术通道，到达整个蝶窦，侧方可以到达圆孔的后方。经鼻的工作通道可以达两侧中线颅底，而经上颌窦的手术通道只能到达一侧的中线颅底。

经上颌窦入路后的重建也是需要考虑的问题。鼻中隔黏膜瓣重建颅底极大地减少了经鼻内镜术后脑脊液漏的发生率。在纯粹的经上颌窦入路中，缺乏鼻腔通道，也不能使用鼻中隔黏膜瓣进行颅底修复。根据颅底重建的大小、范围，使用游离（黏膜）瓣也能实现颅底重建的效果。

50.3 并发症

口腔菌群对手术区域的污染是需要关注的问题。对于任何手术入路，我们建议预防性使用目前推荐的广谱抗生素。

经上颌窦入路的另一个潜在的并发症就是口腔 - 上颌窦的瘘管形成。这一并发症很少见，但是在 Caldwell-Luc 术式中仍有发生。处理方式：清除坏死组织，局部组织瓣转移，封闭局部的缺损，预防口腔菌群迁徙至上颌窦。

（卜博 译，汤文龙 校）

参考文献

[1] Kassam AB, Prevedello DM, Carrau RL, et al. The front door to Meckel's cave:an anteromedial corridor via expanded endoscopic endonasal approach—technical considerations and clinical series. Neurosurgery, 2009, 64(3) Suppl:ons71–ons82, discussion ons82–ons83

[2] Truong HQ, Sun X, Celtikci E, et al. Endoscopic anterior transmaxillary "transalisphenoid"approach to Meckel's cave and the middle cranial fossa: an anatomicalstudy and clinical application. J Neurosurg, 2018(Feb):1–11

[3] Hofstetter CP, Singh A, Anand VK, et al. The endoscopic, endonasal,transmaxillarytranspterygoid approach to the pterygopalatine fossa,infratemporal fossa, petrous apex, and the Meckel cave. J Neurosurg, 2010,113(5):967–974

[4] Falcon RT, Rivera-Serrano CM, Miranda JF, et al. Endoscopic endonasal dissectionof the infratemporal fossa: anatomic relationships and importance of eustachiantube in the endoscopic skull base surgery. Laryngoscope, 2011, 121(1):31–41

[5] Hitselberger WE, Horn KL, Hankinson H, et al. The middlefossa transpetrous approach for petroclivalmeningiomas. Skull Base Surg,1993, 3(3):130–135

[6] Pirris SM, Pollack IF, Snyderman CH, et al. Corridor surgery: the current paradigmfor skull base surgery. Childs NervSyst, 2007, 23(4):377–384

[7] Kasemsiri P, Prevedello DMS, Otto BA, et al. Endoscopic endonasal technique:treatment of paranasal and anterior skull base malignancies. Rev Bras Otorrinolaringol(Engl Ed), 2013, 79(6):760–779

[8] Pinheiro-Neto CD,Fernandez-Miranda JC, Rivera-Serrano CM, et al. l-break/□Endoscopic anatomy of the palatovaginal canal (palatosphenoidal canal): alandmark for dissection of the vidian nerve during endonasaltranspterygoidapproaches. Laryngoscope, 2012, 122(1):6–12

[9] Bolger WE. Endoscopic transpterygoid approach to the lateral sphenoid recess:surgical approach and clinical experience. Otolaryngol Head Neck Surg, 2005, 133(1):20–26

[10] Kassam AB, Gardner P, Snyderman C, et al. Expanded endonasalapproach: fully endoscopic, completely transnasal approach to the middlethird of the clivus, petrous bone, middle cranial fossa, and infratemporal fossa.Neurosurg Focus, 2005, 19(1):E6

[11] Hadad G, Bassagasteguy L, Carrau RL, et al. A novel reconstructive techniqueafter endoscopic expanded endonasal approaches: vascular pedicle nasoseptalflap. Laryngoscope, 2006, 116(10):1882–1886

[12] Van Rompaey J, Suruliraj A, Carrau R, et al. Meckel's cave access:anatomic study comparing the endoscopic transantral and endonasalapproaches. Eur Arch Otorhinolaryngol, 2014, 271(4):787–794

第 51 章 经鼻内镜下岩上入路治疗 Meckel 囊与颞窝病变

Douglas A. Hardesty, Daniel M. Prevedello, Amin B. Kassam, Ricardo L. Carrau, Alexandre B. Todeschini

摘　要

通过任何入路进入 Meckel 囊都具有挑战性，但经鼻内镜经岩上入路进入 Meckel 囊和颞窝具有独特的优势。内镜经鼻入路提供了一个重要的前、下和内侧通道，在选择的患者中，可使其充分暴露，致残率较低，从而弥补了标准的开放入路，为现代颅底外科医生提供了 360° 进入 Meckel 囊的通道。内镜解剖，患者的选择和治疗适应证，以及包括颅底检查在内的手术技术我们在此都作了深入的回顾。

关键词

岩上入路，海绵窦，Meckel 囊，颞窝，三叉神经，半月神经节，四边形区域，翼管神经

内容要点

· 经内镜入路到中颅窝和 Meckel 囊的适应证包括：三叉神经鞘瘤、脑膜瘤、伴或不伴脑脊液漏的颞叶 – 脑膨出、青少年鼻血管纤维瘤和肿瘤侵犯三叉神经。

· 内镜入路的一个重要优点是避免了颞叶牵拉。这种入路可以很好地观察 Meckel 囊的前内侧，在一些病例中还可以到达后颅窝。

· 仔细的术前评估，包括体格检查和影像学检查，对于选择合适的入路至关重要。

· 手术开始时在病变对侧取带血管蒂的鼻中隔黏膜瓣（如果有的话）。

· 沿翼管神经后行到达并识别颈内动脉（ICA）。在有些病例中翼管神经可复位并保留。对颈动脉管的磨除从翼管的下方 180° 开始(例如，3 点到 9 点），一旦颈内动脉被充分识别，就继续到上方 180° 。

· 位于岩骨的颈动脉管的磨除在技术上是困难的，需要使用金刚砂或混合钻头。切削钻头不应该用于此。多普勒探头和神经导航是暴露过程中有用的辅助手段。

· 三叉神经各分支之间的海绵窦前内侧和外侧三角用于到达中颅窝。

· 半月神经节内侧的区域通过四边形间隙到达，四边形间隙在下方和内侧由 ICA 限制，在外侧由上颌神经限制，在上方由展神经限制。

· 采用肌电图（EMG）对展神经和 V3 运动分支进行电生理监测，有助于测量精细的解剖和保留功能。

· 如果硬脑膜打开了，先用修补材料修复颅底缺损，再用带蒂的鼻黏膜瓣，覆盖暴露的 ICA。填充物被用来支撑颅底重建，在鼻中隔放置硅胶以防止术后粘连。

51.1　引　言

三叉神经（CNV）从脑干腹侧向中颅窝和 Meckel 囊穿出，形成半月神经节，并分成 3 个分支[1-4]。这个腔是由硬脑膜的两层在中颅窝底分离形成的。硬脑膜的骨膜层附着在蝶骨上，而脑膜层与之分离并形成包裹三叉神经并充满脑脊液的腔隙。

三叉神经鞘瘤和脑膜瘤是 Meckel 囊最常见的肿瘤[5-7]。其他病变包括软骨肉瘤、脊索瘤、转移瘤、青少年鼻咽血管纤维瘤和局部鼻窦恶性肿瘤，如腺样囊性癌，通常通过脑神经的束膜扩散[7-11]。

在邻近的蝶窦外侧隐窝，可发生脑脊液漏和颞叶脑膨出。

许多开放的显微外科手术，硬脑膜内和硬脑膜外入路都可进入 Meckel 囊 [1-3,12-14]。这些入路依据手术路径可分为三大类：前外侧（如颧眶）、外侧（如中颅窝）和后外侧（如乙状窦后），但没有一种方法是理想的适合到达整个 Meckel 囊 [15]。本章介绍了一种扩大的鼻内镜经鼻入路到中颅窝，它是一种无需脑组织牵拉就直接从前内进入 Meckel 囊的手术方法 [15]。

51.2 术前注意事项

51.2.1 适应证与优点

扩大内镜经鼻入路提供了一条到 Meckel 囊前内侧区的途径，主要针对的是该区域内的占位性病变。开放显微手术入路与内镜入路的一个关键区别在于，Meckel 囊内下方病变可直接进入三叉神经和颅中窝底硬脑膜的骨膜层之间。经鼻路径的另一个优点是避免了任何颞叶牵拉，即使是大的肿瘤。位于半月神经节外侧的病灶也可以通过鼻内路径通过前内侧（V1 和 V2 之间）和前外侧（V2 和 V3 之间）三角形进入。向后颅窝延伸的肿瘤也可以切除 [15]。

51.2.2 禁忌证

在选择经鼻内镜入路前，需要对跨越多个颅底腔的病变进行评估。如果肿瘤大部分位于后颅窝内，或者患者的症状主要是由于脑干受压引起，则经乙状窦后 - 道上嵴入路可能更合适。同样的概念也适用于占据中颅窝或颞下窝外侧的病灶，或那些有明显脑侵犯的病灶。在这种情况下，开放的中颅窝、颞下窝或颧眶入路可能更合适。通常，需要联合手术（在一次麻醉下联合手术或良性病变分期手术）以优化手术而避免医源性神经损害。

51.2.3 诊断检查

体格检查包括神经学评估，应特别关注脑神经功能。必须对三叉神经的感觉和运动功能进行详细的检查。由于病变原因导致的 V1 分布区域麻木的患者必须被确诊，因为在这个患者群体中，术中翼管神经的横断与随后出现的干眼尤其与术后角膜相关并发症有关。对于出现视神经和眼眶损害的患者，建议进行包括视野检查在内的临床检查。建议对鼻腔进行内镜检查，以确定鼻腔的任何病变，并记录鼻中隔的完整性、偏差及其他解剖学变异。

51.2.4 影像学检查

患者通常在术前接受 CTA 和 MRI 检查，它们可以被融合应用于术中导航。骨窗、血管解剖和软组织可视化的结合对于进入复杂的颅底病变是必不可少的，就像进入 Meckel 囊的内镜经鼻入路一样。颈内动脉周围的任何骨质侵蚀都应引起重视。

51.3 手　术

51.3.1 器　械

适宜的器械对于任何经鼻内镜入路都是至关重要的，特别是对于颞下窝和 Meckel 囊的经鼻扩大入路。必要的设备包括：高质量的内镜（0°、30° 和 45° ）；高清晰度摄像机和显示屏，立体定向神经导航；长鼻内镜双极电凝或硬脑膜外静脉封闭器（如 AquaMantys, Medtronic Inc.）；鼻内直和（或）弯曲高速钻头，3mm 和 4mm 混合式钻头；用于血管识别的多普勒探头；相关的止血耗材如含凝血酶的纤维蛋白胶。

51.3.2 手术设置

手术首先由麻醉医师开始行标准的气管插管。建立了动脉导管、血压管理和充足的静脉注射通道。像甘露醇这样的利尿剂并非必要的。选用适宜的抗生素，患者被固定在三钉头架，头部位置高于心脏位置，头部的顶点稍微向左倾斜。这些动作使鼻孔更接近右手操作人员。接近 Meckel 囊时，我们建议对 V3 运动分支（咬肌）和展神经（外直肌）进行术中肌电图（EMG）。我们也例行监测体感诱发电位。

51.3.3 鼻腔准备

用0.05%羟甲氧唑啉溶液浸泡过的棉片（0.5英寸 ×3英寸）湿敷鼻腔收缩鼻黏膜。将聚维酮溶液涂在鼻部和脸部。腹部或大腿也常规准备，以防需要脂肪移植或肌肉填塞。

51.3.4 入 路

手术开始暴露时用0° 内镜。使用60mL注射器进行手动冲洗，清洁内镜并获得清晰的视觉效果。下鼻甲的外移增加了操作器械的空间。在某些病例中，下鼻甲可作为上颌骨内侧切除术的一部分进行切除，以提供接近位于颞下窝外侧的病灶的通道。对于Meckel囊病变的手术我们也将切除病灶同侧的中鼻甲，对侧中鼻甲予骨折外移。在这里，我们取一个以对侧鼻后中隔动脉为蒂的鼻中隔黏膜瓣。它用于重建颅底缺损，并在手术结束时覆盖暴露的颈内动脉（ICA）[16]。在余下的显露和手术切除期间，黏膜瓣保存在鼻咽或上颌窦，以防意外损伤。

矢状位的暴露包括后方鼻中隔的切除，打开双侧蝶窦前壁及同侧后组筛窦的切除。然后向同侧受累的Meckel囊扩展，显露出蝶窦的外侧隐窝[15,17]。用1~2mm的Kerrison咬骨钳切除上颌窦后壁，电凝同侧蝶腭动脉，显露翼腭窝（PPF）的内容物（图51.1）。

一旦显露完成，在切断腭鞘神经和翼管神经后，可将PPF的软组织内容物向外侧推移[18]。在一些不需要对PPF的外侧进行过多暴露的特殊病例中，只需对翼管神经进行移位保护[19]。影像引导可用于翼管和圆孔的识别。然后沿翼管及其神经血管束分离，在其后方确定岩段颈内动脉和V2支，以到达Meckel囊。必须沿翼管的下半周进行磨除，因为颈内动脉位于其上缘[17,20-21]。沿眶下神经近端可定位圆孔。磨除V2周围的骨质，直至神经穿出颅中窝的硬脑膜处。如果保留翼管神经，则需要将其完全从骨管中游离出来，以便进行移位。

明确ICA的位置后就可以磨除其表面的骨质，从而实现近端和远端控制ICA。随后，磨除斜坡旁段ICA外侧的骨质，完全显露中颅窝的硬脑膜。

硬脑膜，或骨膜层，在四边形间隙中被打开，四边形间隙内侧为ICA，外侧为V2，下方为岩段颈内动脉水平部，上界是向斜上走行的展神经。展神经在海绵窦内的三叉神经眼支（V1）水平沿下缘走行至眶上裂[22-24]。通过从V2支上方剥离，展神经得以保留。

如腺样囊性癌浸润半月神经节引起感觉迟钝的患者，应切除受浸润的全部三叉神经。必须进行术中冰冻切片分析，以确定是否完整切除（边缘）。在位于Meckel囊内下方的良性病变患者中，三叉神经将被保留下来，三叉神经最常见的是被推移到中颅窝硬脑膜上外侧。在罕见的情况下，神经节可能向内侧移位而病变位于外侧。在这种情况下，利用前内侧（V1与V2之间）和前外侧（V2与V3之间）中颅窝三角到达Meckel囊的外侧面。利用这些标志，可以切开硬脑膜的脑膜层暴露颞前窝的蛛网膜下结构。电生理监测用于确定V3和展神经的位置，从而实现安全分离。

51.3.5 重 建

硬脑膜修复是应用人工硬脑膜进行的一种多层修复技术，其中硬脑膜下用的是一种胶原蛋白基质（Integra公司）。将保存的带蒂鼻中隔黏膜瓣覆盖中颅窝和裸露的颈内动脉。然后用氧化纤维素固定黏膜瓣，我们不常规用生物胶固定。如果缺损比先前制作的黏膜瓣大，重建时可从中鼻甲取游离黏膜瓣，从脐周取脂肪或用非细胞真皮组织来重建颅底。可膨胀的海绵填料用于支撑重建，避免组织移位。有人常规用尿管球囊来支撑，但我们发现这对大多数病例没有必要。3~5d后取出鼻腔填塞物。双侧插入硅胶隔夹板以防止粘连。鼻腔填塞的期间要应用广谱抗生素。

51.4 并发症

在我们的病例中，有12.5%（5/40）的患者术后出现了新的感觉减退症状，其中5%（2/40）是永久性的。术后没有出现脑脊液漏或死亡患者[15]。

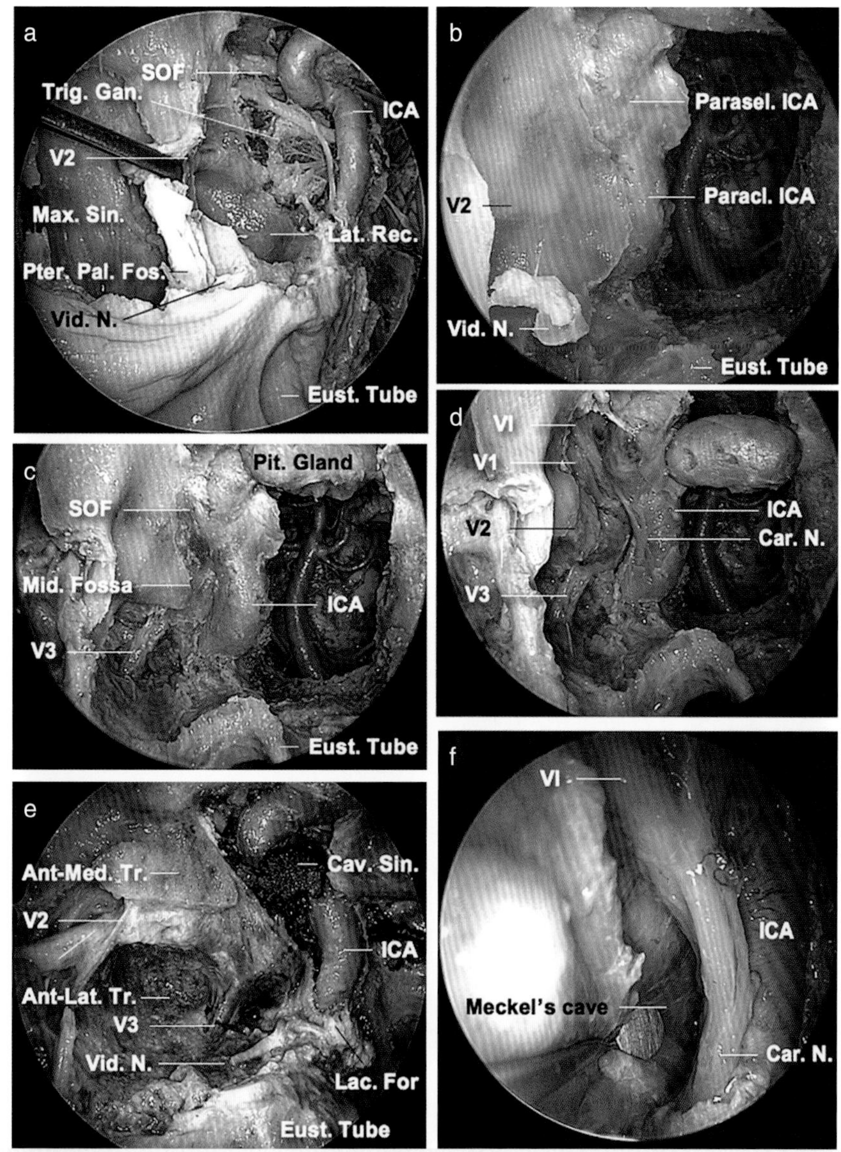

图 51.1　Meckel 囊入路概述。a. 上颌窦位于翼腭窝的前方。切除上颌窦的后壁显露翼腭窝，在这里可以识别翼管和圆孔。翼突必须磨除才能进入蝶窦的外侧隐窝。翼管神经位于外侧隐窝的底部，V2 在外侧壁走行。两条神经在向后走行时趋向于汇聚，并被用作引导入路的手术标志。翼管神经在一些特定的病例中可以保留，其向后方走行时位于破裂孔处颈内动脉的外侧。V2 在向后方走行时汇入三叉神经半月节处，恰位于斜坡段颈内动脉的后外侧。眶上裂位于鞍旁段颈内动脉的前外侧，Meckel 囊的前上方，是海绵窦的前方延续。到达 Meckel 囊的手术入路步骤：b. 在确定翼腭窝翼管神经后，沿颈内动脉方向由前向后磨开翼管。磨除翼管下壁、翼突和翼内板上部骨质，露出咽鼓管上壁，这是另一个重要的手术标志。翼管神经和咽鼓管在破裂孔的下方（或纤维软骨）汇聚。值得注意的是，颈内动脉的前膝（岩段和斜坡旁段转折处）位于破裂孔上部。一旦在这个水平暴露了颈内动脉，就可以完全暴露颈内动脉的斜坡旁段和鞍旁段。c. 继续在斜坡旁颈内动脉外侧打磨，显露中颅窝硬脑膜。磨除在中颅窝底部骨质后，可以识别出下颌神经和卵圆孔。d. 打开中颅窝的硬脑膜，显露三叉神经的三个分支。展神经沿Ⅴ 1 的内侧从海绵窦到眶上裂。颈动脉神经是一条交感神经，从颈上神经节沿颈内动脉向上走行，与展神经在海绵窦汇合。e. 用角度镜探查不同解剖标本的局部解剖。Meckel 囊入路的硬脑膜外部分已经完成。覆盖Ⅴ 2 和Ⅴ 3 分支的硬脑膜保持完整。在中颅窝的前外侧三角（在Ⅴ 2 和Ⅴ 3 之间）进行了进一步的磨除，而前内侧三角的骨性覆盖物没有被去除。翼管神经和咽鼓管在破裂孔下部汇合。f. Meckel 囊的特写。位于三叉神经节上的硬脑膜被打开，显露出 Meckel 囊的内侧。展神经和颈动脉神经清晰可见，应在手术过程中予以保留。SOF：眶上裂；Trig. Gan.：三叉神经节；ICA：颈内动脉；Ⅴ 2：上颌神经；Max. Sin.：上颌窦；Pter. Pal. Fos.：翼腭窝；Vid. N.：翼管神经；Lat. Rec.：外侧隐窝；Eust. Tube：咽鼓管；Parasel. ICA：鞍旁段颈内动脉；Paracl. ICA：斜坡旁段颈内动脉；Pit. Gland：垂体；Mid. Fossa：中颅窝；Ⅴ 3：下颌神经；Ⅵ：展神经；Ⅴ 1：眼神经；Car. N.：颈动脉神经；Ant-Med. Tr.：前内侧三角；Cav. Sin.：海绵窦段颈内动脉；Ant-Lat. Tr.：前外侧三角；Lac. For：破裂孔；Meckel’s cave：Meckel 囊

51.5 术后护理

在我们研究中，30 例患者中有 9 例（30%）术前的脑神经（脑神经Ⅲ、Ⅳ、Ⅴ、Ⅵ）受损症状得到恢复。我们认为是海绵窦减压导致了颅脑神经病变的恢复 [15]。

51.6 结 论

Meckel 囊内病变的手术具有挑战性。没有任何一种手术方法可以达到完美的暴露。因此，每个特定的病变都需要制定个体化的手术入路，该方法要考虑到病变的位置和扩展情况，而且要对邻近脆弱的神经血管结构骚扰最小。掌握多个方法(开放的和内镜下的)往往需要单独或联合使用，以充分治疗位于 Meckel 囊和颞下窝的病变；因此，即使不是全部，手术医生也必须精通多种手术方法。提供更适合每例患者的手术方法或联合手术是至关重要的。经鼻内镜入路提供了一个重要的前、下、内通道，在特定的患者中，可以更好地暴露 Meckel 囊，从而弥补标准的开放入路，为现代颅底外科医生提供了360° 进入Meckel囊的通道。

（涂伟　译，汤文龙　校）

参考文献

[1] Inoue T, Rhoton AL, Jr, Theele D, et al. Surgical approaches to the cavernous sinus: a microsurgical study. Neurosurgery,1990, 26(6):903–932

[2] Seoane E, Rhoton AL, Jr. Suprameatal extension of the retrosigmoid approach: microsurgical anatomy. Neurosurgery, 1999, 44(3):553–560

[3] Yasuda A, Campero A, Martins C, et al. Microsurgical anatomy and approaches to the cavernous sinus. Neurosurgery, 2005, 56(1) Suppl:4–27, discussion 4–27

[4] Yasuda A, Campero A, Martins C, et al. The medial wall of the cavernous sinus: microsurgical anatomy. Neurosurgery, 2004, 55 (1):179–189, discussion 189–190

[5] Kouyialis AT, Stranjalis G, Papadogiorgakis N, et al. Giant dumbbell-shaped middle cranial fossa trigeminal schwannoma with extension to the infratemporal and posterior fossae. ActaNeurochir (Wien), 2007, 149(9):959–963, discussion 964

[6] Verstappen CC, Beems T, Erasmus CE, et al. Dumbbell trigeminal schwannoma in a child: complete removal by a one-stage pterional surgical approach. Childs NervSyst, 2005, 21(11):1008–1011

[7] Yuh WT, Wright DC, Barloon TJ, et al. MR imaging of primary tumors of trigeminal nerve and Meckel's cave. AJR Am J Roentgenol, 1988, 151(3):577–582

[8] Dolan EJ, Schwartz ML, Lewis AJ, et al. Adenoid cystic carcinoma:an unusual neurosurgical entity. Can J NeurolSci, 1985, 12(1):65–68

[9] Fowler BZ, Crocker IR, Johnstone PA. Perineural spread of cutaneous malignancy to the brain: a review of the literature and five patients treated with stereotactic radiotherapy. Cancer, 2005, 103(10):2143–2153

[10] Ginsberg LE, DeMonte F. Imaging of perineural tumor spread from palatal carcinoma. AJNR Am J Neuroradiol, 1998, 19(8):1417–1422

[11] Zhu JJ, Padillo O, Duff J, et al. Cavernous sinus and leptomeningeal metastases arising from a squamous cell carcinoma of the face: case report. Neurosurgery, 2004, 54(2):492–498, discussion 498–499

[12] Samii M, Carvalho GA, Tatagiba M, et al. Surgical management of meningiomasoriginating in Meckel's cave. Neurosurgery, 1997, 41(4):767–774, discussion 774–775

[13] Samii M, Tatagiba M, Carvalho GA. Retrosigmoidi ntraduralsuprameatal approach to Meckel's cave and the middle fossa: surgical technique and outcome. J Neurosurg, 2000, 92(2):235–241

[14] Taha JM, Tew JM, Jr, van Loveren HR, et al. Comparison of conventional and skull base surgical approaches for the excision of trigeminal neurinomas. J Neurosurg, 1995, 82(5):719–725

[15] Kassam AB, Prevedello DM, Carrau RL, et al. The front door to meckel's cave: ananteromedial corridor via expanded endoscopic endonasalapproachtechnical considerations and clinical series. Neurosurgery, 2009, 64(3) Suppl: ons71–ons82, discussion ons82–ons83

[16] Hadad G, Bassagasteguy L, Carrau RL, et al. A novel reconstructive technique after endoscopic expanded endonasal approaches: vascular pedicle nasoseptal flap. Laryngoscope, 2006, 116(10):1882–1886

[17] Vescan AD, Snyderman CH, Carrau RL, et al. Vidian canal: analysis and relationship
to the internal carotid artery. Laryngoscope, 2007, 117(8):1338– 1342

[18] Pinheiro-Neto CD, Fernandez-Miranda JC, Prevedello DM, et al. Transposition of the pterygopalatine fossa during endoscopic endonasaltranspterygoid approaches. J NeurolSurg B Skull Base, 2013, 74(5):266–270

[19] Prevedello DM, Pinheiro-Neto CD, Fernandez-Miranda JC, et al. Vidian nerve transposition for endoscopic endonasal middle fossa approaches. Neurosurger, 2010, 67(2) Suppl Operative:478–484

[20] Fortes FS, Sennes LU, Carrau RL, et al. Endoscopic anatomy of the pterygopalatine fossa and the transpterygoid approach: development of a surgical

instruction model. Laryngoscope, 2008, 118(1):44–49
[21] Kassam AB, Vescan AD, Carrau RL, et al. Expanded endonasal approach: vidian canal as a landmark to the petrous internal carotid artery. J Neurosurg, 2008, 108(1):177–183
[22] Alfieri A, Jho HD. Endoscopic endonasal approaches to the cavernous sinus: surgical approaches. Neurosurgery, 2001, 49(2):354–360, discussion 360–362
[23] Cavallo LM, Cappabianca P, Galzio R, et al. Endoscopic transnasal approach to the cavernous sinus versus transcranial route: anatomic study. Neurosurgery, 2005, 56(2) Suppl:379–389, discussion 379–389
[24] Iaconetta G, Fusco M, Cavallo LM, et al. The abducens nerve: microanatomic and endoscopic study. Neurosurgery, 2007, 61(3) Suppl:7–14, discussion 14

第 52 章 内镜下岩骨 - 海绵窦段颈内动脉解剖：岩斜区手术的关键

Gretchen M. Oakley, Richard J. Harvey

摘　要

用于探查岩尖、海绵窦、中颅窝和颞下窝病变的内镜入路都需要识别和处理颈内动脉（ICA）。内镜颅底外科医生应该把自己作为颈内动脉的"守护者"，只有医生从特定的鼻内角度对颈内动脉穿经颅底的三维走行及其毗邻结构有最清晰的理解才能更好地利用内镜。术前评估中，仔细分析颈内动脉与既有病灶的位置关系、紧密程度及包裹程度是极其重要的。任何血管壁异常、病变引起的血管移位、动脉血流中断或异常都必须进行分析，以确定手术风险或禁忌证。入路应该足够宽敞，以显示解剖界限，简化操作，并能通过 0° 内镜和器械获得准确的触觉反馈。经典入路是经翼突入路，包括改良上颌窦内侧壁切除术，结扎并外移颌内动脉，识别和游离翼管神经和咽鼓管。翼管神经和咽鼓管软骨部的交界处位于颈内动脉的第二膝的前方。在手术视野中识别和解剖颈内动脉的相关节段，可以使医生更安全、更完整、更有效地进行手术切除。

关键词

颈内动脉，岩骨 – 海绵窦，岩斜区，内镜手术，颅底

52.1　潜在的利益冲突说明

Gretchen M. Oakley 是 Stryker 的顾问。Richard J. Harvey 是 Medtronic、Olympus、NeilMed 的顾问；也是 Seqirus 的顾问团队成员；并且已经获得来自 ENTTech、Stallergenes、NeilMEd 的大量支持。

内容要点

· 内镜下解剖岩骨 – 海绵窦段颈内动脉是岩斜区手术的必要步骤，确保解剖定位和手术安全，实现有效和完整的手术切除。

· 手术入路应足够宽，以确保使用 0° 内镜能进入术区并看清解剖界限。

· 颈内动脉的岩段由垂直段、后膝（第一膝）、水平段和前膝（第二膝）组成。

· 翼管神经和咽鼓管软骨部的汇合点位于岩部颈内动脉第二膝（前膝）的正前方和下方。

· 岩斜区手术中通常首先识别第二膝（前膝），之后可沿水平段横向追踪至第一膝和咽旁段颈内动脉，或者可在上方追踪至斜坡旁段颈内动脉。

52.2　引　言

由于外科医生对复杂颅底解剖的理解程度的提高、内镜设备的进步以及颅底重建策略的改进，内镜技术在切除颅底良性或恶性鼻窦病变中的应用越来越多。这种手术方式的优势包括更短的手术时间，更少的复发率，更短的住院时间[1-2]。然而，这种手术方式不应被误解为一种侵入性较小的手术，但应避免损伤重要结构，应在术中仔细寻找和辨识颈内动脉（ICA），以确保更安全、更完整、更有效的手术切除。

颅底内镜外科医生应该把自己作为颈内动脉的"守护者"，只有医生从特定的经鼻角度对颈内动脉穿经颅底的三维走行及其毗邻结构有最清

晰的理解才能更好地利用内镜。

52.3　术前计划

用于切除岩尖、海绵窦、中颅窝和颞下窝区域病变的内镜入路都需要识别和处理颈内动脉[3-4]。图 52.1 展示了颅底手术的内镜径路。如果鼻腔或鼻窦内可触及鼻腔或颅底肿瘤的一部分，则可在诊室或手术室进行组织活检，以获得关于病理起源的信息，用于制定治疗计划。向前扩展到中鼻甲头部的病变，如果没有血管肿瘤的清晰表现，可以在临床环境中安全地进行活检。采取收缩局部血管和双极电凝能更容易地处理鼻腔前部肿瘤边缘的出血，从而使患者的不适感最小化。这之后的问题更麻烦，患者通常难以忍受。然而，如果没有与内镜切除术相同的手术方法，通常无法取颈内动脉附近的肿瘤组织进行活检。在这种情况下，手术计划往往基于影像学特征、病变位置、受累结构和肿瘤生物学行为所确定的最可能的病理结果。如果术中诊断与预期不同，也要做好计划变更的准备，这一点很重要。如果怀疑恶性病变，在手术之前，还应结合 CT 和 MRI 或 PET 明确是否有转移，详见相关章节。

在术前影像上仔细分析颈内动脉与既有病灶的位置关系、紧密程度及包裹程度是极其重要的。

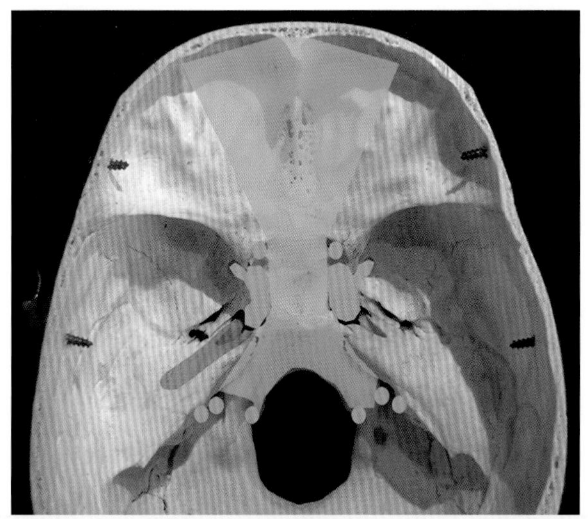

图 52.1　内镜手术入路的界限。前颅窝、中颅窝和后颅窝的可触及区域用绿色突出显示，重要结构用蓝色突出显示，左侧颈内动脉用红色突出显示

这包括根据颈内动脉与病变的关系和计划中的手术通道来确定颈内动脉解剖的必要程度，以及评估灾难性颈内动脉损伤的手术风险。如果病变与颈内动脉相邻或有任何其他原因引起血管完整性改变，应进行 CTA 或 MRA 检查，这可能是内镜切除或任何相关手术切除的禁忌证。血管壁异常、病变引起的血管移位、动脉血流中断或异常都必须进行评估。即使颈内动脉在手术前看起来完好无损，肿瘤与颈内动脉壁的黏附也可能使其在手术操作中破裂。已知的病灶的病理类型倾向可以预测这种风险，既往手术史和这一区域的放疗史以及术后的瘢痕也可以预测这种风险。

合适的手术径路不应故步自封于保持入路的保守性，避免或减少游离颈内动脉，或担忧鼻腔鼻窦功能。手术入路应足够宽阔，以允许分离的边界在任何时候用 0° 内镜设备都可以观察和接近。手术前应根据肿瘤病理和分期决定手术入路。肿瘤位于颈内动脉孔处颈内动脉的外侧，不能使用内镜进行手术。进入该区域需行开放手术，无论是组合的、分阶段的还是单独的。

术前影像资料应兼容并服务于手术中影像导航。影像导航是一种有用的外科辅助手段，有助于外科医生在局部解剖结构因肿瘤变形或侵袭而改变时来确认颈内动脉的位置，并验证手术切除的完整性。然而，它只是一个工具，并不能取代外科医生的解剖学知识，对先前所计划手术切除部分的影响应该是有限的。

52.4　岩骨－海绵窦段颈内动脉解剖

由于颈内动脉复杂的走行和多变的解剖关系，先前的研究中将其分为咽旁段、岩段、斜坡旁段、海绵窦段、床突旁段和颅内段[5-6]，岩骨－海绵窦段颈内动脉是本章的重点（图 52.2）。海绵窦段颈内动脉主要出现在鞍区和鞍旁手术中。它界定了蝶鞍的外缘，并在其与视神经的连接处向内弯曲。重要的是要意识到，分别有 71% 和 4% 的患者的颈内动脉在蝶窦内隆起或直接裸露[7]，因此该部位可能有损伤的风险。同样，蝶窦间隔经常

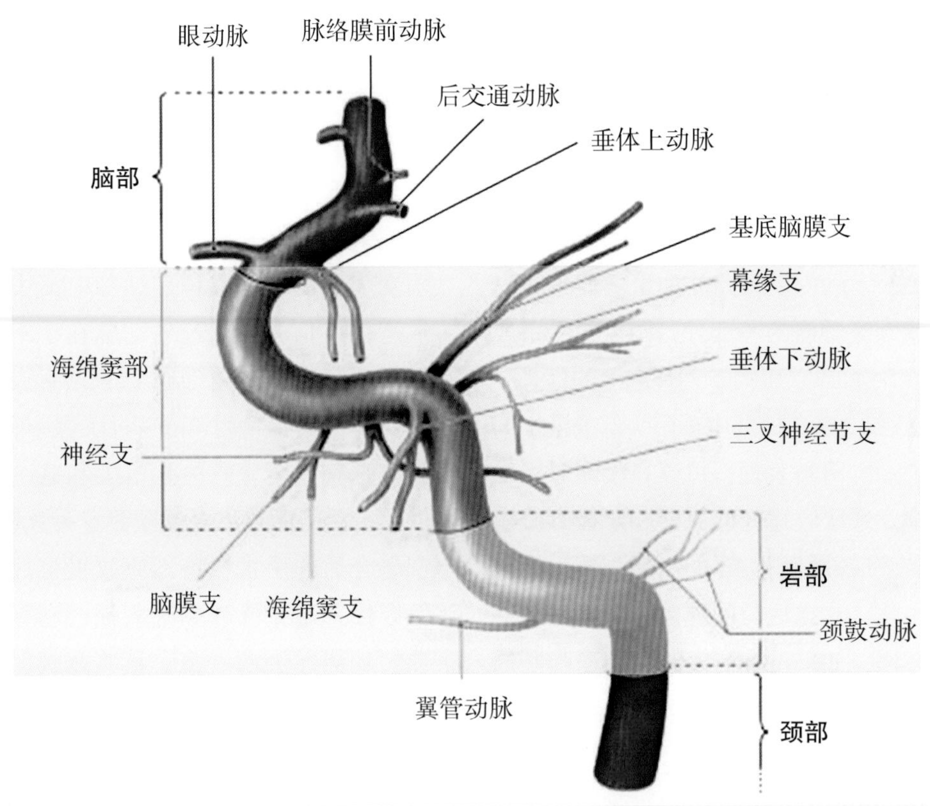

图 52.2 颅底颈内动脉全长示意图，岩骨 – 海绵窦段用蓝色阴影表示

附着在颈动脉管上，因此侵入性或粗心地去除这些结构也可能有损伤颈内动脉的风险。

斜坡旁段颈内动脉形成斜坡隐窝的外缘。在该节段中，颈内动脉后面的骨质是岩尖，展神经沿着它的前面以倾斜的走行穿过 Dorello 管，在颈内动脉的后面，正好在蝶窦底壁之上[5-6]。

颈内动脉的岩段由垂直段、后膝（第一膝）、水平段和前膝（第二膝）组成[8]。在岩斜区手术中，颈内动脉第二膝是关键，它作为固定的解剖标志（稍后将详细讨论）需首先确认，然后可以沿着水平段横向延伸到第一膝和咽旁段颈内动脉，或者可以向上延伸到斜坡旁段颈内动脉。

52.5 岩斜区手术技巧

52.5.1 准 备

插管后，立即用 10 块 3 英寸 ×0.5 英寸蘸有 1% 罗哌卡因和 1∶1000 肾上腺素溶液（各 5mL）的纱条填塞患者的鼻腔，以确保它们在手术开始前至少放置 10min，进而最大限度地保证局部血管的收缩效果。为患者建立并注册影像导航，放置 Foley 导管和动脉导管用于血流动力学监测，并静脉滴注头孢曲松。床应该是反向 Trendelenburg 位，头部抬高 15°，以降低中心静脉压力，最大限度地减少出血并满足手术条件。铺单后，局部注射 1% 罗哌卡因与 1∶100 000 肾上腺素的溶液，特别注意中鼻甲根部、鼻中隔和下鼻甲。局部注射肾上腺素后心率变缓，最好是在 60 次或更低，然后开始手术。

52.5.2 进入通道

内镜颅底手术应通过宽松的鼻内通道进行，使用 0° 内镜和器械可以进行不受限制地观察和操作。这在岩骨 – 海绵窦段颈内动脉附近手术时尤其重要，以最大限度地减少手术损伤的机会，并在不幸发生时充分发挥团队优势，以便快速处理。

最重要的内镜岩斜区手术入路是经翼突入路。进行广泛的上颌窦造口术，然后使用 0° 硬质内镜和直切割器械、Kerrison 咬骨钳和微型刨削器进行完整的蝶筛窦切除术。只有满足易于观察上颌窦顶部，能从上颌窦顶到内侧眶壁平滑过渡，以及沿着眼眶一直追溯到它在蝶窦的顶点，才能认为这些切除步骤是完全的。作者认为，所有情况下都应该进行改良的内侧上颌骨切除术，以确保宽阔的通路和简便的操作 [9]。完成后，黏膜从腭骨的眶突上抬起，以识别筛嵴，筛嵴是蝶腭动脉的标志，蝶腭动脉刚好位于筛嵴后方。使用 Kerrison 咬骨钳从该孔横向咬除上颌窦后壁，暴露翼腭孔内容物。分离、结扎、向外牵开蝶腭动脉。如果需要更多的外侧通道，同样的血管操作可以在更近的颌内动脉上进行。这样就暴露了位于后方的翼突。然后在翼突在蝶窦底壁水平与蝶体的下外侧相连处确定翼管神经和翼管。翼突在蝶窦底壁水平处与蝶骨体的下外侧相连接。翼突下方是翼内板，其后是咽鼓管。翼管神经和咽鼓管是能引导我们安全、准确地识别颈内动脉的关键结构（随后讨论）。

在运用该入路进入岩斜区时，根据病灶病理和手术目标，可能需要更多的侧方通道。如果需要，应考虑使用内镜下 Denker 上颌切除术或经鼻中隔入路。除了能暴露的额外的外侧通道外，中隔后方入路（或称中隔切除术）还允许双鼻孔、四手操作，而中隔前方入路虽可以到达上颌窦前壁和颧隐窝，但需要重建中隔前部 [10]。大多数情况下，与上颌窦开窗术、改良的上颌窦内侧壁切除术或上颌窦全切除术相比，该入路将到达眶下神经外侧的通道范围从 63.3% 提升到 97.6%[10]。其他技术如泪骨前部切除和分离可以提供类似的外侧入路，保留同侧不受梨状骨的内侧支撑的干扰。这些分离避免了上颌切开术时可能导致的鼻翼回缩和感觉迟钝。

在这种情况下，拥有合适的设备和仪器是非常重要的。作者更喜欢使用的一些关键工具是 Procise EZ 等离子电刀（Smith & Nephew, London, UK）、Aeulap 神经外科钻石刀套件（B. Braun/AM Aesulap-Platz, Tuttlingen, Germany）和 Koven 神经血管多普勒，型号 #NRP-10 H，NRP-20 H（Koven Technology Inc., St. Louis, MO）（图 52.3）。

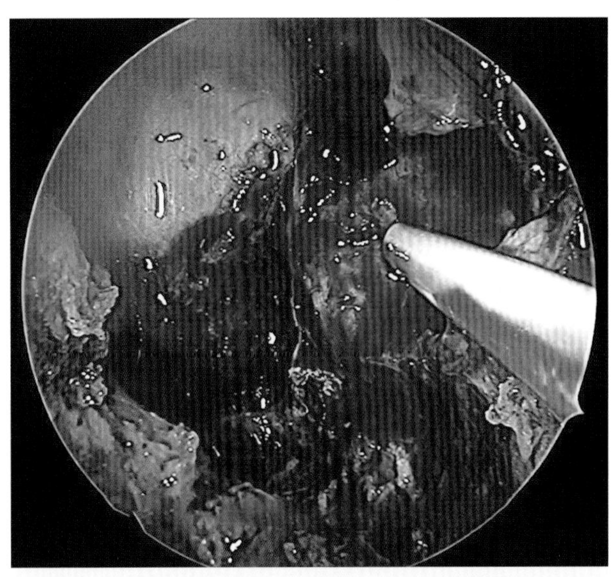

图 52.3 在内镜颅底分离过程中，使用 Koven 神经血管多普勒来确认颈内动脉

52.5.3 颈内动脉的识别与分离

咽鼓管 [3,11-14] 和翼管神经 [3,11,15] 已被确定为安全识别岩段颈内动脉的关键标志。翼管位于翼突和蝶骨体交界处的翼腭窝后部，沿该管向后分离、用 5mm 的金刚砂钻头以 15° 角沿其内侧界及下界磨除骨质（图 52.4）。

当翼突和翼内板被磨除后，咽鼓管的软骨部可以在术野上外方其颅底附着处被触及和追踪到，并沿着上外侧方向附着于颅底。翼管神经和咽鼓管软骨部的汇合点正好位于岩段颈内动脉第二膝（前膝）的前方和下方（图 52.5）。

沿着翼管神经后行，可识别一个纤维软骨组织，它标志着颈内动脉第二膝破裂孔附着处和其前界 [11-12]。在一项尸头解剖研究中，作者描述了翼管神经从翼腭窝翼管开口到其与咽鼓管软骨部连接处的长度为 17.4 ± 4.1mm。咽鼓管从其鼻咽口到其与翼管神经连接处的长度为 15.0 ± 3.6mm[16]。在所有病例中，颈内动脉的水平段和垂直段以及第二膝都位于翼管－咽鼓管连接点的后方和上方，因此该连接点作为这些方向的固分离的固定界限；然而，在该点上方，颈内动脉的内外侧位置易变 [16]。从这一点来看，分离可以向上延伸以暴露颈内动脉的垂直段，或者从内到外暴露其水平段。切除咽鼓管的软骨部分，沿着翼外板方向分离，有助于暴露位于岩骨颈动脉管的颈内动脉入口[17]。

仔细和可控的分离技术对安全暴露颈内动脉至关重要。0° 内镜和直型器械具有简便、无拘束等操作特点，为获得良好的触觉反馈，必须广泛暴露颅底和周围标志。岩骨－海绵窦段颈内动脉本身的分离可以使用高速磨钻沿颈内动脉进行，或者用 40° 上翘的 Kerrison 咬骨钳将变薄覆盖骨质完全咬除。

虽然内镜下分离岩骨－海绵窦段颈内动脉对颅底外科医生来说是一项具有挑战性的工作，但对其位置的了解会使外科手术更安全、更有效和更完整。图 52.6、图 52.7 和图 52.8 举例说明了影像学和术中内镜下分离岩骨－海绵窦段颈内动脉。

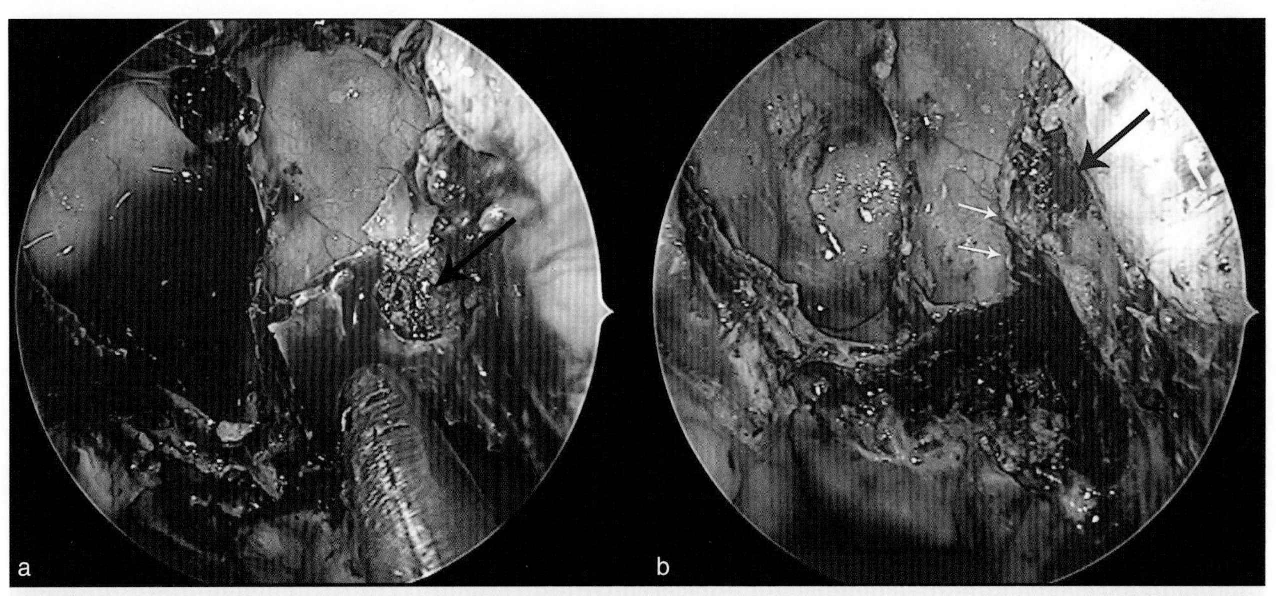

图 52.4　a. 术中内镜图像显示蝶骨体和翼突交界处的翼管开口（黑色箭头）。b. 显示了从翼管在翼腭窝后方的开口处开始（黑色箭头）沿其内界和下界仔细磨除骨质后的翼管长度（白色箭头）

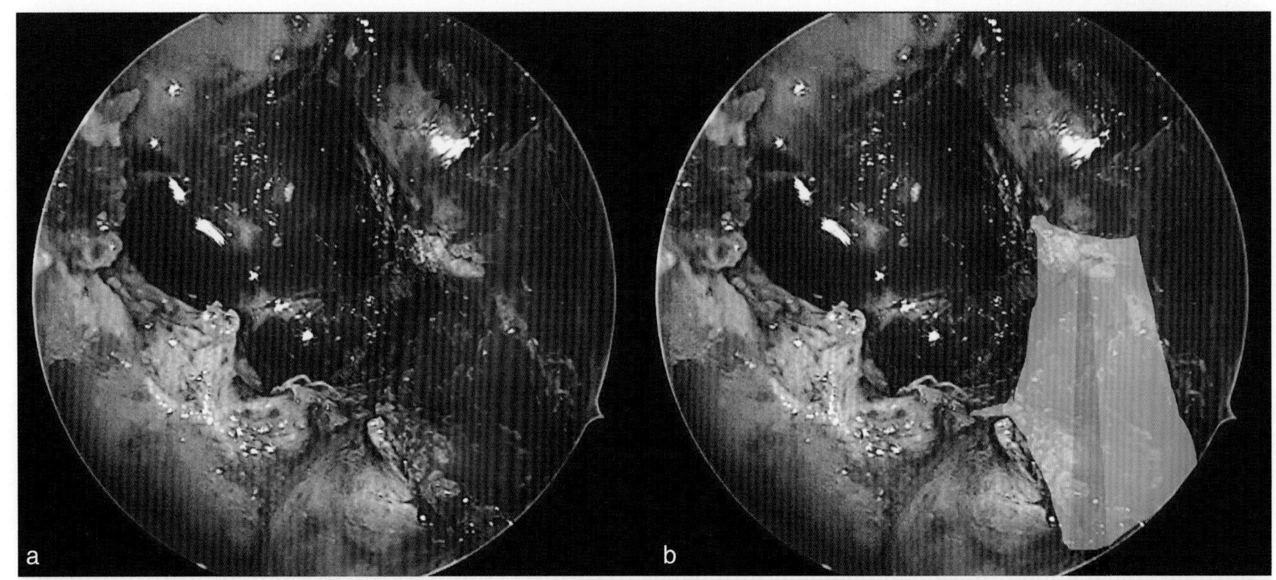

图 52.5　显示了左侧颈内动脉和翼管－咽鼓管连接处。a. 黑色星号标志着岩骨－海绵窦段颈内动脉接近膝前部的垂直段，细黑箭头标志着翼管。b. 咽鼓管从鼻咽口穿过其软骨部分（绿色阴影），沿外上方走行至颅底（蓝色箭头）

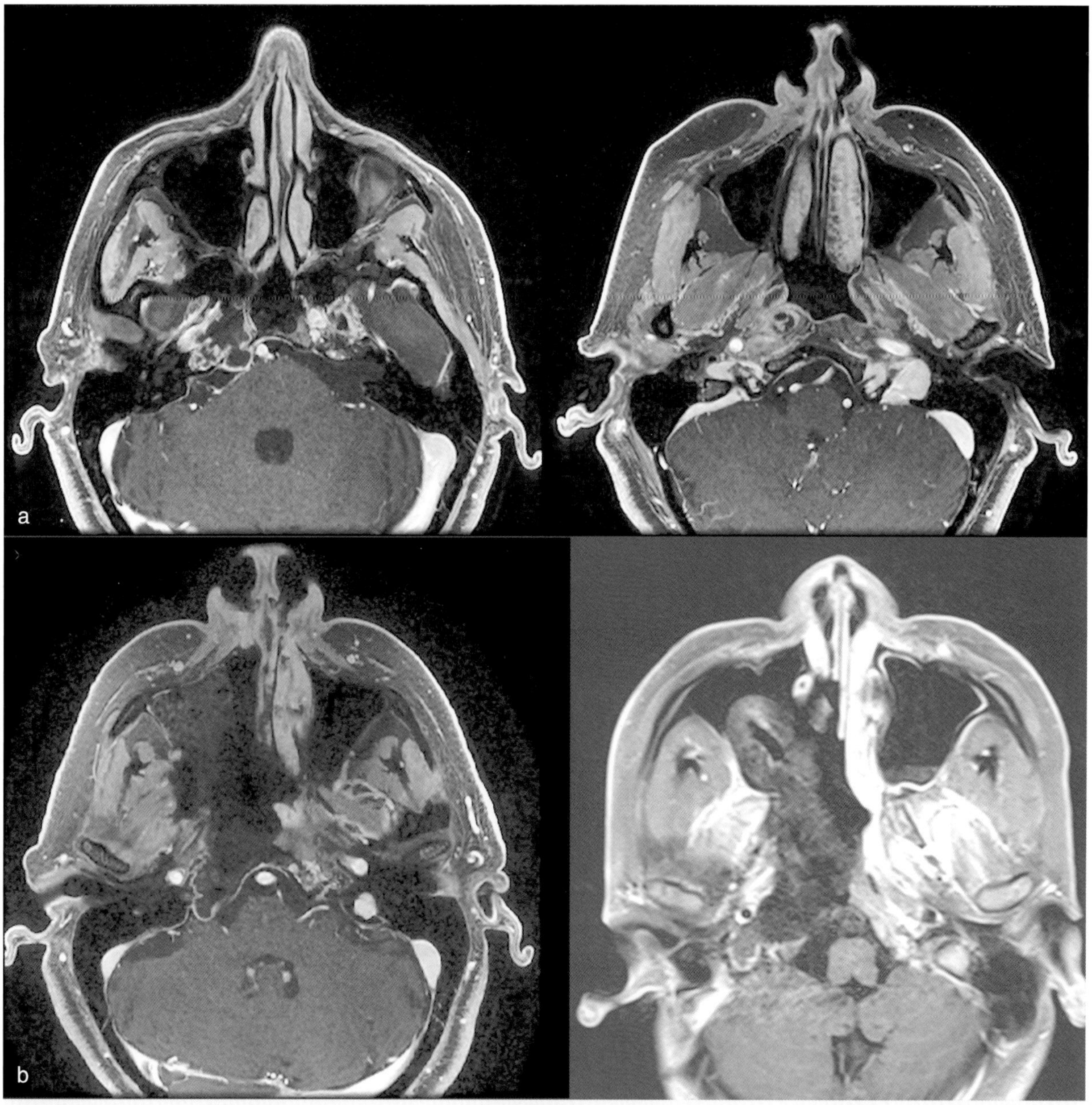

图 52.6　右侧岩斜区低级别软骨肉瘤患者行内镜切除的术前（a）和术后第 1 天（b）轴位 T1 强化 MRI

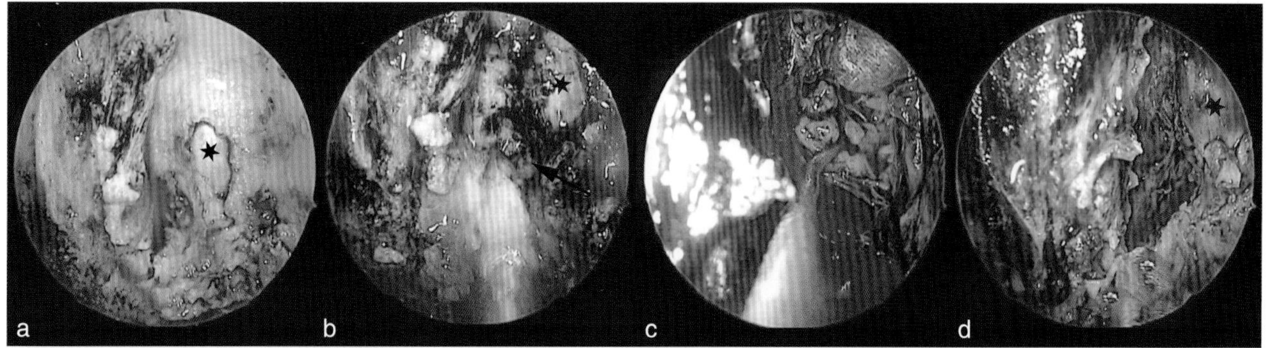

图 52.7　病例 1 显示了左侧岩尖软骨肉瘤的内镜下切除术。a. 识别并暴露颈内动脉（黑色星号），以便在其后进行分离。b. 用 5mm 金刚砂钻以 15° 角开放左侧岩尖，便于肿瘤切除（黑色箭头）。c. 用环形刮匙小心地切除软骨肉瘤。d. 软骨肉瘤完全切除后的左侧岩尖腔，前面有暴露的颈内动脉（黑色星号）

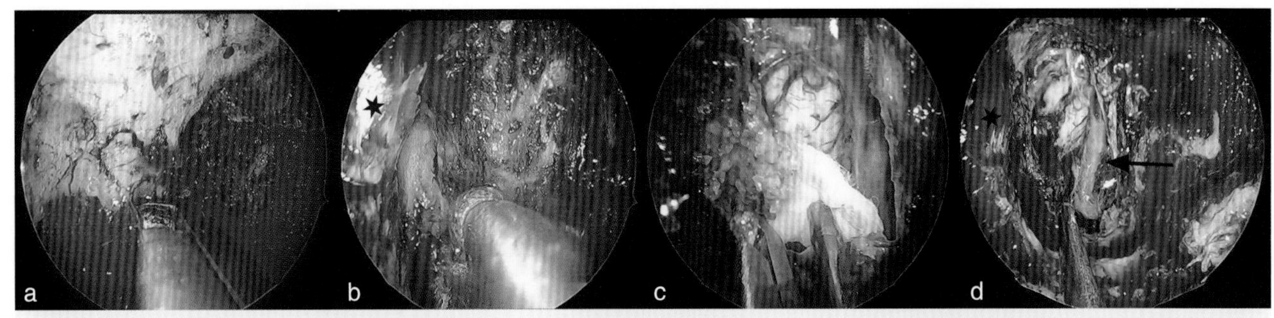

图 52.8　病例 2 展示了内镜下切除的右侧岩斜脊索瘤。a. 用 Kerrison 咬骨钳去除颈内动脉表面覆盖物。b. 磨钻磨除右侧岩斜区骨质。c. 切除脊索瘤。d. 右侧岩斜脊索瘤完全切除后的残腔，可见颈内动脉（黑色星号）和基底动脉（黑色箭头）

52.6　重　建

岩斜区手术后多做一些优化术腔的工作，对患者快速恢复正常的鼻腔功能大有帮助。这包括将自然开口连接到公共鼻腔以防止黏液回流，轮廓化残腔（并避免形成坑洼），优化盐水冲洗通道。关于暴露的 ICA 的重建，目前没有循证医学方面的建议；然而，添加至少一层游离黏膜瓣或胶原基质生物材料保护性覆盖物似乎是谨慎的做法。游离黏膜瓣可以由先前手术中被切除的健康的中鼻甲或下鼻甲制作而成，提前制作时将其结构切开，去除骨质，使其变薄。如果需要硬脑膜重建[18]，可以通过游离黏膜瓣或带蒂黏膜瓣实现[19-21]，这里不再进一步讨论。黏膜安置到位后，使用可吸收的明胶海绵覆盖，并且用铋碘石蜡包埋纱布或 Foley 气囊制成的可移除垫枕支撑在适当的位置。为防止鼻腔粘连，在鼻中隔两侧各放置 0.5mm 的硅橡胶片，并用 Prolene 缝线固定。

52.7　并发症与共病

与岩斜区手术相关的并发症因手术范围而异。其中最令人担心的是颈内动脉损伤，在最坏的情况下，这可能导致永久性残疾或死亡。有效的治疗需要一个预先制定的手术计划、合适的仪器和一个经验丰富的多学科团队[22]。随后的一章专门讨论这个重要的主题，因此这里不再详细讨论。在颈内动脉后内侧分离斜坡旁段也有损伤展神经的风险，导致术后眼球外展受限和复视。展神经大约在垂直段或斜坡旁段颈内动脉的中点处进入 Dorello 管。在该区域分离颈内动脉有损伤展神经的风险。

最初的经翼突入路通常涉及腭降动脉和神经的横断，导致同侧腭部麻木。如果牺牲了翼管神经，同侧的泪液分泌会停止。在一些患者中，眼干燥症可能是术后常见的问题；然而，根据资深作者（Harvey 医生）的经验，这种情况对患者而言影响较小。虽然渗出不常见，但咽鼓管横断可导致咽鼓管功能障碍。操作或部分切除翼肌组织通常会导致术后暂时性张口困难。其他术后共病将根据手术所需的扩展范围而有所不同，但考虑到岩斜区的解剖复杂性，这些共病对患者而言是可以忍受的。

52.8　结　论

内镜下分离岩骨 – 海绵窦段颈内动脉是岩斜区手术的必要步骤，以确保辨别方向和手术安全，从而实现有效和完整的手术切除。岩骨 – 海绵窦段颈内动脉应始终使用固定的解剖标志进行识别，如翼管神经 – 咽鼓管连接处，并且分离应运用谨慎的技术和适当的仪器，达到良好的触觉反馈和广泛的暴露。

（王晓龙　丁新民　译，汤文龙　校）

参考文献

[1] Goffart Y, Jorissen M, Daele J, et al. Minimally invasive endoscopic management of malignant sinonasaltumours. ActaOtorhinolaryngol Belg,2000, 54(2):221–232

[2] Kim BJ, Kim DW, Kim SW, et al. Endoscopic versus traditional craniofacial resection for patients with sinonasal tumors involving the anterior skull base. ClinExpOtorhinolaryngol, 2008, 1(3):148–153

[3] Falcon RT, Rivera-Serrano CM, Miranda JF, et al. Endoscopic endonasal dissection of the infratemporal fossa: anatomic relationships and importance of eustachian tube in the endoscopic skull base surgery. Laryngoscope, 2011, 121 (1):31–41

[4] Kassam AB, Snyderman C, Gardner P, et al. The expanded endonasal approach: a fully endoscopic transnasal approach and resection of the odontoid process: technical case report. Neurosurgery, 2005, 57(1) Suppl: E213–, discussion E213

[5] Labib MA, Prevedello DM, Carrau R, et al. A road map to the internal carotid artery in expanded endoscopic endonasal approaches to the ventral cranial base. Neurosurgery, 2014, 10 Suppl 3:448–471, discussion 471

[6] Snyderman CH, Gardner PA, Prevedello DM. Extended applications of endoscopic skull base surgery//Kennedy DW, ed. Rhinology: Diseases of the Nose, Sinuses, and Skull Base. New York, NY: Thieme, 2012

[7] Renn WH, Rhoton AL, Jr. Microsurgical anatomy of the sellar region. J Neurosurg, 1975, 43(3):288–298

[8] Ziyal IM, Ozgen T, Sekhar LN, et al. Proposed classification of segments of the internal carotid artery: anatomical study with angiographical interpretation. Neurol Med Chir (Tokyo), 2005, 45(4):184–190, discussion 190–191

[9] Oakley GM, Harvey RJ. Endoscopic resection of pterygopalatine fossa and infratemporal fossa malignancies. OtolaryngolClin North Am, 2017, 50(2): 301–313

[10] Harvey RJ, Sheehan PO, Debnath NI, et al. Transseptal approach for extended endoscopic resections of the maxilla and infratemporal fossa. Am J Rhinol Allergy, 2009, 23(4):426–432

[11] Liu J, Pinheiro-Neto CD, Fernandez-Miranda JC, et al. Eustachian tube and internal carotid artery in skull base surgery: an anatomical study. Laryngoscope, 2014, 124(12):2655–2664

[12] Liu J, Sun X, Liu Q, et al. Eustachian tube as a landmark to the internal carotid artery in endoscopic skull base surgery. Otolaryngol Head Neck Surg, 2016, 154(2):377–382

[13] Ozturk K, Snyderman CH, Gardner PA, et al. The anatomical relationship between the eustachian tube and petrous internal carotid artery. Laryngoscope, 2012, 122(12):2658–2662

[14] Rivera-Serrano CM, Terre-Falcon R, Fernandez-Miranda J, et al. Endoscopic endonasal dissection of the pterygopalatine fossa, infratemporal fossa, and post-styloid compartment. Anatomical relationships and importance of eustachian tube in the endoscopic skull base surgery. Laryngoscope, 2010, 120 Suppl 4:S244

[15] Kassam AB, Vescan AD, Carrau RL, et al. Expanded endonasal approach: vidian canal as a landmark to the petrous internal carotid artery. J Neurosurg, 2008, 108(1):177–183

[16] Oakley GM, Ebenezer J, Hamizan A, et al. Finding the petroclival carotid artery: the vidian-eustachian junction as a reliable landmark. J NeurolSurg B Skull Base, 2018, 79(4):361–366

[17] Ho B, Jang DW, Van Rompaey J, et al. Landmarks for endoscopic approach to the parapharyngeal internal carotid artery: a radiographic and cadaveric study. Laryngoscope, 2014, 124(9):1995–2001

[18] Harvey RJ, Smith JE, Wise SK, et al. Intracranial complications before and after endoscopic skull base reconstruction. Am J Rhinol, 2008, 22(5):516–521

[19] Harvey RJ, Nogueira JF, Schlosser RJ, et al. Closure of large skull base defects after endoscopic transnasal craniotomy. Clinical article. J Neurosurg, 2009, 111(2):371–379

[20] Harvey RJ, Parmar P, Sacks R, et al. Endoscopic skull base reconstruction of large dural defects: a systematic review of published evidence. Laryngoscope, 2012, 122(2):452–459

[21] Harvey RJ, Sheahan PO, Schlosser RJ. Inferior turbinate pedicle flap for endoscopic skull base defect repair. Am J Rhinol Allergy, 2009, 23(5):522–526

[22] AlQahtani A, Castelnuovo P, Nicolai P, et al. Injury of the internal carotid artery during endoscopic skull base surgery: prevention and management protocol. OtolaryngolClin North Am, 2016, 49 (1):237–252

第X部分

经鼻内镜下手术治疗鼻窦与颅底恶性肿瘤

X

第 53 章 | 鼻窦与颅底恶性肿瘤概述

Ehab Y. Hanna, Ahmed Salama Abdelmeguid

摘 要

近 40 年来，鼻腔和鼻窦恶性肿瘤患者的预后得到了很大改善。这可能是源于此类疾病评估和治疗方面的进步。内镜系统和高分辨率成像的应用促使我们能更好地评估疾病程度，从而更有利于制定治疗计划。即使肿瘤累及颅底，颅底手术及重建技术的进展也使晚期鼻窦恶性肿瘤得以充分切除。

高适形放疗（例如调强放疗或质子治疗）的应用改进，在保留邻近关键结构组织的同时，对肿瘤采取了更具针对性和均一性的剂量测定法。在鼻窦恶性肿瘤患者的整体治疗中整合更有效的化疗药物和靶向药物已改善了当前对这种疾病的控制。尽管有这些治疗上的改进，但鼻窦恶性肿瘤仍然是一个困难而富挑战性的问题。显然，多数患者在诊断时仍处于肿瘤晚期，因为较小肿瘤的体征和症状的缺乏性和非特异性阻碍了疾病的早期诊断。早期侵犯至周围关键结构（如颅底、眼眶和大脑）的倾向增加了治疗的复杂性和发病率，同时降低了其疗效。这些因素持续影响远期疗效，大部分患者最终死亡。因此，鼻腔、鼻窦恶性肿瘤的早期诊断是最有效的改善预后的策略。

关键词

鼻窦恶性肿瘤，颅底，鼻窦，颅底恶性肿瘤，内镜

内容要点

· 鼻窦恶性肿瘤并不常见，早期诊断对改善其预后非常重要。

· 专业的组织病理学诊断是至关重要的，因为鼻窦恶性肿瘤的治疗和预后因组织病理学类型的不同而有很大差异。

· 鼻窦恶性肿瘤出现颈部淋巴结转移并不常见，但出现颈部淋巴结转移时，患者生存率会下降至少 50%。

· 对于肿瘤患者，特别是晚期肿瘤患者，在开始进行包括手术、放疗及化疗等综合治疗前，多学科会诊是必需的。

· 手术团队应由耳鼻咽喉头颈外科、神经外科和整形修复科组成。

· 手术入路和切除范围的选择取决于肿瘤生长部位及其浸润程度。在选择患者的前提下，鼻内镜入路安全且有效。

· 三维适形放疗的应用，调强放射疗法的使用，以及最近带电粒子辐射治疗如质子疗法，这些都增加了治疗精准度而减少了对周围重要组织结构的放射损伤。

· 辅助化疗和新辅助化疗正逐渐应用于鼻窦及颅底恶性肿瘤的治疗中。

53.1 引 言

在过去的几十年中，鼻腔及鼻窦恶性肿瘤在诊治方面取得了重大进展，其中内镜和高分辨率影像在诊断方面的进展最为显著。这些诊断工具能更准确地了解鼻窦恶性肿瘤范围，从而改善其治疗方案。治疗方面的重大进展（包括颅底手术的进步）使得累及颅底的肿瘤能够安全且充分地被切除，近年来，经鼻内镜手术越来越多地被用来补充甚至代替过去 40 年作为外科治疗标准的传

统开放性手术。放疗的计划和实施也取得了进展，如调强放疗和质子疗法。这两种（治疗）方式在允许保留肿瘤周围正常组织的情况下对肿瘤进行最佳放射剂量的治疗。各种有效的细胞毒性化疗药物和靶向生物制剂的新组合也越来越多地被纳入鼻腔鼻窦癌患者的整体治疗中。

近年来，鼻腔鼻窦恶性肿瘤的诊断和治疗的新进展对于控制肿瘤和改善生存率方面有积极的影响。在过去的 40 年里，生存率从 20 世纪 60 年代的 25%~40% 提高到最近 10 年的 65%~75%（图 53.1）。在本章中，我们将介绍鼻腔鼻窦癌的发病率、诊断、治疗原则和预后的最新信息。

53.2 发病率

整体而言，鼻窦恶性肿瘤约占所有恶性肿瘤的 1%，约占头颈部恶性肿瘤的 3%。鼻窦恶性肿瘤好发于男性，白人发病率较高。大部分患者在确诊时年龄均超过 50 岁。鼻腔及鼻窦恶性肿瘤的最常见病理组织学类型是鳞状细胞癌（SCC）。虽然上颌窦是最常累及的鼻窦，但前颅底侵犯最常见于鼻腔和筛窦恶性肿瘤。这些肿瘤向筛板或筛凹的上方侵犯并不少见，这预示着肿瘤有可能向颅内浸润[1]。原发性的额窦癌是不常见的，而发生于蝶窦的癌则是罕见的[2]。不幸的是，尽管鼻内镜和高分辨率成像等诊断技术有了显著改进，但大多数患者在确诊时已处于肿瘤晚期（图 53.2）。

53.3 分　期

鼻窦恶性肿瘤最常用的分期系统是美国癌症联合委员会（AJCC）的肿瘤 – 淋巴结转移（TNM）分期系统。上颌窦癌的分期系统与筛窦和鼻腔癌的分期系统不同。上颌窦、筛窦和鼻腔肿瘤的淋巴结分期系统与头颈部其他部位恶性肿瘤分期相同，取决于淋巴结转移的数量、大小和侧别。鼻腔神经胶质瘤有单独的分期系统，表 53.1 总结了最新版本第 8 版的分类[3]。

53.4 预处理注意事项

53.4.1 患者评估

对鼻腔、鼻窦和眼眶癌患者的临床评价应达到以下 3 个目的：①诊断的建立；②肿瘤范围的确定；③制定治疗计划。这些目标通常通过详细的病史采集、全面的头颈部查体、适当的会诊、

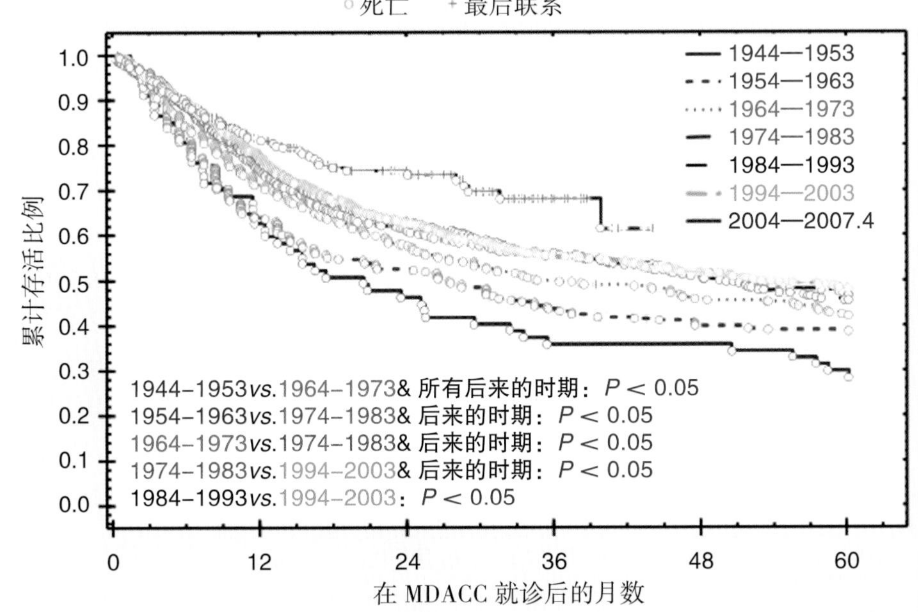

图 53.1　鼻腔鼻窦恶性肿瘤患者 5 年整体生存率的改善。数据来自 1944 年至 2007 年 4 月 MD 安德森癌症中心（MDACC）2698 例鼻腔鼻窦恶性肿瘤患者的临床资料

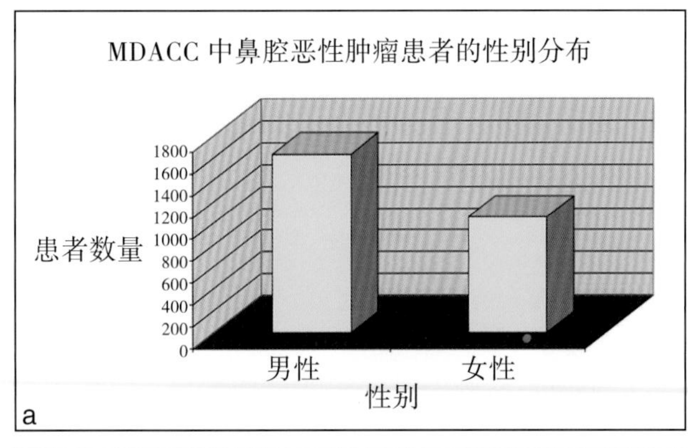

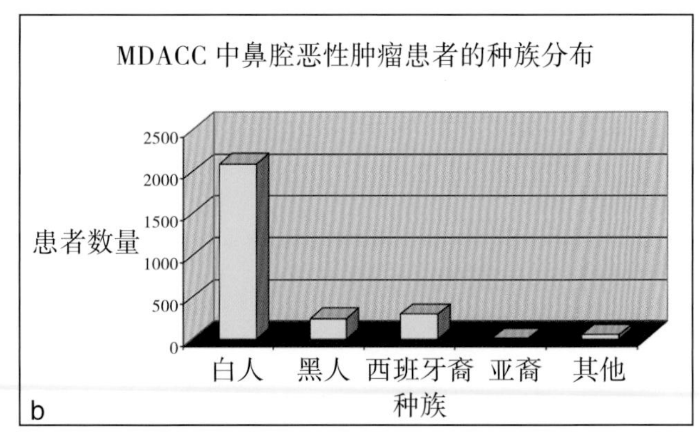

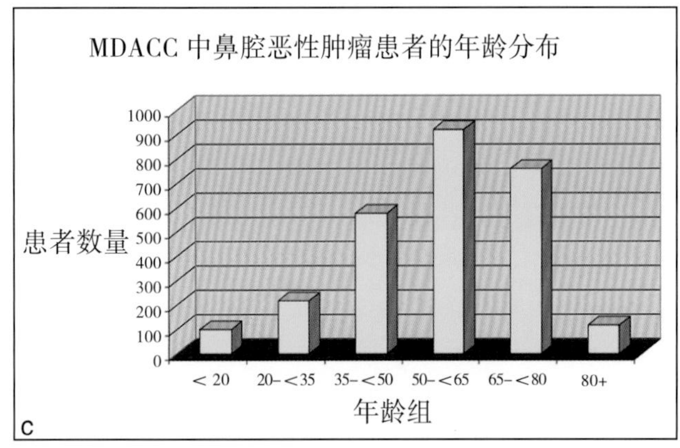

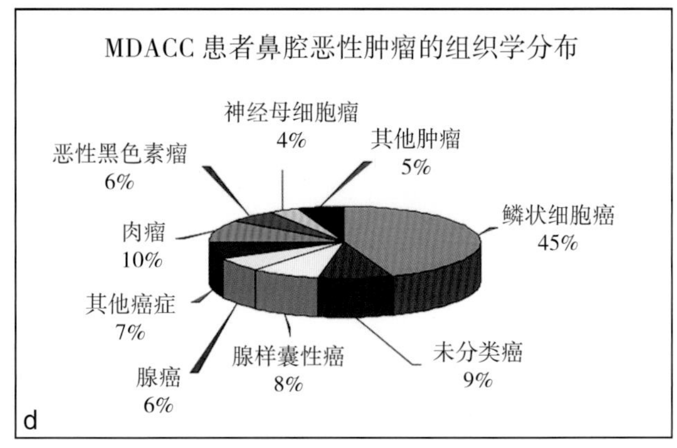

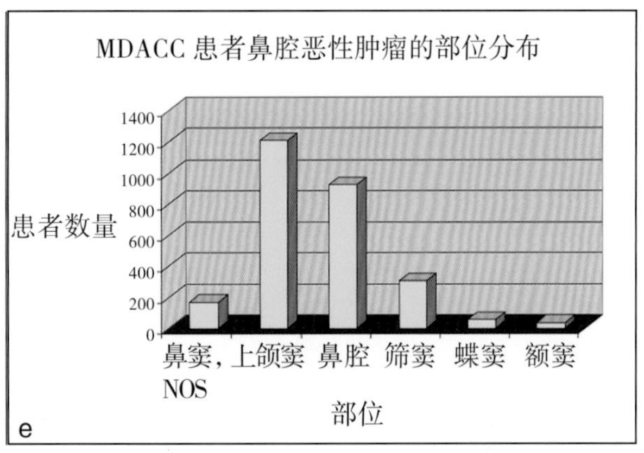

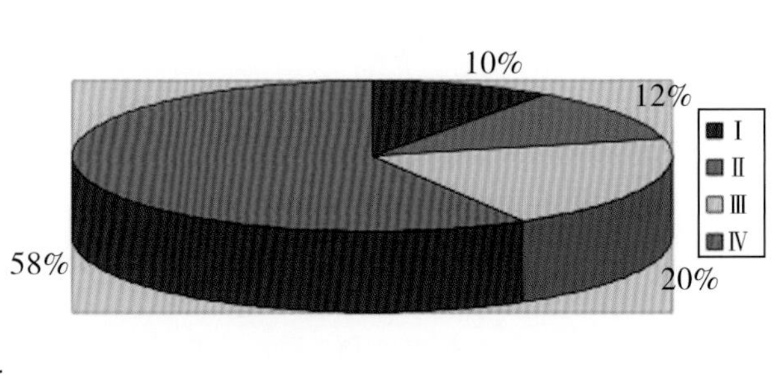

图 53.2 1944—2007 年 4 月在 MD 安德森癌症中心（MDACC）发现的鼻窦癌患者（2698 例）。a. 性别分布。b. 种族分布。c. 年龄分布。d. 组织学分布。e. 部位分布。f. 美国癌症联合委员会（AJCC）分期

影像学和组织病理学检查来达到。

53.4.2 病史与临床检查

早期鼻腔鼻窦恶性肿瘤的体征和症状难以发现且缺乏特异性。早期病变通常是完全无症状的，或者症状类似于常见的良性疾病，如慢性鼻窦炎、过敏或鼻息肉。由于早期发现鼻腔鼻窦恶性肿瘤可能是改善预后的最重要的因素，因此诊断较小的病变时必须高度警惕。常见症状包括鼻塞，鼻窦压力或疼痛，鼻分泌物可能含有血液，嗅觉减退，或者鼻出血。如果这些症状对适当的药物治疗无效或出现单侧症状和体征，医生应警惕恶性肿瘤的可能性，并应通过高分辨率成像进行进一步的研究。

鼻腔的综合检查应在局部减充血和麻醉后用硬性内镜或软镜进行（图 53.3）。鼻内肿块、溃疡或接触性出血区的存在可能表明是恶性肿瘤。虽然单侧“息肉”也可能是炎症性的，但更常见的是肿瘤。恶性肿瘤也可能表现为黏膜下肿块，除了移位外，黏膜没有改变。任何可疑的病变都

表 53.1　根据 AJCC（第 8 版，2016 年）划分的鼻窦癌分类

原发性肿瘤（T 分期）		
上颌窦	T1	局限于上颌窦黏膜，无溃烂或骨质破坏
	T2	骨侵蚀 / 破坏包括硬腭和中鼻道，上颌窦后壁和翼板除外
	T3	侵袭上颌窦后壁、皮下组织、底部或内侧壁或眼眶、翼状窝、筛窦
	T4a	侵犯眶前内容物、面颊皮肤、翼板、颞下窝、筛状板、蝶窦或额窦
	T4b	侵犯眶尖、硬脑膜、脑、中颅窝、鼻咽、斜坡或脑神经（上颌神经除外）
鼻腔和筛窦	T1	局限于一侧鼻腔或一侧筛窦，伴或不伴侵犯骨质
	T2	入侵到一个区域的两个亚点，或侵犯鼻筛复合体的邻近区域，伴或不伴侵犯骨质
	T3	侵犯眶内壁或眶底、上颌窦、腭或筛板
	T4a	侵犯眶前内容物、鼻或面颊皮肤、前颅窝、翼板、蝶骨或额窦
	T4b	侵入眶尖、硬脑膜、脑、中颅窝、鼻咽、斜坡或Ⅴ 2 以外的脑神经
嗅神经母细胞瘤	T1	肿瘤局限于鼻腔和筛窦
	T2	肿瘤延伸至蝶窦或筛板
	T3	肿瘤延伸至前颅窝或眼眶，无硬脑膜侵犯。
	T4	肿瘤侵犯硬脑膜或脑实质
区域淋巴结（N 分期）[a]	N0	无局部淋巴结转移
	N1	同侧淋巴结转移，最大径≤ 3cm
	N2a	同侧淋巴结转移，＞ 3cm，≤ 6cm
	N2b	多发性同侧淋巴结转移，无淋巴结直径＞ 6cm
	N2c	双侧或对侧淋巴结转移，无淋巴结直径＞ 6cm
	N3	转移淋巴结直径＞ 6cm
远处转移（M 分期）[b]	M0	无远处转移
	M1	有远处转移

资料来源：美国癌症联合委员会（AJCC）。[a] 定义用于除嗅神经母细胞瘤外的所有亚组，嗅神经母细胞瘤分别使用 N0 和 N1 系统检测阳性和阴性淋巴结转移。[b] 定义用于所有亚组

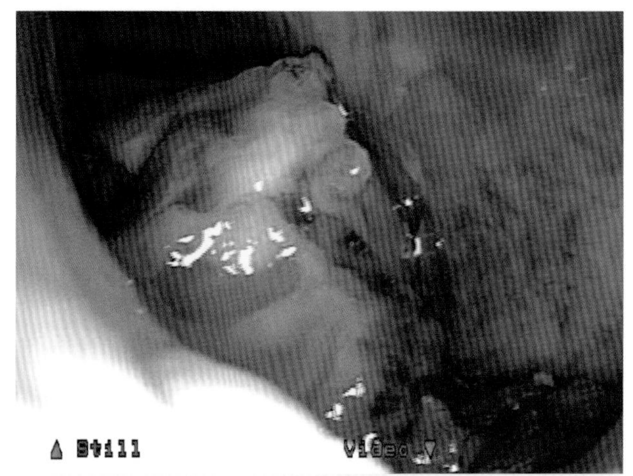

图 53.3　鼻腔癌。内镜检查显示来源于右侧鼻腔底部的肿瘤。活检提示鳞状细胞癌

应该做活检。最好在获得高分辨率影像后进行活检，以避免大出血和（或）脑脊液漏。

鼻窦癌浸润至邻近结构可使诊断更明确，但是这是肿瘤的晚期表现。面部组织肿胀可能表明肿瘤通过浸润鼻和鼻窦的骨膜引起。向下浸润至口腔可能出现溃疡或者腭或牙龈的黏膜下肿块。而中耳积液可提示病变累及鼻咽、咽鼓管、翼内板或腭帆张肌。浸润至颅底可能导致脑神经受累，从而使三叉神经受累导致视力模糊、复视、感觉减退。颈部肿块的存在通常代表颈部淋巴结转移。

眼眶受累在鼻窦癌患者中常见，按发生频率的下降顺序排列依次为筛窦、上颌窦、额窦和蝶窦。

眼眶恶性肿瘤的体征和症状通常是由于肿块压迫或神经肌肉功能障碍所致。患者可能会出现上睑下垂、眼睑形状不规则或上睑下垂。溢泪通常提示鼻泪管受累。复视可能是眼神经或肌肉受压或浸润所致。继发于视神经受累的视力丧失通常是晚期症状，尽管更常见的是视神经功能障碍的细微征兆，包括传入瞳孔缺损、色觉丧失及视野的缺陷。最后，眼眶受累可能是无症状的，只有在CT或MRI上才发现。对可疑原发或继发于眼眶的恶性肿瘤患者的评估应包括详细的病史咨询和神经眼科检查。

如果预期采用颅面联合入路，则需要神经外科会诊。如果将使用游离带血管蒂皮瓣用于重建，则需要专门进行显微血管外科手术，需要血管外科协助并提供意见。同时应与肿瘤内科和放疗科医生协商，考虑将化疗或放疗纳入治疗计划。放疗和（或）化疗可用于术前诱导（新辅助）或术后作为辅助治疗，这对于晚期癌症（如硬脑膜或眼眶受累）或高级别癌（如鼻窦未分化癌，即SNUC）患者尤为重要。在某些情况下，化疗和（或）放疗可能是手术的合理替代方案。最好以MDT形式讨论这类决定。如果选择手术作为一种治疗方式，应制定手术入路、切除的范围，以及重建方案。这个计划应该在外科团队的各个成员之间明确传达，特别是耳鼻喉科医生、头颈外科医生、神经外科医生，以及整形和重建外科医生。

手术前应仔细评估患者的一般健康状况。术前应定期进行胸部X线片、血常规、肝肾功能、血糖、电解质、凝血及心电图（ECG）检查。术前应申请专科医生会诊，以优化患者的医疗状况，并有助于术后管理。

最后，手术团队应与患者和家属讨论疾病的性质、评估、适应证、风险、可能的并发症、后遗症和替代疗法。应描述术后的预期疗程，包括住院时间、饮食、康复和辅助治疗的需要。在整个患者护理过程中，应以明确、诚实和同情的方式保持这种持续的沟通。

53.4.3 影像学评估

只要临床怀疑是肿瘤，就应对鼻腔、鼻窦和眼眶进行影像学检查。影像还可用于获取有关原发肿瘤的位置、大小、范围、侵袭性，以及是否存在局部和远处转移的预处理信息。这些信息对于决定治疗方案和规划最佳手术方案是至关重要的。影像学在治疗后随访中也发挥着重要作用，可显示残留或复发癌的区域，并确定可疑的活检区域。CT和MRI可能是鼻窦恶性肿瘤的最佳放射学评估，尤其是对颅底、眼眶、翼腭窝和颞下窝的评估。

CT扫描的主要优点是对骨性结构的显示，特别是在“骨窗”中（图53.4）。造影剂的加入增加了来自邻近软组织的肿瘤（特别是在颅内）的清晰度。骨质破坏和软组织侵犯意味着侵袭性病变，通常是恶性肿瘤。眶下神经、翼管神经、下颌神经或上颌神经孔的增宽或硬化可能意味着神经周围的扩散（图53.5）。

MRI对鼻窦腔原发恶性肿瘤的术前评价优于CT，具有优越的软组织显影和多平面成像能力[4]。MRI在显示软组织的内部和外细节方面优势突出（图53.4）。翼腭窝、颞下窝和鼻咽脂肪平面的消失通常表明肿瘤沿着这些边界侵犯。硬脑膜增厚或强化通常是肿瘤受累的一种指示，对大脑和颈动脉等关键结构的评估最好由MRI来描述。同样，脑神经的增强或增厚显示神经周围的扩散，在检测上MRI比CT更佳（图53.5）[5]。或许，MRI最显著的优点之一是能够区分肿瘤和窦腔引流后残留的分泌物（图53.6）。

MRI也特别有助于在患者的术后随访期监测，尽管正电子发射断层扫描（PET）扫描可以取代这一作用，因为它能够区分癌症复发和治疗后纤维化。PET/CT也有助于描述区域和远处转移（图53.7）。

血管造影在鼻、鼻窦和眼眶肿瘤的常规评估中并不常用。然而，在某些选定的情况下，血管造影可能是必要的。这些病例包括鼻窦区的血管肿瘤，血管造影不仅能显示肿瘤的范围和血供，而且还可以选择性栓塞肿瘤的血管。这减少了术中失血，有利于手术切除。

53.4.4 组织病理学回顾

鼻腔和鼻窦肿瘤的明确诊断取决于头颈部病理

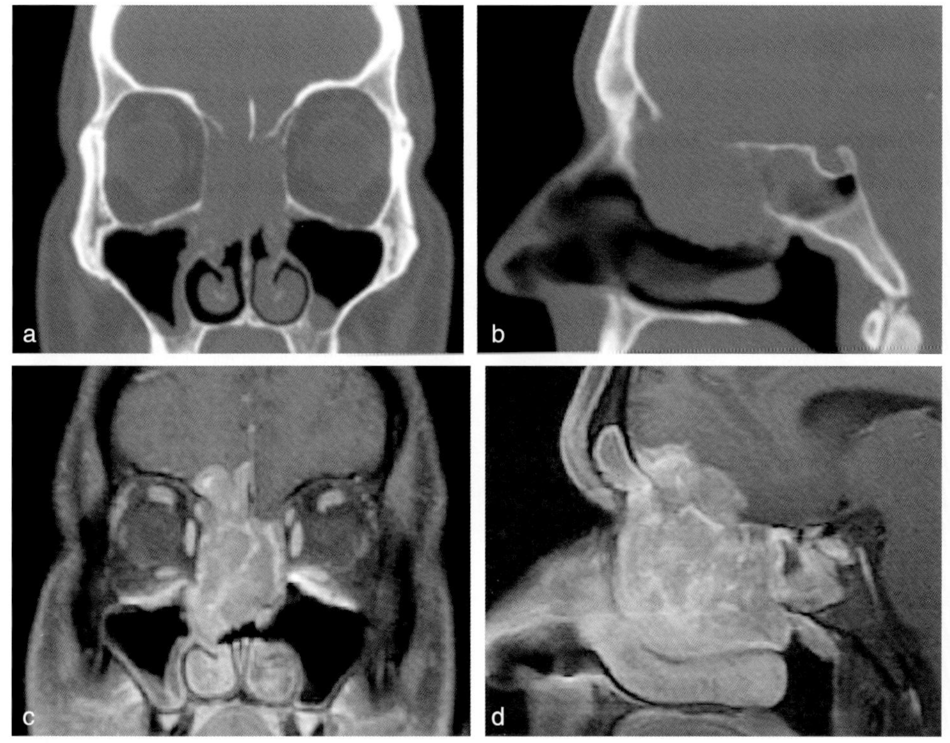

图 53.4　筛窦癌。冠状位和矢状位 CT 扫描图像显示骨质破坏（a，b）与颅内侵犯 T1 加权 MRI 图像（c，d）

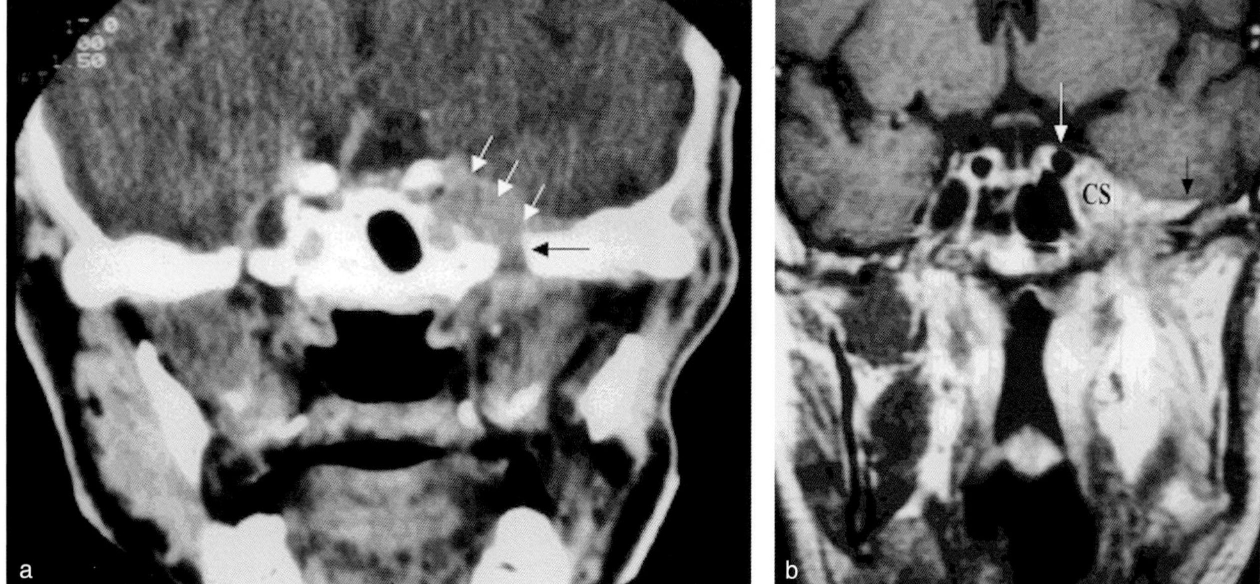

图 53.5　腺样囊性癌沿三叉神经第三支（Ⅴ3）的神经周围播散。a. 冠状位 CT 静脉造影显示左侧卵圆孔（黑色箭头）较右侧扩大。沿着左侧的 Meckel 囊（白色箭头）也有增强和增厚。b. 冠状 T1 加权 MRI 显示Ⅴ3、三叉神经节和外侧海绵窦（CS）明显增厚和增强。肿瘤毗邻海绵窦段颈内动脉（白色箭头）。位于颅中窝底部的硬脑膜强化（黑色箭头）。脑膜尾征通常是硬脑膜受累的征象

学家对活检标本的专业组织病理学检查，以确定治疗前的准确诊断。这一点至关重要，因为鼻窦恶性肿瘤的治疗和预后受组织学的影响很大[6-7]。对于误诊率特别高的神经内分泌肿瘤尤其如此。在 MD 安德森癌症中心（MDACC）的一项研究中，假定诊断为鼻腔神经胶质瘤的患者经常被重新分类为其他类型的肿瘤，包括神经内分泌癌、SNUC、黑色素瘤，甚至是垂体腺瘤[8]。这一误诊的影响是

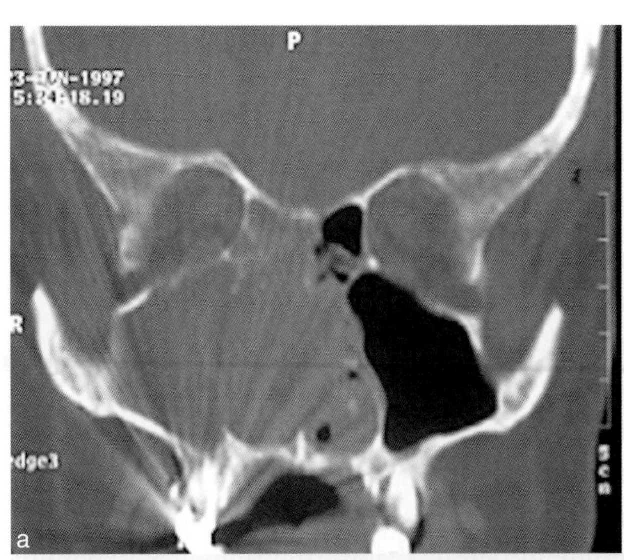
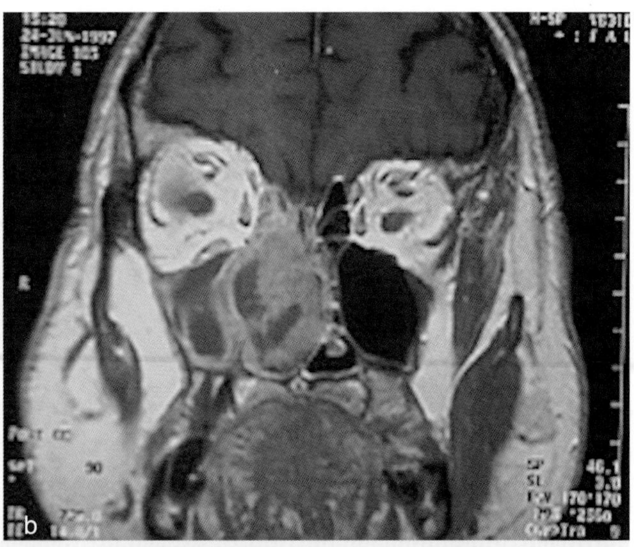

图 53.6 鼻窦黑色素瘤。a. 冠状 CT 扫描显示右侧鼻腔以及上颌窦和筛窦低密度影。鼻腔外侧壁和鼻中隔似乎被破坏。病变毗邻眶底和筛板，但尚不清楚是否浸润这些结构。b. 冠状 T1 加权 MRI 显示病灶仅限于鼻腔和筛窦，上颌窦的改变是由于鼻窦口阻塞引起的分泌物残留所致，而不是软组织受累。它还表明病变没有侵犯眼眶或颅底。鼻窦黑色素瘤的特征就是病灶内低信号区的存在

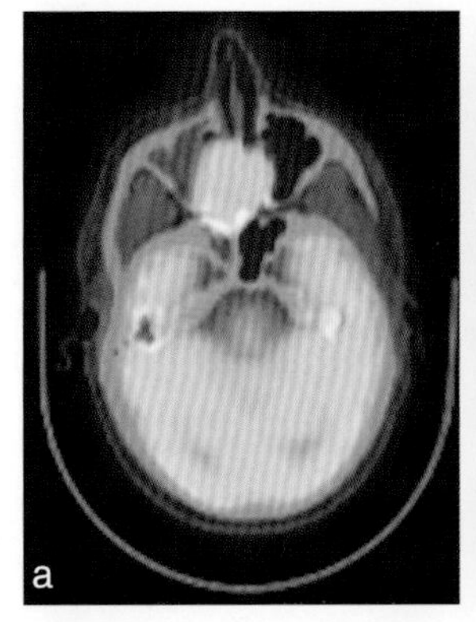
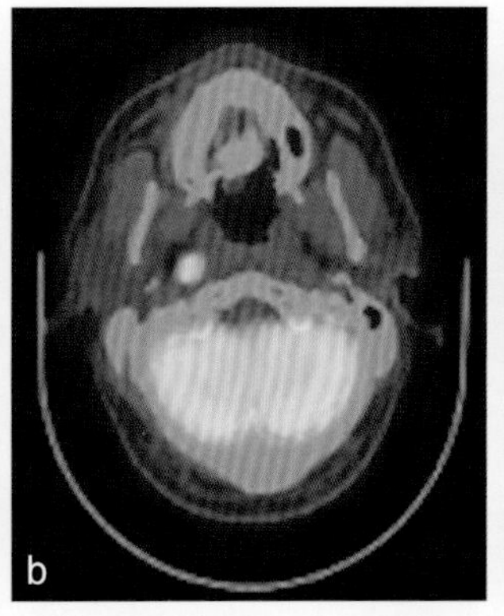
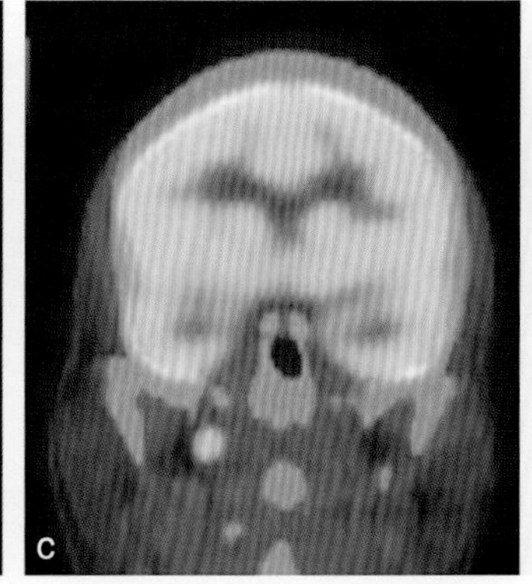

图 53.7 头颈部 PET-CT 检查。这些图像来自同一例患者，其 CT 和 MRI 图像如图 53.4 所示。融合的 PET-CT 图像显示筛窦癌（a）转移到咽后淋巴结（b，c），在 CT 或 MRI 上均未检测到

深远的，需要对大多数的患者在最初提出治疗计划时做出重大改变。

53.5 治 疗

53.5.1 手术治疗

适应证

手术切除，单独手术或更多联合其他辅助治疗，仍然是治疗鼻腔鼻窦癌的主要手段。这种方法似乎为治疗或控制疾病提供了最佳机会。对于早期癌症（T1~T2），单纯手术切除可能是适当的治疗方式，但对于更晚期的可切除的肿瘤，术后辅助放疗或化疗通常用于改善癌症的控制。只要有足够的证据表明肿瘤可以完全切除，并且发病率可以接受，就可以进行手术。新的颅面和颅内镜联合入路（CEAS）的发展将手术适应证扩展到包括颅底甚至颅内浸润的一些患者[9-10]。新的重建技术的出现，包括显微血管游离皮瓣、颅骨瓣和各种鼻内重建术，可降低晚期鼻窦癌的广泛切除率，降低发病率并改善患者康复[11-13]。在肿瘤侵犯到海绵窦、颈内动脉、视交叉、脑实质广泛受累或远处转移的情况下，通常是手术禁忌证。然而，在某些情况下，即使存在广泛的疾病，采用适当辅助治疗的外科手术仍可能是最有效的缓解局部疾病的方法。

外科治疗原则

在处理鼻窦恶性肿瘤的外科治疗问题时，必须对描述手术入路的术语和切除范围进行区分。手术描述了各种切口、软组织解剖和骨质切除术，以使肿瘤和邻近结构得以完全安全切除。另一方面，切除的范围描述了需要手术切除的各种结构，以达到完全切除肿瘤的目的，且边缘清晰。显然，手术入路与切除范围密切相关，并取决于肿瘤的范围、侵袭性和相关的关键结构。各种手术入路和切除范围如下[10]。

手术入路

- 鼻内镜入路。
- 鼻外侧切开入路。
- 经口 – 经腭入路。
- 面部切开入路。
- 颅面切开入路。

切除范围

- 鼻腔，鼻甲，鼻中隔。
- 筛窦切除术。
- 上颌骨切除术。
- 上颌骨内侧切除术。
- 全上颌切除术。
- 前颅底切除术。
- 蝶骨，鼻咽，斜坡。
- 翼腭窝切除术。
- 颞下窝切除术。
- 眶切除。

手术入路和切除范围的选择通常取决于肿瘤的位置和范围。在某些情况下，不同的方法对癌症的切除同样有效。例如，鼻腔、鼻腔外侧壁、筛窦、蝶窦和内侧上颌窦癌，需要进行上颌窦内侧切除术和全蝶筛窦切除术，可采用经面、内镜或唇下入路进行充分切除。然而，以下原则应始终指导外科医生为所有接受手术的患者选择最佳的切除途径和范围。

鼻窦癌的外科治疗：

- 充分切除肿瘤。
- 最小限度的脑组织牵拉。
- 重要神经血管结构的保护。
- 颅底的精细重建。
- 最佳美容效果。

鼻内镜手术入路

经鼻内镜手术入路（EEA）越来越多地用于鼻腔鼻窦肿瘤的手术切除，无论是单独进行或是联合开放入路。EEA 避免了颅面软组织的剥离、骨质的剔除和脑牵拉。与开放手术方式相比，EEA 的其他优点包括直接双侧进入肿瘤，理想的照明放大倍数和可视化的手术视野（图 53.8），使用内镜的视角更宽，并发症发生率相对较低。

当 EEA 首次被用于治疗鼻窦恶性肿瘤时，人们对手术的可靠性有着很大关注[14]。质疑内镜手术切除方认为内镜手术无法将肿瘤进行整块切除。EEA 的支持者认为，除非肿瘤很小，否则开放性手术也很难做到整块切除肿瘤[15–16]。一些研究表明，切除方法（整块法与分块切除法）对肿瘤的预后没有显著影响，然而，无论采取什么手术入路，实现切缘阴性才是最重要的[17–18]。

在过去 10 年中，有越来越多的证据证明了 EEA 手术切除肿瘤的安全性和有效性。有几家机构报道了他们在 EEA 方面的经验，结果显示，在他们纳入的患者中，EEA 组并发症发生率降低，住院时间缩短，生活质量提高，且 EEA 组患者的生存率与接受开放手术的患者相当[19]。利用 EEA 取得足够好的肿瘤疗效的关键在于适合的患者选择和术者 EEA 的手术经验。EEA 最适合于累及鼻中隔、鼻腔外侧壁、筛窦、蝶窦及斜坡的中央肿瘤（图 53.9），具有颅内侵犯甚至有限脑侵犯的肿瘤可以通过 EEA 安全、完整地切除，多层移植与带血管蒂的鼻中隔黏膜瓣结合可有效重建硬脑膜及颅底缺损（图 53.10）。然而，对于肿瘤扩展到面部软组织、额窦前壁受累、眶深部侵犯、眶上外侧扩展或脑实质的明显侵犯，采用 EEA 不容易探查，需要联合开放入路。

EEA 治疗恶性鼻窦肿瘤的长期疗效仍未确定。来自北美地区[20]和欧洲地区[21]的两项大型系列

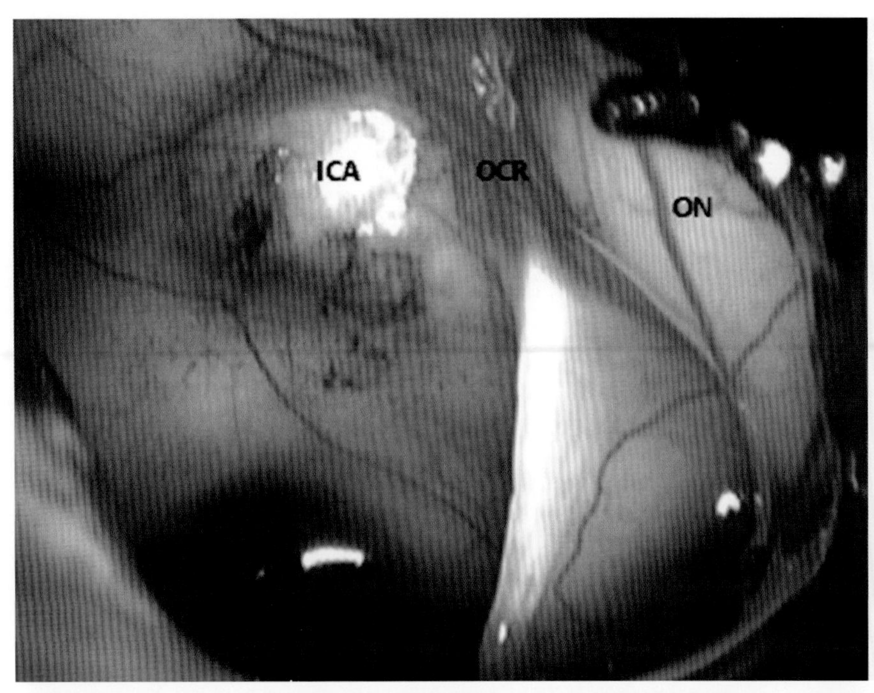

图 53.8　左蝶窦内镜图。可见颈内动脉（ICA）和视神经（ON）在外侧壁和上壁的图像。窦内的骨间隔插入到视神经 - 颈动脉隐窝（OCR）

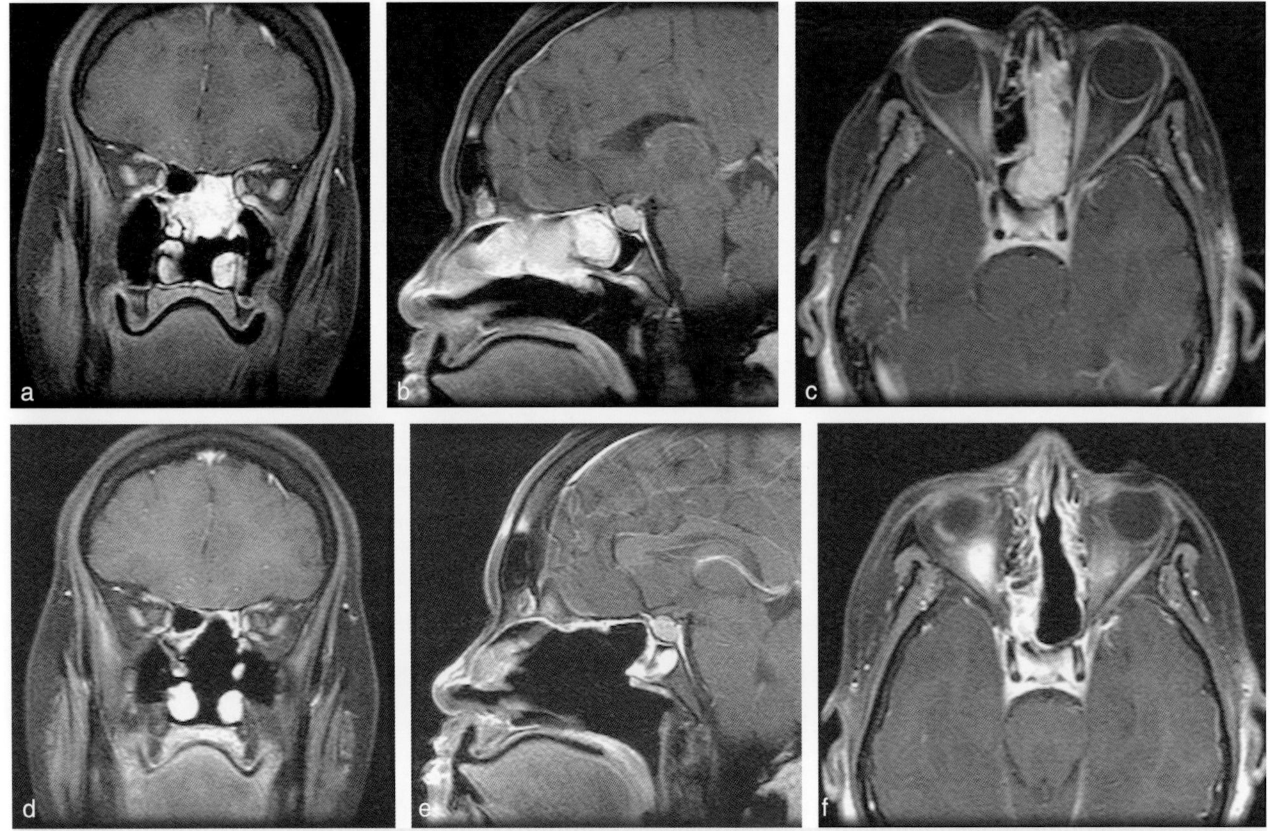

图 53.9　鼻窦血管外皮细胞瘤。内镜下鼻窦血管外皮细胞瘤切除术前（a~c）和术后 3 年（d~f）的 MRI 图像

研究已经证明内镜下切除与开放手术的肿瘤疗效相当。Hanna 等报道了 1992—2007 年在 MDACC 治疗的 120 例患者[20]。77% 的患者采用单纯内镜入路，23% 采用 CEA（经鼻内镜入路加额或额下开颅）。单纯内镜下入路组约 2/3 的患者为 T1~T2 期，95% 的 CEA 组患者为 T3~T4 期（$P < 0.01$）。边缘阳性率为 15%。50% 的患者采用术后放疗或放疗。平均随访 37 个月，局部复发率为

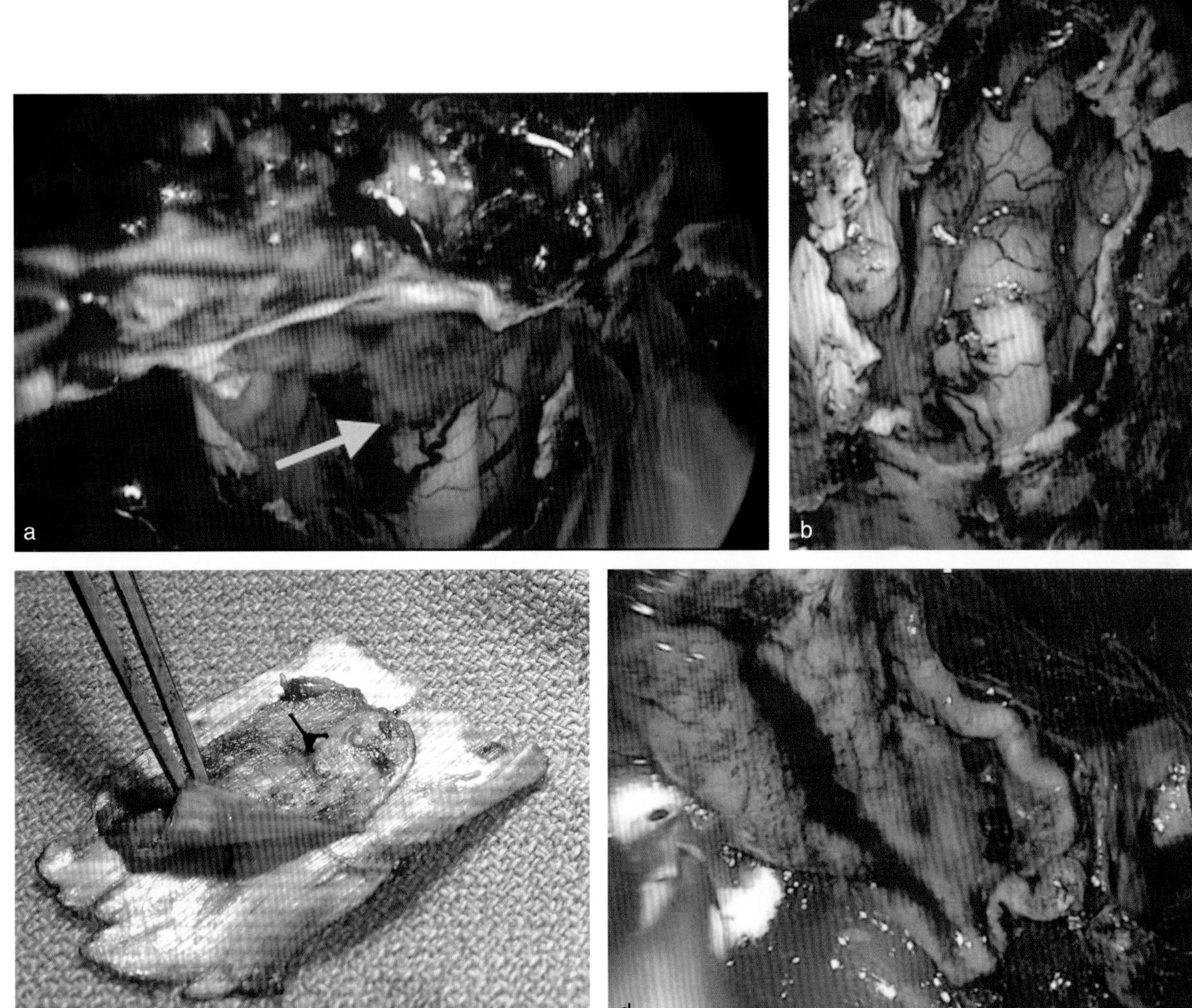

图 53.10　a.1 例患嗅神经母细胞瘤患者的术中内镜图像。打开硬脑膜，发现肿瘤来源于嗅球。b. 肿瘤切除完成，并显示硬脑膜缺损。c. 多层移植重建：阔筋膜移植后形成双层结构，较小的位于硬脑膜内，较大的位于硬脑膜外，但在颅底的骨缺损（骨内）下方。将两层缝合在一起，以在放置期间稳定它们并消除它们之间的死角。d. 鼻中隔黏膜瓣：以蝶腭动脉后中隔支为基础的对侧血管化的鼻中隔黏膜瓣被旋转以覆盖双层移植物

15%，区域复发率为 6%，远处复发率为 5%。5 年和 10 年的疾病特异性生存率（DSS）分别为 87% 和 80%。疾病复发率和生存率与内镜手术组无显著差异（图 53.11）。作者强调了适当的辅助治疗和专家多学科小组在鼻窦恶性肿瘤治疗中的作用。

Nicolai 等报道了 1996—2006 年收治的来自布雷西亚大学和 Pavia 大学 /Insubria-Varese 大学的 184 例患者 [21]。5 年总体 DSS 生存率为 82%。在平均随访的 34 个月中，局部复发、区域复发和远处复发分别占 15%、1% 和 7%。这两个研究组在 T 分期、辅助治疗以及内镜下入路与 CEA 入路的比例分布相似（表 53.2）。然而，与 MDACC 组相比，欧洲组的患者年龄较大，以男性为主，较少曾接受过治疗（28% *vs* 58%），更有可能出现腺癌（37% *vs* 14%）。两组均得出结论，在精心挑选的患者中，鼻内镜下切除鼻窦恶性肿瘤可获得合适的肿瘤治疗结果。

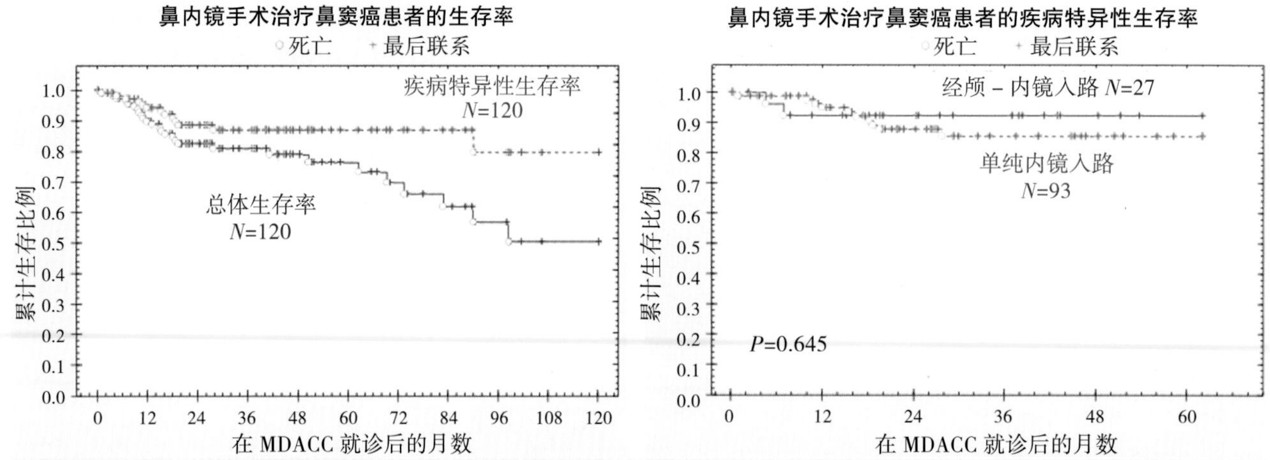

图 53.11 在 MD 安德森癌症中心（MDACC）接受鼻内镜手术治疗的鼻窦癌患者的生存情况。a. 鼻内镜手术治疗鼻窦癌患者的生存率。b. 鼻内镜手术治疗鼻窦癌患者的疾病特异性生存率（经 Hanna 等许可引用[20]）

53.5.2 放 疗

放疗经常被纳入鼻腔和鼻窦癌患者的整体治疗中。放疗可用于单纯治疗，也可以作为手术前后的辅助治疗。放疗也可以结合化疗作为最终治疗方式或作为计划手术切除的辅助手段。放疗也可用于缓解复发或无法手术切除的肿瘤。不管治疗策略如何，几乎有一种普遍的共识，即晚期癌症患者最好采用多种方式的联合治疗，包括手术、放疗，在某些情况下还包括化疗[22-23]。

手术配合术后放疗已成为大多数鼻腔、鼻窦恶性肿瘤治疗的公认标准[24]。有充分证据表明，与单纯放疗相比，联合手术和辅助放疗能更好地控制和提高鼻窦癌患者的生存率[23,25]。外照射或近距离放疗或两者都可作为早期鼻腔癌症患者的最终局部治疗[26]。然而，对于晚期的鼻腔鼻窦癌，根治性放疗并不是一种被广泛接受的治疗方法。这一结论在一定程度上是基于晚期癌症患者行根治性放疗预后不佳和担心放疗不能充分治疗伴有骨侵犯的肿瘤，骨侵犯是鼻腔鼻窦癌患者中常见的表现。此外，一些杂志报道，当放疗作为主要治疗手段时，与放射相关的视神经损伤和放射性骨坏死的发生率有所增加[23,27]。

常规放疗中晚期鼻窦癌的有效放射剂量（60~70Gy）与严重的发病率有关，包括失明、脑坏死、由下丘脑 – 垂体的放疗引起的内分泌疾病和放射性骨坏死[23,27]。三维适形放疗和 IMRT 的使用提高了治疗的准确性，方法是将杀瘤剂量传送到肿瘤区域，同时减少对附近关键结构（如视神经和大脑）的辐射剂量。Duprez 等检查了 IMRT 的眼部并发症[28]。他们研究了 130 例接受了高达 70Gy IMRT 的患者，其中 101 例患者是术后患者。5 年局控率（LC）和总体生存率（OS）分别为 59% 和 52%。在 6 个月的随访中，86 例患者没有因辐射致盲。其中 10 例为Ⅲ级撕裂痛，1 例因同侧视网膜病变和新生血管性青光眼所致Ⅲ级视力损害，脑坏死 6 例，放射性坏死 1 例。Chen 等分析了 1960—2005 年治疗的 127 例患者[29]。该队列中采用常规放疗 59 例，3D 构象治疗 45 例，IMRT 治疗 23 例。5 年 OS（总体生存率）、LC（局控率）和无病生存期（DFS）（无瘤生存率）按 10 年进行分析，差异无统计学意义（$P > 0.05$）。然而，20 世纪 60 年代、70 年代、80 年代、90 年代及 21 世纪前 10 年中接受治疗的患者中，Ⅲ~Ⅳ级毒性发生率分别为 53%、45%、39%、28% 和 16%。作者的结论是，在过去的几十年中，治疗率的提高有助于降低患者的并发症发生率。

最近，利用质子、碳离子、氦离子或其他带电粒子束进行带电粒子辐射有望在限制对正常组织的毒性的同时，进一步增强对肿瘤靶点的高剂量传递。带电粒子治疗的独特物理特性是剂量迅

表 53.2　内镜下鼻窦恶性肿瘤切除术的两项大型研究结果的比较（Hanna 等[20] *vs* Nicolai 等[21]）

调查结果	Hanna 等（2009 年）：MD 安德森癌症中心			Nicolai 等（2008 年）：U.Brescia 和 U.Pavia/Insubria-Varese		
患者数						
总数	120			184		
单纯内镜入路	93（77.5%）			134（73%）		
CEA 入路	27（22.5%）			50（27%）		
平均随访时间	37 个月			34 个月		
预先治疗	59%			28%		
分期	单纯内镜入路	CEA	患者总数	单纯内镜入路	CEA	患者总数
T1	32%	0	25%	37%	6%	28%
T2	31%	5%	25%	19%	2%	14%
T3	17%	36%	21%	15%	24%	17%
T4	20%	59%	29%	16%	62%	28%
组织病理学						
腺癌	14			37		
嗅神经母细胞瘤	17			12		
黑色素瘤	14			9		
鳞状细胞癌	13			14		
腺样囊性癌	7			7		
神经内分泌癌	4			1		
SNUC	2			3		
肉瘤	15			13		
辅助治疗						
单纯手术治疗	50			47		
放疗	37			39		
放化疗	13			3		
化疗	6			4		
复发						
原发部位复发	15			15		
局部复发	6			1		
远处复发	5			7		
5 年生存率						
总体	87			82		
单纯内镜入路	86			91		
CEA	92			59		

CEA：经鼻内镜下入路加额或额下开颅；SNUC：鼻窦未分化癌

速下降超过 Bragg 峰（剂量在特定深度的组织中急剧沉积），并且与光子疗法相比，其更大的相对生物有效性可能会进一步提高治疗效果，不仅可以降低并发症的发生率和严重程度，还可以通过增加辐射剂量来改善癌症的控制和生存率，而这是光子疗法无法实现的。

最近的一项综述和荟萃分析比较了带电粒子治疗与接受光子治疗的个体的临床疗效[30]。该研究包括来自 41 项非比较观察研究中的 43 组，其中 30 组（1186 例）接受光子治疗，13 组（286 例）接受带电粒子治疗。带电粒子治疗组的中位随访时间为 38 个月，而光子治疗组的中位随访时间为 40 个月。在最长的随访时间和 5 年时，带电粒子治疗的 OS 合并事件率显著高于光子治疗的 OS（表 53.3）。

与接受光子治疗的患者相比，接受带电粒子治疗的患者在最长随访时间内的局部控制率也明显好于 5 年内的局部控制率。带电粒子治疗的 5 年合并 DFS 事件发生率明显高于光子治疗，但最长随访时间无显著差异。表 53.4 显示了接受质子束治疗的队列与接受放疗的队列的主要结果的比较。质子束治疗组 5 年的 DFS 和最长随访的局部控制率显著高于对照组（$P < 0.05$）。然而，质子束治疗与 IMRT 之间没有其他差异。

表 53.3　带电粒子疗法和光子疗法研究主要结果的比较

分组		患者数	事件发生率（95%CI）	I^2	相对风险（95%CI）	P	NNT[a]（95%CI）
总体生存率[b]							
带电粒子疗法	10	242	0.66（0.56~0.79）	77.5%	1.27（1.01~1.59）	0.037	7.09（3.57~480.55）
光子疗法	26	1120	0.52（0.46~0.60）	86.0%			
5 年总体生存率							
带电粒子疗法	6	146	0.72（0.58~0.90）	80.1%	1.51（1.14~1.99）	0.003 8	4.12（2.37~15.60）
光子疗法	15	779	0.48（0.40~0.57）	84.1%			
无瘤生存率[b]							
带电粒子疗法	3	78	0.67（0.48~0.95）	79.4%	1.51（1.00~2.30）	0.052	—
光子疗法	8	411	0.44（0.35~0.56）	76.5%			
5 年无瘤生存率							
带电粒子疗法	2	58	0.80（0.67~0.95）	41.6%	1.93（1.36~2.75）	0.0003	2.60（1.74~5.15）
光子疗法	6	341	0.41（0.30~0.56）	80.9%			
局部控制[b]							
带电粒子疗法	10	58	0.76（0.68~0.86）	54.0%	1.18（1.01~1.37）	0.031	8.55（4.40~143.44）
光子疗法	14	341	0.65（0.59~0.71）	60.3%			
5 年局部控制							
带电粒子疗法	3	58	0.66（0.43~1.02）	81.2%	1.06（0.68~1.67）	0.79	—
光子疗法	8	546	0.62（0.55~0.71）	73.0%			

NNT：需要治疗的人数。经 Patel 等[30]许可引用

$I^2 \geq 50\%$ 提示各研究之间的高度异质性

[a] 当带电粒子疗法与光子疗法有显著性差异时计算

[b] 持续最长时间的完整随访

表 53.4　质子束治疗组和强度调控放疗组的主要结局比较

分组		患者数	事件发生率（95%CI）	I^2	相对风险（95%CI）	P
总体生存率 [a]						
质子束疗法	8	191	0.63（0.53~0.76）	59.3%	1.02（0.77~1.35）	0.89
强度调控放射疗法	8	348	0.62（0.50~0.77）	86.9%		
5 年总体生存率						
质子束疗法	5	124	0.66（0.52~0.85）	69.7%	1.39（0.99~1.94）	0.057
强度调控放射疗法	4	212	0.48（0.38~0.60）	45.1%		
无瘤生存率 [a]						
质子束疗法	2	56	0.49（0.21~1.16）	83.6%	0．98（0.40~2.42）	0.97
强度调控放射疗法	3	187	0.50（0.38~0.67）	69.3%		
5 年无瘤生存率						
质子束疗法	1	36	0.72（0.59~0.89）	—	1.44（1.01~2.05）	0.045
强度调控放射疗法	3	187	0.50（0.38~0.67）	69.3%		
局部控制 [a]						
质子束疗法	7	147	0.81（0.71~0.92）	55.2%	1.26（1.05~1.51）	0.011
强度调控放射疗法	4	258	0.64（0.57~0.72）	33.7%		
5 年局部控制						
质子束疗法	2	36	0.43（0.09~2.10）	89.5%	0.73（0.15~3.58）	0.70
强度调控放射疗法	2	166	0.59（0.52~0.67）	0.0		

$I^2 \geqslant 50\%$ 提示各研究之间的高度异质性

[a] 持续最长时间的完整随访

53.5.3　颈部转移

淋巴结转移的发生率从 3% 到 26% 不等，几位作者报道了未经治疗的颈部的高复发率，可达 30% [31-32]。虽然最常报道的淋巴结转移部位是Ⅰ区和Ⅱ区淋巴结转移，但鼻窦和鼻腔淋巴引流的很大一部分直达咽后淋巴结，而咽后淋巴结是触诊不到的，经常被忽视。因此，有可能低估了鼻窦恶性肿瘤淋巴传播的发生率。咽后淋巴结的最佳选择是高分辨率成像（CT 或 MRI）或 PET-CT。

诊断时或局部复发时颈部转移的总体风险可能取决于组织学和原发癌的分期和范围。高级别癌如 SCC、SNUC 和晚期（T3~T4）淋巴结转移率相对较高 [32-33]。肿瘤扩展到口腔和鼻咽也与淋巴结转移的风险增加有关 [31-32]。鼻腔鼻窦癌患者颈部淋巴结转移的预后较差。在 MDACC 治疗的 146 例上颌窦癌患者中，淋巴结阴性和淋巴结阳性患者的 5 年总体生存率分别为 56% 和 44%（P=0.06）[33]。

很明显，临床淋巴结阳性的患者需要颈部治疗，而淋巴结阴性（N0）的患者是否需要预防性治疗目前仍有争议 [32]。由于高级别和晚期癌症患者淋巴结转移的发生风险较高，一般建议选择颈部治疗。1991 年，MDACC 采用选择性颈部照射治疗晚期和高度恶性肿瘤的策略 [33]。

图 53.12 显示选择性颈部放疗对 N0 伴鳞状细胞癌或未分化癌患者淋巴结控制的影响。36 例同侧颈部未予治疗的患者中，13 例（36%）出现淋巴结复发，45 例选择性颈部放疗者中仅 3 例（7%）复发（$P<0.001$）。选择颈部治疗可使远处转移明显减少（5 年内：治疗组为 3%，未治疗组为 20%；P=0.045），无复发生存率增加（5 年内：治疗组为 67%，未治疗组为 45%；P=0.025，图 53.12）。

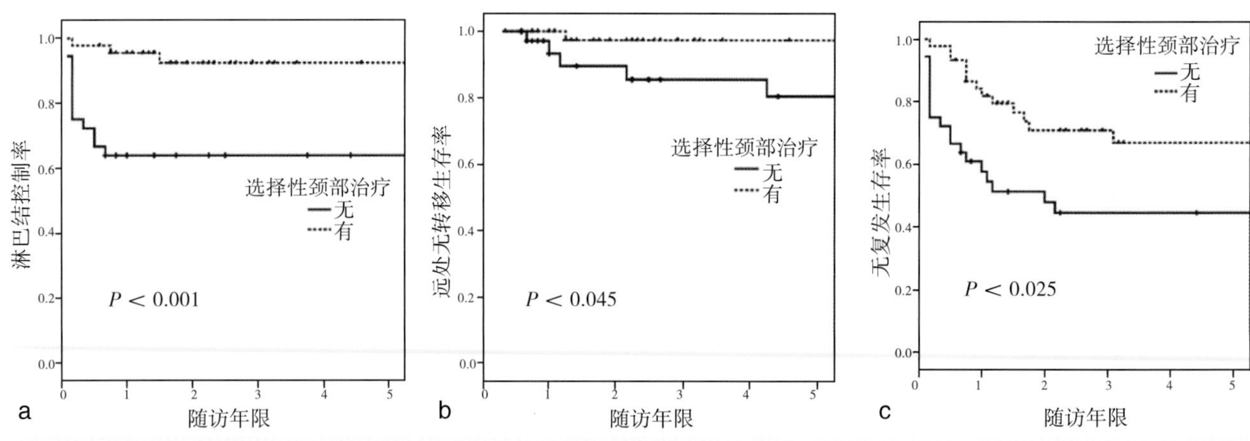

图 53.12 鳞状细胞癌或未分化癌经选择性颈部放射治疗（n=45）或未经选择性颈部放射治疗（n=36）患者的淋巴结控制率（a）、远处无转移生存率（b）和无复发生存率（c）

53.5.4 化 疗

为了提高局部控制率和生存率，化疗越来越多被纳入到鼻腔鼻窦恶性肿瘤和颅底恶性肿瘤患者的治疗中，化疗已应用在包括 SCC、SNUC、神经内分泌癌、嗅神经母细胞瘤、腺癌等鼻窦恶性肿瘤的治疗中。化疗可作为诱导（新佐剂）、辅助、维持或姑息治疗。它可以以顺序或同时的方式与放疗结合。给药途径包括全身（静脉或口服）、区域（动脉内）和局部。

将化疗与放疗结合的治疗似乎可以进一步提高晚期或高级别鼻窦癌患者的局控率和无瘤生存率水平。在新辅助化疗中，最常用的药物是铂类药物，作为一种单一药物或与下列药物之一联合使用：多西他赛、依托泊苷、异环磷酰胺、5- 氟尿嘧啶和西妥昔单抗。诱导化疗的潜在好处是改善远距离控制，提供预后信息，减少肿瘤细胞，提高局部明确治疗的可行性和耐受性 [34–36]。采用诱导化疗治疗局部晚期鼻窦恶性肿瘤，手术及术后配合放化疗，取得了良好的长期局控率、总体生存率和无瘤生存率 [35]。诱导化疗在 87% 的患者中取得了临床疗效，其中半数患者在手术时记录到了完整的组织学反应，其 10 年的总体生存率、无瘤生存率和局控率分别为 56%、73% 和 79%，这些结果是令人鼓舞的，并可能优于手术和放疗所取得的成果。进一步研究将化疗与放疗和外科手术结合在一种多模式方法中是有必要的 [35]。

最近，Hanna 等回顾了在 MDACC 进行明确的局部治疗前经诱导化疗治疗的晚期（T3 或 T4）鼻窦鳞癌患者的预后 [34]。所有患者肿瘤分期是 T3 或 T4，12 例（26%）有淋巴结转移的临床证据，总体分期为Ⅲ期（20%）或Ⅳ期（80%）。超过 2/3（67%）的患者对诱导化疗有反应，瘤体缩小，24% 的患者肿瘤进展，9% 的患者肿瘤得到控制。诱导化疗后的后续治疗包括手术，通常是放疗或放化疗，或明确的放射或放化疗，并手术切除残留肿瘤。在 46 例接受诱导化疗的患者中，仅 24 例（52%）进行手术切除。诱导化疗后至少有部分反应或病情稳定的患者的 2 年生存率为 77%，而进展性疾病患者的 2 年生存率仅为 36%（图 53.13）。作者认为，对晚期鼻窦鳞状细胞癌患者

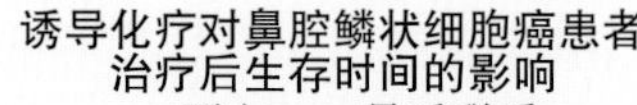

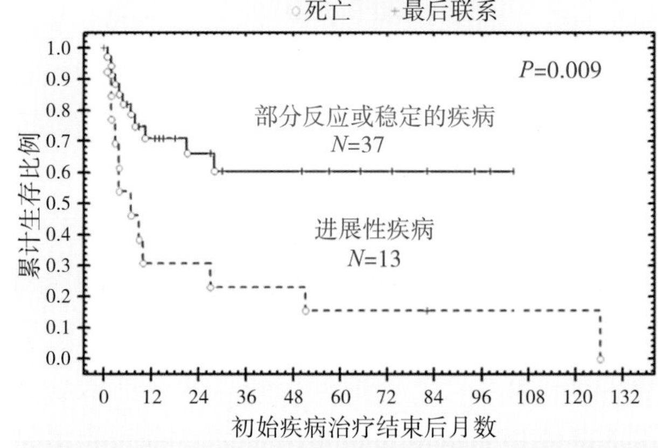

图 53.13 鼻窦鳞状细胞癌患者诱导化疗后的生存率（经 Hanna 许可引用 [34]）

诱导化疗的反应可以预测治疗结果和预后。诱导化疗的良好疗效与更佳的生存率和合理的器官保存概率有关[34]。

动脉内化疗的目的是将辐射剂量限制在关键结构和器官保存上。田纳西大学报道了 19 例晚期肿瘤患者（84% 伴有 T4 疾病），采用动脉内高剂量顺铂联合放疗并保留器官手术治疗[37]，2 年和 5 年的总体生存率分别为 68% 和 53%。10 例出现Ⅲ级黏膜毒性效应，3 例出现血液学毒性效应，1 例出现意识混乱。1 例患者出现了一种限制毒性效应（死于心肌梗死）。Homma 等报道了 47 例接受动脉内顺铂和常规外照射（65~70Gy）的肿瘤治疗结果相似[38]。5 年生存率为 69.3%。74.5% 的患者有Ⅲ ~ Ⅳ级毒性。晚期不良反应 25 例：骨坏死 7 例，脑梗死 2 例，眼、视力问题 16 例。作者的结论是，该方案可以治愈大多数晚期癌症患者，并有利于保留周围组织器官，但在今后的研究中需要监测晚期不良反应。

据报道局部化疗对筛窦腺癌有良好的治疗效果。该方案通常包括手术切除，然后结合反复局部化疗（5- 氟尿嘧啶）和坏死组织清除术。据报道，5 年的无瘤生存率在 85% 的范围内，可与手术和术后放疗相媲美[39-40]。来自日本的几份报道描述了在放疗的同时使用区域或局部化疗减少了上颌窦癌手术切除的范围，并证明了与根治术后放疗的常规治疗相比，治愈率相当（有时甚至更好）[41]。

53.6　结果与预后

尽管文献中有很多报道描述了鼻窦癌患者的发病和预后，但一些混杂因素使我们对结果的分析极为困难。这些因素包括组织学诊断的多样性，原发部位，肿瘤侵袭的程度，术前治疗、手术切除范围、手术切缘状况、辅助治疗及随访时间长短。影响预后的最大因素是鼻窦恶性肿瘤的组织病理学类型，这关系到肿瘤的生物学特征和发展过程，进而影响治疗效果。在图 53.14 中，从组织学角度显示了 1944—2007 年在 MDACC 的 2698 例鼻窦癌患者的总体 5 年生存率。例如，嗅神经母细胞瘤和腺癌比黑色素瘤和 SNUC（鼻窦未分化癌）生存率更高。即使在同一肿瘤类型的患者中，分化程度对生存率也有很大的影响：例如，嗅神经母细胞瘤的 Hyams 分级；腺样囊性癌（管状、筛状和实性）的肿瘤类型；黑色素瘤的肿瘤特征，如色素沉着和假乳头状特征；神经内分泌癌的肿瘤分化。在相同的组织病理类型的鼻窦恶性肿瘤中，这些都是在同一组织病理学类型时需要鼻窦肿瘤精确分级的例子。

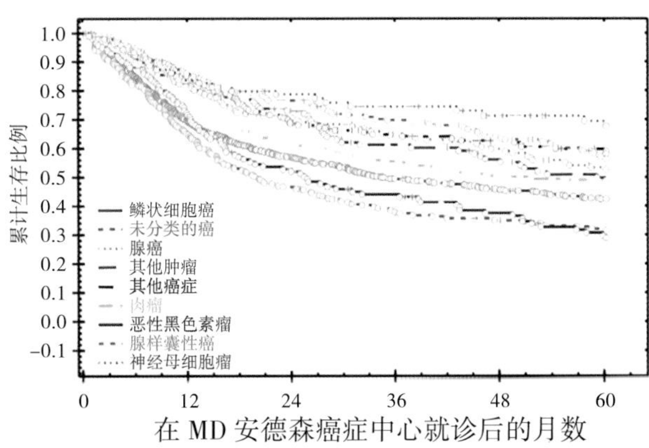

图 53.14　从组织学角度显示了 1944—2007 年 MD 安德森癌症中心的 2698 例鼻窦癌患者的总体 5 年生存率

预后不良的其他特征包括肿瘤晚期、颅内侵犯、手术切缘阳性以及神经和淋巴血管受侵犯。鼻窦恶性肿瘤出现颈淋巴结转移并不常见，但出现颈部淋巴结转移时，患者生存率至少下降 50%。最后，出现远处转移通常表明这种肿瘤是无法治愈的，治疗策略上应该侧重于姑息治疗。

（李杰恩　译，汤文龙　校）

参考文献

[1] Hanna E, Linskey ME, Pieper D. Malignant tumors of the anterior cranial base//Sekhar LN, Fessler RG, eds. Atlas of Neurosurgical Techniques. New York, NY: Thieme, 2006:588–598

[2] DeMonte F, Ginsberg LE, Clayman GL. Primary malignant tumors of the sphenoidal sinus. Neurosurgery, 2000, 46(5):1084–1091, discussion 1091–1092

[3] Amin MB, Edge S, Greene F, et al. AJCC Cancer Staging Manual. 8th ed. New York, NY: Springer, 2017

[4] Gomaa MA, Hammad MS, Abdelmoghny A, et al. Magnetic resonance imaging versus computed tomography and different imaging modalities in evaluation of sinonasal neoplasms diagnosed by histopathology. Clin Med Insights Ear Nose Throat, 2013, 6:9–15

[5] Hanna E, Vural E, Prokopakis E, et al. The sensitivity and specificity of high-resolution imaging in evaluating perineural spread of adenoid cystic carcinoma to the skull base. Arch Otolaryngol Head Neck Surg, 2007, 133(6):541–545

[6] Bell D, Hanna EY. Sinonasal undifferentiated carcinoma: morphological heterogeneity, diagnosis, management and biological markers. Expert Rev Anticancer Ther, 2013, 13(3):285–296

[7] Cordes B, Williams MD, Tirado Y, et al. Molecular and phenotypic analysis of poorly differentiated sinonasal neoplasms: an integrated approach for early diagnosis and classification. Hum Pathol, 2009, 40(3):283–292

[8] Cohen ZR, Marmor E, Fuller GN, et al. Misdiagnosis of olfactory neuroblastoma. Neurosurg Focus, 2002, 12(5):e3

[9] Hentschel SJ, Vora Y, Suki D, et al. Malignant tumors of the anterolateral skull base. Neurosurgery, 2010, 66(1):102–112, discussion 112

[10] Hanna EY, DeMonte F. Comprehensive Management of Skull Base Tumors. Boca Raton, FL: CRC Press, 2008

[11] Ganly I, Patel SG, Singh B, et al. Complications of craniofacial resection for malignant tumors of the skull base: report of an International Collaborative Study. Head Neck, 2005, 27(6):445–451

[12] Ganly I, Patel SG, Singh B, et al. Craniofacial resection for malignant paranasal sinus tumors: report of an international collaborative study. Head Neck, 2005, 27(7):575–584

[13] Hanasono MM, Silva A, Skoracki RJ, et al. Skull base reconstruction: an updated approach. Plast Reconstr Surg, 2011, 128(3):675–686

[14] Levine PA. Would Dr. Ogura approve of endoscopic resection of esthesioneuroblastomas? An analysis of endoscopic resection data versus that of craniofacial resection. Laryngoscope, 2009, 119(1):3–7

[15] Lund VJ, Stammberger H, Nicolai P, et al. European Rhinologic Society Advisory Board on Endoscopic Techniques in the Management of Nose, Paranasal Sinus and Skull Base Tumours. European position paper on endoscopic management of tumours of the nose, paranasal sinuses and skull base. Rhinol Suppl, 2010, 22(22):1–143

[16] Kassam A, Snyderman CH, Mintz A, et al. Expanded endonasal approach: the rostrocaudal axis. Part I. Crista galli to the sella turcica. Neurosurg Focus, 2005, 19(1):E3

[17] Wellman BJ, Traynelis VC, McCulloch TM, et al. Midline anterior craniofacial approach for malignancy: results of en bloc versus piecemeal resections. Skull Base Surg, 1999, 9(1):41–46

[18] Feiz-Erfan I, Suki D, Hanna E, et al. Prognostic significance of transdural invasion of cranial base malignancies in patients undergoing craniofacial resection. Neurosurgery, 2007,61(6):1178–1185, discussion 1185

[19] Su SY, Kupferman ME, DeMonte F, et al. Endoscopic resection of sinonasal cancers. Curr Oncol Rep, 2014, 16(2):36

[20] Hanna E, DeMonte F, Ibrahim S, et al. Endoscopic resection of sinonasal cancers with and without craniotomy: oncologic results. Arch Otolaryngol Head Neck Surg, 2009, 135(12):1219–1224

[21] Nicolai P, Battaglia P, Bignami M, et al. Endoscopic surgery for malignant tumors of the sinonasal tract and adjacent skull base: a 10-year experience. Am J Rhinol, 2008, 22(3):308–316

[22] Guntinas-Lichius O, Kreppel MP, Stuetzer H, et al. Single modality and multimodality treatment of nasal and paranasal sinuses cancer: a single institution experience of 229 patients. Eur J Surg Oncol, 2007, 33(2):222–228–(EJSO)

[23] Mendenhall WM, Amdur RJ, Morris CG, et al. Carcinoma of the nasal cavity and paranasal sinuses. Laryngoscope, 2009, 119(5):899–906

[24] Hoppe BS, Stegman LD, ZelefskyMJ, et al. Treatment of nasal cavity and paranasal sinus cancer with modern radiotherapy techniques in the postoperative setting– the MSKCC experience. Int J Radiat Oncol Biol Phys, 2007, 67(3):691–702

[25] Turner JH, Reh DD. Incidence and survival in patients with sinonasal cancer: a historical analysis of population-based data. Head Neck, 2012, 34(6):877–885

[26] Allen MW, Schwartz DL, Rana V, et al. Long-term radiotherapy outcomes for nasal cavity and septal cancers. Int J Radiat Oncol Biol Phys, 2008, 71(2):401–406

[27] Snyers A, Janssens GO, Twickler MB, et al. Malignant tumors of the nasal cavity and paranasal sinuses: long-term outcome and morbidity with emphasis on hypothalamic-pituitary deficiency. Int J Radiat Oncol Biol Phys, 2009, 73 (5):1343–1351

[28] Duprez F, Madani I, Morbée L, et al. IMRT for sinonasal tumors minimizes severe late ocular toxicity and preserves disease control and survival. Int J Radiat Oncol Biol Phys, 2012, 83(1):252–259

[29] Chen AM, Daly ME, Bucci MK, et al. Carcinomas of the paranasal sinuses and nasal cavity treated with radiotherapy at a single institution over five decades: are we making improvement? Int J Radiat Oncol Biol Phys, 2007, 69 (1):141–147

[30] Patel SH, Wang Z, Wong WW, et al. Charged particle therapy versus photon therapy for paranasal sinus and nasal cavity malignant diseases: a systematic review and meta-analysis. Lancet Oncol, 2014, 15(9):1027–1038

[31] Mirghani H, Hartl D, Mortuaire G, et al. Nodal recurrence of sinonasal cancer: does the risk of cervical relapse justify a prophylactic neck treatment? Oral Oncol, 2013, 49(4):374–380

[32] Takes RP, Ferlito A, Silver CE, et al. The controversy in the management of the N0 neck for squamous

cell carcinoma of the maxillary sinus. Eur Arch Otorhinolaryngol, 2014, 271(5):899–904
[33] Bristol IJ, Ahamad A, Garden AS, et al. Postoperative radiotherapy for maxillary sinus cancer: long-term outcomes and toxicities of treatment. Int J Radiat Oncol Biol Phys, 2007, 68(3):719–730
[34] Hanna EY, Cardenas AD, DeMonte F, et al. Induction chemotherapy for advanced squamous cell carcinoma of the paranasal sinuses. Arch Otolaryngol Head Neck Surg, 2011,137(1):78–81
[35] Lee MM, Vokes EE, Rosen A, et al. Multimodality therapy in advanced paranasal sinus carcinoma: superior long-term results. Cancer J Sci Am, 1999, 5(4):219–223
[36] Mak MP, Glisson BS. Is there still a role for induction chemotherapy in locally advanced head and neck cancer? Curr Opin Oncol, 2014, 26(3):247–251
[37] Samant S, Robbins KT, Vang M, et al. Intra-arterial cisplatin and concomitant radiation therapy followed by surgery for advanced paranasal sinus cancer. Arch Otolaryngol Head Neck Surg, 2004, 130(8):948–955
[38] Homma A, Oridate N, Suzuki F, et al. Superselective high-dose cisplatin infusion with concomitant radiotherapy in patients with advanced cancer of the nasal cavity and paranasal sinuses: a single institution experience. Cancer, 2009, 115(20):4705–4714
[39] Knegt PP, Ah-See KW, vd Velden LA, et al. Adenocarcinoma of the ethmoidal sinus complex: surgical debulking and topical fluorouracil may be the optimal treatment. Arch Otolaryngol Head Neck Surg, 2001, 127(2):141–146
[40] Almeyda R, Capper J. Is surgical debridement and topical 5 fluorouracil the optimum treatment for woodworkers' adenocarcinoma of the ethmoid sinuses? A case-controlled study of a 20-year experience. Clin Otolaryngol, 2008, 33(5):435–441
[41] Nishino H, Miyata M, Morita M, et al. Combined therapy with conservative surgery, radiotherapy, and regional chemotherapy for maxillary sinus carcinoma. Cancer, 2000, 89(9):1925–1932

第 54 章 经鼻内镜手术治疗鼻窦与颅底恶性肿瘤

Paolo Castelnuovo, Mario Turri-Zanoni, Alessia Lambertoni, Paolo Battaglia, Apostolos Karligkiotis

摘　要

在过去的几十年中，经鼻内镜手术治疗鼻窦和相邻颅底的恶性肿瘤已经有了很大的发展。尽管根据肿瘤的起源部位和侵袭程度需要调整手术技术，但内镜经鼻手术仍可分为以下 6 个主要手术步骤：①寻找肿瘤起源；②手术视野暴露（鼻中隔切除，蝶窦开放术，Draf Ⅱ～Ⅲ型额窦入路）；③筛窦的向心解剖；④颅底切除；⑤颅内手术；⑥颅底重建。必须通过准确的术前成像以及病理学家对组织学切片的判断来正确选择患者，以识别出可以进行此类微创手术治疗的患者。肿瘤学结局似乎表明，如今在对颅底恶性肿瘤的治疗中，由经验丰富的外科医生以适当的计划实施的经鼻内镜手术已取得了广泛的认可。特别是在高级别和晚期肿瘤中，联合多模式治疗策略，包括化学疗法以及光子和重离子放射疗法的不同方案，能够提高生存率。跨学科的颅底肿瘤团队合作，能为患者提供最佳的治疗选择，并最大限度地减少并发症和手术失败。

关键词

前颅窝，内镜经鼻手术，脑脊液漏，鼻窦癌，鼻窦肿瘤，颅底

内容要点

· 经鼻内镜手术的优势包括扩大手术视野，可准确识别肿瘤起源，无开颅手术所致的脑牵拉，并发症发生率低，住院时间较短及患者生活质量改善。

· 禁忌证是浸润大脑、眼眶、额窦、上颌窦下外侧壁、泪道和上腭的肿瘤。

· 术前的影像学评估和准确的组织病理学诊断对于选择合适的病例至关重要。

· 分块切除肿瘤，直到到达无瘤手术边界；术中必须进行多点冰冻切片。

· 颅底重建的经验和先进的仪器对于执行该手术至关重要。

· 为了正确处理鼻窦和前颅底恶性肿瘤，必须有一支多学科颅底团队。

54.1 引　言

在过去的 20 年中，内镜手术在鼻窦恶性肿瘤的治疗中已经成为一种有效且安全的选择，替代了以颅面切除术（CFR）为代表的金标准[1]。多种因素使这种进步成为可能，例如内镜经鼻治疗炎性和良性病变的经验，颅底重建技术的完善，外科手术设备和放射学方法的改进以及“肿瘤分块切除”的概念取代了以前的“整体切除术”的肿瘤学教条[2]。因此，尽管肿瘤学结局在生存率上并无降低，目前许多传统上需要开放式手术的复杂鼻窦肿瘤仍都适合于单纯内镜下经鼻腔内切除术（EER），创伤小，症状少。内镜技术的优势包括了避免面部切口和截骨术，无脑牵拉，术后症状少，住院时间短等[2-3]。主要的技术优势是对手术区域和肿瘤组织出色的可视化放大。角度镜的使用允许成角度观察，从而更好地显示肿瘤浸润的区域以及保留健康结构。

54.2 适应证与禁忌证

适应证[4]：

· 累及眶纸板、筛板或筛窦的筛窦癌。

· 累及额窦内侧部分的病变。

· 病变在蝶骨或累及上颌窦（内侧壁，上壁和后壁）。

· 累及鼻泪管或泪囊内侧壁。

· 翼腭窝受到侵犯和有限的颞下窝扩展。

· 眶骨膜层浸润。

· 前颅底硬脑膜或嗅球浸润。

禁忌证 [4]：

· 鼻骨、上腭、皮肤和皮下组织的浸润。

· 额窦大量受累。

· 上颌窦的外侧、前侧或下侧骨壁侵蚀。

· 泪道的大量侵蚀。

· 颞下窝大部受累。

· 眼眶内容物浸润。

· 眶顶硬脑膜大量浸润或脑实质浸润。

对于额窦前或外侧受累，眼眶顶部硬脑膜浸润或脑部广泛浸润的肿瘤，可以将内镜经鼻手术与外部额下开颅手术 [开颅内镜切除术（CER）] 联合使用 [5]。同样，如果发生广泛的泪道浸润、眶内浸润、硬腭上或前外侧壁受累和（或）鼻骨浸润，仍应采用开放式经皮入路（如上颌全切除术、眼眶消融、CFR）[6–7]。因此，必须告知所有计划采用纯内镜经鼻的患者，术中也有可能改用联合 CER 或 CFR。而在眶尖部大量浸润，海绵窦受累和颈内动脉包膜的患者被认为无法手术。

54.3　诊断协作组

由于这些肿瘤通常无症状或在早期会产生非特异性症状，因此诊断往往较晚。局部麻醉下鼻内镜检查可明确肿瘤的部位和范围以及鼻窦和鼻中隔的解剖结构变化。CT 和对比增强 MRI 可以提供有关疾病确切位置和程度的信息（图 54.1）。

在许多情况下，两种成像方式对于精准的治疗计划是必需的。对比增强的 MRI 可以更好地描绘肿瘤与周围软组织之间的界面（骨膜、眼眶内容、

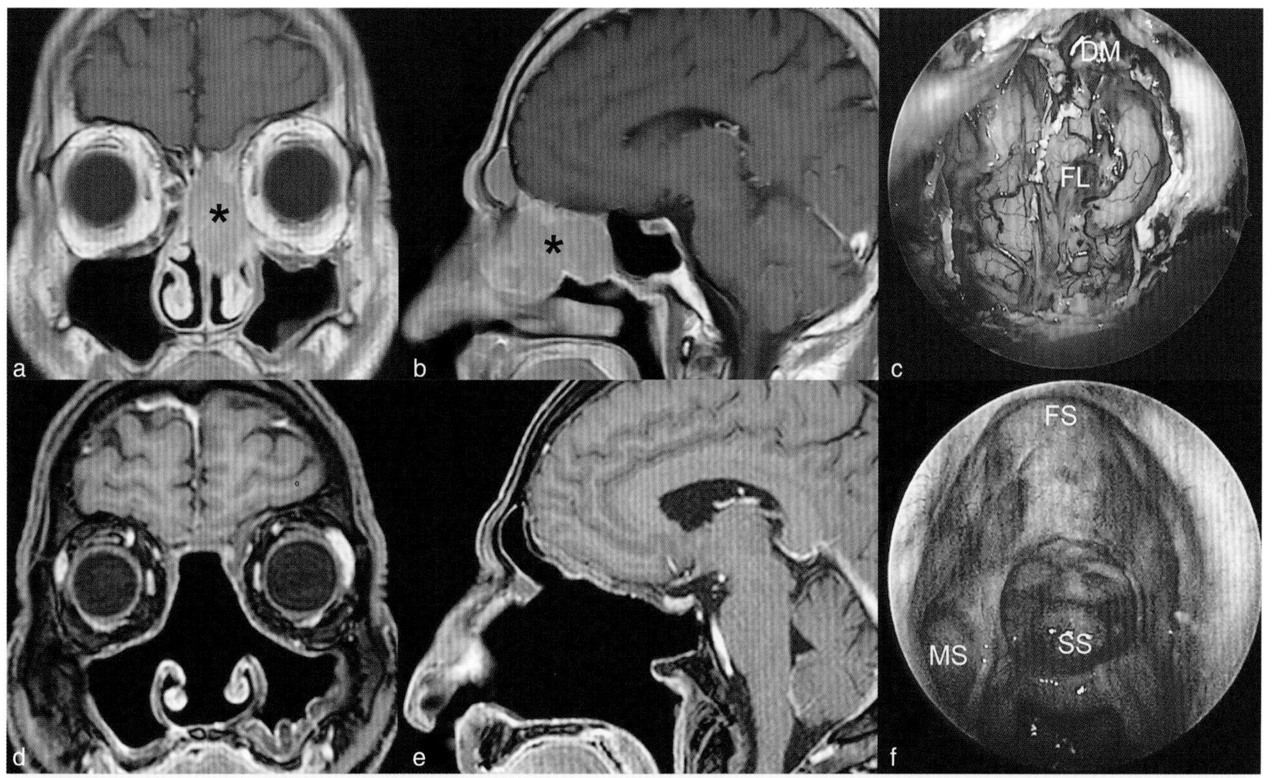

图 54.1　1 例 66 岁的患者，木工，表现为左侧鼻出血，术前（a，b）和术后（d，e）对比增强 MRI 扫描。经内镜鼻腔活检确诊肠型腺癌、结肠亚型。颈部和腹部的超声和 CT 检查排除了病变的其他定位。该患者接受了内镜下经鼻颅骨切除术，其中包括去除了筛窦复合物（c）。术后，患者接受了手术区域的放疗（f）：66Gy 强度放疗。MS：上颌窦；SS：蝶窦；FS：额窦；FL：额叶；DM：硬脑膜

硬脑膜），而头部 CT 扫描可用于分析骨质结构。成像后，必须对鼻窦病变进行内镜辅助活检，以明确识别肿瘤的特定组织类型。通过组织学、免疫组化或分子生物学的正确分类对于选用适当的治疗策略很重要[4]。因此，在处理罕见且特别具有侵略性的组织类型时，必须有第二种组织病理学意见才能确诊。在确定治疗方案前，建议对患者进行完整的分期。为此，应对颈部进行超声检查，并对胸部和腹部进行对比增强的 CT 扫描，以排除疾病的局部或全身性传播。相比之下，对于侵袭性组织学类型（即肉瘤、恶性黑色素瘤、未分化癌和神经内分泌癌）和晚期病变的患者，首选全身 PET-CT 扫描[2]。

54.4 手 术

器械：

· 高清摄像机和带有录制系统的监视器。

· 0° 和 45° 内镜。

· 长柄内镜双极电凝。

· 弯曲和双弯曲的切割工具。

· 二极管激光器支架。

· 微清创器和动力器械；长柄和弧形钻头。

· 长柄解剖器械和硬脑膜重建器械。

· 鼻内血管多普勒检查。

· 可用于肿瘤与需要保存的重要结构紧密相邻的情况下的 Cavitron 超声外科手术抽吸器设备。

· ENT 磁性导航系统。

54.4.1 患者体位

患者采用仰卧位，10°~20° 反 Trendelenburg 位，头部稍微过度伸展。外科医生站在患者的右侧，助手站在左侧。护士站在手术医生的右边。麻醉师站在患者的左边，旁边有麻醉设备，紧挨助手。低血压全身麻醉[8]。使用围手术期的预防性抗生素方案，包括第三代头孢菌素。手术前几分钟，鼻腔内用 2% 羟甲唑啉，1% 氧丁卡因和肾上腺素（1∶100 000）溶液浸泡过的棉条充填，以减少出血并改善经鼻手术空间。

54.4.2 手术方式

根据肿瘤起源、浸润程度和组织学，可以单侧（从额窦的后壁向后扩展到蝶骨平台，向外侧从鼻中隔扩展到眶纸板）或双侧（从一侧眶纸板扩展到另一侧）进行 EER。EER 的分步技术在以下 6 个主要手术阶段中进行了总结。

寻找肿瘤起源

从中心开始逐步缩小病变，以识别其起源部位（图 54.2a）。在此阶段，至关重要的是要保留周围的解剖结构，因为这些是后续手术步骤中定位的标志。整块切除仅可用于小肿瘤[8]。

手术区域的暴露

使用双鼻孔四手技术，进行鼻中隔后 2/3 的切除，以更好地暴露手术区域并优化专用器械的鼻内可操作性。在此步骤中，蝶窦的广泛开放以及蝶窦间隔和蝶嘴的去除对于解剖暴露后下缘至关重要。单侧 EER 行 Draf Ⅱb 型额窦开放术到达额窦，而双侧 EER 行 Draf Ⅲ 型正中额窦开放术[3]。额窦切开术解剖暴露前上缘，可以准确识别前颅窝的起始位置（图 54.2b）。

向心切除

一旦后下缘和前上缘暴露出来，就可单侧或双侧（根据疾病的浸润）对鼻窦筛窦蝶窦复合体进行骨膜下剥离，以暴露外侧缘[8]。当肿瘤组织靠近或包裹眶纸板时，眶纸板应一并去除。当病变发展时，可行内镜下上颌窦内侧壁切除术，以达到对整个上颌窦的良好把握[9]。这个手术阶段在泪囊的下方，必须与鼻泪管暴露和切除相联系。在上方，通过切除嗅纤维和筛鼻甲的基板，继续在前后方向进行剥离，以调动整体（图 54.2c）然后将整个鼻筛窦 - 蝶窦复合体分离并推向鼻窝中央（向心技术）以经口或通过鼻前庭摘除。通过冷冻切片检查手术切缘，必要时继续进行解剖直至获得安全切缘。

颅底的去除

根据疾病的侵袭，EER 也可以扩展到前颅底（经鼻颅内镜切除术）。筛顶用带有金刚砂的钻头暴露（图 54.2d）。识别筛前动脉和筛后动脉，并电凝切断。小心地将鸡冠从硬脑膜上分离出来，用钝性器械将其取出，以保持硬脑膜层的完整性。

颅内操作

进行颅底重建的关键是在开始切除硬脑膜之前，先在侧面解剖眶顶硬脑膜外腔，在后方解剖蝶窦，前方则是额窦后壁[3]。然后，切开硬脑膜，用角度剪刀或专用手术刀进行弧形切开，使其远离疑似肿瘤扩散的区域（图 54.2e）。剪断前将大脑镰前部夹闭或电凝，以避免矢状窦出血；然后在蝶筛平面切除后面部分。最后将肿瘤颅内部分的蛛网膜与脑实质分离（图 54.1c）。标本包括残留的肿瘤、前颅底和上覆的硬脑膜，连同一侧或两侧嗅球，经鼻切除。硬脑膜边缘送去做冰冻切片。对于小的肿瘤，可以通过将附着在颅底的嗅沟处的筛窦复合体以单一的方式来进行硬脑膜切除术。

颅底重建

颅底缺损可通过经鼻内镜下多层技术重建，最好使用自体材料进行。根据我们的经验，筋膜在厚度、柔韧性和强度方面具有最佳特性。对于硬脑膜成形术的第一层，移植物必须比硬脑膜缺损至少大 30%，并且在双侧切除时，先在中线上劈开，以适应大脑镰[3]。第二层，即颅内和硬脑膜外，需要精确地确定大小，并在之前破坏的硬脑膜和颅底残余骨之间贴合。放置脂肪组织以消除第二层和第三层之间的无效腔，并使剩余裸露的颅底平整。第三层外膜必须覆盖所有暴露的前颅底，但不能覆盖额窦。第二层和第三层的边缘用纤维蛋白胶固定好（图 54.2f）。

为避免放射治疗后放射性坏死、感染或挤压，不使用骨或软骨移植物修复颅底。如果肿瘤未触及鼻中隔，且未发生多病灶定位，第三层颅底重建可采用以蝶腭动脉鼻支为蒂的黏骨膜 / 黏骨膜瓣（Hadad-Bassagaguy 瓣）或筛动脉中隔支为蒂的血管重建[10]。局部带蒂黏膜瓣的使用有助于术腔的快速愈合，减少术后鼻结痂，这对需要辅助照

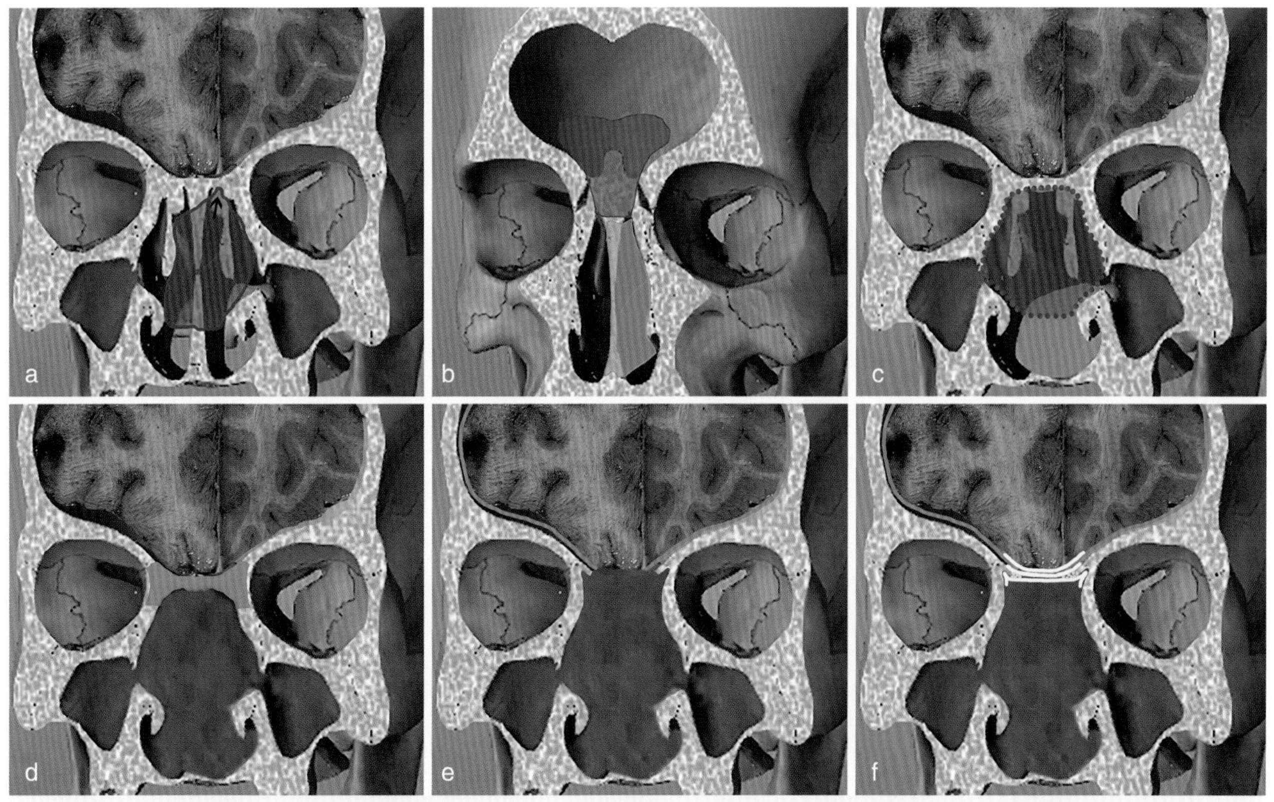

图 54.2　经鼻内镜手术治疗鼻窦和颅底恶性肿瘤的分步手术技术。a. 通过肿瘤起源识别对病变进行减瘤（黑色箭头标记肿瘤基底）。b. 根据 Draf Ⅲ型，通过鼻中隔切除和额窦入路暴露手术区域。c. 向心性去除筛窦复合体。d. 去除颅底骨质。e. 硬脑膜切除和颅内手术操作。f. 多层颅底重建技术

射的患者尤其有帮助[11]。在手术结束时，在入选的病例中，额窦开放可以用滚动的聚合硅胶鞘支架以方便随后的额窦清创，使硬脑膜成形风险降低。术腔填塞约 48h。

54.5 术后护理

所有接受颅底重建手术的患者在术后第 1 天都需要进行脑部 CT 扫描，以排除并发症并评估脑积水的程度，并且卧床休息并严密观察病情，头部在直到术后第 3 天均保持抬高 20°。鼻内填充物在 48h 内内镜检查下取出。手术前一天开始静脉使用第三代头孢菌素治疗，并持续至少 5d。在术后早期，建议使用大便软化剂，建议患者在数周内避免鼻用力。建议每天用盐溶液鼻腔冲洗并使用莫匹罗星软膏两次，至少 2 个月。

54.6 随 访

所有患者按照一项协议进行随访，其中包括在第 1 年每 4 个月对头部进行一次内镜检查和 MRI 造影增强检查；第 2 年分别每 3 个月和 6 个月进行内镜检查和 MRI 检查；此后，两次检查每隔 6 个月进行一次，直到第 5 年。然后，患者每 12 个月接受内镜检查和 MRI 检查，直至第 10 年。在此期间，还应注意潜在的转移性疾病传播。我们的方案包括每年对胸部进行一次全身性分期，使用胸部 X 线照片和颈部超声检查来检查肿瘤，并使用 PET-CT 扫描进行侵袭性组织学检查（例如黏膜黑色素瘤、神经内分泌癌）。对于表现出晚期复发模式的特定组织型（如嗅神经母细胞瘤、ONB），建议进行长期密切随访超过 10 年，尽可能延长个体的寿命[12]。

54.7 结 果

迄今，已有多项研究证明了 EER 在治疗鼻旁窦和颅底恶性肿瘤中的功效。Stammberger 等报告了最早的研究，该研究针对 36 例受不同组织型癌症影响的患者，这些患者严格通过内镜经鼻处理[13]。作者得出的结论是，结局与采用开放式方法所获得的结果相似，所有 8 例 ONB 病例获得了 100% 的无病生存率。两项最大的系列报道几乎同时发表，分别为 184 例和 120 例患者进行了内镜手术切除鼻窦癌[14-15]。前者收集了我们在意大利两所三级护理中心 10 年的经验中获得的数据[14]，而后者则对一组在美国休斯顿的 MD 安德森癌症中心治疗了 16 年的患者的肿瘤结局进行了总结[15]。这两个系列的患者包括单独使用内镜手术（72.8% *vs* 77.5%）或联合使用经额或额下开颅术（27.2% *vs* 22.5%）的患者。与组织学有关的患者分布反映了在不同地理区域发现的组织学的流行程度。在意大利组中，腺癌是最常见的病变（37%），而 ONB 在美国是最常见的病变（17%）。在平均随访时间（34.1 个月 *vs* 37 个月）方面没有显著差异，两个系列的整个队列患者的 5 年疾病特异性生存率也非常相似：81.9% *vs* 87%。此外，这项意大利研究还通过根据具有类似生物攻击性的组织学类型将患者分为 4 个亚组来分析了 5 年疾病特异性生存率，发现腺癌和鳞状细胞癌为 78.6%，ONB 为 100%，黏膜黑色素瘤为 0，其他亚型占 92.4%。这些研究与其他在世界范围内发表的研究一起，在正确选择的鼻窦癌病例中证明了 EER 的手术安全性和肿瘤学疗效，从而局限了传统外入路对广泛颅眶面部肿瘤的作用[13-16]。

54.8 并发症

总的来说，尽管手术的程度与开放手术相当，EER 的并发症发生率和总体发病率比开放入路（如 CFR）要高。内镜下经鼻治疗鼻窦肿瘤可出现的并发症主要分为以下 5 类：

· 全身性（脓毒症、发热）。

· 中枢神经系统（脑膜炎、脑脓肿、颅内积气、脑神经损伤等）。

· 眼眶（眼眶血肿、眼眶充气、溢泪等）。

· 血管性（术中因蝶腭、筛、额、眶额内侧或颈内动脉出血；鼻腔填塞物取出后鼻出血）。

· 颅底重建失败。

在内镜系列手术中最常见的主要并发症是脑脊液漏，发生率为 3%~4.3%[14-15]。意大利团队最近对 62 例接受内镜下硬脑膜切除肿瘤的患者进行了分析，结果显示脑脊液漏的发生与手术团队的学习曲线和手术技术的改进有关[17]。

此外，形成威胁生命的脑疝被认为是一种罕见的并发症，可能发生在颅内高压的患者（如睡眠呼吸暂停综合征）或在术后脑肿胀有关的相应损伤或术后主要的颈内静脉血栓形成[18]。

54.9　结　论

鼻道恶性肿瘤的 EER 只能在高度专业化的中心由在扩大经鼻手术方面有丰富经验的外科医生进行。炎症性疾病和良性肿瘤的内镜治疗需要长期的外科训练、深入的解剖研究和良好的技巧。最近总体和特定疾病生存率的研究表明，病例选择和适当使用辅助 / 新辅助疗法，EER 可以在鼻窦和颅骨前部肿瘤的治疗中产生可接受的肿瘤学结果，同时将患者的发病率降至最低[19]。最重要的是一个多学科专家团队的合作，包括耳鼻喉科医生、神经外科医生、眼科医生、放射肿瘤学家、医学肿瘤学家、职业医生和病理学家[2-4]。需要病理特异性和长期随访生存数据来进一步完善内镜手术在多学科护理中的作用。

（赵澎　译，汤文龙　校）

参考文献

[1] Lund VJ, Stammberger H, Nicolai P, et al. European Rhinologic Society AdvisoryBoard on Endoscopic Techniques in the Management of Nose, ParanasalSinus and Skull Base Tumours. European position paper on endoscopicmanagement of tumours of the nose, paranasal sinuses and skull base.RhinolSuppl, 2010, 22:1–143

[2] Su SY, Kupferman ME, DeMonte F, et al. Endoscopicresection of sinonasal cancers. CurrOncol Rep, 2014, 16(2):369

[3] Castelnuovo P, Battaglia P, Turri-Zanoni M, et al. Endoscopic endonasal surgeryfor malignancies of the anterior cranial base. World Neurosurg, 2014,82(6)Suppl:S22–S31

[4] Castelnuovo P, Turri-Zanoni M, Battaglia P, et al.Sinonasal malignancies of anterior skull base: histology-driven treatmentstrategies. OtolaryngolClin North Am, 2016,49(1):183–200

[5] Castelnuovo PG, Belli E, Bignami M, et al. Endoscopicnasal and anterior craniotomy resection for malignant nasoethmoid tumorsinvolving the anterior skull base. Skull Base, 2006, 16(1):15–18

[6] Ketcham AS, Wilkins RH, Vanburen JM, et al. A combined intracranialfacial approach to the paranasal sinuses. Am J Surg, 1963, 106:698–703

[7] Patel SG, Singh B, Polluri A, et al. Craniofacial surgery for malignant skull basetumors: report of an international collaborative study. Cancer, 2003, 98(6):1179–1187

[8] Castelnuovo P, Battaglia P, Locatelli D, et al. Endonasal micro-endoscopic treatmentof the malignant tumors of paranasal sinuses and anterior skull base.Op Tech Otolaryngol Head Neck Surg, 2006, 17:152–167

[9] Turri-Zanoni M, Battaglia P, Karligkiotis A, et al. Transnasal endoscopic partialmaxillectomy: operative nuances and proposal for a comprehensive classificationsystem based on 1378 cases. Head Neck, 2017, 39(4):754–766

[10] Hadad G, Bassagasteguy L, Carrau RL, et al. A novel reconstructive techniqueafter endoscopic expanded endonasal approaches: vascular pedicle nasoseptalflap. Laryngoscope, 2006, 116(10):1882–1886

[11] Battaglia P, Turri-Zanoni M, De Bernardi F, et al. Septal flip flap for anteriorskull base reconstruction after endoscopic resection of sinonasal cancers: preliminaryoutcomes. ActaOtorhinolaryngolItal, 2016, 36(3):194–198

[12] Ow TJ, Hanna EY, Roberts DB, et al. Optimization of long-term outcomes forpatients with esthesioneuroblastoma. Head Neck, 2014, 36(4):524–530

[13] Stammberger H, Anderhuber W, Walch C, et al. Possibilities andlimitations of endoscopic management of nasal and paranasal sinus malignancies.ActaOtorhinolaryngolBelg, 1999, 53(3):199–205

[14] Nicolai P, Battaglia P, Bignami M, et al. Endoscopic surgery for malignanttumors of the sinonasal tract and adjacent skull base: a 10-year experience.Am J Rhinol, 2008, 22(3):308–316

[15] Hanna E, DeMonte F, Ibrahim S, et al. Endoscopicresection of sinonasal cancers with and without craniotomy: oncologicresults. Arch Otolaryngol Head Neck Surg, 2009, 135(12):1219–1224

[16] Dave SP, Bared A, Casiano RR. Surgical outcomes and safety of transnasalendoscopic resection for anterior skull tumors. Otolaryngol Head Neck Surg,2007, 136(6):920–927

[17] Villaret AB, Yakirevitch A, Bizzoni A, et al. Endoscopic transnasalcraniectomyin the management of selected sinonasal malignancies. Am J Rhinol Allergy,2010, 24(1):60–65

[18] Battaglia P, Turri-Zanoni M, Castelnuovo P, et al. Brainherniation after endoscopic transnasal resection of anterior skull base malignancies.Neurosurgery, 2015, 11 Suppl 3:457–462, discussion 462

[19] Castelnuovo P, Lepera D, Turri-Zanoni M, et al. Quality of life following endoscopicendonasal resection of anterior skull base cancers. J Neurosurg, 2013,119(6):1401–1409

第 55 章 经颅联合内镜入路治疗鼻窦与颅底恶性肿瘤

Davide Mattavelli, Vittorio Rampinelli, Davide Lancini, Piero Nicolai

摘　要

经颅联合内镜下入路适用于伴有广泛脑侵犯和（或）远侧硬脑膜受累的鼻窦肿瘤。它的主要禁忌证是侵犯眼眶，向翼腭窝/颞下窝广泛延伸，侵犯鼻底、上颌窦骨壁（内侧壁除外）和鼻锥。这项技术的优点是鼻内镜联合经颅（额下）显微入路提供了广阔的视野。前者的目的是切除肿瘤的鼻窦部分，而后者则是为了处理侵犯的脑组织和受侵犯的远外侧硬脑膜。在颅底操作中，外科医生应同时利用二者的视觉效果（从下方的内镜和从上方的显微镜）来更好地处理肿瘤边界。此外，内镜视野扩大了手术范围，使神经外科和耳鼻喉科团队之间的合作更加容易。颅底重建通常需要多层、带蒂的颅周骨膜瓣联合硬脑膜内植入物。鼻内镜检查保证了缺损的水密封闭。术后治疗是非常重要的，术后第 1 天进行脑 CT 检查，定期评估神经系统状况，排除早期并发症（脑水肿、血肿）。最常见的并发症是脑脊液漏，通常可以通过保守治疗（卧床休息、脑脊液分流）来解决。当给予适当的抗生素治疗时，感染性并发症（脑膜炎、脑脓肿）是少见的。围手术期死亡比较罕见，但也不容忽视。肿瘤预后相当差，主要是由于用这种技术治疗的肿瘤已属于疾病的极晚期阶段。

关键词

多角度观察，经鼻内镜，额下经颅入路，合作，广泛脑侵犯，多层颅底重建，带蒂颅骨膜瓣，术后脑 CT

内容要点

· 经颅鼻内镜手术目前适用于伴有硬脑膜内扩展的鼻窦肿瘤，这些肿瘤累及穿过眼球的垂直线的硬脑膜外侧，或伴有广泛的脑侵犯。

· 内镜显示（带多个高清屏幕）放大了手术范围，能够更精确地控制切除边缘，有利于神经外科和耳鼻喉科手术团队之间更好的互动。

· 在内镜的鼻内阶段，从下方解剖肿瘤（筛窦整块切除术、鼻中隔切除术、蝶窦开放术）。如有必要，此阶段可包括上颌骨内侧壁切除术和鼻泪管及眶周切除术。

· 经颅阶段（额下入路）目的在于处理受侵袭的大脑和（或）远外侧受累的硬脑膜，这些从下方径路不能很好地处理。

· 应同时利用双向视觉效果（从下方的内镜，从上方的显微镜）进行前颅底切除术，以更好地处理切除边界。

· 建议最好使用自体移植物（髂胫束）和带蒂颅骨骨膜瓣结合进行多层颅底重建，鼻内镜检查证实缺损的水密封闭。

· 在术后第 1 天进行头部 CT 扫描，以排除早期并发症。

55.1　引　言

近 40 年来，前颅面部（恶性肿瘤）术后放疗一直被认为是治疗侵犯前颅底的鼻窦部恶性肿瘤的金标准。1997 年，Yuen 等开创了所谓的经颅鼻切除术，将传统的额骨开颅术与鼻内镜手术相结合，用于治疗累及前颅底的恶性鼻腔肿瘤[1]。1996 年，我们团队在外科医疗设备中，介绍了这项技术的应用，这被称为经颅内镜入路（CEA），我们的研究结果已经陆续发表[2-4]。与标准颅颌面入路相比，这种联合手术技术的主要优点是通过直的和成角度的刚性内镜进行多视角的可视化观察。在蝶窦、上颌窦内侧壁、翼腭窝，尤其是鼻－眶交界处，可以更准确地确定肿瘤边界。这种技术没有面部切口和鼻骨移除，因此疼痛和肿胀较轻，避免了瘢痕和畸形。

55.2　适应证

CEA 推荐用于向颅内延伸、硬脑膜侵犯眶顶（波及眼球的垂直平面的侧面）和（或）广泛脑侵犯的鼻腔肿瘤（图 55.1）。近年来，由于内镜外科医师专业技术的提高，CEA 的适应证受到限制。因此，依照我们的经验，在过去 10 年中，每年的 CEA 数量有所下降（图 55.2）。

这一趋势或许可以通过技术和肿瘤学两方面的原因来解释。首先，熟练的内镜专业技术拓宽了单纯内镜下鼻窦肿瘤切除术的适应证。例如，超出眶顶内侧部分受侵犯硬脑膜，可从下方通过电凝和切断筛前动脉、切除眶纸板上部、外侧移位眶内容物来解决[5]。同样，选择脑组织侵犯较轻的患者，可采用经鼻的内镜入路治疗。在我们的初步经验中，在 Brescia 和 Varese 中心，我们

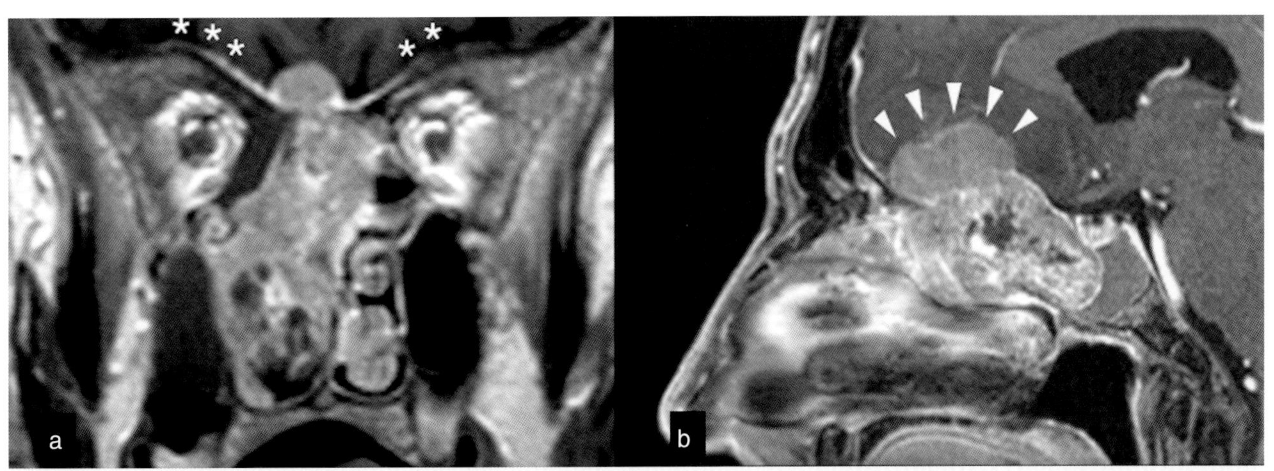

图 55.1　T1 加权增强 MRI。a. 右侧鼻筛腺癌，通过筛顶“沙漏”样延伸至硬脑膜内，眶顶硬脑膜的弥漫性增强（星号）可能是肿瘤的扩散。b. 高级别肠型腺癌伴跨硬脑膜生长，可能有脑侵犯（白色箭头头）

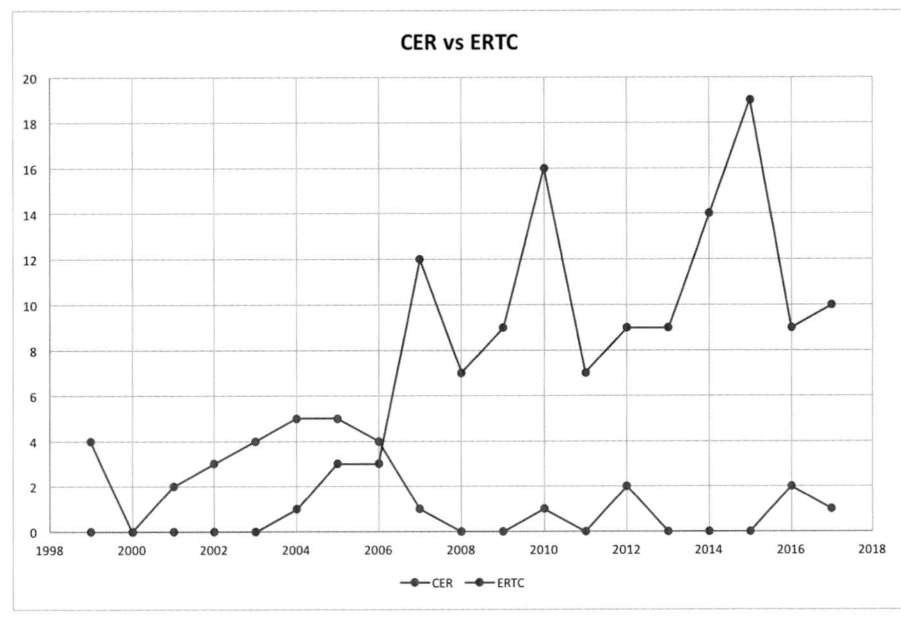

图 55.2　近 20 年来，本中心颅骨切除术（CER，蓝线）和内镜下经鼻颅骨切除术（ERTC，红线）每年的手术例数

通过单纯鼻内镜完成脑部肿瘤切除手术 12 例 [6 例嗅神经母细胞瘤，2 例高级别肠型腺癌，2 例鼻窦神经内分泌癌，1 例 MANEC（混合腺神经内分泌癌），1 例纤维肉瘤]。平均随访 32 个月，6 例（50%）患者无症状存活，3 例（25%）有疾病存活（伴有脑膜、脑和肝转移），其余 3 例（25%）死于转移性扩散。3 年的总生存率和无复发生存率为 57%，这与 CEA 和经颅面切除术治疗类似疾病的估计值（未发表的数据）相当。

此外，巨大的向颅内延伸的鼻窦肿瘤，特别是高级别病变，目前更常采用非手术治疗，如诱导化疗或放化疗[6]。在这种情况下，手术主要是作为残余 / 复发性疾病的挽救性治疗，通常采用单纯经鼻内镜手术。

因此，在高水平的鼻内镜手术中心，CEA 的适应证目前仅限于不能接受非手术治疗，而向颅内广泛延伸的肿瘤（例如放化疗不敏感性的组织学类型，非手术治疗后广泛复发，患者不适合放化疗）。

55.3 禁忌证

CEA 的禁忌证总结如下：

- 泪囊和（或）眼眶内容物受累。
- 累及上颌窦骨壁（内侧壁除外）。
- 向翼腭窝和颞下窝大量扩展。
- 侵犯鼻底。
- 累及鼻锥。

值得注意的是，Batra 等认为需要眼眶清除、肿瘤向外侧扩展侵犯翼腭间隙和颞下窝是相对禁忌证[7]。根据我们的经验，这些都是极端情况，应根据具体情况进行评估，平衡肿瘤的扩展和鼻窦阶段单纯鼻内镜入路的真正优势。

经颅面切除术和 CEA 二者的界限有时是很微妙的。事实上，即使选择颅面入路是更好的，我们建议外科医生在最关键的解剖部位（即翼腭窝或颞下窝）利用内镜放大手术野。在这种情况下，这种手术应该被称为内镜辅助经颅面切除术。

55.4 诊断检查

应进行全面的临床检查，以排除任何严重的侵犯 [额叶水肿和（或）额部皮肤固定，鼻锥畸形，硬腭肿胀，三叉神经区域感觉障碍 / 感觉异常]。应进行神经学和眼科学评估，排除眼眶和脑受累的临床症状和体征（眼球突出、结膜水肿、眼肌麻痹、溢泪、视力受损、头痛、幻觉 / 攻击性行为、癫痫、意识障碍）。内镜检查有助于评估病变的鼻内部分，尽管在估计深部和更关键的（即颅底、眼眶、上颌窦、蝶骨、翼腭窝）侵犯方面存在明显的局限性。活检应该在内镜下进行，由活检引起的炎症和出血可能会干扰影像学诊断，所以，最好在放射学检查后进行。

钆增强的 MRI 是对肿瘤局部和区域侵袭进行分期的检查方法；鉴于增强 CT 准确性较低，它作为 MRI 禁忌证（即起搏器、幽闭恐怖症）患者的选择。MRI 能更好地区分肿瘤和鼻腔分泌物，并能更好地显示肿瘤在软组织中和沿神经中的侵犯情况。尤其是在肿瘤与眼眶内容物、肿瘤与大脑之间的边界鉴别，提供了一种更准确的方法。事实上，MRI 可以识别眶周边缘并发现肿瘤的任何侵犯；同样，在 T2 加权序列中，肿瘤周围的脑水肿是大范围脑侵犯的有力预测因子（图 55.3）。

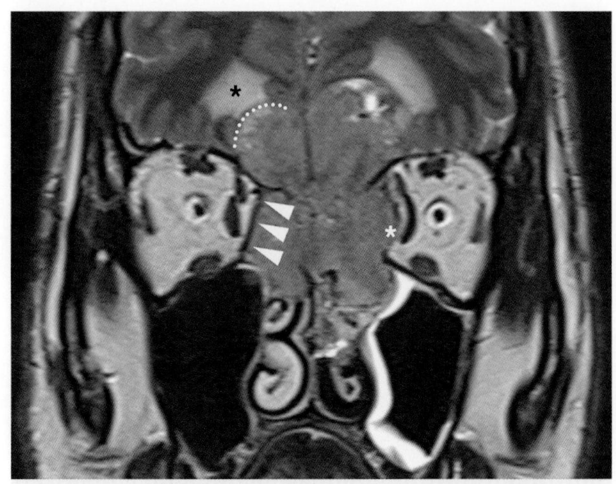

图 55.3 鼻筛未分化癌 T2 加权 MRI。肿瘤颅内部分周围的脑水肿（黑色星号）高度怀疑脑侵犯；右侧眶周（白色箭头）完好，而对侧无法辨认（白色星号），这是眼眶内容物受累的迹象

如果组织学上有高度淋巴结扩散的倾向（鼻窦未分化癌、嗅神经母细胞瘤、高级别鳞状细胞癌）和（或）MRI 发现有可疑的淋巴结转移时，颈部淋巴结应进行超声引导下细针穿刺检查。

所有病例均应排除远处转移，PET-CT 就单一的检查而言，具有最好的敏感性和特异性；全身增强 CT 和骨扫描是一个可靠的替代方案。

对于额下 / 经额开颅术，传统上对颅骨进行 6 英尺的前后 X 线检查，以获得额窦在前颅壁上形态的轮廓。目前，外科医生可以选择其他不同的方法来确定额窦的上界（见下文“经颅阶段”一节）。应该告知所有患者，如果术中单纯的鼻内镜入路遇到任何意外情况的禁忌证，可能有必要改用经面入路，因此，所有患者也应同意经颅面切除术。

55.5　手术流程

手术需要两个外科团队（神经外科和耳鼻喉科）、两名手术室护士和一名经验丰富的神经外科麻醉师。多个屏幕（用于显微镜和内镜）使手术视野能全景显示，有利于更精确地控制切除边缘，并便于手术团队成员之间的沟通。

55.6　内镜阶段

这个阶段需要使用直的和有角度的硬质内镜，一套用于内镜和颅底内镜手术的器械，一个专用钻头和一个微型刨削器。这部分切除的目的是暴露和分离肿瘤的鼻窦部分。第一步是肿瘤减容，在鼻腔中为手术操作创造足够的空间，并有助于发现肿瘤的起源。减容通常用动力设备进行，必须从病变中心开始，以使肿瘤向中心塌陷，避免对邻近黏膜造成任何损伤，因为损伤可能会增加出血，使病理组织与正常组织更难鉴别。

通过两个切口切除鼻中隔，一个与鼻底平行，这个切口应离开支撑鼻锥体的四边形软骨前部；另一个垂直切口向前连接水平切口和额嘴，其后方活动度是通过实施广泛的双侧蝶窦切除和去除蝶骨平台来实现的。建议在切除的早期分离和电凝蝶腭动脉，从而减少整个手术过程中的出血。随后进行正中额窦开放术（Draf Ⅲ或内镜下 Lothrop 手术），以完全暴露额窦后壁；或者，在经颅阶段，可从上方处理额窦底部。

筛窦的前方为额窦，后方为蝶窦，侧方为眼眶（从泪囊到眶尖），呈“整体”孤立出来。沿着骨膜下进行分离；眶纸板保留在原位，或根据病变程度包含在标本中。同样，切除可以延伸到上颌窦内侧壁、鼻泪管和（或）眶周。

筛前和筛后动脉通常在内镜阶段被电凝和切断，但是神经外科团队也可以从上面进行这个步骤。在内镜阶段结束时，通过冰冻切片检查切除的手术边缘。

55.7　经颅阶段

这个阶段需要一套显微外科器械（手术显微镜、摆锯和超声吸引器），目的是分离肿瘤的颅内部分。采取冠状切口，从颧弓水平处的耳屏前方开始，上方经过头顶，到达对侧耳屏前。这个细节非常重要，以便于获得一个非常长的带蒂的颅骨膜瓣。冠状瓣沿帽状腱膜下层分离翻起，在这一阶段，外科医生应特别注意保留面神经的额支，该支走行于颞筋膜浅层表面，在眶缘外侧壁后约 4cm（两指宽）处穿过颧弓。一个有用的方法是当解剖接近面神经额支时切开颞浅筋膜，连同冠状皮瓣将其翻起。这样，神经被包在皮瓣内，在随后的手术步骤中不会有任何损伤风险（图 55.4）。

颅骨骨膜切开甚至要在皮肤切口的后面，并向前翻起，直到暴露出眉间和眶上缘（图 55.5a）。辨认双侧眶上孔 / 切迹经，便于保护神经血管束。为了使两侧颅周骨膜瓣和眼眶内容物的最大下移，用小凿子去除眶上孔的下部（如果没有裂开的话）。Raveh 等在肿瘤手术中推广的额下入路是一种方法，因为它可以最大限度地减少大脑牵拉，从而降低发生神经系统并发症的风险[8]。然而，对于额窦气化不良或颅内巨大侵

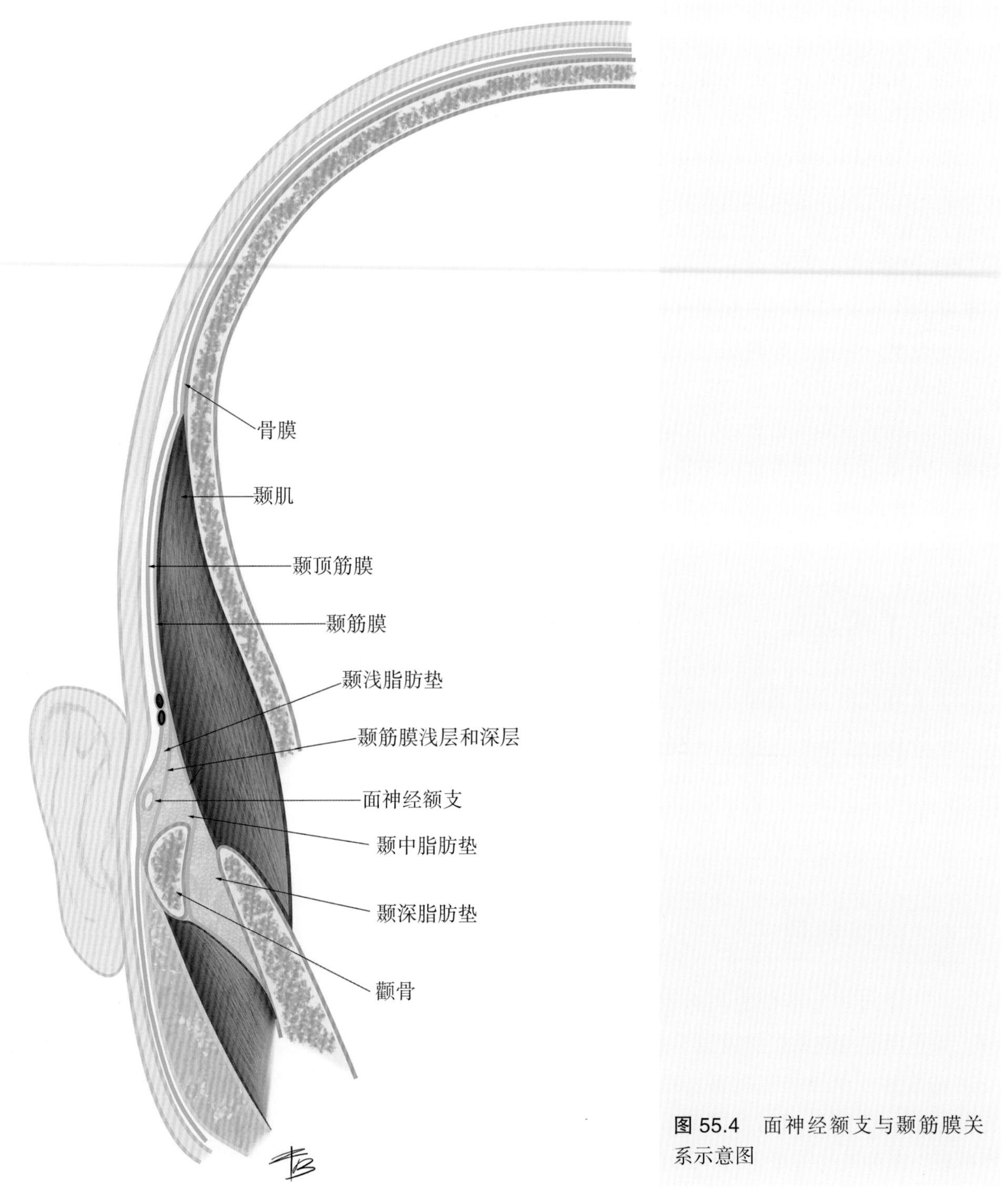

图 55.4　面神经额支与颞筋膜关系示意图

犯的患者，仍然需要标准的经额开颅术。额下开颅术的大小和形状取决于手术需要和解剖变异。额窦的边界可以通过额板或术中导航系统（如 Schipper 等所述）[9] 或简单地通过鼻腔的透照来识别（如果在内镜阶段进行了 Draf Ⅲ型额窦开放术，图 55.5b,c）。

一般而言，沿着两侧额窦的上外侧边界切开颅骨，用适当的角度（约 45°）的摆锯朝向额窦切开（图 55.5d）。包括额窦前壁和眼眶上内侧轮廓的额骨瓣按计划被移除。骨瓣的下缘是鼻腔（图 55.5e）。额窦后壁被磨除（图 55.5f）。

前颅底的硬脑膜沿眶顶广泛抬起，然后沿筛板与眶顶交界处的两侧，先横向，再纵向切开，

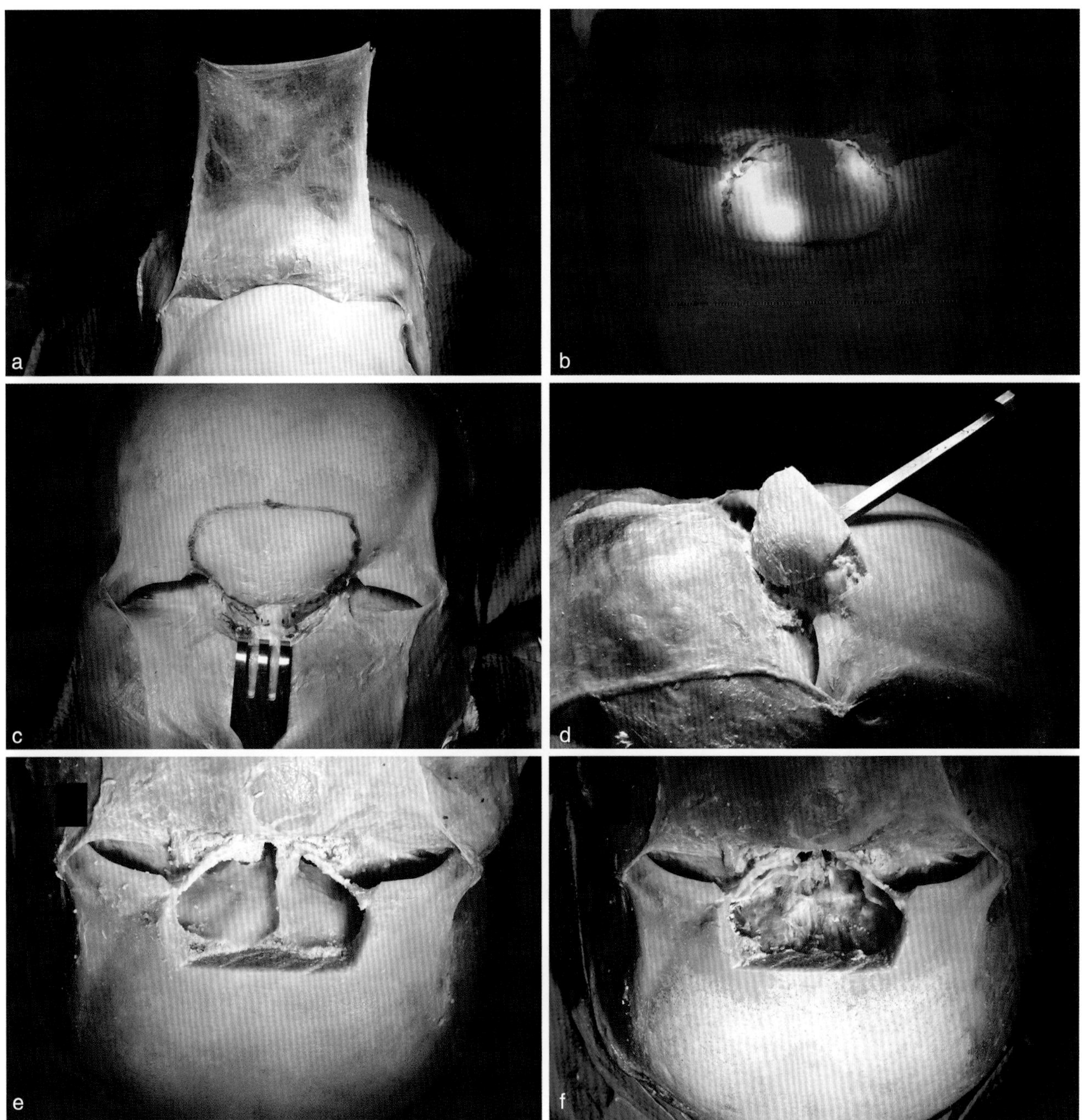

图 55.5　尸体标本上的经颅内镜入路。a. 获取颅骨膜瓣。b. 鼻内透照显示额窦的轮廓。c. 额骨切除的界限。d，e. 移除额窦前壁，暴露后壁。f. 磨除额窦后壁，暴露硬脑膜

暴露病变的硬脑膜内部分。小心地牵开额叶，在切除硬脑膜内病变时可以看到嗅球和嗅束（当没有被病灶包绕时）。如果颅内部分的肿瘤体积较大，可以通过使用超声吸引器进行内减压使其塌陷，以便于其活动。接下来，通过逐步保护性垫入棉片将肿瘤与正常脑实质和视神经分离，切除浸润的脑实质。嗅束横跨在肿瘤后方，切开硬脑膜，磨除蝶骨平台以便切除肿瘤。

55.8　颅底切除与肿瘤移除

这一阶段是 CEA 的关键部分。当切除接近颅底时，两个外科团队的恰当互动是至关重要的。肿瘤的整体切除通常是不可行的，不应勉强进行；相反，肿瘤应该以合适的有序的方式进行分块切除。因此，最重要的是利用可视化的手术视野（从上方使用显微镜，从下方使用内镜），在颅底水

平持续把控“真实”肿瘤边缘，避免零碎切除。因此，在不进入肿瘤的正常组织中切除硬脑膜和骨性颅底。标本最好经颅取出。送硬脑膜和脑实质的组织标本做冰冻切片。

55.9 重 建

外科医生可以选择不同的重建方法[10-11]。硬脑膜缺损通常通过多层重建来修复。硬脑膜内移植部分应超过缺损的30%，通常是自体移植。髂胫束在柔韧性和强度方面是最好的选择；另外，也可以使用骨膜或颞筋膜。作为一种替代方法，目前可使用不同的同种异体移植物（即基于胶原的生物相容性硬脑膜替代物）。移植物可以用纤维蛋白胶或缝线固定。

接下来，通过额骨切开处，将带蒂的颅骨膜瓣插入在残留颅底和硬脑膜之间。如果可能，最好将瓣分两层处理。用缝线将它固定在蝶骨平台后方和筛顶的外侧（如果有）。即使在重建阶段，两个外科团队之间的合作也是至关重要的。颅骨膜瓣放置的准确性需要通过内镜进行检查验证；如果没有发现脑脊液漏的迹象，则从下方用纤维蛋白胶固定。前额骨瓣用钛板和螺钉复位固定。在这一步骤中，应为颅骨膜瓣的通过留有足够的空间，避免对蒂压迫造成缺血性损伤。

然后将皮瓣复位，放置引流后分层缝合伤口。最后，轻轻填塞鼻内手术残腔。不常规留置腰大池引流管；事实上，脑脊液的搏动有助于多层成形硬脑膜重建连为一体。由于患者拔管时咳嗽和阻塞而产生的咽部正压可能引起颅内积气，一些作者主张在下鼻道鼻腔填塞物下面的下鼻道放置支撑物，这有助于防止术后即刻出现的颅内积气[12-13]。

55.10 术后护理

根据患者年龄和共病的情况，术后刚开始的12~24h内可以在重症监护室接受监护。术后3d内，患者以30°半卧位的姿势完全卧床休息。术后第1天进行脑部CT扫描以除外早期并发症。接下来的几天，仔细观察神经系统的情况。术后第1周内，应静脉输注可通过血脑屏障的第三代头孢菌素抗生素进行治疗。也需要使用镇咳药、泻药和止吐药。

鼻腔填塞物在48h内，鼻内镜指导下逐渐清除。出院时，指导患者用盐水冲洗鼻腔，避免任何可能增加胸腹压的活动（如有必要，可延长镇咳和泻药的使用时间）。按计划定期门诊鼻内镜检查，清除结痂并检查重建是否愈合良好。

55.11 并发症

脑脊液漏的治疗可以是保守治疗（卧床，腰大池引流）或手术（局部麻醉或全身麻醉下），这取决于漏的具体情况和患者的情况。根据我们的经验，脑脊液漏通常是很轻微的，通常可以通过保守措施或局部麻醉下创伤小的方法进行修复。因此，除非出现神经系统并发症（如高血压性气颅）或明显的重建失败迹象（即颅骨膜瓣坏死），否则不建议进行任何侵入性的、紧急手术再修补。开颅术后CT扫描常能发现一定程度的颅内积气。最重要的是要排除进行性加重和脑移位。大多数情况下，通过围手术期抗生素可以预防脑膜炎。脑水肿、颅内脓肿和血肿会引起神经系统症状，这些可通过影像学诊断，需与神经外科医生共同进行处理。

腰大池引流术患者中出现神经源性成人呼吸窘迫综合征已被描述过，在停止引流后数小时内症状有所改善[13]。额骨骨髓炎是一种晚期并发症，在这个患者群体中，多数常常由于辅助放射治疗需要长期抗生素治疗，持续不愈的病例需手术清创。其他可能的并发症包括视力障碍、眶上部麻木和鼻出血。

围手术期死亡率不可忽略（高达4%），略低于颅面外科手术报道的死亡率[3,14-15]。

55.12 肿瘤学结果

平均随访65个月后，我们的CEA组（34例）

的 5 年总生存率、特定疾病生存率和无复发生存率分别为 51.2%、49.3% 和 33.6%（未发表数据）。在 MD 安德森癌症中心的 27 例病例的 CEA 中，平均随访 37 个月后的 5 年总生存率约为 75%[15]，而在一个样本的颅面切除术后患者中，生存率分别为 48.3%、53.3% 和 45.8%[16]。在我们的病例中，CEA 的不良预后可能由于治疗选择导致的偏差而产生的，因为只有非常晚期的肿瘤，大部分是脑侵犯患者才用这种方法治疗。

（王春红　译，刘庆国　校）

参考文献

[1] Yuen AP, Fung CF, Hung KN. Endoscopic cranionasal resection of anterior skull base tumor. Am J Otolaryngol, 1997, 18(6):431–433

[2] Castelnuovo PG, Belli E, Bignami M, et al. Endoscopic nasal and anterior craniotomy resection for malignant nasoethmoid tumors involving the anterior skull base. Skull Base, 2006,16(1):15–18

[3] Nicolai P, Battaglia P, Bignami M, et al. Endoscopic surgery for malignant tumors of the sinonasal tract and adjacent skull base: a 10-year experience. Am J Rhinol, 2008, 22(3):308–316

[4] Nicolai P, Schreiber A, Bolzoni Villaret A, et al. Intestinal type adenocarcinoma of the ethmoid: Outcomes of a treatment regimen based on endoscopic surgery with or without radiotherapy. Head Neck, 2016, 38 Suppl 1:E996–E1003

[5] Nicolai P, Tomenzoli D, Lombardi D, et al. Different endoscopic options in the treatment of inverted papilloma. Oper Tech Otolaryngol, 2006, 17 (2):80–86

[6] Bossi P, Saba NF, Vermorken JB, et al. The role of systemic therapy in the management of sinonasal cancer: a critical review. Cancer Treat Rev, 2015, 41(10):836–843

[7] Batra PS, Citardi MJ, Worley S, et al. Resection of anterior skull base tumors: comparison of combined traditional and endoscopic techniques. Am J Rhinol, 2005, 19(5):521–528

[8] Raveh J, Laedrach K, Speiser M, et al. The subcranial approach for frontoorbital and anteroposterior skull-base tumors. Arch Otolaryngol Head Neck Surg, 1993, 119(4):385–393

[9] Schipper J, Maier W, Arapakis I, et al. Navigation as a tool to visualize bone-covered hidden structures in transfrontal approaches. J Laryngol Otol, 2004, 118(11):849–856

[10] Eloy JA, Marchiano E, Vázquez A, et al. Management of skull base defects after surgical resection of sinonasal and ventral skull base malignancies. Otolaryngol Clin North Am, 2017, 50(2):397–417

[11] Sigler AC, D'Anza B, Lobo BC, et al. Endoscopic skull base reconstruction: an evolution of materials and methods. Otolaryngol Clin North Am, 2017, 50(3):643–653

[12] Buchmann L, Larsen C, Pollack A, et al. Endoscopic techniques in resection of anterior skull base/paranasal sinus malignancies. Laryngoscope, 2006, 116(10):1749–1754

[13] Devaiah AK, Larsen C, Tawfik O, et al. Esthesioneuroblastoma: endoscopic nasal and anterior craniotomy resection. Laryngoscope, 2003, 113(12):2086–2090

[14] Ganly I, Patel SG, Singh B, et al. Complications of craniofacial resection for malignant tumors of the skull base: report of an International Collaborative Study. Head Neck, 2005, 27(6):445–451

[15] Hanna E, DeMonte F, Ibrahim S, et al. Endoscopic resection of sinonasal cancers with and without craniotomy: oncologic results. Arch Otolaryngol Head Neck Surg, 2009, 135(12):1219–1224

[16] Ganly I, Patel SG, Singh B, et al. Craniofacial resection for malignant paranasal sinus tumors: Report of an International Collaborative Study. Head Neck, 2005, 27(7):575–584

第 56 章 颅底恶性肿瘤的开放与内镜手术入路对比

Valerie J. Lund, David J. Howard

摘　要

本章节讨论累及鼻腔顶壁、筛窦、蝶窦和额窦的恶性鼻窦肿瘤最佳手术入路选择的影响因素，其中包括肿瘤的组织学，医生对疾病自然进程的理解和医生本身的技术能力。肿瘤的确切起源、累及范围，特别是其与硬脑膜、脑组织、重要血管结构、眶骨膜及眶内容物的关系，均是重要的预后信息，并决定最佳手术入路的选择。手术操作本身相关并发症、充分切除病变的技能以及处理可能发生的严重并发症的能力，三者之间的权衡是不可避免的。原则上，任何手术都应以治愈为目的。出于对颅底修补范围的考虑，开放手术也许会延缓辅助放化疗的应用。通常情况下，不管采取何种手术入路和治疗措施，只要肿瘤被切除并进行终身随访，处于相同肿瘤分期的患者，其生存率是一样的。但是，内镜手术患者的住院时间、并发症和围手术期死亡率明显降低；同时恶性黑色素瘤患者生存期明显延长。尽管如此，如一件外套不会适合所有人一样，手术必须个性化。治疗鼻窦恶性肿瘤的医生必须理解其病理并提供全方位的手术策略选择。

关键词

颅底，鼻窦恶性肿瘤，内镜，颅面切除

内容要点

· 肿瘤的范围和性质决定了手术入路的选择，而不是其他因素。

· 内镜入路切除恶性肿瘤的手术医生必须熟悉特定组织病理的自然进程，并提供全方位的手术策略选择。

· 患者需要被充分告知目前存在的治疗方案。

· 开放和内镜手术的患者都应接受相同的长期密切随访。

· 部分肿瘤（如嗅神经母细胞瘤），比其他肿瘤（如鳞状细胞癌），更适合采取治愈性内镜切除手术。

· 内镜手术应与开放手术一样以治愈为目的，除非进行姑息性治疗，否则不应单纯行减容手术。

· 内镜切除的主要优势是低并发症，但也会出现严重的难以处理的并发症（如严重出血）。

· 对于此类罕见肿瘤的治疗，准确且长期的资料收集有利于不同手术入路的比较。

56.1　引　言

在头颈部恶性病变中，位于鼻部和鼻窦累及颅底的恶性肿瘤是最具有挑战性的难题之一。原因在于病例罕见，任何个人或机构都难以募集大量的患者并积累丰富的治疗经验。同时，因为病变组织类型的多样性增加了问题的复杂性[1]。

大部分肿瘤采取单独手术或联合放疗和(或)化疗进行处理。因为患者早期症状相对轻微，其就诊时肿瘤范围已很广，并侵及周围结构，如颅腔或眶部。这限制了以治愈为目的的手术的实施。内镜技术（内镜鼻窦手术）正逐渐被广泛应用，其结果需要与以往的开放手术，如经颅面切除手术相对比。早期内镜手术治疗组患者的数目、肿瘤类型、随访时间都较少，因此，这种对比难以开展。现在已有文献报道较大宗的前瞻性内镜手术研究结果。尽管如此，远期随访仍是关键，因为许多鼻窦恶性肿瘤可在多年后复发。手术入路的选择是本章节的主题。

56.2 肿瘤类型

如前所述，该区域肿瘤组织学多样性十分普遍。各肿瘤都有其自然病史，并影响治疗策略的选择。例如，相比于更具侵袭性的鳞癌，腺癌与正常组织间往往有相对清晰的分离界面，因此，腺癌比鳞癌更适合内镜入路 [2]。

嗅神经母细胞瘤，术前最详细的影像学检查都难以发现存在累及嗅球和嗅束的微小病灶 [3]。这种肿瘤最好采取经颅面手术，可以保障该部位肿瘤的完全切除，并第一时间提供准确分期 [4]。但是，内镜经鼻入路切除嗅球和嗅束在技术上具有可行性，因此单独经鼻内镜手术亦可用于切除嗅神经母细胞瘤 [5-10]。目前有大宗队列研究和综述提示，对于肿瘤局限的病例，内镜入路可取得与传统经颅面手术相似的结果 [11-13]。

研究发现，行经颅面手术根据病变范围确定其发展阶段，早期仅对累及嗅球和嗅束的病变实行放疗；但随后研究发现，即使更小的病变，未接受放疗的个体复发率明显升高（28% *vs* 4%）[14]。因此，无论肿瘤的累及范围大小，联合治疗是必要的。对于未建议患者行包括放疗等后续治疗的内镜手术医生而言，无论手术过程如何，都要确信联合治疗效果。我们的经验提示，对于小范围的肿瘤经内镜切除后，很少在嗅球上发现微小病变。最新的报道甚至提示，对于选择病例，可保留一侧或双侧嗅球以保存嗅觉 [15]。当然，这样也许要承受术后放疗的痛苦。

另外一种具有神秘自然病程的上皮肿瘤是腺样囊性癌，其沿神经外周淋巴管侵袭，可导致广泛栓塞性播散，患者终生存在首次或再次复发的风险。既往曾争论，患者应实行最大可能的根治手术。尽管如此，长期研究发现此类患者几年甚至几十年后疾病仍会复发。因此，选择并发症更少、更微创的手术入路，如内镜经鼻入路，得到了已发表研究的支持 [9]。

鼻窦黏膜的恶性黑色素瘤是难以预测、变化无常的肿瘤。有的患者仅存活数周，有的可与其共生数年。整体而言，既往一项大型前瞻性队列研究发现，其 5 年生存率仅 28%[16]。对于行颅面手术的患者而言，无论病变累及范围大小，预后似乎更差，但研究表明患者预后与手术入路并无关系。因此，近几十年，对于此类肿瘤多采取内镜入路 [9,17]。新近研究发现，内镜切除后平均生存时间较开放手术明显延长，且与肿瘤累及范围无关 [16]。确切原因尚不清楚，但内镜手术低并发症，住院时间短，无须输血，对宿主与肿瘤间免疫平衡的影响最小。这方面对于有其他共病的老年患者尤其重要。

软骨肉瘤是一种惰性但不可阻挡，任何入路均难以切除的肿瘤。肿瘤呈多灶性，可解释多年后与原发病灶相距较远的颅底部位复发的原因，因此建议实行经颅面入路。但有人同样会持有不同观点，对于内镜经鼻手术可抵达的病变，较高的放大倍数并应用精确的高速磨钻是其手术的优势；尤其对于累及眶尖的病变，是内镜经鼻手术展现其自身价值的领域 [18]。

最新综述报道 43 例软骨肉瘤手术 [24 例颅面切除，10 例其他开放手术（面中部掀翻法，外鼻切除，上颌窦切除等），9 例内镜切除] 随访 6~232 个月 [19]。颅面手术的 5 年生存率为 94%，10 年为 56%，15 年为 37%[19-20]。在其他开放手术中，随访 60~120 个月，5 年生存率为 60%，10 年降至 35%，而内镜手术患者则全部存活（随访 12~100 个月）。当然，这和基线时不同患者的肿瘤大小有关。但仍能表明，对于合适的病例，内镜入路是优选。

56.3 肿瘤部位

经鼻内镜入路最有意义的一面是可以对肿瘤起源部位一探究竟。影像上充满鼻腔，侵蚀颅底的大体积肿瘤，有时仅起源于易于切除的小片黏膜，如中鼻甲（图 56.1）。内镜手术对通常肿瘤起源部位的一些预见提出了挑战 [21]。

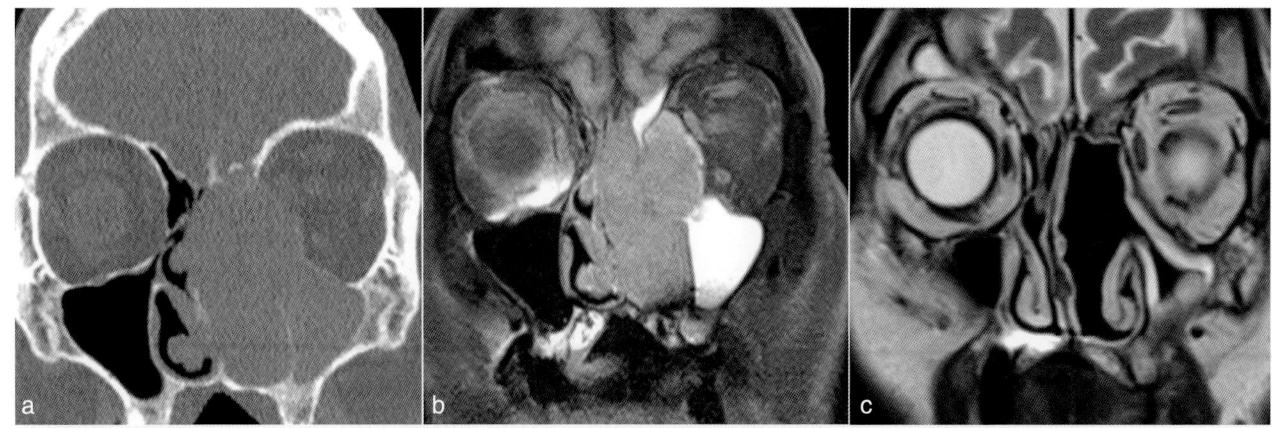

图 56.1 起源于中鼻甲前部小片黏膜的巨大腺癌。a. 冠状位 CT 扫描。b.T2 MRI。c. 术后 2 年 MRI

CT 与 MRI 的联合应用为区别肿瘤、炎症、纤维化和分泌物提高了准确性[22]，但仍需要通过术中大体结构的确认，且常需要冰冻切片结果验证。因此，若手术设备条件允许，患者可同时签署内镜经鼻和颅面手术的知情同意书，以内镜手术开始，需要时可转化为开放手术。若病例选择合适，出现上述情况的概率较小。

56.4 肿瘤累及范围

在讨论内镜切除累及颅底的鼻窦恶性肿瘤时，我们应该明确，手术不是以减压为目的，而是要试图进行治愈性切除。这意味着要全切肿瘤及正常组织边缘。排除技术因素，颅面手术（如外鼻切开）的主要优势是可以做由病变范围所决定的整块切除，如包括筛凹和邻近结构在内的筛窦切除[20]。而对内镜经鼻手术的诟病之一便是其不可避免地分块切除。实际上，颅面手术亦常行分块切除，肿瘤主体切除后，为确保边缘清除彻底，需对瘤床进行进一步清理。因此，鉴于局部解剖结构复杂性的特殊限制，整块切除远没有彻底切除重要[23]。

针对该区域病变，单纯内镜手术的可及范围有一定的技术局限性，主要是向眶顶外侧的跨越。一条重要原则，起源或扩展至眶中点线外侧的病变难以经鼻内镜入路安全探及。因此，需要联合或由开放操作替代。累及后下方的病变，内镜手术可作为开放手术的合理替代。广泛累及硬脑膜的视交叉区域肿瘤优先选择联合入路（图 56.2）。

对于部分累及上颌窦前壁的肿瘤，内镜难以探及，对于向后方累及翼突区域的病变，极难以明确界面。尤其对于上颌窦的鳞状细胞癌，在此区域单纯应用内镜试图获得清晰边界，技术上几乎不可能；需要联合入路，如面中部掀起的扩大上颌窦切开联合内镜手术。与此类似，单纯由于技术因素，对于累及额窦前壁，起源于泪囊并累及前筛和鼻腔，甚至向前累及内眦区域的恶性肿瘤，难以通过内镜入路予以解决（图 56.3，图 56.4）。

多年的内镜下眶减压手术经验表明大部分的内侧眶骨膜可以内镜切除[24]；结合我们在颅面切除手术中保护眼球的经验提示，只要肿瘤未累及眶内容物，肿瘤学角度认为本该需要摘除眼球的患者，内镜入路均可安全开展。因此，眶骨膜本身的累及并不是内镜手术的禁忌证，而应由冰冻切片结果决定。对于特定病例，内镜手术需与眶清扫术相结合。经上颌窦上壁（如经眶下孔）侵入眶内的病变，一旦出现眶内累及，包括脂肪和（或）眼外肌，即存在挑战。若要治愈，更大范围的根治手术是必需的。

通过硬脑膜向上扩展入颅内是本书其他章节讨论的内容。对肿瘤追踪切除到何种程度取决于多种因素，尤其是术者经验、肿瘤类型和患者并发症。这些限制因素仍存在争议，对于某团队的上限不一定适用于其他团队。

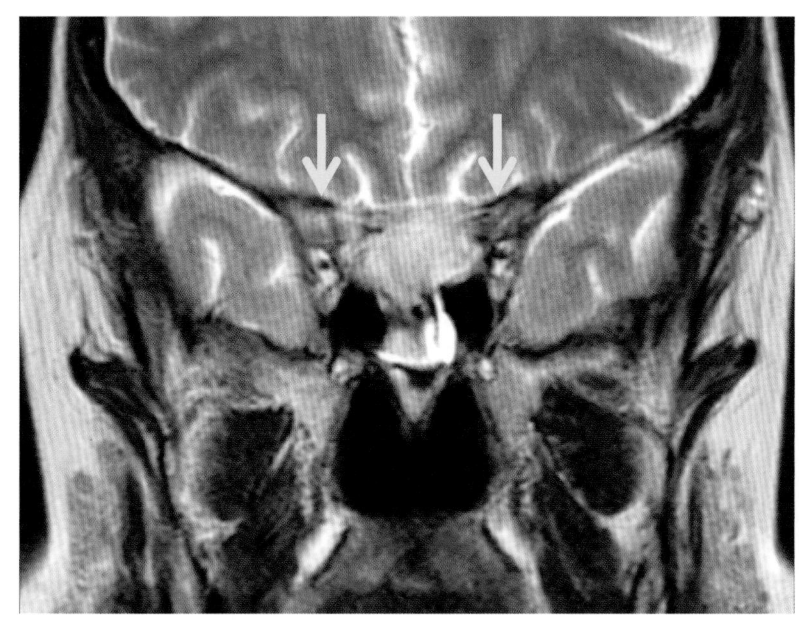

图 56.2　嗅神经母细胞瘤在 T2 像上显示向后上方扩展超过蝶轭，抵近眶尖和视交叉，伴广泛硬脑膜受累（箭头）

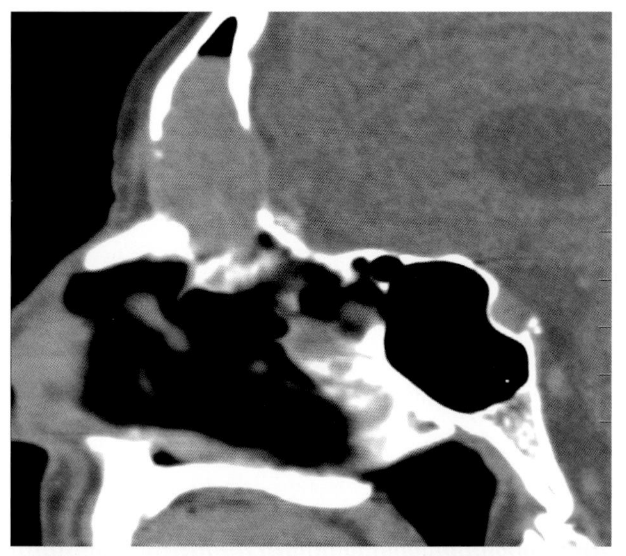

图 56.3　矢状位 CT 图像显示扩展入额窦并侵蚀其前后骨壁的腺癌

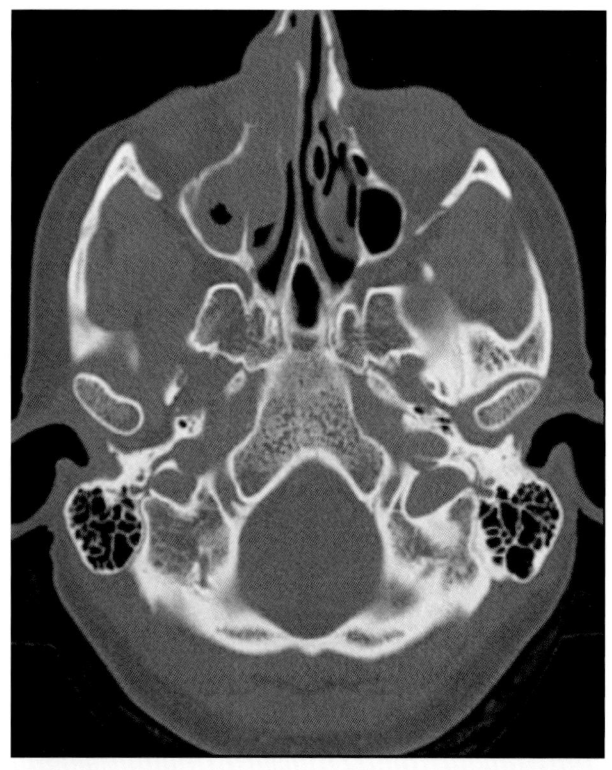

图 56.4　轴位 CT 图像显示泪囊起源的移行上皮细胞癌累及右侧鼻腔和上颌窦前部

56.5　并发症处理与减少后遗症

选择开放入路而非内镜手术的主要考量包括操作相关并发症以及处理潜在并发症的能力。修复材料虽各不相同，内镜下脑脊液漏修补和颅底缺损重建成功率却日益增长，这就为扩展内镜切除该部位肿瘤开辟了道路[8,26-27]。切除越来越大范围病变所导致的缺损，限制了部分修复材料的应用，同时促进了其他技术方法的发展，包括带蒂中隔瓣，其增加了内镜下修补硬脑膜缺损的尺寸[28]。脑脊液漏仍是潜在难题，需要大的筋膜或颅骨膜瓣，后者最好通过开放入路置入术区。

内镜手术最难处理的并发症是严重出血。根据肿瘤类型可做预判，例如嗅母细胞瘤和恶性黑色素瘤均富血供，可累及大血管或海绵窦。部分病例术前栓塞可获益。大部分病例，若发生严重出血，经颅面手术可提供更充分的显露。促进经颅面手术入路也恰恰由于许多医生担心颈内动脉出血而得到了促进[29]。许多研究中心发表了内镜下处理此类事件的方案。因此，对于经鼻内镜手术而言，严重出血是相对而非绝对禁忌证[30]。

理论上讲，开放手术和内镜操作相关的并发症是一样的；但临床实践中，内镜经鼻手术的并发症明显更低[9-10]。尽管部分经颅面手术呈低并发症和低死亡率[20,31]，但在切除相当组织数量的病变时，内镜经鼻手术固有的微创特性使得附带损伤更小，可明显缩短手术时间和住院时间[10,17,32]。

56.6 预后因素

首次治疗已采取最佳选择的患者，我们需要了解影响其结局的预后因素[33]。有关经颅面手术的长期大规模前瞻性研究的多因素分析结果显示，累及硬脑膜、脑组织，累及眶部以及肿瘤类型是最重要的预后因素。因此，我们必须选择最佳的手术入路[20,29]。若内镜和开放手术均可满足标准，则任选其一。若有疑虑，我们应该做好从一种转化为另一种入路的准备，联合传统开颅及从下方的内镜手术（参见第 54 章）[34-36]。

56.7 辅助抗肿瘤药物治疗

在不同的治疗中心，鼻窦恶性肿瘤患者通常在术前或术后会接受放化疗。按照我们的经验，经颅面手术之后，为减少颅底修补的相关问题，通常延迟进行放化疗[20]。虽然这种延迟是否会影响患者预后尚未确定，但对于颅底缺损修补范围相当小的内镜经鼻手术患者而言，放化疗并非禁忌。

鼻窦未分化的恶性肿瘤，初期的放化疗抵消了手术全切的必要性。我们推荐采用并发症低，术野宽敞的内镜切除手术，以巩固抗肿瘤药物治疗的有效性。

56.8 术后随访

对各种技术的描述超出本章讨论范围，另有详述[1,37]。无论采取何种手术入路，所有的病例都必须进行积极的长期随访，以确保残余或复发病变的早期发现。经颅面切开手术后可再行内镜切除。患者需要在门诊行常规内镜检查和以多层增强 MRI 为主的治疗后影像检查，或根据肿瘤类型和影像检查结果进行麻醉下的正规复查。已设计出多种随访流程，图 56.5 为作者推荐的随访流程。

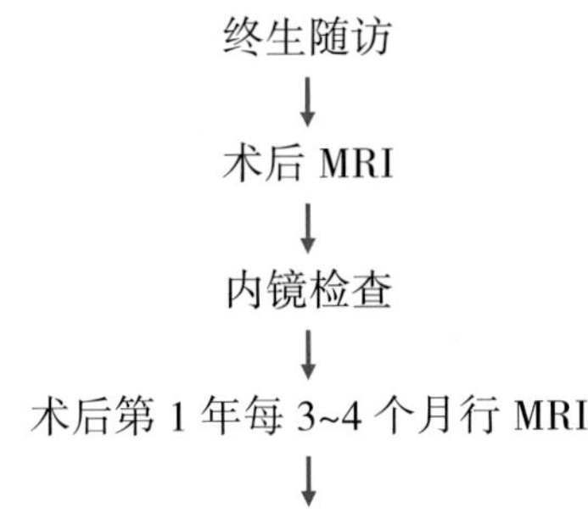

图 56.5 鼻窦恶性肿瘤术后随访流程（经 Lund 允许引用[8]）

56.9 预 后

对于累及前颅底的恶性鼻窦肿瘤，经颅面切除手术已明显改善患者预后，部分患者生存时间延长 1 倍（表 56.1，表 56.2）。但是晚期复发是这类肿瘤的一大特点，因此，以 5 年生存率作为治愈标准仍不可靠。实际上，若无其他干预措施，某些类型的肿瘤（如腺样囊性癌）患者大多死于肿瘤本身。鉴于肿瘤的罕见性、种类和累及范围不同，现仍难以将开放手术与内镜手术做直接比较，而需要准确资料的协同收集[38]。尽管如此，正如文献报道，越来越多的患者通过治愈性内镜切除手术可获得同样好的效果[5-10,17,32,39]。总之，本章节不是开放手术与内镜技术的简单对比，而是基于多种因素考量的手术策略的选择，而最重要的考量因素便是全切肿瘤[40]。我们应该承认在世界上许多地方，内镜技术尚未推广，对于疾病处于进展期的患者而言，行传统开放手术的需求，仍会在未来延续多年（图 56.6）。

表 56.1 颅面手术中确切的整体生存率及不同组织类型的个体生存率[20]

组织学类型	5 年	10 年	15 年	患者数量
恶性	59%	40%	33%	259
腺癌	58%	40%	33%	62
嗅神经母细胞瘤	74%	50%	40%	56
鳞癌	53%	35%	35%	34
软骨肉瘤	94%	56%	37%	24
腺样囊性癌	61%	31%	31%	19

表 56.2 内镜手术：两组的整体生存率及不同组织类型的个体生存率

组织学类型	5 年		患者数量	
	Lund 和 Wei 组[10]	Higgins 等组[39]	Lund 和 Wei 等组[10]	Higgins 等组[39]
恶性肿瘤	84%	88%	140	56
腺癌	79%	80%	19	10
嗅神经母细胞瘤	97%	93%	36	29
恶性黑色素瘤	56%	—	33	—

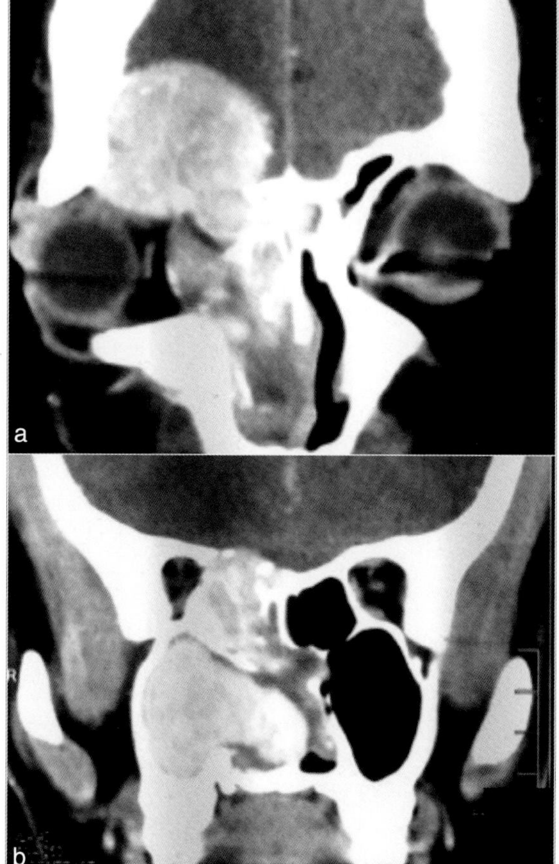

图 56.6 来自非洲西部地区的巨大软骨肉瘤患者，冠状位 CT 像示肿瘤达右侧眶部中线外侧

（曲彦明 译，汤文龙 校）

参考文献

[1] Lund V, Howard D, Wei W. Tumors of the Nose, Sinuses and Nasopharynx. New York, NY: Thieme, 2014

[2] Lund VJ, Chisholm EJ, Takes RP, et al. Evidence for treatment strategies in sinonasal adenocarcinoma. Head Neck, 2012, 34(8):1168–1178

[3] Harrison D. Surgical pathology of olfactory neuroblastoma. Head Neck Surg, 1984, 7(1):60–64

[4] Dulguerov P, Allal AS, Calcaterra TC. Esthesioneuroblastoma: a meta-analysis and review. Lancet Oncol, 2001, 2(11):683–690

[5] Walch C, Stammberger H, Anderhuber W, et al. The minimally invasive approach to olfactory neuroblastoma: combined endoscopic and stereotactic treatment. Laryngoscope, 2000,110(4):635–640

[6] Dave SP, Bared A, Casiano RR. Surgical outcomes and safety of transnasal endoscopic resection for anterior skull tumors.Otolaryngol Head Neck Surg, 2007, 136(6):920–927

[7] Podboj J, Smid L. Endoscopic surgery with curative intent for malignant tumors of the nose and paranasal sinuses. Eur J SurgOncol, 2007, 33 (9):1081–1086

[8] Lund VJ, Stammberger H, Nicolai P, et al. European Rhinologic Society Advisory Board on Endoscopic Techniques in the Management of Nose, Paranasal Sinus and Skull Base Tumours. European position paper on endoscopic management of tumours of the nose, paranasal sinuses and skull base.RhinolSuppl, 2010, 22 Suppl 22:1–143

[9] Nicolai P, Castelnuovo P, BolzoniVillaret A. Endoscopic resection of sinonasal malignancies. CurrOncol Rep,

2011, 13(2):138–144

[10] Lund VJ, Wei WI. Endoscopic surgery for malignant sinonasaltumours: an eighteen year experience. Rhinology, 2015, 53(3):204–211

[11] Rimmer J, Lund VJ, Beale T, et al. Olfactory neuroblastoma: a 35-year experience and suggested follow-up protocol. Laryngoscope, 2014, 124(7):1542–1549

[12] Fu TS, Monteiro E, Muhanna N, et al. Comparison of outcomes for open versus endoscopic approaches for olfactory neuroblastoma: A systematic review and individual participant data meta-analysis. Head Neck, 2016, 38 Suppl 1:E2306–E2316

[13] Nalavenkata SB, Sacks R, Adappa ND, et al. Olfactory neuroblastoma: fate of the neck–a long-term multicenter retrospective study. Otolaryngol Head Neck Surg, 2016, 154(2):383–389

[14] Lund VJ, Howard D, Wei W, et al. Olfactory neuroblastoma: past, present, and future? Laryngoscope, 2003, 113(3):502–507

[15] Tajudeen BA, Adappa ND, Kuan EC, et al. Smell preservation following endoscopic unilateral resection of esthesioneuroblastoma: a multi-institutional experience. Int Forum Allergy Rhinol, 2016, 6(10):1047–1050

[16] Lund V, Chisholm E, Howard D, et al. Sinonasal malignant melanoma: an analysis of 115 cases assessing outcomes of surgery, postoperative radiotherapy and endoscopic resection. Rhinology, 2012, 50(2):203–210

[17] Hanna E, DeMonte F, Ibrahim S, et al. Endoscopic resection of sinonasal cancers with and without craniotomy: oncologic results. Arch Otolaryngol Head Neck Surg, 2009, 135(12):1219–1224

[18] Lund VJ, Rose GE. Endoscopic transnasal orbital decompression for visual failure due to sphenoid wing meningioma. Eye (Lond), 2006,20(10):1213–1219

[19] Ferguson M, Howard D, Lund V. SinonasalChondrosarcoma; Natural History and Management. Cardiff: British Skull Base Society, 2016: Abstract

[20] Howard DJ, Lund VJ, Wei WI. Craniofacial resection for tumors of the nasal cavity and paranasal sinuses: a 25-year experience. Head Neck, 2006, 28 (10):867–873

[21] Jankowski R, Georgel T, Vignaud JM, et al. Endoscopic surgery reveals that woodworkers' adenocarcinomas originate in the olfactory cleft. Rhinology, 2007, 45(4):308–314

[22] Madani G, Beale TJ, Lund VJ. Imaging of sinonasal tumors.Semin Ultrasound CT MR, 2009, 30(1):25–38

[23] Robbins KT, Bradford CR, Rodrigo JP, et al. Removing the taboo on the surgical violation (cut-through) of cancer. JAMA Otolaryngol Head Neck Surg, 2016, 142(10):1010–1013

[24] Lund VJ, Larkin G, Fells P, et al. Orbital decompression for thyroid eye disease: a comparison of external and endoscopic techniques. J LaryngolOtol, 1997, 111(11):1051–1055

[25] Suárez C, Ferlito A, Lund VJ, et al. Management of the orbit in malignant sinonasal tumors. Head Neck, 2008, 30(2):242–250

[26] Lund VJ. Endoscopic management of cerebrospinal fluid leaks. Am J Rhinol, 2002, 16(1):17–23

[27] Zuckerman J, Stankiewicz JA, Chow JM. Long-term outcomes of endoscopic repair of cerebrospinal fluid leaks and meningoencephaloceles. Am J Rhinol, 2005, 19(6):582–587

[28] Pinheiro-Neto CD, Prevedello DM, Carrau RL, et al. Improving the design of the pediclednasoseptal flap for skull base reconstruction: a radioanatomic study. Laryngoscope, 2007,117(9):1560–1569

[29] Ganly I, Patel SG, Singh B, et al. Complications of craniofacial resection for malignant tumors of the skull base: report of an International Collaborative Study. Head Neck, 2005, 27(6):445–451

[30] Kassam A, Snyderman CH, Carrau RL, et al. Endoneurosurgical hemostasis techniques: lessons learned from 400 cases. Neurosurg Focus, 2005, 19(1):E7

[31] Ganly I, Patel SG, Singh B, et al. Craniofacial resection for malignant paranasal sinus tumors: report of an international collaborative study. Head Neck, 2005, 27(7):575–584

[32] Eloy JA, Vivero RJ, Hoang K, et al. Comparison of transnasal endoscopic and open craniofacial resection for malignant tumors of the anterior skull base. Laryngoscope, 2009, 119(5):834–840

[33] Camp S, Van Gerven L, Poorten VV, et al. Long-term follow-up of 123 patients with adenocarcinoma of the sinonasal tract treated with endoscopic resection and postoperative radiation therapy. Head Neck, 2016, 38(2):294–300

[34] Thaler ER, Kotapka M, Lanza DC, et al. Endoscopically assisted anterior cranial skull base resection of sinonasal tumors. Am J Rhinol, 1999, 13（4）:303–310

[35] Batra PS, Citardi MJ, Worley S, et al. Resection of anterior skull base tumors: comparison of combined traditional and endoscopic techniques. Am J Rhinol, 2005, 19(5):521–528

[36] Yuen AP, Fan YW, Fung CF, et al. Endoscopic-assisted cranionasal resection of olfactory neuroblastoma. Head Neck, 2005, 27(6):488–493

[37] Lund VJ, Howard DJ. Nose and sinuses//Watkinson J, Gilbert R, eds. Stell and Maran's Textbook of Head and Neck Surgery and Oncology. London: Hodder Arnold, 2012:754–779

[38] Trimarchi M, Lund VJ, Nicolai P, et al. Database for the collection and analysis of clinical data and images of neoplasms of the sinonasal tract. Ann OtolRhinolLaryngol, 2004, 113(4):335–337

[39] Higgins TS, Thorp B, Rawlings BA, et al. Outcome results of endoscopic vs craniofacial resection of sinonasal malignancies: a systematic review and pooled-data analysis. Int Forum Allergy Rhinol, 2011, 1(4):255–261

[40] Lund VJ, Clarke PM, Swift AC, et al. Nose and paranasal sinus tumours: United Kingdom National Multidisciplinary Guidelines. J LaryngolOtol, 2016, 130 S2:S111–S118

第 57 章 经鼻内镜下鼻咽切除术的解剖与外科应用

Ronaldo Nunes Toledo, Paula Angélica Lorenzon Silveira, Renan Bezerra Lira, Luiz Paulo Kowalski

摘　要

经鼻内镜下鼻咽切除术已成为鼻咽部复发性恶性肿瘤或初次放化疗后残留病灶的有效救治选择。对于放化疗不敏感的肿瘤，如唾液腺腺瘤和癌、黑色素瘤和肉瘤等，也可首选手术。目前应用最广泛的术式是内镜下经翼突鼻咽切除术，该术式分为 4 步：①建立鼻腔鼻窦通道以暴露病灶，并在黏膜瓣不受肿瘤影响的情况下，行双鼻腔协同操作，制作鼻中隔黏膜瓣覆盖暴露区域；②经翼突阶段包括切除翼腭窝和蝶骨翼突，暴露翼肌组织和咽鼓管；③病灶连同咽鼓管内侧部分及邻近结构的整体切除；④用带蒂黏膜瓣覆盖暴露区域。对于较晚期的肿瘤，肿瘤向外扩展到颞下窝或咽旁间隙并累及眼眶或颅内，则需联合入路。在这种情况下，外入路联合内镜手术，使病灶更易切除，并能达到切缘阴性的完全切除。内镜经鼻经翼突鼻咽切除术，单独或联合其他外部入路，在早期和晚期肿瘤的治疗中都取得了令人鼓舞的结果，其住院时间更短，并发症更少，特别是患者的预期寿命得到了提高。

关键词

鼻咽，鼻咽切除术，内镜经翼突入路，翼腭窝，颞下窝，鼻咽癌，咽鼓管，解剖学，颈内动脉。

内容要点

· 大多数鼻咽恶性肿瘤，特别是癌，采用放疗和化疗治疗。鼻咽切除术主要用于初始治疗后复发或局部残留病灶的补救方式，此外，对于考虑为放化疗抗拒的患者，鼻咽切除术也是首选的治疗方法。

· 手术的第一步是建立鼻腔鼻窦通道：包括完整的鼻窦切除术，鼻中隔后部切除术和上颌窦内侧切除术，暴露病灶并由两位外科医生行双鼻腔协同操作。

· 翼管神经是识别颈内动脉和破裂孔最重要的标志，它标志着鼻咽癌切除术的上外侧边界。

· 翼外板是经翼突入路进入鼻咽的重要解剖标志。于该部位进行内侧切除时发生严重颞下窝或咽旁间隙区域血管损伤的风险较低。

· 向外扩展范围大，累及下颌神经（V3）、咽鼓管峡部和颈内动脉的病灶可通过联合入路（颅面，经颈，内镜）进行切除。

· 即使在补救手术后，对于切缘可疑阳性或硬脑膜和神经受累的晚期病例，单独再次放疗或放疗联合化疗也起重要作用。

57.1 引　言

鼻咽位于鼻腔后部，是良性肿瘤的常见起源地，如血管纤维瘤、小涎腺腺瘤、神经纤维瘤和良性囊肿。然而，该区域最常见的病变是恶性肿瘤。其中最常见的是鳞状细胞癌，WHO 将其分为 3 个类型：WHO Ⅰ，角化性鳞状细胞癌；WHO Ⅱ，分化型非角化性癌；WHO Ⅲ，未分化型非角化性癌[1]。在流行地区，人类疱疹病毒 4（EB 病毒）早期感染与这些肿瘤的发生有关，特别是非角化性、分化型或未分化型癌。

根据肿瘤的临床分期，鳞状细胞癌的标准治疗是单独放疗或联合化疗。文献显示，在过去几十年间临床疗效得到改善，5 年无瘤生存率区间一般为 30%~95%。这种生存率的巨大差异性是由于临床分期、肿瘤组织学分级、不同的放化疗策略以及地区差异引起[2-3]。相反，生存率的提高在很大程度上依赖于早期诊断和及时治疗，放疗计划的改进，以及全身化疗的合并使用[4]。

肿瘤残留及其复发的处理是可实行的，但具有挑战性，特别是在放化疗结束后 24 周内确诊病变。在这些情况下，根治性治疗的选择是再程放疗联合或不联合化疗或救援手术。在没有其他治疗可能性的情况下，单纯化疗仅作为一种姑息性治疗措施。免疫疗法也是一种选择，但仍被认为是实验性的。

关于再程放疗，有几种放射疗法可供使用，例如三维适形放射疗法、调强适形放射疗法、容积旋转调强放射疗法、质子束放射疗法和近距离放射疗法。然而，即使使用更现代的技术，由于颅面区域中高剂量的累积辐射，放疗的并发症发生率仍然很高[3,5-6]。

除了鳞状细胞癌，其他类型的恶性肿瘤亦可源于或延伸至鼻咽部。最常见的是肉瘤、黑色素瘤和起源于唾液腺的肿瘤，如腺样囊性癌、黏液表皮样癌和腺癌。与鳞状细胞癌不同，这些病变通常对放化疗抗拒，更适合通过手术治疗。因此，鼻咽切除术是一种用于对放化疗抵抗的鼻咽恶性肿瘤的主要治疗方法或局部复发的鳞状细胞癌的救援性治疗方法。

既往有众多的鼻咽手术入路的描述。1951 年 Wilson 在一篇综述中指出，第一次试图通过手术到达鼻咽的操作是由 Michaux 于 1853 年采用鼻外侧切开术实施的[7]。从那时起，经颈部、经口、经颞部和经面部入路方式陆续被报道。其中，Fisch C 型颞下入路[8]和上颌骨翻转入路[9]仍广泛用于鼻咽恶性肿瘤的治疗。

使用内镜切除鼻咽部恶性肿瘤首先被报道为经腭入路至鼻咽部[10]，后来报道为在使用支撑架下的特定经鼻及鼻中隔入路[11]。随后，使用半导体激光对 T1 和 T2a 肿瘤患者行内镜下经鼻中隔鼻咽切除术。在本研究中，游离黏膜瓣用于覆盖切除区域同时不使用支架行内镜固定[12]。

对于更晚期的肿瘤（包括 T2b 和 T3 期）的鼻内切除方法，仅在 2009 年描述了经翼突入路，这种方法最初被描述为根治性内镜鼻咽切除术[13]。在该技术中，如有必要，切除翼突基底部、翼内板和腭帆提肌，显露咽鼓管和咽旁间隙以达到整块切除的目的。2010 年，为了使这些手术标准化，将鼻咽内镜切除术（NER）分为三类：NER 1，局限于鼻咽后上壁的切除；NER 2，切除部位向上延伸，包括蝶窦的前壁和底；NER 3，采用前面介绍过的经翼腭窝入路，切除部位向外延伸至咽旁间隙和咽鼓管软骨部。更小范围的切除，NER 1 和 NER 2，可通过内镜经鼻中隔入路鼻咽切除术[14]。

其他作者对内镜经上颌窦经翼突鼻咽切除术进行了补充描述，重申了该方法在鼻咽癌复发治疗中的有效性，其结果优于再程放疗[15-18]。

57.2 手术技术

除了那些处于极早期和位于鼻咽中心部的病例，我们采用的术式均为内镜下经翼突鼻咽切除术，手术入路简要分为 4 个步骤：①建立鼻腔鼻窦通道，完全暴露肿瘤，并制作鼻中隔黏膜瓣以覆盖肿瘤切除后的暴露区域；②翼腭窝切除术及经翼突入路；③整体病灶切除；④重建[18]。在大多数情况下，手术只使用 0° 内镜；可是，角度内镜也会在需要时使用。除了传统的内镜手术器械外，如直的和成角度的双极电凝，需要使用用于磨除骨质的 4mm 或 5mm 金刚砂钻头的高速电钻。

57.2.1 建立鼻腔鼻窦通道

手术的开始阶段包括增加鼻内空间以方便手术器械的操作，除了暴露需切除的区域外，能够达到两人四手行双鼻腔协同操作。通常包括鼻中隔后部切除和病灶同侧上颌窦内侧壁切除术，以完整观察上颌窦后壁，解剖颞下窝和翼腭窝，切除向外侧扩展的病灶（图 57.1a，b）。

同时施行中鼻甲切除术、前后筛窦切除术、蝶窦前壁切除术。此时，如果需要扩大上颌窦处视野，

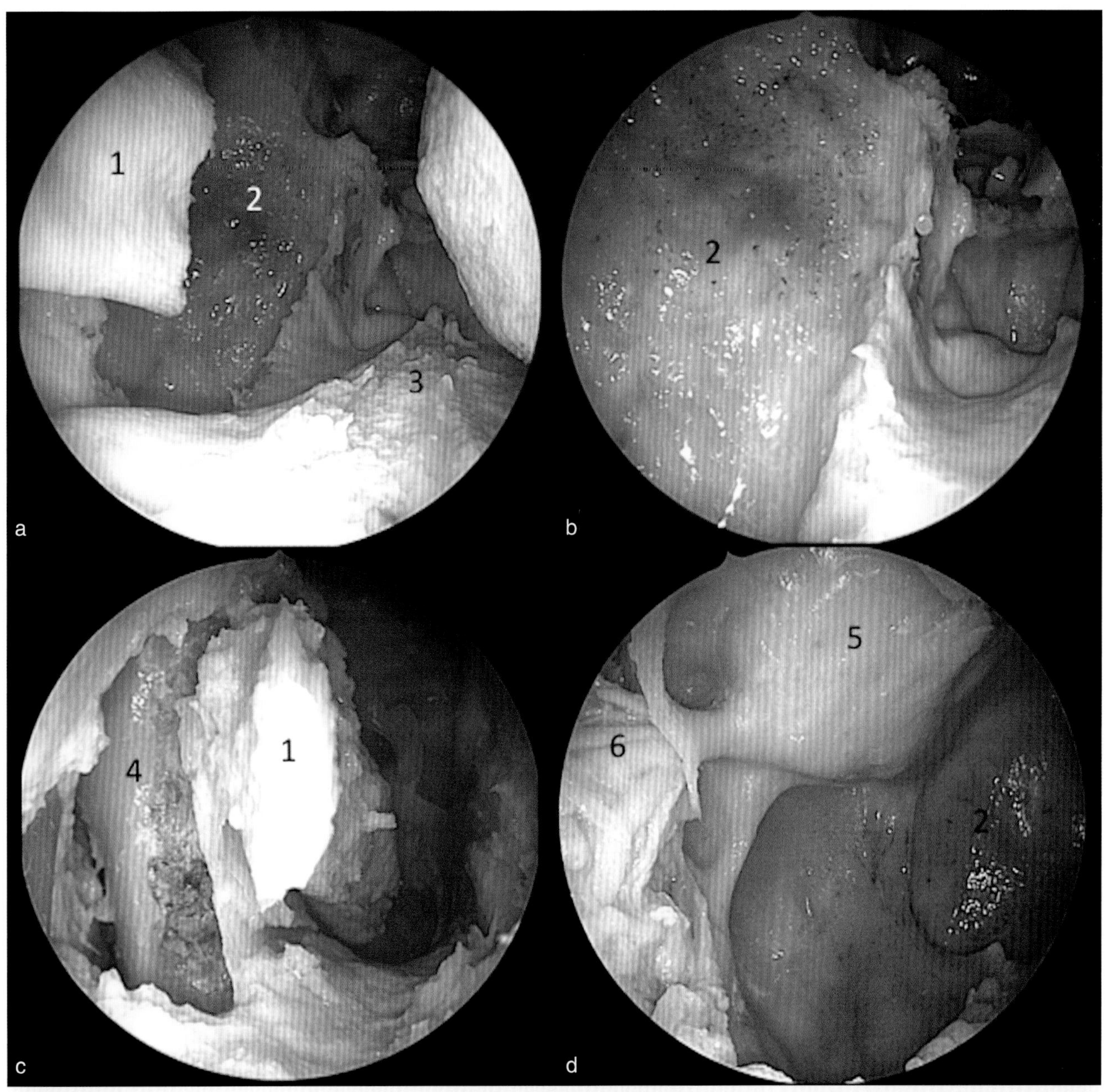

图 57.1　第一步：鼻腔鼻窦通道。请注意，本章所呈现的所有图片均取自作者 Ronaldo Nunes Toledo 在匹兹堡大学神经外科的外科神经解剖实验室进行的解剖。a. 右上颌窦内侧壁切除术。b. 上颌窦内侧壁切除术后上颌窦内镜视图。c. 扩大上颌窦内侧壁切除术：Denker 入路。d. 右上颌窦内镜 Denker 入路视图。1：下鼻甲；2：上颌窦后壁；3：鼻中隔后部切除术；4：上颌窦前壁；5：上颌窦顶壁；6：眶下神经

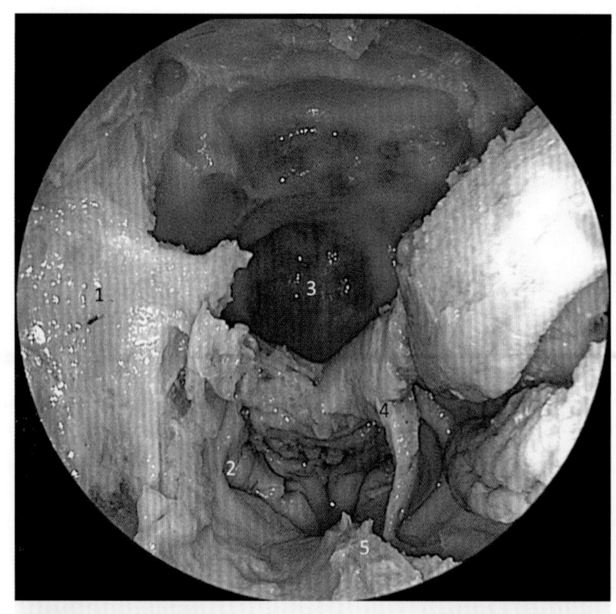

图 57.2　鼻腔鼻窦通道建立后的手术视野视图。1：颞下窝和翼腭窝的筋膜；2：咽鼓管；3：蝶窦；4：鼻中隔黏膜瓣；5：鼻中隔后部切除术

方便入路颞下窝和咽旁间隙，可采用内镜下经上颌窦的 Denker 入路（图 57.1c,d）。至此，鼻咽部及周围区域均应被完全暴露出来（图 57.2）。

无肿瘤浸润风险病例，在肿瘤对侧制作带蒂鼻中隔黏膜瓣以覆盖和保护切除后暴露的区域。在手术时，此瓣先放置在肿瘤对侧的上颌窦内。

57.2.2　经翼突阶段

经翼突阶段首先行上颌窦后外壁的切除（图 57.3a），到达翼腭窝，结扎颌内动脉，切除翼腭窝内容物，包括神经节、神经和血管。为避免术后麻木感，除保留上颌神经和眶下神经外，还应保留眶下动脉（图 57.3b~d）。

以翼管神经为引导，切除翼突基部，完全显露蝶窦外侧隐窝（图 57.4a）。此处切除的上外侧边界是颞骨岩部颈内动脉和破裂孔的下方纤维软骨部分，然后将蝶窦底壁切除至鼻咽顶部。

此外，切除翼内板，以显露咽鼓管软骨部、翼内肌和腭帆张肌（图 57.4b,c）。切除这些肌肉可以更广阔地观察整个咽鼓管的软骨部分（图 57.4d）。到目前为止，咽旁段颈内动脉因位于咽鼓管后方而基本不会有损伤的风险。然而，由于此处紧贴翼静脉丛，而翼静脉丛又是与颅底静脉丛相连，这些颅底静脉丛包括穿过 Vesalius 静脉和卵圆孔静脉丛的海绵窦，因此出血在该区域较为常见。对于局部止血的应用而言，氧化纤维素（Surgicel）和吸收性明胶海绵比单极或双极烧灼止血更有效。

如有需要，可以切除翼外板，进一步处理包括下颌神经后支的颞下窝内容物。这个径路至此的优点是能够完全暴露咽鼓管软骨部和进入咽旁间隙并到达该区域的大血管和脑神经。由于该区域血管结构（如颌内动、静脉，脑膜中动脉，咽旁颈内动脉及翼静脉丛）有受损的风险，所以只要有可能，应避免翼外板的切除与翼外肌的处理。卵圆孔通常是解剖的后外侧边界，位于咽鼓管软骨部的前上平面。

57.2.3　病灶及鼻咽部整体切除

使用电刀于鼻咽后壁做切口，切开黏膜和上部分肌肉、咽颅底筋膜、头长肌至斜坡和 C1 椎弓下极的骨面或更深面。鼻咽后壁切口的位置取决于肿瘤的位置。应行多次冰冻切片活检，以确认手术边缘为阴性（图 57.5a）。

由于部分患者的咽旁段颈内动脉可在这里显露，切开前一阶段暴露的咽鼓管软骨部分和腭帆提肌需小心。前外侧切口至病灶将向后延伸至包含 Rosenmüller 窝（咽隐窝）的斜坡（图 57.5b）。术前通过血管断层造影和术中导航系统进行仔细的评估，对于评估咽旁颈内动脉的位置和提高这一阶段手术的安全性是非常重要的。在咽旁段颈内动脉暴露和病变风险较高的情况下，可以在手术开始时行经颈切开，并对该动脉进行控制[19]。

咽鼓管软骨部从颅底分离并与病灶一起向下推移。在软腭高度的咽鼓管圆枕下做一切口并向下延伸至鼻咽后壁，使得病变完全切除（图 57.5c）。在大多数情况下，通过鼻腔或口腔可将肿瘤整块切除。当肿瘤向下延伸至鼻腔底部时，可通过经口进行鼻咽的下切口。

切除边界为：①上界，蝶窦；②上外界，破

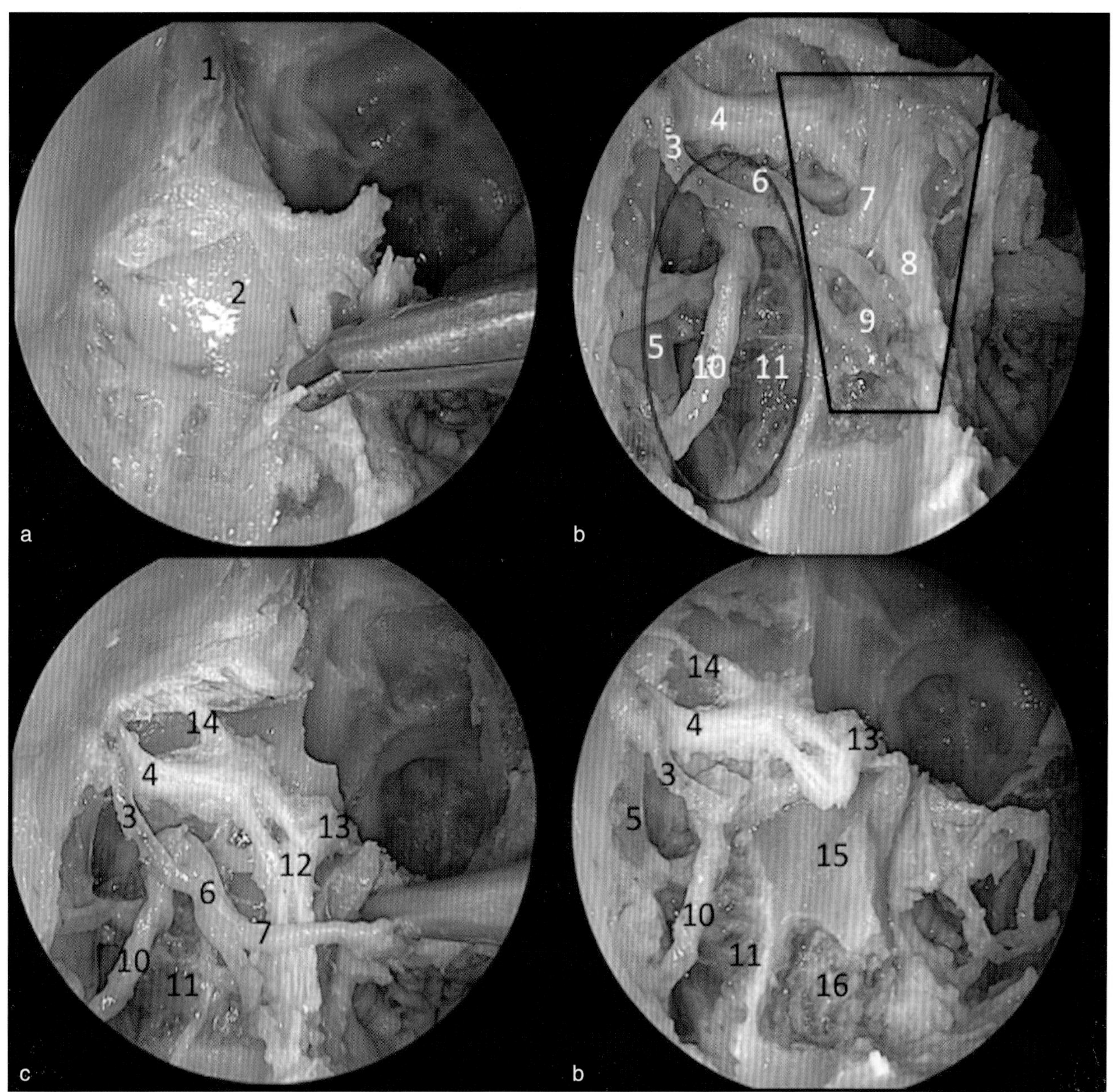

图 57.3　第二步：经翼突入路。a. 1：眼眶；2：颞下窝、翼腭窝骨膜切除。b, c. 颞下窝（红色圆圈）和翼腭窝（黑色梯形）内容物观。3：眶下动脉；4：眶下神经；5：颞肌；6：颌内动脉；7：蝶腭动脉；8：腭下神经；9：腭降动脉；10：上牙槽动脉；11：翼外肌下头；12：翼腭神经节；13：翼管神经；14：颧神经。d. 移除翼腭窝内容物和翼内板后视图。15：翼突基底部；16：翼内肌

裂孔纤维软骨部；③外侧，翼外侧板或颞下窝内容、咽鼓管峡部、咽旁间隙；④后界，斜坡或 C1 前弓、口咽部（图 57.5d）。

57.2.4　切除区域的重建

考虑颈内动脉迟发性破裂的风险以及减少腭咽功能不全，在促进组织再生的同时，用鼻中隔瓣（图 57.6）或颞顶瓣（图 57.7）覆盖创面区域是重要一环。

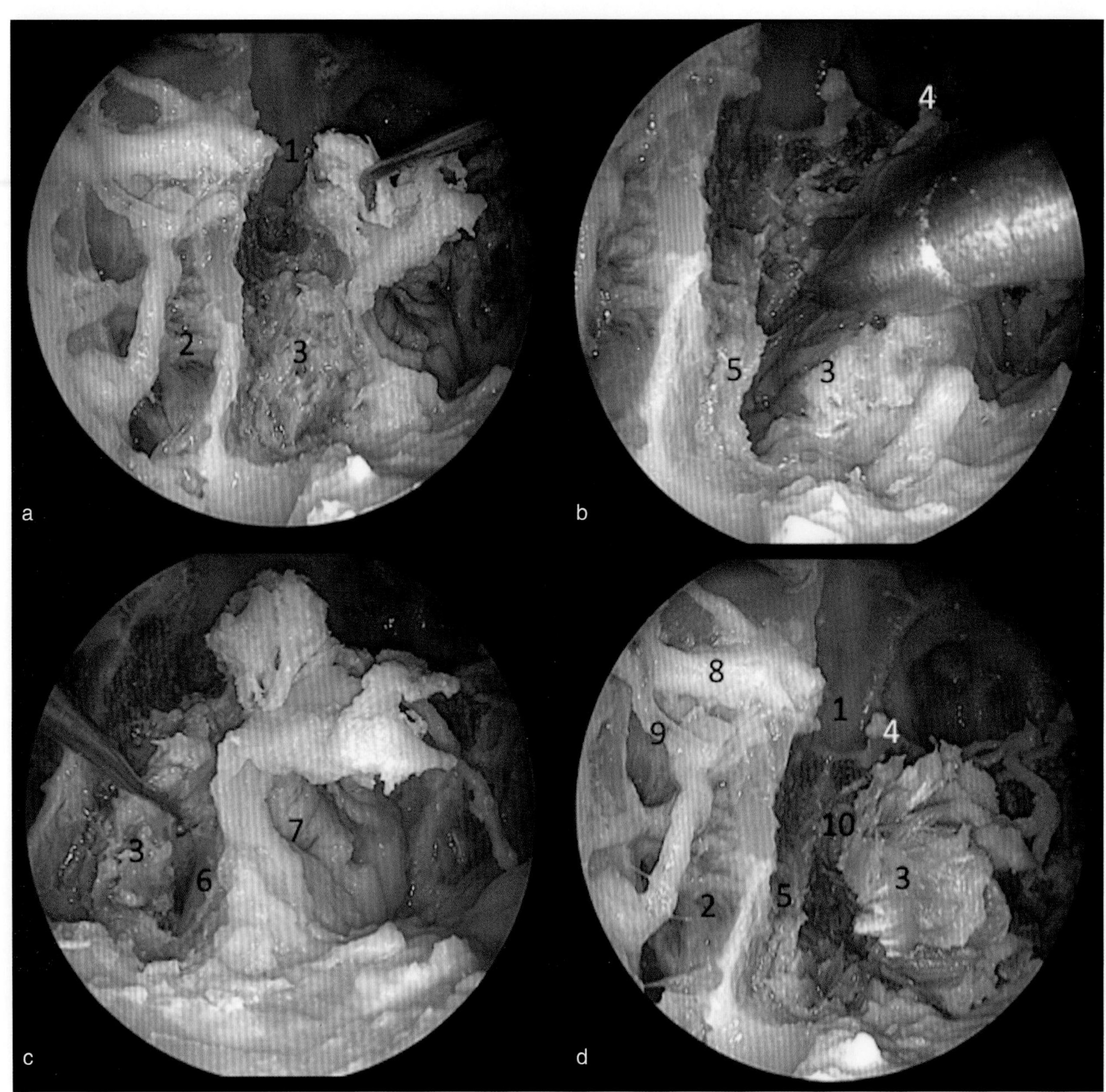

图 57.4　第二步的进一步操作，经翼突入路。a~c. 磨除翼突显露以下内容。1：蝶窦外侧隐窝；2：翼外肌下头；3：翼内肌；4：翼管神经；5：翼外板；6：腭帆张肌；7：咽鼓管。d. 切除肌肉组织的一部分以暴露咽鼓管软骨部。8：眶下神经；9：应保留的眶下动脉；10：咽鼓管软骨部

57.3　术后护理与并发症

对于术后患者，尤其是有放疗史的患者，由于暴露区域的大小、术口频繁结痂、肉芽组织生成、继发感染等因素的影响，术后术口愈合时间较长，但使用带蒂黏膜瓣覆盖可显著缩短愈合时间。在术后初期，患者常诉枕部或颈背区疼痛，可能是由于对毗邻咽旁间隙的第一、二颈神经根的刺激

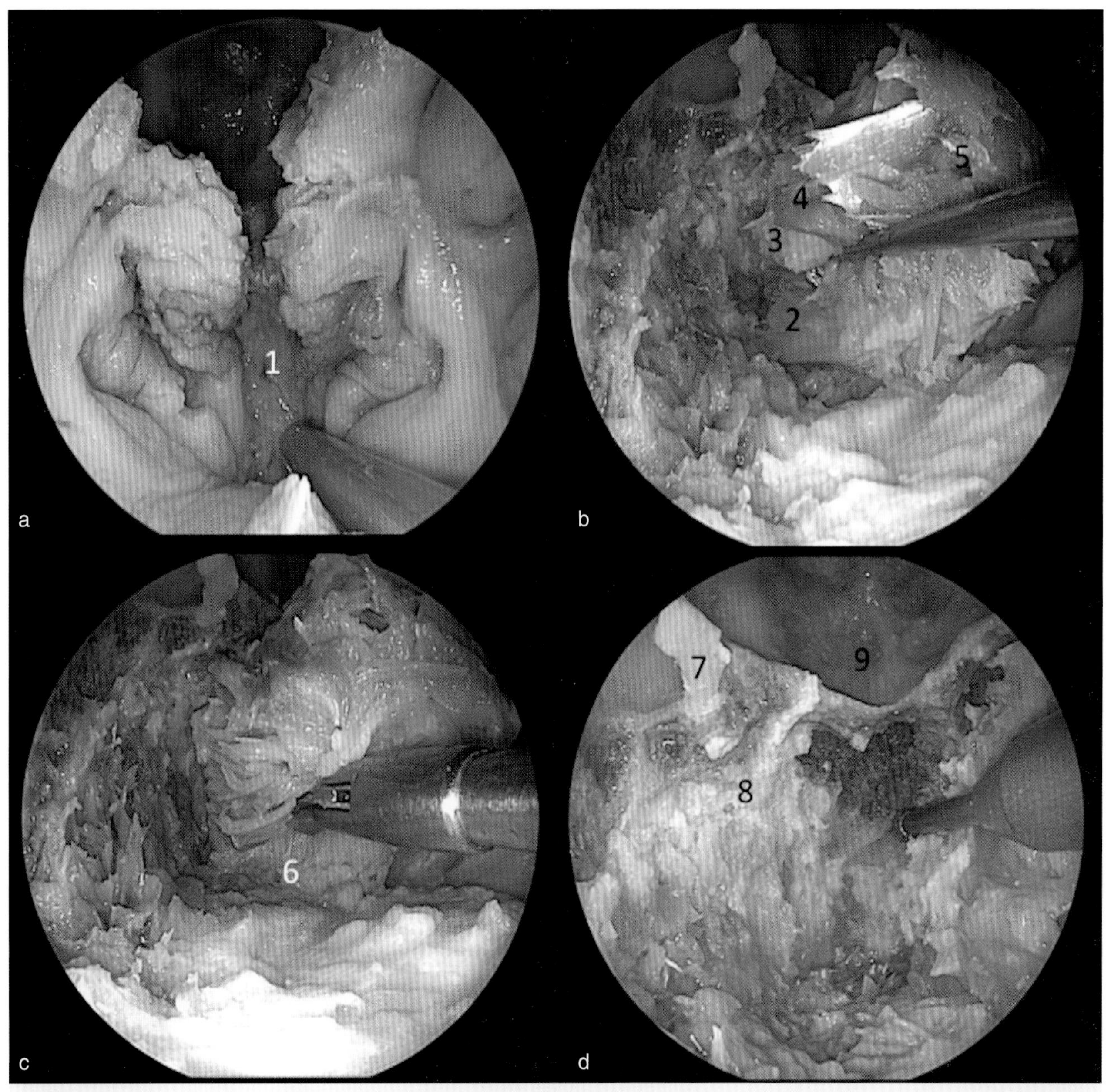

图 57.5　第三步：病灶及鼻咽部切除。a. 位于鼻咽后壁的切口（1）。b. 肌肉组织和咽鼓管软骨部切面。2：腭帆提肌；3：咽鼓管：软骨部；4：腭帆张肌；5：翼内肌。c. 软腭水平下切口（6）。d. 病灶切除后视图。7：翼管神经；8：破裂孔下部，纤维软骨性；9：蝶窦

所致[13]。然而，这种疼痛可以通过服用止痛药控制，并在数天内消失。

并发症的发生率相对较低，最常见的是张口受限、腭肌功能不全和咽部狭窄，通常是发生于鼻咽部双侧切除后。然而，最可怕的是与颈内动脉有关的并发症，有时在术后数月甚至数年发生假性动脉瘤而承受破裂风险。假使术前有放疗或术后需要放疗和术中颈内动脉暴露，则需要覆盖

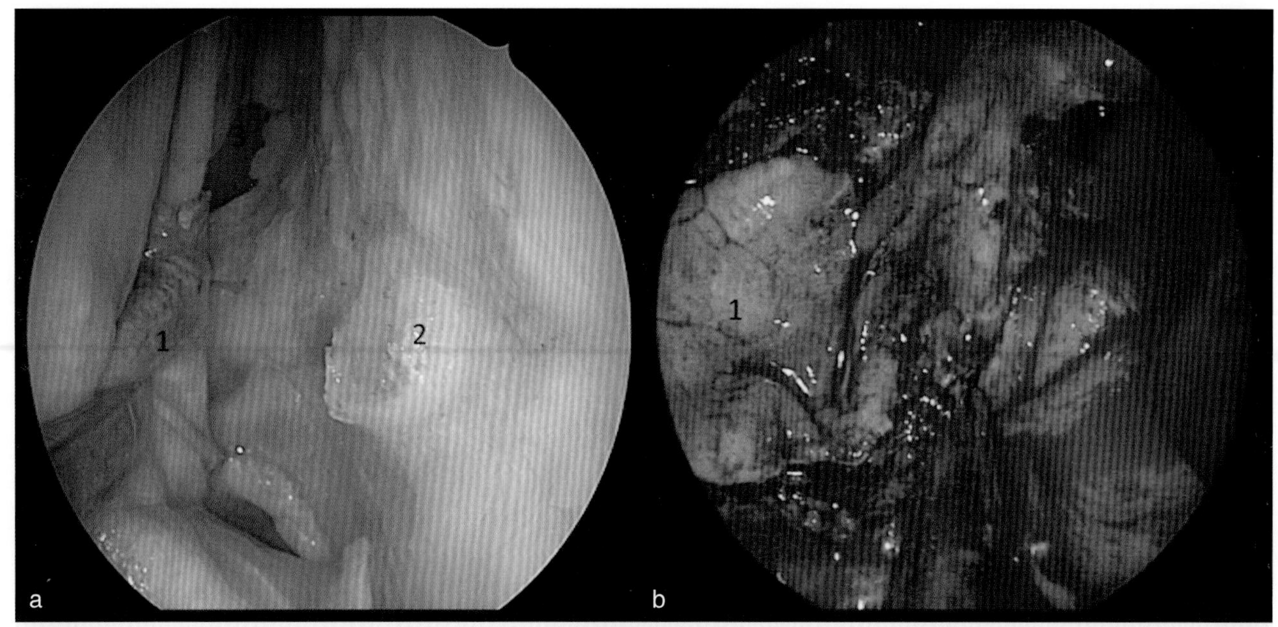

图 57.6　第四步：用于鼻咽切除术覆盖的鼻中隔黏膜瓣。a. 鼻中隔黏膜瓣（1）的制备：右侧鼻中隔（2）。3：右侧蝶窦。b. 鼻咽切除术中鼻中隔黏膜瓣的放置

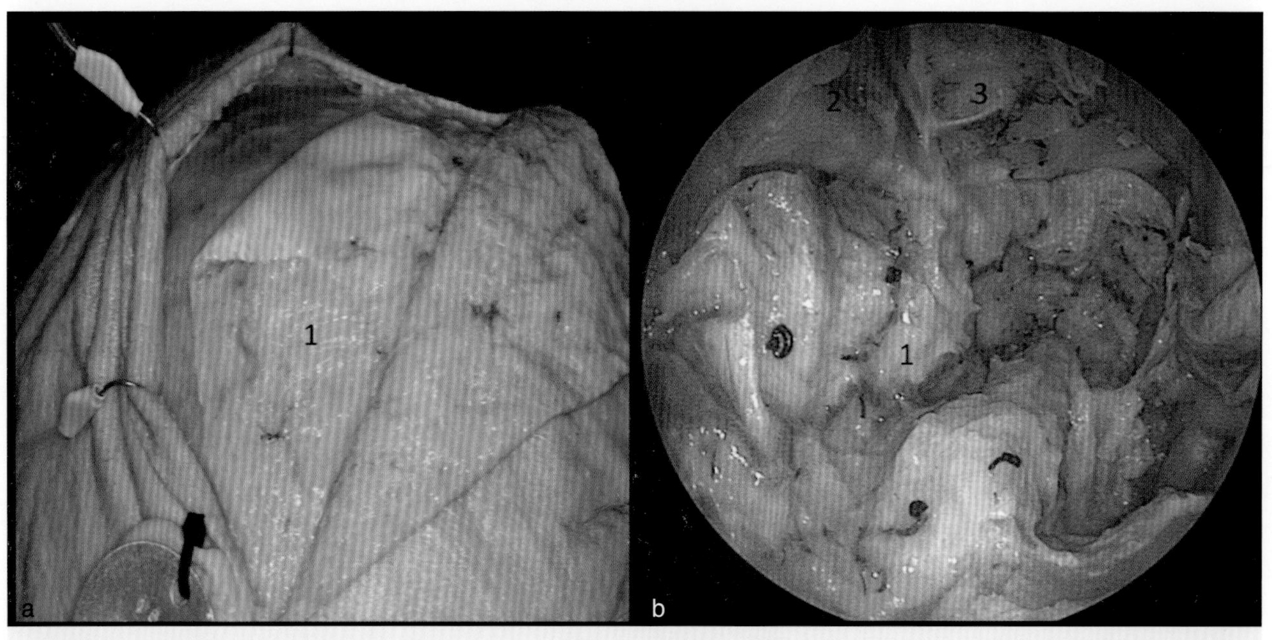

图 57.7　第四步：用于鼻咽切除术覆盖的颞顶筋膜瓣。a. 颞顶筋膜瓣（1）。b. 位于鼻咽部的颞顶筋膜瓣（1）。2：眼眶；3：筛顶

带血管蒂黏膜瓣和支架来加固血管壁（图 57.8）[20]。当颈内动脉术中不明确暴露，但切缘与之相邻，除了用带血管蒂黏膜瓣覆盖外，术后还需连续的血管造影来监测颈内动脉的解剖完整性。

57.4　多模式手术

多模式手术，即内镜入路与外侧入路相结合的手术比较常见，特别是对于较晚期的肿瘤患者。

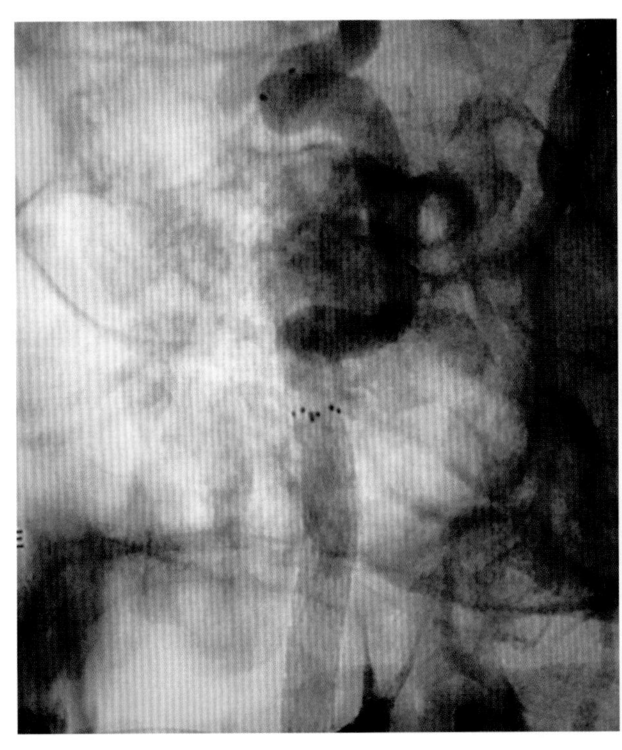

图 57.8　放入支架的颈内动脉——从咽旁段到岩段

当肿瘤扩展到颞下窝和（或）咽旁间隙并累及三叉神经下颌支、咽鼓管骨部、中耳、颈内动脉、破裂孔，或伴有颅内或眼眶成分累及的病例，需要结合外侧入路（图 57.9）。

尤其对于向外侧扩展侵犯颞下窝的病灶，需内镜经翼突入路联合 Fisch C 型入路。在咽旁段颈内动脉受累而必须被舍弃的情况下，也需要联合经颈入路。若累及岩段颈内动脉、破裂孔、中颅窝硬脑膜、三叉神经节和海绵窦，则需要开颅联合内镜手术。

57.5　辅助治疗与手术结果

对于切缘可疑或阳性、晚期，或者有骨、神经或硬脑膜浸润的病例，应进行辅助再程放疗以提高总生存率[21]。然而，放疗风险应逐个病例加以考虑和分析。鼻咽恶性肿瘤内镜切除的长期结果是令人鼓舞的。在有关该研究的一项荟萃分析中提示，即使是更晚期的肿瘤，因住院时间更短，并发症发生率更低，生活质量更高，内镜技术优于开放技术[21]。

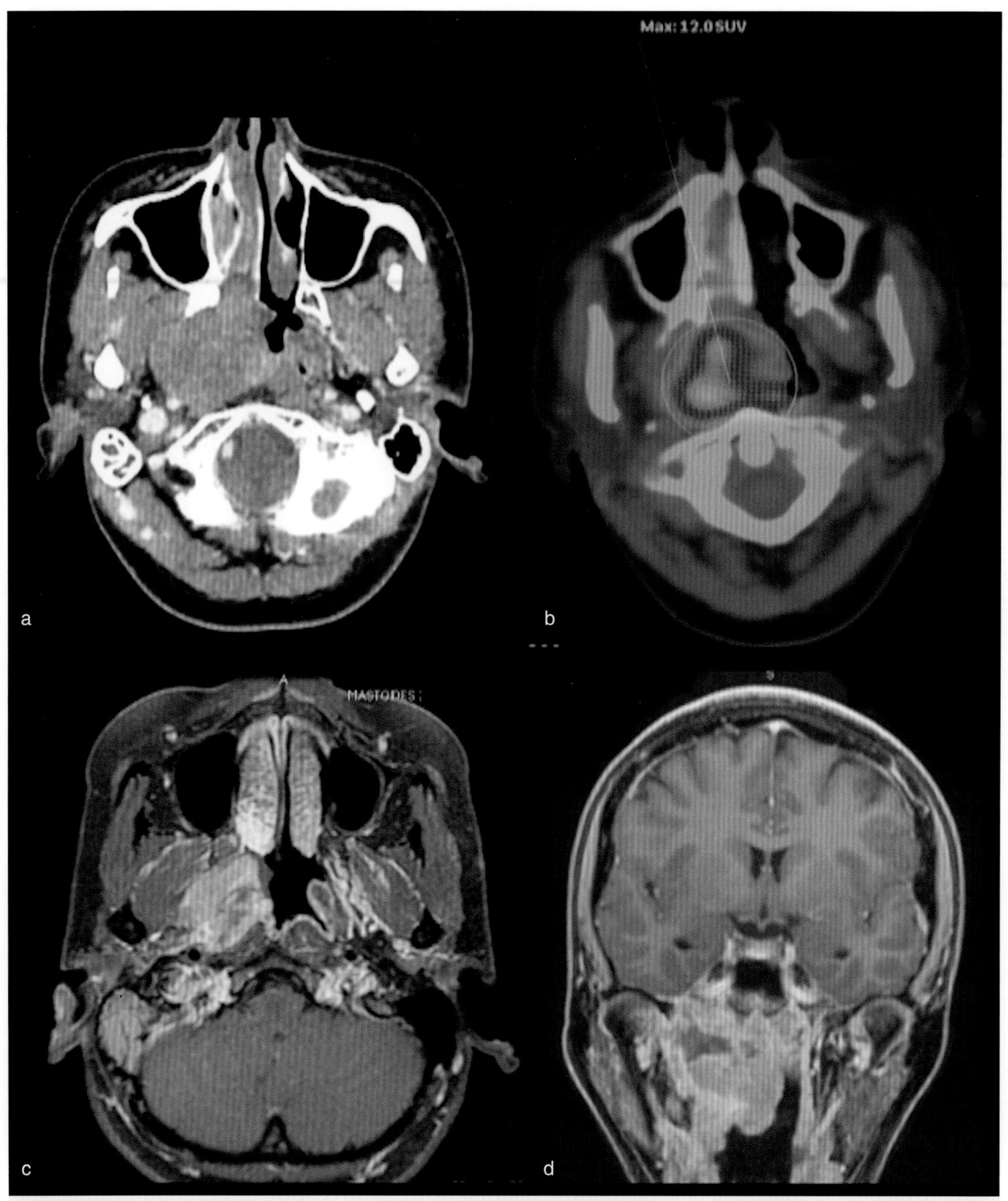

图 57.9　a, b.1 例鼻咽癌患者的 CT 和 PET-CT。病变部分累及颈内动脉。c, d. 鼻咽部起源的黑色素瘤患者的 MRI。肿瘤侵入中耳（通过咽鼓管），累及破裂孔、下颌神经（V 3）、硬脑膜和颈内动脉

（蔡沁明　邱前辉　译，汤文龙　校）

参考文献

[1] Barnes, L., et al., Pathology and genetics of head and neck tumours. Vol. 9. 2005: IARC.

[2] Wang, H.Y., et al., A new prognostic histopathologic classification of nasopharyngeal carcinoma. Chin J Cancer, 2016, 35: p. 41.

[3] Fangzheng, W., et al., Outcome and long-term efficacy of four facio-cervical fields conformal radiotherapy for nasopharyngeal carcinoma. Oncotarget, 2017, 8(24): p. 39756-39765.

[4] Song, Y., et al., Survival benefit of induction chemotherapy in treatment for locally advanced nasopharyngeal carcinoma-A time-to-event meta-analysis. Oral Oncol, 2015, 51(8): p. 764-9.

[5] Chang, J.T., et al., Locally recurrent nasopharyngeal carcinoma. RadiotherOncol, 2000, 54(2): p. 135-42.

[6] Chua, D.T., et al., Locally recurrent nasopharyngeal carcinoma: treatment results for patients with computed tomography assessment. Int J RadiatOncolBiolPhys, 1998, 41(2): p. 379-86.

[7] Wilson, C.P., The approach to the nasopharynx. J LaryngolOtol, 1951, 65(10): p. 738-44.

[8] Fisch, U., The infratemporal fossa approach for nasopharyngeal tumors. Laryngoscope, 1983, 93(1): p. 36-44.

[9] Wei, W.I., K.H. Lam, and J.S. Sham. New approach to the nasopharynx: the maxillary swing approach. Head Neck, 1991, 13(3): p. 200-7.

[10] Roh, J.L., Transpalatal endoscopic resection of residual nasopharyngeal carcinoma after sequential chemoradiotherapy. J LaryngolOtol, 2004, 118(12): p. 951-4.

[11] Yoshizaki, T., et al., Endoscopic nasopharyngectomy for patients with recurrent nasopharyngeal carcinoma at the primary site. Laryngoscope, 2005, 115(8): p. 1517-9.

[12] Chen, M.K., et al., Minimally invasive endoscopic nasopharyngectomy in the treatment of recurrent T1-2a nasopharyngeal carcinoma. Laryngoscope, 2007, 117(5): p. 894-6.

[13] Chen, M.Y., et al., Endoscopic nasopharyngectomy for locally recurrent nasopharyngeal carcinoma. Laryngoscope, 2009, 119(3): p. 516-22.

[14] Castelnuovo, P., et al., Nasopharyngeal endoscopic resection in the management of selected malignancies: ten-year experience. Rhinology, 2010. 48(1): p. 84.

[15] Wen, Y.H., et al., Endoscopic nasopharyngectomy for salvage in nasopharyngeal carcinoma: a novel anatomic orientation. The Laryngoscope, 2010, 120(7): p. 1298-1302.

[16] Hofstetter, C.P., et al., The endoscopic, endonasal, transmaxillarytranspterygoid approach to the pterygopalatine fossa, infratemporal fossa, petrous apex, and the Meckel cave. Journal of neurosurgery, 2010, 113(5): p. 967-974.

[17] Al - Sheibani, S., et al., Endoscopic endonasaltranspt erygoidnasopharyngectomy. The Laryngoscope, 2011, 121(10): p. 2081-2089.

[18] Hosseini, S.M.S., et al., Endoscopic transpterygoidnas opharyngectomy: correlation of surgical anatomy with multiplanar CT. Head & neck, 2013, 35(5): p. 704-714.

[19] Tay, H., J. Leong, and D. Sethi, Long-term results of endoscopic resection of nasopharyngeal tumours. The Medical journal of Malaysia, 2009, 64(2): p. 159-162.

[20] Castelnuovo, P., et al., Endoscopic endonasal nasopharyngectomy in selected cancers. Otolaryngology-Head and Neck Surgery, 2013, 149(3): p. 424-430.

[21] Na'ara, S., et al., Outcome of patients undergoing salvage surgery for recurrent nasopharyngeal carcinoma: a meta-analysis. Annals of surgical oncology, 2014, 21(9): p. 3056-3062.

第 58 章　经鼻内镜下治疗翼腭窝与颞下窝恶性肿瘤

Ing Ping Tang, Prepageran Narayanan

摘　要

经鼻内镜下切除翼腭窝和颞下窝恶性肿瘤是一项替代开放手术入路的外科技术。随着内镜器械的进步和对内镜下颅底解剖学认知的加深，经鼻内镜颅底手术已取得了巨大的里程碑式的进展。该入路不仅可以在复杂的解剖区域中对组织提供更好的显示和操作，而且可以大幅度降低手术并发症发生率。报道显示，经鼻内镜手术中，对鼻窦恶性肿瘤进行分块或逐层切除并不影响肿瘤的切除。这种手术方式最大程度地增加了完全切除肿瘤和良好术后监控的可能性。

关键词

经鼻，内镜，鼻内，翼腭窝，颞下窝，恶性肿瘤

内容要点

· 经鼻内镜手术是开放入路的替代技术。

· 这种入路可以在复杂的解剖区域中对组织提供更好的显示和操作。

· 这种入路还可以极大地降低手术并发症发生率。

· 经鼻内镜手术对鼻窦恶性肿瘤进行分块或逐层切除并不影响肿瘤的切除

· 需要合适的手术器械和训练有素的手术人员才能达到手术的最大效果。

58.1　引　言

近年来，随着内镜器械的进步和对内镜下颅底解剖学认知的加深，我们已经看到内镜颅底手术和颅底缺损重建技术的显著进展。由于恶性肿瘤相关的颅底解剖的复杂性，为保留重要解剖结构，颅底外科医生更倾向于以最小的安全边缘切除这些肿瘤。翼腭窝（PPF）和颞下窝（ITF）是容纳复杂解剖结构的窝隙。无论采用何种方法，都很少有可能在 PPF 和 ITF 内进行恶性肿瘤整块切除。报道显示，经鼻内镜手术对鼻窦恶性肿瘤进行分块或逐层切除并不影响肿瘤切除[1–2]。此外，经鼻内镜手术与开放手术相比，并发症更少[3–4]。

58.2　翼腭窝和颞下窝的解剖

PPF 是一个金字塔形的空间，由后方的翼突内外板、前内侧的腭骨、前外侧的上颌骨围成。PPF 可分为前后两个隔层，前层容纳上颌动脉的第三段及其终末分支，后层则容纳三叉神经的上颌支（V2），蝶腭神经节及其分支[5]。ITF 是位于颅中窝底的下方、上颌骨后方的解剖空间。它包含咽旁间隙和咀嚼肌间隙。咽旁间隙被茎突隔膜分为茎突前间隙和茎突后间隙。茎突前间隙是介于翼内肌和腭帆张肌之间的区域。茎突后间隙内包含颈内动脉（ICA），颈内静脉和后组脑神经（CN Ⅸ、Ⅹ、Ⅺ、Ⅻ）。咀嚼器间隙包括翼内肌、翼外肌、颞肌肌腱、颌内动脉、三叉神经下颌支（V3）的分支、腭帆张肌、腭帆提肌、茎突隔膜和咽鼓管[5]。

58.3　术前评估

经鼻内镜手术与经开放入路手术的患者术前

评估类似。需要进行全面的头颈部检查以及鼻窦内镜检查，以评估肿瘤的特征、解剖变异以及肿瘤的可能起源。

CT 扫描和 MRI 是至关重要的放射学检查，用以评估肿瘤起源及肿瘤对周围结构的侵犯程度。CT 成像利于评估周围的骨性解剖结构，包括受累骨的膨胀或侵蚀，以及相邻骨性孔道的扩大情况。增强后的 T1 脂肪抑制 MRI 对评估肿瘤边缘和周围软组织，特别是邻近的神经、脑膜或眼眶受累情况至关重要。研究表明，硬脑膜增厚 1mm 以及 ≥ 2mm 与硬脑膜受侵犯相关，其阳性预测值分别为 46.7% 和 100%[6]。对于累及或者紧邻重要神经血管结构的肿瘤，CT 血管造影可以协助手术计划制定，其与 MRI 图像融合还可用于术中导航。对于颈内动脉孔处的颈内动脉外侧的肿瘤，则应排除单独应用内镜手术入路[3,7]。图 58.1 所示为 1 例放化疗后复发的蝶窦底壁未分化鼻窦癌患者术前和术后 2 年 MRI 图像。图 58.2 所示为另 1 例复发

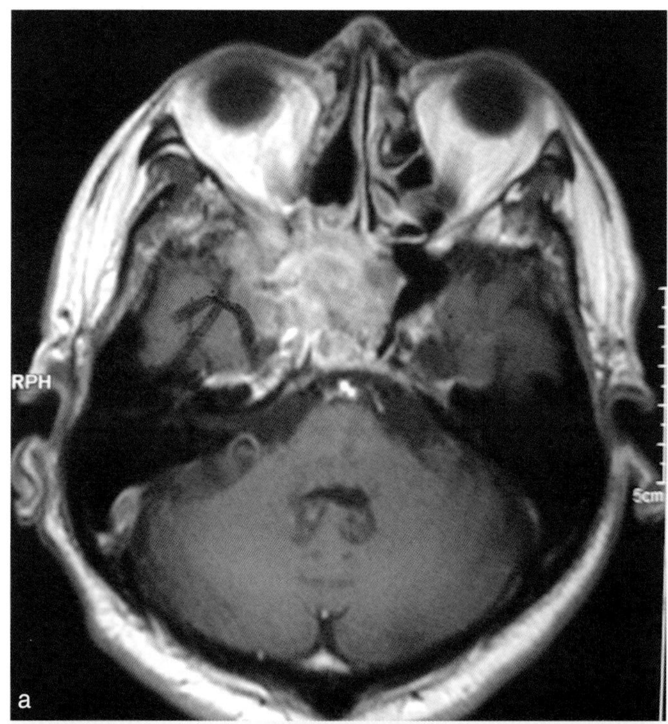

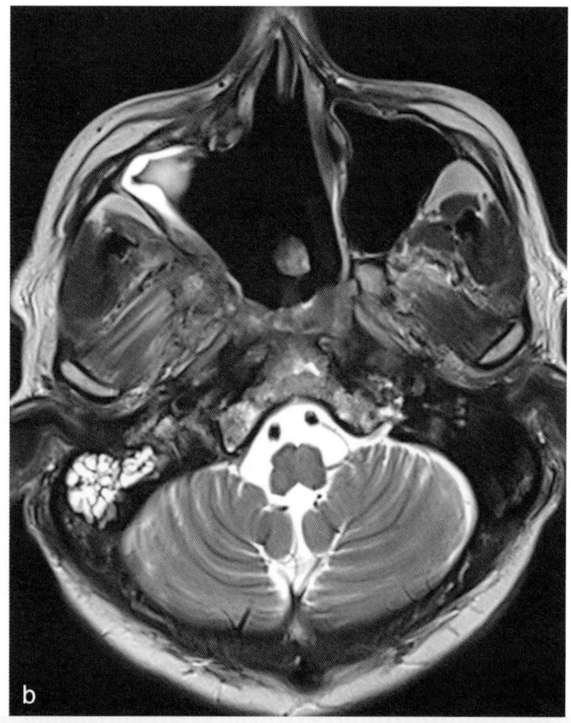

图 58.1 a.1 例放化疗后复发蝶窦底壁未分化鼻窦癌患者的术前 MRI 图像。肿瘤侵犯蝶窦底壁和翼腭窝。b. 同一患者手术后 2 年的 MRI 图像

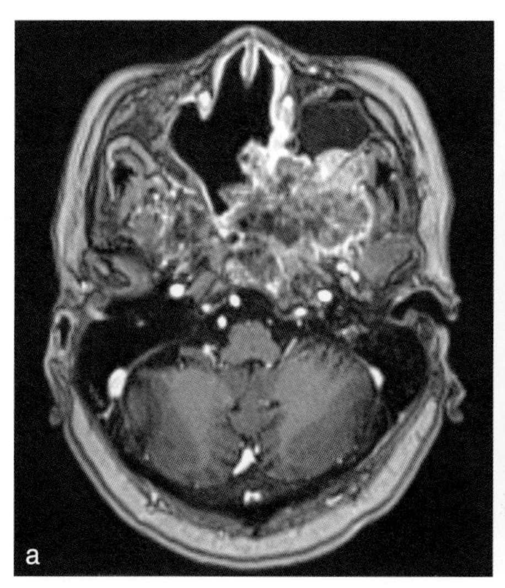

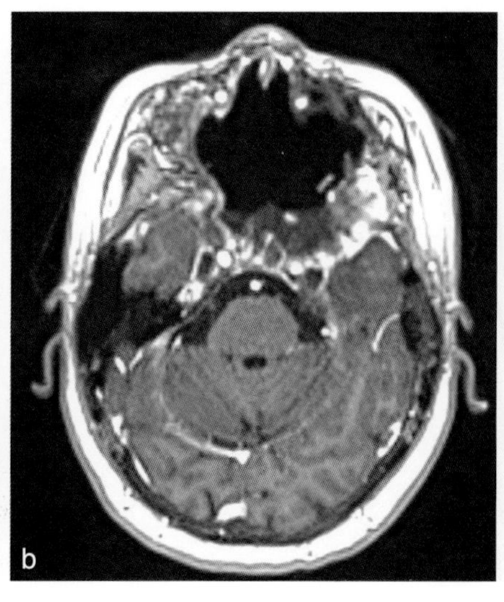

图 58.2 a. 复发性嗅神经母细胞瘤伴翼腭窝和颞下窝侵犯患者的术前 MRI 图像。b. 同一患者手术后半年的 MRI 图像

性嗅觉神经母细胞瘤伴 PPF 和 ITF 内侵犯病例术前和术后 6 个月 MRI 图像。

术前明确肿瘤的组织学，对于制定明确的手术计划至关重要。通过内镜能够观察到并容易取样的肿瘤，可以在诊室中进行风险很小的组织活检。然而，不采用与内镜切除手术相同的入路，通常无法对 PPF 或 ITF 中的肿瘤进行活检。因此，在术中通过新鲜冰冻切片行组织学确认，然后再进行明确的肿瘤切除可能是必要的。有时候，做好手术计划变更的准备也非常重要，以此应对术中与术前预期诊断不相符合。处理 PPF 和 ITF 恶性肿瘤，充分的鼻窦通道是必须的，而且应该根据肿瘤的病理和分期在术前进行确定。手术入路应足够宽敞，保障需要解剖的边界始终能够通过零度内镜进行观察和处理。

58.4 手术设置与技术

经口气管插管后，将插管朝左侧固定，并置入喉垫。使用 Moffett 溶液（1mL 的 1∶1000 肾上腺素溶液，2mL 的 10%可卡因溶液，4mL 的 8.4% 碳酸氢钠，13mL 蒸馏水或生理盐水）收敛患者的鼻腔黏膜 20min。如果需要移植游离阔筋膜重建颅底缺损，患者的大腿也需要消毒备皮。对影像导航系统进行设置、注册、精度矫正。手术床应处于反 Trendelenburg 位，头部抬高 15° ，以降低中心静脉压。围手术期预防性地给予广谱抗生素（能渗透脑脊液的第三代头孢菌素）。在鼻内镜手术中，首选可以与高清内镜摄像机和监视器耦合的 0° 硬质内镜，因为它能够对手术区域提供充分的无扭曲的视野；而且，由于 0° 内镜的视线与直形手术器械的几何形状相匹配，利于这些手术器械的操作。然后，使用 0.5%~1% 利多卡因加 1/200 000~1/100 000 肾上腺素溶液浸润鼻中隔和鼻腔外侧壁黏膜，特别是中鼻甲与鼻腔外侧壁的连接区域。

58.4.1 鼻腔鼻窦通道

处理 PPF 和 ITF 的恶性肿瘤，需要较宽的鼻腔通道。大多数情况下，为了获得更好的可视性和灵活性，需要远外侧入路进入 ITF。任何试图将通道局限的尝试几乎肯定会导致不能完整切除肿瘤。

一般而言，标准的上颌窦内侧切除术仅是进入该区域手术的一部分（图 58.3）。当需要更多地在 ITF 外侧区域进行操作时，可以行扩大的上颌窦内侧壁切除术。通过泪前隐窝入路，0° 内镜获得额外向外侧的 5°~10° 视角。如果无法避免鼻

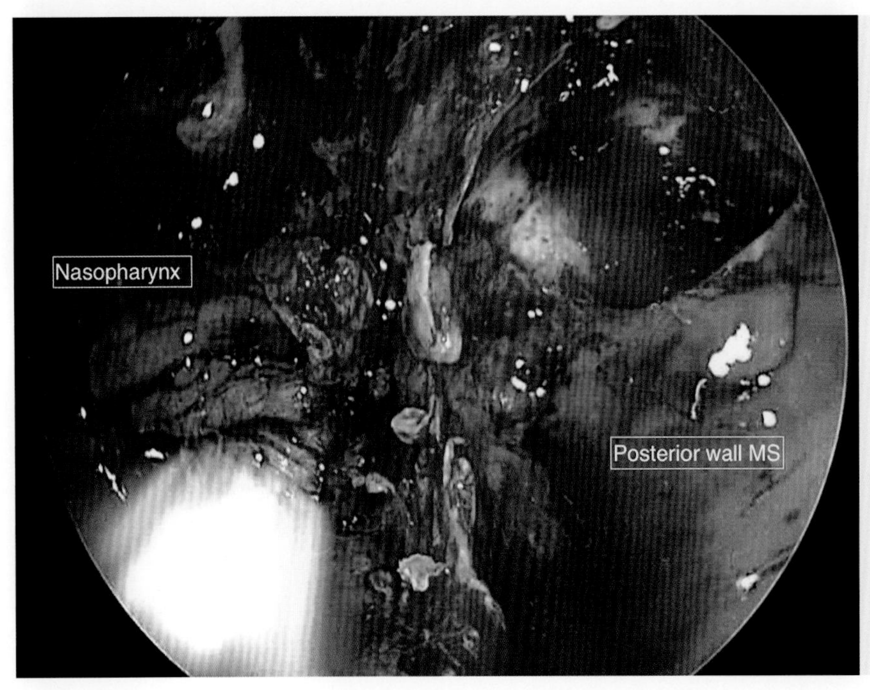

图 58.3 标准的上颌窦内侧壁切除术，是进入颞下窝和翼腭窝入路的一部分。MS：上颌窦；Nasopharynx：鼻咽；Posterior wall MS：上颌窦后壁

泪管损伤，可以行鼻内镜下泪囊鼻腔造瘘术。

如果需要处理更外侧的 ITF 区域，则可以使用内镜下 Denker 入路。该手术入路包括切除下鼻甲的残余前部、下鼻道的前部和上颌骨的前壁。然后，在下鼻甲头部正前方作垂直切口，显露梨状孔和上颌窦前壁。上颌前壁可切除至眶下神经，以暴露上颌窦的整个侧壁[8]。

除了行远外侧入路处理 ITF 内病变，还可进行鼻中隔后部切除术，以便采用双人四手操作技术。这种经鼻中隔入路可以提供进入整个上颌窦后壁的通道。在肿瘤侵犯区域舒适的操作和轻松的观察，最大限度地增加了完全切除肿瘤和良好术后监控的可能性。

58.4.2　进入翼腭窝与颞下窝

累及 PPF 或 ITF 并伴有翼管侵犯的恶性肿瘤，通常需要经翼突入路切除。在蝶窦底壁的下外侧，蝶骨体和翼突交界处，可以辨认出翼管神经和翼管。上颌窦内侧壁切除后，无论是否需要向前的扩大入路或内镜下 Denker 入路，均需要行同侧鼻腔前、后筛窦切除术并广泛蝶窦切除术。只有容易看到上颌窦顶壁、顶壁到眶内侧壁的平滑过渡，并且可以沿眶壁一直追踪到其蝶窦内的眶尖时，以上操作才可视为完整进行[8-9]。

广泛的上颌窦内侧壁切除术后，掀起覆盖在上颌窦后壁上 1/3 以及相应水平的腭骨垂直板上的黏骨膜，识别蝶腭孔。使用 1~2mm Kerrison 咬骨钳，去除蝶腭孔的前壁、筛嵴，暴露 PPF。切除骨性结构向下至上颌窦底水平，向外至眶下裂。

PPF 暴露后，识别、结扎并向外侧移位颌内动脉。在大多数恶性病例中，需要结扎颌内动脉，因为标准蝶腭动脉结扎几乎都是不充分的（图 58.4）。

此时，肿瘤可以从 PPF 中切除。如果需要进一步向后暴露，用钻磨除腭骨垂直部分，其后面即是翼内板和翼内肌。可穿过翼外肌继续向外扩大磨除，必要时切除相连的翼肌。

为进入 ITF，在翼上颌裂处切断颌内动脉主干，而翼管神经血管束和蝶腭神经节至上颌神经的分支则分别在翼管前口和圆孔前口处切断。此时可以暴露整个翼突的前面。切除翼外板之前需要将翼内外肌从翼外板上脱位，骨膜下分离脱位可避免翼静脉丛出血。翼外板完全切除后，可进入 ITF 切除肿瘤。进入 ITF 时需要注意的几个解剖标志如下：

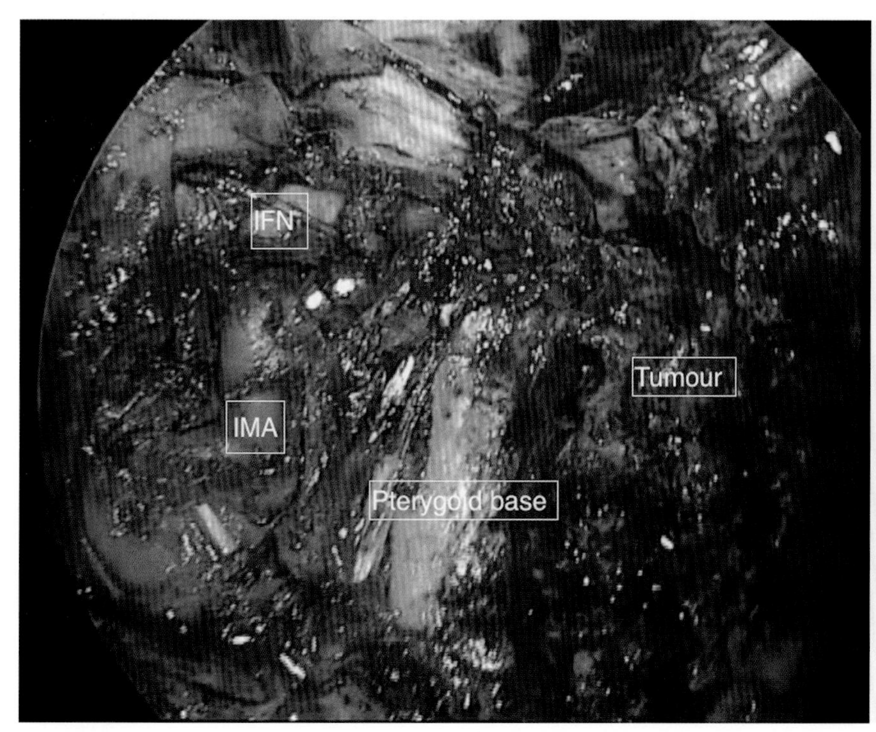

图 58.4　术中切除上颌窦后壁后，内镜下暴露的翼腭窝、颞下窝、夹闭的颌内动脉和眶下神经视图。作为经翼突入路的一部分，暴露并准备磨除翼突根部。IFN：眶下神经；IMA：颌内动脉；Pterygold base：翼突基底；Tumour：肿瘤

· 卵圆孔和下颌神经（V3），恰好位于翼外板基底后方；

· 翼内外板之间的腭帆张肌，恰好在咽鼓管前方；

· 咽鼓管软骨部，位于颞骨岩部和咽旁段 ICA 前方，下颌神经后方[8]。

如果恶性肿瘤扩展到中颅底，特别是侵入岩尖或 Meckel 囊，则需要切除翼突以获得足够的处理肿瘤的通道。将蝶窦底壁磨至与斜坡隐窝水平齐平是非常必要的。随后，沿翼管向后解剖，直到识别出颈内动脉斜坡旁段到岩段的过渡区域，并通过超声多普勒确认。当认为暴露充分后，可以从岩尖和 Meckel 囊内切除肿瘤。

PPF 和 ITF 内的恶性肿瘤常侵犯、扭曲或破坏邻近结构。通常，固定的解剖标志，如鼻底、后鼻孔和咽鼓管圆枕，有助于确定手术位置。图 58.5、图 58.6 和图 58.7 显示了一些恶性肿瘤侵犯 FFP 和 ITF 的病例。

58.5 重建技术

PPF 和 ITF 恶性肿瘤切除后的重建取决于中颅窝受累或 ICA 的暴露情况。术中组织学检测证实肿瘤完全切除后，使用胶原基质或自体阔筋膜移植物内置法重建蛛网膜层。然后，Hadad-Bassagasteguy 鼻中隔黏膜瓣[10]广泛覆盖缺损。吸收性明胶海绵或纳吸绵放置在黏膜瓣和鼻腔填塞物之间，形成防止两者粘连的屏障。有时，需要填充游离脂肪消除明显的无效腔，如蝶窦或斜坡隐窝，从而实现最佳的皮瓣安置和更远的修补范围。如果 Hadad-

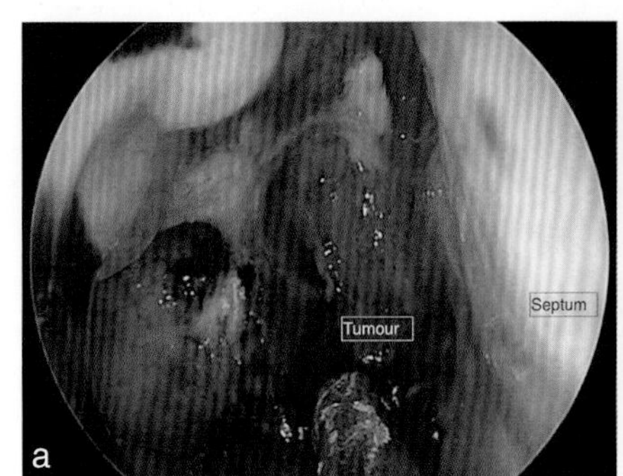

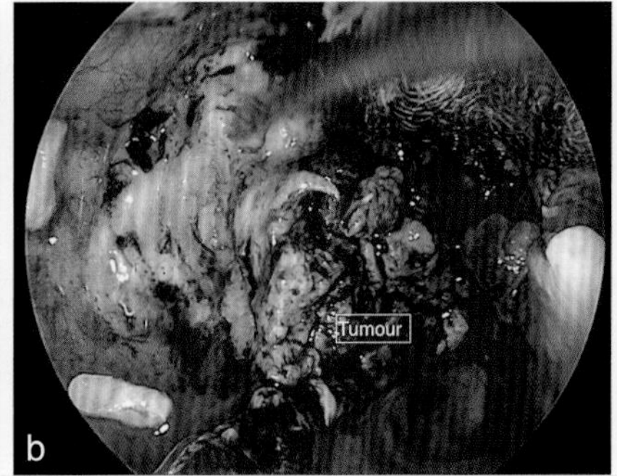

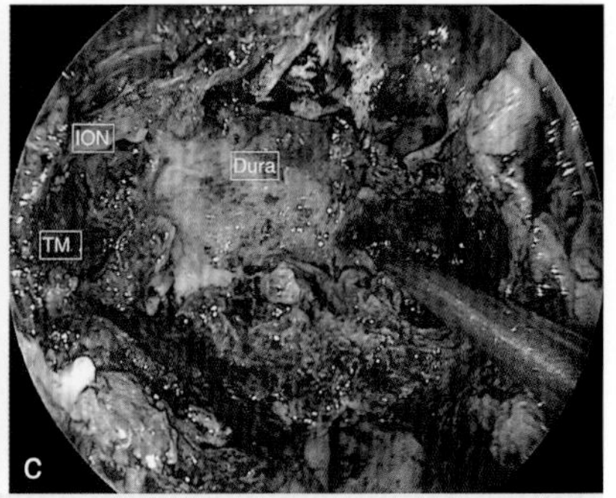

图 58.5 复发性蝶窦底未分化鼻窦癌 1 例，累及翼腭窝和颞下窝。a. 术前内镜检查。b. 术中内镜检查。c. 术后内镜检查。ION：眶下神经；TM：颞肌；Tumour：肿瘤；Septum：鼻中隔；Dura：硬脑膜

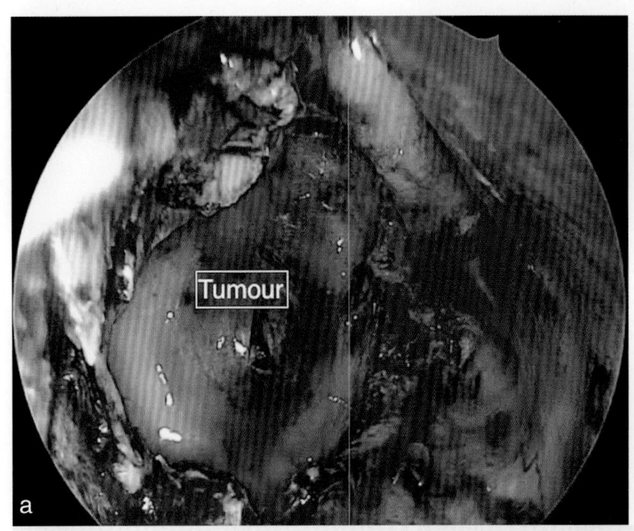

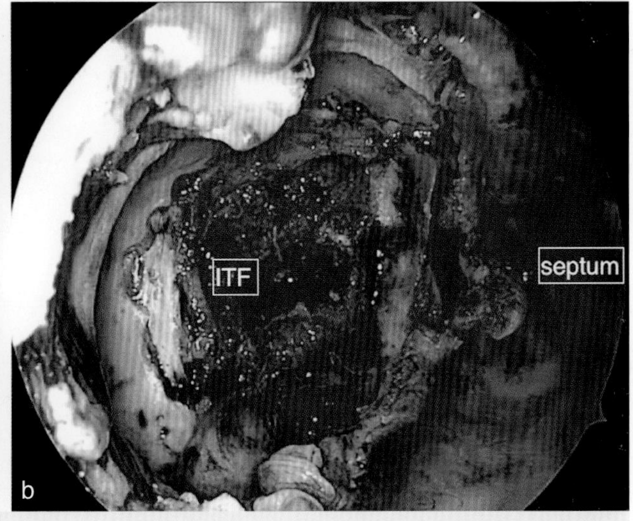

图 58.6 上颌窦鼻窦癌累及颞下窝 1 例。a. 切除颞下窝肿瘤前的术中内镜检查。b. 术后内镜检查。Tumour：肿瘤；ITF：颞下窝；Septum：鼻中隔

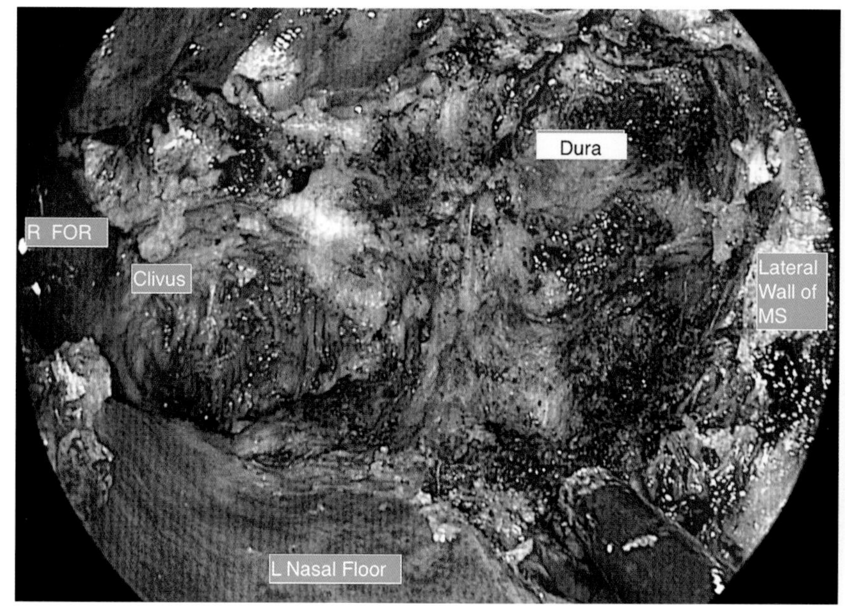

图 58.7 1 例复发性鼻咽癌患者的术后内镜视图，肿瘤侵犯左后鼻孔、翼腭窝、颞下窝、半月神经节和 Meckel 囊。FOR：咽隐窝；Dura：硬脑膜；Clivus：斜坡；Lateral Wall of MS：上颌窦外侧壁；L Nasal Floor：左侧鼻底

Bassagasteguy 黏膜瓣不可用，则应考虑替代重建技术，如鼻内或鼻外的带血管蒂皮瓣或游离组织移植物重建[11]。最后，使用可吸收明胶海绵填塞、Foley 球囊导管或两者共用支撑重建。

58.6 结 论

经鼻内镜切除 PPF 和 ITF 的恶性肿瘤是开放手术入路的一种替代方式。这种入路在复杂的解剖区域中对组织提供更好的显示和操作。此外，与开放手术入路相比，并发症的发生率大幅度降低。报道还显示，经鼻内镜手术中鼻窦恶性肿瘤的分块或逐层切除不会影响肿瘤切除。这种方法最大限度地增加了肿瘤完全切除和良好术后监控的可能性。

（孟庆国 陈李清 译，张洪钿 校）

参考文献

[1] Ong YK, Solares CA, Carrau RL, et al. New developments in transnasal endoscopic surgery for malignancies of the sinonasal tract and adjacent skull base.CurrOpinOtolaryngol Head Neck Surg, 2010, 18(2):107–113

[2] Snyderman CH, Carrau RL, Kassam AB, et al. Endoscopic skull base surgery: principles of endonasal oncological surgery. J SurgOncol, 2008, 97(8): 658–664

[3] Oakley GM, Harvey RJ. Endoscopic resection of pterygopalatine fossa and infratemporal fossa malignancies.OtolaryngolClin North Am, 2017, 50(2): 301–313

[4] Nicolai P, Battaglia P, Bignami M, et al. Endoscopic surgery for malignant tumors of the sinonasal tract and adjacent skull base: a 10-year experience. Am J Rhinol, 2008, 22(3):308–316

[5] Falcon RT, Rivera-Serrano CM, Miranda JF, et al. Endoscopic endonasal dissection of the infratemporal fossa: Anatomic relationships and importance of eustachian tube in the endoscopic skull base surgery. Laryngoscope, 2011, 121(1):31–41

[6] McIntyre JB, Perez C, Penta M, et al. Patterns of dural involvement in sinonasal tumors: prospective correlation of magnetic resonance imaging and histopathologic findings. Int Forum Allergy Rhinol, 2012, 2(4):336–341

[7] Patel SG, Singh B, Polluri A, et al. Craniofacial surgery for malignant skull base tumors: report of an international collaborative study. Cancer, 2003, 98 (6):1179–1187

[8] Kasemsiri P, Prevedello DM, Otto BA, et al. Endoscopic endonasal technique: treatment of paranasal and anterior skull base malignancies. Rev Bras Otorrinolaringol (Engl Ed), 2013,79(6):760–779

[9] Wong EHC, Liew YT, Abu Bakar MZ, et al.A preliminary report on the role of endoscopic endonasalnasopharyngectomy in recurrent rT3 and rT4 nasopharyngeal carcinoma.Eur Arch Otorhinolaryngol, 2017, 274(1):275–281

[10] Hadad G, Bassagasteguy L, Carrau RL, et al. A novel reconstructive technique after endoscopic expanded endonasal approaches: vascular pedicle nasoseptal flap. Laryngoscope, 2006, 116(10):1882–1886

[11] Tang IP, Carrau RL, Otto BA, et al. Technical nuances of commonly used vascularised flaps for skull base reconstruction. J LaryngolOtol, 2015, 129(8): 752–761

第XI部分

经鼻内镜下颅颈交界区手术

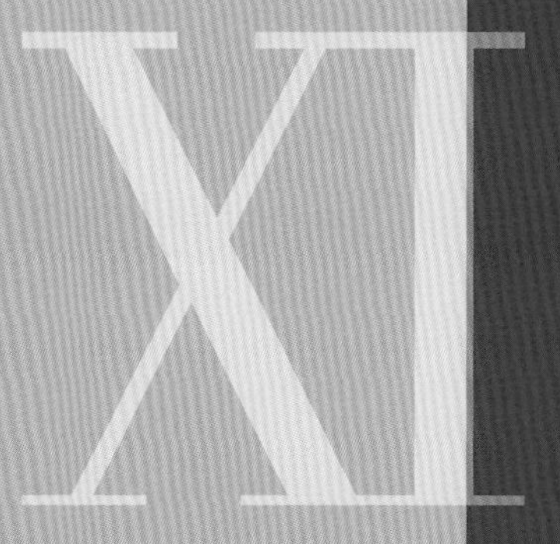

第 59 章 | 颅颈交界区的显微镜与内镜下解剖

Alberto Carlos Capel Cardoso, Roger S. Brock, Carolina Martins, Luiz Felipe U. de Alencastro, Albert L. Rhoton Jr.

摘　要

颅颈交界区是颅骨和上颈椎之间的复杂过渡区域，由枕骨、寰椎和枢椎构成，它们形成漏斗样结构，维系该区域的稳定和运动。该活动性交界区同时负责超过半数的脊柱轴向旋转活动。若尝试通过内镜经前入路到达这一独特区域时，理解这些骨性结构、关节、韧带附着和血流供应是必要的。本章对颅颈交界区的相关解剖进行了重修审视。

关键词

颅颈交界区，齿状突，内镜经鼻入路，颅颈融合

内容要点

· 斜坡骨质切除使用的解剖参照。

· 最关键的结构是颈内动脉，位于鼻咽部后外侧角（Rosenmüller 窝）。

· 由硬腭向后延一条线达到齿状突尖。去除鼻咽部黏膜及寰枕筋膜后，可以暴露寰椎前弓和枢椎体部。

· 齿状突切除后会导致寰枕交界不稳定。在切除齿状突的情况下，必须行枕颈融合术。

· 因为此区域基底静脉丛止血困难，所以应用本入路处理硬脑膜内病变时须谨慎。

59.1 引　言

颅颈交界是颅骨与上段颈椎之间复杂的过渡区（图 59.1）。包括枕骨基底部、寰椎和枢椎，呈漏斗样结构，提供稳定性及活动度[1-2]。这是一个可活动的连接，负责超过半数的脊柱轴向运动[3-4]。颅颈交界区紧贴于鼻咽的后方，此部位可以通过经鼻途径直接到达（图 59.2 至图 59.4）。当应用内镜由前入路达到此特殊区域，我们需要了解骨骼形态、关节连接、韧带附着和血供。

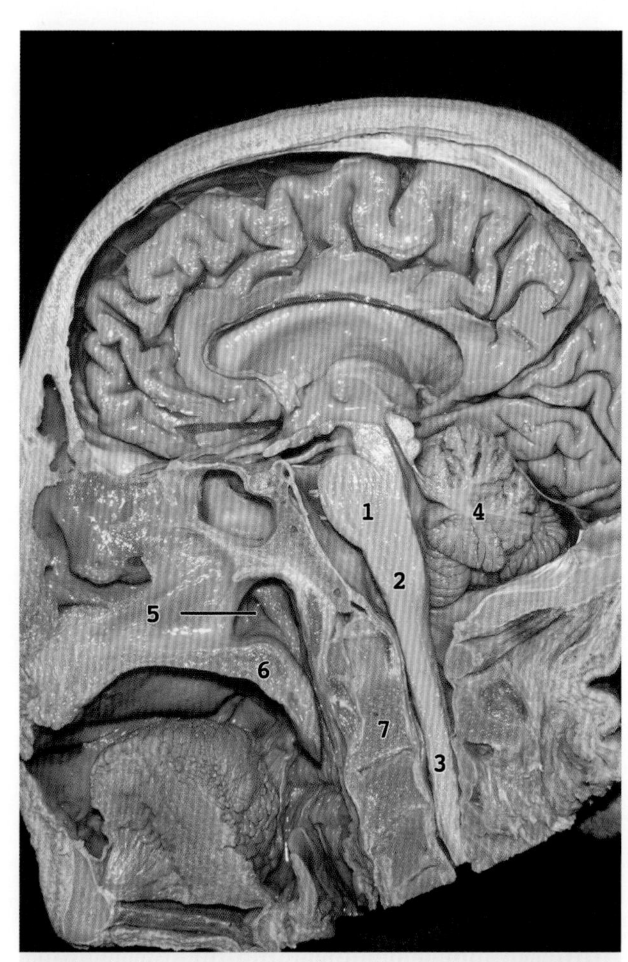

图 59.1　头正中矢状位切面。1：脑桥；2：延髓；3：脊髓；4：小脑；5：咽鼓管；6：软腭；7：枢椎

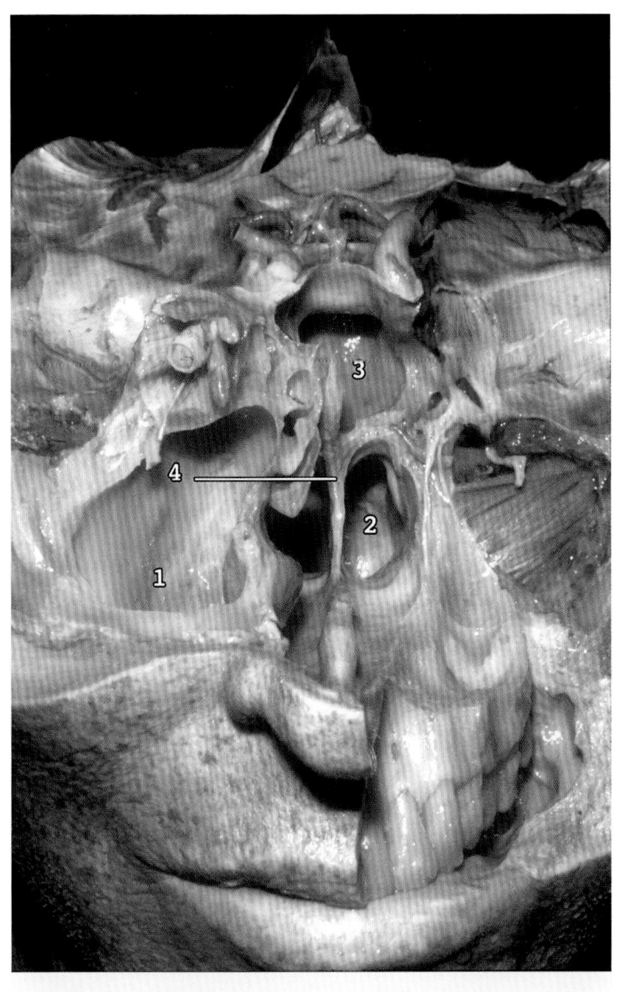

图 59.2　经鼻入路到达斜坡。通过解剖显示经鼻至斜坡入路的外侧界的解剖结构。1：上颌窦；2：鼻咽后壁；3：蝶窦；4：犁骨

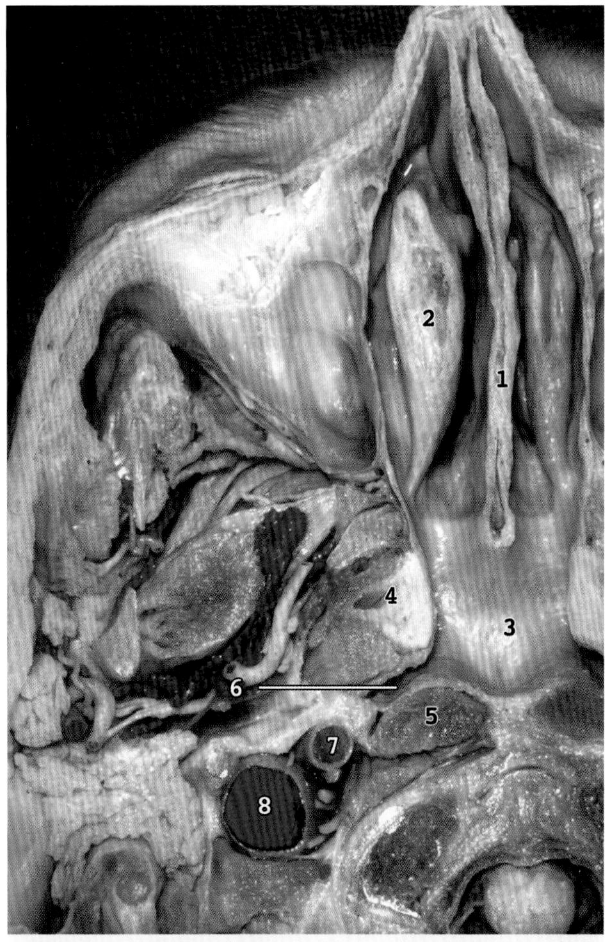

图 59.3　颅底轴位切面下面观。1：鼻中隔；2：中鼻甲；3：鼻咽后壁，鼻咽腔通过头长肌与下斜坡相分隔；4：咽鼓管；5：头长肌；6：咽隐窝（Rosenmüller 窝），由鼻咽腔后外侧角向外侧投射，外侧尖端指向其外侧的颈内动脉和上方的破裂孔；7：颈内动脉；8：颈内静脉

59.2　骨性结构

59.2.1　枕　骨

枕骨可以分为位于枕大孔前方的基底部、枕大孔后上方的鳞部，以及位于枕大孔两侧的一对枕髁（图 59.5 至图 59.8）。

59.2.2　寰　椎

寰椎为第一颈椎，因其呈圆形并缺少椎体和棘突，而与其他的颈椎相区别。它由两个厚的侧块组成，其前缘由短的前弓连接，后方为长的弯曲的后弓。常规椎体的位置被枢椎的齿状突所占据（图 59.9）。每一侧的侧块的上表面有一卵圆形凹面，与枕髁形成关节面连接。每一侧的侧块下表面有一个环形微凹面与枢椎的上关节面形成关节连接（图 59.10）。

59.2.3　枢　椎

枢椎是第二节颈椎。其形成一个支点使得头部和寰椎转动。枢椎可以通过齿状突鉴别，其由椎体部指向上方。齿状突和椎体两侧有一对大型卵圆形关节面指向椎体外侧，与寰椎下关节面形成关节连接。枢椎的横突较小（图 59.11）。

59.3　韧带解剖

颅颈交界区韧带特定的分布形式有显著特

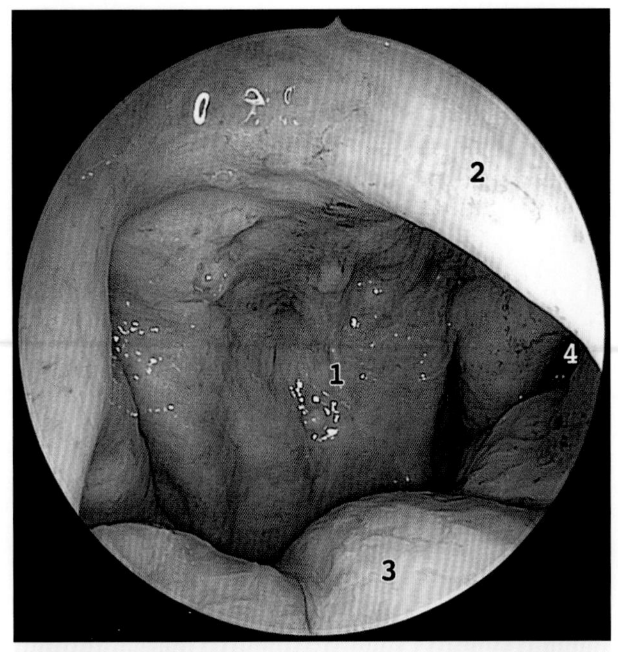

图 59.4　鼻腔视图。1：鼻咽后壁；2：鼻中隔；3：软腭；4：咽鼓管

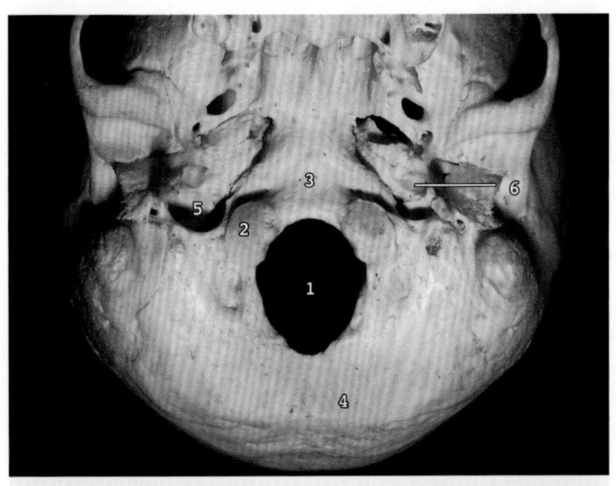

图 59.5　枕骨和枕骨大孔内面观。枕骨围绕卵圆形的枕骨大孔，枕骨后面部分较前面更宽。枕骨分为基底（斜坡）部，位于枕骨大孔前方；一对枕髁位于枕骨大孔两侧；鳞部位于枕骨大孔的后上部。1：枕骨大孔；2：枕髁；3：斜坡；4：枕骨鳞部；5：颈静脉孔；6：颈动脉管

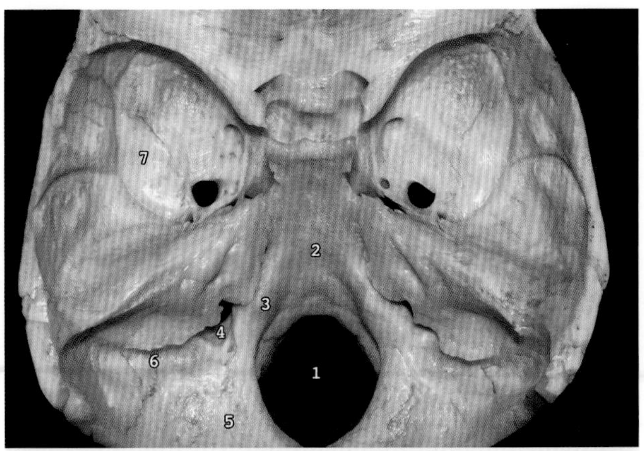

图 59.6　枕骨上面观。1：枕骨大孔；2：斜坡在两侧与颞骨岩部以岩斜裂相分隔；3：枕骨颈静脉突，由枕髁后半部向外侧延伸，并与颞骨颈静脉面形成关节连接；4：颈静脉孔，其边界位于颈静脉结节后方，颞骨岩部静脉窝的前方；5：枕骨部；6：乙状窦沟，越过颈静脉结节的上表面；7：颞窝

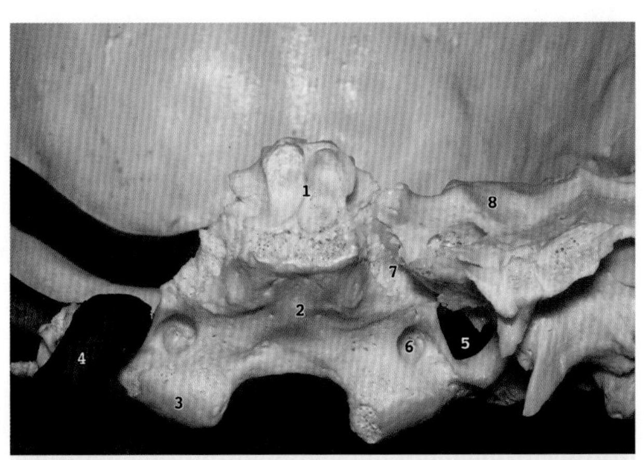

图 59.7　枕骨前面观。1：蝶窦；2：咽结节，咽缝纤维的附着点；3：枕髁；4：颈内静脉；5：颈静脉孔；6：舌下神经管，位于枕髁上方；7：岩斜裂；8：颞骨

点，使其可以进行复杂活动并提供稳定性[5]。十字带和翼状韧带对颅颈交界区的稳定性起最主要作用。

59.3.1　十字韧带

十字韧带分为水平部分和垂直部分，在齿状突后方形成十字形结构。垂直部分是颅部的延伸，贴覆于斜坡的上表面，位于齿状突尖韧带和盖膜之间。韧带下部贴覆于枢椎椎体的后面。

横行部分，称为横韧带，是人体最重要的韧带之一。它是一条厚的强壮的条带，呈弓形横越寰椎的环状结构。齿状突颈部被后方环绕的横韧带所束紧（图 59.12 至图 59.14）。

十字韧带的生物机械学作用是限制寰椎在枢椎上的前移位，限制前向移位和屈曲。这些韧带结构损伤会造成颈部连接不稳定[6]。

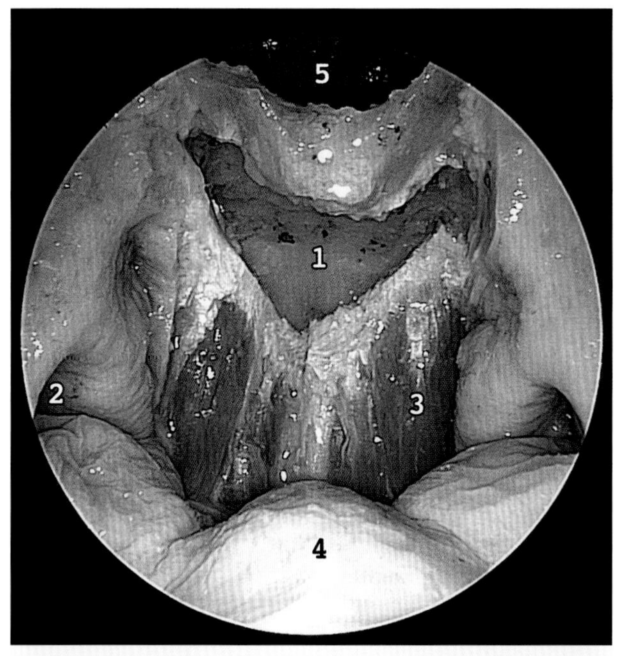

图 59.8　前面观。已去除鼻中隔。1：斜坡；2：咽鼓管；3：头长肌；4：软腭；5：蝶窦

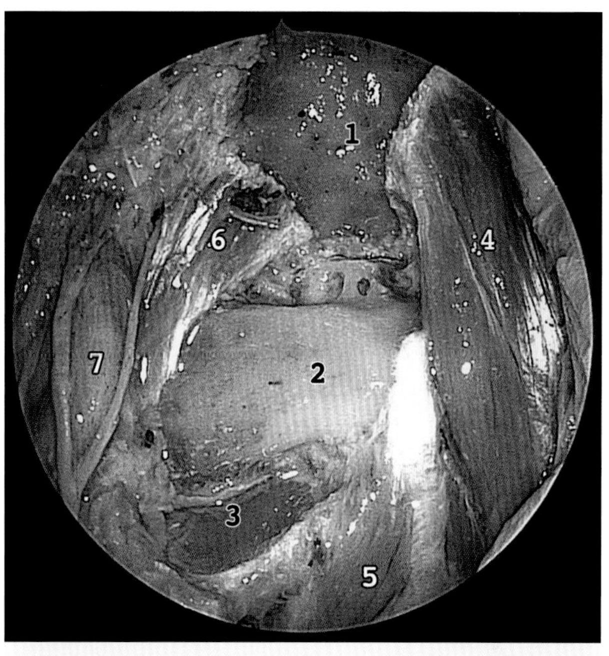

图 59.10　前面观。右侧头长肌已被去除。1：斜坡；2：寰椎前弓；3：寰枢关节；4：左侧头长肌；5：颈长肌；6：头前直肌；7：颈内动脉

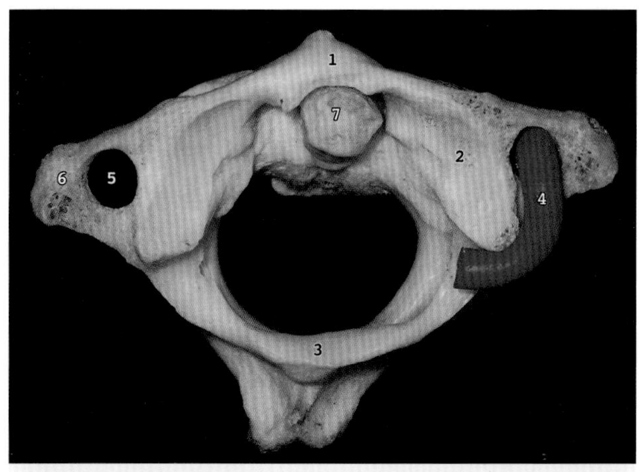

图 59.9　寰椎和枢椎的上面观。寰椎由两个厚的侧块组成，位于环形的前内部分，前方由短的前弓连接，后部是更长的弯曲的后弓。1：寰椎前弓；2：上关节面呈卵圆形，与枕髁相连；3：寰椎后弓；4：椎动脉（VA）；5：横突孔；6：横突；7：枢椎齿状突

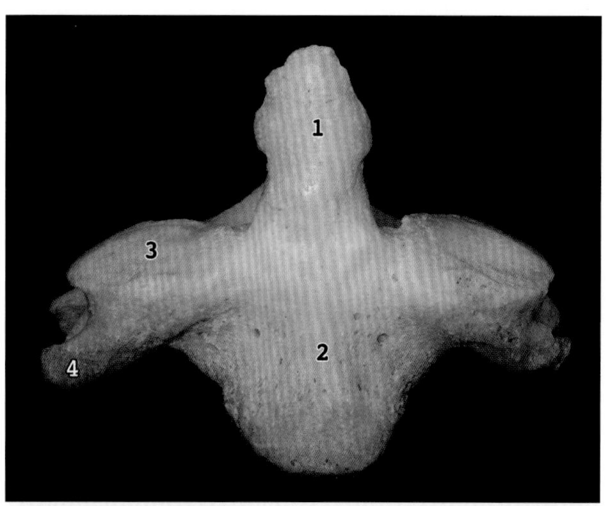

图 59.11　枢椎前面观。通过齿状突来鉴别枢椎，由椎体向上方生长。1：齿状突，1.0 ~ 1.5cm 长，约 1cm 宽；2：椎体；3：上关节面与寰椎下关节面形成关节联系；4：形态较小的枢椎横突

59.3.2　翼状韧带

翼状韧带是两条强壮的条带，分别起于齿状突上部的两侧，并向上外侧斜行伸展，贴覆于枕骨的内侧面（图 59.14 至图 59.16）。它们的功能是限制寰椎和头颅之间的转动。

59.3.3　尖韧带

齿状突尖韧带由齿状突顶端延伸至枕骨大孔前缘，并且位于寰枕前膜与十字韧带向上延伸部分之间（图 59.12，图 59.14）。

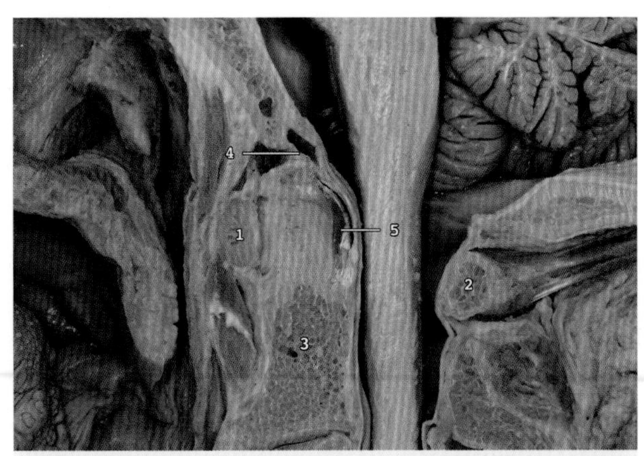

图 59.12　颅颈交界区内面观。1：寰椎前弓，位于齿状突前方；2：寰椎后弓；3：枢椎椎体；4：齿状突的尖韧带；5：横韧带，位于齿状突后方并将椎管腔分为一较大方后空间容纳硬脊膜和脊髓，以及一前方小空间容纳齿状突

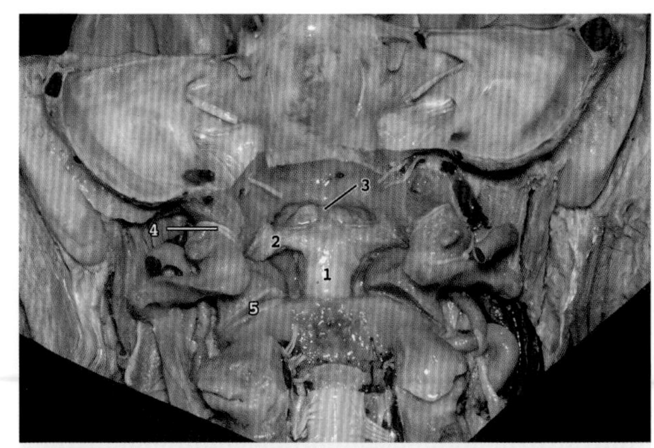

图 59.14　颅颈交界区后面观。1：齿状突；2：翼状韧带，由齿状突上部两侧发出，并斜向上外侧伸展，贴覆于枕髁内表面；3：齿状突尖韧带，由齿状突顶端延伸至枕骨大孔前缘；4：左侧寰枕关节；5：左侧寰枢关节

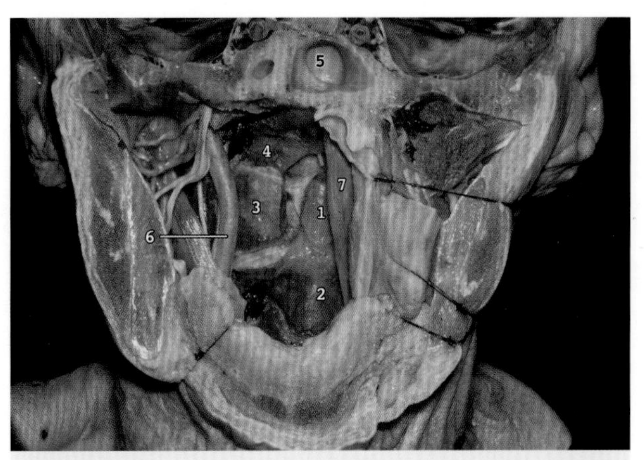

图 59.13　冠状切面前面观显示枕骨大孔、斜坡与鼻腔、口腔、咽部和颞下窝的关系。1：齿状突尖，2：枢椎椎体；3：寰椎侧块；4：枕髁；5：蝶窦；6：颈内动脉；7：头长肌

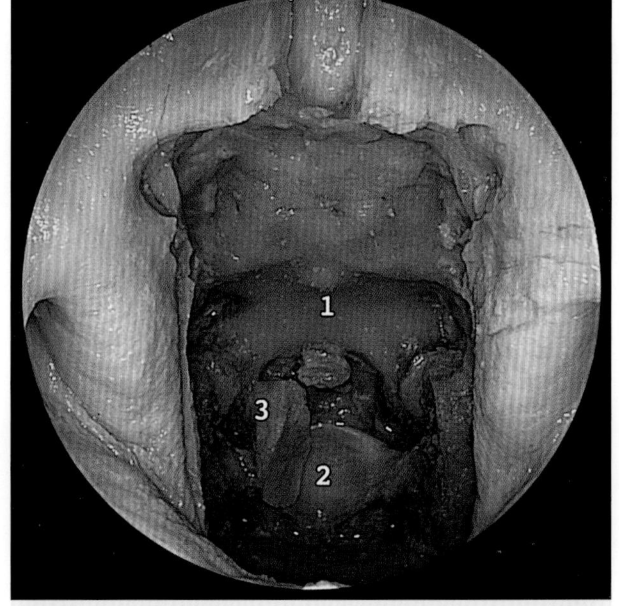

图 59.15　前面观。已去除寰椎前弓和齿状突。1：斜坡；2：横韧带，为一粗壮带状结构，于齿状突后方弓形跨越寰椎骨环；3：右侧翼状韧带，已经从齿状突表面剥离

59.3.4 盖　膜

盖膜是后纵韧带颅内延伸，覆盖齿状突和十字韧带。它向下贴覆于枢椎椎体后表面，向上贴覆于枕骨大孔前缘枕骨上表面，向外侧贴覆于寰枕关节内侧面。

59.4　神经结构

位于颅颈交界区的神经结构是脑干尾端部分、小脑和第四脑室、脊髓头端，以及后组脑神经和上段颈神经（图 59.17）。

延髓的前表面由延髓锥体组成，对侧是斜坡、枕骨大孔前缘及齿状突头端。舌咽神经起源于延髓上部，橄榄核上 1/3 后方正好位于面神经起源处的下方，迷走神经根起源处的上方[7]。

副神经是唯一一支穿过枕骨大孔的神经。它的颅内部分由延髓发出的神经根组成，其中副神

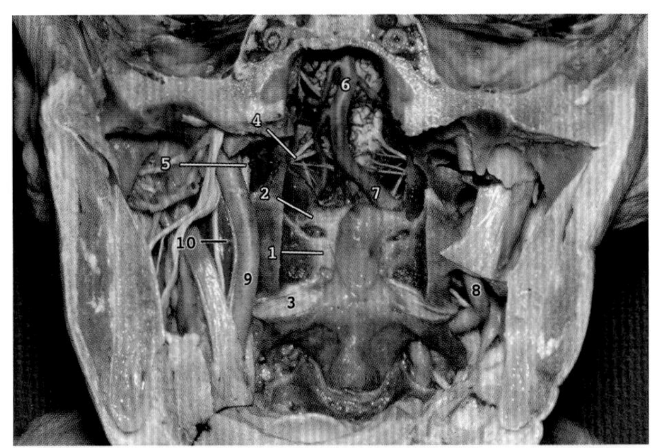

图 59.16　斜坡和 C1 前弓已经被去除。切开硬脑膜暴露椎动脉和基底动脉。齿状突被保留。1：十字韧带的横行部分，称为横韧带，越过齿状突后方，与每侧枢椎侧块内侧结节相连；2：翼状韧带，与枕骨大孔内侧缘连接；3：寰枢关节；4：舌下神经，走行于舌下神经管；5：舌下神经，由舌下神经管下外侧部分穿出，向下走行于颈内动脉和颈内静脉之间；6：基底动脉；7：椎动脉硬脑膜内部分；8：椎动脉硬脑膜外部分；9：颈内动脉；10：颈内静脉

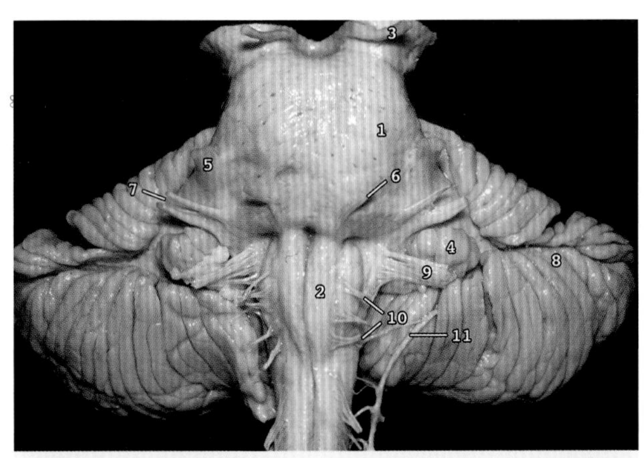

图 59.17　小脑岩面。1：脑桥；2：延髓。脑桥和延髓以桥延沟分隔，位于延髓椎体头端。3：动眼神经；4：绒球；5：三叉神经，由中脑中部发出；6：展神经，由桥延沟内侧发出，位于延髓椎体前端；7：面神经和前庭蜗神经，由桥延沟外侧发出，正好位于 Luschka 孔的前端；8：小脑下岩骨面；9：舌咽神经、迷走神经和副神经，由橄榄后方发出；10：舌下神经，由橄榄体前方发出；11：副神经脊髓根

经脊髓部分由一组由下延髓和上部脊髓发出的神经根组成（图 59.18）。组成副神经的神经根的最低发出平面位于 C7 神经根水平。

舌下神经由起自下橄榄体前方的一组神经根

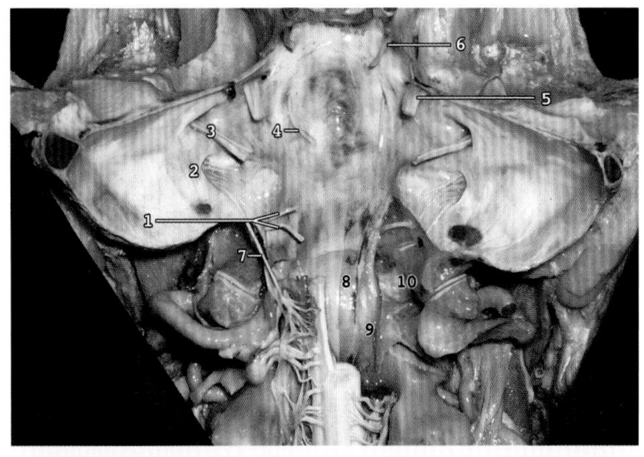

图 59.18　保留脑神经的颅底后面观。1：舌下神经；2：舌咽神经、迷走神经和副神经；3：面神经和前庭蜗神经；4：展神经；5：三叉神经；6：动眼神经；7：副神经脊髓根；8：盖膜；9：十字韧带；10：翼状韧带

组成，汇聚于舌下神经管硬脑膜开口。

59.5　动脉结构

颅颈交界区主要相关动脉是椎动脉、小脑后下动脉（PICA）和脊髓前动脉[8]。

59.5.1　椎动脉

成对的椎动脉由枢椎侧块后方通过，由枕髁后方穿过硬脑膜，上行穿过枕骨大孔至延髓前方，在桥延结合处汇合而成基底动脉（图 59.19，图 59.20）。

硬脑膜内节段起始于枕骨大孔外缘内侧处的硬脑膜孔。一旦穿过硬脑膜，动脉在延髓前面由下外侧向上内侧走行。它穿行于舌下神经根中间或前方，越过椎体，在桥延沟或其附近与对侧椎动脉结合形成基底动脉[9]。椎动脉在枕骨大孔区域发出的分支是脊髓后动脉、脊髓前动脉、PICA 和脑膜前动脉、脑膜后动脉。术者在行前入路手术时应注意脊髓前动脉[10]。

59.5.2　小脑后下动脉（PICA）

小脑后下动脉是椎动脉最大的分支，为小脑后下部供血（图 59.20，图 59.21）。它通常起自硬脑膜内，但少见情况下可能起于椎动脉硬脑膜外末端。

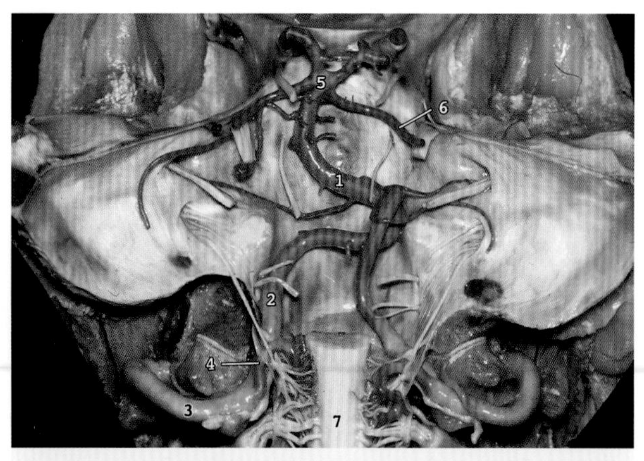

图 59.19 保留脑神经和动脉的颅底后位观。1：基底动脉；2：椎动脉硬脑膜内段；3：椎动脉第三段，走行在寰椎侧块和寰枕关节后内侧；4：自硬脑膜外发出的小脑后下动脉，穿过硬脑膜，走行于延髓外侧，副神经根丝的前方；5：基底动脉尖，位于鞍背后方；6：小脑上动脉（SCA），由基底动脉尖附近发出，走行于动眼神经下面，三叉神经上方；7：脊髓上部

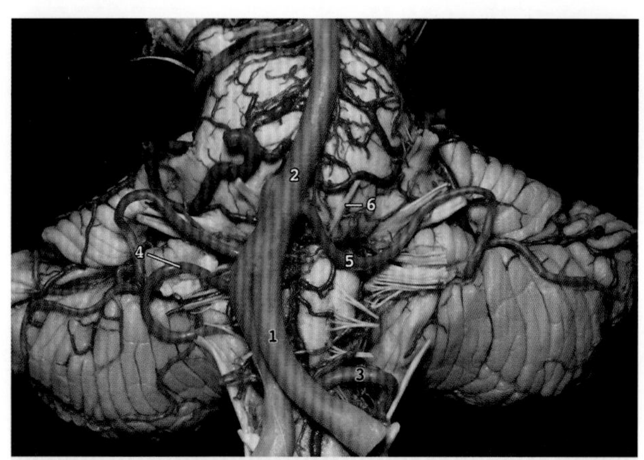

图 59.20 脑干和小脑动脉前面观。1：椎动脉（VA），从延髓前方由下至上走行。双侧椎动脉在桥延沟或附近汇合形成基底动脉；2：基底动脉（BA）。小脑后下动脉是椎动脉最大的分支，为小脑后下部分供血；3：左侧小脑后下动脉从舌下神经根下方发出；4：右侧小脑后下动脉发自舌下神经根出延髓处；5：左侧小脑前下动脉（AICA），走行于展神经下方，面神经和前庭蜗神经中间，后到达小脑脑桥裂和小脑岩面；6：展神经

59.5.3 脊髓前动脉

脊髓前动脉在延髓和脊髓表面前正中裂内或其附近穿过枕骨大孔下行（图 59.21）。在延髓区，

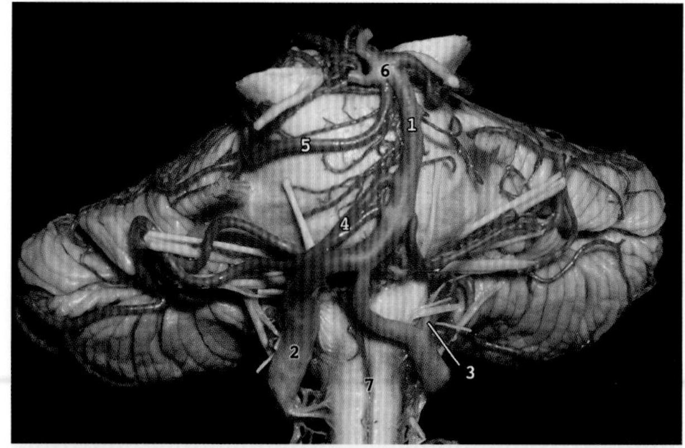

图 59.21 脑干和小脑岩面。1：基底动脉（BA）；2：右侧椎动脉在与对侧椎动脉汇合形成基底动脉前穿行于舌下神经根的前方；3：小脑后下动脉（PICA）；4：双干型小脑前下动脉（AICA）；5：小脑上动脉（SCA），在中脑前方由椎动脉发出，并走行于动眼神经下方，在脑桥中脑结合处附近环绕脑干，并跨过三叉神经；6：基底动脉尖；7：脊髓前动脉，是由成对的脊髓前中央动脉结合而成，脊髓前中央动脉起于椎动脉靠近基底动脉起始部附近；脊髓前动脉通过枕骨大孔于延髓及脊髓前表面下行。在延髓，它为椎体及椎体交叉供血

它供应椎体和椎体交叉，舌下神经核和舌下神经，以及后纵束。

59.6 静脉丛

基底静脉丛位于上斜坡两层硬脑膜之间（图 59.22）。它由相互连接的静脉管道组成，并与外

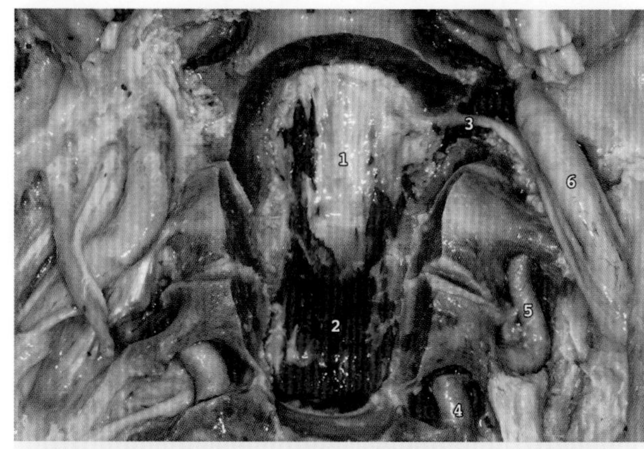

图 59.22 前面观。下斜坡、寰椎前弓、枢椎椎体和齿状突已经被去除。横韧带、尖韧带、一对翼状韧带以及盖膜已经被分离。1：颅颈交界区硬脑膜；2：基底静脉丛；3：舌下神经；4：枢椎和 C3 之间的椎动脉；5：寰椎和枢椎之间的椎动脉；6：颈内动脉

侧的岩下窦、上方的海绵窦以及下方的边缘窦和硬脑膜静脉丛形成吻合。岩下窦走行于岩斜裂，向上与基底窦、向下与颈静脉球相交通。乙状窦沿乙状窦沟下行通过颈静脉孔的乙状部出颅。

（张红波　译，陈刚　校）

参考文献

[1] Rhoton AL, Jr. The foramen magnum. Neurosurgery, 2000, 47(3) Suppl:S155–S193
[2] Menezes AH, Traynelis VC. Anatomy and biomechanics of normal craniovertebral junction (a) and biomechanics of stabilization (b). Childs NervSyst, 2008,24(10):1091–1100
[3] Dickman CA, Lekovic GP. Biomechanical considerations for stabilization of the craniovertebral junction. ClinNeurosurg, 2005,52:205–213
[4] White AA, Ⅲ, Panjabi MM. The clinical biomechanics of the occipitoatlantoaxial complex. OrthopClin North Am,1978,9(4):867–878
[5] Crawford NR, Hurlbert RJ. Anatomy and biomechanics of the craniocervical junction.Semin Neurosurg,2002,13:101–110
[6] Menezes AH. Developmental abnormalities of the craniocervical junction. In: Winn RH, ed. Youmans Neurological Surgery. 5th ed. Philadelphia, PA: Saunders, 2004,3331–3345
[7] Katsuta T, Rhoton AL, Jr, Matsushima T. The jugular foramen: microsurgical anatomy and operative approaches. Neurosurgery, 1997, 41(1):149–201, discussion 201–202
[8] Lister JR, Rhoton AL, Jr, Matsushima T, et al. Microsurgical anatomy of the posterior inferior cerebellar artery. Neurosurgery, 1982, 10(2):170–199
[9] Matsushima T, Rhoton AL, Jr, de Oliveira E, et al. Microsurgical anatomy of the veins of the posterior fossa. J Neurosurg, 1983, 59(1):63–105
[10] de Oliveira E, Rhoton AL, Jr, Peace D. Microsurgical anatomy of the region of the foramen magnum. SurgNeurol, 1985, 24(3):293–352

第 60 章 颅颈交界区的经鼻内镜手术

Theodore A. Schuman, Cristine Klatt-Cromwell, Brian D. Thorp, Adam M. Zanation

摘　要

经鼻内镜能够直接进入颅颈交界区前方的病变部位，可将传统开放或经口手术相关的并发症降至最低。通过单纯经鼻入路可处理位于鼻腭线上方的病变，包括枕骨斜坡、齿状突的某些肿瘤，以及椎基底动脉系统动脉瘤。当发生脑脊液漏时，最好通过多层修补（包括带血管蒂组织）来完成修复。

关键词

经鼻，内镜，鼻内镜，颅颈交界，颈椎，寰椎，枢椎，齿突

内容要点

· 经鼻内镜可直接处理颅颈交界区（CVJ）前方的病变。

· 通过经鼻腔入路处理 CVJ 病变可减少传统经口上腭劈裂手术并发症的发生率。

· 适于经鼻内镜手术的适应证包括：斜坡区的脊索瘤、脑膜瘤，类风湿性关节病，颅底凹陷，齿状突骨折，齿突游离，椎基底动脉瘤，上颈椎病变。

· 可以通过鼻腭线评估经鼻内镜手术所能处理的尾端范围，低于此线水平的病变可能需要附加经口或开放入路才能完成。

· CVJ 的内镜手术可能导致颈椎不稳定，必须同期或分期进行后路颈椎融合术。

· 最好应用多层修补的方法处理脑脊液漏，包括带血管蒂的组织，通常是鼻中隔黏膜瓣。

· 在 CVJ 的内镜手术中，有可能伤及重要的神经血管，所以必须由对颅底有着丰富经验的多学科团队完成。颈内动脉（ICA）在其枕骨斜坡中段最容易受伤。

· 对手术适应证选择合理的患者，有数据支持经鼻内镜是治疗 CVJ 病变的有效方法，尽管缺乏高水平的证据，但并发症发生率似乎与经口入路相当或更低。

60.1 引　言

颅颈交界区（CVJ）前方的病变传统上通过开放手术完成，有着相当高的并发症发生率[1]。为了减少手术并发症同时能够有效地完成手术，提出了经口入路，但这些方法由于要劈开软腭，导致瘢痕形成，腭咽狭窄，吞咽困难，伤口裂开，回归正常饮食延迟，术后气管造口的概率显著增加[2]。对于更广泛的病变，可能需要对经口入路进行改良，包括 Le Fort Ⅰ型上颌骨切开、上颌劈开或下颌劈开，造成其他的并发症[3]。

Alfieri 等于 2002 年在尸体模型中首次描述了经鼻内镜 CVJ 手术入路[4]，并于 2005 年报道了首例经鼻 CVJ 手术，患者因类风湿性关节炎、颈髓受压接受该手术[5]。经鼻入路的潜在优势源自于无需分离软腭，无需牵拉脑干、脊髓或脑神经，以及避免了术中鼻咽部组织缺损而暴露于口腔菌群，从而避免了术后相关感染的风险[1-2,6]。鼻内入路完成颅底手术，还可以缩短住院时间，尽早回归经口进食和下床活动[7-9]。在过去的 10 年中，经鼻内镜入路已成为颅底外科医生认可的一种方法。

60.2　适应证

与所有颅底病变一样，对于 CVJ 病变，要确定最佳手术入路，仔细选择适应证是关键。可通过经鼻内镜入路解决的 CVJ 处常见的颅底病变包括斜坡区脊索瘤和位于枕骨大孔前部的脑膜瘤[1]。适用于该手术入路的上颈椎病变包括与类风湿性关节炎相关的关节翳形成、颅底凹陷、齿突及腹侧颅底骨折，以及上颈椎的肿瘤、齿突发育不全、齿突游离和椎基底动脉瘤[5–7,10]。

然而，经鼻内镜手术并不适用于 CVJ 区的所有病变。特别是第Ⅸ，Ⅹ，Ⅺ和Ⅻ脑神经旁的病变就无法通过经鼻内镜完全显露。此外，单纯经鼻入路可能无法到达上颈椎尾端的病变。可以通过连接鼻骨下缘和硬腭后缘的鼻腭线（NPL）估计经鼻内镜所能显露的 CVJ 尾端的范围（图 60.1）。由于视野和操作器械前方受鼻骨、后方受硬腭的阻挡，处理位于该线下方的病变需要补充经口或开放手术[6]。Almeida 等回顾了 17 例接受经鼻入路 CVJ 手术的患者，在所有患者中，齿状突基底均在 NPL 线之上。若存在颅底凹陷或头部屈曲位时（如果不是临床禁忌的话），可进入更多尾端的区域[6]。

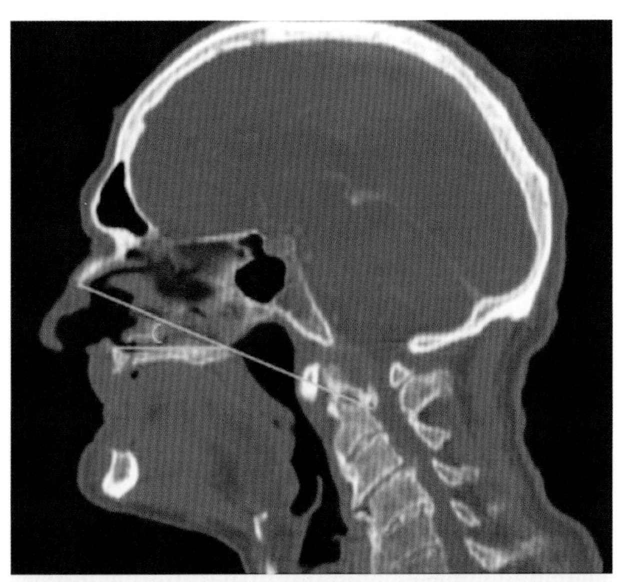

图 60.1　图示鼻腭角、鼻腭线。注意鼻腭线如何在后方与脊柱相交（经许可，本图引自 Almeida 等[6]）

60.3　术前评估

应由对颅底内镜入路熟悉的神经外科医生和耳鼻喉科医生对患者进行多学科评估。基本的影像学检查包括对鼻窦、颅底和颈椎进行薄层 CT（层厚 1mm 或更小）和 MRI 扫描；根据患者具体情况附加其他检查，如术前需要充分了解血管解剖和吞咽功能，需要附加血管造影和改良钡餐检查。

所有患者均由耳鼻喉科医生进行术前鼻内镜检查，以评估解剖变异，例如鼻中隔偏曲、鼻甲肥大或鼻息肉，这些可能会影响经鼻内镜手术。此外，对于鼻腔存在感染或炎症的患者，术前可能需要治疗。

60.4　手术技术

全身麻醉后，将气管内置管固定在左下唇，并留置导尿管和动脉留置针。患者仰卧位，床头逆时针旋转 90°。下载术前 CT 和 MRI 扫描图像并融合在立体定位的图像导航单元中，以便提供关键神经血管结构周围的实时导航。这些图像信息以患者的面部解剖数据进行登记，然后分别对腹部和大腿进行消毒以备在需要的时候进行皮肤脂肪或阔筋膜张肌移植。根据外科医生需要，可以采用头架的三点固定，这种方法在一期计划性齿状突切除中（二期行后路颈椎融合术）是必不可少的[1]。

将含有羟甲唑啉的神经外科用棉球放置在每个鼻腔中，常规消毒铺单。术中使用 0° 内镜提供手术视野，两侧的下鼻甲均完整。鼻部保持低位，可见鼻中隔的后部，后方的鼻中隔动脉走行为三角形。在后鼻孔平面下方，即腭骨水平部和上颌骨交界处的前方，水平切开鼻中隔起始部。然后完成低至鼻底水平的下切口；随后在另一侧切开类似的切口。去除介于两侧操作窗口之间的的黏膜、软骨和骨骼，从而方便经鼻入路、更好地显露鼻咽部。为了增加向头端和尾端的操作范围，使用高速磨钻磨去双侧的部分腭骨以降低腭骨水平，这种操作尤其可以改善尾端的术野和手术操作。接下来，从蝶窦底壁下方开始用电刀烧灼鼻咽中线部的黏膜，这有助于目标区域的显露。应该注意的是，在此操作之前，一些外科医生倾向于打开双侧蝶窦并磨至蝶骨底。然后，将椎旁肌群（头长肌和颈长肌）和前纵韧带在中线处分开并向外侧剥离，从而可以进入下斜坡和寰椎前弓。

是否去除斜坡区的骨质取决于病变的位置和类型。如果有需要，则使用 4mm 的金刚砂钻头磨除斜坡区骨质，操作空间上方是 ICA 破裂孔段，下方是枕骨大孔。基底静脉丛易出血，其位于斜坡区的两层硬脑膜之间，并与双侧的海绵窦和岩下窦相通 [1]。在分离头前直肌和寰枕关节囊以后，磨除部分前 / 内侧枕髁，可进一步增大向外侧的操作空间 [1]。

齿状突切除术也常通过经鼻内镜入路完成。可用4mm金刚砂钻头磨除下斜坡和寰椎前弓骨质，显露出 C2 的齿状突。仔细剥离尖韧带和翼状韧带后，然后用高速磨钻处理齿突，使其在基底部骨折，然后将其从头到尾地取除，注意确保齿突头端没有残留。如果有指征，则可以进一步去除寰椎和枢椎椎体的骨质。图 60.2、图 60.3 示经鼻内镜入路 CVJ 手术相关解剖 [5]。

图 60.4 示经鼻内镜入路联合经口入路切除 C2 骨巨细胞瘤 1 例。

根据枕髁和 C1、C2 椎体骨质的切除程度，CVJ 区域的内镜手术也可能导致颈椎不稳，需要附加颈椎后路融合术，这可以在经鼻内镜手术之前或之后进行。如果计划分期手术，二期再行后路融合，则此前通常需要佩戴 Halo 头架，直到确定后方固定完成为止。

内镜治疗 CVJ 的方法，由于在 CVJ 区域手术很可能损伤神经血管，所以在内镜下 CVJ 区域的手术，需要具备熟悉在颅底操作的多学科团队配合。在破裂孔段上方的中斜坡伤及 ICA 的风险最大。尽管解剖上可能存在个体差异，使这一重要的血管受伤的风险增加，但 ICA 通常位于咽上缩肌和枕髁的外侧 [1]。可以安全地将枕髁骨质向外磨除至舌下神经管，为了避免颅椎失稳，翼状韧带在枕髁的止点不应切除，以免出现严重的颅椎不稳 [11-13]。

当遇到脑脊液漏时，最好用带血管蒂的组织（通常是鼻中隔黏膜瓣）来修补，黏膜瓣必须足够长以到达尾部手术边缘。在带蒂黏膜瓣覆盖硬脑膜前可放置硬脑膜移植物如合成的蛋白胶原基质（Durepair, Medtronic, Dublin, Ireland）或自体的阔筋膜。斜坡区较大的硬脑膜缺损可以用自体脂肪填充，或使其旷置二期愈合。

脑脊液漏量较大的患者应卧床休息 24h，5~7d 后去除鼻腔的敷料，患者一般就可以出院了。鼻腔内若有敷料填充，则应预防性使用抗生素，并在术后 1 周左右开始使用大量生理盐水冲洗。在术后 2 周对鼻腔轻柔地清创，并在手术后 3~6 周再次清创。术后通常进行 CT 和 MRI 扫描以评估 CVJ 区的减压程度以及后路固定是否充分。

60.5 结 果

最近的一项综述及荟萃分析评估了 28 项研究，纳入 71 例接受经鼻内镜入路处理 CVJ 病变的患者。CVJ 区脊髓受压最常见的病因包括颅底凹陷（60.6%）、类风湿性关节炎伴或不伴有关节翳管形成（32.4%）、Chiari 畸形（16.9%）、寰枢椎融合合并半脱位（15.5%）、先天性骨质畸形（9.9%）、齿突游离（7.0%）。所有患者术前的神经功能均得到保留，或较术前改善。病变的完全切除率为 83.8%，而 81.7% 的患者需要术前或术后进行额外的后路减压或融合。呼吸系统的并发症发生率低，需要气管切开的患者占 8.8%，3.5% 的患者术后重新置管。术后第 5 天，共有 91.2% 的患者可经口进食。大部分患者在术后第 1 天进食。总计有 11.3% 的患者术中发生脑脊液漏，在术中得以成功修复；腭咽部未完全愈合的发生率为 2.8% [14]。

应该注意的是，手术结果取决于病变的情况。一项纳入 100 例内镜下斜坡区脊索瘤切除术的综述显示总的切除率为 70.4%，脑脊液漏的发生率为 18.8% [1]。最近一篇文章回顾了 13 项研究，共纳入 92 例经鼻内镜入路齿状突切除术的患者，发现了类似的结果，94% 的患者神经症状得到改善。

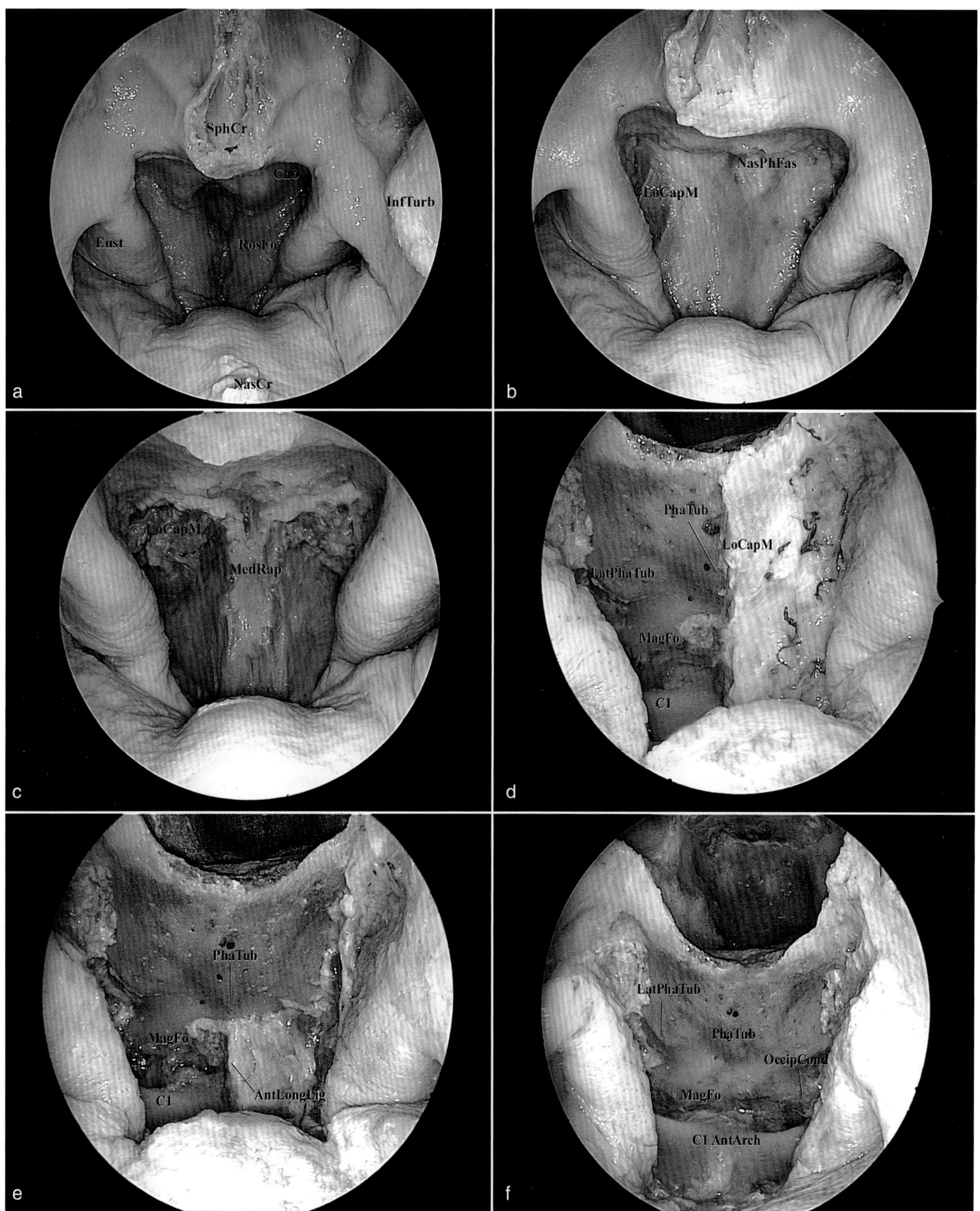

图 60.2　在解剖标本上，经鼻内镜入路颅颈交界区分离步骤镜下所见图。a. 鼻咽部的黏膜。b，c. 肌层。d~f. 骨性斜坡、肌层和韧带之间的关系（图片由医学博士 EdinsonNajera 和 Fernandez-Miranda 提供）。SphCr：蝶嵴；Cho：后鼻孔；InfTurb：下鼻甲；Eust：咽鼓管；RosFo：咽隐窝；NasCr：鼻嵴；LoCapM：头长肌；NasPhFas：鼻咽筋膜；MedRap：咽缝；PhaTub：咽结节；LatPhaTub：外侧咽结节；MagFo：枕骨大孔；C1：寰椎；AntLongLig：前纵韧带；OccipCond：枕髁；C1 AntArch：寰椎前弓

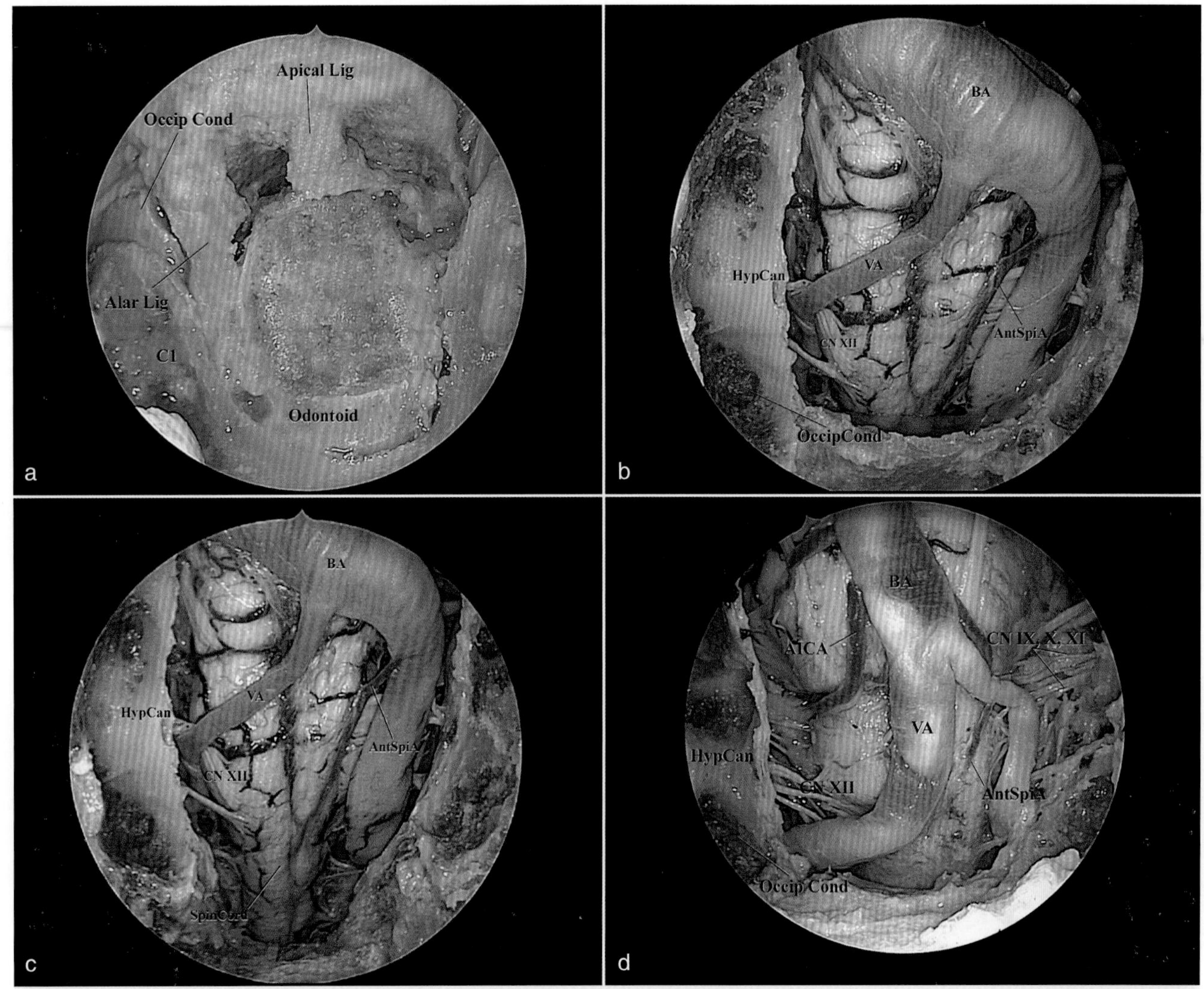

图 60.3 a. 去除部分寰椎前弓，暴露齿突。从齿突中部开始进行齿突切除术。注意翼状韧带、齿突间韧带、齿突、枕髁和枕骨大孔之间的关系。b~d. 脊髓腹侧硬脑膜内面观可见椎动脉、椎基底交界处以及后组脑神经。延髓与脊髓的交界区位于寰椎腹侧根水平。Apical Lig：尖韧带；OccipCond：枕髁；Alar Lig：翼状韧带；C1：寰椎；Odontoid：齿状突；BA：基底动脉；VA：椎动脉；HypCan：舌下神经管；CN Ⅻ：舌下神经；AntSpiA：脊髓前动脉；SpinCord：脊髓；AICA：小脑前下动脉；CN Ⅸ：舌咽神经；CN Ⅹ：迷走神经；CN Ⅺ：副神经（图片由医学博士 Edinson Najera 和 Juan Fernandez-Miranda 提供）

并发症发生率很低，包括脑脊液漏（5.2%）、气管切开（3.4%）、吞咽困难（3.6%）、脑膜炎（4.0%）和伤口感染（1.9%）[1]。

CVJ 区域的内镜手术的主要风险包括大量出血、脑脊液鼻漏、周围或中枢神经损伤和颅椎不稳定。2016 年发表的一篇系统综述荟萃分析了经口与经鼻齿状突切除术的并发症发生率，发现经口入路术后气管切开的风险显著增加（10.8% *vs* 3.4%，$P < 0.05$），其他并发症两组之间未见显著差异。

60.6 结　论

经鼻内镜入路是处理 CVJ 区（如鞍区、枕骨大孔及寰枢椎）病变的一种有效的方法。与经口入路相比，该区域的经鼻内镜手术可能降低并发症发生率，避免上腭瘢痕形成、伤口裂开及鼻咽黏膜缺损，也可降低术后气管切开的概率。相反，经鼻内镜入路受限于 CVJ 尾端狭窄的操作范围，此外，其工作通道较长、缺乏三维立体图像和手术视野小均是其短板。与其他颅底病变一样，术

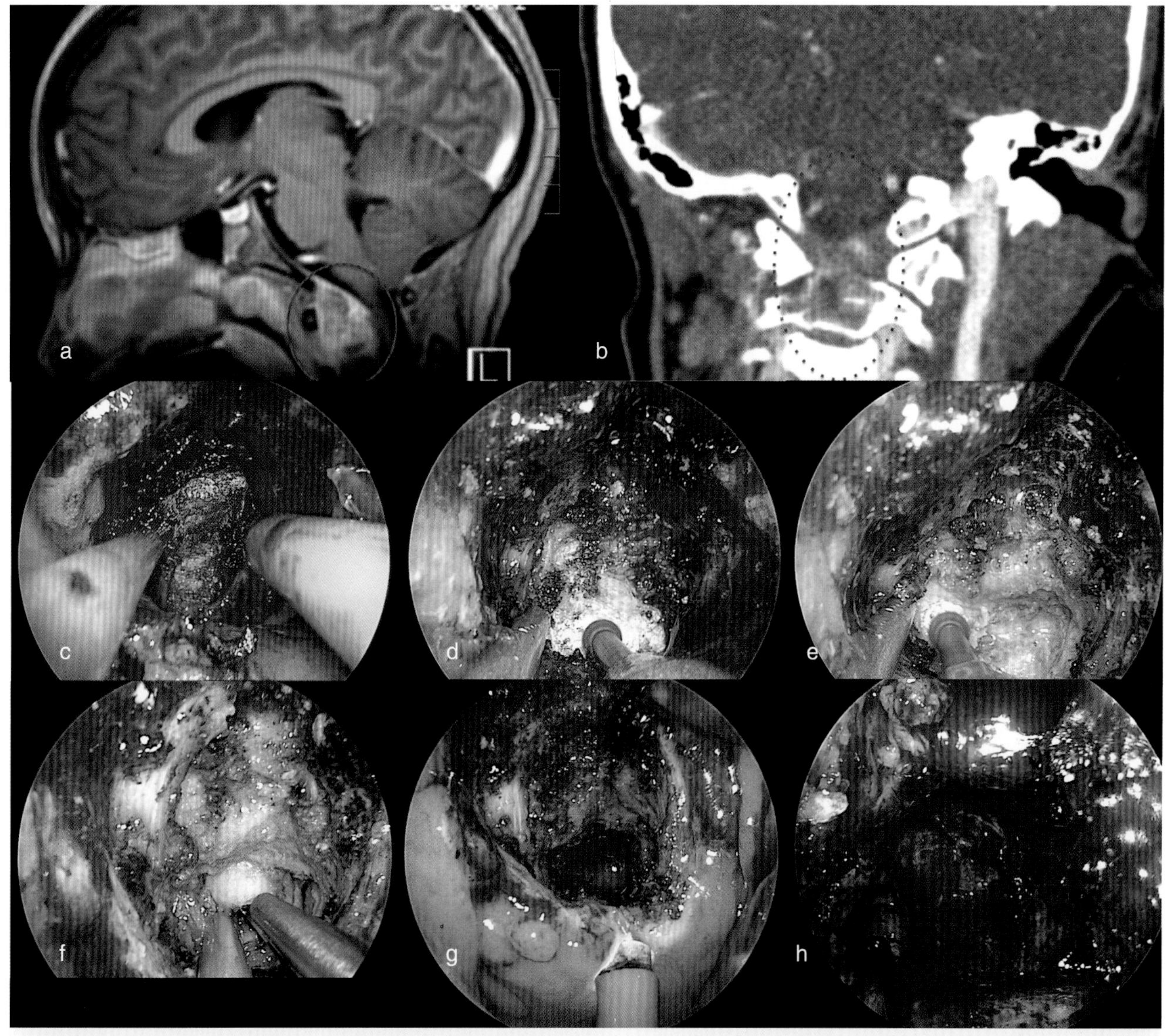

图 60.4　内镜下经鼻联合经口入路 C2 椎体巨细胞瘤切除。在 MRI 矢状面图像（a）和 CT 冠状面图像（b）上可见肿瘤。该过程从腺样体切除开始，并创建后下鼻甲操作窗口，该手术允许两名外科医生经过双侧鼻腔操作。从中线开始解剖并向两侧分离鼻咽黏膜和椎旁肌组织。c. 显露寰椎的前弓，并用金刚石钻头将其磨薄。d. 在磨除寰椎前弓的同时，从 C1 椎体的右侧切除肿瘤（e），然后显露并切除齿状突。f. 从而可以显露并分离脑桥前的肿瘤。用柔软的橡胶引流管（未画出）将软腭推向前方，从而可以在不进行软组织剥离的情况下增加尾端的操作范围。然后经口腔入路到达手术部位，将口咽部黏膜切开以继续向尾端延伸，以到达 C2 椎体。g. 经 C2 双侧侧块去除其他肿瘤，从而完成肿瘤的完全切除。h. 然后用可吸收缝线间断闭合口咽黏膜，而鼻咽伤口则可旷置使其二期愈合

前仔细评估，确定哪些 CVJ 病变能够安全适用经鼻内镜入路至关重要。

（韦峰　杜传超　译，汤文龙　校）

参考文献

[1] Kshettry VR, Thorp BD, Shriver MF, et al. Endoscopic approaches to the craniovertebraljunction.OtolaryngolClin North Am, 2016, 49(1):213–226

[2] Shriver MF, Kshettry VR, Sindwani R, et al.Transoral and transnasalodontoidectomy complications: a systematic reviewand meta-analysis. ClinNeurolNeurosurg, 2016, 148:121–129

[3] Liu JK, Couldwell WT, Apfelbaum RI.Transoral approach and extended modificationsfor lesions of the ventral foramen magnum and craniovertebral junction.Skull Base, 2008, 18(3):151–166

[4] Alfieri A, Jho HD, Tschabitscher M. Endoscopic

endonasal approach to the ventralcranio-cervical junction: anatomical study. ActaNeurochir (Wien), 2002,144(3):219–225, discussion 225

[5] Kassam AB, Snyderman C, Gardner P, et al. The expanded endonasalapproach: a fully endoscopic transnasal approach and resection of theodontoid process: technical case report. Neurosurgery, 2005,57(1) Suppl:E213–, discussion E213

[6] de Almeida JR, Zanation AM, Snyderman CH, et al. Defining the nasopalatineline: the limit for endonasal surgery of the spine. Laryngoscope, 2009, 119(2):239–244

[7] Liu JK, Patel J, Goldstein IM, et al. Endoscopic en donasaltransclivaltransodontoidapproach for ventral decompression of the craniovertebral junction:operative technique and nuances. Neurosurg Focus, 2015, 38(4):E17

[8] Goldschlager T, Härtl R, Greenfield JP, et al. The endoscopicendonasal approach to the odontoid and its impact on early extubation andfeeding. J Neurosurg, 2015, 122(3):511–518

[9] Van Abel KM, Mallory GW, Kasperbauer JL, et al. Transnasal odontoid resection:is there an anatomic explanation for differing swallowing outcomes?Neurosurg Focus, 2014, 37(4):E16

[10] V, á, zquez A, Patel TD, D'Aguillo CM, et al. Epithelial-myoepithelial carcinomaof the salivary glands: an analysis of 246 cases. Otolaryngol Head Neck Surg,2015, 153(4):569–574

[11] Panjabi M, Dvorak J, Crisco JJ, III, et al. Effects of alar ligamenttransection on upper cervical spine rotation. J Orthop Res, 1991, 9(4):584–593

[12] Panjabi M, Dvorak J, Crisco J, III, et al. Flexion, extension,and lateral bending of the upper cervical spine in response to alar ligamenttransections. J Spinal Disord, 1991, 4(2):157–167

[13] Sreenath SB, Recinos PF, McClurg SW, et al. The endoscopic endonasal approachto the hypoglossal canal: the role of the eustachian tube as a landmarkfor dissection. JAMA Otolaryngol Head Neck Surg, 2015, 141(10):927–933

[14] Fujii T, Platt A, Zada G. Endoscopic endonasal approaches to the craniovertebraljunction: a systematic review of the literature. J NeurolSurg B Skull Base,2015, 76(6):480–488

第XII部分

儿童经鼻内镜下颅底与脑手术

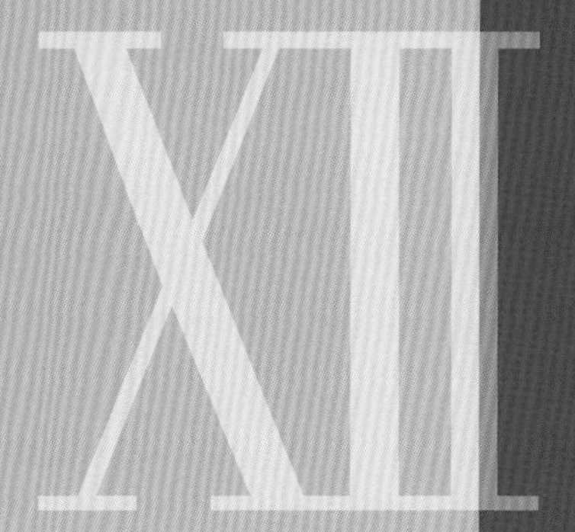

第 61 章 儿童经鼻内镜下颅底与脑手术的解剖学特点

Maria Peris-Celda, Carlos D. Pinheiro-Neto, Albert L. Rhoton Jr.

摘　要

对鼻腔解剖和相关颅内结构的全面了解已成为神经外科医生在内镜下颅底手术中进行准确和安全操作的基本要求。儿科手术需要术者对鼻腔大小和操作空间有更好的了解和规划，以及对鼻腔和鼻窦解剖的认识，这些都与患者的年龄相关。这一章将回顾鼻腔和鼻窦儿童解剖学的特殊性以及与颅底手术相关的变异。

关键词

鼻窦发育，小儿肿瘤，小儿颅底外科，鼻解剖学，小儿解剖学

内容要点

· 计划对儿童患者施行经鼻内镜手术时，需要仔细研究术前影像的解剖结构。

· 鼻孔的大小通常不是主要问题，可以通过使用 2.7 mm 的内镜来解决。

· 评估鼻窦的通气情况。到 16 岁时，鼻窦通常已达到成人形态。鞍突通常在 6 岁时可见。

· 鼻窦气化不良使得手术更具有挑战性，但并不是手术禁忌；非常推荐使用神经导航。

· 蝶窦内颈内动脉间距离小于 10mm，使得经蝶手术非常困难，手术风险增加。

· 建议测量鼻孔到目标区域的距离，使得术者能时刻谨记重要解剖结构的位置。

61.1 引　言

对儿童患者施行经鼻入路手术时，内镜颅底外科医生面临着独特的解剖学挑战：鼻孔小，手术空间狭小，颅底较小，年轻患者鼻窦不完全气化。儿童的颅骨病变可以通过经鼻内镜手术治疗，包括肿瘤、发育异常和外伤。

许多儿童期颅底病变发生在中线，经鼻入路特别有优势，无需解剖神经或血管即可直接进入，并获得最佳的可视化效果 [1]。经鼻内镜入路也被证明是切除儿童颅底病变的经济有效模式，并发症、复发和再入院的发生率均较低 [2]。鼻腔和鼻窦结构在 16 岁时达到成人的大小和形态（图 61.1，图 61.2）。

61.2 与鼻内镜手术相关的儿童颅底的特殊性

61.2.1 鼻孔与鼻甲

儿童经鼻入路颅底手术首先要考虑的解剖结构是鼻孔。结果表明，随着年龄的增长鼻孔逐渐变大，从 2~4 岁年龄组的 6.7mm 增加到 14~16 岁年龄组的 8.3mm[3]。鼻孔的孔径可以容纳直径为 4mm 的鼻内镜和显微器械 [1,3]。对于年龄较小的儿童，可以考虑使用 2.7mm 内镜，该内镜可以提供足够高质量的手术图像 [4]。中、下鼻甲常限制手术入路，需行中鼻甲部分或完全切除术。中鼻甲与下鼻甲之间的最大距离不随年龄而显著变化，也与性别无关 [3]。梨状孔受限似乎仅出现在 2 岁以下的患儿 [5]。

61.2.2 蝶窦发育

出生时，蝶骨只有红骨髓。在转化为脂肪骨髓后，3 岁时才开始蝶骨的主要发育 [6]。蝶窦气化早在 2 个月大时就可被发现，到 3 岁时，几乎所

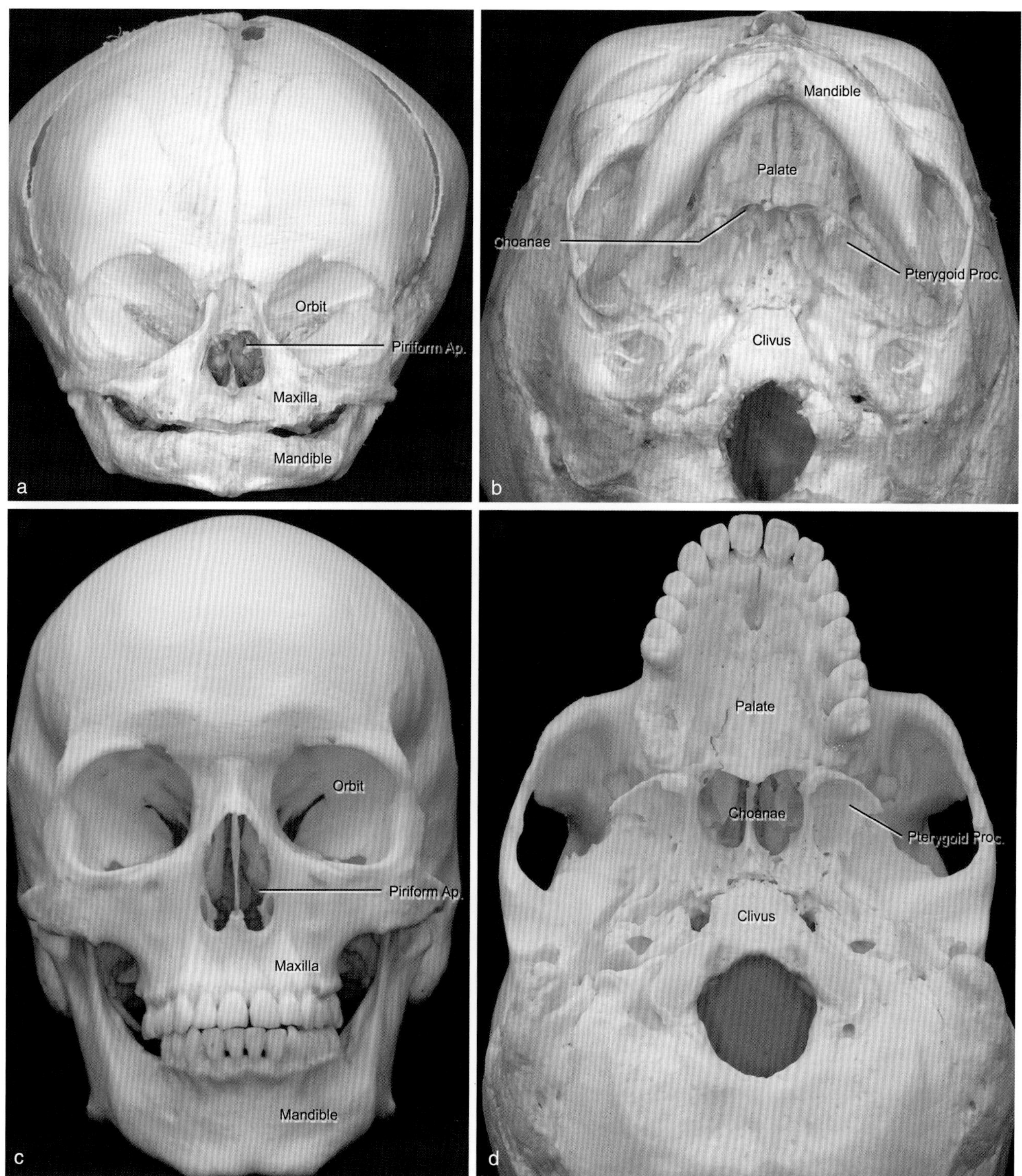

图 61.1　颅骨发育。a. 足月胎儿的颅骨，前视图。b. 足月胎儿的颅底，下视图。c,d. 成人颅骨前视图和颅底下视图。注意面部和颅底结构的不同。根据年龄的不同，解剖距离和角度会有很大的不同，必须仔细研究术前影像。梨状孔的大小可能是内镜经鼻入路的一个限制因素，特别是在 2 岁以下的患者中。Orbit：眶部；Piriform Ap.：梨状孔；Maxilla：上颌骨；Mandible：下颌骨；Palate：腭骨；Choanae：后鼻孔；Pterygoid Proc.：翼突；Clivus：斜坡

有儿童的 MRI 上都可以发现气化的蝶窦[7]。在 3 岁时，蝶窦三条经线均小于 10mm，16 岁时达到成年水平[6]。大多数患者在 6 岁时可以分辨出蝶窦的凹陷和隆起[5]。直到 12 岁，背侧的气化才明显。通常要到 10 岁，蝶窦的气化到达斜坡隐窝[5]。蝶窦阻塞性气化是一种发育变异，可误诊为溶骨

性病变。表现为窦道未完全气化，成年后仍有脂肪骨髓存在。在正常的鼻窦气化过程中，在鼻窦呼吸上皮化之前，红骨髓被脂肪骨髓取代[8]。

到 14~16 岁，鼻孔和蝶鞍之间的距离比 2~4 岁（67mm）增加了约 15mm，鼻孔和齿状突之间的距离增加了 20mm（2~4 岁，82mm）[3]。

颈内动脉间距离

两条颈内动脉之间的最短距离在 84% 的病例中位于颈内动脉床突上方，14% 的病例位于海绵窦（鞍旁段颈内动脉），4% 的病例位于斜坡旁颈内动脉[9-11]。海绵窦水平和斜坡旁区域的颈内动脉间距离是在该区域安全执行鼻内镜手术的关键解剖数据，必须在术前仔细研究（图 61.2）。在海绵窦，6 岁以下患者的颈内动脉间距明显小于成人（10.2mm *vs* 12.6 mm），9 岁后无差异[5]。在解剖放射学研究中，从 2~4 岁（11.3mm）到 14~16 岁（15.2mm），斜坡旁区域的颈内动脉间距增加了 4mm[3]，但其他作者并未发现 24 个月后与成人有差异[5]。建议在术前研究两个颈内动脉之间的距离，因为这可能使内镜经鼻入路不适用于某些疾病，甚至是禁忌证。成人颈内动脉间距离的正常范围在 12~16mm，故当颈内动脉间距离小于 10mm 时，经蝶窦入路更具挑战性[9]。

垂体窝

从 2 岁（7.7mm）到成年（11.7mm），垂体窝的长度增加了 50%[5]。

61.2.3　筛窦气房与筛板发育

新生儿筛窦通常有一定程度的气化，在 1~3 岁时达到最大发育[12]。Keros Ⅰ型中，筛窦顶和筛板高度差小于 3mm，儿童比成人更常见。由此可以假设嗅窝的高度随着年龄的增长而增加。这种变异越大，就越容易在这些手术过程中无意中损伤前颅底[13]。

61.2.4　上颌窦发育

出生时有上颌窦，出生后的头几年生长迅速。前后径和横径增长缓慢，在青春期末至 16 岁时增长迅速[6]。

61.2.5　额窦发育

额窦在出生时是不存在的，它们是最后发育的鼻窦。6 岁以前通常不可见气化。16 岁时达到成人形态[6]。

61.2.6　颅颈交界处的解剖与发育

许多病理性发育出现在这一区域，解剖异常将使得通过正常人群测得的解剖距离和角度不适用。在儿童中，鼻孔到齿状突的距离 14~16 岁组比 2~4 岁组增加了 19mm[3]。在 2/3 的儿童中，内镜经鼻入路的预测下界是齿状突的上 1/3，而在其余 1/3 的儿童中，预测下界是齿状突的下 1/3[14]。在年轻患者的颅颈交界处进行鼻内镜手术时，对骨化中心的认知非常重要，因为未成熟骨和交界软骨的坚实度与完全骨化骨不同。寰椎由 3 个骨化中心组成：前体和两个神经弓。前弓 6 岁融合，后弓 5 岁闭合。齿状突由 5 个骨化中心组成：前体、两个神经弓、齿状突顶端和齿状突顶端（终骨小骨）[15]。前体在 3~6 岁与神经弓和齿状突骨化中心融合。终小骨在第 2 个 10 年前与齿状突融合。

61.3　儿童经鼻内镜手术的术前规划

对儿童患者计划施行内镜经鼻入路时，某些解剖学内容需要在术前影像中仔细研究。根据具体情况，要研究的内容会有所不同。需要考虑的最重要方面如下：

· 鼻孔的大小，往往不是主要问题。鼻内镜直径为 4mm，适用于大多数病例。内镜冲洗装置可能不适用于年幼患者。可以选择使用直径为 2.7mm 的内镜。

· 鼻窦气化。鞍突通常在 6 岁时可见。不气化并不意味着手术入路困难，神经导航非常有用。

· 进行筛窦切除术时嗅窝的深度。

· 接近该区域病变时的颈内动脉间距离。

· 蝶窦内颈内动脉间距离小于 10 mm 使得手术非常具有挑战性，手术风险增加。

· 对于前齿状突切除术病例，预估鼻腭线，确保可以根据需要进行尽可能低的切除。可能需要联合经口入路与软腭回缩。

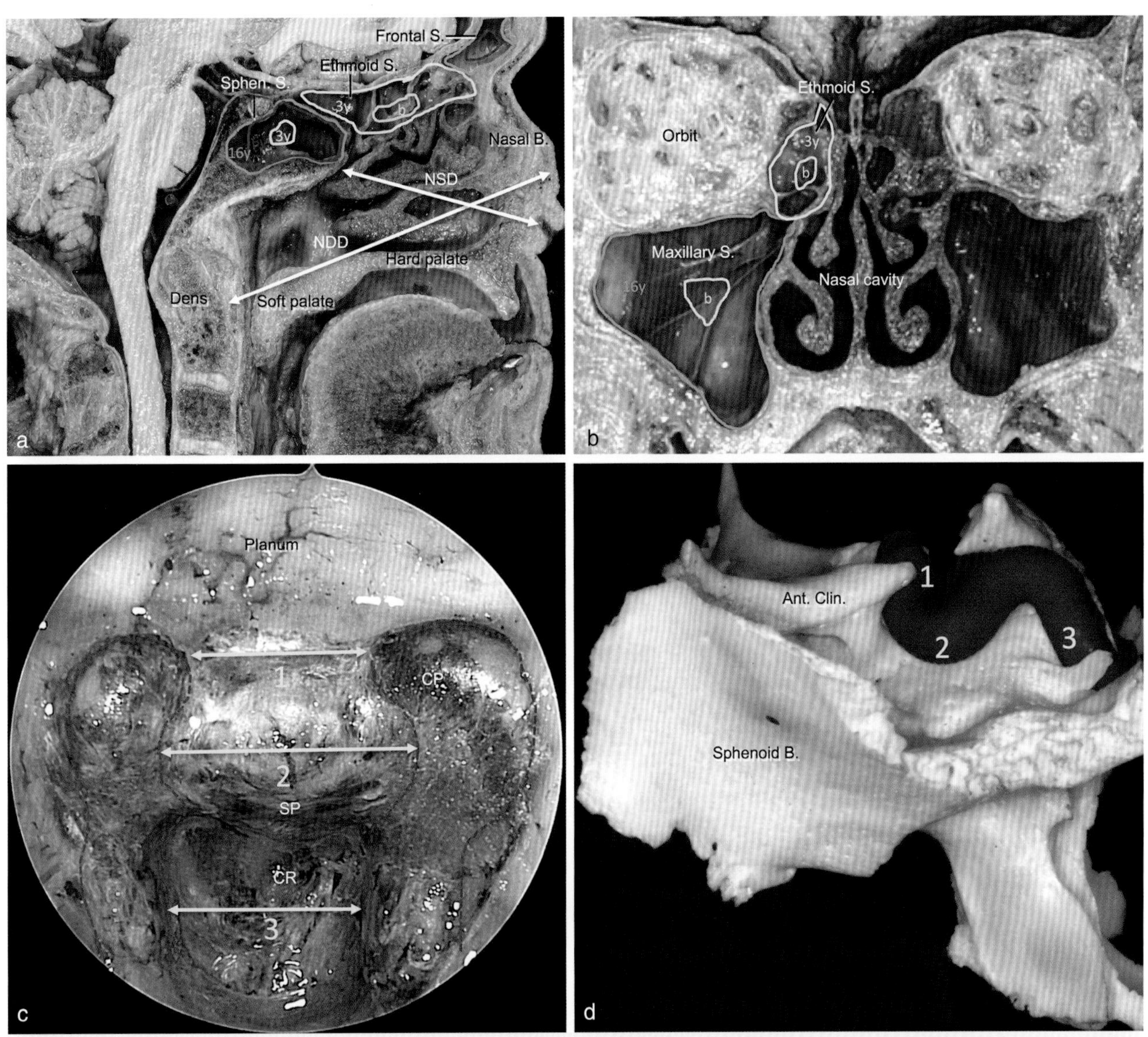

图 61.2　成人标本鼻和鼻窦结构的解剖。a. 鼻和颅底的矢状视图。虽然变异较大，展示相似年龄和发育水平的蝶骨、筛窦和额窦。鼻 – 鞍距离（从鼻孔到鞍底）和鼻 – 齿状突距离（从鼻骨远端，穿过硬腭端到齿状突）。b. 鼻腔、鼻窦结构和颅底的冠状面视图。发育的筛窦和上颌窦被线描出。c. 内镜下显示蝶窦。硬脑膜暴露在颈内动脉突、鞍突和斜坡隐窝上方。在术前影像学检查中研究颈内动脉间距（1，2，3）非常重要，尤其是在儿童中，因为儿童的颈内动脉间距更小。颈内动脉用红色虚线突出显示。小于 10mm 的距离将使手术入路非常具有挑战性，增加手术风险。d. 2c 线的水平显示在蝶骨的侧视图中，颈内动脉用模塑材料表示。1：颈内动脉间距离刚好在前床突下方；2：在前板 / 鞍旁水平；3：在蝶窦斜坡水平。Ant.：前；b.：出生；B.：骨；Clin.：床突；CP：颈内动脉隆凸；CR：斜坡隐窝；NDD：鼻 – 齿状突距离；NSD：鼻鞍距离；S.：鼻窦；SP：鞍突；Sphen.：蝶骨；y：年份；Frontal S.：额窦；Ethmoid S.：筛窦；Sphen. S.：蝶窦；Nasal B.：鼻骨；NSD：鼻鞍距离；NDD：鼻 – 齿状突距离；Hard palate：硬腭；Soft palate：软腭；Dens：齿状突；Ethmoid S.：筛窦；Orbit：眶；Maxillary S.：上颌窦；Nasal Cavity：鼻腔；Planum：蝶骨平台；CP：颈内动脉隆凸；SP：鞍突；CR：斜坡隐窝；Ant. Clin.：前床突；Sphenoid B.：蝶骨

· 建议术前在 CT 扫描上测量鼻孔到鞍和目标区域的距离。这些数据有助于外科医生注意并发现重要解剖结构的位置。

（黄艳　译，汤文龙　校）

参考文献

[1] Chivukula S, Koutourousiou M, Snyderman CH, et al. Endoscopic endonasal skull base surgery in thepediatric population. J NeurosurgPediatr, 2013, 11(3):227–241

[2] Stapleton AL, Tyler-Kabara EC, Gardner PA, et al. The

costs of skullbase surgery in the pediatric population. J NeurolSurg B Skull Base, 2015, 76(1):39–42

[3] Banu MA, Guerrero-Maldonado A, McCrea HJ, et al. Impact of skull base developmenton endonasal endoscopic surgical corridors. J NeurosurgPediatr,2014, 13(2):155–169

[4] Peris-Celda M, Da Roz L, Monroy-Sosa A,et al. Surgicalanatomy of endoscope-assisted approaches to common aneurysm sites. Neurosurgery,2014, 10 Suppl 1:121–144, discussion 144

[5] Tatreau JR, Patel MR, Shah RN, et al. Anatomical considerations for endoscopicendonasal skull base surgery in pediatric patients. Laryngoscope, 2010, 120(9):1730–1737

[6] Barghouth G, Prior JO, Lepori D, et al.Paranasal sinuses in children: size evaluation of maxillary, sphenoid, andfrontal sinuses by magnetic resonanceimaging and proposal of volume indexpercentile curves. EurRadiol, 2002, 12(6):1451–1458

[7] Jang YJ, Kim SC. Pneumatization of the sphenoid sinus in children evaluatedby magnetic resonance imaging. Am J Rhinol, 2000,14(3):181–185

[8] Jalali E, Tadinada A. Arrested pneumatization of the sphenoid sinus mimickingintraosseous lesions of the skull base. Imaging Sci Dent, 2015, 45(1):67–72

[9] Rhoton AL, Jr, Harris FS, Renn WH. Microsurgical anatomy of the sellar regionand cavernous sinus. ClinNeurosurg, 1977, 24:54–85

[10] Rhoton AL, Natori Y. The Orbit and Sellar Region: Microsurgical Anatomy andOperative Approaches. New York, NY: Thieme, 1996

[11] Campero A, Campero AA, Martins C, et al. Surgical anatomyof the dural walls of the cavernous sinus. J ClinNeurosci, 2010, 17(6):746–750

[12] Shah RK, Dhingra JK, Carter BL, et al. Paranasal sinus development: aradiographic study. Laryngoscope, 2003, 113(2):205–209

[13] Güldner C, Zimmermann AP, Diogo I, et al. Age-dependentdifferences of the anterior skull base. Int J PediatrOtorhinolaryngol, 2012, 76(6):822–828

[14] Youssef CA, Smotherman CR, Kraemer DF, et al. Predicting the limits ofthe endoscopic endonasal approach in children: a radiological anatomicalstudy. J NeurosurgPediatr, 2016,17(4):510–515

[15] O’Brien WT, Sr, Shen P, Lee P. The dens: normal development, developmentalvariants and anomalies, and traumatic injuries. J Clin Imaging Sci, 2015, 5:38

第 62 章　儿童经鼻内镜下颅底与脑手术入路

Felipe Marconato, Leonardo Balsalobre, Camila S. Dassi, João Mangussi-Gomes, Eduardo de Arnaldo S. Vellutini, Aldo C. Stamm

摘　要

随着手术团队不断完善其技术并提高了手术疗效，儿童内镜颅底手术（ESBS）变得越来越重要。手术区域小、鼻窦气化不完全以及鼻中隔黏膜瓣范围受限是手术医生在对儿童进行 ESBS 时经常面临的一些困难。本章提供在儿童群体中遇到的最常见的颅底疾病的信息以及对此类手术治疗的重要见解。

关键词

颅底手术，鼻内，儿童，脑膨出，颅咽管瘤，脊索瘤

内容要点

· 颅底疾病在儿童中很少见；它们大多数是良性病变。

· 术野小、鼻窦气化不全、鼻中隔黏膜瓣范围受限以及医生经验不足是手术医生对儿童进行内镜检查和手术时最常遇见的困难。

· 内镜技术提供了到达颅底的径路，同时避开了面部的生长中心；而且，这种径路与开放式径路相比，对脑组织牵拉以及神经血管的影响更少。

· 对儿童患者而言，术前和术中成像对辨认解剖标志非常有价值。

· 对儿童进行手术需要特殊的器械——更小，更精细。

· 必须彻底止血，不仅因为出血可导致血容量减少，而且良好的止血可以提供更好的手术视野。

· 封闭颅底缺损可借助多层技术——“3F”（脂肪、筋膜和黏膜瓣）；可使用鼻中隔黏膜瓣减少术后脑脊液漏和颅内感染的风险。

· 相对而言，血管纤维瘤、颅咽管瘤和后颅窝肿瘤有更多的并发症。

62.1　引　言

随着多学科团队不断完善其技术并提高了疗效，儿童内镜颅底手术（ESBS）变得越来越重要。由于术野狭小、鼻窦气化不完全、鼻中隔黏膜瓣范围狭窄以及大多数操作者经验不足，长期以来医生不愿使用 ESBS 治疗儿童颅底疾病。然而，随着神经导航的出现，解剖学和胚胎学知识的扩展，在该领域更多经验的积累，这些挑战正在逐步被克服；目前儿童群体的 ESBS 文献研究在持续性增加[1-5]。

颅底疾病在儿童中很少见[2-3]。尽管儿童颅底疾病大多数是良性的，但即使是小肿瘤也可能导致严重的疾病[2,6]。多年来，处理这些病变的主要方法是开颅手术和经面入路。这些径路损害了面部生长中心的完整性，导致脸部发育异常。内镜技术的出现使得医生能够在不涉及这些中心的情况下接近颅底的病变。ESBS 的术中操作避免脑组织牵拉和神经血管操作是该技术更明显的优势[1-4]。

62.2　胚胎学与解剖学

手术医生对颅底胚胎学的掌握至关重要，因为手术医生需要将每例患儿鼻窦的基础状况、年龄和气化方式与实际解剖结构联系起来。值得注意的是，该区域是儿童生长发育的核心，与大脑、

颈部和面部骨骼的发育密切相关。

此外，一些儿童颅底疾病是因胚胎发育异常引起的，因此医生对于胚胎发育知识的了解非常重要。更多详细的关于儿童颅底的解剖和胚胎学信息可参考第 60 章。

62.3 儿童内镜颅底手术的特殊性

在儿童 ESBS 中，必须考虑一些术前和术中的特殊性。这些特殊性包括：

· 术野更小：儿童颅底的解剖尺寸小，因此手术医生需要具有额外的相关基础知识和操作技能。除了颅底本身，梨状孔空间也有限，尤其是 3 岁以下的儿童；只有 6~7 岁儿童的梨状孔才接近成人的尺寸 [7]。双鼻孔技术和特定儿科器械的使用可以帮助手术医生获得更舒适的术野。

· 鼻窦气化不完全：这种情况导致术中需要更多的磨骨操作，并且使相邻解剖结构的识别更加困难 [2,7]。术前成像（CT 和 MRI）将有助于了解患儿特定的解剖结构，识别解剖标志，以及制定手术计划。此外，术中成像（MRI、CT、CT 血管造影）对于识别和早期鉴别这些结构非常有价值，应尽可能使用 [1–3]。

· 干扰正常生长：软组织的精细处理，最大限度地保留解剖结构应该是手术的目标之一，特别是对 10 岁以下儿童更应如此。尽管如此，最近的证据表明内镜径路不会导致颅底或面部中心区域的生长畸形。此外，与开放式手术相比，并发症发生率更低 [1–3,7]。

· 出血控制：对儿童进行手术应严格止血，因为出血会导致术野模糊，同时还因为这些患者的血容量储备较小。这需要手术前准备好止血材料和精细的双极电凝，以及充分的使用儿科特异性麻醉药物和血容量控制。

· 团队成员缺乏经验且缺乏具体文献：随着越来越多的文献证明了 ESBS 的有效性和安全性，更多的病例已经从这项技术和不断进步的外科手术中获益。

62.4 儿童颅底疾病

儿童颅底疾病主要涉及以下几类。

62.4.1 脑膨出

颅和面的前部由一系列融合的骨质构成，包括额骨、鼻骨、筛骨和鼻甲。未闭合或神经胶质组织迁移会导致骨底缺损和中枢神经系统组织突入鼻腔 [8–10]。除了先天性原因外，外伤或既往手术也可能引起此类病变。

突出的内容物可能包括脑成分（脑膜脑膨出）或仅包括脑脊液和脑膜（脑膜膨出）。大多数脑膨出无症状，但它们也可以表现为鼻塞、鼻漏或感染性并发症（复发性脑膜炎或中枢神经系统感染）[1,11]。

CT 可以检测并量化骨质缺损（盲孔和鸡冠裂的扩大），而 MRI 可以勾画出与颅腔内的连接以及其疝囊的内容物。脑积水或相关颅内异常情况也可以评估。整体而言，先天性脑膨出需要手术干预，而外伤性脑膨出有自愈的可能性 [12]。

手术的径路必须考虑患者的年龄以及病变的位置和大小。内镜径路对于大多数病例是安全的 [1]。应当强调的是，在处理此类病变时应避免使用抓钳式工具；最好使用切割工具（无牵拉力）和双极电凝。

缺损的整个范围必须暴露，并且覆盖在缺损骨质周围的黏膜要切除。应避免在缺损边界和重建组织之间放置止血剂（纤维蛋白胶等）。

可以使用游离移植物或带蒂的黏膜瓣封闭硬脑膜缺损。鼻底的黏骨膜可以制作范围很大的移植物，特别适用于低流量脑脊液漏的病例。对于位置非常靠前的缺损，可以使用对侧筛前动脉蒂的中隔黏膜瓣修复。如果骨质和硬脑膜缺损范围大且是高流量脑脊液漏，可以使用“3F”修补技术（脂肪，筋膜和黏膜瓣）达到更好的手术效果。一般不常规放置腰大池引流（图 62.1）[13]。

62.4.2 颅咽管瘤

这是儿童群体中最常见的鞍区和鞍旁的良性肿瘤。从特征上讲，它发病时的神经系统症状和

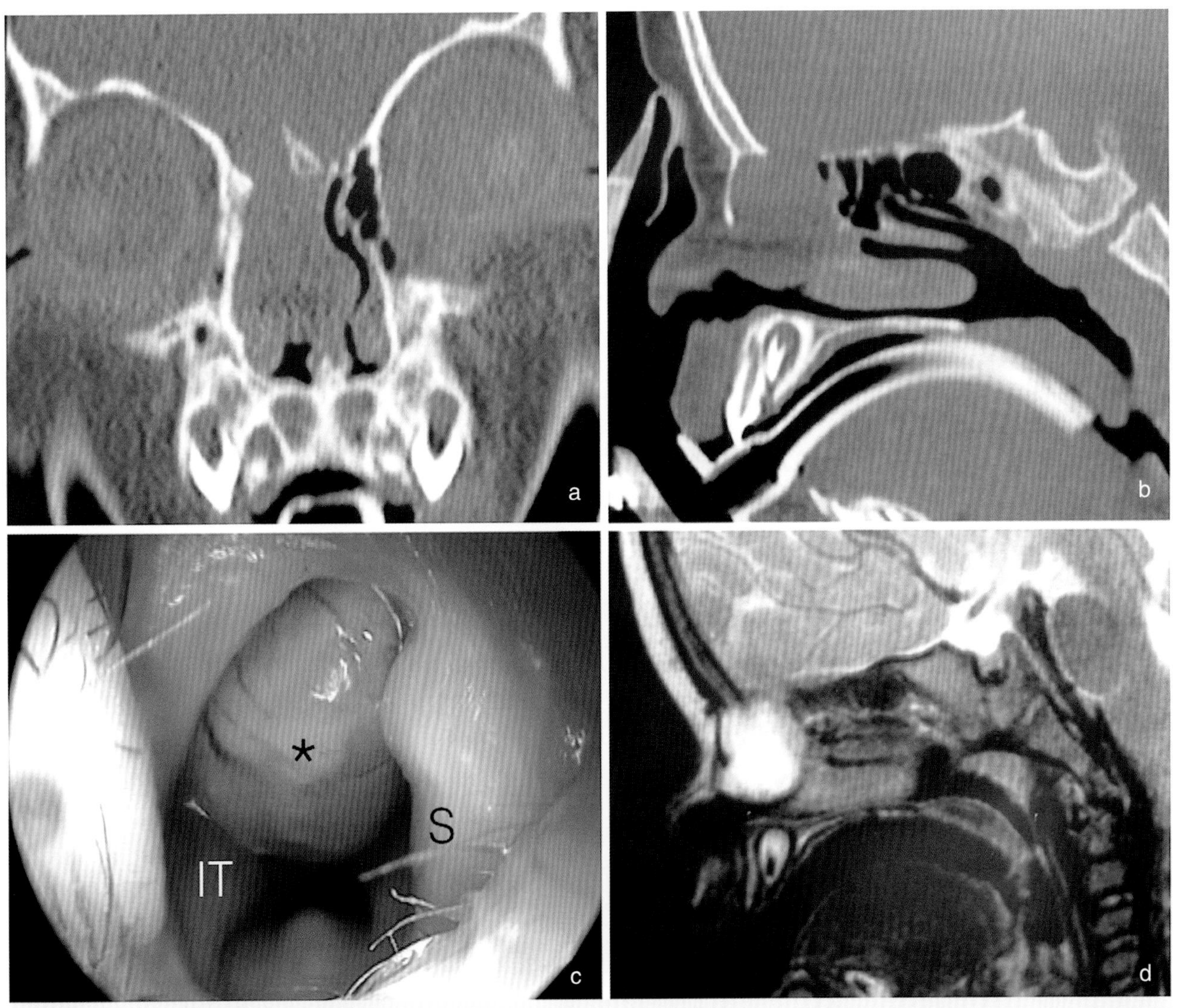

图 62.1　右侧鼻腔基底脑膜膨出：1 岁，男性。冠状位（a）和矢状位（b）CT 显示颅底有骨缺损。c. 内镜下观察脑膜膨出（星号）。d. MRI 矢状 T2WI 表现出前颅窝高密度病变。IT：下鼻甲；S：鼻中隔

内分泌疾病有关。通常，与垂体功能低下有关的症状很常见，特别是生长迟缓和青春期延迟。与成人不同，儿童更容易出现肿瘤相关脑积水。

尽管被认为是良性的，但这些病变很难切除，不仅因为它们存在钙化，而且因为它们与主要神经血管结构邻近且粘连紧密。此外，在肿瘤近全切的情况下，复发率仍然很高。由于有这些特征，手术切除通常具有挑战性[2,14]。

我们应特别注意视交叉与病变的位置关系。视交叉后的肿瘤（伴有所谓的视交叉前置）使外科手术暴露受到极大限制，尤其是在儿童人群中。神经导航在识别手术术野的神经血管结构方面非常有价值，在蝶窦气化有限的情况下，可以更安全地进入颅底。

手术的主要目标是完整切除肿瘤，保留腺体功能并且不产生中枢神经系统后遗症。垂体柄的识别和保护旨在保存腺体功能；但是，通常在术后还是能观察到激素缺乏（通常是短暂的）。当肿瘤太大或过多黏附于邻近肿瘤的神经血管结构时，最好只进行减瘤处理并进行辅助放疗[1]。

对于颅咽管瘤，内镜技术与开放式技术相比，在完全切除方面可得到更好的治疗效果。由于切除后需要放疗会带来额外的风险，尤其是对于儿童，所以内镜全切肿瘤的意义更大。

尿崩症（DI）是最常见的内分泌后遗症，内镜手术径路后发生 DI 比开放式手术更为普遍。手术涉及鞍区并不一定使切除变得困难，但是更难保留垂体[2,14–15]。

在大多数情况下，使用改良的（尽可能）保存双侧中鼻甲的双侧鼻孔经鼻中隔/经鼻径路。对于具有明显的鞍上成分的肿瘤，必须暴露鞍区、鞍结节和蝶骨。在仅限于鞍区的情况下，可以避免开放平台和结节。

颅底缺损的重建通常采用"3F"修补技术。对于颅咽管瘤，应避免在术腔内放置脂肪。最好采用所谓的垫片密封技术来加强硬脑膜和骨质的闭合（图 62.2）[16–17]。

62.4.3 Rathke 囊肿

Rathke 囊肿通常没有症状。当出现症状时，特征性的表现包括头痛和激素缺乏。这些内分泌失调最可能的原因是漏斗的牵引和移位，邻近结构的局部刺激以及囊肿内部黏液物质里炎症介质的释放。

密切观察和等待是可以接受的治疗方案；手术仅在有症状的情况进行。在这类患者中，内镜径路有良好的手术效果；而且与传统技术相比，并发症发生的概率更低。目前没有防止复发的最佳手术技术。最常见的策略是对囊肿的开窗减压术。手术最需要注意的是保护硬脑膜。如果硬脑膜受到侵犯，则使用带蒂的鼻中隔黏膜瓣修补缺陷，但这样可能会增加复发的风险。

尿崩症（DI）是主要的术后并发症。鉴于 Rathke 囊肿的自然病史和良性的性质，术后结果的评估最好根据症状缓解来进行，而不是完全切除病变本身[2,18–19]。

62.4.4 脊索瘤

脊索瘤是一种罕见的、生长缓慢的、来源于脊索残余的恶性骨肿瘤。它主要发生在斜坡和骶

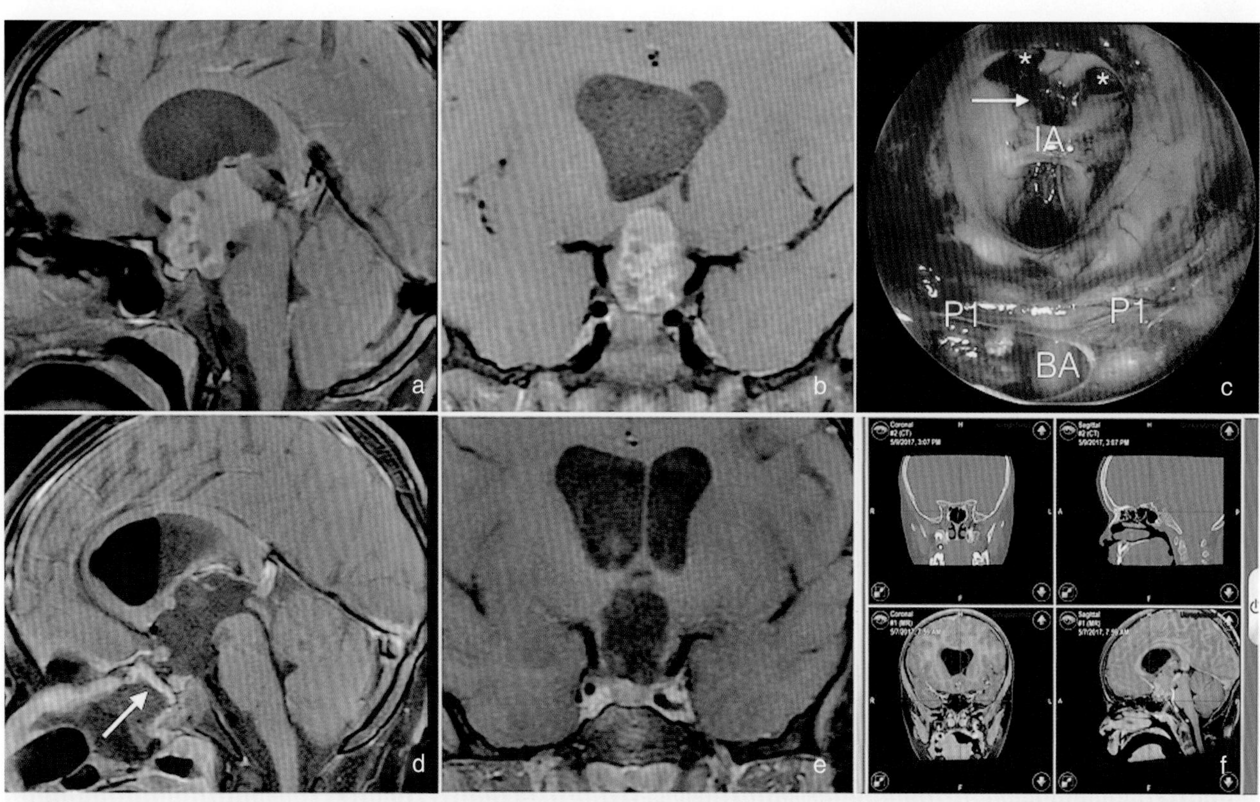

图 62.2　侵入脑室内的颅咽管瘤：6 岁，男性，表现为视力减退和泛垂体功能减退。MRI 冠状位（a）和矢状位（b）的 T1 加权图像显示脑室内较大病变，并伴有脑积水迹象。c. 完全切除肿瘤后，用 45° 内镜进行术中观察。BA：基底动脉；P1：大脑后动脉；IA：第三脑室的丘脑间联合；箭头：脉络丛；星号：Monro 孔（室间孔）。d,e. 术后 MRI T1WI 显示完全切除。f. 术中导航

椎，局部侵袭性强，粘连紧密并易侵犯邻近的神经血管结构。10%~20%的病例会发生转移，且复发率很高。手术彻底切除是一种可选择的治疗方法，但由于肿瘤的旁中线部分及其与重要结构（如颈内动脉、脑干和脑神经）非常接近，通常使得全切肿瘤具有挑战性。

神经导航可以提高手术安全性。斜坡骨质切除的程度不同，局部硬脑膜的缺损可能会非常深，会出现使用鼻中隔黏膜瓣很难完全覆盖缺损的状况。在这种情况下，骨缺损处可以填充脂肪以使颅骨基部变浅，从而更好地容纳黏膜瓣。

后颅窝的病变需要积极的方法来修补硬脑膜缺损，以尽可能减少术后脑脊液漏的风险。除了常规修补外，如果出现广泛的硬脑膜缺损，高流量脑脊液漏以及既往有手术或放疗史，建议放置 3d 的腰大池引流管。

对于可能有残留病变、复发或组织学检查恶性程度高的情况，需要辅助质子束放射疗法和化学疗法来控制病情。儿童脊索瘤具有更强的侵犯性：它们的体型更大，复发倾向更大，因此预后更差（图 62.3）[1-2,19-21]。

62.5　颅底封闭、术后护理和并发症

ESBS 的并发症因患者的年龄、肿瘤的类型、位置和大小以及与邻近组织的关系、粘连的程度

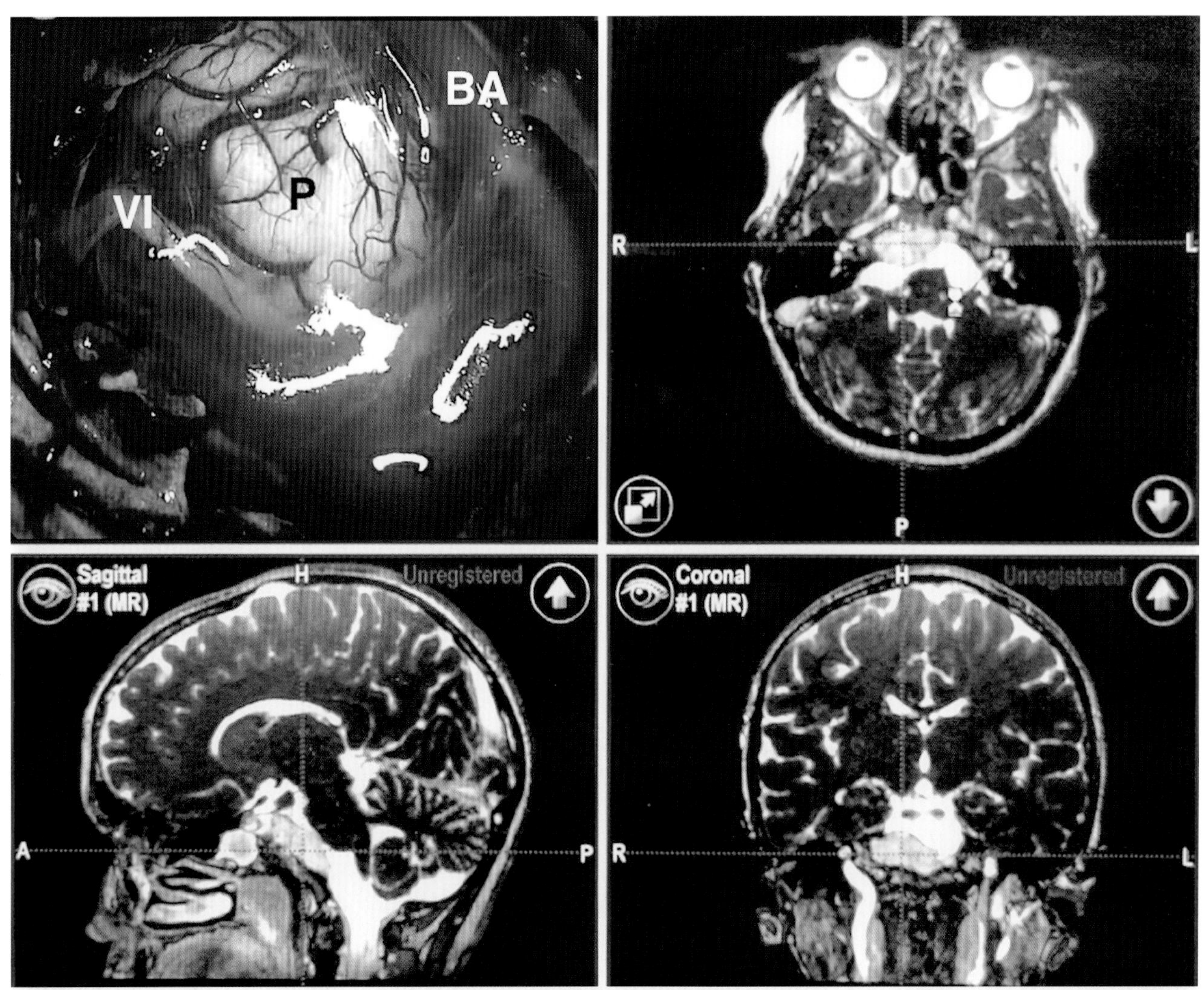

图 62.3　脊索瘤：13 岁，女性。完全摘除肿瘤后经鼻内镜入路的术中观察。肿瘤显示后颅窝解剖相关的导航图像。P：脑桥；Ⅵ：展神经；BA：基底动脉

而不同。并发症可能是内分泌系统（尿崩症、全垂体功能减退），感染性（脑膜炎、脓肿、鼻窦炎），鼻部（鼻中隔偏曲或穿孔），血管（动脉或静脉窦破裂、卒中），或神经系统疾病（脑神经麻痹）[1-3]。血管纤维瘤、颅咽管瘤和后颅窝肿瘤发生并发症的概率最高。

在儿童，较多的解剖变异和鼻窦的气化不完全使鼻窦炎成为最普遍和最突发的感染性并发症。更多的骨质保护和儿童趋于保守的手术方式意味着儿童的血管性并发症发生率较低。脑脊液漏和内分泌并发症似乎与年龄没有关系，但内镜径路尿崩症的发生率比开放式径路要高[2,22-23]。

内镜治疗儿童患者的其他挑战包括由于鼻软骨的外科操作而改变面部发育的可能性以及鼻中隔黏膜瓣的大小受限。目前的证据表明，内镜径路与颅面生长的显著改变无关[1-3,24]。关于鼻中隔黏膜瓣，应尽可能地收集以提供有效的隔离鼻腔和中枢神经系统的屏障。

使用鼻中隔黏膜瓣可降低术后脑脊液漏和颅内感染（脑膜炎和脓肿形成）的风险。当鼻中隔黏膜瓣不足以完全覆盖缺损时，尤其是对于10岁以下儿童，可使用来自鼻底黏膜或鼻腔外侧壁的

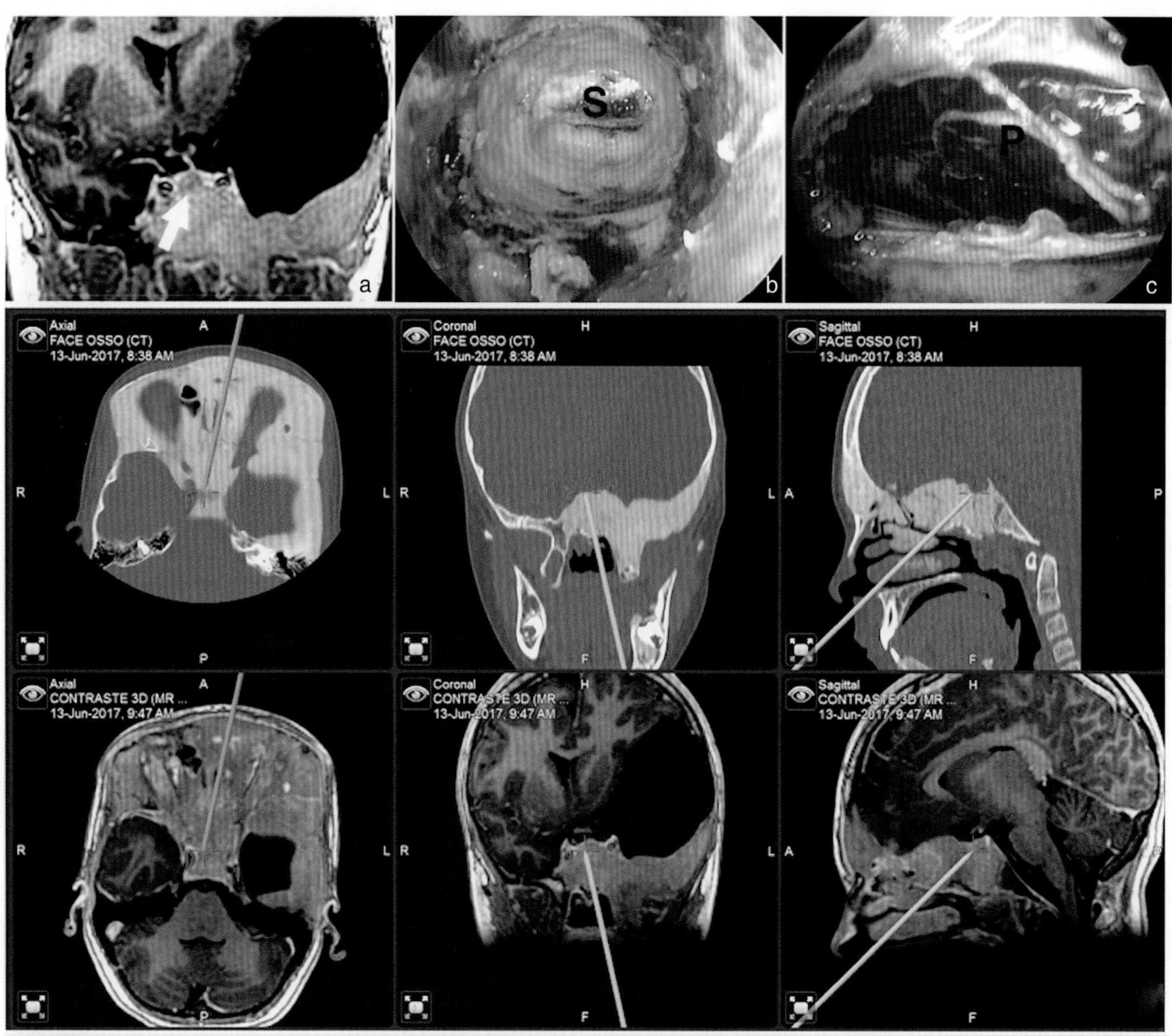

图 62.4 生长激素分泌性垂体腺瘤：7岁，女性。a. 箭头显示垂体微腺瘤和大量的纤维结构不典型增生（McCune-Albright 综合征）。b. 经鼻内镜径路到达蝶鞍。c. 完全切除肿瘤后的内镜观察。d. 术中导航。P：垂体；S：蝶鞍

游离移植物。这种情况经常发生在手术区域过于靠前，缺损很广泛或病变位于后颅窝[25-27]。

与成人患者一样，儿童患者闭合颅底缺损的最合适方法，是“3F”重建技术。当需要填充较大的解剖空间时，会使用脂肪。脂肪通常取自大腿或脐周区域。从患者大腿上取的阔筋膜可被用作硬脑膜替代物，被用作内置和（或）外置移植物。鼻骨或软骨碎片可以用来加强封闭，特别是在高流量脑脊液漏或后颅窝入路的径路。

在颅底重建完成后，用可吸收的材料进行鼻腔填塞。如果术中有脑脊液漏，加一层抗生素纱布填塞。鼻填塞物一般放置 2~5d。腰大池引流用于后颅窝手术后有高流量脑脊液漏的病例，以及有既往手术和（或）放疗史的患者，该引流管一般保留 3~5d[19,25]。

62.6 结　论

ESBS 是一种安全且有效地治疗颅底疾病的方法。与传统技术相比，内镜手术创伤小，与影响颅面或鼻腔生长的主要因素无关。此外，内镜具有广角特性，可以对手术区域进行广泛、细致可视化的操作。

不断增长的手术经验，神经导航的出现（图 62.4），面部发育知识的增加，以及 NSF 在手术重建中的应用，这些代表了儿童鼻内镜手术的一些最重要的进展。我们必须了解每种方法和技术的局限性，以便我们为每例患者选择最佳的治疗方式，这一点非常重要。

（彭利艳　译，汤文龙　校）

参考文献

[1] Rastatter JC, Snyderman CH, Gardner PA, et al. Endoscopicendonasal surgery for sinonasal and skull base lesions in the pediatricpopulation.OtolaryngolClin North Am, 2015, 48(1):79–99

[2] Chivukula S, Koutourousiou M, Snyderman CH, et al. Endoscopic endonasal skull base surgery in thepediatric population. J NeurosurgPediatr, 2013, 11(3):227–241

[3] Kassam A, Thomas AJ, Snyderman C, et al. Fully endoscopic expanded endonasalapproach treating skull base lesions in pediatric patients. J Neurosurg,2007,106(2) Suppl:75–86

[4] Munson PD, Moore EJ. Pediatric endoscopic skull base surgery.CurrOpinOtolaryngolHead Neck Surg, 2010, 18(6):571–576

[5] de Divitiis E, Cappabianca P, Gangemi M, et al. The role of the endoscopictranssphenoidal approach in pediatric neurosurgery. Childs NervSyst, 2000, 16(10–11):692–696

[6] Brockmeyer D, Gruber DP, Haller J, et al. Pediatric skull basesurgery. 2. Experience and outcomes in 55 patients. Pediatr Neurosurg,2003,38(1):9–15

[7] Tatreau JR, Patel MR, Shah RN, et al. Anatomical considerations for endoscopicendonasal skull base surgery in pediatric patients. Laryngoscope, 2010, 120(9):1730–1737

[8] Gruber DP, Brockmeyer D. Pediatric skull base surgery. 1. Embryology anddevelopmental anatomy. PediatrNeurosurg, 2003, 38(1):2–8

[9] Di Ieva A, Bruner E, Haider T, et al. Skull base embryology: a multidisciplinaryreview. Childs NervSyst, 2014, 30(6):991–1000

[10] Mahajan C, Rath GP, Dash HH, et al. Perioperative management of childrenwith encephalocele: an institutional experience. J Neurosurg Anesthesiol,2011, 23(4):352–356

[11] Tirumandas M, Sharma A, Gbenimacho I, et al. Nasal encephaloceles: a reviewof etiology, pathophysiology, clinical presentations, diagnosis, treatment, andcomplications. Childs NervSyst, 2013, 29(5):739–744

[12] Petry C, Leães CG, Pereira-Lima JF, et al.Oronasal complications in patients after transsphenoidalhypo physealsurgery.Rev Bras Otorrinolaringol (Engl Ed), 2009,75(3):345–349

[13] Balsalobre L, Silva MLS, Stamm AC. Meningoencefaloceles e outrasmalformaçõesnasossinusais. TratadoBrasileiro de Otorrinolaringilogia, 2011,III(1):3–10

[14] Stamm AC, Vellutini E, Balsalobre L. Craniopharyngioma. OtolaryngolClinNorth Am, 2011,44(4):937–952, viii

[15] Komotar RJ, Starke RM, Raper DMS, et al. Endoscopicendonasal compared with microscopic transsphenoidal and open transcranialresection of craniopharyngiomas.World Neurosurg,2012, 77(2):329–341

[16] Stamm AC, Pignatari S, Vellutini E, et al. A novel approachallowing binostril work to the sphenoid sinus.Otolaryngol Head Neck Surg,2008, 138(4):531–532

[17] Garcia-Navarro V, Anand VK, Schwartz TH. Gasket seal closure for extendedendonasal endoscopic skull base surgery: efficacy in a large case series.WorldNeurosurg, 2013, 80(5):563–568

[18] Madhok R, Prevedello DM, Gardner P, etal.Endoscopicendonasal resection of Rathke cleft cysts: clinical outcomes andsurgical nuances. J Neurosurg, 2010,112(6):1333–1339

[19] Jalessi M, Sharifi G, Jahanbakhshi A, et al. Third ventricleherniation into the sphenoid sinus following endoscopic transnasaltranssph

enoidalfenestration of Rathkes cleft cyst. Turk Neurosurg, 2014, 24(1):63–66

[20] Mangussi-Gomes J, Beer-Furlan A, Balsalobre L, et al.Endoscopicendonasal management of skull base chordomas: surgical technique,nuances, and pitfalls. OtolaryngolClin North Am, 2016, 49(1):167–182

[21] Wold LE, Laws ER, Jr. Cranial chordomas in children and young adults. J Neurosurg,1983, 59(6):1043–1047

[22] Kono Y, Prevedello DM, Snyderman CH, et al. One thousand endoscopic skullbase surgical procedures demystifying the infection potential: incidence anddescription of postoperative meningitis and brain abscesses. Infect ControlHosp Epidemiol,2011, 32(1):77–83

[23] Kassam AB, Prevedello DM, Carrau RL, et al. Endoscopic endonasal skull basesurgery: analysis of complications in the authors' initial 800 patients. J Neurosurg, 2011, 114(6):1544–1568

[24] Rigante M, Massimi L, Parrilla C, et al. Endoscopic transsphenoidalapproachversus microscopic approach in children. Int J PediatrOtorhinolaryngol, 2011,75(9):1132–1136

[25] Hadad G, Bassagasteguy L, Carrau RL, et al. A novel reconstructive techniqueafter endoscopic expanded endonasal approaches: vascular pedicle nasoseptalflap. Laryngoscope, 2006,116(10):1882–1886

[26] Shah RN, Surowitz JB, Patel MR, et al. Endoscopic pediclednasoseptal flapreconstruction for pediatric skull base defects. Laryngoscope, 2009, 119(6):1067–1075

[27] Kassam AB, Thomas A, Carrau RL, et al. Endoscopic reconstruction of the cranialbase using a pediclednasoseptal flap. Neurosurgery, 2008, 63(1) Suppl 1:ONS44–ONS52, discussion ONS52–ONS53

第 XIII 部分

腹侧颅底脑脊液漏与脑膜脑膨出

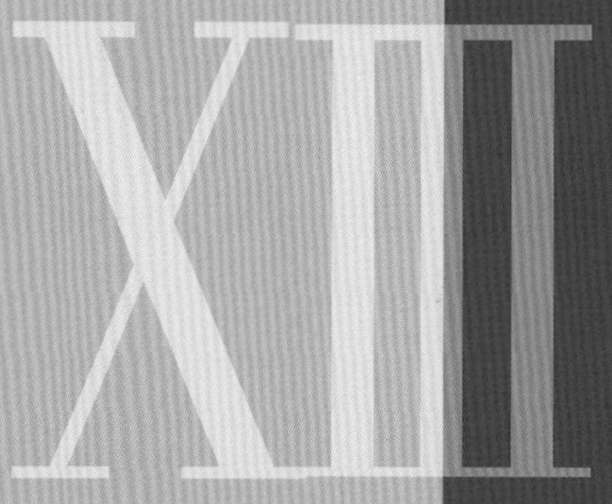

第 63 章　经鼻内镜下治疗腹侧颅底脑脊液漏与脑膜脑膨出

Arjun K. Parasher，*Alan D. Workman, James N. Palmer*

摘　要

成功修复腹侧颅底缺损需仔细的术前检查以确定缺损位置，了解病因，并制定手术计划。目前内镜治疗是大多数腹侧颅底缺损的治疗方法。内镜修复操作精确、安全、有效，并且减少了并发症和住院时间。

关键词

内镜修复，脑脊液漏，脑膜脑膨出，脑膨出，前颅底，筛板，腹侧颅底

内容要点

· β 2- 转铁蛋白可作为临床不确定病例的验证试验。

· 术前需要仔细回顾影像资料，包括高分辨率 CT 和 MRI。

· 脑膨出应慎重减少双极电凝。

· 术中仔细剥离缺损周边黏膜，显露缺损位置，以实现最佳的重建。

· 可采用合成材料、软骨或骨、游离黏膜或带血管蒂黏膜瓣进行重建。

· 腰大池引流可能在良性颅内高压中起作用，但对于已成功修复的较大腹侧颅底缺损不是必需的。

63.1　引　言

腹侧颅底脑脊液(CSF)漏是指硬脑膜有缺陷，导致颅内和鼻窦腔相通；而脑膨出、脑膜膨出和脑膜脑膨出则表现为脑和（或）硬脑膜疝入鼻窦腔。每一种都有可能导致脑膜炎和其他颅内并发症。因此，需要精细的外科治疗来修补腹侧颅底缺损。近年来，随着内镜技术的发展，经鼻内镜入路已成为治疗此类疾病的主要方法。与开放式手术相比，内镜治疗有效、并发症少，住院时间短[1-5]。

腹侧颅底缺损常见病因有：外伤、先天性疾病、颅底手术、医源性损伤和良性颅内压升高。继发于钝性损伤的脑脊液漏有时候可通过保守疗法而治愈，包括卧床休息和软化大便；其他情况，建议手术治疗以防进一步其他颅内并发症。

特发性或自发性脑脊液漏常继发于良性颅内高压[6-8]，常见于中年肥胖女性。良性颅内高压的症状可能包括头痛、脉搏紊乱和视力改变。这种压力增加最常见的原因是筛板和蝶窦外侧隐窝、圆孔外侧的缺损[9]。良性颅内高压患者更易出现多处渗漏和修复失败。因此需要采取进一步的治疗措施，如脑脊液分流或乙酰唑胺。

成功修复腹侧颅底缺损需要仔细的术前检查，详尽的手术计划，评估缺损的大小、位置、病因，使用适当的内镜手术技术，以及全面的术后护理。

63.2　准备工作

对疑有脑脊液漏的患者，应仔细询问病史，全面的体格检查、鼻内镜检查，实验室检查和聚焦成像是诊断和定位的关键组成部分。脑脊液漏和颅底缺损的定位是制定最佳手术计划和成功修复的关键。每次检查都必须使用个体化的方法来最大化效用，同时将成本和侵入性降至最低。

患者可能会出现持续性或间歇性的透明鼻涕、

咸味或金属味、头痛、恶心或精神状态改变。鼻漏通常是单侧的。没有活动性渗漏的患者可以重复用头朝下的瓦尔萨尔瓦试验评估。所有患者都应询问是否有外伤史、手术史、先天畸形或脑膜炎病史。

63.2.1　实验室检查

怀疑有脑脊液漏的患者，应送鼻腔引流液行β2–转铁蛋白检测，以便确诊。这种检查无创、特异性高，因为β2–转铁蛋白只存在于脑脊液、外淋巴和玻璃体中，被认为是首选诊断工具[10]。如果患者有活动性渗漏，可以在临床上收集液体，要求患者做前倾和瓦尔萨尔瓦动作收集液体。在评估时没有活动性渗漏的患者，应要求其在家收集液体并带着样本返回进行测试。在收集和测试之间，样本应冷藏以防止降解。样本收集在无菌、无防腐剂的普通试管中，分析仅需要 0.5mL 液体。

在欧洲，β–微量蛋白已被用作脑脊液的选择性标记，这种测试成本低、报告快，但样本需要量大，在美国并未被广泛接受[10]。

63.2.2　影像学评估

虽然实验室检查可以确定诊断，但影像学检查对于脑脊液漏和颅底缺损的定位至关重要。所有患者都应行鼻窦高分辨率 CT，以确定骨性颅底缺损，并制定手术计划，同时辅以术中影像导航。图 63.1 示有筛板缺损的 CT 影像。

然而，CT 扫描不能区分分泌物、炎症或脑膨出。

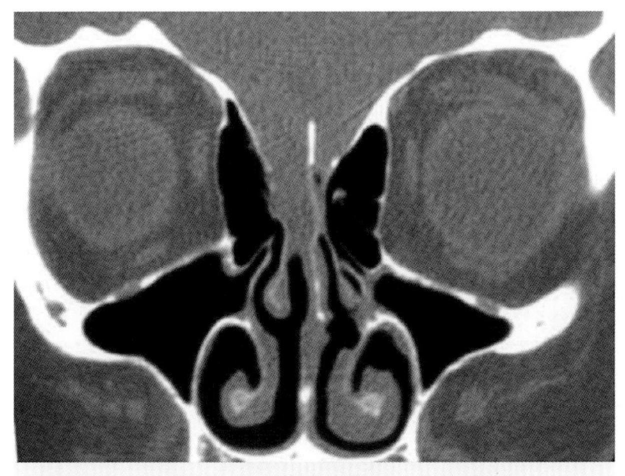

图 63.1　轴位 CT 显示筛板缺损伴大的脑膨出

因此 MRI 的平扫和增强也是很重要的，能有效识别脑膨出。MRI 也可显示颅内压升高的迹象，如空蝶鞍、蛛网膜凹陷、硬脑膜扩张、视神经异常或多发脑膨出。图 63.2 显示了良性病变引起颅内高压。空蝶鞍，脑脊液疝入蝶鞍后压迫垂体，可分为部分性或完全性。视神经异常包括视神经受压变形、巩膜扁平、视神经周围蛛网膜下腔增大[11]。

磁共振脑池造影术（MRC）是另一种有价值的检查方法，它可以检测和定位脑脊液漏，因为脑脊液在 T2 加权成像上是高信号的。考虑到它的费用，在花费较低的诊断检查（β2–转铁蛋白或 CT）未能定位颅底缺损或确认脑脊液漏的情况下，MRC 充当二线检查工具[10]。

如果术前常规影像定位失败或考虑到存在多发性渗漏，可用腰椎穿刺鞘内注射荧光素诊断和定位脑脊液漏。荧光素未被批准用于鞘内，但已在颅底手术中安全使用[12]。在我们的实践中，通过介入放射科在手术过程中置入腰大池引流管，然后用结核菌素注射器抽取 0.1mL 荧光素，并与 10mL 患者脑脊液或无菌盐水混合，缓慢注射，通常超过 10min，以防止并发症。图 63.3 是术中导航图像，荧光素显示暴露的脑膨出。腰大池引流术可能在疑似良性病变导致颅内压升高的患者中起作用，但在其他情况下不常规用于颅底缺损的修复。

其他诊断成像方式包括 CT 血管造影术（CTA），磁共振血管成像（MRA）、CT 脑池造影术及放射性核素脑池造影。然而，这些工具很少被使用。对于高流量的脑脊液漏，CTA 和 MRA 可用于辨认囊内外血管解剖结构。CT 脑池造影可以显示脑脊液漏的活动部位，但它是一种有创性检查，其适应证有限，是对先前讨论过的工具的补充检查。放射性核素脑池造影可用于低流量渗漏，但其假阳性率高，限制了其实用性。

63.3　器　械

如前几章所述，内镜下颅底修补需要标准的内镜设备及器械。对于这类特殊的手术，需要使

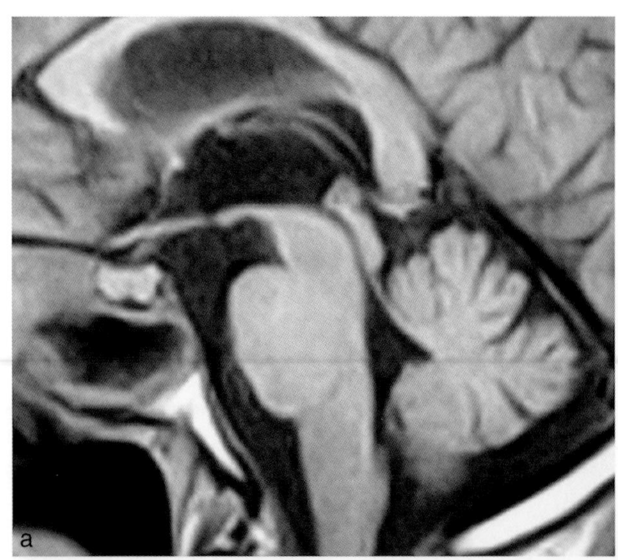

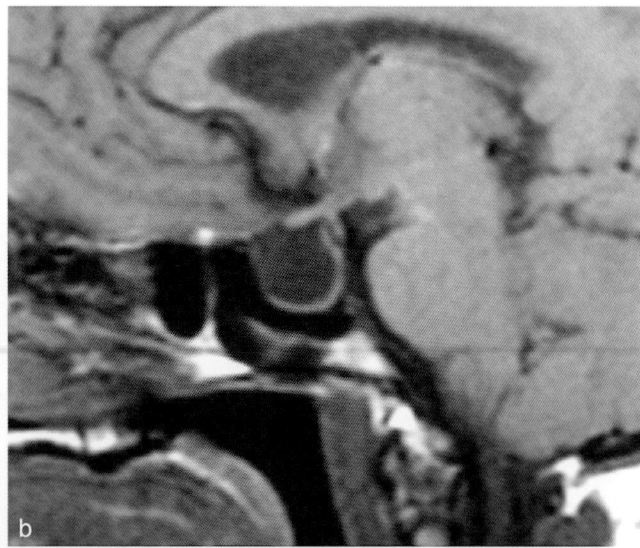

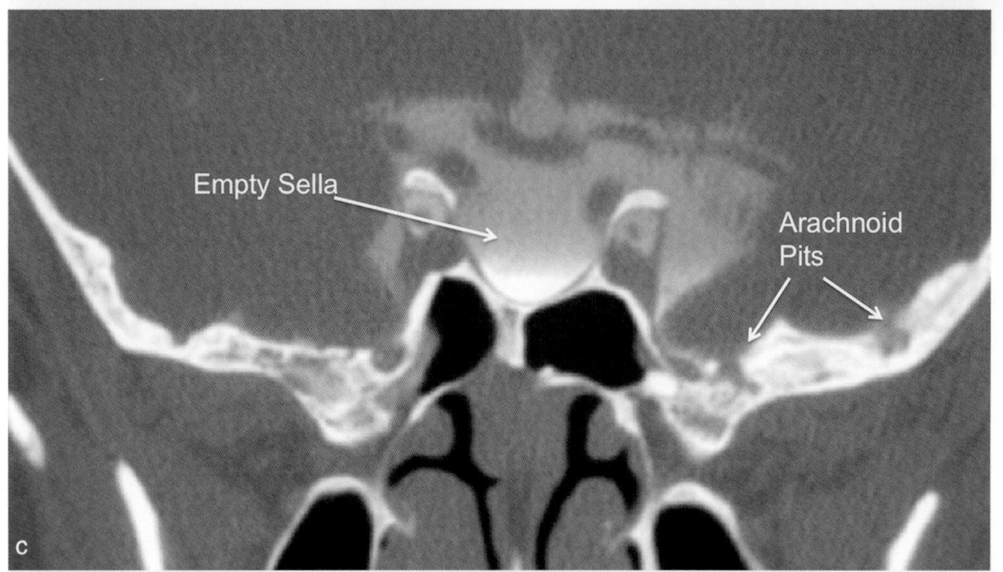

图 63.2 矢状 MRI 显示正常蝶鞍（a）和空蝶鞍（b），脑脊液在蝶鞍腔内移位垂体。冠状位 CT 图像（c）显示空蝶鞍和蛛网膜凹陷。Empty Sella：空蝶鞍；Arachnoid Pits：蛛网膜凹陷

用长尖头电凝和吸引器用于掀起带血管蒂的鼻中隔黏膜瓣。此外，双极电凝可以用于减少脑膜膨出并清除骨缺损周围的黏膜。图像导航系统提供了有价值的辅助。3mm 金刚砂高速磨钻和切割钻头可以用于特殊区域的暴露。

63.4 手术技术

内镜下修复颅底缺损可重塑颅内和鼻腔之间的屏障，降低颅内并发症（包括脑膜炎）的风险。伴有脑脊液漏的颅底缺损并发脑膜炎或其他颅内并发症的风险较高，高达 40% [1]。内镜修复颅底缺损无须外部手术切口及长时间脑组织牵拉。然而，缺损在额窦外侧，特别是眶中外侧或眶上筛窦可能需要开放入路。内镜入路需要广泛暴露脑膨出，回纳脑膨出以显露骨缺损，多层水密缝合，必要时控制高颅压。

63.4.1 手术安排

标准的内镜颅底手术需要满足四手器械操作。麻醉诱导后，气管导管固定于左侧口角。患者被放置在反向特伦德伦伯格位，图像引导系统使用面部标志进行注册。避免正压通气预防意外

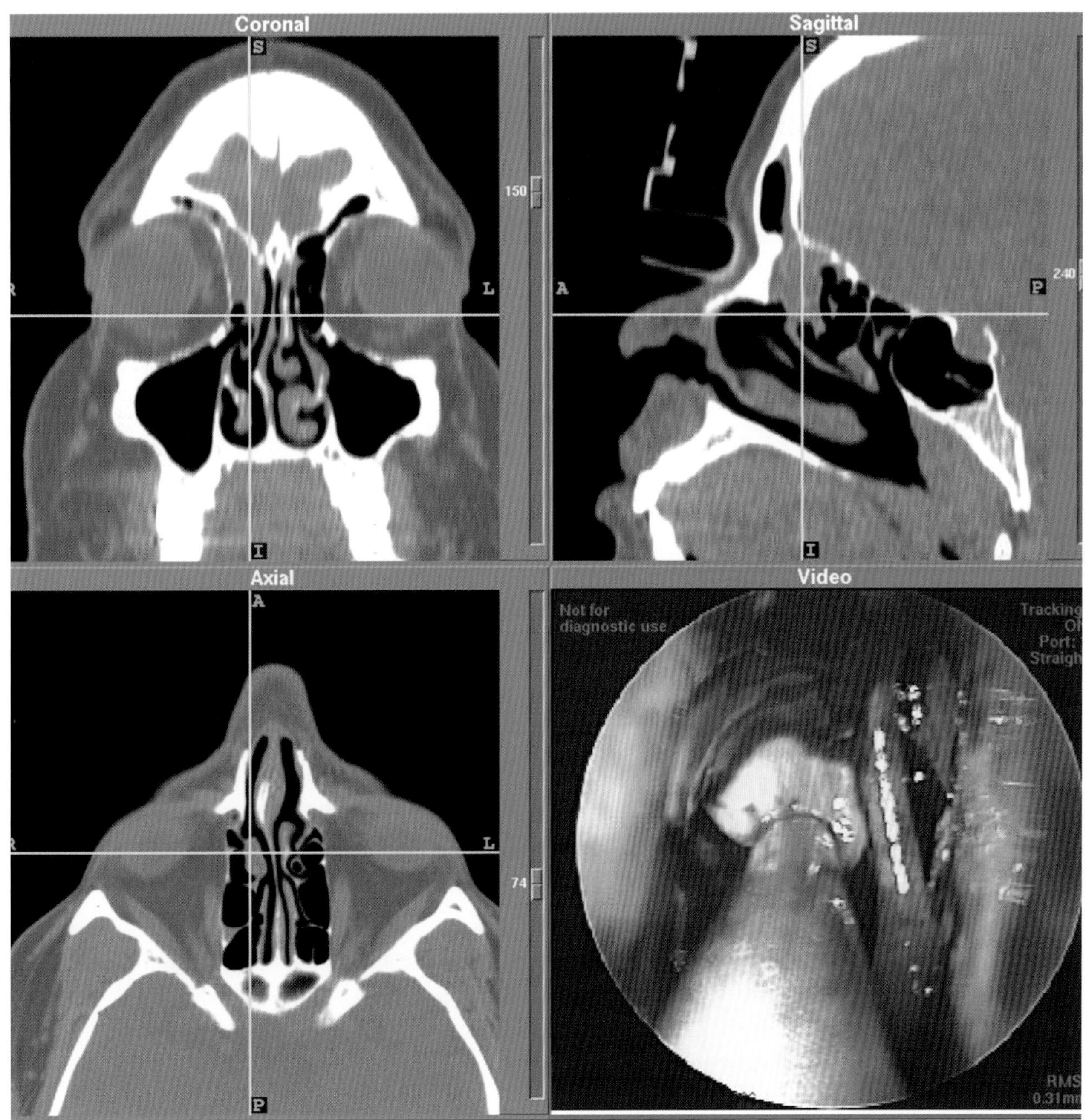

图 63.3　术中导航图像显示暴露的脑膨出与荧光素

的颅内积气，完全静脉麻醉以控制低血压和心动过缓来减少出血 [13-14]。用眼贴保护眼睛，使用带有局部减充血剂（奥施他扎林或 1∶1000 肾上腺素）的棉片放置在双侧鼻腔。需要注意的是，一旦到达硬脑膜，纤维蛋白酶应作为唯一止血剂，配合棉片或吸收性明胶海绵使用以减少任何继发性血管影响。围手术期使用万古霉素、头孢曲松预防感染。

63.4.2　暴　露

暴露范围取决于颅底缺口的部位。如图 63.4 示筛板脑膨出的内镜图像。保持充分暴露和细致止血的原则不变，以便直视脑脊液渗漏并成功修复。如前几章所述，一般彻底的鼻内镜手术是在缺损侧完成的，以防止继发性鼻窦并发症和扩大暴露范围的不足。术中注意不要破坏鼻中隔黏膜瓣的血供或完整性。

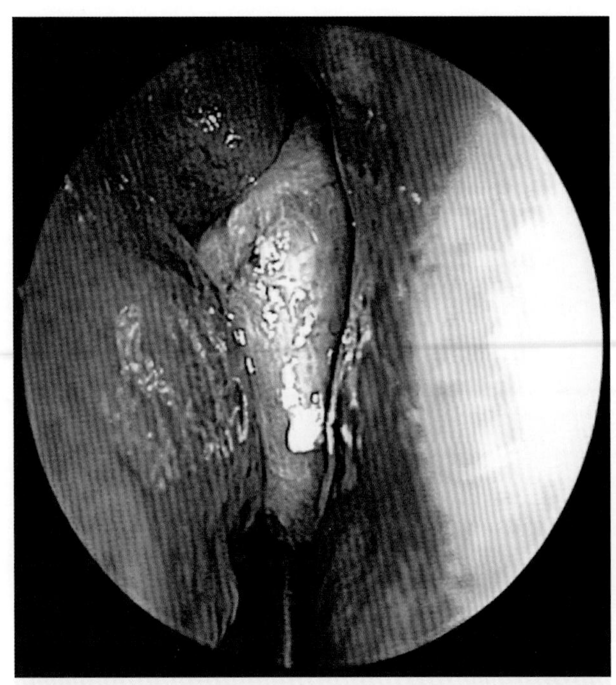

图 63.4　1 例筛区脑膨出的内镜图像

对于筛顶或筛板缺损，除行筛窦全切除术外，还可切除中鼻甲以增加显露。中鼻甲应切除，甚至连颅底都要切除，以配合移植物的放置。

在修复额窦缺损的同时，保持额隐窝的通畅是一个挑战。额窦缺损可分为完全位于额窦内，累及额隐窝或额隐窝附近的缺损[11]。额窦缺损位于眶中外侧，很难通过内镜经鼻入路进入，可能需要开放性入路，如环钻或骨成形黏膜瓣。为了达到修复缺损及保持额隐窝通畅的双重目标，可能需要扩大额窦切开，包括 Draf Ⅱb 型（额窦开放向鼻中隔内侧延伸）和 Draf Ⅲ型（双侧额窦共同切开）。扩大额窦切开能增加暴露和重建，尽可能保持额窦通畅。额窦闭塞有较高的远期（10年）并发症发生率，包括黏液囊肿形成[15-17]。这些远期并发症可导致严重的并发症，可限制未来的治疗选择，并且可能需要扩大手术来纠正。

对于蝶窦缺损应将蝶窦前壁完全开放并切除上鼻甲。如果缺损位于蝶骨中线，可进行鼻中隔后部切除术并切除鼻中隔以增加暴露。

蝶窦外侧隐窝缺损通常需要经蝶窦入路，典型的需要经翼状肌入路，这将在下一章进一步详细介绍。蝶窦缺损需要仔细分析与颈内动脉、视神经和垂体的关系。鞍上缺损延伸至鞍内可导致鞍区防水垫植骨困难。显露蝶窦缺损时应小心谨慎，以免对蝶腭神经血管复合体、翼管神经和三叉神经上颌支（V2）造成不必要的损伤。

63.4.3　修补材料的准备

多种材料可用于颅底修补：阔筋膜，颞筋膜，脂肪，骨，软骨，合成材料如 Alloderm（Life Cell Corp.，Branchburg，NJ，真皮基质）Duragen（Integra Lifesciences，Plainsboro，NJ，牛源性胶原蛋白），黏膜。黏膜修补材料可从鼻底、鼻中隔或中鼻甲取游离移黏膜瓣，也可采用带血管蒂的鼻黏膜瓣，包括鼻中隔黏膜瓣、中鼻甲黏膜瓣或下鼻甲黏膜瓣。

在修复手术或鼻腔肿瘤切除手术中，带血管蒂的鼻黏膜瓣可能会受损。在这种情况下，可以使用带蒂的骨膜瓣或颞顶筋膜。可以通过内镜入路来取骨膜瓣[18]，但通过半冠状或双冠状切口来取，速度更快，美容效果更好。经额窦口或鼻窦切除术可将骨膜瓣下入鼻腔进行内镜下修复[18-19]。颞顶筋膜移植很少使用，但可通过颞下窝入路。我们的经验是主要使用带血管蒂鼻黏膜瓣，如果没有，可使用骨膜瓣。

63.4.4　收缩脑膨出

用双极电凝钳小心地复位脑膨出，暴露颅底骨性缺损。在脑膨出表面操作时要轻柔，频繁冲洗以达到最大效果。可使用其他器械如等离子刀（ArthrocareENT, Sunnyvale, CA）以切除脑膨出[20]。无论使用哪种工具，必须做到仔细止血确保脑膨出的血管不会回缩进颅腔。图 63.5 脑膨出缩小的术中图像，显示底层骨颅底缺损。用双极钳和 45° Blakesley 钳摘除缺损周围的黏膜，以便覆盖修补材料。为了铺入修补材料，可以使用球形探针（Lusk 探针）或 J 形刮匙轻轻地将硬脑膜从骨面上抬起。

63.4.5　颅底缺损的修补

在修复颅底缺损之前，所有手术用的材料必须到位，包括支撑物和覆盖在上面的移植物、纤维蛋白胶、止血剂、吸收性明胶海绵和填充物都

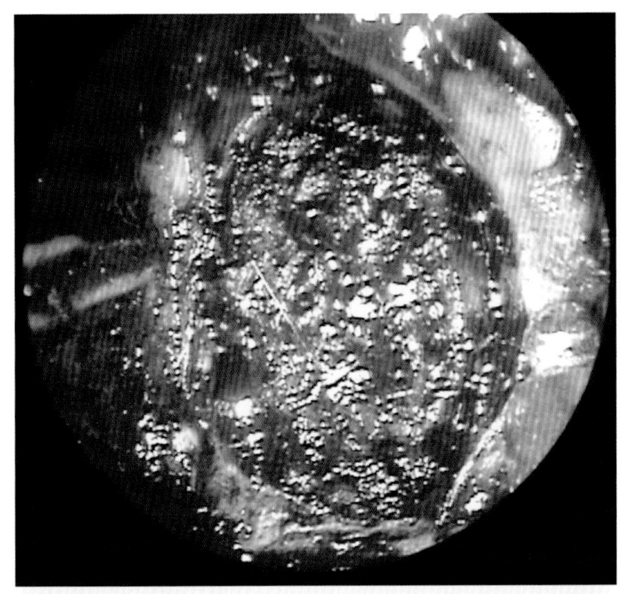

图 63.5　脑膨出缩小后的术中图像，显示底层骨颅底缺损

已准备就绪。我们更倾向于使用多种黏膜多层闭合。在有黏液囊肿形成的风险时，不应将黏膜瓣作为底层使用。在所有的修补中，少量的人源纤维蛋白密封胶作为底层，然后覆盖关闭。必须注意只在底层上放少量的纤维蛋白胶，因为厚厚的纤维蛋白胶会阻碍层与层之间充分接触。对于覆盖物，纤维蛋白胶应该形成网状样外观。表 63.1 描述了典型的重建模式。

对于低流量脑脊液漏或小的漏口（小于 1cm），硬脑膜作为一个底层，用游离黏膜移植或带血管的鼻中隔黏膜瓣。对于高流量脑脊液漏或大的漏口，脂肪可用于填塞任何颅内无效腔。如果视神经暴露，则将一小片胶原基质盖在视神经上，注意不要在腔内填塞过多脂肪使视神经受压。然后将阔筋膜作为底层。然后，涂上少量人源纤维蛋白。放置鼻中隔黏膜瓣在颅底缺口周围骨质，

表 63.1　重建方式

类型	内层支撑	外层贴覆
低流量脑脊液漏	人工修补材料 Duragen（如果可能）	游离黏膜移植或鼻中隔黏膜瓣
高流量脑脊液漏	脂肪（填充肿瘤切除后的无效腔）	鼻中隔黏膜瓣
良性颅高压	鼻中隔骨瓣	鼻中隔黏膜瓣

再次使用人源纤维蛋白。

良性颅内压升高患者，可将鼻中隔骨与鼻中隔黏膜瓣一起置入。图 63.6 显示了成功的内镜下骨 – 黏膜瓣联合移植修补颅底。

如果使用腰大池引流，在修补期间打开引流 10mL 脑脊液，以利于重建手术。

在使用血纤蛋白黏合剂后，止血剂阿维烯或吸收性明胶海绵可用于覆盖修补。然后用一长条凡士林油纱作为分层的鼻腔填充物，来支撑重建。应小心地插入填充物，以免破坏重建或穿透颅腔。

然后用 2-0 Prolene 线将硅胶夹板缝合，覆盖于鼻中隔取材处来促进愈合并防止鼻黏连；如果患者可以忍受，夹板放置 2~4 周；翻转的黏膜瓣或游离的中鼻甲也可以放置于鼻中隔黏膜瓣获取处[21]。口咽部分泌物和胃内容物应充分吸除，避免拔除气管插管时发生呛咳，以及减少患者术后恶心；深部拔管时应尽量平滑以减少修补处压力的增加；如果患者留置了腰大池引流，拔管时可以打开作为压力释放阀。

63.5　术后护理

患者术后应在重症监护室观察 1d，随后转至普通病房；术后影像学检查不是常规，除非是颅内肿瘤切除术后的特殊病例有需求。

围手术期 48h 内使用万古霉素和头孢曲松；然后，替换为阿莫西林克拉维酸钾 2 周，同时鼻腔保持填塞。患者卧床休息 48h，床头抬高至 30°。标准鼻窦预防措施在表 63.2 中列出。建议患者使用鼻腔生理盐水喷雾保持鼻腔湿润。

腰大池引流通常不常规用于腹侧颅底修复。仅在部分颅高压的特定病例中，腰大池引流保持 48h，每小时引流 10mL 脑脊液。术后第 2 天早上夹闭引流管，6h 后测量脑脊液压力。正常脑脊液压力在 5~15cmH_2O。如果压力低于 20cmH_2O，拔除腰大池引流。如果压力大于 20cmH_2O，开始使用乙酰唑胺（一种减少脑脊液漏产生的碳酸氢酶抑制剂），4h 复查压力，确定药物效果，根据情况拔除腰大池引流。一些学者认为部分对乙酰唑胺反

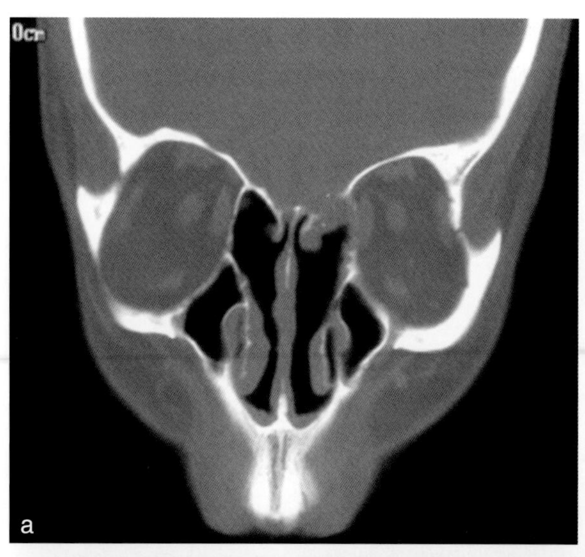

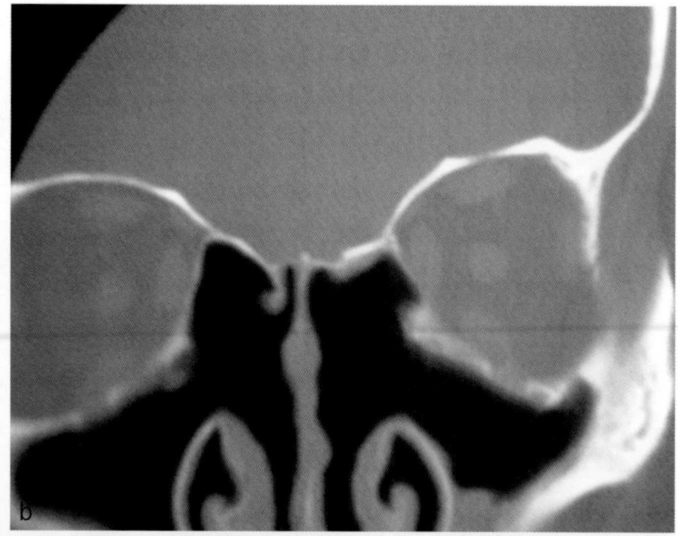

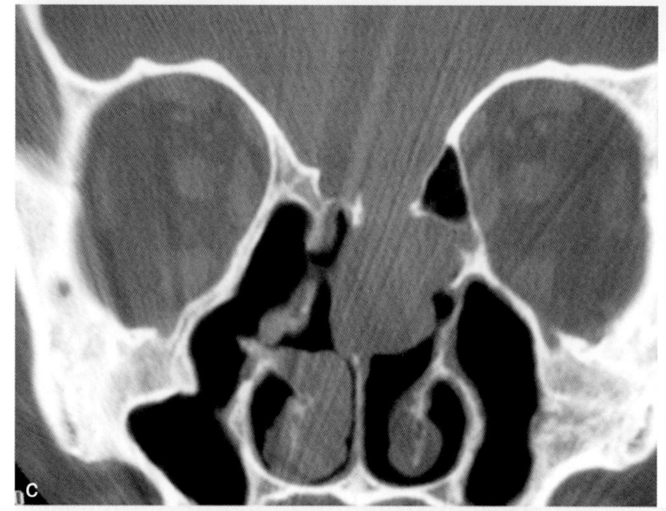

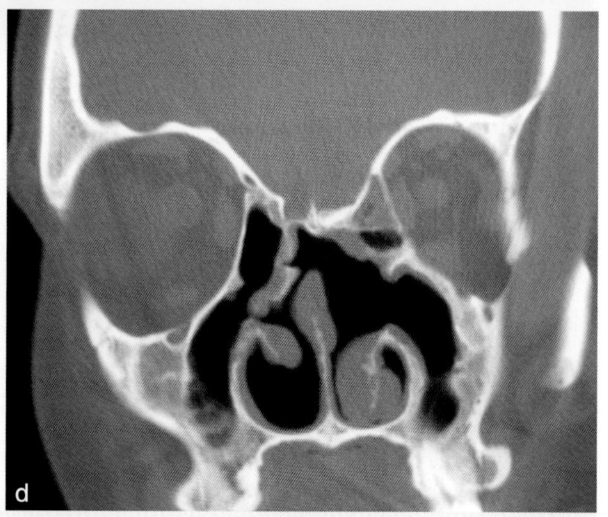

图 63.6 a，c. 术前冠位 CT，颅底缺损合并脑膨出。b，d. 术后冠位 CT，颅底经内镜成功修补后可见移植的内层骨瓣与周围骨质融合

表 63.2 术后预防措施标准

术后立刻限制活动	卧床休息 48h；床头抬高至 30°； 消除紧张，避免抬举重物； 禁止低头超过腰部
鼻相关预防	禁止擤鼻； 打喷嚏和咳嗽时张嘴
药物	软化大便； 止咳； 乙酰唑胺（如果颅压增高）； 抗生素（鼻腔填塞期间）； 鼻腔生理盐水喷雾剂（门诊患者）
医疗配件	禁止 CPAP； 禁止经鼻插管； 禁止放置鼻导管或引流管（包括鼻胃管）

CPAP：持续正压通气

应差、颅内压持续升高、多处缺损，或压力大于 35cmH$_2$O 的患者，推荐行脑室腹腔分流术[22]。颅高压患者通过长期乙酰唑胺药物控制或脑室腹腔分流术的手术管理可以预防未来的颅底缺损[8,23]。

临床上，患者在术后 2 周进行鼻腔检查，去除鼻腔填料并进行鼻气道的轻柔清创；注意不要破坏颅底修复。患者可在 6 周后恢复正常活动；愈合期间继续使用鼻盐水喷雾。

63.6 并发症

脑脊液漏修补成功率为 90%~98%[1,3,24-25]；脑脊液漏修复失败通常出现在活动早期，但也可能迟发出现，特别是有颅内高压的情况；较高的失败率与翻修手术和颅内高压相关。

术后可能出现鼻出血，但十分罕见，特别是使用鼻腔填料后。经鼻入路，需要预防术后鼻腔粘连、结痂、鼻窦炎或黏液囊肿等，可能需要鼻窦的清创护理。术后可能会发生嗅觉丧失，这与缺损的位置有关。

眼眶和颅内的并发症相当罕见。颅内并发症如脑膜炎、硬脑膜下血肿或颅内脓肿的发生率不足 1%[1,3]。通过详细的术前计划和精准的手术技术，内镜下修复腹侧颅底缺损是安全有效的，且并发症较低。

63.7　结　论

成功修补腹侧颅底缺损需要详细的术前检查，确定缺损位置，了解病因，并制定手术计划。内镜下治疗现在是大多数腹侧颅底缺损的标准治疗方法。精确操作下，鼻内镜修复手术安全有效，并发症低，住院时间短。

（张文举　郭庚　译，刘庆国　校）

参考文献

[1] Harvey RJ, Smith JE, Wise SK, et al. Intracranial complications before and after endoscopic skull base reconstruction. Am J Rhinol, 2008, 22(5):516–521

[2] Harvey RJ, Nogueira JF, Schlosser RJ, et al. Closure of large skull base defects after endoscopic transnasal craniotomy. Clinical article. J Neurosurg, 2009, 111(2):371–379

[3] Hegazy HM, Carrau RL, Snyderman CH, et al. Transnasal endoscopic repair of cerebrospinal fluid rhinorrhea: a meta-analysis. Laryngoscope, 2000, 110(7):1166–1172

[4] Batra PS, Citardi MJ, Worley S, et al. Resection of anterior skull base tumors: comparison of combined traditional and endoscopic techniques. Am J Rhinol, 2005, 19(5):521–528

[5] Casler JD, Doolittle AM, Mair EA. Endoscopic surgery of the anterior skull base. Laryngoscope, 2005,115(1):16–24

[6] Schlosser RJ, Bolger WE. Significance of empty sella in cerebrospinal fluid leaks. Otolaryngol Head Neck Surg, 2003, 128(1):32–38

[7] Schlosser RJ, Bolger WE. Management of multiple spontaneous nasal meningoencephaloceles. Laryngoscope, 2002, 112(6):980–985

[8] Woodworth BA, Prince A, Chiu AG, et al. Spontaneous CSF leaks: a paradigm for definitive repair and management of intracranial hypertension. Otolaryngol Head Neck Surg, 2008, 138(6):715–720

[9] Woodworth BA, Bolger WE, Schlosser RJ. Nasal cerebrospinal fluid leaks and encephaloceles.Oper Tech Otolaryngol-Head and Neck Surg, 2006, 17: 111–116

[10] Oakley GM, Alt JA, Schlosser RJ, et al. Diagnosis of cerebrospinal fluid rhinorrhea: an evidence-based review with recommendations. Int Forum Allergy Rhinol, 2016, 6(1):8–16

[11] Timperley D, Schlosser RJ, Harvey RJ. Endoscopic management of anterior skull base meningoencephalocele//Stamm AC, ed. TransnasalEndsocopic Skull Base and Brain Surgery. New York, NY: Thieme, 2011:175–183

[12] Placantonakis DG, Tabaee A, Anand VK, et al. Safety of lowdoseintrathecal fluorescein in endoscopic cranial base surgery. OperNeurosurg, 2007,161:166

[13] Eberhart LHJ, Folz BJ, Wulf H, et al. Intravenous anesthesia provides optimal surgical conditions during microscopic and endoscopic sinus surgery. Laryngoscope, 2003, 113(8):1369–1373

[14] Wormald PJ, van Renen G, Perks J, et al. The effect of the total intravenous anesthesia compared with inhalational anesthesia on the surgical field during endoscopic sinus surgery. Am J Rhinol, 2005, 19 (5):514–520

[15] Chandra RK, Kennedy DW, Palmer JN. Endoscopic management of failed frontal sinus obliteration. Am J Rhinol, 2004, 18(5):279–284

[16] Weber R, Draf W, Keerl R, et al. Osteoplastic frontal sinus surgery with fat obliteration: technique and long-term results using magnetic resonance imaging in 82 operations. Laryngoscope, 2000, 110(6):1037–1044

[17] Bockmühl U, Kratzsch B, Benda K, et al. Surgery for paranasal sinus mucocoeles: efficacy of endonasal micro-endoscopic management and long-term results of 185 patients. Rhinology, 2006, 44(1):62–67

[18] Zanation AM, Snyderman CH, Carrau RL, et al. Minimally invasive endoscopic pericranial flap: a new method for endonasal skull base reconstruction. Laryngoscope, 2009, 119(1):13–18

[19] Majer J, Herman P, Verillaud B. “Mailbox Slot”pericranial flap for endoscopic skull base reconstruction. Laryngoscope, 2016,126(8):1736–1738

[20] Woodworth BA. Closure of skull base defects and encephaloceles. In: Rhinology. Kennedy DW, ed. Masters Techniques in Otolaryngology-Head and Neck Surgery. Philadelphia, PA: Lippincott Williams & Wilkins, 2016:175–184

[21] Caicedo-Granados E, Carrau R, Snyderman CH, et al. Reverse rotation flap for reconstruction of donor site after vascular pediclednasoseptal flap in skull base surgery. Laryngoscope, 2010, 120(8):1550–1552
[22] Chaaban MR, Illing E, Riley KO, et al. Spontaneous cerebrospinal fluid leak repair: a five-year prospective evaluation. Laryngoscope, 2014, 124 (1):70–75
[23] Schlosser RJ, Wilensky EM, Grady MS, et al. Cerebrospinal fluid pressure monitoring after repair of cerebrospinal fluid leaks. Otolaryngol Head Neck Surg, 2004, 130(4):443–448
[24] Banks CA, Palmer JN, Chiu AG, et al. Endoscopic closure of CSF rhinorrhea: 193 cases over 21 years. Otolaryngol Head Neck Surg, 2009, 140(6):826–833
[25] Wise SK, Harvey RJ, Neal JG, et al. Factors contributing to failure in endoscopic skull base defect repair. Am J Rhinol Allergy, 2009, 23(2):185–191

第 64 章 | 蝶窦外侧隐窝脑脊液漏的处理

Alfredo José Herrera Vivas, Javier Andrés Ospina, Carolina Wuesthoff, Ricardo L. Carrau

摘　要

蝶窦外侧隐窝自发性脑脊液漏的处理可能具有挑战性，即使对经验丰富的鼻科专家和颅底外科医生而言亦是如此。除了对该主题进行简要回顾之外，本章旨在介绍一种使用两种内镜方法处理脑脊液漏的外科策略：扩大蝶窦开放术和经翼腭窝入路。我们认为，选择最合适的内镜检查方法应该基于每例患者的具体解剖结构。我们的策略是基于对外侧隐窝解剖的解剖学研究，在 13 例成功治疗的患者中，患者在蝶窦外侧隐窝出现脑脊液漏。平均随访时间为 27.9 个月，我们的总成功率（第一次尝试封闭后）为 100%。根据经验，我们开发了一种使用 3 个基本参数的算法，这些参数是在术前冠状 CT 扫描中测量的：蝶窦外侧隐窝的入口，骨质缺损的外侧延伸，以及翼管和骨质缺损之间的角度。这些参数已被证明在选择最佳内镜检查方法方面非常准确。

脑脊液漏的治疗策略还应包括对相关的特发性颅内高压的检测。必须始终排除这种情况，如果需要，应进行治疗，以实现长期成功的关闭。我们认为，我们的高成功率与正确选择最佳内镜检查方法有关，这种方法允许对骨质缺损的所有边界进行完全解剖和多层重建。

关键词

脑脊液漏，蝶窦外侧隐窝，内镜修复，脑膨出，脑膜脑膨出，经翼腭窝入路，扩大蝶窦开放入路。

内容要点

· 蝶窦外侧隐窝自发性脑脊液漏的成功处理需要彻底的解剖学知识和重要相关因素的评估，如特发性颅内高压。

· 扩大蝶窦开放术和经翼腭窝入路是进入蝶窦外侧隐窝最常用的途径。

· CT 扫描对确定颅底缺损的部位和大小以及蝶窦外侧隐窝的骨性解剖非常有用。

· MRI 用于识别脑膜膨出或脑膜脑膨出的存在，以及颅内压升高的迹象，如空蝶鞍。

· 最近开发了一种算法，用于确定蝶窦外侧隐窝脑脊液漏的最佳内镜检查方法。它依赖于 3 个基本参数：蝶窦外侧隐窝的入口，骨质缺损的外侧延伸，骨质缺损形成的角度。

· 当解剖结构良好时（宽的入口大于 10mm，缺损的横向延伸小于 10mm，宽的翼管缺损角大于 35°），扩大蝶窦开放术是优选的。

· 在解剖结构不利的情况下，有必要采用经翼腭窝入路。在这种情况下，必须告知患者眼神经感觉减退和（或）眼干燥症的可能性。

· 所有自发性脑脊液漏的患者都应检测颅内压是否升高，只有在确诊后才进行适当治疗，以避免脑脊液漏的晚期复发。

64.1　引　言

蝶窦外侧隐窝自发性脑脊液漏的成功处理涉及重要的学习曲线和详细的术前分析。充分的管理需要对解剖学有透彻的了解，并评估重要的相关因素，如肥胖和特发性颅内高压（IIH）。

两种最常用的治疗蝶窦外侧隐窝脑脊液漏的内镜手术方法包括扩大蝶窦开放术和经翼腭窝入

路[1–12]。蝶窦外侧隐窝脑脊液漏非常罕见；因此，关于不同手术技术治疗结果的文献非常有限。此外，已发表的研究仅包括小案例系列。因此，支持使用任何特定方法的证据水平都很低。

表 64.1 显示了最相关的病例系列的摘要，并说明了从 60% 到 100% 的明显不同的成功率。

64.2 术前影像学评估

64.2.1 CT

切口不大于 1mm 的鼻窦高分辨率 CT 对这些患者的术前评估非常有用。这项影像学研究对于确定颅底缺损的部位和大小至关重要。它也提供蝶窦外侧隐窝周围的解剖概况，这对手术计划至关重要。通常，在骨质缺损下面会看到软组织肿块，这与相关的脑膜膨出相一致。这是一个常见的发现，它的本质最好通过 MRI 研究来阐明，该研究提供了补充图像。

64.2.2 MRI

MRI 提供了比 CT 更高的软组织分辨率，因此，对区分脑膜膨出或脑膜脑膨出内的内容物至关重要。通常，脑膜膨出在 T2 加权像上被视为高信号病变，而脑膨出在 T1 和 T2 像上被视为等信号病变。囊内的血管结构也可以通过使用造影剂来识别。这对手术计划很重要。此外，MRI 检测出空蝶鞍，这通常与颅内压升高有关[17–18]。

64.3 基于蝶窦生物学特征的术前计划

.

仔细评估每例患者的术前 CT 扫描对于根据特定解剖结构决定哪种内镜检查方法最佳是至关重要的，如单个蝶窦生物测定所示。我们最近开发了一种算法，可以帮助我们根据术前冠状 CT 扫描或 MRI 测量的 3 个基本参数来确定最佳的内镜检查方法：蝶窦外侧隐窝的入口，骨质缺损的外侧延伸，骨质缺损形成的角度（图 64.1）。

表 64.1　内镜下蝶窦外侧隐窝脑脊液漏修补的成功率

作者	患者例数	随访时间（如文献中所述）	成功率
Lai 等[12]	8	12~69 个月（中位数 31.9 个月）	第一次手术：92% 第二次手术：100%
Al-Nashar 等[1]	7	平均随访 2 年（最短 9 个月） 平均随访 2 年（最短 9 个月） 平均 2 年（最短 9 个月）	第一次手术：100%
Tami[5]	6	1~44 个月	第一次手术：100%
Castelnuovo 等[2]	15	平均 37.6 ± 21.7 个月（最短 7 个月）	第一次手术：100%
Tomazic 等[7]	5	平均 6.5 个月	第一次手术：60% 第二次手术：100%
Tabaee 等[13]	13	平均 4.7 ± 3.3 年（范围：8 个月至 12.1 年）	第一次手术：85% 第二次手术：100%
Forer 等[6]	8	平均 33.7 个月（范围：1~84 个月）	第一次手术：90% 第二次手术：100%
Kirtane 等[14]	15	6~40 个月	第一次手术：100%
Alexander 等[15]	13	2~29 个月（中位数 10.8 个月）	第一次手术：92% 第二次手术：100%
Melo 等[16]	9	2~14 个月	第一次手术：78%
El-Tarabishi 等[11]	7	37~48 个月	第一次手术：100%

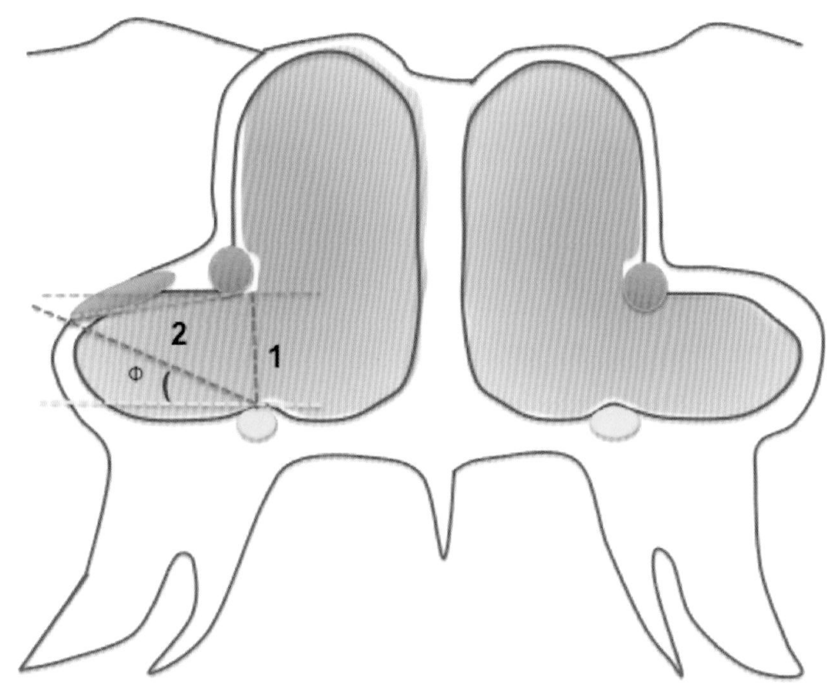

图 64.1　蝶窦生物学测量。距离 1: 蝶窦外侧隐窝的入口的高度。距离 2: 骨质缺损向外侧延伸的距离。Φ: 翼管与骨质缺损所形成的角度

64.3.1　距离 1:“通道门”

通道门是指翼管和圆孔（V2）之间的距离。为了获得该测量值，绘制了两条平行线。一条穿过 V2 的下边界，另一条穿过翼管的上边界。这两条线之间的距离以毫米为单位，称为“通道门”。

64.3.2　距离 2: 骨质缺损的横向延伸

该测量从圆孔（V2）的中下边界开始，在缺损的最外侧结束。该测量显示了手术过程中器械所需的外侧延伸。

64.3.3　距离 3:“翼管 – 缺损”角

翼管 – 缺损角度显示了相对于翼管缺损角位置的缺损高度，对应于仪器的角度（即操作空间）。这个角的底部是一条从上方与翼管接触的线。然后，测量相对于骨质缺损最外侧点的翼管上缘中点之间的角度。

对 13 例蝶窦外侧隐窝脑脊液漏患者进行了生物特征测量的验证，将成功闭合每个缺损所需的内镜方法联系起来（表 64.2）。根据这些参数，扩大蝶窦开放术可用于入口较宽、骨质缺损不横向延伸的病例。当通道门变窄，缺损进一步向外侧面延伸时，存在一个小的“翼管 – 缺损”角，需要一个更大的入路，如经翼腭窝。然而，后者产生并发症的风险更大，例如对 V2 和翼管神经的损伤。

表 64.2　基于蝶窦的生物学特征所推荐的入路

推荐的入路	通道门: 翼管 – 圆孔间距离	缺损的向外扩展	翼管 – 缺损角
扩大蝶窦开放术	＞ 10mm	＜ 10mm	＞ 35°
经翼腭窝入路	＜ 10mm	＞ 10mm	＜ 35°

64.4　基本外科技术

· 内镜下鼻内颅底手术的标准体位和铺巾。

· 虽然术中导航是可取的，但它不是强制性的，其使用主要取决于术者的偏好。

· 放置用 0.5% 羟甲唑啉溶液浸泡的应用于神经外科的脑棉片，用于减轻鼻塞。

· 采用 1∶200 000 的 1% 利多卡因和肾上腺素的混合物浸润鼻腔外侧壁止血。降低心率和低血压状态是首选。理想的情况是通过静脉全身麻醉获得的[19]。这有助于止血，减少屏幕图像过红（图像因红色而过饱和）。

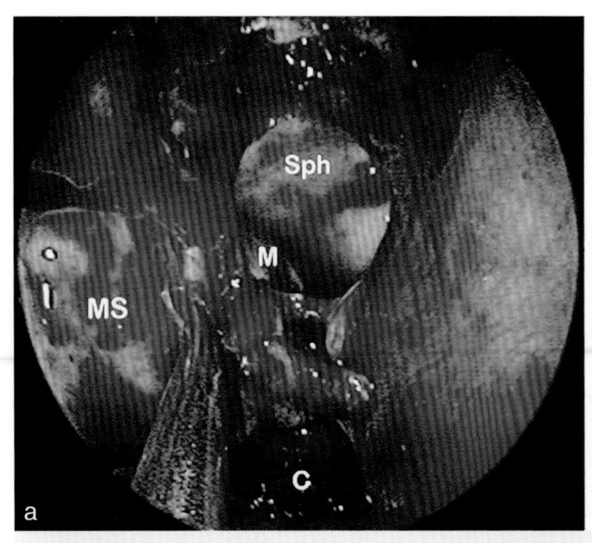

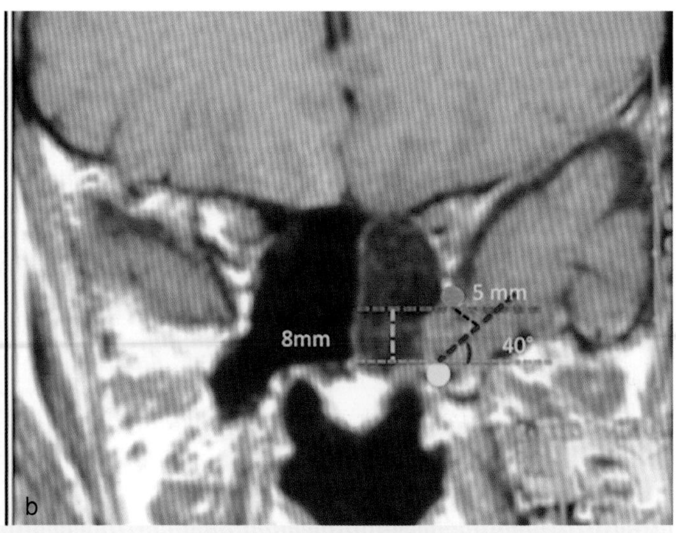

图 64.2 a. 扩大蝶窦开放术。Sph：蝶窦；M：脑膜脑膨出；MS：上颌窦后壁；C：后鼻孔。b.1 号病例的术前生物测定分析显示了一个典型的扩大蝶窦开放术病例。通道门距离：8mm；骨质缺损的横向延伸：5mm；翼管 – 缺损角：40°

· 对鼻腔进行彻底的内镜检查。进行鼻中隔偏曲或泡状鼻甲的识别和矫正。

· 切除钩突并进行延伸至上颌窦后壁的宽的中鼻道上颌窦造口术。

· 随后，前、后筛窦气房被完全去除。通过去除筛骨复合体内的所有间隔，颅底和眶纸板被轮廓化。

· 切除上鼻甲的下部可以进入蝶窦口。蝶窦开放术在外侧面和上方广泛扩大。

以下步骤因所需手术入路的类型而异。

64.4.1 扩大蝶窦开放术

如前所述，扩大蝶窦开放术首先进行完整的蝶筛窦切除术，以完全暴露颅底。为了横向扩大蝶窦开放术，必须首先解剖和凝固蝶腭动脉，以避免在磨除过程中意外出血。然后扩大蝶窦口，直到有足够的空间舒适地安装内镜和器械，并解剖“所有骨质缺损的边界”，这是成功闭合的关键。图 64.2 显示了一个典型的扩大蝶窦开放术的例子。蝶窦生物特征测量值被绘制在图像的适当位置。

64.4.2 经翼腭窝入路

经翼腭窝入路也是从进行完整的蝶筛窦切除术开始，以完全暴露颅底。首先通过宽的中鼻道窦造口术去除上颌窦后壁和腭骨垂直板，到达蝶窦外侧隐窝。识别并电凝上颌动脉，识别翼腭窝内容物，包括翼管神经和三叉神经上颌支（V2）。然后，尽可能向外侧牵开翼腭窝的内容物，以完全暴露翼突。通过磨除翼突，进入蝶窦外侧隐窝。在所选择的具有不利位置和困难解剖结构的缺损的病例中，为了获得足够的外侧活动以暴露骨质缺损的所有边界，可能永远不需要牺牲翼管。

图 64.3 是一个典型病例的好例子，其中选择了经翼腭窝入路。蝶窦生物测量也包含在图像中。

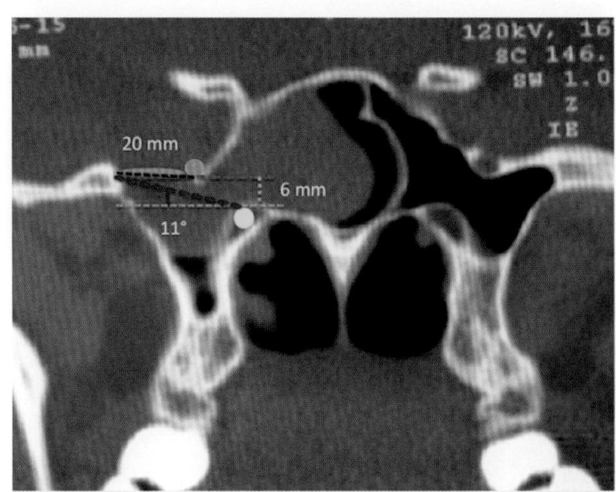

图 64.3 术前生物测定分析显示了经翼腭窝入路的典型病例。通道门距离：6mm；骨质缺损的横向扩展：20mm；翼管 – 缺损角：11°

64.4.3 脑脊液漏的修复

在这些病例中，没有使用鞘内荧光素或任何类型的胶水。无论使用哪种内镜方法进入蝶窦外侧隐窝，都必须使用双极电凝术完全减少脑膜膨出，直至骨质缺损的所有边界都可见并且器械可以使用。一旦骨质缺损完全可见，则去除周围的蝶窦黏膜，并用金刚砂钻头磨平该区域，以便进行软组织游离移植（图 64.5，图 64.6）。

为了允许嵌体移植物的插入，通过从缺损周围蝶窦的颅侧解剖硬脑膜来形成硬脑膜囊。然后，使用任何可用的结缔组织游离移植物和内嵌技术，以多层方式覆盖缺损。移植材料通常包括中隔黏骨膜、阔筋膜或胶原基质。氧化甲基纤维素或吸收性明胶海绵用于在术后早期保护移植物。

64.5 术后护理

通常，这些患者在医院停留 3d，以确保在头

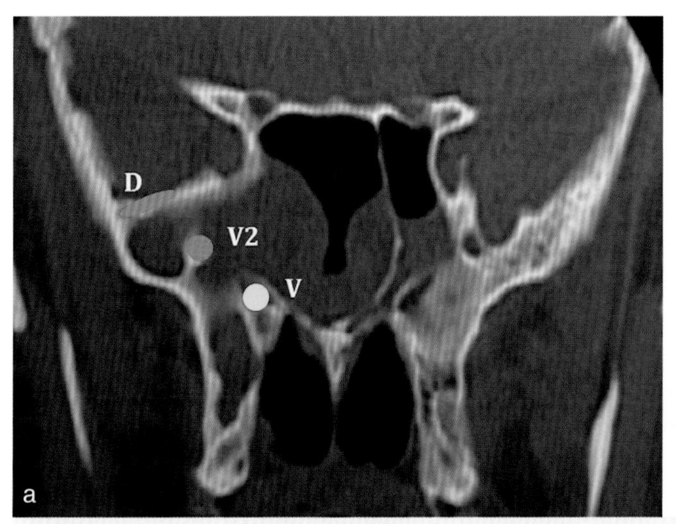

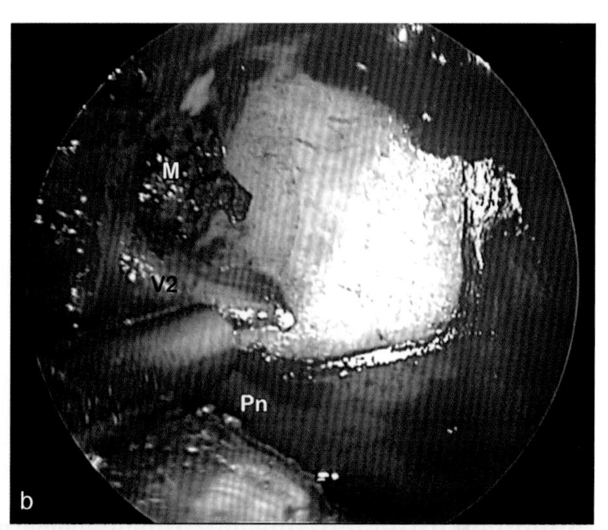

图 64.4 a，b. 这些图像描绘了一个非典型的情况，其中缺损位于V 2上方，接近缺损的通道非常狭窄。这一缺损成功地用经翼腭窝入路处理。V 2：三叉神经第二支；D：骨质缺损；V：翼管神经。在这种情况下，测量不适用

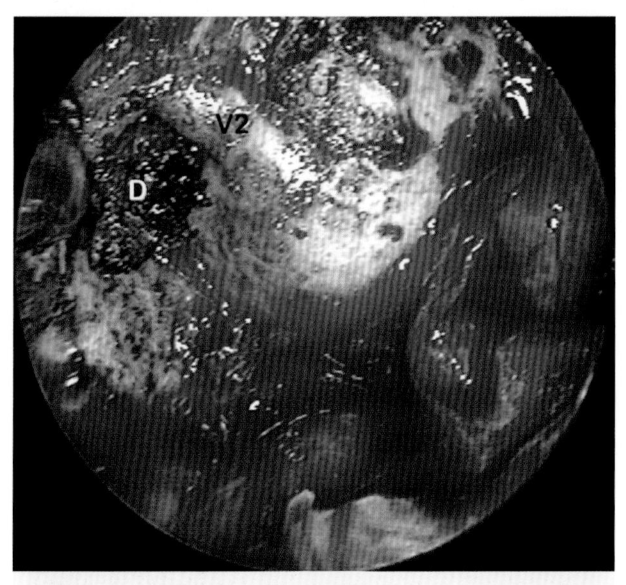

图 64.5 术中图像显示颅底缺损位于三叉神经第二支（V2）的右侧

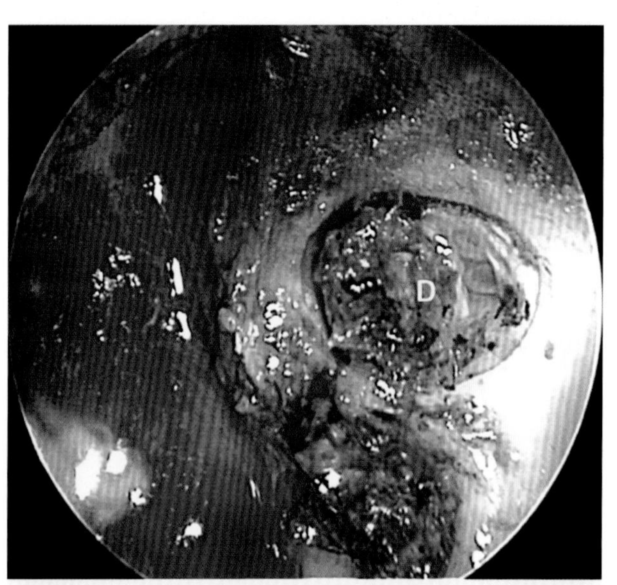

图 64.6 术中图像显示颅底骨质缺损的所有边界清晰可见。D：骨质缺损；V2：三叉神经第二支

48h 内严格卧床休息，头部抬高至 30°，并在接下来的 24h 内进行轻微活动。我们赞成围手术期预防性使用抗生素，这些抗生素在移除鼻腔填塞物后最多可使用 3d。利尿剂如乙酰唑胺通常使用 2 个月，以在移植材料整合时保持低颅内压。大便软化剂用于特定情况，尤其是便秘的情况。我们不常规放置腰大池引流。术后第 1 个月强烈建议避免任何形式的运动。我们指导患者避免剧烈活动、擤鼻涕和举重。应进行密切的内镜术后评估和清创术，直至愈合过程完成。

术后 3 个月，进行腰椎穿刺测压来评估颅内压。如果颅内压升高，患者将接受长期利尿剂治疗。如果颅内压严重升高或对利尿剂治疗无反应，可咨询神经外科医生以评估分流术。

64.6 结 果

在我们的系列中，共有 13 例患者接受了鼻内镜手术，以修复蝶窦外侧隐窝的自发性脑脊液漏。该队列由 12 例（92%）女性和 1 例（8%）男性患者组成。患者的平均年龄为 51.3 岁（范围 29~77 岁），平均随访时间为 27.9 个月。在随访期间，没有患者出现渗漏复发；因此，我们在第一次尝试关闭时获得了 100% 的成功率（表 64.3）。5 例（38%）患者以前曾在其他机构接受过不成功的手术矫正，无论是开颅手术（2 例）还是经鼻手术（3 例）。3 例（23%）患者以前做过分流术，要么是脑室腹腔分流术，要么是腰大池 – 腹腔分流术（表 64.4）。

所有脑脊液漏都与脑膜膨出有关（图 64.3）。7 例（53%）患者术前 MRI 显示空蝶鞍。只有 4 例（31%）患者发现了 IIH（特发性颅内高压）。2 例（15%）患者颅内压正常。在我们的 3 例（23%）患者中，由于之前的分流手术，压力没有记录，4 例（31%）患者不符合该测试（表 64.5）。

10 例（77%）患者采用内镜下经翼腭窝入路，3 例（23%）患者采用扩大蝶窦入路。5 例（38.5%）患者出现了与手术入路直接相关的轻微术后并发症，所有患者均通过经翼腭窝入路进行手术。经扩大蝶窦入路的患者无并发症。轻微的并发症包括不同程度的视觉减退和（或）眼干燥症，需要用眼部润滑剂进行处理。使用了多种不同的移植物，包括鼻中隔黏膜和阔筋膜。在我们系列的早期，结合阔筋膜使用了鼻中隔软骨和骨移植物（表 64.6）。

表 64.3 患者特征和随访

患者编号	年龄	性别	手术日期	随访时间	复发
1	53	男性	2001.4.2	7 个月	未复发
2	33	女性	2002.4.30	56 个月	未复发
3	33	女性	2002.10.17	44 个月	未复发
4	78	女性	2003.3.28	70 个月	未复发
5	57	女性	2003.6.12	1 个月	未复发
6	45	女性	2005.6.10	59 个月	未复发
7	29	女性	2006.10.12	29 个月	未复发
8	42	女性	2007.5.26	53 个月	未复发
9	56	女性	2009.12.3	24 个月	未复发
10	54	女性	2011.2.17	9 个月	未复发
11	54	女性	2011.7.2	2 个月	未复发
12	77	女性	2011.5.11	8 个月	未复发
13	57	女性	2012.4.2	1 个月	未复发

表 64.4 主要症状及先前接受的治疗

患者编号	主要症状	脑脊液漏侧别	先前在其他医院进行的治疗	
			手术	进行过分流治疗
1	单侧鼻漏	左	无	无
2	头痛和单侧鼻漏	右	无	无
3	单侧鼻漏	左	经鼻手术（2001）	是（LPS）
4	鼻漏、鼻窦炎、脑膜炎（术后）和左眼视力下降	左	经鼻手术（1996）	是（LPS）
5	头痛和单侧鼻漏	左	无	无
6	头痛和单侧鼻漏	右	开颅手术（1998） 经鼻手术（1999）	是（VPS）
7	头痛和单侧鼻漏	右	无	无
8	头痛和单侧鼻漏	左	经鼻手术（2001） 两次 FESS 手术治疗第 1 次术导致的鼻炎（2003，2005）	无
9	单侧鼻漏	右	无	无
10	头痛和单侧鼻漏	右	无	无
11	头痛和单侧鼻漏	左	无	无
12	单侧鼻漏	右	无	无
13	单侧鼻漏和两次脑膜炎发作	左	开颅手术（2009）	无

FESS：功能性鼻窦手术；LPS：腰大池腹腔分流；VPS：脑室腹腔分流

表 64.5 颅内压相关性及特点

患者编号	伴有脑膜膨出或脑膜脑膨出	MRI 显示空蝶鞍	颅内压
1	是，脑膜膨出	否	正常
2	是，脑膜膨出	是	正常
3	是，脑膜膨出	否	未考虑先前的 LPS
4	是，脑膜膨出	是	未考虑先前的 LPS
5	是，脑膜膨出	是	未测量
6	是，脑膜脑膨出	是	未考虑先前的 VPS
7	是，巨大脑膜脑膨出到达后鼻孔	否	升高
8	是，脑膜膨出	是	升高
9	是，脑膜膨出	是	升高
10	是，脑膜膨出	是	升高
11	是，脑膜脑膨出	否	未测量
12	是，脑膜膨出	否	未测量
13	是，脑膜膨出	否	未测量

LPS：腰大池腹腔分流；VPS：脑室腹腔分流

表 64.6 手术入路及相关并发症

患者编号	手术入路	修补材料	主要并发症	次要并发症	
				眼干燥症	上颌神经感觉减退
1	扩大的蝶窦开放术	鼻中隔软骨和阔筋膜	无	无	无
2	经翼腭窝入路	鼻中隔骨和阔筋膜	迟发性脑脓肿（2.8 年后）[a]	无	无
3	扩大的蝶窦开放术	鼻中隔软骨和阔筋膜	无	无	无
4	扩大的蝶窦开放术	鼻中隔黏膜和阔筋膜	无	无	无
5	经翼腭窝入路	鼻中隔黏膜	无	无	无
6	经翼腭窝入路	鼻中隔黏膜	无	有（P）	有（P）
7	经翼腭窝入路	鼻中隔黏膜	无	有（P）	有（T：6 个月）
8	经翼腭窝入路	鼻中隔黏膜和阔筋膜	无	有（P）	无
9	经翼腭窝入路	鼻中隔黏膜	无	无	无
10	经翼腭窝入路	鼻中隔黏膜	无	无	有（P）
11	经翼腭窝入路	鼻中隔黏膜	无	有[+]	有[+]
12	经翼腭窝入路	鼻中隔黏膜	无	无	无
13	经翼腭窝入路	鼻中隔黏膜	无	无	无

T：暂时性；P 永久性；[+]：随访 2 个月有轻度眼干燥症和上颌神经感觉减退的患者。[a] 术后 2.8 年发现迟发性脑脓肿；2 号患者表现为颞叶脑脓肿，术后无持续性脑脊液漏迹象。其病因仍不确定

我们的一名患者在手术后 2.8 年出现了颞叶脑脓肿的主要并发症。值得注意的是，这位特殊的患者没有出现术后脑脊液漏，因此这种脓肿的病因仍然不确定。我们认为在早期病例中使用的骨移植物可能已经被感染并导致这种并发症。患者接受了大剂量静脉注射抗生素的治疗，幸运的是没有任何神经后遗症。我们目前不使用骨移植来重建颅底缺损（表 64.6）。

64.7 结 论

蝶窦外侧隐窝自发性脑脊液漏常见于中年肥胖女性，较少见于男性。通常，这些颅底缺损发生在气化良好的蝶窦中，并且缺损总是在 V2 的外侧面，这并不支持这些缺损是由持续性颅咽管（Sternberg 管）造成的理论，正如这个胚胎学缺损所表现的在 V2 的内侧 [8,20]。

在这些气化良好的蝶窦中有许多解剖变异，这使得对缺损的外科手术进入变得非常困难。为了以尽可能低的发病率获得最佳的手术效果，在高分辨率 CT 扫描和 MRI 研究的协助下制定术前计划至关重要。

根据我们的经验，使用所提出的算法，基于 3 个参数（蝶窦外侧隐窝的入口，骨质缺损的外侧延伸，视野缺损角）在选择最合适的内镜检查方法中是有用的，并且增强了我们的术前计划。当蝶窦外侧隐窝的解剖结构良好时（宽的入口大于 10mm，缺损的横向延伸小于 10mm，宽的翼管缺损角大于 35°），扩大蝶窦开放术是优选的，因为这需要最低的发病率。在解剖结构不良的情况下，必须采用经椎间窝腹侧颅底脑脊液漏和脑膜 / 脑膨出。在这种情况下，必须建议患者注意轻微并发症的可能性，如 V2 感觉减退和（或）眼干燥症。

我们认为，成功闭合最重要因素是解剖骨质缺损的所有边界，并去除所有周围的黏膜，以利于移植物黏附到下面的骨床上。多层闭合，使用隔膜黏膜嵌体移植物，然后用氧化甲基纤维素和吸收性明胶海绵固定另一个隔膜黏膜高嵌体移植

物，应确保缺损的正确和成功闭合。

我们不使用鞘内荧光素、纤维蛋白胶或术后腰大池引流等辅助药物或技术，根据我们对前颅底不同部位超过 250 处脑脊液漏进行鼻内镜手术的经验，这些药物对 97% 的成功率没有负面影响。

关于 IIH 与自发性脑脊液漏的关系及其在这些泄漏的晚期复发中的作用，仍有一些争议。在我们的系列中，我们记录了许多自发性脑脊液漏患者的 IIH 症状，但我们也观察到了一些颅内压正常的患者，我们甚至对他们进行了反复测试。然而，我们强烈建议自发性脑脊液漏患者需要进行颅内压升高检测，只有在确诊后才能进行适当治疗，以避免脑脊液漏的晚期复发。有一些证据表明，显著的体重减轻也有利于降低颅内压，因此患者也应该就此问题接受咨询 [21]。

（王巍　译，林鹏　校）

参考文献

[1] Al-Nashar IS, Carrau RL, Herrera A, et al. Endoscopic transnasaltranspterygopalatine fossa approach to the lateral recess of the sphenoidsinus. Laryngoscope, 2004, 114(3):528–532

[2] Castelnuovo P, Dallan I, Pistochini A, et al.Endonasal endoscopic repair of Sternberg's canal cerebrospinal fluid leaks.Laryngoscope, 2007, 117(2):345–349

[3] Alaani A, Jassar P, Mein E, et al. New approach to the endoscopic repairof a CSF leak originating from the lateral recess of the sphenoid sinus. EarNose Throat J, 2010, 89(4):E1–E3

[4] Bolger WE, Osenbach R. Endoscopic transpterygoid Approach to the lateralsphenoidrecess. Ear, Nose Throat J, 1999, 78:36–46

[5] Tami TA. Surgical management of lesions of the sphenoid lateral recess. Am JRhinol, 2006, 20(4):412–416

[6] Forer B, Sethi DS. Endoscopic repair of cerebrospinal fluid leaks in the lateralsphenoid sinus recess. J Neurosurg, 2010, 112(2):444–448

[7] Tomazic PV, Stammberger H. Spontaneous CSF-leaks and meningoencephalocelesin sphenoid sinus by persisting Sternberg's canal. Rhinology, 2009, 47(4):369–374

[8] Barañano CF, Curé J, Palmer JN, et al. Sternberg's canal: fact or fiction?Am J Rhinol Allergy, 2009, 23(2):167–171

[9] Woodworth BA, Neal JG, Schlosser RJ. Sphenoid sinus cerebrospinal fluidleaks. Oper Tech Otolaryngol, 2006, 17(1):37–42

[10] Schmidt RF, Choudhry OJ, Raviv J, et al. Surgical nuances for the endoscopicendonasaltranspterygoid approach to lateral sphenoid sinus encephaloceles. Neurosurg Focus, 2012, 32(6):E5

[11] El-Tarabishi MN, Fawaz SA, Sabri SM, et al. A modificationof endoscopic endonasal approach for management of encephaloceles insphenoid sinus lateral recess.Eur Arch Otorhinolaryngol, 2016, 273(12):4305–4314

[12] Lai SY, Kennedy DW, Bolger WE. Sphenoid encephaloceles: disease managementand identification of lesions within the lateral recess of the sphenoidsinus. Laryngoscope, 2002, 112(10):1800–1805

[13] Tabaee A, Anand VK, Cappabianca P, et al. Endoscopicm-anagement of spontaneous meningoencephalocele of the lateralsphenoid sinus. J Neurosurg, 2010, 112(5):1070–1077

[14] Kirtane MV, Lall A, Chavan K, et al. Endoscopic repair of lateral sphenoidrecess cerebrospinal fluid leaks. Indian J Otolaryngol Head Neck Surg, 2012, 64(2):188–192

[15] Alexander NS, Chaaban MR, Riley KO, et al. Treatment strategiesfor lateral sphenoid sinus recess cerebrospinal fluid leaks. Arch OtolaryngolHead Neck Surg, 2012, 138(5):471–478

[16] Melo NA, Borges BB, MagliarelliFilho PA, et al. Lateral sphenoid sinus recesscerebrospinal fluid leak: a case series. Eur Arch Otorhinolaryngol, 2014, 271(9):2587–2594

[17] Schlosser RJ, Bolger WE. Spontaneous nasal cerebrospinal fluid leaks andempty sella syndrome: a clinical association. Am J Rhinol, 2003, 17(2):91–96

[18] Schlosser RJ, Bolger WE. Significance of empty sella in cerebrospinal fluidleaks. Otolaryngol Head Neck Surg, 2003, 128(1):32–38

[19] Wormald PJ, van Renen G, Perks J, et al. Theeffect of the total intravenous anesthesia compared with inhalational anesthesiaon the surgical field during endoscopic sinus surgery. Am J Rhinol, 2005, 19(5):514–520

[20] Illing E, Schlosser RJ, Palmer JN, et al. Spontaneoussphenoid lateral recess cerebrospinal fluid leaks arise from intracranial hypertension,not Sternberg's canal. Int Forum Allergy Rhinol, 2014, 4(3):246–250

[21] Subramaniam S, Fletcher WA. Obesity and weight loss in idiopathic intracranialhypertension: a narrative review. J Neuroophthalmol, 2017, 37(2):197–205

第XIV部分

经鼻内镜下颅底与脑手术的术后并发症

XIV

第 65 章　经鼻内镜下颅底与脑手术的术后鼻腔、鼻窦并发症

Marcio Nakanishi, Leonardo Balsalobre, João Mangussi-Gomes, Eduardo de Arnaldo S. Vellutini, Aldo C. Stamm

摘　要

内镜下经鼻入路（如经鼻内镜手术入路，EEA）行颅底和颅脑手术的术后鼻腔和鼻窦的并发症有出血、嗅觉障碍、黏液囊肿、流涕、结痂、鼻窦炎、黏膜粘连、鼻中隔穿孔和鼻腔畸形愈合。其中，多数并发症在其他鼻腔手术中也存在，特别之处是相关的临床表现和术后管理。这些并发症受颅底病变的类型和范围、鼻窦疾病的临床表现、应用的手术技术和术后管理的影响。而且，EEA 使鼻腔和鼻窦的解剖结构和生理机制发生改变，导致鼻腔对气流抵抗力改变，影响鼻腔循环、黏液分泌、纤毛清除及鼻窦引流，这些改变可能是发生这些并发症的潜在因素。在这一章节中，我们主要讨论经鼻内镜入路手术术后鼻腔的主要并发症。

关键词

经鼻入路，内镜，颅底，并发症，术后

内容要点

· 经鼻内镜（如 EEA）颅底和颅脑手术后的鼻腔和鼻窦并发症包括出血、结痂、鼻黏膜粘连、面部和腭部感觉减退、嗅觉、味觉功能障碍等。

· 术后出血的主要来源于蝶腭动脉和筛前动脉；术中电凝其分支可防止进一步出血。

· 嗅觉丧失和味觉障碍通常是由嗅觉上皮细胞的损害引起的；注意不要破坏富含嗅觉纤维的鼻黏膜。

· 黏液囊肿通常源于阻塞的鼻窦或隐藏于黏膜瓣、移植物下的正常黏膜；通常蝶窦和额窦是最易受影响的部位。

· 鼻腔黏膜结痂和异常分泌是 EEA 术后最常见的并发症。这些症状一般通过大量盐水鼻腔冲洗后改善。

· 鼻腔粘连一般无症状，最常见于鼻中隔和鼻甲之间。通常在术后复诊时处置。

· 急性和慢性鼻窦炎可发生在 EEA 术后。急性鼻窦炎发生在手术后不久，因黏膜结痂、纤维蛋白积聚、黏膜纤毛清除率下降引起。而对于慢性鼻窦炎而言，多因鼻窦闭塞引起。

· 出现鼻腔和鼻窦并发症对患者的术后生活质量有一定影响。我们应竭尽我们所能（如术后细致的护理等）来减少术后并发症的发生。

65.1　引　言

内镜下经鼻入路（如经鼻内镜手术入路，EEA）后的鼻腔并发症通常取决于颅底病变的类型和程度、并存的鼻腔疾病、应用的手术技术以及术后患者的管理。

鼻腔和鼻窦的解剖和生理功能相互影响使其保持一定功能。鼻腔和鼻窦作为下呼吸道的入口，具有过滤、加湿、温暖空气的功能。此外，通过复杂的机制，如鼻循环（双侧鼻腔黏膜交替充血）调节气流阻力。鼻腔黏膜分泌黏液（一种具有独特的流变学和免疫特性物质），它能通过黏液纤毛系统清除病原体和杂质。这些功能可被手术操作破坏，进而出现术后并发症。

EEA 术后的鼻窦并发症不单纯地表现为鼻腔出血，黏膜结痂，异常分泌，黏膜粘连，切牙、腭部感觉减退，上颌神经分布区感觉减退，嗅觉

和味觉障碍，鼻翼灼伤，鼻腔畸形愈合，以及严重的中耳炎。翼管神经功能障碍及腭咽闭合不全比较少见。

65.2　特殊并发症

65.2.1　鼻出血

术后致死的鼻出血并不常见。出血多数源于鼻腔后部蝶腭动脉（鼻中隔动脉和鼻后外侧动脉）的末端分支。这些血管分支位于蝶窦的下外侧部和前壁。而这些部位是切取鼻中隔黏膜和打开并扩大蝶窦口的关键地方。术中直接损伤血管及其分支少见。然而，术后来自后鼻腔的出血（术后 6~10d）主要来源于这些血管[1]。而且，术后蝶腭动脉末端分支结扎会增加术后鼻出血的风险，因此在手术后要特别小心[2]。

鼻腔前部和上部出血通常起源于鼻中隔黏膜。筛前动脉和筛后动脉的终末支是这类病例出血的主要来源。

经鼻内镜颅底和颅脑手术制备鼻中隔黏膜瓣时，有两点需要特别注意，它们可能是术中和术后出血的原因。第一点是在制备由蝶腭动脉末梢支供血的黏膜瓣时需仔细检查。第二点是黏膜瓣的远端和颅骨部分由筛前动脉的鼻中隔支供血。在切取鼻黏膜后，要仔细电凝黏膜边缘，达到良好的止血效果。电凝供区上缘，尤其是筛前动脉终末支，更重要。

65.2.2　嗅觉障碍

EEA 术后嗅觉丧失（伴随的味觉障碍）通常是由嗅觉上皮细胞破坏引起的。这是一种被低估的并发症，对患者的生活质量（QoL）有重大影响[3-4]。嗅觉功能在术前、术后评估，并且在术中尽可能予以保护。

文献回顾发现，25% 的患者在 EEA 后出现嗅觉障碍[5]。在一项研究中，20 例嗅觉正常的患者接受了垂体内镜手术，只有 7 例（35%）术后 6 个月嗅觉得以保留。在制备鼻中隔黏膜切除的患者中，嗅觉减退较严重[6]。

嗅觉丧失的严重程度从轻度嗅觉减退到完全性嗅觉丧失，这取决于肿瘤的位置和大小、手术入路的类型以及是否使用皮瓣。当制备鼻中隔黏膜瓣时，建议切取鼻中隔上部 1~2cm 以下的黏膜，以保护嗅觉上皮细胞[7]。

在开放蝶窦的同时，尽可能保留鼻中隔上部黏膜和上鼻甲，以减少对嗅觉功能的损害，这一点很重要。尽管局部鼻黏膜血管收缩不会影响嗅觉功能测试[8]，但应避免在该区域放置肾上腺素浸泡的棉片。

当手术涉及嗅沟的肿瘤（如脑膜瘤和嗅神经母细胞瘤）时，术后嗅觉缺失的概率很高，应在手术前与患者讨论[9]。

65.2.3　黏液囊肿

EEA 术后黏液囊肿的发病率约为 8%[5]。其中蝶窦和额窦影响最大。额窦黏液囊肿多由额隐窝闭塞及黏液阻塞引起[10]。蝶窦黏液囊肿，就其本身而言，是由隐藏于黏膜瓣 / 修补材料下的正常黏膜引起。因此，在进行颅底重建时，我们应在黏膜瓣或修补材料修补颅底之前完全去除覆盖于颅底骨质表面的正常黏膜（图 65.1）。

65.2.4　结痂与流涕

鼻腔结痂和流涕是 EEA 术后最常见的并发症。二者与使用鼻腔黏膜瓣制备和手术器械对正常鼻黏膜造成的创伤有关。这些症状可通过大量盐水冲洗来处理，通常在术后 3~4 个月后改善（图 65.2，图 65.3）。

在一项对 63 例接受 EEA 的患者的前瞻性研究中，在术后第 1 个月，98.4% 的患者出现结痂症状，46% 的患者不同程度地出现鼻腔分泌物。结痂症状完全消失的平均时间为 101d。对于那些接受更复杂手术的患者而言，这一时间会更长[11]。

术后护理应细致并且充分，尤其在术后第 1 周，应多做处理。包括结痂清创术和鼻分泌物抽吸术。

65.2.5　粘　连

鼻腔黏膜粘连是由于两处受损的黏膜表面接触而形成的瘢痕。最常见于鼻中隔和鼻甲之间（图

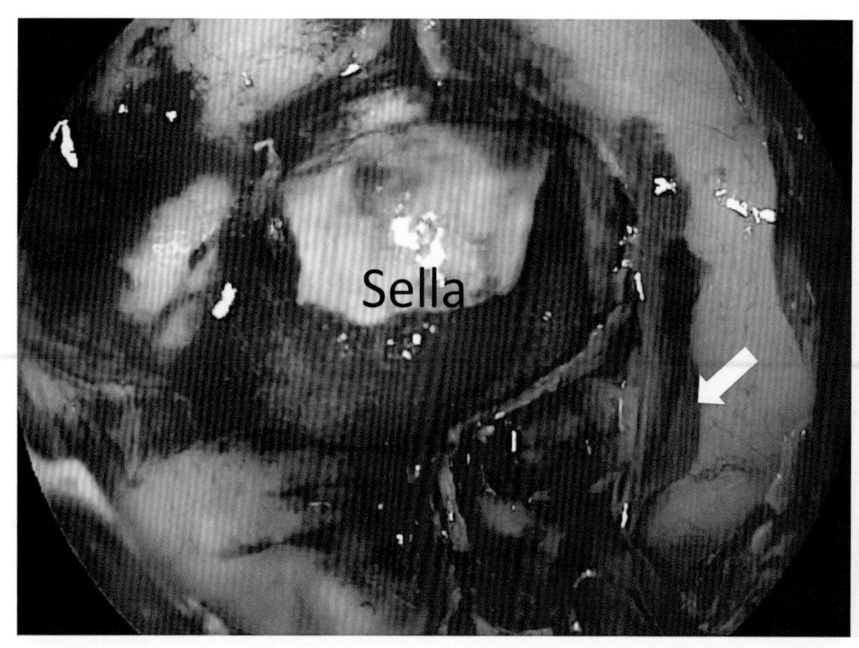

图 65.1 垂体腺瘤切除后，使用黏膜瓣或修补材料修补颅底前，正常蝶窦黏膜已去除（箭头）

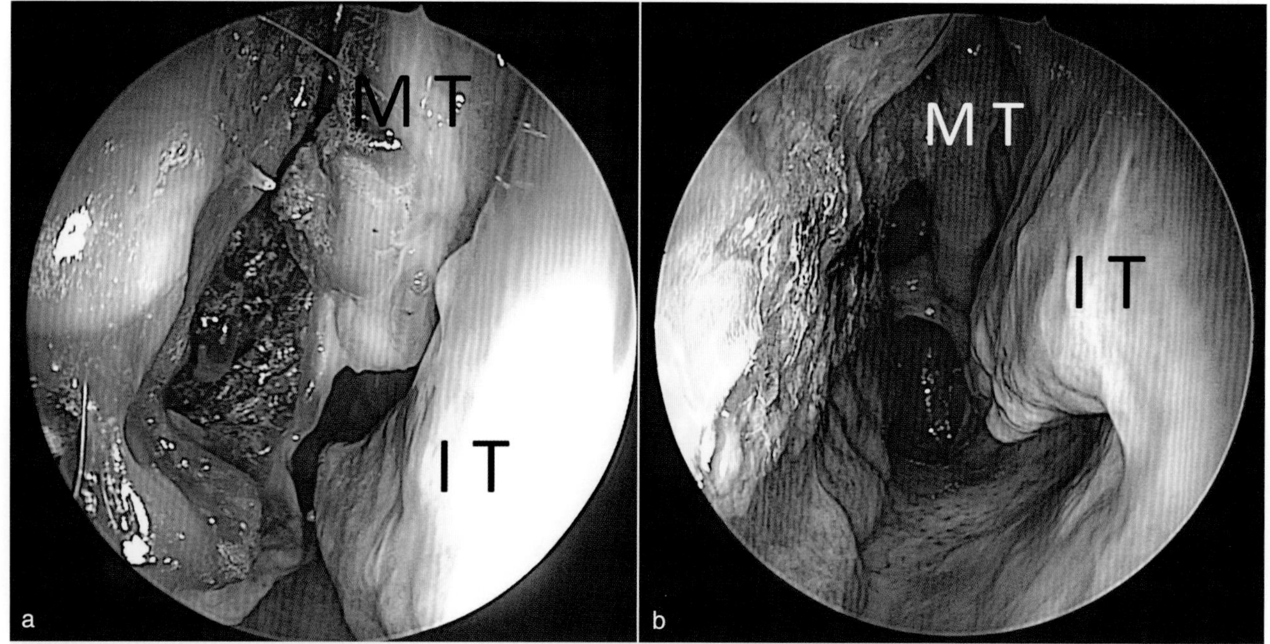

图 65.2 手术后 2 周内镜下观察鼻腔。a. 鼻中隔黏膜瓣制备区显示结痂；b. 手术后 2 个月相同区域修复完成。IT：下鼻甲；MT：中鼻甲

65.4），一般无症状。在一项纳入 41 例接受 EEA 患者的研究中，8 例（19.5%）出现鼻粘连，5 例鼻塞加重[12]。在大多数病例中，鼻腔粘连可以在术后复诊时在处置室处理：在局部麻醉下进行鼻腔填塞。

65.2.6 鼻窦炎

鼻窦感染在术后较为常见。由于黏膜结痂和纤维蛋白的积聚，术后最初数月纤毛黏液清除率下降，使鼻腔和鼻窦更容易受到感染。我们应特别注意患者主诉的鼻腔症状，例如鼻腔分泌物增加或改变、面部疼痛、单侧鼻腔不适、鼻塞加重，以及提示急性炎症的一些症状，如发热和脱水。鼻内镜检查能够帮助制定最佳治疗急性感染的方法，这些感染对抗生素敏感。一般建议需长期鼻腔填塞的患者使用能够覆盖葡萄球菌的抗生素。

慢性鼻窦炎也可能是 EEA 术后的并发症。其

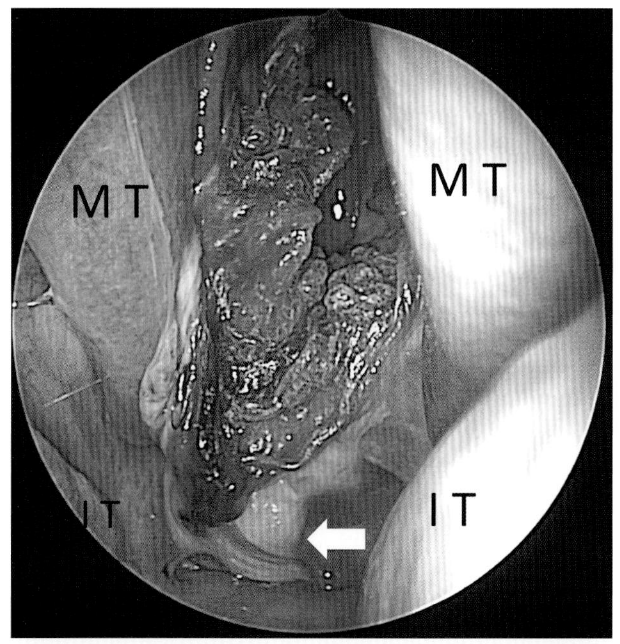

图 65.3　扩大经鼻入路术后覆盖蝶窦的大范围结痂，伴随后鼻腔分泌异常（箭头）。IT：下鼻甲；MT：中鼻甲

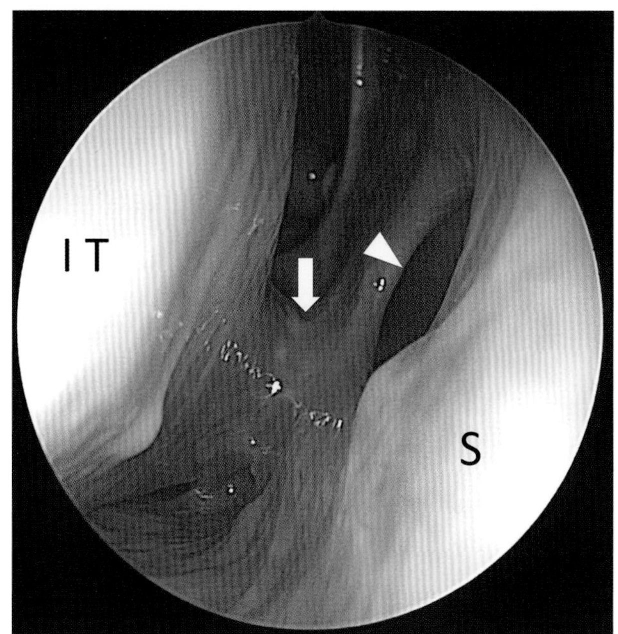

图 65.4　垂体肿瘤切除后，右侧鼻腔内镜下可见下鼻甲（IT）与鼻中隔（S）粘连（箭头）以及鼻中隔穿孔（箭头头）

主要原因是鼻腔自然开口的闭塞（尤其是上颌窦，位于中鼻甲的外侧）。窦腔引流通路的纤维化狭窄也会导致慢性鼻窦炎。在扩大入路切除筛窦时，应注意不要剥除额隐窝周围的黏膜，以防止进一步的瘢痕形成和引流通路的阻塞。

在颅底重建过程中，鼻窦的引流通路也可以被阻断。例如，在经筛入路中，用于覆盖硬脑膜缺损的鼻中隔黏膜瓣必须旷置，以免阻塞蝶窦和额窦。有些时候，额窦引流通路必须扩大（用 Draf Ⅲ型入路），防止黏液囊肿的形成[10]。同样，细致的术后护理能够减少术后鼻窦炎的概率。

65.2.7　鼻中隔穿孔

许多经鼻内镜手术必须行鼻中隔后部切除术，双人四手双鼻孔操作。这种鼻中隔穿孔，虽然很少有症状，但可能增加嗅觉障碍和结痂的风险（图 65.5）。经鼻中隔 / 经鼻联合入路可完全保存鼻中隔黏膜的一侧[13]。这样可以避免术后中隔穿孔，并保持鼻腔生理功能。此外，嗅觉保留的机会也增加[14]。

65.2.8　鼻腔畸形

鼻梁塌陷是 EEA 术后并不常见的并发症，因为大面积截骨术不是常规进行的。如果鼻中隔骨和软骨切除过多，至鼻中隔的最末端和最上部分（的重要区域），则可能出现鼻梁或鼻尖下垂[15]。

需要大面积骨质切除的手术入路，例如上颌内侧切除术延伸至前壁或改良的内镜下 Denker 入路，可能会导致面部外形畸形和三叉神经分布区的感觉障碍。

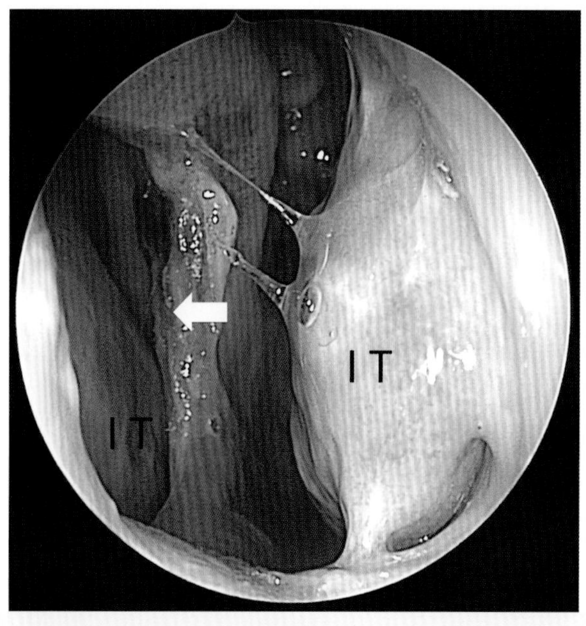

图 65.5　经鼻内镜入路至鞍区手术后出现一个大的鼻中隔穿孔（箭头）

65.3 生活质量

一篇评估前颅底占位患者手术后的生活质量的综述指出，内镜手术患者术后生活质量有改善的趋势。与开放性手术相比，对于接受内镜手术的患者而言，此类患者术后生活质量更高，并且较早地体现出来，而且“对鼻腔没有明显的远期并发症”[16]。

嗅觉、味觉、鼻窦炎、鼻塞、结痂和鼻啸声与EEA尤为相关。针对鼻腔症状的特定生活质量测量方法，如SNOT–22（一项包含22项的评估鼻窦疾病相关生活质量的自评问卷），显示手术后鼻腔疾病的症状有所改善。更有意义的是，与其他路径相比，经蝶鞍入路的患者和那些鼻中隔黏膜未被切取患者的评分明显优于其他手术入路。报道最多的且与患者生活质量关系最密切的因素是丧失嗅觉和味觉，鼻塞、流涕、夜醒和睡眠质量差。据报道约1/4患者出现嗅觉或味觉丧失症状[16–17]。

（张刚利　译，刘庆国　校）

参考文献

[1] Nishioka H, Ohno S, Ikeda Y, et al. Delayed massive epistaxisfollowing endonasal transsphenoidal surgery. Acta Neurochir (Wien), 2007, 149(5):523–526, discussion 526–527

[2] Rawal RB, Kimple AJ, Dugar DR, et al. Minimizing morbidity in endoscopic pituitary surgery: outcomes of the novel nasoseptal rescue flap technique. Otolaryngol Head Neck Surg, 2012, 147(3):434–437

[3] Hummel T, Nordin S. Olfactory disorders and their consequences for quality of life. Acta Otolaryngol, 2005, 125(2):116–121

[4] Rotenberg BW, Saunders S, Duggal N. Olfactory outcomes after endoscopic transsphenoidal pituitary surgery. Laryngoscope, 2011, 121(8):1611–1613

[5] Awad AJ, Mohyeldin A, El-Sayed IH, et al. Sinonasal morbidity following endoscopic endonasal skull base surgery. Clin Neurol Neurosurg, 2015, 130:162–167

[6] Tam S, Duggal N, Rotenberg BW. Olfactory outcomes following endoscopic pituitary surgery with or without septal flap reconstruction: a randomized controlled trial. Int Forum Allergy Rhinol, 2013, 3(1):62–65

[7] Hadad G, Bassagasteguy L, Carrau RL, et al. A novel reconstructive technique after endoscopic expanded endonasal approaches: vascular pedicle nasosep-tal flap. Laryngoscope, 2006, 116(10):1882–1886

[8] Jung YG, Ha SY, Eun Y-G, et al. Influence of intranasal epinephrine and lidocaine spray on olfactory function tests in healthy human subjects. Otolaryngol Head Neck Surg, 2011, 145(6):946–950

[9] Gallagher MJ, Durnford AJ, Wahab SS, et al. Patient-reported nasal morbidity following endoscopic endonasal skull base surgery.Br J Neurosurg, 2014, 28(5):622–625

[10] Verillaud B, Le Clerc N, Blancal J-P, et al. Mucocele formation after surgical treatment of inverted papilloma of the frontal sinus drainage pathway. Am J Rhinol Allergy, 2016, 30(5):181–184

[11] de Almeida JR, Snyderman CH, Gardner PA, et al. Nasal mor- bidity following endoscopic skull base surgery: a prospective cohort study.Head Neck, 2011, 33(4):547–551

[12] Dolci RLL, Miyake MM, Tateno DA, et al. Postoperative otorhinolaryngologic complications in transnasal endoscopic surgery to access the skull base. Rev Bras Otorrinolaringol (Engl Ed), 2017, 83(3):349–355

[13] Stamm AC, Pignatari S, Vellutini E, et al. A novel approach allowing binostril work to the sphenoid sinus. Otolaryngol Head Neck Surg, 2008, 138(4):531–532

[14] Fujimoto Y, Balsalobre L, Santos FP, et al. Endoscopic combined “transseptal/transnasal” approach for pituitary adenoma: reconstruction of skull base using pedicled nasoseptal flap in 91 consecutive cases. Arq Neuropsiquiatr, 2015, 73(7):611–615

[15] Palhazi P, Daniel RK, Kosins AM. The osseocartilaginous vault of the nose:anatomy and surgical observations. Aesthet Surg J, 2015, 35(3):242–251

[16] Kirkman MA, Borg A, Al-Mousa A, et al. Quality-of-life after anterior skull base surgery: a systematic review. J Neurol Surg B Skull Base, 2014, 75(2):73–89

[17] Pant H, Bhatki AM, Snyderman CH, et al. Quality of life following endonasal skull base surgery. Skull Base. 2010; 20(1):35–40

第 66 章 | 颅底重建概述

João Mangussi-Gomes, Aldo C. Stamm, Carl H. Snyderman, Juan C. Fernandez-Miranda, Paul A. Gardner, Eric W. Wang

摘　要

经鼻内镜手术入路（EEA）的采用和改进为颅底疾病的治疗带来了革命性的变化。同时该入路的缺点则是增加了术后脑脊液漏的风险，从而导致并发症的增多及住院费用的上升。因此，EEA 下有效颅底重建的能力至关重要。本章概述了 EEA 后颅底重建的主要目标、原则以及常用的材料和方法。

关键词

颅底重建，脑脊液漏，鼻中隔黏膜瓣，多层，重建，内镜下经鼻入路

内容要点

· 颅底重建的首要目标是充分有效地分隔开颅内组织与鼻腔。

· 颅底重建的第二个目标是降低总的术后并发症发病率，尤其是鼻窦功能方面。

· 对于超重或肥胖，术中颅底缺损程度大，以及术中高流量脑脊液漏的患者，术后发生脑脊液漏的风险均会增加。

· 应根据颅底缺损的位置和大小，术中脑脊液漏的严重程度，以及术后失败的相关风险，来选择颅底重建的材料与方法。

· 为了减少术后并发症，没有必要使用带蒂黏膜瓣修补面积较小（< 1cm）的颅底缺损及低流量脑脊液漏，仅用一层或少许几层自体组织或外源材料即可充分重建。

· 面积较大（> 3cm）的颅底缺损及高流量脑脊液漏应优先选用带蒂黏膜瓣进行修补，同时应多层“水密”式重建。

· 颅底重建的游离移植物有很多选择，最常用的是黏膜瓣、自体脂肪、自体筋膜和其他硬脑膜替代物，如 AlloDerm 或 DuraGen。

· 最常用的带蒂黏膜瓣取自鼻中隔和下鼻甲，局部皮瓣多取自颅骨骨膜及颞顶筋膜。

· 当带蒂黏膜瓣无法使用或不足时，游离皮瓣也可用于重建复杂的颅底缺损。

· 腰大池引流适用于高流量脑脊液漏和面积 > $1cm^2$ 的颅底缺损，尤其适用于前、后颅窝颅底缺损和超重、肥胖患者。

66.1 引　言

经鼻内镜手术入路（EEA）的采用和改进为良恶性的颅底疾病的治疗带来了革命性的变化，并已经成为许多世界级医学中心首选的手术方式。然而最初 EEA 因为在部分手术中高达 30%~40% 的脑脊液（CSF）漏发病率而不被接受[1-2]。虽然在采用鼻中隔黏膜瓣（NSF）修补后，脑脊液漏的发病率已经下降至 5% 左右[3-4]，但术后脑脊液漏仍是该入路最常见的并发症，极易导致手术并发症的增多及住院费用的上升[5-6]。不能重建颅底便无法开展 EEA，因此作为神经外科医生，需要通过学习、实践来掌握颅底重建这项技术。本章概述了颅底重建的主要目标、原则以及常用的材料和方法。

66.2 内镜下颅底重建的目标

颅底重建的首要目标是充分并有效地分隔开

颅内组织与鼻腔，以此来预防感染性并发症并保护周围神经血管结构。所有的重建操作和努力都应该在一期手术中同时完成，而不是在二期手术中进行弥补。这对于预防术后脑脊液漏、气颅和严重感染性并发症（如脑膜炎、脑室炎和脑脓肿）至关重要[5,7]。成功的颅底修复能够有效缩短住院天数，减少再次入院和再次手术的可能[5]。

颅底重建的第二个目标是降低术后并发症的总体发病率，尤其是鼻窦功能方面。应当最大限度地保留鼻窦的重要功能，比如鼻腔通畅，鼻窦纤毛的清理功能，嗅觉[8]和面部容貌的维持[9]。同时完成这些目标无疑是极具挑战性的，而根据每一例患者的特点选择最佳的重建技术则是掌握这一平衡的关键[8]。此外，严格遵循经鼻入路的一般原则能够有效避免鼻塞、鼻窦炎、黏液性囊肿[10]、鼻腔功能减退或丧失[11]，以及鼻部畸形[9]等手术并发症。

66.3 内镜下颅底重建的原则

66.3.1 评估、预测与计划

想要获得良好的颅底重建效果，术前评估至关重要。患者特异性因素能够帮助我们预测 EEA 后脑脊液漏的风险，包括以下方面：

· 术中脑脊液漏是 EEA 后脑脊液漏最重要的独立危险因素。如果术中未发生脑脊液漏，则术后发生脑脊液漏的可能性并不大[12–13]。同时，明确术中脑脊液漏的严重程度也非常重要，高流量脑脊液漏相较于低流量脑脊液漏更容易导致颅底重建失败[14]。

· 超重或肥胖（BMI ＞ 25kg/m^2）的患者通常伴有颅内压升高，这也增加了此类患者颅底重建失败的风险[15–16]。

· 肿瘤的性质、位置和大小决定了颅底缺损和术中脑脊液漏的严重程度。因此，部分较大的病变，比如后颅窝的脊索瘤[15]、前颅底的嗅神经母细胞瘤[15]和鞍上间隙的颅咽管瘤[13,15–16]，均容易导致较大的颅底硬脑膜缺损，此类缺损常与脑脊液及脑室系统相通[5]，最终增加术后脑脊液漏的风险。

· 放射治疗的病史同样会增加颅底重建失败的风险[5]，放射治疗的病史以及其他影响组织血管修复和愈合过程的因素（如库欣综合征）均应当引起重视[17–18]。

在选择颅底重建的最佳方法时，应综合考虑上述因素。术后脑脊液漏的预测风险越高，颅底重建就应当越“积极”（图 66.1）。

66.3.2 必要时使用带蒂黏膜瓣

EEA 术后使用带蒂黏膜瓣进行颅底重建已经被证明是预防术后脑脊液漏的重要独立保护因素，对于那些风险增加的患者而言尤其如此[15]。然而，带蒂黏膜瓣依旧有较高的并发症发病率。因此在使用带蒂黏膜瓣前，应当仔细权衡术后脑脊液漏的风险与黏膜瓣相关的鼻窦并发症发病率[5,15–16]。如果肿瘤局限于鞍区范围，术后脑脊液漏的风险较低，手术中应避免在鼻腔内过度操作，以此降低术后的总体发病率[8,19]。

66.3.3 多层“水密”式闭合大型颅底缺损

使用简单的重建方法便可修补小型颅底缺损（＜ 1cm）[12]，但是大型颅底缺损（＞ 3cm）需要使用多层，接近“水密”式的闭合方式进行重建。这类闭合技术需要使用多层材料进行重建和支撑，以防止颅内压力改变而产生修补材料移位。放置每一层修补材料时都需要当做唯一的一层材料来认真对待，这样的话当有一层材料修补失败时，其余层数的材料能够有效阻止脑脊液的渗漏。

可以通过组合多种材料形成多层结构进行颅底重建，包括自体组织或外源性组织，生物性或人工合成，带蒂或不带蒂等。应当根据颅底缺损的性质（部位及大小），术中脑脊液漏的程度（无、低流量或高流量），以及手术医生的习惯和经验来选择修补的材料和方式。例如针对大型后颅窝缺损，最好使用自体筋膜（或其他硬脑膜替代物）、自体脂肪移植和带蒂黏膜瓣（3F 技术：筋膜、脂肪和黏膜瓣）进行重建[20]。

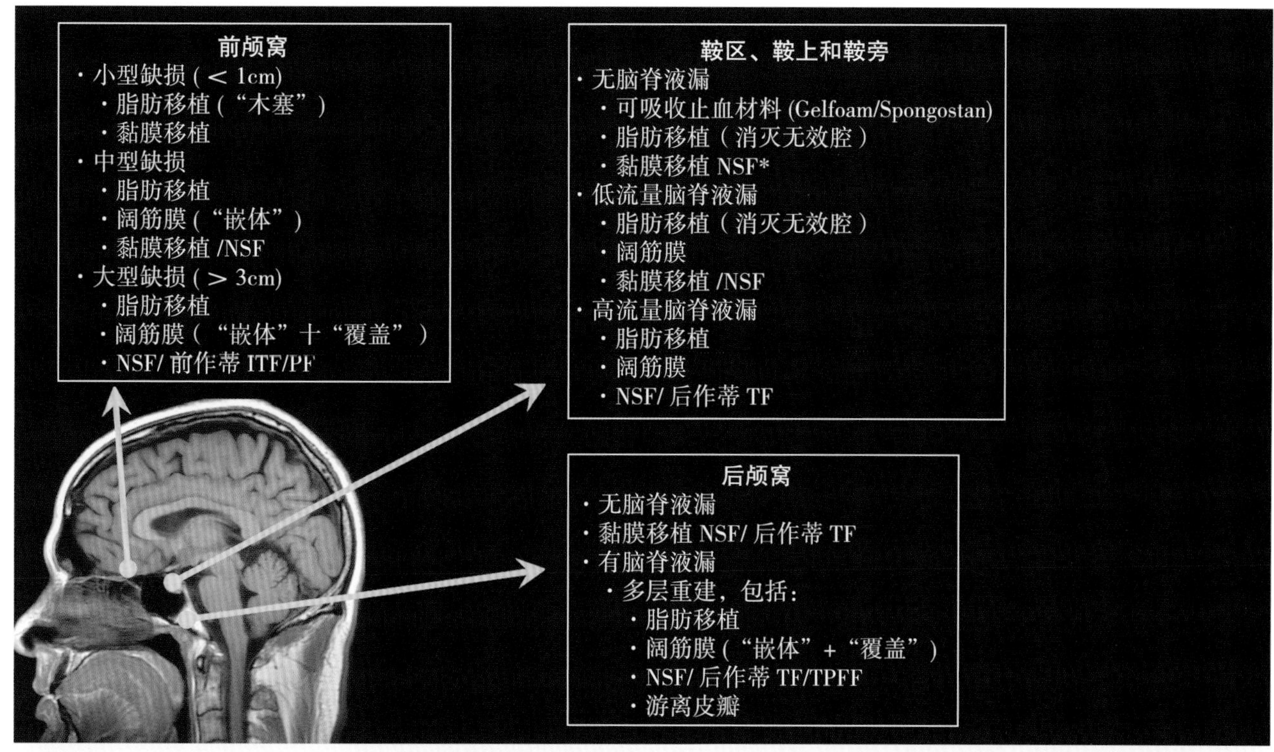

图 66.1　内镜下颅底重建程序：根据缺损的位置和大小以及术中脑脊液的严重程度，选择重建的材料和方法。硬脑膜替代物：阔筋膜，人工脑膜，AlloDerm（无细胞真皮基质）。NSF：鼻中隔黏膜瓣；ITF：下鼻甲黏膜瓣；PF：颅骨骨膜瓣；TPFF：颞顶部筋膜瓣。*：带蒂黏膜瓣可以用来覆盖和保护手术中暴露的重要神经血管结构

66.3.4　减少重建材料的术后移位

由于内镜下经鼻缝合技术尚未成熟完善，因此仔细放置重建材料并防止重建材料的损坏对于颅底缺损的修复至关重要。自体筋膜及 NSF 等重建材料可以直接相互连接，而最后一层通常使用氧化纤维素（速即纱）或吸收性明胶海绵等材料固定在周围。通过将可吸收和（或）永久性材料进行组合完成重建，以此来抵抗颅内压力并减少对重建材料的破坏。可供选择的还有生物蛋白胶及其他密封剂，但并非必需品。术后需要注意避免擤鼻涕，减少牵拉。除非具备内镜直视条件，否则应当禁止使用鼻腔器械。同样，在术后早期也避免鼻腔冲洗，以防止黏膜瓣损伤。

66.4　内镜下颅底重建的常用材料与方式

66.4.1　游离移植物

颅底重建最常用的游离移植物的特点总结在表 66.1 中。

黏膜移植

当术中未出现脑脊液漏时，游离的黏膜移植瓣是带蒂黏膜瓣的最佳替代品 [19]（图 66.2）。黏膜移植最常使用的是中鼻甲、鼻底或鼻中隔的鼻软骨黏膜瓣和鼻骨黏膜瓣。当手术中需要进行中鼻甲切除时，中鼻甲便是黏膜移植的便捷来源：手术中需要将中鼻甲黏膜放入生理盐水中保存以便手术结束时使用 [21]。

与中鼻甲相比，鼻腔底部的黏膜更厚更大，并且因为鼻腔底部丰富的血液供应，鼻底结痂更少，愈合更快。如果颅底缺损过大，术中可将鼻底切口延长至下鼻道来获得更宽的黏膜移植瓣 [19]。

在多层重建中，游离的黏膜移植瓣应放置在表面，并且黏膜面需要面向鼻腔，否则容易出现不愈合现象。黏膜移植瓣的软骨面或骨膜面需要与外露骨质直接接触，以此防止愈合过程中黏液性囊肿的形成 [10]。

表 66.1　颅底重建中最常使用的游离瓣

皮瓣类型		获取部位	适应证
黏膜移植		· 中鼻甲 · 鼻腔底部 · 鼻中隔	带蒂黏膜瓣的最佳替代品，尤其是小型颅底缺损和低流量脑脊液漏的患者
脂肪移植		· 腹部（脐下区） · 大腿外侧（可同时获取阔筋膜）	· 消灭无效腔 · 支撑其他移植物或皮瓣 · 封闭小型缺损及低流量脑脊液漏
硬脑膜替代物	阔筋膜	· 髂胫束（大腿外侧）	· 重建硬脑膜缺损 · “嵌体”（硬脑膜下 / 硬脑膜外）或“覆盖”（颅外）
	颞部筋膜	· 颞顶部	
	· AlloDerm（无细胞真皮基质） · DuraGen（胶原基质）	（异体来源）	
骨性移植	骨移植	· 鼻中隔 · 断骨移植	· 保护脑疝风险增加的患者（颅内压高，颅底缺损大） · 与筋膜移植物组合形成一个“密封垫”完成封闭小到中型缺损
	软骨移植	· 鼻中隔	
	PDS 板	（异体来源）	

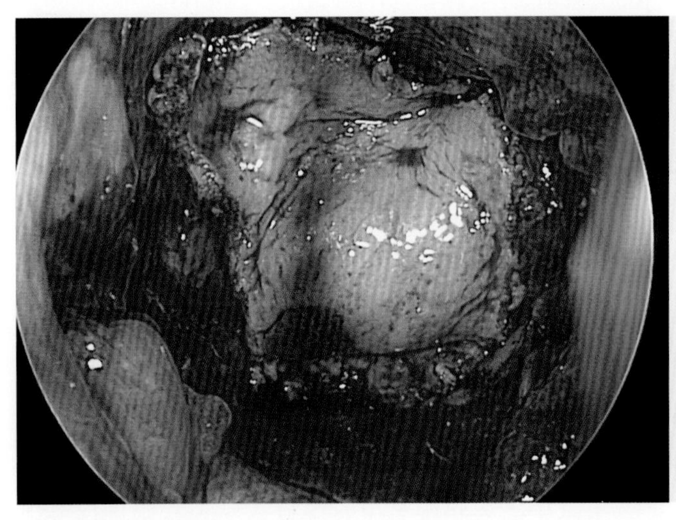

图 66.2　黏膜移植物用于重建鞍区缺损病例示范。鼻底黏膜移植物是修复术中无高流量脑脊液漏颅底缺损的理想选择

脂肪移植

脂肪是一种被用来填充无效腔的最佳移植物。对于较大较深的颅底缺损，脂肪可以作为“填充物”或“支撑物”，其他重建层都能够以此为支撑进行搭建。对于保留骨性边缘的较小缺损，脂肪可以作为“木塞”来完成颅底缺损的封闭[22]。脂肪可以从患者的腹部（脐下区）或大腿外侧进行切取，尤其是阔筋膜使用较多。

硬脑膜替代物

硬脑膜替代物大致可分为自体来源和异体来源。因为并发症风险低的缘故，最常用自体来源硬脑膜替代物是从患者大腿外侧髂胫束上切取的阔筋膜[23]。同样可以使用的是从颞部头皮切取的筋膜，但缺点是需要行半冠切口，可能影响切取同侧的颞顶筋膜瓣（TPFF）。

异体来源的硬脑膜替代物能够用于组合或者代替筋膜移植物，最常见的是 AlloDerm（无细胞真皮基质）和 DuraGen（胶原基质）。

硬脑膜替代物可放置在颅骨内（“嵌体”）、硬脑膜下（硬脑膜和蛛网膜之间）和硬脑膜外（硬脑膜和颅骨之间），或颅骨外（颅底上方）覆盖整个缺损（“覆盖”）。没有带蒂黏膜瓣可供使用的情况下，大型前颅底缺损组合使用 3 层阔筋膜（硬脑膜下、硬脑膜外和颅骨外）和脂肪移植（位于筋膜层之间）通常能够成功地完成封闭[24]。

骨性移植

颅底重建的骨性移植包括游离骨和软骨移植。手术中能够便捷地切取获得需要的软骨和骨移植物，必要时较厚的骨质同样可以作为颅底骨移植。PDS 板等合成材料同样可以使用。

虽然这些骨性移植物的使用并未降低术后脑脊液漏的发病率[16]，但部分外科医生认为骨性移植物对术后颅内压升高的患者具有潜在益处[25]。对于中小型颅底缺损而言，尤其当缺损位于前颅窝时，骨性移植能够与硬脑膜替代物组合形成一个“密封垫”完成封闭[26]。然而，这项技术的使用可能会限制肿瘤切除时的骨暴露，并且重建的骨性结构可能会增加重要神经血管结构损伤的风险，因此，在实践中我们没有使用骨性重建。

66.4.2　带蒂黏膜瓣

带蒂黏膜瓣在颅底重建中的应用大大改善了手术重建效果，并使 EEA 成为一种可供大型颅底肿瘤患者选择的更安全的手术方式[3,15–16]。除了降低术后脑脊液漏的风险外，带蒂黏膜瓣有助于创面更快地愈合，能够有效预防术后感染，并且重建强度足以承受术后放疗。由于带蒂黏膜瓣携带有自身的血液供应系统，因此重建基底的血供要求并非太过重要。同时，置入带蒂黏膜瓣时需要注意避免蒂扭转和最大限度地平铺延展黏膜瓣（图 66.3）最常用的带蒂黏膜瓣总结在表 66.2 中。

黏膜瓣

最常用的鼻腔内黏膜瓣是鼻中隔黏膜瓣（NSF），由 Hadad 和 Bassagasteguy 在 2006 年首次提出[4]，并已成为内镜下颅底重建的主力军。通过规范训练后，NSF 的获取较为容易与便捷，

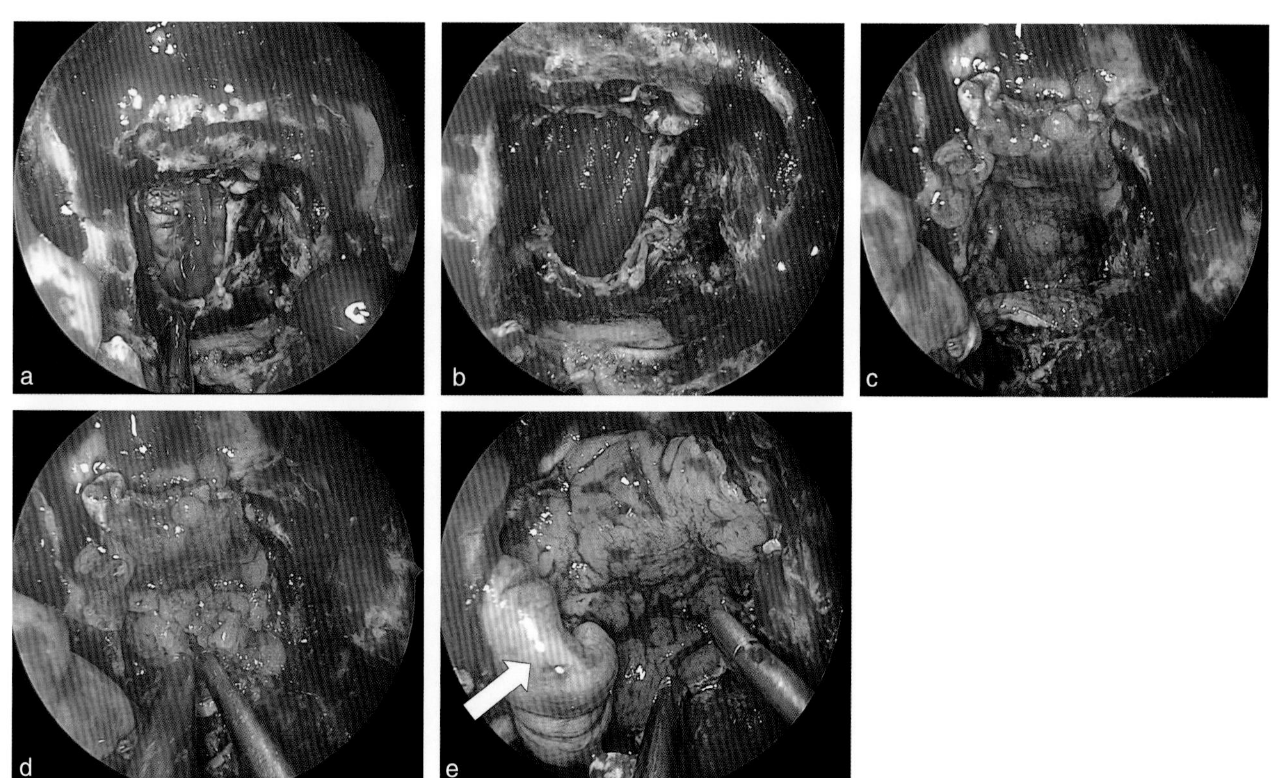

图 66.3　多层重建颅底缺损的病例示范，包括鼻中隔黏膜瓣：a. 巨大斜坡缺损。b. 人工脑膜“嵌体”式重建硬脑膜缺损。c. 阔筋膜“覆盖”占据了斜坡。d. 脂肪移植物用于支撑其他层。e. 鼻中隔黏膜瓣通常覆盖在其他层的上层（白色箭头示鼻中隔黏膜瓣蒂）

表 66.2 最常用于颅底重建的带蒂黏膜瓣

黏膜瓣类型		获取部位	血供	适应证
黏膜瓣	鼻中隔黏膜瓣	·鼻中隔：可向外侧延伸至下鼻道	·鼻后中隔动脉（SPA 分支）	·无论部位和大小，几乎可以覆盖所有颅底缺损 ·有时不足以闭合整个缺损时需要与其他移植物或皮瓣组合
	下鼻甲黏膜瓣	·下鼻甲 / 鼻腔外侧壁——可向内侧延伸至鼻中隔	·向后作蒂：鼻后外侧动脉（SPA 分支）向前作蒂：筛前动脉鼻外侧壁分支	·向后作蒂：重建中小型斜坡，鞍区和鞍旁 ·向前作蒂：重建前颅窝最前部缺损（当 NSF 不可用或无法覆盖时）
局部带蒂骨膜瓣	颅骨骨膜瓣	·颅骨	·眶上动脉和滑车上动脉	·重建从额窦后壁至鞍结节的前颅窝缺损
	颞顶部筋膜瓣	·颞顶部筋膜	·颞浅动脉	·重建斜坡及中颅窝的大型缺损
游离瓣	脂肪筋膜	·前臂	·颞浅动脉	·几乎所有的前、中、后颅窝缺损
	肌肉筋膜	·股外侧肌+髂胫束	·滑车上动脉 ·面动脉	·尽管游离瓣被保留为“最后的选择”，但对于复杂颅底缺损的患者，应优先考虑

NSF：鼻中隔黏膜瓣；SPA：蝶腭动脉

同时 NSF 面积大，柔软易延展，适用范围广，并且围绕其蒂部可以进行很大角度的翻转。NSF 能够很好地适应绝大多数颅底表面，并几乎可用于重建从前颅窝到后颅窝的所有颅底缺损[27]。对于非常大的颅底缺损，可以将 NSF 延伸至下鼻道[28]或使用双侧 NSF（Janus 黏膜瓣）[29]。

尽管具备这些优点，NSF 依旧会增加术后并发症的风险，如结痂、鼻中隔穿孔、短暂或永久性嗅觉丧失[8]以及鼻畸形[9]。为了降低因使用 NSF 而导致的鼻窦并发症发病率，可以采取如下方法：

·NSF 不应不加区别地使用在所有患者上，在部分情况下，未出现术中脑脊液漏的患者及术后发生脑脊液漏风险较低的患者，不需要使用 NSF[8]。与此相反的是，术中未出现高流量脑脊液漏的情况下，大部分鞍区和鞍旁的颅底缺损只有通过黏膜移植和其他类型移植才能成功完成颅底重建[19,21]。

·在切取 NSF 时，保留至少 1cm 宽度的嗅觉黏膜带是至关重要的[11]。切取过程中必须使用单极时，调低功率设置同样有助于预防术后嗅觉障碍[8]。

·在处理鼻中隔以及切取 NSF 时，应特别注意保护重要区域的周边组织（骨与软骨的汇合处），该区域的损伤及回缩可能导致鼻部的塌陷[9]。

·鼻中隔提供黏膜的区域需使用反向黏膜瓣（Caicedo 反向瓣）[30]、游离的黏膜移植或阔筋膜移植进行重建[31]，以此减少创面结痂。

前期手术、放疗、涉及鼻中隔和鼻中隔的损伤均会影响 NSF 的获取，而选择下鼻甲黏膜瓣（ITF）是代替 NSF 的另一种方法，也被称为鼻外侧壁黏膜瓣[32]。虽然 ITF 的适用范围不如 NSF，但它可以扩展到鼻中隔，以此获取更宽的黏膜瓣来覆盖更大的颅底缺损[33]。ITF 以筛前动脉分支为供血动脉，于鼻外侧壁处在蝶腭孔后方或前方作蒂。蝶腭孔后方作蒂用于重建中斜坡及鞍区和鞍旁的颅底缺损[32]；蝶腭孔前方作蒂用于大多数前颅底缺损的重建[34]。有关 NSF 和 ITF 的更多详情，请参阅第 67 章。

如果无法获取 NSF 和 ITF，还有其他鼻腔黏膜瓣可供选择，比如中鼻甲黏膜瓣[35]和对侧上鼻甲隔黏膜瓣[36]，但是这些选择较少应用。

局部瓣

当无法获取足够的鼻腔黏膜瓣时，局部瓣是一种很好的替代品，主要包括颅骨骨膜瓣（PF）和颞顶部筋膜瓣（TPFF）（图 66.4）。有关这些皮瓣的获取技术和特点的更多详情，请参阅第 68 章。

其他已被报道能够用于颅底重建的局部瓣包括但不限于枕骨盖骨膜瓣[37]、食道咽肌黏膜瓣[38]、带蒂颊肌脂垫瓣[39]、颞肌瓣[40]、腭瓣[41]、面动脉肌黏膜瓣[42]和面动脉颊肌黏膜瓣[43]。

游离皮瓣

尽管游离皮瓣已在头颈外科手术和开放颅底手术中使用多年，但直到最近游离皮瓣才被认为是 EEA 之后可供选择的重建材料[44]。由于其复杂性，游离皮瓣无法成为颅底重建的第一层，然而游离皮瓣技术为重建大而复杂的颅底缺损提供了新的可能性，当鼻腔黏膜瓣和肌皮瓣不可用或不足够时，应尽早考虑游离皮瓣。

游离皮瓣可从前臂（脂肪筋膜）[44]或大腿（肌肉筋膜）[45]上切取获得，供血动脉可与滑车上动脉、颞浅动脉或面动脉进行吻合[44-45]。有关 EEA 后颅底重建使用游离皮瓣的更多详情，请参阅第 68 章。

66.5 辅助设备与术后护理

鼻腔填塞通常是将可吸收材料（如速即纱、止血明胶、吸收性明胶海绵、纳吸绵）和不可吸收材料（如止血海绵、Rhino 凝胶）材料覆盖在重建层上，放置在鼻腔中，填塞时需要注意不能压迫带蒂黏膜瓣的供血动脉，不能推挤重建层导致移位。

使用带蒂黏膜瓣后需要在术后 24h 内进行增强 MRI，以确认重建的充分性，确定黏膜瓣的血供和位置[46]。除非放置了腰大池引流管（LD），虽然所有患者均被要求采取预防脑脊液漏的保护措施，但在术后第 1 天允许走动。

内镜下颅底重建后使用 LD 及其他类型的脑脊液分流术在文献中一直存在争议。LD 是一种有创性的操作，具有 5% 的轻微并发症发病率和 3% 的严重并发症发病率[47]。因此，LD 对于绝大多数小型颅底缺损和低流量脑脊液漏不是必要的。同时最近有资料表明，LD 对于高流量脑脊液漏和颅底缺损大于 $1cm^2$ 的患者是非常有利的。LD 对于前颅窝及后颅窝的大面积颅底缺损更为关键，尤其是对于术后脑脊液漏的高危患者（BMI > $25kg/m^2$，既往放疗病史，颅底重建未使用带蒂黏膜瓣）[48]。

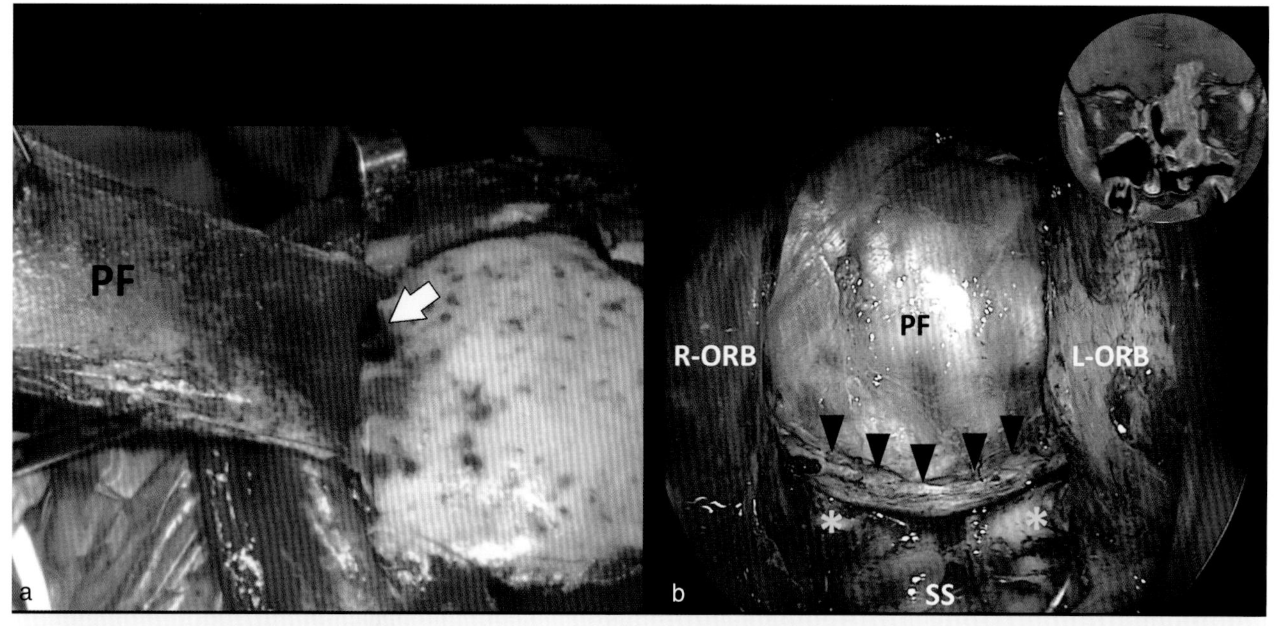

图 66.4　a. 采集传统颅骨骨膜瓣的病例示范。b. 内镜下尤因肉瘤切除后使用传统颅骨骨膜瓣重建颅底。PF：颅骨骨膜瓣；白色箭头：额窦开放；R-ORB：右眼眶；L-ORB：左眼眶；SS：蝶窦；黄色星号：视神经管；黑色箭头头：颅底缺损的硬脑膜边界（颅骨骨膜瓣缝合到硬脑膜上）

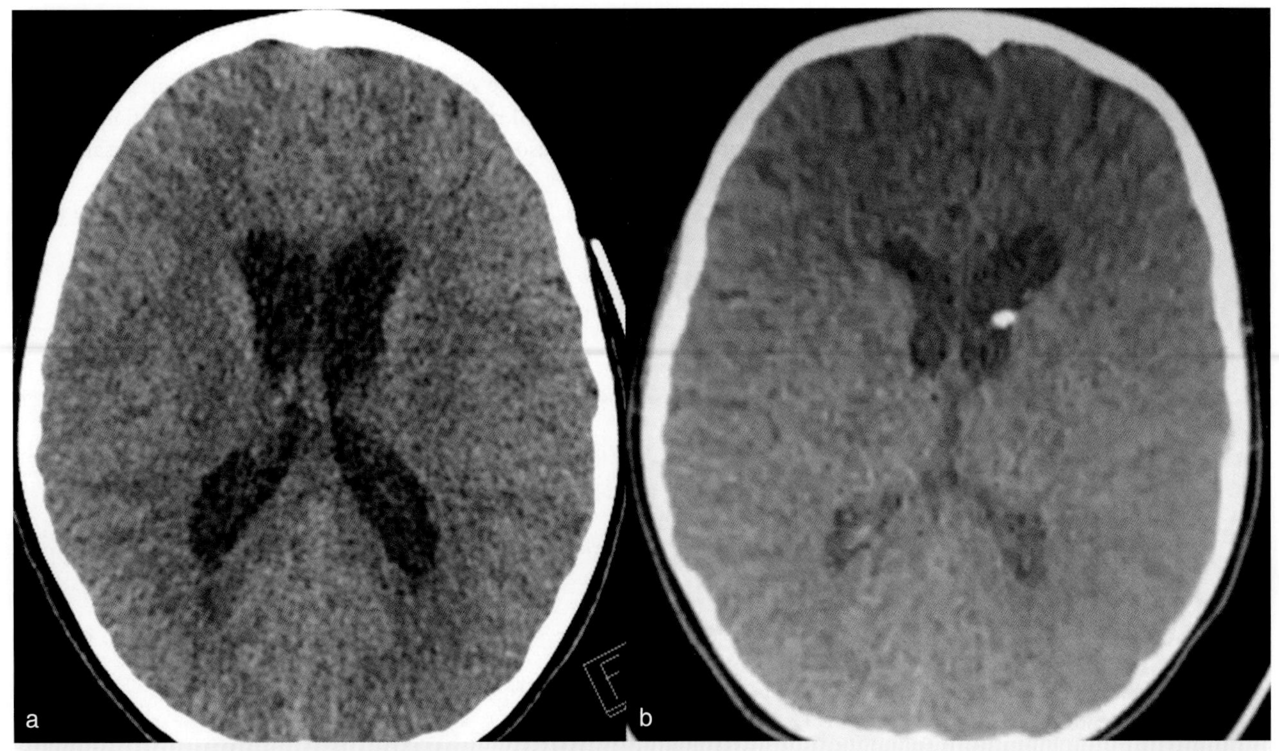

图 66.5 为降低颅内压和促进颅底愈合而放置脑室外引流管（EVD）的病例示范。患者行内镜下斜坡脊索瘤切除术，术后出现继发性脑脊液漏和脑膜炎。术前（a）和 EVD 后（b）注意脑室大小

一旦使用，LD 需要保持紧闭至气颅消除，确保引流通畅并维持 2~3d，之后若没有术后脑脊液漏的表现即予以拔除 LD。

术后最初的 48h 内通常予以静脉注射抗生素，然后转为口服治疗，直到清除鼻腔内填塞物。当出现脑膜炎及其他感染性并发症的表现时，必须排除未被发现的脑脊液漏和皮瓣坏死 [46,49]。感染性并发症常导致颅内压力升高，从而进一步降低颅底愈合的机会。在这种情况下，可以考虑脑室外引流（图 66.5）。

特发性颅内压升高的患者在手术前应优先诊断，在手术后也需要特殊处理，比如口服乙酰唑胺、放置 LD 或永久性脑脊液分流。这种方法已经被证明可以减少内镜下颅底重建术后失败的可能，尤其是对于因自发性脑脊液漏而接受手术的患者 [50]。

其他术后注意事项包括，通常在术后第 5 天到第 10 天内移除鼻腔临时填塞物；通常在术后 2 个月内定期进行鼻腔清理术；手术后初期要求患者定期用生理盐水冲洗鼻腔；有睡眠呼吸暂停病史的患者在术后 3~4 周内恢复使用持续气道正压通气呼吸机。

（陈罡　译，汤文龙　校）

参考文献

[1] Kassam A, Carrau RL, Snyderman CH, et al. Evolution of reconstructive techniques following endoscopic expanded endonasal approaches. Neurosurg Focus, 2005, 19(1):E8
[2] Gardner PA, Kassam AB, Thomas A, et al. Endoscopic endonasal resection of anterior cranial base meningiomas. Neurosurgery, 2008, 63(1):36–52, discussion 52–54
[3] Harvey RJ, Parmar P, Sacks R, et al. Endoscopic skull base reconstruction of large dural defects: a systematic review of published evidence. Laryngoscope, 2012, 122(2):452–459
[4] Hadad G, Bassagasteguy L, Carrau RL, et al. A novel reconstructive technique after endoscopic expanded endonasal approaches: vascular pedicle nasoseptal flap. Laryngoscope, 2006,116(10):1882–1886
[5] Shahangian A, Soler ZM, Baker A, et al. Successful repair of intraoperative cerebrospinal fluid leaks improves outcomes in endoscopic skull base surgery. Int Forum Allergy Rhinol, 2017, 7(1):80–86
[6] Asemota AO, Ishii M, Brem H, et al. Comparison

of complications, trends, and costs in endoscopic vs microscopic pituitary surgery: analysis from a us health claims database. Neurosurgery, 2017, 81(3):458–472

[7] Ivan ME, Iorgulescu JB, El-Sayed I, et al. Risk factors for postoperative cerebrospinal fluid leak and meningitis after expanded endoscopic endonasal surgery. J Clin Neurosci, 2015, 22(1):48–54

[8] Greig SR, Cooper TJ, Sommer DD, et al. Objective sinonasal functional outcomes in endoscopic anterior skull-base surgery: an evidence-based review with recommendations. Int Forum Allergy Rhinol, 2016, 6(10):1040–1046

[9] Rowan NR, Wang EW, Gardner PA, et al. Nasal deformities following nasoseptal flap reconstruction of skull base defects. J Neurol Surg B Skull Base, 2016, 77(1):14–18

[10] Thorp BD, Sreenath SB, Ebert CS, et al. Endoscopic skull base reconstruction: a review and clinical case series of 152 vascularized flaps used for surgical skull base defects in the setting of intraoperative cerebrospinal fluid leak. Neurosurg Focus, 2014, 37(4):E4

[11] Harvey RJ, Winder M, Davidson A, et al. The olfactory strip and its preservation in endoscopic pituitary surgery maintains smell and sinonasal function. J Neurol Surg B Skull Base, 2015, 76(6):464–470

[12] Sonnenburg RE, White D, Ewend MG, et al. Sellar reconstruction: is it necessary? Am J Rhinol, 2003, 17(6):343–346

[13] Stapleton AL, Tyler-Kabara EC, Gardner PA, et al. Risk factors for cerebrospinal fluid leak in pediatric patients undergoing endoscopic endonasal skull base surgery. Int J Pediatr Otorhinolaryngol, 2017, 93:163–166

[14] Dehdashti AR, Stofko D, Okun J, et al. Endoscopic endonasal reconstruction of skull base: repair protocol. J Neurol Surg B Skull Base,2016,77(3):271–278

[15] Fraser S, Gardner PA, Koutourousiou M, et al. Risk factors associated with postoperative cerebrospinal fluid leak after endoscopic endonasal skull base surgery. J Neurosurg, 2018, 128(4):1066–1071

[16] Karnezis TT, Baker AB, Soler ZM, et al. Factors impacting cerebrospinal fluid leak rates in endoscopic sellar surgery. Int Forum Allergy Rhinol, 2016, 6 (11):1117–1125

[17] Klatt-Cromwell CN, Thorp BD, Del Signore AG, et al. Reconstruction of skull base defects. Otolaryngol Clin North Am, 2016, 49(1):107–117

[18] Hachem RA, Elkhatib A, Beer-Furlan A, et al. Reconstructive techniques in skull base surgery after resection of malignant lesions: a wide array of choices. Curr Opin Otolaryngol Head Neck Surg, 2016,24(2):91–97

[19] Peris-Celda M, Chaskes M, Lee DD, et al. Optimizing sellar reconstruction after pituitary surgery with free mucosal graft: results from the first 50 consecutive patients.World Neurosurg, 2017, 101:180–185

[20] Mangussi-Gomes J, Beer-Furlan A, Balsalobre L, et al. Endoscopic endonasal management of skull base chordomas: surgical technique, nuances, and pitfalls. Otolaryngol Clin North Am, 2016, 49(1):167–182

[21] Kimple AJ, Leight WD, Wheless SA, et al. Reducing nasal morbidity after skull base reconstruction with the nasoseptal flap: free middle turbinate mucosal grafts. Laryngoscope, 2012, 122(9):1920–1924

[22] Patel MR, Stadler ME, Snyderman CH, et al. How to choose? Endoscopic skull base reconstructive options and limitations. Skull Base, 2010, 20(6):397–404

[23] Mattavelli D, Schreiber A, Villaret AB, et al. Complications and donor site morbidity of 3-layer reconstruction with iliotibial tract of the anterior skull base: retrospective analysis of 186 patients. Head Neck, 2018, 40(1):63–69

[24] Mattavelli D, Schreiber A, Ferrari M, et al. Three-layer reconstruction with iliotibial tract after endoscopic resection of sinonasal tumors. World Neurosurg, 2017, 101:486–492

[25] Koutourousiou M, Filho FVG, Costacou T, et al. Pontine encephalocele and abnormalities of the posterior fossa following transclival endoscopic endonasal surgery. J Neurosurg, 2014,121(2):359–366

[26] Leng LZ, Brown S, Anand VK, et al. "Gasket-seal" watertight closure in minimal-access endoscopic cranial base surgery. Neurosurgery, 2008, 62(5) Suppl 2:ONS:E342–ONS–E343, discussion –ONS–E343

[27] Pinheiro-Neto CD, Snyderman CH. Nasoseptal flap. Adv Otorhinolaryngol, 2013,74:42–55

[28] Peris-Celda M, Pinheiro-Neto CD, Funaki T, et al. The extended nasoseptal flap for skull base reconstruction of the clival region: an anatomical and radiological study. J Neurol Surg B Skull Base, 2013, 74(6):369–385

[29] Nyquist GG, Anand VK, Singh A, et al. Janus flap: bilateral nasoseptal flaps for anterior skull base reconstruction. Otolaryngol Head Neck Surg, 2010, 142(3):327–331

[30] Caicedo-Granados E, Carrau R, Snyderman CH, et al. Reverse rotation flap for reconstruction of donor site after vascular pedicled nasoseptal flap in skull base surgery. Laryngoscope, 2010, 120(8):1550–1552

[31] Zeinalizadeh M, Sadrehosseini SM, Barkhoudarian G, et al. Reconstruction of the denuded nasoseptal flap donor site with a free fascia lata graft: technical note. Eur Arch Oto-Rhino-Laryngol, 2016, 273(10):3179–3182

[32] Rivera-Serrano CM, Bassagaisteguy LH, Hadad G, et al. Posterior pedicle lateral nasal wall flap: new reconstructive technique for large defects of the skull base. Am J Rhinol Allergy, 2011, 25(6):e212–e216

[33] Choby GW, Pinheiro-Neto CD, de Almeida JR, et al. Extended inferior turbinate flap for endoscopic reconstruction of skull base defects. J Neurol Surg B Skull Base, 2014, 75(4):225–230

[34] Hadad G, Rivera-Serrano CM, Bassagaisteguy LH, et al. Anterior pedicle lateral nasal wall flap: a novel technique for the reconstruction of anterior skull base defects. Laryngoscope, 2011, 121(8):1606–1610

[35] Prevedello DM, Barges-Coll J, Fernandez-Miranda JC,

et al. Middle turbinate flap for skull base reconstruction: cadaveric feasibility study. Laryngoscope, 2009, 119(11):2094–2098

[36] Eviatar E, Gavriel H. Endoscopic contralateral superiorly based mucoperiosteal nasal septal flap for closure of cerebrospinal fluid leak. J Neurol Surg B Skull Base, 2013, 74(3):126–129

[37] Rivera-Serrano CM, Snyderman CH, Carrau RL, et al. Occipital galeopericranial pedicled flap, transparapharyngeal and transpterygoid transposition: a new flap for skull base reconstruction. Laryngoscope, 2010, 120 Suppl 4: S235

[38] Gun R, Oyama K, Kapucu B, et al. Salpingopharyngeus myomucosal flap. J Craniofac Surg, 2014, 25(6):1967–1970

[39] Golbin DA, Lasunin NV, Cherekaev VA, et al. The pedicled buccal fat pad: anatomical study of the new flap for skull base defect reconstruction after endoscopic endonasal transpterygoid surgery. J Neurol Surg B Skull Base, 2017, 78(1):75–81

[40] Thomas R, Girishan S, Chacko AG. Endoscopic transmaxillary transposition of temporalis flap for recurrent cerebrospinal fluid leak closure. J Neurol Surg B Skull Base, 2016, 77(6):445–448

[41] Oliver CL, Hackman TG, Carrau RL, et al. Palatal flap modifications allow pedicled reconstruction of the skull base. Laryngoscope, 2008, 118(12): 2102–2106

[42] Xie L, Lavigne P, Lavigne F, et al. Modified facial artery musculomucosal flap for reconstruction of posterior skull base defects. J Neurol Surg Rep, 2016, 77 (2):e98–e101

[43] Farzal Z, Lemos-Rodriguez AM, Rawal RB, et al. The reverse-flow facial artery buccinator flap for skull base reconstruction: key anatomical and technical considerations. J Neurol Surg B Skull Base, 2015, 76(6):432–439

[44] Hackman TG. Endoscopic adipofascial radial forearm flap reconstruction of a clival defect. Plast Reconstr Surg Glob Open, 2016, 4(11):e1109. Available at

[45] Reyes C, Solares CA, Fritz MA, Groves M, Bentley H. Fascia lata free flap anastomosed to the superior trochlear system for reconstruction of the anterior skull base. J Neurol Surg B Skull Base, 2017, 78(5):393–398

[46] Chabot JD, Patel CR, Hughes MA, et al. Nasoseptal flap necrosis: a rare complication of endoscopic endonasal surgery. J Neurosurg, 2018, 128 (5):1463–1472

[47] Tien DA, Stokken JK, Recinos PF, Woodard TD, Sindwani R. Cerebrospinal fluid diversion in endoscopic skull base reconstruction: an evidence-based approach to the use of lumbar drains. Otolaryngol Clin North Am, 2016, 49 (1):119–129

[48] Zwagerman NT, Shin S, Wang EW, Fernandez-Miranda JC, Snyderman CH, Gardner PA. A prospective, randomized control trial for lumbar drain placement after endoscopic endonasal skull base surgery. J Neurol Surg Part B Skull Base, 2016, 77(S 02):LFP-13–03–13

[49] Horowitz G, Fliss DM, Margalit N, Wasserzug O, Gil Z. Association between cerebrospinal fluid leak and meningitis after skull base surgery. Otolaryngol Head Neck Surg, 2011, 145(4):689–693

[50] Teachey W, Grayson J, Cho D-Y, Riley KO,Woodworth BA. Intervention for elevated intracranial pressure improves success rate after repair of spontaneous cerebrospinal fluid leaks. Laryngoscope, 2017, 127(9):2011–2016

第 67 章 带血管蒂黏膜瓣在颅底缺损修复中的应用

Gustavo Hadad, Luis Bassagaisteguy, Miguel Mural, João Mangussi-Gomes, Aldo C. Stamm

摘　要

自 2006 年首次提出以来，Hadad-Bassagaisteguy 鼻中隔黏膜瓣（HBF）已成为内镜入路颅底缺损重建的一种革命性技术。它的引入大大降低了颅底手术后脑脊液漏的发生率。由于其通用性和可靠性，HBF 已成为经鼻内镜手术颅底重建的重要选择。除 HBF 外，许多其他带蒂黏膜瓣也有被描述，最重要的包括鼻腔外侧壁前端及后端的带蒂黏膜瓣，本章描述了上述每种黏膜瓣的制作技术。

关键词

内镜颅底外科，颅底重建，脑脊液漏，鼻腔外侧壁黏膜瓣，下鼻甲黏膜瓣

内容要点

· 经鼻内镜手术后，Hadad-Bassagaisteguy 瓣（HBF）已成为颅底重建的重要选择。

· HBF 是一种带有血管蒂、韧性较好且较为灵活的黏膜瓣，可大角度地进行旋转；无论颅底缺损大小均可用其在矢状层面（从筛板到颅颈交界处）和冠状层面（从眼眶到眼眶或从枕髁到枕髁）进行封闭。

· HBF 的手术技术简单，任何内镜鼻窦 / 颅底外科医生都可以完成；它是以蝶腭动脉为血供的带蒂鼻中隔黏膜瓣；根据颅底缺损大小可以设计成相应的长度和宽度。

· 术后最为关键的是潜在并发症的发生，而保持鼻腔清洁是至关重要的；当使用 HBF 时，通常会有更多的鼻腔结痂产生。

· HBF 术后诸如鼻塞等并发症发病率较低。该黏膜瓣的血管分支位于黏膜组织内，因此不会因为暴露于鼻腔内的气流中而干燥。

· 对于颅底再次手术的患者，HBF 可以被移除和重复使用；当它不再可用时，前外侧和后外侧黏膜瓣也是颅底重建的极佳选择。

67.1　引　言

20 世纪 80 年代，患有前颅底肿瘤的患者接受开放性的颅面手术，颅底缺损需使用颅骨膜瓣进行重建，并用金属板或骨瓣进行固定。这些患者会较长时间住在重症监护病房，同时行腰大池引流，并存在发生感染和其他术后并发症的风险 [1]。

30 年后的今天，这些患者可选择微创内镜手术，通过自然解剖通道进行较大肿瘤的切除，这得益于内镜下经鼻颅底手术的发展。内镜技术使得大多数病例可进行肿瘤的广泛切除，并同时缩短了住院时间，患者外部皮肤无创伤、避免了腰大池引流。然而，对于大型颅底缺损的处理仍然是一个难题 [2]。

为了取得更好的效果，人们也设计并尝试了许多技术来减少术后并发症，主要是脑脊液（CSF）漏和潜在的感染性并发症（如脑膜炎和脑室炎）。这些技术中大多使用游离移植物、阔筋膜或颞肌筋膜，以双层或三层的内衬或外置的方式进行 [3-5]。所有这些移植物都不带有血管蒂，术后结果取决于移植物是否从邻近组织获得足够的血管供应。如果手术前患者术区接受过放射治疗照射，会进一步增加并发感染的风险。

自 2006 年首次提出以来，Hadad-Bassagasteguy 鼻中隔黏膜瓣（HBF）已成为内镜入路颅底缺损重

建的一种革命性技术[6]。它的引入大大降低了颅底手术后脑脊液漏的发病率，从超过 20% 到不足 5%[7]。由于其通用性和可靠性，HBF 已成为经鼻内镜手术后颅底重建的重要选择。

67.2 Hadad-Bassagaisteguy 鼻中隔黏膜瓣

67.2.1 发展历史

1996 年，阿根廷的 Gustavo Hadad 博士和 Luis Bassagaisteguy 博士开发了他们的第一个鼻中隔黏膜瓣，其形式是滑动旋转黏膜瓣，缺点是不能覆盖所有颅底缺损。基于区域黏膜瓣在身体其他部位重建中的概念，与传统的游离黏膜瓣相比，这些鼻中隔黏膜瓣由于其更好的血供及更少的收缩也提高了愈合效果。

在手术结束时制作黏膜瓣，相对简单的技巧是保持宽蒂以确保血管供应。然而，宽蒂限制了旋转幅度，限制了黏膜瓣在颅底某些位置的使用。

经过对尸体的研究，阿根廷的医生设计了一种以单一动脉为基础的窄蒂轴向黏膜瓣，允许在保护动脉的同时向任何方向旋转动脉和维持其血管供应。蝶腭动脉是鼻腔最大的供血动脉，由于在分为中隔分支的过程中成弓状通过后鼻孔进入鼻中隔，因此可以创建带有宽蒂旋转幅度的大的血管黏膜瓣。

以蝶腭动脉为蒂的 HBF 瓣终于在 1999 年发展起来。不久之后，首次临床实践成功地在内镜鼻窦手术后医源性脑脊液漏患者中进行。黏膜瓣的尺寸、灵活性以及易于设计的强大血管蒂，使外科医生能够在 1999 年完成第一例使用 HBF 瓣进行颅面手术切除脑膜脑膨出后颅底脑脊液漏的修补。

自 2005 年以来，在匹兹堡大学、圣保罗耳鼻喉科中心以及世界各地许多机构，HBF 瓣一直被用于颅底缺损的修复。脑脊液漏的短期和长期并发症、感染发病率以及术后发病率和死亡率随着 HBF 瓣的使用而急剧下降[7-10]。

67.2.2 血管解剖

蝶腭动脉是颌内动脉的终末支，经翼腭窝后通过蝶腭孔进入鼻腔后分成两个分支，前支沿下鼻甲和鼻腔外侧壁走行，后支（中隔动脉）沿蝶骨上的后鼻孔边缘延伸到犁骨尖并形成一个动脉网，从后到前贯穿于骨膜和软骨膜上方的黏膜下平面，因此鼻中隔黏膜瓣可以从鼻中隔软骨下及软骨膜下获取（图 67.1 至图 67.3）。

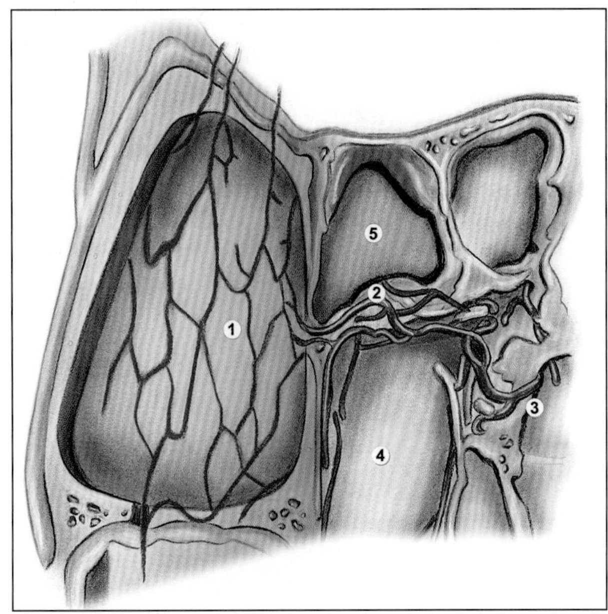

图 67.1 Hadad-Bassagasteguy 黏膜瓣的血供。1：供区，从鼻中隔掀起黏膜瓣；2：鼻中隔动脉区；3：蝶腭动脉；4：左侧后鼻孔；5：蝶窦

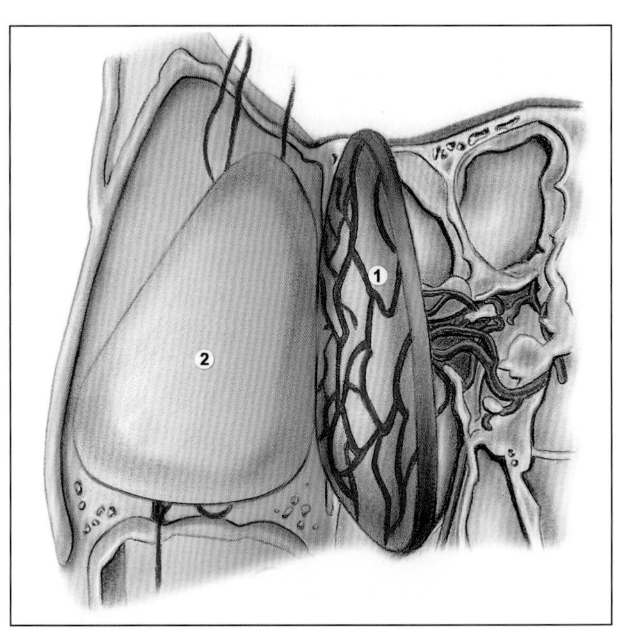

图 67.2 Hadad-Bassagasteguy 黏膜瓣制备的相关解剖。1：鼻中隔黏膜瓣与鼻软骨分离；2：剥离了黏膜后的鼻中隔软骨

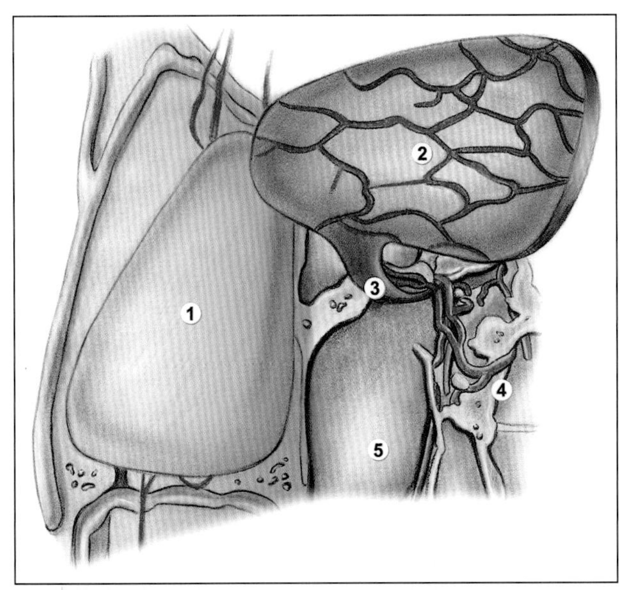

图 67.3　Hadad-Bassagasteguy 黏膜瓣制备的更多解剖细节。1：剥离了黏膜后的鼻中隔软骨；2：已掀开的鼻中隔黏膜瓣；3：黏膜和血管蒂，黏膜瓣接受鼻后中隔动脉的血供；4：蝶腭动脉；5：左侧后鼻孔

67.2.3　外科技术

从手术开始就要进行黏膜瓣的制备，它的后部受到后鼻孔的限制。局部血管收缩和麻醉后，将中、上鼻甲向外侧移位或切除，以充分暴露从筛板到鼻底的鼻中隔。下方水平切口在鼻底上方 0.5cm 处，前界在前鼻孔入口处，切记这将决定 HBF 瓣的长度。如果黏膜瓣的目的是关闭前颅底缺损，那么它应该设计得尽可能长，因为它的蒂在后方。后面的切口应沿着鼻中隔的后缘，然后沿后鼻孔蝶窦自然口的下缘走行。上水平切口通常在筛板下方 1cm 处进行，向后达蝶窦自然口的下缘，垂直切口于两个水平切口前方连接。通过将水平切口延伸到鼻腔外侧壁，可以增加黏膜瓣的前伸。下切口继续向下鼻甲水平方向进行，上切口在蝶腭孔水平以上。黏膜瓣可提升至蝶腭孔。如有必要，用 Kerrison 咬骨钳打开蝶腭孔和上颌窦后壁的一部分，并自由解剖血管，以进一步改善黏膜瓣的走行。

黏膜瓣可以在黏软骨膜下 / 黏软骨膜平面获取。必要时使用内镜剪刀或其他切割器械完成切口。黏膜瓣在后鼻孔边缘和前蝶骨前缘的获取是确保黏膜瓣在各个方向自由移动的关键步骤。

一旦黏膜瓣完全抬起，可将其放置在鼻咽部或上颌窦内，以便保护。切除前应充分进行黏膜瓣的设计，以最大限度地增加其面积并保护黏膜瓣的蒂（图 67.4）[6]。

此外，如果需要，这种黏膜瓣可以进行修整。在修整过程中，外科医生可以解剖 HBF 瓣，并在手术过程中将其重新定位到鼻咽或上颌窦，并以相同的 HBF 瓣重新修复颅底缺损。由于黏膜瓣是基于软骨膜和骨膜进行解剖的，因此上述过程是可以实现的 [6]。

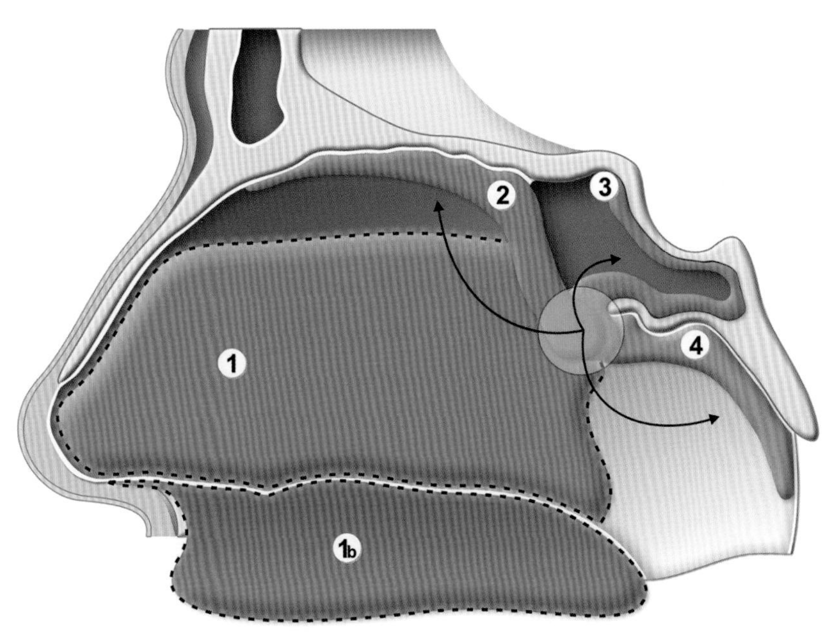

图 67.4　右侧鼻腔矢状面示意图。1：基础型鼻中隔黏膜瓣范围（虚线）；1b：扩大的基础型鼻中隔黏膜瓣的范围，包括鼻腔底壁，必要时包括下鼻道黏膜；2：用于修复前后筛顶和筛板的鼻中隔黏膜瓣的位置；当取双侧黏膜瓣时，可以修复从一侧眶部至另一侧眶部之间的前颅底；3：用于修复鞍区和鞍旁区的鼻中隔黏膜瓣的位置；4：用于斜坡区修复的鼻中隔黏膜瓣的位置；箭头指示鼻中隔黏膜瓣（HBF）自鼻中隔旋转的不同方式，以修复不同区域的颅底缺损

这种黏膜瓣最重要的特点之一是蒂存在血管分支，这些血管位于组织内保护黏膜瓣免受暴露于鼻腔气流而导致干燥。HBF 瓣可以覆盖前颅底，包括从额窦到颅颈交界处以及从眼眶到眼眶的区域[6]。想要获得一个宽的黏膜瓣也可以通过扩大切口直至鼻底，或偶尔需要牺牲部分鼻中隔从而获得双侧黏膜瓣（图 67.5 至图 67.7）。在手术过程中要小心去除骨和黏膜组织，避免损伤蝶腭动脉。

肿瘤切除后，我们通常进行多层技术重建颅底缺损。胶原基质作为硬脑膜下层放置。外面可以再放一层，也可以用游离腹部脂肪填补无效腔。可将 HBF 瓣直接置于脂肪或筋膜移植物上。可使用纤维蛋白胶或其他生物胶。

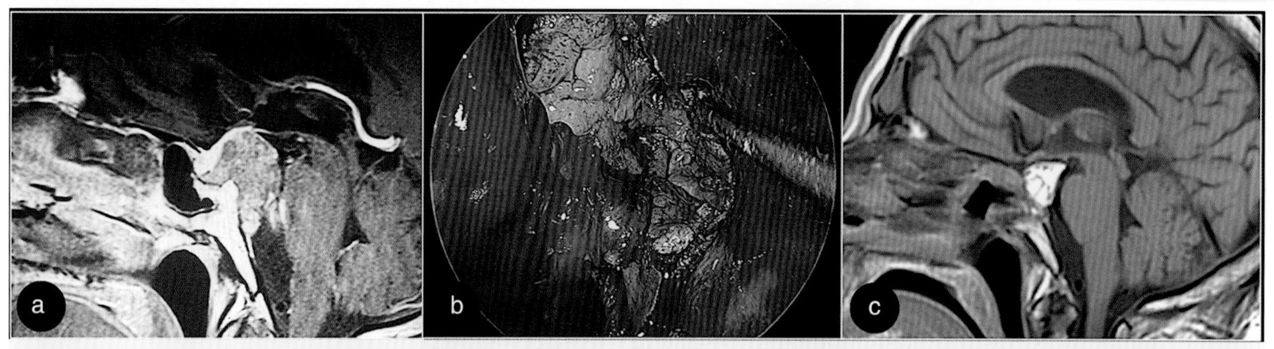

图 67.5　a.MRI 扫描显示上斜坡（脊索瘤）的肿瘤扩张程度。注意垂体向前、上移位。b. 用鼻中隔黏膜瓣重建颅底缺损的术中图像。c. 术后 MRI 显示颅底缺损通过硬脑膜内填塞脂肪和鼻中隔黏膜瓣封闭

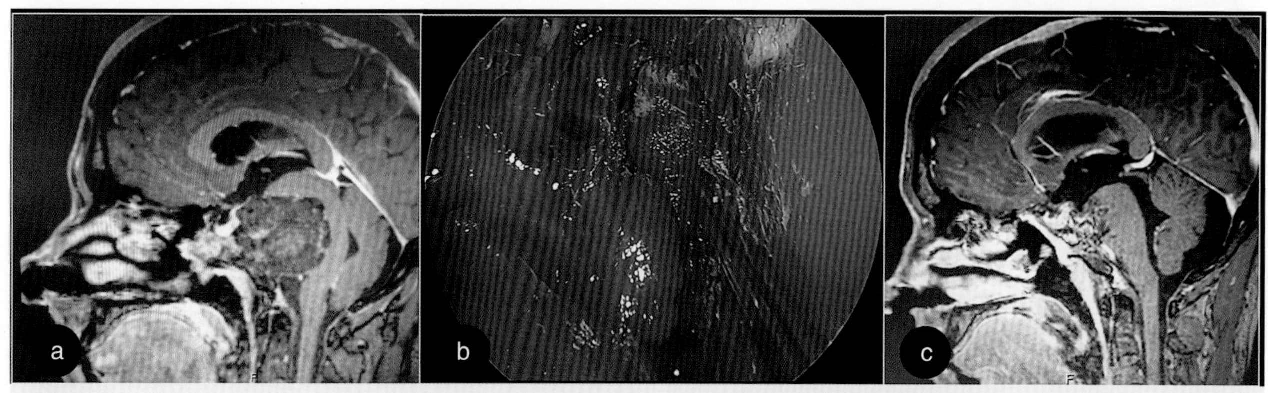

图 67.6　a.MRI 扫描显示巨大脊索瘤伴脑干受压向后移位。b. 鼻中隔黏膜瓣修复斜坡缺损的术中图像。注意，血管蒂转向后方。c. 术后 MRI 扫描显示后颅窝肿瘤全切，颅底重建良好。注意黏膜瓣的厚度和血管化

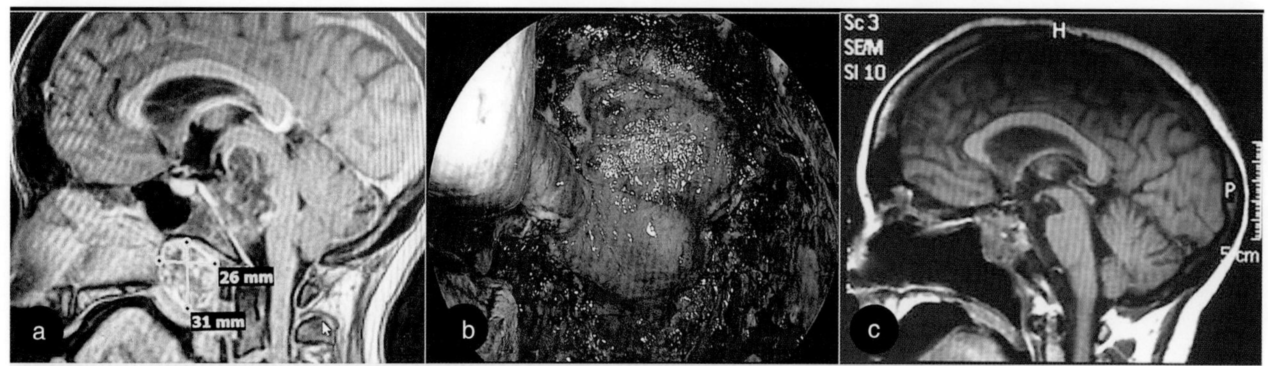

图 67.7　a.MRI 扫描显示软骨样脊索瘤伴有脑干压迫和鼻咽部侵犯。b. 用鼻中隔黏膜瓣重建累及鼻咽后壁的广泛颅底缺损的术中图像。c. 术后 MRI 扫描显示切除满意，并通过鼻中隔黏膜瓣重建了缺损区域

67.3　蒂在前的鼻腔外侧壁黏膜瓣

作者设计了蒂在前的鼻腔外侧壁黏膜瓣，以修复鼻中隔黏膜瓣难以修复或者由于病变本身及既往手术不适合应用鼻中隔黏膜瓣修复的缺损。它是一种基于筛前动脉供应的随机模式黏膜瓣，整个下鼻甲和鼻腔下外侧壁的黏骨膜都可以被利用（图 67.8）。蒂在前的下鼻甲黏膜瓣在鼻中隔重建中的应用已有介绍 [11-12]，然而，这些都是蒂在鼻甲前端尚不能进行大的颅底缺损的修复。

67.3.1　血管解剖

筛前动脉沿嗅区黏膜进入鼻腔，在鼻骨下走行，其分支供应鼻中隔前端及鼻腔外侧壁前端。下鼻甲具有来自前后两个区域的双重血液供应 [13]，后端是通过蝶腭动脉的后外侧分支供血 [13-15]；而前端供血没有具体描述并存在争议 [14]。然而，我们观察到下鼻甲动脉的粗细在前部增大 [13]，通过翼腭窝注射评估蝶腭动脉压迫的效果也表明存在侧支血液供应 [16]。这种供应可能来自内眦动脉和筛前动脉的分支，通过它们与下鼻甲动脉吻合（图 67.8）[17]。因此，有一个宽蒂是必要的，以确保足够的黏膜瓣血管。

67.3.2　外科技术

在鼻腔外侧壁做前 / 下切口，从鼻骨到下鼻甲前端（图 67.9），此时切口分叉。一个切口沿着下鼻甲的头端向下，进入下鼻甲骨的前缘。下方切口继续延伸至下鼻道，可以包含鼻底黏膜。

后 / 上切口开始于中鼻甲腋 1cm 以上，然后

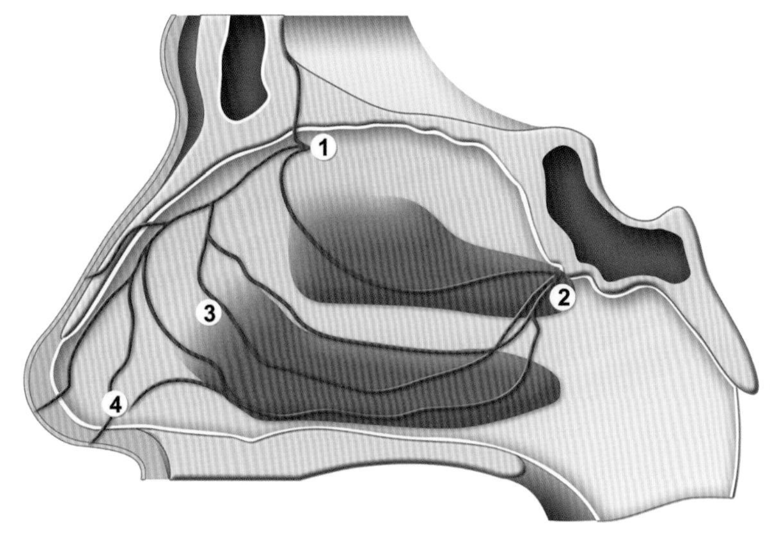

图 67.8　下鼻甲和鼻腔前外侧壁的血供情况。1：筛前动脉自嗅窝发出后；2：鼻后外侧动脉发出中、下鼻甲动脉；3：前、后方的血供相互吻合；4：内眦动脉的分支

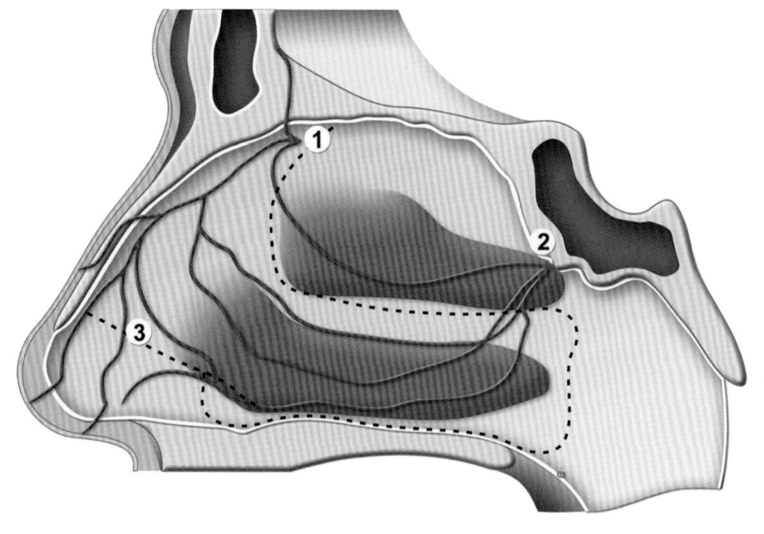

图 67.9　前外侧鼻内黏膜瓣的切口。1：从中鼻甲腋上方切开，从钩突附着处正前方转向下，然后到中鼻道上颌窦造口术的下缘；2：鼻后外侧动脉自蝶腭孔发出；3：从鼻骨下到下鼻甲附着处的切口；切口分叉，一个切口位于下鼻甲骨的前方，另一切口伸入下鼻道内

继续向下进入上颌骨额突和泪骨到达下鼻甲的上边界。在这一点上，切口进入中鼻道或继续向后沿下鼻甲附着处。然后，黏膜瓣在从前切口开始的骨膜下平面上分离，以暴露鼻骨、上颌骨的额突和泪骨。下鼻甲的黏膜在内侧和外侧被分离，形成贯穿整个鼻甲骨长度的隧道。将下鼻甲向内侧骨折有助于在下鼻道进行解剖。 下鼻甲骨可以通过前切口去除，如果需要可以分离下鼻道及鼻底黏膜。一个硅胶支架可以放置在 Hasner 瓣或用球囊进行扩张无论之前行泪囊鼻腔造口术与否。 做一个大的中鼻道开窗术，开窗的下缘就是黏膜瓣的上缘。最后一步是将黏膜瓣向后分离，由下鼻甲从前向后 1.0~1.5cm 处电凝下鼻甲动脉。黏膜瓣就可以用于前颅底缺损的修复（图 67.10）。

67.4 蒂在后的鼻腔外侧壁黏膜瓣（蒂在后的下鼻甲伸展黏膜瓣）

蒂在后的下鼻甲黏膜瓣是通过下鼻甲动脉后端供血的轴向黏膜瓣。当 HBF 瓣不可用时，它可以替代 HBF 瓣进行颅底缺损的修复[18]。它对后颅窝缺损有很好的覆盖；然而它向前能到达的位置是有限的[19]。对此黏膜瓣的改良则是通过获得包括整个鼻腔外侧壁向前直达钩突的黏膜以在必要时来增加黏膜瓣的覆盖范围。

67.4.1 血管解剖

蝶腭动脉的后外侧鼻支在其从蝶腭孔出口之前出现，并向下分出中鼻甲动脉。在 38% 的病例中它穿过后囟，从下鼻甲后端 1.0~1.5cm 处进入下鼻甲，并最终分成两条（通常）下鼻甲动脉[13,15,17]。这些血管全部或部分走行于完整或部分完整的骨管中[13–14]。

67.4.2 外科技术

前切口开始于鼻腔外侧壁的上部，在鼻骨下方尽可能靠前，然后向下至下鼻甲附着处分叉。一个切口至下鼻甲前端以便更好地暴露下鼻甲骨质前缘，另一切口向下至下鼻道前端，必要时可至鼻底，第二个切口在中鼻甲腋上方 1cm 处，向前走行，以连接第一个切口。下一个切口从腋窝上方垂直向下在钩突之前到达下鼻甲的上缘。可将黏膜瓣在骨膜下掀起，从前部开始暴露鼻骨、上颌骨额突和泪骨。

然后进行下鼻甲前端的黏骨膜的分离，并可通过将鼻甲向内侧移位来使分离更加容易进行。下鼻甲骨从鼻腔外侧壁及软组织分离后通过前端的切口予以去除。一旦完成此操作，下鼻道及鼻底的黏膜便可以进行分离。Hasner 瓣被设计为基底在前方的黏膜瓣。一个大的中鼻道造口术被定义该黏膜瓣的上界；术者必须牢记，滋养血管可能穿过囟门后部。最后还要检查黏膜瓣，以确保它没有附着在鼻底和下鼻道，并可自由移动。

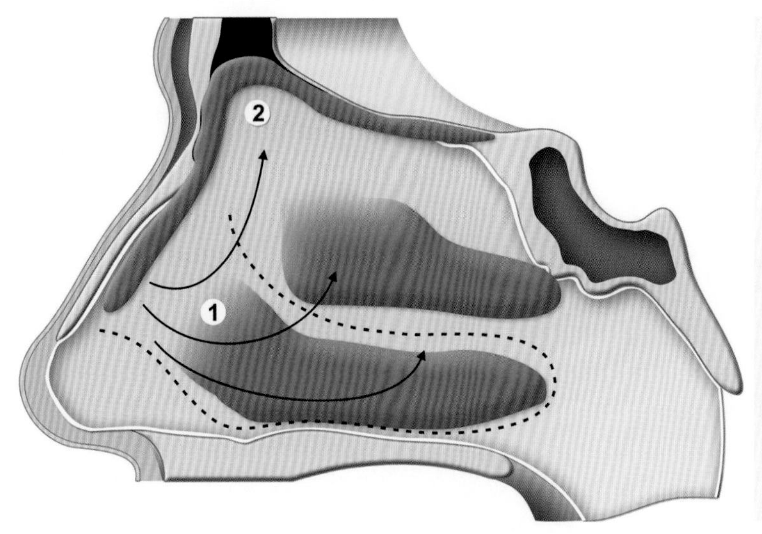

图 67.10 前外侧鼻内黏膜瓣放置的位置。1：原位黏膜瓣；2：黏膜瓣向上旋转，可以覆盖包括额窦后壁在内的前颅底缺损

67.5 结 论

带蒂黏膜瓣的发展标志着一个新时代的到来，是内镜颅底手术的一个转折点。这些带蒂黏膜瓣的使用也促进了其他几种内镜方法在颅底应用中的发展，主要是因为它们提供了一种非常稳健和可靠的方法来修复大的颅底缺陷。

（曾镇罡 译，肖新如 校）

参考文献

[1] Carrau RL, Snyderman CH, Kassam AB. The management of cerebrospinal fluid leaks in patients at risk for high-pressure hydrocephalus. Laryngoscope, 2005, 115(2):205–212

[2] Carrau RL, Kassam AB, Snyderman CH, et al. Endoscopic transnasal anterior skull base resection for the treatment of sinonasal malignancies. Operative Techniques in Otolaryngology-Head and Neck Surgery, 2006, 17(2):102–110

[3] McMains KC, Gross CW, Kountakis SE. Endoscopic management of cerebrospinal fluid rhinorrhea. Laryngoscope, 2004, 114(10):1833–1837

[4] Kirtane MV, Gautham K, Upadhyaya SR. Endoscopic CSF rhinorrhea closure: our experience in 267 cases. Otolaryngol Head Neck Surg, 2005, 132(2): 208–212

[5] Locatelli D, Rampa F, Acchiardi I, et al. Endoscopic endonasal approaches to anterior skull base defects in pediatric patients. Childs Nerv Syst, 2006, 22(11):1411–1418

[6] Hadad G, Bassagasteguy L, Carrau RL, et al. A novel reconstructive technique after endoscopic expanded endonasal approaches: vascular pedicle nasoseptal flap. Laryngoscope, 2006, 116(10):1882–1886

[7] Kassam AB, Prevedello DM, Carrau RL, et al. Endoscopic endonasal skull base surgery: analysis of complications in the authors' initial 800 patients. J Neurosurg, 2011, 114(6):1544–1568

[8] Harvey RJ, Smith JE, Wise SK, et al. Intracranial complications before and after endoscopic skull base reconstruction. Am J Rhinol, 2008, 22(5):516–521

[9] Harvey RJ, Nogueira JF, Jr, Schlosser RJ, et al. Closure of large skull base defects after endoscopic transnasal craniotomy. Clinical article. J Neurosurg, 2009, 111(2):371–379

[10] Brunworth J, Lin T, Keschner DB, et al. Use of the Hadad–Bassagasteguy flap for repair of recurrent cerebrospinal fluid leak after prior transsphenoidal surgery. Allergy Rhinol (Providence), 2013, 4(3):e155–e161

[11] Murakami CS, Kriet JD, Ierokomos AP. Nasal reconstruction using the inferior turbinate mucosal flap. Arch Facial Plast Surg, 1999,1(2):97–100

[12] Friedman M, Ibrahim H, Ramakrishnan V. Inferior turbinate flap for repair of nasal septal perforation. Laryngoscope, 2003, 113(8):1425–1428

[13] Padgham N, Vaughan-Jones R. Cadaver studies of the anatomy of arterial supply to the inferior turbinates. J R Soc Med, 1991,84(12):728–730

[14] Hadar T, Ophir D, Yaniv E, et al. Inferior turbinate arterial supply: histologic analysis and clinical implications. J Otolaryngol, 2005, 34(1):46–50

[15] Lee HY, Kim HU, Kim SS, et al. Surgical anatomy of the sphenopalatine artery in lateral nasal wall. Laryngoscope, 2002, 112(10):1813–1818

[16] Gurr P, Callanan V, Baldwin D. Laser-Doppler blood flowmetry measurement of nasal mucosa blood flow after injection of the greater palatine canal. J Laryngol Otol, 1996,110(2):124–128

[17] Babin E, Moreau S, de Rugy MG, et al. Anatomic variations of the arteries of the nasal fossa. Otolaryngol Head Neck Surg, 2003, 128(2):236–239

[18] Fortes FSG, Carrau RL, Snyderman CH, et al. The posterior pedicle inferior turbinate flap: a new vascularized flap for skull base reconstruction. Laryngoscope. 2007; 117(8):1329–1332

[19] Harvey RJ, Sheahan PO, Schlosser RJ. Inferior turbinate pedicle flap for endoscopic skull base defect repair. Am J Rhinol Allergy, 2009, 23(5):522–526

第 68 章 经鼻内镜手术后颅底缺损的外部修补手术方法

Aldo C. Stamm, Ricardo L. Carrau, Guilherme Cardinali Barreiro, João Mangussi-Gomes, João T. Alves-Belo, Daniel F. Kelly

摘　要

颅底缺损的重建往往具有挑战性，即使对于经验极丰富的颅底外科医生也是如此。自从 2006 年鼻中隔黏膜瓣（NSF）的概念被提出以来，它已成为内镜颅底重建的主要方法。然而，仍有一些临床情况需要使用鼻外带蒂瓣。这些情况包括：NSF 或其他可替代的鼻内瓣的血供受到损伤；当拟被作为修补瓣使用的组织被癌细胞侵袭或已被使用；或者当重建需要多个瓣时。在这一章中，我们描述了鼻外替代瓣的优势、注意事项和手术技术，包括用于内镜颅底重建的毗邻瓣（经额颅骨膜瓣和经翼颞顶筋膜瓣）和游离瓣。

关键词

颅底重建，内镜下颅底重建，颅骨膜瓣，颞顶筋膜瓣，游离瓣

内容要点

· 虽然 NSF 被认为是内镜颅底重建的主要手段，但仍有一些临床情况需要鼻外带蒂瓣。这些情况包括：NSF 或其他可替代的鼻内瓣的血供受到损伤；当拟作为修补瓣使用的组织被癌细胞侵袭或已被使用；或者当重建需要多个瓣时。

· 毗邻鼻外瓣包括经额颅骨膜瓣和经翼颞顶筋膜瓣。游离瓣也可用于内镜下颅底重建。

· 颅骨膜瓣通过双额冠状切口获取，血管蒂为眶上和滑车上动脉，通过外部额窦切开术插入鼻腔，最常用于前颅底缺损，但也可通过调整其大小用于其他部位的颅底缺损。

· 颞顶筋膜瓣（TPFF）是通过半冠状切口获取，以颞浅动脉为蒂；通过颞窝、颞下窝和翼腭窝隧道插入鼻腔；最常用于鞍区、鞍旁和斜坡的缺损修补。

· 游离瓣是内镜颅底重建阶梯上的最后一个台阶；它由带供血血管蒂的脂肪筋膜或肌筋膜组织组成；最常用的肌肉是腹直肌、股外侧肌和股薄肌；颞浅、滑车上和面部血管可作为受体血管；如果使用颞浅血管，则像 TPFF 一样，将游离瓣通过颞窝、颞下窝和翼腭窝隧道插入鼻腔；如果使用滑车上动脉，则像 PF 那样，通过外侧额窦切开术将游离瓣插入；如果使用面部血管，则将游离瓣通过一个足够的 Caldwell-Luc 手术入路插入。

· 术后护理对于内镜下重建难以修复的颅底缺损极为重要；使用鼻外瓣时，应特别注意供体部位、血管蒂和受体血管。

68.1 引　言

颅底缺损的重建往往具有挑战性，即使对于经验极丰富的颅底外科医生也是如此。自从 2006 年鼻中隔黏膜瓣（NSF）被提出以来，脑脊液（CSF）漏术后发病率明显下降[1–2]。这就是为什么 NSF 和其他鼻内黏膜瓣成为内镜治疗颅底较大缺损和高流量脑脊液漏的主要手段的原因[3–4]。

然而，仍有一些临床情况需要鼻外带蒂瓣进行颅底重建[5–6]。这些情况包括：NSF 或其他可替代的鼻内瓣的血供受到损伤；当拟作为修补瓣使用的组织被癌细胞侵袭或已被使用；或者当重建需要多个瓣时。

在这一章中，我们描述了鼻外替代瓣的优势、注意事项和手术技术，包括用于内镜颅底重建的毗邻瓣（经额颅骨膜瓣和经翼颞顶筋膜瓣）和游离瓣。

68.2　颅骨膜瓣与颞顶筋膜瓣

68.2.1　额颞部头皮解剖

在尝试将颅骨膜瓣（PF）或 TPFF 翻起并使用之前，了解头皮的解剖结构至关重要（图 68.1）[7-8]。它可以由浅至深分为 5 层：

（1）皮肤。

（2）皮下组织。

（3）腱膜层（包括前部的帽状腱膜和额肌、后部的枕肌，以及侧方的颞顶筋膜）。

（4）腱膜下层（疏松结缔组织）。

（5）骨膜（与颞深筋膜浅层相连）。

68.2.2　经额颅骨膜瓣

术语“颅骨膜”不是一个真正的解剖名称，而是对骨膜和疏松结缔组织层（即腱膜下层）相结合的外科描述。传统的 PF，涉及整个额骨膜表面和双侧眶上束的使用，是一种广泛用于颅面切除术后缺损重建的高度可靠技术 [9-10]。相比之下，经额 PF 仅涉及同侧额骨膜的翻起，其蒂为同侧眶上（偶尔包括滑车上）神经血管束。该瓣适用于在鼻腔内黏膜瓣不可用或者需要多个瓣的情况下修补前颅底较大缺损 [11-13]。需要注意的是血管蒂可能已被先前的开放性经颅手术损伤，尤其是经额下入路手术、提眉手术或眶缘骨折。

经额 PF 的血管蒂是眶上和滑车上神经血管束。因此，额骨膜瓣可以分为两块获取 [11-13]。滑车上动脉和眶上动脉是眼动脉的分支（来自颈内动脉的床突上段）[7]。眶上动脉和滑车上动脉通过其相应的切迹（或孔）穿出，成为神经血管蒂的

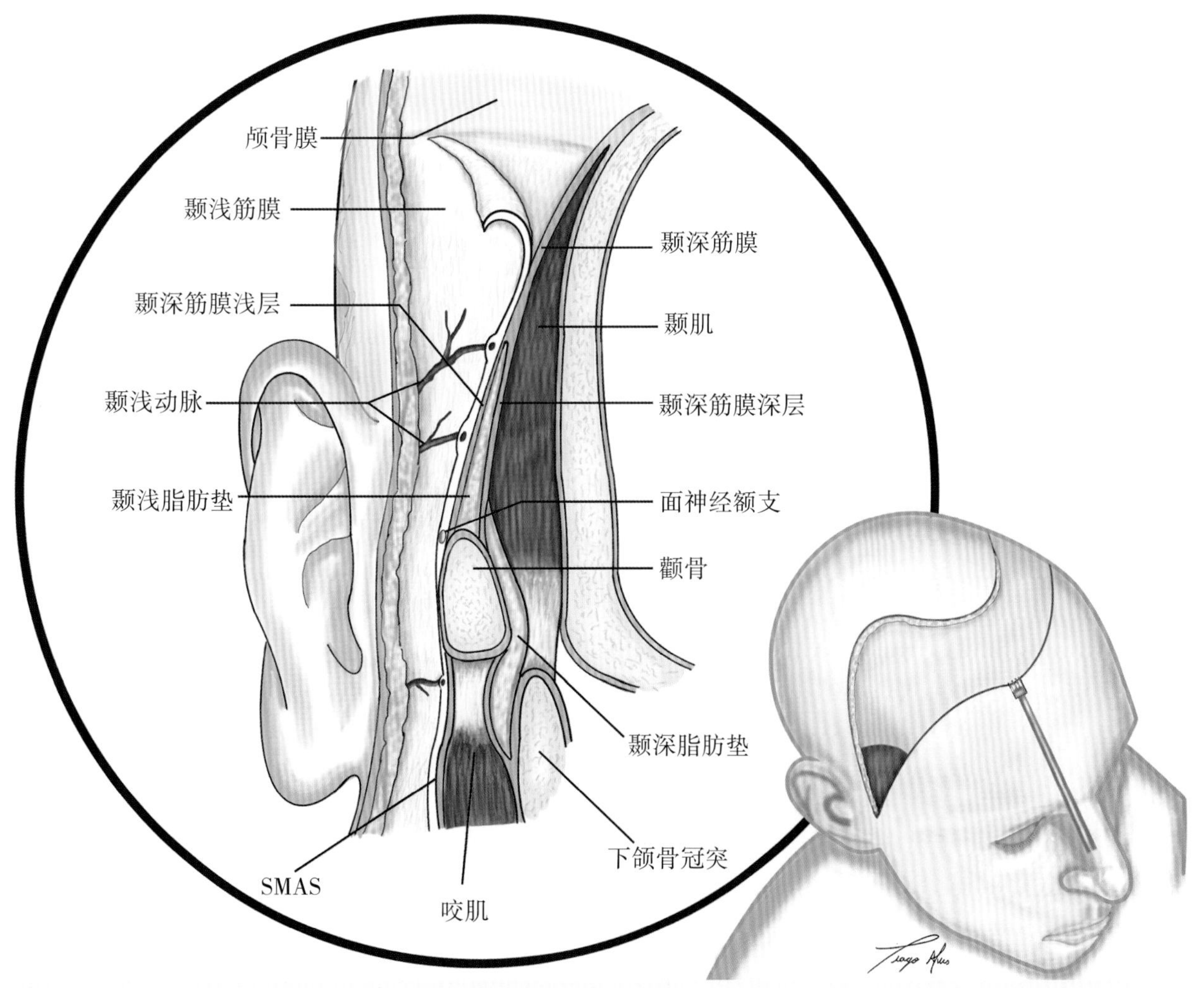

图 68.1　头皮相关解剖结构示意图。SMAS: 表浅肌肉腱膜系统

一部分。切迹结构是最常见的，见于约 70% 的尸头标本中[8]。滑车上动脉和眶上动脉在帽状腱膜层和额肌层内上行，并供应颅骨膜。为了避免翻起 PF 时损伤神经血管蒂，额肌从颅骨膜分离的位置不能低于眼眶上缘 10mm[7]。眶上动脉和滑车上动脉相互吻合，并与颈外动脉的终支颞浅动脉吻合，从而形成颈内和颈外动脉系统之间的吻合。

在获取 PF 时，必须采取一些重要步骤，具体如下：

· Draf Ⅲ型额窦开放术（即内镜 Lothrop 手术）以维持额窦引流，并可防止手术后形成额窦黏液囊肿。

· 尽管可以在内镜辅助下通过较小的头皮切口获取 PF，但我们更倾向于在头顶行双侧冠状切口，从一侧耳朵延伸到另一侧耳朵。这提供了全面的视野和对蒂部不受限制的操作。此外，头顶水平的双侧冠状切口可防止切断颞浅动脉的前支，此血管为头皮前部供血。此方法从美容的角度考虑也是首选，尤其是在额部脱发的情况下（图 68.2）。

· 沿切口注射 1% 利多卡因和 1∶100 000 肾上腺素溶液混合的血管收缩剂。等待 10min。两侧颞肌之间的切口需切至颅骨膜，侧下方颞肌浅部的切口需切至颞深筋膜浅层。使用 Rainey 夹控制切缘的出血，也可以使用双极电凝止血。

· 可以向后部进一步切开并分离疏松结缔组织层，再切开深至骨膜层下，即可获取更长的骨膜瓣（图 68.2）。

· 翻起头皮，显露眶上缘，当到达眶上神经血管蒂时需格外小心，其可能自眶上孔或切迹穿出。当血管蒂自眶上孔穿出时，需使用 2~3mm 的铣刀进行 V 形截骨以保留神经血管蒂。

· 滑车上动脉和眶上动脉在眶缘上 1cm 穿入颅骨膜。因此自帽状腱膜 / 额肌上翻起骨膜瓣时不应超过该水平。

· 肿瘤切除完成后，使用肌腱剪沿着帽状腱膜下平面将 PF 从皮瓣上分离下来。这种延迟将骨膜瓣从头皮分离下来的方法有益于防止 PF 干燥，并有助于将疏松结缔组织保留在骨膜瓣上，增加其活性（图 68.3，图 68.4）。

· 为了使冠状入路区域与额鼻区沟通，并最终与前颅底缺损沟通，使用高速磨钻在鼻根部磨开 1mm × 15mm 的窗口（图 68.5）。

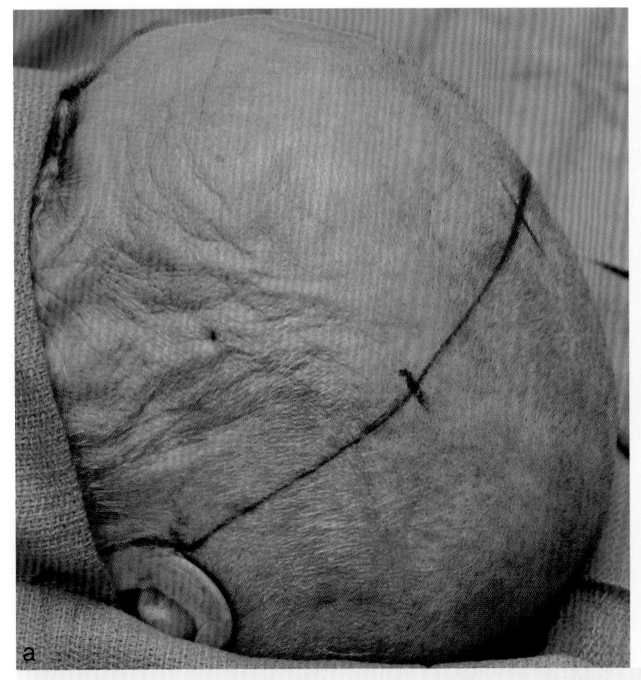

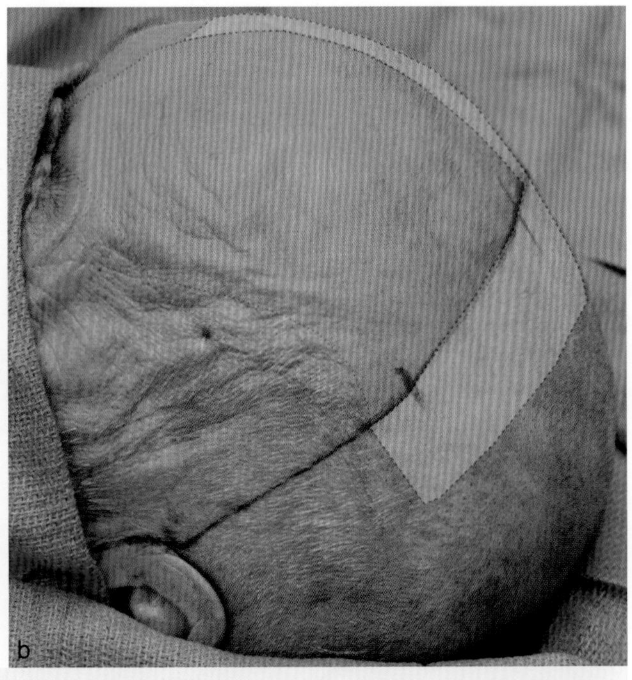

图 68.2 尸头解剖图片：a. 采用双耳间经头皮顶点的冠状切口翻起颅骨膜瓣（PF）。这提供了全面的视野和不限制蒂部的操作。b. 绿色阴影区域是正常 PF 的边界。可以向后部进一步切开并分离疏松结缔组织层，再切开深至骨膜层下，以获取更长的骨膜瓣（黄色阴影区域）

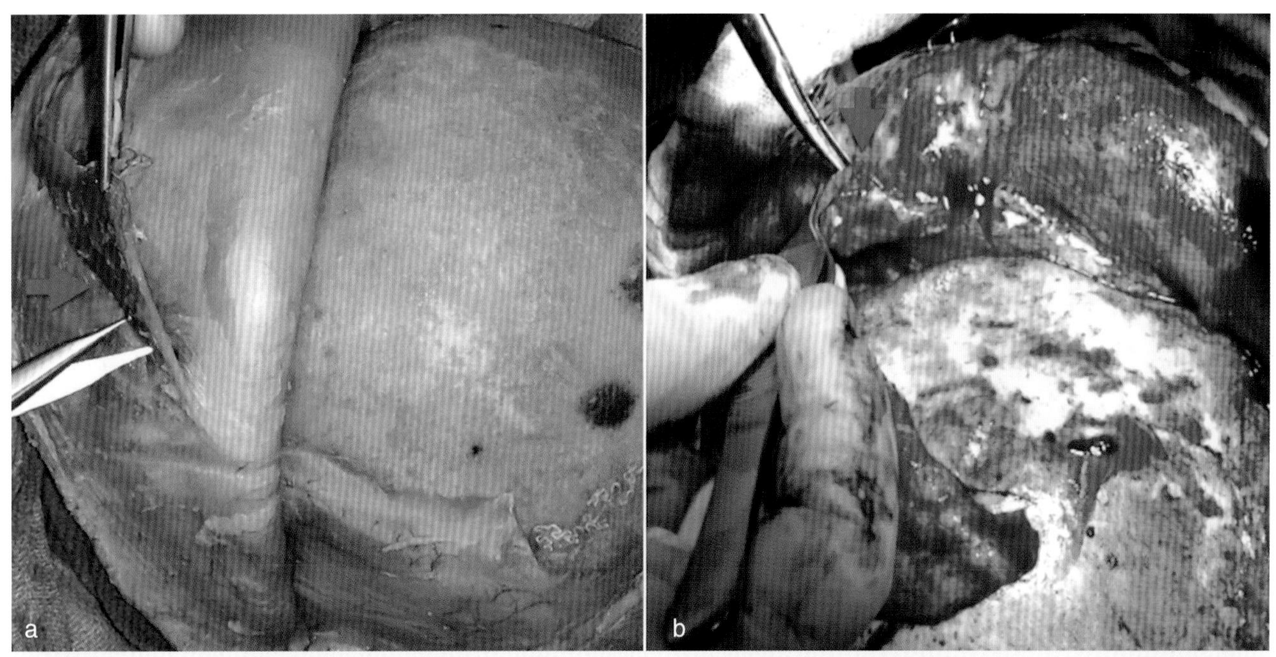

图 68.3 a,b. 建议将颅骨膜保留在皮瓣上一起翻开（箭头），这种操作有助于将疏松结缔组织保留在骨膜瓣上，增加其活性

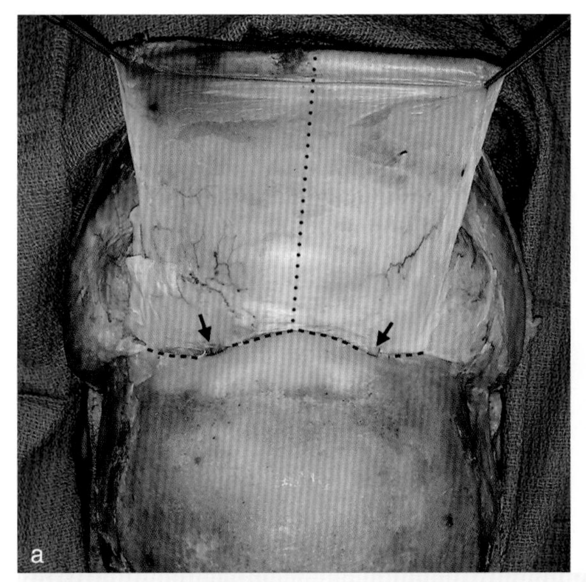

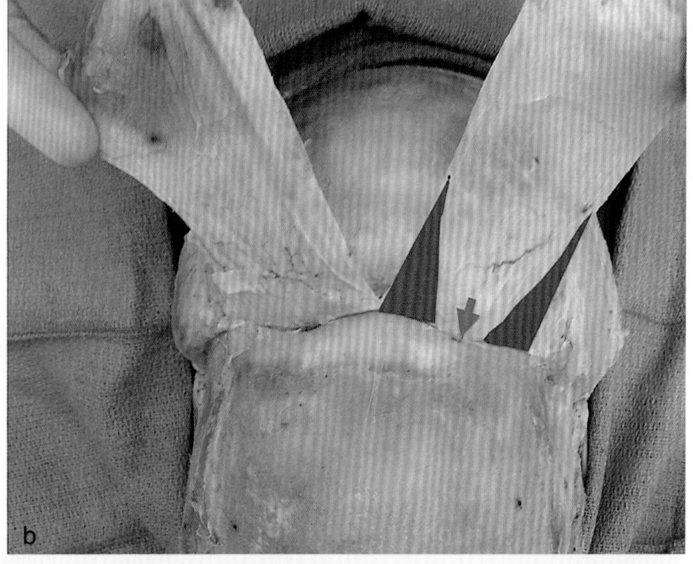

图 68.4 尸头解剖照片。使用肌腱剪分离颅骨膜瓣。a. 头皮翻起至显露眶上缘，在到达眶上神经血管蒂时要非常小心。b. 滑车上动脉和眶上动脉在眶缘上 1cm 穿入颅骨膜。因此自帽状腱膜 / 额肌上翻起骨膜瓣时不应超过该水平

·当前颅底缺损向额窦后壁前上延伸较多时，行更高位置的开窗以覆盖缺损（“邮箱”技术）[14]。

· 当通过骨窗将黏膜瓣小心地置入鼻腔时，需避免蒂的扭转。应清除颅底缺损部位所有鼻窦黏膜，以确保黏膜瓣能最大程度地成功附着于颅底。然后，摆放黏膜瓣以覆盖整个缺损及其边缘。小心经鼻置入膨胀海绵支撑黏膜瓣，以确保黏膜瓣最大限度地与颅底接触。

· 仔细分层缝合关闭冠状切口，加压包扎（需避免压迫眶缘导致血管蒂受压）。

68.2.3 经翼颞顶筋膜瓣

颞顶筋膜（又称颞浅筋膜）直接与下方的颞浅肌筋膜系统和上方的帽状腱膜层相连（图 68.1）。

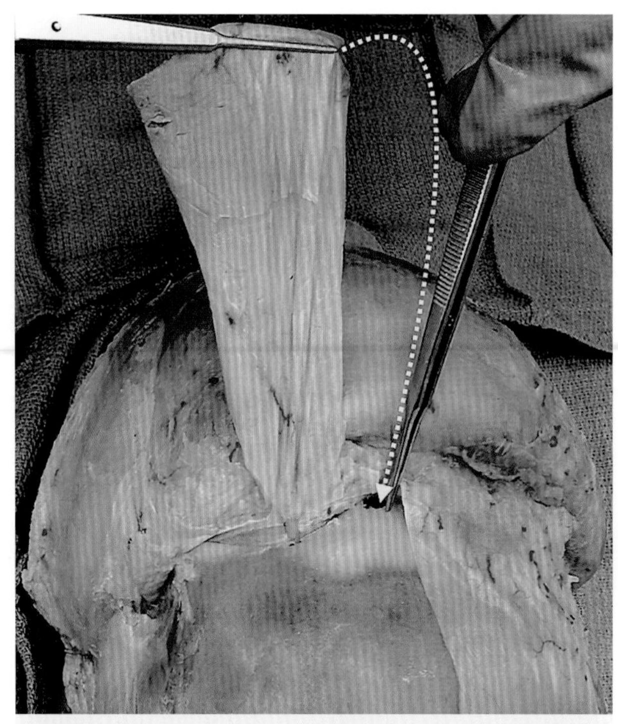

图 68.5 尸头解剖：为了使冠状入路区域与额鼻区沟通，并最终与前颅底缺损沟通，使用高速磨钻在鼻根部磨开 1mm × 15mm 的窗口

颞顶筋膜厚且面积较大（可达 17cm × 14cm）[15-16]。当被作为经翼颞顶筋膜瓣使用时，它提供了一个面积较大且有充足血供和较长血管蒂的柔韧组织，其血供源于颞浅动脉的前分支。后者在颧弓上方约 3cm 处分为额支和顶支，支配颞肌筋膜及其上方的皮肤，以及颞肌。动脉表面与之平行的一或两根静脉共同组成血管蒂。

通过翼腭窝前方的扩展经翼通道，可以使颞窝的瓣向前方置入鼻腔 [16]。

TPFF 最适用于当鼻内瓣不可行或不可用，或缺损程度要求使用多个瓣时重建后中颅底的较大缺损：斜坡、鞍旁和蝶骨平台 [16]。由于穿过通道时牺牲了该瓣的很长一段距离，因此，其对前颅底缺损的覆盖有限。

重要的是，某些临床情况下血管蒂可能已被损伤，包括既往有除皱手术、头皮病变切除、冠状切口、腮腺手术、颧骨骨折、巨细胞动脉炎或颞浅动脉活检的病史，因此需要特别注意。此外，由于存在头皮坏死的风险，在接受过头皮照射的患者中应避免使用 TPFF。由于该瓣需要外部切口，因此在瘢痕区域有脱发的额外风险。

翻起此瓣时，须注意保护面神经的额支，该神经走行于颞顶筋膜下（少数情况下在其内）和颞肌深筋膜浅层上。从位置上看，面神经额支沿着自耳屏下方 5mm 处延伸至同侧眉弓外侧部上方约 1.5cm 处的连线走行（图 68.6）。

采用内镜经上颌窦入路到达翼腭窝和颞下窝，通过一个大的上颌窦开窗术以及筛窦全切除术，为瓣进入鼻腔创造了一个窗口 [16]。在识别并切断从蝶腭孔穿出的蝶腭动脉和鼻后动脉后，用 Kerrison 咬骨钳去除上颌窦后壁，露出其后覆盖翼腭窝的骨膜。

将骨质去除范围扩大到上颌窦外侧壁以进一步开放翼上颌裂，这样可增加与颞下窝沟通的通道。通常该通道已足够使用，然而对于某些患者，需要通过使用高速磨钻磨除翼外板的最前部来实现进一步的扩大。此时需要向下牵开翼腭窝软组织予以显露，这就需要切断翼管神经血管束。磨除时应注意不要损伤颌内动脉（图 68.7）。

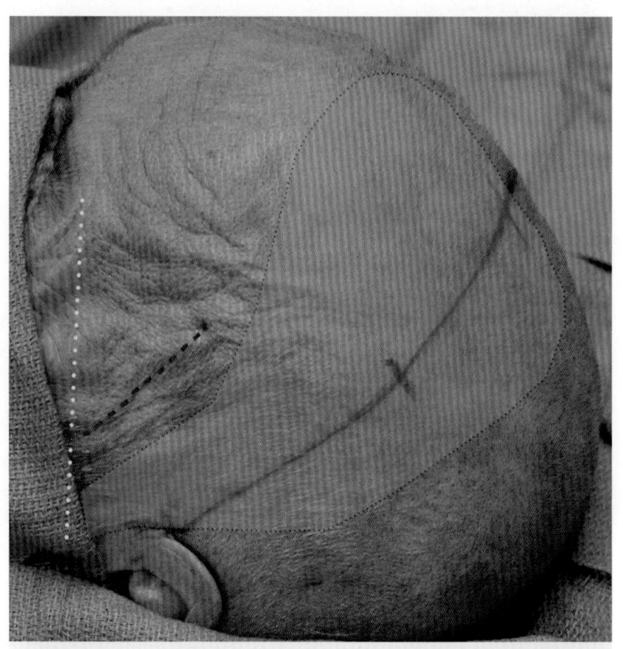

图 68.6 尸头解剖：通常使用半冠状切口获取颞顶筋膜瓣（TPFF）（黑线）。绿色阴影区域描绘了 TPFF 的延伸范围。当提起皮瓣时，必须注意保留面神经的额支。从位置上看，面神经额支沿着自耳屏下方处延伸至同侧眉弓外侧部上方的连线走行（黄色虚线）。皮肤切口可安全放置在其前方，直至靠近紫色虚线区域

必须取同侧 TPFF 用于经鼻入路：

·行深达毛囊水平的半冠状切口，于皮下平面翻开，使 TPFF 保留在颅骨上。随着皮肤的翻起，须识别颞浅动脉的顶支和额支。此外，向前翻起皮瓣不应超过耳屏和眉弓外侧之间的假想连线，以保留面神经的额支（图 68.6）。

·一旦显露出足够的面积，即在筋膜的最外侧缘切开，并从颅骨和颞深筋膜浅层（颞肌上方）上翻起至其蒂部（图 68.8）。

在确认瓣的活性后，我们继续打开颞窝、颞

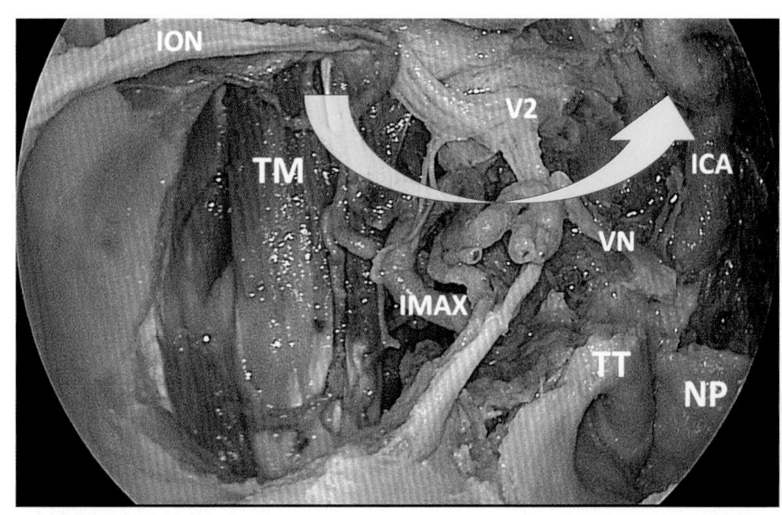

图 68.7　内镜尸头解剖图：采用内镜经上颌窦入路到达翼腭窝和颞下窝，通过一个大的上颌窦开窗术以及筛窦全切除术，为瓣进入鼻腔创造了一个窗口（黄色箭头）。ION：眶下神经；TM：颞肌；IMAX：颌内动脉；VN：翼管神经；TT：咽鼓管圆枕；NP：鼻咽；ICA：颈内动脉；V2：三叉神经第二支

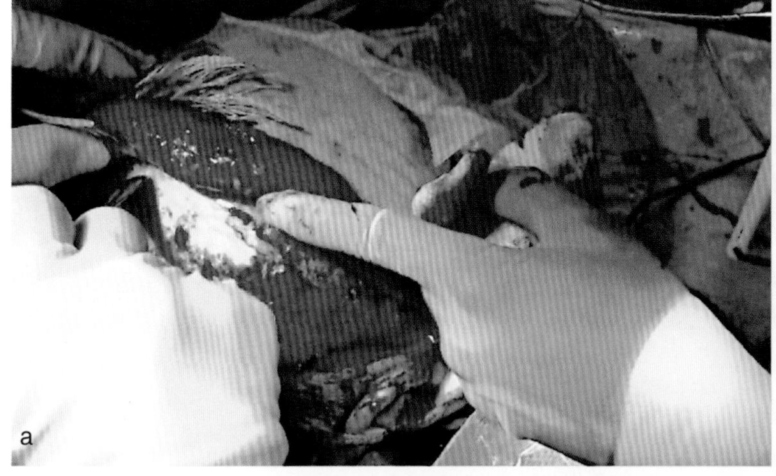

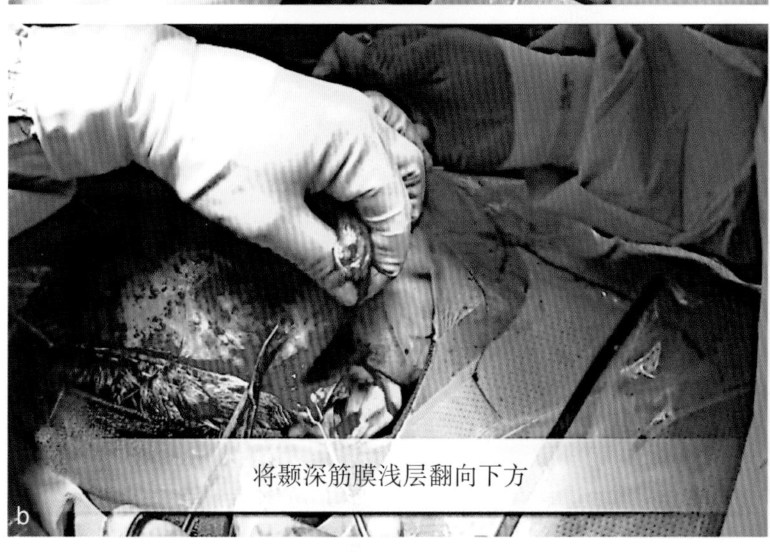

图 68.8　外科手术照片显示如何提起颞顶筋膜瓣（TPFF）。a. 行半冠状切口后，沿皮下剥离时不应向前延伸过多，以保留面神经额支。b. 一旦显露出足够的面积，即在筋膜的最外侧缘切开，并从颅骨和颞深筋膜浅层上翻起至其蒂部

下窝和经翼隧道，将颞窝与经鼻通道沟通：

· 垂直切开颞深筋膜的浅层并将其下表面自颞肌分离。继续向下分离，将颧弓内表面的骨膜自颧弓分离（图 68.9）。

· 此空间可沟通颞窝、颞下窝和翼腭窝。可采用经皮气管切开扩张器、尿道扩张器或长解剖钳进一步扩张该隧道（图 68.10）。

· 虽然在大多数病例中并不必要，但也可以通过行外眦切开术将颞肌从颧弓和眶外侧壁游离下来，以进一步扩大通道。

· 在确定隧道有足够的空间后，将导丝经翼腭窝隧道自颞窝穿入鼻腔（图 68.11）。将筋膜瓣系于导丝上，当导丝的鼻端通过鼻孔拔出时，筋膜瓣则经过隧道被拉入鼻腔（图 68.12）。

转动筋膜瓣或使其蒂旋转可能会损伤其血供，因此，必须避免。此外，必须注意的是，蒂上方的压力会阻止静脉流出；因此，通道不应有任何狭窄处。另一个至关重要的考虑因素是，针对缺损的瓣支撑不应包括任何对瓣或蒂的压迫，特别是在骨边缘、方向改变点或弯曲点上，这些地方是最容易受到压迫的地方（图 68.13）。

· 手术完成后，外部切口用 4-0 线单层缝合或钉针缝合。

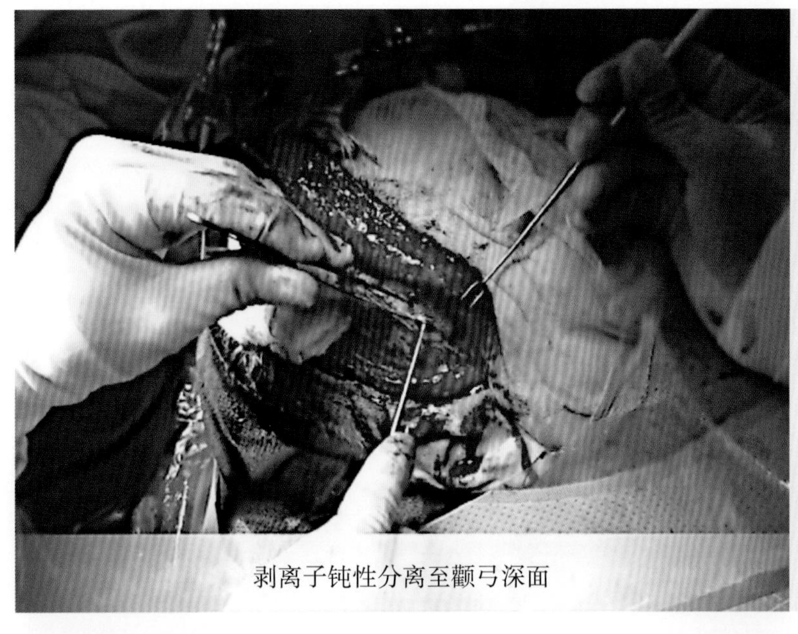

图 68.9　垂直切开颞深筋膜的浅层并将其下表面自颞肌分离。继续向下分离，将颧弓内表面的骨膜自颧弓分离

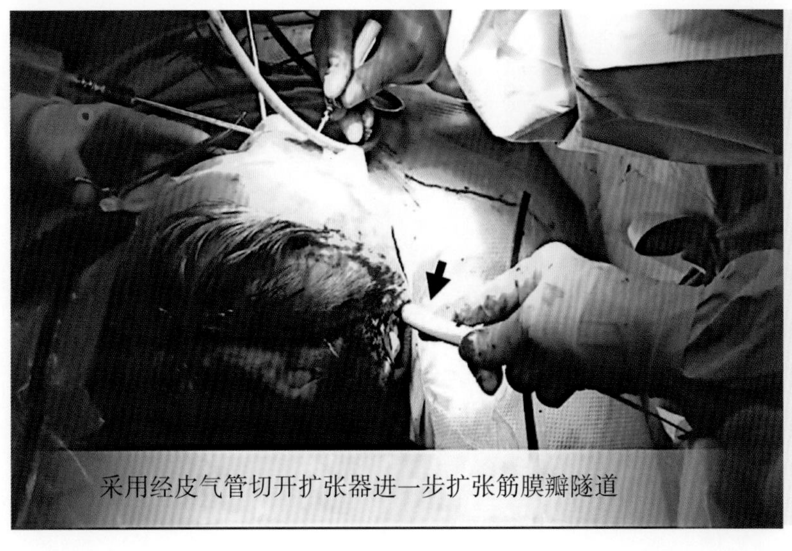

图 68.10　此空间可沟通颞窝、颞下窝和翼腭窝。可采用经皮气管切开扩张器进一步扩张该隧道

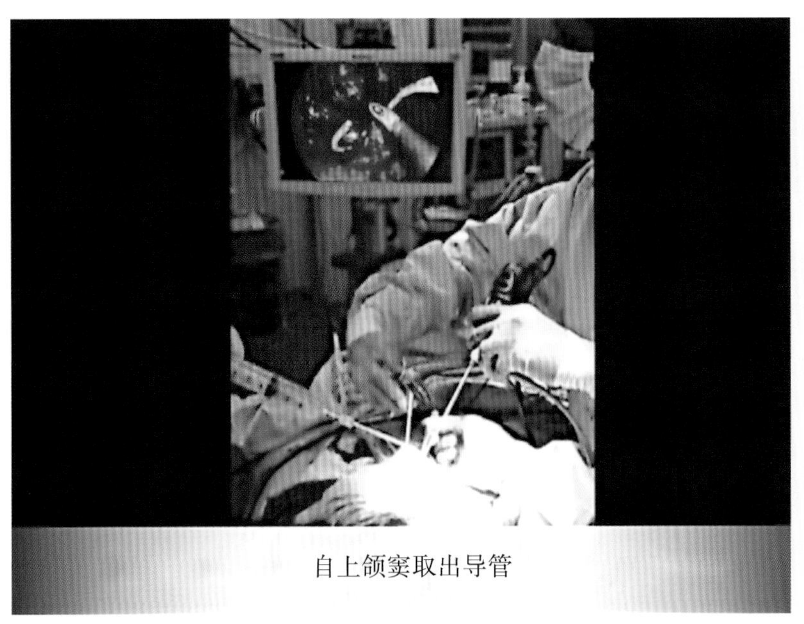

图 68.11　在确定隧道有足够的空间后，将导丝经翼腭窝隧道自颞窝穿入鼻腔

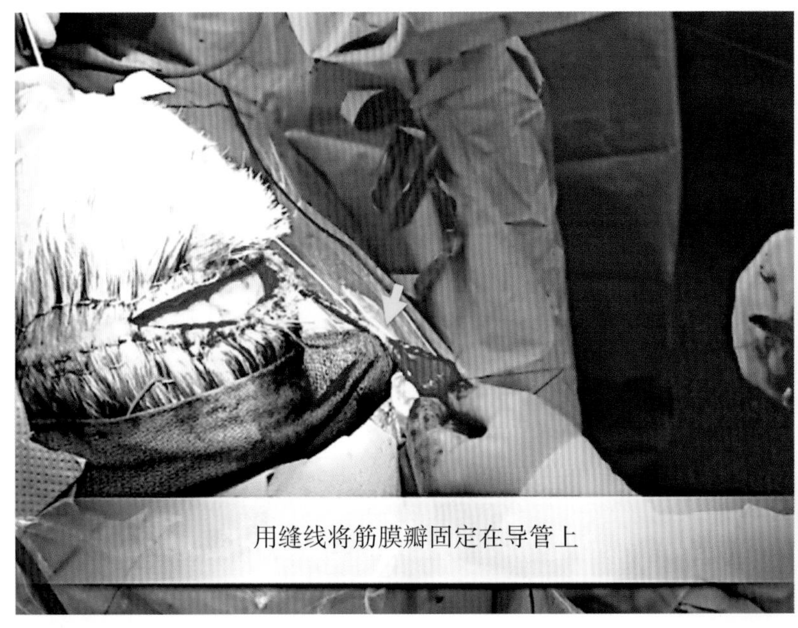

图 68.12　将颞顶筋膜瓣（TPFF）系在导丝上，当导丝的鼻端通过鼻孔拔出时，筋膜瓣则经过隧道被拉入鼻腔

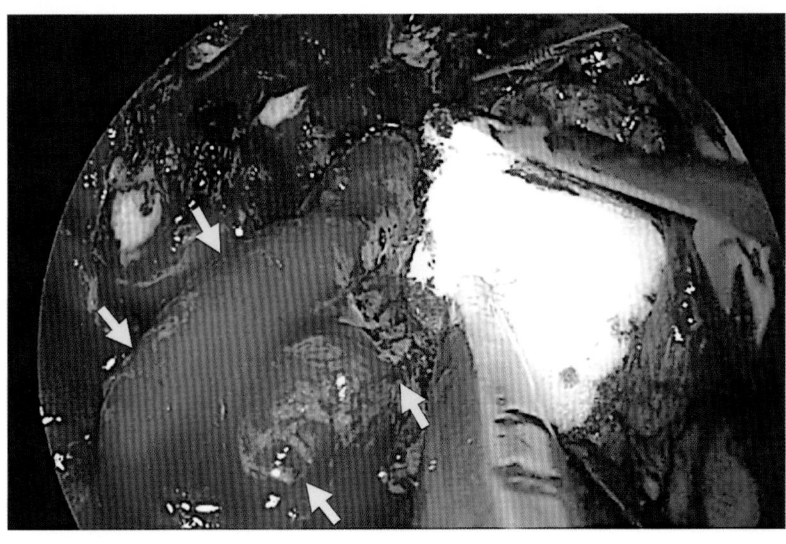

图 68.13　针对缺损的瓣支撑（黄色箭头）不应包括任何对瓣或蒂的压迫，特别是在骨边缘、方向改变点或弯曲点上，这些部位是最容易受到压迫的部位

68.3 游离瓣用于内镜颅底重建

正如在本章及其他章节中所述，多数内镜手术引起的颅底缺损均可通过各种鼻内瓣和毗邻瓣成功地修补。然而，这些瓣在某些病例中会面临无法使用或重建失败的情况，特别是对于那些有过多次手术史和（或）接受过放疗的患者。因此，在这些具有挑战性的病例中，可能需要更高难度的重建技术。

游离组织转移瓣，或简单的游离瓣，直到最近才开始用于内镜颅底重建，被认为是阶梯上的最后一级台阶[17]。这种瓣最大的局限性是内镜下难以进行显微吻合。然而，最近的技术发展使其成为一种可行的替代方法，成为颅底外科医生重建技术中必不可少的一个选项。

68.3.1 优点与适应证

游离瓣在内镜颅底重建中具备的主要优势包括以下方面：

· 它们可能比鼻内瓣和毗邻瓣更牢靠。

· 它们通常有良好的血运和活力。

· 可以根据不同的病例调整瓣的大小、蒂的长度和口径。

· 精心的选择和操作下，供体部位并发症的发病率较低。

对于无法选择合适的鼻内瓣或毗邻瓣进行颅底重建的患者，当其存在术中和术后脑脊液漏高风险可能，均应考虑使用游离瓣。此类患者通常有颅底恶性肿瘤病史以及多次手术史和放疗史。

68.3.2 游离瓣供体部位的选择

内镜下颅底重建的游离瓣可为肌肉筋膜或脂肪筋膜[17]。我们倾向使用更坚固且蒂部更大的肌肉或肌筋膜瓣。有很多肌肉可以用于此目的。然而，在决定最佳供体位置时，需要考虑患者在手术中的体位摆放以及同时手术的可行性[18]。

颅底肿瘤患者大多采用仰卧位进行手术，颅底外科医生团队在患者头端工作，围绕患者头部和躯干上部。这使得患者自腹部向下的身体其他部分，可被用于自由地获取肌肉游离瓣。

用作游离瓣的理想肌肉需要有足够长且可以从肌肉主体上分离的血管蒂。符合这些需求的典型肌肉有：背阔肌、前锯肌、腹直肌、股外侧肌和股薄肌。

获取背阔肌和前锯肌需要将患者置于倾斜或侧卧位。这些肌肉位于躯干的上外侧和后侧，这使得同时手术难以进行，而且会浪费宝贵的手术时间。

辅以 Pfannenstiel 切口，分离腹直肌通常很简单。必须从耻骨联合处至脐部纵向切开腹直肌前鞘。取 15cm × 5cm 腹直肌。上腹壁下深血管蒂斜行走向腹股沟区，在此处它自髂外血管分出。该血管约 6cm 长，动脉管径约 2mm，静脉管径约 2.5mm。采用此肌肉瓣的缺点是它削弱了腹壁强度，需要使用网状补片来更好地闭合腹壁，以避免术后腹部内容物疝出[19]。

股外侧肌位于大腿的外侧。该瓣包括了分离下的内侧部分的肌肉，还可以包括部分阔筋膜，以加强对颅底缺损的修补（肌筋膜瓣）。血管蒂是旋股外侧动脉的降支，走行深入股直肌和股外侧肌之间的隔膜，在股中间肌腱膜之上。肌肉瓣长 25~30cm，宽 4 到 10cm。血管蒂可达 12cm 长。动脉内径范围 2~4mm，静脉内径 3~5mm[20]。

最后，股薄肌位于大腿内侧。获取的体位需要髋关节外展和外旋。分离股薄肌时，须在大腿内侧长收肌上方做一纵向切口。旋股内侧血管蒂位于肌肉近端近 1/3 处，自股深血管发出后呈轻度斜行走行，位于其深部的大收肌上方。在离血管较近且更斜的位置，可以识别支配股薄肌运动功能的闭孔神经，可用于功能性肌肉移植。可完整获取 30cm × 8cm 的肌肉瓣。血管蒂不超过 7cm，动脉内径约 1.7mm，静脉约 2mm（图 68.14）[20]。

68.3.3 游离瓣置入鼻腔的位置

头颈部的受体血管基本上为以下 3 种：颞浅血管、滑车上血管和面部血管（图 68.15）。

颞浅血管位于皮下，耳屏和耳廓根部之前。动脉走行有时较曲折，静脉壁非常脆弱。如果颞浅血管被用于滋养游离瓣，那么就像 TPFF 一样，

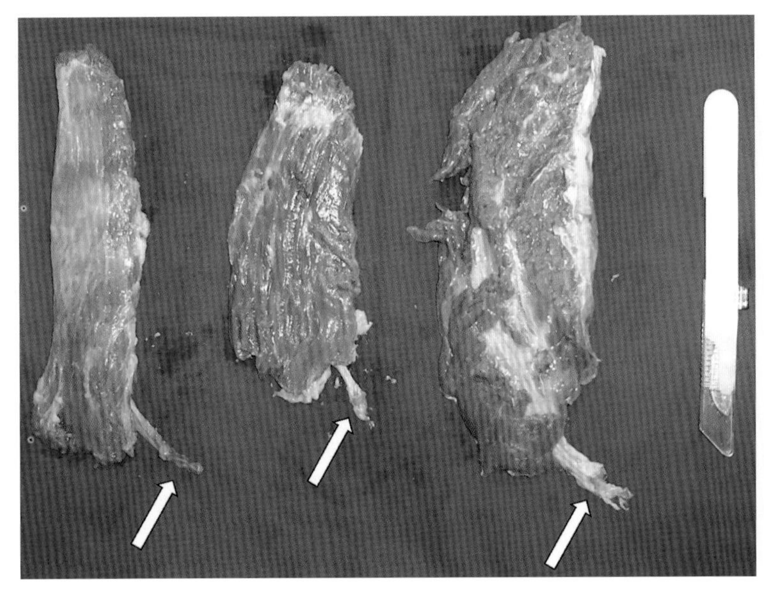

图 68.14　解剖分离图片。从左至右：股薄肌、腹直肌和股外侧肌游离肌肉瓣。血管蒂在每个瓣的右下边缘突出显示（箭头）

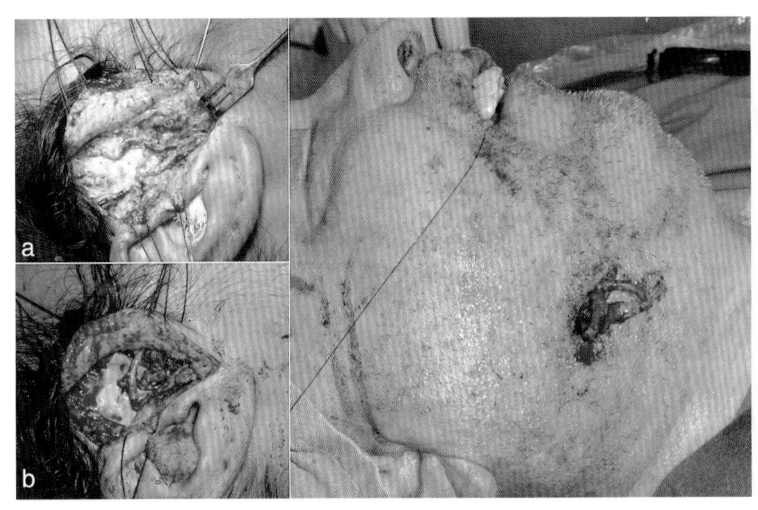

图 68.15　为两处不同斜坡缺损颅底重建的肌肉游离瓣准备的受体血管。a. 准备好用于吻合的颞浅动静脉。b. 游离瓣血管蒂端 - 端吻合后。c. 为微血管吻合准备的面部血管

血管蒂需要通过颞窝、颞下窝和翼腭窝隧道。为了更安全地置入游离瓣，在显微吻合之前必须先建立好这条路径。

面部受体血管的准备需要在下颌骨体中部水平做下颌骨缘区域切口。必须格外小心保护在面动脉上方走行的面神经下颌缘支。解剖分离面动脉和静脉用于游离瓣血管蒂吻合。接下来，行充分的 Caldwell-Luc 入路至同侧上颌窦。将下颌骨缘皮肤切口直接连通至 Caldwell-Luc 入路，作为游离瓣及其血管蒂插入鼻腔的通道。为了更安全地置入，建议在行血管吻合前先完成通道。

滑车上血管也可作为游离瓣显微吻合的受体血管。吻合后，通过外侧额窦切开术将瓣置入。在这种情况下，由于瓣的插入窗口较窄，比肌肉或肌筋膜瓣更薄、更柔软的脂肪筋膜瓣更合适[21]。

游离瓣经翼腭窝、上颌窦或额窦置入鼻腔后，可覆盖于颅底缺损处。由于肌肉瓣有可能与神经组织和颅内血管粘连，因此肌肉瓣不应与颅内结构直接接触。我们建议使用阔筋膜移植物或人工硬脑膜来保护颅内内容物，并将其与肌肉瓣隔开。然后用可吸收材料非常小心地填塞鼻腔，避免挤压血管蒂。

68.4　使用鼻外瓣的临床案例

整体而言，只有不到 10% 的内镜颅底病例需要使用鼻外瓣[22]。最常需要这种瓣的肿瘤病例是再次手术和先前接受过放疗的患者，包括后颅窝脊索瘤、

前颅窝脑膜瘤和鼻窦恶性肿瘤。在过去的 10 年里，我们在以下类型的病例中使用了鼻外瓣。

· 经额 PF：前颅窝肿瘤，如嗅神经母细胞瘤、脑膜瘤和鼻窦恶性肿瘤，尤其是在需要联合入路（开颅 – 内镜）的情况下。

· TPFF：后颅窝肿瘤，主要代表有脊索瘤、软骨肉瘤，或复发的侵袭性垂体腺瘤。

· 游离瓣：后颅窝脊索瘤，特别是那些复发和之前接受过放疗的病例。

68.5 结 论

在某些特殊情况下，内镜颅底重建需要鼻外方案。应根据患者情况个体化选择最佳方案。无论选择哪种方案，术后护理都是至关重要的。当使用鼻外瓣时，应特别注意供体部位、血管蒂和受体血管。

（赵天智 译，汤文龙 校）

参考文献

[1] Hadad G, Bassagasteguy L, Carrau RL, et al. A novel reconstructive technique after endoscopic expanded endonasal approaches: vascular pedicle nasoseptal flap. Laryngoscope, 2006, 116(10):1882–1886

[2] Zanation AM, Carrau RL, Snyderman CH, et al. Nasoseptal flap reconstruction of high flow intraoperative cerebral spinal fluid leaks during endoscopic skull base surgery. Am J Rhinol Allergy, 2009, 23(5):518–521

[3] Hadad G, Rivera-Serrano CM, Bassagaisteguy LH, et al. Anterior pedicle lateral nasal wall flap: a novel technique for the reconstruction of anterior skull base defects. Laryngoscope, 2011, 121(8):1606–1610

[4] Rivera-Serrano CM, Bassagaisteguy LH, Hadad G, et al. Posterior pedicle lateral nasal wall flap: new reconstructive technique for large defects of the skull base. Am J Rhinol Allergy, 2011, 25(6):e212–e216

[5] Bhatki AM, Pant H, Snyderman CH, et al. Reconstruction of the cranial base after endonasal skull base surgery: Local tissue flaps. Oper Tech Otolaryngol-Head Neck Surg, 2010, 21(1):74–82

[6] Patel MR, Stadler ME, Snyderman CH, et al. How to choose? Endoscopic skull base reconstructive options and limitations. Skull Base, 2010, 20(6):397–404

[7] Yoshioka N, Rhoton AL, Jr. Vascular anatomy of the anteriorly based pericrani- al flap. Neurosurgery, 2005, 57(1) Suppl:11–16, discussion 11–16

[8] Saran S, Mohandas Rao KG, Saran S, et al. Morphological and morphometric analysis of supraorbital foramen and supraorbital notch: a study on dry human skulls. Oman Med J, 2012, 27(2):129–133

[9] Snyderman CH, Janecka IP, Sekhar LN, et al. Anterior cranial base reconstruction: role of galeal and pericranial flaps. Laryngoscope, 1990, 100(6):607–614

[10] Price JC, Loury M, Carson B, et al. The pericranial flap for reconstruction of anterior skull base defects. Laryngoscope, 1988, 98(11):1159–1164

[11] Zanation AM, Snyderman CH, Carrau RL, et al. Minimally invasive endoscopic pericranial flap: a new method for endo- nasal skull base reconstruction. Laryngoscope, 2009, 119(1):13–18

[12] Patel MR, Shah RN, Snyderman CH, et al. Pericranial flap for endoscopic ante- rior skull-base reconstruction: clinical outcomes and radioanatomic analysis of preoperative planning. Neurosurgery, 2010, 66(3):506–512, discussion 512

[13] Santamaría A, Langdon C, López-Chacon M, et al. Radio-anatomical analysis of the pericranial flap “money box approach” for ventral skull base reconstruc-tion. Laryngoscope, 2017, 127(11):2482–2489

[14] Majer J, Herman P, Verillaud B. “Mailbox Slot” pericranial flap for endoscopic skull base reconstruction. Laryngosco pe,2016,126(8):1736–1738

[15] David SK, Cheney ML. An anatomic study of the temporoparietal fascial flap.Arch Otolaryngol Head Neck Surg, 1995, 121(10):1153–1156

[16] Fortes FSG, Carrau RL, Snyderman CH, et al. Transpterygoid transposition of a temporoparietal fascia flap: a new method for skull base reconstruction after endoscopic expanded endonasal approaches. Laryngoscope, 2007, 117 (6):970–976

[17] Hackman TG. Endoscopic Adipofascial Radial Forearm Flap Reconstruction of a Clival Defect. Plast Reconstr Surg Glob Open, 2016, 4(11):e1109. Available at

[18] Aladimi MT, Han B, Li C, et al. Factors to consider when deciding on the type of free-flap reconstruction of head and neck soft tissue defects.ORL J Otorhinolaryngol Relat Spec, 2017, 79(4):230–238

[19] Saman M, Kadakia S, Ducic Y. Does the use of an acellular dermal graft in abdominal closure after rectus flap harvest impact the occurrence of post- operative hernia? Oral Maxillofac Surg, 2015, 19(4):347–351

[20] Fricke A, Rassner M, Kiefer J, et al. Donor-site morbidity of free muscle and perforator flaps: comparison of the gracilis muscle flap and the anterolateral thigh flap. J Reconstr Microsurg, 2017, 33 (7):526–532

[21] Reyes C, Solares CA, Fritz MA, et al. Fascia lata free flap anas- tomosed to the superior trochlear system for reconstruction of the anterior skull base. J Neurol Surg B Skull Base, 2017, 78(5):393–398

[22] Kim GG, Hang AX, Mitchell CA, et al. Pedicled extranasal flaps in skull base reconstruction. Adv Otorhinolaryngol, 2013, 74:71–80

第 69 章 经鼻内镜下颅底手术中颈内动脉损伤的处理

Douglas A. Hardesty, Daniel M. Prevedello, Amin B. Kassam, Ricardo L. Carrau, Alexandre B. Todeschini

摘　要

经鼻内镜下颅底手术中颈内动脉损伤的处理需要多学科团队在压力之下的专业表现，并以此防止神经功能损伤或患者死亡。与传统颅底外科相比，经鼻内镜下颅底手术相关并发症的风险还包括大血管的损伤。即便是内镜颅底手术专家，在术中也偶有发生颈内动脉损伤。本章中，我们总结了在这种罕见但潜在的灾难性损伤情况下，为患者实现最佳预后的术中实施方案及技术；也系统回顾了术前合理选择患者的原则、多学科团队的作用和模拟演练这种罕见的灾难性并发症的进展。

关键词

颈动脉损伤，手术并发症，假性动脉瘤

内容要点

· 经验不足，缺乏相关新器械和新技术适当的培训，从内镜解剖学的角度来看，术中迷失方向很可能会导致灾难性的颈内动脉（ICA）损伤。

· 两名术者增加了对术野的观察和对术野周围的监视能力，如果出现颈内动脉损伤，双人四手操作尤为重要。

· 推荐采用术前计算机体层血管成像（CTA）进行影像导航，因为 CTA 强调血管和可能被病变所侵蚀的颅骨之间的位置关系。

· 禁止在颈动脉损伤后采用麻醉控制性降压来控制出血，因为低血压会导致脑低灌注。神经电生理监测非常重要，它能实时反映脑灌注情况。

· 颈动脉损伤患者在手术室就应立即给予肝素抗凝治疗来预防血栓形成。

· 大血管损伤的紧急处理包括双极电凝、直接压迫、肌肉填塞和（或）纤维蛋白胶固定、填塞压迫、缝合修补、用动脉瘤夹或者其他血管夹重建、结扎或夹闭血管。当可采用血管内介入辅助治疗时，应该尝试在紧急血管造影之前保持血管畅通。

· 血管介入专家是处理颈动脉损伤的非常宝贵的同事，既可修复血管也可闭塞血管。治疗选择包括在受损部位置入支架修复，有时可以直接栓塞假性动脉瘤或血管内闭塞颈内动脉。

· 任何术中大血管损伤的患者都推荐术后行脑血管造影随访。这些患者可能在血管损伤后几周到几年内发生迟发性假性动脉瘤甚至破裂。

· 合理选择患者以及训练有素且熟练掌握鼻内镜下颅底解剖的术者是预防严重并发症的关键。

69.1 引　言

并发症的预防和处理是外科手术的重要基石。随着新型的微侵袭手术器械、技术和手术入路的改良，所有内镜颅底专业的外科医生通常会更加频繁地遇到各种并发症。这一学习曲线所带来的风险可以通过适当的培训和基于手术经验循序渐进的学习来降低。与传统开放式手术方法相似，经鼻内镜下微侵袭颅底外科有很多相同的手术风险和严重并发症（如血管或脑神经损伤）可能。由于二维的内镜下解剖视角而导致的方向感缺失是内镜手术的一个特有的因素，伴随着缺乏手术经验和（或）缺乏新器械或技术的适当培训，这些会导致灾难性的颈动脉损伤。

在近 10 年越来越多的复杂经鼻内镜下手术中，灾难性血管损伤的发生率和发病率与传统手术方法相当。但是，在临床实践中我们相互补充使用内镜与传统手术入路，因此，二者的适应证和禁忌证无法直接比较。本章总结了颅底手术和血管介入在这一灾难性并发症的相关可用的文献，并展示了我们在内镜颅底手术中预防和处理颈内动脉损伤的手术技巧。

69.2 并发症的发病率

在显微外科手术时代，经鼻蝶手术中颈内动脉损伤是令人恐惧但很少发生的并发症。自经鼻内镜下经蝶手术普及近 15 年来，多个团队发表了该术式中颈内动脉损伤的风险和预后的报道。虽然内镜的放大效应和照明效果要优于显微镜，但是就颈内动脉损伤的总体发生率而言，景深感的缺失和采用内镜技术处理的复杂病例数量的增加可能抵销了这一优势。笔者以及其他术者已经发表了大量的经鼻内镜手术，包括鞍区 / 垂体病变和扩大经鼻前中颅底手术的病例。

匹兹堡团队基于 2000 多例经鼻内镜下颅底手术和 10 年以上的经验，报道了颈内动脉损伤的发生率为 0.3%，这是迄今为止这一问题的最大病例数的单中心经验 [1]。斜坡旁段 ICA 是最常受损的部位（71%），大多数（57%）受损血管被闭塞。1 例患者死于术后心脏并发症；没有患者出现术中死亡和卒中。该团队还发现左侧 ICA 损伤较为常见，并且已通过涵盖 25 项独立研究的系统文献回顾在各个机构中得到证实 [2]。大概这是因为右利手的术者过度压迫对侧血管周围的骨质。因此，任何颅底外科医生在暴露优势手对侧的颈内动脉时应特别小心。

69.3 并发症的预防

预防颈内动脉损伤从理解内镜视野下的颅底和血管的三维解剖开始 [3–5]。从腹侧来看，颈内动脉就是确定冠状平面外界的“球门柱”，它随颈内动脉近端向远端走行的过程中逐渐变窄并限定了手术范围（图 69.1）。从内镜视野来看，基于明确的解剖标志，颈内动脉被划分为 5 段：咽

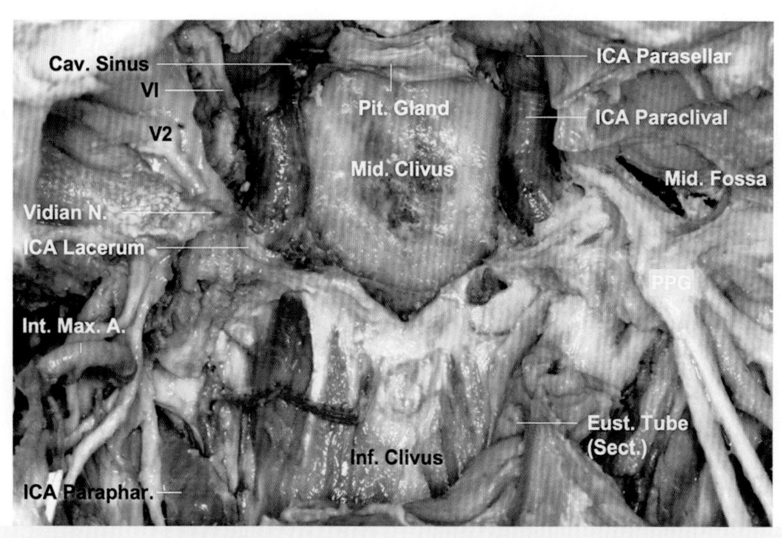

图 69.1 颈内动脉（ICA）分段。ICA 可分为 5 段，以不同的解剖节点作为标志：咽旁段或颅外段、岩段或水平段、斜坡旁段或垂直段、鞍旁段或海绵窦段，以及床突上段。斜坡旁段和岩段之间的移行段也被称为破裂孔段，因为它位于破裂孔的上方。出于方便交流的考虑，我们认为暴露 ICA 之间区域的鼻内入路属于矢状面入路，ICA 周围的入路定义冠状面入路。后者在解剖学和技术上要求更高，血管损伤的风险也更高。Cav. Sinus：海绵窦；Pit. Gland：垂体；Mid. Clivus：中斜坡；V1：眼神经；V2，上颌神经；Vidian N.：翼管神经；Mid. Fossa：中颅窝；Int. Max. A. 颌内动脉；Inf. Clivus：下斜坡；Eust. Tube（Sect.）：咽鼓管（已切断）；ICA Parasellar：鞍旁段颈内动脉；ICA Paraclival：斜坡旁段颈内动脉；ICA Lacerum：破裂孔段颈内动脉；ICA Paraphar.：咽旁段颈内动脉

表 69.1 ICA 的解剖标志

分段	解剖标志
鞍旁段（海绵窦段）	视神经－颈内动脉内侧隐窝
垂直段 ICA（斜坡旁段）	翼内板
水平段 ICA（岩段）	翼管神经
颈动脉管（破裂孔段）	咽鼓管
升段 ICA（咽旁段）	咽鼓管

ICA：颈内动脉

旁段或颅外软组织段、岩段或水平段、斜坡旁段或垂直段、鞍旁段或者海绵窦段和床突上段（表 69.1）[6]。解剖变异、病变占位效应、既往手术史、鼻窦的气化程度都能影响颈内动脉每一节段的位置和入路方式。

适当的训练也是预防和处理手术并发症的关键[7]。培训水平取决于所涉及的解剖结构的复杂性，与手术相关的技术难度，神经血管并发症的潜在风险，硬脑膜内解剖的范围，以及病理类型。只有熟练掌握当前阶段的技巧才能进入下一阶段的训练。

罕见的高难度的情况最好在手术室遇到前进行模拟培训。类似于航空业，我们和其他人一起建立了基于团队协作的可以安全地演练高风险场景的一些模拟系统。我们团队已设计了一套全新合成训练系统用来模拟颈内动脉损伤[8]。这一系统便携、可复制，并且避免其他系统的昂贵费用和伦理困境。其他一些系统基于尸头标本并辅以灌注来模拟颈内动脉损伤；这提供了更真实的组织环境但是增加了准备成本并降低了便携性[9]。澳大利亚的同仁们已经发表了颈内动脉损伤的活体羊模型，它对用户来说真实度更高，并且可以测试止血材料的有效性，但是缺乏便携性，且有随之而来的实践及伦理影响[10-12]。

69.4 术中考虑

学科间的协作所产生的团队化手术是颅底外科一个最明显的进步。一个共同术者改善了术野的可视性和术野周围的可监控性，增加了效率，协助解决问题，持续提供第二意见并抵销了个体偏见。

皮层和脑干功能的神经电生理监测应常规使用，也推荐根据病变和需要解剖分离的位置采用体感诱发电位，肌电图监测脑神经的功能。我们建议同时采用 CTA 和增强 MRI 进行影像导航：CTA 强调血管和可能被病变所侵蚀的颅骨之间的解剖位置关系，而增强 MRI 可用于进行软组织结构的导航[13]。这些数据可以融合或者合并在一些神经导航平台上，这样就可以兼顾二者的优势。

良好的手术技术能避免并发症，尤其是血管损伤。蝶鞍显微外科手术在放置坚硬的鼻窥器时，如果放置位置过深而进入蝶窦，有可能折断骨质并刺入颈内动脉。经鼻内镜下手术避免了这一风险，但是其他技术相关的并发症仍然存在。蝶窦间隔通常正好嵌于颈内动脉前方的骨质，使用蛮力扭转移除这些骨性间隔时，比如采用垂体钳，有可能骨折这一区域的骨质并刺入颈内动脉。因此，我们推荐采用 3~4mm 的金刚砂磨钻配合持续冲水的情况下磨除这些骨性间隔。应该避免在蝶窦内使用切割钻，它会直接损伤颈内动脉或者因为切割的骨片刺入颈内动脉导致间接损伤。即便使用金刚砂磨钻，颈内动脉的损伤（机械损伤或热损伤）也是可能发生的。围绕血管进行精准磨除，我们推荐有足够控制力的磨钻。这样就可以让磨钻在骨质表面“涂画”，应该避免急切地将钻头压入骨质。精细的扫掠动作可不断观察下方的组织，而不是将钻头埋入一个小而深的洞中。当磨除颈动脉骨管上小的裂隙时，应该选择合适大小的金刚砂钻头，这样钻头后端就不会触碰到颈内动脉。这一失误可能是右利手术者导致左侧颈内动脉损伤的主要原因[2]。

预防灾难性的大出血比处理它要轻松得多。既往手术史、进行过放射治疗和肿瘤包裹颈内动脉，血管损伤的机会呈指数增加。术者、麻醉团队和护理团队都应该制定一个计划来应对这种突发情况（图 69.2）。如果没有预先演练就很难在危急之中制定和执行计划。颈内动脉损伤通常伴随灾难性大出血，必须控制出血保证足够的脑灌

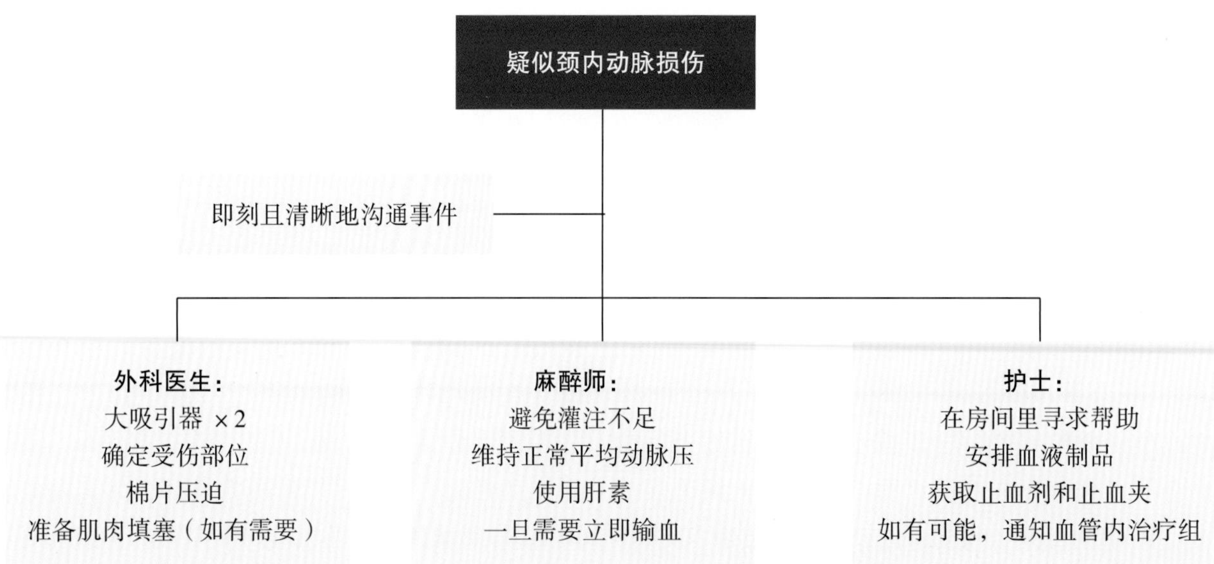

图 69.2 疑似经鼻手术中颈动脉损伤时基于专家意见的术中处理方法。外科医生、麻醉师和护士在止血和复苏方面发挥着重要作用。每个人冷静的行动和清晰的沟通至关重要

注压（图 69.3）。此时，神经电生理监测几乎能实时反映脑灌注压变化，因此尤为重要。禁止采用控制性降压控制出血，这样会导致脑灌注压不足并继发脑组织缺氧。按压颈段颈内动脉能减少血流并导致相似的低灌注状态。颈内动脉损伤后还有另外一个术中措施即给予肝素来预防血栓，尽管与直觉相反，但是它对于预防受累半球卒中至关重要。

具有动态调整内镜功能的双人四手技术可确保充分的手术视野，并且使用两个大号吸引器可提供最佳机会来识别和控制出血部位。此时可以选择双极电凝灼烧血管来闭合裂口或者诱导血管产生血栓、直接压迫、致密填塞、肌肉填塞和（或）纤维蛋白胶固定、缝合修复、采用动脉瘤夹重建、结扎或者夹闭血管等方法。如果已经打开了硬脑膜，那么致密填塞并不是一个好办法，因为出血会进入硬脑膜下腔，过度填塞会压迫到已暴露的结构如脑干。对于复杂的病例，我们常规预先准备好同侧大腿前侧区域以备需要紧急取肌肉进行填塞。

最开始，吸引器头端直接吸除出血保证术野干净，与此同时用棉片局部压迫。如果完成止血并抢救成功，患者生命体征和神经电生理监测保持稳定，进一步填塞并将患者转移至介入室进行更进一步的处理。如无法充分填塞止血，最好显露受损颈内动脉的近端和远端来获得出血控制。有报道表明在临时球囊阻断的情况下缝合修复也是有可能的（尽管很困难且通常无法实现）[14]。最有可能成功保留血管的方式是采用动脉瘤夹或者 Sundt-Keyes 夹重建血管。牺牲掉患侧颈内动脉是最常采取的措施。

理想情况下，血管内介入专家应该采用覆膜支架来保持颈内动脉的通畅；然而，不是在任何情况下，都可以在颅内使用覆膜支架[15]。在海绵窦段颈内动脉置入覆膜支架技术难度较大，因此，很多情况下会在介入手术室永久闭塞血管。然而，随着血管内介入技术的不断进步，更加复杂的支架修复技术已逐步走向临床[16-17]。应该采用球囊闭塞试验来评估侧支循环以便评估缺血性卒中的风险，并判断是否需要行血管搭桥手术。

69.5 术后并发症

术后任何明显的鼻出血都必须对鼻腔进行内镜下检查。如果患者有颈内动脉破裂或出血的风险，比如患者有既往放射治疗史，建议立即进行血管造影检查。对于术中存在任何血管损伤，但

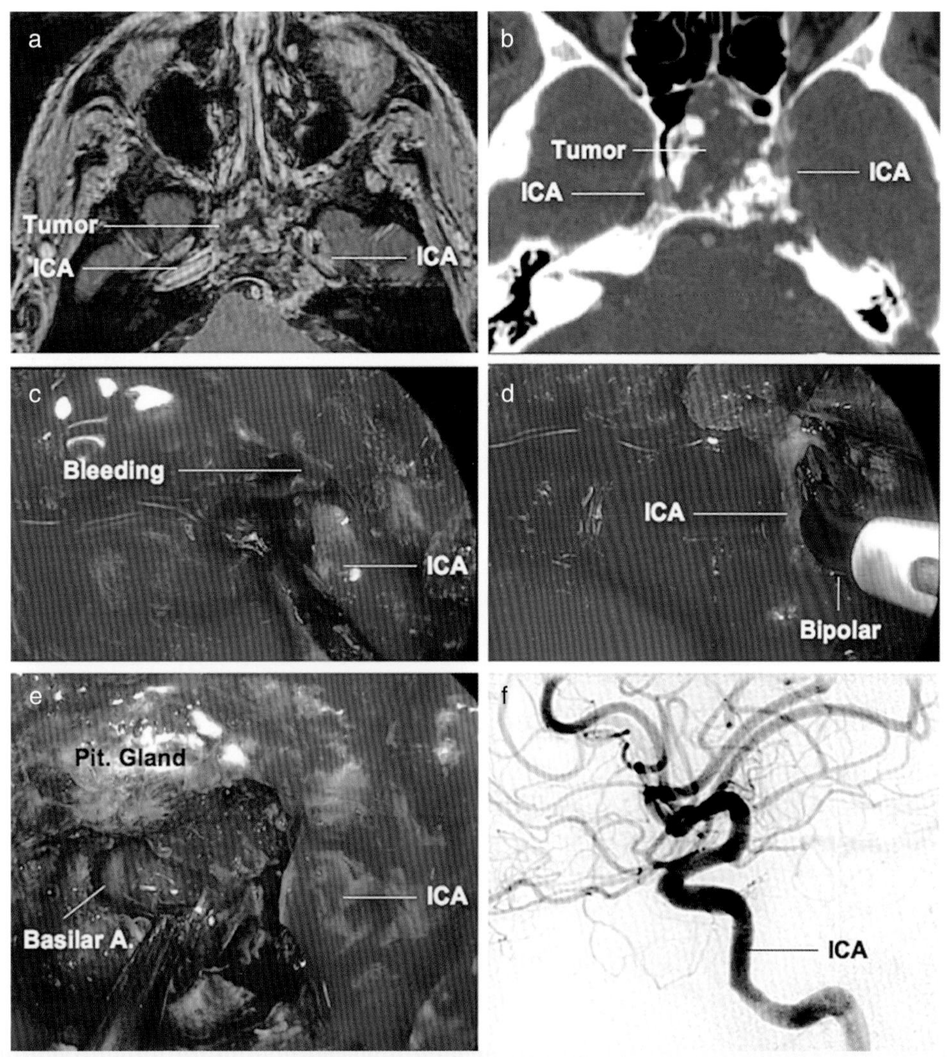

图 69.3　血管损伤示例。a. 轴位 T1 加权 MRI 显示颅底肿瘤（软骨肉瘤），侵犯斜坡和岩骨，尤其是左侧。注意肿瘤包绕以及左侧岩段颈内动脉向前外侧移位。b. 对同一例患者进行计算机体层血管成像（CTA）。注意左斜坡旁段 ICA 的包绕和移位。与对侧 ICA 相比，ICA 管腔内径缩小且不规则，提示血管受到侵犯。c. 在切除包裹左斜坡旁段 ICA 的肿瘤时，尽管进行了仔细的解剖，仍遇到了快速的动脉出血。用小棉片轻轻按压可控制出血，但释放压力后出血量很大。d. 用手指对颈段颈内动脉进行压迫，以减少其流量，并允许准确识别颈动脉壁上的破孔。使用双极电凝成功地封闭了破口，出血立即停止。在整个手术过程中，生命体征和神经生理学监测保持稳定。e. 颈动脉壁用纤维蛋白胶加固，剩余肿瘤部分切除。肿瘤侵蚀了斜坡硬脑膜，可见基底动脉。f. 术后立即进行血管造影，显示颈内动脉未闭且完全正常。术后 1 个月进行了随访血管造影，结果相似。需要密切随访以排除颈动脉假性动脉瘤的发生。ICA：颈内动脉；Tumor：肿瘤；Bleeding：出血部位；Bipolar：双极电凝；Pit. Gland：垂体；Basilar A.：基底动脉

是围手术期没有牺牲颈内动脉，则在血管损伤后的几周内也建议进行后续血管造影。这些患者存在迟发性假性动脉瘤和破裂的风险，可能在血管损伤发生后数周至数年内出现[16,18]。

69.6　结　论

经鼻内镜下颅底外科手术，包括大血管损伤在内的并发症风险与传统颅底外科相当。血管内

介入治疗专家处理颈内动脉损伤的方法仍在不断改进。严重并发症的预防需要病例的合理选择以及从内镜的角度掌握颅底解剖结构并接受内镜技术培训的外科医生，并且这些医生不仅可以进行细致的解剖并在围手术期能够对细节给予最大的关注。现代手术模拟装置愈发精巧，颅底外科团队应该利用这些精巧的模拟设备尽可能地演练这些罕见但是灾难性的并发症。

（沈李奎 译，陈立华 校）

参考文献

[1] Gardner PA, Tormenti MJ, Pant H, et al. Carotid artery injury during endoscopic endonasal skull base surgery: incidence and outcomes. Neurosurgery, 2013, 73(2) Suppl Operative: ons261–ons269, discussion ons269–ons270

[2] Chin OY, Ghosh R, Fang CH, et al. Internal carotid artery injury in endoscopic endonasal surgery: a systematic review. Laryngoscope, 2016, 126(3):582–590

[3] Kassam A, Snyderman CH, Mintz A, et al. Expanded endonasal approach: the rostrocaudal axis. Part II. Posterior clinoids to the foramen magnum. Neurosurg Focus, 2005, 19(1):E4

[4] Kassam A, Snyderman CH, Mintz A, et al. Expanded endonasal approach: the rostrocaudal axis. Part I. Crista galli to the sella turcica. Neurosurg Focus, 2005, 19(1):E3

[5] Kassam AB, Gardner P, Snyderman C, et al. Expanded endonasal approach: fully endoscopic, completely transnasal approach to the middle third of the clivus, petrous bone, middle cranial fossa, and infratemporal fossa. Neurosurg Focus, 2005, 19(1):E6

[6] Fortes FS, Pinheiro-Neto CD, Carrau RL, et al. Endonasal endoscopic exposure of the internal carotid artery: an anatomical study. Laryngoscope, 2012, 122(2):445–451

[7] Snyderman C, Kassam A, Carrau R, et al. Acquisition of surgical skills for endonasal skull base surgery: a training program. Laryngoscope, 2007, 117(4):699–705

[8] Muto J, Carrau RL, Oyama K, et al. Training model for control of an internal carotid artery injury during transsphenoidal surgery. Laryngoscope, 2017, 127(1):38–43

[9] Pham M, Kale A, Marquez Y, et al. A perfusion-based human cadaveric model for management of carotid artery injury during endoscopic endonasal skull base surgery. J Neurol Surg B Skull Base, 2014, 75(5):309–313

[10] Valentine R, Boase S, Jervis-Bardy J, et al. The efficacy of hemostatic techniques in the sheep model of carotid artery injury. Int Forum Allergy Rhinol, 2011, 1(2):118–122

[11] Valentine R, Padhye V, Wormald PJ. Simulation training for vascular emergencies in endoscopic sinus and skull base surgery. Otolaryngol Clin North Am, 2016, 49(3):877–887

[12] Valentine R,Wormald PJ. A vascular catastrophe during endonasal surgery: an endoscopic sheep model. Skull Base,2011, 21(2):109–114

[13] Gardner PA, Kassam AB, Rothfus WE, et al. Preoperative and intraoperative imaging for endoscopic endonasal approaches to the skull base. Otolaryngol Clin North Am, 2008, 41(1):215–230, vii

[14] Cobb MI, Nimjee S, Gonzalez LF, et al. Direct repair of iatrogenic internal carotid artery injury during endoscopic endonasal approach surgery with temporary endovascular balloon-assisted occlusion: technical case report. Neurosurgery, 2015, 11 Suppl 3:E483–E486, discussion E486– E487

[15] Kim BM, Jeon P, Kim DJ, et al. Jostent covered stent placement for emergency reconstruction of a ruptured internal carotid artery during or after transsphenoidal surgery. J Neurosurg, 2015, 122(5):1223–1228

[16] Sylvester PT, Moran CJ, Derdeyn CP, et al. Endovascular management of internal carotid artery injuries secondary to endonasal surgery: case series and review of the literature. J Neurosurg, 2016, 125(5):1256–1276

[17] Van Rompaey J, Bowers G, Radhakrishnan J, et al. Endoscopic repair of an injured internal carotid artery utilizing femoral endovascular closure devices. Laryngoscope, 2014, 124(6):1318–1324

[18] Biswas D, Daudia A, Jones NS, et al. Profuse epistaxis following sphenoid surgery: a ruptured carotid artery pseudoaneurysm and its management. J Laryngol Otol, 2009, 123(6):692–694

第 70 章 经鼻内镜手术中小动脉与穿支血管的处理

Eduardo de Arnaldo S. Vellutini, Marcos de Queiroz Teles Gomes, Matheus Fernandes de Oliveira, Leonardo Balsalobre, João Mangussi-Gomes, Aldo C. Stamm

摘　要

本章我们将主要从解剖和生理基础方面讲述小动脉和穿支血管在鼻颅底手术中的相互关系。由于小动脉和穿支血管的解剖特点和易破裂性导致在手术过程中非常容易损伤。虽然它们的口径比较细小，但其损伤后也会引起相应区域缺血性和出血性病灶，从而导致不良预后。我们根据鼻内镜手术入路中涉及的小动脉和穿支血管发起动脉的不同，从解剖学角度将它们分为前组、后组和下组。前组：主要起自颈内动脉和大脑前动脉复合体；后组：起自后交通动脉，大脑后动脉，基底动脉上段，小脑上动脉和小脑前下动脉；下组：起自基底动脉下段，椎动脉和小脑后下动脉。

关键词

小动脉，穿支血管，脑缺血，脑出血

内容要点

· 在经鼻内镜手术过程中，损伤任何大小的血管都有可能导致严重的后果。

· 由于小动脉和穿支血管的易破裂性，导致其特别容易受损；此外，在术前的血管造影甚至手术过程中都难以被发现。

· 经鼻内镜手术过程中涉及的小动脉和穿支血管，根据它们起自动脉的不同，从解剖学角度将其分为前组、后组和下组。

· 前组小动脉和穿支血管主要起自颈内动脉和大脑前动脉复合体。

· 后组小动脉和穿支血管由后交通动脉、大脑后动脉、上段基底动脉、小脑上动脉、小脑前下动脉的分支组成。

· 下组小动脉和穿支血管由下段基底动脉、椎动脉和小脑后下动脉的分支组成。

70.1 引　言

经鼻内镜手术入路被认为是颅底外科医生的重要手术方式。内镜技术可以避免对脑组织的牵拉，通过自然间隙和微创路径来暴露颅底腹侧的大多数病灶[1-8]。然而，经鼻内镜手术入路也遇到了新的困难，尤其是在血管损伤方面。头颈部血管从尾侧向颅侧的走行方向使得外科医生术中会遇到许多与手术操作密切相关的大血管、小血管和相应的穿支血管。术中这些血管的损伤可引起脑缺血甚至较危险的脑出血病灶。

本章主要描述小动脉和穿支血管的解剖形态以及它们在经鼻内镜手术入路中的意义。

70.2 小动脉与穿支血管的意义

目前关于鼻内镜手术入路中能否损伤小动脉和穿支血仍然存在争议。因其解剖形态和脑灌注区域的多变性和不可预知性，我们应该尽量避免损伤它们。虽然小动脉和穿支血管的血流相对较小，但损伤它们也可能导致严重的后果[9]。

首先，在手术过程中，由于小动脉和穿支血管直径较小，不易被发现，通常容易损伤破裂。一旦损伤后，即使在镜下术野放大后也无法修复和搭桥重建。因其管径较小，在血管造影过程中也很难发现。此外，小动脉穿支血管的形态、分布和走行也是多变的。但它们破裂后出血量较少，相对容易控制。

因此，一个穿支血管的损伤将会导致相应区域脑组织的缺血。但由于穿支血管血流分布的冗余模式，其他完整的穿支血管也会向病灶区供血，所以脑缺血风险也可能会因此有所减轻。有时穿支血管损伤可能是无症状的，也可以引起残疾和其他不同症状。因此了解穿支血管的解剖学特点对于评估穿支血管损伤后神经功能障碍程度是非常重要的。

70.3 小动脉与穿支血管解剖

理论上，我们把经鼻内镜手术入路所涉及的穿支血管和小动脉根据它们起自的血管不同分为前、后和下三组。前组的穿支血管主要起自颈内动脉（ICA）和大脑前动脉（ACA）复合体。后组穿支血管包括后交通动脉（PCoA）、大脑后动脉（PCA）、基底动脉上段（UBA）、小脑上动脉（SCA）和小脑前下动脉（AICA）的分支。下组穿支血管主要起自基底动脉下段（LBA）、椎动脉（VA）和小脑后下动脉（PICA）。

70.3.1 前 组

鼻内镜下经平台 - 经鞍结节入路手术切除鞍区和鞍上区的肿瘤时，例如鞍结节脑膜瘤、颅咽管瘤、垂体腺瘤、Rathke 囊肿和其他肿瘤等，通常会遇到前组穿支血管和小动脉。

颈内动脉

床突上段 ICA 根据其三大分支的起点不同分为三段：眼动脉段颈内动脉从眼动脉的起点至 PCoA 的起点，后交通段颈内动脉是从 PCoA 起点至脉络膜前动脉（AChA）的发起点，脉络膜段颈内动脉则是从 AChA 起点至 ICA 分叉处。眼动脉段和后交通段 ICA 与鼻内镜手术操作关系较密切，因为 AChA 发出后向后外侧走行至视束、外侧膝状体和内囊后肢。PCoA 则走向后下方，其供血区域将会在后组穿支血管部分进行讲解 [10-14]。

起自眼动脉段 ICA 后内侧面的穿支血管通常有 4 支左右（1~7 支不等），主要参与垂体柄、视交叉血供，较少供应视神经；偶尔也会有分支供应三脑室底壁的乳头体前区和视束。起自一侧或双侧颈内动脉的垂体上动脉的数量为 1~5 支，发出后向内侧走行供应视交叉、垂体柄和垂体腺前叶（图 70.1）。损伤这些小动脉将会导致垂体柄（尿崩症和垂体功能减退）和视交叉功能异常（视野缺损）（图 70.2）。

大脑前动脉

大脑前动脉分为 A1 至 A5 五段，A1 段从 ICA 分叉到前交通动脉（ACoA）处，是发出穿支血管最多的一段 [10-14]。内侧豆纹动脉的穿支数量约为 1~11 支，平均 6 支，它们通常起自近侧半 A1 段的后上部，向后上方走行进入前穿质（APS）的内侧半（图 70.3）。

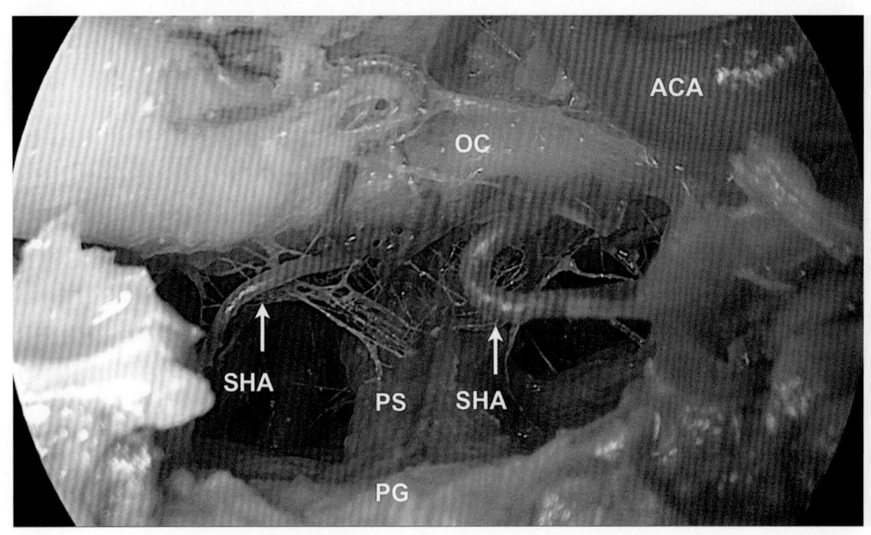

图 70.1 前组穿支血管：分布在视交叉和垂体柄表面的垂体上动脉。PG：垂体；ACA：大脑前动脉；OC：视交叉；SHA：垂体上动脉；PS：垂体柄

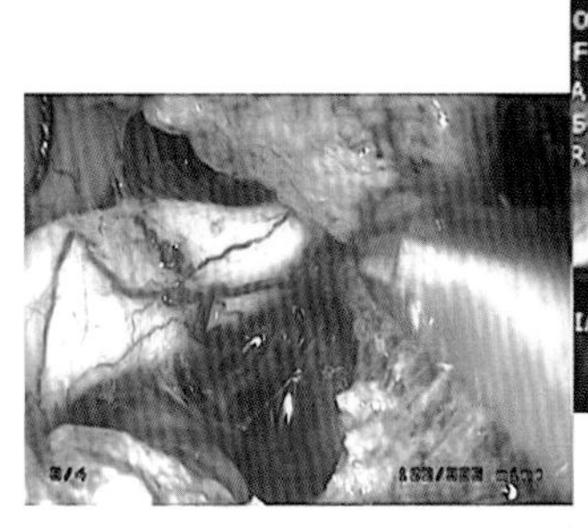
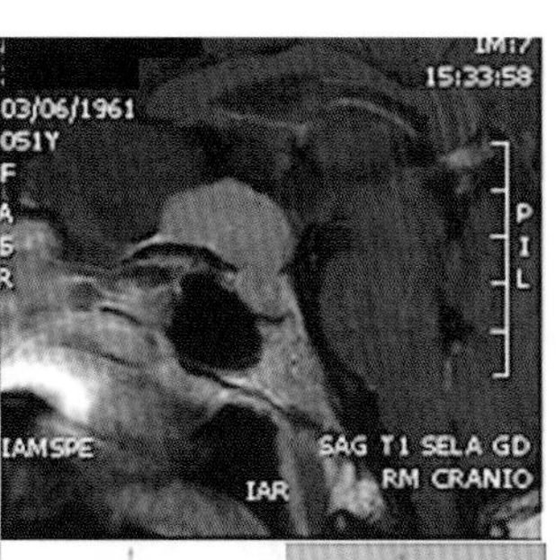

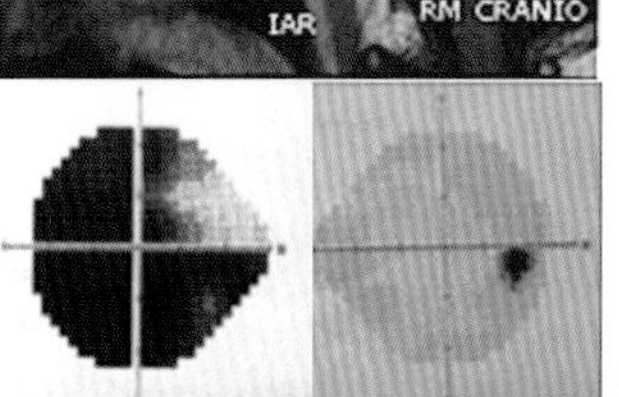
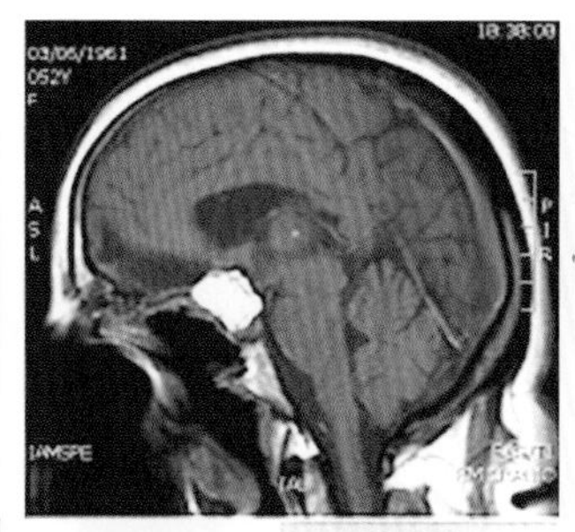

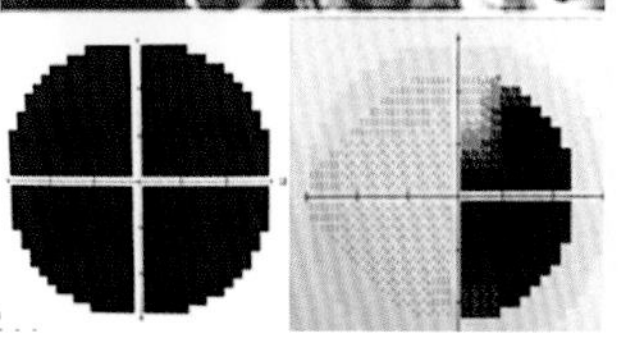

图 70.2　切除鞍结节脑膜瘤术中所见。术前 MRI（左图）和术后 MRI（右图）。图示小动脉及穿支血管与视交叉的关系。由于术中垂体上动脉出血，术前（左图）和术后（右图）的视野检测结果比较显示术后患者视野受损

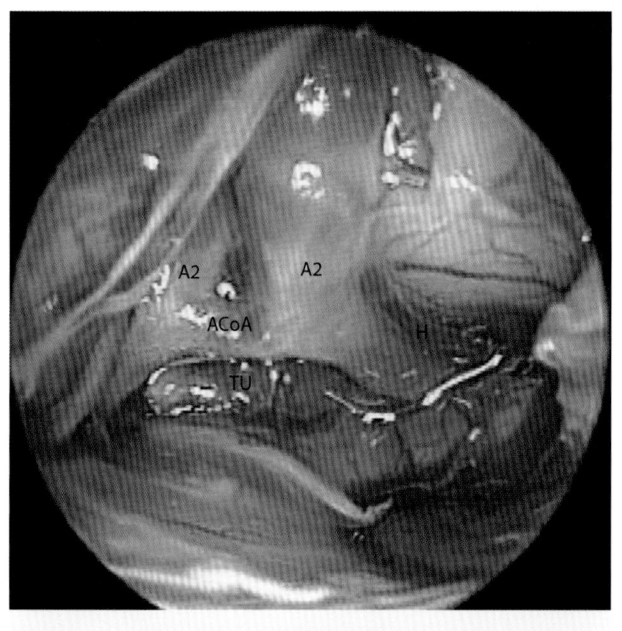

图 70.3　鼻内镜手术中暴露前组小动脉和穿支血管。A2：大脑前动脉；ACoA：前交通动脉；TU：肿瘤；H：Heubner 回返动脉

ACoA 的后下部发出的 0~4 支（平均 1.6 支）穿支血管，供应漏斗、APS、视交叉、胼胝体下部和下丘脑的视前区。

在 80% 病例中 Heubner 回返动脉起自 A2 段的近端，随即向后上方弯曲走行，约 60% 的病例中 Huebner 回返动脉走在 A1 段的前方，当抬起额叶时能够观察到 A1 段前面的 Heubner 回返动脉，它是供应 APS 最大最长的穿支血管。Heubner 回返动脉发出后，跨过颈内动脉分叉处，与大脑中动脉的 M1 段伴行进入外侧裂内侧部，最后穿入前、中 1/3 的 APS 中间外侧部。

该区域脑组织缺血梗死，多为 A1 段和 ACoA 发出的穿支血管损伤造成的，会引起人格缺陷、智力障碍和清醒状态的改变。当 A2 段的穿支血管堵塞，尤其是 Heubner 回返动脉堵塞时会引起尾状核头、壳核和内囊前肢的缺血损伤，导致肢体偏瘫。当然也可能出现情感异常、人格缺陷和智力障碍等症状。

70.3.2　后　组

经鼻蝶 – 经斜坡入路切除上斜坡脊索瘤和脑膜瘤以及向下方增生的垂体腺瘤和大的颅咽管瘤时与后组穿支血管的关系较为密切 [15–18]。

后组穿支血管主要由 PCoA、UBA、PCA 近端和 SCA 发出。它们组成的小血管网进入后穿质（PPS）供应脑干上端和间脑的后部（丘脑穿支动脉）。虽然后组穿支血管的数量较前组少，但由于脑干和间脑内神经传导束的存在，使得损伤后组穿支血管可能会引起较为严重的神经功能障碍。

大脑后动脉

PCA 分为从 P1 至 P4 四段，其穿支血管主要起自 P1 段和 P2 段，且 P1 段发出的穿支血管在经鼻内镜手术过程中更为重要。大脑后动脉 P1 段是从基底动脉分叉处至 PCoA 与 PCA 交汇处 [15–18]。

在经鼻内镜手术中涉及的 PCA 主要穿支血管有丘脑后穿通动脉、短旋支和长旋支动脉。丘脑后穿通动脉（图 70.4）起自 P1 段后，经 PPS、脚间窝和大脑脚内侧部进入脑内，供应背侧丘脑的前部和部分后部，下丘脑，底丘脑，黑质，红核，动眼神经核和滑车神经核，动眼神经，中脑网状结构，顶盖，三脑室前内侧底部以及内囊后肢的后部。供应脑干的短旋支和长旋支动脉主要起自大脑后动脉 P1 段，

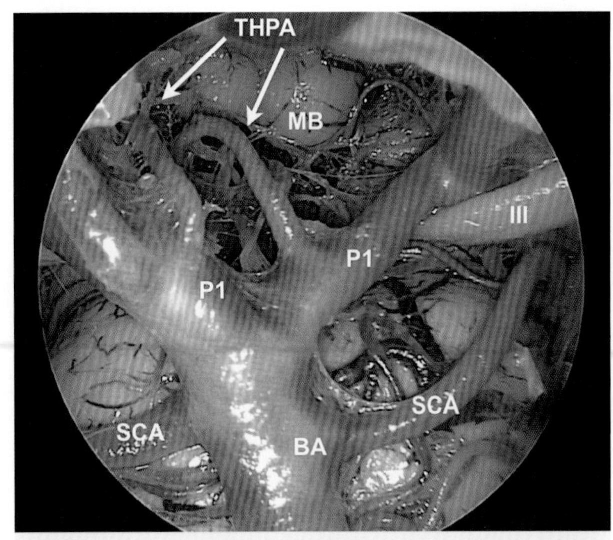

图 70.4　解剖标本中所见起自 P1 段的丘脑穿支动脉。SCA：小脑上动脉；BA：基底动脉；Ⅲ：动眼神经；P1：大脑后动脉第一段；MB：乳头体

较少起自 P2 段；其中短旋支动脉主要围绕中脑向后走行止于膝状体，而长旋支动脉绕中脑走行可到达后丘脑。

后组穿支血管尤其是丘脑后穿通动脉堵塞时会导致中线旁丘脑的缺血梗死，伴随出现认知障碍、执行功能障碍、记忆力下降、失语症、警觉下降和垂直眼麻痹等症状。若两侧的丘脑后穿通动脉共干（Percheron 动脉）将会导致双侧的丘脑缺血，引起更为严重的临床症状（图 70.5）[19]。

后交通动脉

在 60% 的病例中 ICA 后交通段没有穿支动脉发出。而起自 PCoA 的穿支血管主要来源于其近侧半，1~14 支。它们向上走行进入三脑室底部。其中最大的穿支是乳头体前动脉，又称作“丘脑前穿通动脉”（图 70.6）。阻断丘脑前穿通动脉将会导致丘脑前部的缺血，从而引起认知和意识障碍以及垂直凝视麻痹（图 70.7）。漏斗动脉是起自后交通动脉的另一组穿支血管，和垂体上动脉供应相同的脑组织区域[15-18]。

基底动脉

BA 发出的穿支血管通常起自其背外侧面，平均约 8 支。在其腹侧面没有穿支血管发出（图 70.8）。这些穿支血管主要参与脑桥、中脑和 PPS 的血供。SCA 起点附近的基底动脉穿支血管和直接起自 SCA 近端的穿支血管相互交错走行。在 SCA 起点上方发出的穿支血管会进入脚间窝。损伤这些穿支血管后会引起大脑脚缺血从而导致运动障碍（图 70.9）[15-18]。

70.3.3　小脑上动脉

SCA 是走行于最上方的幕下动脉；从基底动脉尖发出后，环绕脑桥和中脑下部向后走行。小脑上动脉主要供血范围是小脑幕面、脑干上部、小脑深

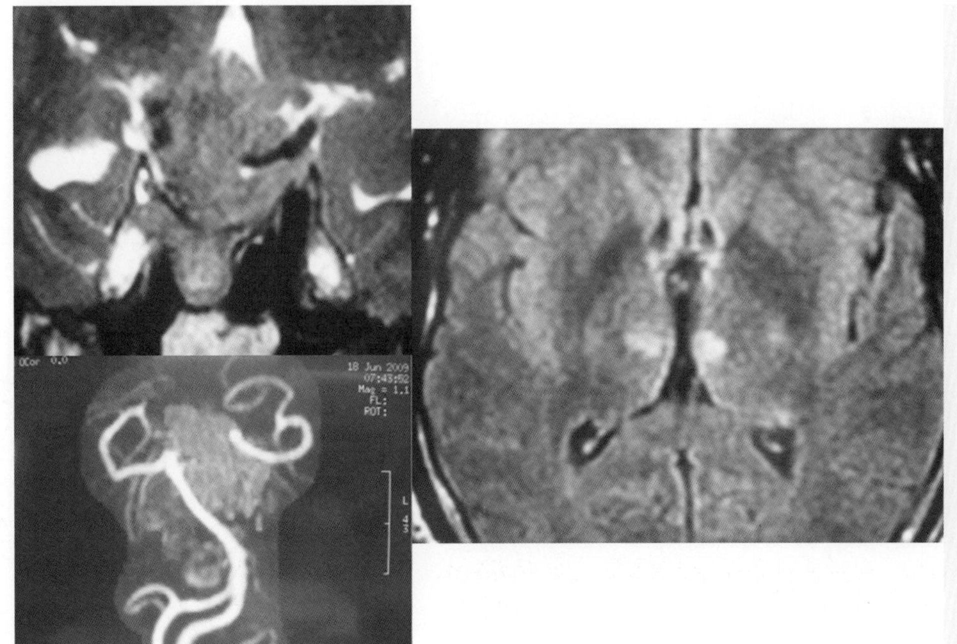

图 70.5　巨大复发垂体腺瘤切除术后，由于丘脑穿支血管（Percheron 动脉）的梗阻导致双侧丘脑旁中线区梗死

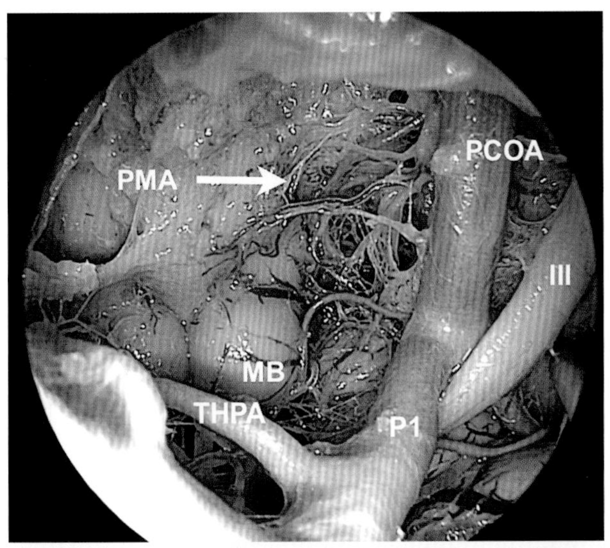

图 70.6　解剖标本可见乳头体前动脉起自后交通动脉。MB：乳头体；Ⅲ：动眼神经；THPA：丘脑穿支动脉；P1：大脑后动脉；PCOA：后交通动脉；PMA：乳头体前动脉

部核团以及下丘 [15-18]。

起自小脑上动脉的穿支血管分为直型和环绕型。直型穿支动脉发出后直行穿入脑干，环绕型穿支动脉则绕脑干环行一段后穿入脑干。环绕型的穿支动脉分为短旋支和长旋支，短旋支沿脑干表面绕行约 90° 进入脑干。长旋支绕脑干表面走行更长的距离，甚至到达对侧。旋支动脉在走行过程中都会发出分支进入脑干。脑干下外侧区域的梗死可能会出现感觉减退、共济失调、偏瘫、认知障碍、执行功能障碍和失语等症状 [19]。

70.3.4　下　组

在经鼻咽部的手术入路中较容易损伤下组穿支血管。该入路通常用来处理下斜坡和颅颈交界区的肿瘤如脊索瘤、脑膜瘤和转移瘤。下组穿支血管主

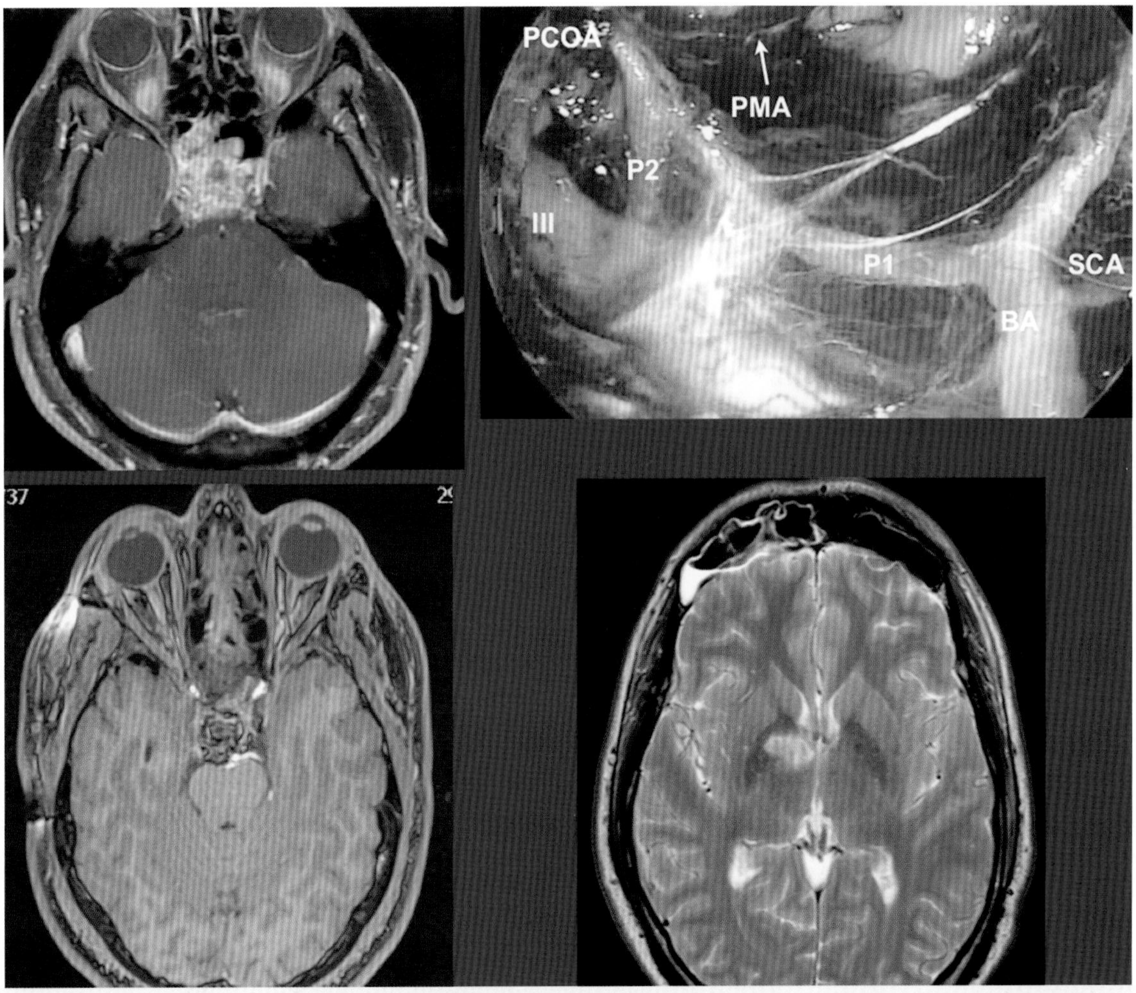

图 70.7　斜坡脊索瘤切除术后，由于乳头体前动脉损伤导致丘脑前部的梗死。PCOA：后交通动脉；SCA：小脑上动脉；Ⅲ：动眼神经；P1 和 P2：大脑后动脉；PMA：乳头体前动脉

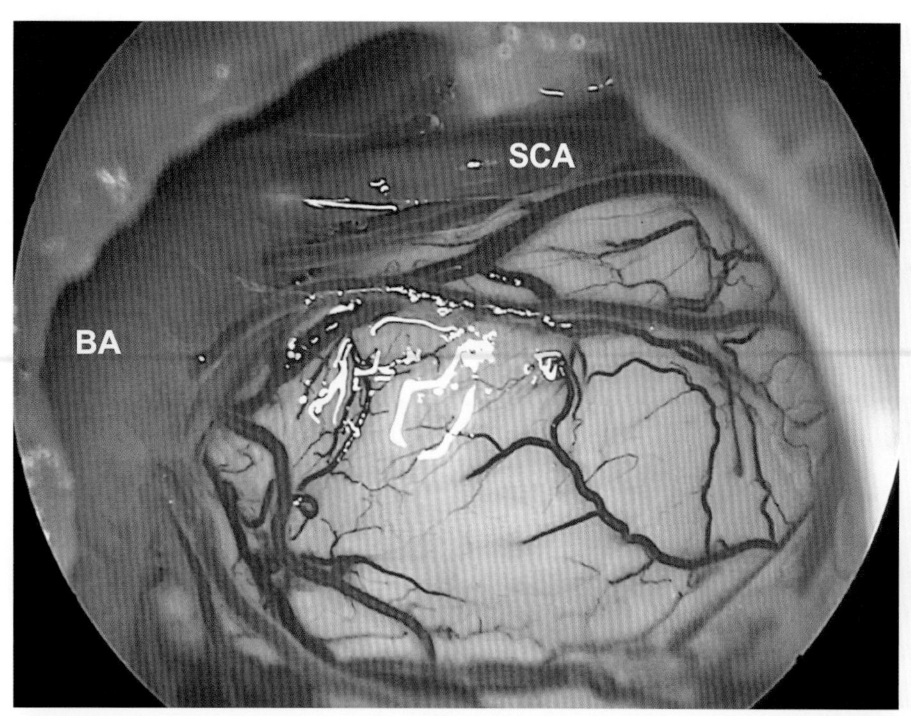

图 70.8　基底动脉及其穿支血管。BA：基底动脉；SCA：小脑上动脉

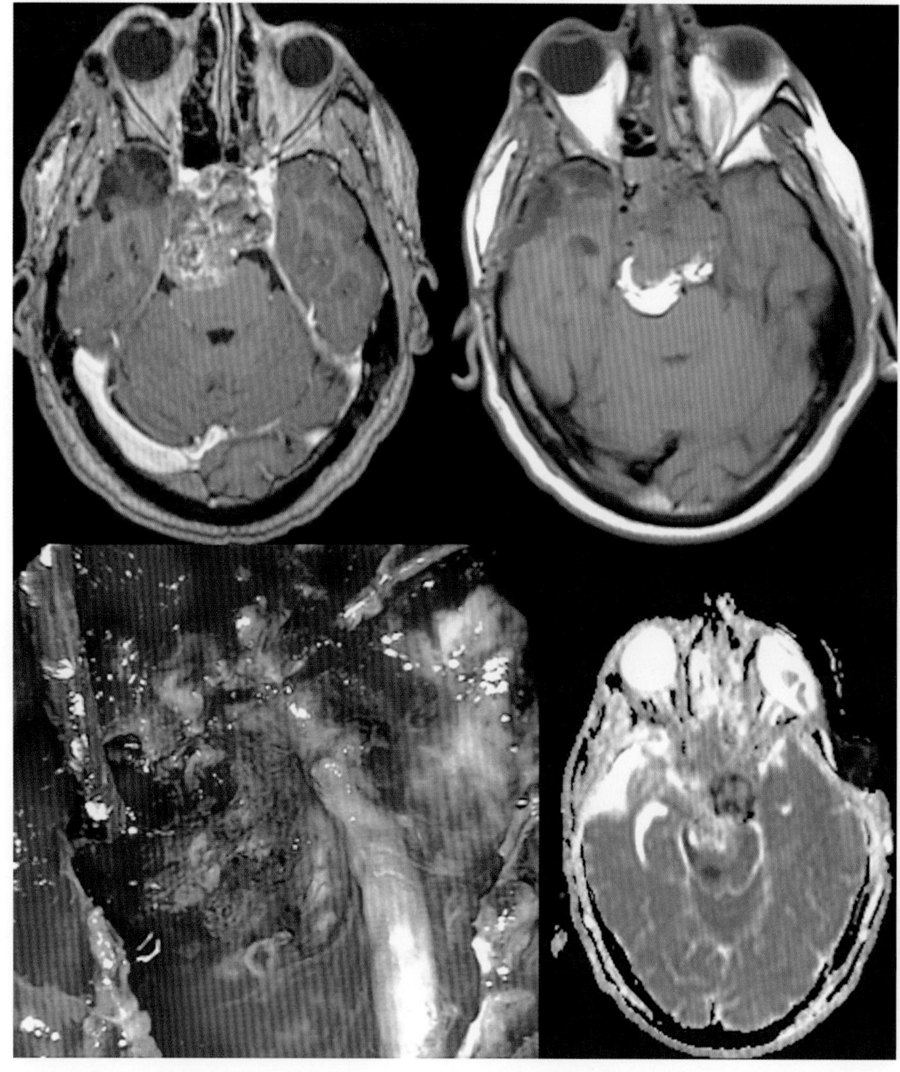

图 70.9　复发脊索瘤切除术后，由于基底动脉穿支血管闭塞导致脑桥前部缺血

要起自硬脑膜内的 VA、基底动脉干下段和后颅窝动脉（PICA，AICA）。这些血管主要供应脑桥、延髓和小脑。后组和下组穿支血管供血区域的分界并不明显，SCA 的一些分支会供应脑桥上部，有时也会向上到达脚间窝。与前组穿支血管相比，后组和下组穿支血管数量较少，但由于脑干内神经传导束和神经核团的存在，损伤下组穿支血管后可能会引起更为严重的神经功能障碍。也可出现有潜在危险的神经症状，如神经传导束、脑神经、共济和自主神经功能的缺陷等[20–21]。

椎动脉

VA 起自锁骨下动脉后，穿 C6 横突孔向上走行至 C2 横突孔。穿出 C2 横突孔后椎动脉向外侧走行继续穿入 C1 横突孔[20–21]。

起自椎动脉的穿支血管主要供应延髓上部的旁中线区，包括锥体束、内侧丘系、内侧纵束、舌下神经核上部和旁中线区的网状结构（图 70.10）。因此椎动脉穿支血管的梗阻会引起延髓内侧综合征，出现对侧偏瘫、触觉和本体感觉丧失以及同侧舌麻痹等（图 70.11）。

脊髓前动脉是椎动脉发出的重要分支。15%~40% 的病例中脊髓前动脉起自单侧 VA，参与脊髓前 2/3 的血供。损伤脊髓前动脉将会导致严重的痉挛性四肢瘫痪和痛温觉的丧失，但本体感觉功能可以保留。

小脑前下动脉

AICA 和 PICA 的区别在于它们的发出部位不同，而与其供应的小脑区域无关。AICA 通常起自 BA 下 1/3 段，较少起自中 1/3 段 BA。通常在脑桥腹侧面经过展神经的上方或下方，向后外侧走行。供应脑桥下 2/3 和延髓上部[20–21]。

小脑前下动脉在神经周围发出的穿支血管主要参与神经周围和相邻脑桥区域的血供，例如三叉神经穿入点周围的脑桥、延髓上外侧、舌咽神经和迷走神经。这些穿支血管的梗死会引起偏瘫、共济失调、面瘫、听觉丧失和斜视等症状。

小脑后下动脉

起自 VA 的 PICA 主要供应延髓，小脑蚓下部，四脑室下部，扁桃体和小脑的枕下面[20–21]。起自 PICA 与 VA 的穿支血管有相互重叠的供血区域。PICA 起点远端的 VA 发出的穿支血管多于近端 VA。起自硬脑膜入口至 PICA 发出点之间的 VA 穿支血管多为短旋支和直穿支动脉，通常在延髓外侧穿入脑干[20–21]。

PICA 起点至椎 – 基底动脉结合处的椎动脉穿支血管主要为短旋支动脉，从延髓的前外侧穿入脑干。

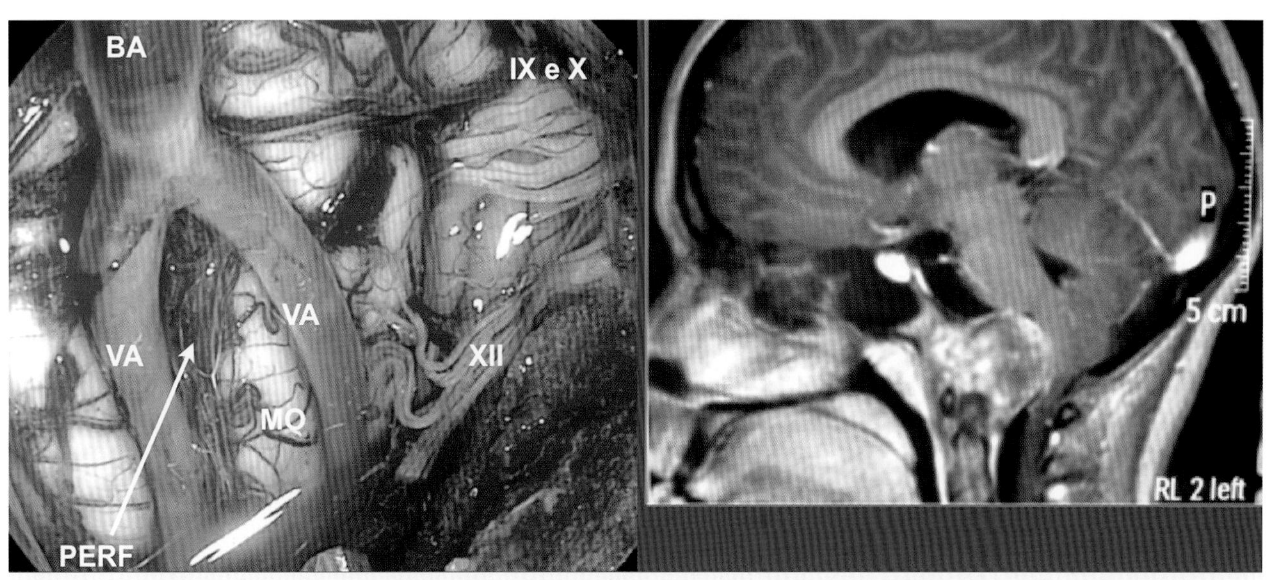

图 70.10 切除下斜坡脊索瘤后可见椎动脉发出的穿支动脉。BA：基底动脉；MO：延髓；Ⅻ：舌下神经；Ⅸ e Ⅹ：舌咽神经和迷走神经；VA：椎动脉；PERF：穿支动脉

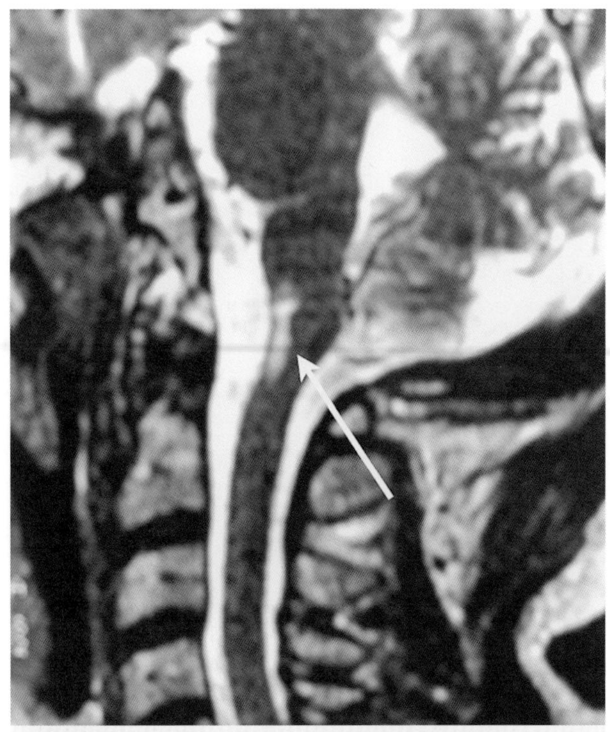

图 70.11 MRI 显示切除枕骨大孔脑膜瘤后患者出现延髓梗死灶（箭头）

PICA 起点以远的 VA 还发出少量分支经 Luschka 孔供应四脑室的脉络丛组织[22]。

小脑后下动脉的穿支血管损伤后会引起相关的神经症状，如偏瘫、共济失调、震颤、感觉障碍和吞咽困难。

（刘文超 译，李旭光 校）

参考文献

[1] Dhandapani S, Singh H, Negm HM, et al. Cavernous Sinus Invasion in Pituitary Adenomas: Systematic Review and Pooled Data Meta-Analysis of Radiologic Criteria and Comparison of Endoscopic and Microscopic Surgery. World Neurosurg, 2016, 96:36-46.

[2] Tabaee A, Anand VK, Barrón Y, et al. Endoscopic pituitary surgery: a systematic review and meta-analysis. J Neurosurg, 2009, 111:545-554.

[3] Bastos RV, Silva CM, Tagliarini JV, et al. Endoscopic versus microscopic transsphenoidal surgery in the treatment of pituitary tumors: systematic review and meta-analysis of randomized and non-randomized controlled trials. Arch Endocrinol Metab, 2016, 60:411-419.

[4] Cappabianca P, Cavallo LM, de Divitiis O, et al. Endoscopic Endonasal Extended Approaches for the Management of Large Pituitary Adenomas. Neurosurg Clin N Am, 2015, 26:323-331.

[5] Jho HD, Ha HG. Endoscopic endonasal skull base surgery: Part 1--The midline anterior fossa skull base. Minim Invasive Neurosurg, 2004, 47:1-8.

[6] Jho HD, Ha HG. Endoscopic endonasal skull base surgery: Part 2--The cavernous sinus. Minim Invasive Neurosurg, 2004, 47:9-15.

[7] Jho HD, Ha HG. Endoscopic endonasal skull base surgery: Part 3--The clivus and posterior fossa. Minim Invasive Neurosurg, 2004, 47:16-23.

[8] Ciric I, Ragin A, Baumgartner C, et al. Complications of transsphenoidal surgery: results of a national survey, review of the literature, and personal experience. Neurosurgery, 1997, 40:225-236, 236-237.

[9] Lehto H, Hernesniemi J. Tiny but significant: perforators in aneurysm surgery. World Neurosurg 2014, 82:591-592.

[10] Gibo H, Lenkey C, Rhoton AJ. Microsurgical anatomy of the supraclinoid portion of the internal carotid artery. J Neurosurg, 1981, 55:560-574.

[11] Rhoton AJ. The supratentorial arteries. Neurosurgery, 2002, 51:S53-S120.

[12] Rhoton AJ. The cerebrum. Neurosurgery, 2002, 51:S1-S51.

[13] Gibo H, Carver CC, Rhoton AJ, et al. Microsurgical anatomy of the middle cerebral artery. J Neurosurg, 1981, 54:151-169.

[14] Rosner SS, Rhoton AJ, Ono M, et al. Microsurgical anatomy of the anterior perforating arteries. J Neurosurg, 1984, 61:468-485.

[15] Saeki N, Rhoton AJ. Microsurgical anatomy of the upper basilar artery and the posterior circle of Willis. J Neurosurg, 1977, 46:563-578.

[16] Rhoton AJ. The cerebellar arteries. Neurosurgery, 2000, 47:S29-S68.

[17] Zeal AA, Rhoton AJ. Microsurgical anatomy of the posterior cerebral artery. J Neurosurg, 1978, 48:534-559.

[18] Hardy DG, Peace DA, Rhoton AJ. Microsurgical anatomy of the superior cerebellar artery. Neurosurgery, 1980, 6:10-28.

[19] Carrera E, Michel P, Bogousslavsky J. Anteromedian, central, and posterolateral infarcts of the thalamus: three variant types. Stroke, 2004, 35:2826-2831.

[20] Marinković S, Milisavljević M, Gibo H, et al. Microsurgical anatomy of the perforating branches of the vertebral artery. Surg Neurol, 2004, 61:190-197, 197.

[21] Lister JR, Rhoton AJ, Matsushima T, et al. Microsurgical anatomy of the posterior inferior cerebellar artery. Neurosurgery, 1982, 10:170-199.

[22] Ballesteros L, Forero P, Quintero I. Morphological expression of the anterior spinal artery and the intracranial segment of the vertebral artery: a direct anatomic study. Rom J Morphol Embryol, 2013, 54:513-518.

第 71 章 经鼻内镜下颅底与脑手术相关的内分泌并发症

Luma Ghalib, Lawrence S. Kirschner

摘　要

本章节将重点讨论经鼻手术患者术前、术中及术后可能需要应对的内分泌问题。我们将按照时间轴的顺序来逐步讨论激素水平的评估。首先，我们讨论所有鞍区占位患者所需的术前检查以及推荐依据。然后，我们将探讨术后可能立即出现的一些内分泌并发症及有效应对措施。最后，我们将为这些患者制定一个长期的随访方案。为强调在治疗肢端肥大症及库欣病患者中可能遇到的一些特殊情况，我们将单独讨论垂体高功能腺瘤。在本章节内容中，我们引用了一些关于并发症发生率、激素水平评估及替代治疗指导的相关前沿文献。本章将作为神经外科医生、内分泌科医生及其他医疗团队诊治经鼻蝶内镜手术的指南。目的就是为了保证这些患者的内分泌相关问题能及时得到解决从而达到最好的治疗效果。

关键词

垂体功能减退症，肾上腺皮质功能不全，尿崩症，抗利尿激素分泌失调综合征（SIADH），肢端肥大症，库欣病，术后并发症，内分泌学

内容要点

· 鞍区占位术前评估应包括视交叉、海绵窦等周围组织包绕情况并辨认正常的垂体组织。

· 术前评估垂体功能（亢进及减退）非常重要。

· 手术应激会影响术后评估准确性。

· 垂体高功能腺瘤往往对短期及长期管理方案会有很大影响，例如催乳素瘤、肢端肥大症及库欣病。

· 术前纠正中枢性肾上腺皮质功能减退及尿崩症非常重要。如有必要，应使用优甲乐治疗甲状腺功能减退症。

· 术前明确尿崩症诊断有一定难度。术后前 2 周发生尿崩症及低钠血症的风险极高。

· 在患者出院之前要做好垂体 – 肾上腺轴激素水平的评估以保证激素水平正常或已给予外源性替代。

· 术后几个月对垂体功能进行重新评估也是非常重要的，以确定术后垂体功能恢复或新发生的激素水平不足。

· 如果患者进行了放疗，我们就应该考虑到发生垂体功能减退的风险并制定长期管理方案。

71.1　引　言

近几十年，经鼻蝶入路颅底手术在技术及方法上都有了显著提高。显而易见，这种方法能治疗的蝶鞍及鞍旁扩展病变创造了很多新的挑战，同时也强调了拥有训练有素的多学科团队技术的重要性。本章重点讨论经鼻手术患者术前、术中及术后可能需应对的内分泌问题。

71.2　术前评估

在处理鞍区占位时必须注意以下 3 个问题：

（1）对周围组织的侵犯到了什么程度？

（2）鞍区占位是垂体高功能腺瘤吗？

（3）合并腺垂体功能减退吗？

上述问题的回答对进一步的治疗方案有很大影响。高分辨率 MRI 及神经放射学专家的合作有

助于回答第一个问题，这对外科手术决策将非常重要。例如，如果有视交叉受压，尤其是已导致视野缺损，需要尽可能手术切除。

垂体可以分泌多种激素。垂体内占位性病变称为垂体瘤，可能导致激素过度分泌（高功能腺瘤），或压迫正常垂体组织导致功能减退（垂体功能减退）。其他鞍区占位也可导致垂体功能减退。

明确垂体高功能腺瘤对近期及远期治疗方案均有很大意义。例如，对于绝大多数催乳素瘤，即使肿瘤体积已达到手术指征的大小，多巴胺激动剂仍是首选治疗方法。明确诊断的肢端肥大症或库欣病患者围手术期并发症发生风险更高，在术后护理中需要特别关注。

71.2.1 垂体功能减退的预测因素

任何一个垂体轴发生功能减退的概率都非常高，据报道 50%~90% 无功能垂体大腺瘤患者均会发生垂体功能减退 [1-3]。对于高龄患者或者瘤体较大者垂体功能减退发生率更高。然而，仅有 1/2 的垂体功能减退患者出现临床症状 [3]。对于无功能腺瘤患者，甲状腺功能减退发生率为 36%，性腺功能减退发生率为 41%，生长激素缺乏可能达到 61%。1/3 的甲状腺功能减退患者同时伴有中枢性肾上腺皮质功能不全 [4]。垂体功能减退在既往有鞍区手术、垂体卒中病史的患者发生率更高，同时与其他腺瘤相比，无功能腺瘤的发生率更高（59% *vs* 34%）[5]。

由于激素水平评估结果可能会影响治疗方案，所以原则上激素水平评估一般均在术前进行。此外，手术应激以及围手术期用药均会影响评估结果的准确性 [6]。详细的病史采集以及体格检查均非常重要，要重点关注近期内体重、皮肤、毛发、性功能及排尿次数的改变。新发糖尿病、高血压或体重增加可能是库欣病或者肢端肥大症的警示信号。实验室检查首先从以下激素的早 8 点基线水平入手 [1]。

· 促肾上腺皮质激素（ACTH）和血浆皮质醇水平（如果临床考虑肾上腺皮质功能减退或库欣病还需进一步检查）。

· 促甲状腺激素（TSH）及游离甲状腺激素（FT4）水平（中枢性及原发性甲状腺功能异常均需评估）。

· 催乳素水平（在特殊情况下考虑连续稀释法）。

· 胰岛素样生长因子 1 水平（IGF-1）（如果结果异常还需进一步行确诊试验）。

· 卵泡刺激素（FSH）、黄体生成素（LH）、睾酮以及雌激素水平（结合患者性别和年龄）。

· 电解质，血尿渗透压（尤其是对于有烦渴、多尿及夜尿增多病史的患者）。

71.2.2 术前管理：全面检查，按需替代

尽管术前全面评估激素水平非常重要，但并非术前所有激素水平均应纠正至正常水平。对于尿崩症的控制，肾上腺及甲状腺激素替代是术前管理最重要的环节 [1,6]。为了避免诱发肾上腺危象，在进行甲状腺激素替代之前评估并纠正肾上腺轴非常重要。

性腺及生长激素水平在术后需要重新评估，并且可以作为垂体功能恢复的标志。是否进行替代治疗取决于患者的症状、年龄、性别以及其他并发症。

71.3 特殊情况

71.3.1 肢端肥大症

肢端肥大症的治疗通常选择手术治疗，但存在一定风险。这些患者常常合并心脑血管并发症，如高血压、心肌病、心脏瓣膜病以及心律失常。许多患者有阻塞性睡眠呼吸暂停并且相当一大部分患者在手术时并未明确诊断。这些患者伴随发生的软组织肥大、巨舌以及下颌前突也增加了麻醉并发症发生风险。因此，拥有一个高水平的多学科团队对于提高手术成功率非常重要。术前药物治疗对患者的获益仍有争议，目前临床中仅适用于症状明显的患者 [7]。

71.3.2 库欣病

在手术实施前需要仔细评估病情以确定库

欣综合征已得到临床控制。内分泌科医生早期加入患者的管理非常重要。筛查试验包括 24h 尿游离皮质醇，两次午夜唾液皮质醇及地塞米松抑制试验。上述 3 种筛查试验中有 2 种试验结果提示 ACTH 正常或升高即可明确库欣病的诊断。

库欣病患者常合并控制欠佳的糖尿病、高血压以及肥胖等多种并发症。围手术期感染、深静脉血栓形成以及肺水肿发生率增加 [7]。需给予特殊处理以避免上述并发症发生。在术后不久，如果患者血流动力学稳定，在开始类固醇激素替代治疗之前需要多次检测血皮质醇水平来找到皮质醇最低水平 [8]。可能要花费数月时间才能撤退糖皮质激素直到评估肾上腺皮质功能正常 [6-7]。

71.4　术后并发症

经蝶术后前 2 周至关重要。所有患者术后最好由多学科团队严密监护一些可能出现的并发症 [9]。除了检查新出现的神经功能障碍、视觉障碍、脑脊液鼻漏以及潜在的感染，密切监测垂体功能也是必不可少的。

尽管新发的垂体功能异常并不常见，并且很大程度上与术者经验相关，但仍有报道 5%~13% 的患者会发生垂体功能异常 [3,5]。术前垂体功能异常、肿瘤大小以及手术相关并发症如脑脊液漏的严重程度等相关因素可以预测并发症的发生。鞍区占位的种类也可预测并发症，如颅咽管瘤更容易导致术后尿崩症及垂体功能减退 [5,9]。垂体—肾上腺轴及抗利尿激素是两种最重要的需要在术后立即评估的激素。

71.4.1　垂体—肾上腺轴

术前诊断为肾上腺皮质功能不全的患者在术后前 24h 内需要每 8h 给予 50~100mg 的氢化可的松。在患者出院时类固醇激素剂量逐渐减少至生理替代剂量。类固醇激素剂量需在患者术后 4~6 周随访时重新评估。对于所有患者，有不止一种治疗方案可供选择。一种方案是对所有患者给予围手术期负荷剂量类固醇激素，在术后 1~3d 通过维持早晨剂量及检测晨起血浆皮质醇水平来进行重新评估 [6,9]。另一种可选择方案是对围手术期肾上腺功能正常的患者，在手术期间给予糖皮质激素并在术后 1~2d 监测晨起皮质醇水平 [9-11]。晨起血浆皮质醇水平在预测垂体—肾上腺轴功能的准确性方面已被广泛研究。研究认为皮质醇水平高于 9.1~16μg/dL（250~450nmol/L）可预测肾上腺皮质功能正常 [2,9-11]。如有必要，需对这些患者进行严密随访并进行关于肾上腺皮质功能不全临床表现的特殊宣教，并对何时需使用类固醇激素进行特殊指导 [6,9]。指出促皮质素刺激试验对于诊断术后即刻发生的中枢性肾上腺皮质功能不全的局限性非常重要 [9,12]。

71.4.2　尿崩症

抗利尿激素分泌异常导致的单纯尿崩症或者随之出现的抗利尿激素分泌失调综合征（SIADH）是术后早期阶段最常见的并发症之一。据报道一过性尿崩症发病率为 1.6%~4.5%[13]，而总发病率为 18%[14]。与显微镜手术相比，内镜手术患者的尿崩症发生率相对较低（15% vs 28%）[15]。大多数患者为一过性尿崩并可在数周内缓解。永久性尿崩相对而言比较少见，约占全部患者的 2%[14]。通常情况下，脑脊液漏及颅咽管瘤患者发生一过性及永久性尿崩症的概率增加。与其他垂体瘤相比，库欣病患者发生一过性尿崩症的风险更高 [14]。

由于术后尿崩症可能与其他常见原因导致的多饮、多尿表现相近，所以临床诊断有一定难度。经蝶术后鼻腔填塞的患者发生口干及感觉口渴的症状非常常见。围手术期静脉补液也会导致多尿发生。肢端肥大症术后的多尿可能由于高血糖、高血钙以及使用利尿剂等少见原因导致 [13]。最后，术后立即出现的尿崩症的诊断一般结合尿量增加的临床表现及异常的实验室检查结果。

在术后前 48~72h，监测电解质及血渗透压以及通过严格记录以维持出入量平衡非常重要。尽管术后早期排尿量变化范围较大，但一般情况下连续 2~3h 尿量均大于 250~500mL/h，则应重点关注是否有尿崩症。其他需高度提示尿崩症的指标包括尿量

＞30mL/（kg·d）（如75kg患者尿量＞2.25L）、尿比重＜1.005或者尿渗透压＜200mOsm/kg H_2O。出现上述结果则提示需频繁监测血钠、渗透压、尿比重及尿渗透压[13]。去氨加压素（DDAVP）的替代治疗应个体化，剂量以实际需求而定，而非预定剂量。明确大多数患者术后尿崩症为一过性并且有些会伴随出现抗利尿激素不适当分泌综合征非常重要[2,9,13]。

控制液体入量对于术后即发生的尿崩症的治疗非常重要。由于血浆渗透压轻微升高即可触发口渴感觉，所以患者自己的口渴中枢调节是水需要量的最佳指导。对于神智异常或者下丘脑病变及口渴中枢调节障碍的患者需要合理静脉补液。如果患者出院时仍有尿崩症则需要口服去氨加压素。由于术后需要鼻腔填塞所以要做好术前鼻腔准备。为避免过度治疗，替代治疗的目标只是部分改善患者症状，尤其是夜尿增多。

出院患者应重点随访术后2周的血钠水平。在这个阶段出现SIADH及低钠血症的风险最高。

71.4.3 术后低钠血症

除肾上腺及甲状腺激素缺乏外，SIADH及液体出入量不平衡是迄今术后前2周低钠血症最常见的原因。这可能是由于垂体后叶受损及含有精氨酸加压素（AVP）的神经元释放后叶加压素所致。低钠血症的发病率为9%~24%，发病高峰大概在术后7d左右[2,9,14]。由于低钠血症临床表现不明显且早期不易察觉，所以术后1周监测电解质水平被认为是相对比较安全的方法。

低钠血症的典型表现包括恶心、头晕，甚至出现意识障碍、抽搐。大多数患者需限制水的摄入，如果患者已明确诊断为尿崩症则需给予去氨加压素。对于有急性神智改变的重症患者可给予高渗生理盐水。作为双相或三相模式一部分的尿崩症出现后一旦低钠血症被纠正就应该严密监测[2,9,13-14]。

对于所有患者，在出院之前均应评估肾上腺轴功能，如果有必要则需给予替代治疗。对于可能出现的并发症（如肾上腺皮质功能不全、尿崩症以及低钠血症）需给予患者一个明确的指导方案。

71.5 术后前2个月

经鼻内镜垂体术后4~8周应进行垂体激素功能的全面评估。随着手术技术的提高，术后垂体功能恢复比例增加，为6%~30%；垂体功能受损的比例有所下降，为1.4%~15%[2,6,16]。

无论是否给予类固醇激素替代治疗，在围手术期均应对患者进行垂体—肾上腺轴功能的全面评估。最常用到的是250μg促皮质素刺激试验。刺激试验通常在服用类固醇激素24h后的早晨进行。刺激后30min或60min皮质醇水平高于18μg/dL提示肾上腺皮功能正常。胰岛素诱发低血糖动态试验是诊断金标准。该试验可用来评估垂体—肾上腺轴和生长激素功能，但由于需要严密监护且风险较高所以一般临床较少应用[2]。

对于肾上腺皮质功能低下的患者，合理选择糖皮质激素替代剂量及用药次数对于避免激素替代不足或过量的发生非常重要。目前没有简单的实验室检查可直接指导治疗。推荐使用氢化可的松15~20mg/d（或者体表面积10~12mg/m^2），分次给药，晨起给2/3，下午给1/3。对于需要预防过度治疗风险的患者推荐限制使用长效类固醇激素。对患者及家属进行宣教：在发生急性疾病的时候类固醇激素剂量必须加倍，并随身携带肾上腺皮质功能减退症的医学警示标识[1]。

甲状腺激素的评估以及替代比较明确。对于中枢性甲状腺功能减退症的管理推荐监测FT4水平而非TSH。由于垂体受损后会导致TSH水平偏低或处于正常范围低限，采用原发性甲状腺功能减退症的评估指标TSH水平来调整甲状腺激素替代剂量并不可靠。合理的起始剂量为1.6μg/(kg·d)，治疗目标为FT4维持在正常范围上限。

如前所述，大多数术后尿崩症为一过性的。在随访过程中评估去氨加压素是否需长期使用非常重要。一个简单可行的方法是给予去氨加压素治疗24h后询问患者多尿和夜尿增多症状的复发情况。如前所述，去氨加压素治疗的目的是改善多尿症状，一般睡前口服去氨加压素0.1mg即可达到上述目的。对于比较严重的患者，可能需要在白天添加第二次、第三次剂量。这个阶段可以考虑鼻喷剂的使用。部分尿崩症患者仅仅是改善症状但并不能治愈。

71.6 长期随访方案

一旦患者病情平稳，肾上腺、甲状腺及抗利尿激素已经重新评估并按需替代，就需要对其他垂体功能进行评估。中枢性性腺功能减退症的长期影响因个体的年龄和性别而异。一般而言，性腺功能减退对性欲、性功能、肌肉质量、骨密度和整体能量水平都有负面影响。在性激素替代治疗之前应考虑患者的个人意愿、生育要求以及其他并发症。

对于无禁忌证的绝经前女性目前推荐周期性雌孕激素替代。对于绝经后女性，可以依据目前的指南作出决定。对于性腺功能减退的男性患者可给予睾酮替代治疗。开始治疗前需要对可能的禁忌证进行评估。在随访中监测前列腺特异抗原（PSA）、血细胞比容和睾酮水平来调整剂量及监测可能出现的并发症[6]。

对于成人生长激素的替代治疗有新的文献。使用不同年龄的实验室范围来解释 IGF-1 水平是至关重要的。推荐对于已证实有生长激素缺乏的患者应给予生长激素替代治疗[1]。在开始治疗前需要评估相关风险、获益、潜在的禁忌证、花费，并与患者进行沟通。将 IGF-1 水平维持在特定年龄限制范围内并在后续随访中注意观察药物副作用。

所有经蝶手术患者都需要长期随访。评估激素治疗的远期效应并避免不必要的替代治疗非常重要。对于高功能垂体腺瘤、侵袭性病变或者腺垂体功能减退症的患者需给予特殊关注。这些患者需要检查和监测其激素水平，以防止疾病复发或垂体功能恢复[6]。重要的是要有一个监测系统来监测患者原发病灶的复发，及时发现激素水平缺乏并给予治疗，监测继发肿瘤的发生[6,17]。

71.6.1 糖皮质激素替代治疗的相互作用

垂体功能减退患者总死亡率逐渐增加。然而，通过严格细致的管理可以降低这种不利影响。治疗目的是通过使用合理的替代方案来避免激素替代不足或者超生理剂量。为了避免上述情况发生，需要特别关注激素之间可能存在的相互作用，具体如下[1]：

· 糖皮质激素和甲状腺：为避免肾上腺危象发生，在开始甲状腺激素替代治疗之前先评估肾上腺轴。

· 糖皮质激素和尿崩症：肾上腺皮质功能减退可能掩盖尿崩症表现。另一方面，越来越多的证据表明较高水平的糖皮质激素会抑制血管升压素释放[13]。指南推荐在调整糖皮质激素剂量之后需重新评估尿崩症管理[1]。

71.6.2 放射治疗后远期后遗症

蝶鞍及鞍旁病变的放射治疗常作为手术和药物之后的三线治疗，尤其是对于有功能的垂体腺瘤。一线放疗常用于存在手术禁忌或拒绝手术的患者。初次手术后肿瘤的复发率相当高，这取决于海绵窦的侵犯程度和病变的组织病理学特征。根据病变的海绵窦侵袭程度及组织学特点，初次手术后肿瘤复发有相当高风险。例如，对于无功能垂体腺瘤，据报道次全切除术后患者 10 年复发率高达 50%，全切术后患者复发率为 10%~25%[17-18]。据报道放射治疗控制垂体瘤生长的成功概率可以达到 90%~100%[17,19]。对于有分泌功能的腺瘤而言，其生化控制包括缓解在内，取决于多种因素。但整体而言，约 50% 的患者病情都可以得到控制[17,19]。

由于垂体功能减退是鞍区放疗后最常见的不良反应，所以一旦进行放疗，就应该考虑到发生垂体功能减退的可能。整体而言，5 年垂体功能减退发生率接近 20%，10~15 年可增加到 80%，分次或单次放射治疗的结果相似[17,19]。尽管关于质子治疗的数据较少，但有报道称新发垂体功能减退 3 年发生率为 45%，5 年为 62%[20]。放射治疗其他少见的远期并发症包括视交叉损伤及继发肿瘤，20 年发生率分别为 1.5% 和 1.9%[17]。

71.7 结 论

经鼻蝶手术并发症发生率跟术者的经验密切相关[21]。在过去的几十年里，这种方法正逐渐成为颅底疾病的标准手术方法。总的手术死亡率维持在 0.9% 的低水平，伴有其他严重并发症发生率为 1%~2%，例如颈动脉损伤、下丘脑受损、失明以及脑膜炎[21]。

在治疗这些患者时，内分泌疾病仍然是最常见的并发症，其中最常见的是垂体前叶功能减退及尿崩症。拥有一个包括外科医生、内分泌医生、放射医生、放射治疗技师及其他医生在内的高质量训练有素的多学科团队可以取得最好的效果，从而帮助患者提高生活质量并延长预期寿命。

（肖金凤　译，王芳　校）

参考文献

[1] Fleseriu M, Hashim IA, Karavitaki N, et al. Hormonal replacement in hypopituitarism in adults: an endocrine society clinical practice guideline. J Clin Endocrinol Metab, 2016, 101(11):3888–3921

[2] Devin JK. Hypopituitarism and central diabetes insipidus: perioperative diagnosis and management. Neurosurg Clin N Am,2012, 23(4):679–689

[3] Jahangiri A, Wagner JR, Han SW, et al. Improved versus worsened endocrine function after transsphenoidal surgery for nonfunctional pituitary adenomas: rate, time course, and radiological analysis. J Neurosurg, 2016,124(3): 589–595

[4] Chen L, White WL, Spetzler RF, et al. A prospective study of nonfunctioning pituitary adenomas: presentation, management, and clinical outcome. J Neurooncol, 2011, 102(1):129–138

[5] Fatemi N, Dusick JR, Mattozo C, et al. Pituitary hormonal loss and recovery after transsphenoidal adenoma removal. Neurosurgery, 2008, 63(4):709–718, discussion 718–719

[6] Vance ML. Perioperative management of patients undergoing pituitary surgery. Endocrinol Metab Clin North Am, 2003, 32(2):355–365

[7] Lim M, Williams D, Maartens N. Anaesthesia for pituitary surgery. J Clin Neurosci, 2006,13(4):413–418

[8] Patil CG, Prevedello DM, Lad SP, et al. Late recurrences of Cushing's disease after initial successful transsphenoidal surgery. J Clin Endocrinol Metab, 2008, 93(2):358–362

[9] Ausiello JC, Bruce JN, Freda PU. Postoperative assessment of the patient after transsphenoidal pituitary surgery. Pituitary, 2008, 11(4):391–401

[10] Inder WJ, Hunt PJ. Glucocorticoid replacement in pituitary surgery: guidelines for perioperative assessment and management. J Clin Endocrinol Metab, 2002, 87(6):2745–2750

[11] Thomas JG, Gadgil N, Samson SL, et al. Prospective trial of a short hospital stay protocol after endoscopic endonasal pituitary adenoma surgery.World Neurosurg, 2014, 81(3–4):576–583

[12] Klose M, Lange M, Kosteljanetz M, et al. Adrenocortical insufficiency after pituitary surgery: an audit of the reliability of the conventional short synacthen test. Clin Endocrinol (Oxf), 2005, 63 (5):499–505

[13] Schreckinger M, Szerlip N, Mittal S. Diabetes insipidus following resection of pituitary tumors. Clin Neurol Neurosurg, 2013, 115(2):121–126

[14] Nemergut EC, Zuo Z, Jane JA, Jr, et al. Predictors of diabetes insipidus after transsphenoidal surgery: a review of 881 patients. J Neurosurg, 2005, 103(3):448–454

[15] Goudakos JK, Markou KD, Georgalas C. Endoscopic versus microscopic transsphenoidal pituitary surgery: a systematic review and meta-analysis. Clin Otolaryngol, 2011,36(3):212–220

[16] Nomikos P, Ladar C, Fahlbusch R, et al. Impact of primary surgery on pituitary function in patients with non-functioning pituitary adenomas: a study on 721 patients. Acta Neurochir (Wien), 2004, 146(1):27–35

[17] Loeffler JS, Shih HA. Radiation therapy in the management of pituitary adenomas. J Clin Endocrinol Metab, 2011, 96(7):1992–2003

[18] Brochier S, Galland F, Kujas M, et al. Factors predicting relapse of nonfunctioning pituitary macroadenomas after neurosurgery: a study of 142 patients. Eur J Endocrinol, 2010, 163(2):193–200

[19] Rim CH, Yang DS, Park YJ, et al. Radiotherapy for pituitary adenomas: long-term outcome and complications. Radiat Oncol J, 2011, 29 (3):156–163

[20] Wattson DA, Tanguturi SK, Spiegel DY, et al. Outcomes of proton therapy for patients with functional pituitary adenomas. Int J Radiat Oncol Biol Phys, 2014, 90(3):532–539

[21] Ciric I, Ragin A, Baumgartner C, et al. Complications of transsphenoidal surgery: results of a national survey, review of the literature, and personal experience. Neurosurgery, 1997, 40(2):225–236, discussion 236–237

第 72 章 | 内镜颅底手术并发症的有效处理

Charles A. Riley, Christian P. Soneru, Abtin Tabaee, Vijay K. Anand, Theodore H. Schwartz

摘　要

内镜颅底手术的成功实施，需要制定周密的术前计划，具备娴熟的手术技艺，以及成功的多学科合作。需要做到以下几点：充分询问患者病史，全面的体格检查，而且要细致地完善术前影像学检查。对于伴发其他疾病，或者病变本身可能让术中或术后管理变复杂的患者来说，则需要更加优化术前评估。即便完善了这些评估，并发症（内科、鼻科、血管、颅内、内分泌以及重建并发症）还是会出现。迅速发现并进行明确处置，可将后遗症长期存在的可能性降至最低或防止其出现。这一章节为了解在内镜颅底手术中可能遇到的一些并发症提供了架构。回顾其预防与治疗策略。

关键词

内镜颅底手术，并发症，尿崩症，脑脊液漏，颅底重建，腰大池引流，嗅觉减退

内容要点

· 对内镜颅底手术的总体成功率而言，并发症的预防与处理策略至关重要

· 常见的并发症类型可细分为内科、鼻科、血管、颅内、内分泌以及重建并发症。

· 无论何时，术中尽可能保留垂体柄、正常垂体以及血管结构就是预防术后尿崩症的最佳手段。

· 在高危人群中，监测并迅速纠正血钠可防止其剧烈波动。

· 通过术前影像、术中导航和超声全面地解读神经血管解剖结构，可防止神经血管结构的灾难性损伤。

· 颅底重建是要在鼻腔和脑组织之间重新建立一道屏障，确定何种重建类型，需要把缺损的特点、肿瘤的病理类型、颅内压高低以及脑脊液漏的量考虑进来。

· 鞘内荧光造影可作为术中发现脑脊液漏口的有效辅助手段，还有助于明确水密缝合。

· 虽然术后即刻行腰椎穿刺是禁忌证，但选择性实施该操作有助于颅底重建。与腰椎穿刺有关的并发症包括头痛、颅内积气及异物留置，应与潜在获益程度相权衡。

· 感染性并发症鲜有发生，但在围手术期24~48h 内预防性应用抗生素可能获益。

· 保留鼻黏膜并于术后实施细致的护理，鼻窦活力通常在3~6个月后恢复至术前水平。

· 部分或全部保留中鼻甲有助于预防术后额窦炎发生。

72.1　引　言

手术技术与科技的发展，促使内镜颅底手术的效果更优，并发症更低，这种情况反过来又促进了手术入路的延展，以便治疗范围更大、更复杂的病变。任何手术的并发症都是固有存在的，内镜颅底手术也不例外。尽管对多学科交叉性内镜颅底手术团队而言，成功处理并发症（即最小化残死率）很重要，但做好并发症防治工作中的每个步骤也很重要。全面了解颅底手术本身存在的并发症很重要，这就包括了预防和处置两方面。

72.2　内分泌并发症

在内镜经蝶手术中，尿崩症是常见的并发症

之一。因垂体后叶、垂体柄或下丘脑神经元功能紊乱，抗利尿激素分泌减少后引起了尿崩症。多饮多尿是全身性体液失衡、尿崩症的表现形式。若不予处理，尿崩症可能引起电解质紊乱以及相关的代谢性并发症。如果术后出现多尿，要注重考虑其他可能的病因，比如静脉输液性尿多、高血糖症以及利尿剂的使用。疑似尿崩症时，应密切监测排尿量，而且还应该行其他检查，包括尿比重、尿渗透压、血渗透压和血钠。尿崩症的特点包括：大剂量稀释性尿液（连续 2~3h 尿量＞ 250~500mL/h），尿比重＜ 1.005，尿渗透压＜ 200mOsm/kg，以及血钠水平升高（大于 140~145mmol/L）。

术后尿崩症可能是一过性的，也可能是永久性的。就内镜经蝶垂体手术而言，文献中所报道的一过性尿崩症发生率差异很大（1.6%~20%）[1-2]，部分原因在于尿崩症的定义与启动治疗的意愿不同。内镜垂体瘤术后，永久性尿崩症的发生率介于 0.5%~1.5%[3]。

多因素影响术后尿崩症的发生率。垂体微腺瘤患者术后易出现一过性尿崩症，而颅咽管瘤、颅颊裂囊肿或是术中出现脑脊液漏的患者，一过性和永久性尿崩症的发生率更高[2-3]。上述情况的出现可能是由于这些病例需要进行额外的剥离动作而引发垂体柄功能障碍，垂体结构的血供缺失或是有一部分病例将其切除。在我们的病例系列中，术后尿崩症发生率最高的是颅咽管瘤（42%）[4]。手术入路也可能影响尿崩症的发生率。Goudakis 等发表的荟萃分析显示，内镜手术和显微外科切除相比，无论是术后早期（15% *vs* 28%）还是术后 1 个月以上（2% *vs* 10%），内镜手术的尿崩症发生率更低[5]。

从理论上讲，光学影像、放大倍率、成角内镜的发展以及手术设备的提升，能够让外科医生更好地把掌管抗利尿激素分泌及为其供血的脑组织保留下来。小心翼翼地剥离瘤体就是预防术后一过性或永久性尿崩症的最佳办法。若要将术后尿崩症的风险降至最低，同时保留垂体柄和垂体上动脉便显得至关重要。频繁地对高危患者行血钠检查（每 4~6h 时）可及时发现尿崩症，而且迅速纠正可有效防止血钠波动，否则会引发不良后果，如中枢性脑桥脱髓鞘与脑水肿。通常而言，二分之一剂量的盐溶液联合醋酸去氨加压素可治疗高钠血症。所必需的初始剂量对防范治疗过度及其导致的低钠血症很重要。

鞍旁术后患者经常遇到的另一个问题是抗利尿激素分泌失调综合征（SIADH），其发生概率高达 11%~20%[6-8]。与尿崩症相反的是，术后血钠水平正常的患者，抗利尿激素分泌失调综合征可在术后第 7~10 天出现[8]。术后 7d 内出院的患者应返回医院检查血钠浓度以便发现抗利尿激素分泌失调综合征。常见的体征包括头痛、恶心和呕吐，而且有癫痫和意识障碍发生。一般治疗包括限液、口服盐片，而且对于一些病例可采用温和的治疗手段，即输注低张盐溶液的同时以防血钠纠正过快。

其他可能出现的内分泌并发症包括：低皮质醇血症和全垂体功能减退。如有临床表现存在，在前一晚服用维持剂量的激素后，可能要在术后第 2 天清晨检查类固醇水平。若皮质醇水平低于 10μg/dL 则需要口服维持剂量的类固醇。基于手术的既定目标，累及并浸润漏斗结构的、性质明确的肿瘤（如肿瘤颅咽管瘤）可能需要更加广泛地去除（如切除漏斗）以获得全切。应将术后出现的不良后果纳入知情同意书，作为其中的一部分对患者进行宣教，包括生育功能的潜在影响以及终身服药的必要性。

72.3 血管性并发症

血管性并发症包括出血和卒中。仔细止血对于手术的每一步都很重要，包括入路、切除以及颅底重建。鼻腔和鼻窦内可能的出血来源包括：鼻黏膜的出血和源自蝶腭动脉、筛前动脉或筛后动脉分支的动脉性出血。术前细致的影像评估很重要，可避免对上述血管造成损伤，还要尤为重视这些动脉的位置与解剖变异，包括扁平颅底、筛前动脉或颈内动脉裸露或者向内偏移的颈内动脉。此外，在手术过程中，应仔细分离额隐窝后表面附近以免损伤筛前动脉，而且也需仔细分离蝶窦切开处的外下缘以免损伤蝶腭动脉的后中隔支。出血还可能来自肿瘤床、海绵窦、细小的颅内动脉穿支，或是来源于颈内动脉损伤，导致更加严重的灾难性出血。

出血的种类很多，而且处置方式各异。在棉片上涂抹血管收缩剂，直接用单极电凝烧灼，或是使用其他止血剂（如吸收性止血流体明胶）都可以控制鼻黏膜出血。来源于蝶腭动脉和筛动脉的动脉性出血应予以电凝。尽管使用棉片压迫可能会暂时收缩血管，但若术中无法明确烧闭动脉出血点，术后可能会引发严重的鼻出血。因热传导发生的可能，必须谨慎使用单极电凝，而且不要在颅内或靠近颅底处使用[9]。冰盐水冲洗、可吸收止血流体明胶（Pfizer Inc.，New York，NY）、吸收性明胶海绵压迫或者双极电凝通常能够控制住脑内的静脉性渗血。海绵窦的静脉性出血更加凶猛，但一般来说以上处理手段同样有效。控制颅内小动脉出血则更具挑战性，因为血流畅通的动脉必须常规保留，以免引起卒中。理论上，直接使用双极是为了“焊接”开放处让其闭合。一些情况下，可吸收止血流体明胶产生的压迫作用可能有效，除非迫不得已才能牺牲动脉（图 72.1）。

在内镜颅底手术中，极少损伤颈内动脉（＜ 1%）[10-11]。近期的一篇系统性综述发现：在 1989—2015 年，报道了 50 例颈内动脉损伤的案例[12]。但是这种损伤可能会引发灾难性后果，因而重点在于预防。术前脑血管解剖影像的全面解读、术中导航影像与多普勒均为确认解剖标志的重要手段，可避免血管损伤的发生（图 72.2）。一旦出现颈内动脉损伤，巨大的出血量足以完全遮蔽术野，因而在此类手术中，必须随时准备好两根粗大的吸引器管。直接用填塞物压迫并释放 Foley 球囊通常能临时控制出血。其他已见报道的方法包括：直接阻断闭合破口，放置动脉瘤夹，或以压碎的肌瓣覆盖破口[13]。在手术模型上进行颈动脉损伤处置的实际操作，可为内镜颅底手术团队处置颈动脉损伤做好额外准备[13]。一旦止血完

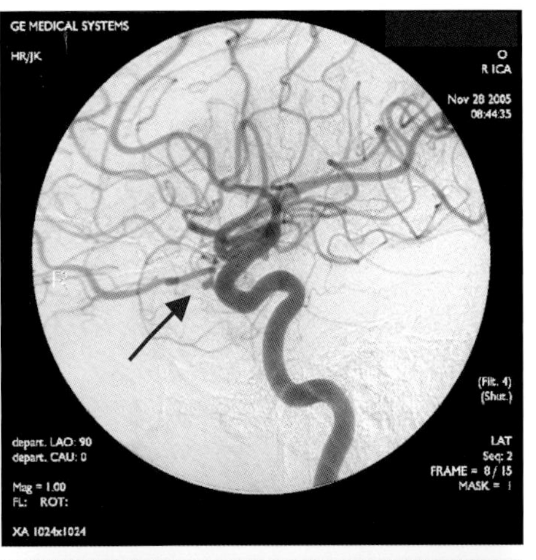

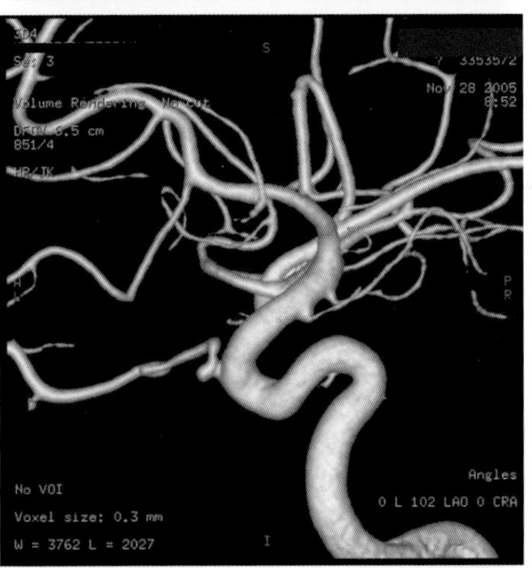

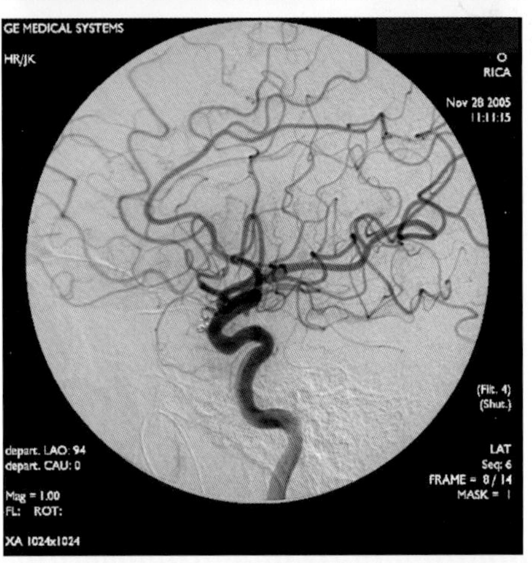

图 72.1　造影（a）与三维重建（b）显示起源于眼动脉的假性动脉瘤。c. 明确的治疗方法是闭塞眼动脉起始部。因有来自颈外动脉与筛动脉的丰沛侧支供应动脉，所以保留了视觉

毕，要在麻醉状态下迅速转至导管室实施造影术。可通过支架或闭塞的方式处理颈内动脉破口[11]。在闭塞动脉前，建议行球囊闭塞试验以评价侧支血流。一旦放置支架，患者需要抗凝治疗，而且要

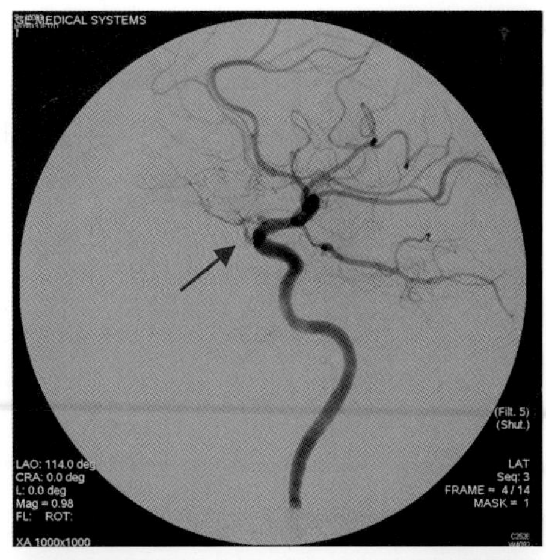

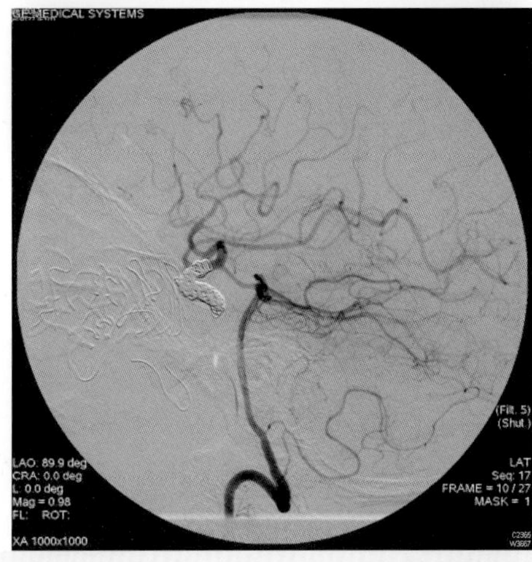

图 72.2　造影剂从颈内动脉外渗到蝶窦提示蝶窦内的颈内动脉受损（a）。b. 闭塞颈内动脉是该例明确的治疗方式。注意前循环（血流）充盈了后交通动脉

在二次经鼻手术中，用富含血供的组织或生物胶来封堵动脉破口。颈内动脉损伤以后的长期并发症包括假性动脉瘤或颈动脉 – 海绵窦瘘的形成，因而有必要在（颈内动脉破裂）事件发生数周后再次行影像学检查[14]。

72.4　颅底重建的并发症

作为手术开始的一部分，一个成功方案的基本原则便是术中如何处理颅底缺损。在内镜颅底手术中，术中脑脊液漏要么可能出现，要么可以提前预计到。在初次手术时，若能识别并完好地处理脑脊液漏，那手术极有可能成功。但术后脑脊液漏仍会发生，而且是内镜颅底手术中众人皆知的并发症。该并发症能够明显增加死亡率和致残率，包括脑膜炎、气颅，且需另行手术治疗（图 72.3）

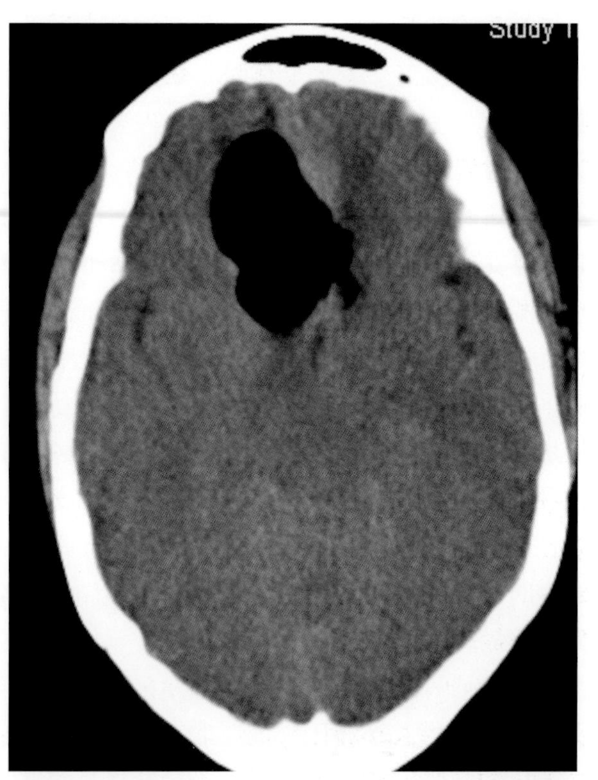

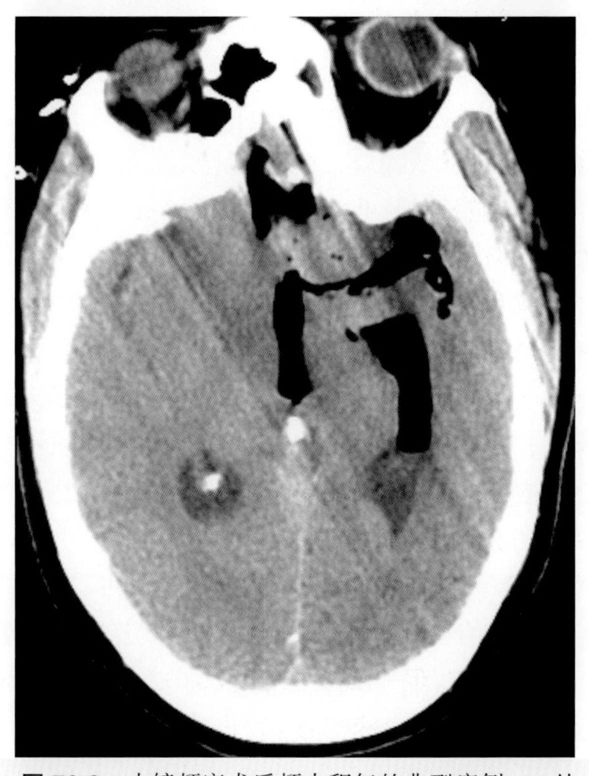

图 72.3　内镜颅底术后颅内积气的典型病例。a. 处于压力之下的额底空气能够迁移至脑实质内。b. 空气能够进入蛛网膜下腔和脑室内

在某种程度上，气颅通常与扩大经蝶手术相关，但是像鞍内和纵裂内出现气泡的气颅类型就与术后的脑脊液漏有关了[15]。脑脊液漏可能在鼻腔填塞物取出后才会显现，而且能够在术后延迟出现。病患可能会受困于体位性头痛，而且伴有明确的鼻漏，调整体位后加重。口内咸味或金属味测定对识别脑脊液漏不佳且特异性差。

文献中的术后脑脊液漏发病率各不相同，而且似乎是多因素所致，包括病理类型、肿瘤和缺损面积的大小，以及潜在的颅内压增高表现。病患自身的因素也可能影响修补的成功率，包括肥胖、放疗病史和初次手术史。即便难以进行研究，但术者的经验，以及各种重建方式与材料使用的便利度，似乎也对预后产生明显的影响。一篇系统性综述指出，文献中的脑脊液漏平均发病率为 8.9%，而与脑膜瘤和斜坡脊索瘤相关的脑脊液漏发病率最高[16]。

成功修补颅底缺损的关键在于多层封闭。充分评估缺损的大小和脑脊液漏的发病率可确保多层封闭的成功实施。不同术者采用的移植物放置技术，使用的移植物种类，以及手术辅助材料尚存差异。类似的是，采用不同技术和材料实施的颅底修补术，多个中心已有高成功率报道。一旦把缺损的大小和部位、病理类型以及脑脊液漏液的量考虑进来，便可采用流程图所示的方法[17-18]。小块的鞍区破损伴脑脊液漏可用脂肪重建，同时用坚硬的支撑物（Medpor）重建鞍底，随后覆以组织封闭剂。对于更加复杂的鞍上和前颅底区域肿瘤，多层修补是关键。我们中心采用以阔筋膜为覆盖物，将其置于颅底骨质表面，并用螺钉提供强力支撑的办法。这种修补称为“衬垫式密封”闭合[19]。然后用鼻中隔黏膜瓣和组织密封剂覆盖整个修补区域[20]。其他方法也能成功完成（修补），例如“纽扣式”闭合[21]或多层内置 / 覆盖技术[22]。尽管缺乏随机研究，但采用永久性 Medpore 移植物或临时使用 Foley 球囊可能有助于提供强大的支撑。

鼻中隔黏膜瓣是用于多层封闭的重要材料，而且因其广泛应用到内镜颅底手术，术后脑脊液漏的发生率得以下降[23-24]。一组（病例）表明，在多层修补术中使用鼻中隔黏膜瓣后的脑脊液漏率低于 5%。其实用性表现在黏膜瓣富血运、多用途、大覆盖面以及宽大的旋转幅度，足以把从额窦到下斜坡的缺损区域覆盖住[25]。

鞘内注射低剂量荧光剂（吲哚菁绿染料）是术中颅底重建的有效辅助手段。鞘内荧光具备高敏感性与高特异性[26]，而且无论何种病因，它能够发现 80.5% 的漏口，因而漏口的封闭率可达 92%[27]。鞘内荧光可确认水密缝合[28]，而且术中荧光剂的泄露与术后脑脊液漏发生的风险呈正相关[29]。

在内镜颅底手术中，腰大池引流的适应证与功效还尚存争议。理论上，腰大池引流可临时性地转流脑脊液，降低脑脊液对颅底重建区域的压力，从而使成功封闭的概率更高。近期一项系统性综述与荟萃分析指出，那些在颅底手术中评估腰大池引流疗效的研究质量难以保证。尽管像缺损大小以及脑脊液漏类型这样的重要细节鲜有一致性描述，但荟萃分析的结果表明，在放置与不放置腰大池引流的患者之间，其脑脊液漏的改善程度缺乏统计学意义[30]。但是，匹兹堡大学已经完成的一项随机研究涉及内镜颅底手术中的腰大池引流，并且发现与未放置腰大池引流相比，放置腰大池引流后脑脊液漏有显著改善，因而早早地就终止该试验（继续进行）[31]。即便仍未发表，他们的数据显示，与术后脑脊液漏关联性最强的变量不是腰大池引流（$P < 0.011$；OR 3.63）。脑脊液漏相关性因素包括缺损面积（6.86cm^2 *vs* 2.78cm^2；$P < 0.076$）和肿瘤位置。就嗅沟或蝶骨平台脑膜瘤而言，做与不做腰大池引流的漏发生率为 5% 和 35%（P=0.04）。在 50 例患有后颅窝（斜坡）病变的患者中，做与不做腰大池引流的漏发生率为 8.33% 和 34%（P=0.02）。对于鞍上肿瘤这种差异不大，做与不做腰大池引流的漏发生率为 4.65% 和 9.5%（P=0.68）。但如果病例数更大的话，这些结果也许会有统计学差异。

另一项研究显示，对于体重指数（BMI）升高且患有鞍上脑膜瘤的患者，腰大池引流似乎能够降低那些体脂较高患者的脑脊液漏风险[32]。此外认为腰大池引流与患者出现这些显要风险有关，包括头痛、气颅以及留置异物。其他的风险与长期制动、深静脉血栓形成和肺栓塞有关。但在匹兹堡研究中，引流组的并发症未见更高。放置腰大池引流的指征包括大面积颅底缺损、体重指数增高、术前脑脊液漏、术中观察到高流速脑脊液漏以及颅内压增高。行二次内镜手术或偶行保守治疗可成功解决大部分术后脑脊液漏。可能需要位移、替换重建的移植物，或用脂肪、瓣膜移植物扩大缺损处。患者应该卧床休息并开始服用通便药。

72.5 神经系统并发症

管壁受损、静脉性梗死、血栓性卒中、血管痉挛或术中血压的急剧变化引发了脑血管事件与脑出血。仔细止血并在术前停用抗凝药，都可以降低术后出血的风险。电生理监测、娴熟的手术技艺以及熟练掌握颅底解剖知识可降低病变周围脑神经损伤的风险。术后需要实施多学科管理来处置神经系统事件，包括与神经重症医生和神经内科医生密切合作。标准化的降压方案、钙通道阻滞剂以及动脉管腔内机械性与化学性疗法均可用于治疗血管痉挛。

72.6 感染性并发症

内镜颅底术后并发感染实属罕见。但是，这些感染能引起灾难性后果。需要及时发现感染性并发症（如脑膜炎或脑脓肿）并进行迅速且有针对性的治疗，以防出现长期不良预后（图 72.4）[33]。即便近期的系统性综述表明颅底术后鲜有脑膜炎发生[34]，但若能及时发现，脑膜炎是可以成功处置的罕见并发症。尽管在经鼻内镜颅底手术中，外界与颅腔有直接接触，但中枢神经系统感染的风险很低。我们中心的经验是：根据患者的敏感程度，使用 24~48h 的单一抗生素：头孢唑林（87%），万古霉素（10%），或克林霉素（3%）。如果认为住院期间有必要的话，还应使用其他的抗生素[35]。对于扩大的内镜颅底手术病例，我们经常使用双倍剂量，但没有文献或证据支持我们这样的做法。

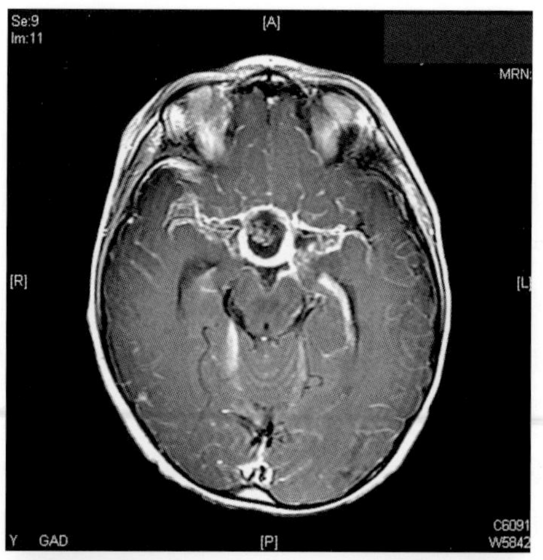

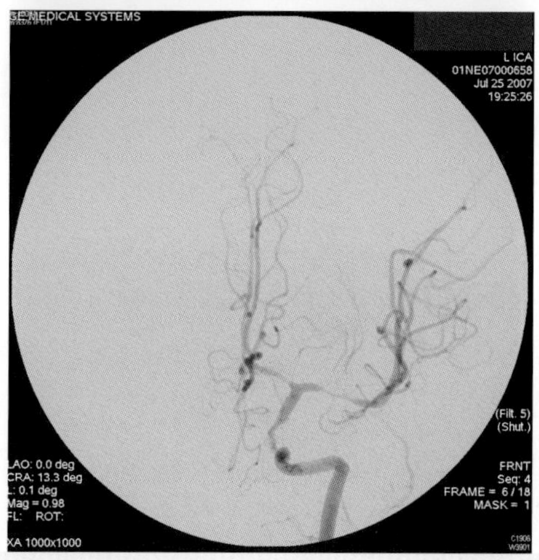

图 72.4 a. 在弥散加权成像上，脂肪移植物周围形成的脑脓肿呈高信号。b. 血管造影示因鞍上池感染导致了血管痉挛，从而引发了卒中

对于接受内镜颅底手术的患者而言，术后鼻窦的护理对维持健全的鼻窦功能十分重要。术后罕有急性鼻窦炎，根据我们的经验，大部分病例都是继发于扩大的内镜颅底手术。可口服或局部应用敏感抗生素治疗，盐水冲洗也是可以的。鼻黏膜游离术联合术后的精心护理，是预防慢性鼻窦炎的最佳方法。此外，大部分病例都能保留一部分或全部中鼻甲结构，而且有助于预防额窦炎[36]。对局部患有鼻窦炎的患者实施颅底手术并不会增大颅内感染的风险。虽然慢性鼻窦炎的治疗内容已超出本章所述范围，对于患有严重慢性鼻窦炎、急性细菌性鼻窦炎或曲霉菌的患者，还是应该考

虑延期手术以防术后并发症出现[37]。

72.7 鼻科并发症

内镜颅底术后可能影响鼻窦的活力。常见的术后不适包括结痂、鼻腔分泌物、鼻塞以及嗅觉减退，分别占患者总数的51%、40%、40%及27%[38]。我们的病例系列发现，以上的大多数症状在术后3~6个月恢复正常[39]。

出现这些症状的原因包括：去除正常的鼻窦组织与新生的受损鼻窦组织；骨质显露伴继发性结痂、粘连形成和鼻窦炎。采用盐水冲洗鼻腔或内镜下清理的方式可处理术后即刻形成的结痂物。在术后早期，对术中出现脑脊液漏而需颅底重建的患者而言，进行鼻腔清理时要格外小心才能把黏膜瓣受损的风险降至最低。结痂的程度与手术侵袭程度相关，但一般2个月就能改善。鼻腔粘连也许会形成，通常是在鼻中隔与中、上鼻甲之间。最佳处理措施是在术后早期，当粘连处仍旧柔软且未完全形成时，在诊室内清理以将其溶解。

嗅觉减退是内镜颅底术后常见的不适表现，严重影响患者的生活质量。近期一篇系统性综述发现，26.7%的患者在接受经鼻内镜颅底手术后出现嗅觉减退或丧失，其中50%患者的症状在4周内恢复[38]。我们病例组发现12个月后嗅觉恢复至术前水平[39]。有理论认为暂时性嗅觉缺失可能是由于结痂或鼻黏膜炎症反应所致，而嗅觉的永久性下降是因来源于鼻中隔和中、上鼻甲处的嗅觉组织缺失所致。因此，尽可能多地保留鼻腔黏膜还是有帮助的，特别是鼻中隔顶部1cm和上、中鼻甲处。此外，患者的术前谈话内容必须说明以上风险，对患者生活质量的潜在危害，以及在患者暴露于烟尘、烟雾和变质食物时会缺乏保护。

72.8 一般性内科并发症

很多患者在高龄时接受了内镜颅底手术，因而同时伴有一种或多种疾病。这些因素与外科手术和各种可能出现的并发症共存，因而这些患者所患内科并发症的风险处于中－高危程度，包括心血管、肺部、血液系统以及肾脏的问题。在一项美国外科学院国家质量改善计划中发现，2005—2014年纳入的1006台经蝶手术中，7.2%的患者需要再入院，且充血性心力衰竭病史与再入院需求高度相关[40]。因此术前多学科会诊以评估一般麻醉与手术的总体风险很重要。

作为内镜颅底手术的一种并发症，深静脉血栓形成（DVT）与术后长期制动的关系最为直接，特别是那些放置了腰大池引流管的患者。近期一项大数据研究发现：0.6%的垂体手术并发静脉血栓栓塞，而且年龄越大风险越高[41]。就像一些在术中出现大量脑脊液漏的患者可能受益于腰大池引流和术后卧床一样，必须将风险－获益分析个体化，而且要把在此情况下增高的深静脉血栓形成风险考虑进来。挤压静脉的弹力袜、贯续性驱动加压装置、预防性抗凝以及尽早活动都会降低深静脉血栓形成的风险。对于一些深静脉血栓形成的高危患者，比如曾有深静脉血栓形成病史者，应考虑预防性置入腔静脉滤器。

72.9 结　论

就像所有的外科手术一样，并发症是内镜颅底手术中固有存在的一部分。要想尽办法来预防并发症，包括仔细筛选患者并建立一套体系来实施术前计划。在手术中，配备充足的外科器械、神经导航以及训练有素的人员是成功实施手术的关键。在术后阶段，警觉地处理与监测有助于发现潜在并发症，从而迅速解决。此外，由耳鼻喉科医生和神经外科医生组成的团队是取得最佳手术效果与成功处置并发症的关键所在。

（王泷　译，刘浩　校）

参考文献

[1] Tabaee A, Anand VK, Barrón Y, et al. Predictors of short-term outcomes following endoscopic pituitary surgery.

Clin Neurol Neurosurg, 2009, 111 (2):119–122

[2] Schreckinger M, Szerlip N, Mittal S. Diabetes insipidus following resection of pituitary tumors. Clin Neurol Neurosurg,2013, 115(2):121–126

[3] Nemergut EC, Zuo Z, Jane JA, Jr, et al. Predictors of diabetes insipidus after transsphenoidal surgery: a review of 881 patients. J Neurosurg, 2005, 103(3):448–454

[4] Leng LZ, Greenfield JP, Souweidane MM, et al. Endoscopic, endonasal resection of craniopharyngiomas: analysis of outcome including extent of resection, cerebrospinal fluid leak, return to preoperative productivity, and body mass index. Neurosurgery, 2012, 70(1):110–123, discussion 123–124

[5] Goudakos JK, Markou KD, Georgalas C. Endoscopic versus microscopic transsphenoidal pituitary surgery: a systematic review and meta-analysis. Clin Otolaryngol, 2011, 36(3):212–220

[6] Taylor SL, Tyrrell JB, Wilson CB. Delayed onset of hyponatremia after transsphenoidal surgery for pituitary adenomas. Neurosurgery,1995, 37(4): 649–653, discussion 653–654

[7] Kiran Z, Sheikh A, Momin SN, et al. Sodium and water imbalance after sellar, suprasellar, and parasellar surgery. Endocr Pract, 2017, 23(3):309–317

[8] Kristof RA, Rother M, Neuloh G, et al. Incidence, clinical manifestations, and course of water and electrolyte metabolism disturbances following transsphenoidal pituitary adenoma surgery: a prospective observational study. J Neurosurg, 2009, 111(3):555–562

[9] Vaz-Guimaraes F, Su SY, Fernandez-Miranda JC, et al. Hemostasis in endoscopic endonasal skull base surgery. J Neurol Surg B Skull Base,2015, 76(4):296–302

[10] Gardner PA, Tormenti MJ, Pant H, et al. Carotid artery injury during endoscopic endonasal skull base surgery: incidence and outcomes. Neurosurgery, 2013, 73(2) Suppl Operative: ons261–ons269, discussion ons269–ons270

[11] Romero ADCB, Lal Gangadharan J, Bander ED, et al. Managing arterial injury in endoscopic skull base surgery. Case series and review of the literature. Oper Neurosurg (Hagerstown),2017, 13(1):138–149

[12] Chin OY, Ghosh R, Fang CH, et al. Internal carotid artery injury in endoscopic endonasal surgery: A systematic review. Laryngoscope, 2016,126(3):582–590

[13] Padhye V, Valentine R, Sacks R, et al. Coping with catastrophe: the value of endoscopic vascular injury training. Int Forum Allergy Rhinol, 2015, 5 (3):247–252

[14] Golinelli G, Toso A, Taranto F, et al. Delayed carotid pseudoaneurysm: a life-threatening complication after endoscopic sinus surgery. J Craniofac Surg,2012, 23(6):1822–1824

[15] Banu MA, Szentirmai O, Mascarenhas L, et al. Pneumocephalus patterns following endonasal endoscopic skull base surgery as predictors of postoperative CSF leaks. J Neurosurg, 2014,121(4):961–975

[16] Borg A, Kirkman MA, Choi D. Endoscopic endonasal anterior skull base surgery: A systematic review of complications during the past 65 years.World Neurosurg, 2016, 95:383–391

[17] Tabaee A, Anand VK, Brown SM, et al. Algorithm for reconstruction after endoscopic pituitary and skull base surgery. Laryngoscope, 2007, 117(7):1133–1137

[18] Patel KS, Komotar RJ, Szentirmai O, et al. Case-specific protocol to reduce cerebrospinal fluid leakage after endonasal endoscopic surgery. J Neurosurg, 2013, 119(3):661–668

[19] Garcia-Navarro V, Anand VK, Schwartz TH. Gasket seal closure for extended endonasal endoscopic skull base surgery: efficacy in a large case series.World Neurosurg, 2013, 80(5):563–568

[20] Zhou Q, Yang Z, Wang X, et al. Risk factors and management of intraoperative cerebrospinal fluid leaks in endoscopic treatment of pituitary adenoma: analysis of 492 patients.World Neurosurg, 2017, 101:390–395

[21] Luginbuhl AJ, Campbell PG, Evans J, et al. Endoscopic repair of high-flow cranial base defects using a bilayer button. Laryngoscope, 2010, 120(5): 876–880

[22] Eloy JA1, Shukla PA, Choudhry OJ, et al. Assessment of frontal lobe sagging after endoscopic endonasal transcribriform resection of anterior skull base tumors: is rigid structural reconstruction of the cranial base defect necessary? Laryngoscope, 2012, Dec, 122(12):2652–2657. doi: 10.1002/ lary.23539. Epub 2012 Oct 15

[23] McCoul ED, Anand VK, Singh A, et al. Longterm effectiveness of a reconstructive protocol using the nasoseptal flap after endoscopic skull base surgery.World Neurosurg, 2014, 81(1):136–143

[24] Thawani JP, Ramayya AG, Pisapia JM, et al. Operative Strategies to minimize complications following resection of pituitary macroadenomas. J Neurol Surg B Skull Base, 2017, 78(2):184–190

[25] Pinheiro-Neto CD, Snyderman CH. Nasoseptal flap. Adv Otorhinolaryngol, 2013,74:42–55

[26] Raza SM, Banu MA, Donaldson A, et al. Sensitivity and specificity of intrathecal fluorescein and white light excitation for detecting intraoperative cerebrospinal fluid leak in endoscopic skull base surgery: a prospective study. J Neurosurg, 2016, 124(3):621–626

[27] Banu MA, Kim JH, Shin BJ, et al. Low-dose intrathecal fluorescein and etiology-based graft choice in endoscopic endonasal closure of CSF leaks. Clin Neurol Neurosurg, 2014, 116:28–34

[28] Seth R, Rajasekaran K, Benninger MS, et al. The utility of intrathecal fluorescein in cerebrospinal fluid leak repair. Otolaryngol Head Neck Surg, 2010, 143(5):626–632

[29] Tabaee A, Placantonakis DG, Schwartz TH, et al. Intrathecal fluorescein in endoscopic skull base surgery. Otolaryngol Head Neck Surg, 2007, 137 (2):316–320

[30] D'Anza B, Tien D, Stokken JK, et al. Role of lumbar drains in contemporary endonasal skull base surgery: meta-analysis and systematic review. Am J Rhinol Allergy, 2016, 30(6):430–435

[31] Melville NA. (May 5, 2016). Lumbar drain in skull base surgery reduces CSF leak rate. Available at http://www.

medscape.com/viewarticle/862912#vp_4. Accessed September 3, 2017

[32] Cohen S, Jones SK, Dhandapani S, et al. Lumbar drains decrease the risk of postoperative cerebrospinal fluid leak following endonasal endoscopic surgery for suprasellar meningiomas in patients with high body mass index. Oper Neurosurg, 2018, 14(1):66–71

[33] Naunheim MR, Sedaghat AR, Lin DT, et al. Immediate and delayed complications following endoscopic skull base surgery. J Neurol Surg B Skull Base, 2015, 76(5):390–396

[34] Rosen SA, Getz AE, Kingdom T, et al. Systematic review of the effectiveness of perioperative prophylactic antibiotics for skull base surgeries. Am J Rhinol Allergy, 2016,30(2):e10–e16

[35] Brown SM, Anand VK, Tabaee A, et al. Role of perioperative antibiotics in endoscopic skull base surgery. Laryngoscope, 2007, 117(9):1528–1532

[36] Nyquist GG, Anand VK, Brown S, et al. Middle turbinate preservation in endoscopic transsphenoidal surgery of the anterior skull base. Skull Base, 2010, 20(5):343–347

[37] Nyquist GG, Friedel ME, Singhal S, et al. Surgical management of rhinosinusitis in endoscopic-endonasal skull-base surgery. Int Forum Allergy Rhinol,2015, 5(4):339–343

[38] Awad AJ, Mohyeldin A, El-Sayed IH, et al. Sinonasal morbidity following endoscopic endonasal skull base surgery. Clin Neurol Neurosurg, 2015, 130:162–167

[39] Bedrosian JC, McCoul ED, Raithatha R, et al. A prospective study of postoperative symptoms in sinonasal quality-of-life following endoscopic skull-base surgery: dissociations based on specific symptoms. Int Forum Allergy Rhinol, 2013, 3(8):664–669

[40] Bur AM, Brant JA, Newman JG, et al. Incidence and risk factors for prolonged hospitalization and readmission after transsphenoidal pituitary surgery. Otolaryngol Head Neck Surg, 2016, 155(4):688–694

[41] Spinazzi EF, Pines MJ, Fang CH, et al. Impact and cost of care of venous thromboembolism following pituitary surgery. Laryngoscope, 2015, 125 (7):1563–1567

索 引

（按拼音排序）